# Farhat

# Infectologia Pediátrica

4ª edição

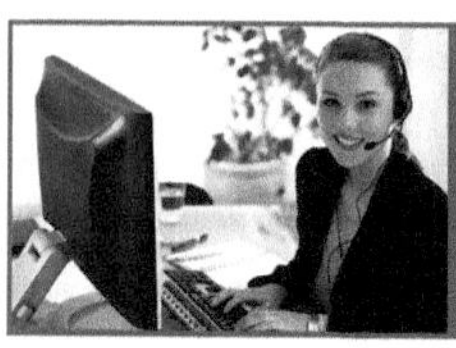

# Farhat
# Infectologia Pediátrica

## 4ª edição

Regina Célia de Menezes Succi
Daisy Maria Machado
Maria Isabel de Moraes-Pinto
Fabianne Altruda de Moraes Costa Carlesse

Atheneu
Rio de Janeiro • São Paulo
2024

EDITORA ATHENEU

| | | |
|---|---|---|
| São Paulo | — | Rua Maria Paula, 123, 13º andar – Conjuntos 133 e 134<br>Tel.: (11) 2858-8750<br>E-mail: atheneu@atheneu.com.br |
| Rio de Janeiro | — | Rua Bambina, 74<br>Tel.: (21) 3094-1295<br>E-mail: atheneu@atheneu.com.br |

PRODUÇÃO EDITORIAL/CAPA: Márcio Alexandre Paranhos de Oliveira
DIAGRAMAÇÃO: Know-How Editorial

**CIP-BRASIL. Catalogação na Publicação**
**Sindicato Nacional dos Editores de Livros, RJ**

F232
4. ed.
Farhat infectologia pediátrica / Regina Célia de Menezes Succi ... [et al.]. - 4. ed. - Rio de Janeiro : Atheneu, 2024.

Inclui bibliografia e índice
ISBN 978-65-5586-836-4

1. Infecção em crianças. 2. Doenças transmissíveis em crianças. I. Succi, Regina Célia de Menezes.

24-92766 CDD: 618.92
CDU: 616-022.3-053.2

Gabriela Faray Ferreira Lopes - Bibliotecária - CRB-7/6643

11/07/2024 16/07/2024

Succi RCM, Machado DM, Moraes-Pinto MI, Carlesse FAMC.
Farhat – Infectologia Pediátrica – 4ª edição.

# *In memoriam* do Criador da Obra

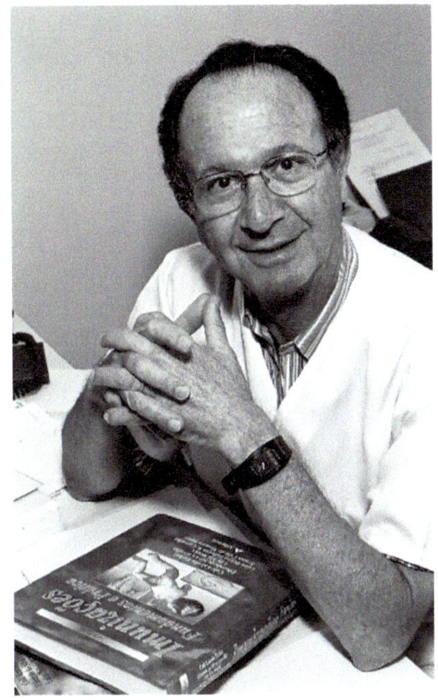

☆ 07/11/1935 – ✞ 08/09/2010

Criador do primeiro grupo de "Infectologistas Pediátricas", Hospital Emílio Ribas (Instituto de Infectologia Emílio Ribas) – 1970.

Idealizador e impulsionador do 1° Congresso Brasileiro de Infectologia Pediátrica – 1978.

Criador da primeira enfermaria dedicada, exclusivamente, a crianças com doenças infecciosas em um Hospital Universitário.

Criador da primeira Disciplina de Infectologia Pediátrica da Escola Paulista de Medicina/UNIFESP – 1985.

Participou de 141 concursos: mestrado [55]; doutorado [58]; livre-docente [17]; professor titular [11].

Membro de 12 sociedades médicas nacionais e internacionais, 63 láureas, premiações e títulos honoríficos.

Diploma de honra da American Academy of Pediatrics – AAP

– Breve registro dirigido à memória do querido amigo médico, professor e autor por sua invulgar contribuição à Infectologia Pediátrica Brasileira, especializando e qualificando seu atendimento ao mais alto nível.

Bela vida!

Que Deus o tenha!

*Paulo Rzezinski*
Diretor-Médico
Editora Atheneu

# Editoras

Regina Célia de Menezes Succi

Professora Sênior da Disciplina de Infectologia Pediátrica do Departamento de Pediatria da Escola Paulista de Medicina da Universidade Federal de São Paulo (EPM/Unifesp). Professora da Faculdade de Medicina São Leopoldo Mandic/Campinas.

Daisy Maria Machado

Professora Associada da Disciplina de Infectologia Pediátrica do Departamento de Pediatria da Escola Paulista de Medicina da Universidade Federal de São Paulo (EPM/Unifesp). Membro do Grupo Técnico Assessor para Manejo da Infecção pelo HIV em Crianças e Adolescentes do Ministério da Saúde. Membro da Associação Internacional para Educação nas Profissões da Saúde (AMEE).

Maria Isabel de Moraes-Pinto

Professora Associada e Livre-Docente da Disciplina de Infectologia Pediátrica. Chefe do Laboratório de Pesquisas da Disciplina de Infectologia Pediátrica do Departamento de Pediatria da Universidade Federal de São Paulo (Unifesp). Membro do Comitê Interinstitucional de Farmacovigilância de Vacinas e outros Imunobiológicos (CIFAVI), do Ministério da Saúde.

Fabianne Altruda de Moraes Costa Carlesse

Professora Adjunta da Disciplina de Infectologia Pediátrica do Departamento de Pediatria da Universidade Federal de São Paulo (Unifesp). Chefe da Disciplina de Infectologia Pediátrica da Unifesp e do Serviço de Controle de Infecção Hospitalar do Instituto de Oncologia Pediátrica (IOP/GRAACC/Unifesp). Coordenadora do Programa de Pós-Graduação em Infecção em Pessoas Imunossuprimidas (CEDIPI/Unifesp). Membro do Comitê de Infecção em Imunossuprimidos da Sociedade Latino-Americana de Infectologia Pediátrica (SLIPE), da Sociedade Internacional do Hospedeiro Imunossuprimido (ICHS) e do Comitê de Infectologia da Sociedade Brasileira de Transplante de Medula Óssea (SBTMO).

# Colaboradores

## Adriana Maria Paixão de Sousa da Silva

Residência Médica em Pediatria pela Universidade Federal do Pará (UFPA). Residência Médica em Infectologia Pediátrica pela Universidade Federal de São Paulo (Unifesp). Mestre em Pediatria pela Unifesp.

## Adriana Seber

Coordenadora do Grupo de Transplante de Medula Óssea Pediátrico do Instituto de Oncologia Pediátrica (GRAACC/ Unifesp e Hospital Samaritano). Vice-Presidente da Sociedade Brasileira de Transplante de Medula Óssea (SBTMO).

## Aída de Fátima Thomé Barbosa Gouvêa

Mestre e Doutora em Ciências Aplicadas à Pediatria pela Escola Paulista de Medicina da Universidade Federal de São Paulo (EPM/Unifesp). Médica Assistente do Ambulatório da Disciplina de Infectologia Pediátrica da EPM/Unifesp.

## Alessandra Ramos Souza

Mestre e Doutora pelo Departamento de Pediatria da Escola Paulista de Medicina da Universidade Federal de São Paulo (EPM/Unifesp). Professora Afiliada do Departamento de Pediatria da EPM/Unifesp.

## Alexandre Ribeiro Fernandes

Neurologista Infantil. Doutor em Neurologia pela Universidade Federal Fluminense (UFF). Professor Associado da UFF.

## Allan Chiaratti de Oliveira

Professor Adjunto da Disciplina de Pediatria Neonatal do Departamento de Pediatria da Escola Paulista de Medicina da Universidade Federal de São Paulo (EPM/Unifesp).

## Ana Carolina Marcos de La Barra

Mestre em Ciências da Saúde pela Faculdade de Ciências Médicas da Santa Casa de São Paulo (FCMSCSP). Médica Pediatra do Instituto de Infectologia Emilio Ribas.

## Ana Isabel Melo Pereira Monteiro

Médica com Residência em Pediatria pela Universidade Federal de São Paulo (Unifesp). Especialização em Infectologia Pediátrica pela Unifesp. Mestre em Ciências pelo Departamento de Pediatria da Unifesp. Médica Assistente da Disciplina de Infectologia Pediátrica da Unifesp.

## Ana Lucia Goulart

Professora Associada do Departamento de Pediatria da Escola Paulista de Medicina da Universidade Federal de São Paulo (EPM/Unifesp). Doutora em Ciências pela Unifesp. Chefe do Departamento de Pediatria da EPM/Unifesp. Coordenadora do Ambulatório de Prematuros da EPM/Unifesp. Fundadora do Instituto do Prematuro e Presidente do Conselho Técnico.

## Ana Maria Aguiar-Santos

Médica Pediatra. Pesquisadora de Parasitologia e Vice-Coordenadora do Serviço de Referência em Filarioise do Instituto Aggeu Magalhães – Fiocruz, Pernambuco. Mestre em Pediatria e Doutora em Saúde da Criança e do Adolescente pela Universidade Federal de Pernambuco (UFPE).

### Analíria Moraes Pimentel

Professora Adjunta de Doenças Infecciosas e Parasitárias da Faculdade de Ciências Médicas da Universidade de Pernambuco (UPE). Mestre e Doutora em Medicina Tropical pelo Centro de Ciências da Saúde da Universidade Federal de Pernambuco (CCS/UFPE). Especialista em Pediatria e Infectologia Pediátrica. Membro do Comitê de Assessoramento Permanente em Imunizações da Secretaria de Saúde do Estado de Pernambuco (CAPI), do Comitê de Assessoramento para Covid junto à Secretaria Estadual de Saúde do Estado de Pernambuco (desde 2021), do Comitê de Vacinação do Viajante da Sociedade Brasileira de Imunizações (SBIm) e do Departamento de Imunização da SBIm.

### Andréa de Araújo Soares Mansinho

Pediatra e Infectopediatra. Pós-Graduanda pela Universidade Federal de São Paulo (Unifesp).

### Andrea Maciel de Oliveira Rossoni

Médica pela Universidade Federal da Bahia (UFBA). Residência em Pediatria, com concentração em Infectologia Pediátrica, pela Universidade Federal de São Paulo (Unifesp). Mestre em Medicina Interna pela Universidade Federal do Paraná (UFPR). Doutora em Saúde da Criança e do Adolescente, com concentração em Infectologia Pediátrica, pela UFPR. Médica do Complexo Hospital de Clínicas do Departamento de Pediatria da UFPR. Professora de Medicina da Faculdade Evangélica Mackenzie do Paraná.

### Aparecida Yulie Yamamoto

Doutora em Pediatria. Médica e Pesquisadora do Departamento de Puericultura e Pediatria da Faculdade de Medicina de Ribeirão Preto da Universidade de São Paulo (FMRP/USP). Coordenadora do Laboratório de Virologia Clínica do Hospital das Clínicas da FMRP/USP.

### Beatriz Barbisan

Mestre em Ciências pela Universidade Federal de São Paulo (Unifesp). Pneumologista Pediátrica. Área de atuação em Medicina do Sono. Médica do Setor de Pneumologia Pediátrica da Unifesp.

### Bruno Paganotti

Médico Pediatra e Gastroenterologista Pediátrico pela Escola Paulista de Medicina da Universidade Federal de São Paulo (EPM/Unifesp). Gastroenterologista Pediátrico Assistente da Equipe do Hospital Infantil Sabará, em São Paulo.

### Camila Yoshino

Mestre em Ciências pelo Departamento de Pediatria da Faculdade de Medicina da Universidade de São Paulo (FMUSP). Especialista em Infectologia Pediátrica pela Sociedade Brasileira de Pediatria (SBP). Médica Assistente da Unidade de Infectologia Pediátrica do Instituto da Criança e do Adolescente do Hospital das Clínicas (HC) da FMUSP. Supervisora do Programa de Residência Médica em Pediatria do Conjunto Hospitalar do Mandaqui, em São Paulo.

### Carolina Sanchez Aranda

Professora Adjunta da Disciplina de Alergia, Imunologia Clínica e Reumatologia do Departamento de Pediatria da Universidade Federal de São Paulo (Unifesp).

### Célia Maria Camelo Silva

Chefe do Setor de Cardiologia Pediátrica da Escola Paulista de Medicina da Universidade Federal de São Paulo (EPM/Unifesp). Mestre e Doutora em Medicina pela EPM/Unifesp.

### Celso Francisco Hernandes Granato

Professor Livre-Docente da Disciplina de Infectologia do Departamento de Medicina da Escola Paulista de Medicina da Universidade Federal de São Paulo (EPM/Unifesp). Diretor Clínico do Grupo Fleury.

### Christiane Araujo Chaves Leite

Professora Adjunta de Pediatria da Faculdade de Medicina da Universidade Federal do Ceará (Famed/UFC). Doutora em Ciências pela Escola Paulista de Medicina da Universidade Federal de São Paulo (EPM/Unifesp). Título de Especialista em Gastroenterologia Pediatria pela Sociedade Brasileira de Pediatria (SBP).

### Clarisse Martins Machado

Doutora em Medicina pela Faculdade de Medicina da Universidade de São Paulo (FMUSP). Pesquisadora Sênior do Laboratório de Virologia do Instituto de Medicina Tropical (IMT) da FMUSP. Coordenadora do Comitê de Infecções em Transplante de Células Hematopoiéticas da Sociedade Brasileira de Transplante de Medula Óssea (SBTMO).

### Consuelo Oliveira

Mestre em Doenças Tropicais pela Universidade Federal do Pará (UFPA). Pesquisadora Clínica da Seção de Arbovirologia e Febres Hemorrágicas do Instituto Evandro Chagas, em Belém do Pará (IEC/SVSA/MS).

### Cristiana Maria Costa Nascimento de Carvalho

Livre-Docente em Infectologia Pediátrica pela Universidade Federal de São Paulo (Unifesp). Professora Titular do Departamento de Pediatria – Programa de Pós-Graduação em Ciências da Saúde – da Faculdade de Medicina da Bahia da Universidade Federal da Bahia (UFBA). Pesquisadora 1C do CNPq.

### Daniel Jarovsky

Mestre e Doutor em Ciências da Saúde pela Faculdade de Ciências Médicas da Santa Casa de São Paulo (FCMSCSP). Professor Instrutor da FCMSCSP. Médico Assistente do Serviço de Infectologia Pediátrica da Santa Casa de São Paulo. Médico do Serviço de Infectologia Pediátrica do Hospital Infantil Sabará, São Paulo. Secretário do Departamento de Imunizações da Sociedade de Pediatria de São Paulo (SPSP).

### Daniela Testoni Costa-Nobre

Professora Adjunta da Disciplina de Pediatria Neonatal da Escola Paulista de Medicina da Universidade Federal de São Paulo (EPM/Unifesp).

### Daniela Vinhas Bertolini

Pediatra e Infectopediatra. Doutora em Pediatria pela Faculdade de Medicina da Universidade de São Paulo (FMUSP). Coordenadora da Equipe de Pediatria do Centro de Referência e Treinamento em IST/Aids do Programa Estadual de São Paulo. Infectopediatra do Programa Municipal de IST/Aids de São Paulo. Membro do Departamento de Infectologia da Sociedade de Pediatria de São Paulo (SPSP).

### Eduardo Hatanaka

Residência em Pediatria e Nefrologia Pediátrica pela Escola Paulista de Medicina da Universidade Federal de São Paulo (EPM/Unifesp). Área de atuação em Nefrologia Pediátrica pela Sociedade Brasileira de Nefrologia e Sociedade Brasileira de Pediatria (SBN/SBP) e Emergências Pediátricas (ABRAMEDE/SBP). Médico Assistente do Pronto-Socorro Pediátrico e da Nefrologia Pediátrica da EPM/Unifesp. Nefrologista Pediátrico no Hospital Samaritano Higienópolis.

### Eitan Naaman Berezin

Professor Titular de Pediatria da Faculdade de Ciências Médicas da Santa Casa de São Paulo (FCMSCSP). Doutor em Pediatria pela Universidade Federal de São Paulo (Unifesp).

### Eliana Galano

Psicóloga. Mestre e Doutora em Ciências Aplicadas à Pediatria pela Escola Paulista de Medicina da Universidade Federal de São Paulo (EPM/Unifesp).

Elizabeth Moreira

Doutora em Saúde da Criança pela Faculdade de Medicina de Ribeirão Preto da Universidade de São Paulo (FMRP/USP). Pesquisadora da Fiocruz.

Erica Regina Cruz Paulino

Título de Especialista pela Sociedade Brasileira de Pediatria (SBP). Especialização em Infectologia Pediátrica pela Universidade Federal de São Paulo (Unifesp). Pós-Graduação em Emergências Pediátricas pelo Hospital Israelita Albert Einstein. Médica do Pronto-Socorro do Hospital Santa Marcelina. Membro do Departamento de Infectologia Pediátrica da Sociedade de Pediatria de São Paulo (SPSP).

Fabiana Bononi do Carmo

Pediatra com Título de Especialista pela Sociedade de Pediatria de São Paulo (SPSP). Infectologista Pediátrica pela Escola Paulista de Medicina da Universidade Federal de São Paulo (EPM/Unifesp). Mestre em Pediatria e Ciências Aplicadas à Saúde pelo Departamento de Pediatria da EPM/Unifesp.

Fabíola Isabel Suano de Souza

Professora Adjunta da Disciplina de Pediatria Geral e Comunitária do Departamento de Pediatria da Escola Paulista de Medicina da Universidade Federal de São Paulo (EPM/Unifesp). Professora Associada da Disciplina de Clínica Pediátrica do Centro Universitário Faculdade de Medicina do ABC (FMABC).

Flavia Jacqueline Almeida

Professora Assistente de Pediatria da Faculdade de Ciências Médicas da Santa Casa de São Paulo (FCMSCSP). Infectologista Pediátrica da Santa Casa de São Paulo.

Gabriel Nuncio Benevides

Mestre em Ciências da Saúde pela Escola Paulista de Medicina da Universidade Federal de São Paulo (EPM/Unifesp). Médico Voluntário da Unidade de Gastroenterologia e Hepatologia Pediátrica do Instituto da Criança do Hospital das Clínicas da Faculdade de Medicina da Universidade de São Paulo (HC/FMUSP).

Helena Keico Sato

Infectologista Pediátrica. Mestre em Pediatria pela Escola Paulista de Medicina da Universidade Federal de São Paulo (EPM/Unifesp).

Helmar Abreu da Rocha Verlangieri

Médica Pediatra pela Sociedade Brasileira de Pediatria (SBP). Médica Assistente da Disciplina de Infectologia Pediátrica da Universidade Federal de São Paulo (Unifesp) de 2001 a 2012. Diretora da Divisão Médica do Hospital Infantil Darcy Vargas. Médica do Serviço de Infectologia Pediátrica do Hospital Infantil Darcy Vargas. Membro Efetivo da Comissão de Infecção Hospitalar do Hospital Infantil Darcy Vargas.

Heloísa Helena de Sousa Marques

Chefe da Unidade de Infectologia do Instituto da Criança e do Adolescente do Hospital das Clínicas da Faculdade de Medicina da Universidade de São Paulo (HC/FMUSP). Doutora em Pediatria pela FMUSP.

Ho Yeh Li

Doutora em Infectologia pela Faculdade de Medicina da Universidade de São Paulo (FMUSP). Coordenadora da UTI de Infectologia do Hospital das Clínicas (HC) da FMUSP.

## Jane Tomimori

Professora Titular do Departamento de Dermatologia da Escola Paulista de Medicina da Universidade Federal de São Paulo (EPM/Unifesp).

## Jorge Andrade Pinto

Professor Titular de Pediatria. Chefe do Serviço de Imunologia Clínica da Faculdade de Medicina da Universidade Federal de Minas Gerais (UFMG).

## Kelly Simone de Almeida Cunegundes

Médica pela Universidade Federal da Paraíba (UFPB). Residência Médica em Pediatria pelo Hospital Infantil Menino Jesus. Subespecialização em Infectologia Pediátrica pela Universidade Federal de São Paulo (Unifesp). Mestre pelo Programa de Pós-Graduação em Pediatria e Ciências Aplicadas à Pediatria da Unifesp. Mestre em Medicina Narrativa pela Universidade de Columbia, Nova York. Doutoranda do Programa de Pós-Graduação em Pediatria e Ciências Aplicadas à Pediatria da Unifesp.

## Kleber Giovanni Luz

Doutor em Doenças Infecciosas pela Universidade de São Paulo (USP). Mestre em Pediatria pela Universidade Federal de São Paulo (Unifesp). Professor Associado IV do Departamento de Infectologia da Universidade Federal do Rio Grande do Norte (UFRN). Consultor de Arbovírus da Organização Pan-Americana da Saúde (OPAS) e da Organização Mundial de Saúde (OMS).

## Leandro Guimarães Peyneau

Médico Pediatra. Especialista em Emergências Pediátricas pela Sociedade Brasileira de Pediatria (SBP).

## Letícia Helena Caldas Lopes

Doutora em Ciências da Saúde pela Escola Paulista de Medicina da Universidade Federal de São Paulo (EPM/Unifesp). Chefe do Setor de Hepatologia da Disciplina de Gastroenterologia da EPM/Unifesp.

## Lily Yin Weckx

Professora Associada, Livre-Docente da Disciplina de Infectologia Pediátrica do Departamento de Pediatria da Universidade Federal de São Paulo (Unifesp).

## Louise Scridelli Tavares

Médica Pediatra e Neurologista Infantil pela Escola Paulista de Medicina da Universidade Federal de São Paulo (EPM/Unifesp).

## Luis Carlos Rey

Médico Pediatra especialista em Infectopediatria. Mestre e Doutor em Medicina pela Escola Paulista de Medicina da Universidade Federal de São Paulo (EPM/Unifesp). Professor Associado do Departamento de Saúde da Mulher, da Criança e do Adolescente da Universidade Federal do Ceará (UFC). Pesquisador Convidado do Instituto de Biomedicina (IBIMED) da UFC.

## Luis Fernando Camargo

Professor Adjunto da Disciplina de Infectologia da Escola Paulista de Medicina da Universidade Federal de São Paulo (EPM/Unifesp). Professor Associado do Curso de Medicina da Faculdade Israelita de Ciências da Saúde Albert Einstein.

## Luiz Henrique Gagliani

Biólogo. Doutor em Doenças Infecciosas pela Universidade Federal de São Paulo (Unifesp). Professor de Parasitologia e Microbiologia da Faculdade de Ciências Médicas de Santos, Fundação Lusíada (FCMS/UNILUS).

### Luiza Helena Falleiros Arlant

Coordenadora do Departamento de Saúde da Criança da Universidade Metropolitana de Santos, São Paulo. Presidente da Câmara Técnica de Assessoramento de Imunizações em Polio do Ministério da Saúde. Membro do Departamento de Infectologia da Sociedade Brasileira de Pediatria (SBP) e do Comitê de Infectologia da Sociedade de Pediatria de São Paulo (SPSP). Membro do Comitê Científico e do Comitê de Vacinas da Sociedade Latino-Americana de Infectologia Pediátrica (SLIPE).

### Marcelo de Melo Aragão

Neurologista Infantil. Mestre pela Escola Paulista de Medicina da Universidade Federal de São Paulo (EPM/Unifesp). Médico Assistente do Setor de Neurologia Infantil da EPM/Unifesp.

### Marcelo Luiz Abramczyk

Pediatra da Disciplina de Infectologia Pediátrica da Universidade Federal de São Paulo (Unifesp). Doutor em Ciências pela Unifesp.

### Marcelo Otsuka

Responsável pelo Serviço de Infectologia e CCIH do Hospital Infantil Darcy Vargas. Vice-Presidente do Departamento de Infectologia da Sociedade de Pediatria de São Paulo (SPSP). Coordenador do Comitê de Infectologia Pediátrica e Materno-Infantil da Sociedade Brasileira de Infectologia (SBI). Membro do Comitê Científico da Sociedade Brasileira de Pediatria (SBP) e da Sociedade Latino-americana de Infectologia Pediátrica (SLIPE). Mestre pela Santa Casa de São Paulo.

### Marco Aurélio Palazzi Sáfadi

Professor Adjunto e Diretor do Departamento de Pediatria da Faculdade de Ciências Médicas da Santa Casa de São Paulo (FCMSCSP). Presidente do Departamento de Infectologia da Sociedade Brasileira de Pediatria (SBP). Coordenador do Programa de Pós-Graduação em Ciências da Saúde da FCMSCSP. Membro do Comitê Científico Assessor da "Coalition for Epidemic Preparedness Innovations" (Cepi). Membro do SAGE Working Group on Meningococcal Vaccine.

### Marcos César Florian

Título de Dermatologista pela Sociedade Brasileira de Dermatologia (SBD) e Hansenologista pela Sociedade Brasileira de Hansenologia (SBH). Mestre e Doutor pela Escola Paulista de Medicina da Universidade Federal de São Paulo (EPM/Unifesp). Médico e Professor Afiliado do Departamento de Dermatologia da EPM/Unifesp. Professor do Curso de Medicina da Universidade Nove de Julho (Uninove).

### Marcos Junqueira do Lago

Professor Titular de Pediatria da Faculdade de Ciências Médicas da Universidade do Estado do Rio de Janeiro (Uerj). Pediatra Supervisor da Unidade de Pacientes Internos do Instituto de Puericultura e Pediatria Martagão Gesteira da Universidade Federal do Rio de Janeiro (UFRJ). Coordenador da CCIH do Hospital Universitário Pedro Ernesto, da Uerj. Mestre em Pediatria pela Disciplina de Infectologia Pediátrica da Universidade Federal de São Paulo (Unifesp). Doutor em Epidemiologia pelo Instituto de Medicina Social da Uerj.

### Marcos Montani Caseiro

Médico Infectologista com Residência Médica no Instituto de Infectologia Emilio Ribas, São Paulo. Mestre em Medicina Preventiva pela Universidade de São Paulo (USP). Doutor em Doenças Infecciosas pela Universidade Federal de São Paulo (Unifesp).

### Marcos Tadeu Nolasco da Silva

Professor Associado do Departamento de Pediatria da Faculdade de Ciências Médicas da Universidade Estadual de Campinas (FCM/Unicamp). Coordenador do Centro de Investigação em Pediatria (Ciped) da FCM/Unicamp.

### Maria Angela Wanderley Rocha

Infectologista Pediátrica. Mestre em Medicina Tropical pela Universidade Federal de Pernambuco (UFPE). Professora e Regente da Disciplina de Doenças Infecciosas e Parasitárias da Faculdade de Ciências Médicas da Universidade de Pernambuco (UPE). Coordenadora do Centro de Referência de Imunobiológicos Especiais de Pernambuco (Crie).

### Maria Aparecida Gadiani Ferrarini

Doutora em Pediatria pela Disciplina de Infectologia Pediátrica do Departamento de Pediatria da Escola Paulista de Medicina da Universidade Federal de São Paulo (EPM/Unifesp). Médica Assistente da Disciplina de Infectologia Pediátrica do Departamento de Pediatria da EPM/Unifesp.

### Maria Célia Cervi Ferez

Professora Doutora em Ciências da Saúde pela Universidade de São Paulo (USP). Docente da Faculdade de Medicina de Ribeirão Preto (FMRP) da USP. Chefe do Serviço de Infectologia Pediátrica do Hospital das Clínicas de Ribeirão Preto-USP. Membro da Sociedade Latino-americana de Infectologia Pediátrica (SLIPE) e da Sociedade Europeia de Infectologia Pediátrica.

### Maria Cristina de Andrade

Professora Adjunta do Departamento de Pediatria da Escola Paulista de Medicina da Universidade Federal de São Paulo (EPM/Unifesp). Vice-Chefe do Departamento de Pediatria da EPM/Unifesp. Chefe do Setor de Nefrologia Pediátrica da EPM/Unifesp. Mestre e Doutora em Ciências da Saúde e Pediatria pela EPM/Unifesp.

### Maria Cynthia Braga

Médica Pediatra. Pesquisadora do Departamento de Parasitologia do Instituto Aggeu Magalhães – Fiocruz, Pernambuco. Mestre em Medicina Tropical pela Universidade Federal de Pernambuco (UFPE). Doutora em Saúde Coletiva pelo Instituto de Saúde Coletiva (ISC) da Universidade Federal da Bahia (UFBA).

### Maria Fernanda Badue Pereira

Mestre e Doutora pela Faculdade de Ciências Médicas da Santa Casa de São Paulo (FCMSCSP). Membro do Comitê de Infectologia Pediátrica da Sociedade de Pediatria de São Paulo (SPSP). Médica Assistente da Unidade de Infectologia do Instituto da Criança do Hospital das Clínicas da Faculdade de Medicina da Universidade de São Paulo (HC/FMUSP).

### Maria Helena Müller Dittrich

Professora Adjunta de Medicina Intensiva Pediátrica e Emergências em Pediatria no Departamento de Pediatria da Escola Paulista de Medicina da Universidade Federal de São Paulo (EPM/Unifesp). Doutora em Ciências da Saúde pela Universidade de São Paulo (USP).

### Maria Teresa Terreri

Professora Associada da Disciplina de Alergia, Imunologia Clínica e Reumatologia do Departamento de Pediatria da Universidade Federal de São Paulo (Unifesp). Chefe do Setor de Reumatologia do Departamento de Pediatria da Unifesp.

### Maria Wany Louzada Strufaldi

Professora Associada da Disciplina de Pediatria Geral e Comunitária do Departamento de Pediatria da Escola Paulista de Medicina da Universidade Federal de São Paulo (EPM/Unifesp).

### Marília M. Ogawa

Professora Associada da Disciplina de Pediatria Geral e Comunitária do Departamento de Pediatria da Escola Paulista de Medicina da Universidade Federal de São Paulo (EPM/Unifesp). Mestre em Microbiologia pela Brigham Young University, nos Estados Unidos. Mestre em Ciências da Saúde pela Unifesp. Doutora em Ciências da Saúde pela Unifesp. Professora Adjunta da Unifesp.

### Marinella Della Negra

Mestre em Gastroenterologia pelo Instituto Brasileiro de Estudos e Pesquisas de Gastroenterologia. Doutora em Ciências da Saúde pela Faculdade de Ciências Médicas da Santa Casa de São Paulo (FCMSCSP). Foi Professora Adjunta da FCMSCSP e Chefe da 2ª Unidade de Internação do Instituto de Infectologia Emilio Ribas. Faz parte do Comitê Assessor do Paediatric European Network for Treatment of Aids (PENTA). É Professora Honorária do Instituto de Infectologia Emilio Ribas.

### Marisa Mussi Pinhata

Professora Titular do Departamento de Puericultura e Pediatria da Faculdade de Medicina de Ribeirão Preto da Universidade de São Paulo (FMRP/USP). Coordenadora do Núcleo de Infecções Maternas, Perinatais e Infantis (NEIMPI) da FMRP/USP.

### Mateus Pradebon

Neurologista Infantil pela Escola Paulista de Medicina da Universidade Federal de São Paulo (EPM/Unifesp).

### Nadia Litvinov

Médica Assistente de Infectologia Pediátrica do Instituto da Criança e do Adolescente do Hospital das Clínicas da Faculdade de Medicina da Universidade de São Paulo (HC/FMUSP).

### Nilton Ferraro Oliveira

Doutor em Ciências da Saúde pela Universidade Federal de São Paulo (Unifesp). Chefe da Unidade de Cuidados Intensivos Pediátricos (UCIP) – Hospital Universitário-Hospital São Paulo (HU-HSP) – Unifesp. Supervisor do Programa de Residência Médica. Medicina Intensiva Pediátrica pela Unifesp.

### Nívea Maria Rodrigues Arrais

Médica pela Escola Paulista de Medicina da Universidade Federal de São Paulo (EPM/Unifesp). Residência em Pediatria e em Infectologia Pediátrica pela EPM/Unifesp. Título de Especialista em Pediatria e Neonatologia pela Sociedade Brasileira de Pediatria (SBP). Doutora pela EPM/Unifesp. Atualmente Professora Adjunta do Departamento de Pediatria da Universidade Federal do Rio Grande do Norte (UFRN).

### Patricia Silva Montes

Médica pela Faculdade de Medicina de Marília (FAMEMA), tendo participado como Pesquisadora e Bolsista no Programa de Educação pelo Trabalho para a Saúde (Pet-Saúde) de 2012-2014 e como Monitora do Laboratório Morfofuncional de 2013-2015. Residência Médica em Pediatria pela FAMEMA, com subespecialização em Infectologia Pediátrica pela Universidade Federal de São Paulo (Unifesp). Atualmente realizando MBA em Gestão em Saúde e Controle de Infecção Hospitalar pela Faculdade Centro de Estudos Avançados e Tecnologia (FACEAT).

### Pedro Fiorini Puccini

Médico pela Universidade Federal de São Paulo (Unifesp). Residência Médica em Pediatria pela Unifesp. Estágio de Pediatria em Atenção Primária de Saúde na Universidade de Ciências Médicas de Villa Clara, em Cuba. Residência Médica em Infectologia Pediátrica na Unifesp. Estágio em Doenças Infecciosas e Parasitárias na Fundação de Medicina Tropical Doutor Heitor Vieira Dourado, em Manaus. MBA em Gestão em Saúde e Controle de Infecção pela Faculdade INESP.

### Pedro Mendes Lages

Infectologista Pediátrico do Ambulatório de Moléstias Infecciosas de Santo André e Hospital Samaritano Higienópolis. Residência em Pediatria pela Universidade Federal do Rio de Janeiro (UFRJ). Residência em Infectologia Pediátrica pela Universidade Federal de São Paulo (Unifesp). Membro da Sociedade Brasileira de Pediatria (SBP) e da Sociedade Europeia de Infectologia Pediátrica.

### Ramiro Anthero de Azevedo

Professor Associado da Disciplina de Gastroenterologia Pediátrica da Escola Paulista de Medicina da Universidade Federal de São Paulo (EPM/Unifesp). Diretor Acadêmico do Campus São Paulo da Unifesp.

### Raquel Mayumi Simakawa

Médica Humanitária e Infectologista Pediátrica. Mestre em Pediatria pelo Departamento de Pediatria da Universidade Federal de São Paulo (Unifesp).

### Regina Coeli Ferreira Ramos

Pediatra e Infectologista. Preceptora do Departamento de Infectologia Pediátrica do Hospital Universitário Oswaldo Cruz, em Recife, Pernambuco. Mestre em Ciências da Saúde pela Universidade de Pernambuco (UPE). Doutoranda do Programa de Medicina Tropical pela Universidade Federal de Pernambuco (UFPE). Professora Assistente do Curso de Medicina da Universidade Católica de Pernambuco (Unicap). Professora Auxiliar do Curso de Medicina da UPE.

### Reinaldo Salomão

Professor Titular de Infectologia do Departamento de Medicina da Escola Paulista de Medicina da Universidade Federal de São Paulo (EPM/Unifesp). Coordenador do Comitê de Ensino, Pesquisa e Extensão (CoEPE) do Hospital São Paulo, da Unifesp. Sócio-Fundador e Ex-Presidente do Instituto Latino-Americano de Sepse (ILAS). Editor Setorial do Brazilian Journal of Medical and Biological Research (2019 – atual).

### Renato de Ávila Kfouri

Pediatra Infectologista. Presidente do Departamento de Imunizações da Sociedade Brasileira de Pediatria (SBP). Diretor da Sociedade Brasileira de Imunizações (SBIm). Membro da Câmara Técnica Assessora do Programa Nacional de Imunizações.

### Rita Soares Barbosa Cardona

Mestre em Vacinologia e Desenvolvimento de Medicamentos pela Università degli Studi di Siena (UNISI). Residência Médica em Infectologia Pediátrica e em Pediatria pela Universidade Federal de São Paulo (Unifesp). Mestrado integrado em Medicina pela Faculdade de Medicina da Universidade do Porto (FMUP).

### Robério Dias Leite

Professor Adjunto de Pediatria da Faculdade de Medicina da Universidade Federal do Ceará (UFC). Doutor em Ciências pela Universidade Federal de São Paulo (Unifesp). Médico Pediatra do Hospital São José de Doenças Infecciosas, da Secretaria de Saúde do Estado do Ceará.

### Roberto José Alves Casado

Médico Preceptor do Ambulatório de Infectologia Pediátrica do Hospital Universitário Oswaldo Cruz, em Pernambuco. Mestre em Saúde Materno-Infantil pelo Instituto Fernando Figueira (IMIP).

### Rodrigo Melim Zerbinati

Mestre em Ciências pelo Programa de Medicina Tropical da Universidade de São Paulo (USP). Doutorando no Laboratório de Virologia do Instituto de Medicina Tropical da Faculdade de Medicina da USP (FMUSP).

### Rosana Fiorini Puccini

Professora Titular e Chefe da Disciplina de Pediatria Geral e Comunitária do Departamento de Pediatria da Escola Paulista de Medicina da Universidade Federal de São Paulo (EPM/Unifesp). Livre-Docente em Pediatria pela EPM/Unifesp. Ainda na EPM/Unifesp, foi Diretora Acadêmica do Curso de Medicina, no período de 2002-2006, e Chefe do Departamento de Pediatria, de 2003-2009. Diretora do Campus São Paulo da Unifesp nas gestões 2013-2017 e 2017-2021.

Ruth Guinsburg

Professora Titular da Disciplina de Pediatria Neonatal da Escola Paulista de Medicina da Universidade Federal de São Paulo (EPM/Unifesp).

Ruth Moreira Leite

Médica pela Faculdade de Medicina da Universidade de São Paulo (FMUSP). Residência Médica em Moléstias infecciosas no Hospital das Clínicas (HC) da FMUSP. Curso de Saúde Pública. Médica Concursada pelo Serviço Público Federal no Hospital Ipiranga (Antigo INAMPS) em Pronto-Socorro e Infectologia. Médica Concursada pelo Serviço Público Estadual em Centros de Saúde (atuais UBS) da Capital. Ambulatório de Aids do HC/FMUSP. Médica Sanitarista no Centro de Vigilância Epidemiológica "Professor Alexandre Vranjac", da Secretaria de Estado da Saúde de São Paulo.

Samira Yarak

Coordenadora do Curso de Medicina da Escola Paulista de Medicina da Universidade Federal de São Paulo (EPM/Unifesp). Professora Adjunta do Departamento de Dermatologia da EPM/Unifesp.

Silvana Duarte Pessoa Araújo

Mestre em Pediatria e Ciências Aplicadas à Pediatria pela Universidade Federal de São Paulo (Unifesp). Especialização em Infectologia Pediátrica pela Unifesp.

Silvia Regina Marques

Infectologista Pediátrica. Mestre em Ciências pela Coordenação dos Institutos de Pesquisa da Secretaria da Saúde do Estado de São Paulo, área de concentração Infectologia em Saúde. Professora Assistente do Departamento de Pediatria da Universidade de Santo Amaro (UNISA).

Silvio Kazuo Ogata

Professor Adjunto da Disciplina de Gastroenterologia Pediátrica da Escola Paulista de Medicina da Universidade Federal de São Paulo (EPM/Unifesp). Doutor em Ciências da Saúde pela EPM Unifesp. Responsável pelo Setor de Endoscopia Digestiva Pediátrica do CEDIR, pela Unidade de Internação Clínica Pediátrica do Hospital São Paulo, da Unifesp e pelo Ambulatório de Endoscopia Digestiva da Disciplina de Gastroenterologia Pediátrica da EPM/Unifesp.

Solange Dourado de Andrade

Doutora em Doenças Tropicais e Infecciosas pela Universidade do Estado do Amazonas (UEA). Especialista em Infectologia Pediátrica pela Sociedade Brasileira de Pediatria (SBP). Membro do Comitê de Farmacovigilância do Programa Nacional de Imunizações. Pediatra Infectologista da Fundação de Medicina Tropical Dr. Heitor Vieira Dourado, Manaus, Amazonas.

Sonia Maria de Faria

Infectologista Pediátrica pela Sociedade Brasileira de Pediatria (SBP). Mestre em Pediatria pela Universidade Federal de São Paulo (Unifesp). Professora Adjunta aposentada da Universidade Federal de Santa Catarina (UFSC). Professora do Sistema Materno-Infantil da Universidade do Sul de Santa Catarina (UNISUL).

Sonia Mayumi Chiba

Professora Adjunta do Departamento de Pediatria da Escola Paulista de Medicina da Universidade Federal de São Paulo (EPM/Unifesp). Médica do Setor de Pneumologia Pediátrica da EPM/Unifesp.

### Soraia Tahan

Professora Adjunta da Disciplina de Gastroenterologia Pediátrica da Escola Paulista de Medicina da Universidade Federal de São Paulo (EPM/Unifesp). Chefe do Departamento de Pediatria da EPM/Unifesp. Médica Assessora em Gastroenterologia do Grupo Fleury. Médica Gastroenterologista Pediátrica do Hospital Infantil Sabará e do Hospital Israelita Albert Einstein. Membro do Departamento de Gastroenterologia da Sociedade de Pediatria de São Paulo (SPSP).

### Suely Miyuki Yashiro

Médica Sanitarista. Médica pela Universidade Estadual de Campinas (Unicamp). Mestre em Saúde Coletiva pela Universidade Federal de São Paulo (Unifesp). Coordenadora do Núcleo Hospitalar de Epidemiologia do Hospital São Paulo, da Unifesp.

### Thais Claudia Roma de Oliveira Konstantyner

Professora Adjunta do Departamento de Medicina Preventiva da Universidade Federal de São Paulo (Unifesp) e Membro da Associação Brasileira de Profissionais de Epidemiologia de Campo (ProEpi). Mestre em Vigilância em Saúde e Doutora em Ciências pela Faculdade de Saúde Pública da Universidade de São Paulo (USP). Egressa do Programa de Treinamento em Epidemiologia de Campo (EpiSUS). Especialista em Epidemiologia Hospitalar pelo Instituto de Infectologia Emilio Ribas. Enfermeira pela Unifesp.

### Thais Rohde

Médica pela Universidade Federal do Paraná (UFPR). Residência em Neurologia Infantil pela Universidade Federal de São Paulo (Unifesp). Pediatra pelo Hospital Pequeno Príncipe.

### Valter Pinho dos Santos

Professor Assistente do Departamento de Pediatria da Faculdade de Medicina do ABC (FMABC). Mestre e Doutor em Pediatria pela Universidade Federal de São Paulo (Unifesp). Chefe do Serviço de Infectologia Pediátrica da FMABC. Membro do Comitê de Infectologia Pediátrica da Sociedade de Pediatria de São Paulo (SPSP).

### Vinicius Ponzio

Médico Infectologista do Grupo de Imunodeprimido e Micologia da Escola Paulista de Medicina da Universidade Federal de São Paulo (EPM/Unifesp). Mestre e Doutor pela EPM/Unifesp.

### Wilson Toyohiro Hoshino

Médico e Residência em Pediatria e Infectologia Pediátrica pela Escola Paulista de Medicina da Universidade Federal de São Paulo (EPM/Unifesp).

# Homenagem

**Eduardo da Silva Carvalho**

★15/11/1945 ✝30/01/2001

Quis o destino que você nos abandonasse muito prematuramente, deixando uma lacuna que não será facilmente preenchida. É a perda de um amigo sincero, leal, de atitudes transparentes, honesto e íntegro. Companheiro de todos os momentos, prestativo, de fino caráter e de boa índole. Fica para nós uma lembrança saudosa de um convívio de muitos anos, sustentado por profunda e sincera amizade.

*Calil Kairalla Farhat* (*in memoriam*)

*Luiza Helena Falleiros Rodrigues Carvalho*

*Regina Célia de Menezes Succi*

# Prefácio da 4ª edição

Participar desta 4ª edição de nosso livro sem o querido Professor Calil Kairalla Farhat é um enorme desafio, mas ao mesmo tempo motivo de gratidão e orgulho, pelo fato de, após ter sido sua aluna, tornar-me sua parceira de trabalho.

O Professor Calil foi o responsável por instituir o conceito da especialidade **Infectologia Pediátrica** no Brasil ao criar o primeiro grupo de "Infectologistas Pediátricos" no então Hospital Emilio Ribas (hoje Instituto de Infectologia Emilio Ribas) junto com a Escola Paulista de Medicina (HER/EPM), pois até a década de 1970 o cuidado das crianças com doenças infecciosas era realizado por clínicos gerais. Tive o privilégio de participar desse grupo, que incluía também o saudoso Professor Eduardo Carvalho, entre outros, desde sua criação.

Em 1978, idealizado e impulsionado por Professor Calil, foi realizado no Rio de Janeiro o Primeiro Congresso Brasileiro de Infectologia Pediátrica (primeiro da especialidade no mundo), presidido pelo saudoso Professor Reinaldo Martins. A ideia de uma especialidade pediátrica se estendeu primeiro para a América Latina e depois para o restante do planeta. O primeiro Congresso de Infectologia Pediátrica Latino-Americano só aconteceu em 1984; e o Mundial, em 1996.

Professor Calil foi responsável pela criação da primeira enfermaria dedicada exclusivamente a crianças com doenças infecciosas em um hospital universitário – **Enfermaria de Infectologia Pediátrica**, no Hospital São Paulo da Escola Paulista de Medicina – e, também, idealizador do primeiro curso de Pós-Graduação na especialidade do país, em 1980. Além disso, foi ele o responsável pela criação da primeira Disciplina de Infectologia Pediátrica em uma universidade brasileira – a disciplina de Infectologia Pediátrica da Escola Paulista de Medicina foi oficializada pelo Conselho Universitário da EPM em 2 de outubro de 1985.

Até o final da década de 1980 os livros de doenças infecciosas eram destinados ao ensino de clínicos de adultos e apenas citavam poucos cuidados específicos dirigidos às crianças. O cenário começou a mudar em 1987, quando o Professor Edward Tonelli, de Minas Gerais, lançou o livro *Doenças Infecciosas na Infância e Adolescência*, que tratava das doenças infecciosas na criança, e em 1988, quando o Professor Calil editou o livro *Infecções e Parasitoses em Pediatria*.

A liderança visionária do Professor Calil fez com que em 1993 ele publicasse o primeiro livro brasileiro a discutir o cuidado dessas doenças em crianças já como uma especialidade: aí nascia a 1ª edição de *Infectologia Pediátrica*.

Considerando-se que as prioridades em doenças infecciosas que induzem riscos à saúde pública mudam com muita rapidez, Professor Calil pensou outras edições atualizadas do *Infectologia Pediátrica*: uma em 1999 e outra em 2006. É com enorme orgulho que eu e outras colegas da Disciplina de Infectologia Pediátrica da Escola Paulista de Medicina da Unifesp – Professoras Daisy Maria Machado, Maria Isabel de Moraes-Pinto e Fabianne Altruda de Moraes Costa Carlesse – abraçamos a honrosa proposta desta 4ª edição, mantendo o pioneirismo, a energia e o desejo de atualização do nosso querido professor.

*Regina Célia de Menezes Succi*
Editora

# Prefácio da 3ª edição

Por motivos totalmente alheios à nossa vontade, a 3ª edição de *Infectologia Pediátrica* está saindo com atraso de quase um ano. Diversos contratempos, obstáculos inesperados, enfim, a conjunção de múltiplos fatores contribuíram para o atraso do lançamento do livro.

Contudo, conseguimos tirar o máximo proveito das adversidades, ampliando a edição e, principalmente, aprofundando e aperfeiçoando os capítulos. Procuramos atualizar os temas na medida do possível.

Tudo foi conseguido graças a um trabalho inaudito e exaustivo e ao apoio ilimitado que nos proporcionou o Dr. Paulo Rzezinski, Diretor-Médico da Editora Atheneu, a quem deixamos aqui nosso preito de gratidão.

Esperamos que esta nova edição de *Infectologia Pediátrica* satisfaça a expectativa de nossos leitores e atenda aos seus mais legítimos anseios; foi esse o nosso objetivo e é esse o nosso desejo.

*Calil Kairalla Farhat* (*in memoriam*)
*Luiza Helena Falleiros Rodrigues Carvalho*
*Regina Célia de Menezes Succi*
Editores

# Prefácio da 2ª edição

Nada melhor que o reconhecimento pelo esforço e pela dedicação.

Fomos sobejamente gratificados com a aceitação e o rápido esgotamento da primeira edição de *Infectologia Pediátrica*, o que levou à reimpressão de grande número de exemplares. Mais que isso: gratificante foi termos nos conscientizado da oportunidade desta publicação para os interessados de nosso meio, que se sentiram satisfeitos por poder contar com esta obra, que veio preencher uma lacuna no elenco bibliográfico deste país.

O reconhecimento e a receptividade a este livro foram os propulsores que nos incentivaram a preparar esta segunda edição, atualizada e enriquecida com novos assuntos e consagrados autores, o que nos leva à certeza de podermos continuar atendendo aos mais exigentes anseios dos nossos profissionais de saúde que lidam com a criança.

*Calil Kairalla Farhat* (*in memoriam*)

# Sumário

### Parte 2.7 – Sistema Osteoarticular



### Parte 2.8 – Síndromes Clínicas Sistêmicas



## PARTE 3
## DOENÇAS INFECCIOSAS CLASSIFICADAS POR AGENTES ETIOLÓGICOS

### Parte 3.1 – Bacterianas

## Parte 3.2 – Virais

## Parte 3.3 – Parasitárias



## Parte 3.4 – Fúngicas

# Parte 1

# Temas Gerais

# Resposta Imunológica nas Relações Patógeno-Hospedeiro

# 1

*Jorge Andrade Pinto*

## INTRODUÇÃO

O estudo de imunologia originou-se na observação de indivíduos que, uma vez recuperados de determinadas doenças infecciosas, tornavam-se subsequentemente protegidos dessas doenças. Da palavra latina *immunis*, significando isenção, deriva o termo imunidade. O conceito de imunidade foi formulado pela primeira vez no ano de 430 a.C. por Thucydides, historiador ateniense: ao descrever a Guerra do Peloponeso, menciona que apenas os soldados sobreviventes à peste poderiam ajudar os seus companheiros enfermos, uma vez que estariam protegidos de uma re-infecção. Entretanto, passaram-se cerca de dois mil anos para que as primeiras tentativas de manipulação do sistema imune pudessem ser efetivamente incorporadas à prática médica. Descoberta fundamental foi a demonstração, em 1798, pelo médico inglês Edward Jenner, que a inoculação de material obtido de pústulas de vacas que sofriam de varíola bovina protegia indivíduos de contraírem a varíola humana. A prática de vacinação (derivada da palavra latina *vacca*, vaca) foi, 100 anos depois, retomada e expandida por Louis Pasteur, que utilizou microrganismos atenuados na prevenção da raiva humana e do antrax em ovinos.

A defesa contra doenças infecciosas, porém, representa apenas uma das funções da resposta imune que, mais amplamente, tem como função distinguir o que é estranho ao nosso organismo. A partir do estudo dos mecanismos de defesa contra doenças infecciosas, a imunologia teve seu campo de atuação estendido para as doenças alérgicas, autoimunes, neoplásicas, genéticas e transplantes.

Este capítulo visa rever os mecanismos imunológicos básicos e mostrar a participação deste complexo sistema na defesa contra doenças infecciosas e parasitárias.

## ASPECTOS BÁSICOS DA RESPOSTA IMUNE

Imunidade, o estado de proteção contra determinado agente infeccioso, tem componentes não específicos e específicos. Imunidade inata, não específica, é composta por mecanismos que existem previamente à exposição ao agente e não é potenciada por exposições subsequentes ao mesmo agente, isto é, não possui memória. Imunidade adaptativa ou específica é capaz de reconhecer e eliminar seletivamente o microrganismo estranho ou macromolécula estranha e de aumentar a intensidade da resposta imune após cada exposição sucessiva.

### Imunidade inata

A imunidade inata pode ser entendida como quatro barreiras de defesa: anatômica, fisiológica, fagocítica e inflamatória.

As barreiras anatômicas são a primeira linha de defesa contra a entrada de patógenos. A pele íntegra, além de evitar a penetração da maioria dos patógenos, inibe o crescimento bacteriano por meio da produção de ácidos graxos e láctico. Outros mecanismos que inibem a colonização e penetração da barreira cutaneomucosa por patógenos são o movimento ciliar do epitélio respiratório e gastrintestinal, a remoção mecânica por meio da saliva, lágrimas e secreções mucosas.

As barreiras fisiológicas são compostas por temperatura, pH, tensão de oxigênio e vários fatores solúveis. Entre os fatores solúveis, citam-se lisozima, quimocinas, citocinas e complemento. A lisozima é uma enzima hidrolítica com ação na camada peptídio-glicólica da parede bacteriana. Quimocinas induzem a migração de leucócitos para sítios de inflamação. Citocinas, como o interferon, modulam a função dos leucócitos e a resposta inflamatória. O sistema do complemento é um grupo de proteínas séricas que circulam em estado inativo de proenzimas. Essas proteínas podem ser ativadas por mecanismos imunológicos específicos e inespecíficos que as convertem do estado inativo de proenzimas para o estado ativo de enzimas. Os componentes ativos do complemento participam de reações em cascata que lesam membranas e destroem organismos patogênicos.

Outro mecanismo de imunidade inata é a propriedade de fagocitose, ingestão de macromoléculas extracelulares por células especializadas, como monócitos, neutrófilos e macrófagos teciduais. A maioria dos microrganismos fagocitados é morta ao contato com as enzimas hidrolíticas do lisossomo. Entretanto, alguns patógenos podem sobreviver e multiplicar no interior dos macrófagos. Esses patógenos intracelulares incluem: *Listeria monocytogenes, Salmonella typhimurium, Neisseria gonorrhea, Mycobacterium avium, Mycobacterium tuberculosis, Mycobacterium leprae* e *Candida albicans*. Esses microrganismos são combatidos pelo componente celular do sistema imune, o qual será detalhado neste capítulo.

O processo inflamatório constitui a quarta barreira de defesa não específica. Os sinais clássicos de inflamação – rubor, calor, edema e dor – refletem os três eventos da reação inflamatória: vasodilatação, aumento de permeabilidade vascular e quimiotaxia de macrófagos. A resposta inflamatória é iniciada pela interação de mediadores químicos gerados a partir do próprio patógeno, dos tecidos lesados, de enzimas plasmáticas (sistemas de coagulação, fribinolítico e complemento) e de proteínas solúveis (citocinas) secretadas por macrófagos.

## Imunidade adaptativa

A imunidade adaptativa é capaz de reconhecer e eliminar seletivamente o patógeno ou macromolécula estranha ao organismo. Diferentemente da imunidade inata, apresenta cinco propriedades fundamentais presentes em toda resposta a antígenos: especificidade, diversidade, memória, autorregulação e discriminação entre o que é próprio e o não próprio ao organismo (*self* e *non-self*).

A especificidade é a característica mais marcante da interação hospedeiro-patógeno. O sistema imune é capaz de reconhecer diferenças sutis entre antígenos, mas, mesmo assim, mutações simples, como a substituição de um aminoácido, são suficientes para um patógeno escapar da resposta imune.

O repertório linfocitário, número de sítios antigênicos específicos dos linfócitos de um indivíduo, é da ordem de $10^9$, conferindo ao sistema a capacidade de reconhecimento de bilhões de estruturas antigênicas diversas.

O sistema imune responde de maneira mais rápida, mais intensa e qualitativamente diferente quando exposto novamente a um antígeno. Esta propriedade é chamada memória imunológica e assegura imunidade duradoura a diversos patógenos.

A resposta imune normal é autolimitada e cessa com a eliminação do estímulo antigênico. O sistema imune tem mecanismos regulatórios, ativados pelo antígeno e pela própria resposta imune, que modulam a intensidade da resposta e evitam o prolongamento da resposta e o dano tecidual. Esses mecanismos de autorregulação podem falhar e o choque séptico é um exemplo. Iniciado por um processo infeccioso, o mecanismo fisiopatológico básico do choque séptico consiste na produção e liberação descontroladas de citocinas com propriedades vasoativas e inflamatórias.

Finalmente, a capacidade do sistema imune de responder seletivamente a antígenos heterólogos indica que o sistema é capaz de distinguir entre o que é próprio (*self*) e o que é estranho (*non-self*) ao organismo. Esta propriedade fundamental, conhecida como tolerância imunológica, evita resposta inapropriada a antígenos próprios e a ocorrência de doenças autoimunes.

Imunidade adaptativa e imunidade inata não ocorrem independentemente. Os macrófagos, células do sistema fagocitário, são fundamentais na ativação da resposta imune específica e as citocinas, liberadas na resposta imune específica, amplificam sua atividade. Mediadores solúveis liberados na resposta inflamatória induzem a migração de linfócitos que, por sua vez, regulam a intensidade do processo inflamatório. Assim, os componentes não específicos e específicos do sistema imune funcionam conjuntamente em elaborado equilíbrio para eliminar o agente invasor (Figura 1.1).

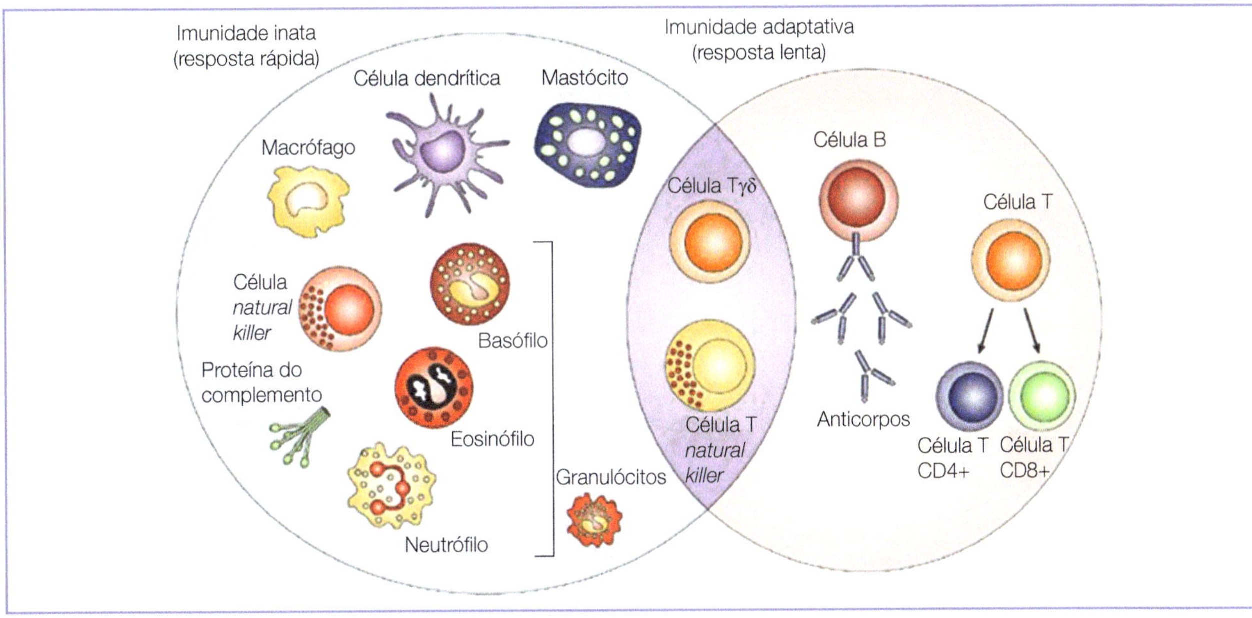


**Figura 1.1 –** Imunidade inata – Imunidade adaptativa.
*Fonte:* Adaptada de Nature Reviews Cancer.

## Seleção clonal

Um indivíduo imunocompetente possui imenso repertório de clones de linfócitos que reconhecem antígenos. Cada clone deriva de um único precursor e é específico para um único determinante antigênico. Essa especificidade é determinada previamente ao contato com o antígeno. A maioria desses clones nunca será ativada, permanecendo em estado latente com divisões infrequentes (a cada 3,5 anos). O papel do antígeno torna-se crítico ao selecionar um clone preexistente específico. No processo de seleção clonal, o antígeno interage com determinado clone de linfócito que, ativado, prolifera-se e diferencia-se entre células efetoras e células de memória que conservam a mesma especificidade antigênica da célula precursora. O clone ativado divide-se rapidamente (ciclos celulares de 4 a 8 horas), com expansão até 100 vezes para potencializar a resposta imune.

A seleção clonal facilita a compreensão dos três aspectos básicos da resposta imune adaptativa: especificidade, memória e reconhecimento do *self/non-self*. Especificidade é demonstrada quando apenas linfócitos, cujos receptores são específicos para determinado antígeno, são mobilizados para a resposta imune. A observação de uma resposta mais rápida e ampla à segunda exposição a um antígeno indica a expansão clonal de linfócitos antígeno-específicos, que se segue à resposta imune primária (Figura 1.2). Discriminação entre *self/non-self* ocorre pela eliminação ou inativação, durante o processo de maturação, dos clones de linfócitos que contenham receptores antigênicos contra o *self*.

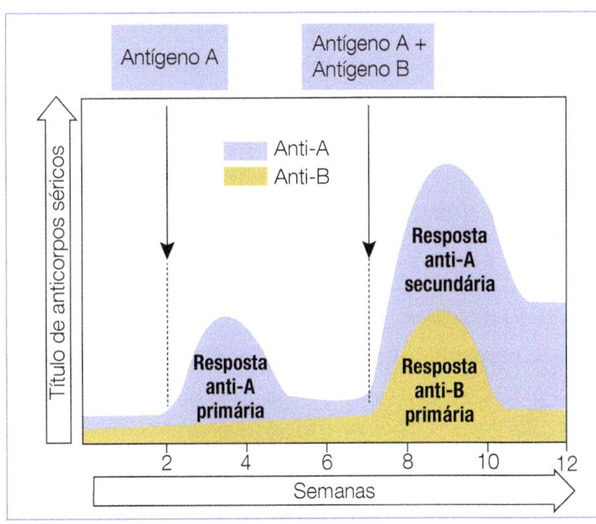


**Figura 1.2 –** Especificidade, memória e autorregulação da resposta imune.
*Fonte:* Adaptada de Abbas A et al., 2021[1].

## Células do sistema imune

Dois grandes grupos de células estão envolvidos na resposta imune: linfócitos e células apresentadoras de antígeno. Linfócitos são produzidos na medula óssea, amadurecem na própria medula (linfócitos B) ou no timo (linfócitos T), circulam nos vasos sanguíneos e linfáticos e residem nos diversos órgãos linfoides do organismo. As características de especificidade, memória, diversidade e reconhecimento do *self/non-self* são mediadas pelos linfócitos, que possuem em sua membrana receptores antigênicos específicos. Há três principais populações de linfócitos: linfócitos B (LB), linfócitos T (LT) e linfócitos *natural killer* (NK).

Linfócitos B são definidos fenotipicamente por expressar em sua superfície moléculas de imunoglobulina que podem reconhecer antígenos solúveis, não processados por células apresentadoras. Na interação com antígenos, os linfócitos B proliferam e diferenciam-se em células de memória e em células plasmáticas que secretam ativamente grandes quantidades de imunoglobulinas. As células de memória podem sobreviver por mais de vinte anos em estado quiescente, porém preservam a afinidade antigênica da célula-mãe. As células plasmáticas sobrevivem poucos dias, não expressam receptores de membrana e são responsáveis pela reposta imune humoral.

Linfócitos T expressam receptores transmembrana denominados receptores de células T (TCR: *T cell receptors*) e, diferentemente dos linfócitos B, reconhecem antígenos apenas quando estes estão ligados a proteínas de membrana celular, conhecidas como complexo maior de histocompatibilidade (MHC: *major histocompatibility complex*) presentes nas células apresentadoras de antígeno. Os LT são divididos em duas populações funcionais: linfócitos T auxiliares e linfócitos T citotóxicos, distinguíveis entre si por apresentarem a glicoproteína de membrana CD4+ ou CD8+, respectivamente. Os LT CD4+ são chamados auxiliares por secretarem citocinas que amplificam e controlam virtualmente todos os aspectos da resposta imune. Ao estímulo antigênico, os LT auxiliares respondem com produção de citocinas que promovem a proliferação e diferenciação de LTs, LBs e macrófagos. As citocinas são mediadoras do processo inflamatório, uma vez que representam ligação entre as respostas imune adaptativa e inata. Variações no tipo de citocinas secretadas pelos LT auxiliares determinam padrões de resposta imune qualitativamente diferentes (vide seção de citocinas). Os LT CD8+ secretam poucas citocinas, mas possuem capacidade citotóxica, pois atuam como células efetoras na eliminação de microrganismos intracelulares.

Enquanto LB e LT são responsáveis pela resposta imune específica, os linfócitos NK são componentes da resposta imune inata, realizando citotoxicidade direta contra células infectadas por vírus e células tumorais. Os linfócitos NK cooperam na resposta imune adaptativa por meio da citotoxicidade dependente de anticorpos e produção de citocinas.

A ativação da resposta imune humoral ou celular é regulada pela produção de citocinas pelos LT auxiliares. Os LT auxiliares, por sua vez, são ativados quando reconhecem antígenos apresentados por células especializadas, denominadas células apresentadoras de antígenos (APC: *antigen presenting cells*). Leucócitos responsáveis pelo processamento e apresentação antigênica são monócitos, macrófagos, células de Langerhans na pele, células de Kupffer no fígado e células dendrítico-foliculares nos órgãos linfoides. O processamento antigênico pelas APCs envolve degradação do antígeno proteico e expressão dos fragmentos de peptídios em suas superfícies, ligados a proteínas do MHC. O LT CD4+ reconhece sequências de peptídios associados ao MHC de classe II. O LT CD8+ reconhece peptídios associados ao MHC de classe I. O LT CD4+ potencializa a produção de imunoglobulinas pelos LB e a atividade microbicida dos macrófagos, principais mecanismos de defesa contra microrganismos extracelulares. O LT CD8+ exerce sua atividade citotóxica direta contra células infectadas por microrganismos intracelulares.

## Papel do MHC na resposta imune

O MHC traz o código dos antígenos leucocitários humanos (HLA: *human leucocyte antigens*), que é a base molecular para discriminação entre *self/non-self* pelo LT. Por compor o contexto no qual os LTs reconhecem antígenos, o MHC influencia a resposta imune contra agentes infecciosos. Há duas classes de moléculas de HLA: HLA-A, -B e -C compõem antígenos de classe I; HLA-DR, -DP e -DQ são os antígenos de classe II. Antígenos de classe I são encontrados em praticamente todas as células humanas nucleadas; antígenos de classe II são encontrados apenas em células imunocompetentes: monócitos, macrófagos, LTs e LBs.

Moléculas de MHC classe I ligam-se a peptídios resultantes da degradação intracelular de proteínas virais ou de bactérias intracelulares e os expressam na superfície celular para o reconhecimento dos LT CD8+. Peptídios ligados às moléculas de MHC classe II derivam de proteínas que sofreram fagocitose ou endocitose pelas APCs. Essas proteínas exógenas geralmente são produtos de bactérias, parasitas e partículas virais liberadas por outras células e são reconhecidas por LT CD4+.

Resposta imune adequada tem papel primordial no controle de doenças infecciosas. Alguns indivíduos respondem eficientemente a antígenos vacinais; já outros são incapazes de desenvolver imunidade a esses antígenos. O nível da resposta é influenciado por vários fatores: intensidade da infecção, número e função dos LTs e componentes genéticos que, ao interagir com o sistema imune, determinam o desfecho do contato entre o agente e hospedeiro.

Como o MHC tem papel central na regulação da resposta imune, também regula os mecanismos de resistência e suscetibilidade a agentes infecciosos.

## Mecanismos efetores da resposta imune

### ▪ Citocinas

A fase efetora da resposta imune inata ou adaptativa é mediada em grande parte por citocinas. As citocinas compõem grupo diverso de proteínas produzidas por monócitos/macrófagos (monocinas) e linfócitos T (linfocinas). As citocinas produzidas por monócitos/macrófagos provocam migração de neutrófilos e reação inflamatória que limitam e, eventualmente, erradicam infecções por microrganismos. As citocinas produzidas por LTs regulam o crescimento e a diferenciação de diversas populações de linfócitos, além de ativar e regular células inflamatórias como macrófagos, neutrófilos e eosinófilos. Os LTs e monócitos/macrófagos produzem também os fatores estimulantes de colônias (CSF: *colony-stimulating factors*) que promovem o crescimento e a diferenciação de leucócitos imaturos na medula óssea.

Os LTs CD4+ podem ser classificados de acordo com o perfil de citocinas que produzem. Na imensa diversidade de tipos de citocinas, emergem dois padrões distintos que definem diferentes respostas inflamatórias. Os LTs que produzem predominantemente IL-2, gama-interferon (gama-IFN) e fator de necrose tumoral beta (TNF-beta) são chamados linfócitos tipo TH1. LTs que produzem IL-4, IL-5, IL-9, IL-10 e IL-13 são chamados linfócitos TH2. Neste sistema, gama-IFN age de modo a estimular a diferenciação do LT para perfil TH1, e IL-4 estimula a diferenciação para perfil TH2. As citocinas tipo TH1 conduzem à resposta imune celular; já as do tipo TH2 mediam resposta imune humoral e estão também presentes nas manifestações alérgicas (Figura 1.3).

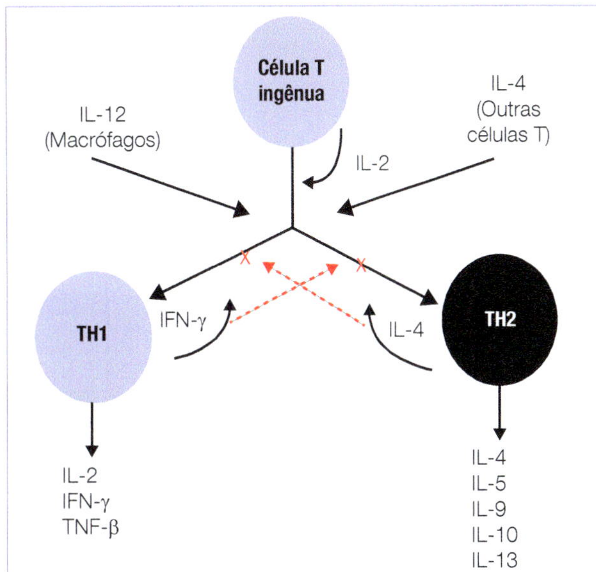


**Figura 1.3 –** Diferenciação entre linfócitos TH1 e TH2.
*Fonte:* Adaptada de Huston DP, 1997[3].

### ▪ Imunoglobulinas

Imunoglobulinas (Igs) são glicoproteínas cuja estrutura básica é formada por duas cadeias pesadas idênticas, ligadas entre si por pontes dissulfídicas, as quais são ligadas, também por pontes dissulfídicas, duas cadeias leves (Figura 1.4). Os isotipos IgG e IgE circulam como monômeros, a IgA tem estrutura dimérica e a IgM pentamérica. Isotipos M e D são encontrados em LBs maduros não ativados e ontogenicamente precedem os outros isotipos. IgA e IgG têm subclasses denominadas IgA1, IgA2, IgG1, IgG2, IgG3 e IgG4, respectivamente. A especificidade antigênica da imunoglobulina está na conformação tridimensional das áreas hipervariáveis da região amino-terminal das cadeias leves e pesadas que formam a superfície de contato com o antígeno. Na região carboxi-terminal CH2 ocorrem a fixação do complemento e ligação com os receptores Fc da superfície celular.

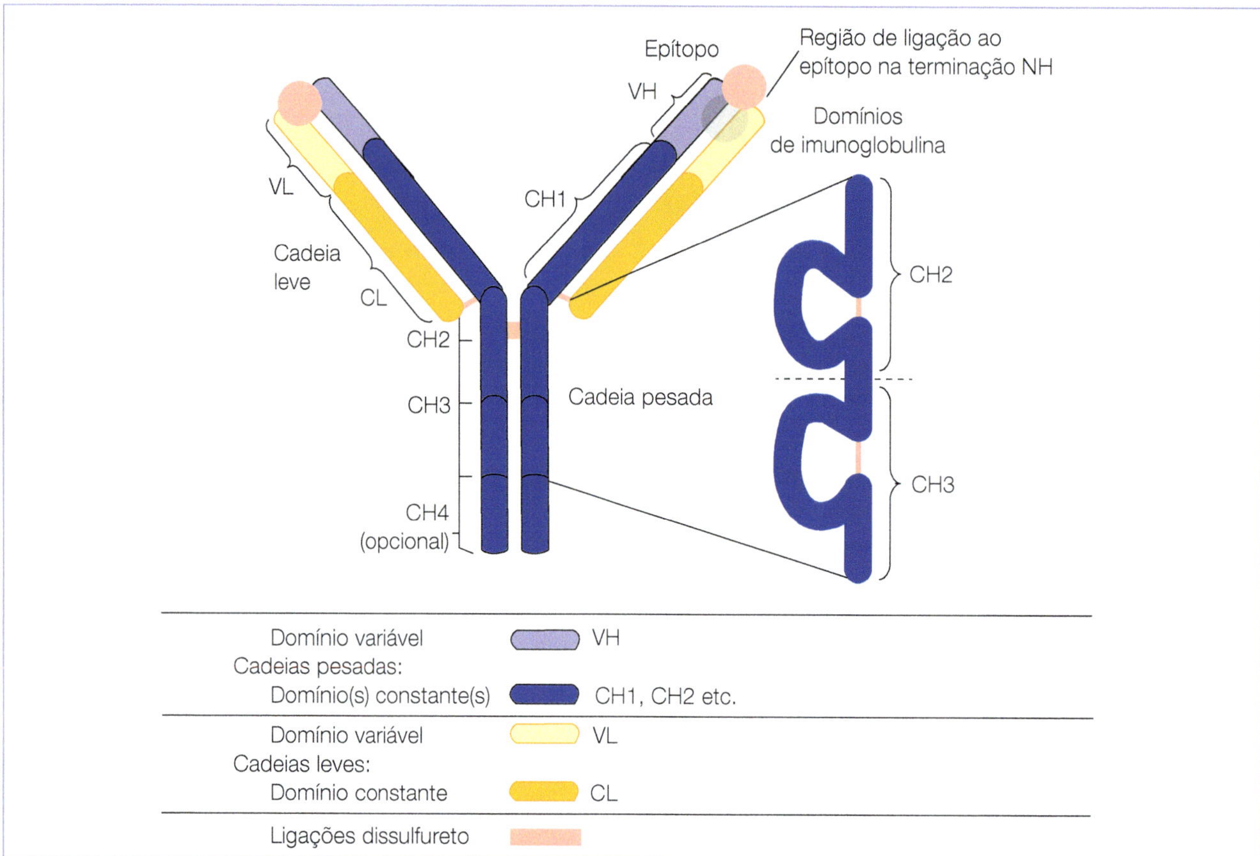


**Figura 1.4 –** Estrutura da imunoglobulina.
*Fonte:* Adaptada de Doan T et al., 2021[2].

As Igs exercem funções diversas que dependem da sua estrutura, localização e isotipo. Ligadas à superfície do LB, funcionam como receptores de membrana que, ao interagirem com o antígeno, transmitem sinais que iniciam a proliferação clonal e secreção de anticorpos pelo LB. Igs solúveis de qualquer isotipo são capazes de neutralizar a ação de toxinas microbianas. Igs de classes IgM e IgG ativam, através da via clássica, o sistema de complemento que medeia a maior parte da atividade citolítica e inflamatória da resposta humoral. Moléculas de IgG revestem partículas antigênicas num processo conhecido como opsonização e a interação da fração Fc da IgG com receptores de macrófagos aumenta a eficiência da fagocitose do organismo opsonizado. Os linfócitos NK, eosinófilos e neutrófilos podem provocar a lise de células infectadas. Para que isto ocorra, é necessário que as células-alvo estejam revestidas por IgG; este processo é denominado citotoxicidade mediada por célula dependente de anticorpo (ADCC: *antibody-dependent cell-mediated cytotoxicity*). Na defesa contra helmintos, organismos particularmente resistentes à atividade lítica de neutrófilos e macrófagos, há um tipo especial de ADCC mediada por IgE e efetuada por eosinófilos. A imunidade mucosa dos tratos respiratório, digestivo e geniturinário é assegurada pela IgA que, conjugada à peça secretória, neutraliza patógenos e participa da ADCC. A IgE, ligada aos receptores de superfície de mastócitos e basófilos, participa das reações de hipersensibilidade imediata que causam aumento da permeabilidade vascular, contração da musculatura lisa bronquial e visceral, bem como resposta inflamatória local.

## Complemento

O sistema de complemento consiste em um grupo de cerca de 30 proteínas plasmáticas e de membrana que atuam em sequência para eliminação de microrganismos invasores. Esse sistema é particularmente importante como mecanismo efetor da imunidade humoral e da resposta inflamatória. A ativação do complemento pela via clássica se dá por meio da interação com complexos antígeno-anticorpo circulantes que utilizam C1, C4 e C2 para ativar C3, que catalisa a ativação de C5 a C9 e a formação de complexo de ataque de membrana celular que causa a lise osmótica da célula. A via alternativa de ativação do complemento prescinde da interação com imunocomplexos e é ativada ao contato com polissacarídios da membrana de microrganismos, o que constitui importante mecanismo na resposta imune inata.

Os mecanismos antimicrobianos do complemento são neutralização e opsonização, lise de células infectadas e amplificação das respostas inflamatória e imune específica. Deficiências do componente C3 ou dos componentes terminais (C5 a C9) são associados com frequência aumentada de infecções invasivas por bactérias encapsuladas do gênero *Neisseria*. Deficiências dos componentes iniciais (C1, C4 e C2) manifestam como infecções repetidas por bactérias Gram-positivas.

### Resposta imune mediada por linfócitos T

O LT participa como célula efetora da resposta imune por diversos mecanismos. Nas reações de hipersensibilidade tardia, importante mecanismo de defesa contra bactérias intracelulares como micobactérias e *Listeria monocytogenes*, o LT secreta citocinas (linfotoxinas e fator de necrose tumoral) que possibilitam o recrutamento de leucócitos inflamatórios pelas células endoteliais, por meio da vasodilatação e do aumento do fluxo sanguíneo no local de entrada do antígeno. A expressão local de moléculas de adesão para leucócitos (lecitinas e integrinas: VCAM-1 e ECAM-1) e produção de quimocinas na superfície endotelial permitem o extravasamento de leucócitos e macromoléculas para o local de introdução do antígeno, fundamental para a resposta inflamatória ao agente infeccioso.

O LT citotóxico (LTC), que expressa molécula CD8+, tem importante função na defesa contra microrganismos intracelulares, efetuando lise de células que expressam antígenos ligados ao MHC de classe I. Em contraste com o mecanismo de hipersensibilidade tardia, os LTCs são capazes de destruir células infectadas de linhagem não fagocitária.

Linfócitos NK constituem a resposta inicial contra vírus intracelulares, pois atuam antes da resposta específica proporcionada pelos LTCs. Constituem células efetoras na resposta ADCC. São ativados por citocinas da imunidade inata (alfa-IFN, gama-IFN, IL-12) assim como por IL-2 produzida por LT CD4+.

Nas helmintíases, o LT CD4+ secreta citocinas do tipo TH2 (IL-4, IL-5) que ativam mastócitos e recrutam basófilos e eosinófilos para o local da infecção. A produção de IgE e a resposta ADCC mediada por eosinófilos são o mecanismo de defesa típico contra os helmintos.

## RESPOSTA A AGENTES INFECCIOSOS

Os sistemas de imunidade inata e adaptativa do hospedeiro asseguram proteção contra amplo espectro de patógenos que variam em tamanho, via de entrada no corpo, tropismo, reprodução e patologias. Muitos patógenos apresentam características estruturais ou evolutivas que permitem evadir ou subverter a resposta imune direcionada contra eles. O sistema imune apresenta redundância intrínseca, o que ativa diversos tipos de resposta contra um mesmo patógeno. Essa característica assegura a eliminação ou controle da infecção por múltiplas vias de ativação da resposta imunológica.

Na interação com o hospedeiro, patógenos infecciosos se beneficiam de nichos específicos do hospedeiro, intracelulares ou extracelulares. O sistema imune deve ser versátil o suficiente para detectar, conter e atacar os patógenos nesses diversos ambientes. A via de resposta imunológica mais efetiva é determinada pela característica do agente infeccioso.

**Tabela 1.1** – Componentes da resposta inata envolvidos na interação com patógenos infecciosos.

| Patógenos | Representantes | Fagocitose[a] | Neutrófilos | Complemento[a, b] | Células NK[c] |
|---|---|---|---|---|---|
| Vírus (intracelular, citoplasmático) | *Influenza* | | | | |
| | Caxumba/paramixovírus | | | | |
| | Sarampo | | | | |
| | Rinovírus | | | | |
| Bactéria (intracelular) | *Listeria monocytogenes* | | | | |
| | *Legionella* spp. | | | | |
| | *Mycobacteria* | | | | |
| | *Rickettsia* | | | | |

*(Continua)*

**Tabela 1.1** – Componentes da resposta inata envolvidos na interação com patógenos infecciosos. (*Continuação*)

| Patógenos | Representantes | Fagocitose[a] | Neutrófilos | Complemento[a, b] | Células NK[c] |
|---|---|---|---|---|---|
| Bactéria (extracelular) | *Staphylococcus* spp. | | | | |
| | *Streptococcus* spp. | | | | |
| | *Neisseria* spp. | | | | |
| | *Salmonella typhi* | | | | |
| Protozoário (intracelular) | *Plasmodium malariae* | | | | |
| | *Leishmania donovani* | | | | |
| Protozoário (extracelular) | *Entamoeba histolytica* | | | | |
| | *Giardia lamblia* | | | | |
| Fungo (extracelular) | *Candida* spp. | | | | |
| | *Histoplasma* | | | | |
| | *Cryptococcus* | | | | |

[a] Resposta normal ; efetividade reduzida devido a cápsula bacteriana . [b] Iniciando lise e/ou opsonização. [c] Células NK podem ser ativadas para secretar gama-IFN, amplificando a atividade celular fagocitária.
*Fonte:* Adaptada de Abbas A et al., 2021[1].

**Tabela 1.2** – Componentes da resposta adaptativa envolvidos na interação com patógenos infecciosos.

| Patógenos | IgM, IgG, IgA | | | | IgE | CTL | DTH |
|---|---|---|---|---|---|---|---|
| | Ativação complemento | Opsonização | ADCC | Anticorpos neutralizantes | | | |
| Vírus | | | | | | | |
| Bactérias (intracelular) | | | | | | | |
| Bactérias (extracelular) | | | | | | | |
| Protozoários (intracelular) | | | | | | | |
| Protozoários (extracelular) | | | | | | | |
| Fungos | | | | | | | |
| Platelmintos | | | | | | | |
| Nematelmintos | | | | | | | |

ADCC: citotoxicidade mediada por célula dependente de anticorpo (*antibody-dependent cell-mediated cytotoxicity*); CTL: linfócito T CD8+ citotóxico (CD8+ *cytotoxic T cells*); DTH: hipersensibilidade tardia mediada por linfócito T CD4+ (*cell-mediated delayed type hypersensitivity*).
*Fonte:* Adaptada de Abbas A et al., 2021[1].

## Mecanismos de evasão microbiana à resposta imune

Na interação patógeno-hospedeiro, os agentes infecciosos desenvolvem mecanismos para evadir, comprometer o funcionamento ou destruir a resposta imune do hospedeiro.

### ▪ Evasão

Em uma pessoa infectada por vírus respiratório, são produzidos cerca de $10^{12}$ vírions, partículas virais infectantes. Para vírus com altas taxas de mutação, essa multiplicação maciça permite rápida evolução sob a pressão imunológica do hospedeiro. Se essas mutações resultam em uma substituição de aminoácidos que diminuem a antigenicidade de determinado antígeno proteico, ocorre a variação antigênica (*antigenic drift*). O vírus mutante que escapa à resposta imune mediada por anticorpos neutralizantes ou lise celular torna-se dominante na população e substitui o vírus ancestral. Portanto, o fenômeno de variação antigênica refere-se à acumulação evolucionária de substituições de aminoácidos selecionadas pela resposta imune adaptativa do hospedeiro, decorrente da circulação do vírus em uma população. O mecanismo de variação antigênica é crítico para vírus de circulação global, como *influenza*, SARS-CoV-2 e HIV-1, impondo desafios à imunização e aos tratamentos.

Outro mecanismo de evasão utilizado pelo vírus *influenza* é a mudança genética (*genetic shift*) que ocorre quando vírus de diferentes espécies (p. ex., suína e aviária) infectam a mesma célula. A interação entre os dois, gera um vírus geneticamente híbrido, com características antigênicas distintas dos vírus ancestrais. As cepas de vírus *influenza* derivadas desse mecanismo frequentemente têm virulência elevada e causam surtos epidêmicos de alta morbimortalidade.

Mudanças antigênica ou genética não são os únicos mecanismos utilizados pelos microrganismos para evadir da resposta imune do hospedeiro. Bactérias como a *Neisseria gonorrhoeae* e protozoários como o *Trypanosoma* podem alternar suas moléculas da superfície celular responsáveis pelo reconhecimento antigênico. O revestimento lipopolissacarídio de certas bactérias encapsuladas, como *Streptococcus* e *Haemophilus*, pode resistir à ligação de componentes do complemento que iniciam a opsonização ou a formação com complexo de ataque da membrana. O *Plasmodium* causador da malária torna-se protegido da resposta imune humoral e celular ao infectar o eritrócito, célula enucleada que não expressa MHC de classe I ou II. O *Schistosoma* é capaz de incorporar em sua superfície moléculas do hospedeiro que impedem sua identificação pelo sistema imune.

### ▪ Rotura do funcionamento

Agentes infecciosos secretam substâncias que interferem com a resposta imune dirigida contra eles. Microbactérias modificam o pH do fagolisossoma e *Legionella* inibe a fusão dos endossomas com os lisossomas. Vírus como o HIV, CMV e adenovírus desenvolvem mecanismos de evasão da citotoxicidade mediada por LT CD8+ por inibição da apresentação de MHC classe I. Certas bactérias, *Neisseria*, *Haemophilus* e *Streptococcus*, bem como o *Schistosoma*, secretam enzimas que promovem degradação tecidual de imunoglobulinas e complemento. O vírus Epstein-Barr secreta mediadores que inibem a atividade de leucócitos.

### ▪ Destruição

O HIV inicialmente infecta células dendríticas e macrófagos, expandindo para LTs, particularmente LTs CD4+. A destruição gradual desses leucócitos, com depleção grave da população de LTs CD4+, resulta em deficiência de funções primordiais da resposta imune, de modo a tornar o indivíduo infectado suscetível a diversas infecções por patógenos oportunistas, o que prejudica a vigilância tumoral.

## REFERÊNCIAS BIBLIOGRÁFICAS

1. Abbas A, Lichtman A. Cellular and molecular immunology. 10th ed. February 19, 2021.
2. Doan T, Lievano F, Viselli SM, Swanson-Mungerson M. Immunology: Lippincott's illustrated review. 3rd ed. April 12, 2021.
3. Huston DP. Biology of the immune system. JAMA, December 1997, 278(22):1804-1814.

# Aleitamento Materno e Doenças Infecciosas

# 2

*Regina Célia de Menezes Succi*
*Fabíola Isabel Suano de Souza*

## O ALEITAMENTO MATERNO COMO PROFILAXIA DE INFECÇÃO

O leite materno (LM) é um alimento inigualável, com composição variável e ajustada às necessidades do lactente. A prática do aleitamento relaciona-se com crescimento e desenvolvimento adequados e promoção da saúde do lactente contra infecções respiratórias, gastrintestinais e associa-se à redução do risco para doenças inflamatórias, como asma, atopia, obesidade e doença inflamatória intestinal; para a mãe, há redução do risco de diabetes, câncer de mama e ovário[1]. A recomendação vigente de aleitamento materno da Organização Mundial de Saúde, e adotada no Brasil, é de amamentação exclusiva até 6 meses de vida e acrescido de outros alimentos complementares por 2 anos ou mais[2].

O período intrauterino e de lactação são fundamentais para modular a interação e o amadurecimento do sistema imunológico do recém-nascido quando em contato com o ambiente[3]. Ao nascimento, o lactente entra em contato com novos e diversos agentes microbiológicos, físicos e químicos que irão interagir com o seu sistema imunológico. O parto vaginal, o contato "pele a pele" e a amamentação na primeira hora de vida associam-se com a redução do risco de sepse precoce e o estabelecimento de uma microbiota protetora[4]. Lactentes amamentados apresentam redução de 47%, 63% e 57%, respectivamente, no risco de morte por doenças infectocontagiosas, doença diarreica aguda e internações por doenças respiratórias[1].

Vários componentes do leite materno influenciam o desenvolvimento do sistema imunológico do lactente: imunoglobulinas, oligossacarídios, lactose, lactoalbumina, ácidos-graxos poli-insaturados de cadeia longa, vitaminas (A, E, C), interleucinas, lactoferrina, lisozima, lactoperoxidase, TNF-β, antígenos alimentares da dieta materna, receptores solúveis de CD14, TLR2, fator de necrose tumoral (TNF-α), células de defesa (macrófagos, neutrófilos) e probióticos[3,5]. A IgA é considerada a mais importante imunoglobulina do leite materno; a IgA secretora (IgAs) corresponde a 80% a 90% do total de imunoglobulinas no leite materno. A ação protetora da IgA do leite materno no trato gastrintestinal se dá por meio da inibição da ligação de patógenos na mucosa intestinal, neutralização de toxinas e estímulo da imunidade passiva; protege o lactente contra infecções entéricas causadas por rotavírus, *E. coli*, poliovírus e retrovírus.

O colostro contém elevada concentração de imunoglobulinas, especialmente IgAs, fatores tróficos para o trato gastrintestinal, como o *transforming growth factor beta* (TGF-β) e proteínas. Essa composição diferenciada é importante para a continuidade da transferência da imunidade materna para o recém-nascido.

A influência da microbiota no leite materno sobre o sistema imunológico do lactente se dá pela presença dos microrganismos viáveis e pelos metabólitos gerados por eles, como os ácidos graxos de cadeia curta, vitaminas (complexo B e K) e compostos de retinoide. Os oligossacarídios do leite materno são carboidratos de estrutura complexa sintetizados pela mama com função prebiótica, o que favorece a proliferação e o estabelecimento de bactérias benéficas no trato gastrintestinal de lactentes amamentados. O uso de leite materno previne enterocolite necrosante e sepse tardia em recém-nascidos pré-termo[6].

As vesículas extracelulares (EVs) são componentes do leite materno que também influenciam na integridade do sistema imunológico de lactentes jovens. Elas são secretadas pela glândula mamária, como envelopes de gordura que carregam diversos componentes envolvidos na sinalização celular, entre eles: RNA mensageiro, micro-RNAs, proteínas citossólicas e de membrana, e possuem várias funções biológicas relacionadas a manutenção celular, síntese de DNA, metabolismo da glicose e etapas imunológicas[7,8]. Um dos micro-RNAs do leite materno mais estudados é o miR-148[a], que atua na metilação da DNA methyltransferase 1 (DNMT1), modificando a expressão do gene Forkhead Box P3 (FOXP3) que, entre várias funções, influencia na resposta à tolerância e à alergia ante a antígenos alimentares e ambientais[9].

O aleitamento materno é importante para transferência da imunidade materna para o lactente, suprindo-o com fatores específicos e não específicos que atuam sinergicamente como agentes antimicrobianos, anti-inflamatórios e imunomoduladores, o que promove a saúde da criança em curto e longo prazos. Entretanto, o LM não é estéril e pode conter microrganismos que fazem parte da flora microbiana da pele materna; com o decorrer do tempo, o lactente é colonizado com a flora materna[10,11]. Na vigência de algumas doenças infecciosas, ou após vacinação na nutriz, agentes infecciosos (bactérias, vírus, fungos e parasitas) podem ser transmitidos ao lactente, resultando no desenvolvimento de infecções (sintomáticas ou não). Embora possa ser fonte de microrganismos patogênicos, são raras as doenças infecciosas maternas que contraindicam o aleitamento, na maior parte das vezes, a interrupção temporária da amamentação (enquanto a mãe recebe o tratamento ou até o controle da infecção) é suficiente[5,12,13].

Os riscos e benefícios de oferecer o LM na vigência de infecção materna são variáveis, a depender do agente infectante, da quantidade do inóculo, das características imunológicas da mãe e do lactente. Assim, antes de incriminar o LM como transmissor do agente infectante, é necessário avaliar cuidadosamente riscos e benefícios do aleitamento materno, além de afastar outras vias de transmissão (intraútero, intraparto e horizontal), bem como verificar a possibilidade de contaminação do lactente por meio da ingestão do agente infeccioso e sua consequente passagem através do trato gastrintestinal. Comunicação constante entre os profissionais que respondem pelos cuidados da mãe e do recém-nascido são essenciais.

A seguir, serão apresentadas algumas doenças infecciosas maternas que podem suscitar dúvidas quanto à manutenção ou à suspensão do aleitamento materno.

## DOENÇAS BACTERIANAS

O leite materno contém centenas de espécies bacterianas diferentes, por volta de 1.000 unidades formadoras de colônia/ML: *Streptococcus, Staphylococcus, Bifidobacterium, Lactobacillus, Propionibacteria, Enterococcus*, entre outros[14]. Estima-se que o lactente amamentado ingira cerca de 800 mil bactérias vivas ao dia[15]. Na quase totalidade das vezes, o mesmo microrganismo pode ser isolado no LM e na pele da mama e do mamilo, e a quantidade de colônias bacterianas é semelhante no leite colhido por expressão manual e por meio de bombas de sucção. A excetuarem-se situações em que o leite ordenhado é mantido por tempo prolongado fora das condições ideais de temperatura, essas bactérias não determinam infecção ou doença no recém-nascido.

A maioria das infecções bacterianas maternas não contraindica o aleitamento, mas infecções graves e/ou invasivas (meningite, sepse, bacteremia por *Brucella, Neisseria meningitides, Salmonella, Streptococcus B hemolítico, Streptococcus pneumoniae, Leptospira* sp., *Listeria monocytogenes*) podem potencialmente sugerir interrupção temporária do aleitamento, que poderá ser retomado após terapia antimicrobiana e melhora clínica da mãe[5].

A **mastite bacteriana** e o **abscesso mamário** podem determinar a presença de bactérias no leite. A mastite, frequentemente resultante de estase mamária, costuma evoluir bem nas mães tratadas com antimicrobianos e que fazem um esvaziamento adequado da mama, por meio da amamentação, o que não acarreta risco significante para o bebê[5]. Abscessos mamários, entretanto, apresentam um risco potencial de se romperem no interior do sistema ductal, o que favoreceria uma grande carga bacteriana no LM e que poderia ser uma contraindicação para o aleitamento na mama afetada, sobretudo para recém-nascidos pré-termo; o aleitamento pode ser mantido se o abscesso foi drenado cirurgicamente e a mãe receber terapêutica antimicrobiana adequada.

Mães com **coqueluche** na gravidez tardia ou no pós-parto imediato podem infectar seus bebês pela presença da *Bordetella pertussis* na orofaringe e não no LM. Mães com doença iniciada há menos de 7 semanas do parto devem receber eritromicina por via oral, assim como seus recém-nascidos. O aleitamento pode ser mantido, com a recomendação do uso de máscara pela nutriz[13].

Mulheres com suspeita clínica de **tuberculose** podem oferecer leite ordenhado, pois o *Mycobacterium tuberculosis* não é eliminado no LM. Mulheres com diagnóstico de tuberculose e tratadas por duas semanas ou mais são consideradas não contagiantes e podem amamentar seus bebês; antes do tratamento por tempo suficiente (duas semanas), a mãe deve usar máscara cobrindo nariz e boca para todo contato com o bebê, inclusive durante o aleitamento[5,12,13,16]. O lactente deve ser avaliado clinicamente com frequência e receber isoniazida como primária até o terceiro mês, quando um teste tuberculínico deverá ser realizado – no caso de teste positivo, considera-se que o bebê foi infectado, a quimioprofilaxia será mantida até o sexto mês. No caso de teste negativo, a isoniazida deve ser suspensa e o bebê encaminhado para vacina BCG; em ambos os casos, avaliações clínicas mensais devem ser feitas para afastar o diagnóstico de tuberculose. No caso de mães com tuberculose multidroga resistentes (Tbc-MDR), a separação da criança do contato materno pode ser necessária, uma vez que a mãe Tbc-MDR possui maior infectividade e necessita de um período maior de tratamento para se tornar não bacilífera; o leite materno ordenhado poderá ser oferecido.

Mulheres com **hanseníase virchowiana** não tratadas podem ter o *M. leprae* excretado no LM. Lesões de pele localizadas na mama também podem ser fonte de infecção para o recém-nascido[12]. Mulheres sob tratamento adequado não apresentam contraindicação para o aleitamento, mas o bebê deve realizar exames clínicos periódicos a fim de detectar precocemente possíveis sinais clínicos da doença. A vacinação BCG precoce pode induzir na criança proteção cruzada para a hanseníase.

Mães com **sífilis** podem amamentar, visto que o *Treponema pallidum* não é transmitido pelo LM e não há evidências de transmissão por essa via[12]. Cuidado especial deve ser tomado se a mãe tiver lesão infectante (cancro) na mama.

## DOENÇAS VIRAIS

Mulheres na fase aguda de doenças virais, como rubéola, sarampo, enteroviroses, caxumba, parvovirose B19, vírus Epstein-Barr (EBV), *influenza* e outros, tenham excreção viral no LM, que também contém anticorpos contra esses agentes. Como a principal via de transmissão dessas doenças é respiratória, não há contraindicação formal ao aleitamento natural, exceto se a situação clínica da mãe assim o exigir. Higiene das mãos e uso de máscara são recomendados.

Os vírus das hepatites **A (VHA), B (VHB) ou C (VHC)** podem ser transmitidos da mãe para o bebê durante a gestação, parto ou puerpério. Para o VHA, no caso de mães na fase aguda da doença, o risco maior de transmissão é o momento do parto vaginal, pois considera-se a possibilidade de contato com as fezes maternas infectadas. Nessas condições, o RN deve receber profilaxia com imunoglobulina humana, mas o aleitamento materno deve ser mantido.

No caso de mães com **hepatite B** e antígeno de superfície (HBsAg) circulante, esse antígeno e o HBV DNA podem estar presentes no LM, além do risco de contaminação com sangue de fissuras mamilares[17]. Entretanto, há evidências de que o aleitamento materno não aumenta o risco de transmissão do VHB ao lactente[18]. Assim, mães HBsAg positivas devem amamentar seus bebês, os quais receberão a profilaxia com a primeira dose da vacina hepatite B e imunoglobulina específica contra hepatite B, administradas nas primeiras 12 horas de vida[17,18]. Estudo recente demonstrou que a lactoferrina do LM atua como fator protetor contra a infecção pelo HBV durante o aleitamento[18].

Mães com **hepatite C** podem apresentar o RNA do HCV e anticorpos anti-HCV no LM, mas a transmissão do HCV por essa via ainda não foi documentada, visto que a taxa de infecção entre crianças nascidas de mães HCV+ é semelhante entre aquelas crianças amamentadas e as não amamentadas ao seio[5]. As mães HCV+ devem ser orientadas sobre o risco, mas o aleitamento não deve ser contraindicado[5,13].

A infecção materna por **Citomegalovírus (CMV)** pode determinar a excreção viral de forma intermitente na saliva, na urina, no trato genital e no LM, e a relação entre infecção do lactente e aleitamento materno é indiscutível[19] determinando virúria persistente no lactente, mas infecções sintomáticas e sequelas não costumam acontecer, provavelmente pela passagem transplacentária de anticorpos maternos. Portanto, RNs a termo podem receber LM se a mãe for soropositiva para CMV, mas RNs prematuros, que não receberam suficiente quantidade de anticorpos maternos, podem apresentar doença sintomática similar à infecção congênita. Grandes prematuros têm maior risco de desenvolver doença sintomática e, por essa razão, deve ser discutido com a mãe a avaliação de riscos e benefícios do aleitamento e transmissão viral. A pasteurização (62,5 °C por 30 minutos ou 72 °C por 5 segundos) eliminam totalmente a infecciosidade do leite e pode ser realizada nesses casos[5,13,16].

- **Vírus do herpes simplex (VHS):** o contato direto das lesões herpéticas maternas com o lactente pode transmitir o vírus. O risco de transmissão pós-natal do VHS pelo LM é muito baixo, exceto se a mãe tiver lesões vesiculares na pele da mama, situação em que o aleitamento está contraindicado na mama afetada. Lesões ativas devem ser cobertas, a higiene das mãos deve ser rigorosa e o aleitamento materno mantido[5,13].
- **Varicela-zóster:** o vírus varicela-zóster (VVZ) pode ser excretado no LM na fase aguda da doença, entretanto, a maior fonte de infecção para o lactente é a via respiratória e o contato direto com as vesículas ativas na pele da mãe. A doença materna cujo início ocorreu cinco dias antes até dois dias após o parto é a que acarreta maior risco de doença grave para o recém-nascido; portanto, nestas circunstâncias, impõe-se a profilaxia com VZ-imunoglobulina para proteção do bebê[12,13,16]. O aleitamento materno pode ser mantido, desde que as condições físicas da mãe o permitam, sendo que o leite materno poderá ser oferecido por meio da ordenha ou na própria mãe. Cuidados especiais, como lavagem rigorosa das mãos, uso de máscara e oclusão das lesões, no caso de herpes-zóster, devem ser tomados.

O vírus **ebola** já foi detectado em lágrima, saliva, suor e superfícies contaminadas, além do LM, durante a infecção aguda. No LM, a detecção do vírus pode persistir por meses e há descrição de um provável caso de transmissão por essa via em lactente que recebeu LM[20,21]. Por essa razão, mães com infecção por ebola confirmadas ou suspeitas devem evitar temporariamente o aleitamento materno e o contato com seus filhos, mas não há evidências suficientes sobre a duração da excreção do vírus pelo LM[5].

O RNA viral do **SARS-CoV-2** raramente pode ser detectado no leite de mães com a doença, mas não foi possível documentar casos de transmissão pelo LM[5]. O aleitamento deve ser mantido e as mães infectadas devem diminuir o risco de transmissão do vírus com o uso de máscaras e cuidados com higiene das mãos e das mamas e, se possível, oferecer leite ordenhado[5,22,23].

O RNA do **Zika vírus** já foi detectado no LM de mulheres infectadas, mas poucos casos de possível transmissão por essa via foram descritos[24]. A considerar que a transmissão através de mosquitos não pode ser excluída, o aleitamento materno deve ser mantido[5].

A transmissão vertical da **dengue** em mães virêmicas no momento do parto ocorre, mas, embora possível, a transmissão pelo LM parece pouco provável. Por esta razão, mães com dengue podem amamentar seus bebês[25].

Mães que adquirem **chikungunya** no período intraparto podem transmitir o vírus a recém-nascidos por via transplacentária. Não há evidências da presença do vírus no LM e não existe qualquer contraindicação ao aleitamento materno.

Os dados sobre a infecção por ***Monkeypox*** **(MPox)** durante a gestação são ainda muito limitados. Além da contaminação durante a gestação, que pode levar ao aborto, a transmissão pode ocorrer durante o parto e após o nascimento. Não foi descrita transmissão pelo leite materno[26,27]. A considerar-se a possibilidade de transmissão por contato, o bebê deve ser afastado da mãe com doença em atividade e o aleitamento materno deve ser evitado enquanto durar o período de isolamento (lesões de pele resolvidas, com queda de crostas com substituição por pele intacta[28,29].

A transmissão vertical do **vírus da imunodeficiência humana (HIV)** pode ocorrer durante a gestação, o parto e o aleitamento materno. O vírus, excretado no leite de mulheres infectadas (sintomáticas ou não) por um período prolongado após o parto, pode infectar o bebê[5,30]. Nos últimos dez anos, novos esquemas de tratamento antirretroviral e as medidas de prevenção da infecção acarretaram evolução nas recomendações sobre a segurança do aleitamento e risco de transmissão do vírus; tais recomendações, entretanto, não são uniformes em todos os países[31-33].

A Organização Mundial da Saúde mantém a recomendação que mães que vivem com HIV em regiões não industrializadas pratiquem aleitamento materno exclusivo por 6 meses, com a finalidade de diminuir a morbidade e a mortalidade infantil por todas as causas, incluindo HIV[31]. Reconhecidamente, o uso de terapia antirretroviral (TARV) pelas mulheres que vivem com HIV, durante a gestação e a lactação, diminui o risco de transmissão do vírus para o bebê, mas esse risco pode não ser igual a zero, mesmo em mulheres com carga viral do HIV indetectável. O Centro de Controle de Doenças americano (CDC), a

Sociedade Europeia de Aids (EACS) e o Ministério da Saúde Brasileiro recomendam o aconselhamento com base em evidências contínuo das mães, a fim de apoiar as decisões maternas, mas a orientação de substituir o LM por fórmula láctea infantil ou leite pasteurizado de banco de leite humano como medida para eliminar o risco de transmissão viral deve ser feita[32-34]. Caso decidam manter o aleitamento materno, mães devem ser apoiadas, orientadas e manter a TARV; o bebê precisa ser acompanhado e testado regularmente. No Brasil, a fórmula láctea é fornecida até os 6 meses para essas famílias.

Quando se considera o paradigma **I** (Indetectável) = **I** (Intransmissível), que admite a ausência de transmissão sexual do HIV em pessoas que vivem com HIV e mantém carga viral do HIV indetectável, discute-se a validade dessa afirmação também para a transmissão pelo LM – mães com carga viral indetectável (I) não transmitiriam o HIV pelo LM aos seus filhos (I = Intransmissível). Essa afirmativa, entretanto, ainda necessita melhores e mais robustos estudos para ser transposta ao LM – a medida da carga viral do HIV indetectável no sangue não pode ser afirmada com segurança para o leite: o vírus pode permanecer no interior de células no leite e o volume de material ao qual o bebê vai se expor é muito maior que aquele na transmissão sexual; além disso, há casos de transmissão pelo LM em mães com CV do HIV indetectável[35]. Esses fatos sugerem que I=I ainda não está definido no caso da amamentação.

Os **vírus linfotrópicos de células T humanas tipos 1 e 2 (HTLV-1 e HTLV-2)** associados a várias doenças neurológicas, hematológicas e dermatológicas, são vírus negligenciados que se transmitem da mãe para a criança, principalmente pelo aleitamento materno. No Brasil, a taxa de transmissão vertical foi definida como 14,1%[36]. Quando se consideram as altas taxa de transmissão, a profilaxia é a principal forma de diminuir a sua disseminação, o que contraindica o aleitamento nas mulheres soropositivas.

Não há relato de transmissão do vírus da **febre amarela** pelo leite materno de uma mãe infectada pelo vírus. As condições da mãe determinarão se poderá amamentar ou oferecer leite materno ordenhado. A confirmação de passagem do vírus vacinal por meio do LM, entretanto, contraindica a vacinação em mães que estão amamentando até a criança completar 6 meses de idade. Caso exista indicação ou ocorrer a vacinação acidental da nutriz, a amamentação deve ser suspensa por 10 dias[37].

## PARASITAS E FUNGOS

Pouco se tem estudado e escrito sobre a possível transmissão de doenças parasitárias e fúngicas pelo LM, com exceção da **doença de Chagas**, quando foi possível isolar o *Trypanosoma cruzi* do LM[13]. Apesar da possível evolução para sequelas tardias, a doença aguda no lactente parece ter evolução benigna. O aleitamento deve ser mantido em mulheres com doença de Chagas crônica, exceto se houver sangramento mamilar evidente, mas mulheres com doença aguda não devem aleitar.

O LM pode ser um veículo do ***Toxoplasma gondii*** durante a fase de parasitemia que ocorre no período inicial da infecção[38], entretanto, o aleitamento materno pode ser mantido.

## IMUNIZAÇÃO MATERNA

O aleitamento não contraindica a administração rotineira de vacinas para mães e lactentes[5].

Vírus vivos vacinais podem potencialmente ser excretados no LM, contudo, vacinas de vírus vivos, como as vacinas contra sarampo, rubéola, caxumba e varicela, quando indicadas, podem ser aplicadas nas mulheres que estão aleitando, visto que não há descrição de eventos adversos indesejáveis para os bebês. Quando necessário, vacinar nutrizes contra poliomielite, deve-se optar por vacina inativada[5]. Mães vacinadas com vacina contra a febre amarela, entretanto, podem transmitir o vírus vacinal para seus bebês, o que indica a suspensão do aleitamento por 10 dias[39,40].

## REFERÊNCIAS BIBLIOGRÁFICAS


1. Victora CG, Bahl R, Barros AJ, França GV, Horton S, Krasevec J, et al. Lancet breastfeeding series group. Breastfeeding in the 21st century: epidemiology, mechanisms, and lifelong effect. Lancet. 2016;387(10017):475-90.
2. Brasil. Ministério da Saúde. Secretaria de Atenção Primária à Saúde. Departamento de Promoção à Saúde. Guia Alimentar para crianças brasileiras menores de 2 anos. Brasília, DF. 2019. 265 p.: II.
3. Le Doare K, Holder B, Bassett A, Pannaraj PS. Mother's Milk: a purposeful contribution to the development of the infant microbiota and immunity. Front Immunol. 2018;9:361.
4. Moore ER, Bergman N, Anderson GC, Medley N. Early skin-to-skin contact for mothers and their healthy newborn infants. Cochrane Database Syst Rev. 2016;11(11):CD003519.
5. American Academy of Pediatrics. Breastfeeding and Human Milk. In: Kimberlin DW, Barnett ED, Lynfield R, Sawyer MH, eds. Red Book: 2021-2024 Report of the Committee on Infectious Diseases, 32nd ed. Itasca, IL: American Academy of Pediatrics; 2021:107-116.

6. Lee JK, Hern Tan LT, Ramadas A, Ab Mutalib NS, Lee LH. Exploring the role of gut bacteria in health and disease in preterm neonates. Int J Environ Res Public Health. 2020;17(19):E6963.
7. Admyre C, Johansson SM, Qazi KR, Filén JJ, Lahesmaa R, Norman M, et al. Exosomes with immune modulatory features are present in human breast milk. J Immunol. 2007;179(3):1969-78.
8. Karlsson O, Rodosthenous RS, Jara C, Brennan KJ, Wright RO, Baccarelli AA, Wright RJ. Detection of long non-coding RNAs in human breastmilk extracellular vesicles: Implications for early child development. Epigenetics. 2016;11(10):721-729.
9. Melnik BC, Schmitz G. MicroRNAs: milk's epigenetic regulators. Best Pract Res Clin Endocrinol Metab. 2017;31(4):427-442.
10. Canadian Paediatric Society. Maternal infectious diseases, antimicrobial therapy or immunizations: very few contraindications to breastfeeding. Can J Infect Dis Med Microbiol. 2006;17(5):270-2.
11. Michie C, Lockie F, Lynn W. The challenge of mastitis. Arch Dis Child. 2003;88:818-821.
12. Lawrence RM. Circumstances when breastfeeding is contraindicated. Pediatr Clin North Am. 2013;60(1);295-318.
13. Sociedade Brasileira de Pediatra. Departamento Científico de Aleitamento Materno. Guia Prático de Atualização. Doenças Maternas infecciosas e amamentação. 2017. 18 p.
14. Khodayar-Pardo P, Mira-Pascual L, Collado MC, Martínez-Costa C. Impact of lactation stage, gestational age and mode of delivery on breast milk microbiota. J Perinatol. 2014;34(8):599-605.
15. Cabrera-Rubio R, Collado MC, Laitinen K, Salminen S, Isolauri E, Mira A. The human milk microbiome changes over lactation and is shaped by maternal weight and mode of delivery. Am J Clin Nutr. 2012;96(3):544-51.
16. American Academy of Pediatrics. Policy statement. Breastfeeding and the use of human milk. Pediatrics. 2012;129 (3):e827-e841.
17. Oliveira PR, Yamamoto AY, Souza CB, Araujo NM, Andrade Gomes S, Heck AR, Castro Figueiredo JF et al. Hepatitis B viral markers in banked human milk before and after Holder pasteurization. J. Clin. Virol. 2009;45,281-284.
18. Luo Y, Xiang K, Liu J, Song J, Feng J, Chen J et al. Inhibition of in vitro infection of Hepatitis B virus by human breastmilk. Nutrients. 2022;14:1561.
19. Stagno S, Pifer LL, Hughes WT, Brasfield DM, Tiller RE. Breast milk and the risk of cytomegalovirus infection. N Engl J Med. 1980;302:1073.
20. Sissoko D, Keïta M, Diallo B et al. Ebola virus persistence in breast milk after no reported illness: a likely source of virus transmission from mother to child. Clin Infect Dis. 2017;64(4):513-516. doi:10.1093/cid/ciw793.
21. Medina-Rivera M, Centeno-Tablante E, Finkelstein JL et al. Presence of Ebola virus in breast milk and risk of mother--to-child transmission: synthesis of evidence. Ann N Y Acad Sci. 2021;1488(1):33-43.
22. Yang N, Che S, Zhang J et al. Breastfeeding of infants born to mothers with covid-19: a rapid review. Ann Transl Med. 2020;8(10):618.
23. World Health Organization. (2020). Breastfeeding and COVID-19: scientific brief, 23 June 2020. World Health Organization. Disponível em: https://apps.who.int/iris/handle/10665/332639. Acesso em: 4 jun. 2024.
24. Centeno-Tablante E, Medina-Rivera M, Finkelstein JL, Herman HS, Rayco-Solon P, Garcia-Casal MN et al. Update on the Transmission of Zika Virus Through Breast Milk and Breastfeeding: a systematic review of the evidence. Viruses. 2021;13:123.
25. Lucille Arragain L, Dupont-Rouzeyrol M, O'Connor O, et al. Vertical transmission of dengue virus in the peripartum period and viral kinetics in newborns and breast milk: new data. J Pediatr Infect Dis Soc. 2017;6:324-6.
26. Brasil. Ministério da Saúde. Secretaria de Atenção Primária à Saúde. Departamento de Saúde Materno Infantil. Coordenação-Geral de Saúde Perinatal e Aleitamento Materno. Nota Técnica n. 46/2022-CGPAM/DSMI/SAPS/MS. 2022.
27. Sociedade Brasileira de Pediatria. Departamentos Científicos de Neonatologia e Aleitamento Materno (gestão 2022-2024). Documento científico. Recomendações para os cuidados com o recém-nascido e o aleitamento materno de mães com Monkeypox. Rio de Janeiro. 2022.
28. Ministério da Saúde Secretaria de Atenção Primária à Saúde Departamento de Saúde Materno Infantil Coordenação-Geral de Saúde Perinatal e Aleitamento Materno Nota Técnica n. 46/2022-CGPAM/DSMI/SAPS/MS. Recomendações sobre Monkeypox no Ciclo Gravídico-puerperal.
29. Centers for Diseases Control and Prevention (CDC). Clinical Considerations for Mpox in People Who are Pregnant or Breastfeeding. 2022, Updated March 2023. Disponível em: https://www.cdc.gov/poxvirus/monkeypox/clinicians/pregnancy.html. Acesso em: 4 jun. 2024.
30. Coutsoudis A, Dabis F, Fawzi W, Gaillard P, Haverkamp G, Harris DR, Jackson JB, Leroy V, Meda N, Msellati P, Newell ML, Nsuati R, Read JS, Wiktor S. Breastfeeding and HIV International Transmission Study Group. Late postnatal transmission of HIV-1 in breast-fed children: an individual patient data meta-analysis. J Infect Dis. 2004;189(12):2154-66.
31. World Health Organization – WHO. Guidelines on HIV and Infant Feeding. 2010. Principles and Recommendations for Infant Feeding in the Context of HIV and a Summary of Evidence. Geneva, Switzerland, 2010. Disponível em: https://apps.who.int/iris/bitstream/handle/10665/44345/9789241599535_eng.pdf?sequence=1. Acesso em: 4 jun. 2024.
32. European Aids Clinical Society – EACS – Guidelines, Version 11.1, October 2022. Disponível em: https://www.eacsociety.org/media/guidelines-11.1_final_09-10.pdf. Acesso em: 4 jun. 2024.
33. Brasil. Ministério da Saúde. Secretaria de Ciência, Tecnologia, Inovação e Insumos Estratégicos em Saúde Secretaria de Vigilância em Saúde. Protocolo clínico e diretrizes terapêuticas para prevenção da transmissão vertical de HIV, Sífilis e hepatites virais. Brasília, DF, 2022. Disponível em: https://bvsms.saude.gov.br/bvs/publicacoes/protocolo_clinico_hiv_sifilis_hepatites.pdf.
34. Centers for Diseases Control and Prevention. (CDC) 2023. Panel on Treatment of HIV During Pregnancy and Prevention of Perinatal Transmission. Recommendations for the Use of Antiretroviral Drugs During Pregnancy and Interventions to Reduce Perinatal HIV Transmission in the United States. Department of Health and Human Services. Disponível em: https://clinicalinfo.hiv.gov/en/guidelines/perinatal/

recommendations-arv-drugs-pregnancy-overview. Acesso em: 4 jun. 2024.

35. Prestileo T, Adriana S, Lorenza DM, Argo A. From undetectable equals Untransmittable (U=U) to breastfeeding: is the jump short? Infect. Dis. Rep. 2022;14:220-227.
36. Takahashi K, Takezaki T, Oki T, Kawakami K, Yashiki S, Fujiyoshi T et al. (1991). Inhibitory effect of maternal antibody on mother-to-child transmission of human t-lymphotropic virus type I. Int J Cancer. 1991;49:673-677. doi: 10.1002/ijc.2910490508.
37. Brasil. Ministério da Saúde. Departamento de Vigilância em Saúde. Departamento de Vigilância das Doenças Transmissíveis. Nota Informativa n. 94 de 2017. CGPNI/DEVIT/SVS/MST.
38. Capobiango JD, Mitsuka-Breganó R, Monica TC, Ferreira FP; Reiche EMV. Acute toxoplasmosis in a breastfed infant with possible transmission by water. Rev Inst Med Trop São Paulo. 2015; 57(6): 523-6.
39. Fernandes EG, Nogueira JS, Porto VBG, Sato HK. The search for yellow fever virus vaccine in breast milk of inadvertently vaccinated women in Brazil. Rev Inst Med Trop São Paulo. 2020;62:e3.
40. Ministério da Saúde. Secretaria de Vigilância em Saúde. Departamento de Vigilância em Doenças Transmissíveis. Nota Informativa n. 94 de 2017/CGPNI/DEVIT/SVS/MST. Disponível em: http://www.vs.saude.ms.gov.br/wp-content/uploads/2018/01/NotaInformativa94-FA-DOSE-%C3%9A-NICA.pdf. Acesso em: 4 jun. 2024.

# Imunizações

3

## 3.1 Imunização ativa

*Lily Yin Weckx*
*Alessandra Ramos Souza*

Na prevenção de doenças infecciosas, a imunização envolve duas grandes categorias: a imunização ativa e a imunização passiva.

A vacinação suscita uma imunização ativa artificial, enquanto a infecção produz uma imunidade ativa natural. A imunização ativa propicia, em geral, imunidade de longa duração.

Em nosso país, a vacinação é coordenada pelo Programa Nacional de Imunização (PNI), do Ministério da Saúde, que apresenta um Calendário Nacional de Vacinação específico para crianças, adolescentes, adultos e idosos e gestantes[1]. Todas as vacinas do Calendário recomendadas pelo PNI estão disponíveis na rede pública e são gratuitas para a população. A Sociedade Brasileira de Pediatria (SBP) segue as diretrizes do PNI e recomenda um Calendário para Crianças e Adolescentes[2] um pouco mais abrangente, com algumas vacinas disponíveis apenas na rede privada.

Quando diferentes vacinas são recomendadas na mesma visita, dá-se preferência ao uso de vacinas combinadas (dois ou mais agentes imunizantes em um mesmo preparado), diminuindo, assim, o número de injeções[3]. Por exemplo, vacina pentavalente (difteria, tétano, *pertussis,* hepatite B, *Haemophilus influenzae* tipo b [DTP/HB/Hib]); e vacina tetraviral (sarampo, caxumba, rubéola, varicela [SCRV]).

A seguir, apresentamos o Calendário de Vacinação da Criança e do Adolescente contemplando as recomendações do PNI e da SBP (Quadro 3.1.1).

**Quadro 3.1.1** – Calendário de vacinação da criança e do adolescente – 2022.

| Idade / Vacina | Ao nascer | Meses | | | | | | | | | Anos | | | | |
|---|---|---|---|---|---|---|---|---|---|---|---|---|---|---|---|
| | | 2 | 3 | 4 | 5 | 6 | 9 | 12 | 15 | 18 | 4 a 6 | 9 | 11 a 12 | 13 a 15 | 16 |
| BCG ID | X | | | | | | | | | | | | | | |
| Hepatite B | X | X | | X | | X | | | | | | Adolescentes não vacinados 3 doses | | | |
| Rotavírus mono valente | | X | | X | | | | | | | | | | | |
| Rotavírus pentavalente | | X | | X | | X | | | | | | | | | |
| DTP ou | | X | | X | | X | | | X | | X | | | | |
| DTPa | | X | | X | | X | | | X | | X | | | | |
| dT ou | | | | | | | | | | | | | | X | |
| dTpa | | | | | | | | | | | | | | X | |
| Hib | | X | | X | | X | | | X | | | | | | |
| VIP ou | | X | | X | | X | | | X | | X | | | | |
| VOP | | | | | | | | | X | | X | | | | |
| Pneumo. conj. 10V ou | | X | | X | | | | X | | | | | | | |
| Pneumo. conj. 13V | | X | | X | | X | | X | | | | | | | |
| Meningo. conj. C ou | | | X | | X | | | X | | | | | | | |
| Meningo. conj. ACWY | | | X | | X | | | X | | | X | | X | | X |
| Meningo. B recomb. | | | X | | X | | | X | | | | Adolescentes não vacinados 2 doses | | | |
| *Influenza* | | | | | | A partir dos 6 meses de idade | | | | | | | | | |
| SCR | | | | | | | | X | | | | Adolescentes não vacinados 2 doses | | | |
| SCRV | | | | | | | | | X | | | | | | |
| Varicela | | | | | | | | | | | X | | | | |
| Hepatite A | | | | | | | | X | | X | | Adolescentes não vacinados 2 doses | | | |
| HPV 4V | | | | | | | | | | | | 2 doses entre 9 e 14 anos | | | |
| Febre amarela | | | | | | | X | | | | X | Não vacinados 1 dose | | | |
| Covid-19 | | | | | | A partir de 6 meses, conforme recomendações vigentes | | | | | | | | | |
| Dengue | | | | | | | | | | | | A partir dos 9 anos | | | |

Disponível na rede pública. Disponível apenas na rede privada

*Fontes:* Programa Nacional de Imunização e Sociedade Brasileira de Pediatria.

## VACINA BCG

A vacina BCG (bacilo de Calmette-Guérin) é preparada a partir de cepas atenuadas do *Mycobacterium bovis* para a prevenção da tuberculose, especialmente as formas graves, como a tuberculose meníngea e a miliar. Atualmente dispomos de duas vacinas, a vacina BCG produzida no Brasil pela Fundação Ataulpho de Paiva, que contém a cepa Moreau-Rio de Janeiro, e a BCG fabricada pelo Serum Institute of India, com a cepa Moscow 361-I[3].

A via de administração é intradérmica, na altura da inserção inferior do músculo deltoide, no braço direito. Para a cepa Moscow, administrar 0,05 mL em menores de 1 ano de idade e 0,1 mL a partir de 1 ano. Para a cepa Moreau-Rio de Janeiro, utilizar 0,1 mL em qualquer idade. A BCG deve ser administrada o mais precocemente possível, de preferência na maternidade ou quando da primeira visita à Unidade de Saúde. É recomendada prioritariamente para menores de 5 anos[4].

Desde 2019, o PNI não recomenda mais a revacinação em caso de ausência de cicatriz, desde que a vacina BCG tenha sido devidamente aplicada e registrada. Nas situações de erro de imunização, como a administração de dose insuficiente ou vacina fora dos padrões de conservação, a revacinação será recomendada se não houver formação de cicatriz em até 6 meses após a aplicação[5].

Para contatos de doentes com hanseníase, deve ser aplicada 1 dose adicional da vacina BCG (total de 2 doses), exceto em menores de 1 ano de idade já comprovadamente vacinados[4,5].

A aplicação de BCG deve ser adiada em crianças com peso inferior a 2.000 g até que atinjam este peso. Por ser uma vacina de bactérias vivas atenuadas, não deve ser administrada em indivíduos com imunodeficiência. Em crianças filhas de mães vivendo com HIV/Aids, recomenda-se a aplicação da vacina BCG ao nascimento. Fora deste período, crianças de qualquer idade com comprovação de infecção pelo HIV não devem ser vacinadas. Recém-nascidos e lactentes de mães que utilizaram drogas imunodepressoras ou biológicos nos dois últimos trimestres da gestação podem ter vacina BCG (ou outra vacina viva atenuada, exceto rotavírus) contraindicada por 6 a 12 meses, se utilizaram anti-TNF (p. ex., adalimumabe, etanercepte), ou por 12 meses, se utilizaram anti-CD20 (rituximabe)[3,6,7].

## VACINA HEPATITE B (RECOMBINANTE)

A vacina contra hepatite B é recomendada para todas as idades, estando disponíveis as apresentações monovalente e combinadas – pentavalente (vacina adsorvida contra difteria, tétano, *pertussis*, hepatite B e *Haemophilus influenzae b* [DTP/HB/Hib]) ou hexavalente com componente *pertussis* acelular (VIP/DTP acelular/HB/Hib).

O esquema consiste em 3 doses, com intervalo de 1 mês entre a primeira e a segunda dose e de 6 meses entre a primeira e a terceira dose (0 – 1 – 6 meses). O intervalo mínimo entre a primeira e a segunda dose é de 4 semanas; entre a segunda e a terceira dose é de 2 meses, desde que o intervalo de tempo entre a primeira e a terceira dose seja, no mínimo, de 4 meses e que a criança já tenha completado 6 meses de idade[3,4].

A vacina contra hepatite B deve ser administrada ao nascer, idealmente nas primeiras 12 horas de vida, ainda na maternidade, pois a sua aplicação precoce é efetiva para evitar a transmissão vertical da infecção[3].

No PNI, para adequação de calendário, as crianças recebem um esquema de 4 doses, sendo 1 dose da vacina contra hepatite B monovalente ao nascimento e mais 3 doses da vacina combinada pentavalente aos 2, 4 e 6 meses[1].

Esquemas alternativos podem ser utilizados desde que respeitados os intervalos mínimos recomendados. Os pacientes com imunodeficiência congênita ou adquirida, doença renal crônica ou doença hepática crônica avançada devem receber um esquema de 4 doses com o dobro da dose normal (0, 1, 2, 6 a 12 meses). Recém-nascidos prematuros ou de baixo peso, inferior a 2.000 g, não respondem adequadamente à dose inicial da vacina, sendo recomendado um esquema de 4 doses[7,8].

A avaliação sorológica de níveis de anti-HBs pós-vacinação não é indicada rotineiramente, exceto para grupos de risco, como profissionais de saúde, hemodialisados, imunocomprometidos e outros. Quando indicado, o teste deve ser feito 1 a 2 meses após o término do esquema[7].

Pessoas imunocompetentes imunizadas adequadamente não necessitam de doses de reforço da vacina contra hepatite B. Nos pacientes em hemodiálise, os níveis de anticorpos anti-HBs devem ser monitorados periodicamente e 1 dose de reforço deve ser administrada quando a concentração de anti-HBs for menor que 10 mUI/mL[7,8].

## VACINA ROTAVÍRUS

Há duas vacinas contra o rotavírus licenciadas em nosso meio, ambas atenuadas: a vacina monovalente, com a cepa de rotavírus humano G1P8, em um esquema de 2 doses aos 2 e 4 meses, e a vacina pentavalente, de rearranjo genético humano-bovino, disponível apenas na rede privada, em um esquema de 3 doses, aos 2, 4 e 6 meses. Estas vacinas são igualmente eficazes e protegem principalmente contra as formas graves de gastroenterite[9].

A via de administração da vacina é oral. A idade mínima para a aplicação da primeira dose da vacina contra o rotavírus, monovalente ou pentavalente, é 1 mês e 15 dias e a idade máxima é 3 meses e 15 dias; a idade máxima para a aplicação da segunda dose monovalente (ou terceira dose da pentavalente) é de 7 meses e 29 dias. O intervalo mínimo entre as doses é de 4 semanas. Nenhuma dose aplicada fora da idade limite deve ser repetida. O esquema deve ser feito sempre com a mesma vacina (mono ou pentavalente)[9]. Não repetir a dose da vacina se houver regurgitação ou vômito após a administração. Embora muito raros, deve-se notificar e investigar todos os casos suspeitos de invaginação intestinal (dor abdominal, vômitos, sangue nas fezes) que ocorram até 14 dias após a vacinação[6].

A vacina está contraindicada quando há malformação do trato digestivo não corrigida, imunodeficiência combinada grave (SCID) e história prévia de intussuscepção. A vacina pode ser administrada a filhos de mães que vivem com HIV, desde que assintomáticos e sem sinais de imunossupressão, assim como comunicantes de imunodeficientes. Não há restrição quanto à ingestão de leite materno. A vacinação deve ser adiada nas crianças com vômitos intensos e/ou diarreia grave[3].

## VACINA A POLIOMIELITE 1, 2 E 3 (INATIVADA) – VIP

### Vacina A poliomielite 1, 3 (atenuada) – VOP

Desde que foi estabelecida a Iniciativa Global para Erradicação da Pólio, em 1988, houve diminuição de mais de 99,9% dos casos. Os últimos casos reportados de paralisia pelo vírus selvagem P2 foram em 1999 e do vírus selvagem P3, em 2012. Desde então, circula apenas o P1, em dois países endêmicos. Apesar da ausência de P2 selvagem, surtos de paralisia por vírus derivado do poliovírus vacinal tipo 2 começaram a ocorrer (cVDPV2)[10]. Ficou evidente a necessidade de retirar o componente P2 da vacina oral e, no futuro, retirar totalmente o uso da vacina oral contra a pólio.

Assim, em abril de 2016, a Organização Mundial da Saúde (OMS) realizou uma transição global, sincronizada, da vacina contra a pólio oral trivalente (P1, P2, P3) para vacina bivalente (P1, P3). Concomitantemente, todos os países deveriam introduzir pelo menos 1 dose da vacina contra a pólio inativada no esquema primário[10].

Em vista disso, o Brasil vai retirar progressivamente a VOP do calendário em 2024. O esquema de imunização para poliomielite recomendado pelo PNI consiste em:

- **Vacinação básica:** 3 doses da vacina VIP, aos 2, 4 e 6 meses.
- **Reforços:** aos 15 meses e aos 4 a 6 anos com VOP bivalente.

Com a retirada da VOP, as crianças vão receber apenas um reforço de VIP aos 15 meses. Então, o esquema completo para pólio vai conter 4 doses de VIP (3 doses, aos 2, 4 e 6 meses, e um reforço, aos 15 meses)[11].

A SBP recomenda que todas as doses sejam feitas com a VIP, inclusive as de reforço.

A VOP é contraindicada para pacientes imunodeficientes ou crianças hígidas em contato domiciliar com imunodeficientes, devendo ser administrada, nestes casos, a VIP[7].

## VACINA ADSORVIDA DIFTERIA, TÉTANO, *PERTUSSIS*, HEPATITE B (RECOMBINANTE) E *HAEMOPHILUS INFLUENZAE* B (CONJUGADA) – PENTAVALENTE

A vacina pentavalente é uma vacina combinada que engloba a vacina tríplice de células inteiras, composta por toxoide diftérico, toxoide tetânico e *Bordetella pertussis* de células inteiras (DTP), a vacina contra hepatite B (HB) e a vacina contra *Haemophilus influenzae* b (Hib). É a vacina recomendada pelo PNI no calendário de vacinação da criança.

O esquema consiste em 3 doses de pentavalente para imunização primária, administrada aos 2, 4 e 6 meses de idade, e dois reforços com a vacina DTP, o primeiro aos 15 a 18 meses e o segundo reforço entre 4 e 6 anos de idade. A vacina DTP pode ser utilizada até 6 anos e 11 meses. Doses de reforço a cada 10 anos devem ser mantidas com a vacina dupla adulto (dT), por toda a vida. A via de administração é intramuscular profunda.

As vacinas pentavalente e DTP são seguras, mas, eventualmente, podem ocorrer sintomas mais intensos, como choro persistente, inconsolável, e febre alta. Esses eventos não contraindicam dose subsequente da vacina, devendo-se ter precaução na administração da próxima dose, com uso de antitérmicos nas primeiras 24 a 48 horas[6].

Constituem contraindicações da vacina DTP ou pentavalente:

- Crianças com quadro neurológico em atividade.
- Crianças que tenham apresentado qualquer uma das seguintes manifestações, após sua aplica-

ção: 1) convulsões nas primeiras 72 horas; 2) episódio hipotônico-hiporresponsivo nas primeiras 48 horas; 3) encefalopatia nos primeiros 7 dias; e 4) reação anafilática[6].

Nos casos de convulsões e episódio hipotônico-hiporresponsivo, a DTP pode ser substituída por DT (dupla infantil) ou DTP acelular. Nos casos de encefalopatia, utilizar somente DT. Nos casos de reação anafilática, é contraindicada a utilização de todos os componentes da DTP ou DTP acelular (DTPa)[6].

As vacinas acelulares possuem eficácia comparável à de células inteiras, porém um melhor perfil de tolerabilidade. Podem ser utilizadas como alternativa à vacina de células inteiras, seguindo o mesmo esquema. Muitos países adotaram o uso exclusivo da DTPa. Devido à interferência da *pertussis* acelular com a Hib, quando utilizada pelo menos 1 dose de vacina combinada com DTP acelular, como a vacina hexavalente, uma quarta dose da vacina Hib deve ser aplicada aos 15 meses de vida[2].

## VACINA PNEUMOCÓCICA

Há mais de 90 sorotipos do *Streptococcus pneumoniae.* Temos duas vacinas pneumocócicas conjugadas licenciadas em nosso meio: a vacina pneumocócica conjugada 10-valente (pneumo10V) e a vacina pneumocócica conjugada 13-valente (pneumo13V). A pneumo10V contém o polissacarídio dos sorotipos de *Streptococcus pneumoniae* 1, 4, 5, 6B, 7F, 9V, 18C, 14, 19F e 23F conjugados de acordo com o sorotipo à proteína D do *Haemophilus influenzae,* ao toxoide tetânico e ao toxoide diftérico. A pneumo13V utiliza como carreador a proteína CRM197, que é uma proteína diftérica não tóxica. Contém, além dos sorotipos da pneumo10V, três adicionais, os sorotipos 3, 6 e 19A.

A pneumo10V foi introduzida no PNI em 2010, o que resultou em importante diminuição dos casos de doença pneumocócica invasiva associados aos sorotipos vacinais, tanto nas crianças vacinadas quanto em adultos não vacinados, devido à imunidade de rebanho. Outros sorotipos passaram a predominar na doença invasiva, como o sorotipo 19A, contido na vacina pneumo13V[12].

A SBP recomenda, preferencialmente, a pneumo13V, no esquema de 3 doses no primeiro ano (2, 4 e 6 meses) e 1 dose de reforço entre 12 e 15 meses de vida (esquema 3+1)[2]. A pneumo13V está disponível nos Centros de Referência para Imunobiológicos Especiais (CRIE) para pacientes vivendo com HIV/Aids, em tratamento oncológico, para transplantados de órgãos sólidos e de células-tronco hematopoiéticas, asplênicos, com imunodeficiência primária, fibrose cística e com derivação ventriculoperitoneal (DVP)[7].

O PNI recomenda na rotina 2 doses da pneumo10V para imunização primária, aos 2 e 4 meses (intervalo mínimo de 30 dias), e um reforço a partir de 12 meses (esquema 2+1). Crianças sem comprovação vacinal, entre 12 meses e 4 anos 11 meses e 29 dias, recebem dose única. A vacina é licenciada até 5 anos de idade[3,4].

Alguns grupos de pacientes de risco, como cardiopatas e pneumopatas crônicos, devem receber 3 doses da pneumo10V para imunização primária, aos 2, 4 e 6 meses, e um reforço a partir dos 12 meses (esquema 3+1) nos CRIE[7].

## VACINA MENINGOCÓCICA

A *Neisseria meningitidis* é um diplococo Gram-negativo classificado em sorogrupos: A, B, C, 29E, H, I, K, L, W135, X, Y e Z. O sorogrupo A foi responsável por importante epidemia de doença meningocócica em nosso meio na década de 1970. Desde então, não tem sido mais isolado; atualmente, predomina o sorogrupo C seguido por B, W e Y[13]. Existem, atualmente, três vacinas contra meningococo licenciadas em nosso meio: vacina meningocócica C conjugada (MenC), vacina meningocócica quadrivalente contra os sorogrupos A, C, W, Y conjugada (MenACWY) e vacina meningocócica B recombinante.

As vacinas meningocócicas conjugadas são altamente imunogênicas e, por serem conjugadas, podem ser utilizadas precocemente, em crianças de baixa idade, com indução de resposta de longa duração com memória imunológica.

No Brasil, a vacina meningocócica C foi introduzida em 2010 e levou à importante redução da doença pelo sorogrupo C. O PNI recomenda a MenC para crianças menores de 5 anos, em um esquema de 2 doses, aos 3 e 5 meses, e reforço aos 12 meses. Adolescentes entre 11 e 14 anos recebem um reforço com a MenACWY ou dose única da MenACWY, caso não tenham sido vacinados na infância[4]. Pacientes com deficiência de complemento, anemia falciforme, esplenectomizados, vivendo com HIV/Aids, com imunossupressão terapêutica, entre outros, devem receber 1 dose de reforço a cada 5 anos[7].

A SBP e a SBIm[14] recomendam preferencialmente a vacina MenACWY em substituição ao MenC no esquema primário, aos 3 e 5 meses e reforço aos 12 meses. Devido ao declínio nos níveis de anticorpos protetores, a SBP recomenda doses de reforço após 5 anos, aos 5 e aos 11 anos de idade[2]. O adolescente é o principal portador de meningococo. Daí a importância da vacinação do adolescente, pois a vacina meningocócica conjugada reduz a colonização do meningococo na orofaringe[15].

Para ampliar o espectro de proteção da doença meningocócica, a SBP recomenda também o uso da vacina meningocócica B. Há duas vacinas menB licenciadas em nosso meio. A vacina meningocócica B recombinante (4C MenB, Bexsero®, GSK), licenciada a partir dos 2 meses de idade, e a vacina composta de dois tipos de proteína recombinante do meningococo *B* (Trumenba®, Pfizer), licenciada para a idade de 10 a 25 anos[15]. Como a vacina MenB pode ser mais reatogênica no esquema primário, com reações febris nas primeiras 24 horas, pode ser administrado paracetamol profilático no momento e logo após a vacinação[6,15].

## VACINA FEBRE AMARELA (ATENUADA)

A febre amarela silvestre no Brasil é uma doença endêmica, sendo a vacinação a principal medida preventiva. Pela expansão da circulação do vírus, a vacina contra a febre amarela passou a ser recomendada para todo o território nacional desde 2016[3]. Ela contém vírus vivo atenuado, cepa 17D, cultivado em embrião de galinha. É aplicada em dose única, via subcutânea, a partir dos 9 meses de idade (mínimo aos 6 meses).

Desde 2013, a OMS recomenda 1 dose da vacina contra a febre amarela para toda a vida, não sendo mais necessária revacinação a cada 10 anos. As evidências mostraram que a proteção persiste por décadas[16]. Entretanto, deve-se considerar a administração de 1 dose de reforço para situações em que a resposta à dose inicial pode não ter sido adequada, como gestantes, pessoas vivendo com HIV/Aids, crianças menores de 2 anos, imunocomprometidos e aqueles que vão para áreas de alto risco para febre amarela. Considera-se o indivíduo protegido após 10 dias do recebimento da vacina[17,18]. Este é o prazo solicitado para viajantes internacionais, se no local de destino a vacina for exigida. A vacina fracionada, 0,1 mL, aplicada na população ≥ 2 anos de idade no surto de 2017 a 2018 não é aceita para viagens internacionais; neste caso, deve ser aplicada a dose plena (0,5 mL)[3].

No Brasil, o esquema recomendado pelo PNI é de 2 doses em menores de 5 anos, sendo a primeira dose aos 9 meses e a segunda aos 4 anos de idade. Não deve ser administrada simultaneamente com as vacinas tríplice viral ou tetraviral na primovacinação (< 2 anos de idade), pela menor soroconversão dos componentes, exceto o sarampo. A partir dos 5 anos de idade, administrar dose única[3,4].

É uma vacina tradicionalmente bem tolerada e pouco reatogênica. Cerca de 2% a 5% dos vacinados podem apresentar febre, cefaleia e mialgia a partir do sexto dia. No entanto, há algumas situações, como a imunossupressão, que aumentam o risco de eventos adversos graves, como doença viscerotrópica aguda (DVA-VFA) ou doença neurológica aguda associada à vacina contra a febre amarela (DNA-VFA). Indivíduos ≥ 60 anos têm um risco maior de eventos adversos graves, especialmente na primovacinação, devido à imunossenescência e à ocorrência de comorbidades. Nessa população, deve ser feita uma avaliação individual quanto ao risco e ao benefício da vacinação. A VFA é contraindicada se houver imunossupressão, anafilaxia ao ovo, lactantes amamentando bebês menores de 6 meses de idade, doenças do timo (*miastenia gravis*, timoma) ou remoção cirúrgica[6]. Em alguns casos de alergia ao ovo, de acordo com o risco epidemiológico, é possível fazer testes cutâneos com a vacina contra a febre amarela e, se necessário, o procedimento de dessensibilização, em serviços especializados, para o recebimento da vacina[3,18].

## VACINA SARAMPO-CAXUMBA-RUBÉOLA (ATENUADA) – TRÍPLICE VIRAL OU SCR

A vacina tríplice viral contém vírus vivos atenuados de sarampo, caxumba e rubéola. É administrada por via subcutânea.

O esquema é de 2 doses, sendo a primeira dose com SCR, aos 12 meses, e a segunda dose aos 15 meses, com a vacina tetraviral (sarampo, caxumba, rubéola, varicela [SCRV]). Se a vacina tetraviral não estiver disponível, as vacinas SCR e varicela poderão ser utilizadas simultaneamente[3,4]. Em situações epidemiológicas de risco, a vacina SCR poderá ser aplicada entre 6 e 11 meses (dose zero) e não será contabilizada para cobertura, devendo ser dada a dose regular aos 12 meses[19].

As principais cepas vacinais de sarampo e caxumba são cultivadas em fibroblastos de embrião de galinha, enquanto a cepa RA 27/3 de rubéola é cultivada em células diploides humanas. A quantidade de proteína do ovo na vacina é desprezível, podendo ser administrada em pessoas com alergia. Por precaução, se houver história de reação anafilática após ingestão de ovo, a vacina deve ser administrada em ambiente com atendimento de urgência. A vacina SCR, produzida pelo Serum Institute of India, contém lactoalbumina hidrolisada na composição, não devendo ser aplicada nos alérgicos à proteína do leite de vaca (APLV)[20]. Nestes casos, utilizar a vacina produzida pela Fiocruz ou MSD.

Por conter vírus vivo atenuado, é contraindicada para gestantes e imunodeprimidos, incluindo HIV sintomático severamente imunocomprometido[7].

## VACINA VARICELA (ATENUADA)

A vacina contra a varicela é uma vacina de vírus vivo atenuado, cepa OKA, desenvolvida no Japão, em 1974. Está disponível na apresentação monovalente ou combinada com a vacina tríplice viral (tetraviral, SCRV). É indicada a partir de 1 ano de idade, altamente efetiva, com taxa de soroconversão para crianças saudáveis acima de 95%. É aplicada em dose única até 12 anos e, acima desta idade, em 2 doses. Na pós-exposição, a vacina é efetiva em contactantes suscetíveis quando aplicada até 3 dias após o contágio (possivelmente até 5 dias), podendo evitar a doença ou propiciar a ocorrência de formas mais brandas[21]. No sistema público, a primeira dose é administrada aos 15 meses de idade, como tetraviral, quando disponível, ou como varicela monovalente. A segunda dose de varicela é administrada aos 4 anos (até 6 anos 11 meses e 29 dias). O calendário da SBP recomenda a primeira dose da vacina contra a varicela aos 12 meses e a segunda entre 15 meses e 4 a 6 anos. No sistema privado, a vacina tetraviral pode ser administrada até os 12 anos.

Eventos adversos são pouco observados, em 4% a 5% das crianças saudáveis e em 10% dos adultos pode haver o aparecimento de exantema vesicular discreto.

A vacina está contraindicada para pessoas com imunodeficiência (principalmente do tipo celular), HIV sintomático, uso de drogas imunossupressoras e gestantes. Nos CRIE, os profissionais de saúde, pessoas e familiares suscetíveis à doença e imunocompetentes que estejam em convívio domiciliar ou hospitalar com pacientes imunocomprometidos, dentre outros grupos, podem receber a vacina contra a varicela[7].

## VACINA SARAMPO, CAXUMBA, RUBÉOLA E VARICELA (ATENUADA) – TETRAVIRAL

É uma vacina combinada de vírus vivos atenuados de sarampo, caxumba, rubéola e varicela. É administrada aos 15 meses de idade em crianças que já receberam a primeira dose da vacina tríplice viral, podendo ser aplicada até em menores de 5 anos. Na indisponibilidade da vacina tetraviral, aplicar as vacinas SCR e varicela. Quando os componentes da tetraviral são administrados como primeira dose, há um risco de convulsão febril discretamente mais elevado, com um caso a mais para cada 2.300 a 2.600 crianças vacinadas, do que quando a vacina tríplice viral é aplicada previamente ou quando SCR e varicela são administradas separadamente[21]. Esta vacina é contraindicada para crianças expostas ao HIV[4]. Neste caso, aplicar as vacinas tríplice viral e varicela. No sistema privado, a vacina tetraviral pode ser administrada até os 12 anos.

## VACINA HEPATITE A (INATIVADA)

A vacina contra hepatite A é composta de vírus inativados, altamente imunogênica, praticamente destituída de riscos e é aplicada em 2 doses (0 a 6 meses), por via intramuscular profunda. Apresenta baixa reatogenicidade e elevada eficácia contra a infecção pelo vírus da hepatite A, variando de 94% a 100%[22]. A proteção tem longa duração após a aplicação de 2 doses. Foi introduzida no calendário vacinal da criança do Ministério da Saúde (MS) em 2014, em um esquema de dose única aos 15 meses, que demonstrou ser uma medida custo-efetiva, como observado na Argentina[23]. Em situações de atraso vacinal, pode ser administrada até os 4 anos 11 meses e 29 dias.

## VACINA PAPILOMAVÍRUS HUMANO (RECOMBINANTE) – VACINA HPV

A vacina HPV é uma importante estratégia para a redução dos casos de câncer, principalmente em mulheres. Os tipos de papilomavírus humano (HPV) de alto risco são detectados em 91% dos cânceres cervicais, sendo os mais comuns os HPV 16 e 18, responsáveis por cerca de 70% dos casos de câncer do colo do útero[24]. No Brasil, excluídos os tumores de pele não melanoma, o câncer do colo do útero é o terceiro tipo de câncer mais incidente e a quarta causa de morte por câncer em mulheres[25]. Os tipos 6 e 11 estão associados a até 90% das verrugas anogenitais.

O HPV também é responsável por 90% dos casos de câncer anal, 71% de câncer de vulva, de vagina e de pênis e 72% dos cânceres de orofaringe[26]. Em nosso meio, temos a vacina HPV quadrivalente, uma vacina recombinante, inativada, contendo proteínas L1 do HPV dos tipos 6, 11 (baixo risco), 16 e 18 (alto risco). Atualmente, também está disponível, no setor privado, a vacina HPV nonavalente, que inclui mais 5 tipos de HPV oncogênicos (alto risco) 31, 33, 45, 52 e 58[26].

De acordo com os calendários do MS e da SBP, a vacina HPV está recomendada para meninas e meninos a partir dos 9 até 14 anos, em um esquema de 2 doses, com intervalo de 6 meses, por via intramuscular na região deltoide. Se o intervalo entre a primeira e a segunda dose for inferior a 6 meses, deverá ser administrada uma terceira dose com intervalo mínimo de 3 meses após a segunda dose e de 6 meses após a primeira dose. Se o paciente tiver 15 anos ou mais, deverá receber 3 doses (0 – 2 – 6 meses). Não há intervalo máximo entre as doses, mas a vacinação deverá ser completada o quanto antes, preferencialmente até 12 a 15 meses do início do esquema[3]. Recentemente, o MS passou a recomendar dose única para meninos e meninas de 9 a 14 anos pelas evidências de que 1 dose da vacina HPV para pessoas de 9 a 20 anos pode fornecer proteção contra o câncer de colo do útero igual ao esquema de 2 ou 3 doses[27].

Pacientes vivendo com HIV/Aids, imunodeprimidos (transplantados de órgãos sólidos, de células-tronco hematopoiéticas, doentes oncológicos ou em terapia imunossupressora), de 9 a 45 anos, devem receber 3 doses da vacina HPV (0 - 2 - 6 meses) nos CRIE[7]. As vítimas de violência sexual, homens e mulheres de 9 a 45 anos foram incluídas como grupo para a vacinação contra o HPV, pelo maior risco de adquirirem a doença pelo vírus; o esquema vacinal é de acordo com a idade: 2 doses de 9 a 14 anos e 3 doses de 15 a 45 anos[28].

Devido ao risco de síncope, é importante recomendar que o adolescente fique sentado por 15 minutos após a vacinação. Além das contraindicações gerais à vacinação, a vacina HPV não deve ser administrada a gestantes, por falta de estudos neste grupo. Pode ser aplicada em lactantes[26].

## VACINA *INFLUENZA*

As epidemias anuais de *influenza* são causadas pelo vírus *influenza* A e B cujos antígenos (hemaglutinina, [HA] e neuraminidase, [NA]) entram na composição da vacina, que é determinada anualmente pela OMS, em setembro para o Hemisfério Sul e em fevereiro/março para o Hemisfério Norte, conforme as cepas circulantes na estação anterior.

Devido a pequenas variações no RNA viral (*drift*), do vírus *influenza* A e B, a composição da vacina muda anualmente. As variações maiores (*shift*) levam ao surgimento de um novo subtipo de *influenza* A contra o qual a população não é imune[29].

A vacina contra a *influenza* pode ser trivalente, com duas cepas de A (H1N1 e H3N2) e uma cepa de B, disponível no serviço público, ou quadrivalente, que contém uma cepa adicional de B, neste momento, disponível apenas no serviço privado. As vacinas *influenza* utilizadas em nosso meio são de vírus inativados cultivados em ovo (*split* ou subunitária). A proteção conferida para pessoas sadias é variável, em torno de 60%[30], sendo bem menor no idoso. A duração do efeito protetor é curta, não chegando a 1 ano. A vacina é aplicada por via intramuscular, a partir dos 6 meses, com volume e número de doses de acordo com a idade. As crianças de 6 meses a < 9 anos, quando vacinadas pela primeira vez, devem receber 2 doses com intervalo de 30 dias, passando à dose única na estação seguinte. A dose pediátrica (0,25 mL) é utilizada em crianças de 6 a 35 meses e, acima desta idade, a dose padrão (0,5 mL). Alguns produtores já possuem apresentação única para adultos e crianças.

A vacina é indicada anualmente, no outono, para crianças a partir dos 6 meses de idade até os menores de 6 anos (conforme norma técnica vigente), idosos, profissionais da saúde, gestantes, indígenas e para a população com um ou mais fatores de risco, como asma, doenças pulmonares crônicas, cardiopatia e imunossupressão[31].

A vacina contra a *influenza* pode ser administrada para os alérgicos a ovo. No caso de alergia grave, realizar em locais com suporte para atendimento de urgência. A reação cutânea ao timerosal não constitui contraindicação[29].

## VACINA COVID-19

Ainda que crianças e adolescentes apresentem menores taxas de mortalidade por Covid-19, elas podem desenvolver complicações como a síndrome respiratória aguda grave (SRAG) e a síndrome inflamatória multissistêmica pediátrica (SIM-P). No atual cenário epidemiológico, é a doença de maior letalidade entre as doenças imunopreveníveis da infância.

Apesar da redução importante na morbimortalidade com a vacinação, a Covid-19 ainda representa um importante problema de saúde pública. Com a queda dos níveis de anticorpos após a vacinação e o surgimento de variantes do SARS-CoV-2, passou-se a recomendar dose de reforço da vacina contra a Covid-19. Atualmente, de acordo com a orientação da OMS, o PNI recomenda doses de reforço para os grupos com maior risco de infecção e de evolução para formas graves da doença, como idosos, profissionais de saúde, gestantes, puérperas e imunocomprometidos[32].

Além disso, como a infecção por SARS-CoV-2 é uma importante causa de infecção respiratória grave e morte em crianças menores de 5 anos, principalmente entre os < 12 meses de idade, a vacinação contra a Covid-19 foi introduzida no calendário nacional para faixa etária de 6 meses a < 5 anos[32].

Há duas plataformas de vacinas contra Covid-19 aprovadas para crianças: vírus inativado (Coronavac®, Butantan/Sinovac), administrada a partir de 3 anos, e RNA mensageiro (RNAm) [Comirnaty®, Pfizer-BioNTech], aplicada a partir dos 6 meses de idade. A composição da CoronaVac para crianças é a mesma de adultos e o esquema primário de vacinação em crianças é de 2 doses com intervalo de 28 dias. A vacina contra a Covid-19 da Pfizer possui três apresentações – adulto, pediátrico e *baby* –, com composições diferentes e o esquema varia quanto ao número de doses, de acordo com a idade (Quadro 3.1.2). Para os grupos de risco, a dose de reforço deve ser aplicada a partir dos 5 anos, preferencialmente com a vacina RNAm. A vacina bivalente Pfizer, que contém a cepa original do SARS-CoV-2 e da variante ômicron BA1 ou BA4/5, é indicada como dose de reforço para adolescentes a partir dos 12 anos de idade[33]. A OMS passou a recomendar vacina monovalente sem a cepa ancestral, apenas com a subvariante de ômicron (XBB), devido à melhor resposta contra estas novas cepas[34].

**Quadro 3.1.2 –** Esquema de vacina Covid-19 em crianças e adolescentes.

| | Idade | Composição | Número de doses | Intervalo |
|---|---|---|---|---|
| | | **Coronavac** | | |
| **Crianças**<br>**Adultos** | 3 a 17 anos<br>≥ 18 anos | 600 SU*<br>600 SU | 2 doses (0,5 mL)<br>2 doses (0,5 mL) | 28 dias<br>21 dias |
| | | **Pfizer** | | |
| **Adulto** | ≥ 18 anos<br>12 a 17 anos | 30 mcg<br>30 mcg | 2 doses (0,3 mL)<br>2 doses (0,3 mL) | 21 dias<br>8 semanas |
| **Pediátrico** | 5 a 11 anos | 10 mcg | 2 doses (0,2 mL) | 8 semanas |
| ***Baby*** | 6 meses a < 5 anos | 3 mcg | 3 doses (0,2 mL) | Entre a 1ª e a 2ª dose: 4 semanas<br>Entre a 2ª e a 3ª dose: 8 semanas |
| **Bivalente (BA1 e BA4/BA5)** | ≥ 12 anos | 15 mcg original<br>15 mcg ômicron | Reforço<br>Dose única | 4 meses da última dose |

* SARS-CoV-2 Units: unidade de medida referente à quantidade de vírus inativado presente na vacina.
*Fonte:* Informe Técnico Operacional de Vacinação Covid-19.

As vacinas contra a Covid-19 têm demonstrado ser bem toleradas e seguras em crianças, com reações comuns às outras vacinas do calendário, como dor local e febre. Porém foram descritos casos de miocardite e pericardite, em alguns países, após a segunda dose da vacina RNA, dos laboratórios Pfizer ou Moderna, principalmente na primeira semana após a vacinação, no sexo masculino, em adolescentes (16 a 17 anos e 12 a 15 anos) e adultos jovens (menores de 30 anos)[35]. O risco de miocardite foi maior com a infecção pelo SARS-CoV-2 que pela vacinação. Foi considerado evento adverso raro de evolução usualmente benigna. Verificou-se um risco menor de miocardite e pericardite com a dose de reforço que com a segunda dose, talvez pelo maior intervalo entre as doses[36].

## REFERÊNCIAS BIBLIOGRÁFICAS


1. Brasil. Ministério da Saúde. Calendário Nacional de Vacinação 2022. Disponível em: https://www.gov.br/saude/pt-br/assuntos/saude-de-a-a-z/c/calendario-nacional-de-vacinacao. Acesso em: 18 abr. 2023.
2. Sociedade Brasileira de Pediatria. Departamento de Imunizações e Departamento de Infectologia. Calendário de Vacinação da SBP – Atualização 2022. Disponível em: https://www.sbp.com.br/fileadmin/user_upload/sbp/2022/setembro/23/23625e-DC_Calendario_Vacinacao_-_Atualizacao_2022.pdf. Acesso em: 10 maio 2023.
3. São Paulo (Estado). Secretaria da Saúde. Coordenadoria de Controle de Doenças. Centro de Vigilância Epidemiológica "Prof. Alexandre Vranjac". Norma técnica do Programa de Imunização. São Paulo: CVE, 2021. 75 p.
4. Brasil. Ministério da Saúde. Instrução Normativa Referente ao Calendário Nacional de Vacinação – 2022 Disponível em: https://www.gov.br/saude/pt-br/assuntos/saude-de-a-a-z/c/calendario-nacional-de-vacinacao/calendario-vacinal-2022/anexo-normativa-do-calendario-de-vacinacao-atualizado_-final-20-09-2022.pdf. Acesso em: 2 maio 2023.
5. São Paulo (Estado). Secretaria da Saúde. Coordenadoria de Controle de Doenças. Centro de Vigilância Epidemiológica "Prof. Alexandre Vranjac". Divisão de Imunização/CVE/CCD/SES SP. Nota Técnica n. 1/2019 – Suspensão da revacinação da vacina BCG. 15/04/2019.
6. Brasil. Ministério da Saúde. Secretaria de Vigilância em Saúde. Departamento de Imunizações e Doenças Transmissíveis. Manual de vigilância epidemiológica de eventos adversos pós-vacinação. 4. ed. atual. Brasília: Ministério da Saúde, 2021. 340 p.: il.
7. Brasil. Ministério da Saúde. Secretaria de Vigilância em Saúde e Ambiente. Departamento de Imunizações e Doenças Imunopreveníveis. Coordenação-Geral do Programa Nacional de Imunizações. Manual dos Centros de Referência para Imunobiológicos Especiais. 6. ed. Brasília: Ministério da Saúde, 2023. 176 p.: il. Disponível em: http://bvsms.saude.gov.br/bvs/publicacoes/manual_centros_referencia_imunobiologicos_6ed.pdf. Acesso em: 2 fev. 2024.
8. American Academy of Pediatrics. Hepatitis B. In: Kimberlin DW, Barnett ED, Lynfield R, Sawyer MH, eds. Red Book: 2021 Report of the Committee on Infectious Diseases. Itasca, IL: American Academy of Pediatrics; 2021. p. 381-399.
9. American Academy of Pediatrics. Rotavirus. In: Kimberlin DW, Barnett ED, Lynfield R, Sawyer MH, eds. Red Book: 2021 Report of the Committee on Infectious Diseases. Itasca, IL: American Academy of Pediatrics; 2021. p. 644-648.
10. World Health Organization Weekly epidemiological record. Polio vaccines: WHO position paper June 2022;97:277-300.
11. Brasil. Ministério da Saúde. Ministério da Saúde anuncia atualização da vacina contra poliomielite a partir de 2024. Disponível em: https://www.gov.br/saude/pt-br/assuntos/noticias/2023/julho/ministerio-da-saude-anuncia-atualizacao-da-vacina-contra-poliomielite-a-partir-de-2024. Acesso em: 17 abr. 2024.
12. São Paulo (Estado). Secretaria de Estado da Saúde. Coordenadoria de Controle de Doenças. Instituto Adolfo Lutz. Informação da vigilância das pneumonias e meningites bacterianas. São Paulo: Instituto Adolfo Lutz, 2021. 37p.
13. Brasil. Ministério da Saúde. Situação epidemiológica das Meningites. Dados do SinanNet com atualização em 12/03/2021. Disponível em: https://www.gov.br/saude/pt-br/assuntos/saude-de-a-a-z/m/meningite/situacao-epidemiologica#:~:text=No%20Brasil%2C%20entre%20os%20anos,etiologia%20bacteriana%20(87.993%20casos). Acesso em: 10 maio 2023.
14. Sociedade Brasileira de Imunizações. Calendários de Vacinação. Calendários SBIm. Atualizado em 20/04/23. Disponível em: https://sbim.org.br/calendarios-de-vacinacao. Acesso em: 19 maio 2023.
15. UK Health Security Agency. The Green Book. Immunisation against infectious disease. Part 2: the diseases, vaccinations and vaccines. Meningococcal. Chapter 22. Last updated 17 May 2022. Disponível em: https://www.gov.uk/government/publications/meningococcal-the-green-book-chapter-22. Acesso em: 12 abr. 2023.
16. World Health Organization. Vaccines and vaccination against yellow fever. WHO Position Paper June 2013. Wkly Epidemiol Rec. 2013;88(27):269-83.
17. Plotkin SA. Ten yearly yellow fever booster vaccinations may still be justified. Editorial. J Travel Med. 2018;1-2.
18. Center for Disease Control and Prevention. Travel-Associated Infections & Diseases. Yellow Fever. CDC Yellow Book 2024. Disponível em: https://wwwnc.cdc.gov/travel/yellowbook/2024/infections-diseases/yellow-fever. Acesso em: 19 maio 2023.
19. São Paulo (Estado). Secretaria da Saúde. Coordenadoria de Controle de Doenças. Centro de Vigilância Epidemiológica "Prof. Alexandre Vranjac". Sarampo/Rubéola & Síndrome da Rubéola Congênita. Medidas de Prevenção e Controle – Atualização – 2022. Disponível em: https://www.saude.sp.gov.br/resources/cve-centro-de-vigilancia-epidemiologica/areas-de-vigilancia/doencas-de-transmissao-respiratoria/sarampo/2022/sarampo22_medidas_controle_atual.pdf. Acesso em: 20 mar. 2023.
20. Brasil. Ministério da Saúde. Nota Técnica n. 5-SEI/2017-CGPNI/DEVIT/SVS/MS. Orientações sobre o uso da vacina tríplice viral em pessoas portadoras de alergia ao leite de vaca. 12/07/2017.
21. American Academy of Pediatrics. Varicella. In: Kimberlin DW, Barnett ED, Lynfield R, Sawyer MH, eds. Red Book: 2021 Report of the Committee on Infectious Diseases. Itasca, IL: American Academy of Pediatrics; 2021. p. 831-843.
22. American Academy of Pediatrics. Hepatitis A. In: Kimberlin DW, Barnett ED, Lynfield R, Sawyer MH, eds. Red Book: 2021 Report of the Committee on Infectious Diseases. Itasca, IL: American Academy of Pediatrics; 2021. p. 373-381.
23. Brasil. Ministério da Saúde. Secretaria de Vigilância em Saúde. Departamento de Imunização e Doenças Transmissíveis Coordenação Geral do Programa Nacional de Imunizações. Informe Técnico da Introdução da Vacina adsorvida Hepatite A (inativada). Brasília, junho de 2014.
24. Martel C et al. Global burden of cancer attributable to infections in 2018: a worldwide incidence analysis. Lancet Glob Health. 2020;8(2):e180-e190.
25. Brasil. Ministério da Saúde. Instituto Nacional de Câncer – INCA. Conceito e magnitude do câncer de colo do útero no Brasil. Disponível em: https://www.gov.br/inca/pt-br/assuntos/gestor-e-profissional-de-saude/controle-do-cancer-do-colo-do-utero/conceito-e-magnitude Atualizado em: 25/11/22. Acesso em: 18 maio 2023.

26. World Health Organization. Human papillomavirus vaccines: WHO position paper (2022 update). Wkly Epidemiol Rec. 2022;97:645-672.
27. Brasil. Ministério da Saúde. Secretaria de Vigilância em Saúde e Ambiente. Departamento do Programa Nacional de Imunizações. Coordenação-Geral de Incorporação Científica e Imunização. Atualização das recomendações da vacinação contra HPV no Brasil. Nota Técnica n. 41/2024-CGICI/DPNI/SVSA/MS. 02/04/2024.
28. Brasil. Ministério da Saúde. Secretaria de Vigilância em Saúde e Ambiente. Departamento do Programa Nacional de Imunizações. Coordenação-Geral de Incorporação Científica e Imunização. Inclusão de vítimas de violência sexual como grupo prioritário para vacinação contra o HPV, para pessoas de nove a 45 anos de idade, ainda não vacinados contra HPV. Nota Técnica n. 63/2023-CGICI/DPNI/SVSA/MS. 02/08/2023.
29. American Academy of Pediatrics. Influenza. In: Kimberlin DW, Barnett ED, Lynfield R, Sawyer MH, eds. Red Book: 2021 Report of the Committee on Infectious Diseases. Itasca, IL: American Academy of Pediatrics; 2021. p. 447-457.
30. UK Health Security Agency. The Green Book. Immunisation against infectious disease. Part 2: the diseases, vaccinations and vaccines. Influenza. Chapter 19. Last updated 16/09/22. Disponível em: https://assets.publishing.service.gov.uk/government/uploads/system/uploads/attachment_data/file/1107978/Influenza-green-book-chapter19-16September22.pdf. Acesso em: 12 abr. 2023.
31. Brasil. Ministério da Saúde. Secretaria de Vigilância em Saúde e Ambiente Departamento de Imunização e Doenças Imunopreveníveis. Informe Técnico Operacional. Vacinação contra a Influenza. Brasília: Ministério da Saúde, 2023. 51p.
32. Brasil. Ministério da Saúde. Secretaria de Vigilância em Saúde e Ambiente. Departamento de Imunização e Doenças Imunopreveníveis. Estratégia de vacinação contra a covid-19 – 2024. Brasília: Ministério da Saúde, 2023. XX p.: il. Disponível em: https://www.gov.br/saude/pt-br/vacinacao/arquivos/manual-dos-centros-de-referencia-para-imunobiologicos-especiais_6a-edicao_2023.pdf. Acesso em: 17 abr. 2024.
33. Brasil. Ministério da Saúde. Secretaria de Vigilância em Saúde e Ambiente Departamento de Imunização e Doenças Imunopreveníveis. Informe Técnico Operacional de Vacinação contra a covid-19. Brasília: Ministério da Saúde, 2023. 49p. Disponível em: https://www.gov.br/saude/pt-br/assuntos/covid-19/informes-tecnicos/2023/informe-tecnico-operacional-de-vacinacao-contra-a-covid-19/view. Acesso em: 3 mar. 2023.
34. World Health Organization. Technical Advisory Group on Covid-19 Vaccine Composition. Statement on the antigen composition of Covid-19 vaccines.18 May 2023. Disponível em: https://www.who.int/news/item/18-05-2023-statement-on-the-antigen-composition-of-covid-19-vaccines. Acesso em: 3 mar. 2023.
35. Centers for Disease Control e Prevention. Advisory Committee on Immunization Practices (ACIP): Update on myocarditis following mRNA Covid-19 vaccination. June 23, 2022. Disponível em: https://www.cdc.gov/vaccines/ acip/meetings/downloads/slides-2022-06-22-23/03-Covid-Shimabukuro-508.pdf. Acesso em: 23 maio 2023.
36. Buchan SA, Seo CY, Johnson C et al. Epidemiology of myocarditis and pericarditis following mRNA Vaccination by Vaccine Product, Schedule, and Interdose Interval Among Adolescents and Adults in Ontario, Canada. JAMA Netw Open. 2022;5(6):e2218505.


## 3.2 Imunização passiva


*Alessandra Ramos Souza*
*Lily Yin Weckx*
*Maria Isabel de Moraes-Pinto*


Quando um indivíduo entra em contato pela primeira vez com um antígeno, seja por infecção natural ou por meio de vacinação, após um período de latência, desenvolve-se a resposta imune humoral, com produção de anticorpos específicos, resultando em proteção duradoura. Esta é a chamada imunização ativa, pois o organismo produz ativamente seus próprios anticorpos.

Na **imunização passiva**, anticorpos pré-formados são administrados ao indivíduo, conferindo proteção imediata, porém transitória. Em geral, a imunização passiva é usada para conferir imunidade temporária a um indivíduo suscetível exposto a uma doença infecciosa quando a imunização ativa não está disponível, é contraindicada ou não foi administrada anteriormente à exposição[1].

Os seguintes preparados são atualmente usados em imunização passiva:

### 1. Imunoglobulina humana (IG)

A imunoglobulina humana é um preparado de anticorpos derivado de um *pool* de plasma humano. Contém aproximadamente 15 g/100 mL de IgG e traços de IgM e IgA. É usada exclusivamente por via intramuscular. O pico de concentração de anticorpos ocorre de 48 a 72 horas após a aplicação e a meia-vida é, em geral, de 3 a 4 semanas[2].

A IG é usada com eficácia na prevenção de doenças infecciosas, como a hepatite A e o sarampo[1].

2. **Imunoglobulina endovenosa (IGEV)**

Preparado a partir de um *pool* de plasma de doadores, semelhante ao da IG, e depois modificado para uso endovenoso.

É indicado para terapia de reposição em pacientes com deficiência de anticorpos, infecção por HIV em crianças, doença de Kawasaki, púrpura trombocitopênica imunológica, transplante de células-tronco hematopoiéticas etc.

3. **Imunoglobulina específica (hiperimune)**

Trata-se de derivado de um *pool* de plasma de doadores selecionados que sabidamente possuem altos títulos de um determinado anticorpo, adquiridos por infecção natural ou através de estimulação por vacinação. As imunoglobulinas específicas para uso em doenças infecciosas incluem imunoglobulina hiperimune contra tétano, hepatite B, varicela-zóster, raiva e citomegalovírus.

4. **Soros animais e antitoxinas**

Os anticorpos de origem animal são geralmente provenientes de soros de cavalo. A administração de soros heterólogos não é um procedimento isento de riscos para o paciente, daí a preferência para uso de imunoglobulinas humanas, sempre que possível. Como exemplo, há os soros antirrábico, antitetânico e antidiftérico.

Diversas são as situações em que se recomenda a imunização passiva. Neste capítulo, abordaremos apenas os principais aspectos relacionados a profilaxia e tratamento, particularmente nas doenças infecciosas, em que seu uso já está consagrado.

## TÉTANO

O produto de eleição para imunização passiva no tratamento e profilaxia do tétano é a imunoglobulina humana antitetânica (IGHAT), derivada de plasma de indivíduos hiperimunizados. Por conter anticorpos homólogos, a sua administração torna-se bem mais segura; além disso, a meia-vida dos anticorpos é mais prolongada, superior a 28 dias[3].

Em nosso meio, o soro antitetânico (SAT) de origem equina ainda está disponível em alguns serviços. Sua administração deve ser feita com cautela, em serviços de saúde preparados para o atendimento de emergências como a anafilaxia.

A IGHAT está indicada para:

- Indivíduos que apresentaram algum tipo de hipersensibilidade quando utilizaram soro heterólogo (antitetânico, antirrábico, antidiftérico, antiofídico, entre outros).
- Imunodeprimidos, mesmo que vacinados, com indicação de profilaxia contra o tétano, devido à meia-vida mais prolongada dos anticorpos (21 a 28 dias).
- Recém-nascidos em situações de risco para tétano, como parto realizado em condições inadequadas, sem assepsia, e cujas mães sejam desconhecidas ou não tenham sido adequadamente vacinadas.
- Recém-nascidos prematuros com lesões potencialmente tetanogênicas, independentemente da história vacinal da mãe[4].
- Pós-ferimento: a imunização passiva contra o tétano (SAT ou IGHAT) está indicada apenas em casos de ferimentos potencialmente contaminados, em indivíduos que desconhecem seus antecedentes vacinais ou que não receberam previamente 3 doses da vacina contra o tétano[5-7] (Quadro 3.2.1). São considerados ferimentos de risco: aqueles contaminados por sujeira, fezes, terra, águas putrefatas e saliva (em casos de mordedura de animal); ferimentos puntiformes profundos; avulsões; e ferimentos resultantes de projétil, esmagamento, queimadura e ulceração pelo frio[6]. Não há necessidade do uso de soro ou imunoglobulina em ferimentos pequenos e limpos. A imunização passiva profilática deve ser sempre realizada em concomitância com a vacinação, a fim de assegurar imunidade mais duradoura.

O SAT pode ser administrado pela via intramuscular ou intravenosa e a dose pode variar a critério médico: se profilática, administrar 5.000 UI; se terapêutica, administrar 20.000 UI. A IGHAT deve ser aplicada por via intramuscular, sendo a dose profilática de 250 UI; a dose de 500 UI pode ser necessária para ferimentos mais graves. Utilizar sempre um local de aplicação diferente daquele em que a vacina foi administrada. A dose terapêutica da IGHAT é de 500 UI; doses maiores podem ser utilizadas a critério médico, até 6.000 UI, tanto para adultos quanto para crianças[5,6].

**Quadro 3.2.1** – Profilaxia do tétano em ferimentos conforme a situação vacinal[6,7].

| História de vacinação contra o tétano | Ferimento limpo e superficial | | Outros ferimentos[1] | |
|---|---|---|---|---|
| | Vacina[2] | Imunização passiva[3] | Vacina | Imunização passiva |
| Incerta ou menos de 3 doses | Sim | Não | Sim | Sim |
| Última dose há menos de 5 anos | Não | Não | Não | Não |
| Última dose entre 5 anos e 10 anos | Não | Não | Sim | Não |
| Última dose há mais de 10 anos | Sim | Não | Sim | Não |

[1] Ferimentos sujos superficiais ou profundos, com corpo estranho ou tecidos desvitalizados; queimadura, arma branca ou de fogo; esmagamento, mordedura, politraumatismo. É importante realizar a limpeza do ferimento com água e sabão e o debridamento, se necessário, o mais rápido possível. [2] Para crianças com menos de 7 anos, aplicar a vacina tríplice bacteriana (DTP) ou dupla tipo infantil (DT); para crianças com 7 anos ou mais: vacina dupla tipo adulto (dT). No caso de gestantes e profissionais de saúde, verificar se há indicação de vacina tríplice bacteriana acelular tipo adulto (dTpa). [3] Usar preferencialmente a imunoglobulina humana antitetânica (250 unidades por via intramuscular) ou, se não tiver disponível, 5 mil unidades de soro antitetânico (SAT), por via intramuscular. A vacina contra o tétano e a imunoglobulina humana antitetânica (ou o SAT) devem ser aplicadas em locais diferentes.
*Fonte:* Adaptado de Ministério da Saúde 2021[6], Secretaria da Saúde-CVE, São Paulo, 2021[7].

## DIFTERIA

Em casos de difteria, o tratamento específico baseia-se na aplicação do soro antidiftérico (SAD). Por se tratar de soro heterólogo obtido de cavalos hiperimunizados com a toxina diftérica, há o risco de reações de hipersensibilidade. Administrar, de preferência, em ambiente hospitalar. O SAD deve ser administrado o mais precocemente possível, frente a uma suspeita clínica bem fundamentada. É importante lembrar que não se deve esperar a confirmação bacteriana da doença para se iniciar o tratamento[8].

### Doses e via de administração

Na difteria faríngea, laríngea ou cutânea, recomenda-se SAD na dose de 20.000 a 40.000 UI ; na doença nasofaríngea, 40.000 a 80.000 UI; na doença extensa com 3 ou mais dias de evolução ou edema cervical difuso, 80.000 a 100.000 UI[8]. A via de administração do SAD é preferencialmente a via endovenosa, principalmente nos casos graves. Deve ser diluído em 250 a 500 mL de solução salina e administrado lentamente por 2 a 4 horas, com monitoramento para anafilaxia[6,8,9].

## SARAMPO

A imunoglobulina (IG) é útil na prevenção ou atenuação do sarampo quando administrada dentro de 6 dias após a exposição[10]. Embora a imunidade seja transitória, a imunoglobulina tem indicação quando se deseja uma proteção imediata, principalmente naqueles casos em que se espera sarampo mais grave ou quando há contraindicação para vacinação.

Está indicada para os seguintes contatos suscetíveis de caso de sarampo: menores de 6 meses; grávidas sem evidência de imunidade prévia ao sarampo; imunocomprometidos sem evidência de imunidade ao sarampo e os imunodeprimidos graves (transplantados de células-tronco hematopoiéticas até 12 meses após a suspensão de terapia imunossupressora, indivíduos com doenças linfoproliferativas; pacientes nos primeiros 6 meses após quimioterapia para leucemia linfoblástica aguda, transplantados de órgãos sólidos), independentemente de história prévia de vacinação ou doença[10].

A dose recomendada é de 0,25 mL/kg ou de 0,5 mL/kg nos imunocomprometidos, num volume máximo de 15 mL, administrada por via intramuscular, podendo ser aplicada em vários grupos musculares. Caso a apresentação intramuscular não esteja disponível, utilizar a apresentação intravenosa na dose de 150 mg/kg de peso[11]. A IG não é indicada para os contatos que já receberam 1 dose da vacina tríplice viral após 12 meses de idade, exceto se imunocomprometidos graves[10]. Uma vez administrada a IG, deve-se postergar a vacinação contra o sarampo. O intervalo recomendado entre a IG e a vacina é de 5 meses quando a profilaxia é realizada com 0,25 mL/kg de IG ou de 6 meses quando a dose aplicada for de 0,5 mL/kg, em paciente imunocomprometido[10,11].

## HEPATITE A

A imunoglobulina é usada na prevenção da infecção por vírus da hepatite A. O pico máximo de anticorpos ocorre 48 a 72 horas após sua administração[12]. Sempre que possível, preferir o uso da vacina contra a hepatite A na profilaxia pré e pós-exposição, pela proteção mais duradoura.

### Profilaxia pré-exposição (PrEP)

Geralmente indicado para viajantes suscetíveis para áreas com alta ou intermediária endemicidade para hepatite A. Quando a viagem é iminente, em menos de 2 semanas, pode-se administrar IG junto com a primeira dose da vacina.

### Imunoprofilaxia pós-exposição (PEP)

A IG é recomendada até 2 semanas após a exposição. Na dose de 0,1 mL/kg, a IG confere proteção contra a hepatite A por 1 mês e na dose de 0,2 mL/kg, por até 2 meses[13]. A PEP está indicada para contatos suscetíveis nas seguintes situações:

- Contato pessoal próximo saudável ≥ 12 meses de idade: vacina contra a hepatite A.
- Contato pessoal próximo saudável < 12 meses de idade: administrar IG 0,1 mL/kg.
- Se o contato for imunocomprometido ou apresentar doença hepática crônica, deve receber 1 dose da vacina contra a hepatite A e a IG 0,1 mL/kg em sítios diferentes. O esquema da vacina contra a hepatite A deverá ser completado posteriormente[13].

## HEPATITE B

A imunização passiva é feita com imunoglobulina específica contra a hepatite B (HBIG) proveniente de doadores hiperimunizados com altos títulos de anti-HBs.

A profilaxia pós-exposição com HBIG está indicada nas seguintes situações[4,14,15]:

**1. Prevenção de infecção perinatal**

Recém-nascidos de mães HBsAg positivas: HBIG na dose de 0,5 mL por via intramuscular nas primeiras 12 horas após o parto, junto com a primeira dose da vacina hepatite B.

**2. Exposição aguda a sangue ou a fluidos corpóreos com sangue que contém (ou pode conter) HBsAg**

Em caso de exposição acidental percutânea (agulha, mordida, laceração) ou permucosa (ocular, membrana mucosa), deve-se levar em consideração o estado vacinal da pessoa exposta e, quando possível, o estado da fonte de contaminação com relação ao HBsAg.

Se o exposto for suscetível, a HBIG deve ser administrada o mais precocemente possível após a exposição, de preferência dentro de 24 horas (no máximo até 7 dias), na dose de 0,06 mL/kg, por via intramuscular. A vacina hepatite B deve ser aplicada ao mesmo tempo que a HBIG, mas em sítios anatômicos diferentes.

**3. Contato sexual com pessoas com infecção por HBV**

Para parceiros sexuais suscetíveis, é recomendado HBIG (0,06 mL/kg) e vacinação no máximo até 14 dias após o último contato sexual. Em caso de violência sexual, e se a vítima for suscetível, faz-se a mesma recomendação (vacinas hepatite B e HBIG, de preferência dentro de 24 horas, no máximo até 14 dias).

**4. Contato domiciliar de pessoas com infecção por HBV**

Crianças ou adultos não vacinados ou incompletamente vacinados em contato próximo com pessoa com infecção por HBV devem receber ou completar a vacinação contra a hepatite B. A profilaxia com HBIG está recomendada para os membros da família em caso de exposição a sangue do paciente infectado.

## VARICELA

A imunoglobulina humana hiperimune antivaricela-zóster (VZIG) é preparada a partir do sangue de doadores voluntários sadios que apresentam altos níveis de anticorpos antivaricela-zóster.

A VZIG é tão eficaz na prevenção da varicela quanto mais precocemente for feita a administração na pós-exposição, podendo ser aplicada até 96 horas após o contato.

Recomenda-se o uso de VZIG para os seguintes grupos de pessoas suscetíveis que tiveram contato significativo com paciente com varicela ou zóster[4,16]:

- Crianças ou adultos portadores de erro inato da imunidade (imunodeficiência primária) ou imunodeficiência adquirida, neoplasias ou que estejam recebendo tratamento imunossupressor.
- Lactentes menores de 9 meses em contato hospitalar com o vírus da varicela-zóster.
- Recém-nascidos de mães que apresentaram quadro de varicela de início entre 5 dias antes até 2 dias após o parto.
- Recém-nascidos prematuros com 28 semanas ou mais de gestação cuja mãe não tenha tido varicela.
- Recém-nascidos com idade gestacional menor que 28 semanas ou com peso de nascimento inferior a 1.000 g, independentemente de haver ou não relato de antecedente materno de varicela.
- Gestantes, particularmente no primeiro trimestre da gestação, com a finalidade de protegê-las contra as complicações da doença, que são mais frequentes neste grupo.
- Pessoas com imunodepressão celular grave, independentemente de história de varicela.

### Doses

Recomenda-se dose de 125 U para cada 10 kg de peso, até o máximo de 625 U. A dose mínima é de 125 U. Doses maiores que 625 U podem eventualmente ser necessárias para adultos imunocomprometidos[4]. A VZIG é administrada por via intramuscular, nunca endovenosa.

A duração da proteção conferida pela VZIG é desconhecida. Se uma segunda exposição ocorrer após 3 semanas, uma nova dose da VZIG deverá ser administrada. No caso de pacientes que recebem imunoglobulina intravenosa mensalmente na dose ≥ 400 mg/kg, se a última dose foi administrada ≤ 3 semanas antes da exposição, podem estar protegidos contra varicela[16].

## RAIVA

Consultar o capítulo específico de raiva.

## REFERÊNCIAS BIBLIOGRÁFICAS


1. American Academy of Pediatrics. Passive Immunization. In: Kimberlin DW, Barnett ED, Lynfield R, Sawyer MH, eds. Red Book: 2021 Report of the Committee on Infectious Diseases. Itasca, IL: American Academy of Pediatrics; 2021. p. 54-67.
2. Winokur PL, Stapleton JT. Immunoglobulin prophylaxis for Hepatitis A. Clin Infect Dis. 1992;14:580-6.
3. Roper MH, Wassilak SGF, Scobie HM, Ridpath AD, Orenstein WA. Tetanus toxoid. In: Plotkin AS, Orenstein WA, Offit PA, Edwards KM. Plotkin's Vaccines. 7$^{th}$ ed. Philadelphia: Saunders; 2018. p. 1052-1079.
4. Brasil. Ministério da Saúde. Secretaria de Vigilância em Saúde. Departamento de Imunização e Doenças Transmissíveis Coordenação Geral do Programa Nacional de Imunizações. Manual dos Centros de Referência para Imunobiológicos Especiais. 5. ed. Brasília: Ministério da Saúde, 2019. 174 p. Disponível em: https://bvsms.saude.gov.br/bvs/publicacoes/manual_centros_imunobiologicos_especiais_5ed.pdf . Acesso em: 7 jan. 2023.
5. American Academy of Pediatrics. Tetanus. In: Kimberlin DW, Barnett ED, Lynfield R, Sawyer MH, eds. Red Book: 2021 Report of the Committee on Infectious Diseases. Itasca, IL: American Academy of Pediatrics; 2021. p. 750-755.
6. Brasil. Ministério da Saúde. Secretaria de Vigilância em Saúde. Departamento de Articulação Estratégica de Vigilância em Saúde. Guia de Vigilância em Saúde [recurso eletrônico]/Ministério da Saúde, Secretaria de Vigilância em Saúde. Departamento de Articulação Estratégica de Vigilância em Saúde. 5. ed. Brasília: Ministério da Saúde, 2021. 1.126 p: il.
7. São Paulo (Estado). Secretaria da Saúde. Coordenadoria de Controle de Doenças. Centro de Vigilância Epidemiológica "Prof. Alexandre Vranjac". Norma Técnica do Programa de Imunização. São Paulo: CVE, 2021. 75 p.
8. American Academy of Pediatrics. Diphtheria. In: Kimberlin DW, Barnett ED, Lynfield R, Sawyer MH, eds. Red Book: 2021 Report of the Committee on Infectious Diseases. Itasca, IL: American Academy of Pediatrics; 2021. p. 304-307.
9. CDC. Expanded Access Investigational New Drug (IND) Application Protocol: Use of Diphtheria Antitoxin (DAT) for Possible Diphtheria Cases. BB-IND 11184 Protocol CDC IRB # 4167. Version Number 10.0 June 9, 2022.
10. American Academy of Pediatrics. Measles. In: Kimberlin DW, Barnett ED, Lynfield R, Sawyer MH, eds. Red Book: 2021 Report of the Committee on Infectious Diseases. Itasca, IL: American Academy of Pediatrics; 2021. p. 503-519.
11. São Paulo (Estado). Secretaria da Saúde. Coordenadoria de Controle de Doenças. Centro de Vigilância Epidemiológica "Prof. Alexandre Vranjac". Sarampo/Rubéola & Síndrome da Rubéola Congênita. Medidas de Prevenção e Controle – ATUALIZAÇÃO – 2022. Disponível em: http://saude.sp.gov.br/resources/cve-centro-de-vigilancia-epidemiologica/areas-de-vigilancia/doencas-de-transmissao-respiratoria/sarampo/2022/sarampo22_medidas_controle_atual.pdf. Acesso em: 5 maio 2023.
12. Zaaijer HL, Leentvaar-Kuijpers A, Rotman H, Lelie PN. Hepatitis a antibody titres after infection and immunization: implications for passive and active immunization. J Med Virol. 1993;40:22-7.
13. American Academy of Pediatrics. Hepatitis A. In: Kimberlin DW, Barnett ED, Lynfield R, Sawyer MH, eds. Red book:

2021 Report of the Committee on Infectious Diseases. Itasca, IL: American Academy of Pediatrics; 2021. p. 373-381.
14. Deinhardt F, Gust ID. Viral hepatitis. Bull WHO 1982;68(5): 661-91.
15. American Academy of Pediatrics. Hepatitis B. In: Kimberlin DW, Barnett ED, Lynfield R, Sawyer MH eds. Red Book: 2021 Report of the Committee on Infectious Diseases. Itasca, IL: American Academy of Pediatrics; 2021. p. 381-399.
16. American Academy of Pediatrics. Varicella. In: Kimberlin DW, Barnett ED, Lynfield R, Sawyer MH eds. Red Book: 2021 Report of the Committee on Infectious Diseases. Itasca, IL: American Academy of Pediatrics; 2021. p. 381-399.

# 3.3 Eventos supostamente atribuíveis à vacinação e imunização (ESAVI)

*Maria Isabel de Moraes-Pinto*

A vacinação revolucionou a interação do ser humano com os microrganismos, reduzindo a morte e as sequelas após infecções de forma indiscutível. Entretanto, como em qualquer forma de exposição a antígenos, respostas mais intensas e diferentes das desejadas podem acontecer após a vacinação, embora muito menos frequentemente que aquelas decorrentes da exposição a microrganismos[1].

Duas situações não desejáveis podem ocorrer durante o processo de imunização. De modo a contribuir para uma imunização segura, é muito importante que essas situações sejam conhecidas e identificadas. Uma delas é evitável na dependência da qualidade e do cuidado de todos os envolvidos no processo de vacinação: são os **eventos relacionados a erros no manuseio ou aplicação da vacina (erros programáticos)**[2]. Nesta categoria se incluem todos os eventos devidos a desvios que ocorrem após a fabricação, quando o produto já está em processo de distribuição, podendo incluir problemas no transporte, no armazenamento e, por fim, durante o uso ou aplicação do produto.

## TIPOS DE ERROS PROGRAMÁTICOS

Os erros programáticos podem estar, em diferentes etapas da imunização:

- Associados à produção do imunobiológico.
- Associados a desvios de temperatura em que os imunobiológicos são transportados e mantidos (rede de frio).
- Associados ao manuseio e administração dos imunobiológicos, podendo incluir:
  - reconstituição;
  - diluentes;
  - dosagens incorretas;
  - preenchimento de seringas;
  - tamanho de agulhas;
  - troca de vacinas;
  - via e sítio de administração;
  - idade fora de recomendação;
  - intervalo entre as vacinações;
  - vacinas fora do prazo de validade.

Outra situação também não desejada é o **evento supostamente atribuível à vacinação ou imunização (ESAVI)**. Ele é definido como qualquer evento de saúde (sinal, sintoma, achado laboratorial anormal ou doença) desfavorável e indesejado que ocorre após a vacinação ou imunização e que não tem necessariamente uma relação causal com o processo de vacinação ou com a vacina[2].

De modo a padronizar as definições utilizadas para os diferentes ESAVI, o Brighton Collaboration Group publicou uma série de artigos orientando a coleta, a notificação e a investigação de dados, os quais podem ser acessados no endereço vaccine-safety-training.org/brighton-collaboration.html.

É importante notar que nem todo erro programático vai ter como consequência um ESAVI. Por exemplo, um desvio de temperatura durante o transporte ou armazenamento de uma vacina, se observado a tempo de serem tomadas as devidas ações, não incorrerá em ESAVI se as vacinas forem separadas e descartadas de acordo com as orientações do fabricante.

Um ESAVI pode ser classificado segundo a sua frequência de ocorrência. Esta classificação é importante na medida que permite quantificar os casos e verificar se estão ocorrendo dentro da frequência esperada e descrita na literatura (Quadro 3.3.1).

**Quadro 3.3.1** – Classificação de ESAVI por frequência de ocorrência.

| Categoria de frequência | Frequência como razão | Frequência em porcentagem |
|---|---|---|
| Muito comum | ≥ 1/10 | ≥ 10% |
| Comum | ≥ 1/100 e < 1/10 | ≥ 1% e < 10% |
| Incomum | ≥ 1/1.000 e < 1/100 | ≥ 0,1% e < 1% |
| Raro | ≥ 1/10.000 e < 1/1.000 | ≥ 0,01% e < 0,1% |
| Muito raro | < 1/10.000 | < 0,01% |

*Fonte:* Adaptado de World Health Organization. Global Manual on Surveillance of Adverse Events Following Immunization, update 2016. Genebra: OMS, 2014. Disponível em: apps.who.int/iris/handle/10665/206144[3].

Outra forma de classificação de um ESAVI é aquela que leva em conta a sua gravidade, e se divide em ESAVI grave e ESAVI não grave[2].

**ESAVI grave**

É todo ESAVI que atenda a qualquer uma das seguintes condições:

1. Leva ao óbito do indivíduo vacinado.
2. Oferece perigo iminente à vida do indivíduo vacinado.
3. Requer hospitalização ou prolonga uma hospitalização existente.
4. Causa deficiência ou incapacidade persistente ou significativa.
5. É suspeito de causar anomalia congênita ou óbito fetal.
6. É suspeito de provocar aborto.

**ESAVI não grave**

É todo ESAVI que não ofereça perigo à vida do indivíduo vacinado (ou do embrião, feto ou recém-nascido, no caso de o indivíduo vacinado ter sido uma gestante), que desapareça sem tratamento ou apenas com tratamento sintomático, que não necessite de hospitalização e que não cause deficiência ou outros transtornos em longo prazo.

Esta classificação em ESAVI grave e não grave é relevante na medida em que determina quais devem ser investigados rotineiramente.

## INVESTIGAÇÃO DE ESAVI

Todos os ESAVI graves devem ser investigados como rotina e são de notificação compulsória. É a ***notificação de um ESAVI*** que desencadeia a série de eventos que levarão ao seu diagnóstico patológico e ao diagnóstico de causalidade.

Já os ESAVI não graves devem ser investigados apenas nos seguintes casos especiais:

1. Quando se identifica um conglomerado de casos (grupo de dois ou mais casos), seja no tempo ou no espaço.
2. Quando o evento está ocorrendo com frequência maior do que a esperada.
3. Quando o evento é novo ou não descrito anteriormente ou quando é um evento conhecido, mas com características clínicas ou epidemiológicas novas ou imprevistas (p. ex., em termos dos grupos populacionais e áreas geográficas afetadas).
4. Quando há indícios de que o evento foi causado por um erro programático ou desvio de qualidade da vacina, de seu diluente (se aplicável) ou do dispositivo utilizado para a aplicação.

A identificação do problema faz parte da investigação de um ESAVI. Na sequência, devem ser coletados dados clínicos do paciente, bem como da vacina e do processo de imunização e dados epidemiológicos. A realização cuidadosa deste levantamento de dados permitirá chegar ao **diagnóstico patológico** e, na sequência, ao **diagnóstico de causalidade** do ESAVI, quando indicado.

### Diagnóstico patológico de um ESAVI

Nessa investigação, o objetivo é conhecer por completo os eventos ocorridos, verificar o diagnóstico clínico, entender o contexto e os fatores relacionados ou que contribuíram para a ocorrência do evento. Concluída a investigação, todas as evidências disponíveis serão examinadas e, com base na metodologia de análise de causalidade proposta, será estabelecida a probabilidade de associação do evento com a vacina. Em segundo lugar, espera-se compreender o papel dos fatores contribuintes para a ocorrência do ESAVI[2].

Caso o ESAVI não seja grave e não esteja associado a um conglomerado de casos, ou ocorra em um contexto de situação de baixo risco à saúde pública, ele será registrado no sistema de notificação, mas não haverá necessidade de se estender o processo de investigação; o evento deve ser verificado com a evidência que baste.

## Diagnóstico de causalidade de um ESAVI

Uma vez estabelecido o diagnóstico patológico do caso, procede-se à avaliação da causalidade, já que uma associação temporal entre a administração de uma vacina e um evento nem sempre evidencia uma relação de causa e efeito.

Um ESAVI pode ser assim classificado[2]:

**A. Associação causal consistente com a vacina ou o processo de vacinação**

Neste grupo se inserem dois tipos diferentes de eventos: aqueles que estão causalmente relacionados à vacina ou a qualquer um de seus componentes e aqueles que estão relacionados às condições ou ao contexto do processo de vacinação.

Eventos com associação causal consistente com a vacina ou qualquer um de seus componentes:

A1. Evento relacionado à vacina ou a qualquer um de seus componentes (conforme publicado na literatura).

A2. Evento relacionado a um desvio de qualidade da vacina.

Evento com associação causal consistente com o processo de vacinação:

A3. Evento relacionado a um erro programático.

A4. Evento por estresse ocorrido imediatamente antes, durante ou após o processo de vacinação.

**B. Indeterminado**

Este grupo de eventos inclui situações nas quais, após revisão das evidências, há incerteza quanto à associação causal, seja por serem insuficientes ou conflitantes:

B1. A relação temporal é consistente, mas não há evidências definitivas suficientes para atribuir causalidade à vacina. Pode ser um evento recentemente associado à vacina. O evento é um **sinal em potencial** e deve ser considerada uma investigação mais extensa.

B2. Fatores determinantes para a classificação mostram tendências conflitantes a favor e contra uma associação causal com a vacinação.

**C. Sem associação causal consistente com a vacina ou a vacinação (evento coincidente)**

O evento foi causado por uma doença subjacente ou emergente ou por uma condição causada pela exposição a algo diferente da vacina.

**D. Inclassificável (ou não classificável)**

As informações disponíveis não permitem enquadrar o caso em nenhuma das categorias. Informações adicionais podem ser necessárias e podem estar disponíveis no futuro. Portanto, recomenda-se armazenar todas as informações do caso em um banco de dados que permita revisões periódicas para analisar a detecção de sinais.

No Quadro 3.3.2 são descritos exemplos de situações de imunização, classificação e as ações a serem tomadas.

**Quadro 3.3.2** – Exemplos de situações de imunização, classificação e as ações a serem tomadas.

| Situações de imunização | Erro programático | Classificação | Ações a serem tomadas |
|---|---|---|---|
| Administração de vacina dTpa ao invés de tríplice viral numa gestante | Troca de vacina | ESAVI grave[4] | Avaliação da gestante, sorologia para sarampo, caxumba e rubéola, acompanhamento e notificação de ESAVI grave |
| Observada temperatura de câmara fria de 12 °C que persistiu por 3 horas, sem administração das vacinas submetidas a esta temperatura | Desvio de temperatura | Erro programático sem ESAVI | Colocação das vacinas desta câmara em quarentena; relatório do ocorrido e contato com os laboratórios produtores para avaliar necessidade de descarte. Notificação de erro programático |

(Continua)

**Quadro 3.3.2 –** Exemplos de situações de imunização, classificação e as ações a serem tomadas. (*Continuação*)

| Situações de imunização | Erro programático | Classificação | Ações a serem tomadas |
|---|---|---|---|
| Doença viscerotrópica de início 10 dias após a administração da vacina contra a febre amarela em adultos jovem sem condição de imunossupressão conhecida | Não | ESAVI grave[5] | Avaliação clínica e laboratorial do paciente, internação hospitalar, acompanhamento e notificação de ESAVI grave |
| Desenvolvimento de nódulo endurecido de 1 cm de diâmetro em músculo vasto lateral de criança de 15 meses de idade após administração da vacina meningocócica B | Não | ESAVI não grave | Avaliação clínica e acompanhamento da criança, orientação dos pais sobre evento previsto em bula e que pode persistir por mais de 30 dias após a vacinação |
| Varicela em criança de 12 meses e idade de início 5 dias após a administração de vacina sarampo-caxumba-rubéola e que evolui sem complicações | Não | ESAVI não grave | Avaliação clínica e acompanhamento da criança, orientação dos pais sobre evento coincidente com a vacinação e sem relação causal com ela |
| Intussuscepção que tem início 7 dias após a administração da segunda dose da vacina rotavírus em criança vacinada aos 4 meses de idade | Não | ESAVI grave[6] | Avaliação da criança, internação, diagnóstico de imagem e reversão da intussuscepção. Notificação de ESAVI grave |

dTpa: difteria-tétano-*pertussis*.
*Fonte:* Desenvolvido pela autoria do capítulo.

Numa época em que a hesitação vacinal é observada em todo o mundo e em que surtos e epidemias precisam ser abordados de forma científica e transparente, faz-se necessária a vigilância após o licenciamento de uma vacina com uma rápida e eficiente monitorização dos ESAVI e elaboração de relatórios e comunicação desses fatos à população[7].

## REFERÊNCIAS BIBLIOGRÁFICAS


1. Brasil. Ministério da Saúde. Secretaria de Vigilância em Saúde. Departamento de Imunizações e Doenças Transmissíveis. Manual de vigilância epidemiológica de eventos adversos pós-vacinação. 4. ed. Brasília: Ministério da Saúde, 2020. 340 p.
2. Organização Pan-Americana da Saúde. Manual de vigilância de eventos supostamente atribuíveis à vacinação ou imunização na Região das Américas. Washington, D.C.: Organização Pan-Americana da Saúde; 2022. doi: 10.37774/9789275723869.
3. World Health Organization. Global Manual on Surveillance of Adverse Events Following Immunization, update 2016. Genebra: OMS, 2014. Disponível em: https://apps.who.int/iris/handle/10665/206144. Acesso em: 4 jun. 2024.
4. Soares RC, Siqueira MM, Toscano CM, Maia Mde L, Flannery B, Sato HK, et al. Follow-up study of unknowingly pregnant women vaccinated against rubella in Brazil, 2001-2002. J Infect Dis. 2011;204 Suppl 2:S729-36. doi: 10.1093/infdis/jir429.
5. Thomas RE, Lorenzetti DL, Spragins W, Jackson D, Williamson T. Active and passive surveillance of yellow fever vaccine 17D or 17DD-associated serious adverse events: systematic review. Vaccine. 2011;29:4544-55. doi: 10.1016/j.vaccine.2011.04.055.
6. Patel MM, López-Collada VR, Bulhões MM, De Oliveira LH, Bautista Márquez A, Flannery B, et al. Intussusception risk and health benefits of rotavirus vaccination in Mexico and Brazil. N Engl J Med. 2011;364:2283-92. doi: 10.1056/NEJMoa1012952.
7. Inokuma Y, Kneller R. Imprecision in adverse event reports following immunization against HPV in Japan and COVID-19 in the USA, UK, and Japan-and the effects of vaccine hesitancy and government policy. Eur J Clin Pharmacol. 2023;79:269-78. doi: 10.1007/s00228-022-03412-0.

# 3.4 Hesitação vacinal

*Kelly Simone de Almeida Cunegundes*

## INTRODUÇÃO

A vacinação é globalmente reconhecida como uma das mais importantes conquistas em saúde pública. Foi através da vacinação em larga escala que se alcançou o controle e a eliminação de diversas doenças infecciosas, evitando-se milhões de mortes. Entretanto, tem sido observado, nas últimas décadas, um crescente número de pais que questionam o emprego de vacinas, recusam ou hesitam em vacinar seus filhos[1]. Este fenômeno, denominado hesitação vacinal, é considerado pela Organização Mundial de Saúde (OMS) uma das dez principais ameaças ao sucesso dos programas de imunização em diversos países[2].

Diante da relevância do tema, o Grupo Consultor Estratégico de Especialistas em Imunização da OMS (SAGE – Strategic Advisory of Experts on Immunization), em 2014, se debruçou sobre o tema e definiu hesitação vacinal como um fenômeno que se refere ao atraso em aceitar vacinas ou a recusa de uma ou mais vacinas, independentemente da disponibilidade dos imunobiológicos[1,3]. Esse é um fenômeno complexo e multidimensional, cujos fatores determinantes variam de acordo com o contexto, época, local e vacina. Inicialmente, a OMS considerou que o fenômeno era influenciado por três fatores: complacência, conveniência e confiança, conhecido como os 3 Cs. Em 2019, com os avanços no entendimento deste fenômeno, a OMS apontou a influência de mais dois fatores, dando lugar ao modelo 5 Cs, que considera também a responsabilidade coletiva e o cálculo, sendo este último entendido como a ponderação dos riscos e benefícios da vacinação[3,4].

Diante do exposto, a classificação simplista das opiniões em relação à vacinação em duas categorias, "pró-vacinação" ou "antivacinação", é falha e contraproducente, visto que ignora o amplo espectro de atitudes sobre o assunto. Sendo assim, as percepções em relação às vacinas podem ser vistas como um *continnum* e podem variar da total aceitação à completa recusa. Indivíduos hesitantes às vacinas integram um grupo heterogêneo e estão no meio deste espectro. Podem ser parte do comportamento neste grupo aceitar uma vacina, mas recusar outras, atrasar vacinas ou aceitar vacinas sem ter certeza sobre essa decisão[5].

A hesitação vacinal não é um fenômeno recente. Desde os primórdios da vacinação, em 1796, quando o britânico Edward Jenner iniciou os primeiros experimentos empíricos no processo de desenvolvimento do que viria a ser a primeira vacina contra a varíola, emergiram focos de resistência à imunização, usando-se argumentos diversos, que variavam desde questões relacionadas à segurança até aspectos religiosos, que alegavam que o método ia contra a vontade divina. Além disso, ecoavam argumentos relacionados à "pureza" da vacina, alegando-se ser inadequada a aplicação em humanos de material biológico oriundo da doença em animais[6].

Durante 200 anos, a única vacina disponível foi a contra a varíola e as tentativas de combater as epidemias dessa doença que assolavam a Europa levaram à adoção, em diversos países europeus, da vacinação compulsória[6]. A obrigatoriedade da vacina era vista por muitos como uma afronta inadmissível às liberdades individuais, estando este argumento ainda presente nos dias de hoje em grupos que se opõem à vacinação compulsória. Medidas como esta desencadearam reações no final do século XIX que culminaram em movimentos organizados antivacina em países desenvolvidos, inicialmente na Inglaterra, mas rapidamente se estendeu para a América do Norte[1,2]. Observa-se atualmente uma forte influência deste argumento e desses movimentos de países desenvolvidos em pais que recusam vacina em países em desenvolvimento[4].

A partir do início do século XX, com o acelerado desenvolvimento do método científico, cresceu exponencialmente o número de vacinas disponíveis, observando-se, paralelamente, importante melhoria das condições sanitárias, com consequente redução da incidência de diversas doenças infecciosas e redução da mortalidade. As décadas de 1960 e 1970 ficaram conhecidas como a era de ouro da vacinação, quando, por meio do grande engajamento social nos Estados Unidos, se chegou à descoberta das vacinas da poliomielite, a Salk e a Sabin[1,2]. A partir do final da década de 1970, alguns questionamentos começaram a surgir, sobretudo em relação à DTP (difteria, tétano e coqueluche de células inteiras), alegando-se ser esta vacina responsável por casos de morte súbita e quadros neurológicos graves irreversíveis. Embora estudos posteriores atestassem a segurança desta vacina, que ainda é usada até hoje em larga escala em diversos países em desenvolvimento, os países desenvolvidos a substituíram pela vacina DTPa (difteria, tétano e coqueluche acelular)[2,4,7].

A próxima vítima dos boatos antivacinas seria a vacina tríplice viral, SCR (sarampo, caxumba e rubéola). Em 1998, o gastroenterologista britânico Andrew Wakefield publicou um artigo científico na revista Lancet no qual sugeria a associação da vacina SCR com casos de autismo. Além de metodologia inadequada para tal conclusão, o autor apresentava graves questões éticas relacionadas ao estudo, sendo por isto descreditado pela revista e tendo perdido o direito de exercer a medicina em seu país. Apesar destes desdobramentos, os resultados desse estudo são ainda usados como base para questionar a segurança da vacina SCR e sua associação com o autismo ainda reverbera no imaginário de muitos pais. Como efeito, foi observado queda das coberturas vacinais para esta vacina em diversos países favorecendo o aparecimento de epidemias de sarampo em diversas partes do mundo[1,4].

Embora a recusa em vacinar tenha sido uma reação observada por alguns grupos desde os primórdios da vacinação e algumas características dessa resistência às vacinas persista nos dias de hoje, nas últimas décadas esse fenômeno se caracteriza por elementos contemporâneos próprios da nossa época. A revolução da comunicação com as plataformas digitais assume um protagonismo sem precedentes nas discussões sobre saúde[8]. As mídias sociais, com sua ecologia complexa, tornam-se palco para debates sobre ciência em que muitos atores não têm a proficiência para discutir a fundo resultados de pesquisas científicas. Da mesma forma, favorece a disseminação de desinformação e informações falsas. Apesar de haver interesse do público por informações favoráveis às vacinas nas redes sociais, estudo realizado em 2020 estimou que 13,5% dos *links* com maior número de engajamento eram de notícias falsas. Além disto, a participação da comunicação acadêmico-científica nas redes sociais é extremamente modesta e não suficiente para se contrapor aos discursos falaciosos sobre saúde. A pandemia de Covid-19 incensou o debate sobre vacinas nas mídias sociais, sublinhando a importância das instituições de saúde e pesquisa encontrarem seu lugar neste contexto e dialogar com a sociedade[9,10].

Dados divulgados pelo Fundo das Nações Unidas para a Infância (Unicef) revelam que a percepção da importância da vacinação de rotina declinou em 52 dos 55 países estudados. Na maioria dos países, mulheres com menos de 35 anos são mais propensas a relatar menor confiança nas vacinas recomendadas na infância após o início da pandemia[10]. Ao contrário do que tem sido observado em países desenvolvidos, nos quais os dados sobre hesitação vacinal se avolumam há décadas, em países em desenvolvimento pouco se sabe acerca das motivações para a recusa ou hesitação vacinal. Apesar das recentes quedas das coberturas vacinais terem revelado em vários países uma mudança da percepção da sociedade acerca da importância da vacinação, o número de pais que recusam totalmente ou hesitam em vacinar seus filhos ainda é baixo[7].

## HESITAÇÃO VACINAL NO BRASIL

No Brasil, a Lei n. 6.259, de 30 de outubro de 1975, estabeleceu as diretrizes para a criação do Programa Nacional de Imunização (PNI). A referida lei regulamentou as ações de vigilância epidemiológica, vacinação e notificação compulsória de doenças no país, sendo, portanto, um marco legal relevante para a instituição da vacinação obrigatória no Brasil. No artigo 27 desta lei, é descrito que:

> "serão obrigatórias, em todo o território nacional, as vacinações como tal definidas pelo Ministério da Saúde, contra as doenças controláveis por essa técnica de prevenção, consideradas relevantes no quadro nosológico nacional".

O Estatuto da Criança e do Adolescente (ECA), Lei n. 8.069/1990, no seu artigo 14, estabelece sobre o tema: "*é obrigatório a vacinação das crianças nos casos recomendados pelas autoridades sanitárias*". Além das leis mencionadas, manuais, protocolos e regulamentação do Conselho Federal de Medicina não só recomendam fortemente a vacina como consideram a omissão ou a recusa em vacinar como um ato de negligência parental[11].

Observou-se, ao longo de décadas, o fortalecimento de uma marcada cultura de vacinação que foi cultivada pelas campanhas de vacinas com forte apelo de proteção mediante um cenário epidemiológico preocupante, visto que casos de poliomielite, sarampo, coqueluche, meningite etc. figuravam como causas importantes de mortalidade infantil do país. O controle dessas doenças e a inclusão de diversas vacinas no calendário de imunização do país, sobretudo a partir dos anos 2000, sinalizavam para o sucesso do PNI[11].

Entretanto, nos últimos anos, observou-se uma preocupante diminuição das coberturas vacinais para diversas vacinas. Em Relatório da Situação Mundial da Infância, em 2023, alertou-se para a mais baixa cobertura vacinal alcançada no Brasil desde a criação do PNI. Deve-se levar em consideração que questões estruturais e de política pública podem ter influenciado o acesso às vacinas, sobretudo em populações mais vulneráveis[10]. Não sabemos exatamente o quanto desta queda da cobertura vacinal poderia ser atribuída à decisão de não vacinar ou a questões relacionadas ao acesso. Contudo, cabe salientar que foi observada uma queda de 99,1% para 88% na confiança das vacinas no país após a pandemia de Covid-19, o que sinaliza para fissuras no prestígio e confiança nas vacinas historicamente construído no Brasil[11,12].

## DIALOGANDO COM PAIS QUE HESITAM VACINAR

Durante muitos anos, a vacinação era vista no Brasil como uma norma social. Não havia, portanto, necessidade de convencer os pais a vacinarem seus filhos. Entretanto, essa percepção sobre vacinas vem mudando ao longo dos anos e, muitas vezes a discussão sobre vacinação na consulta médica pode se tornar um assunto incômodo tanto para o médico quanto para o paciente[11]. Vale salientar que a percepção de risco das doenças imunopreveníveis foi mudando à medida que as vacinas controlaram doenças outrora ameaçadoras. Portanto, paradoxalmente, programas de vacinação são vítimas do seu próprio sucesso.

O profissional de saúde deve estar ciente que a maioria dos pais que hesitam em vacinar não são necessariamente antivacina. Eles, na verdade, muitas vezes, têm dúvidas ou questionamentos acerca de uma ou mais vacinas. É, portanto, de extrema importância que o profissional assuma uma postura não confrontacional e se disponha a ouvir os pais e dirimir dúvidas numa linguagem acessível[11-13]. Muitos pais consultam familiares, amigos, sites na internet para obter informações em saúde, mas a confiança na recomendação de um profissional de saúde é fator decisivo nas tomadas de decisão sobre vacinação[4,5,7,12].

Se os pais chegam a um serviço de saúde e compartilham suas dúvidas ou preocupações sobre alguma das vacinas recomendadas no calendário de imunização, isto não quer dizer necessariamente que não aceitarão a vacina. Estudos revelam que a relação de confiança dos pais com o profissional de saúde é fundamental para que sigam a recomendação daquele profissional[5,7,11,12]. Um projeto de monitoramento da confiança nas vacinas em 140 países constatou que 73% dos respondentes afirmaram que confiavam em um médico ou profissional da enfermagem mais do que em qualquer outra pessoa quando o assunto era recomendação de vacinação[4,14,15].

A vacinação como importante intervenção de saúde pública enfrenta novos desafios contemporâneos que são complexos e multifacetados. O enfrentamento destes desafios impõe medidas em diversos níveis. Num nível individual, o profissional de saúde tem lugar de destaque. A aceitação das vacinas pode melhorar bastante desde que sejam oferecidos apoio e encorajamento aos pais. Para tanto, é fundamental que os profissionais de saúde estejam devidamente treinados e cientes das preocupações e crenças que circulam em determinada comunidade, a fim de atuarem individualmente e nessa comunidade[15,16].

## REFERÊNCIAS BIBLIOGRÁFICAS


1. Nuwarda RF, Ramzan I, Weekes L, Kayser V. Vaccine hesitancy: contemporary issues and historical background. Vaccines. 2022:10;1595. https://doi.org/10.3390/ vaccines10101595.
2. MacDonald NE. The SAGE working group on vaccine hesitancy. vaccine hesitancy: definition, scope and determinants. Vaccine. 2015;33:4161-4164.
3. MacDonald NE, Dube E, Comeau JL. Have vaccine hesitancy models oversimplified a complex problem to our detriment? The adapted royal society of canada vaccine uptake framework. Vaccine. 2022 Jun 23;40(29):3927-3930. https://doi: 10.1016/j.vaccine.2022.05.052.
4. Larson HJ, Gakidou E, Murray CJL. The vaccine-hesitant moment. The New England Journal of Medicine. 2022;387(11),1050-1051. https://doi.org/10.1056/NEJMc2210367.
5. Tuckerman J, Kaufman J, Danchin M. Effective approaches to combat vaccine hesitancy. Pediatr Infect Dis J. 2022 May 1;41(5):e243-e245.
6. http://doi.org/10.1097/INF.0000000000003499.
7. Wolfe RM, Sharp LK. Anti-vaccinacionists past and present. BMJ v. 325 24 august 2002. bmj.com.
8. The Sabin-Aspen Vaccine Science and Policy Group. Meeting the Challenges of Vaccination Hesitancy, 2020. Disponível em: Meeting the Challenge of Vaccination Hesitancy – Sabin Vaccine Institute.
9. Massarani L, Leal T, Waltz I. O debate sobre vacinas em redes sociais: uma análise exploratória dos links com maior engajamento. Cadernos de Saúde Pública, 36 Suppl 2, 2020. e00148319. https://doi.org/10.1590/0102-311x00148319.
10. Carvalho EM, Santos Junior MAD, Neves LFF, Oliveira TM, Massarani L, Carvalho MS. Vacinas e redes sociais: o debate em torno das vacinas no Instagram e Facebook durante a pandemia de COVID-19 (2020-2021). Cadernos de Saúde Pública. 2022;38(11), e00054722. https://doi.org/10.1590/0102-311XPT054722.

11. United Nations Children's Fund. The State of the World's Children 2023: For every child, vaccination, UNICEF Innocenti - Global Office of Research and Foresight, Florence, April 2023. Acesso em: 2 jul. 2023.
12. Barbieri CLA, Couto MT, Aith FMA. A (não) vacinação infantil entre a cultura e a lei: os significados atribuídos por casais de camadas médias de São Paulo, Brasil. Cad. Saúde Pública. 2017;33(2):e00173315.
13. Nobre R, Guerra LDS, Carnut L. Hesitação e recusa vacinal em países com sistemas universais de saúde: uma revisão integrativa sobre seus efeitos. Saúde Debate, Rio de Janeiro, v. 46, Número Especial 1, p. 303-321, Mar. 2022.
14. Enria L, Bangura JS, Kanu HM, Kalokoh JA, Timbo AD, Kamara M, et al. Bringing the social into vaccination research: Community-led ethnography and trust-building in immunization programs in Sierra Leone. PLoS ONE 2021;16(10):e0258252.https://doi.org/10.1371/journal. pone. 0258252.
15. Williamson L, Glaab H. Addressing vaccine hesitancy requires an ethically consistent health strategy. BMC Medical Ethics. 2018;19:84.
16. Center for Disease Control and Prevention. Talking with Parents about Vaccines for Infants 2021. Talking with Parents about Vaccines for Infants, CDC.

# Infecções no Imunocomprometido

# 4

## 4.1 Transplante de órgãos sólidos

*Vinicius Ponzio*
*Luis Fernando Camargo*

### INTRODUÇÃO

Hoje, os transplantes de órgãos sólidos (TOS) são uma opção terapêutica eficaz para muitas doenças crônicas, aumentando a incidência de indivíduos imunodeprimidos no mundo. Desde o primeiro transplante renal realizado em humanos em 1954, a taxa anual de transplantes vem aumentando exponencialmente. Dados do Brasil fornecidos pela Associação Brasileira de Transplante de Órgão (ABTO) descrevem um aumento importante dos registros nacionais de TOS em crianças, nas quais ocorreram 583 TOS em 2022, com retorno ao número de transplantes anual pré-pandemia da doença pelo novo coronavírus 2019 (Covid-19), qual época em que ocorreu queda importante de transplantes. Esses dados demonstram que o transplante renal é o transplante de órgão mais frequente, responsável por 45% dos TOS, seguido de transplante hepático com 36% do total de TOS[1].

A qualidade de vida e taxa de sobrevida no transplante vem melhorando principalmente pelo aperfeiçoamento das técnicas cirúrgicas, seleção de doadores, estratificação de risco pré-transplante, terapia imunossupressora, profilaxia antimicrobiana e melhor manejo clínico desses pacientes[2]. O grande desafio ao longo dos anos tem sido o emprego de fármacos imunodepressores seletivos e potentes para prevenção de rejeição ao enxerto. Fármacos mais potentes vêm sendo progressivamente empregados, resultando em taxas cada vez mais baixas de rejeição e proporcionando maior sobrevida. A consequência, entretanto, é um hospedeiro mais imunodeprimido e, portanto, mais sujeito a infecções. Consequentemente, as complicações infecciosas são a segunda causa de morte durante o período pós-transplante (ou a primeira causa nos primeiros meses após o transplante) e importante causa de perda do enxerto[3]. Quase 50% das crianças transplantadas de rim vão apresentar infecção que necessitam hospitalização[4]. Já no transplante de fígado, dados norte-americanos descrevem infecções graves em 52% das crianças transplantadas[5].

As infecções no período pós-transplante estão relacionadas a fatores de risco específicos, obedecem a cronologia mais ou menos previsível e dependem do tipo de órgão transplantado. Nos últimos anos vários fatores interferiram no padrão de infecção pós-transplante, como a sobrevida do paciente, mudança dos esquemas de imunossupressão, a globalização que trouxe infecção como Zika vírus e Chikungunya, *Candida auris* e finalmente, a pandemia do coronavírus 2 da síndrome respiratória aguda grave (SARS-CoV-2).

A profilaxia ou terapia preemptiva (com base em monitoramento viral ou imunológico), frequentemente utilizadas, cada vez mais tem um impacto na prevalência e em postergar o aparecimento dessas infecções, assim como um impacto na resistência bacteriana que é tão evidente nos pacientes imunossuprimidos[2,3,6,7].

## FATORES DE RISCO

O risco de evento infeccioso em paciente transplantado depende de algumas variáveis, sendo heterogêneo entre as diversas modalidades de transplante e, também, dentro de um mesmo grupo de transplantados. O risco de infecção está relacionado a três grandes variáveis: exposição epidemiológica, estado de imunodepressão e técnica cirúrgica (Quadro 4.1.1). A exposição epidemiológica do paciente e do doador do órgão inclui a exposição recente, nosocomial e a remota. Antes do transplante, deve-se considerar as condições ambientais e história pregressa de infecções que fazem parte da história epidemiológica, tanto do receptor como do doador. Incluem-se variáveis como *status* sorológico para algumas doenças (citomegalovírus [CMV], vírus Epstein-Barr [EBV], vírus varicela-zóster (VVZ), herpesvírus simples [HSV], vírus da imunodeficiência humana [HIV], sífilis, toxoplasmose e hepatites virais), localização geográfica do centro transplantador e do domicílio do receptor, contactantes, colonização prévia, época do ano da realização do transplante, viagens prévias, entre outras. Situações como essas indicam a necessidade de cuidadosa e completa anamnese (incluindo epidemiologia e história vacinal) e triagem sorológica e infecciosa antes do transplante, tanto com relação ao doador, como ao receptor. Exames que são comumente incluídos nessa avalição, além das sorologias, são radiografia de tórax, urocultura, hemocultura, cultura de vigilância, PCR para SARS-CoV-2 e teste para diagnóstico de tuberculose latente. Vale ressaltar, que dependendo da epidemiologia do doador ou receptor, pode-se incluir outros exames, como antígeno criptocócico, sorologia ou antígeno para *Histoplasma capsulatum*, *Trypanosoma cruzi*, *Coccidioides* spp. ou *Leishmania* spp., além de pesquisa de ovos de *Strongyloides stercoralis*. Crianças mais jovens geralmente não apresentam imunidade para vários agentes infecciosos, ou por ausência de contato ou ausência de vacinação pela idade, ocasionando o maior risco de aquisição primária durante a imunossupressão que pode aumentar a gravidade da infecção[2,3,6-10].

**Quadro 4.1.1** – Fatores de risco relacionados à infecção após transplante de órgão sólido.

| Exposição epidemiológica | Alterações anatômicas/técnica cirúrgica | Grau de imunodepressão |
|---|---|---|
| ▪ **Crianças mais jovens**<br>▪ Moradia e hábitos<br>▪ Viagens a áreas endêmicas<br>▪ Risco de reativação<br>▪ Colonização (**fibrose cística**)<br>▪ Meio ambiente<br>▪ Contato com animais<br>▪ Contactantes<br>▪ Ambiente hospitalar<br>▪ Inóculo<br>▪ Época do ano<br>▪ *Status* sorológico do doador/receptor<br>▪ Vacinação<br>▪ Uso de antimicrobiano<br>▪ Profilaxia antimicrobiana | ▪ Tipo de transplante<br>▪ Técnica cirúrgica e anastomoses<br>▪ **Malformação do trato geniturinário**<br>▪ Reoperação<br>▪ Dispositivos invasivos<br>▪ Tecidos desvitalizados<br>▪ Complicações cirúrgicas (hematoma, fístula, linfocele etc.)<br>▪ Número de hemoderivados<br>▪ **Diálise peritoneal**<br>▪ **Asplenia** | ▪ Doença de base<br>▪ Drogas imunodepressoras<br>▪ Indução<br>▪ Rejeição e uso de imunodepressores extras<br>▪ Plasmaferese<br>▪ Disfunção do enxerto<br>▪ Fatores metabólicos: uremia, hiperglicemia, hipoalbuminemia, desnutrição e cirrose<br>▪ Idade e raça<br>▪ Leucopenia e/ou linfopenia<br>▪ Hipogamaglobulinemia<br>▪ Infecção por vírus imunomoduladores: CMV, EBV, HIV, HCV, HBV, **vírus respiratório**<br>▪ Polimorfismo genético<br>▪ Doenças autoimunes prévias |

Em **negrito** as mais frequentes em transplantados pediátricos quando comparados a adultos. CMV: citomegalovírus; EBV: vírus Epstein-Barr; HBV: vírus da hepatite B; HCV: vírus da hepatite C; HIV: vírus da imunodeficiência humana; SARS-CoV-2: coronavírus 2 da síndrome respiratória aguda grave.

*Fonte:* Adaptado de Fishman[2,3,6]; Kumar e Ison[10]; Jordan et al.[11]; Kelly[12]; Knackstedt e Danziger-Isakov[13]; Fonseca-Aten e Michaels[14]; Kotton[15]; Keough e Michaels[16]; Allen e Green[17].

Embora, após o transplante, as variáveis anteriores permaneçam, a exposição ao ambiente hospitalar nos primeiros meses pós-transplante também determina padrões de infecção de natureza e intensidade peculiares. Transplantados pulmonares, hepáticos e cardíacos são os que apresentam maior exposição ao ambiente hospitalar, devido à internação prolongada, à necessidade de unidade de terapia intensiva (UTI) e ao uso de dispositivos invasivos e antimicrobianos, apresentando maior ocorrência de pneumonia hospitalar, infecção da corrente sanguínea e candidíase invasiva. Por outro lado, a necessidade de uso às vezes mais prolongado de cateterismo vesical, a manipulação de vias urinárias e a ocorrência de fístulas e linfoceles colocam o transplantado renal sob risco infeccioso maior para infecções do trato urinário (ITU) com relação aos demais transplantados[6,7,10].

Os principais fatores envolvidos na determinação do estado de imunodepressão pós-transplante são o esquema de fármacos imunossupressores, os danos em mecanismos inespecíficos de defesa, efeitos metabólicos e vírus imunomoduladores, mas outros fatores podem ocasionar impacto, como a necessidade de plasmaferese, doença de base, idade, raça e polimorfismo genético. O esquema de fármacos imunossupressores é o grande determinante do estado de imunodepressão em transplante, reduzindo primeiramente a eficácia da imunidade celular, embora a deficiência na produção de anticorpos ocorra simultaneamente em maior ou menor grau. É consenso que, quanto maior a intensidade de imunossupressão (dose, frequência, tipo e duração), linearmente maiores serão as taxas de infecção. Portanto, faz parte na avaliação de um paciente transplantado, saber quais imunossupressores está utilizando, quais já utilizou no passado, qual o nível sérico, se foi realizada indução e qual medicamento, modificação da imunossupressão e tratamento da rejeição. Em transplantados, é difícil estimar o estado de imunodepressão, uma vez que o mesmo é complexo e não pode ser mensurado com os meios de que se dispõe hoje[2,3,6].

O esquema básico de imunossupressão consiste em três imunossupressores: corticoide (prednisona), inibidor de calcineurina (ciclosporina ou tacrolimo) e um fármaco antiproliferativo (azatioprina) ou antimetabólico (ácido micofenólico: micofenolato de mofetila ou micofenolato sódico). Entretanto, pacientes com alto risco de rejeição podem receber indução antes do transplante com fármacos adicionais, como depletores de linfócitos (timoglobulina) ou inibidores de receptores de interleucina-2 (IL-2 - basiliximabe). Os corticoides têm papel central na imunodepressão, apresentam mecanismos de imunossupressão múltiplos e doses mais elevadas, têm clara relação com maior risco de infecção e o uso prolongado desses medicamentos aumenta o risco de pneumocistose, infecções bacterianas e fúngicas, infecção do sítio cirúrgico (retarda a cicatrização), hepatite B, além de aumentar o risco da reativação do CMV e BK vírus (BKV). O ácido micofenólico está associado a risco maior de infecções virais, incluindo CMV, VVZ, HSV e norovírus, principalmente em pacientes em uso de doses elevadas, infecções bacterianas e infecção do sítio cirúrgico por redução da cicatrização. Já a azatioprina é ligada ao risco de nocardiose e papilomavírus humano (HPV), e os inibidores de calcineurina são fatores de risco para infecções virais como BKV e doenças fúngicas invasivas. Com relação à terapia de indução ou rejeição, o uso de timoglobulina apresenta intensa liberação de interleucinas (capazes de ativar CMV em sítios de latência), combinada à depleção por complexa internalização do receptor de linfócito T, deixa o hospedeiro suscetível a qualquer evento infeccioso, em particular agentes que dependam de reposta imune celular, como CMV, EBV, BKV, outros vírus, bactérias encapsuladas, doença fúngica, infecção de pele e infecção da corrente sanguínea. Já os anticorpos não depletores monoclonais, como o basiliximabe, não parecem estar associados a grande aumento de infecções, em comparação aos anticorpos antilinfócitos/timócitos, uma vez que não há liberação de interleucinas pró-inflamatórias. Existem relatos de maior incidência de pneumonias por *Pneumocystis jirovecii,* pneumonias bacterianas, doença linfoproliferativa pós-transplante (PTLD, do inglês *post-transplantation lymphoproliferative disorders*) relacionadas ao EBV e infecção do sítio cirúrgico por redução da cicatrização com a utilização das rapamicinas ou inibidores do receptor mTOR (sirolimo e everolimo). Entretanto, já está bem demonstrado a redução das infecções por CMV, sendo muitas vezes realizada a conversão do ácido micofenólico para sirolimo em CMV recorrente, refratário ou resistente[2,3,6].

Infecção crônica ou aguda por vírus imunomoduladores - CMV, EBV, vírus da hepatite B (HBV) e vírus da hepatite C (HCV), HIV, herpesvírus 6 e 7 e vírus respiratórios - apresentam papel destacado na determinação do estado de imunodepressão. É conhecido o aumento do risco de óbito por eventos infecciosos em pacientes transplantados com infecção crônica por HBV e HCV, e o aumento de infecções bacterianas, fúngicas e parasitárias graves após doença por CMV, embora esta associação seja hoje menos evidente, em virtude da terapia preemptiva e profilaxia. Os efeitos indiretos desses vírus incluem imunossupressão local ou sistêmica acarretando infecção oportunista, estimulação da imunidade inata acarretando aloreatividade (rejeição aguda e crônica do enxerto) e proliferação celular acarretando malignidades ou injúria do enxerto (aterosclerose no transplante cardíaco ou síndrome bronquiolite obliterante do transplante pulmonar)[10].

O sucesso do ato cirúrgico é fundamental para a boa evolução do enxerto e para evitar infecções nos primeiros meses após a cirurgia, sendo a técnica cirúrgica e o tipo de transplante fatores importantes. Além disso, fístulas anastomóticas, tromboses, hematomas, estenoses, sangramentos e linfoceles podem impactar negativamente a evolução do enxerto, aumentando o risco de infecção e, consequentemente, diminuindo a sobrevida do paciente transplantado. Outros fatores relacionados ao aumento do risco são malformação do trato geniturinário (bastante frequentes nos pacientes pediátricos), atresia biliar, dispositivos invasivos e necessidade de reoperação[2,3,6,9,10].

## INFECÇÕES NO PERÍODO PÓS-TRANSPLANTE

O estado de imunodepressão acarreta infecções pós-transplante, obedecendo o padrão temporal mais ou menos homogêneo após o TOS. Ao longo do período pós-transplante, há variações na exposição a determinantes de risco de infecção, particularmente no que diz respeito a procedimentos médicos invasivos, exposição ambiental a patógenos, utilização de diferentes doses de imunossupressores e rejeição do enxerto, variações que interferem significativamente no perfil de infecções documentadas ao longo do período de transplante. Todavia, mudanças no esquema de imunossupressão, estratégias profiláticas e melhora na sobrevida do enxerto são fatores que têm promovido mudanças nesse padrão de infecção. Com o objetivo de estabelecer o diagnóstico diferencial, auxiliando na assistência de pacientes com episódios infecciosos, identificar risco ambiental ou de imunossupressão aumentado e definir estratégia profilática ou preemptiva na abordagem de pacientes transplantados, as infecções podem ser divididas em três períodos pós-transplante: precoce, intermediário e tardio (Quadro 4.1.2)[2,3,6].

**Quadro 4.1.2 –** Infecções mais frequentes após o transplante de órgãos (período pós-transplante e tipo de infecção).

| Tempo pós-transplante | Tipo de infecção | Infecções mais frequentes |
|---|---|---|
| 1° mês (precoce) | ▪ Infecções nosocomiais<br>▪ Relacionadas ao ato cirúrgico<br>▪ Infecções do doador<br>▪ Infecções latentes do receptor | ▪ **Bactérias multirresistentes**<br>▪ **Pneumonia hospitalar**<br>▪ **Infecção do trato urinário**<br>▪ **Infecção na corrente sanguínea relacionada ao cateter**<br>▪ **Infecção do sítio cirúrgico**<br>▪ **Candidíase invasiva**<br>▪ **Colite por *Clostridioides difficile***<br>▪ Legionelose<br>▪ Abscessos pulmonares e intra-abdominais<br>▪ Herpesvírus<br>▪ Micoses invasivas<br>▪ Doença de Chagas<br>▪ Raiva |
| 1° ao 6° – 12° mês (intermediário) | ▪ Infecções oportunistas (reativação de infecção latente)<br>▪ Vírus imunomoduladores | ▪ **BKV**<br>▪ **Herpesvírus: HSV, CMV (com preemptivo), VVZ, EBV, HHV 6 e HHV 7**<br>▪ **Reativação da hepatite C e B**<br>▪ **Vírus respiratório**<br>▪ **Aspergilose**<br>▪ **Toxoplasmose**<br>▪ **Pneumocistose (sem profilaxia)**<br>▪ **Doença de Chagas**<br>▪ **Estrongiloidíase**<br>▪ **Nocardiose**<br>▪ **Listeriose** |

*(Continua)*

**Quadro 4.1.2** – Infecções mais frequentes após o transplante de órgãos (período pós-transplante e tipo de infecção). (*Continuação*)

| Tempo pós-transplante | Tipo de infecção | Infecções mais frequentes |
|---|---|---|
| | | ▪ **Diarreias crônicas: norovírus, *Cystoisospora belli*, *Cryptosporidium parvum* e *Microsporidium* spp.**<br>▪ Leishmaniose<br>▪ Micoses endêmicas<br>▪ Tuberculose<br>▪ Criptococose<br>▪ Mucormicose e outros fungos filamentosos<br>▪ Eritrovirose<br>▪ Hepatite E |
| > 6 a 12 meses (tardio) | ▪ Infecções comunitárias<br>▪ Raras infecções oportunistas (imunossupressão secundária)<br>▪ Complicações secundárias aos vírus imunomoduladores | ▪ **CMV tardio (com profilaxia)**<br>▪ **Pneumonia comunitária**<br>▪ **Infecção do trato urinário**<br>▪ **Diarreias infecciosas alimentares**<br>▪ **Colecistite e diverticulite**<br>▪ **Reativação da hepatite C e B**<br>▪ **Câncer de pele e anorretal**<br>▪ **PTLD**<br>▪ **Disfunção do enxerto secundária a infecções virais crônicas**<br>▪ **Pneumocistose (após profilaxia)**<br>▪ **Condiloma acuminado**<br>▪ **Criptococose**<br>▪ **Tuberculose e outras micobacterioses**<br>▪ BKV<br>▪ Infecção por *Rhodococcus* spp.<br>▪ Aspergilose e outros fungos filamentosos<br>▪ Micoses endêmicas<br>▪ Mucormicose<br>▪ Nocardiose<br>▪ Rodococose<br>▪ Toxoplasmose<br>▪ Listeriose<br>▪ Encefalite por HSV<br>▪ LMP pelo vírus JC<br>▪ Leishmaniose |

Em **negrito** as mais frequentes. BKV: BK vírus; CMV: citomegalovírus; PTLD: doença linfoproliferativa pós-transplante; EBV: vírus Epstein-Barr; LMP: leucoencefalopatia multifocal progressiva; HHV: herpesvírus humano; HSV: herpes vírus simples; VVZ: vírus varicela-zóster.
*Fonte:* Adaptado de Fishman[2,3,6]; Kumar e Ison[10].

Cerca de 31% das infecções ocorrem no período precoce, sendo 90% infecções hospitalares comuns relacionadas ao ato cirúrgico, à colonização prévia ou a procedimentos invasivos. Também incidem algumas infecções preexistente ao transplante, que se manifestam como resultado da imunodepressão (p. ex., infecções por HSV, micoses e estrongiloidíase). Considere-se ainda infecções hospitalares ou oportunistas provenientes do doador, que ocorrem em menos de 1% dos casos (p. ex., doença de Chagas, infeções por herpesvírus, tuberculose; infecção por bactérias multirresistentes, raiva, micoses invasivas, toxoplasmose, BKV, vírus JC, Zika, Chikungunya, dengue, HIV, Ebola, *Ureaplasma* spp., infecção pelo vírus da coriomeningite linfocitária, SARS-CoV-2 e vírus do oeste do Nilo). Neste período, registram-se taxas de infecção maiores e mais graves em grupos de transplante de técnica cirúrgica mais complexa, com períodos pós-operatórios mais críticos que necessitam de internação em UTI, como transplantados de pulmão, coração e fígado[10].

No período intermediário predominam as infecções oportunistas, mais frequentemente aquelas dependentes de imunidade celular, que correspondem à reativação de infecção latente. A predominância das infecções oportunistas, neste período, deve-se ao pico de concentração sérica dos fármacos imunodepressores e ao tempo necessário para reativação das principais infecções latentes. O uso de profilaxias tem impacto no desenvolvimento tardio dessas infecções. Finalmente, no período tardio há redução da imunossupressão e em cerca de 80% dos pacientes (com boa evolução do enxerto) observam-se infecções comunitárias, principalmente bacterianas. Tais infecções podem ser mais prolongadas, extensas e evoluírem com maior complicação quando comparadas em pacientes imunocompetentes. Podem ocorrer algumas infecções oportunistas (p. ex., tuberculose, criptococose, listeriose e nocardiose) em caso de exposição ambiental intensa, disfunção de órgão, rejeição aguda ou crônica com imunossupressores. Em 10% a 15% dos pacientes são descritas complicações secundárias à imunomodulação viral, com aumento do risco de neoplasias e disfunção do enxerto[2,3,6].

É importante ressaltar que pacientes que tenham recebido tratamento para rejeição, modificações ou intensificação da imunossupressão, independentemente do momento após o transplante, podem tornar a apresentar aumento do risco de infecções consideradas oportunistas (p. ex., infecções oportunistas tardias, como o CMV). Além de mudanças em esquemas de imunodepressão, pacientes que atingem o 6º mês apresentando condições imunodebilitantes (insuficiência renal, uremia, hiperglicemia e desnutrição) ou uma exposição a um alto inóculo de patógeno também têm risco de infecções oportunistas, que normalmente ocorrem entre o 2º e o 6º mês[2,3,6].

## INFECÇÕES MAIS FREQUENTES

A distribuição das infecções depende ainda do tipo de órgão recebido (Quadro 4.1.3). As infeções bacterianas são as infecções mais comuns no TOS e geralmente são no sítio ou próximo ao sítio de transplante e relacionadas a procedimentos hospitalares. A incidência de bactérias multirresistentes nesse tipo de paciente vem aumentando substancialmente nos últimos tempos, sendo, muitas vezes, os primeiros hospedeiros a desenvolver bactérias com novos mecanismos de resistência pelo contato frequente ao serviço de saúde, procedimentos invasivos e uso amplo de antimicrobianos. Além disso, as infecções por bactérias multirresistentes aumentam três vezes a mortalidade dos pacientes com TOS[2,8,10].

**Quadro 4.1.3 –** Infecções mais frequentes após transplante de órgãos categorizadas pelo tipo de transplante.

| Tipo de transplante | Fatores associados | Infecções mais frequentes (ordem de frequência) |
|---|---|---|
| **Renal** | Cateterismo vesical<br>Uso de duplo J<br>Diabetes *mellitus*<br>Obesidade<br>Rejeição aguda<br>Complicações urinárias (fístula, estenose ou linfocele)<br>Refluxo vesicourinário<br>Doador falecido<br>Uso de timoglobulina<br>Reabordagem<br>Citomegalovirose | Infecção do trato urinário<br>CMV e outros herpesvírus<br>Diarreia infecciosa<br>Infecção do sítio cirúrgico<br>Pneumonia<br>BKV<br>Criptococose<br>Tuberculose<br>Nocardiose<br>Pneumocistose<br>Aspergilose |
| **Hepático** | Anastomose coledocojejunal<br>Tempo cirúrgico prolongado<br>Hipoalbuminemia<br>Fístulas<br>Dispositivos invasivos<br>CMV<br>Retransplante<br>Reoperação<br>Disfunção de órgãos<br>Uso de antimicrobiano prévio<br>Rejeição aguda<br>MELD alto<br>Uso de timoglobulina | Infecção do sítio cirúrgico<br>Infecção da corrente sanguínea<br>CMV e outros herpesvírus<br>Pneumonia<br>Colangite<br>Peritonite<br>Candidíase invasiva<br>Aspergilose |

*(Continua)*

**Quadro 4.1.3** – Infecções mais frequentes após transplante de órgãos categorizadas pelo tipo de transplante. (*Continuação*)

| Tipo de transplante | Fatores associados | Infecções mais frequentes (ordem de frequência) |
|---|---|---|
| **Pancreático** | Fístulas<br>Disfunção de órgãos<br>Diabetes *mellitus*<br>Rejeição aguda<br>Drenagem entérica<br>Reoperação | Infecção do sítio cirúrgico<br>CMV e outros herpesvírus<br>Candidíase invasiva<br>Infecção do trato urinário<br>Infecções intra-abdominais |
| **Cardíaco** | Disfunção de órgãos<br>Rejeição aguda<br>Diabetes *mellitus*<br>Exposição ambiental<br>Uso de membrana de oxigenação extracorpórea<br>Dispositivos de assistência ventricular esquerda | Pneumonia<br>Doença pneumocócica invasiva<br>Infecção da corrente sanguínea<br>CMV e outros herpesvírus<br>Mediastinite<br>Endocardite<br>Aspergilose e outros fungos filamentosos<br>Criptococose<br>Doença de Chagas<br>Toxoplasmose<br>Nocardiose<br>Micobacterioses atípicas |
| **Pulmonar** | Colonização prévia<br>Fibrose cística<br>Uso de antimicrobiano prévio<br>Disfunção de órgãos<br>Rejeição aguda<br>Bronquiolite obliterante<br>Exposição ambiental<br>Transplante unilateral<br>Lesão do órgão perienxerto<br>Fístula<br>CMV<br>Alta dose de corticoides<br>Retransplante | Pneumonia<br>Infecções por *Pseudomonas aeruginosa*<br>Traqueíte<br>Infecção da corrente sanguínea<br>Mediastinite<br>CMV e outros herpesvírus<br>Vírus respiratórios<br>Aspergilose e outros fungos filamentosos<br>Tuberculose<br>Pneumocistose<br>Micobacterioses atípicas |
| **Intestino** | Mucosite<br>Cirurgia prolongada<br>Reoperação<br>Retransplante<br>Complicações cirúrgicas<br>Dispositivos invasivos<br>Colonização prévia<br>CMV<br>Rejeição aguda<br>Altas doses de corticoides | Infecção do sítio cirúrgico<br>Diarreia<br>Infecção da corrente sanguínea<br>Infecções intra-abdominais<br>Candidíase invasiva<br>CMV e outros herpesvírus<br>Aspergilose e outros fungos filamentosos |

BKV: BK vírus; CMV: citomegalovírus; MELD: *Model for end-Stage Liver Disease*.
*Fonte:* Adaptado de Fishman[2,3,6]; Kumar e Ison[10]; Jordan et al.[11]; Kelly[12]; Knackstedt e Danziger-Isakov[13]; Fonseca-Aten e Michaels[14]; Kotton[15]; Keough e Michaels[16]; Allen e Green[17].

As infecções respiratórias são as mais frequentes complicações infecciosas que levam o paciente à reinternação após o transplante, sendo mais precoces nos transplantes torácicos e mais tardias no transplante renal. Nessas infecções, sempre se deve considerar o diagnóstico diferencial amplo com pneumonias bacterianas, tuberculose, legionelose, doenças fúngicas, estrongiloidíase, CMV, infecções por vírus respiratórios e nocardiose. As apresentações clínica e radiológica, muitas vezes, podem ser semelhantes, necessitando de diagnóstico etiológico mais invasivo[2,3,6,8,10]. Nos pacientes pediátricos, as infecções virais respiratórias ocorrem em 15% dos pacientes com progressão para pneumonia em 35% dos casos, sendo os mais frequentes o rinovírus, adenovírus, *influenza*, parainfluenza e o vírus sincicial respiratório (VSR), os quais são importantes causas de morbidade, perda e enxerto, e mortalidade nesses pacientes[18]. A Covid-19 foi muito pouco descrita em pacientes pediátricos submetidos a transplante de órgãos, com baixa repercussão clínica.

As outras infecções bacterianas mais frequente dependem do tipo de transplante. Em pacientes submetidos a transplante renal, a infecção do trato urinário (ITU) é responsável por 72% dos episódios infecciosos enquanto no paciente transplantado de fígado prevalece infecções intra-abdominais, geralmente relacionadas a complicações cirúrgicas. Em contrapartida, as infecções do sítio cirúrgico ocorrem comumente em todos os tipos de TOS e esses pacientes têm 18 vezes mais o risco de desenvolverem uma infecção relacionada com a assistência à saúde do que pacientes não transplantados. As ITU são responsáveis por 45% a 72% de todas as infecções e 30% de todas as hospitalizações por sepses nos pacientes transplantados de rim. São infecções que apresentam impacto na sobrevida do enxerto, 15% podem ser assintomáticas e a recorrência pode chegar a 32% dos casos. As infecções da corrente sanguínea são associadas com um desfecho desfavorável desses pacientes, sendo a principal causa de mortalidade e morbidade em TOS. A mortalidade dessa infecção pode chegar a 24%, mas pode ser de 50% nos casos que desenvolvem choque séptico, sendo importante o tratamento rápido desses pacientes. Síndromes diarreicas, que são observadas em 22% a 52% dos pacientes transplantados, apresentam enorme lista de diagnóstico diferencial, na qual constam ITU, causas medicamentosas (ácido micofenólico e antibiótico), rejeição do enxerto, vírus (em destaque norovírus), bactéria como *Clostridioides difficile*, protozoários (criptosporidíase e estrongiloidíase) e neoplasias, na qual 72% delas são causadas por agentes infecciosos[6,9,10]. Em pacientes pediátricos transplantados, o norovírus foi associado a maior risco de admissão em UTI, injúria renal e perda de peso, comparado a outros agentes de diarreia[11,12].

Nos EUA, a soropositividade para CMV de crianças entre 6 e 11 anos é de 36%, sendo maior em adolescentes e adultos, por isso a infecção por CMV não é tão frequente como nos adultos, ocorrendo em 23% das crianças transplantadas, sendo a doença por CMV encontrada em 1% a 2%. Porém existe o risco de infecção primária (principalmente em crianças em creches) ou por transfusão sanguínea, que pode ser mais grave nos pacientes transplantados e ocasionar perda do enxerto e morte[11-13,15,19-21]. Essa infecção ocorre geralmente nos primeiros 2 a 4 meses pós-transplante e os principais fatores de risco são a discordância sorológica (doador IgG+ e receptor IgG) e o uso de timoglobulina, sendo utilizados como fatores para decisão entre profilaxia com valganciclovir oral ou terapia preemptiva (monitorar carga viral ou antigenemia e iniciar tratamento com base em um ponto de corte centro-específico). Essas duas estratégias preventivas têm suas vantagens e desvantagens, sendo uma decisão centro-específica, com base no risco, tipo de transplante, logística e custo. A terapia preemptiva e profilaxia reduziram substancialmente o aparecimento de doença invasiva, como pneumonite, colite e encefalite, porém os efeitos indiretos após a infecção do CMV, como rejeição, infecção oportunista, diabetes *mellitus* pós-transplante, vasculopatias e impacto em mortalidade, ainda estão presentes assim como a recidiva, que ocorre em 23% a 35% dos casos e doença tardia após o término da profilaxia ou terapia[19-21]. Outras infecções virais de importância são reativações de HSV e VVZ, essa última encontrada em 8% a 11% dos transplantados, podendo apresentar disseminação ou doença extensa com acometimento de mais de um dermátomo no caso de VVZ. Nos pacientes pediátricos que têm maior possibilidade de serem soronegativos pré-transplantes, a infecção primária por HSV ou VVZ durante a imunossupressão tem alto risco de visceralizacão da infecção com pior prognóstico[5,11].

Além desses vírus, em pacientes pediátricos submetidos a TOS, vale ressaltar a infeção por EBV, a nefropatia relacionada à reativação de poliomavírus (BKV na grande maioria e vírus JC). A infecção por EBV em pediatria pode ser até mais frequente que do CMV e está conectada à PTLD mais precoce que em pacientes adultos em até 3% dos casos, sendo o dobro em paciente EBV negativos pré-transplante (6,7%), devido à transformação e à imortalização dos linfócitos B causados pelo EBV. Mais de 90% da PTLD em pediatria é relacionada ao EBV. Dados norte-americanos descrevem 2% de câncer após TOS em pediatria, sendo 71% linfoma não Hodgkin (PTLD), e os fatores de risco independentes para esse câncer: 1º ano após o transplante, EBV negativo pré-transplante (90% dos casos), transplante intestinal e uso de terapia de indução. Devido a esses achados, muitos centros monitoram a carga viral sérica de EBV em pacientes pediátricos de alto risco para reduzir a imunossupressão quando a carga viral sérica é alta[22,23]. Infecção por BKV é uma doença silenciosa, que pode ocorrer em até 15% dos casos pediátricos, 3% a 5% de nefropatia, e é responsável por 5% de todas as causas de perda de enxerto em pacientes submetidos a transplante renal. Em pacientes pediátricos transplantados renais, a soronegatividade para BKV pré-transplante está associada com aumento do risco de infecção primária e subsequente nefropatia pelo BKV[13]. Devido a isso, a maioria das recomendações são direcionadas a realizar monitoramento desse vírus nos primeiros anos após transplante renal e modular a imunossupressão se a viremia for alta e persistente.

A tuberculose é 20 a 74 vezes mais frequente na população transplantada quando comparada à população geral, sendo a melhor estratégia para redução do risco a triagem do teste tuberculínico ou teste de liberação de interferon-gama e subsequente tratamento da tuberculose latente. Essa doença se apresenta tardiamente após o transplante, em geral depois de 1 ano, sendo o tratamento um desafio pela interação com os imunossupressores e o alto risco de hepatotoxicidade, principalmente no transplantado de fígado[10].

Entres as doenças fúngicas invasivas, a candidíase invasiva é a infecção mais frequente, principalmente no transplante de fígado, intestino e pâncreas, e a aspergilose é mais comum em transplantes torácicos. A apresentação e tratamento da candidíase não têm peculiaridades relevantes no paciente transplantado, porém o uso rotineiro de profilaxia com fluconazol nos pacientes de alto risco ocasiona um aumento das espécies de *Candida* não *albicans* nesse grupo de pacientes. Por outro lado, a candidemia transmitida pelo doador pode ter uma evolução grave no paciente transplantado renal, ocasionando infecção do sítio cirúrgico com rotura de anastomose e aneurismas micóticos. Já a aspergilose é responsável por 19% das doenças fúngicas invasivas em TOS, sendo a traqueobronquite e infecções de anastomose em transplante pulmonar as apresentações peculiares nesses pacientes. Também é importante dizer que o sinal do halo e a positividade da galactomanana sérica não é frequente como no paciente onco-hematológico. Em contrapartida, a galactomanana no lavado broncoalveolar tem sua valia no diagnóstico desse grupo de paciente. Outras doenças fúngicas invasivas que valem ser destacadas no paciente transplantado são a criptococose com uma prevalência maior de acometimento pulmonar e pele do que em pacientes com Aids, a pneumocistose que era uma doença rara, mas nos últimos anos foi responsável por grandes surtos em TOS, a histoplasmose e coccidioidomicose. Em pediatria, a mortalidade atribuída das doenças fúngicas invasivas é de 21%[24].

No Quadro 4.1.4 estão resumidas as principais diferenças entre as infecções em pacientes adultos e pediátricos submetidos a TOS.

**Quadro 4.1.4 –** Principais diferenças entre as infecções em pacientes adultos e pediátricos submetidos a TOS.

| Características | Crianças | Adulto |
|---|---|---|
| Idade | Mais em < 6 anos | Mais em idosos |
| Colonização (fibrose cística) | ++++ | +++ |
| Malformação trato geniturinário (ITU) | ++++ | ++ |
| Procedimentos prévios (atresia biliar) | ++++ | ++ |
| Complicações cirúrgicas | ++++ (órgão doado grande) | +++ |
| Infecção prévia | ++ (primária) | ++++ (reativação) |
| Infecção viral | Precoce e grave | Tardia e menos grave |
| PTLD | Até 20% | < 1% |
| Imunização | ++ | ++++ |
| Infecção por bactérias encapsuladas (asplenia/vacina) | +++ | ++ |
| Peritonite (diálise peritoneal) | +++ | ++ |

PTLD: doença linfoproliferativa pós-transplante; ITU: infecção do trato urinário.
*Fonte:* Adaptado de Keough e Michaels[16].

## DIAGNÓSTICO E TRATAMENTO

O diagnóstico e o tratamento das infecções nesse grupo de pacientes são desafiadores, já que geralmente os sinais e sintomas são frustros. Além disso, o paciente, em até 40% das vezes, pode não apresentar febre no quadro inicial, ou esta pode estar ligada a outras causas (p. ex., rejeição do enxerto, trombose ou isquemia do enxerto, embolia pulmonar, neoplasias e fármacos como os imunomoduladores) em até 22% das vezes. Um exemplo claro disso é observado em pacientes transplantados sépticos, que apresentam menos leucocitose e febre, porém mais trombocitopenia e disfunção orgânica do que pacientes não transplantados. Por causa do amplo diagnóstico diferencial, a possibilidade de coinfecções e de rápida deterioração clínica, o diagnóstico precoce é essencial, sendo muitas vezes necessário diagnóstico microbiológico invasivo e instituir terapia empírica para os principais agentes em cada uma das diferentes situações, evitando assim toxicidades desnecessárias e interações medicamentosas. Para isso, utiliza-se muito uma abordagem sindrômica das infecções, assim definindo as ferramentas diagnósticas necessárias e terapia empírica no caso de infecções com risco de vida (Figura 4.1.1). Cada vez mais, os métodos diagnósticos moleculares, detecção de antígenos e imunológicos estão sendo incluídos na prática clínica na abordagem do paciente transplantado infectado. Consequentemente, novas estratégias terapêuticas estão sendo utilizadas, como terapia preemptiva, que pode ser baseada em biomarcadores ou fatores de risco para desencadear o início de um antimicrobiano. Um dos principais exemplos é o monitoramento com PCR (reação em cadeia da polimerase) para CMV em pacientes de risco[2,3,6,25].

Embora o tratamento empírico dirigido para os principais agentes causadores de uma síndrome clínica é geralmente instituído em pacientes com infecções graves, é fundamental estabelecer a etiologia e ajustar a terapia após resultados dos exames. As variáveis que indicam o tratamento empírico e o método diagnóstico são: padrão radiológico, apresentação clínica, gravidade da apresentação clínica, grau de imunodepressão, período pós-transplante, infecções e tratamentos prévios, colonização prévia, epidemiologia local, hospitalização prévia, risco de toxicidade e custo[25].

O tratamento deve ser cuidadosamente avaliado, devido ao risco de toxicidade superposta e à interação com imunossupressores. Além da toxicidade e do custo associados ao tratamento com múltiplos fármacos, a identificação do agente etiológico permite reduzir o espectro do tratamento amplo. O médico deve estar alerta para ajustar a dose de imunossupressores antes e após o uso de antimicrobianos, realizando monitoramento de nível sérico de imunossupressores e antimicrobianos quando disponível[25].

Além do tratamento antimicrobiano precoce e controle de foco de infecção (drenagem, cirurgias e retirada de dispositivos), a redução da intensidade da imunossupressão é útil até o controle do processo infeccioso, apesar de ser controversa. Ela depende do tipo de infecção, do tipo de transplante, do risco de rejeição e da gravidade da doença, já que pode desencadear a rejeição do enxerto ou síndrome inflamatória da resposta imune. Por isso, a redução da imunossupressão sempre deve ser feita de forma individualizada, gradual e em conjunto com o médico-transplantador[25].

## PREVENÇÃO

As principais estratégias preventivas implementadas no TOS são avaliação pré-transplante, vacinação, antibioticoprofilaxia cirúrgica, profilaxia antimicrobiana, medidas de prevenção de infecção relacionadas com a assistência à saúde, terapia preemptiva e medidas educativas antes e após o transplante. Uma boa avaliação pré-transplante do receptor e do potencial doador, como descrito anteriormente, é uma medida essencial para a prevenção de infecção nos primeiros meses após o transplante[9].

Deve-se investigar a história vacinal nas consultas pré-transplante, já que a proteção e a extensão da imunização são menos eficientes durante a imunossupressão. A vacinação pós-transplante deve ser ministrada após 3 a 6 meses do transplante, e vacinas com vírus vivo são contraindicadas, por isso é importante atualizar o esquema vacinal antes do transplante e vacinação de contatos domiciliares[7,8].

Mudanças de hábito também ajudam a diminuir o risco de exposição: cuidados com a higiene, evitar contato com pessoas com doenças respiratórias ou tuberculose, evitar áreas de construção, cuidados com alimentos e líquidos, cuidados com atividades de lazer, evitar contato com pássaros e gatos, evitar piscinas públicas, cuidados nas creches e consultar um infectologista antes de viajar.

As estratégias profiláticas mais comumente utilizadas no TOS estão descritas no Quadro 4.1.5. Muitas delas são universais ou com base em pacientes com fatores de risco. Uma das mais conhecidas é a estratégia preventiva da infecção por CMV, realizada na maioria dos centros com valganciclovir durante 3 a 6 meses. Outros antivirais, como ganciclovir endovenoso, podem ser utilizados por alguns centros no

| Infecção | Sinais e sintomas | Agentes mais frequentes | Ferramentas diagnósticas |
|---|---|---|---|
| **Pulmonar** | Dor, dispneia, tosse, hemoptise, hipoxemia e infiltrados | BGN, *S. aureus*, pneumococo, vírus respiratório, tuberculose, pneumocistose, criptococose, CMV, HSV, VVZ, micobactérias atípicas, nocardiose, aspergilose, outros fungos filamentosos, estrongiloidíase, fungos endêmicos, legionelose, rodococose, feo-hifomicoses e toxoplasmose | LBA; escarro; secreção; pesquisa direta; pesquisa ou PCR pneumocistose; cultura; hemocultura; histopatológico; imagem; sorologia fungos; antígeno criptocócico, histoplasmose, pneumococo e *Legionella*; galactomanana; BD-glucana e PCR vírus respiratório, tuberculose, CMV ou multiplex |
| **Do SNC** | Cefaleia, meningismo, sinal focal, convulsão e alteração do *status* mental, nistagmo | Bactérias, listeriose, criptococose, toxoplasmose, vírus JC, HSV, HHV-6, VVZ, EBV, CMV, tuberculose, aspergilose, nocardiose, doença de Chagas, feo-hifomicose, fungos endêmicos, vírus do oeste do Nilo, raiva e BKV | Líquido cefalorraquidiano (LCR), pesquisa direta, cultura, imagem (RM), sorologia Chagas e fungos, antígeno criptocócico e histoplasmose, galactomanana, PCR herpesvírus, poliomavírus, tuberculose, toxoplasmose ou multiplex e histopatológico |
| **Cutânea** | Pápula, nódulo, pústula, vesícula, púrpura, úlcera, celulite, placa, abscesso, granuloma e necrose | HSV, VVZ, HPV, CMV, CGP, BGN, criptococose, nocardiose, doença de Chagas, feo-hifomicoses, esporotricose, histoplasmose, paracoccidioidomicose, fusariose, micobactérias atípicas, HHV-7, bartonelose, leishmaniose, Tricosporonose, candidíase e outros fungos filamentosos | Histopatológico; pesquisa direta; cultura; hemocultura; imagem; sorologia Chagas, leishmaniose, *Bartonella* e fungos; antígeno criptocócico, histoplasmose e leishmaniose e PCR |
| **Abdominal** | Diarreia, meteorismo, dor abdominal | *C. difficile*, BGN, enterococo, anaeróbio, CMV, norovírus, rotavírus, adenovírus, estrongiloidíase, parasitas, tuberculose, histoplasmose, mucormicose, paracoccidioidomicose | PCR ou toxina *C. difficile*; pesquisa rotavírus, adenovírus e parasitas; PCR CMV, adenovírus e norovírus; colonoscopia; histopatológico; cultura; imagem; sorologia ou antígeno histoplasmose; sorologia paracoccidioidomicose e PPF |
| **Febre de origem indeterminada** | Febre | ITU, ISC, ICS, CMV, EBV, candidemia, adenovírus, eritrovírus, criptococose, toxoplasmose, histoplasmose, HHV-6, listeriose, leshmaniose | Hemocultura; urocultura; imagem, BD-glucana, PCR CMV, EBV, adenovírus, eritrovírus, HHV-6, toxoplasmose e leshmaniose; antígeno criptocócico, histoplasmose e leshimaniose e sorologia histoplasmose e leshmaniose |
| **Sinusite** | Dor, epistaxe, congestão, úlcera, celulite, crosta necrótica e lacrimejamento | Pneumococo, *H. influenzae*, *M. catarrhalis*, *S. aureus*, *P. aeruginosa*, aspergilose, fusariose, mucormicose e feo-hifomicoses | Imagem (RM), nasofibroscopia, pesquisa, cultura, histopatológico e galactomanana |
| **Urinária** | Disúria, urgência, hematúria, estenose e disfunção do enxerto renal | BGN, enterococo, BKV, adenovírus, candidúria, criptococose, aspergilose, Tricosporonose e vírus JC | Urina 1; urocultura; hemocultura; imagem; PCR poliomavírus e adenovírus; antígeno criptocócico e histopatológico |

**Figura 4.1.1** – Abordagem sindrômica das infecções em transplantes de órgãos sólidos.

BGN: bacilo Gram-negativo; CGP: coco Gram-positivo; CMV: citomegalovírus; EBV: vírus Epstein-Barr; HHV: herpesvírus humano; HSV: herpesvírus simples; ICS: infecção da corrente sanguínea; ISC: infecção do sítio cirúrgico; ITU: infecção do trato urinário; LBA: lavado broncoalveolar; PCR: reação em cadeia da polimerase; PPF: protoparasitário de fezes; RM: ressonância magnética; SNC: sistema nervoso central; VVZ: vírus varicela-zóster.
*Fonte:* Adaptada de Fishman[2,3,6]; Timsit et al.[25].

tratamento preemptivo com dosagem sistemática de antigenemia ou PCR para CMV, para detectar a infecção antes dos sintomas, em pacientes de risco alto intermediário para a doença. Outras medidas profiláticas essenciais são: antibioticoprofilaxia cirúrgica apropriada para cada tipo de transplante, profilaxia com sulfametoxazol/trimetoprim (SMX/TMP) durante 3 a 6 meses (prevenção de pneumonia por *Pneumocystis jirovecii*, toxoplasmose, nocardiose, cistoisosporíase, ciclosporíase, listeriose e patógenos comuns de ITU, infecção respiratória e gastrintestinal) e profilaxia com ivermectina pré-transplante, em pacientes de risco para estrongiloidíase. Estratégias profiláticas ou preemptivas com base em fatores de alto risco para doenças fúngicas são amplamente utilizadas, principalmente em transplantes hepático, pulmonar, cardíaco e pancreático. A duração da profilaxia dependerá da infecção, tipo de transplante e resolução dos fatores de risco, correspondendo em média de 3 a 12 meses para as infecções oportunistas. Após esse período, em paralelo à redução da imunossupressão, a profilaxia para esses agentes pode ser gradualmente descontinuada, mas deve ser reiniciada caso ocorra o aumento da imunossupressão, como, por exemplo, o tratamento de episódios de rejeição[7-9].

**Quadro 4.1.5 –** Profilaxia medicamentosa em transplantes de órgão sólido.

| Infecção | Pacientes elegíveis | Medicamento profilático | Duração |
|---|---|---|---|
| Infecção do sítio cirúrgico | Todos | A depender do tipo de transplante e colonização do doador e receptor | 1 a 10 dias |
| **ITU, pneumocistose** Toxoplasmose, paracoccidioidomicose nocardiose, diarreias, infecções respiratórias e listeriose | Todos | SMX/TMT | 3 a 12 meses |
| **CMV**, HSV, VVZ, HHV-6, HHV-7 | **Individualizar: D(+) R(-); uso ATG**, D(+) R(+); transplante de rim, pulmão, coração, pâncreas e intestino. Transplante hepático (controverso) | Valganciclovir | 3 a 6 meses |
| HSV | Receptor reagente | Aciclovir | 3 a 4 meses |
| Candidíase | Transplante de fígado de alto risco, pâncreas e intestino | Fluconazol | 1 a 4 semanas ou até a resolução dos fatores de risco |
| Aspergilose | Transplante de fígado de alto risco, pulmão, coração e intestino de alto risco | AMB inalatória, itraconazol, voriconazol ou equinocandinas | 3 a 6 semanas (transplante hepático)<br>3 a 12 meses (transplante pulmonar e cardíaco) |
| Tuberculose | PPD > 5 mm, IGRA+, Raio X alterado, tratamento inadequado, contato de risco e doador (+) | Isoniazida | 9 meses |
| Sífilis | Doador VDRL reagente | Penicilina benzatina<br>Ceftriaxona | 3 doses<br>1 semana |
| Hepatite B | HBsAg reagente ou PCR detectável | Tenofovir ou entecavir | 6 a 12 meses |
| Toxoplasmose | Transplante cardíaco receptor reagente<br>Transplante cardíaco D(+) R(-) ou alto risco | SMX/TMP<br>Associar pirimetamina | 6 meses<br>3 meses |
| Estrongiloidíase | Área endêmica | Ivermectina | 1 a 2 dias |

Em **negrito** a indicação formal, sem negrito outras infecções que podem ser prevenidas. AMB: Anfotericina B, ATG: antitimoglobulina; CMV: citomegalovírus; D: doador; EBV: vírus Epstein-Barr; HBsAg: antígeno de superfície do vírus da hepatite B; HHV: herpesvírus humano; HSV: herpesvírus simples; IGRA: teste de liberação de interferon-gama; ITU: infecção do trato urinário; PCR: reação em cadeia da polimerase; PPD: prova cutânea tuberculínica; R: receptor; SMX/TMP: sulfametoxazol/trimetoprim; VVZ: vírus varicela-zóster.
*Fonte:* Adaptado de Guenette e Husain[7]; Kalil et al.[8]; Gavaldà et al.[9].

Finalmente, não se pode esquecer de incluir ou até planejar um programa de gerenciamento de antimicrobianos específicos para esse tipo de paciente, pelas suas particularidades e visando a redução do custo, resistência bacteriana, diagnóstico precoce e manejo adequado[9].

Perspectivas futuras apontam para a análise da dinâmica dos fatores de risco pós-transplante, utilizando-se ferramentas que meçam a função imunológica não específica ou específica para um patógeno, possibilitando redesenhar novas estratégias profiláticas ou preemptivas nos pacientes submetidos a TOS. Outros avanços futuros são biomarcadores mais precisos e com pontos de cortes bem definidos, terapias gênicas, manipulação do microbioma, novas terapias e vacinas, como exemplo para CMV[6,9].

## REFERÊNCIAS BIBLIOGRÁFICAS


1. Associação Brasileira de Transplante. Registro brasileiro de transplante. Revista Brasileira de Transplante. XXVIII, n. 4, 2022. Disponível em: https://site.abto.org.br/conteudo/rbt/. Acesso em: 2 set. 2023.
2. Fishman JA. Infection in solid-organ transplant recipients. N Engl J Med. 2007;357:2601-14.
3. Fishman JA. Infection in organ transplantation. Am J Transpl. 2017;17:856-879.
4. Kizilbash SJ, Chavers BM. Editorial: infections and post-transplant lymphoproliferative disease after pediatric kidney transplantation. Front Pediatr. 2023 Jun 23;11:1221783.
5. Shepherd RW, Turmelle Y, Nadler M, Lowell JA, Narkewicz MR, McDiarmid SV, Anand R, Song C; SPLIT Research Group. Risk factors for rejection and infection in pediatric liver transplantation. Am J Transplant. 2008 Feb;8(2):396-403.
6. Fishman JA. AST Infectious Diseases Community of Practice. Introduction: infection in solid organ transplant. Am J Transpl. 2009;9(Suppl 4): S3-S6.
7. Guenette A, Husain S. Infectious complications following solid organ transplantation. Crit Care Clin. 2019;35(1):151-168.
8. Kalil AC, Sandkovsky U, Florescu DF. Severe infections in critically ill solid organ transplant recipients. Clin Microbiol Infect. 2018;24(12):1257-1263.
9. Gavaldà J, Aguado JM, Manuel O, Grossi P, Hirsch HH; ESCMID Study Group of Infection in Compromised Hosts. A special issue on infections in solid organ transplant recipients. Clin Microbiol Infect. 2014;20 Suppl 7:1-3.
10. Kumar R, Ison MG. Opportunistic Infections in transplant patients. Infect Dis Clin North Am. 2019;33(4):1143-1157.
11. Jordan CL, Taber DJ, Kyle MO, Connelly J, Pilch NW, Fleming J, Meadows HB, Bratton CF, Nadig SN, McGillicuddy JW, Chavin KD, Baliga PK, Shatat IF, Twombley K. Incidence, risk factors, and outcomes of opportunistic infections in pediatric renal transplant recipients. Pediatr Transplant. 2016 Feb;20(1):44-8.
12. Kelly DA. Current issues in pediatric transplantation. Pediatr Transplant. 2006 Sep;10(6):712-20.
13. Knackstedt ED, Danziger-Isakov L. Infections in pediatric solid-organ transplant recipients. Semin Pediatr Surg. 2017 Aug;26(4):199-205.
14. Fonseca-Aten M, Michaels MG. Infections in pediatric solid organ transplant recipients. Semin Pediatr Surg. 2006 Aug;15(3):153-61.
15. Kotton CN. Update on infectious diseases in pediatric solid organ transplantation. Curr Opin Organ Transplant. 2008 Oct;13(5):500-5.
16. Keough WL, Michaels MG. Infectious complications in pediatric solid organ transplantation. Pediatr Clin North Am. 2003 Dec;50(6):1451-69.
17. Allen U, Green M. Prevention and treatment of infectious complications after solid organ transplantation in children. Pediatr Clin North Am. 2010 Apr;57(2):459-79.
18. Danziger-Isakov L, Steinbach WJ, Paulsen G, Munoz FM, Sweet LR, Green M, Michaels MG, Englund JA, Murray A, Halasa N, Dulek DE, Madan RP, Herold BC, Fisher BT. A Multicenter Consortium to Define the Epidemiology and Outcomes of Pediatric Solid Organ Transplant Recipients With Inpatient Respiratory Virus Infection. J Pediatric Infect Dis Soc. 2019 Jul 1;8(3):197-204.
19. Bosch W, Heckman MG, Diehl NN, Shalev JA, Pungpapong S, Hellinger WC. Association of cytomegalovirus infection and disease with death and graft loss after liver transplant in high-risk recipients. Am J Transplant. 2011 Oct;11(10):2181-9.
20. Tsai KC, Danziger-Isakov LA, Banach DB. Cytomegalovirus Infection in Pediatric Solid Organ Transplant Recipients: a Focus on Prevention. Curr Infect Dis Rep. 2016 Jan;18(2):5.
21. Suresh S, Lee BE, Robinson JL, Akinwumi MS, Preiksaitis JK. A risk-stratified approach to cytomegalovirus prevention in pediatric solid organ transplant recipients. Pediatr Transplant. 2016 Nov;20(7):970-980.
22. Colombini E, Guzzo I, Morolli F, Longo G, Russo C, Lombardi A, Merli P, Barzon L, Murer L, Piga S, Ciofi Degli Atti ML, Locatelli F, Dello Strologo L. Viral load of EBV DNAemia is a predictor of EBV-related post-transplant lymphoproliferative disorders in pediatric renal transplant recipients. Pediatr Nephrol. 2017 Aug;32(8):1433-1442.
23. Yanik EL, Smith JM, Shiels MS, Clarke CA, Lynch CF, Kahn AR, Koch L, Pawlish KS, Engels EA. Cancer Risk After Pediatric Solid Organ Transplantation. Pediatrics. 2017 May;139(5):e20163893.
24. Saxena S, Gee J, Klieger S, Kajon A, Petersen H, Zaoutis T, Fisher B. Invasive Fungal Disease in Pediatric Solid Organ Transplant Recipients. J Pediatric Infect Dis Soc. 2018 Aug 17;7(3):219-225.
25. Timsit JF, Sonneville R, Kalil AC, Bassetti M, Ferrer R, Jaber S, Lanternier F, Luyt CE, Machado F, Mikulska M, Papazian L, Pène F, Poulakou G, Viscoli C, Wolff M, Zafrani L, Van Delden C. Diagnostic and therapeutic approach to infectious diseases in solid organ transplant recipients. Intensive Care Med. 2019;45(5):573-591.


# 4.2 Transplante de células-tronco hematopoiéticas


*Fabianne Altruda de Moraes Costa Carlesse*

*Adriana Seber*


## INTRODUÇÃO

O transplante de medula óssea (TMO) é a infusão de células-tronco do sistema hematopoiético que têm a capacidade de se autorreplicar e dar origem a todas as células sanguíneas maduras. As células-tronco hematopoiéticas utilizadas para o transplante podem ser obtidas da medula óssea, do sangue periférico ou do sangue de cordão umbilical/placenta. Assim, atualmente, a denominação mais precisa seria transplante de células-tronco hematopoiéticas (TCTH), porém o termo transplante de medula óssea, consagrado pelo uso, é utilizado de maneira genérica para designar todos os tipos de transplante. Segundo o tipo de doador, o TMO pode ser classificado em:

- **Autólogo:** células do próprio paciente são coletadas, criopreservadas e guardadas até o momento do TMO. Depois do paciente receber altas doses de quimioterapia, as células são descongeladas e infundidas por via intravenosa para que a produção de sangue seja restaurada. O TMO autólogo utiliza predominantemente as células-tronco do sangue periférico. As indicações mais comuns em crianças são linfomas e tumores sólidos, como neuroblastoma, tumores cerebrais, tumor de células germinativas e retinoblastoma extraocular.
- **Singênico:** transplante de células-tronco de um irmão gêmeo idêntico.
- **Alogênico:** o doador é um outro indivíduo:
  - **Aparentado:** doadores familiares, em geral irmãos.
  - **Não aparentado:** adultos ou unidades de sangue de cordão umbilical.
  - **Haploidêntico:** doadores aparentados que têm um haplótipo HLA igual ao paciente e o outro diferente, geralmente pais, filhos ou irmãos.

Para que seja possível o transplante alogênico, paciente e doador têm que ter compatibilidade da tipagem HLA, o sistema de histocompatibilidade humano. Tradicionalmente, só eram realizados transplantes de doadores com HLA idêntico ao do paciente. Na última década aumentaram muito os transplantes haploidênticos, em que o paciente e o doador aparentado têm um haplótipo HLA igual e o outro diferente[1]. Haplótipo é o conjunto de genes contidos em um cromossomo, um herdado do pai e outro da mãe. Assim, transplantes haploidênticos têm compatibilidade HLA de pelo menos 50%.

O sistema HLA é codificado no cromossomo 6 e, em geral, todo o conjunto de genes contido em cada haplótipo é passado de pais para filhos. O HLA é composto por vários *loci*, A, B, C (classe I), DR, DP, DQ (classe II). Assim, pode haver incompatibilidade entre qualquer um dos 12 antígenos, o que ocorre principalmente quando o doador é um voluntário cadastrado no banco de doadores, e não da mesma família. Além da importância nos transplantes, as moléculas HLA apresentam peptídios aos linfócitos T, para que se inicie a resposta imune específica.

A recuperação imunológica após os transplantes é muito mais precoce quando paciente e doador são irmãos e têm a mesma tipagem HLA. Em transplantes com incompatibilidade HLA, receptores podem permanecer imunossuprimidos por muitos meses após o transplante, suscetíveis a uma infinidade de infecções oportunistas e virais.

Diferente de transplantes de órgãos sólidos, o TMO é um processo em que o paciente permanece habitualmente internado por pelo menos 1 mês. Os dias antes do transplante são contados com negativos, o dia da infusão é o Dia zero e, a seguir, são contatos dias positivos. É necessário um cateter parcialmente implantável, recebe um regime de condicionamento para destruir as células tumorais e/ou sistema imune do paciente.

O regime de condicionamento pode ser:

- **Mieloablativo:** altas doses de quimioterapia, associadas ou não à radioterapia corporal total, utilizadas para destruir o tumor e, no TMO alogênico, imunossuprimir o receptor para que as células do doador não sejam rejeitadas. Podem ser esquemas convencionais, com base no uso de bussulfano ou de irradiação corporal total, ou esquemas com doses menores, de toxicidade reduzida.
- **Intensidade reduzida e não mieloablativos:** baseiam-se principalmente na imunossupressão do paciente para permitir a pega das células do doador. Têm menor efeito antitumoral, mas podem ser tolerados mesmo por pacientes com comorbidades associadas.

Após o término do regime de condicionamento, no transplante autólogo o paciente recebe a transfusão de suas próprias células que foram previamente criopreservadas, através do cateter central, como se fosse uma transfusão de sangue; no transplante alogênico, recebe as células do doador que foram coletadas da medula ou do sangue periférico. Não é necessária a compatibilidade sanguínea ABO, mas há vários cuidados específicos quando a transfusão é incompatível.

Após a infusão das células-tronco, definida com dia zero do transplante, pacientes submetidos a TMO autólogo habitualmente têm recuperação hematopoiética em 1 a 2 semanas. O primeiro de 3 dias consecutivos com mais de 500 neutrófilos/mm$^3$ é definido como o dia da enxertia ("pega" da medula). No TMO alogênico, a enxertia pode ser em até 3 semanas após a infusão e durante os primeiros meses após o TMO. O paciente recebe continuamente imunossupressores para que o sistema imune do doador adquira tolerância ao corpo do receptor e não o ataque. O reconhecimento e ataque de antígenos do receptor por linfócitos do doador chama-se doença do enxerto contra o hospedeiro (DECH).

A DECH pode ser aguda ou crônica. Além da DECH aguda, as maiores causas de morbimortalidade precoce são infecções e a toxicidade relacionada ao regime de condicionamento. O tratamento da DECH é habitualmente realizado com corticoides, inibidores de calcineurina (ciclosporina ou tacrolimo) ou mTOR (sirolimo). Tanto a DECH quanto o seu tratamento levam à profunda imunossupressão. Além disso, a DECH crônica causa asplenia funcional (demonstrada pela presença de corpúsculos de Howell-Jolly no sangue periférico) e risco de sepse fulminante por encapsulados, além de piorar a resposta às vacinas.

Antes do transplante, todos os pacientes recebem tratamento empírico de infecções helmínticas, com cobertura para estrongiloidíase, pois pode ser extremamente grave em imunossuprimidos. Durante o TMO, a reativação de herpes simples é quase universal se não for realizada profilaxia com aciclovir. A profilaxia antibacteriana é controversa, por causar alteração da flora do paciente e impacto sobre prevalência de bactérias multirresistentes, já tão prevalentes em nosso meio.

Além da profilaxia de *Pneumocystis jirovecii* com sulfametoxazol/trimetoprim (SMX/TMP), pacientes devem receber profilaxia contra infecção por *Candida* sp. durante a neutropenia ou uso de corticoide. A estratégia de profilaxia contra fungos filamentosos depende do grau de imunossupressão e epidemiologia local. Pacientes com DECH crônica podem desenvolver também deficiência grave na produção de imunoglobulinas e necessitar de reposição periódica para manter níveis normais.

Em nossos pacientes é ainda necessário lembrarmos das doenças tropicais, tão prevalentes e tão pouco estudadas na população de imunossuprimidos[2,3]. Em pacientes brasileiros, a causa de morte precoce mais importante não é o tumor e nem DECH, mas as infecções: 71% dos óbitos até 100 dias após o TMO autólogo e 55% após o TMO alogênico são causadas por infecções[1].

## COMPLICAÇÕES INFECCIOSAS

As infecções em transplantados têm alta morbimortalidade. Em cada fase do transplante existem fatores de risco e comprometimentos distintos do sistema imunológico, modificando a prevalência das infecções. O conhecimento dessas associações orienta a abordagem inicial do processo infeccioso, seja do ponto de vista diagnóstico, seja de terapia empírica (Figura 4.2.1)[4,5].

### Fase 1: Pré-"pega": do início do condicionamento até a recuperação hematológica

Essa fase é caracterizada por uma rotura da barreira cutâneo mucosa e neutropenia; a gravidade e a duração desses fatores está relacionada com o regime de condicionamento a que esse paciente foi submetido. Além disso, o uso de cateter venoso central (CVC) também representa um outro risco infeccioso trazendo uma rotura de barreira cutânea e abrindo porta de entrada para infecção sistêmica.

## INFECÇÕES BACTERIANAS

Na presença de febre ou suspeita de infecção, devem ser colhidas culturas de sangue, urina, ou outra possível fonte de infecção de acordo com o exame clínico, além de biomarcadores inflamatórios como proteína C reativa (PCR) e/ou procalcitonina (PCT). Além disso, deve-se atentar para a história médica pregressa e o passado infeccioso para investigação diagnóstica.

Infecções da corrente sanguínea são comuns e os agentes etiológicos assemelham-se àqueles dos pacientes neutropênicos febris pós-quimioterapia: *Staphylococcus epidermidis*, *Streptococcus* do grupo *viridans* (associado à mucosite e uso de quinolonas), *Pseudomonas aeruginosa*, *Escherichia coli*, *Klebsiella* spp. e *Enterobacter* spp. A prevalência de microrganismos multirresistentes tem aumentado e é imprescindível conhecer a epidemiologia hospitalar para que a escolha da antibioticoterapia seja a mais assertiva possível[6].

É imperativo o início precoce de antibioticoterapia quando o paciente neutropênico se torna febril, independente de se encontrar o foco infeccioso[7]. Durante o transplante, mesmo que o paciente tenha número ainda normal de neutrófilos, a infecção pode causar queda abrupta em um intervalo de poucas horas. As últimas recomendações do European Conference of Infection in Leukemia (ECIL8) publicadas em 2020, recomendam o início de um beta-lactâmico com ação antipseudomonas associado a um inibidor de beta-lactamase (piperacilina-tazobactam) ou uma cefalosporina de quarta geração (cefepima) para pacientes clinicamente estáveis e com baixo risco de infecção para microrganismos multirresistentes. Naqueles pacientes com instabilidade hemodinâmica, a recomendação é utilizar um carbapenêmico associado ou não a um segundo agente contra Gram-negativos e/ou associado a um glicopeptídio. Em instituições com alta prevalência de microrganismos multirresistentes e naqueles pacientes colonizados, devemos ajustar a terapia com base no perfil de sensibilidade, sendo mandatório descalonar a terapia assim que possível[7].

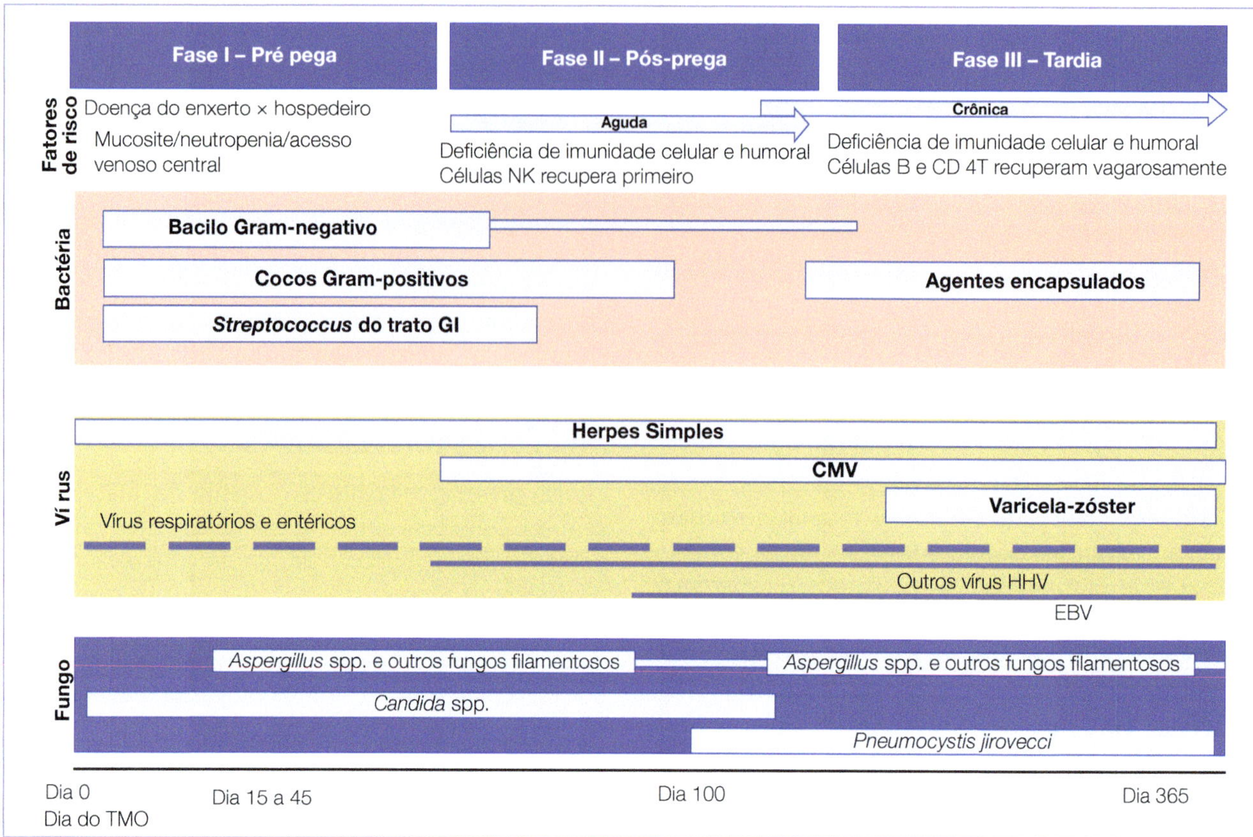


**Figura 4.2.1** – Fases do transplante de medula óssea × aparecimento de infecções oportunísticas.
*Fonte:* Adaptada de Tomblyn M et al., 2009[4].

## INFECÇÕES FÚNGICAS INVASIVAS

A profilaxia antifúngica primária é fortemente recomendada durante a fase neutropênica, até a reconstituição imune, e durante a imunossupressão devido à DECH[7]. O fluconazol é indicado quando a incidência de infecção por fungos filamentosos é baixa. Em instituições onde ocorre uma maior incidência de fungos filamentosos e/ou em pacientes de alto risco, o uso de voriconazol (com monitoramento de nível sérico) ou micafungina é preferível[7]. Profilaxia secundária é altamente recomendada em pacientes com histórico de infecções fúngicas invasivas (IFI) antes do TMO[8].

Pacientes pós-TMO alogênico com expectativa de neutropenia < 14 dias são considerados de risco moderado de desenvolver IFI, enquanto pacientes com expectativa de neutropenia > 14 dias ou com presença de DECH crônica extensa dependente ou refratária a corticoides ou DECH grave graus III/IV são considerados de alto risco. De acordo com a estratificação de risco, a profilaxia contra fungo filamentoso é recomendada para pacientes de alto risco, enquanto a profilaxia contra *Candida* é recomendada para pacientes com risco moderado. Outros fatores que contribuem na escolha da profilaxia antifúngica são a epidemiologia da Instituição e a facilidade de diagnóstico precoce, como uso de biomarcadores e exames de imagem (Quadro 4.2.1)[9].

Infecções por fungos filamentosos têm uma distribuição trimodal no TMO. Durante o primeiro mês, o principal fator de risco é a neutropenia prolongada. Após a pega, está associada à imunodeficiência celular devido à DECH aguda e, posteriormente, à DECH crônica ou ao seu tratamento.

Devido à melhoria das técnicas diagnósticas, a terapêutica antifúngica pode ser iniciada somente quando há sinais clínicos ou laboratoriais da infecção[10-12]. Vale ressaltar que a investigação deve ser sistemática e seriada, pois a mortalidade destas infecções é alta e somente a terapia precoce pode modificar o curso da doença. Embora fortemente recomendada, a comprovação microbiológica ainda é rara nestes pacientes por serem muito doentes, com comorbidades, plaquetopenia e mucosite, o que dificulta procedimentos agressivos.

Outras medidas de prevenção de IFI incluem a utilização de filtro de ar de alta eficiência (HEPA, do inglês *high efficiency particulate air*) em quartos de internação e filtragem de toda a água da unidade de internação de TMO.

**Quadro 4.2.1** – Estratificação de risco para infecções fúngicas invasivas.

| | |
|---|---|
| Fase precoce do TMO | Alto risco: requer profilaxia contra fungo filamentoso<br>Ao menos um dos critérios a seguir |
| | ▪ Leucemia aguda em atividade antes do TMO alogênico |
| | ▪ Transplante de cordão |
| | ▪ Graus III/IV de DECH aguda, independente do tipo de TMO |
| | ▪ Presença de um ou mais dos seguintes fatores adicionais: TMO não aparentado, DECH aguda grau II, uso de corticoides > 2 mg/kg/dia por pelo menos 1 semana, infecção recorrente por CMV, doença por CMV, sobrecarga de ferro |
| | ▪ DECH aguda ou crônica dependente ou refratária a corticoides |
| | Risco moderado: todos aqueles que não puderam ser incluídos nas categorias anteriores – Recomendado profilaxia para candidemia |
| Fase tardia do TMO | Alto risco: requer profilaxia contra fungo filamentoso<br>Fatores de risco similares à fase precoce com os seguintes adicionais |
| | ▪ Persistência ou início tardio de DECH aguda graus III/IV |
| | ▪ Persistência ou início tardio de DECH dependente ou refratária a corticoides |
| | ▪ Persistência ou início tardio de DECH aguda grau II após TMO não aparentado |
| | ▪ DECH crônica extensa |

*Fonte:* Adaptado de Zajac-Spychala et al.[5].

## INFECÇÕES VIRAIS

As infecções virais constituem importantes causas de morbimortalidade após o TMO e a sua incidência habitualmente segue uma certa cronologia. Infecções causadas por adenovírus, *influenza*, parainfluenza 3 e vírus sincicial respiratório (VSR) e outros vírus respiratórios são encontradas em todas as fases do TMO. Infecções por herpes vírus 1 (HSV-1) e 2 (HSV-2) ocorrem principalmente na fase inicial (pré-pega), enquanto citomegalovírus (CMV) e herpes vírus humano do tipo 6 (HHV-6) são observados na fase precoce após a pega.

As infecções causadas pelos vírus do grupo herpes são muito importantes. Cerca de 80% dos receptores de TMO que são soropositivos para HSV desenvolveriam infecção sintomática pelo HSV no primeiro mês pós-transplante se nenhuma profilaxia fosse empregada. O uso profilático de aciclovir é indicado para todos os pacientes submetidos a TMO que são HSV positivos. O período de maior replicação do HSV coincide com o período da mucosite decorrente do regime do condicionamento, dificultando o seu diagnóstico e agravando as infecções bacterianas no período da neutropenia (Figura 4.2.2).

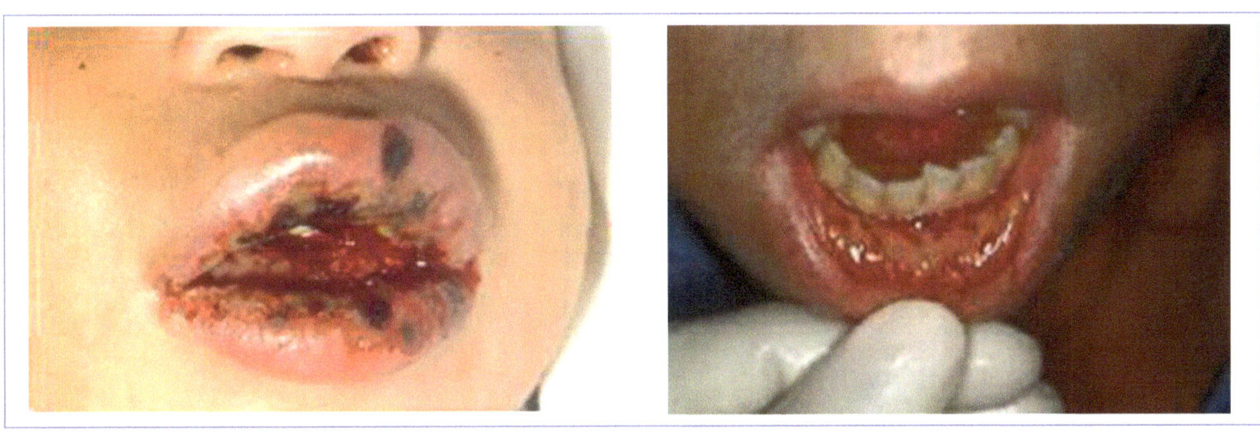

**Figura 4.2.2** – Paciente com mucosite.
*Fonte:* Acervo de Fabianne Altruda de Moraes Costa Carlesse.

A reativação da infecção pelo CMV é mais tardia, ocorre com maior frequência entre os dias +30 e +120 pós-transplante. Com a introdução, no final dos anos de 1980, de técnicas rápidas e sensíveis para diagnóstico de CMV (pp65-antigenemia e PCR quantitativa), a morbidade e mortalidade relacionadas à pneumonite pelo CMV reduziram significativamente. Receptores de TMO alogênicos ou doadores soropositivos têm risco de adoecimento e óbito pelo CMV. A vigilância viral é habitualmente feita até o D+100, com introdução de ganciclovir endovenoso frente à detecção de viremia (antigenemia ou PCR)[13]. Hoje é possível prevenir a reativação do CMV com letermovir[9,14], embora seu uso seja muito limitado por seu alto custo.

O HHV-6, agente causador do exantema súbito, pode infectar várias linhagens de células B e T. No TMO, a reativação da infecção ocorre precocemente, entre a 2ª e 4ª semanas em até metade dos pacientes. Essas taxas podem chegar a mais de 90% nos transplantes de sangue de cordão, provavelmente refletindo a ausência de linfócitos de memória no enxerto. Como a reativação do HHV-6 coincide com o período de pega, o aparecimento do exantema intermitente, muitas vezes interpretado como manifestação cutânea da DECH aguda, pode ter como causa o HHV-6, como demonstrado em alguns relatos pela detecção do genoma viral em biópsia de pele. Outras manifestações clínicas são pneumonite intersticial, retardo na pega e febre. O diagnóstico deve ser feito por PCR quantitativa em amostras de sangue total e/ou soro. O diagnóstico de encefalite é feito por PCR no líquido cefalorraquidiano (LCR) de crianças com manifestações neurológicas, principalmente convulsão, com ou sem alteração na ressonância nuclear magnética (RNM). Nestes casos, é muito importante o início imediato do tratamento, muitas vezes ainda sem a confirmação diagnóstica, para evitar sequelas neurológicas da infecção. Em pacientes com carga viral alta e persistente, é importante ter em mente que este achado pode representar incorporação intrauterina do HHV-6 ao genoma do paciente e não uma infecção resistente ao tratamento[15]. É importante ressaltar que a profilaxia do CMV não altera a incidência das infecções por HHV-6.

A pandemia pelo coronavírus 2 da síndrome respiratória aguda grave (SARS-CoV-2), que se iniciou em março de 2020, teve impacto nos pacientes pediátricos imunossuprimidos incluindo os submetidos a TMO. Sociedades nacionais e internacionais têm feito recomendações para manejo clínico desses pacientes. As maiores experiências têm sido observadas em pacientes adultos, enquanto as publicações pediátricas ainda são pequenas. Estudos sugerem que a maioria das crianças oncológicas ou submetidas a TMO é assintomática ou apresenta sintomas leves. As recomendações para profilaxia, diagnóstico e tratamento da Covid-19 no contexto do TMO estão sendo continuamente atualizadas[10,11].

Todas as crianças que serão submetidas a TMO devem estar livres de sintomas respiratórios antes de iniciar o procedimento. A realização de testes para pesquisa de vírus respiratórios em *swab* nasofaríngeo de pacientes assintomáticos e seus acompanhantes, incluindo o SARS-CoV-2, deve ser discutida entre as equipes de TMO e de infectologia, com a prática periodicamente atualizada de acordo com a prevalência das infecções na comunidade (Tabelas 4.2.1 e 4.2.2).

**Tabela 4.2.1** – Fatores que afetam o risco de infecção.

| Fator | Risco infeccioso | | |
|---|---|---|---|
| | **Alto** | **Intermediário** | **Baixo** |
| Fatores pré-transplante | Intensa imunossupressão (p. ex. fludarabina/clofarabina); infecções graves virais ou por fungos filamentosos; tuberculose vacinal em crianças com imunodeficiência; transplante não aparentado em paciente com EBV – e doador+ (doença linfoproliferativa associada ao EBV) | Receptor com sorologia positiva para CMV submetido a TMO alogênico | Pacientes sem história de infecções importantes; paciente e doador sem exposição prévia ao CMV |
| *Status* da doença | Doença oncológica em atividade ou além da 2ª remissão | Doença em 2ª remissão | Doença em remissão, com resposta completa à quimioterapia |
| Tempo pós-TMO | Precoce: antes da pega | Entre a pega e o D +100 | Tardio, após D +100 |
| Tipo de doador | Não aparentado de cordão ou adulto com incompatibilidade HLA | Alogênico aparentado ou não aparentado com HLA idêntico em tipagem molecular | Autólogo<br>Singênico |

*(Continua)*

**Tabela 4.2.1** – Fatores que afetam o risco de infecção. (*Continuação*)

| Fator | Risco infeccioso | | |
|---|---|---|---|
| | **Alto** | **Intermediário** | **Baixo** |
| Fonte de células | Cordão | Medula óssea | Sangue periférico |
| Regime de condicionamento | Mieloablativo com altas doses de quimioterapia + radioterapia | Intensidade reduzida, mas suficiente para causar neutropenia por vários dias | Intensidade reduzida, sem neutropenia |
| Duração da neutropenia | Neutropenia preexistente, por exemplo em pacientes com aplasia de medula; atraso ou falha da pega, principalmente em TMO de cordão | Neutropenia por 2 a 3 semanas | Neutropenia breve (TMO alogênico não mieloablativo com células-tronco do sangue periférico) |
| Esquema de imunossupressão para prevenção ou tratamento da DECH | Depleção de linfócitos T do enxerto *in vitro* ou *in vivo* com globulina antitimocítica (anti-CD3 – ATG), alentuzumabe (anti-CD52) e corticoide | Inibidor de calcineurina (ciclosporina A ou tacrolimo) + metotrexato e inibidor mTOR (sirolimo)<br>Tratamento da DECH com ciclosporina e corticoide | Autólogo e singênico, sem imunossupressão medicamentosa |
| DECH aguda | Envolvimento extenso de pele, formação de bolhas, acometimento hepático ou intestinal | Limitada à pele ou com acometimento leve de intestino ou fígado | Isolada em pele ou sem DECH |
| DECH crônica | Formas graves com comprometimento funcional de diversos órgãos e intensa imunossupressão | Formas localizadas, sem acometimento sistêmico ou comprometimento funcional | Sem DECH |

EBV: vírus Epstein-Barr; CMV: citomegalovírus; DECH: doença do enxerto contra o hospedeiro; TMO: transplante de medula óssea.
*Fonte:* Adaptada de Wingard JR et al., 2011[16] e Ullmann AJ et al., 2016[17].

**Tabela 4.2.2** – Fatores de risco para infecção segundo o período após o transplante.

| Fator de risco | Tipo de infecção | Profilaxia/tratamento |
|---|---|---|
| **Pré TMO: até o início do condicionamento** | | |
| CMV: positividade por PCR ou antigenemia ou IgM positiva em TMO alogênico | Reativação da infecção por CMV no momento ou após a pega, podendo causar febre prolongada, infecções invasivas em trato gastrintestinal, fígado, pulmão e retardo na pega | Tratamento pré-TMO com ganciclovir dose plena, suspensão no momento da infusão das células-tronco e vigilância cuidadosa durante o TMO (PCR – carga viral e/ou antigenemia seriada após a pega, pelo menos até D +100). Aciclovir em dose de varicela durante TMO ajuda a prevenir a recrudescência de infecção latente |
| Infecções fúngicas | Infecções pregressas por fungos filamentosos, que podem reativar durante a neutropenia ou com a presença de DECH | Tratamento agressivo e profilaxia secundária durante o TMO; exames seriados de imagem e, se aplicável, galactomanana sérica. Transfusões de granulócitos podem auxiliar o controle da infecção |
| Cateter venoso central | Infecções da corrente sanguínea, da via de saída ou do portal do Port-a-cath | Remover cateteres com infecções de repetição, malposicionados ou com obstrução |
| Contato com vírus respiratórios na comunidade | Infecção de vias aéreas superiores, pneumonia viral e progressão para infecção viral disseminada | Vírus respiratórios têm alta letalidade durante o TMO. Avaliar pacientes e contatos, adiar o TMO até resolução completa dos sintomas e da pesquisa do vírus |
| Unhas | Onicomicose e paroníquia | Avaliação micológica; cuidado especializado local; descartar infecções por *Fusarium* sp. |
| Pele | Molusco contagioso e verrugas vulgares | Tratamento tópico com agentes brandos; NÃO permitir abrasão das lesões, pois não cicatrizam e tornam-se portas de entrada durante o TMO |
| Outras infecções agudas | | Tratamento dirigido e avaliação rigorosa quanto a recrudescência durante o TMO |

(*Continua*)

**Tabela 4.2.2** – Fatores de risco para infecção segundo o período após o transplante. (*Continuação*)

| Fator de risco | Tipo de infecção | Profilaxia/tratamento |
|---|---|---|
| **Precoce: do início do condicionamento até a pega*** | | |
| Contaminação do enxerto | Possibilidade de transmitir bactérias da medula óssea coletada para a corrente sanguínea | Como a coleta e a infusão são realizadas no mesmo dia no TMO alogênico, só sabemos da contaminação *a posteriori*. A medula autóloga é criopreservada; em caso de contaminação, é usual a cobertura antibiótica específica por pelo menos 24 horas |
| Hospitalização | Colonização e infecções por microrganismos hospitalares, bactérias multirresistentes | Assepsia rigorosa das mãos, alta o mais precoce possível; isolamento de contato de pacientes colonizados |
| | *Fusarium* sp. em TMO alogênico | Evitar exposição à água encanada do hospital e aos ralos (utilização de filtros específicos ou banho com compressas ou banho de caneca com água filtrada) |
| Contato com vírus respiratórios em acompanhantes, visitas e profissionais de saúde | Vírus respiratórios: VSR, *influenza*, parainfluenza, adenovírus, entre outros, que têm grande risco de pneumonia viral, de alta letalidade, no momento da pega | Avaliação cuidadosa de todos os acompanhantes e visitas; lavado nasal para pesquisa de vírus em secreção nasofaríngea por imunofluorescência ou PCR e tratamento direcionado |
| Cateter venoso central | ICSRC e infecções do sítio de inserção | Cuidados na implantação e manipulação, medidas profiláticas de acordo com a prática de cada serviço; no caso de febre, coleta de hemocultura de todas as vias dos cateteres e, no caso de ICSRC, rodízio na administração de antibiótico |
| Mucosite | Porta de entrada para Gram-positivos, principalmente *Staphylococcus* coagulase-negativo e *Streptococcus viridans* | Limpeza cuidadosa e aplicações de *laser* podem minimizar a mucosite. Uma vez instalada, associar antibióticos com espectro para Gram-positivos |
| | Agravamento da mucosite com lesão oral difusa, *sem* formação de vesículas, por reativação de herpes simples e/ou infecção resistente por *Candida* | Aciclovir profilático ou empírico, em dose terapêutica, para todos os pacientes com IgG+ para o herpes simples<br>*Swab* oral e cultura para fungos com teste de sensibilidade para tratamento direcionado ao agente etiológico |
| Neutropenia | Infecções bacterianas da corrente sanguínea | Coleta de hemocultura de todas as vias dos cateteres, tratamento empírico inicial com base na flora do paciente ou flora hospitalar e tratamento específico com resultado das culturas, mantendo sempre amplo espectro |
| | Candidíase invasiva | Todos os transplantados devem receber fluconazol (exceto se colonizados por *Candida* resistente) ou profilaxia de fungos filamentosos com cobertura também da candidíase. Candidíase hepatoesplênica é muito rara |
| | Infecção por fungos filamentosos: febre, nódulos pulmonares ou infiltrados difusos e sinusite | Vigilância rigorosa com galactomanana (*Aspergillus*) e tomografias seriadas de seios da face e tórax, tratamento agressivo e controle local cirúrgico de nódulos únicos grandes ou necróticos |
| | | Tratamento antifúngico agressivo, se possível baseado na sensibilidade *in vitro*. Transfusão de granulócitos pode auxiliar o controle da disseminação da doença |
| | Mucormicose: sinusite com dor local intensa, edema, hiperemia, rápida evolução para necrose óssea e disseminação. Hiperglicemia e uso de voriconazol aumentam sua incidência | Tomografias seriadas para avaliação da lesão, tratamento antifúngico agressivo, limpeza cirúrgica agressiva, transfusão de granulócitos em neutropênicos |

(*Continua*)

**Tabela 4.2.2 –** Fatores de risco para infecção segundo o período após o transplante. (*Continuação*)

| Fator de risco | Tipo de infecção | Profilaxia/tratamento |
|---|---|---|
| | Infecção perianal | Atenção ao hábito intestinal evitando obstipação e lesão anal no momento da evacuação; evitar qualquer medicação por via retal ou toque retal ao exame físico |
| | Tiflite (enterocolite neutropênica) | Avaliação com ultrassom ou tomografia sem contraste oral, com contraste IV; jejum oral e antibiótico com amplo espectro, incluindo anaeróbios |
| Imunossupressão | HHV-6: convulsão, pneumonite, retardo da pega de sangue de cordão umbilical | Pesquisa específica por PCR, obrigatória em casos de convulsão em TMO alogênico: tratamento com ganciclovir |
| Uso prolongado de antibióticos | Colite pseudomembranosa por *Clostridium difficile* | Pesquisa das toxinas A e B nas fezes e tratamento com metronidazol ou vancomicina por via oral |
| **Tardia: após a pega, até que esteja completa a revacinação e a reconstituição imunológica** | | |
| Sorologia CMV IgG+ pré-TMO do paciente ou do doador | Vigilância com PCR ou antigenemia semanais até D +100 ou até recuperação imunológica. Profilaxia com letermovir e imunoglobulina anti-CMV têm alto custo | Tratamento preemptivo com ganciclovir (com alta toxicidade hematológica) ou foscarnet (em pacientes leucopênicos) para evitar doença por CMV |
| Imunodeficiência celular | Pneumonia por *Pneumocystis jirovecii* | Profilaxia com SMX/TMP até 1 ano após TMO ou até a reconstituição imunológica |
| | Toxoplasmose: reativação de infecção preexistente com sintomas muito inespecíficos; alta suspeita e pesquisa por PCR, pois o diagnóstico muitas vezes é feito somente em autópsia | Lembrar da possibilidade de toxoplasmose em pacientes IgG+; investigar com PCR específica. SMX/TMP três vezes por semana reduz a chance de reativação e deve ser utilizado mesmo durante a fase de aplasia em pacientes com sorologia positiva realizando TMO de alto risco |
| | BKV: cistite hemorrágica tardia por reativação de infecção latente em urotélio; gastroparesia com náuseas e vômitos persistentes | Investigação por PCR específica; ciprofloxacina e cidofovir podem reduzir replicação viral. Tratamento sintomático muito difícil nas formas graves |
| | Adenovírus: cistite, hepatite, conjuntivite, pneumonia, sepse | Investigação por PCR específica; cidofovir |
| | Varicela-zóster: reativação como doença localizada ou disseminada. Sem tratamento específico, pode levar à disseminação visceral (pneumonia, hepatite, encefalite e coagulação intravascular disseminada) | Tratamento IV precoce com aciclovir. Retardo no início do tratamento específico aumenta muito a chance de dor e neurite pós-herpética, mesmo em crianças |
| DECH crônica | Sepse por bactérias encapsuladas | Manter profilaxia antibiótica contínua (Pen-Ve-Oral®, amoxacilina, Bactrim® diário) |
| | Candidíase oral e invasiva | Profilaxia com nistatina em pacientes com DECH oral, tratamento agressivo de infecções orais, atenção a infecção de cateteres e da corrente sanguínea |
| | Infecção por fungos filamentosos: febre, acometimento pulmonar, sinusite | Profilaxia nos momentos de maior imunossupressão, vigilância rigorosa com galactomanana e tomografia seriadas dos seios da face e tórax e "tratamento preemptivo" agressivo |

* Enxertia ou "pega" ou recuperação hematológica após o TMO: primeiro de 3 dias consecutivos com 500 neutrófilos/mm³ ou mais no hemograma, o que ocorre geralmente até D +10 a +20, podendo estender-se por várias semanas no transplante com cordão umbilical.
BKV: BK vírus; CMV: citomegalovírus; DECH: doença do enxerto contra o hospedeiro; HHV-6: herpesvírus humano do tipo 6; ICSRC: infecção da corrente sanguínea relacionada ao cateter; IV: intravenoso; PCR: proteína C reativa; SMX/TMP: sulfametoxazol/trimetoprim; VSR: vírus sincicial respiratório.
*Fonte:* Adaptada de Zajac-Spychala O et al., 2022[5].

## Fase 2: Pós-"pega": 30 a 100 dias pós-transplante

As infecções que ocorrem nesta fase estão primariamente relacionadas à deficiência na imunidade celular. A gravidade dessa imunodeficiência é determinada pela extensão da DECH, bem como pela terapia imunossupressora que está sendo utilizada para tratá-la. Pacientes submetidos a TMO autólogo têm reconstituição imune mais rápida, enquanto receptores de TMO alogênico têm recuperação mais lenta, especialmente se apresentam DECH.

Vírus do grupo herpes, principalmente o CMV, são agentes infecciosos importantes nesse período. Poliomavírus humano tipo I (BKV) e tipo II (JC) são vírus DNA que infectam até 90% das crianças e a reativação da infecção é frequente após o TMO. A virúria pelo BK (> $10^7$ cópias/mL na urina) é observada em até 80% dos pacientes pós-TMO e 25% deles desenvolvem cistite hemorrágica. O quadro clínico é de dor, urgência miccional e hematúria. Quinolonas podem inibir a replicação do BKV *in vitro,* mas cidofovir é habitualmente usado em infecções graves.

A proliferação linfoide policlonal ou monoclonal associada ao EBV é chamada de doença linfoproliferativa pós-transplante (PTLD, do inglês *post-transplantation lymphoproliferative disorders*) e é rara, exceto em pacientes submetidos a TMO com incompatibilidade HLA e/ou quando as células-tronco foram depletadas de linfócitos T. O quadro clínico é muito agressivo e grave, e o tratamento é com redução da imunossupressão, anticorpos monoclonais anti-CD20 e, algumas vezes, com quimioterapia. Quando disponível, o tratamento pode também ser realizado com linfócitos T específicos anti-EBV[12].

## Fase 3: Tardia > 100 dias pós-transplante

A DECH crônica leva à asplenia funcional[13] e a grande risco de complicações infecciosas. Estes pacientes podem ter hipogamaglobulinemia grave e necessitar de reposição para manter níveis normais. Está reconhecida e coberta pelo Sistema Único de Saúde (SUS). Patógenos comuns incluem CMV, vírus varicela-zóster (VVZ) e infecções por bactérias encapsuladas, como o *Streptococcus pneumoniae.* A importância da vacinação contra bactérias encapsuladas deve ser ressaltada e, sempre que possível, a resposta vacinal deve ser avaliada. Pacientes com hipogamaglobulinemia em regime de reposição devem respeitar o maior intervalo possível entre a vacinação e a reposição de IgG.

A profilaxia para o pneumococo é indicada para todos os pacientes com DECH crônica, mesmo vacinados. É fundamental a educação dos pacientes e de seus médicos e o tratamento agressivo no caso de febre, como asplênicos, pois é alta a incidência de sepse fulminante.

Com profilaxia com SMX/TMP, a pneumonia por *Pneumocistis jirovecii* tornou-se rara e tardia, acometendo receptores de TMO alogênico que estão recebendo corticoides para tratamento de DECH crônica. Receptores de TMO alogênico devem receber profilaxia com SMX/TMP desde a pega até pelo menos 6 meses após o TMO. Se o paciente é intolerante pode se fazer pentamidina inalatória ou intravenosa, ou dapsona.

Metade dos transplantados têm reativação do VVZ, geralmente com o herpes-zóster. No caso de contato com doentes com varicela, mesmo que o paciente já tenha apresentado a doença, deve ser feita a imunoglobulina humana hiperimune antivaricela-zóster (VZIg) intramuscular (0,2 a 1 mL/kg) até 96 horas após a exposição e/ou iniciada terapia "preemptiva" com aciclovir.

Juntos, equipes de TMO e de infectologia, poderemos modificar o cenário brasileiro, em que a principal causa de morte precoce após o TMO não é o câncer, nem a DECH, mas as infecções[1]. Ao trabalho.

## REFERÊNCIAS BIBLIOGRÁFICAS


1. Simione AJ, Neves HRA, Silva CC, Sabaini PM da S, Geraldo BL da SS, Otuyama LJ, et al. Current use and outcomes of hematopoietic stem cell transplantation: Brazilian summary slides – 2023. J Bone Marrow Transplant Cell Ther. 2023;4(2):200.
2. Muhsen IN, Galeano S, Niederwieser D, Koh MBC, Ljungman P, Machado CM, et al. Endemic or regionally limited parasitic and fungal infections in haematopoietic stem-cell transplantation recipients: a Worldwide Network for Blood and Marrow Transplantation (WBMT) Review. Lancet Haematol. 2023;10(4):e295–305.
3. Machado CM, Martins TC, Colturato I, Leite MS, Simione AJ, Souza MP, et al. Epidemiology of neglected tropical diseases in transplant recipients. Review of the literature and experience of a Brazilian HSCT center. Rev Inst Med Trop Sao Paulo. 2009;51(6):309-24.
4. Tomblyn M, Chiller T, Einsele H, Gress R, Sepkowitz K, Storek J, et al. Guidelines for preventing infectious complications among hematopoietic cell transplantation recipients: a global perspective. Biol Blood Marrow Transplant [Internet]. 2009;15(10):1143–238. Disponível em: http://dx.doi.org/10.1016/j.bbmt.2009.06.019.
5. Zajac-Spychala O, Kampmeier S, Lehrnbecher T, Groll AH. Infectious complications in paediatric haematopoetic cell transplantation for acute lymphoblastic leukemia: current status. Front Pediatr. 2022;9(February):1-15.

6. Gudiol C, Tubau F, Calatayud L, Garcia-Vidal C, Cisnal M, Sánchez-Ortega I, et al. Bacteraemia due to multidrug-resistant gram-negative bacilli in cancer patients: risk factors, antibiotic therapy and outcomes. J Antimicrob Chemother. 2011;66(3):657-63.
7. Lehrnbecher T, Averbuch D, Castagnola E, Cesaro S, Ammann RA, Garcia-Vidal C, et al. 8th European Conference on Infections in Leukaemia: 2020 guidelines for the use of antibiotics in paediatric patients with cancer or post-haematopoietic cell transplantation. Lancet Oncol [Internet]. 2021;2045(20):1-11. Available from: http://dx.doi.org/10.1016/S1470-2045(20)30725-7.
8. Groll AH, Pana D, Lanternier F, Mesini A, Ammann RA, Averbuch D, et al. 8th European Conference on Infections in Leukaemia: 2020 guidelines for the diagnosis, prevention, and treatment of invasive fungal diseases in paediatric patients with cancer or post-haematopoietic cell transplantation. Lancet Oncol [Internet]. 2021;22(6):e254-69. Available from: http://dx.doi.org/10.1016/S1470-2045(20)30723-3.
9. Marty FM, Ljungman P, Chemaly RF, Maertens J, Dadwal SS, Duarte RF, et al. Letermovir prophylaxis for cytomegalovirus in hematopoietic-cell transplantation. N Engl J Med. 2017;377(25):2433-44.
10. Mercolini F, Cesaro S. Covid-19 in Children and Adolescents: Characteristics and Specificities in Immunocompetent and Oncohematological Patients. Mediterr J Hematol Infect Dis. 2022;14(1):1-14.
11. Medicine I. Update of recommendations for the management of Covid-19 in patients with haematological malignancies, haematopoietic cell transplantation and CAR T therapy, from the 2022 European Conference on Infections in Leukaemia (ECIL 9). 2023.
12. Compagno F, Basso S, Panigari A, Bagnarino J, Stoppini L, Maiello A, et al. Management of PTLD After Hematopoietic Stem Cell Transplantation: Immunological Perspectives. Front Immunol. 2020;11(September).
13. Al-Eid MA, Tutschka PJ, Wagner HN, Santos GW, Tsan MF. Functional asplenia in patients with chronic graft-versus-host disease: Concise communication. J Nucl Med. 1983;24(12):1123-6.
14. Chen TT, David AP, Barthelmess EK, MacBrayne CE. Letermovir for Cytomegalovirus prophylaxis in pediatric hematopoietic stem cell transplantation. Pediatr Blood Cancer [Internet]. 2023;e30608. Disponível em: http://www.ncbi.nlm.nih.gov/pubmed/37548491.
15. Gabrielli L, Balboni A, Borgatti EC, Virgili G, Petrisli E, Cantiani A, et al. Inherited chromosomally integrated human herpesvirus 6: laboratory and clinical features. Microorganisms. 2023;11(3):1-15.
16. Wingard JR, Michelle MB, Barbara AC, et al. Comparison of lasting life changes after cancer and BMT: perspectives of long-term survivors and spouses. v. 20, September 2011.
17. Ullmann AJ, Schmidt-Hieber M, Bertz H et al. Infectious diseases in allogeneic haematopoietic stem cell transplantation: prevention and prophylaxis strategy guidelines, Berlin, v. 95, September, 2016.

## 4.3 Doenças reumáticas imunomediadas

*Maria Teresa Terreri*

As doenças reumáticas autoimunes, atualmente chamadas de doenças reumáticas imunomediadas (DRIM), são geralmente de evolução crônica e se caracterizam por autoimunidade. A presença de autoanticorpos e anticorpos dirigidos contra células, órgãos e tecidos são características comuns a todas elas. Entre estas doenças, as mais frequentes na infância são a artrite idiopática juvenil (AIJ) e o lúpus eritematoso sistêmico juvenil (LESJ)[1,2]. Outras doenças como dermatomiosite juvenil, esclerodermia e vasculites autoimunes fazem parte deste grupo.

### INTRODUÇÃO

As DRIM estão associadas à predisposição a infecções que muito frequentemente são a principal causa de má evolução e óbito[3].

Tomando como exemplo o lúpus eritematoso sistêmico, diversas causas levam à imunossupressão e a risco para infecções: leucopenia e linfopenia, anemia, comprometimento de múltiplos órgãos em especial o rim, alterações cardíacas e pulmonares, exacerbações frequentes e uso de agentes imunossupressores. O comprometimento renal se caracteriza por glomerulonefrite que se reflete em quadros nefríticos e nefróticos, estes, por sua vez, levam à proteinúria com perda de proteínas com consequente hipogamaglobulinemia[4].

Além disso, o lúpus eritematoso sistêmico apresenta asplenia funcional que provoca um defeito na remoção dos complexos imunes pelo baço e está associada a risco para aumento de infecções graves, principalmente pelos microrganismos capsulados. Outro ponto é a deficiência de complemento (tanto nos casos poligênicos mais frequentes, quanto no lúpus monogênico de apresentação rara) que leva à maior frequência de infecções recorrentes[5].

A grande maioria das DRIM necessita de tratamento com imunossupressores. Embora estes sejam de extrema importância para controle destas doenças, o balanço entre riscos e benefícios deve ser sempre levado em conta. Os corticoides e imunossupressores (como azatioprina, ciclosporina, ciclofosfamida, micofenolato de mofetila e mais raramente metotrexato e leflunomida) estão associados a infecções rotineiras e por agentes oportunistas; agentes imunobiológicos (como agentes anti-Fator de necrose tumoral - anti-TNF, anti-interleucina-1 - canaquinumabe, anti-interleucina-6 - tocilizumabe e inibidores de coestimulação - abatacepte) também são associados a diversas infecções diferenciadas dependendo do agente usado.

A Tabela 4.3.1 mostra a alteração imune e o agente infeccioso correspondente mais comum.

## INFECÇÕES NO LÚPUS ERITEMATOSO SISTÊMICO

O lúpus eritematoso sistêmico é associado à imunossupressão pela própria doença e pelo uso de terapia imunossupressora. Diferenciar entre atividade de doença e infecção é muito difícil e às vezes se faz necessária a intensificação da imunossupressão (com doses elevadas de corticoides diárias ou na forma de pulsoterapia) simultaneamente ao uso de antibióticos de largo espectro, antifúngicos e outros agentes anti-infecciosos. A febre pode ser manifestação de lúpus em atividade e também de infecção. O aumento de proteína C reativa (PCR) ocorre no lúpus em atividade na presença de serosite ou artrite, mas não em outras situações de atividade da doença, o que auxilia na diferenciação com infecção onde a PCR pode estar muito elevada.

Estudos têm revelado que a principal causa de mortalidade no lúpus eritematoso sistêmico são as infecções[6]. Enquanto outras causas, como comprometimento renal e de sistema nervoso central, vêm diminuindo sua letalidade, as taxas de mortalidade decorrentes de infecções nos últimos 30 anos não diminuíram e continuam sendo uma grande preocupação no desfecho desfavorável[3,7].

Um estudo brasileiro mostrou que as infecções por estafilococos, pseudomonas e fungos (em especial cândida, aspergilos e criptococos) foram associadas à mortalidade e estavam mais frequentes em pacientes com LESJ que morreram do que nos sobreviventes[6]. Septicemia grave ocorreu em 89% dos pacientes que morreram contra 11% daqueles que sobreviveram, com uma razão de risco de 17,8. Atividade de doença medida pelo escore SLEDAI (*Systemic Lupus Erythematosus Disease Activity Index*) maior de 8 também foi maior em pacientes que morreram (94% *versus* 60%) com uma razão de risco de 7,6[6].

Os tratos respiratório e urinário e a pele são os locais preferenciais de infecção, e infecções oportunísticas (como tuberculose) são frequentes. Entretanto, meningite também ocorre. A neutropenia pode predispor a infecção fúngica.

Em pacientes com linfopenia (alteração hematológica comum no LESJ) maior de 500 cel/mL, a profilaxia com sulfametoxazol/trimetoprim (SMX/TMP) deve ser iniciada (com dose plena em dias alternados ou metade da dose diariamente) para prevenção de *Pneumocystis jirovecci*.

**Tabela 4.3.1** – Alteração imune e os agentes infecciosos mais comuns.

| Alteração imune | Bactérias | Leveduras | Outros |
|---|---|---|---|
| Neutropenia aguda | *Staphylococcus aureus* | X | |
| Neutropenia crônica | *Pneumococcus*<br>*Haemophilus influenzae*<br>*Staphylococcus aureus*<br>*Klebsiella* | X | |
| Agamaglobulinemia | *Pneumococcus*<br>*Haemophilus influenzae*<br>*Pseudomonas* | *Aspergillus* | *Pneumocystis jirovecci* |
| Deficiência de células T | *Legionella*<br>*Nocardia*<br>*Listeria*<br>Micobactérias | *Candida* sp.<br>*Criptococcus* | Citomegalovírus<br>*Pneumocystis jirovecci*<br>Varicela-zóster<br>Herpes simples |
| Deficiência complemento | *Pneumococcus*<br>*Haemophilus influenzae* | | |

*Fonte:* Desenvolvida pela autoria do capítulo.

## INFECÇÕES NA ARTRITE IDIOPÁTICA JUVENIL

Na artrite idiopática juvenil (AIJ), a predisposição a infecções se deve mais à terapia imunossupressora do que à doença propriamente dita[8,9]. Ao contrário do LESJ, a AIJ não é uma doença imunossupressora, a não ser nos casos com imunodeficiência associada como é o caso da deficiência de IgA (imunodeficiência mais frequente nessa doença).

A infecção por herpes-zóster é a mais frequente e em geral associada ao uso de drogas antirreumáticas sintéticas modificadoras de doença, como metotrexato, ou ao uso de agentes anti-*Janus kinase* – anti-JAK.

A varicela ocorre em pacientes suscetíveis não vacinados previamente ao uso de agentes imunossupressores, mas também pode ocorrer frequentemente em imunocomprometidos[10]. Frequentemente pode apresentar complicações como infecção bacteriana secundária cutânea, pneumonia, meningite, varicela hemorrágica, entre outras. O uso da imunoglobulina endovenosa específica, em até 96 horas após o contato, costuma evitar o aparecimento da infecção. Em estudo de Barbosa e colaboradores, foi observado que pacientes com imunossupressão leve se beneficiavam da vacina antivaricela. Uma avaliação após 5 anos de evolução não mostrou nenhum caso de varicela nos pacientes vacinados[11].

Em caso de varicela ou infecção por herpes-zóster, a imunossupressão deve ser suspensa por 30 dias, porém o corticoide deve ser mantido.

A segunda infecção preocupante nos pacientes em uso de agentes biológicos, em especial no uso de agentes anti-TNF, é a tuberculose[12,13].

Deve ser feita uma busca ativa, persistente e cuidadosa para epidemiologia para tuberculose e presença de sintomas pessoais e familiares associados. A pesquisa de tuberculose latente com realização de teste tuberculínico (PPD) ou teste de liberação de interferon-gama (IGRA, do inglês *interferon-gamma release assay*) é obrigatória previamente ao uso de agentes imunossupressores, em especial agentes biológicos. A realização de radiografia de tórax também está indicada na triagem prévia ao uso destes agentes. Em caso de PPD ≥ 5 mm ou IGRA positivo, e na ausência de sinais/sintomas para tuberculose, assim como ausência de alteração compatível com tuberculose na radiografia, o paciente deve iniciar o tratamento para infecção latente para tuberculose com isoniazida 10 mg/kg/dia por 6 meses[14,15]. Após o primeiro mês de uso, a administração de agentes anti-TNF pode ser iniciada.

Entretanto, a infecção ativa de tuberculose deve ser excluída pela anamnese, exame físico, epidemiologia, exames bacteriológicos, achados radiológicos e/ou outros exames complementares. Nestes casos, o tratamento para a doença com esquema tríplice deve ser iniciado e a administração de agentes biológicos deve ser adiada por pelo menos 6 meses.

A tuberculose pulmonar é a apresentação mais comum; entretanto, podem ocorrer infecções em locais extrapulmonares como em meninges e envolvimento miliar.

Em um estudo brasileiro com 44 pacientes com AIJ, observou-se reatividade de PPD em 3 (6,8%) pacientes na triagem prévia ao uso de agentes anti-TNF. Embora sem evidências de infecção por tuberculose nesta fase, uma criança apresentou tuberculose após o uso destes agentes[16].

Além da triagem para tuberculose, outros exames são mandatórios na avaliação prévia ao uso de agentes biológicos, como sorologias para HIV, citomegalovírus e hepatites B e C.

Na maior casuística mundial de AIJ, as infecções foram eventos adversos do uso de agentes biológicos. A taxa variou entre 0,05 e 0,2/pacientes/ano sem diferença estatística entre os diversos agentes. As infecções mais comuns em uso de agentes anti-TNF (etanercepte e adalimumabe) foram pneumonia, varicela, herpes-zóster, infecção por *influenza*, pielonefrite, apendicite, osteomielite, artrite séptica e celulite; e em uso de tocilizumabe foram pneumonia, apendicite e infecção por *influenza*. Neste estudo não foi reportado nenhum caso de tuberculose[17].

Em outro estudo europeu sobre infecções oportunísticas em pacientes imunossuprimidos com AIJ foram observadas 10,4% de tuberculose doença e 4,1% de tuberculose latente[8].

## DIAGNÓSTICO

A busca ativa e persistente de infecções que podem estar associadas ou ter desencadeado o quadro da DRIM se faz necessária. São necessárias hemoculturas, uroculturas, eventualmente coproculturas, e cultura de qualquer líquido disponível (líquido cefalorraquidiano ou derrame pleural), assim como exame de secreção de nasofaringe, de escarro e de lavado broncoalveolar, na tentativa de detectar o agente bacteriano e orientar a antibioticoterapia. Exames de imagem como radiografias ou tomografias podem auxiliar na localização do foco infeccioso.

Sorologias virais e para fungos, pesquisas dos agentes virais na urina e sangue, detecção do vírus por reação de cadeia de polimerase são indicadas. Testes para detecção de infecções fúngicas, como a galactomanana, podem auxiliar no diagnóstico de aspergilose, entre outros. Raramente, biópsias de tecido auxiliam a detectar o agente infeccioso.

## DIAGNÓSTICO DIFERENCIAL

As DRIM apresentam um espectro de manifestações que levam a um diagnóstico diferencial amplo. Além de apresentarem sintomas comuns a várias doenças infecciosas, principalmente virais, também podem vir associadas a estas, o que dificulta o diagnóstico e manejo. A imunossupressão pode predispor a infecções virais, como mononucleose, citomegalovírus, parvovírus B19, entre outros.

Tanto as DRIM como as infecções virais podem apresentar febre, *rash*, artrite e linfadenomegalia, o que confunde muito o diagnóstico. Alterações no hemograma (principalmente anemia na infecção por parvovírus B19 e as citopenias de predomínio de leucócitos na infecção por citomegalovírus) podem se sobrepor às alterações hematológicas do LESJ. A apresentação com colite, pancreatite e hemorragia pulmonar na infecção por citomegalovírus pode mimetizar sintomas de LESJ e vice-versa. A febre por mais de 15 dias, o *rash*, a hepatoesplenomegalia e a linfadenomegalia, que são critérios de classificação para AIJ sistêmica, também estão presentes nas infecções virais.

Outra entidade grave e importante no diagnóstico diferencial é a síndrome de ativação macrofágica, seja porque pode ser desencadeada por infecções virais ou por DRIM (principalmente AIJ sistêmica), seja pela sobreposição de sintomas e sinais.

Por último, as infecções fúngicas, como aspergilose, histoplasmose, entre outras, ocorrem mais frequentemente em pacientes imunossuprimidos, e o acometimento pulmonar é comum nestas infecções e em doenças como LESJ, dermatomiosite juvenil e esclerodermia sistêmica juvenil.

## TRATAMENTO

O tratamento das infecções nos pacientes pediátricos com DRIM depende do agente etiológico. Entretanto, mesmo sem detecção de agente infeccioso, muitas vezes o uso de antibioticoterapia, agentes antivirais ou fúngicos é necessário devido à imunossupressão e ao alto risco de má evolução. O Quadro 4.3.1 apresenta alguns cuidados para prevenção de infecções em pacientes imunossuprimidos com DRIM.

**Quadro 4.3.1** – Cuidados para prevenção de infecções em pacientes imunossuprimidos com doenças reumáticas imunomediadas (DRIM).

| |
|---|
| ▪ Evitar carne e derivados de leite não tratados |
| ▪ Uso profilático de ivermectina pré-pulsoterapia |
| ▪ Sorologia para hepatite B para realização de dose adicional de vacina |
| ▪ Profilaxia para herpes-zóster (se recorrente) |
| ▪ Profilaxia para infecções fúngicas se paciente de risco |
| ▪ Profilaxia para *Pneumocystis jirovecci* se linfopenia < 500 cel/mL |
| ▪ Profilaxia para neutropenia febril |

*Fonte:* Adaptado de Fragoulis et al.[18].

## REFERÊNCIAS BIBLIOGRÁFICAS

1. Petty RE, Southwood TR, Manners P, Baum J, Glass D, Goldenberg J, et al. International league of associations for rheumatology classification of juvenile idiopathic arthritis, second revision, Edmonton, 2001. J Rheumatol. 2004;31:390-392.
2. Petri M, Orbai AM, Alarcón GS, Gordon C, Merrill JT, Fortin PR, et al. Derivation and validation of the systemic lupus international collaborating clinics classification criteria for systemic lupus erythematosus. Arthritis Rheum. 2012;64(8):2677-86.
3. Pons-Estel B, Catoggio L, Cardiel M, Soriano E, Gentinelli S, Villa A, et al. The GLADEL multinational Latin American prospective inception cohort of 1,214 patients with systemic lupus erythematosus: ethnic and disease heterogeneity among "Hispanics". Medicine. (Baltimore) 2004;83(1):1-17.
4. Silva CA, Aikawa N, Pereira R, Campos L. Management considerations for childhood-onset systemic lupus erythematosus patients and implications on therapy. Expert Rev Clin Immunol. 2016;12(3):301-13.
5. Jesus AA, Liphaus BL, Silva CA, Bando SY, Andrade LE, Coutinho A, et al. Complement and antibody primary immunodeficiency in juvenile systemic lupus erythematosus patients. Lupus. 2011;20(12):1275-84.
6. Faco MM, Leone C, Campos LM, Febronio MV, Marques HH, Silva CA. Risk factors associated with the death of patients hospitalized for juvenile systemic lupus erythematosus. Braz J Med Biol Res. 2007;40(7):993-1002.
7. Singh JA, Cleveland JD. Hospitalized infections in lupus: a nationwide study of types of infections, time trends, health care utilization, and in-hospital mortality. Arthritis Rheumatol. 2021;73(4):617-630.

8. Giancane G, Swart JF, Castagnola E, Groll AH, Horneff G, Huppertz HI, et al. Opportunistic infections in immunosuppressed patients with juvenile idiopathic arthritis: analysis by the Pharmachild Safety Adjudication Committee. Arthritis Res. 2020;22(1):71.
9. Brunelli JB, Schmidt AR, Sallum AME, Goldenstein-Schainberg C, Bonfá E, Silva CA, et al. High rate of serious infection in juvenile idiopathic arthritis patients under biologic therapy in a real-life setting. Mod Rheumatol. 2018;28(2):264-70.
10. Ferreira J, Marques H, Ferriani M, Gormezano N, Terreri MT, Pereira RM, et al. Herpes zoster infection in childhood--onset systemic lupus erythematosus patients: a large multicenter study. Lupus. 2016;25:754-9.
11. Barbosa C, Terreri MT, Rosario P, Moraes-Pinto MI, Silva CA, Hilário MO. Immune response and tolerability of varicella vaccine in children and adolescents with systemic lupus erythematosus previously exposed to varicella-zoster vírus. Clin Exp Rheumatol. 2012;30:791-98.
12. Aydin V, Akici A, Isli F, Aksoy M, Aydin M, Gursoz H. Relative risk of tuberculosis in patients with rheumatic diseases managed with anti-tumor necrosis factor-alpha therapy: A nationwide cohort study. J Clin Pharm Ther. 2019;44(4):553-60.
13. Hsin YC, Zhuang L, Yeh K, Chang C, Horng J, Huang JL. Risk of tuberculosis in children with juvenile idiopathic arthritis: a nationwide population-based study in Taiwan. PLoS One. 2018;10(6).
14. Ledingham J, Wilkinson C, Deighton C. British Thoracic Society (BTS) recommendations for assessing risk and managing tuberculosis in patients due to start anti-TNF-{alpha} treatments. Rheumatology. (Oxford) 2005;44:1205-6.
15. Manual de Recomendações para o Controle da Tuberculose no Brasil. Ministério da Saúde, Secretaria de Vigilância em Saúde, Departamento de Vigilância das Doenças Transmissíveis. Brasília: Ministério da Saúde, 2019.
16. Gomes CM, Terreri MT, Moraes-Pinto MI, Barbosa C, Machado NP, Melo MR, et al. Incidence of active mycobacterial infections in Brazilian patients with chronic inflammatory arthritis and negative evaluation for latent tuberculosis infection at baseline – a longitudinal analysis after using TNFα blockers. Mem Inst Oswaldo Cruz. 2015;110(7):921-8.
17. Horneff G. Biologic-associated infections in pediatric rheumatology. Curr Rheumatol Rep. 2015;17(11):66.
18. Fragoulis G, Dey M, Zhao S, Schoones J, Courvoisier D, Galloway J. Systematic literature review informing the 2022 EULAR recommendations for screening and prophylaxis of chronic and opportunistic infections in adults with autoimmune inflammatory rheumatic diseases. RMD Open. 2022;8(2):e002726.

# 4.4 Erros inatos da imunidade

*Carolina Sanchez Aranda*

Os erros inatos da imunidade (EII), anteriormente conhecidos como imunodeficiências primárias (IDP), representam um grupo de doenças responsáveis por alterações imunológicas com aumento da suscetibilidade a doenças infecciosas graves e/ou recorrentes, além de manifestações autoimunes, inflamatórias, atopias, malignidades hematopoiéticas ou de órgãos sólidos[1].

## ETIOPATOGENIA E EPIDEMIOLOGIA

A prevalência mínima estimada de EII com base na documentação do registro varia de 2,7 a 5,9 a 11:100.000 na Alemanha, Reino Unido e França, respectivamente. Atualmente são conhecidos mais de 450 EII diferentes, a maioria deles com uma causa monogênica. O atraso no diagnóstico pode chegar a 10 anos[1].

## MANIFESTAÇÕES CLÍNICAS

O Comitê de especialistas da International Union of Immunological Societies" (IUIS) publicou mais de 400 EII e estes estão divididos em dez grandes grupos, o que facilita o raciocínio clínico e também racionaliza a fisiopatologia. São eles[1,2]:

1. **Imunodeficiência combinada afetando imunidade celular e humoral:** defeitos na imunidade adaptativa culminam em infecções por bactérias encapsuladas. Quando há envolvimento também nos linfócitos T, infecções oportunistas podem ocorrer. As imunodeficiências combinadas graves (SCID, do inglês *severe combined immunodeficiency*) pertencem a esse grupo de EII.
2. **Imunodeficiência combinada com características associadas ou sindrômica:** com semelhanças ao grupo 1, além de características peculiares de síndromes cromossômicas e gênicas.
3. **Deficiência predominante de anticorpos:** infecções por bactérias encapsuladas são as mais frequentes nos defeitos anticórpicos.
4. **Doenças de desregulação imunológica:** grupo com manifestações decorrentes de problema na

tolerância imunológica primordialmente, com sintomas além dos infecciosos, como citopenias, artrites e enteropatias.

5. **Defeitos congênitos de fagócitos:** pacientes com infecções consequentes a problemas no número dos neurófilos ou na fagocitose. Geralmente são infecções pelo *Staphylococcus aureus* e alguns tipos de fungos.
6. **Deficiência na imunidade inata:** pacientes com suscetibilidade à micobactéria e outros microrganismos intracelulares, como salmonela e leishmânia. Infecções por *Staphylococcus aureus* podem ser vistas, porém sem inflamação ou febre.
7. **Síndromes autoinflamatórias:** grupo complexo com defeitos diferentes da imunidade inata, no qual a inflamação é exacerbada. Geralmente não há infecção, mas o paciente tem febre e lesões cutâneas complexas.
8. **Deficiência do sistema complemento:** os componentes dos complementos apresentam várias funções e seu funcionamento habitual leva à homeostase no sistema imunológico. Defeitos nas suas vias iniciais (C2 e C3) facilitam infecções pneumocócicas e nas vias finais (C5-C9) permitem infecções pelo meningococo.
9. **Falência medular:** grupo no qual a linfopenia flutuante pode ser vista acompanhada de síndrome mielodisplásica.
10. **Fenocópias de imunodeficiência:** pacientes com fenótipos semelhantes aos identificados por defeitos genéticos, mas sem os mesmos para a comprovação.

## DIAGNÓSTICO

É essencial que o médico esteja atento aos principais sinais de alerta para se pensar em EII, de tal forma que os casos suspeitos sejam encaminhados para serviços de referência em Imunologia o mais rápido possível. O reconhecimento precoce dessas doenças, com uma adequada investigação diagnóstica, além de início de medidas terapêuticas específicas, é capaz de melhorar o prognóstico, aumentar a sobrevida, prevenir sequelas e melhorar a qualidade de vida desses pacientes[3].

Deve-se iniciar a avaliação com a organização das informações da anamnese e do exame físico. Após, solicitar os exames bioquímicos com critérios e lógica e conduzir uma avaliação genético-molecular sequencial, em especial, quando essa pode modificar a terapia indicada.

As infecções recorrentes ou graves são praticamente mandatórias na clínica dos EII. A frequência indica alarme e orienta a investigação especializada. Os dez sinais de alerta[4] para EII devem ser divulgados extensivamente (Quadro 4.4.1). Além disso, microrganismos oportunistas também devem sinalizar incompetência imunológica. Perguntas sobre as infecções referidas, a gravidade, frequência e agente etiológico devem ser feitas com precisão. Na história médica, outros sintomas devem ser pontuados, como a presença de autoimunidade, malignidade, alergias graves e o hábito intestinal. Também se o paciente usa medicamentos e se aconteceram reações vacinais[5].

**Quadro 4.4.1 –** Dez sinais de alerta para imunodeficiências primárias em nosso meio.

| |
|---|
| 1. Duas ou mais pneumonias no ano |
| 2. Quatro ou mais otites no último ano |
| 3. Estomatites de repetição ou monilíase por mais de 2 meses |
| 4. Abcessos de repetição ou ectima |
| 5. Um episódio de infecção sistêmica grave (meningite, osteoartrite, septicemia) |
| 6. Infecções intestinais de repetição/diarreia crônica |
| 7. Asma grave, doença do colágeno ou doença autoimune |
| 8. Efeito adverso ao BCG e/ou infecção por micobactéria |
| 9. Fenótipo clínico sugestivo de síndrome associada à imunodeficiência |
| 10. História familiar positiva de imunodeficiência |

BCG: vacina *Bacille Calmette-Guerin*.
*Fonte:* Adaptado de J Clin Immunol 2014;34[1].

Ao exame físico, visceromegalias e dismorfismos devem ser evidenciados assim como presença de lesões cutâneas. A descrição dos marcos do desenvolvimento neuropsicomotor e a avaliação nutricional devem ser realizadas. Os exames devem ser solicitados de maneira racional. O hemograma, com a avaliação em números absolutos e de acordo com a faixa etária do paciente, é particularmente importante na investigação dos EII. Têm-se a possibilidade de avaliar o número de linfócitos, essencial para as imunodeficiências combinadas que cursam com linfopenia, além de outras citopenias que podem complementar a investigação de outros inúmeros EII.

A sorologia e/ou proteína C reativa (PCR) para vírus da imunodeficiência humana (HIV) é um divisor para a continuação da investigação na exclusão de uma deficiência imunológica secundária ao HIV.

A avaliação humoral é feita com a dosagem de imunoglobulinas (Ig) (IgA, IgM, IgE, IgG) e subclasses de IgG (IgG1,2,3,4) com análise funcional feita pelas sorologias vacinais proteicas e polissacarídias. A aferição dos componentes da cascata do complemento. A mensuração do *burst* oxidativo dos fagócitos para a avaliação da potência da fagocitose encabeça uma série de testes funcionais, importantes na avaliação do produto consequente de variantes genéticas. A citometria de fluxo, que quantifica os diferentes tipos celulares[5] e marcadores de superfície, é capaz de avaliar número e presença de células especificas (Figura 4.4.1).

A avaliação molecular deve ser realizada com o objetivo de elucidação de diagnóstico e ainda quando esse possa ter algum tratamento-alvo que modificará a evolução da doença.

## TRATAMENTO

Pacientes com EII apresentam um espectro amplo de manifestações clínicas, desde indivíduos com infecções recorrentes e/ou oportunistas até mesmo alterações na regulação imunológica, o que predispõe o paciente a doenças autoimunes, inflamatórias, linfoproliferações ou alergias graves. Para estabelecer a terapêutica adequada, inclui-se uso de antibióticos e outras profilaxias, reposição de imunoglobulina humana e terapias curativas, que incluem o transplante de células-tronco hematopoiéticas (TCTH) e a terapia gênica[6].

## USO DE ANTIBIÓTICOS E OUTRAS PROFILAXIAS

Pacientes com EII são mais suscetíveis a agentes infecciosos não usuais e/ou infecções recorrentes. O uso de antibióticos profiláticos visa reduzir a frequência e a gravidade das infecções sinopulmonares causadas por bactérias comuns, principalmente nos defeitos humorais quando não há compensação dos níveis de imunoglobulina. No entanto, em alguns EII com suscetibilidades mais específicas, a terapia profilática antiviral e/ou antifúngica pode ser necessária.

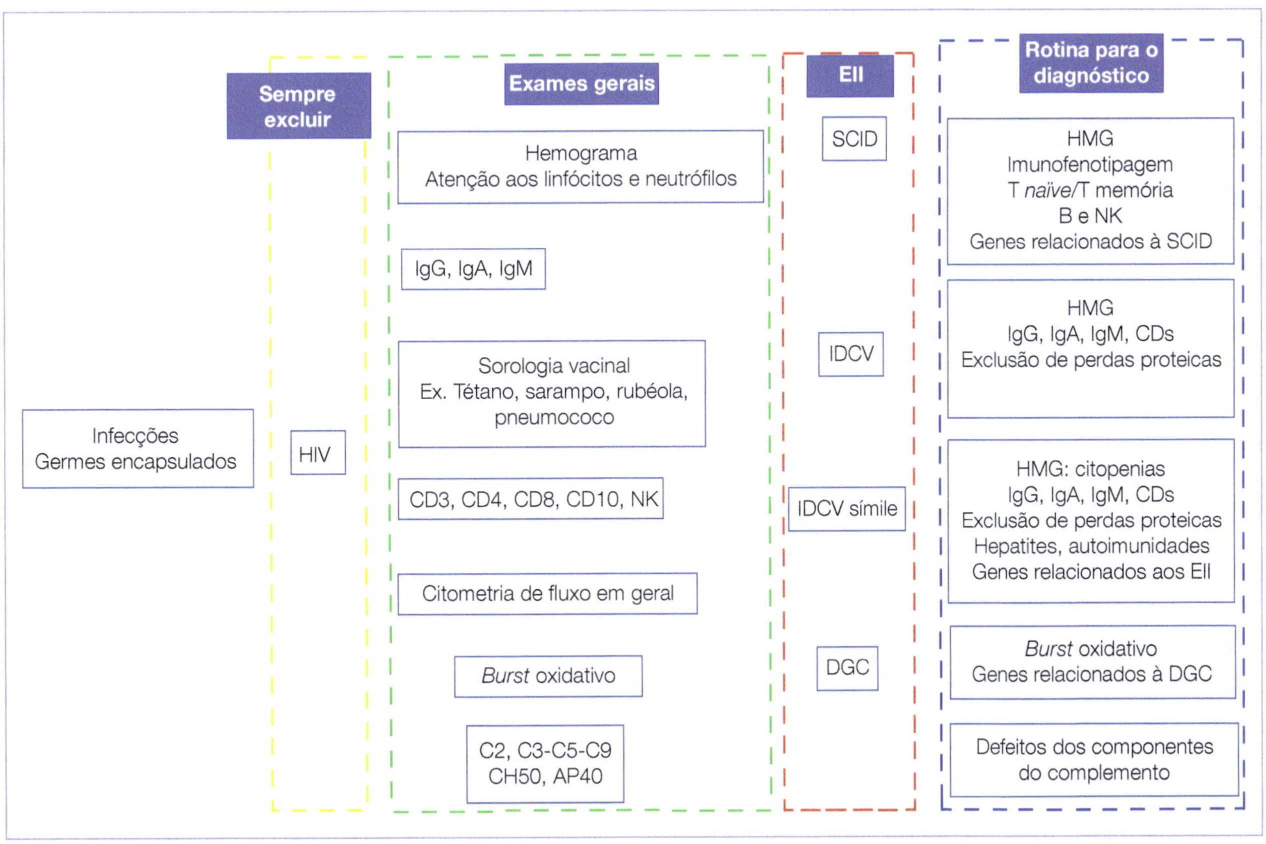


**Figura 4.4.1 –** Principais exames e EII.
CD: cluster de diferenciação; DGC: doença granulomatosa crônica; IDCV: imunodeficiência comum variável; NK: células *natural killer*; SCID: imunodeficiências combinadas graves (do inglês *severe combined immunodeficiency*).
*Fonte:* Adaptada de J Clin Immunol 2014;34[1].

Existe uma abordagem padronizada para o uso de antimicrobianos profiláticos em pacientes com SCID, doença granulomatosa crônica (DGC) e deficiências de complemento[7]. Defeitos nas células *natural killer* (NK) ou na sinalização do receptor *toll-like* 3, que cursam com infecções recorrentes de herpes simples da mucosa ou da pele, podem receber profilaxia antiviral com uso do aciclovir.

Da mesma forma, pacientes com imunodeficiências combinadas e história de varicela devem receber profilaxia antiviral. Nos defeitos com alta suscetibilidade a infecções fúngicas recorrentes, como defeitos na via da interleucina-17 (IL-17), *STAT1 GOF* ou síndrome de poliendocrinopatia autoimune tipo I, a profilaxia antifúngica direcionada a espécies de cândida pode ser necessária[7].

## TERAPIA DE REPOSIÇÃO DE IMUNOGLOBULINA

A terapia com imunoglobulina humana é usada nos EII com defeitos humorais, além da sua utilização com atividade anti-inflamatória e imunomoduladora[8]. Antes da primeira dose de reposição de imunoglobulina é prudente obter os níveis basais de imunoglobulina e os títulos vacinais, se aplicável para a idade.

A reposição de imunoglobulina pode ser realizada via intravenosa (IVIG) ou subcutânea (SCIG)[7]. A dosagem de reposição de IVIG varia de 400 a 600 mg/kg/dose e é frequentemente administrada a cada 3 a 4 semanas. A dose de IVIG pode ser aumentada para minimizar a incidência de infecções, sendo necessário monitoramento dos níveis ao longo do tratamento.

## TERAPIAS CURATIVAS

Recentemente a triagem neonatal para SCID e outras deficiências de células T inaugurou uma nova era de diagnóstico precoce e implementação de tratamento curativo com transplante que salva vidas se realizado previamente ao início de infecções graves[8]. O sucesso TCTH para SCID depende da idade ao diagnóstico e do *status* infeccioso do paciente. O TCTH é considerado uma intervenção curativa em outros defeitos imunológicos primários além da SCID[1].

Tratamentos alternativos ao TCTH devem ser considerados se disponíveis e permitirem uma boa qualidade de vida. A terapia gênica consiste no uso de vetores virais projetados para entregar o gene corrigido desejado em células-tronco hematopoiéticas autólogas que são então transplantadas para o paciente. Os EII mais estudados para terapia gênica são SCID ligada ao X, imunodeficiência combinada grave com deficiência de adenosina desaminase (ADA-SCID, do inglês *adenosine deaminase deficiency severe combined immunodeficiency)*, DGC ligada ao X e síndrome de Wiskott-Aldrich (WAS)[8].

## IMUNIZAÇÃO NO PACIENTE COM ERROS INATOS DA IMUNIDADE

O objetivo da vacinação é prevenir a doença pela exposição intencional de um hospedeiro a um agente infeccioso ou a alguns de seus componentes. As vacinas podem ser classificas em vivas ou mortas. As vacinas vivas contêm microrganismos atenuados e as mortas podem conter microrganismos inativados, fragmentos ou subunidades deles (frações que possuem propriedades antigênicas) ou seus produtos causadores de doenças, como toxinas[9,10].

As vacinas desempenham um papel diferenciado na prevenção de infecções, pois têm resultados diferentes dependendo do tipo de EII. Em alguns casos, a imunodeficiência não interfere significativamente com a resposta imunológica à vacina, podendo evocar a mesma proteção de indivíduos saudáveis; em outros, a resposta aos antígenos vacinais é prejudicada e, dependendo do tipo e grau de prejuízo, pouca ou nenhuma proteção é evocada[11].

Infelizmente, grande parte das informações publicadas sobre a segurança, tolerabilidade, imunogenicidade e eficácia das vacinas em pacientes com diferentes EII é insuficiente ou imprecisa. Além disso, particularmente quando as vacinas vivas são aplicadas, eventos adversos significativos relacionados à vacina podem ocorrer, incluindo o surgimento de doenças de cepas vacinais[11].

Eventos adversos à vacina *Bacille Calmette-Guerin* (BCG) são descritos. BCG é a única vacina micobacteriana em uso atual e pode ser responsável por aproximadamente 75% dos efeitos adversos vacinais em pacientes imunodeficientes. Pacientes com SCID, outros EII com defeitos combinados e doenças mendelianas com suscetibilidade à micobacteriose

(MSMD, do inglês *mendelian susceptibility to mycobacterial diseases*) são altamente suscetíveis a infecções com esta vacina.

As vacinas de sarampo, rubéola, caxumba (SRC) e varicela são conhecidas por serem causas potenciais de doenças graves e morte em pacientes com defeitos graves de células T. Recentemente, a cepa vacinal da rubéola tem sido associada com granulomas cutâneos e viscerais em crianças com vários EII com imunidade celular prejudicada, como nas ataxia-telangiectasias, ARTEMIS, hipoplasia cartilagem-cabelo, deficiência de Coronin-1a, deficiência de DNA ligase 4, deficiência de MHC Classe II, síndrome de *Nijmegen Breakage*, síndrome WHIM e SCID ligada a X. A cepa vacinal da rubéola pode persistir por décadas, de maneira subclínica em sítios corporais atualmente desconhecidos, antes de emergir em granulomas, e o tratamento para formas persistentes é o TCTH[12].

EII com defeito de interferon tipo I e/ou III (mutações em *IFNAR2, STAT1* ou *STAT2*) podem apresentar doença severa como efeito adverso da vacina SRC. Mais recentemente, a mutação que prejudica a produção de interferon-alfa IFNAR1 foi relacionada à doença por vírus vacinal das vacinas de febre amarela e SRC, às vezes como primeira manifestação da doença[13,14].

Em resumo, como recomendação geral para decisões relacionadas à vacinação de pacientes com EII, deve-se sempre avaliar com cuidado riscos e benefícios, doenças imunológicas de base e uso de medicações, como reposição de imunoglobulina humana. As vacinas inativadas são geralmente seguras, apesar da resposta extremante variável. O uso de vacinas em pacientes com EII deve ser precisamente definido, a fim de assegurar a maior proteção quando possível e evitar os riscos de eventos adversos em pacientes que não podem receber uma ou mais vacinas[4]. No caso da Covid-19, as vacinas até o momento disponíveis são seguras e devem ser indicadas aos pacientes com EII, mas a eficácia será diferente de acordo com o defeito envolvido[15].

## REFERÊNCIAS BIBLIOGRÁFICAS


1. Bousfiha A, Jeddane L, Picard C, et al. Human inborn errors of immunity: 2022 Update of the IUIS Phenotypical Classification. J Clin Immunol. 2022;42(7):1508-1520.
2. Tangye SG, Al-Herz W, Bousfiha A, et al. Human inborn errors of immunity: 2022 Update on the Classification from the International Union of Immunological Societies Expert Committee. J Clin Immunol. 20221-35.
3. Modell V, Orange JS, Quinn J, Modell F. Global report on primary immunodeficiencies: 2018 update from the Jeffrey Modell Centers Network on disease classification, regional trends, treatment modalities, and physician reported outcomes. Immunol Res. 2018;66(3):367-380.
4. Disponível em: https://asbai.org.br/infeccoes-de-repeticao-podem-acender-o-sinal-de-alerta-para-as-idps/. Acesso em: 8 jun. 2023.
5. Abraham RS, Butte MJ. The New "Wholly Trinity" in the diagnosis and management of inborn errors of immunity. J Allergy Clin Immunol Pract. 2021;9(2):613-625.
6. Perez, E. Future of therapy for inborn errors of immunity. Clinic Rev Allerg Immunol. 2022;63:75-89.
7. Dorsey MJ, Wright NAM, Chaimowitz NS, Dávila Saldaña BJ, Miller H, Keller MD, et al. Infections in infants with SCID: isolation, infection screening, and prophylaxis in PIDTC Centers. J Clin Immunol. 2021;41:38-50.
8. Jolles S, Orange JS, Gardulf A, et al. Current treatment options with immunoglobulin G for the individualization of care in patients with primary immunodeficiency disease. British Society for Immunology, Clin Exp Immunol. 2014;179:146-60.
9. Zhang ZY, Thrasher AJ, Zhang F. Gene therapy and genome editing for primary immunodefciency diseases. Genes Dis. 2020;7:38-51.
10. Bonilla FA. Vaccines in patients with primary immune deficiency. Immunol Allergy Clin N Am. 2020;40(3):421-435.
11. Bonilla FA. Update: Vaccines in primary immunodeficiency. J Allergy Clin Immunol. 2018;141(2):474-481.
12. Principi, N; Esposito, S. Vaccine use in primary immunodeficiency disorders. Vaccine. 2014;32(30):3725-31.
13. Perelygina L, Icenogle J, Sullivan KE. Rubella virus-associated chronic inflammation in primary immunodeficiency diseases. Curr Opin Allergy Clin Immunol. 2020;20(6):574-581.
14. Hernandez N, Bucciol G, Moens L, Le Pen J, Shahrooei M, Goudouris E et al. Inherited IFNAR1 deficiency in otherwise healthy patients with adverse reaction to measles and yellow fever live vaccines. J Exp Med. 2019;216(9):2057-2070.
15. Hagin D, Freund T, Navon M, Halperin T, Adir D, Marom R, Levi I, et al. Immunogenicity of Pfizer-BioNTech Covid-19 vaccine in patients with inborn errors of immunity. J Allergy Clin Immunol. 2021;148(3):739-749.

# 4.5 Neutropenia febril

*Adriana Maria Paixão de Sousa da Silva*
*Fabianne Altruda de Moraes Costa Carlesse*

## INTRODUÇÃO

O câncer infantil ainda representa a segunda causa de morte em crianças com mais de 5 anos de idade em todo o mundo. A incidência na América Latina é de aproximadamente 12 casos a cada 100 mil crianças menores de 15 anos. A taxa de sobrevivência global em 5 anos apresenta diferenças significativas em nosso continente, o que depende principalmente de fatores como acesso rápido ao diagnóstico, possibilidade de receber tratamentos padronizados e um bom gerenciamento das complicações[1].

A neutropenia febril (NF) é uma complicação comum em crianças com câncer que recebem quimioterapia[2-4].

A neutropenia está intimamente relacionada ao processo neoplásico e ao seu tratamento, sendo inicialmente descrita por Bodey e colaboradores em 1966 e desde então permanece como fator de risco para aquisição de complicações infecciosas nesses pacientes[5]. Ela é definida quando o número de neutrófilos se encontra abaixo de 500 cel/mm$^3$ ou menor que 1.000 cel/mm$^3$ com tendência a cair para menos que 500 cel/mm$^3$ em 48 horas, enquanto a febre é definida como uma única temperatura oral maior ou igual a 38,3 °C ou uma temperatura maior que 38 °C por um período igual ou superior a 1 hora. Entretanto essa definição pode sofrer algumas pequenas variações, em diferentes estudos sobre NF. Em nosso meio, utilizamos a medida da temperatura axilar, considerada como normal 37 °C +/– 0,5 °C, podendo variar até 1 °C quando a medida for tomada por via oral ou retal[6].

Quando um paciente neutropênico se torna febril, a ausência de sinais inflamatórios torna difícil o reconhecimento de uma desordem ameaçadora de vida de uma causa não letal de febre. Para diminuir a morbimortalidade relacionada ao processo infeccioso, é necessária avaliação médica imediata e instituição de terapia antimicrobiana empírica adequada[5,7].

De acordo com a Sociedade Brasileira de Pediatria[8], a NF ocorre em cerca de 20% a 40% dos pacientes pediátricos com câncer submetidos à quimioterapia.

Fatores de risco para o desenvolvimento de NF incluem a intensidade e duração da quimioterapia, idade, tipo de câncer, comorbidades e estado nutricional. Estudos apontam que crianças mais jovens, especialmente aquelas com menos de 2 anos de idade, apresentam maior risco de desenvolver NF. Além disso, pacientes com leucemia aguda e linfomas são mais propensos a desenvolver NF do que aqueles com tumores sólidos[9,10].

## EPIDEMIOLOGIA

Em apenas 20% dos episódios de NF o patógeno consegue ser determinado, sendo classificada como infecção microbiologicamente documentada (IMD). Nos 80% restantes, a causa da infecção não é definida, sendo uma febre de origem indeterminada (FOI). E quando se trata de casos de IMD, a maioria é infecção da corrente sanguínea (ICS), com 20% a 50% desses episódios[1,11].

A frequência relativa dos microrganismos que causam ICS pode variar com o período de tempo e a localização geográfica. Estudos têm demonstrado uma inversão na prevalência das bactérias mais encontradas nas ICS. As bactérias Gram-negativas têm sido identificadas como primeiro agente dessas infecções em vários centros, principalmente *Escherichia coli*, *Enterobacter cloacae*, *Klebsiella pneumoniae* e *Pseudomonas aeruginosa*, seguidas pelas bactérias Gram-positivas, *Staphylococcus* coagulase-negativa, *Staphylococcus aureus* e *Streptococcus* do grupo *viridans*, e como terceiro os fungos, principalmente a *Candida* spp.[11-13].

Além disso, tem-se observado também um aumento significativo na prevalência de infecções bacterianas multirresistentes. Esse problema é observado principalmente para as infecções associadas a cuidados de saúde. Patógenos importantes incluem *Staphylococcus aureus* resistente à meticilina, enterococos resistentes à vancomicina e bactérias Gram-negativas que produzem β-lactamases e carbapenemases de espectro estendido[12,14].

Reconhecer a epidemiologia local para instituir o tratamento adequadamente é de extrema importância. A epidemiologia local e história pregressa do paciente de uso de antimicrobianos deve orientar a terapia antibacteriana empírica de escolha.

## MANEJO CLÍNICO

O manejo da NF pediátrica continua sendo heterogêneo entre os centros; portanto, a implementação de diretrizes de prática clínica é importante na orientação do cuidado clínico, visando a melhora dos resultados na NF[15,16].

Deve-se realizar uma abordagem inicial rápida, com administração de antibióticos de amplo espectro dentro de uma hora após o início da febre. A escolha da terapêutica primária tem como base a estratificação de risco infeccioso, devendo considerar a idade do paciente, a gravidade do quadro clínico, os fatores de risco para infecções específicas e a presença de comorbidades[17-19].

Estratificar o risco do paciente com NF é o primeiro passo dentro do manejo terapêutico inicial. Existem diversos sistemas de estratificação de risco com base em diferentes *guidelines* de múltiplas organizações. No entanto, é necessário adotar um instrumento de estratificação validado e incorporá-lo à prática clínica de cada hospital, de acordo com suas capacidades e necessidades locais[20,21].

Em 2021, a Sociedade Latino-Americana de Infectologia Pediátrica[22] publicou um consenso de manejo de NF, sendo que foram considerados pacientes de alto risco aqueles com diagnóstico de leucemia mieloide aguda (LMA) ou leucemia linfoide aguda (LLA) em recidiva, presença de hipotensão arterial ou determinação quantitativa de proteína C reativa (PCR) ≥ 90 mg/L; ou pelos seguintes critérios em conjunto: número de dias desde o último ciclo de quimioterapia ≤ 7 e contagem de plaquetas < 50.000 mm³. O Quadro 4.5.1 resume alguns modelos de estratificação de risco validados na pediatria.

**Quadro 4.5.1** – Modelos de estratificação de risco validados na pediatria.

| | Rackoff 1996 | Alexander 2002 | Rondinelli 2002 | Santolaya 2001 | Ammann 2003 | Ammann 2010 |
|---|---|---|---|---|---|---|
| Fatores relacionados ao paciente e à doença | Nenhum | LMA, linfoma de Burkitt, LLA em indução ou recaída | CVC 2 pontos, idade ≤ 5 anos 1 ponto | Recaída de leucemia, quimioterapia dentro de 7 dias do episódio | CVC, leucemia de células pré-B | Quimioterapia mais intensiva que manutenção 4 pontos |
| Fatores relacionados ao episódio | CAM | Hipotensão, taquipneia ou hipóxia < 94%, alterações no Raio X, estado mental alterado, mucosite grave, vômitos ou dor abdominal, infecção focal, outra razão para hospitalizar | Infecção de sítio clínico 4,5 pontos, sem ITRA 2,5 pontos 1 ponto cada para febre > 38,5, hemoglobina ≤ 70 g/L | PCR ≥ 90 mg/L, hipotensão, plaquetas ≤ 50.000 mm³ | Ausência de sinais clínicos de infecção viral PCR ≥ 50 mg/L Leucócitos ≤ 500/µL Hemoglobina ≥ 100 g/L | Hemoglobina ≥ 90 g/L 5 pontos, leucócitos < 300/µg 3 pontos, Plaquetas ≤ 50.000/mm³ 3 pontos |
| Formulação da escala | CAM ≥ 100/µL = baixo risco de bacteremia; TCTH = alto risco | Ausência de qualquer fator de risco = baixo risco de complicação médica grave TCTH = alto risco | Pontuação total < 6 = baixo risco de complicação infecciosa séria TCTH = alto risco | Ausência destes fatores ou presença apenas de plaquetas baixas ou < 7 dias de quimioterapia = baixo risco de infecção bacteriana invasora | ≤ 3 fatores de risco = baixo risco de infecção significativa TCTH = alto risco | Pontuação total < 9 = baixo risco de resultado adverso TCTH = alto risco |
| Demonstração de validade | EUA | Reino Unido | Brasil | Chile | Europa | Europa |

CAM: contagem absoluta de monócitos; CVC: cateter venoso central; ITRA: infecção trato respiratório alto; LLA: leucemia linfoide aguda; LMA: leucemia mieloide aguda; PCR: proteína C reativa; TCTH: transplante de células-tronco hematopoiéticas.
*Fonte:* Adaptado de Lehrnbecher et al.[23].

Em todo paciente com NF deve-se obter hemoculturas de todos os lúmens dos cateteres venosos centrais e considerar obter culturas de sangue periférico simultaneamente às culturas de cateter venoso central. Deve-se considerar também análise urinária e urocultura nos pacientes e realizar radiografia de tórax apenas em pacientes com sinais ou sintomas respiratórios[20].

Com relação à antibioticoterapia, em pacientes de alto risco, usar monoterapia com um beta-lactâmico antipseudomonas, uma cefalosporina de quarta geração ou um carbapenêmico como terapia antibacteriana empírica. Reserve a adição de um segundo agente anti-Gram-negativo ou um glicopeptídio para pacientes que estão clinicamente instáveis, quando há suspeita de uma infecção resistente ou para centros com alta taxa de patógenos resistentes[20,24].

Em pacientes de baixo risco, considerar o tratamento ambulatorial inicial ou desospitalização precoce se a infraestrutura estiver pronta para garantir monitoramento cuidadoso e acompanhamento. Administração de terapia antibacteriana oral pode ser realizada se o paciente for capaz de tolerar esta via de administração de forma confiável[20] (Figura 4.5.1).

Diariamente, durante sua evolução, os pacientes serão monitorados de forma rigorosa. Após 24 a 72 horas de terapia antimicrobiana, é recomendada uma avaliação abrangente dos pacientes, considerando elementos clínicos, laboratoriais e microbiológicos. Em pacientes que estão respondendo ao tratamento empírico inicial, descontinuar a cobertura dupla para infecção Gram-negativa ou glicopeptídio empírico, se iniciados, se não houver uma indicação microbiológica específica para continuar a terapia combinada[20].

Não é recomendado ampliar o regime empírico inicial com base apenas em febre persistente em pacientes que estão clinicamente estáveis. Entretanto, em pacientes com febre persistente que se tornam clinicamente instáveis, deve-se escalonar o regime para incluir cobertura para Gram-negativos resistentes, Gram-positivos e anaeróbios[20].

Em pacientes com NF de alto risco que estão clinicamente bem e sem febre por pelo menos 24 horas, deve-se descontinuar a terapia antibacteriana empírica se as culturas permanecem negativas em 48 horas e se houver evidência de recuperação medular. Em pacientes de baixo risco que estão clinicamente bem e afebril por pelo menos 24 horas, considerar a descontinuação de terapia antibacteriana empírica se as culturas permanecem negativas em 48 horas, independentemente da evidência de recuperação medular[20]. Os algoritmos de reavaliação estão representados nas Figuras 4.5.2 e 4.5.3.

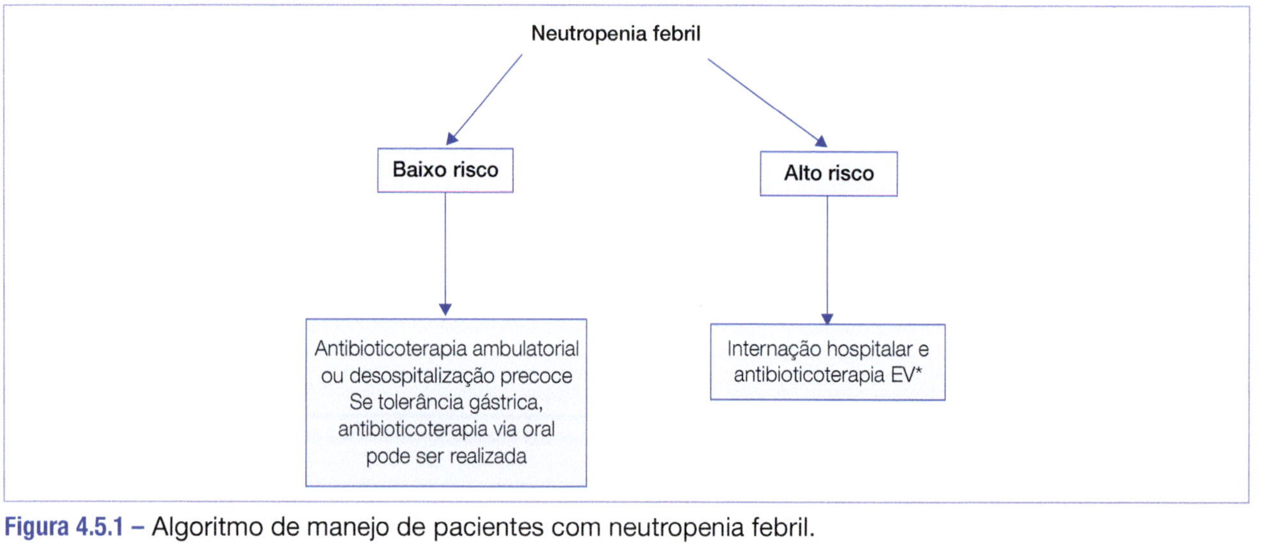


**Figura 4.5.1 –** Algoritmo de manejo de pacientes com neutropenia febril.

* Esquema antimicrobiano inicial de acordo com o perfil bacteriológico local e história do paciente.

*Fonte:* Adaptada de Santolaya et al.[22].

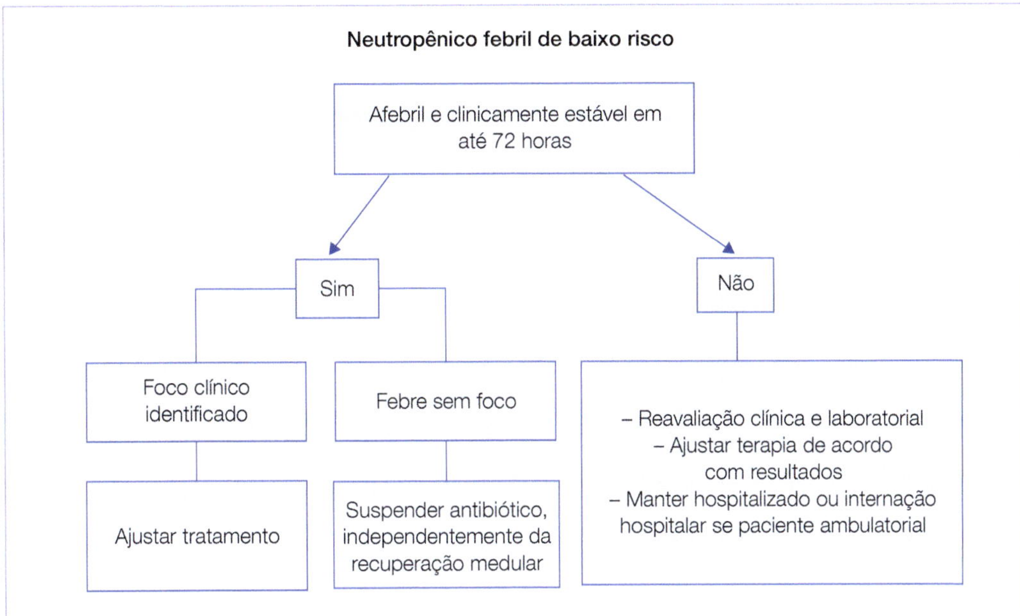


**Figura 4.5.2 –** Algoritmo de reavaliação de pacientes neutropênicos febris de baixo risco.
*Fonte:* Adaptada de Santolaya et al.[22].

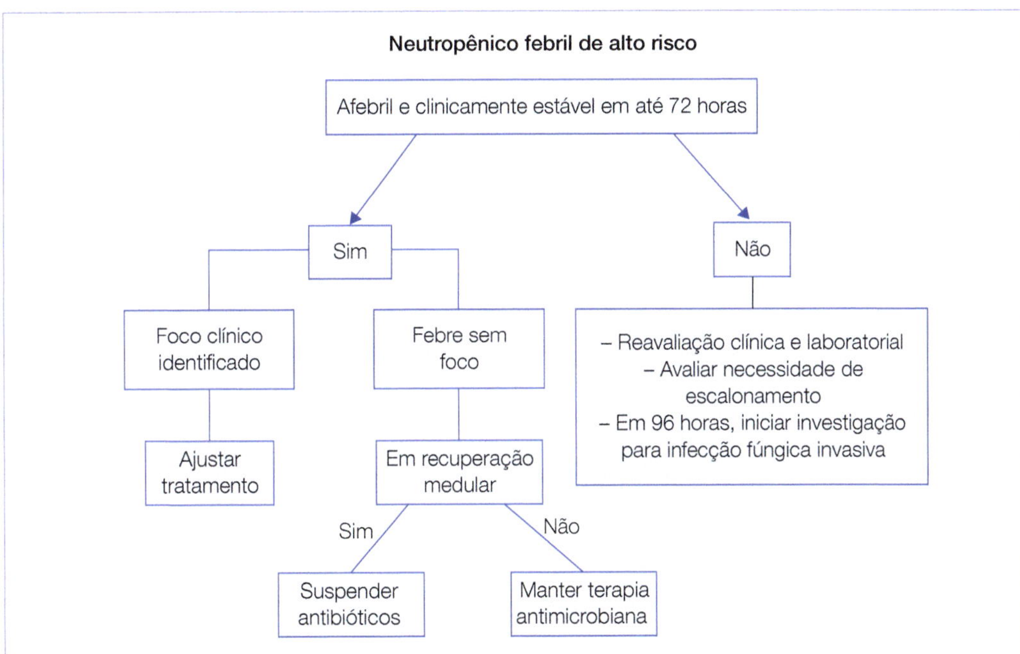


**Figura 4.5.3 –** Algoritmo de reavaliação de pacientes neutropênicos febris de alto risco.
*Fonte:* Adaptada de Santolaya et al.[22].

As infecções fúngicas invasivas (IFI) devem ser consideradas, principalmente, naqueles pacientes de alto risco para estas infecções e que mantêm febre e alterações clínicas. Os pacientes de alto risco para IFI são aqueles com LMA, LLA de alto risco ou recaída, neutropenia prolongada (> 10 dias), em uso de altas doses de corticoide ou aqueles submetidos a transplante de células-tronco hematopoiéticas (TCTH) no primeiro ano após o transplante, sem evidência de reconstituição de células T, ou recebendo corticoide ou outros agentes imunossupressores para prevenir ou tratar doença do enxerto contra o hospedeiro (DECH)[20].

Nesses pacientes de alto risco que mantêm febre ≥ 96 horas, apesar de antibioticoterapia de amplo espectro, solicitar biomarcadores para investigação de IFI (p. ex., galactomanana) e imagens, com tomografia computadorizada (TC) de tórax e ultrassonografia (USG)/TC de abdome[20].

Os antifúngicos de escolha para terapia empírica são as equinocandinas e a anfotericina B lipossomal. A abordagem com terapia antifúngica preemptiva também pode ser uma opção dependendo do tempo de realização e dos resultados dos exames de investigação de IFI. Na terapia preemptiva, o antifúngico é iniciado após resultados positivos da investigação[20,22].

Não há ensaios clínicos randomizados que abordem o término da terapia antifúngica empírica. O Consenso Latino-americano (2021) recomenda interromper a terapia antifúngica empírica quando a IFI for descartada e houver evidência de recuperação medular. Em pacientes que receberam terapia preemptiva com base em uma suspeita fundamentada de IFI, é recomendado tratar de acordo com o diagnóstico de IFI provada/provável, levando em consideração a localização e o tipo de infecção[22].

## PROGNÓSTICO

O prognóstico da NF na pediatria depende da causa subjacente, da gravidade da neutropenia e da rapidez com que a infecção é diagnosticada e tratada. Vários fatores, como a duração da neutropenia e a presença de comorbidades, podem influenciar o prognóstico desses pacientes[9].

A mortalidade global em pacientes com NF tem sido relatada em até 10% em pacientes hospitalizados, com até 5% naqueles com infecção por Gram-positivos e 18% naqueles com infecção documentada por Gram-negativos. As infecções fúngicas são ainda maiores[11].

Alguns estudos sugerem que a gravidade da neutropenia, definida como uma contagem absoluta de neutrófilos inferior a 100 cel/μL, está associada a um maior risco de infecções graves e mortalidade em pacientes pediátricos com câncer. Além disso, a duração da neutropenia é um fator de risco importante para o desenvolvimento de infecções[9].

Outro fator importante no prognóstico da NF é a rapidez com que a infecção é diagnosticada e tratada. Atrasos no tratamento podem aumentar o risco de complicações e mortalidade em pacientes pediátricos com NF. Portanto, a identificação precoce e o tratamento imediato das infecções são fundamentais para melhorar o prognóstico desses pacientes[8].

## PREVENÇÃO

A prevenção da NF na pediatria é uma importante medida a ser adotada para garantir a saúde e a segurança dos pacientes. Algumas estratégias que podem ser empregadas incluem:

- **Utilização de fatores de crescimento hematopoiéticos:** a administração de fatores de crescimento hematopoiéticos, como o fator estimulador de colônias de granulócitos (G-CSF), pode reduzir a duração e a gravidade da neutropenia induzida pela quimioterapia e, consequentemente, diminuir o risco de NF.
- **Medidas de precaução padrão:** é importante adotar medidas de precaução padrão para reduzir o risco de infecção, incluindo a higiene das mãos, uso de equipamentos de proteção individual e controle de visitas.
- **Educação do paciente e da família:** a educação do paciente e da família sobre os riscos e as medidas preventivas da NF é fundamental para garantir o sucesso do tratamento e a prevenção de complicações.

## CONCLUSÃO

Em resumo, a NF é uma complicação frequente em pacientes oncológicos pediátricos submetidos à quimioterapia ou à radioterapia, podendo ser responsável por morbidade e mortalidade significativas. O diagnóstico precoce e tratamento adequado são fundamentais para o sucesso do manejo desses pacientes. O uso de antibióticos empíricos de amplo espectro e fatores de crescimento hematopoiéticos são ferramentas importantes no tratamento da NF.

Apesar dos avanços no diagnóstico e tratamento da NF em pacientes oncológicos pediátricos, ainda há desafios a serem enfrentados na prevenção e manejo dessa complicação. Nesse contexto, técnicas de amplificação molecular têm sido utilizadas para detectar precocemente microrganismos em ICS, com melhora na sobrevida do paciente e, além disso, a detecção rápida de genes de resistência pode contribuir para a eficácia do tratamento antimicrobiano com redução da morbimortalidade[25].

Novos estudos são necessários para aprimorar a identificação de pacientes em risco, desenvolver novas terapias antimicrobianas e de diagnósticos, e avaliar a efetividade de medidas preventivas.

## REFERÊNCIAS BIBLIOGRÁFICAS


1. Schuster MG, Cleveland AA, Dubberke ER, et al. Infections in hematopoietic cell transplant recipients: results from the organ transplant infection project, a multicenter, prospective, cohort study. Open Forum Infect Dis. 2017;4(2).
2. Santolaya ME, Alvarez AM, Avilés CL, et al. Predictors of severe sepsis not clinically apparent during the first twenty-four hours of hospitalization in children with cancer, neutropenia, and fever: a prospective, multicenter trial. Pediatr Infect Dis J. 2008;27(6):538-43.
3. Davis K, Wilson S. Febrile neutropenia in paediatric oncology. Paediatr Child Health. 2020;30(3):93-97.
4. Pizzo PA. Fever in immunocompromised patients. N Engl J Med. 1999;341(12):893-900.
5. Baden LR, Bensinger W, Angarone M, et al. Prevention and treatment of cancer-related infections. J Natl Compr Canc Netw. 2012;10(11):1412-1445.
6. Silvestrini WS. Febre. In: Farhat CK, Carvalho ES, Carvalho LHFR, Succi RCM (Org.). Infectologia pediátrica. 2. ed. São Paulo: Atheneu, 1999. p. 16-18.
7. Pizzo PA, Robichaud KJ, Gill FA, et al. Duration of empiric antibiotic therapy in granulocytopenic patients with cancer. Am J Med. 1979;67(2):194-200.
8. Sociedade Brasileira de Pediatria. Diretrizes para o manejo inicial da neutropenia febril, após quimioterapia, em crianças e adolescentes com câncer. Departamento Científico de Oncologia. 2018:(2).
9. Sung L, Aplenc R, Alonzo TA, et al. Effectiveness of supportive care measures to reduce infections in pediatric AML: a report from the Children's Oncology Group. Blood. 2013;121(18):3573-3577.
10. Bodey GP, Buckley M, Sathe YS, Freireich EJ. Quantitative relationships between circulating leukocytes and infection in patients with acute leukemia. Ann Intern Med. 1996;64(2):328-40.
11. Boeriu E, Borda A, Vulcanescu DD, Sarbu V, Arghirescu ST, Ciorica O, Bratosin F, Marincu I, Horhat FG. Diagnosis and management of febrile neutropenia in pediatric oncology patients – a systematic review. Diagnostics. 2022;12:1800.
12. Kobayashi R, Sano H, Matsushima S, Hori D, Yanagi M, Kodama K, et al. Meropenem versus piperacillin/tazobactam for febrile neutropenia in pediatric patients: efficacy of piperacillin/tazobactam as a 1-h drip infusion four times a day. Int J Hematol. 2021;113(3):430-435.
13. Silva AMPS, de Moraes-Pinto MI, Pignati LT, Teixeira BB, Lima APC, et al. Candida spp bloodstream infections in a Latin American pediatric oncology reference center: epidemiology and associated factors. Mycoses. 2020;63:812-822.
14. Raad C, Behdenna A, Fuhrmann C, Conter C, Cuzzubbo D, Rasigade JP, Bertrand Y, Domenech C. Trends in bacterial bloodstream infections and resistance in immuno-compromised patients with febrile neutropenia: a retrospective analysis. Eur J Pediatr. 2021;180(9):2921-2930.
15. Wright JD, Neugut AI, Ananth CV, et al. Deviations from guideline-based therapy for febrile neutropenia in cancer patients and their effect on outcomes. JAMA Intern Med. 2013;173:559-568, 2013.
16. Freifeld AG, Bow EJ, Sepkowitz KA, et al. Clinical practice guideline for the use of antimicrobial agents in neutropenic patients with cancer: 2010 update by the infectious diseases society of america. Clin Infect Dis. 2011;52(4):e56-e93.
17. Melgar M, Reljic T, Barahona G, Camacho K, Chang A, Contreras J, Espinoza D, Estripeaut D, Gamero M, Luque M, Mentor G, Zacasa P, Homsi M, Caniza MA, Kumar A, Mukkada S. Guidance statement for the management of febrile neutropenia in pediatric patients receiving cancer-directed therapy in central america and the caribbean. JCO Glob Oncol. 2020;6:508-517.
18. Rubin M, Hathorn JW, Pizzo PA. Controversies in the management of febrile neutropenic cancer patients. Cancer Invest. 1988;6(2):167-84.
19. Santolaya ME, Alvarez AM, Becker A, et al. Prospective, multicenter evaluation of risk factors associated with invasive bacterial, fungal, and viral infections in pediatric cancer patients. J Clin Oncol. 2001;19(14):3415-3421.
20. Lehrnbecher T, Robinson PD, Ammann RA, Fisher B, et al. Journal of Clinical Oncology. 2023;41(9):1774-1785.
21. Klastersky J, Paesmans M, Rubenstein EB, et al. The Multinational Association for Supportive Care in Cancer risk index: a multinational scoring system for identifying low-risk febrile neutropenic cancer patients. J Clin Oncol. 2000;18(16):3038-3051.
22. Santolaya, ME, et al. Manejo de los episodios de neutropenia febril en niños con cáncer. Consenso de la Sociedad Latinoamericana de Infectología Pediátrica 2021. Rev. Chil. Infectol. 2021;38(6)857-909, 2021.
23. Lehrnbecher T, Phillips R, Alexander S, et al. Guideline for the management of fever and neutropenia in children with cancer and hematopoietic stem-cell transplantation recipients: 2017 update. J Clin Oncol. 2017;35(18):2082-2094.
24. Averbuch D, Orasch C, Cordonnier C, et al. European guidelines for empirical antibacterial therapy for febrile neutropenic patients in the era of growing resistance: summary of the 2011 4th European Conference on Infections in Leukemia. Haematologica. 2013;98(12):1826-1835.
25. Carlesse F, Cappellano P, Quiles MG, Menezes LC, Petrilli AS, Pignatari AC. Clinical relevance of molecular identification of microorganisms and detection of antimicrobial resistance genes in bloodstream infections of paediatric cancer patients. BMC Infect Dis. 2016;1(16).

# Vigilância Epidemiológica e Notificação de Doenças

# 5

*Suely Miyuki Yashiro*
*Thais Claudia Roma de Oliveira Konstantyner*

## INTRODUÇÃO

No Brasil, a Vigilância Epidemiológica, juntamente com a Vigilância Sanitária, a Vigilância em Saúde do Trabalhador e a Vigilância em Saúde Ambiental constituem-se em componentes da Vigilância em Saúde. Alinhada ao conjunto de políticas de saúde do Sistema Único de Saúde (SUS), a Vigilância em Saúde pressupõe a articulação dos conhecimentos, processos e práticas relativos a estes componentes, considerando a transversalidade de suas ações no processo saúde-doença. Assim, a Vigilância em Saúde permeia todos os níveis e formas de atenção à saúde, da atenção primária à alta complexidade e abrange os serviços de saúde públicos e privados[1].

A Vigilância Epidemiológica é uma das mais antigas estratégias de monitoramento da saúde da população brasileira. Desde sua instituição, em 1975[2], ela vem se adaptando às diversas modificações decorrentes do cenário epidemiológico, nas esferas nacional e internacional, redirecionando o foco da vigilância das doenças para a de riscos à saúde e, consequentemente, aumentando sua capacidade de predição e intervenção[3].

Conceitualmente, a Vigilância Epidemiológica é definida como conjunto de ações que proporciona o conhecimento e a detecção de mudanças nos fatores determinantes e condicionantes da saúde individual e coletiva, com a finalidade de recomendar e adotar as medidas de prevenção e controle das doenças, transmissíveis e não transmissíveis, e agravos à saúde[1]. Na prática, isto se traduz na coleta sistemática e contínua de dados, análise das informações e elaboração de bases técnicas, que norteiam gestores e serviços de saúde na elaboração, implementação, avaliação e aprimoramento de políticas e programas de saúde (Figura 5.1). Em outras palavras, a essência da Vigilância Epidemiológica resume-se à tríade *Informação - Decisão - Ação.*

## SISTEMA NACIONAL DE VIGILÂNCIA EM SAÚDE

O Sistema Nacional de Vigilância Epidemiológica (SNVE) é um componente do SUS, constituído pelo conjunto de instituições do setor público e privado, responsável por operacionalizar a Vigilância Epidemiológica. Apesar do SNVE estar sob a responsabilidade da Secretaria de Vigilância em Saúde do Ministério da Saúde (SVS/MS), cada uma das três esferas de gestão do SUS possui competências específicas dentro do sistema. Sobre as esferas federal e estaduais recaem as funções relacionadas à coordenação em seu âmbito de ação, além da atuação de forma complementar ou suplementar junto aos demais níveis; aos municípios, cabe a execução das ações de Vigilância Epidemiológica no território que fundamentam-se em:

- Notificação compulsória de doenças, agravos e eventos de saúde pública.
- Investigação epidemiológica.
- Registro e monitoramento de doenças crônicas não transmissíveis.
- Ações vinculadas a políticas e programas de saúde específicos[4].

As atividades do SNVE são desenvolvidas de modo sistemático e ininterrupto e consistem em coletar, processar, analisar e interpretar dados; recomendar e implementar medidas de prevenção e controle; avaliar a eficácia e a efetividade das medidas adotadas; e divulgar informações[5].

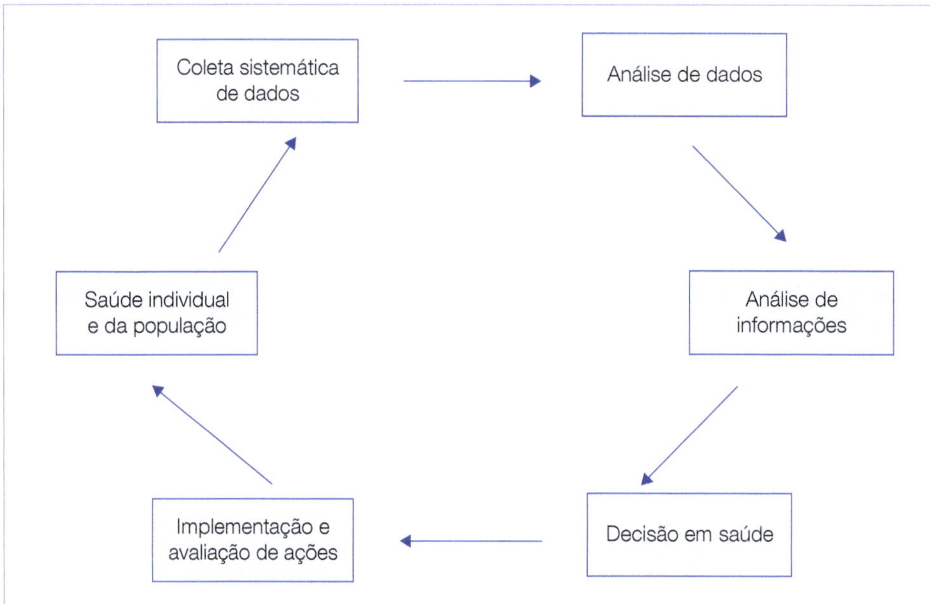


**Figura 5.1 –** Operacionalização da vigilância epidemiológica.
*Fonte:* Desenvolvida pela autoria do capítulo.

## FONTES DE DADOS

A Vigilância Epidemiológica utiliza-se de dados de diversas naturezas para produzir as informações e os indicadores necessários ao funcionamento do SNVE. Em outras palavras, pode-se dizer que o processo *Informação - Decisão - Ação* tem início com a obtenção de dados. São exemplos de dados comumente usados pela Vigilância Epidemiológica[6]:

- **Socioeconômicos:** escolaridade, ocupação, renda, religião e estilo de vida.
- **Demográficos:** idade, sexo, raça e local de nascimento.
- **Ambientais:** fornecimento e consumo de água, redes de esgoto, coleta de lixo, qualidade do ar, ocupação e uso do solo.
- **Morbidade:** notificações, atendimento ambulatorial e internação hospitalar.
- **Mortalidade:** óbitos e causas de óbito.
- **Laboratoriais:** solicitação e positividade de exames de interesse à saúde pública.
- Uso de fármacos e imunobiológicos.
- Rumores de mídias e dados de redes sociais.

## NOTIFICAÇÃO COMPULSÓRIA

A principal fonte de dados para a Vigilância Epidemiológica é a notificação compulsória, que consiste na comunicação de doenças, agravos e eventos de interesse em saúde pública, às autoridades sanitárias competentes.

A notificação compulsória é obrigatória para os profissionais de saúde ou responsáveis pelos serviços públicos e privados de saúde, que prestam assistência ao paciente. Também deve ser realizada pelos responsáveis por estabelecimentos públicos ou privados educacionais, de cuidado coletivo, além de serviços de hemoterapia, unidades laboratoriais e instituições de pesquisa. A inobservância da obrigatoriedade da notificação configura infração sanitária, cuja prática poderá acarretar a aplicação das penalidades, como advertência, multa ou interdição do estabelecimento, sem prejuízo de outras sanções de natureza administrativa, civil ou penal cabíveis. Cabe ressaltar que os notificadores e as autoridades de saúde devem garantir o sigilo dos dados pessoais integrantes da notificação compulsória que estejam sob sua responsabilidade[7].

Notifica-se diante da suspeita ou confirmação do caso, de forma imediata (em até 24 horas) ou semanal, observando-se sempre as normas técnicas estabelecidas pela SVS/MS e disponibilizadas no Guia de Vigilância em Saúde[8]. Esta publicação, revisada e atualizada periodicamente, visa disseminar informações relativas a fluxo de dados, ficha de notificação e investigação epidemiológica, definições de casos, funcionamento dos sistemas de informação, medidas de prevenção e controle, e demais diretrizes técnicas para operacionalização do SNVE.

O Ministério da Saúde, obedecendo a critérios relacionados ao perfil epidemiológico do país, ao Regulamento Sanitário Internacional e acordos internacionais, é o responsável pela elaboração e divulgação da Lista Nacional de Notificação Compulsória de Doenças, Agravos e Eventos de Saúde Pública[9] (Quadro 5.1), publicada sempre no Diário Oficial da União por meio de portarias. Aos estados e municípios, é facultada a inclusão de doenças e agravos na lista de notificação compulsória nacional, conforme o perfil de morbimortalidade de suas esferas de atuação.

A seleção das doenças e agravos que irão compor a lista de notificação é feita conforme os seguintes critérios:

- **Magnitude:** alta frequência de ocorrência (incidência, prevalência e mortalidade).
- **Vulnerabilidade:** relacionada à disponibilidade de métodos específicos e efetivos para a prevenção e controle.
- **Potencial para disseminação:** alta transmissibilidade (grande número de indivíduos suscetíveis).
- **Transcendência:** consequências imediatas ou tardias para o indivíduo, para a sociedade e para a economia.
- **Compromissos internacionais:** tratados firmados pelos países, geralmente coordenados pela Organização Mundial da Saúde.

**Quadro 5.1** – Lista nacional de doenças, agravos e eventos de saúde de notificação compulsória. Brasil, dezembro de 2022.

| N. | Doença ou agravo | Periodicidade de notificação | | | |
|---|---|---|---|---|---|
| | | Imediata (até 24 horas) | | | Semanal |
| | | MS | SES | SMS | |
| 1 | a. Acidente de trabalho com exposição a material biológico | | | | X |
| | b. Acidente de trabalho: grave, fatal e em crianças e adolescentes | | | X | |
| 2 | Acidente por animal peçonhento | | | X | |
| 3 | Acidente por animal potencialmente transmissor da raiva | | | X | |
| 4 | Botulismo | X | X | X | |
| 5 | Cólera | X | X | X | |
| 6 | Coqueluche | | X | X | |
| 7 | Covid-19 | X | X | X | |
| 8 | a. Dengue – Casos | | | | X |
| | b. Dengue – Óbitos | X | X | X | |
| 9 | Difteria | | X | X | |
| 10 | a. Doença de Chagas aguda | | X | X | |
| | b. Doença de Chagas crônica | | | | X |
| 11 | Doença de Creutzfeldt-Jakob (DCJ) | | | | X |
| 12 | a. Doença invasiva por *Haemophilus influenzae* | | X | X | |
| | b. Doença meningocócica e outras meningites | | X | X | |
| 13 | Doenças com suspeita de disseminação intencional: | X | X | X | |
| | a. Antraz pneumônico | | | | |
| | b. Tularemia | | | | |
| | c. Varíola* | | | | |

(Continua)

**Quadro 5.1 –** Lista nacional de doenças, agravos e eventos de saúde de notificação compulsória. Brasil, dezembro de 2022. (*Continuação*)

| N. | Doença ou agravo | Periodicidade de notificação | | | |
|---|---|---|---|---|---|
| | | Imediata (até 24 horas) | | | Semanal |
| | | MS | SES | SMS | |
| 14 | Doenças febris hemorrágicas emergentes e reemergentes:<br>a. Arenavírus<br>b. Ebola<br>c. Marburg<br>d. Lassa<br>e. Febre purpúrica brasileira | X | X | X | |
| 15 | a. Doença aguda pelo vírus Zika | | | | X |
| | b. Doença aguda pelo vírus Zika em gestante | | X | X | |
| | c. Óbito com suspeita de doença pelo vírus Zika | X | X | X | |
| | d. Síndrome congênita associada à infecção pelo vírus Zika | | | | X |
| 16 | Esquistossomose | | | | X |
| 17 | Evento de Saúde Pública que confira ameaça à saúde pública | X | X | X | |
| 18 | Eventos adversos graves ou óbitos pós-vacinação | X | X | X | |
| 19 | Febre amarela | X | X | X | |
| 20 | a. Febre de Chikungunya | | | | X |
| | b. Febre de Chikungunya em áreas sem transmissão | X | X | X | |
| | c. Óbito com suspeita de febre de Chikungunya | X | X | X | |
| 21 | Febre do Nilo Ocidental e outras arboviroses de importância em saúde pública | X | X | X | |
| 22 | Febre maculosa e outras riquetsioses | X | X | X | |
| 23 | Febre tifoide | | X | X | |
| 24 | Hanseníase | | | | X |
| 25 | Hantavirose | X | X | X | |
| 26 | Hepatites virais | | | | X |
| 27 | HIV/Aids – Infecção pelo vírus da imunodeficiência humana ou síndrome da imunodeficiência adquirida | | | | X |
| 28 | Infecção pelo HIV em gestante, parturiente ou puérpera e criança exposta ao risco de transmissão vertical do HIV | | | | X |
| 29 | Infecção pelo HIV | | | | X |
| 30 | *Influenza* humana produzida por novo subtipo viral* | X | X | X | |
| 31 | Intoxicação exógena (por substâncias químicas, incluindo agrotóxicos, gases tóxicos e metais pesados) | | | | X |
| 32 | Leishmaniose tegumentar americana | | | | X |
| 33 | Leishmaniose visceral | | | | X |
| 34 | Leptospirose | | | X | |
| 35 | a. Malária na região amazônica | | | | X |
| | b. Malária na região extra-amazônica | X | X | X | |

(*Continua*)

**Quadro 5.1** – Lista nacional de doenças, agravos e eventos de saúde de notificação compulsória. Brasil, dezembro de 2022. (*Continuação*)

| N. | Doença ou agravo | Periodicidade de notificação | | | |
|---|---|---|---|---|---|
| | | Imediata (até 24 horas) | | | Semanal |
| | | MS | SES | SMS | |
| 36 | *Monkeypox* (varíola dos macacos) (Retificado pelo D.O.U, seção 1, página 131 de 06.09.2022 | X | X | X | |
| 37 | Óbito: a. infantil; b. materno | | | | X |
| 38 | Poliomielite por poliovírus selvagem* | X | X | X | |
| 39 | Peste | X | X | X | |
| 40 | Raiva humana | X | X | X | |
| 41 | Síndrome da rubéola congênita | X | X | X | |
| 42 | Doenças exantemáticas: a. sarampo; b. rubéola | X | X | X | |
| 43 | Sífilis: | | | | X |
| | a. Adquirida | | | | |
| | b. Congênita | | | | |
| | c. Em gestante | | | | |
| 44 | Síndrome da paralisia flácida aguda | X | X | X | |
| 45 | Síndrome inflamatória multissistêmica em adultos (SIM-A) associada à Covid-19 | X | X | X | |
| 46 | Síndrome inflamatória multissistêmica pediátrica (SIM-P) associada à Covid-19 | X | X | X | |
| 47 | Síndrome respiratória aguda grave (SRAG) associada a coronavírus | X | X | X | |
| | a. SARS-CoV* | | | | |
| | b. Síndrome respiratória do Oriente Médio (MERS-CoV) | | | | |
| | c. SARS-CoV-2 | | | | |
| 48 | Síndrome gripal suspeita de Covid-19 | X | X | X | |
| 49 | Tétano: | | | X | |
| | a. Acidental | | | | |
| | b. Neonatal | | | | |
| 50 | Toxoplasmose gestacional e congênita | | | | X |
| 51 | Tuberculose | | | | X |
| 52 | Varicela – caso grave internado ou óbito | | X | X | |
| 53 | a. Violência doméstica e/ou outras violências | | | | X |
| | b. Violência sexual e tentativa de suicídio | | | X | |

MS: Ministério da Saúde; SES: Secretaria Estadual de Saúde; SMS: Secretaria Municipal de Saúde. * Doenças incluídas conforme Regulamento Sanitário Internacional de 2005[10].

*Fonte:* Brasil. Ministério da Saúde. Portaria de Consolidação GM/MS n. 4, de 28 de setembro de 2017. Anexo 1 do Anexo V. Redação dada pela PRT GM/MS n. 3, de 31 de agosto de 2022[9].

## Ocorrências de epidemias e surtos

As normas técnicas estabelecidas pela SVS/MS e a lista de notificação compulsória nacional são revisadas e atualizadas periodicamente, conforme necessidade imposta pelos cenários epidemiológicos nacional e internacional. Apenas no ano de 2022, a lista foi acrescida de 6 novos itens: síndrome congênita do Zika, síndrome gripal por Covid-19, síndrome respiratória aguda grave por SARS-COV-2, síndrome inflamatória multissistêmica do adulto, síndrome inflamatória multissistêmica pediátrica e *Monkeypox* (varíola dos macacos). A relação de doenças, agravos e eventos de saúde pública de notificação compulsória vigente e algumas definições operacionais utilizadas podem ser observadas nos Quadros 5.1 e 5.2.

## ESTRATÉGIAS DE BUSCA DE CASO

As estratégias de busca de casos de interesse para Vigilância Epidemiológica são implementadas conforme as características da doença ou do agravo, dos objetivos do sistema de vigilância, das fontes de dados e dos recursos disponíveis.

A estratégia de *busca passiva* é o método mais antigo e frequentemente utilizado pelas unidades notificadoras e caracteriza-se por ter como fonte de dados a notificação espontânea. É a alternativa considerada de menor custo e maior simplicidade. Entretanto, a busca passiva tem a desvantagem de depender da proatividade do notificador e de seus conhecimentos acerca da relação de doenças e agravos passíveis de notificação, sendo mais vulnerável à subnotificação[12].

Já a estratégia de *busca ativa* pressupõe mecanismos ativos de coleta de dados. Caracteriza-se pelo estabelecimento de um contato direto, periódico e sistemático, entre a equipe responsável pela Vigilância Epidemiológica local e os diversos geradores de dados, dos setores público e privado, como escolas, consultórios, laboratórios e hospitais. A busca ativa de casos é mais sensível em relação à estratégia passiva. Além disso, é um método que permite conhecer o comportamento das doenças e agravos na comunidade de forma oportuna e representativa. A desvantagem é que necessita de recursos humanos e infraestrutura adequados, o que torna o método dispendioso[12].

**Quadro 5.2 –** Conceitos para fins de notificação compulsória.

| |
|---|
| ▪ **Agravo:** qualquer dano à integridade física ou mental do indivíduo, provocado por circunstâncias nocivas, como acidentes, intoxicações por substâncias químicas, abuso de drogas ou lesões decorrentes de violências interpessoais, como agressões e maus-tratos, e lesão autoprovocada |
| ▪ **Autoridades de saúde:** o Ministério da Saúde e as Secretarias de Saúde dos Estados, Distrito Federal e Municípios, responsáveis pela vigilância em saúde em cada esfera de gestão do SUS |
| ▪ **Doença:** enfermidade ou estado clínico, independente de origem ou fonte, que represente ou possa representar um dano significativo para os seres humanos |
| ▪ **Emergência de Saúde Pública de Importância Nacional (ESPIN):** evento que representa risco à saúde pública nacional seja produzido por agentes infecciosos inesperados, represente a reintrodução de doenças erradicadas ou apresente gravidade elevada |
| ▪ **Emergência de Saúde Pública de Importância Internacional (ESPII):** evento extraordinário que promove risco para saúde pública e potencial propagação internacional, cuja resposta deve ser produzida de forma internacional coordenada |
| ▪ **Epizootia:** doença ou morte de animal ou de grupo de animais que possa apresentar riscos à saúde pública |
| ▪ **Evento de saúde pública (ESP):** situação que pode constituir potencial ameaça à saúde pública, como a ocorrência de surto ou epidemia, doença ou agravo de causa desconhecida, alteração no padrão clínico-epidemiológico das doenças conhecidas, considerando o potencial de disseminação, a magnitude, a gravidade, a severidade, a transcendência e a vulnerabilidade, bem como epizootias ou agravos decorrentes de desastres ou acidentes |
| ▪ **Notificação compulsória:** comunicação obrigatória à autoridade de saúde, realizada pelos profissionais de saúde ou responsáveis pelos estabelecimentos de saúde, públicos ou privados, sobre a ocorrência de suspeita ou confirmação de doença, agravo ou evento de saúde pública, podendo ser imediata ou semanal |
| ▪ **Notificação compulsória imediata:** notificação compulsória realizada em até 24 (vinte e quatro) horas, a partir do conhecimento da ocorrência de doença, agravo ou evento de saúde pública, pelo meio de comunicação mais rápido disponível |
| ▪ **Notificação compulsória semanal:** notificação compulsória realizada em até 7 (sete) dias, a partir do conhecimento da ocorrência de doença ou agravo |
| ▪ **Notificação compulsória negativa:** comunicação semanal realizada pelo responsável pelo estabelecimento de saúde à autoridade de saúde, informando que na semana epidemiológica não foi identificado nenhuma doença, agravo ou evento de saúde pública |

*Fonte:* Brasil. Ministério da Saúde. Portaria de Consolidação GM/MS n. 4, de 28 de setembro de 2017. Seção 1 do Anexo V. Redação dada pela PRT GM/MS n. 204, de 17 de fevereiro de 2016[11].

## SISTEMAS DE INFORMAÇÃO EM SAÚDE

Existem sistemas de informação em saúde específicos para armazenamento e processamento para cada tipo de dado coletado. Estes sistemas são ferramentas indispensáveis para gerar informação e auxiliar a tomada de decisão, além de permitir a avaliação dos programas e das políticas de saúde. É importante destacar que a qualidade da informação depende da coleta, do processamento e da análise do dado e, por vezes, do uso integrado dos diversos sistemas[13].

O principal sistema de informação para o SNVE é o Sistema de Informação de Agravos de Notificação (SINAN), o qual é alimentado com dados sobre as doenças e agravos de notificação compulsória. Estes dados são registrados, obrigatoriamente, na ficha de notificação e investigação epidemiológica. Neste formulário padronizado são informadas as características clínicas e epidemiológicas de cada caso, conforme normas técnicas preestabelecidas pela SVS/MS.

O SINAN perpassa as três esferas de governo do SUS, sendo alimentado por bancos de dados municipal, estadual e nacional. Pode ser operacionalizado diretamente do nível administrativo mais periférico, ou seja, as unidades de saúde, desde que haja condições de infraestrutura para isso[14]. Sua utilização permite acompanhar a dinâmica da ocorrência de doenças e agravos na população e fornece informações acerca de fatores de riscos e vulnerabilidades. Portanto, é um sistema crucial para auxiliar o planejamento em saúde, definir prioridades de intervenção e avaliar o impacto de programas e políticas de saúde.

Há outros sistemas nacionais de informação em saúde que se destacam em virtude de sua relevância para a Vigilância Epidemiológica. São eles:

- **Sistema de Informação sobre Mortalidade (SIM):** dados provenientes da declaração de óbito sobre o óbito e suas circunstâncias de ocorrência.
- **Sistema de Informações sobre Nascidos Vivos (Sinasc):** dados provenientes da declaração de nascido vivo sobre a gestação, o feto, o parto, a criança nascida e a atenção pré-natal.
- **Sistema de Informações Hospitalares (SIH):** dados sobre hospitalização em leitos do SUS.
- **Sistema de Informações Ambulatoriais do SUS (SIA/SUS):** dados sobre atendimentos e procedimentos ambulatoriais.
- **Sistema de Informação em Saúde para Atenção Básica (SISAB):** dados produzidos por todas as equipes de atenção básica.
- **Registros de Câncer de Base Populacional (RCBP):** dados sobre os casos novos de câncer em uma determinada população.

Cabe informar que o Departamento de Informática do SUS (DATASUS) disponibiliza um aplicativo de domínio público, o Tabnet[15], que permite consultar, organizar e extrair dados destes sistemas de informação. Este recurso é utilizado rotineiramente por serviços de saúde, gestores de saúde e pesquisadores. Com o Tabnet é possível obter dados relativos:

- **Às características epidemiológicas e de morbidade da população:** morbidade hospitalar do SUS, doenças e agravos de notificação compulsória e doenças crônicas não transmissíveis.
- **Às estatísticas vitais:** dados de mortalidade e nascidos vivos.
- **Às características demográficas e socioeconômicas:** dados provenientes do Instituto Brasileiro de Geografia e Estatística (IBGE), como população residente, educação, trabalho e renda, produto interno bruto (PIB) e saneamento.
- **À assistência à saúde:** produção hospitalar e ambulatorial, imunizações e atenção básica.
- **À rede assistencial:** dados do Cadastro Nacional de Estabelecimentos de Saúde (CNES) e da Pesquisa de Assistência Médico-Sanitária (AMS).
- **A inquéritos e pesquisas:** dados provenientes da Pesquisa Nacional por Amostra de Domicílios (PNAD), da Vigilância de Fatores de Risco e Proteção para Doenças Crônicas por Inquérito Telefônico (VIGITEL), entre outros.

## NÚCLEOS HOSPITALARES DE EPIDEMIOLOGIA

Nas últimas décadas, a comunidade científica internacional tem aprimorado as estratégias de vigilância em saúde tendo em vista a ocorrência de emergências em saúde pública, situações em que medidas de prevenção de doenças e agravos, controle e contenção de riscos devem ser empregadas de forma urgente. Estas emergências podem surgir em decorrência de surtos e epidemias, desastres ou desassistência repentina à população, impactando na morbimortalidade e, por vezes, produzindo efeitos limitantes à circulação de pessoas e restringindo o comércio entre países[16].

Mudanças no comportamento social, aumento da densidade demográfica, alterações ambientais, dentre outros fatores, têm contribuído para o surgimento, cada vez mais frequente, de emergências de saúde pública, de importância nacional e internacional, bem como o encurtamento dos períodos interpandêmicos (Figura 5.2).

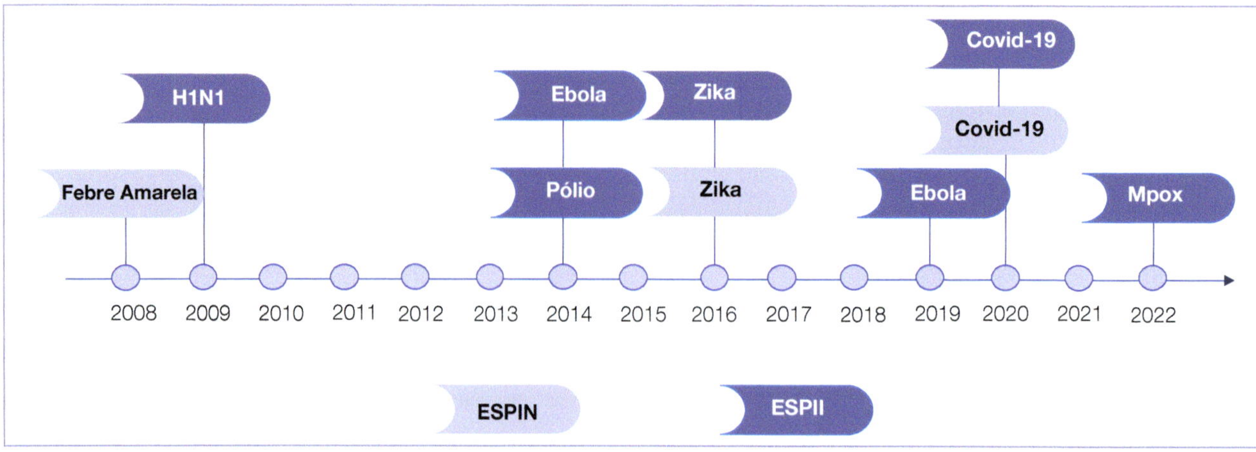


**Figura 5.2** – Emergências de saúde pública de importância nacional (ESPIN) e internacional (ESPII) após a implantação do Regulamento Sanitário Internacional de 2005[10].

H1N1: *influenza* A; Mpox: varíola dos macacos.

*Fonte:* Desenvolvida pela autoria do capítulo.

A notificação imediata diante da suspeita de uma emergência em saúde pública é decisiva para a investigação, elucidação etiológica e de fatores associados ao evento, bem como a recomendação e implementação de medidas de prevenção e controle em tempo hábil.

Foi neste contexto que, em 2004, o Ministério da Saúde instituiu o Subsistema de Vigilância Epidemiológica em Âmbito Hospitalar, com a criação dos Núcleos Hospitalares de Epidemiologia (NHE)[17], com objetivo de efetivar a vigilância epidemiológica hospitalar no território nacional, uma vez que os hospitais são portas de entrada para pacientes com doenças, agravos e eventos de interesse para a saúde pública.

Segundo a normatização vigente, os NHE constituem a Rede Nacional de Vigilância Epidemiológica Hospitalar (RENAVEH), implantada com o objetivo de propiciar o conhecimento, a detecção, a preparação e a resposta imediata às emergências em saúde pública que ocorram no âmbito hospitalar[18,19].

Os principais objetivos do NHE são:

- Detectar e investigar oportunamente as doenças, agravos e eventos de saúde pública que ocorrem no território, incluindo as ESPIN ou ESPII.
- Fornecer informações estratégicas para a organização, preparação e resposta imediata do serviço hospitalar no manejo de eventos de interesse à saúde.
- Subsidiar o planejamento e fortalecimento da vigilância em saúde local[18].

Logo, os NHE são as unidades operacionais responsáveis por realizar as atividades de vigilância epidemiológica no ambiente hospitalar (Quadro 5.3), seguindo normas e fluxos definidos pela SVS/MS e articulando-se com a Secretaria Estadual de Saúde e a Secretaria Municipal de Saúde.

**Quadro 5.3** – Atividades realizadas pelos núcleos hospitalares de epidemiologia.

| |
|---|
| ▪ Elaboração do diagnóstico epidemiológico da instituição |
| ▪ Monitoramento, avaliação e divulgação do perfil de morbimortalidade hospitalar |
| ▪ Adoção do fluxo de notificação compulsória das doenças, agravos e eventos de saúde pública estabelecidos pelo Ministério da Saúde e secretarias estaduais e municipais de saúde |
| ▪ Elaboração e manutenção de um sistema de busca ativa para a detecção de casos de interesse para a saúde pública entre pacientes internados e atendidos em pronto-socorro, unidades de internação e ambulatório |
| ▪ Elaboração e manutenção de sistema de busca ativa para detecção dos óbitos ocorridos no ambiente hospitalar, prioritariamente dos óbitos materno, de mulher em idade fértil, infantil, fetal, por doença infecciosa e mal definidos |

(*Continua*)

**Quadro 5.3** – Atividades realizadas pelos núcleos hospitalares de epidemiologia. (*Continuação*)

| |
|---|
| ▪ Realização da investigação epidemiológica das doenças, agravos, eventos de saúde pública constantes na lista nacional de notificação compulsória, detectados no ambiente hospitalar, incluindo as atividades de interrupção da cadeia de transmissão de casos e surtos, quando pertinentes |
| ▪ Notificação dos casos e óbitos, ao primeiro nível hierárquico superior da vigilância epidemiológica, de doenças, agravos e eventos de saúde pública, ocorridos em âmbito hospitalar, alimentando oportunamente os sistemas de notificação oficiais do Ministério da Saúde |
| ▪ Realização da notificação negativa, semanalmente, quando não há casos e óbitos de notificação compulsória no hospital |
| ▪ Apoio e desenvolvimento de estudos epidemiológicos e operacionais, incluindo a avaliação de protocolos clínicos relacionados a doenças, agravos, eventos de saúde pública no ambiente hospitalar |
| ▪ Apoio à Vigilância em Saúde do Trabalhador na investigação epidemiológica das doenças e agravos relacionados ao trabalho de notificação compulsória, detectados em ambiente hospitalar, assim como no monitoramento, avaliação e divulgação do perfil de morbimortalidade por essas doenças e agravos |
| ▪ Articulação com outros serviços de vigilância em saúde para o desenvolvimento das ações de vigilância epidemiológica hospitalar, especialmente o Núcleo de Segurança do Paciente (NSP) e a Comissão de Controle de Infecção Hospitalar (CCIH) |
| ▪ Desenvolvimento de processo de trabalho integrado aos setores estratégicos da unidade hospitalar, para fins de implementação das atividades de vigilância epidemiológica, com acesso às informações necessárias à detecção, ao monitoramento e ao encerramento de casos ou surtos sob investigação |
| ▪ Desenvolvimento de processos de trabalho integrado aos demais setores da instituição, com o objetivo de responder as questões epidemiológicas da vigilância em saúde |
| ▪ Realização da vigilância dos processos e ambientes de trabalho, com vistas a orientar as mudanças das condições provocadoras de infecções, agravos e doenças de interesse para vigilância epidemiológica, e segurança do paciente |
| ▪ Implementação e monitoramento da aplicação dos protocolos técnico-operacionais, visando a prevenção e controle das infecções de interesse para vigilância epidemiológica, eventos adversos, doenças e agravos de notificação compulsória |
| ▪ Apoio à investigação de óbitos maternos, de mulheres em idade fértil, infantis, fetais e potencialmente relacionados ao trabalho, ocorridos no ambiente hospitalar, em conjunto com a comissão de análise de óbitos |
| ▪ Cooperação com a investigação de surtos de doenças de notificação compulsória e de Infecções Relacionadas à Assistência à Saúde (IRAS) |
| ▪ Promoção de capacitação dos profissionais da instituição |
| ▪ Manutenção de comunicação ativa e sistemática com o Centro de Informações Estratégicas em Vigilância em Saúde (CIEVS) sobre potenciais emergências em saúde pública |

*Fonte:* Brasil. Ministério da Saúde. Portaria GM/MS n. 1.694, de 23 de julho de 2021. Institui a Rede Nacional de Vigilância Epidemiológica Hospitalar (RENAVEH). Brasília, 2021[18].

Os NHE têm contribuído para o aumento da sensibilidade e oportunidade do sistema de vigilância epidemiológica no território nacional, fundamentais para a adoção de medidas de controle e a interrupção da cadeia de transmissão de doenças na população[20-22]. Entretanto cabe informar que a presença do NHE nos hospitais do Brasil ainda é facultativa e a adesão à RENAVEH voluntária. Na ausência do NHE, a notificação compulsória de doenças, agravos e eventos de saúde pública atendidas, no contexto hospitalar, deve ser realizada pelo Serviço de Controle de Infecção Hospitalar (SCIH)[23].

## EXEMPLO DA VIGILÂNCIA EPIDEMIOLÓGICA DA POLIOMIELITE/PARALISIA FLÁCIDA AGUDA (PFA) EM ÂMBITO HOSPITALAR

A poliomielite é uma doença viral transmissível de baixíssima patogenicidade, em que mais de 90% dos infectados serão assintomáticos ou apresentarão quadro clínico inespecífico. Entretanto, em 1% dos casos, o tropismo do poliovírus por neurônios do corno anterior da medula resultará em uma paralisia flácida de início súbito, geralmente, de membros inferiores, tendo como principais características flacidez muscular com sensibilidade preservada, assimetria e arreflexia no segmento atingido. A evolução da paralisia flácida não ultrapassa 3 dias e a sequela é irreversível. Não há tratamento específico e todos os casos devem ser hospitalizados para tratamento de suporte de acordo com o quadro clínico[24].

Esforços para erradicar a poliomielite, em nível global, tiveram início na década de 1980[25]. Apesar da redução de 99% dos casos nos anos subsequentes, o poliovírus selvagem ainda circula de forma endêmica no Afeganistão e Paquistão. Além disso, alguns países, especialmente no continente africano, têm enfrentado surtos de poliovírus circulante derivado da vacina devido às baixas coberturas vacinais nos últimos anos[26].

No Brasil, o último caso da doença foi detectado no município de Souza, na Paraíba, em 1989. Em 1994, o poliovírus selvagem foi declarado eliminado da região das Américas. Desde então, a vigilância epidemiológica da poliomielite tem sido realizada de forma bastante sensível. Todo caso de PFA, em menores de 15 anos, deve ser notificado às autoridades de saúde e submetido à investigação laboratorial. Da mesma forma, um paciente com suspeita clínica de poliomielite e antecedente epidemiológico relacionado à doença deve ser notificado e investigado laboratorialmente[27].

Além da vigilância epidemiológica, a manutenção de altas coberturas vacinais contra a doença é crucial para manter o território nacional livre do poliovírus. A despeito deste fato, desde 2015, a cobertura vacinal vem caindo no país. Em 2021, nenhuma Unidade da Federação alcançou a cobertura vacinal recomendada, ou seja, maior ou igual a 95%. A média nacional foi de, aproximadamente, 68% no mesmo ano[27].

Neste cenário epidemiológico, o risco de reintrodução do poliovírus selvagem no Brasil ou surgimento de um poliovírus derivado da vacina autóctone é muito alto. Assim, o principal objetivo da vigilância epidemiológica é garantir que haja enfrentamento oportuno, diante de todo evento de detecção ou surto causado pela doença[27].

No contexto hospitalar, a estratégia de vigilância epidemiológica das PFA/poliomielite consiste em três eixos[28]:

## Notificação compulsória oportuna e investigação do caso

A equipe assistencial e/ou de vigilância epidemiológica do hospital deve notificar todo caso de PFA em menores de 15 anos, independentemente da hipótese diagnóstica, ou de uma suspeita de poliomielite em qualquer idade. Deve-se suspeitar de poliomielite quando o paciente apresenta deficiência motora flácida, de início súbito, e história de viagem aos países com circulação de poliovírus ou contato com indivíduo proveniente destes locais.

A notificação deve ser feita em ficha específica, em até 24 horas a partir do conhecimento do caso, à secretaria municipal de saúde ou autoridade sanitária de referência. Deve ser realizada em até 48 horas a investigação detalhada acerca dos sinais e sintomas, antecedentes epidemiológicos e vacinais.

É imprescindível para a elucidação diagnóstica que a equipe colete amostra de fezes para pesquisa de poliovírus, até o 14º dia de início dos sintomas. Também é importante realizar uma nova avaliação neurológica, em até 60 dias do início do déficit motor, para verificação de sequelas e encerramento da investigação do caso.

## Busca ativa semanal

Semanalmente, a equipe responsável pela vigilância epidemiológica do hospital deve revisar todos os prontuários de menores de 15 anos internados na instituição em busca de pacientes que tiveram PFA em decorrência de alguma infecção. As principais doenças a serem consideradas na busca são: síndrome de Guillain-Barré, mielite transversa, meningite viral, meningoencefalite e outras enteroviroses (enterovírus 71 e coxsackievírus, especialmente do grupo A tipo 7). Esta é uma ação que aumenta a sensibilidade do sistema de vigilância epidemiológica, garante que a investigação clínica-epidemiológica seja oportuna e contribui para elucidação diagnóstica.

## Notificação negativa semanal

É a informação semanal fornecida por todos os hospitais com internação pediátrica. O hospital deve relatar se houve (notificação positiva) ou não (notificação negativa) a ocorrência de casos de PFA em menores de 15 anos, na semana epidemiológica anterior. Tratando-se de uma semana positiva, os dados dos casos também devem ser informados.

Estes dados, coletados sistematicamente, subsidiarão a tomada de decisão em saúde. Na ocorrência de um único evento ou surto de poliomielite, uma série de ações serão implementadas pelo SUS, com objetivo de prevenir a ocorrência de novos casos, como: identificação laboratorial do poliovírus (selvagem ou derivado da vacina); investigação de contatos por meio de entrevistas e coleta de amostras de fezes; busca ativa na comunidade da área de residência do caso, abrangendo, pelo menos, 200 agregados familiares; busca ativa de casos nos hospitais do município afetado; e análise da cobertura vacinal de rotina e campanha de vacinação do município afetado[27].

# REFERÊNCIAS BIBLIOGRÁFICAS

1. Brasil. Ministério da Saúde. Conselho Nacional de Saúde. Resolução MS/CNS n. 588, de 12 de julho de 2018. Institui

a Política Nacional de Vigilância em Saúde (PNVS). Diário Oficial da República Federativa do Brasil, Brasília (DF), 2018.

2. Brasil. Lei n. 6.259, de 30 de outubro de 1975. Dispõe sobre a organização das ações de Vigilância Epidemiológica, sobre o Programa Nacional de Imunizações, estabelece normas relativas à notificação compulsória de doenças, e dá outras providências. Diário Oficial da República Federativa do Brasil, Brasília (DF), 1975.
3. Teixeira MG, et al. Vigilância em Saúde no SUS - construção, efeitos e perspectivas. Ciência & Saúde Coletiva [online]. 2018;23(6):1811-1818. Disponível em: https://doi.org/10.1590/1413-81232018236.09032018.
4. Ayres, ARG, et al. Vigilância epidemiológica. In: Gondim GMM, Christófaro MAC, Miyashiro GM (Org.). Técnico de vigilância em saúde: contexto e identidade. Rio de Janeiro: EPSJV, 2017. p. 157-192.
5. Brasil. Decreto Legislativo n. 78.231 de 12 de agosto de1976. Regulamenta a Lei n. 6.259, de 30 de outubro de 1975, que dispõe sobre a organização das ações de Vigilância Epidemiológica, sobre o Programa Nacional de Imunizações, estabelece normas relativas à notificação compulsória de doenças, e dá outras providências. Diário Oficial da República Federativa do Brasil, Brasília (DF), 1976.
6. Braga JU, Werneck GL. Vigilância epidemiológica. In: Medronho RA; et. al. Epidemiologia. 2. ed. Rio de Janeiro: Atheneu, 2009. p. 103-21.
7. Brasil. Lei n. 6.437, de 20 de agosto de 1977. Configura infrações à legislação sanitária federal, estabelece as sanções respectivas, e dá outras providências. Diário Oficial da República Federativa do Brasil, Brasília (DF), 1977.
8. Brasil. Ministério da Saúde. Secretaria de Vigilância em Saúde. Guia de Vigilância em Saúde [recurso eletrônico]. 5. ed. rev. e atual. Brasília: Ministério da Saúde, 2022. Disponível em: https://www.gov.br/saude/pt-br/centrais-de-conteudo/publicacoes/publicacoes-svs/vigilancia/guia-de-vigilancia-em-saude_5ed_21nov21_isbn5.pdf/view.
9. Brasil. Ministério da Saúde. Portaria de Consolidação GM/MS n. 4, de 28 de setembro de 2017. Anexo 1 do Anexo V. Redação dada pela PRT GM/MS n. 3, de 31 de agosto de 2022.
10. Brasil. Decreto Legislativo n. 395, de 10 julho de 2009. Aprova o texto revisado do Regulamento Sanitário Internacional, acordado na 58ª Assembleia Geral da Organização Mundial de Saúde, em 23 de maio de 2005. Diário Oficial da República Federativa do Brasil, Brasília (DF), 2009.
11. Brasil. Ministério da Saúde. Portaria de Consolidação GM/MS n. 4, de 28 de setembro de 2017. Seção 1 do Anexo V. Redação dada pela PRT GM/MS n. 204, de 17 de fevereiro de 2016.
12. Waldman EA. Vigilância em saúde pública. São Paulo: Faculdade de Saúde Pública da Universidade de São Paulo, 1998. v. 7 (Série Saúde & Cidadania).
13. Villela DAM, Gomes MFC. O impacto da disponibilidade de dados e informação oportuna para a vigilância epidemiológica. Cadernos de Saúde Pública [online]. 2022;38(7):e00115122. Disponível em: https://doi.org/10.1590/0102-311XPT115122.
14. Coelho GC, Andreazza R, Chioro A. Integration among national health information systems in Brazil: the case of e-SUS Primary Care. Revista de Saúde Pública [online]. 2021, v. 55. Disponível em: https://doi.org/10.11606/s1518-8787.2021055002931.
15. Brasil. Ministério da Saúde. Banco de dados do Sistema Único de Saúde (DATASUS) - Tabnet. Disponível em: https://datasus.saude.gov.br/informacoes-de-saude-tabnet/.
16. Lima YOR, Costa EA. Implementação do Regulamento Sanitário Internacional (2005) no ordenamento jurídico-administrativo brasileiro. Ciência & Saúde Coletiva [online]. 2015;20(6):1773-1783. Disponível em: https://doi.org/10.1590/1413-81232015206.06552014.
17. Brasil. Ministério da Saúde. Portaria GM/MS n. 2.529, de 23 de novembro de 2004. Institui o Subsistema Nacional de Vigilância Epidemiológica em Âmbito Hospitalar, define competências para os estabelecimentos hospitalares, a União, os estados, o Distrito Federal e os municípios, cria a Rede Nacional de Hospitais de Referência para o referido Subsistema e define critérios para qualificação de estabelecimentos. Brasília, 2004.
18. Brasil. Ministério da Saúde. Portaria GM/MS n. 1.694, de 23 de julho de 2021. Institui a Rede Nacional de Vigilância Epidemiológica Hospitalar (Renaveh). Brasília, 2021.
19. Brasil. Ministério da Saúde. Secretaria de Vigilância em Saúde. Departamento de Saúde Ambiental, do Trabalhador e Vigilância das Emergências em Saúde Pública. Plano de Fortalecimento e Ampliação da Rede Nacional de Vigilância Epidemiológica Hospitalar - Renaveh [recurso eletrônico]. Brasília, 2021. Disponível em: http://bvsms.saude.gov.br/bvs/publicacoes/plano_fortalecimento_ampliacao_renaveh_1ed.pdf.
20. Escosteguy CC, Pereira AGL, Medronho RA. Três décadas de epidemiologia hospitalar e o desafio da integração da Vigilância em Saúde: reflexões a partir de um caso. Ciência & Saúde Coletiva, 2017;22(10):3365-3379.
21. Sallas J, Elidio GA, Costacurta GF, Frank CHM, Rohlfs DB, Pacheco FC, et al. Decréscimo nas notificações compulsórias registradas pela Rede Nacional de Vigilância Epidemiológica Hospitalar do Brasil durante a pandemia da COVID-19: um estudo descritivo, 2017-2020. Epidemiol. Serv. Saúde [Internet]. 2022;31(1):e2021303. Disponível em: http://scielo.iec.gov.br/scielo.php?script=sci_arttext&pid=S167949742022000100702&lng=en.
22. Konstantyner TCRO, Yashiro SM, Sanches NAP, Luppi CG. Notificações registradas pela Rede Nacional de Vigilância Epidemiológica Hospitalar (Renaveh) durante a pandemia de COVID-19. Epidemiol. Serv. Saúde [Internet]. 2022;31(2):2022558. Disponível em: http://scielo.iec.gov.br/scielo.php?script=sci_arttext&pid=S1679-49742022000215001&lng=pt.
23. Brasil. Ministério da Saúde. Portaria n. 2.616, de 12 de maio de 1998. Diretrizes e normas para prevenção e o controle das infecções hospitalares. Diário Oficial da República Federativa do Brasil, Brasília (DF), 1998.
24. Menant JC, Gandevia SC. Poliomyelitis. Handb Clin Neurol. 2018;159:337-344.
25. Verani JFS, Laender F. Poliomyelitis eradication in four stages. Cad Saude Publica. 2020 Nov 2;36Suppl 2(Suppl 2):e00145720.
26. Global Polio Eradication Initiative. Poliovírus circulantes derivados da vacina - atualização global. Organização Mundial da Saúde, 2020. Disponível em: https://polioeradication.org/

wpcontent/uploads/2020/12/20201130_cVDPV2_Global_Update_PT.pdf.

27. Brasil. Ministério da Saúde. Plano nacional de resposta a um evento de detecção de poliovírus e um de surto de poliomielite: estratégia do Brasil [recurso eletrônico]. Brasília: Ministério da Saúde, 2022.
28. São Paulo. Secretaria de Estado da Saúde de São Paulo. Coordenadoria de Controle de Doenças. Centro de Vigilância Epidemiológica "Prof. Alexandre Vranjac". Divisão de Doenças de Transmissão Hídrica e Alimentar. Documento Técnico da Vigilância Epidemiológica das Paralisias Flácidas Agudas/ Poliomielite. São Paulo: 29 de março, 2022. Disponível em: https://portal.saude.sp.gov.br/resources/cve-centrodevigilanciaepidemiologica/areas-devigilancia/doencas-transmitidas-poragua-e-alimentos/documento_tecnico_polio_2022.pdf.

# Mudanças Ambientais e Interações com Patógenos

# 6

*Maria Isabel de Moraes-Pinto*
*Reinaldo Salomão*

Mudanças climáticas com elevação da temperatura da Terra têm sido observadas nos últimos anos, causadas por aumento de dióxido de carbono na atmosfera e outros gases resultantes da combustão de combustível fóssil. Diversos fenômenos que se entendem associados têm sido notados, como o derretimento do gelo dos polos[1] e do pico de cordilheiras. Da mesma forma, a oscilação de temperatura no Oceano Pacífico equatorial tem desencadeado secas e inundações[2]. Mudanças climáticas têm também consequências diretas e indiretas em vírus marinhos, podendo interferir no balanço metabólico dos oceanos[3]. Todas essas transformações recentes do meio ambiente têm levado a situações favoráveis ao desenvolvimento de doenças infecciosas.

Em paralelo com os fenômenos decorrentes da atividade humana, desastres naturais também contribuem para as mudanças do clima da Terra e, juntos, potencializam as transformações que têm sido notadas. Danos de infraestrutura, a migração humana e de animais ocorrem como consequência, causando impacto na disponibilidade de alimentos, comprometendo a segurança nutricional, a saúde física e mental, e favorecendo também a mudança na epidemiologia das doenças infecciosas.

Diversos estudos têm observado o aparecimento de doenças infecciosas em locais onde antes não eram observadas, ou aumento do número de casos em regiões geográficas onde já existiam. Esses dados têm sido publicados citando a situação nos Estados Unidos[1], em diferentes países da Europa[4] e no Brasil[5,6].

## INFECÇÕES TRANSMITIDAS POR VETORES

Infecções transmissíveis por vetores têm sido descritas como em ascensão (Quadro 6.1)[1,7].

**Quadro 6.1** – Doenças infecciosas transmissíveis por artrópodes.

| Artrópode | Doença |
|---|---|
| **Mosquitos** | Malária<br>Dengue<br>Febre amarela<br>Encefalite<br>Filariose<br>Zika<br>Chikungunya |
| **Carrapatos** | Borreliose<br>▪ Doença de Lyme<br>▪ Doença do carrapato<br>▪ Febre recorrente<br>Riquetsioses<br>▪ Tifo<br>▪ Febre das montanhas rochosas<br>Febre hemorrágica do Congo-Crimeia<br>Febre Q<br>Tularemia<br>Encefalite<br>Erliquiose |
| **Moscas** | Tripanossomíase africana<br>Oncocercose<br>Leishmaniose<br>Bartonelose<br>Salmonelose<br>Miíase |
| **Pulgas** | Peste<br>Tungíase |
| **Triatomíneos** | Doença de Chagas |

*Fonte:* Adaptado de Dinulos e Dinulos[7].

O aquecimento global tem levado a alterações na densidade e variedade de populações de vetores, com uma rápida expansão da distribuição de doenças transmissíveis por mosquitos para regiões mais frias, mas também para aquelas de maior altitude[1].

Vários patógenos podem ser citados como exemplo, como a malária e a dengue[8]. Vale notar que em algumas regiões, como na Europa, a dengue seria mais uma reemergência do que uma emergência[9].

Já as infecções transmissíveis por carrapatos (Quadro 6.1) sofrem mudanças mais lentas na sua epidemiologia frente às alterações climáticas.

O padrão de migração de aves e outros animais também se modifica de acordo com o ecossistema, podendo levar a uma maior proximidade entre determinadas espécies animais e o ser humano, favorecendo assim a quebra de barreira entre as espécies[1].

Um exemplo de doenças infecciosas emergentes que se manifestaram em decorrência desta proximidade nas 2 últimas décadas foram a infecção por SARS-CoV-1 (a partir de gatos civetas), a síndrome respiratória do Oriente Médio (MERS – a partir de camelos) e, recentemente, a Covid-19, causada pelo SARS-CoV-2 (transmitido a partir de uma espécie de morcego e possivelmente passando por um hospedeiro mamífero intermediário)[1].

## INFECÇÕES FÚNGICAS

O reino Fungi também deve merecer atenção em tempos de mudanças climáticas pelo impacto que tem na saúde humana, na agricultura, biodiversidade, ecologia, bem como na manufatura de biomateriais com base em fungos e na pesquisa biomédica de metabólitos secundários de fungos – destacando entre estes a penicilina, a ciclosporina, além de drogas antineoplásicas e para controle de níveis séricos de colesterol[10].

Com relação especificamente aos fungos que podem causar infecções, são importantes aqueles com capacidade de causar infecção de corrente sanguínea e potencial evolução para o óbito.

O aumento da temperatura global pode selecionar fungos do ambiente que se adaptem ao crescimento em temperaturas próximas à do corpo humano[11], favorecendo que algumas espécies se tornem patogênicas aos seres humanos. É interessante notar que a temperatura do corpo humano diminuiu no último século[12], fato que contribui para reduzir ainda mais a barreira térmica entre fungos e seres humanos[10].

Levanta-se a hipótese de que a *Candida auris* tenha sido o primeiro fungo patogênico humano a emergir devido à adaptação térmica em resposta às alterações climáticas[13]. Como se sabe, a *Candida auris* tem alta taxa de resistência a antifúngicos, capacidade de persistir por longo tempo em superfícies e observa-se um aumento recente no número de casos[14]. No Brasil, os primeiros casos de colonização por *Candida auris* foram observados em 2020, em pacientes admitidos em unidade de terapia intensiva (UTI) por Covid-19[15]. *Candida auris* foi a terceira espécie mais comum em um estudo multicêntrico de candidíase neonatal invasiva em países de baixa e média renda que incluiu centros brasileiros[16].

À semelhança do que se observa com infecções transmissíveis por artrópodes, no caso dos fungos, além do aquecimento do planeta, outros fatores como o transporte de plantas podem aumentar a disseminação de fungos patogênicos[17]. Além disso, o uso de antifúngicos azólicos na agricultura pode estar contribuindo para o aumento da sua resistência ao *Aspergillus fumigatus*[18,19].

Esta identificação de resistência de múltiplos patógenos a azólicos ressalta a necessidade de se utilizar a abordagem *One Health* para o uso de antifúngicos, reconhecendo que a saúde humana, animal e vegetal estão interconectadas[20].

## OUTROS FATORES ASSOCIADOS A MUDANÇAS NA EPIDEMIOLOGIA DAS DOENÇAS INFECCIOSAS

Outros fatores que também influenciam as mudanças observadas no padrão de distribuição e incidência das doenças infecciosas são o habitat natural dos patógenos, o desenvolvimento de resistência a drogas, a elevação da densidade populacional, a disponibilidade de serviços de saúde, a pobreza, os deslocamentos devidos a viagens e à migração humana[21,22].

Estudos também mostram que a expansão de fronteiras agrícolas aumentou o número de casos de paracoccidioidomicose em trabalhadores rurais, especialmente na região amazônica. Neste caso específico, as mudanças ambientais desencadeadas pelo homem também contribuem para aumentar a exposição de indivíduos a altas cargas de fungo, mesmo longe de áreas rurais. A isso se junta o aumento de transplantes de órgãos em áreas endêmicas de paracoccidioidomicose; como se sabe, pacientes transplantados de órgãos sólidos, bem como aqueles submetidos a transplantes de células-tronco hematopoiéticas, utilizam drogas imunossupressoras e elas colocam esses indivíduos sob risco de desenvolverem formas disseminadas de paracoccidioidomicose[6].

## COBERTURA VACINAL

A todos esses fatores se associa a redução da cobertura vacinal que se observa em várias partes do mundo[23,24]. Os desastres naturais e as emergências em saúde, como a pandemia por Covid-19, contribuem indiretamente para reduzir a cobertura vacinal, na medida em que os recursos são desviados para lidar com os desafios mais prementes e as estruturas de saúde são destruídas ou utilizadas para outras finalidades mais urgentes[25]. Após a estabilização da situação emergencial, há que se retomarem os esforços para melhorar a cobertura vacinal. Nesse interim podem reemergir infecções passíveis de controle, como o sarampo.

Alguns pesquisadores sugerem também que as mudanças climáticas que já observamos atualmente, associadas à intensa mobilidade de pessoas, mas também de animais e de produtos em geral, pode facilitar o desenvolvimento de epidemias, que podem evoluir para pandemias num mundo globalizado[26].

A Figura 6.1 ilustra a interação entre os diferentes fatores determinantes da mudança da epidemiologia das doenças infecciosas.

## CRIANÇAS E ALTERAÇÕES CLIMÁTICAS

Crianças são especialmente vulneráveis aos efeitos das mudanças climáticas, sendo aquelas abaixo de 5 anos as que mais sofrerão com as alterações ambientais[27]. Por suas características físicas e metabólicas, estão mais predispostas a apresentar quadros diarreicos, com desidratação grave. Por apresentarem um sistema imunológico em desenvolvimento, apresentam mais frequentemente infecções que necessitam de internação hospitalar. Finalmente, por terem menor autonomia, dependem das escolhas dos adultos que delas cuidam para poderem ter uma expectativa de vida saudável e feliz.

Pediatras no seu dia a dia devem incluir na sua anamnese questões que lhes permitam identificar em seus pacientes condições de moradia com risco de enchente, calor extremo, presença de fungos e ventilação inadequada. Devem também avaliar a disponibilidade de água potável, alimentação em quantidade e qualidade, bem como acesso da família a energia elétrica e gás de cozinha. Essas perguntas avaliam risco climático com foco em moradia e disponibilidade de recursos que permitam conforto térmico, higiene e acesso à água e a alimentos[27].

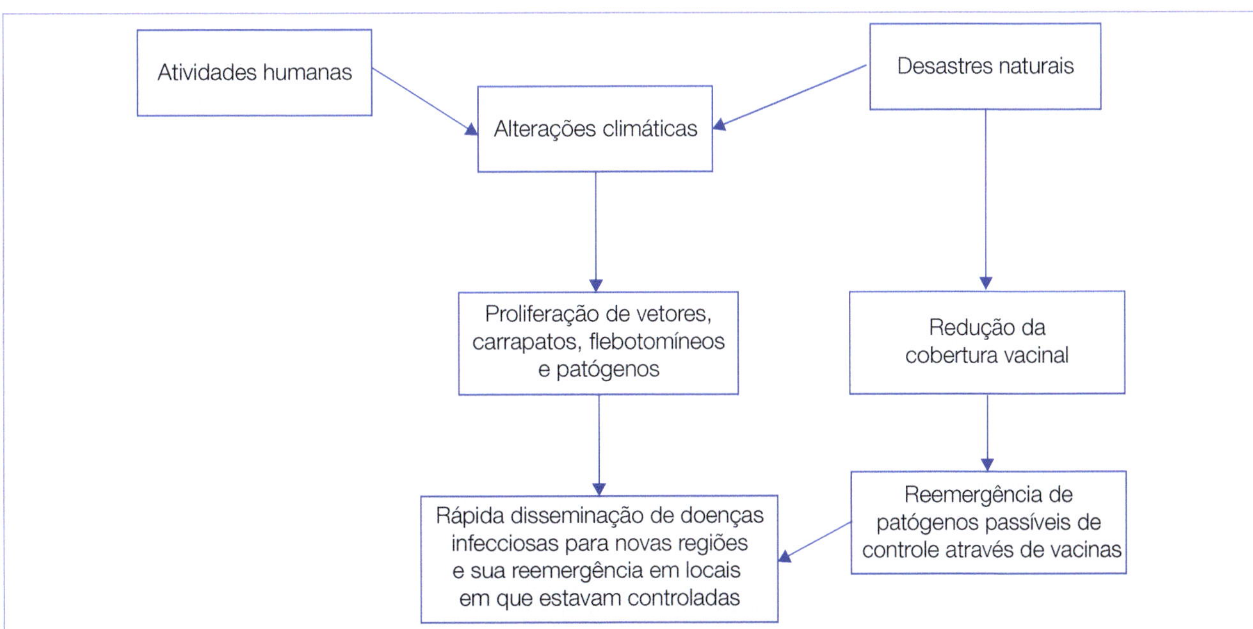


**Figura 6.1** – Interação entre os diferentes fatores determinantes da mudança da epidemiologia das doenças infecciosas.

*Fonte:* Adaptada de Garcia-Solache MA, Casadevall A, 2010[11].

## PERSPECTIVAS FUTURAS

Faz-se essencial que uma vigilância e controle de atividade de doenças infecciosas sejam realizados. Esse monitoramento de mudanças do padrão de distribuição dos patógenos e a análise das alterações climáticas e do meio ambiente podem ajudar os profissionais de saúde a antecipar e responder aos impactos dessas alterações sobre a evolução das doenças infecciosas. Nesse sentido, as escolas médicas, os cursos de residência médica e de educação médica continuada devem oferecer treinamento para médicos de modo que possam antever e responder a esses desafios[1].

Nesse contexto, a abordagem *One Health* é uma estratégia colaborativa, multissetorial e transdisciplinar que visa atuar em nível local, regional, nacional e global com o objetivo de atingir desfechos de saúde adequados, reconhecendo a interconexão entre seres humanos, animais, plantas e o meio ambiente que partilham[1].

## REFERÊNCIAS BIBLIOGRÁFICAS


1. Edelson PJ, Harold R, Ackelsberg J, Duchin JS, Lawrence SJ, Manabe YC, Zahn M, LaRocque RC. Climate Change and the Epidemiology of Infectious Diseases in the United States. Clin Infect Dis. 2023;76:950-956. doi: 10.1093/cid/ciac697.
2. Kim JH, Sung J, Kwon HJ, Cheong HK. Effects of el Niño/la Niña on the number of imported shigellosis cases in the republic of korea, 2004-2017. Int J Environ Res Public Health. 2020;18:211. doi: 10.3390/ijerph18010211.
3. Danovaro R, Corinaldesi C, Dell'anno A, Fuhrman JA, Middelburg JJ, Noble RT, Suttle CA. Marine viruses and global climate change. FEMS Microbiol Rev. 2011;35:993-1034. doi: 10.1111/j.1574-6976.2010.00258.x.
4. Romanello M, van Daalen K, Anto JM, Dasandi N, Drummond P, Hamilton IG, Jankin S, Kendrovski V, Lowe R, Rocklöv J, Schmoll O, Semenza JC, Tonne C, Nilsson M. Tracking progress on health and climate change in Europe. Lancet Public Health. 2021;6:e858-e865. doi: 10.1016/S2468-2667(21)00207-3.
5. Junior JBS, Massad E, Lobao-Neto A, Kastner R, Oliver L, Gallagher E. Epidemiology and costs of dengue in Brazil: a systematic literature review. Int J Infect Dis. 2022;122:521-528. doi: 10.1016/j.ijid.2022.06.050.
6. Peçanha PM, Peçanha-Pietrobom PM, Grão-Velloso TR, Rosa Júnior M, Falqueto A, Gonçalves SS. Paracoccidioidomycosis: what we know and what is new in epidemiology, diagnosis, and treatment. J Fungi (Basel). 2022;8:1098. doi: 10.3390/jof8101098.
7. Dinulos JE, Dinulos JG. Present and future: infectious tropical travel rashes and the impact of climate change. Ann Allergy Asthma Immunol. 2023;130:452-462. doi: 10.1016/j.anai.2022.12.025.
8. Grobusch LC, Grobusch MP. A hot topic at the environment-health nexus: investigating the impact of climate change on infectious diseases. Int J Infect Dis. 2022;116:7-9. doi: 10.1016/j.ijid.2021.12.350.
9. Schaffner F, Mathis A. Dengue and dengue vectors in the WHO European region: past, present, and scenarios for the future. Lancet Infect Dis. 2014;14:1271-80. doi: 10.1016/S1473-3099(14)70834-5.
10. Case NT, Berman J, Blehert DS, Cramer RA, Cuomo C, Currie CR, Ene IV, Fisher MC, Fritz-Laylin LK, Gerstein AC, Glass NL, Gow NAR, Gurr SJ, Hittinger CT, Hohl TM, Iliev ID, James TY, Jin H, Klein BS, Kronstad JW, Lorch JM, McGovern V, Mitchell AP, Segre JA, Shapiro RS, Sheppard DC, Sil A, Stajich JE, Stukenbrock EE, Taylor JW, Thompson D, Wright GD, Heitman J, Cowen LE. The future of fungi: threats and opportunities. G3 (Bethesda). 2022;12:jkac224. doi: 10.1093/g3journal/jkac224.
11. Garcia-Solache MA, Casadevall A. Global warming will bring new fungal diseases for mammals. mBio. 2010;1:e00061-10. doi: 10.1128/mBio.00061-10.
12. Protsiv M, Ley C, Lankester J, Hastie T, Parsonnet J. Decreasing human body temperature in the United States since the industrial revolution. Elife. 2020;9:e49555. doi: 10.7554/eLife.49555.
13. Casadevall A, Kontoyiannis DP, Robert V. On the emergence of candida auris: climate change, azoles, swamps, and birds. mBio. 2019;10:e01397-19. doi: 10.1128/mBio.01397-19.
14. Chakrabarti A, Sood P. On the emergence, spread and resistance of Candida auris: host, pathogen and environmental tipping points. J Med Microbiol. 2021;70:001318. doi: 10.1099/jmm.0.001318.
15. de Almeida JN Jr, Francisco EC, Hagen F, Brandão IB, Pereira FM, Presta Dias PH, de Miranda Costa MM, de Souza Jordão RT, de Groot T, Colombo AL. Emergence of Candida auris in Brazil in a Covid-19 Intensive Care Unit. J Fungi (Basel). 2021;7:220. doi: 10.3390/jof7030220.
16. Cook A, Ferreras-Antolin L, Adhisivam B, Ballot D, Berkley JA, Bernaschi P, Carvalheiro CG, Chaikittisuk N, Chen Y, Chibabhai V, Chitkara S, Chiurchiu S, Chorafa E, Dien TM, Dramowski A, de Matos SF, Feng J, Jarovsky D, Kaur R, Khamjakkaew W, Laoyookhong P, Machanja E, Mussi-Pinhata MM, Namiiro F, Natraj G, Naziat H, Ngoc HTB, Ondongo-Ezhet C, Preedisripipat K, Rahman H, Riddell A, Roilides E, Russell N, Sastry AS, Tasimwa HB, Tongzhen J, Wadula J, Wang Y, Whitelaw A, Wu D, Yadav V, Yang G, Stohr W, Bielicki JA, Ellis S, Warris A, Heath PT, Sharland M. Neonatal invasive candidiasis in low-and middle-income countries: Data from the NeoOBS study. Med Mycol. 2023;61:myad010. doi: 10.1093/mmy/myad010.
17. Fisher MC, Gurr SJ, Cuomo CA, Blehert DS, Jin H, Stukenbrock EH, Stajich JE, Kahmann R, Boone C, Denning DW, Gow NAR, Klein BS, Kronstad JW, Sheppard DC, Taylor JW, Wright GD, Heitman J, Casadevall A, Cowen LE. Threats Posed by the Fungal Kingdom to Humans, Wildlife, and Agriculture. mBio. 2020;11:e00449-20. doi: 10.1128/mBio.00449-20.
18. Meis JF, Chowdhary A, Rhodes JL, Fisher MC, Verweij PE. Clinical implications of globally emerging azole resistance in Aspergillus fumigatus. Philos Trans R Soc Lond B Biol Sci. 2016;371:20150460. doi: 10.1098/rstb.2015.0460.
19. Fisher MC, Hawkins NJ, Sanglard D, Gurr SJ. Worldwide emergence of resistance to antifungal drugs challenges

human health and food security. Science. 2018;360:739-742. doi: 10.1126/science.aap7999.
20. Fisher MC, Murray KA. Emerging infections and the integrative environment-health sciences: the road ahead. Nat Rev Microbiol. 2021;19:133-135. doi: 10.1038/s41579-021-00510-1.
21. Funari E, Manganelli M, Sinisi L. Impact of climate change on waterborne diseases. Ann Ist Super Sanita. 2012;48:473-87. doi: 10.4415/ANN_12_04_13.
22. Heffernan C. Climate change and multiple emerging infectious diseases. Vet J. 2018;234:43-47. doi: 10.1016/j.tvjl.2017.12.021.
23. Sato APS. Pandemic and vaccine coverage: challenges of returning to schools. Rev Saude Publica. 2020;54:115. doi: 10.11606/s1518-8787.2020054003142.
24. World Health Organization. At least 80 million children under one at risk of diseases such as diphtheria, measles and polio as Covid-19 disrupts routine vaccination efforts, warn Gavi, WHO and UNICEF [news release]. Geneva: WHO, May 22, 2020 [cited 2020 Sep 10]. Disponível em: https://www.who.int/news-room/detail/22-05-2020-at-least-80-million-childrenunder-one-at-risk-of-diseases-such-as-diphtheria-measles-and-polio-as-covid-19-disrupts-routinevaccination-efforts-warn-gavi-who-and-unicef.
25. Ali I, Hamid S. Implications of COVID-19 and "super floods" for routine vaccination in Pakistan: The reemergence of vaccine preventable-diseases such as polio and measles. Hum Vaccin Immunother. 2022;18:2154099. doi: 10.1080/21645515.2022.2154099.
26. de Oliveira T, Tegally H. Will climate change amplify epidemics and give rise to pandemics? Science. 2023;381:eadk4500. doi: 10.1126/science.adk4500.
27. Budolfson KC, Etzel RA. Climate Change and Child Health Equity. Pediatr Clin North Am. 2023;70:837-853. doi: 10.1016/j.pcl.2023.03.012.

# Diagnóstico Laboratorial Microbiológico e Imunológico

# 7

*Celso Francisco Hernandes Granato*

A abordagem laboratorial para auxiliar no diagnóstico e acompanhamento de doenças infecciosas em crianças, de uma forma geral, tem passado por um processo de aprimoramento muito importante nos últimos anos[1].

Não apenas os reagentes usados nos testes têm sido constantemente aprimorados, mas em muitas circunstâncias os ensaios passaram a usar metodologias moleculares, aumentando significativamente a sensibilidade, a especificidade e diminuindo o tempo para a obtenção do resultado, uma vez que detectam o próprio DNA ou o RNA do agente envolvido, presente na amostra, como regra geral, antes do aparecimento dos anticorpos específicos para o agente infeccioso.

Ao lado dessas melhorias e provavelmente tão ou mais importantes, muitos desses produtos estão sendo comercializados, tornando-os acessíveis a muitos laboratórios que não têm infraestrutura para desenvolver essas técnicas por si sós.

Os ensaios comerciais mais recentes também têm usado a estratégia de multiplexação de agentes etiológicos. Assim, por exemplo, existem produtos comerciais (e também alguns desenvolvidos em laboratórios próprios) que detectam 22 agentes causadores de infecções respiratórias simultaneamente, grande parte deles vírus (rinovírus, vários tipos de vírus *influenza*, vírus sincicial respiratório (VSR), metapneumovírus, parainfluenza, dentre outros) além de algumas bactérias, como *Bordetella pertussis* e *Bordetella parapertussis*[2].

Existem produtos concebidos de forma similar para detecção simultânea de vários agentes causadores de diarreias infecciosas agudas, que detectam *Campylobacter, Clostridium, Plesiomonas, Salmonella, Yersinia, Vibrios, Escherichia coli, Shigella*, adenovírus F, astrovírus, norovírus, rotavírus e sapovírus, *Cryptosporidium, Ciclospora, Entamoeba* e *Giardia*. Para investigação de meningoencefalite, há ensaios que detectam *Haemophilus, Listeria, Neisseria, Streptococcus agalactiae, Streptococcus pneumoniae*, citomegalovírus, enterovírus, herpes simples tipos 1 e 2, herpesvírus do tipo 6, *Parechovirus*, varicela-zóster e *Cryptococcus*. Outros testes ainda são usados para esclarecimento etiológico de infecções bacterianas de transmissão sexual, fazendo o diagnóstico de *Chlamydia, Mycoplasma, Neisseria* e *Ureaplasma*[1].

Embora ainda sejam testes de custo bastante elevado e pouco disponíveis, representam um avanço muito grande em termos de rapidez para se esclarecer a etiologia desses quadros sindrômicos, sem falar nos evidentes benefícios clínicos para os pacientes.

Dessa forma, o pediatra pode obter a etiologia de uma dada infecção em apenas uma coleta, seja para afastar ou para poder indicar uma terapêutica específica.

Certamente, em função disso, estão aparecendo cada vez mais drogas antivirais contra vírus específicos e não faz muito mais sentido o velho chavão de "isso é apenas uma virose".

Classicamente dividem-se as técnicas laboratoriais em duas grandes categorias: as diretas e as indiretas.

Entre as técnicas diretas estão agrupados os recursos laboratoriais que detectam diretamente os agentes infecciosos ou seus componentes. Podem ser, por exemplo, os procedimentos de cultura para as bactérias ou fungos, o isolamento viral em culturas de células, as técnicas para detecção de antígenos ou mesmo as técnicas moleculares para detecção dos ácidos nucleicos virais ou o sequenciamento molecular para se definir um gênero e/ou espécie de bactérias, fungos ou vírus[3].

Todos esses recursos são realmente formidáveis, porém podem não estar disponíveis em todos os hospitais ou laboratórios clínicos, até porque, como foi dito anteriormente, ainda têm custos elevados e dependem da existência de uma certa demanda que justifique a sua disponibilidade em determinada unidade de saúde.

As técnicas indiretas avaliam a resposta imunológica do organismo à presença de um agente infeccioso; são as chamadas técnicas sorológicas para detecção de anticorpos (IgA, IgG e IgM), muito embora não sejam obrigatoriamente avaliadas em soro.

## TÉCNICAS MICROBIOLÓGICAS

Trata-se de um nome bem amplo que engloba basicamente as técnicas diretas, sejam aquelas com base nas culturas ou isolamentos clássicos de microrganismos, sejam aquelas que detectam antígenos e mesmo as técnicas moleculares[2,3].

Impossível tratar desse tema em um livro dirigido principalmente a Pediatras sem falar minimamente sobre os cuidados pré-analíticos. Esses procedimentos envolvem todos os cuidados e detalhes na fase que antecede a execução da parte técnica ou analítica propriamente dita. Se esse aspecto já é de suma importância nas coletas de adultos, muito maior pode ser o impacto especialmente em crianças que coletam a urina, por exemplo, em coletores plásticos. Assim, toda a orientação deve ser dada aos pais ou responsáveis, bem como aos profissionais de enfermagem dos laboratórios.

As técnicas de detecção direta do microrganismo a partir da amostra clínica ainda são de amplo uso. As colorações pelo método de Gram e Ziehl-Neelsen, bem como aquelas para identificação de fungos, têm grande utilidade para trazer as primeiras pistas do patógeno, quando não o diagnóstico etiológico definitivo de uma infecção.

Na sequência, as técnicas de cultura e de isolamento visam aumentar a quantidade de microrganismos presentes numa amostra clínica para permitir a sua identificação mais precisa. Usando meios de cultivo mais ou menos específicos, incluindo substratos e o uso de provas bioquímicas, de abrangência mais ampla, e dependendo da hipótese diagnóstica mais provável, pode-se tirar maior proveito dessas técnicas. Assim, é sempre importante que haja uma interação entre o Pediatra e o Patologista Clínico no sentido de se adequarem os meios de cultura frente às hipóteses clínicas mais prováveis e se obterem maior sensibilidade e rapidez no diagnóstico etiológico.

Essas técnicas estão atualmente bastante automatizadas, mas muitas vezes dependem da interpretação de determinados detalhes que podem ser melhorados pela experiência do Patologista Clínico.

Embora, atualmente, as provas para identificação das bactérias ainda sejam feitas pelas tradicionais provas bioquímicas, os laboratórios de maior porte fazem amplo uso para esse fim de técnicas bem sofisticadas, como a espectrometria de massas (p. ex., o MALDI-TOF – identificação microbiana por espectrometria de massa, do inglês *Matrix Assisted Laser Desorption Ionization-Time Of Flight*)[4]. Seja a partir da cultura, seja em alguns casos diretamente a partir da amostra clínica, a colônia de bactérias é colocada sobre uma matriz, é bombardeada por um feixe de raios *laser*, em condições de dessorção (com a adição de um produto químico), de forma a liberar proteínas do patógeno. Isso é feito em um ambiente a vácuo e, sob a influência de um campo elétrico, haverá uma migração (voo) de um polo elétrico ao outro; dependendo da carga elétrica e do peso molecular dessas proteínas, esse voo será mais ou menos longo (*time of flight*). Com base nesse dado, consegue-se identificar o patógeno (Figura 7.1).

No caso dos fungos, utilizam-se os procedimentos de cultura clássicos em meios apropriados, seguidos de identificação morfológica. Eventualmente há necessidade do sequenciamento do DNA fúngico ou mesmo o MALDI-TOF para esta finalidade. Além disso, pode-se recorrer à pesquisa de antígenos polissacarídicos da parede dos fungos, como a beta-galactomanana, encontrada principalmente, embora não exclusivamente, na parede dos Aspergillus. Trata-se também, portanto, de uma técnica direta (Figura 7.2).

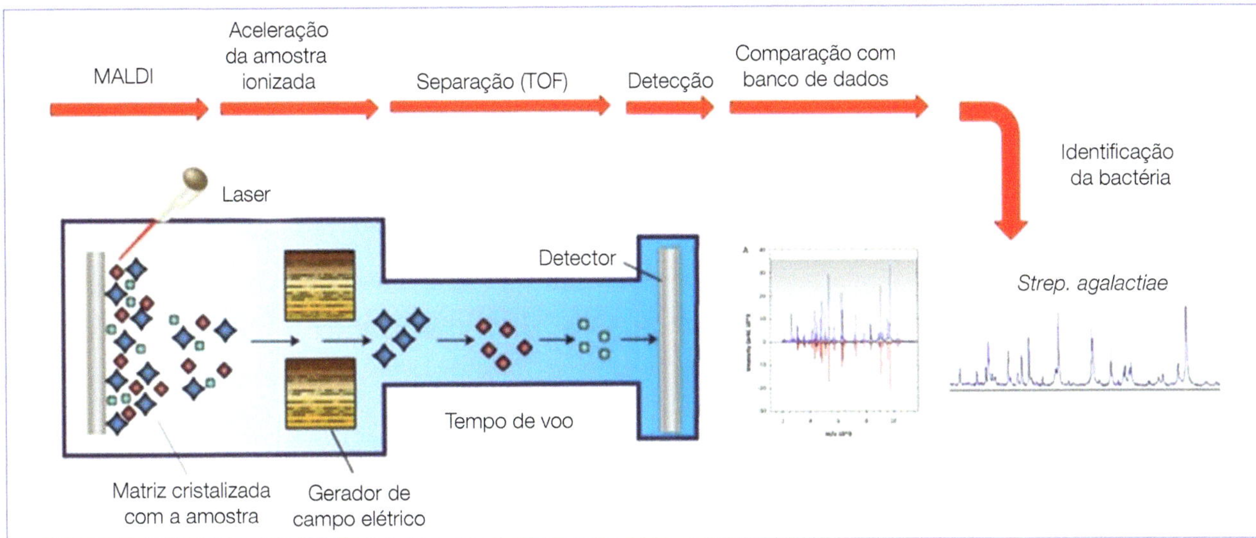


**Figura 7.1 –** Representação esquemática do aparelho e do processo no MALDI-TOF.
*Fonte:* Disponível em: <https://www.milkpoint.com.br/colunas/marco-veiga-dos-santos/conhecendo-a-tecnica-de-malditof-ms-para-a-identificacao-de-bacterias-causadoras-de-mastite-209457/>. Acesso em: 16 de maio de 2023.

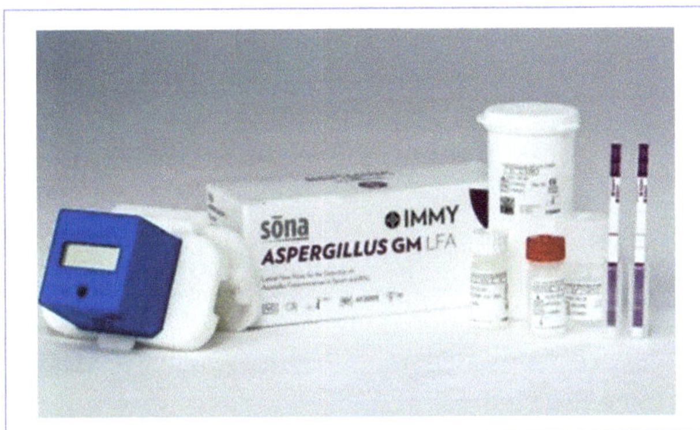


**Figura 7.2 –** Produto comercial para detecção de beta-galactomanana.
*Fonte:* Disponível em: <https://www.interlabdist.com.br/produto/aspergillus-galactomannan-lfa-teste-rapido/>. Acesso em: 16 de maio de 2023.

No caso das micobacterioses também se empregam técnicas de pesquisa direta de bacilos álcool-ácido resistentes (BAAR), de cultura em meios específicos e, atualmente, de técnicas moleculares, sejam as mais tradicionais (reação em cadeia da polimerase ou PCR) ou as mais automatizadas, como o GeneXpert®[1]. Nesse último caso e dependendo da situação clínica pode haver necessidade de se discriminar entre os agentes pertencentes ao complexo *Tuberculosis* (*M. tuberculosis* e *M. bovis*) e para isso há necessidade de técnicas moleculares com alvos específicos que permitirão a caracterização de cada uma das espécies através de PCR (Figura 7.3).

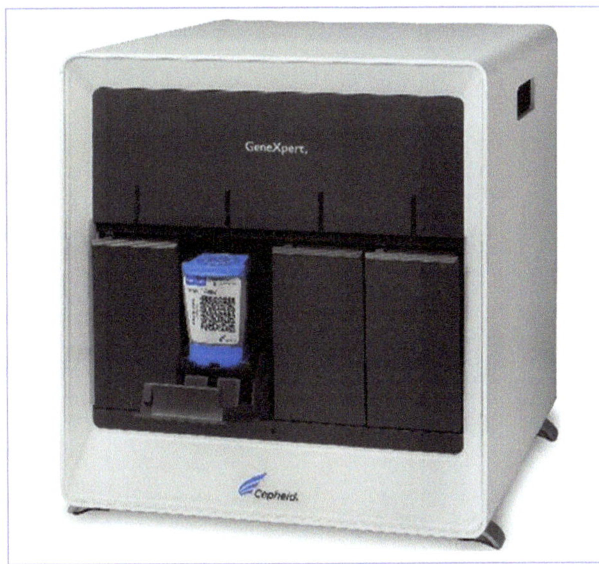


**Figura 7.3 –** Aparelho GeneXpert® para detecção de inúmeros agentes infecciosos.
*Fonte:* Disponível em: <https://newslab.com.br/tecnologia-inovadora-de-cartucho-para-pcr-em-tempo-real-permite-diagnostico-molecular-rapido-e-facil-newslab-146/>. Acesso em: 16 de maio de 2023.

Em determinadas situações pode-se empregar a técnica de imunofluorescência para revelar antígenos virais específicos. Assim, há testes em que antígenos de 7 vírus respiratórios podem ser detectados sobre uma lâmina de microscopia. O aspirado nasal, o lavado das cavidades nasais ou o raspado de vias aéreas superiores é aplicado sobre essa lâmina. A seguir, adicionam-se anticorpos monoclonais dirigidos contra os vírus *influenza* A e B, contra o VSR e contra os vírus parainfluenza 1, 2 e 3, além do adenovírus respiratório. O antígeno parte do vírus correspondente pode então reagir e a leitura no microscópio de fluorescência determinará a etiologia da infecção. Vale lembrar que essa técnica também tem limitações de sensibilidade e, portanto, da quantidade de agentes presentes na amostra clínica (Figura 7.4).

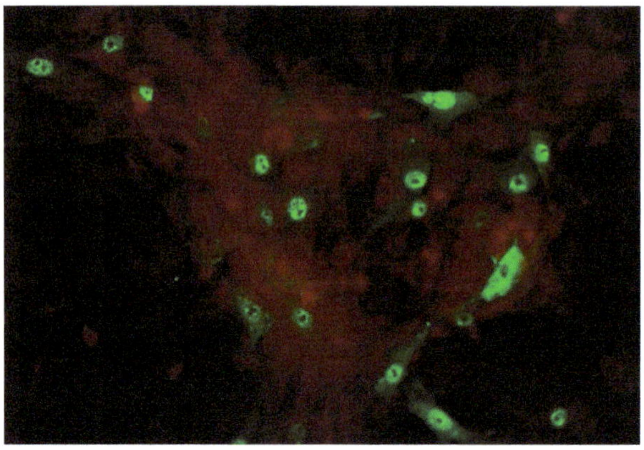

**Figura 7.4 –** Técnica de imunofluorescência para detecção, no caso, do vírus sincicial respiratório.
*Fonte:* Disponível em: <https://www.linkedin.com/pulse/respiratory-syncytial-virus-rsv-test-assay-ifa-asif-hussain-akber>. Acesso em: 16 de maio de 2023.

## TÉCNICAS MOLECULARES

O avanço no conhecimento do material genético dos microrganismos permitiu o desenvolvimento de técnicas de amplificação de DNA e RNA (PCR, RT-PCR, LAMP, dentre outras variedades) para detecção e identificação de diferentes agentes infecciosos. Dá-se preferência ao uso de DNA, mesmo que se trate de um agente cujo material genético seja constituído de RNA. Quando este for o caso, a primeira etapa é a retrotranscrição do RNA para DNA, simplesmente porque o DNA é muito mais estável e, assim, muito mais fácil de se trabalhar no laboratório.

Basicamente usa-se uma região do material genético do agente como alvo, constrói-se um produto que se liga especificamente por complementaridade ao DNA do agente e que esteja presente nesse agente etiológico (*primer* ou sonda). Isso garantirá a especificidade da reação. No caso das reações multiplex, pode-se colocar diferentes sondas para vários agentes distintos, simultaneamente. Além disso, prepara-se um meio reacional com enzimas que fazem a replicação do DNA do agente na presença de determinados íons e com oscilações na temperatura.

O processo de replicação do DNA requer, em muitas das variedades de testes moleculares (PCR, RT-PCR), essa oscilação da temperatura, para que ocorra a amplificação desse DNA em melhores condições e a dissociação das hélices de DNA produzidas. Essa oscilação térmica pode ser mais ou menos rápida, levando à existência de técnicas mais rápidas ou mais lentas (Figura 7.5)[1,3].

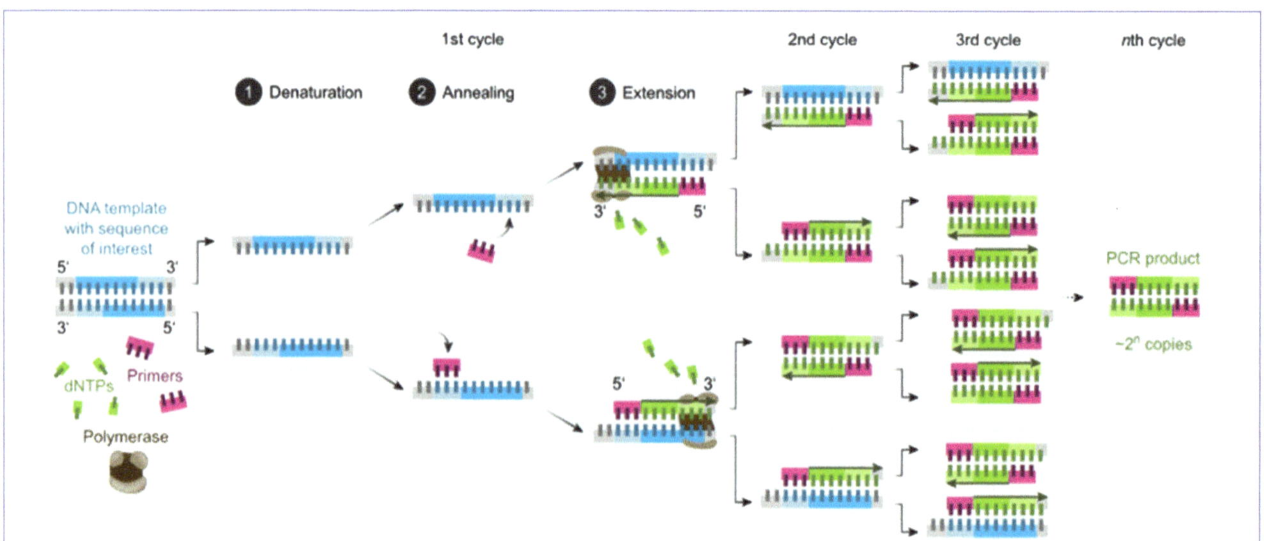


**Figura 7.5 –** Esquema da reação em cadeia da polimerase (PCR).
*Fonte:* Disponível em: <https://pt.wikipedia.org/wiki/Rea%C3%A7%C3%A3o_em_cadeia_da_polimerase>. Acesso em: 16 de maio de 2023.

É importante também lembrar que as técnicas moleculares são otimizadas para serem empregadas nas situações clínicas mais frequentes; assim, há técnicas de PCR ou RT-PCR para serem usadas em diferentes materiais, como escarro, lavado broncoalveolar, plasma, urina e líquido cefalorraquidiano (LCR), por exemplo. Se uma técnica foi desenvolvida para uso no plasma, por exemplo, isto não significa que ela não possa ser usada em LCR para a mesma finalidade. Entretanto, se ela não foi otimizada para esse fim, isso pode gerar diferenças de sensibilidade no novo material clínico, podendo tornar a interpretação do resultado mais complexa[2].

Além disso, em várias situações pode ser necessária a quantificação do DNA ou do RNA, de modo a permitir o acompanhamento da resposta terapêutica pelo Pediatra.

No caso da Virologia Clínica, os avanços foram realmente impressionantes se considerarmos que há não muito tempo dispunha-se de técnicas indiretas ou, no caso das diretas, apenas a pesquisa de antígenos de alguns vírus ou do isolamento em culturas de células. Este último procedimento é muito complexo, exige uma variedade de tipos celulares bem grande, além de pessoal técnico e infraestrutura laboratorial muito complexa.

Com o desenvolvimento das técnicas moleculares, houve uma revolução nesse campo. Ainda se empregam técnicas para pesquisa de antígenos virais, como no diagnóstico de hepatite B (AgHBs, AgHBe), porém as técnicas moleculares vêm paulatinamente substituindo grande parte desses recursos mais tradicionais. Esse avanço tem sido especialmente importante na medida que novas drogas antivirais são incorporadas ao arsenal terapêutico e requerem controle periódico da quantidade de vírus circulantes. Assim, são muitos frequentes testes para quantificar o RNA do HIV-1, da hepatite C, o DNA da hepatite B, para verificar a presença do RNA do vírus *influenza*, do SARS-CoV-2, seja de forma isolada ou multiplexada.

Finalmente, em algumas situações o sequenciamento do material genético pode ser necessário para se definirem espécies de bactérias dentro de um mesmo gênero, ou ainda para se testar a suscetibilidade de um agente microbiano a antibióticos (KPC, NDM) ou antivirais. Um dos exemplos seria o sequenciamento das regiões UL54 e UL97 para se verificar a suscetibilidade do citomegalovírus ao ganciclovir.

## TÉCNICAS IMUNOLÓGICAS

O diagnóstico laboratorial de muitas doenças infecciosas utiliza uma ampla variedade de técnicas para detecção de anticorpos. Como regra geral, são técnicas menos custosas quando comparadas às moleculares, de execução mais simples e que requerem menor complexidade de infraestrutura, de formação de recursos humanos e, portanto, são muito mais disponíveis.

Após o contato com um agente infeccioso, haverá reconhecimento do mesmo pelas células do nosso sistema imunológico (macrófagos, linfócitos B, células dendríticas), que farão a apresentação desses antígenos a outras células desse mesmo sistema (linfócitos T e B). Isso desencadeará uma resposta imunológica adquirida (em contraposição à inata), a formação de uma reatividade celular e a geração de anticorpos. Esse processo de geração de anticorpos costuma demorar de 3 a 5 dias, podendo em alguns casos ser ainda mais demorado, como na infecção pelo vírus Epstein-Barr (EBV). É por isso que, desde que disponível e acessível, tem-se dado preferência às técnicas moleculares que detectam o próprio agente (diretas) e que se positivam antes da formação dos anticorpos.

Os primeiros anticorpos detectáveis são os das classes IgM e IgA que visam a ligação aos antígenos de modo a dificultar que os patógenos se liguem aos receptores celulares. IgM e IgA são, como regra geral, moléculas menos específicas e podem, com mais frequência, gerar reatividade cruzada com outros agentes. Nesse sentido, é importante verificar o aparecimento das IgG, o que deve ocorrer após 3 a 4 dias, para se garantir a especificidade da reação da IgM/IgA original.

Em função dos inúmeros avanços obtidos na Medicina nos últimos anos, houve aumento da sobrevida de pacientes que anteriormente teriam prognósticos muito mais reservados, como transplantados de órgão sólidos (TOS) e de células-tronco hematopoiéticas (TCTH), pacientes soropositivos para HIV sem tratamento ou com tratamento irregular, pacientes com várias formas de imunossupressão, seja medicamentosa, seja por patologia de base, e pacientes com distúrbios metabólicos.

Dessa forma, os testes para detecção de IgM tiveram que ter a sensibilidade aumentada para permitir a identificação desses anticorpos em concentrações muito reduzidas. Uma das consequências desse processo foi a perda da correlação clínica da reatividade para IgM, particularmente, bem como o fato de esta molécula ser detectada por um tempo muito mais prolongado do que o que se observava com técnicas laboratoriais desenvolvidas há 20 ou 30 anos. Ou seja, a aplicabilidade clínica desse analito (IgM) ficou parcialmente comprometida. Assim, em determinadas situações, a avaliação da presença deste anticorpo tem que ser cuidadosamente avaliada, verificando também se há presença de IgG concomitante ou que se positiva logo a seguir.

Embora este mesmo aspecto seja muito menos abordado na literatura médica com relação à IgA, os testes para esse analito são muito menos disponíveis e, na experiência do autor, não trazem vantagens ou maior segurança do que a detecção da IgM.

Habitualmente, a pesquisa destes anticorpos é feita no soro. Entretanto, essa mesma pesquisa pode ser feita em outros líquidos orgânicos, como LCR, urina, mas a interpretação também requer cuidados especiais.

Os anticorpos da classe IgG que serão detectáveis 3 a 4 dias depois do aparecimento das IgM/IgA, já tem uma especificidade maior, são moléculas mais elaboradas em relação às IgM. Entretanto, de forma geral, nas primeiras 2 até 12 semanas aproximadamente, a IgG ainda tem a sua avidez relativamente menor quando comparada ao que acontece após esse período. Os clones que fabricam IgG de baixa avidez vão sendo paulatinamente desativados e apenas os clones de linfócitos B que fazem IgG de alta avidez são mantidos.

Isso propicia um recurso adicional para se aferir a especificidade de uma IgM, por meio da avaliação do grau de avidez da IgG. Graus de avidez de IgG inferiores a 30% a 40%, dependendo do patógeno, costumam estar associados à infecção que ocorreu há menos de 12 a 16 semanas. Graus de avidez de IgG acima de 60% costumam estar associados a infecções que ocorreram há mais de 12 a 16 semanas. Infelizmente há níveis de avidez intermediários entre 40% e 60%, cuja interpretação hoje ainda não está completamente esclarecida.

Uma vez atingido um alto nível de avidez, esse não deve se alterar numericamente de forma significativa ao longo do tempo.

Com relação às técnicas sorológicas em si, seja para detecção de IgM, IgA ou IgG, há vários desenhos de técnicas e de "traçadores" que indicarão a presença dos anticorpos. Assim, regra geral, os antígenos são adsorvidos a uma superfície plástica, na sequência as amostras de soros (ou LCR, ou urina, ou saliva, dependendo do caso) são incubadas. Na etapa seguinte, pode-se adicionar um produto denominado conjugado, que é uma molécula de IgG, em geral produzida em outro animal (coelho, cabra, cavalo) e que é marcada com um produto "traçador". Esse pode ser uma enzima que vai gerar a produção de uma cor (teste sorológico imunoenzimático – ELISA, do inglês *Enzyme Linked ImmunonoSorbent Assay*) ou uma luminescência (imunoensaio quimioluminescente de micropartículas – CMIA, do inglês *Chemiluminescent Microparticle Immuno Assay*).

Os testes luminescentes tendem a ter sensibilidades ligeiramente superiores às técnicas enzimáticas (Figura 7.6).

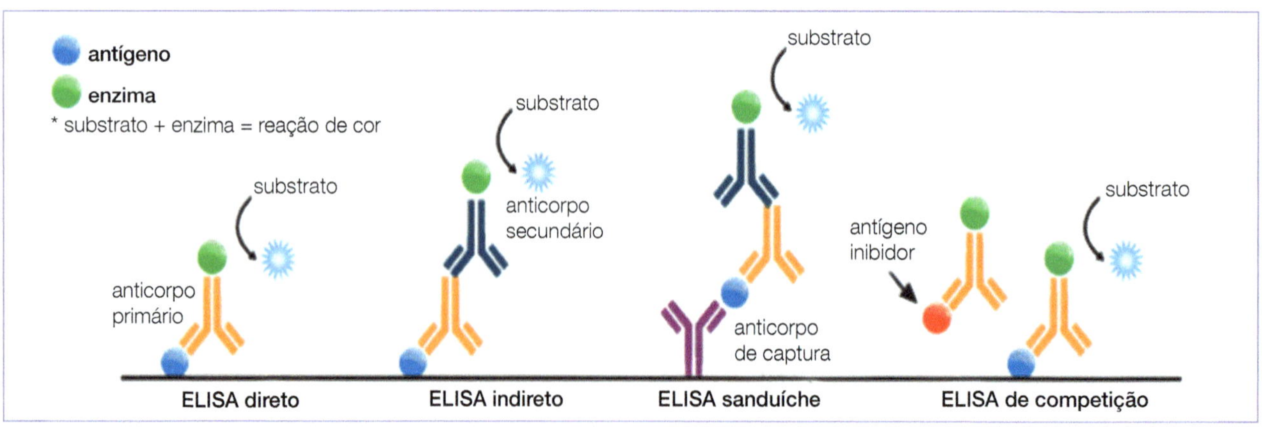


**Figura 7.6 –** Representação de algumas variedades de ensaio imunoenzimático.
*Fonte:* Disponível em: <https://ibapcursos.com.br/teste-de-elisa-imunoenzimatico-como-e-feito-quais-doencas-detecta-e-quais-os-tipos/>. Acesso em: 16 de maio de 2023.

## REFERÊNCIAS BIBLIOGRÁFICAS


1. Lagier JC, Edouard S, Pagnier I, Mediannikov O, Drancourt M, Raoult D. Current and past strategies for bacterial culture in clinical microbiology. Clin Microbiol Rev. 2015 Jan;28(1):208-36. doi: 10.1128/CMR.00110-14.PMID: 25567228.
2. Adigal SS, Rayaroth NV, John RV, Pai KM, Bhandari S, Mohapatra AK, Lukose J, Patil A, Bankapur A, Chidangil S. A review on human body fluids for the diagnosis of viral infections: scope for rapid detection of COVID-19. Expert Rev Mol Diagn. 2021 Jan;21(1):31-42. doi: 10.1080/14737159.2021.1874355. Epub 2021 Feb 1.PMID: 33523770.
3. Martinez RM, Wolk DM. Bloodstream Infections.Microbiol Spectr. 2016 Aug;4(4). doi: 10.1128/microbiolspec.DMIH2-0031-2016.PMID: 2772676.
4. Patel R. MALDI-TOF MS for the diagnosis of infectious diseases. Clin Chem. 2015 Jan;61(1):100-11. doi: 10.1373/clinchem.2014.221770. Epub 2014 Oct 2.PMID: 25278500.

# Infecções Relacionadas à Assistência à Saúde

# 8

*Wilson Toyohiro Hoshino*
*Marcelo Luiz Abramczyk*

## INTRODUÇÃO

O termo infecções relacionadas à assistência à saúde (IRAS) foi inicialmente aplicado apenas a infecções adquiridas dentro do hospital, sendo agora aplicável a vários outros âmbitos da saúde, como ambulatórios, instituição de longa permanência, clínicas familiares, atendimento domiciliar e clínicas de diálise. As IRAS hospitalares são ainda as mais prevalentes e ocorrem após 48 horas da admissão do paciente até 30 dias da sua alta; em casos de infecções de sítio cirúrgico (ISC) pode ocorrer em até 3 meses do procedimento. Exclui complicação ou extensão da doença já presente na internação ou em período de incubação e infecções em recém-nascidos cuja aquisição por via transplacentária é conhecida ou comprovada. Atualmente IRAS é considerada como evento adverso[1].

As IRAS são de grande preocupação, uma vez que representam umas das principais causas de morbidade e mortalidade em pacientes internados, ocasionando aumento do tempo de internação em unidades de terapia intensiva (UTI), maior necessidade de procedimentos, maior necessidade de dispositivos invasivos e aumento da utilização de antibioticoterapia, o que favorece a multirresistência bacteriana. Possuem diferenças de prevalência dependendo da geografia local, desenvolvimento humano, renda, capacitação profissional, estrutura, existência de protocolos específicos e epidemiologia da microbiologia local. Países em desenvolvimento possuem taxas de IRAS de 3 a 20 maiores que países de alta renda[2].

As principais IRAS são infecções de corrente sanguínea (ICS), pneumonia associada à ventilação (PAV), infecções do trato urinário (ITU), ISC, infecção por *Clostridium difficile* e infecções hospitalares cruzadas por vírus.

Além dos prejuízos ao paciente, as IRAS geram elevado custo por infecção. A partir do monitoramento das IRAS desde a década de 1970 nos Estados Unidos, estima se que o gasto hospitalar direto com IRAS chega a 28 bilhões de dólares por ano e gastos extras de 12 bilhões para a sociedade com mortes precoces e perda de produtividade[3].

Zimlichman e colaboradores estimam, em uma metanálise, que os custos, nos Estados Unidos de uma ICS associada a cateter venoso central pode chegar a 45 mil dólares, de uma PAV mecânica a 40 mil dólares, de uma ISC a 20 mil dólares, de uma infecção por *Clostridium difficile* a 11 mil e de uma ITU associada à sondagem vesical a 900 dólares[4].

## HISTÓRICO

A transmissão de doenças remonta à Idade Média, quando os enfermos eram reunidos em locais junto às igrejas, com disseminação de doenças como febre tifoide, varíola e peste. Antes da descoberta dos microrganismos, alguns médicos iniciaram a investigação das infecções hospitalares[5].

Um dos grandes nomes na história da infecção hospitalar é o de Ignaz Semmelweis, obstetra austríaco que em 1860 publicou em sua clássica monografia a hipótese de que a febre puerperal, responsável por inúmeros óbitos em gestantes, era uma doença contagiosa disseminada por médicos por meio da transmissão pelas mãos contaminadas com material necrótico.

Na mesma época James Simpson, professor da Universidade de Edinburgh, observou maiores taxas de mortalidade após amputação em hospitais com maior número de leitos, e que a maioria dos óbitos era decorrente de infecção, sendo novamente articulada a teoria de disseminação por meio do contato com partículas infecciosas. E apenas no final do século XIX ocorreu a descoberta dos microrganismos, com Pasteur e Köch.

O grande avanço na prevenção das infecções hospitalares ocorreu quando Lister, professor de cirurgia da Universidade de Glasgow, demonstrou que a antissepsia das mãos e do campo operatório com ácido carbólico estava relacionada à diminuição das taxas de infecção.

Por volta de 1910, instrumentos estéreis, luvas, máscaras e gorros começaram a ser padronizados em hospitais de grande porte. Em 1935, inicia-se a época da antibioticoterapia com a introdução, inicialmente, das sulfonamidas e posteriormente, em 1941, das penicilinas. Durante a década de 1950 grandes epidemias por estafilococos resistentes às penicilinas foram observadas na Europa e na América.

Em 1958, devido às investigações epidemiológicas decorrentes de surtos de *Staphylococcus aureus* resistentes à penicilina em UTI e berçários dos Estados Unidos, foi recomendado, pelo Centers for Disease Control and Prevention (CDC) de Atlanta, que todos hospitais americanos desenvolvessem programas de controle de infecção hospitalar.

Em 1969 foi proposto pelo CDC um estudo multicêntrico entre hospitais americanos denominado National Nosocomial Infection Surveillance System (NNISS). Porém poucos hospitais apresentavam nesta época controle adequado das infecções hospitalares.

Em 1974 foi desenvolvido pelo CDC um estudo para se avaliar a eficácia dos programas de controle de vigilância de infecções hospitalares denominado projeto Study on the Efficacy of Nosocomial Infection Control (SENIC); dentre os resultados foi observado que um terço das infecções hospitalares eram passíveis de prevenção por programas efetivos de vigilância epidemiológica[6].

No Brasil, apenas em 1983 foi normatizado o controle de infecções hospitalares, com a publicação pelo Ministério da Saúde da portaria 196, obrigando todos os hospitais a instituírem Comissões de Controle de Infecções Hospitalares (CCIH); a maioria das comissões realizava busca passiva das infecções.

Em 1992, a portaria 930 substituiu a portaria 196 e instituiu o método de busca ativa das infecções e especificou a necessidade da presença de um médico e uma enfermeira com formação epidemiológica e dedicação exclusiva.

Em 1998, nova portaria do Ministério da Saúde determinou diretrizes e normas para prevenção e controle das infecções hospitalares em todo território nacional. Desde então têm sido realizadas atualizações do Programa Nacional de Prevenção e Controle de Infecções Relacionadas à Assistência à Saúde (PNPCIRAS)[7].

## EM PEDIATRIA

A complexidade dos cuidados pediátricos e neonatais aumenta continuamente. Melhoria nos cuidados intensivos pediátricos e neonatais, aumento progressivo do número de crianças com complexidade médica (CCM) portadoras de doenças crônicas e oncológicas com melhor prognóstico e maior sobrevida e melhor manejo das doenças agudas, além do aumento de partos prematuros, têm modificado o perfil do paciente pediátrico proporcionando maior permanência em hospitais, maior uso de medicações, maior uso de dispositivos invasivos, consequentemente, maiores riscos de IRAS[8,9].

Em pediatria, a IRAS pode acarretar custos ainda maiores quando comparada à população adulta. Um estudo brasileiro estima que os custos por uma infecção hospitalar em pediatria aumentam em 4 vezes o custo de internação, com custo adicional de 30 mil reais por IRAS[10].

## Vigilância epidemiológica das infecções hospitalares nas unidades de cuidados intensivos pediátricas

Como vigilância epidemiológica entende-se o conjunto de ações decorrentes da observação ativa, sistemática e contínua da ocorrência e distribuição das infecções hospitalares, analisando os elementos e eventos relacionados com a ocorrência das mesmas, com objetivo final de implementar ações de controle. Os elementos básicos de uma vigilância adequada compreendem: definições apropriadas, coleta sistemática de dados, análise e interpretação de dados, e divulgação dos dados.

Assim em UTI, pediátrica e adulta, a vigilância epidemiológica preconizada pelo CDC consiste em visita diária à unidade registrando-se desde o primeiro dia do mês o número de pacientes internados e o número de pacientes com procedimentos invasivos de risco para aquisição de infecção hospitalar (cateteres venosos centrais, cateteres vesicais e ventilação mecânica). A soma do total de pacientes internados durante o mês na unidade é denominada paciente-dia, o mesmo se aplicando aos procedimentos de risco.

Com esses dados podemos calcular a taxa global de infecção na unidade (número de infecções/paciente-dia × 1.000) e taxas de infecção associadas aos procedimentos de risco. Atualmente utilizamos esta metodologia na UTI Pediátrica do Hospital São Paulo.

## Infecção relacionada à assistência à saúde em pediatria

A importância da infecção hospitalar em pacientes pediátricos é indiscutível e a pouca atenção recebida por este grupo é preocupante. Grande parte do que se utiliza em controle de infecção em pediatria é obtida por meio de estudos em população adulta, esquecendo-se as diferenças inerentes a esses dois grupos de pacientes.

As taxas de infecção hospitalar em pacientes pediátricos internados em enfermarias gerais variam de 0,5% a 2%[11].

Em 1984 dados americanos do NNISS reportaram taxas de infecção hospitalar (IH) em pediatria de 1,66% em hospitais universitários e de 0,12% em hospitais não universitários[11].

Os principais sítios de IH em pacientes internados em enfermarias pediátricas são as infecções do trato gastrintestinal, particularmente diarreia aguda, e as infecções respiratórias.

Em um estudo multicêntrico prospectivo realizado em 8 países da Europa foi observada incidência de 1% de IH em enfermarias gerais de pediatria; infecções gastrintestinais representam 76% das IH[12].

Com relação aos agentes etiológicos, observa-se maior importância de infecções virais, particularmente por rotavírus e por vírus sincicial respiratório (VSR), nos pacientes pediátricos internados em enfermarias, quando comparados a pacientes adultos. Agentes virais podem representar cerca de 20% dos microrganismos identificados em IH nessas unidades[12].

Infecção de sítio operatório corresponde de 7% a 30% das IH em crianças. Dentro das especialidades cirúrgicas, maiores taxas de IH são observadas em cirurgias cardiovasculares e em neurocirurgias. A incidência de ITU varia de 5% a 17% entre as IH pediátricas; como em pacientes adultos, o cateterismo vesical prévio, contínuo ou intermitente constitui importante fator de risco para infecção.

Os principais fatores de risco associados à IH em pacientes pediátricos são: gravidade da doença de base, faixa etária menor de 2 anos, tempo de internação hospitalar prolongado e unidade de internação, colonização por microrganismos hospitalares, uso de dispositivos invasivos como cateteres venosos centrais, ventilação mecânica e sonda vesical de demora, exposição prévia a antimicrobianos e medicações endovenosas[13].

## Infecção hospitalar em unidade de terapia intensiva pediátrica

Pacientes internados em UTI apresentam maior risco em adquirir IH devido à severidade da doença de base, associada à deficiência da imunidade humoral, celular e/ou inespecífica; aos procedimentos invasivos para suporte de vida a que são submetidos, como cateteres venosos centrais, cateterismo vesical e ventilação mecânica, levando à quebra das barreiras naturais de defesa; ao tempo de internação prolongado; e ao uso de antibioticoterapia de amplo espectro. Os principais fatores de risco associados à IH em pacientes pediátricos internados em UTI são: doença de base, faixa etária menor de 2 anos, tempo prolongado de internação hospitalar, presença de cateter venoso central, necessidade de ventilação mecânica; presença de cateter vesical; Preditory Risk of Mortality (PRISM) maior de 10; utilização de antimicrobianos de amplo espectro; densidade populacional e relação paciente-enfermeira[14] (Quadro 8.1).

**Quadro 8.1** – Fatores que influenciam as IRAS em unidades de terapia intensiva[14].

| | |
|---|---|
| **Paciente** | ▪ Idade<br>▪ Suscetibilidade genética<br>▪ Condição nutricional<br>▪ Uso de medicações imunossupressoras, como corticoterapia<br>▪ Vacinação do paciente<br>▪ Imunodeficiências primárias<br>▪ Infecção associada<br>▪ Comorbidades<br>▪ Perda de integridade da pele e mucosas por dispositivos invasivos<br>▪ Perda da proteção de vias áreas por sedação e intubação<br>▪ Perda da proteção gástrica por uso de sonda enteral e bloqueadores de H2<br>▪ Quebra de barreira mecânica por procedimentos cirúrgicos |
| **Ambientais** | ▪ Alta densidade de pacientes e profissionais na unidade<br>▪ Uso de antimicrobianos profiláticos<br>▪ Políticas de controle de infecção hospitalar de cada serviço e adesão pela equipe<br>▪ *Status* vacinal dos profissionais de saúde<br>▪ Possíveis reservatórios de microrganismos patogênicos na unidade e em profissionais<br>▪ Visitas |
| **Agente** | ▪ Virulência<br>▪ Resistência a antimicrobianos<br>▪ Formação de reservatórios<br>▪ Colonização assintomática<br>▪ Formação de biofilmes |

*Fonte:* Adaptado de Northway T et al., 2011[14].

Diferentemente do que ocorre em UTI de pacientes adultos, onde ITU é o principal sítio de infecção observado, nas UTI pediátricas os principais sítios de infecção são as pneumonias e as ICS.

As taxas de IH em UTI pediátrica variam de 3% a 27%. Em estudo realizado com 11.709 pacientes e 6.290 IH em UTI pediátricas dos Estados Unidos, entre 1992 e 1997, os principais sítios de IH observados foram as ICS, seguidas pelas pneumonias e pelas ITU. A taxa média de infecção por paciente foi de 6,1 infecções por 100 pacientes e a taxa média global foi de 14,1 infecções por 1.000 pacientes-dia[15].

Em estudo multicêntrico prospectivo, realizado em países da Europa, foi observada incidência de IH em UTI pediátrica de 23,5%; pneumonias e ICS foram os principais sítios de IH observados[12].

A comparação de taxas entre diferentes serviços sempre deve considerar a população atendida, pois até o momento a estratificação para gravidade da doença de base ainda não é padronizada para pacientes pediátricos. Outro fator que pode interferir nas taxas de IH reportadas são o método de coleta de dados e atuação efetiva ou não da CCIH. Muitas vezes é mais importante e interessante a comparação das taxas no mesmo serviço do que as comparar com hospitais com características totalmente diferentes.

A maioria das infecções são de origem bacteriana. Infecções virais, apesar de apresentarem importância, são menos relevantes em pacientes pediátricos internados em enfermarias, possivelmente pela maior restrição de visitantes e do fluxo local, presença de equipamentos individuais e ausência de contato criança-criança. Infecções por leveduras apresentam importância crescente correspondendo de 14% a 24% dos agentes identificados, principalmente em ICS.

Observa-se prevalência de determinados agentes etiológicos para cada sítio de infecção. Assim, tem-se *Staphylococcus aureus* em infecções de sítio operatório, ICS relacionadas a cateteres venosos centrais, infecção de prótese, infecção de pele e infecção de trato respiratório; *Staphylococcus* coagulase-negativo em ICS relacionadas a cateteres venosos centrais, infecção de prótese, *Enterococcus* spp. em infecções urinárias, infecções respiratórias e em ICS; *E. coli, Klebsiella* sp., *Enterobacter* sp. e *Proteus* sp. em pneumonias associadas à ventilação mecânica e em ICS associadas a cateter venoso central; *Pseudomonas aeruginosa* em pacientes crônicos, em uso de ventilação mecânica prolongada ou traqueostomizados; *Acinetobacter baumannii* em pneumonias associadas à ventilação mecânica, ICS e infecções de sítio operatório; rotavírus em diarreias; VSR, parainfluenza e *influenza* em surtos de infecções respiratórias[15,16].

## UNIDADES DE CUIDADOS INTENSIVOS NEONATAIS

Apesar dos avanços tecnológicos em unidades neonatais, particularmente em berçários de alto risco, a mortalidade por infecções permanece elevada.

Os neonatos, particularmente os prematuros, são mais suscetíveis às infecções devido a deficiências e imaturidade de seu estado imunológico, caracterizadas por diminuição da aderência estimulada, da habilidade quimiotática e da mobilidade de neutrófilos polimorfonucleares, redução da adesão e quimiotaxia de fagócitos mononucleares, menor atividade basal das células *natural killer*, redução da atividade de opsonização contra bactérias e fungos devido às baixas concentrações séricas de anticorpos e componentes do sistema complemento, redução da concentração sérica de fibronectina e deficiência de lactoferrina, e maior permeabilidade da pele e mucosas a antígenos externos.

A transmissão dos agentes hospitalares pode ocorrer diretamente de um paciente a outro, pelas mãos do pessoal da equipe, de forma indireta pelos equipamentos (equipamento de reanimação, aspiradores, incubadoras, nebulizadores e circuitos respiratórios) ou através de infusão de soluções contaminadas (medicações, nutrição parenteral e hemoderivados).

A sepse neonatal tardia ocorre após 48 horas de vida e em geral está associada a cuidados hospitalares. Os fatores de risco mais importantes são o baixo peso ao nascer < 1.500 g e menor idade gestacional A sepse neonatal tardia ocorre em 20% a 30% dos RN de baixo peso, é inversamente proporcional à idade gestacional chegando a 60% em extremos prematuros menores que 25 semanas e de 20% em RN acima de 28 semanas. Está associada a aumento nos dias de internação em aproximadamente 19 dias e segue sendo importante causa de mortalidade de até 45%[17,18].

ICS é o principal sítio de IH em berçários de alto risco, seguida pelas pneumonias. As ICS podem ocorrer isoladas ou em associação à ITU e à meningite. Outras associações menos comuns são: endocardite, osteomielite, pioartrite, peritonite, conjuntivite e infecções de pele e partes moles[18].

Uma revisão sistemática brasileira realizada por de Mello Freitas e colaboradores, de 2021, observou uma incidência de 26% de IH e taxa de ICS de 13 ICS por 1.000 cateteres venosos centrais-dia em UTIs neonatais e observando uma queda na densidade ICS de 22,9 ICS por 1.000 cateteres venosos centrais-dia em 2011 para 7,5 ICS por 1.000 cateteres venosos centrais-dia em 2018. Os principais agentes identificados foram as bactérias Gram-positivas (51%) seguidas pelos bacilos Gram-negativos (40%) e leveduras (6%). As principais bactérias identificadas em IH nessas unidades foram *Staphylococcus* coagulase-negativos, *Staphylococcus aureus*, enterococos, estreptococos do grupo B, *E. coli*, *Enterobacter* sp., *Klebsiella* sp., *Serratia* sp. e *Pseudomonas aeruginosa*. Infecções fúngicas têm adquirido importância crescente, sendo *Candida albicans*, *Candida tropicalis* e *Candida parapsilosis* as espécies mais frequentemente identificadas. Agentes virais respiratórios como o VSR e a *influenza* podem ser responsáveis por surtos nessas unidades[19].

## PREVENÇÃO DAS IRAS

A adoção de medidas de prevenção de IRAS com base em evidência é a medida com maior benefício e custo efetividade. A formulação de pacotes de medidas, programas de educação continuada, gerenciamento de antimicrobianos, higiene de mãos são pilares na prevenção de infecções.

Seguindo as diretrizes da OMS, a ANVISA desde 2013 desenvolve medidas para redução das taxas de IRAS em âmbito nacional. A Agência publicou em 2013 a primeira versão do PNPCIRAS tendo sido feita a última atualização em 2021[7].

## REFERÊNCIAS BIBLIOGRÁFICAS

1. Haque M, Sartelli M, McKimm J, Abu Bakar M. Health care-associated infections – an overview. Infect Drug Resist. 2018 Nov 15;11:2321-2333. doi: 10.2147/IDR.S177247. PMID: 30532565; PMCID: PMC6245375.
2. Allegranzi B, Bagheri Nejad S, Combescure C, Graafmans W, Attar H, Donaldson L, Pittet D. Burden of endemic health--care-associated infection in developing countries: systematic review and meta-analysis. Lancet. 2011 Jan 15;377(9761):228-41. doi: 10.1016/S0140-6736(10)61458-4. Epub 2010 Dec 9. PMID: 21146207.
3. R. Douglas Scott II. The Direct Medical costs of Healthcare--Associated Infections in U.S. Hospitals and the Benefits of Prevention Economist Division of Healthcare Quality Promotion National Center for Preparedness, Detection, and Control of Infectious Diseases Coordinating Center for Infectious Diseases Centers for Disease Control and Prevention March 2009.
4. Zimlichman E, Henderson D, Tamir O, Franz C, Song P, Yamin CK, Keohane C, Denham CR, Bates DW. Health care--associated infections: a meta-analysis of costs and financial impact on the US health care system. JAMA Intern Med.

2013 Dec 9-23;173(22):2039-46. doi: 10.1001/jamainternmed.2013.9763. PMID: 23999949.
5. Smith PW, Watkins K, Hewlett A. Infection control through the ages. Am J Infect Control. 2012 Feb;40(1):35-42. doi: 10.1016/j.ajic.2011.02.019. Epub 2011 Jul 23. PMID: 21783278.
6. Dixon RE; Centers for Disease Control and Prevention (CDC). Control of health-care-associated infections, 1961-2011. MMWR Suppl. 2011 Oct 7;60(4):58-63. PMID: 21976167.
7. ANVISA. Programa Nacional de Prevenção e Controle de Infecções Relacionadas à Assistência à Saúde (PNPCIRAS) 2021 a 2025. Disponível em: https://www.gov.br/anvisa/pt-br/centraisdeconteudo/publicacoes/servicosdesaude/publicacoes/pnpciras_2021_2025.pdf. Acesso em: 11 jul. 2023.
8. Cohen E, Kuo DZ, Agrawal R, Berry JG, Bhagat SK, Simon TD, Srivastava R. Children with medical complexity: an emerging population for clinical and research initiatives. Pediatrics. 2011 Mar;127(3):529-38. doi: 10.1542/peds.2010-0910. Epub 2011 Feb 21. PMID: 21339266; PMCID: PMC3387912.
9. Dias BAS et al. Prematuridade recorrente: dados do estudo “Nascer no Brasil”. Artigo Original. Rev. Saúde Pública 56. 2022. https://doi.org/10.11606/s1518-8787.2022056003527.
10. Leoncio JM, Almeida VF, Ferrari RAP, Capobiango JD, Kerbauy G, Tacla MTGM. Impact of healthcare-associated infections on the hospitalization costs of children. Rev Esc Enferm USP. 2019;53:e03486. DOI: http://dx.doi.org/10.1590/S1980-220X2018016303486.
11. Horan TC, White JW, Jarvis WR, Emori TG, Culver DH, Munn VP, Thornsberry C, Olson DR, Hughes JM. Nosocomial infection surveillance, 1984. MMWR CDC Surveill Summ. 1986;35(1):17SS-29SS. PMID: 3086701.
12. Raymond J, Aujard Y. Nosocomial infections in pediatric patients: a European, multicenter prospective study. European Study Group. Infect Control Hosp Epidemiol. 2000 Apr;21(4):260-3. doi: 10.1086/501755. PMID: 10782588.
13. Baltimore RS. Healthcare-Associated Infections in Pediatrics. Textbook of Clinical Pediatrics. 2012:821-31. doi: 10.1007/978-3-642-02202-9_66. PMCID: PMC7123828.
14. Northway T, Langley JM, Skippen P. Health Care - Associated Infection in the Pediatric Intensive Care Unit: Epidemiology and Control– Keeping Patients Safe. Pediatric Critical Care. 2011:1349-63. German. doi: 10.1016/B978-0-323-07307-3.10097-7. Epub 2011 Apr 29. PMCID: PMC7152412.
15. Richards MJ, Edwards JR, Culver DH, Gaynes RP. Nosocomial infections in pediatric intensive care units in the United States. National Nosocomial Infections Surveillance System. Pediatrics. 1999 Apr;103(4):e39. doi: 10.1542/peds.103.4.e39. PMID: 10103331.
16. Zingg W, Hopkins S, Gayet-Ageron A, Holmes A, Sharland M, Suetens C; ECDC PPS study group. Health-care-associated infections in neonates, children, and adolescents: an analysis of paediatric data from the European Centre for Disease Prevention and Control point-prevalence survey. Lancet Infect Dis. 2017 Apr;17(4):381-389. doi: 10.1016/S1473-3099(16)30517-5. Epub 2017 Jan 13. PMID: 28089444.
17. Stoll BJ, Hansen NI, Bell EF, Shankaran S, Laptook AR, Walsh MC, Hale EC, Newman NS, Schibler K, Carlo WA, Kennedy KA, Poindexter BB, Finer NN, Ehrenkranz RA, Duara S, Sánchez PJ, O'Shea TM, Goldberg RN, Van Meurs KP, Faix RG, Phelps DL, Frantz ID 3rd, Watterberg KL, Saha S, Das A, Higgins RD; Eunice Kennedy Shriver National Institute of Child Health and Human Development Neonatal Research Network. Neonatal outcomes of extremely preterm infants from the NICHD Neonatal Research Network. Pediatrics. 2010 Sep;126(3):443-56. doi: 10.1542/peds.2009-2959. Epub 2010 Aug 23. PMID: 20732945; PMCID: PMC2982806.
18. Sass L, Karlowicz MG. Healthcare-Associated Infections in the Neonate. Principles and practice of pediatric infectious diseases. 2018:560-566.e3. doi: 10.1016/B978-0-323-40181-4.00094-3. Epub 2017 Jul 18. PMCID: PMC7152335.
19. Mello Freitas FT, Viegas APB, Romero GAS. Neonatal healthcare-associated infections in Brazil: systematic review and meta-analysis. Arch Public Health 79, 89 (2021). https://doi.org/10.1186/s13690-021-00611-6.

# 8.1 Infecções de sítios cirúrgicos

*Wilson Toyohiro Hoshino*
*Marcelo Luiz Abramczyk*

Infecção do sítio cirúrgico (ISC) é definida como aquela que ocorre na incisão secundária a um procedimento cirúrgico invasivo. É uma complicação que apresenta grande morbidade e mortalidade e relevante impacto econômico.

Kulaylat e colaboradores avaliaram pacientes pediátricos submetidos a procedimentos cirúrgicos e observaram que a ISC foi responsável por 23% das readmissões não planejadas dentro de 30 dias, sendo a principal causa de readmissão em cirurgias ortopédicas, otorrinolaringológicas, plásticas e de neurocirurgia, e a segunda causa em cirurgia pediátrica geral e torácica[1].

## EPIDEMIOLOGIA

A incidência de ISC varia de 0,4% a 17%, com média de 3% conforme epidemiologia local[2]. Outro estudo multicêntrico demonstrou a influência socioeconômica da região; assim, países de média e baixa renda possuem um risco de 2 a 3 vezes maior de ISC quando comparados a países de alta renda[3].

A mortalidade pelas ISC pode chegar a 10%, como mostrou um estudo na região da África subsaariana[4].

Neurocirurgias, cirurgias do trato gastrintestinal e cardíacas possuem as taxas mais elevadas de ISC, enquanto cirurgias do trato urinário apresentam taxas menores. A prevalência também varia conforme o sítio cirúrgico e sua classificação cirúrgica.

## MICRORGANISMOS

Em neurocirurgias, cirurgias cardíacas e ortopédicas, os principais microrganismos identificados são as bactérias Gram-positivas colonizantes da pele, como *Staphylococcus* coagulase-negativos (SCN), *Staphylococcus aureus (S. aureus)* e *Propionibacterium acnes*. Bactérias Gram-negativas (BGN) podem ser identificadas em ISC, sobretudo, na presença de fatores de risco como comorbidade prévia, hospitalizações prolongadas, múltiplas abordagens cirúrgicas e antibioticoterapia prévia. Weiner-Lastinger e colaboradores observaram que em cirurgias ortopédicas de escoliose em pacientes com doenças neuromusculares houve maior incidência de infecções por BGN pela associação a infecções urinárias e contaminação do curativo com fezes[5].

Em cirurgias abdominais, o *S aureus* é mais associado a ISC superficiais e *Enterococus* spp. e BGN, como *Escherichia coli (E. coli), Pseudomonas aeruginosas (P. aeruginosas)* e *Candida* spp., a ISC de órgão ou cavidade (Quadro 8.1.1).

As ISC podem ser classificadas quanto ao grau de contaminação da ferida. Quanto maior o grau de contaminação, maior é a taxa de ISC[7,8]:

1. **Cirurgias limpas:** são aquelas realizadas em tecidos estéreis ou passíveis de descontaminação, na ausência de processo infeccioso e inflamatório local ou falhas técnicas grosseiras, cirurgias eletivas com cicatrização de primeira intenção e sem drenagem aberta. Cirurgias em que não ocorrem penetrações nos tratos digestivo, respiratório ou urinário. Taxa estimada de ISC entre 1,3% e 2,9%.
2. **Cirurgias potencialmente contaminadas:** são aquelas realizadas em tecidos colonizados por flora microbiana pouco numerosa ou em tecidos de difícil descontaminação, na ausência de processo infeccioso e inflamatório e com falhas técnicas discretas no transoperatório. Cirurgias com drenagem aberta enquadram-se nesta categoria. Ocorre penetração nos tratos digestivo, respiratório ou urinário sem contaminação significativa. Taxa estimada de ISC entre 2,4% e 7,7%.

**Quadro 8.1.1** – Flora habitual local de acordo com o sítio cirúrgico[6].

| Sítio | Flora |
|---|---|
| Pele | *Staphylococcus aureus, Staphylococcus epidermidis, Streptococcus pyogenes, Propionibacterium acnes* |
| Vias aéreas superiores (p. ex., narina, nasofaringe) | Nasal: Estafilococos e estreptococos, *Haemophilus* spp. e diplococos Gram-negativos aeróbios e anaeróbios |
| Orofaringe | *Streptococcus* aeróbios e anaeróbios, anaeróbios orais, como *Bacteroides* spp., *Peptostreptococcus* spp,, *Prevotella* spp., *Fusobacterium* spp., *Veillonella* spp., *Enterobacteriaceae* e estafilococos |
| Intestino delgado | Enterobactérias Gram-negativas (*E. coli, Proteus* spp., *Klebsiella* spp.), *Enterococcus* spp., *Streptococcus* spp. e *Candida* spp. |
| Intestino grosso, colorretal | BGN aeróbias e anaeróbias, *Bacteroides fragilis* |
| Vagina | Estafilococos, estreptococo, enterococo, lactobacilo, difteroides, bactérias anaeróbias Gram-positivas e Gram-negativas |
| Olhos | *Staphylococcus aureus* e *epidermidis*, estreptococo, enteroccoco, *P. acnes, Corynebacterium* spp. e Gram-negativos, como *Serratia* spp., *K. pneumoniae, P. aeruginosas* |
| Estômago, vias biliares, vias urinárias | Estéril |

BGN: Bactérias Gram-negativas.
*Fonte:* Adaptado de Bratzler DW et al., 2013[6].

3. **Cirurgias contaminadas:** são aquelas realizadas em tecidos recentemente traumatizados e abertos, colonizados por flora bacteriana abundante, cuja descontaminação seja difícil ou impossível, bem como todas aquelas em que tenham ocorrido falhas técnicas grosseiras, na ausência de supuração local. Na presença de inflamação aguda na incisão e cicatrização de segunda intenção, ou grande contaminação a partir do tubo digestivo. Obstrução biliar ou urinária também se incluem nesta categoria. Taxa estimada de ISC entre 6,4% e 15,2%.
4. **Cirurgias infectadas:** são todas as intervenções cirúrgicas realizadas em qualquer tecido ou órgão, na presença de processo infeccioso (supuração local) e/ou tecido necrótico. Taxa estimada de ISC entre 7,1% e 40%.

## FATORES DE RISCO

Os principais fatores associados a maior risco de ISC são[2]:

- Maior período de permanência hospitalar pré-cirúrgico.
- Sítio cirúrgico (neurocirurgia, cirurgia cardíaca e abdominal).
- Cirurgia prévia.
- Inserção de próteses.
- Maior duração cirúrgica.
- Complicação no intraoperatório.
- Via de cirurgia (p. ex., laparoscopia *versus* laparotomia).
- Colonização por *Staphylococcus aureus* resistente à meticilina (MRSA, do inglês *methicillin-resistant Staphylococcus aureus*).
- Hiperglicemia pós-cirúrgica.
- Doenças neuromusculares.
- Cardiopatia.
- Obesidade.

Na população neonatal, Segal e colaboradores relataram em uma metanálise que os principais fatores de risco para ISC foram maior permanência hospitalar pré-cirúrgica e cirurgia abdominal e torácica[9].

## CLASSIFICAÇÃO

As ISC podem sem ser classificadas como superficial, profunda ou de órgão/cavidades[10]:

- **Superficial:** quando acomete apenas pele e subcutâneo.
- **Profunda:** caso haja acometimento profundo ao subcutâneo, como músculos e fáscias.
- **De órgão ou cavidades:** caso haja acometimento de mais de um plano anatômico.

ISC podem ser associadas a implantes. Considera-se implante qualquer corpo estranho ou tecido implantável não derivados de tecido humano, como válvula cardíaca protética, coração mecânico ou implantes ortopédicos, mamários, neurocirúrgicos, vasculares, inseridos por intervenção cirúrgica com objetivo de permanecer por tempo indeterminado (Figura 8.1.1).

## PROFILAXIA CIRÚRGICA MEDICAMENTOSA (PROFILAXIA ANTIMICROBIANA)

Com as descobertas dos primeiros antibióticos, como a penicilina e a sulfadiazina, observou-se que estes reduziam as infecções de ferida operatória. Na década de 1970 um estudo demostrou que o uso apenas de penicilina havia reduzido infecções de cirurgias abdominais de 25% para 10%. A partir desses achados, novos antibióticos foram desenvolvidos e novos esquemas profiláticos propostos, e junto ao seu maior uso os mecanismos de resistência pelas bactérias ficaram cada vez mais evidentes e temerosos[11].

A antibioticoprofilaxia cirúrgica deve possuir cobertura para os principais agentes associados à ISC do local. Idealmente com beta-lactâmicos para cobertura de bactérias Gram-positivas e Gram-negativas aeróbicas. O antibiótico deve ser administrado na dose e no período adequado para se obter concentrações terapêuticas no período de maior risco de contaminação. Deve ser seguro ao paciente e deve ser administrado pelo menor tempo possível com o objetivo de reduzir eventos adversos, como desenvolvimento de resistência bacteriana e custos[6].

Os antibióticos mais utilizados, em cirurgias limpas com indicação de profilaxia antimicrobiana, como neurocirurgia, cirurgia cardíaca e ortopédica, são a cefazolina e cefuroxima.

O período de administração e necessidade de administração no intraoperatório dependem da meia-vida do antimicrobiano e da duração do procedimento cirúrgico. Em caso de cirurgias com perdas sanguíneas importantes há necessidade de nova dose do antimicrobiano.

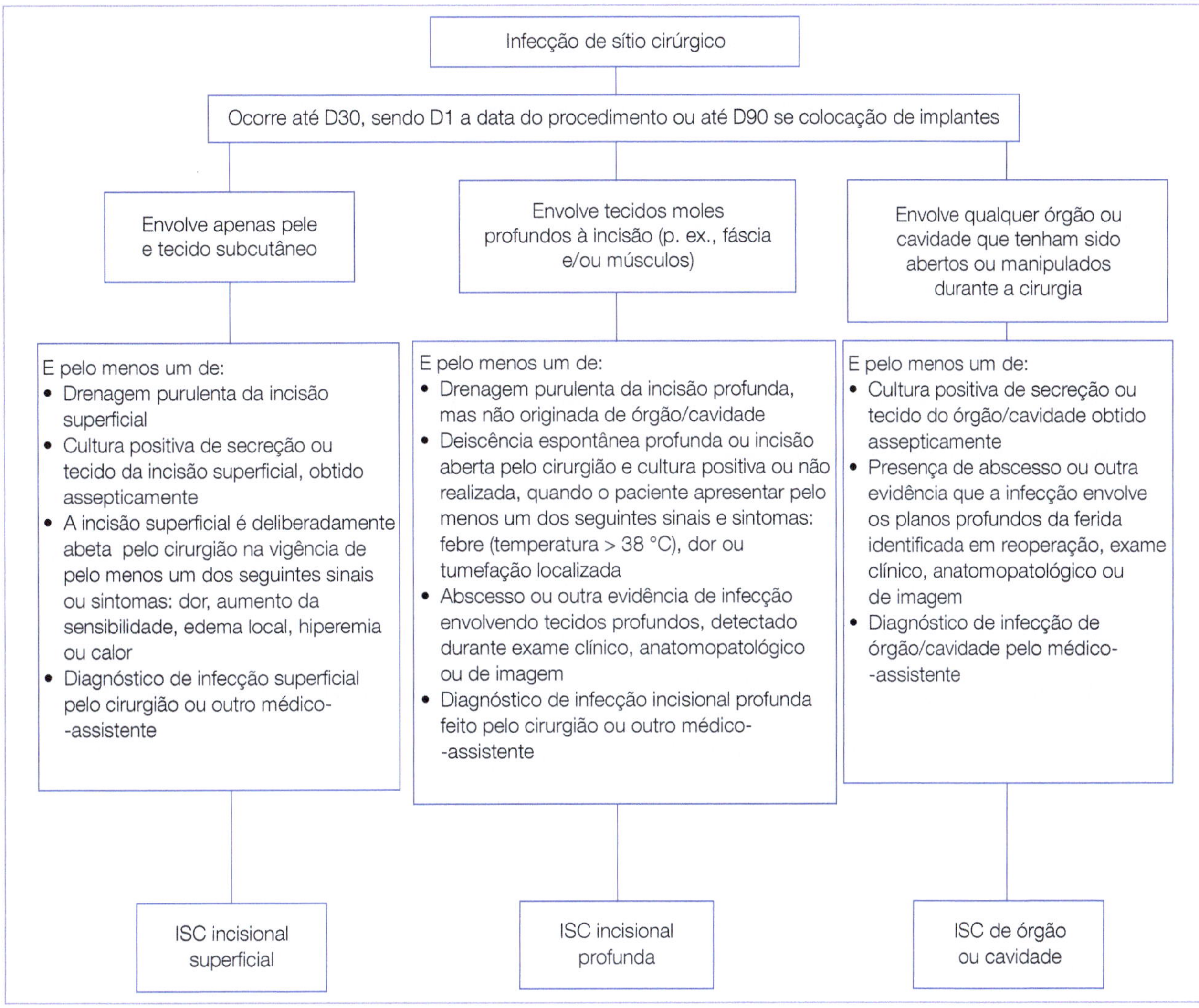


**Figura 8.1.1** – Diagnóstico epidemiológico de infecções de sítio cirúrgico.
*Fonte:* Adaptada de ANVISA[10].

Cefazolina e cefuroxima devem ser administradas até 2 horas antes da incisão da pele, sendo indicada sua administração no momento da indução anestésica e devendo ser repetidas se a cirurgia durar mais de 4 horas ou se houver sangramento importante.

A antibioticoprofilaxia, na maioria das cirurgias, deve ser descontinuada dentro das 24 horas e em casos de implante de próteses, como derivações peritoneais, e em cirurgias cardíacas deve ser mantida por 48 horas. Existem situações em que ainda não há consenso sobre o tempo de antibioticoterapia profilática e mais estudos são necessários, como por exemplo cirurgia cardíaca com tórax aberto. Nos casos de cirurgias contaminadas ou infectadas se orienta o tratamento antimicrobiano.

Em pacientes colonizados por MRSA é recomendada a "descolonização" destes pacientes com mupirocina 2% tópico nasal 3 vezes ao dia, com banho de clorexidina por 5 dias nos pacientes portadores de MRSA. Cirurgias ortopédicas e cardíacas são os procedimentos mais estudados. Em pacientes com hospitalização maior do que 2 semanas deve ser realizada a pesquisa de MRSA antes da cirurgia.

Em pacientes colonizados por outras bactérias multirresistentes ainda não há evidência na literatura sobre profilaxia antimicrobiana específica.

Assim como em outras infecções relacionadas à assistência à saúde (IRAS), as principais medidas preventivas são as não farmacológicas.

Medidas não farmacológicas de profilaxia de ISC[12]:

- **Banho com sabão antisséptico no dia da cirurgia:** banho com solução antisséptica, incluindo shampoo, deve ser realizado no dia da cirurgia preferencialmente ou no dia anterior. Há achados discordantes sobre qual tipo de sabonete deve ser usado, sabonete comum ou gluconato de clorexidina 0,5%.
- **Remoção dos pelos e cabelos apenas quando necessário e com uso de aparador elétrico[12]:** a remoção de cabelos deve ser realizada apenas quando necessária e preferencialmente com uso de aparador elétrico. Deve-se evitar o uso de lâminas ou produtos que possam provocar irritação e lesão da derme, que facilita a colonização e propagação de bactérias. Estudos não mostram diferenças nas taxas de ISC na presença de cabelos.
- Higienização das mãos com utilização de produto alcoólico ou água e sabão com buchas de uso único até que não apresente sujidade em mão e unhas.
- Uso adequado de máscaras, aventais e luvas estéreis.
- Antissepsia da pele com solução alcoólica de clorexidina imediatamente antes da incisão. Atenção ao risco de lesão de pele por estes agentes em paciente neonatais.
- Manutenção da normotermia do paciente. Manter a normotermia com cobertores aquecidos, fluidoterapia aquecida à temperatura adequada da sala. A hipotermia está relacionada a complicações tardias, como a ISC em estudos com adultos.
- Manutenção da normoglicemia, evitando tanto a hiper ou hipoglicemia. Não se recomenda o uso de insulina em pacientes não diabéticos.
- Em pacientes pediátricos se recomenda manter a saturação de oxigênio acima de 95%. Deve-se evitar a hiperóxia, principalmente em pacientes neonatais pelo risco de retinopatia, lesão em SNC e displasia broncopulmonar, sendo tolerável saturações menores de 88% a 94%.
- O uso de curativos a vácuo parece se relacionar a menores taxas de ISC[13].

## MANEJO

O tratamento da ISC pode envolver a abertura da ferida operatória, drenagem do material infectado, debridamento do material necrosado e desvitalizado. Nos casos de drenagem é importante o envio de material para cultura para diagnóstico microbiológico e terapia dirigida.

A antibioticoterapia é indicada pela extensão da infecção, manifestações sistêmicas e comorbidades do paciente. Em ISC superficiais, a presença de celulite em geral é um indicativo da necessidade de antibioticoterapia.

Em infecções profundas ou de órgão/cavidade há necessidade da terapia antimicrobiana associada ou não a procedimento cirúrgico.

Na antibioticoterapia empírica inicial devemos avaliar a epidemiologia local e o sítio de infecção, devendo posteriormente ser dirigida pelas colorações de Gram e resultado de culturas.

Períodos mais curtos de antibioticoterapia associada à melhora clínica do paciente têm sido avaliados com bons resultados clínicos.

Em quadro de infecção profunda com colocação de implantes deve se avaliar os riscos de retirada e troca do implante frente aos riscos de falha de tratamento. Sempre que possível, a retirada do dispositivo é indicada com associação à antibioticoterapia endovenosa. Situações nas quais não é possível a retirada do dispositivo invasivo, o antibiótico deve ser mantido sem um tempo determinado, devendo-se considerar melhora clínica, exames laboratoriais e, eventualmente, exames de imagem.

## REFERÊNCIAS BIBLIOGRÁFICAS

1. Kulaylat AN, Rocourt DV, Tsai AY, Martin KL, Engbrecht BW, Santos MC, Cilley RE, Hollenbeak CS, Dillon PW. Understanding readmissions in children undergoing surgery: a pediatric NSQIP analysis. J Pediatr Surg. 2018 Jul;53(7):1280-1287. doi: 10.1016/j.jpedsurg.2017.07.021. Epub 2017 Jul 31. PMID: 28811042.
2. Catania VD, Boscarelli A, Lauriti G, Morini F and Zani A (2019) Risk factors for surgical site infection in neonates: a systematic review of the literature and meta-analysis. Front. Pediatr. 7:101. doi: 10.3389/fped.2019.00101.
3. GlobalSurg Collaborative. Surgical site infection after gastrointestinal surgery in children: an international, multicentre, prospective cohort study. BMJ Glob Health. 2020 Dec;5(12):e003429. doi: 10.1136/bmjgh-2020-003429. PMID: 33272940; PMCID: PMC7716674.

4. Ameh EA, Mshelbwala PM, Nasir AA, Lukong CS, Jabo BA, Anumah MA, Nmadu PT. Surgical site infection in children: prospective analysis of the burden and risk factors in a sub-Saharan African setting. Surg Infect (Larchmt). 2009 Apr;10(2):105-9. doi: 10.1089/sur.2007.082. PMID: 18831682.
5. Weiner-Lastinger LM, Abner S, Benin AL, Edwards JR, Kallen AJ, Karlsson M, Magill SS, Pollock D, See I, Soe MM, Walters MS, Dudeck MA. Antimicrobial-resistant pathogens associated with pediatric healthcare-associated infections: Summary of data reported to the National Healthcare Safety Network, 2015-2017. Infect Control Hosp Epidemiol. 2020 Jan;41(1):19-30. doi: 10.1017/ice.2019.297. Epub 2019 Nov 25. PMID: 31762428; PMCID: PMC8276251.
6. Bratzler DW, Dellinger EP, Olsen KM, Perl TM, Auwaerter PG, Bolon MK, Fish DN, Napolitano LM, Sawyer RG, Slain D, Steinberg JP, Weinstein RA; American Society of Health-System Pharmacists; Infectious Disease Society of America; Surgical Infection Society; Society for Healthcare Epidemiology of America. Clinical practice guidelines for antimicrobial prophylaxis in surgery. Am J Health Syst Pharm. 2013 Feb 1;70(3):195-283. doi: 10.2146/ajhp120568. PMID: 23327981.
7. Brasil. Ministério da Saúde. Gabinete do Ministro. Portaria n. 2616, de 12 de Maio de 1998. Disponível em: https://bvsms.saude.gov.br/bvs/saudelegis/gm/1998/prt2616_12_05_1998.html.
8. Culver DH, Horan TC, Gaynes RP, Martone WJ, Jarvis WR, Emori TG, Banerjee SN, Edwards JR, Tolson JS, Henderson TS, et al. Surgical wound infection rates by wound class, operative procedure, and patient risk index. National Nosocomial Infections Surveillance System. Am J Med. 1991 Sep 16;91(3B):152S-157S. doi: 10.1016/0002-9343(91)90361-z. PMID: 1656747.
9. Segal I, Kang C, Albersheim SG, Skarsgard ED, Lavoie PM. Surgical site infections in infants admitted to the neonatal intensive care unit. J Pediatr Surg. 2014 Mar;49(3):381-4. doi: 10.1016/j.jpedsurg.2013.08.001. PMID: 24650461; PMCID: PMC5756080.
10. Nota Técnica GVIMS/GGTES/DIRE3/ANVISA N. 03 / 2023 Critérios Diagnósticos das infecções relacionadas à assistência à saúde (IRAS) de notificação nacional obrigatória para o ano de 2023. Disponível em: https://www.gov.br/anvisa/pt-br/centraisdeconteudo/publicacoes/servicosdesaude/notas-tecnicas/notas-tecnicas-vigentes/nota-tecnica-gvims-ggtes-dire3-anvisa-no-03-2023-criterios-diagnosticos-das-infeccoes-relacionadas-a-assistencia-a-saude-iras-de-notificacao-nacional-obrigatoria-para-o-ano-de-2023.
11. Westerman EL. Antibiotic prophylaxis in surgery: historical background, rationale, and relationship to prospective payment. Am J Infect Control. 1984 Dec;12(6):339-43. doi: 10.1016/0196-6553(84)90007-5. PMID: 6569792.
12. Global guidelines for the prevention of surgical site infection. Guideline Organização mundial da Saúde. 2nd ed. 3 January 2018.
13. Tanner J, Melen K. Preoperative hair removal to reduce surgical site infection. Cochrane Database of Systematic Reviews 2021, Issue 8. Art. No.: CD004122. DOI: 10.1002/14651858.CD004122.pub5. Acesso em: 27 jun. 2023.

# 8.2 Infecções associadas a dispositivos invasivos

*Wilson Toyohiro Hoshino*
*Marcelo Luiz Abramczyk*

A maior complexidade dos cuidados pediátricos demanda maior uso de dispositivos invasivos e consequentemente maiores riscos às infecções relacionadas à assistência à saúde (IRAS) relacionadas à sua utilização.

Os dispositivos invasivos mais comumente associados a IRAS são os cateteres venosos centrais, a ventilação mecânica (VM) e a sondagem vesical[1,2].

O diagnóstico epidemiológico de IRAS associada a dispositivos invasivos é de notificação obrigatória e é definido pela ANVISA como a seguir descrevemos[3].

## INFECÇÃO PRIMÁRIA DE CORRENTE SANGUÍNEA

A infecção primária de corrente sanguínea (IPCS) é definida pela presença de um ou mais microrganismos em hemocultura não relacionada a outro foco infeccioso.

IPCS laboratorialmente confirmada associada a cateter venoso central (CVC) é definida quando o CVC está presente por pelo menos 72 horas ou em casos onde ocorram quebras de barreira durante sua inserção.

É considerado CVC qualquer dispositivo intravascular cuja terminação ocorra em grandes vasos ou próxima ao coração. É utilizado para infusão de medicamentos, monitoramento ou coleta de exames (o que deve ser evitado em casos de cateteres de curta permanência).

Os dispositivos intravasculares centrais são classificados em:

- **Cateteres de longa permanência:** semi-implantado (cateter de Shilley) ou totalmente implantável (Portocath e Permcath).
- **Cateteres de curta permanência:** cateteres não tunelizados ou implantáveis.
- **Cateteres centrais de inserção periférica (PICC, do inglês *peripherally inserted central catheter*).**
- **Cateteres umbilicais.**

Para o diagnóstico epidemiológico, dispositivos como fístulas e enxertos arteriovenosos, cateteres arteriais, suporte de oxigenação por membrana extracorpórea (ECMO, do inglês *extracorporeal membrane oxygenation*), enxerto para hemodiálise, dispositivos de bomba de balão intra-aórtico (BIA), cateter periférico ou cateter de linha média (*midline*), dispositivo de assistência ventricular (VAD, do inglês *ventricular assist device*) e cateter arterial não se enquadram na definição de CVC[3].

## Fatores de risco

Estudos demostram que o tempo de presença do CVC é um fator de risco independente, é estimado que cada dia a mais de uso do CVC o risco de ICS aumenta em cerca de 6%[4]. Em neonatos, a imaturidade imunológica associada à maior facilidade de quebra de suas barreiras naturais, devido à presença de pele mais fina, aumenta o risco de ICS.

Rosado e colaboradores, em revisão sistemática, observaram os seguintes fatores de risco para Infecção de corrente sanguínea laboratorialmente confirmada (ICSL) em recém-nascidos[5]: baixo peso ao nascer (peso de nascimento < 1.500 g), uso de cateter femoral em relação à jugular interna ou subclávia, uso de cateter umbilical mais que 5 dias, uso de nutrição parenteral prolongada, uso prolongado do CVC.

Pacientes com PICC também apresentam riscos de apresentar ICS. Utilização de PICC por mais de 21 dias e nutrição parenteral prolongada são fatores independentes de risco para ICSL[6].

## Epidemiologia

Estima-se que a densidade de incidência de ICS associada a cateter ocorra entre 0,6/1.000 e 2,5/1.000 cateter-dia pelos dados do National Health Surveillance Network (NHSN) norte-americano. No Brasil, dados da ANVISA de 2012 a 2021 mostram uma densidade de incidência de 4,9/1.000 cateter-dia em UTI pediátrica[7,8].

A prevalência do patógeno varia conforme a epidemiologia local, sobretudo, nas unidades de cuidados intensivos neonatais e pediátricos (Quadro 8.2.1).

A principal fonte de contaminação do CVC é a própria colonização das porções intracutâneas e intravasculares do cateter por microrganismos da pele do paciente e eventualmente pela manipulação pelo profissional de saúde. Estudos correlacionam a colonização da pele e cateter com infecção associados ao dispositivo. Os microrganismos migram para a

**Quadro 8.2.1** – Principais agentes identificados nas infecções primárias de corrente sanguínea laboratorialmente confirmada[9].

| UTI neonatal | UTI pediátrica |
|---|---|
| *Staphylococcus aureus (S. aureus)* | *Enterococcus* spp. |
| Estafilococos coagulase-negativos (SCN) | Estafilococos coagulase-negativos (SCN) |
| *Enterococcus* spp. | *Staphylococcus aureus (S. aureus)* |
| *Escherichia coli (E. coli)* | *Candida* spp. |
| *Klebsiella pneumoniae (K. pneumoniae)* | *Enterobacter cloacae* |
| *Candida* spp. | *Klebsiella pneumoniae (K. pneumoniae)* |
| | *Serratia marcescens* |

*Fonte:* Adaptado de Hsu HE et al., 2020[9].

porção intravascular pelo sítio de inserção do cateter, ocorrendo produção de substâncias como fibrinas e glicocálix, formando-se biofilmes que dificultam o tratamento dessas infecções[9].

Cateteres impregnados com antissépticos e/ou antimicrobianos não estão indicados para uso rotineiro devido ao seu maior custo, com eficácia e custo-benefício ainda não bem estabelecidos. Sua utilização está indicada quando as taxas de infecção associadas ao cateter se mantiverem elevadas a despeito da realização e monitoramento das medidas preventivas.

As Figuras 8.2.1 e 8.2.2 apresentam os critérios epidemiológicos para definição de IPCS laboratorialmente confirmada associada a CVC em pacientes no período neonatal e em maiores de 28 dias.

## Tratamento

Sempre que possível, o CVC de curta permanência deve ser retirado e o tempo de tratamento indicado depende diretamente do microrganismo identificado e da evolução clínica. Assim, por exemplo, em infecções clínicas não complicadas por SCN o tempo de tratamento sistêmico pode ser de 7 dias[10].

Infecção não complicada é considerada quando ocorre a melhora clínica durante o tratamento, associada à negativação de hemoculturas em 72 horas da terapia antimicrobiana adequada e sem sinais de abscessos, lesões à distância ou endocardite.

Em cateteres de longa permanência é recomenda sua retirada em infecções por *S. aureus, P. aeruginosa*, fungos, micobactérias ou em casos de sepse, tromboflebite supurativa, endocardite ou ICS persistente em hemocultura após 72 horas de antibioticoterapia adequada[10]. Alguns patógenos, como *S. aureus, P. aeruginosas* e *Candida* spp., possuem alta capacidade de produção de biofilme, o que reduz o sucesso terapêutico sem a retirada do dispositivo.

Entretanto, na população pediátrica e neonatal nem sempre é possível a garantia de um acesso venoso alternativo ou interrupção da infusão venosa. Nestes casos, as metanálises sugerem a possibilidade de selo (*lock* terapia) com álcool ou selo com antimicrobiano na tentativa de se poupar o acesso intravascular. Uma metanálise mostra taxas de sucesso de cerca 70% utilizando esta estratégia[11].

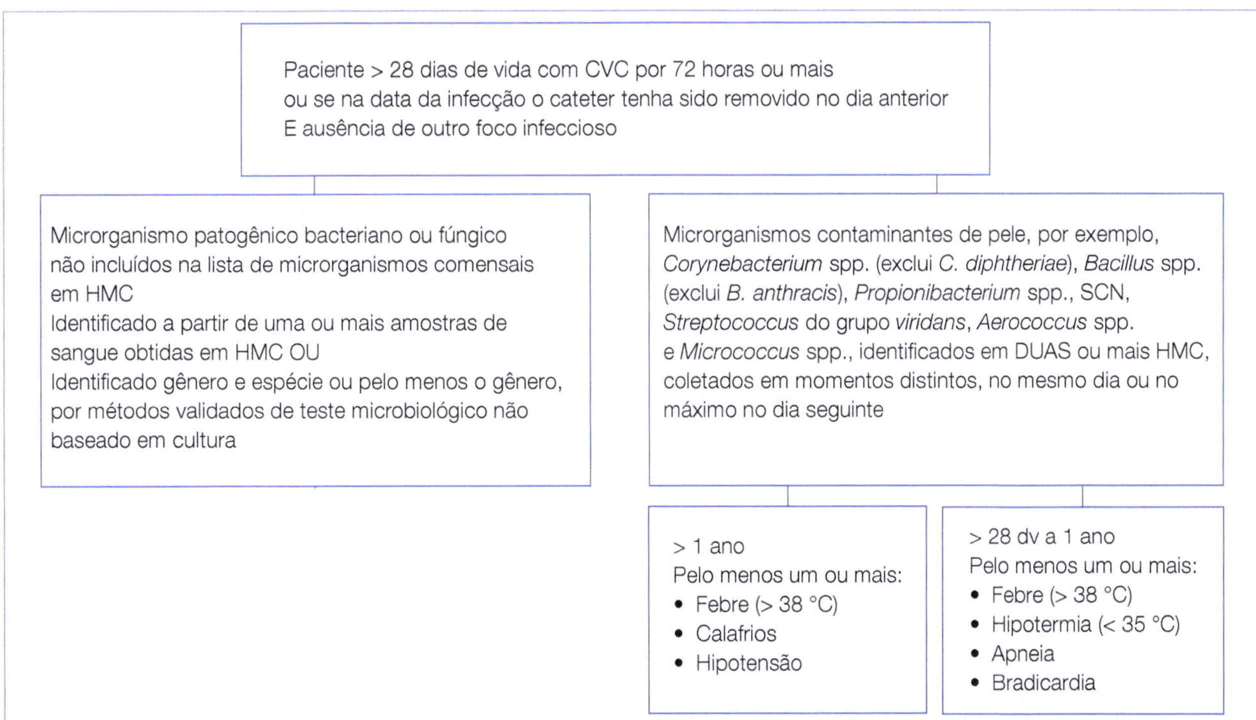


**Figura 8.2.1** – Critérios epidemiológicos para infecção primária de corrente sanguínea laboratorialmente confirmada associada a CVC em pacientes maiores de 28 dias.

CVC: cateter venoso central; dv: dias de vida; HMC: hemocultura; SCN: *Staphylococcus* coagulase-negativo.
*Fonte:* Adaptada de ANVISA[3].

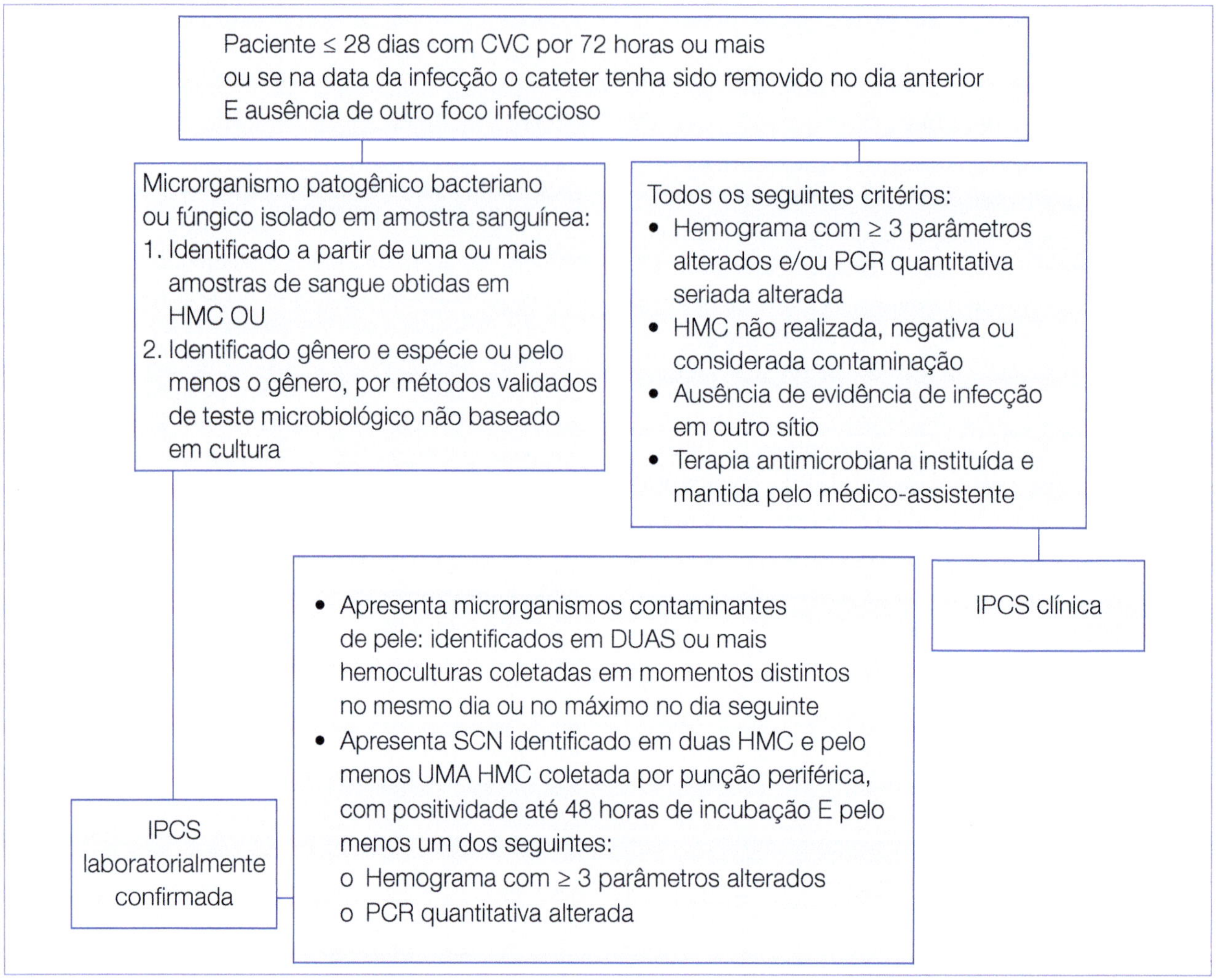


**Figura 8.2.2** – Critérios epidemiológicos para infecção primária de corrente sanguínea laboratorialmente confirmada associada a CVC em pacientes neonatais.

CVC: cateter venoso ventral; HMC: hemocultura; IPCS: infecção primária de corrente sanguínea; PCR: proteína C reativa; SCN: *Staphylococcus* coagulase-negativo.

*Fonte:* Adaptada de ANVISA[3].

## Medidas preventivas

As medidas que mais trazem benefício ao paciente e consequentemente ao sistema de saúde, levando a menores taxas de infecção, estadia prolongada, uso de antimicrobiano e risco de microrganismo multirresistente, são as medidas preventivas e programas educacionais. Estudos referem que estas medidas possibilitam diminuição de 40% a 69% nas taxas de infecção[12,13].

As medidas de prevenção das infecções associadas a CVC incluem inserção segura, cuidados com manutenção e utilização adequada, devendo o dispositivo ser retirado assim que não for mais necessário; a educação continuada da equipe assistente é uma medida de prevenção fundamental[13].

- **Antissepsia da pele:** a colonização externa dos cateteres por microrganismos provenientes da pele do paciente ao redor do sítio de inserção é importante na patogênese das infecções. A antissepsia com gluconato de clorexidina > 0,5% apresenta maior eficácia na prevenção de infecções associadas a CVC e menor taxa de colonização da pele. A superioridade do gluconato de clorexidina em relação ao povidine pode ser explicada pelo efeito residual superior e maior eficácia na redução de colônias de SCN. Sangue, plasma ou outros biomateriais ricos em proteínas podem neutralizar o efeito do povidine, mas não do gluconato de clorexidina.

- **Inserção do cateter:** a higienização adequada das mãos antes da inserção deve ser rigorosamente realizada. A inserção deve ser realizada com técnica asséptica, utilizando luvas, avental, gorro, máscaras e campos largos (barreira máxima de proteção), sendo esta importante medida preventiva e com relevante impacto na prevenção das infecções associadas a CVC. Se a técnica asséptica não tiver sido garantida, deve-se inserir novo acesso dentro de 48 horas. *A inserção guiada por ultrassonografia deve ser realizada por profissionais treinados e habilitados. A maior experiência profissional na inserção de CVC diminui risco de infecção e a punção guiada por ultrassonografia reduz o número de punções*[14]. *Não há indicação de profilaxia antimicrobiana antes da inserção ou durante o uso do cateter e o uso de anticoagulante não deve ser utilizado rotineiramente*[15]. Não há recomendação da flebotomia para uso dessa via de forma rotineira.
- **Sítio de inserção do CVC:** deve-se avaliar e individualizar a decisão. Em adultos a veia femoral deve ser evitada, mas em pacientes pediátricos ainda não se observa na literatura relação direta entre esse sítio de inserção e maior risco de infecção, sendo relatada maior risco de trombose quando utilizada a via femoral.
- Reavaliação diária do CVC e oportunidade de retirada.
- **Curativos:** utilizar gaze simples recoberto com esparadrapo fino ou curativos transparentes porosos e permeáveis à umidade, que permitem respiração da pele, evitando formação de umidade local. *Mantendo o curativo limpo e seco e não ser submergido em água pelo risco de introdução de microrganismos no óstio.* Em geral, recomenda-se a troca do curativo a cada 48 horas ou antes se presença de sujidade.[16]. Curativos impregnados com clorexidina estão indicados em situações onde as taxas de infecção persistem acima do valor máximo aceitável, a despeito da aderência às medidas de prevenção. Utilização de pomadas antimicrobianas no sítio de inserção não está indicada pelo risco de infecção fúngica e aumento de resistência antimicrobiana.
- **Troca do equipo e sistemas de infusão:** as recomendações orientam a troca de equipos a cada 72 horas ou mais. Deve-se utilizar equipo próprio para nutrição parenteral prolongada, hemoderivados e lipídios, e estes devem ser trocados em 24 horas. Os conectores devem ser autosseláveis, transparentes, permitindo a visualização de seu interior e evitando o acúmulo de sangue, e os componentes devem ser isentos de látex. Devem apresentar resistência ao álcool e permitir alto fluxo de infusão. Deve ainda ser compatível com os acessórios e sistemas de infusão e extensores multivias não dificultando a coleta de sangue para exames de laboratório. Realizar desinfecção das conexões com solução alcoólica sempre antes de acessar o dispositivo. A troca dos conectores deve ser realizada a cada 72 a 96 horas ou de acordo com a recomendação do fabricante. Os filtros de linha não devem ser utilizados com o propósito de prevenir infecção.
- **Material dos cateteres:** o objetivo dos fabricantes é desenvolver cateteres não trombogênicos, que não provoquem respostas do hospedeiro, não irritem o vaso sanguíneo e com pouca irregularidade em sua superfície, dificultando a possibilidade de alojamento de microrganismos em sua parede. Cateteres de *teflon* e de poliuretano, por terem superfície mais lisa, serem mais maleáveis e relativamente inertes ao hospedeiro, possibilitam menor aderência de microrganismos do que os cateteres de PVC[17].

## CATETERES CENTRAIS DE INSERÇÃO PERIFÉRICA

O uso de PICC deve ser recomendado se a previsão de infusão de medicação endovenosa for maior que 6 dias. O procedimento de inserção deve ser iniciado em região da fossa antecubital, podendo ser consideradas as veias basílica, a cubital média, a cefálica e a braquial. O tempo de permanência máxima do PICC não é conhecido, podendo ser utilizado por períodos prolongados, não havendo indicação de troca rotineira[14].

## INFECÇÃO DE CORRENTE SANGUÍNEA SECUNDÁRIA

Considera-se uma ICS secundária quando o microrganismo identificado em hemocultura é o mesmo ou é atribuível a um outro foco infeccioso específico coletados na janela de infecção e período de infecção de repetição[3].

## PNEUMONIA ASSOCIADA À VENTILAÇÃO MECÂNICA

VM-dia[18]. Dados da ANVISA, no ano de 2022, mostram que a densidade de incidência nas UTI pediátricas foi de 4,6 pneumonias por 1.000 ventiladores-dia[8]. Nos casos de PAV, a mortalidade pode chegar a 13%, além de prolongar a estadia do paciente internado, ocasionar maiores períodos de internação em UTI e aumentar o risco de utilização de outros dispositivos invasivos[19].

Os principais microrganismos associados à PAV até os 4 primeiros dias de VM são os colonizadores das vias aéreas superiores, como *S. aureus, S. pneumoniae* e *H. influenzae*. Após este período, predominam os bacilos Gram-negativos, como *Pseudomonas aeruginosas, Acinetobacter* spp., e bactérias Gram-negativas entéricas, como a *Klebsiella pneumoniae*[19].

O diagnóstico epidemiológico segundo a ANVISA é realizado conforme mostrado na Figura 8.2.3[3].

Os principais fatores de risco mais associados à PAV são[20-21]: dieta enteral, uso de inibidores de bomba de prótons/bloqueadores de receptores H2, necessidade de nova intubação orotraqueal, aspiração de secreções, uso de equipamentos contaminados, presença de comorbidades como síndromes genéticas e neuropatias, VM prolongada, extremo baixo peso, transporte do paciente para fora da UTI.

As medidas de prevenção da PAV são higiene das mãos, higiene oral com soluções antissépticas, cabeceira elevada a 15° a 45°, pressão de *cuff* adequada até 20 cmH2O, trocas do circuito somente quando necessário, retirada do condensado, redução dos dias de VM, redução da sedação e despertares programados.

Higiene das mãos é uma medida fundamental na redução das IRAS e está diretamente relacionada à redução de PAV[20]. A higiene oral deve fazer parte dos cuidados hospitalares destes pacientes por meio da escovação e de uso de soluções antissépticas. A colonização oral leva à colonização do tubo endotraqueal e consequentemente ao parênquima pulmonar. A limpeza química reduz o supercrescimento de bactérias e leveduras na cavidade oral, reduzindo a formação de placas e gengivoestomatite. Isto reduz a chance de infecção pulmonar pelas microaspirações[23].

O decúbito orientado é de 15° a 30° para pacientes neonatais e de 30° a 45° para pacientes pediátricos. A posição supina, sem elevação, está associada a maior refluxo gástrico e aspiração[24]. A dieta enteral é considerada um importante fator de risco de PAV pela sua possível regurgitação e aspiração. O uso de bloqueadores de bomba de prótons e inibidores de receptor H2 aumentam o pH gástrico, facilitando a colonização do estômago por bactérias patogênicas[25].

O uso de tubo endotraqueal com *cuff* está associado a menores trocas de tubos, reduzindo o risco de microaspirações. Um estudo mostrou que a troca de tubo foi de 2% em tubos com *cuffs* quando comparada a 30% em tubos sem *cuff*. O uso de tubos com *cuff* com pressão adequada de até 20 cm de água não mostrou aumentar o risco de estridor pós-intubação[26].

A reintubação possibilita a aspiração de refluxo gástrico e a chegada de bactérias do trato gastrintestinal diretamente aos pulmões durante o intervalo de extubação e reintubação. Um estudo americano mostra um risco 2,7 maior de PAV em pacientes com necessidade de reintubação orotraqueal[27].

O uso dos pacotes de medidas e a sua aplicação diária se mostra eficaz em vários estudos. Em um centro, a aplicação desses pacotes reduziu a PAV de 6 PAV/1.000 VM-dia para 2 PAV/1.000 VM-dia[28].

Quando possível o uso de cateter de alto fluxo e métodos não invasivos de ventilação podem evitar a intubação desnecessária, sobretudo, em pacientes pediátricos. Em pacientes neonatais prematuros, o uso da cafeína tem reduzido o tempo de intubação em quadro de apneias da prematuridade[28].

### Tratamento

Nas infecções precoces (com menos de 96 horas de internação e VM) recomenda-se a utilização de antimicrobianos para tratamento de pneumonia comunitária. Após esse período é indicada cobertura terapêutica empírica para *S. aureus* sensível à oxacilina e bactérias Gram-negativas (BGN), principalmente, *P. aeruginosas* e *K. pneumoniae* sendo os antimicrobianos mais utilizados piperacilina-tazobactam e cefepima.

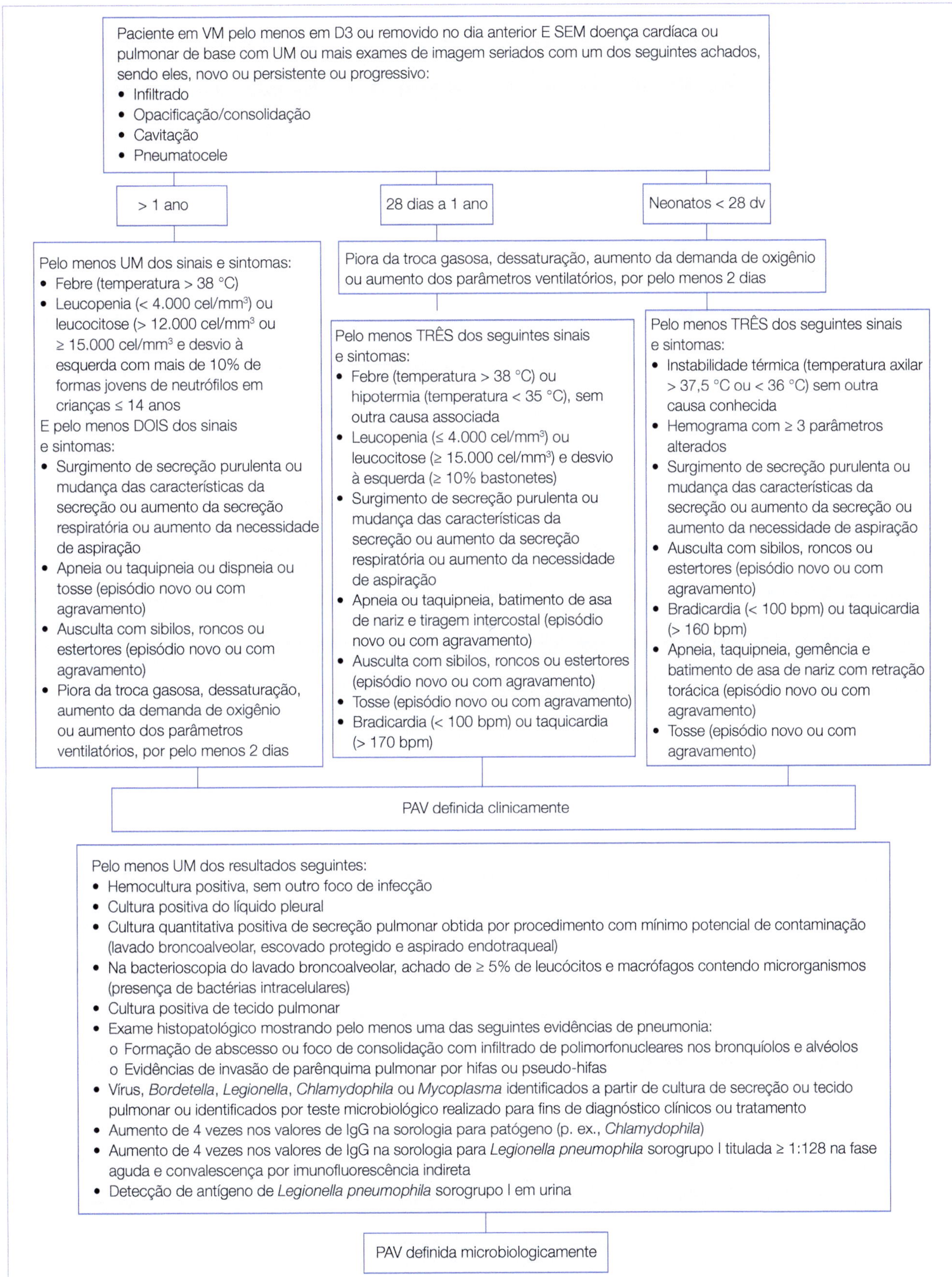


**Figura 8.2.3** – Critérios para diagnóstico epidemiológico de pneumonia associada à ventilação.
bpm: batimentos por minuto; PAV: pneumonia associada à ventilação; VM: ventilação mecânica.
*Fonte:* Adaptada de ANVISA[3].

A cobertura para *S. aureus* resistente à meticilina/oxacilina (MRSA) deve ser iniciada se o paciente for colonizado por esse agente ou possuir fatores de riscos como internação prévia há menos de 3 meses, uso de antimicrobiano prévio ou alta prevalência local de MRSA (maior de 10% a 20%)[29].

Em pacientes imunossuprimidos também são considerados critérios a presença de *Candida* spp. ou fungos.

## INFECÇÃO DO TRATO URINÁRIO ASSOCIADA A CATETER

A infecção do trato urinário (ITU) é uma das principais complicações associadas à assistência à saúde. Está associada a um aumento de mortalidade de até 3 vezes. Mais de 80% dos casos está associado ao uso de cateter vesical de demora. A ITU associada à sondagem vesical também se relaciona a maiores períodos em ventilação[30,31] (Figura 8.2.4).

A densidade de incidência de ITU associada à sondagem vesical é relatada entre 1,3 e 7/1.000 sondas vesicais-dia. Pelo Centers for Disease Control, a densidade é de 4/1.000 sondas vesicais-dia e nas UTI pediátricas brasileiras de 2,8 em 2021[8,32].

### Fatores de risco

Estudos mostram que o maior fator de risco é o tempo de sonda vesical. Cada dia a mais de sondagem vesical aumentou o risco de 3% a 7%[33].

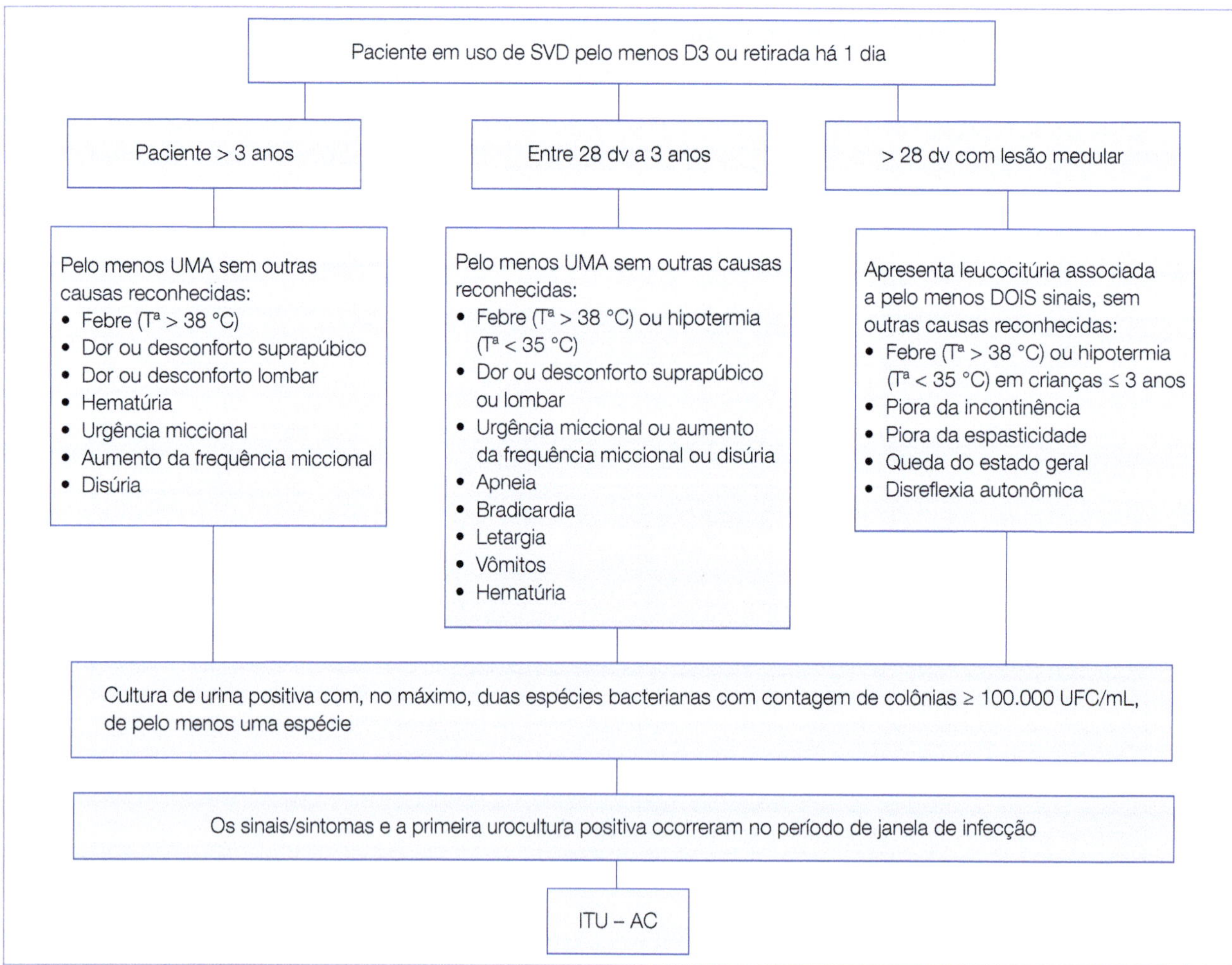


**Figura 8.2.4 –** Diagnóstico epidemiológico de infecção do trato urinário associado à sonda vesical de demora.
dv: dias de vida; ITU – AC: infecção do trato urinário associada a cateter vesical de demora; SVD: sonda vesical de demora.
*Fonte:* Adaptada de ANVISA[3].

Os principais microrganismos identificados nas ITU são os Gram-negativos aeróbios da flora do trato gastrintestinal e genital. A *Escherichia coli* é o principal agente. Outros microrganismos de importância são: *Pseudomonas aeruginosas, Enterococcus* spp., *Citrobacter freundii, Klebsiella pneumoniae* e *Candida* spp.

## Medidas de prevenção[8,34,35]

Melhoria da técnica de assepsia de inserção, fixação adequada do cateter evitando sua tração e movimentação, evitar cateterismo desnecessário, manter o sistema estéril fechado e sem contaminação, higiene perineal diária, manter coleta no nível abaixo da bexiga, não deixar coletar no chão, manter fluxo urinário sem obstruções, remover o cateter quando não mais necessário.

A indicação de sondagem vesical e a sua necessidade de manutenção devem ser criteriosas e diariamente revisadas. As principais indicações costumam ser: preparo pré-operatório, controle de diurese rigoroso em pacientes em UTI, quadros de obstrução ou retenção urinária, melhor conforto em paciente em fim de vida ou para melhor higiene em ferimentos e cirurgias pélvicas e sacrais.

## Manejo

Se o cateter de longa permanência já tiver sido retirado e o paciente evoluir apenas com quadro de cistite poderá ser tratado como cistite simples. Em quadro de ITU o cateter deve ser removido.

Na necessidade de persistência de sondagem, sugere-se a sondagem intermitente do paciente até a melhora. O cateterismo intermitente é menos relacionado à bacteriúria quando comparado à sondagem de demora.

Na necessidade de permanecer com a sonda vesical de demora (SVD) durante o quadro infeccioso, deve-se trocar a SVD no início do tratamento com o antimicrobiano. A troca do cateter está relacionada a menores taxas de falha de tratamento e recidivas precoces, uma vez que os antimicrobianos possuem pouca penetração em biofilmes[9].

O tempo de antibioticoterapia em quadros não complicados possuem taxas de sucesso com 7 dias de tratamento. Em quadros de cistite simples, períodos menores de 5 dias mostram taxas de sucesso similares[37]. O antimicrobiano pode ser administrado via oral em pacientes clinicamente estáveis e com condições clínicas de medicação oral.

Quadros complicados com persistência dos sintomas, presença de abscessos, malformações do trato urinário devem ser tratados por um período maior de 10 a 14 dias[36].

A ITU associada à sondagem vesical de demora está associada a maiores períodos em VM, aumentando os riscos de outras IRAS em pacientes críticos pediátricos, o que reforça a importância das medidas de prevenção[37,38].

Programas de treinamento e vigilância levam a aumento da indicação adequada de sondagem vesical, redução dos dias de uso com retirada precoce e consequentemente redução no número de ITU associadas à sondagem vesical[39,40].

## REFERÊNCIAS BIBLIOGRÁFICAS


1. Cohen E, Kuo DZ, Agrawal R, Berry JG, Bhagat SK, Simon TD, Srivastava R. Children with medical complexity: an emerging population for clinical and research initiatives. Pediatrics. 2011 Mar;127(3):529-38. doi: 10.1542/peds.2010-0910. Epub 2011 Feb 21. PMID: 21339266; PMCID: PMC3387912.
2. Dias BAS, et al. Prematuridade recorrente: dados do estudo "Nascer no Brasil " Rev. Saúde Pública. 2022;56. Disponível em: https://doi.org/10.11606/s1518-8787.2022056003527.
3. Nota Técnica GVIMS/GGTES/DIRE3/ANVISA n. 3/2023. Critérios Diagnósticos das infecções relacionadas à assistência à saúde (IRAS) de notificação nacional obrigatória para o ano de 2023.
4. Ward A, Chemparathy A, Seneviratne M, Gaskari S, Mathew R, Wood M, Donnelly LF, Lee GM, Scheinker D, Shin AY. The Association Between Central Line-Associated Bloodstream Infection and Central Line Access. Crit Care Med. 2023 Jun 1;51(6):787-796.doi:10.1097/CCM.0000000000005838.Epub 2023 Mar 15. PMID: 36920081.
5. Rosado V, Camargos PAM, Anchieta LM, Bouzada MCF, Oliveira GM, Clemente WT, Romanelli RMC. Risk factors for central venous catheter-related infections in a neonatal population - systematic review. J Pediatr (Rio J). 2018 Jan-Feb;94(1):3-14. doi: 10.1016/j.jped.2017.03.012. Epub 2017 Aug 30. PMID: 28866323.
6. Sonali Advani and others, Central Line – Associated Bloodstream Infection in Hospitalized Children with Peripherally Inserted Central Venous Catheters: Extending Risk Analyses Outside the Intensive Care Unit, Clinical Infectious Diseases. 2011 May 1;52(9):1108-1115. https://doi.org/10.1093/cid/cir145.
7. Dudeck MA, Horan TC, Peterson KD, Allen-Bridson K, Morrell G, Anttila A, Pollock DA, Edwards JR. National Healthcare Safety Network report, data summary for 2011, device-associated module. Am J Infect Control. 2013 Apr;41(4):286-300. doi: 10.1016/j.ajic.2013.01.002. PMID: 23538117; PMCID: PMC4625764.
8. Relatório de Atividades, 2022. GVIMS/GGTES/ANVISA. Disponível: https://www.gov.br/anvisa/pt-br/centraisdeconteudo/publicacoes/servicosdesaude/Relatoriodeatividades GVIMS2022.pdf. Acesso em: 9 jul. 2023.

9. Hsu HE, Mathew R, Wang R, et al. Health Care – Associated Infections Among Critically Ill Children in the US, 2013-2018. JAMA Pediatr. 2020;174(12):1176-1183. doi:10.1001/jamapediatrics.2020.3223.
10. Leonard A. Mermel and others, clinical practice guidelines for the diagnosis and management of intravascular catheter-related infection: 2009 Update by the Infectious Diseases Society of America, Clinical Infectious Diseases. 2009 July 1;49(1):1-45. https://doi.org/10.1086/599376.
11. Schoot RA, van Dalen EC, van Ommen CH, van de Wetering MD. Antibiotic and other lock treatments for tunnelled central venous catheter-related infections in children with cancer. Cochrane Database of Systematic Reviews 2013, Issue 6. Art. No.: CD008975. DOI: 10.1002/14651858.CD008975.pub2. Acesso em: 27 June 2023.
12. Eggimann P, Harbarth S, Constantin MN, Touveneau S, Chevrolet JC, Pittet D. Impact of a prevention strategy targeted at vascular-access care on incidence of infections acquired in intensive care. Lancet. 2000 May 27;355(9218):1864-8. doi: 10.1016/S0140-6736(00)02291-1. PMID: 10866442.
13. O'Grady NP, Alexander M, Burns LA, Dellinger EP, Garland J, Heard SO, Lipsett PA, Masur H, Mermel LA, Pearson ML, Raad II, Randolph AG, Rupp ME, Saint S; Healthcare Infection Control Practices Advisory Committee (HICPAC). Guidelines for the prevention of intravascular catheter-related infections. Clin Infect Dis. 2011 May;52(9):e162-93. doi: 10.1093/cid/cir257. Epub 2011 Apr 1. PMID: 21460264; PMCID: PMC3106269.
14. Hind D, Calvert N, McWilliams R, Davidson A, Paisley S, Beverley C, Thomas S. Ultrasonic locating devices for central venous cannulation: meta-analysis. BMJ. 2003 Aug 16;327(7411):361. doi: 10.1136/bmj.327.7411.361. PMID: 12919984; PMCID: PMC175809.
15. Van den Bosch CH, van Woensel J, van de Wetering MD. Prophylactic antibiotics for preventing gram-positive infections associated with long-term central venous catheters in adults and children receiving treatment for cancer. Cochrane Database of Systematic Reviews 2021, Issue Art. No.: CD003295. DOI: 10.1002/14651858.CD003295.pub4. Acesso em: 12 July 2023.
16. Sheth NK, Franson TR, Rose HD, Buckmire FL, Cooper JA, Sohnle PG. Colonization of bacteria on polyvinyl chloride and Teflon intravascular catheters in hospitalized patients. J Clin Microbiol. 1983 Nov;18(5):1061-3. doi: 10.1128/jcm.18.5.1061-1063.1983. PMID: 6643657; PMCID: PMC272841.
17. Ivy DD, Calderbank M, Wagner BD, Dolan S, Nyquist AC, Wade M, Nickels WM, Doran AK. Closed-hub systems with protected connections and the reduction of risk of catheter-related bloodstream infection in pediatric patients receiving intravenous prostanoid therapy for pulmonary hypertension. Infect Control Hosp Epidemiol. 2009 Sep;30(9):823-9. doi: 10.1086/605320. PMID: 19637961; PMCID: PMC3117306.
18. Antalová N, Klučka J, Říhová M, Poláčková S, Pokorná A, Štourač P. Ventilator-associated pneumonia prevention in pediatric patients: narrative review. Children. 2022;9(1540). https://doi.org/10.3390/children9101540.
19. Aelami MH, Lotfi M, Zingg W. Ventilator-associated pneumonia in neonates, infants and children. Antimicrob Resist Infect Control. 2014;3(30).https://doi.org/10.1186/2047-2994-3-30.
20. Vijay G, Mandal A, Sankar J, Kapil A, Lodha R, Kabra SK. Ventilator associated pneumonia in pediatric intensive care unit: incidence, risk factors and etiological agents. Indian J Pediatr. 2018 Oct;85(10):861-866. doi: 10.1007/s12098-018-2662-8. Epub 2018 Apr 4. PMID: 29616405; PMCID: PMC7101689.
21. Klompas M, Branson R, Cawcutt K, Crist M, Eichenwald E, Greene L, Berenholtz S. Strategies to prevent ventilator-associated pneumonia, ventilator-associated events, and nonventilator hospital-acquired pneumonia in acute-care hospitals: 2022 Update. Infection Control & Hospital Epidemiology. 2022;43(6):687-713. doi:10.1017/ice.2022.88.
22. Chang I, Schibler A. ventilator associated pneumonia in children. Paediatr Respir Rev. 2016 Sep;20:10-16. doi: 10.1016/j.prrv.2015.09.005. Epub 2015 Sep 25. PMID: 26527358.
23. Kusahara DM, Peterlini MA, Pedreira ML. Oral care with 0.12% chlorhexidine for the prevention of ventilator-associated pneumonia in critically ill children: randomised, controlled and double blind trial. Int J Nurs Stud. 2012 Nov;49(11):1354-63. doi: 10.1016/j.ijnurstu.2012.06.005. Epub 2012 Jul 7. PMID: 22771160.
24. Neef, Marjorie MSc, RN1; Bakker, Leo MSc, RN2; Dijkstra, Sandra RN3; Raymakers-Janssen, Paulien MSc, RN4; Vileito, Alicija MSc, RN5; Ista, Erwin PhD, RN6. Effectiveness of a ventilator care bundle to prevent ventilator-associated pneumonia at the PICU: a systematic review and meta-analysis. Pediatric Critical Care Medicine. 2019 May;20(5):474-480. doi: 10.1097/PCC.0000000000001862.
25. Albert BD, Zurakowski D, Bechard LJ, Priebe GP, Duggan CP, Heyland DK, Mehta NM. Enteral nutrition and acid-suppressive therapy in the PICU: impact on the risk of ventilator-associated pneumonia. Pediatr Crit Care Med. 2016 Oct;17(10):924-929. doi: 10.1097/PCC.0000000000000915. PMID: 27509362; PMCID: PMC5052100.
26. Weiss M, Dullenkopf A, Fischer JE, Keller C, Gerber AC; European Paediatric Endotracheal Intubation Study Group. Prospective randomized controlled multi-centre trial of cuffed or uncuffed endotracheal tubes in small children. Br J Anaesth. 2009 Dec;103(6):867-73. doi: 10.1093/bja/aep290. Epub 2009 Nov 3. PMID: 19887533.
27. Fayon MJ, Tucci M, Lacroix J, Farrell CA, Gauthier M, Lafleur L, Nadeau D. Nosocomial pneumonia and tracheitis in a pediatric intensive care unit: a prospective study. Am J Respir Crit Care Med. 1997 Jan;155(1):162-9. doi: 10.1164/ajrccm.155.1.9001306. PMID: 9001306.
28. Cristofano A, Peuchot V, Canepari A, Franco V, Perez A, Eulmesekian P. Implementation of a ventilator-associated pneumonia prevention bundle in a single PICU. Pediatr Crit Care Med. 2016 May;17(5):451-6. doi: 10.1097/PCC.0000000000000714. PMID: 27043995.
29. Modi AR, Kovacs CS. Hospital-acquired and ventilator-associated pneumonia: Diagnosis, management, and prevention. Cleve Clin J Med. 2020 Oct 1;87(10):633-639. doi: 10.3949/ccjm.87a.19117. PMID: 33004324.
30. King C, Garcia Alvarez L, Holmes A, Moore L, Galletly T, Aylin P. Risk factors for healthcare-associated urinary tract infection and their applications in surveillance using hospital administrative data: a systematic review. J Hosp Infect. 2012 Dec;82(4):219-26. doi: 10.1016/j.jhin.2012.05.004. Epub 2012 Jun 15. PMID: 22704636.

31. Samraj RS, Stalets E, Butcher J, Deck T, Frebis J, Helpling A, Wheeler DS. The Impact of Catheter-Associated Urinary Tract Infection (CA-UTI) in Critically Ill Children in the Pediatric Intensive Care Unit. J Pediatr Intensive Care. 2016 Mar;5(1):7-11. doi: 10.1055/s-0035-1568148. Epub 2015 Nov 30. PMID: 31110876; PMCID: PMC6512421.
32. CDC. Catheter-associated Urinary Tract Infections (CAUTI). Disponível em: https://www.cdc.gov/hai/ca_uti/uti.html. Acesso em: 12 mar. 2023.
33. Lalitha AV, Paul M, Nagraj S, Ghosh S. Risk Factors for Catheter-Associated Urinary Tract Infections (CA-UTI) in the Pediatric Intensive Care Unit. Indian Pediatr. 2022 Aug 15;59(8):613-616. Epub 2022 Jun 11. PMID: 35751372.
34. Gould CV, Umscheid CA, Agarwal RK, Kuntz G, Pegues DA; Healthcare Infection Control Practices Advisory Committee. Guideline for prevention of catheter-associated urinary tract infections 2009. Infect Control Hosp Epidemiol. 2010 Apr;31(4):319-26. doi: 10.1086/651091. PMID: 20156062.
35. Araujo da Silva AR, Marques AF, Biscaia di Biase C, Zingg W, Dramowski A, Sharland M. Interventions to prevent urinary catheter-associated infections in children and neonates: a systematic review. J Pediatr Urol. 2018 Dec;14(6):556.e1-556.e9. doi: 10.1016/j.jpurol.2018.07.011. Epub 2018 Jul 21. PMID: 30126746.
36. Lo E, Nicolle LE, Coffin SE, Gould C, Maragakis LL, Meddings J, Pegues DA, Pettis AM, Saint S, Yokoe DS. Strategies to prevent catheter-associated urinary tract infections in acute care hospitals: 2014 update. Infect Control Hosp Epidemiol. 2014 May;35(5):464-79. doi: 10.1086/675718. PMID: 24709715.
37. Raz R, Schiller D, Nicolle LE. Chronic indwelling catheter replacement before antimicrobial therapy for symptomatic urinary tract infection. J Urol. 2000 Oct;164(4):1254-8. PMID: 10992375.
38. Samraj RS, Stalets E, Butcher J, Deck T, Frebis J, Helpling A, Wheeler DS. The Impact of Catheter-Associated Urinary Tract Infection (CA-UTI) in Critically Ill Children in the Pediatric Intensive Care Unit. J Pediatr Intensive Care. 2016 Mar;5(1):7-11. doi: 10.1055/s-0035-1568148. Epub 2015 Nov 30. PMID: 31110876; PMCID: PMC6512421.
39. Autore G, Bernardi L, La Scola C, Ghidini F, Marchetti F, Pasini A, Pierantoni L, Castellini C, Gatti C, Malaventura C, Pelusi G, Antodaro F, Bergomi A, Mazzini F, Parente G, Pillon R, Cusenza F, Biasucci G, Fanti A, Iughetti L, Perrone S, Pession A, Lima M, Esposito S, The Uti-Ped-Er Study Group. Management of pediatric urinary tract infections: a delphi study. Antibiotics (Basel). 2022 Aug 18;11(8):1122. doi: 10.3390/antibiotics11081122. PMID: 36009990; PMCID: PMC9404756.
40. Zorc JJ, Kiddoo DA, Shaw KN. Diagnosis and management of pediatric urinary tract infections. Clin Microbiol Rev. 2005 Apr;18(2):417-22. doi: 10.1128/CMR.18.2.417-422.2005. PMID: 15831830; PMCID: PMC1082801.


# 8.3 Resistência antimicrobiana


*Pedro Fiorini Puccini*
*Marcelo Luiz Abramczyk*


## INTRODUÇÃO

A utilização excessiva e indevida de antimicrobianos em humanos, animais e plantas, o uso inadequado de antimicrobianos na comunidade e intra-hospitalar e a falta de adesão dos pacientes a tratamentos (interrupção do uso da medicação) são fatores associados ao aumento da resistência bacteriana aos antimicrobianos[1-3].

O aumento progressivo de microrganismos multirresistentes (MDR) é atualmente considerado um grave problema de saúde pública. A Organização Mundial da Saúde (OMS) prevê que, até 2050, a resistência bacteriana poderá ser a principal causa de óbitos no mundo, resultando na morte de cerca de 10 milhões de pessoas, ultrapassando as neoplasias (Quadro 8.3.1). Infecções por MDR estão associadas ao aumento do tempo de internação, aumento dos custos de tratamento e aumento das taxas de morbidade e mortalidade dos pacientes[2,3].

**Quadro 8.3.1 –** Taxa de mortalidade segundo a causa estimada para o ano de 2050.

| | |
|---|---:|
| Câncer | 8.200.000 |
| Cólera | 120.000 |
| Diabetes | 1.500.000 |
| Doença diarreica | 1.400.000 |
| Sarampo | 130.000 |
| Acidentes automobilísticos | 1.200.000 |
| Tétano | 60.000 |
| **Resistência antimicrobiana** | **10.000.000** |

*Fonte:* Adaptado de O'Neill[3].

O conceito mais utilizado de microrganismo multirresistente (MDR) é: "microrganismo resistente a três ou mais classes de antimicrobianos" independente do mecanismo de resistência[4].

Os MDR de maior importância na atualidade são: *Staphylococcus aureus* resistente à meticilina/oxacilina (MRSA, do inglês *methicillin-resistant Staphylococcus aureus*), *Enterococcus* spp. resistentes à vancomicina (VRE, do inglês *vancomycin-resistant Enterococcus*), e *Pseudomonas aeruginosa*, *Klebsiella pneumoniae*, *Proteus* spp. e *Escherichia coli* resistentes aos carbapenêmicos[5].

São considerados fatores de risco para infecções por MDR, pelo *Center for Diseases Control and Prevention* (CDC), de Atlanta: doença ou condição subjacente (como diabetes, doença renal crônica ou lesões cutâneas), pacientes imunossuprimidos, uso anterior e/ou prolongado de antimicrobianos, procedimentos invasivos (diálise e/ou uso de dispositivos médicos, como cateteres urinários, cateteres vasculares, intubação orotraqueal), internações hospitalares anteriores ou visitas regulares (hemodiálise) e colonização anterior por microrganismo multirresistente.

A resistência bacteriana ocorre devido à expressão nas bactérias de genes de resistência, responsáveis pelos mecanismos de resistência, com subsequente falha no mecanismo de ação do antibiótico.

Os microrganismos podem apresentar resistência intrínseca (inerente) ou adquirir essa resistência.

A resistência adquirida ocorre pelas alterações nos componentes genéticos do microrganismo, sendo transmitida por plasmídios (moléculas de DNA extracromossomal com capacidade de duplicação independente) ou por transposons (sequências de DNA com a habilidade única de se mover como uma unidade discreta de uma posição a outra do genoma), que incorporam genes de resistência de outras bactérias ou por mutações em seus próprios genes.

Os principais mecanismos de resistência são[6]:

- Inativação enzimática.
- Alteração da permeabilidade da membrana.
- Alteração do sistema transporte na célula.
- Efluxo ativo.
- Alteração do sítio de ligação.
- Modificação do sistema metabólico ativo.

As β-lactamases são as principais enzimas descritas e atuam catalisando a hidrólise do anel β-lactâmico, levando à perda da ação do antimicrobiano sobre a bactéria, que continua fazendo a biossíntese de sua parede celular. Várias β-lactamases têm sido descritas e, particularmente nas bactérias Gram-negativas, esse é o principal mecanismo de resistência.

Outro importante mecanismo de resistência é a alteração do sítio de ligação do antimicrobiano, o que limita a eficiente ligação ou diminui a afinidade dessa interação. Alteração nas proteínas ligadoras de penicilina (PBP, do inglês *penicillin binding protein*), as quais são enzimas bacterianas que atuam no processo de biossíntese da parede celular bacteriana, é um dos principais exemplos desse tipo de resistência, sendo um dos mais importantes mecanismos de resistência do *Streptococcus pneumoniae* e *Staphylococcus aureus*.

Resistência de microrganismos Gram-negativos às quinolonas ocorre devido à alteração do sítio de ligação por mutações em genes cromossômicos com produção de DNA girases modificadas que não mais se ligam ao antimicrobiano ativo.

O tratamento de infecções por MDR é complexo e deve envolver avaliação de especialista em doenças infecciosas.

A prevenção de infecções por MDR envolve medidas governamentais e não governamentais. Programas hospitalares de gerenciamento do uso de antimicrobianos emergem como recente avanço em gestão assistencial que podem contribuir para maior adequação dos tratamentos antimicrobianos[1,7].

## MECANISMO DE RESISTÊNCIA EM BACTÉRIAS GRAM-POSITIVAS

As infecções por bactérias Gram-positivas têm grande impacto na saúde pública. Essas bactérias possuem diversos mecanismos de resistência e serão destacados, a seguir, os principais deles, em *Staphylococcus aureus*, *Enterococcus* spp. e *Streptococcus pneumoniae*.

### *Staphylococcus aureus*

Além da alta virulência, o *S. aureus* demonstra grande capacidade de se adaptar a ambientes e condições diferentes, já tendo sido descritos mecanismos de resistência a praticamente todos os antimicrobianos.

#### ▪ Resistência aos β-lactâmicos

Atualmente, mais de 90% dos isolados de *S. aureus* são resistentes a penicilinas naturais e aminopenicilinas, em decorrência da produção de β-lactamases de espectro estreito (penicilinases) capazes de hidrolisar o anel β-lactâmico dessas penicilinas. São enzimas codificadas pelo gene *blaZ*, o qual é encontrado em diversos plasmídios e transposons[8].

Já a resistência às isoxazolilpenicilinas (penicilinas antiestafilocócicas) e demais β-lactâmicos se deve à síntese de uma nova PBP, denominada PBP2a, a qual apresenta baixa afinidade pelos β-lactâmicos. As cepas que possuem esse mecanismo de resistência são chamadas de MRSA e mostram resistência a praticamente todos antimicrobianos dessa classe, com exceção da ceftarolina e do ceftobiprole[8,9].

A síntese da PBP2a é codificada pelo gene *mecA* e, menos comumente, pelo gene *mecC*. Esses genes integram o cassete cromossômico estafilocócico *mec* (*SCCmec*), uma ilha genômica que contém uma variedade de elementos genéticos móveis[9].

Diferentes tipos de *SCCmec* já foram descritos e sequenciados e cada qual pode conter, além dos genes *mecA* ou *mecC*, outros genes de resistência a distintas classes antimicrobianas[9]. Conforme a região geográfica e o ambiente (hospital ou comunidade), predominam clones específicos de MRSA.

Nos MRSA adquiridos em hospital (HA-MRSA) são encontrados *SCCmec* predominantemente dos tipos I, II e III. Esses clones se mostram resistentes a maioria dos antimicrobianos utilizados no tratamento de infecções por Gram-positivos, restando como opções terapêuticas os glicopeptídios, os lipopeptídios e as oxazolidinonas, além da ceftarolina[9,10].

Com relação aos MRSA adquiridos na comunidade (CA-MRSA), são clones em que predominam os *SCCmec* dos tipos IV e V e que podem manter sensibilidade a outros antimicrobianos, notadamente à clindamicina, ao sulfametoxazol/trimetoprim e à doxiciclina[11].

No Brasil, no que se refere às infecções causadas por MRSA, o *SCCmec* tipo IV é o mais prevalente nas cinco regiões, seguido pelos tipos III, II e I, o que demonstra a importância dos clones que circulam na comunidade. Outro aspecto relevante, em relação aos CA-MRSA carreadores de *SCCmec* tipo IV, é o fato de eles serem os principais produtores de leucocidina de Panton-Valentine (PVL, do inglês *Panton-Valentine leukocidin*), um importante fator de virulência do *S. aureus*, associado à maior gravidade de infecções de pele e partes moles e de pneumonias[12].

## Resistência aos glicopeptídios e lipopeptídios

A resistência do *S. aureus* aos glicopeptídios pode ocorrer por meio de distintos mecanismos. Pode se dar pela aquisição do transposon Tn1546 de *Enterococcus*, no qual se localiza o gene *vanA*, levando à resistência a altas concentrações de glicopeptídios. São os denominados *S. aureus* resistentes à vancomicina (VRSA, do inglês *vancomycin-resistant Staphylococcus aureus*) e sua ocorrência é rara[9].

A resistência a concentrações intermediárias de glicopeptídios, que ocorre nos chamados *S. aureus* intermediários à vancomicina (VISA, do inglês *vancomycin-intermediate S. aureus*) e em subpopulações dos *S. aureus* com heterorresistência intermediária à vancomicina (hVISA), decorre de mutações em genes regulatórios que levarão ao aumento de produção do peptídioglicano, parede celular bacteriana mais espessa e acúmulo de moléculas de vancomicina na parede celular. Esses mecanismos interconectados bloquearão a entrada do antimicrobiano[9,10].

A daptomicina é um lipopeptídio que se liga ao fosfatidilglicerol da membrana celular, levando à alteração de seu funcionamento e à morte celular. A resistência dos *S. aureus* resulta de mecanismos que alteram essa ligação[10].

## Resistência às oxazolidinonas

A resistência dos *S. aureus* às oxazolidinonas é rara e pode se dar por diferentes mecanismos. Ocorre pela modificação do sítio de ligação do antimicrobiano (RNA ribossômico 23S, na subunidade 50S do ribossomo), por mutação no gene *rrn5* e por ação de transferases codificadas pelo gene *cfr*. Além desses mecanismos, mutações em proteínas ribossomais (L3, L4 e L22) também levam à resistência[8-10].

## Resistência aos macrolídios, lincosamidas e estreptograminas do tipo B (MLSb)

A maioria dos macrolídios, lincosamidas e estreptograminas B compartilha o mesmo sítio de ação, o RNA ribossômico 23S, na subunidade 50S do ribossomo. O principal mecanismo de resistência a esses antimicrobianos decorre da modificação desse sítio de ação, pela ação de metilases, as quais são codificadas pelos genes *erm*. O *S. aureus* pode expressar esses genes de maneira constitucional ou induzível, gerando cepas com fenótipos distintos. Além disso, a resistência pode advir da síntese de proteínas que levam à expressão de bombas de efluxo específicas para cada um desses antimicrobianos[9,10].

## Resistência aos aminoglicosídeos

O mecanismo mais comum de resistência do *S. aureus* aos aminoglicosídeos é a síntese de transferases, a qual modifica a molécula de aminoglicosídeo. Os genes *aacA-aphD* codificam as principais enzimas envolvidas nesse processo e são encontrados em plasmídios e transposons[8-10].

## Resistência às fluoroquinolonas

A resistência às fluoroquinolonas ocorre, principalmente, em razão de mutações nos genes que codificam a síntese de DNA girase (genes *gyrA* e *gyrB*) e de topoisomerase IV (genes *parC* e *parE*). Essas mutações levam à síntese de proteínas com afinidade reduzida às fluoroquinolonas.

A hiperprodução de proteínas responsáveis pelo efluxo das fluoroquinolonas da célula bacteriana é outro mecanismo de resistência dos *S aureus*[8-10].

## Resistência às tetraciclinas

No *S. aureus*, a resistência às tetraciclinas é mediada por proteínas de proteção do ribossomo, codificadas principalmente pelo gene *tet(M)*, que dissociam a molécula de tetraciclina da fração 30S do ribossomo. Também ocorre pela presença de bombas de efluxo, condicionadas por proteínas de membrana, com destaque para aquelas codificadas pelo gene *tet(K)*[9,10].

## Resistência ao sulfametoxazol/trimetoprim

Essa combinação inibe as enzimas di-hidropteroato sintetase (DHPS) e di-hidrofolato redutase (DHFR), levando à inibição da síntese de folato, a qual é necessária para a síntese de DNA. O mecanismo de resistência do *S. aureus* resulta da síntese de DHPS e DHFR contendo substituição de aminoácidos, o que torna essas enzimas resistentes à ação do antimicrobiano[10].

# *Enterococcus* spp.

Os enterococos de maior relevância clínica são o *Enterococcus faecium* e o *Enterococcus faecalis*, com destaque para aqueles com VRE. Além de distintos mecanismos adquiridos de resistência, os enterococos apresentam resistência intrínseca a inúmeros antimicrobianos, como β-lactâmicos, aminoglicosídeos, sulfametoxazol/trimetoprim, macrolídios e lincosamidas[10].

## Resistência aos β-lactâmicos

A resistência intrínseca aos β-lactâmicos decorre da presença de PBP com baixa afinidade a esses antimicrobianos. Para cada β-lactâmico, os enterococos apresentam diferentes graus de resistência, sendo mais sensíveis à penicilina e à ampicilina, menos sensíveis aos carbapenêmicos e completamente resistentes às cefalosporinas[10].

## Resistência aos aminoglicosídeos

*E. faecium* e *E. faecalis* são intrinsecamente resistentes aos aminoglicosídeos em razão da incapacidade desses antimicrobianos de penetrar na parede celular bacteriana. Entretanto, em combinação com antimicrobianos que inibem a síntese da parede celular (p. ex., ampicilina), os aminoglicosídeos podem entrar na célula bacteriana e, dessa forma, exercerem sua ação bactericida.

Os enterococos também podem adquirir elementos genéticos móveis, que conferem altos níveis de resistência aos aminoglicosídeos[10].

## Resistência aos glicopeptídios

No VRE, o principal mecanismo de resistência aos glicopeptídios, especialmente descrito em *E. faecium* e *E. faecalis*, resulta da alteração da estrutura de precursores do peptídioglicano, por meio da substituição do dipeptídio D-alanina-D-alanina pelo D-alanina-D-lactato, reduzindo a afinidade pelo antimicrobiano. Esse mecanismo de resistência é codificado principalmente pelos genes *vanA* (carreado pelo transposon Tn1546) e *vanB* (carreado pelos transposons Tn1549 e Tn5382), resultando em diferentes fenótipos. Cepas contendo o gene *vanA* são resistentes à vancomicina e teicoplanina, enquanto aquelas contendo o gene *vanB* se mostram resistentes à vancomicina, porém conservam sensibilidade à teicoplanina[8,10,13].

# *Streptococcus pneumoniae* (pneumococo)

A circulação de diferentes sorotipos de pneumococo, em cada localidade, demonstra íntima relação com a introdução das vacinas antipneumocócicas. Atualmente, no Brasil, o sorotipo 19A desponta como principal causador de doença pneumocócica invasiva, fato que requer muita atenção, tendo em vista seu padrão de resistência à penicilina e à ceftriaxona[14].

### Resistência aos β-lactâmicos

A resistência do pneumococo à penicilina e diminuição de sensibilidade a outros β-lactâmicos resulta, principalmente, de mutações nos genes que codificam PBP, originando PBP modificadas, com baixa afinidade por esses antimicrobianos[1,15].

Modificações na PBP2b e PBP2x conferem baixo nível de resistência às penicilinas. Quaisquer dessas modificações, concomitante a modificações na PBP1a, resultam em altos níveis de resistência às penicilinas.

A resistência às cefalosporinas de terceira geração está relacionada com modificações simultâneas na PBP2x e PBP1a (esses antimicrobianos não se ligam à PBP2b)[1,15].

A presença da enzima MurM também contribui para resistência do pneumococo aos β-lactâmicos relacionada às PBP. Existem, porém, mecanismos de resistência independentes das PBP, como mutação na histidina quinase CiaH e mutação na glicosiltransferase CpoA, entre outros[15].

### Resistência aos macrolídios, às fluoroquinolonas, às tetraciclinas e ao sulfametoxazol/trimetoprim

A resistência do pneumococo a esses antimicrobianos se dá de maneira similar àquela descrita em relação ao *S. aureus*[1,15].

## MECANISMO DE RESISTÊNCIA EM BACTÉRIAS GRAM-NEGATIVAS[16]

A produção de β-lactamases é o principal mecanismo de resistência de bactérias Gram-negativas.

As β-lactamases são enzimas que apresentam grande diversidade clínica, sendo descritos mais de 260 tipos diversos.

Os genes codificadores de β-lactamases podem ser expressos em região cromossômica ou extracromossômica (plasmídios, transposons e integrons).

Várias classificações das β-lactamases foram descritas na literatura, sendo a classificação de Ambler (Quadro 8.3.2) a mais referenciada[17]. Ela tem como base a sequência de aminoácidos, resultando em quatro classes de enzimas (A, B, C e D).

As bactérias Gram-negativas podem expressar genes de resistência, que induzem a produção de β-lactamases da classe A, B, C ou D de Ambler.

Nas classes A e D temos a presença de β-lactamases de amplo espectro, que induzem resistência a todos antibióticos β-lactâmicos (com exceção dos carbapenêmicos), e as carbapemases, que são um grupo de enzimas que inativam todos β-lactâmicos, inclusive os carbapenêmicos (meropenem, imipenem e ertapenem).

As enzimas da classe C também são denominadas de AmpC e apresentam, geralmente, localização cromossômica. Os microrganismos que possuem intrinsecamente genes que codificam AmpC induzem a produção dessa enzima quando exposta a cefalosporinas de primeira, segunda ou terceira geração. O grupo de bactérias que pode expressar essa enzima é descrito como MYSPACE e inclui: *Citrobacter freundii*, *Enterobacter* spp., *Serratia marcescens* e *Providencia* spp., *Morganella morganii*, *Yersinia* spp., *Aeromonas* spp. e *Pseudomonas aeruginosa*[18,19].

**Quadro 8.3.2 –** Classificação de Ambler.

| Classe | Enzimas | Exemplos |
|---|---|---|
| **A**<br>β-lactamases de espectro estreito<br>β-lactamases de espectro estendido<br><br>Carbapenemases serinas | <br>Penicilinases<br>β-lactamases de amplo espectro<br>KPC | <br>*S. aureus* resistente às penicilinas<br>Enterobactérias resistentes às cefalosporinas<br><br>Enterobactérias resistentes aos β-lactâmicos |
| **B**<br>Metalo-β-lactamases (MBL) | <br>NDM | <br>Enterobactérias resistentes a maioria dos antimicrobianos |
| **C** | AmpC | Grupo MYSPACE |
| **D** (oxacilinases)<br>β-lactamases de espectro estendido e carbapenemases do tipo oxa | <br>Oxa 23<br>Oxa 48 | <br>*Acinetobacter baumanni* multirresistente<br>Enterobactérias resistentes aos β-lactâmicos |

KPC: *Klebsiella pneumoniae* carbapenemases; NDM: New Delhi metalo-β-lactamases.
*Fonte:* Adaptado de Ambler[17].

As carbapenemases mais prevalentes são *Klebsiella pneumoniae* carbapenemases (KPC), metalo-β-lactamases (MBL), New Delhi metalo-β-lactamases (NDM), Verona metalo-β-lactamase codificada por integron (VIM), imipenem metalo-β lactamases (IMP) e carbapenemases do tipo oxacilinase (por exemplo, OXA-48 e variantes derivadas).

O conhecimento sobre se um isolado clínico é produtor de carbapenemase e seu tipo específico é importante para orientar o tratamento antimicrobiano.

Também são descritos outros mecanismos de resistência em bactérias Gram-negativas.

Um deles é a presença de enzimas que modificam antibióticos devido à transferência de grupos químicos, sendo as principais as enzimas modificadoras de aminoglicosídeos (AME, do inglês *aminoglycoside modifying enzymes*), que alteram sua estrutura química, inativando sua ligação com as subunidades do ribossomo, que são o alvo deste antimicrobiano na bactéria. Esse mecanismo de resistência pode ser observado também em quinolonas.

Outro mecanismo de resistência é a redução da permeabilidade da membrana externa por alterações na estrutura das porinas (proteínas de membrana externa) ou mesmo pela perda da porina, impedindo assim que se atinja o alvo de ação do antimicrobiano. Este mecanismo é descrito principalmente em antibióticos β-lactâmicos e nas quinolonas e ocorrem em bactérias como *E. coli*, *K. pneumoniae*, *Enterobacter* spp. e *P. aeruginosa*.

A hiperexpressão de sistemas de efluxo pode ser inespecífica e ocasionar excreção de diferentes antibióticos, de diferentes classes ou subclasses, ou pode ser uma atividade específica para uma droga, classe e subclasse de antibiótico.

A alteração do sítio-alvo dos antibióticos é um importante mecanismo de resistência em quinolonas, com alteração das topoisomerases, o que impede o enovelamento do DNA bacteriano.

## REFERÊNCIAS BIBLIOGRÁFICAS


1. Disponível em: https://apps.who.int/iris/bitstream/handle/10665/277359/9789241514880-eng.pdf.
2. Agência Nacional de Vigilância Sanitária. Segurança do Paciente e Qualidade em Serviços de Saúde Prevenção de infecções por microrganismos multirresistentes em serviços de saúde., 2021. Disponível em: https://www.gov.br/anvisa/pt-br/centraisdeconteudo/publicacoes/servicosdesaude/publicacoes/manual-prevencao-de-multirresistentes7.pdf.
3. O'Neill J. Tackling drug-resistant infections globally: final report and recommendations: The Review on Antimicrobial Resistance; 2016. Disponível em: https://amrreview.org/Publications.
4. Magiorakos AP, Srinivasan A, Carey RB, et al. Multidrug-resistant, extensively drug resistant and pandrug-resistant bacteria: an international expert proposal for interim standard definitions for acquired resistance. Clin Microbiol Infect. 2012;18(3):268-281.
5. Basak S, Singh P, Rajurkar M. Multidrug resistant and extensively drug resistant bacteria: a study. J Pathog. 2016;2016:1-5.
6. Blair JM, Webber MA, Baylay AJ, Ogbolu DO, Piddock LJ. Molecular mechanismsof antibiotic resistance. Nature Reviews Microbiology. 2015;13(1):42-51. Epub2014/12/02.
7. Dyar OJ, Huttner B, Schouten J, Pulcini C. What is antimicrobial stewardship? Clin Microbiol Infect. 2017;23:793-8.
8. Lozano C, Torres C. Update on antibiotic resistance in Gram-positive bacteria. Enfermedades Infecciosas Y Microbiologia Clinica. 2017 Jan 1;(35)Suppl 1:2-8.
9. Mlynarczyk-Bonikowska B, Kowalewski C, Krolak-Ulinska A, Marusza W. Molecular Mechanisms of Drug Resistance in Staphylococcus aureus. International Journal of Molecular Sciences. 2022 Jan 1;23(15):8088.
10. Kakoullis L, Papachristodoulou E, Chra P, Panos G. Mechanisms of antibiotic resistance in important gram-positive and gram-negative pathogens and novel antibiotic solutions. Antibiotics. 2021 Apr 10;10(4):415.
11. Fassbind DA, Rezende RQ, Gomes A, Motta F. Community-acquired and healthcare-associated Staphylococcus aureus infections in a pediatric hospital in southern Brazil over 8 years: how common is MRSA? Frontiers in Pediatrics. 2023 Jun 12;11.
12. Andrade MM, Luiz WB, Souza RSO, Amorim JH. The history of methicillin-resistant staphylococcus aureus in Brazil. Canadian Journal of Infectious Diseases and Medical Microbiology. 2020 Oct 7;2020:1-18.
13. Stogios PJ, Savchenko A. Molecular mechanisms of vancomycin resistance. Protein Science. 2020 Jan 23;29(3):654-69.
14. São Paulo (Estado). Secretaria de Estado da Saúde. Coordenadoria de Controle de Doenças. Instituto Adolfo Lutz. Informação da vigilância das pneumonias e meningites bacterianas, 2022. Disponível em: http://www.ial.sp.gov.br/resources/insituto-adolfo-lutz/publicacoes/sireva_2022_v3_2.pdf.
15. Li L, Ma J, Yu Z, Li M, Zhang W, Sun H. Epidemiological characteristics and antibiotic resistance mechanisms of Streptococcus pneumoniae: an updated review. Microbiological Research. 2023 Jan 1;266:127221.
16. E R, PL W, F B. Mechanisms of antimicrobial resistance in Gram-negative bacilli. Ann Intensive Care [Internet]. 2015 Dec 12 [cited 2021 Aug 28];5(1). Disponível em: https://pubmed.ncbi.nlm.nih.gov/26261001/
17. Ambler RP. The structure of beta-lactamases. Philos Trans R Soc Lond BBiol Sci. 1980 May 16;289(1036):321-31. doi: 10.1098/rstb.1980.0049. PMID: 6109327.
18. JC G-B, TM A, G E, AC G, G L-H, W C, et al. Update on the epidemiology of carbapenemases in Latin America and the Caribbean. Expert Rev Anti Infect Ther [Internet]. 2021 [cited 2021 Aug 23];19(2):197–213. Available from: https://pubmed.ncbi.nlm.nih.gov/32813566/.
19. Zerr DM, Miles-Jay A, Kronman MP, Zhou C, Adler AL, Haaland W, et al. Previous Antibiotic Exposure Increases Risk of Infection with Extended-Spectrum-β-Lactamase-and AmpC-Producing Escherichia coli and Klebsiella pneumoniae in pediatric patients. Antimicrob Agents Chemother. 2016 Jun 20;60(7):4237-43. doi: 10.1128/AAC.00187-16. PMID: 27139486; PMCID:PMC4914666.

Parte 2

# Síndromes Clínicas Frequentes por Sistemas

Parte 2.1

# Sistema Nervoso Central

# Meningites Bacterianas

# 9

*Marco Aurélio Palazzi Sáfadi*

## INTRODUÇÃO

A meningite é uma condição que afeta o sistema nervoso central (SNC), sendo definida como uma inflamação das leptomeninges (aracnoide e pia-máter) que envolvem o cérebro e a medula espinhal, que se manifesta por pleocitose (aumento de leucócitos) no líquido cefalorraquidiano (LCR). Entre as causas microbiológicas das meningites destacamos os vírus, responsáveis pela maioria dos casos, as bactérias, fungos e parasitas[1-5]. Neste capítulo abordaremos especificamente as meningites bacterianas (MB), sendo as meningites virais e as causadas pelos demais agentes objeto de outros capítulos deste livro.

## MANIFESTAÇÕES CLÍNICAS

Os sinais e sintomas da MB dependem da idade do paciente, de seu estado imunológico, do agente etiológico e da duração da doença.

A doença inicia-se, em geral, de modo agudo, com a clássica tríade sintomatológica: febre, cefaleia e vômitos. O quadro pode se instalar em algumas horas, já de início abrupto, ou mais paulatinamente, em alguns dias, acompanhando-se de outras manifestações, comofotofobia, calafrios, inapetência, sensação de mal-estar com dores pelo corpo, mialgia, raquialgia, queda da acuidade visual e depressão do sensório. Convulsões generalizadas, de início precoce (até o segundo dia de diagnóstico), estão presentes em cerca de 20% a 30% das crianças com meningite, sendo a presença de sinais focais e/ou convulsões de início tardio, marcadores de pior prognóstico neurológico e complicações[2,6].

Nas formas mais graves, o comprometimento sensorial aprofunda-se com o passar do tempo, observando-se então irritabilidade, sonolência, delírio, torpor, coma e até mesmo morte[3-6]. Choque e presença de exantema petequial ou purpúrico são classicamente associados à doença meningocócica, podendo também estar presentes nas infecções invasivas causadas pelo *H. influenzae* ou pelo *S. pneumoniae*. Uma erupção maculopapular, difícil de distinguir de um exantema de origem viral, pode estar presente em até 15% das crianças com meningococcemia. A meningite meningocócica acompanha-se, em cerca de 60% dos casos, de lesões cutâneas, petequiais ou purpúricas, bastante características, e que denunciam o quadro de meningococcemia. Há formas de evolução extremamente rápida, em geral fulminantes, às vezes devidas somente à septicemia meningocócica, sem meningite, e que se manifestam por sinais clínicos de choque e coagulação intravascular disseminada (CIVD), caracterizando a síndrome de Waterhouse-Friderichsen. Trata-se de um quadro de instalação repentina, com palidez, sudorese, hipotonia muscular, taquicardia, pulso fino e rápido, queda de pressão arterial, oligúria e má perfusão periférica. O coma pode sobrevir em algumas horas[7,8].

Os achados do exame físico do paciente com meningite são: febre, uma hiperestesia difusa, rigidez de nuca acompanhada de dor ao se tentar a manobra, e os clássicos sinais de Kernig, Brudzinski e Lasègue. Muitas vezes, a posição antálgica assumida pelo paciente é notória, e com o progredir da doença pode assumir o decúbito em opistótono. Dermografismo pode estar presente denunciando o distúrbio vasomotor; os reflexos profundos geralmente se acham exacerbados.

Nos lactentes e, sobretudo, no período neonatal, a suspeita de meningite torna-se mais difícil, pois a sintomatologia e os dados de exame físico são variados e inespecíficos: no recém-nascido a apresentação clínica da meningite é indistinguível da sepse sem meningite, a febre nem sempre está presente, observando-se muitas vezes hipotermia, recusa alimentar, cianose, convulsões, letargia e irritabilidade que se alternam, sinais de desconforto respiratório, apneia e icterícia. A pesquisa de sinais meníngeos é, não raro, extremamente difícil, e a rigidez de nuca na maioria das vezes não está presente nas meningites neonatais. Nos lactentes acima do período neonatal, as manifestações podem incluir febre ou hipotermia, letargia, má aceitação alimentar, irritabilidade, abaulamento da fontanela, vômitos, diarreia, desconforto respiratório, icterícia e convulsões[2,7,9].

## ETIOPATOGÊNESE

A etiologia das meningites em geral, e das MB em particular, tem uma distribuição variável de acordo com a faixa etária e respeitando diversidades regionais, o que pode determinar a adoção de condutas terapêuticas distintas.

De um modo geral, nos lactentes menores de 2 meses de vida, as bactérias que causam meningites refletem a flora materna e o meio em que os lactentes vivem; sendo a *E. coli* e o estreptococo do grupo B (*Streptococcus agalactiae*) os mais frequentes agentes. Outras enterobactérias (*Klebsiella* sp., *Aerobacter, Salmonella* sp. e o *Proteus* sp.); a *Listeria monocytogenes*, o *S. pneumoniae*, a *N. meningitidis*, o *Enterococcus*, o *S. aureus* e o *H. influenzae* são também potenciais agentes, mas com menor frequência neste período da vida[2-6,9].

A partir dos 2 meses de vida, entre as MB de causa determinada, três agentes são responsáveis por mais de 90% dos casos: *Neisseria meningitidis* (meningococo), *Haemophilus influenzae* tipo b (Hib) e *Streptococcus pneumoniae* (pneumococo)[2-6,9].

A patogênese da MB se estabelece em sucessivas etapas a partir da colonização nasofaríngea; com posterior invasão e sobrevivência intravascular; invasão meníngea e da barreira hematoliquórica; mecanismos de defesa gerando resposta inflamatória no espaço subaracnoide; aumento de pressão intracraniana, vasculite, alteração no fluxo sanguíneo cerebral e lesão neuronal[3-5,9].

A MB resulta, mais frequentemente, da disseminação hematogênica de microrganismos de um local distante de infecção, podendo, entretanto, também ocorrer após invasão bacteriana de um processo infeccioso adjacente às meninges, como as sinusites, otites médias agudas, mastoidites, celulites orbitárias e osteomielites craniana ou vertebral. Pode ainda ocorrer invasão direta do SNC pela bactéria, como, por exemplo, após traumas cranioencefálicos com fraturas ósseas da calota e da base do crânio, estabelecendo uma comunicação entre a pele ou as mucosas e o LCR, ou após traumas cranianos penetrantes por objetos contusos. A bactéria pode também atingir diretamente o SNC, através da pele, em crianças portadoras de malformações congênitas, como meningomieloceles ou fístulas neuroectodérmicas[3-5,9].

## EPIDEMIOLOGIA

No Brasil, após décadas de predomínio do meningococo como o principal agente bacteriano das meningites, observamos em 2022 pela primeira vez o pneumococo assumir o papel de protagonista das MB. De acordo com os dados do DATASUS, em 2022 foram confirmados 12.495 casos de meningite, sendo as meningites virais as mais frequentes (5.073 casos). Entre as MB (2.075 casos), as causas mais frequentes foram: o pneumococo (1.073 casos), seguido pelo meningococo (497 casos) e *H. influenzae* (146 casos), além de 359 casos de meningite tuberculosa[10].

As maiores taxas de incidência da MB são consistentemente observadas entre crianças pequenas, em particular em lactentes. O Brasil reporta taxas de letalidade extremamente elevadas associadas às meningites pneumocócicas (30% a 35%) e à doença meningocócica (20%), com 20% a 40% dos sobreviventes com sequelas graves e definitivas, como surdez, amputações, déficits cognitivos, visuais, motores etc[10,11].

No Brasil, após a introdução da vacina meningocócica C conjugada nos lactentes, em 2010, observou-se uma importante redução dos coeficientes de incidência de Doença meningocócica (DM) causada pelo sorogrupo C nos grupos-alvo etários da vacinação, sem que se observasse redução significativa nos grupos etários não vacinados no período imediato após a vacinação, motivando a introdução de uma dose em adolescentes a partir de 2017[10,12]. Com o objetivo de ampliar a abrangência da proteção, a partir de 2019 foi recomendada a substituição da vacina de meningococo C pela vacina ACWY conjugada. No ano de 2022, entre os casos com identificação de sorogrupos, o sorogrupo C foi ainda responsável por 50% dos casos, o sorogrupo B por 39% e os sorogrupos W e Y juntos por 11%[10].

Com relação ao *S. pneumoniae*, foi possível observar redução nos coeficientes de incidência e mortalidade da meningite pneumocócica em menores de 2 anos de idade, especialmente após a introdução da vacina pneumocócica 10V (PCV10). Com o fim das medidas de controle implementadas durante a pandemia pela Covid-19, observou-se um rápido retorno das taxas de incidência de meningite pneumocócica a patamares similares aos pré-pandêmicos ou até mesmo mais altos, como por exemplo no grupo de crianças de 1 a 10 anos de idade[10].

Os dados de vigilância nos últimos anos mostram que os sorotipos presentes na PCV10 praticamente não foram mais isolados de casos de meningite em crianças menores de 5 anos de idade. Entretanto, foi observado o aumento da identificação de grande variedade de outros sorotipos, com destaque para o sorotipo 19A, e em menor escala o 3 e o 6C, responsáveis respectivamente por 52%, 10,5% e 4,6% de todos os casos com identificação de sorotipos em 2022[13].

## DIAGNÓSTICO

O diagnóstico clínico de meningite deve ser seguido imediatamente por comprovação laboratorial, que será feita através de punção lombar para coleta e exame do LCR. Este procedimento deverá ser feito imediatamente, exceto quando o paciente apresentar sinais neurológicos focais, sinais evidentes de hipertensão intracraniana ou edema cerebral agudo. Em crianças com insuficiência respiratória aguda, hipotensão, trombocitopenia grave ou distúrbios da coagulação, o procedimento deve ser adiado até que o paciente tenha se estabilizado. Pode também ocorrer, em determinadas situações, a presença de infecção da pele (celulite ou abscessos) que recobre as vértebras lombares, fazendo com que a punção tenha que ser postergada. É importante ressaltar que qualquer motivo que adie a coleta do LCR, jamais deve prorrogar a introdução da antibioticoterapia empírica[3-5,9]. Deve-se sempre proceder à coleta de hemocultura antes de iniciar a terapêutica, o que garante uma maior possibilidade de identificação do agente etiológico[4].

### Exame do líquido cefalorraquidiano

Nas MB as principais e mais frequentes alterações liquóricas são (Quadro 9.1):

- **Aspecto:** levemente turvo a francamente purulento. Porém, um LCR límpido não afasta a possibilidade de MB. O LCR normal é incolor. A turbidez liquórica pode ser decorrente da própria pleocitose (acima de 200 leucócitos/mm$^3$).
- **Exame citológico:** tipicamente encontra-se pleocitose, geralmente acima de 1.000/mm$^3$, com predomínio (75% a 95%) de neutrófilos polimorfonucleares. O número considerado normal de leucócitos no LCR varia de acordo com a idade. No neonato, uma contagem de leucócitos no LCR > 15 cel/mm$^3$ é consistente com inflamação meníngea, e a MB deve ser considerada. No entanto, é importante reconhecer que a meningite neonatal ocasionalmente pode ocorrer sem pleocitose no LCR e alguns neonatos com leucócitos no LCR > 15 cel/mm$^3$ não têm meningite. Admite-se como normal a presença de até 5 células no LCR em crianças maiores[6,14].
- **Exames bioquímicos**
  - **Glicose:** no LCR a glicose equivale a aproximadamente 2/3 da glicemia do indivíduo; sendo sua determinação liquórica um excelente dado auxiliar para a diferenciação entre meningites bacterianas e virais: nas primeiras observa-se sua queda, geralmente para níveis inferiores a 30 mg/dL.
  - **Cloretos:** de um modo geral sofrem diminuição nas MB.
  - **Proteínas:** a proteinorraquia encontra-se elevada (média: 100 a 200 mg/dL).
- **Exame bacterioscópico direto pelo Método de Gram**[3,6,9].
- **Diagnóstico etiológico:**
  - **Cultura:** tradicionalmente, o diagnóstico etiológico de certeza da MB é feito pela demonstração da bactéria no LCR, através de cultura; que é um exame obrigatório e imprescindível, mesmo naqueles casos com LCR

límpido e cristalino. A cultura pode ser negativa em crianças que receberam antimicrobianos previamente antes da coleta do LCR[3,6,14].

- **Detecção de antígenos bacterianos no LCR:** contraimunoeletroforese e teste do látex. Ambos são testes de elaboração simples e rápida, permitindo o diagnóstico específico em menos de 1 hora, mesmo naqueles pacientes que já tenham recebido antibióticos previamente. Apresentam, entretanto, limitações de sensibilidade e especificidade quando comparados aos novos métodos moleculares que vêm sendo cada vez mais utilizados[2,5,6].
- **Reação em cadeia de polimerase (PCR):** para identificação do DNA bacteriano no LCR está sendo estabelecida na prática clínica, e tem sido cada vez mais frequente seu uso na investigação etiológica dos processos infecciosos do SNC. Existem também métodos diagnósticos moleculares que integram preparação de amostras, amplificação, detecção e análise pelo teste de PCR multiplex, permitindo a identificação de diversos patógenos causadores de meningite e encefalite, incluindo bactérias (*Escherichia coli, Haemophilus influenzae, Listeria monocytogenes, Neisseria meningitidis, Streptococcus agalactiae, Streptococcus pneumoniae*), vírus (*Cytomegalovirus, Enterovírus, Herpes simplex 1, Herpes simplex 2, Human herpesvirus 6, Human parechovirus e Varicella-zoster virus*) e fungos (*Cryptococcus neoformans*), entre outros. Alguns estudos demonstram sensibilidade e especificidade de mais de 90% com este método em meningites causadas por estes agentes[9,15].

## TRATAMENTO

### Cuidados gerais

O início do tratamento do paciente com MB, especialmente nos lactentes, deve ser feito idealmente em unidades de terapia intensiva ou semi-intensiva. Avaliação neurológica deve ser realizada com frequência, principalmente durante as primeiras 72 horas quando o risco de complicações é maior.

A hidratação parenteral deverá ser feita procurando-se corrigir os eventuais distúrbios hidroeletrolíticos e do equilíbrio ácido-básico. Não existem evidências de que a restrição hídrica diminua o edema cerebral em crianças com meningite. Uma metanálise mostrou que a restrição hídrica se associa a piores prognósticos neurológicos[16]. Assim sendo, o choque deve ser tratado agressivamente a fim de prevenir complicações[2,9,16].

**Quadro 9.1** – Achados no líquido cefalorraquidiano em crianças com meningites causadas por vários agentes etiológicos.

| LCR | Meningites | | |
|---|---|---|---|
| | **Bacterianas** | **Virais** | **Tuberculosa** |
| Leucócitos/mm³ | > 1.000 | < 1.000 | Levemente aumentados (20 a 500) |
| | Predomínio de neutrófilos polimorfonucleares (geralmente acima de 80%) | Predomínio de linfócitos | Predomínio de linfócitos |
| Glicose | Diminuída (dosagens abaixo de 60% da glicose sérica) Geralmente < 30 mg/100 mL | Normal ou levemente diminuída (dosagens acima de 60% da glicose sérica) | Diminuída |
| Proteínas | Aumentadas (> 100 a 150) | Normais ou levemente aumentadas (dosagens abaixo de 100 mg%) | Bastante elevadas (> 100 mg/100 mL) |
| Cultura | Positiva | Negativa | Isolamento de bacilo de Koch |

LCR: líquido cefalorraquidiano.
*Fonte:* Adaptado de Kaplan[6].

A hipertensão intracraniana é um componente importante das alterações fisiopatológicas da meningite. Além da elevação da cabeça, o uso de manitol (0,5 a 2 g/kg) pode ser considerado quando ocorrem sinais de hipertensão intracraniana grave (apneia, bradicardia, miose ou midríase). Intubação imediata com hiperventilação devem ser realizadas em caso de herniação cerebral[17,18].

## Corticosteroides

O uso da dexametasona, antes ou junto com a primeira dose do antibiótico, mostrou possibilidade de reduzir a incidência de sequelas neurológicas e deficiência auditiva nas meningites por Hib. Nas demais etiologias as evidências são insuficientes para recomendações[19,20]. Recomenda-se o uso de dexametasona na dosagem de 0,6 mg/kg/dia, via IV, de 6 em 6 horas por 2 dias, para o tratamento de MB por Hib em crianças com idade superior a 6 semanas. Para crianças com suspeita de meningite pneumocócica ou meningocócica e naquelas com suspeita de MB, mas etiologia desconhecida, os benefícios da dexametasona são menos certos e a decisão deve ser individualizada[6].

## Antibioticoterapia

De maneira geral, o tratamento antimicrobiano inicial é empírico, pois o agente etiológico é desconhecido; tomando-se como base o conhecimento dos agentes prevalentes e seu perfil de suscetibilidade antimicrobiana, nas diversas faixas etárias:

- **0 ≤ 60 dias:** ampicilina + cefotaxima.
- **Crianças ≥ 2 meses e adolescentes:** vancomicina + ceftriaxona.

### Em lactentes até 60 dias de idade

Nesta faixa etária devemos utilizar preferencialmente a associação da ampicilina com uma cefalosporina de 3ª geração (cefotaxima). A preferência pela cefotaxima se justifica pelo risco de eventos adversos mais frequentes com a ceftriaxona neste grupo etário[21].

Outra opção nesta faixa etária é iniciar o tratamento com associação de ampicilina com um aminoglicosídeo – gentamicina ou amicacina. Esta associação se justifica não só pelo espectro destes antimicrobianos, mas também pelo sinergismo demonstrado contra algumas enterobactérias responsáveis por meningite nesta faixa etária[3-6,9]. Quando há identificação do agente, deve-se ajustar o esquema, sendo sua escolha com base no antibiograma (Quadro 9.2).

**Quadro 9.2 –** Dose preconizada dos antimicrobianos em lactentes menores de 2 meses com meningite bacteriana.

| Droga | Idade | Dose diária (endovenosa) |
|---|---|---|
| Ampicilina | ≤ 7 dias (P < 2.000 g)<br>(P > 2.000 g)<br>> 7 dias (P < 2.000 g)<br>(P > 2.000 g) | 100 mg/kg, dividida de 12 em 12 horas<br>150 mg/kg, dividida de 8 em 8 horas<br>150 a 200 mg/kg/dia, dividida de 8 em 8 horas<br>200 a 300 mg/kg/dia, dividida de 6 em 6 horas |
| Penicilina cristalina | ≤ 7 dias (P < 2.000 g)<br>(P > 2.000 g)<br>> 7 dias (P < 2.000 g)<br>(P > 2.000 g) | 100.000 U/kg, dividida de 12 em 12 horas<br>150.000 U/kg, dividida de 8 em 8 horas<br>150.000 U/kg, dividida de 8 em 8 horas<br>200.000 U/kg, dividida de 6 em 6 horas |
| Cefotaxima | ≤ 7 dias<br>> 7 dias | 100 a 150 mg/kg, dividida de 12 em 12 horas<br>200 mg/kg, dividida de 6 em 6 horas |
| Amicacina | ≤ 7 dias (P < 2.000 g)<br>(P > 2.000 g)<br>> 7 dias | 15 mg/kg, dividida de 12 em 12 horas<br>20 mg/kg, dividida de 12 em 12 horas<br>30 mg/kg, dividida de 8 em 8 horas |
| Gentamicina | ≤ 7 dias (P < 2.000 g)<br>(P > 2.000 g)<br>> 7 dias | 5 mg/kg, dividida de 12 em 12 horas<br>7,5 mg/kg, dividida de 12 em 12 horas<br>7,5 mg/kg, dividida de 8 em 8 horas |

P: peso.
*Fonte:* Adaptado de American Academy of Pediatrics[9].

### ▪ Crianças ≥ 2 meses

O tratamento empírico de MB em crianças ≥ 2 meses e adolescentes, de acordo com os últimos dados de resistência dos principais patógenos causadores de MB no Brasil, deve ser iniciado com vancomicina associada à uma cefalosporina de 3ª geração – ceftriaxona ou cefotaxima. Vale aqui destacar que temos visto também um crescente relato de cepas isoladas de *N. meningitidis* com sensibilidade intermediária às penicilinas[13]. Aproximadamente 20% dos isolados de Hib produzem beta-lactamases e, portanto, são resistentes à ampicilina. Estas cepas produtoras de beta-lactamase permanecem sensíveis às cefalosporinas de 3ª geração[13]. As taxas de resistência do pneumococo aos antibióticos β-lactâmicos vêm aumentando progressivamente, atingindo as taxas mais altas a partir de 2017, associadas principalmente à emergência do sorotipo 19A. Estudos realizados em nosso meio mostram que a incidência de isolados em casos de meningite resistentes à penicilina (CIM ≥ 0,12 μg/mL) atingiu em 2022 valores ao redor de 48% em todas as faixas etárias e de 52% para as crianças menores de 5 anos[13]. A resistência do pneumococo às cefalosporinas de 3ª geração encontra-se também nos valores mais altos já registrados, com taxas de resistência de 21% na população total e de 32% para crianças menores de 5 anos, o que motivou a mudança nas recomendações de tratamento empírico das MB no Brasil[13].

Nos casos de meningite por pneumococos não suscetíveis à penicilina e às cefalosporinas, deve-se utilizar a vancomicina, nunca de forma isolada, devido a sua baixa penetração liquórica, associada com uma cefalosporina de 3ª geração (cefotaxima ou ceftriaxona)[9,14,17]. Deverá ser adicionada a rifampicina ao esquema nas seguintes situações[9]:

- Piora clínica após 24 a 48 horas de terapia com vancomicina e cefalosporina de 3ª geração.
- Falha na esterilização liquórica.
- Identificação de pneumococos resistentes à cefotaxima ou ceftriaxona.

Estudos *in vitro* demonstraram que para o tratamento de meningite por pneumococos resistentes à penicilina e às cefalosporinas, a combinação da vancomicina com ceftriaxona tem maior atividade antimicrobiana que qualquer dos dois agentes usados isoladamente.

Assim que se obtiver o resultado da cultura, o esquema antibiótico deve ser reavaliado e direcionado para o agente (Quadro 9.3). Nos casos de pacientes com história de anafilaxia aos antibióticos β-lactâmicos, pode-se usar no tratamento empírico inicial o cloranfenicol ou a associação de vancomicina com rifampicina. Nas meningites em pacientes com imunodeficiência celular deve-se empregar a associação de ceftazidima com ampicilina. E nas meningites pós-trauma cranioencefálico ou pós-procedimentos neurocirúrgicos ou em pacientes com derivação liquórica, emprega-se a associação de ceftazidima com vancomicina. Em pacientes portadores de derivação ventrículo-peritoneal e que desenvolvem MB diretamente da derivação, a remoção de todos os componentes da derivação infectada em associação com a terapia antimicrobiana apropriada é a mais efetiva estratégia terapêutica[14].

**Quadro 9.3 –** Indicações e doses da terapia antimicrobiana em crianças ≥ 2 meses com meningite bacteriana.

| Patógeno | Antimicrobiano | Dose |
|---|---|---|
| **Pneumococo** | | |
| Sensível à penicilina | Penicilina G *ou* Ampicilina | 300.000 a 400.000 U/kg/dia, de 4 em 4 horas<br>300 mg/kg/dia, de 6 em 6 horas |
| Resistente à penicilina e sensível à cefalosporina 3ª geração | Ceftriaxona *ou* Cefotaxima | 100 mg/kg/dia, de 12 em 12 horas<br>200 mg/kg/dia, de 6 em 6 horas |
| Resistente à penicilina e à cefalosporina 3ª geração e sensível à rifampicina | Vancomicina + Cefalosporina 3ª geração + Rifampicina | 60 mg/kg/dia de 6 em 6 horas<br>100 mg/kg/dia, de 12 em 12 horas<br>20 mg/kg/dia, de 12 em 12 horas |
| **Meningococo** | Penicilina G *ou*<br>Ampicilina *ou*<br>Cefalosporina 3ª geração | Mesmas doses acima |
| Bacilos Gram-negativos (*E. coli*, *Klebsiella* sp., *H. influenzae*) | Ceftriaxona *ou* Cefotaxima | Mesmas doses acima |

(*Continua*)

**Quadro 9.3 –** Indicações e doses da terapia antimicrobiana em crianças ≥ 2 meses com meningite bacteriana. (*Continuação*)

| Patógeno | Antimicrobiano | Dose |
|---|---|---|
| ***Pseudomonas aeruginosa*** | Ceftazidima *ou*<br>Meropenem | 150 a 200 mg/kg/dia, de 8 em 8 horas<br>120 mg/kg/dia, de 8 em 8 horas |
| ***Staphylococcus aureus*** | | |
| Sensível à oxacilina | Oxacilina | 200 mg/kg/dia, de 6 em 6 horas |
| Resistente à oxacilina | Vancomicina (adicionar Rifampicina se for sensível) | 60 mg/kg/dia, de 6 em 6 horas<br>20 mg/kg/dia, de 12 em 12 horas |
| ***Listeria monocytogenes*** | Ampicilina + Amicacina | 200 a 300 mg/kg/dia, de 6 em 6 horas<br>30 mg/kg/dia, de 12 em 12 horas |
| **Estreptococo do grupo B** | Penicilina G *ou* Ampicilina | 400.000 U/kg/dia, de 4 em 4 horas<br>300 mg/kg/dia, de 6 em 6 horas |

*Fonte:* Adaptado de American Academy of Pediatrics[9].

### Controle do tratamento

Em pacientes com MBque apresentaram resposta adequada à antibioticoterapia, a coleta de LCR de controle para averiguar esterilização e melhora dos parâmetros liquóricos não está indicada rotineiramente. O LCR de controle só deve ser realizado nas seguintes situações: quando o paciente não apresentar resposta adequada após 48 horas de antibioticoterapia apropriada; em lactentes menores de 2 meses; em pacientes com meningite por bacilos Gram-negativos; ou em infecções causadas por pneumococos resistentes aos antibióticos β-lactâmicos[9].

### Duração do tratamento

A duração da antibioticoterapia em pacientes com MBvaria de acordo com o agente isolado e a resposta clínica. As recomendações são mostradas no Quadro 9.4. Deve-se, entretanto, ressaltar que estas recomendações devem ser individualizadas de acordo com a resposta clínica do paciente[6,9,14].

## PREVENÇÃO

### Vacinas

As vacinas representam a principal ferramenta para prevenção das MB causadas pelo meningococo, pneumococo e pelo Hib. Dispomos de vacinas polissacarídicas conjugadas meningocócicas para os sorogrupos A, C, W, Y e se estima que ainda em 2023 teremos licenciada uma vacina pentavalente ACWYX para ser utilizada na África, além das vacinas recombinantes proteicas para o sorogrupo B. Para o pneumococo existem vacinas polissacarídicas conjugadas que contemplam 10 (PCV10), 13 (PCV13), 15 (PCV15) ou

**Quadro 9.4 –** Duração da terapia antimicrobiana em meningites de acordo com o agente isolado.

| Microrganismo | Duração da terapia (dias) |
|---|---|
| *Neisseria meningitidis* | 5 a 7 |
| *Streptococcus pneumoniae* | 10 a 14 |
| *Haemophilus influenzae* | 7 a 10 |
| *Streptococcus agalactiae* | 14 a 21 |
| Bacilos Gram-negativos | 21 |
| *Listeria monocytogenes* | ≥ de 21 |
| *Staphylococcus aureus* | 14 a 21 |

*Fonte:* Adaptado de American Academy of Pediatrics[9].

20 (PCV20) sorotipos. Para o Hib dispomos também de uma vacina polissacarídica conjugada. Estas vacinas podem ser administradas já a partir do segundo mês de vida, todas elas com demonstrações de mundo real de efetividade e de adequado perfil de segurança[22,23]. Maiores detalhes sobre as vacinas serão abordados em outro capítulo deste livro.

## Quimioprofilaxia

A quimioprofilaxia em contactantes está indicada nos casos de doença meningocócica e de meningite por Hib.

Na doença meningocócica, a profilaxia está indicada para todos os contatos íntimos de pessoas com doença meningocócica invasiva durante os 7 dias que antecederam o início da doença no caso-índice, independentemente do estado vacinal: todos os contatos domiciliares; contatos de casos ocorridos em creches, escolas maternais, jardins da infância; contato com as secreções orais do paciente pelo beijo, respiração boca a boca, compartilhamento de escovas de dente e talheres, copos etc.; para passageiros de viagens aéreas ou não com duração igual ou superior a 8 horas que tenham compartilhado o assento ao lado do caso-índice. Deve ser iniciada até 24 horas depois do contágio. A profilaxia administrada mais de 2 semanas após a exposição tem muito pouco valor[9]. A droga empregada é a rifampicina na dose de 10 mg/kg (máximo de 600 mg), de 12 em 12 horas, por 2 dias. Para recém-nascidos, usa-se 5 mg/kg, de 12 em 12 horas. Alternativamente, pode-se empregar a ceftriaxona na dose de 125 mg intramuscular, em dose única para menores de 15 anos, e 250 mg naqueles com 15 anos ou mais. A ciprofloxacina para adolescentes > 18 anos, em dose única oral de 500 mg, e azitromicina na dose de 10 mg/kg, dose máxima de 500 mg, dose única, podem alternativamente serem empregadas em algumas situações. Se o tratamento do caso-índice não for feito com cefalosporinas de 3ª geração (erradicam o estado de portador nasofaríngeo), o paciente deverá receber a profilaxia antes da alta hospitalar[9].

A profilaxia da infecção invasiva por Hib é feita para todos os contatos domiciliares íntimos, de qualquer idade, que coabitam ou convivam intimamente com o doente, e que tenham pelo menos um contato menor que 4 anos não vacinado ou parcialmente vacinado. Nas creches e escolas maternais, a profilaxia pode ser empregada, quando dois ou mais casos de doença invasiva ocorreram em um intervalo de até 60 dias. Também é indicada para o paciente em tratamento, caso não esteja recebendo cefalosporina de 3ª geração. Emprega-se a rifampicina na dose de 20 mg/kg (máximo de 600 mg), uma vez ao dia, por 4 dias. A quimioprofilaxia não está recomendada para contatos de pessoas com meningite ou doença invasiva causada por *H. influenzae* do tipo não b porque a doença secundária é rara[9].

### ▪ Isolamento do paciente hospitalizado

Deve-se finalmente assinalar que os pacientes com doença meningocócica e meningite por *Haemophilus influenzae* devem ser internados sob precauções respiratórias para gotículas, durante as 24 horas iniciais da terapêutica antibiótica adequada[9].

## REFERÊNCIAS BIBLIOGRÁFICAS

1. Alamarat Z, Hasbun R. Management of acute bacterial meningitis in children. Infect Drug Resist. 2020;13:4077-4089.
2. Sáfadi MAP, Farhat CK. Meningites bacterianas. In: Farhat CK, Carvalho LH, Succi, RC. Infectologia pediátrica. 3. ed. Rio de Janeiro: Atheneu, 2007. p. 155-80.
3. Kim KS. Acute bacterial meningitis in infants and children. Lancet Infect Dis. 2010;10:32-42.
4. Kim KS. Bacterial meningitis beyond the neonatal period. In: Cherry JD, Harrison GJ, Kaplan SL, et al (Eds). Feigin and cherry's textbook of pediatric infectious diseases. 8th ed. Philadelphia: Elsevier, 2019. p. 309.
5. Garcia CG, Mccracken JR GH. Acute bacterial meningitis beyond the neonatal period. In: Long: principle and practice of pediatric infectious diseases. 3rd ed. Elsevier, 2012. p. 272-279.
6. Kaplan SL. Bacterial meningitis in children older than one month: clinical features and diagnosis. UpToDate. 2023. Disponível em: https://www.uptodate.com/contents/bacterial-meningitis-in-children-older-than-one-month-clinical-features-and-diagnosis?search=bacterial%20meningitis%20in%20children&source=search_result&selectedTitle=1~150&usage_type=default&display_rank=1.
7. Roos KL. Bacterial meningitis. In: Rakel R: Conn's current therapy. 55th ed., 2003. p. 113-118.
8. Rosenstein N, Perkins B, Stephens D, Popovic T, Hughes J. Meningococcal Disease. New Engl. J. Med. 2001;344:1378-1388.
9. American Academy of Pediatrics. Red Book: 2021-2024. In: Kimberlin DW, Barnett ED, Lynfield R, Sawyer MH (Eds). Report of the Committee on Infectious Diseases. 32nd ed. American Academy of Pediatrics, Itasca, IL 2021.
10. Brasil. Ministério da Saúde. Situação das meningites 2023. Disponível em: http://tabnet.datasus.gov.br/cgi/tabcgi.exe?sinannet/cnv/meninbr.def.
11. GBD 2016 Meningitis Collaborators. Global, regional, and national burden of meningitis, 1990-2016: a systematic

analysis for the Global Burden of Disease Study 2016. Lancet Neurol. 2018 Dec;17(12):1061-1082.

12. Alderson MR, et al. Surveillance and control of meningococcal disease in the COVID-19 era: A GMI review. J Infect. 2022 Mar;84(3):289-296.
13. Instituto Adolfo Lutz. Informação da vigilância das pneumonias e meningites bacterianas 2022. Disponível em: http://www.ial.sp.gov.br/resources/insituto-adolfo-lutz/publicacoes/sireva_2022.pdf.
14. Tunkel A, et al. Practice guidelines for the management of bacterial meningitis. Clin. Infect. Dis. 2004;39:1267-84.
15. Saravolatz L, et al. Broad-range bacterial polymerase chain reaction for early detection of bacterial meningitis. Clin. Infect. Dis. 2003;36:40-5.
16. Oates-Whitehead R, Maconochie I, Baumer H, et al. Fluid therapy for acute bacterial meningitis. Cochrane Database Syst Rev. 2005;20(3):JulCD004786.
17. Le Saux N. Guidelines for the management of suspected and confirmed bacterial meningitis in Canadian children older than 2 months of age. 2020. Disponível em: https://www.cps.ca/documents/position/management-of-bacterial-meningitis.
18. Pomeroy Sl, et al. Seizures and other neurologic sequelae of bacterial meningitis in children. N Engl J Med; 1990;323:1651.
19. Lebel MH, Freij BJ, Syrogiannopoulos GA, et al. Dexamethasone therapy for bacterial meningitis. New Engl. J. Med. 1998;319:964-71.
20. Odio CM, Faingeziht I, Paris M, et al. The beneficial effects of early dexamethasone administration in infants and children with bacterial meningitis. New Engl. J. Med., 1991;324:1525-31.
21. Bradley JS, Wassel RT, Lee L, Nambiar S. Intravenous ceftriaxone and calcium in the neonate: assessing the risk for cardiopulmonary adverse events. Pediatrics. 2009;123:e609-13.
22. Chicuto LAD, Moraes C, Cássio de Moraes J, Sáfadi MAP. A critical analysis of serogroup B meningococcal disease burden in Brazil (2001-2015): implications for public health decisions. Hum Vaccin Immunother. 2020 Aug 2;16(8):1945-1950.
23. Bottomley MJ, Serruto D, Sáfadi MA, Klugman KP. Future challenges in the elimination of bacterial meningitis. Vaccine. 2012 May 30;30 Suppl 2:B78-86.

# 10

# Encefalites

*Alexandre Ribeiro Fernandes*

## INTRODUÇÃO

As encefalites continuam a representar um grande desafio para todos aqueles que atuam diretamente na assistência pediátrica. Sua heterogeneidade clínica, etiológica e morbimortalidade são um desafio constante na prática clínica. Nas próximas páginas, convidamos você para um passeio sobre esse tema. Sua fisiopatologia, perfil etiológico, critérios de diagnóstico clínico, laboratorial e tratamento serão revistos com o objetivo de simplificar a compreensão sobre o tema, fornecendo ao leitor informações que permitam uma aplicabilidade prática imediata.

Encefalite, como o próprio nome indica, é o processo inflamatório do tecido nervoso encefálico com manifestações clínicas, cuja causa pode ter origem infecciosa ou não – como nas encefalites autoimunes, por exemplo[1,2]. Em virtude de sua gravidade e da elevada morbimortalidade, a partir dos critérios definidos pelo Grupo Brighton de colaboração[3], diversos autores se reuniram em 2013 com o objetivo de definir critérios para o estabelecimento de um diagnóstico sindrômico, facilitando a propedêutica e agilizando a terapêutica diante dessa suspeita diagnóstica. A presença de sintomas de encefalopatia, com anormalidades do sensório (irritabilidade, sonolência, torpor e coma), é considerada como um critério maior para suspeição de encefalite. É importante ressaltar que diversas anormalidades tóxico-metabólicas podem cursar com essa sintomatologia, por isso é preciso que ela dure mais de 24 horas, que tenham sido descartadas outras causas e que existam outros sinais e sintomas, chamados de critérios menores. São eles: febre superior a 38 °C por mais de 72 horas; crises epilépticas focais ou generalizadas não justificáveis por qualquer condição prévia; surgimento de sinais neurológicos focais (monoparesia, hemiparesia, paresia de pares cranianos); exame de líquido cefalorraquidiano (LCR) com celularidade superior a 5 cel/mm[3]; neuroimagem com anormalidades inflamatórias agudas no parênquima encefálico; anormalidades eletroencefalográficas sugestivas de encefalite e que não podem ser atribuídas a uma outra etiologia. A presença do sinal maior e de dois sinais menores é definida como encefalite provável. Já a presença do sinal maior e de 3 ou mais sinais menores permite classificar como encefalite definida, muito embora a confirmação requeira um diagnostico etiológico infeccioso ou de autoimunidade[4]. Essas informações estão resumidas na Figura 10.1.

Em se tratando de um livro direcionado às doenças infecciosas em pediatria, nosso objetivo foi trazer para discussão, nesse capítulo, a etiopatogenia, etiologia, fluxograma diagnóstico e terapêutico das encefalites de causa infecciosa, especificamente as encefalites virais (EV). É importante sempre ter em mente que outras enfermidades, sistêmicas ou restritas ao sistema nervoso, precisam sempre ser consideradas no diagnóstico diferencial etiológico, como as encefalites autoimunes (EAI), desmielinizantes e autoinflamatória, relacionadas ou não com colagenoses.

## ETIOPATOGENIA

O substrato patológico por trás de qualquer encefalite é a presença de inflamação tecidual, que pode decorrer de uma ação direta dos vírus sobre as células do tecido nervoso ou decorrer de reações inflamatórias secundárias, como vasculites. Vírus podem chegar ao parênquima cerebral através da viremia (herpes, enterovírus, arbovírus) ou por via retrógrada, chegando ao sistema nervoso central (SNC) a partir do sistema nervoso periférico (vírus da raiva)[5].

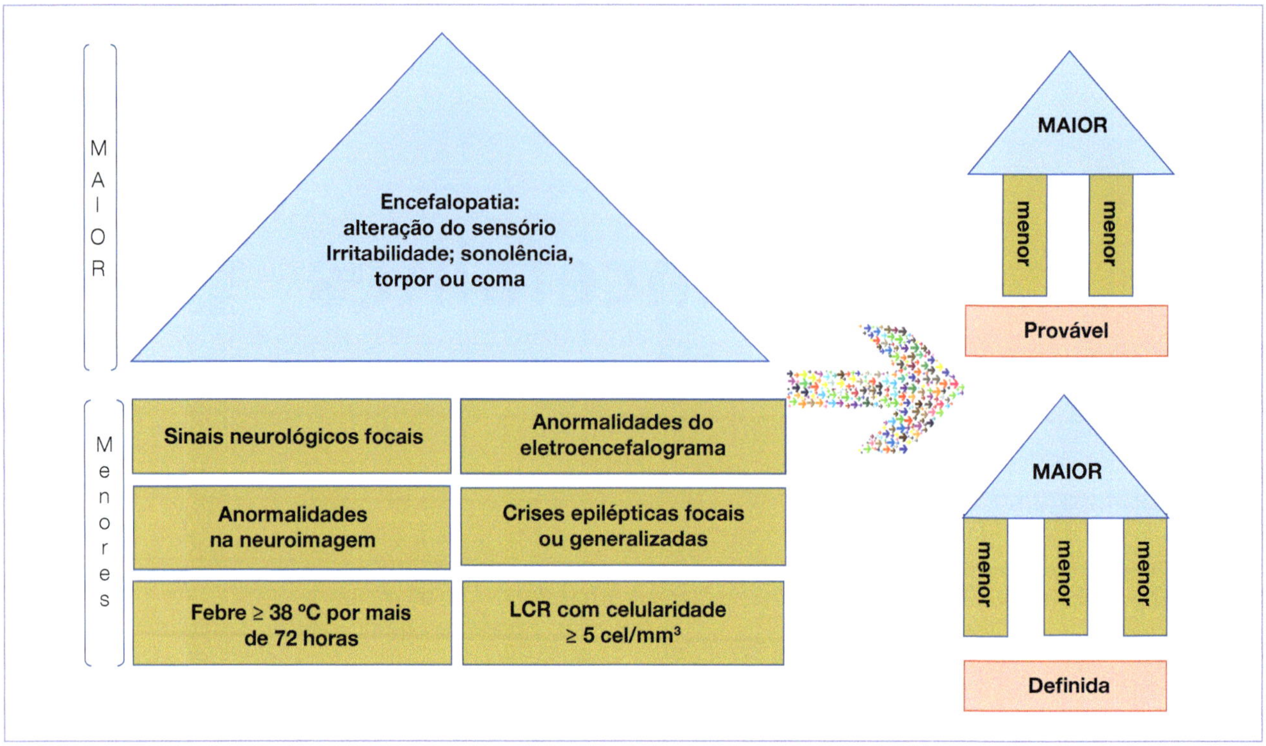


**Figura 10.1** – Representação dos critérios de diagnóstico sindrômico das encefalites.
LCR: líquido cefalorraquidiano.
*Fonte:* Venkatesan et al.[4].

A intensidade dos sintomas está diretamente relacionada ao neurotropismo, à virulência e às respostas imunológicas do hospedeiro. Alguns vírus, como o herpesvírus simples (HSV), produzem efeito citotóxico direto e causam inflamação. Outros induzem a reação inflamatória mais intensa, como o vírus do oeste do Nilo (WNV, do inglês *West Nile Virus*) e o vírus varicela-zóster (VVZ). Além da invasão direta, infecções à distância podem causar inflamação no SNC, como as infecções por *Mycoplasma pneumoniae*, coronavírus 2 da síndrome respiratória aguda grave (SARS-CoV-2) ou por diferentes vírus da família Influenza que podem induzir a autoimunidade e reações inflamatórias secundárias[5,6]. As respostas inflamatórias do hospedeiro também têm papel importante na gênese e na gravidade dos sintomas. Citocinas e interferons produzidos pelas células gliais agem através de receptores *Toll* e *Toll-like* e mutações em genes responsáveis pela síntese desses já foram descritas como definidoras da gravidade da infecção por diferentes agentes virais. Tanto a agressão direta quanto a neuroinflamação tornam as células nervosas disfuncionais e incapazes de manter a atividade cortical fisiológica fazendo surgir, então, a alteração do sensório e a anormalidade motora relacionada com a área cerebral acometida[6]. Além disso, a neuroinflamação é uma fonte geradora de estímulos epileptogênicos[7] e, por isso, a ocorrência de crises epilépticas se caracteriza como um sintoma frequente em pacientes com encefalite. Quanto maior a intensidade e o tempo de inflamação do tecido nervoso, maior será a perda neuronal e de células da glia e, consequentemente, maior será o impacto na morbidade da condição[8].

## EPIDEMIOLOGIA

Discutir sobre a epidemiologia das EV é sempre desafiador. O comportamento epidemiológico dessa condição muda de década para década. À medida que os diversos vírus sofrem modificações genéticas, novas áreas se urbanizam e novos fluxos migratórios se estabelecem podendo surgir casos de vírus que antes não circulavam naquela região. É o caso de novas áreas da Ásia e Austrália que reportaram casos de vírus da encefalite japonesa (JEV, do inglês *Japanese encephalitis virus*)[9]. Novas terapias quimioterápicas e imunossupressoras aumentam o risco para vírus como o Epstein-Barr (EBV) e citomegalovírus (CMV)[9]. Além disso, cada vez mais conseguimos estabelecer uma relação etiopatogênica entre as EAI anti-NMDA (contra o receptor N-metil-D-aspartato) com agentes infecciosos, como o HSV[10].

A literatura descreve uma incidência global de 3,5 a 7,4 casos/100.000, chegando a 16 casos/100.000[9]. Trabalhos norte-americanos apresentam dados semelhantes com uma taxa de 7,3 casos/100.000, sendo 13,5/100.000 em menores de 1 ano e 4,1/100.000 entre 10 e 14 anos de idade[5]. Outros trabalhos europeus chegaram a conclusões parecidas[11,12]. Em áreas tropicais, a incidência não se modifica muito (6,34/100.000) e apresenta sazonalidade[13].

O perfil dos agentes etiológicos varia de região para região: JEVe encefalite transmitida por carrapatos (TBE, do inglês *tick-borne encephalitis*) predominam em algumas regiões, enquanto em nosso meio HSV-1, HSV-2, arbovírus (dengue, zika e chikungunya), EBV, herpesvírus humano do tipo 6 (HHV-6) e VVZ (Quadro 10.1) são os mais relatados[2,14]. Vale ressaltar que a vigilância epidemiológica deve ser constante e, considerando a diversidade epidemiológica das encefalites e que boa parte dos vetores dos diversos arbovírus são detectados no Brasil, não é nenhuma surpresa já ter havido a detecção de casos de encefalite pelo WNV ou pelo vírus da encefalite de Saint Louis (SLEV, do inglês *Saint Louis encephalitis virus*) no Brasil[15-17].

**Quadro 10.1** – Particularidades de alguns agentes etiológicos de encefalite viral.

| Agente etiológico | Algumas características clínicas específicas |
|---|---|
| HSV-1 e HSV-2 | Pródromos febril; ocorrência de estomatites |
| Enterovírus | Pródromos febril; ocorrência de exantema ou diarreia |
| EBV | Pacientes imunocomprometidos em tratamento de câncer |
| CMV | Coriorretinite associada |
| SARS-CoV-2 | Síndrome inflamatória multissistêmica da criança (MIS-C) |
| Dengue | Ocorrência de exantema, *rash* e quadro clínico |

CMV: citomegalovírus; EBV: vírus Epstein-Barr; HSV: herpesvírus simples; MIS-C: síndrome inflamatória multissistêmica da criança; SARS-CoV-2: coronavírus 2 da síndrome respiratória aguda grave. *Fonte:* Adaptado de Costa e Sato[2] e Valle et al.[14].

A chegada de um novo vírus, o SARS-CoV-2, trouxe mais um ao rol dos agentes etiológicos das EV. Em uma revisão sistemática com 78 casos confirmados, o número de relatos na faixa etária pediátrica não diferiu significativamente das demais: 21% dos casos relatados ocorreram entre 0 e 20 anos[18]. Alguns relatos indicam a possibilidade de a encefalite ocorrer por invasão direta enquanto outros autores alegam que as anormalidades neurorradiológicas e a elevada frequência de síndrome inflamatória multissistêmica da criança (MIS-C) indicam um componente autoinflamatório[19]. Independente do mecanismo fisiopatológico, a ocorrência de inflamação relacionada com o SARS-CoV-2 é amplamente reconhecida e, por essa razão, deve sempre estar na lembrança daqueles que assistem uma criança com encefalite.

## MANIFESTAÇÕES CLÍNICAS

Na maior parte das vezes, as EV produzem quadro agudo, de progressão relativamente rápida. Muitas vezes as manifestações neurológicas são precedidas de sintomas prodrômicos inespecíficos, como febre, cefaleia, exantema e/ou respiratórios, como tosse e coriza. A qualidade e intensidade dos sintomas se relacionam com o agente etiológico e podem durar alguns dias até a instalação dos sintomas neurológicos propriamente ditos[20,21]. Esses sintomas também podem ajudar a suspeitar do agente etiológico. Por exemplo: a ocorrência de sintomas respiratórios está relacionada com os vírus respiratórios (*influenza*, adenovírus) e *Mycoplasma*; a presença de parotidite pode indicar encefalite pelo vírus da caxumba; e a ocorrência de exantema se relaciona mais com infecções por enterovírus, HHV-6, VVZe arbovírus (dengue e WNV)[9].

Após essa fase inicial, à medida que a viremia transporta o vírus para o SNC, vão surgindo sintomas neurológicos, tanto difusos como localizados. Entre os primeiros, destacam-se as anormalidades do sensório. Podem ocorrer irritabilidade, intercalada ou não com momentos de sonolência, torpor e até mesmo coma. Esse sintoma é o principal achado neurológico, mais frequentemente presente, logo no início da inflamação e em quase todas as encefalites (inclusive as não infecciosas) e, por essa razão, foi considerado como um critério maior para a definição da síndrome de encefalite[2,4,5]. As definições desses sintomas são as mesmas aplicadas a qualquer outra condição neurológica[22] e estão resumidas na Figura 10.2.

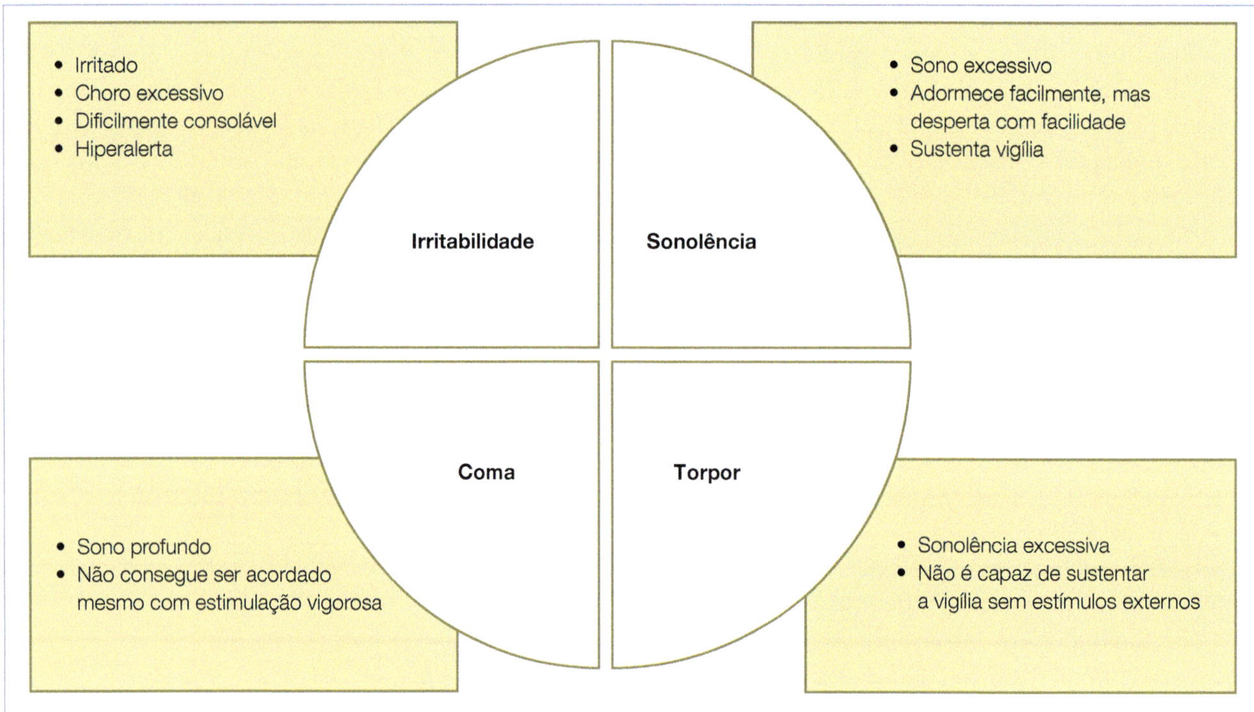


**Figura 10.2 –** Definições das alterações de sensório.
*Fonte:* Posner et al.[22].

A partir desse ponto, os sintomas neurológicos dependem muito da localização das áreas afetadas[20]. Em geral, a função motora também é comprometida e a criança frequentemente exibe redução ou perda da movimentação espontânea nos quatro membros ou em um dimídio. Nesse momento é possível observar hipotonia muscular associada a tetra ou hemiparesia e com reflexos profundos frequentemente presentes[6]. O tecido nervoso inflamado acaba ainda por ter sua bioeletrogênese acometida, o que faz com que surjam descargas epileptiformes e crises epilépticas, que podem ser focais (mais comumente), generalizadas ou focais com evolução para generalização. Sinais de irritação meníngea podem ou não estarem presentes dependendo do acometimento ou não das meninges. Vale lembrar que pacientes com idade inferior a 1 ano usualmente não apresentam sinais de irritação meníngea[5,9].

É importante ressaltar ainda que, muitas vezes, infecções virais sistêmicas ou do próprio SNC podem desencadear quadros de EAI. A relação entre a infecção por HSV e encefalite anti-NMDA, por exemplo, é amplamente apresentada na literatura[23,24]. O maior desafio para o clínico é quando suspeitar que uma encefalite, inicialmente viral, está prolongando seu curso por mecanismos autoimunes. Nesse caso, é preciso tomar outras medidas terapêuticas e propedêuticas. Algumas pistas estão listadas no Quadro 10.2 e servem de alerta para evolução de uma EV para uma EAI, como: um curso mais prolongado, com pouca resposta ao tratamento de suporte e antiviral após 1 semana; o surgimento de transtornos do movimento (coreia, atetose, distonia); aparecimento de sintomas psiquiátricos (irritabilidade, alucinações, agitação psicomotora, entre outros); a presença de um exame de LCR menos inflamatório, isto é, com uma pleocitose linfomonocítica não muito elevada; exame de ressonância magnética (RM) com anormalidades típicas de EAI ou de normalidade, como frequentemente se observa em crianças com encefalite anti-NMDA[24].

## TESTES DIAGNÓSTICOS

A construção do diagnóstico das EV começa sempre pela determinação da síndrome clínica de encefalite, com base na presença dos critérios definidos em 2013[4], que permite classificar um caso suspeito de encefalite como provável ou definido[2]. A partir desse ponto, o diagnóstico complementar tem dois objetivos principais: determinar a extensão da inflamação do SNC e buscar um agente etiológico. O primeiro objetivo lança mão de métodos de imagem, especificamente a RM, métodos eletrográficos e o exame de LCR. A definição do vírus causador nem sempre é possível. Coortes retrospectivas conseguem um nível de positividade entre 50% e 70%[5,12,25,26]. No Brasil, apesar da carência de dados publicados, os números são parecidos[14,17]. Sendo assim, uma abordagem sistemática e cautelosa deve ser executada para essa finalidade.

**Quadro 10.2** – Diferenças entre encefalite viral e autoimune.

| Achado clínico ou complementar | Encefalite viral | Encefalite autoimune |
|---|---|---|
| Evolução | Aguda<br>Recuperação mais rápida | Aguda ou subaguda<br>Recuperação superior a 3 semanas |
| Sintomas | Alterações sensório +++<br>Crises epilépticas ++<br>Paresia com hipotonia ++<br>Distúrbios do movimento -/+<br>Manifestações psiquiátricas -/+ | Alterações sensório +++<br>Crises epilépticas ++<br>Paresia com hipotonia ++<br>Distúrbios do movimento +++<br>Manifestações psiquiátricas e afasia +++ |
| Resposta ao tratamento de suporte e antiviral | Boa | Indiferente |
| PCR/sorologia | ++ | - |
| LCR | Celularidade aumentada ++ | Celularidade aumentada -/+ |
| | Proteína elevada +/++ | Proteína elevada ++ |
| RM | Lesões inflamatórias ++ | Normal (anti-NMDA) ++<br>Lesões inflamatórias típicas + |

+++: muito frequente; ++: frequente; +: pouco frequente; -/+: raramente; LCR: líquido cefalorraquidiano; PCR: reação em cadeia da polimerase; RM: ressonância magnética.

*Fonte:* Adaptado de Messacar et al.[5]; Thompson et al.[9]; Armangue et al.[24].

## Exames laboratoriais

Exames habitualmente solicitados a crianças com uma condição grave devem ser realizados. Hemograma, eletrólitos, gasometria, ferritina, marcadores inflamatórios e escórias dão informações valiosas com relação à intensidade da reação inflamatória sistêmica, ao nível de perfusão tecidual e às disfunções sistêmicas que a criança possa estar apresentando.

## Exame de líquido cefalorraquidiano

A coleta do LCR deve ser efetuada tão logo a suspeita de encefalite se estabeleça. É importante lembrar que a trombocitopenia com plaquetas inferiores a 100.000/mm$^3$, de fato, contraindica a realização da punção lombar. A presença de sinais neurológicos de localização (p. ex., ataxia, hemiparesia, ptose palpebral, anisocoria e/ou crises epilépticas focais) indica a realização de tomografia antes da punção lombar. Além dessas duas situações, a punção lombar pode (e deve) ser feita com um risco de herniação igual a qualquer outra condição[27,28]. Atrasar a realização do procedimento diagnóstico por causa da neuroimagem antes da punção, além de não proteger o médico do ponto de vista médico-legal, pode trazer prejuízos ao paciente pelo atraso do início do tratamento.

Os achados comumente observados no exame do LCR de crianças com EV incluem a elevação da celularidade (pleocitose) com predomínio de linfócitos, glicorraquia normal e proteinorraquia elevada[6]. Contudo, é preciso destacar que esse exame pode ser normal. Crianças mais jovens ou a inflamação cerebral em áreas onde não há contato direto com o LCR podem justificar esse resultado[5]. Algumas séries chegaram a relatar celularidade liquórica normal em 29% dos casos[25]. Achados hemorrágicos no exame de LCR podem estar relacionados com infecção pelo HSV[1,2].

A possibilidade de detecção do agente etiológico torna esse exame ainda mais importante. A técnica de isolamento de material genético dos vírus através da PCR tem se tornado cada vez mais acessível nos últimos anos e já faz parte da rotina em vários centros. Além da pesquisa de material genético viral, a realização de sorologias no LCR também pode ajudar na identificação da etiologia da EV[2]. Ainda assim, como discutido anteriormente, a positividade para detecção do agente etiológico fica entre 50% e 70%. Mais recentemente, o uso da metagenômica, técnica que permite o sequenciamento genético de quaisquer microrganismos presentes no LCR, certamente deverá aumentar a capacidade de isolamento do agente viral em pessoas com EV cuja etiologia não pôde ser determinada por meio da PCR, culturas e sorologias[17,29].

## Eletroencefalograma

O eletroencefalograma (EEG) foi amplamente utilizado como ferramenta diagnóstica nas EV. Entretanto, a anormalidade da bioeletrogênese cerebral decorre da inflamação em si, seja ela infecciosa ou não. As anormalidades variam desde achados inespecíficos indicadores de encefalopatia (lentificação global) até descargas epileptiformes periódicas lateralizadas (PLED, do inglês *periodic lateralized epileptiform discharges*) em lobos temporais observadas nos casos de EV por HSV-1[4]. Apesar de algumas revisões sistemáticas[30] terem classificado seus achados de anormalidades como nível de evidência "C" (ou de importância secundária), esse exame ainda tem um papel importante no cuidado das crianças com EV, seja para detectar a presença de estado de mal não convulsivo, seja para detectar anormalidades especificamente relacionadas com uma etiologia autoimune ou degenerativa, como a panencefalite esclerosante subaguda ou o padrão EDB (*extreme delta brush*) que se relaciona com a EAI anti-NMDA[31].

## Neuroimagem

A RM é uma das melhores formas de determinar a presença e a extensão de lesões inflamatórias do SNC e deve ser considerada como o método de neuroimagem de escolha[4]. Apesar de não estar amplamente disponível e de requerer um procedimento de sedação na maior parte das crianças, esse método é capaz de detectar a presença de lesões inflamatórias, de definir os diferentes estágios de evolução permitindo avaliação do tempo de instalação, de determinar a presença de lesões vasculares secundárias, de auxiliar na diferenciação entre a encefalite infecciosa e a encefalomielite aguda disseminada (ADEM, do inglês *acute disseminated encephalomyelitis*) de etiologia desmielinizante e autoinflamatória. Sua especificidade é sabidamente superior aos demais métodos de neuroimagem, como a ultrassonografia transfontanela (USTF) e a tomografia computadorizada (TC), que só deve ser utilizada quando não for possível a realização da RM[1,4].

Apesar da grande sensibilidade e da capacidade de definir a presença de lesões inflamatórias no encéfalo, o exame pode ser normal em um número considerável de pacientes com EV, comprometendo sua especificidade. Séries europeias e norte-americanas indicam 38% a 44% de normalidade[32,33]. No Brasil, uma das maiores séries reportadas descreveu normalidade em mais de 70% de suas crianças[14]. Portanto, diante de uma criança com suspeita clínica significativa de EV, uma RM normal não deve descartar esse diagnóstico.

Edema, necrose e/ou hemorragia em diversas áreas podem ser encontradas em crianças com EV através das sequências T1, T2 e Flair. Áreas hemorrágicas, mesmo pequenas, podem ser observadas pelas técnicas do tipo gradiente-eco e a técnica de difusão pode auxiliar em discernir lesões recentes das mais antigas[30].

A RM pode auxiliar com algumas pistas para o agente etiológico, conforme exemplificado na Figura 10.3[5,33]. EV causadas por HSV tendem a apresentar áreas inflamatórias localizadas, por vezes hemorrágicas, predominando em áreas temporais; infeções por VVZ podem se apresentar com envolvimento isquêmico por vasculite; lesões de tronco cerebral relacionadas com enterovírus; e lesões dos gânglios da base relacionadas com JEVe WNV. Entretanto, as diversas séries da literatura chamam atenção que seu potencial para determinar o agente etiológico é limitado e jamais deve substituir os métodos de detecção viral como PCR, por exemplo. Esses mesmos autores destacam o valor da RM, seja auxiliar na avaliação do prognóstico, pois crianças com anormalidades neste exame costumam ter uma evolução menos satisfatória e permanecer internadas por mais tempo[14,25,32,33].

# TRATAMENTO

Considerando a gravidade e a elevada morbimortalidade das EV, o tratamento deve ser iniciado imediatamente após a suspeita diagnóstica e a coleta dos exames complementares. A terapêutica, sem dúvida, deve ser direcionada ao agente etiológico causador, mas considerando o tempo para realização desses testes, medidas de suporte à vida e tratamento empírico devem ser iniciados imediatamente[2,5,20].

## Medidas de suporte

Estabilização clínica por meio da manutenção do estado de hidratação e hemodinâmico; atenção ao nível de oxigenação e ventilação; manutenção das vias aéreas pérvias, com intubação orotraqueal se o escore da escala de Glasgow for inferior a 8; medidas de controle da hipertensão intracraniana; tratamento das crises epilépticas, se existirem.

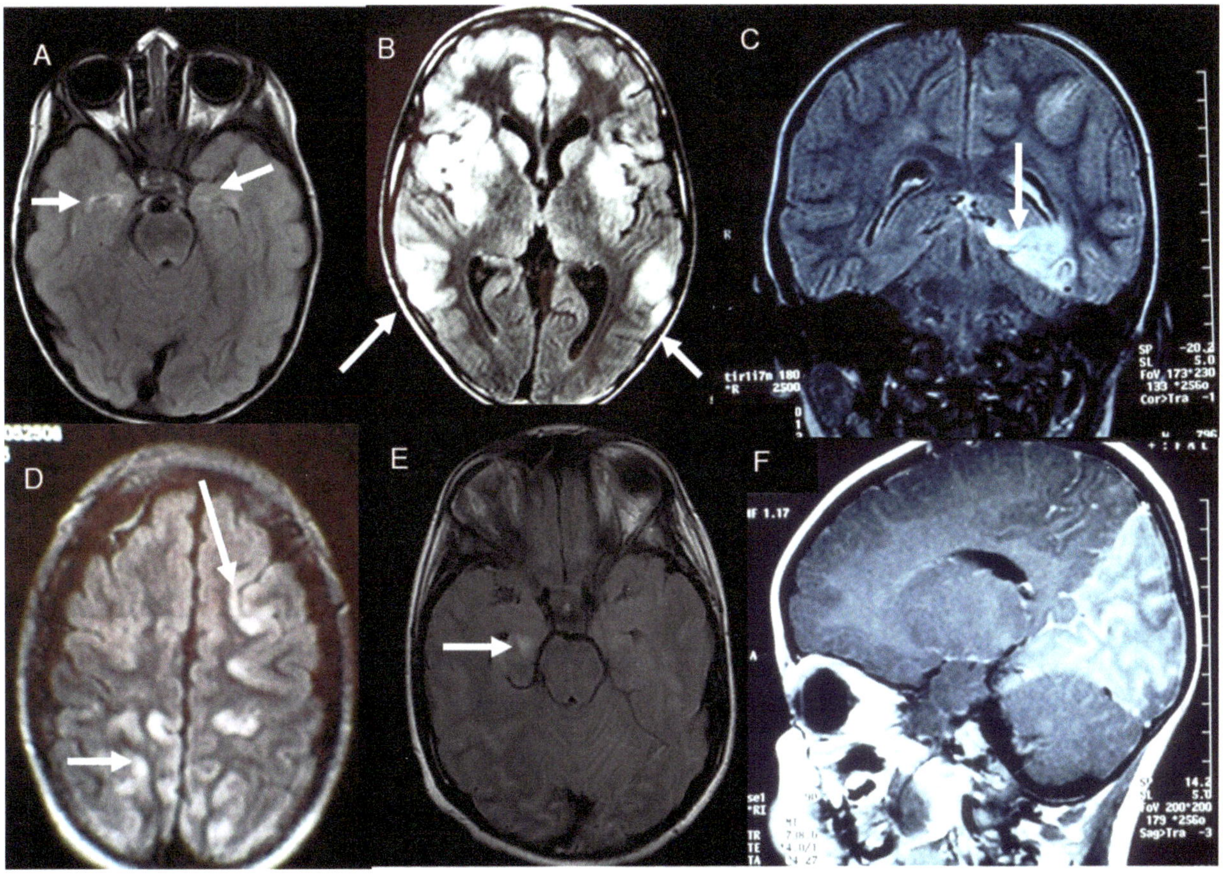


**Figura 10.3** – Neuroimagem nas encefalites. **A**, **B** e **C**) encefalites por herpesvírus em 3 formas distintas de neuroimagem. **A.** Áreas inflamatórias simétricas nos lobos temporais. **B.** Áreas inflamatórias corticais e disseminadas pelo encéfalo/gânglios da base. **C.** Extensa área inflamatória temporal esquerda unilateral. **D.** Áreas de inflamação cortical difusa e assimétrica em paciente com encefalite por EBV. **E.** Inflamação discreta em área temporal direita, semelhante à infecção por HSV, mas causada por encefalite autoimune anti-GAD. **F.** Área de isquemia por vasculite causada por infecção pelo vírus varicela-zóster (VVZ).
*Fonte:* Acervo da autoria.

## Tratamento empírico

Iniciar aciclovir (10 mg/kg/dose) intravenoso, a cada 8 horas, e manter até que o resultado de PCR esteja negativo e a RM sem anormalidades, podendo ser descontinuado seu uso. Contudo, persistindo a forte suspeita de HSV através da neuroimagem ou de alguns achados liquóricos (p. ex., LCR hemorrágico), ou não havendo outra etiologia identificada, sua manutenção pode ser considerada mesmo após o resultado negativo de PCR.

O uso de corticoides ainda é motivo de debate na literatura. O uso de dexametasona, por exemplo, parece não interferir no curso da doença, mas pode gerar impacto positivo em alguns dos sintomas, como a cefaleia observada nas crianças com meningoencefalite viral.

## Medidas terapêuticas específicas

O uso de oseltamivir oral em pacientes com *influenza* isolado em vias aéreas e encefalite é recomendado, apesar de sua eficácia não estar amplamente reconhecida pela literatura. De modo semelhante, ganciclovir por até 4 semanas para aqueles pacientes com resultado positivo para CMV.

Algumas condições específicas requerem tratamentos mais direcionados, como é o caso das EAI e da ADEM com pulsoterapia com corticoides e/ou imunoglobulina IV (IgIV); esta última parece ser eficaz no tratamento das encefalites por enterovírus, mas os resultados do ensaio clínico britânico IgNITE ainda não estão disponibilizados.

## ISOLAMENTO DO PACIENTE HOSPITALIZADO

A maior parte das EV não requer nenhuma medida de isolamento ao paciente internado.

## MEDIDAS DE PREVENÇÃO

A prevenção das EV engloba diversas medidas que vão desde o controle dos vetores transmissores dos arbovírus que mais comumente estão envolvidos na etiologia em nosso meio (dengue, chikungunya e zika), além do uso de repelentes pelas pessoas que habitam ou visitam áreas endêmicas com o vetor ou com circulação desses vírus. Outra medida eficaz de prevenção é a administração de vacinas, especialmente a tríplice viral, as vacinas sazonais de *influenza* e encefalite japonesa (para os viajantes). Vale lembrar ainda das profilaxias pós-exposição para encefalite causada pelo vírus da raiva (com vacina e imunoglobulina) ou pelo HSV nos recém-nascidos que tiveram contato com lesões genitais ativas de HSV (com aciclovir)[5,11].

## ALGORITMO DECISÓRIO

Frente à suspeita clínica de encefalite, são necessários exames laboratoriais e de imagem para o esclarecimento diagnóstico, conforme indicado na Figura 10.4.

## REFERÊNCIAS BIBLIOGRÁFICAS


1. Tunkel AR, Glaser CA, Bloch KC, et al. The management of encephalitis: clinical practice guidelines by the Infectious Diseases Society of America. Clinical Infectious Diseases. 2008;47(3):303-327. doi:10.1086/589747.
2. Costa BK, Sato DK. Viral encephalitis: a practical review on diagnostic approach and treatment. J Pediatr. 2020;96:12-19. doi:10.1016/j.jped.2019.07.006.
3. Sejvar JJ, Kohl KS, Bilynsky R, et al. Encephalitis, myelitis, and acute disseminated encephalomyelitis (ADEM): Case definitions and guidelines for collection, analysis, and presentation of immunization safety data. Vaccine. 2007;25(31):5771-5792. doi:10.1016/j.vaccine.2007.04.060.
4. Venkatesan A, Tunkel AR, Bloch KC, et al. Case definitions, diagnostic algorithms, and priorities in encephalitis: consensus statement of the international encephalitis consortium. Clinical Infectious Diseases. 2013;57(8):1114-1128. doi:10.1093/cid/cit458.
5. Messacar K, Fischer M, Dominguez SR, Tyler KL, Abzug MJ. Encephalitis in US Children. Infect Dis Clin North Am. 2018;32(1):145-162. doi:10.1016/j.idc.2017.10.007.


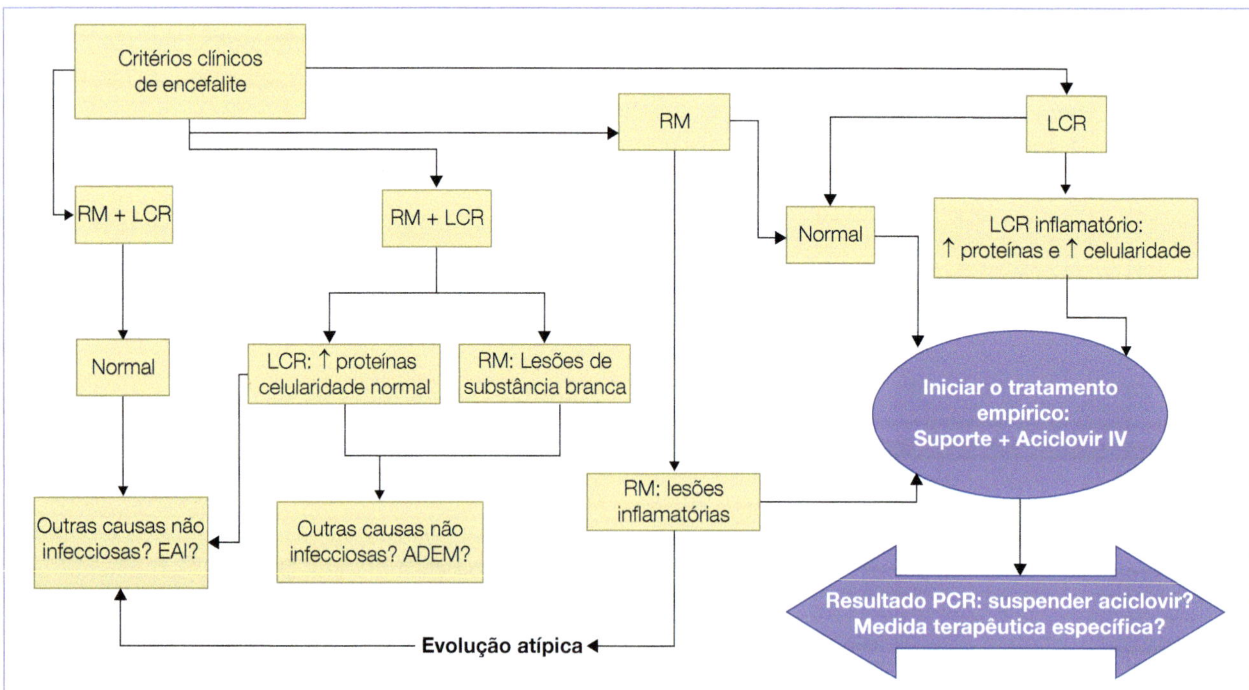


**Figura 10.4** – Diagnóstico de encefalite.

ADEM: encefalomielite aguda disseminada; EAI: encefalite autoimune; IV: intravenoso; LCR: líquido cefalorraquidiano; RM: ressonância magnética.

*Fonte:* Adaptada de Ellul M, Solomon T[34].

6. Bonthius DJ, Bale Jr. JF. Viral infections of the nervous system. In: Swaiman KF, Ashwal S, Ferriero DM, et al. (Eds.). Swaiman's pediatric neurology. 6th ed. Elsevier; 2018. p. 895-906.
7. Vezzani A, Granata T. Brain inflammation in epilepsy: experimental and clinical evidence. Epilepsia. 2005;46(11):1724-1743. doi:10.1111/j.1528-1167.2005.00298.x.
8. Aktas O, Ullrich O, Infante-Duarte C, Nitsch R, Zipp F. Neuronal damage in brain inflammation. Arch Neurol. 2007;64(2):185-189. doi:10.1001/archneur.64.2.185.
9. Thompson C, Kneen R, Riordan A, Kelly D, Pollard AJ. Encephalitis in children. Arch Dis Child. 2012;97(2):150-161. doi:10.1136/archdischild-2011-300100.
10. Venkatesan A, Benavides DR. Autoimmune encephalitis and its relation to infection. Curr Neurol Neurosci Rep. 2015;15(3). doi:10.1007/s11910-015-0529-1.
11. Fowler Å, Ygberg S, Svensson E, Bergman K, Cooray G, Wickström R. Prospective evaluation of childhood encephalitis: predisposing factors, prevention and outcome. Pediatric Infectious Disease Journal. Published online 2020:E417-E422. doi:10.1097/INF.0000000000002842.
12. Blauw D, Bruning AHL, Busch CBE, et al. Epidemiology and etiology of severe childhood encephalitis in the netherlands. Pediatric Infectious Disease Journal. 2020;39(4):267-272. doi:10.1097/INF.0000000000002551.
13. Silva GS, Richards GA, Baker T, Amin PR. Encephalitis and myelitis in tropical countries: Report from the Task Force on Tropical Diseases by the World Federation of Societies of Intensive and Critical Care Medicine. J Crit Care. 2017;42:355-359. doi:10.1016/j.jcrc.2017.11.001.
14. Valle DA, Santos MLSF, Giamberardino HIG, Raboni SM, Scola RH. Acute childhood viral encephalitis in southern brazil. Pediatric Infectious Disease Journal [online] 2020;894-898. doi:10.1097/INF.0000000000002709.
15. Moraes MM, Kubiszeski JR, Vieira CJ da SP, et al. Detection of Saint Louis encephalitis virus in two Brazilian states. J Med Virol. 2022;94(2):776-781. doi:https://doi.org/10.1002/jmv.27402.
16. Vieira MACS, Romano APM, Borba AS, et al. Case report: west nile virus encephalitis: the first human case recorded in Brazil. American Journal of Tropical Medicine and Hygiene. 2015;93(2):377-379. doi:10.4269/ajtmh.15-0170.
17. Ferreira JE, Ferreira SC, Almeida-Neto C, et al. Molecular characterization of viruses associated with encephalitis in São Paulo, Brazil. PLoS One. 2019;14(1). doi:10.1371/journal.pone.0209993.
18. Islam MA, Cavestro C, Alam SS, Kundu S, Kamal MA, Reza F. Encephalitis in patients with COVID-19: a systematic evidence-based analysis. Cells. 2022;11(16). doi:10.3390/cells11162575.
19. Icenogle T. COVID-19: infection or autoimmunity. Front Immunol. 2020;11(September):1-11. doi:10.3389/fimmu.2020.02055.
20. Aneja S, Sharma S. Diagnosis and management of acute encephalitis in children. Indian J Pediatr. 2019;86(1):70-75. doi:10.1007/s12098-018-2775-0.
21. Domingues RB, Teixeira AL. Management of acute viral encephalitis in Brazil. The Brazilian Journal of Infectious Diseases. 2009;13(6):433-439. www.bjid.com.br.
22. Posner J, Saper C, Schiff N, Plum F. Pathophysiology of signs and symptoms of coma. In: Posner J, Saper C, Schiff N, Plum F (Eds.). Plum and Posner's diagnosis of stupor and Coma. 4th ed. Oxford University Press; 2007. p. 3-37.
23. Armangue T, Spatola M, Vlagea A, et al. Frequency, symptoms, risk factors, and outcomes of autoimmune encephalitis after herpes simplex encephalitis: a prospective observational study and retrospective analysis. Lancet Neurol. 2018;17(9):760-772. doi:10.1016/S1474-4422(18)30244-8.
24. Armangue T, Leypoldt F, Dalmau J. Autoimmune encephalitis as differential diagnosis of infectious encephalitis. Curr Opin Neurol. 2014;27(3):361-368. doi:10.1097/WCO.0000000000000087.
25. Penh P, Pommier C (j D, Crabol Y, et al. Childhood Encephalitis in the Greater Mekong Region (the SouthEast Asia Encephalitis Project): a multicentre prospective study; 2022. www.thelancet.com/.
26. Elenga N, Roux A, Cuadro-Alvarez E, Martin E, Kallel H, Defo A. Etiology and prognosis of encephalitis in French Guianese children: a retrospective record-based study. J Infect Public Health. 2020;13(7):1051-1053. doi:10.1016/j.jiph.2020.01.315.
27. Engelborghs S, Niemantsverdriet E, Struyfs H, et al. Consensus guidelines for lumbar puncture in patients with neurological diseases. Alzheimer's and Dementia: Diagnosis, Assessment and Disease Monitoring. 2017;8:111-126. doi:10.1016/j.dadm.2017.04.007.
28. Joffe AR. Lumbar puncture and brain herniation in acute bacterial meningitis: A review. J Intensive Care Med. 2007;22(4):194-207. doi:10.1177/0885066607299516.
29. Wilson MR, Sample HA, Zorn KC, et al. Clinical metagenomic sequencing for diagnosis of meningitis and encephalitis. New England Journal of Medicine. 2019;380(24):2327-2340. doi:10.1056/nejmoa1803396.
30. Steiner I, Budka H, Chaudhuri A, et al. Viral meningoencephalitis: a review of diagnostic methods and guidelines for management. Eur J Neurol. 2010;17(8):999-e57. doi:10.1111/j.1468-1331.2010.02970.x.
31. Gillinder L, Warren N, Hartel G, Dionisio S, O'Gorman C. EEG findings in NMDA encephalitis – A systematic review. Seizure. 2019;65:20-24. doi:10.1016/j.seizure.2018.12.015.
32. Pöyhönen HM, Nyman MJ, Peltola VT, Löyttyniemi ES, Lähdesmäki TT. Neuroimaging and neurological outcome of children with acute encephalitis. Dev Med Child Neurol. 2022;64(10):1262-1269. doi:10.1111/dmcn.15261.
33. Bykowski J, Kruk P, Gold JJ, Glaser CA, Sheriff H, Crawford JR. Acute pediatric encephalitis neuroimaging: single-institution series as part of the California encephalitis project. Pediatr Neurol. 2015;52(6):606-614. doi:10.1016/j.pediatrneurol.2015.02.024.
34. Ellul M, Solomon T. Acute encephalitis – diagnosis and management. Clin Med (Lond). 2018 Mar;18(2):155-159. doi: 10.7861/clinmedicine.18-2-155. PMID: 29626021; PMCID: PMC6303463.

# Outras Infecções do Sistema Nervoso

# 11

*Marcelo de Melo Aragão*
*Louise Scridelli Tavares*
*Thais Rohde*
*Mateus Pradebon*

## 11.1 Infecções piogênicas focais na infância

### INTRODUÇÃO

A despeito dos adventos tecnológicos importantes nas áreas diagnósticas e de tratamento das infecções piogênicas focais do sistema nervoso central (SNC), o cenário emergente de novos regimes imunossupressores e mudanças epidemiológicas ainda faz dessas doenças um grande desafio clínico por suas altas taxas de morbimortalidade. As entidades abordadas nesse tópico incluem abscesso cerebral, empiema epidural e empiema subdural.

### ABCESSOS CEREBRAIS

O encéfalo é altamente suscetível ao desenvolvimento de abscessos cerebrais uma vez que um microrganismo penetra a barreira hematoencefálica (BHE). Após o inóculo inicial, ocorre processo de necrose associado a edema e infiltrado neutrofílico, caracterizando a cerebrite precoce. Após 4 a 9 dias, observa-se a cerebrite tardia, com infiltração linfocítica e evolução para necrose central. Após algumas semanas, a lesão evoluiu com encapsulamento que limita a extensão da infecção, mas não reduz o edema e nem a inflamação perilesional[1]. Em metade dos casos, o abscesso resulta de disseminação por contiguidade (sinusite, otite média, mastoidite, infecção dentária). Outros são relacionados à disseminação hematogênica da infecção de um sítio remoto (endocardite, infecção pulmonar ou cutânea) ou mesmo por inoculação direta (procedimento neurocirúrgico ou trauma penetrante). Em casos de disseminação contígua ou por inoculação, a topografia da lesão é tipicamente adjacente à área de penetração e os abcessos são isolados; isso justifica, por exemplo, a prevalência maior de abscessos frontais e temporais no contexto de sinusite aguda. Paralelamente, os abscessos que resultam de disseminação hematogênica em geral são múltiplos e se situam na junção córticossubcortical ou na topografia da artéria cerebral média. O abscesso cerebral é tipicamente polimicrobiano: os patógenos mais comuns (60% dos casos) em imunocompetentes são as espécies estreptocócicas, incluindo tanto aeróbias quanto anaeróbias. No caso de disseminação hematogênica, além dos estreptococos e estafilococos, deve-se considerar *Actinomyces, Fusobacterium* e *Nocardia*, especialmente em imunodeprimidos. Fungos são responsáveis apenas por 1% a 5% dos casos de abscesso cerebral. A prevalência dos abscessos cerebrais é de 0,2 a 1,9 por 100 mil pessoas por ano e maior em pacientes com imunossupressão.

## Manifestações clínicas

O quadro clínico depende da localização, tamanho, número de lesões e *status* imunológico do paciente. Entretanto, cefaleia é o sintoma mais frequente, ocorrendo em 70% dos pacientes. Déficits focais acontecem em aproximadamente metade dos casos. É interessante ressaltar que em metade dos casos não há febre e a tríade clássica de febre, cefaleia e déficit focal ocorre em menos de 20% dos casos. Outros sintomas incluem crises epilépticas, papiledema e encefalopatia[2]. A ocorrência de febre associada a choque hemodinâmico, meningismo e piora súbita do nível de consciência é sinal de alarme para ruptura do abscesso para o interior dos ventrículos, causando ventriculite, hidrocefalia aguda e culminando em quadro grave com letalidade de até 50%.

## Avaliação complementar e diagnóstico

A ressonância magnética de crânio (RM) é o método padrão-ouro para o diagnóstico de abscesso cerebral, sendo mais sensível que a tomografia de crânio (TC), principalmente nas fases mais precoces. Na cerebrite precoce, notamos hiperintensidade em T2/FLAIR com realce variável e em geral homogêneo. Nessa fase, o diagnóstico por TC é muito difícil, sendo observado apenas hipoatenuação a partir do estádio de tardio da cerebrite. Conforme a lesão se torna encapsulada, observa-se realce periférico e centro necrótico, além de restrição à difusão (Figura 11.1A e B). Diagnósticos radiológicos diferenciais incluem neoplasias de alto grau, radionecrose e lesões desmielinizantes tumefativas. Um aspecto que sugere a etiologia de abscesso é um realce fino e liso associado a adelgaçamento do realce na parede medial. Observa-se também hipersinal em T2/FLAIR no parênquima ao redor, sem restrição à difusão, sugerindo edema vasogênico perilesional. A espectroscopia pode demonstrar, na fase capsular, ausência de metabólitos típicos do cérebro no centro da lesão (picos de N-acetil-aspartato e colina) e presença de pico de lactato[3]. É mandatória a coleta de hemoculturas e exames laboratoriais, incluindo hemograma e proteína C-reativa. A positividade da hemocultura é de aproximadamente 25% e maior nos casos em que o mecanismo é a disseminação hematogênica. A coleta do líquido cefalorraquidiano (LCR) deve ser realizada, exceto na presença de lesões extensas e com risco de herniação. O resultado pode ser normal ou apresentar pleocitose leve com hiperproteinorraquia moderada e hipoglicorraquia leve. A cultura em geral é negativa, exceto na situação drástica de rotura do abscesso para o ventrículo ou meningite secundária. A maioria dos pacientes necessitará de coleta de amostra do abscesso para identificação do patógeno. Em geral, a amostra é coletada por aspiração estereotáxica. É recomendado que todas as culturas sejam realizadas, incluindo bactérias, micobactérias, fungos e, em imunossuprimidos, pesquisa de *Toxoplasma gondii*. Em 25% dos casos, a cultura é negativa. Nessa situação, pode-se realizar estudo de metagenômica com sequenciamento de nova geração[4].

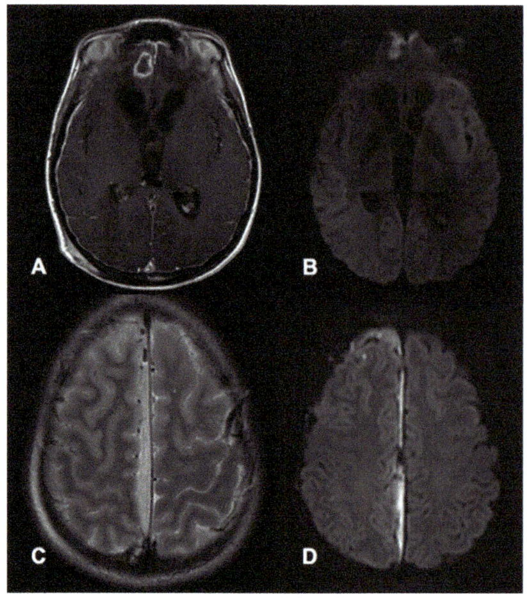


**Figura 11.1 – A.** Abcesso cerebral piogênico em fase capsular tardia: RM axial T1 pós-gadolínio demonstra o típico padrão de impregnação anelar pelo gadolínio (anel completo), de superfície final e regular, além de edema vasogênico associado. **B.** A imagem ponderada em difusão apresenta especificidade para caracterização de franca restrição à livre movimentação das moléculas da água no conteúdo purulento da lesão. **C.** Empiema intracraniano: RM axial FLAIR demonstra empiema subdural inter-hemisférico à direita. Observa-se discreto aspecto multiloculado. **D.** Imagem ponderada em difusão demonstra restrição à difusão da lesão mostrada em C.

*Fonte:* Acervo da autoria.

## Tratamento

O tratamento baseia-se em dois pilares: abordagem cirúrgica e tratamento antimicrobiano. O tratamento cirúrgico é essencial também no processo diagnóstico, especialmente se o agente etiológico ainda não tiver sido identificado. Atualmente, a aspiração estereotáxica minimamente invasiva tem sido a principal técnica utilizada, visto que apresenta menores taxas de complicação quando comparadas com a técnica tradicional. A excisão tradicional é reservada apenas para casos em que os abscessos são superficiais, únicos e multiloculados. O tratamento com antimicrobianos poderá ser realizado isoladamente nos abscessos pequenos (< 2,5 cm), ausência de comorbidades e no estágio de cerebrite precoce sem necrose central. Nos casos de manejo conservador, deverá ser feito o seguimento radiológico em 1 a 2 semanas e intervenção cirúrgica deverá ser realizada se não houver melhora radiológica ou clínica[5]. A escolha empírica do tratamento antimicrobiano é pautada em fatores como grau de imunossupressão, fonte da infecção, padrão local de resistência antimicrobiana e capacidade de penetração do agente na BHE, conforme explicitados no Quadro 11.1. Em decorrência da flora polimicrobiana, o regime empírico deve cobrir tanto agentes aeróbios como anaeróbios. O tratamento em geral é realizado com antibióticos endovenosos por 6 a 8 semanas, exceto em casos de infecção por nocardia, micobactérias e fungos, em que a duração é estendida[6]. O uso de corticoides não deve ser realizado de rotina e deve ser mantido apenas durante o estágio perioperatório no contexto de edema perilesional importante. Até metade dos pacientes apresenta crise epiléptica, e o tratamento com fármaco anticrise deverá ser instaurado.[7]

**Quadro 11.1 –** Abcessos cerebrais: localização e tratamento empírico.

| Sítio de infecção primária | Patógeno | Localização do abcesso | Tratamento empírico (6 a 8 semanas) |
|---|---|---|---|
| Otite crônica/mastoidite | Estreptococos aeróbios e anaeróbios, bacilos Gram-negativos, *Bacteroides* sp. (*B. fragilis*), *P. aeruginosa* | Lobo temporal<br>Cerebelo | Cefotaxima ou ceftriaxona + metronidazol<br>*Se há possibilidade de Pseudomonas, trocar cefalosporina de 3ª por ceftazidima ou cefepime* |
| Infecção das vias aéreas superiores/sinusite/infecção dentária | *Streptococus viridans* e estreptococos anaeróbios, *Haemophilus* spp., *Fusobacterium* spp., *Bacteroides* spp. (não *fragilis*) e *S. aureus* (sinusite) | Lobo frontal e temporal | Cefotaxina ou ceftriaxona + metronidazol |
| TCE | *S. aureus*, estreptococos aeróbios, bacilos Gram-negativos entéricos | Relacionado ao local do trauma | Cefotaxima ou ceftriaxona + vancomicina + metronidazol, se seios paranasais envolvidos ou trauma penetrante |
| Pós-operatório neurocirurgia | *S. epidermidis*, *S. aureus*, bacilos Gram-negativos, *P. aeruginosa* | Relacionado ao local envolvido | Cefotaxima ou ceftriaxona ou meropenem + vancomicina |
| Endocardite<br>Infecção pulmonar | *S. aureus*, *S. viridans*, estreptococos aeróbios, *Actiomyces fusobacterium* | Múltiplos locais (em geral, no território de ACM) | Vancomicina + cefotaxima ou ceftriaxona + metronidazol |
| Cardiopatia congênita | *S. viridans, Haemophilus* spp., *Haemophilus aphrophilus* | Múltiplos locais (em geral no território de ACM) | Cefotaxima ou ceftriaxona + metronidazol +/– vancomicina |
| Meningite bacteriana | *S. pneumoniae*, Hib, *Salmonella* spp., Citrobacter (neonatos) | – | Cefotaxima ou ceftriaxone +/– vancomicina (cepas de pneumococo resistente) |
| Criptogênico | – | – | Vancomicina + ceftazidima ou ceftriaxona + metronidazol |
| Imunossuprimido | Qualquer microrganismo *Mycobacterium tuberculosis*, fungos, nocardia | – | Vancomicina + ceftazidima ou ceftriaxona + metronidazol<br>*Considerar: cobertura para toxoplasmose, fungos e tuberculose*<br>*Para nocardia, meropenem ou linezolida deverá ser iniciado* |

*Fonte:* Adaptado de Arun Venkatesan, 2021[5].

## EMPIEMA SUBDURAL

### Empiema subdural intracraniano

O empiema subdural é uma coleção purulenta no espaço entre a dura-máter e a aracnoide. A extensão e a vascularização deste espaço explicam a evolução rápida da lesão. Apesar de menos comum que o abscesso, representa 20% de todas as infecções piogênicas de SNC e é, em geral, supratentorial, sendo raríssima a ocorrência infratentorial ou medular. Em lactentes, está mais relacionado a meningite, enquanto nas crianças escolares, à sinusite e à otite. Osteomielite de crânio, traumas e presença de *shunts* são causas incomuns. Diferente do abscesso cerebral, a infecção costuma ser monomicrobiana. O patógeno mais comum em crianças são os estreptococos (aeróbios, anaeróbios e microaerofílicos), enquanto nos lactantes são os mesmos relacionados às leptomeninges.

### Manifestações clínicas

O quadro clínico é inespecífico: febre, cefaleia, déficits focais, meningismo, encefalopatia, abaulamento de fontanela, crises epilépticas e papiledema. É possível flagrar sinusite ou otite concomitante em 60% a 90% dos casos em crianças. Pode ocorrer piora clínica após melhora inicial do tratamento com antibioticoterapia.

### Avaliação complementar e diagnóstico

Os exames laboratoriais demonstram leucocitose e aumento de provas inflamatórias. O diagnóstico é realizado por RM, onde é possível observar coleção subdural de aspecto multiloculado com realce pelo contraste na periferia e restrição à difusão no interior. O LCR demonstra pleocitose moderada às custas de polimorfonucleares, hiperproteinorraquia e glicose normal.

### Tratamento

A terapêutica envolve drenagem cirúrgica e antibioticoterapia por 6 a 8 semanas, de forma análoga aos abscessos. Inicialmente deve-se iniciar esquema empírico com o uso de cefalosporina de terceira geração associada a metronidazol (doses em Quadro 11.1). A cultura do material obtido na abordagem cirúrgica será utilizada para guiar a antibioticoterapia *a posteriori*[8].

## EMPIEMA SUBDURAL RAQUIDIANO

Essa entidade é extremamente rara e, em geral, resulta de disseminação hematogênica; menos comumente associada à lesão por contiguidade (lesão de pele, osteomielite de vértebra) ou inoculação iatrogênica (neurocirurgia ou punção lombar). O principal patógeno associado é o *S. aureus*. São mais prevalentes em usuários de droga injetável e imunossuprimidos ou pessoas submetidas a procedimentos raquidianos invasivos.

### Manifestações clínicas

O quadro clínico é composto por febre e os sintomas neurológicos variam de dor em região dorsal ou com distribuição radicular a síndromes medulares completas.

### Avaliação complementar e diagnóstico

O diagnóstico é realizado por RM de coluna com contraste.

### Tratamento

O tratamento deve ser instaurado de forma emergencial, com abordagem neurocirúrgica associada a antibioticoterapia prolongada, de forma semelhante ao empiema subdural intracraniano[9].

## EMPIEMA EPIDURAL

### Empiema epidural intracraniano

Define-se por uma coleção circunscrita de pus no espaço epidural entre a calvária e a dura-máter. O empiema epidural intracraniano isolado é raro e, em geral, está associado a osteomielite (secundária sinusopatia ou mastoidite), neurocirurgia ou história de trauma. A via de invasão pode ser através de contiguidade da parede dos seios ou via hematogênica de forma retrógrada através das veias avalvuladas. É mais comum na faixa etária entre os 7 e 20 anos. Em geral são infecções polimicrobianas e incluem anaeróbios, *S. aureus, S. epidermidis, Streptococcus* spp. e *B. fragilis*.

### Manifestações clínicas

O quadro clínico sugere inflamação local com edema, dor e débito purulento, além de sintomas como cefaleia e febre. Crises convulsivas e déficits focais podem ocorrer em caso de coleções grandes.

### Avaliação complementar e diagnóstico

O diagnóstico é realizado por exame de imagem que demonstre imagem típica de aspecto lenticular biconvexo, extra-axial, que respeite as linhas de sutura, realce periférico e restrição à difusão.

### Tratamento

O tratamento é baseado na drenagem cirúrgica associada à antibioticoterapia prolongada (4 a 8 semanas). É recomendado controle com RM após 4 a 6 semanas ou mais precocemente em caso de piora clínica[8].

## EMPIEMA EPIDURAL RAQUIDIANO

Define-se por uma coleção circunscrita de pus no espaço epidural entre a vértebra e a dura-máter. Ocorre por disseminação hematogênica de infecções de pele ou partes moles ou por contiguidade de osteomielite vertebral, abscesso retrofaríngeo ou de psoas, úlceras de decúbito ou seio dérmico congênito. As formas iatrogênicas via punção lombar, cirurgia espinhal ou anestesia epidural são menos frequentes. O patógeno mais associado é o *S. aureus.*

### Manifestações clínicas

O quadro clínico típico é de uma síndrome medular dolorosa e febril com evolução aguda ou subaguda.

### Avaliação complementar e diagnóstico

O diagnóstico é realizado com exame de imagem que demonstra coleção epidural em geral com compressão medular associado a aspecto multiloculado da lesão.

### Tratamento

O tratamento é baseado na drenagem cirúrgica associada a antibioticoterapia prolongada (4 a 8 semanas)[9].

# 11.2 Neurocisticercose na infância

## INTRODUÇÃO

A neurocisticercose humana é a doença parasitária mais comum a afetar o SNC[10]. É considerada endêmica na maior parte do mundo em desenvolvimento, afetando entre 2,56 e 8,8 milhões de pessoas, segundo dados fornecidos pela Organização Mundial da Saúde (OMS), em 2015[11]. A doença contribui com aproximadamente 30% de todos os casos de epilepsia em áreas endêmicas, sendo a principal causa de crises epilépticas evitáveis em todo o mundo[11]. Embora afete adultos comumente, a infestação pediátrica é bem reconhecida e prevalente. Em um estudo que reuniu casos na Índia em 2004, a neurocisticercose foi responsável, por exemplo, por mais da metade das crises epilépticas focais entre crianças hospitalizadas[12]. Existem muitas limitações na estimativa da verdadeira carga desta doença, visto a falta de interesse em doenças zoonóticas. Assim, em 2010, a OMS adicionou a neurocisticercose ao portfólio de doenças tropicais negligenciadas[10].

## FISIOPATOLOGIA

Os seres humanos podem adquirir a cisticercose como hospedeiros acidentais do helminto *Taenia solium* pelo consumo de alimentos ou água contaminados com seus ovos ou até mesmo por autoinfecção, quando o verme adulto parasita o intestino humano (transmissão orofecal). Após a ingestão, os ovos perdem seu revestimento, liberando embriões que atravessam ativamente a mucosa intestinal até atingirem a corrente sanguínea, que os transporta para os tecidos periféricos onde estes se ampliam e encistam para formar vesículas larvais. Assim, a neurocisticercose ocorre quando os estágios larvais se alojam no parênquima cerebral, medular ou em regiões extraparenquimatosas do SNC, transformando-se em cisticerco – organismo cístico composto por uma parede complexa envolvendo uma cavidade que contém líquido vesicular e o escólex. Dentro de um período variável, o cisto vivo ou ativo (estágio vesicular) começa a sofrer um processo natural de involução e alterações degenerativas com espessamento da parede e substituição do seu líquido interno claro por um gel esbranquiçado (estágio coloidal). Com a progressão desse processo, o gel sofre deposição de cálcio (estágio granular) e, por fim, o cisto torna-se completamente calcificado, reduzindo seu tamanho original (estágio nodular calcificado)[12-14].

## Manifestações clínicas

As manifestações clínicas em crianças são pleomórficas, dependendo do tamanho, quantidade e localização dos cistos no SNC. Comumente, a infestação é assintomática, mas pode cursar com apresentações graves, sendo a infecção sintomática comumente vista em crianças acima de 5 anos de idade[10]. A doença cursa frequentemente com crises epilépticas, aumento da pressão intracraniana e déficits focais. A encefalite cisticercal é uma apresentação rara, que resulta em edema cerebral difuso e aumento da pressão intracraniana. A neurocisticercose ventricular e subaracnóidea podem se apresentar como hidrocefalia obstrutiva, aracnoidite basal, meningite crônica ou cistos racemosos causando efeitos de massa. A cisticercose espinhal é rara, sendo que cistos leptomeníngeos apresentam-se com dor radicular, parestesias e compressão da medula espinhal. Os cistos intramedulares podem cursar com síndrome medular completa. A cisticercose oftálmica pode se apresentar com déficits visuais, amaurose unilateral aguda ou oftalmoparesia. Apresentações incomuns incluem hidrocefalia comunicante, cefaleia, vasculite, acidente vascular cerebral, distúrbios cognitivos e psiquiátricos, ptose, papilite e distonia[12]. Deve-se suspeitar, portanto, de neurocisticercose em qualquer criança com desenvolvimento prévio normal que evolui com crises epilépticas, cefaleia, ou déficits motores focais.

## Avaliação complementar e diagnóstico

Em geral, a RM é mais sensível do que a tomografia computadorizada na detecção de doenças parenquimatosas e extraparenquimatosas por neurocisticercose, embora sua sensibilidade para detectar lesões calcificadas seja limitada em relação à segunda. Sempre que possível, os pacientes devem ser avaliados por ambas as modalidades de imagem. As características de imagem típica da neurocisticercose em parênquima variam de acordo com o estadiamento patológico do cisto[12,14] (Quadro 11.2, Figura 11.2). A maioria dos casos de neurocisticercose extraparenquimatosa localiza-se nos ventrículos cerebrais (Figura 11.2A e B) ou nos espaços subaracnóideos, principalmente fissuras sylvianas, cisternas basais e espaços inter-hemisféricos. A migração de cistos de um ventrículo para outro parece ser exclusiva da neurocisticercose. Em casos que o escólex não for observado nas imagens, o diagnóstico diferencial a ser considerado é o tuberculoma, seguido por outras causas de imagens císticas ou nodulares em crianças[10]. As respostas de anticorpos no soro e no LCR podem ajudar no diagnóstico, mas o papel desses exames ainda é complementar às técnicas de imagem. O teste sorológico mais confiável é o ensaio de imunoeletrotransferência ligada a enzima (EITB), que detecta anticorpos contra *T. solium* no soro. A sensibilidade da EITB é alta para pacientes com mais de dois parasitas vivos no SNC, embora baixa em pacientes com cisto único e lesões calcificadas. O teste sorológico imunoenzimático (ELISA) para detecção de anticorpos anticisticercos no LCR é também um método bastante sensível e específico em pacientes com infecções viáveis e pode ser usado quando o EITB não estiver disponível. O LCR pode demonstrar pleocitose moderada com predomínio

**Quadro 11.2 –** Padrões de neurocisticercose em ressonância magnética de crânio (RM).

| Estágio patológico do cisto | Padrão característico em ressonância magnética |
|---|---|
| **Estágio vesicular** | ▪ Pequeno cisto com líquido semelhante ao LCR, parede fina e escólex de localização excêntrica, sem realce da parede do cisto pelo meio de contraste e sem edema dos tecidos circundantes |
| **Estágio vesicular coloidal** | ▪ Densidade e intensidade do sinal do líquido cístico diferentes daquelas do LCR, parede cística mais espessa, escólex encolhido mal definido e realce em forma de anel com edema perilesional |
| **Estágio nodular granular** | ▪ Pequeno cisto ou nódulo com realce, com leve edema ao redor e pouco efeito de massa |
| **Estágio nodular calcificado** | ▪ Pequeno nódulo calcificado sem edema |

*Fonte:* Adaptado de Singhi et al., 2016[14].

linfomononuclear, aumento da proteinorraquia e consumo de glicose[15].

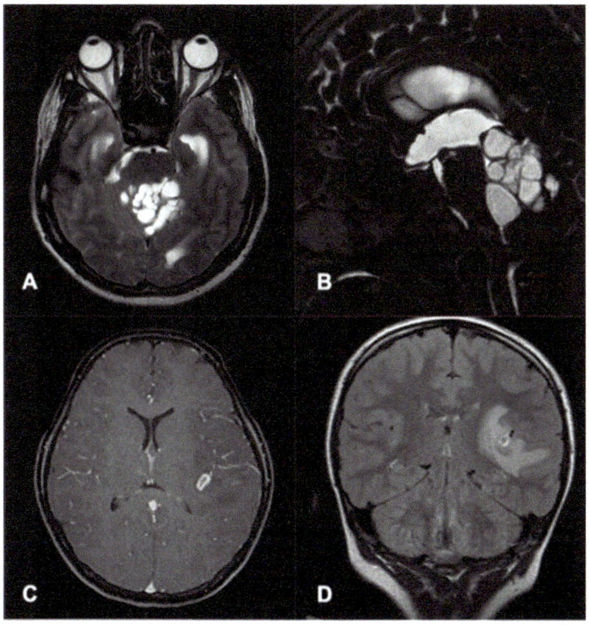


**Figura 11.2** – Comparativo de RM com padrões radiológicos múltiplos de neurocisticercose. **A.** Imagem axial em T2 de paciente com forma racemosa, caracterizada por múltiplos cistos vesiculares e ausência de escólex em topografia de quarto ventrículo. **B.** Plano sagital T2 FIESTA, observa-se interrupção do fluxo do LCR por compressão do aqueduto cerebral, delimitando hidrocefalia a montante neste mesmo paciente. **C.** Imagem axial em T1 pós-gadolínio demonstra estágio vesicular coloidal com escólex encolhido mal definido e realce em forma de anel em região temporoparietal a E. **D.** Plano coronal em FLAIR evidencia aspecto de edema perilesional delimitado por essa mesma lesão.
*Fonte:* Acervo da autoria.

Devido à falta de sintomas neurológicos específicos, o diagnóstico clínico isolado não é possível e necessita ser complementado por exames de imagem e sorologia. Em 2016, um grupo Latino-Americano de Neurologistas e Neurocirurgiões se reuniu para atualizar os critérios que permitem o diagnóstico e a distinção entre a doença parenquimatosa e extraparenquimatosa. Estes incluem avaliação de imagem, estudo anatomopatológico, apresentação clínica, sorologia/testes imunológicos, epidemiologia e análise de LCR[16]. Estes novos critérios, desenvolvidos por Arturo Carpio e colaboradores (2016), parecem válidos para o diagnóstico (Quadro 11.3).

## Tratamento

A abordagem terapêutica pode incluir terapia sintomática, cisticida e intervenção neurocirúrgica.

- **Fármacos anticrise:** devido à sua maior disponibilidade e eficácia contra crises focais, a carbamazepina é a primeira escolha. Os fármacos podem ser suspensos após 1 ano em casos não recorrentes, se a lesão secundária à doença tiver desaparecido e se o eletroencefalograma de segmento estiver normal[10]. A recorrência correlaciona-se com imagem anormal (calcificação da lesão ou múltiplas lesões antes de iniciar a terapia cisticida) e eletroencefalograma alterado no momento da retirada do fármaco[13].
- **Antiparasitários:** recomenda-se a terapia anti-helmíntica para crianças com neurocisticercose parenquimatosa ou sintomática afim de reduzir o número de lesões ativas e a frequência de crises epilépticas a longo prazo. Essa terapia não tem efeito em lesões calcificadas. O tratamento com albendazol na dose de 15 mg/kg/dia por 7 a 15 dias é indicada em todas as crianças como tratamento de primeira linha[12,15,17]. O albendazol é preferido ao praziquantel, pois é melhor tolerado, mais barato, tem melhor penetração no espaço subaracnóideo e sua biodisponibilidade aumenta com administração conjunta de corticoide e permanece inalterada em coadministração de carbamazepina ou fenitoína[12]. A terapia cisticida é contraindicada em crianças com pressão intracraniana elevada e cisticercose intraocular, devido ao risco de induzir resposta inflamatória exacerbada[10,15] (por este último motivo, idealmente deve-se realizar avaliação oftalmológica antes do tratamento).
- **Corticoides:** devem ser administrados durante a terapia cisticida, pois reduzem a ocorrência de crises secundárias à doença. O uso pode ser prolongado em crianças com numerosas lesões disseminadas, edema cerebral extenso ou cisticercose intraocular. Recomenda-se o uso de prednisolona na dose de 2 mg/kg/dia[12].
- **Intervenção neurocirúrgica:** pode ser necessária em casos de neurocisticercose intraventricular e subaracnóidea que cursem com hidrocefalia e cistos gigantes, bem como em casos intraoculares específicos[15].

**Quadro 11.3** – Critérios diagnósticos para neurocisticercose sintomática.

| Neurocisticercose parenquimatosa |
|---|
| ▪ **Neurocisticercose definitiva (um dos seguintes):**<br>1. Cisto parenquimatoso com diagnóstico patológico<br>2. Cistos parenquimatosos viáveis únicos ou múltiplos, com pelo menos um cisto com escólex na tomografia computadorizada ou ressonância magnética<br>3. Vesículas parenquimatosas múltiplas sem escólex associado com pelo menos um dos seguintes:<br>a. crises epilépticas: focais ou generalizadas tônico-clônicas<br>b. sorologia positiva ou teste imunológico positivo (ELISA, EITB)<br>4. Qualquer combinação de cisticercos parenquimatosos em estágios evolutivos diferentes: vesicular com ou sem escólex, degenerativo (coloidal ou nodular) e calcificado |
| ▪ **Neurocisticercose provável (um dos seguintes):**<br>1. Lesão calcificada única ou vesicular (sem escólex) ou cisto degenerado, associados com pelo menos um dos seguintes:<br>a. crises epilépticas: focais ou generalizadas tônico-clônicas<br>b. neurocisticercose muscular ou subcutânea confirmada por biópsia<br>c. testes imunológicos positivos (ELISA, EITB)<br>d. radiografias musculares simples demonstrando calcificações em forma de "charuto"<br>e. indivíduos que morem, moraram ou viajaram com frequência para local endêmico<br>2. Calcificações parenquimatosas múltiplas em indivíduo que mora, morou ou viaja frequentemente para países endêmicos e que achados clínicos excluam outras etiologias para as calcificações |
| **Neurocisticercose extraparenquimatosa (intraventricular ou subaracnóidea)** |
| ▪ **Neurocisticercose definitiva (um dos seguintes):**<br>1. Cisto extraparenquimatoso com diagnóstico patológico<br>2. Cistos extraparenquimatosos únicos ou múltiplos, com pelo menos um cisto com escólex em ressonância magnética<br>3. Cistos extraparenquimatosos únicos ou múltiplos sem escólex em ressonância magnética associados com pelo menos um dos seguintes:<br>a. hidrocefalia<br>b. líquido de aspecto inflamatório<br>c. testes imunológicos positivos (ELISA, EITB)<br>d. presença de uma ou múltiplas calcificações, lesão parenquimatosa vesicular ou cisto degenerativo |
| **Neurocisticercose parenquimatosa e extraparenquimatosa** |
| ▪ **Neurocisticercose definitiva:**<br>1. Combinação de ambos os critérios para neurocisticercose parenquimatosa e extraparenquimatosa |

*Fonte:* Adaptado de Carpio et al., 2016[15].

## Prognóstico e prevenção

O prognóstico depende da localização e quantidade de cistos no SNC. Portanto, o acompanhamento de crianças com neurocisticercose deve ser individualizado. Uma imagem de crânio pode ser realizada após 3 a 6 meses da avaliação inicial para verificar se as lesões foram resolvidas[14]. Em crianças com lesões persistentes, pode ser administrado outro curso de terapia cisticida[15]. As medidas preventivas incluem interromper o ciclo de transmissão da *T. solium* com a erradicação da cisticercose suína[10,12]. Até agora, nenhuma vacina eficaz para neurocisticercose humana está disponível[17].

# 11.3 Neuroviroses na infância

## INTRODUÇÃO

Os vírus encontram-se em primeiro lugar entre os agentes etiológicos causadores de infecção no SNC na população em geral. Na faixa etária pediátrica, em virtude da imaturidade do sistema imunológico e da forma de transmissão de muitos desses patógenos, sua importância é ainda maior. Por exemplo, a estatística global de incidência anual de encefalite viral em crianças é de 10,5 por 100 mil, enquanto em adultos é de 2,2 por 100 mil[18]. Apesar do bom prognóstico na maioria dos quadros, sequelas neurológicas graves e até mesmo eventos fatais podem ocorrer[19]. Mais de 100 espécies de vírus, dentro de 13 famílias, são capazes de provocar doença no SNC[20]. O diagnóstico definitivo costuma ser desafiador, visto que, salvo em algumas exceções, os sintomas são indistinguíveis entre os diversos agentes etiológicos virais e mesmo com outras condições. Contudo, é de suma importância, quando disponível o tratamento específico, evitar tratamentos desnecessários e auxiliar no prognóstico.

## FISIOPATOLOGIA

Os vírus infectam o hospedeiro humano por diferentes portas de entrada, principalmente através da pele, da conjuntiva e da superfície mucosa do trato gastrointestinal, respiratório ou genital. A via de disseminação hematogênica é a principal: vírus como paramixovírus, morbilivírus e enterovírus estabelecem infecção em tecidos linfoides e, secundariamente, alcançam a corrente sanguínea, gerando infecção sistêmica. Para a penetração no SNC, os vírus têm alguns mecanismos para superar a BHE; inicialmente, a inflamação gerada pela infecção sistêmica pode causar desestabilização da BHE, e eles podem infectar diretamente células do endotélio vascular, que permitem a passagem direta através da BHE, ou serem transportados pelas células hematopoiéticas; além disso, há regiões, como o plexo coroide, que não são totalmente protegidas pela BHE, sendo suscetíveis para a invasão do SNC. Outro mecanismo de invasão do SNC é por contiguidade através dos nervos periféricos. Nesse mecanismo, destacam-se o vírus da raiva, o poliovírus e o da herpes simples. Ressalta-se, ainda, que alguns vírus utilizam de mais de um mecanismo para infectar o SNC[19,21]. Outros fatores relacionados à infecção viral são a virulência e a patogenicidade do agente etiológico, a duração da viremia, a sazonalidade e o grau de imunidade do hospedeiro[22]. Além da infecção direta do SNC, os vírus podem provocar manifestações neurológicas por meio de mecanismos imunomediados, como a síndrome de Guillain-Barré e a encefalomielite disseminada aguda[23], que fogem do escopo desse capítulo.

## Manifestações clínicas

Múltiplos agentes podem causar acometimento encefálico, meníngeo, medular, radicular ou em mais de uma topografia simultaneamente. Neste capítulo, iremos discutir o quadro clínico das neuroviroses de forma sindrômica, abrangendo as meningites, mielites e encefalites virais.

## MENINGITES VIRAIS

Meningite é a apresentação mais comum de infecção viral do SNC, cuja principal causa são os vírus. No Brasil, dados de 2017 a 2022 demonstram que dos 71.317 casos de meningite, 32.651 foram causados por vírus[24]. Esse número pode ser ainda maior, dado que muitas vezes o diagnóstico definitivo não é obtido. Os agentes etiológicos mais comuns são os enterovírus não pólio, que, em algumas séries de caso, representam até 70% das etiologias das meningites virais; esse grupo tem um comportamento sazonal, sendo mais comum no verão e no outono. Outros agentes frequentemente relacionados são: parechovírus, família herpes (com destaque para HSV-1 e HSV-2, varicela-zóster e Epstein-Barr), vírus *influenza*, vírus da caxumba, arbovírus (no Brasil, destaque para dengue, Zika e Chikungunya e, mais recentemente, casos descritos do vírus do Nilo Ocidental) e vírus da coriomeningite linfocítica (raro, porém mais grave e, em gestantes, pode causar infecção fetal). O quadro clínico assemelha-se entre os vários agentes e inclui manifestações inespecíficas como febre, cefaleia, adinamia, anorexia. O paciente pode apresentar sinais de irritação meníngea, vômitos, fotofobia e diplopia. Em crianças menores pode se manifestar apenas por irritabilidade e sinais de aumento de pressão intracraniana como o abaulamento de fontanelas. Alguns vírus podem provocar lesão em outros órgãos e provocar quadros associados como miocardite, pancreatite e síndrome do desconforto respiratório. Além disso, podem manifestar lesões de pele, fazendo diagnóstico diferencial com meningite bacteriana[24,25]. Episódios recorrentes de meningite, com duração curta e evolução benigna, sugerem meningite idiopática benigna recorrente, ou meningite de Mollaret, frequentemente associada ao HSV-2[26].

## MIELITES VIRAIS

O acometimento medular nas infecções virais pode causar lesões predominantemente focais, como o envolvimento do corno anterior na poliomielite, ou uma síndrome medular completa com envolvimento motor, sensitivo e autonômico (mielite transversa). Na primeira situação manifesta-se como paralisia flácida aguda, com potencial de causar sequela motora a longo prazo por lesão do neurônio motor inferior. Na mielite transversa, há perda de força em membros, que pode ser flácida na fase aguda e geralmente evolui com espasticidade, perda de sensibilidade com nível sensitivo e retenção urinária e fecal. Os agentes associados a este quadro são os vírus da família herpes (com destaque ao HSV-1, HSV-2, varicela-zóster e citomegalovírus). Além desses, o vírus da raiva, alguns arbovírus (vírus do Nilo Ocidental, vírus de Saint Louis, vírus da dengue e Chikungunya) também podem causar mielite. Ressalta-se ainda o HTLV-1, vírus de prevalência global, causador de um fenótipo de mielite crônica marcado por paraparesia espástica. Além da alteração motora, costuma causar alterações esfincterianas e disfunção sexual[19,20,27].

## ENCEFALITES VIRAIS

O envolvimento do parênquima encefálico é marcado por evolução aguda ou subaguda de sintomas neurológicos, como cefaleia, rebaixamento do nível de consciência, crises epilépticas, alterações comportamentais, déficits focais, ataxia, diplopia e, eventualmente, hipertensão intracraniana, além de sintomas sistêmicos como febre, hiporexia, adinamia[28]. O prognóstico é pior em comparação ao envolvimento meníngeo isolado[29]. A etiologia mais comum dentre todas as causas de encefalite é a viral. Os herpesvírus simples 1 e 2 (HSV-1 e HSV-2) são os agentes etiológicos mais comuns, seguidos dos enterovírus não-pólio e, no Brasil, dos arbovírus (dengue, Chikungunya e Zika, especialmente). Outros agentes causadores de encefalite viral são outros membros da família herpes (Epstein-Barr, citomegalovírus, herpes 6 – HHV-6 e varicela-zóster), vírus do sarampo, *influenza*, raiva e, mais recentemente, o coronavírus. O HSV-1 é a causa mais comum de encefalite em crianças maiores, enquanto no período neonatal o HSV-2 é o principal agente. Provocam quadro grave, clinicamente manifestam-se com uma tríade composta por cefaleia, alteração comportamental e febre. Crises epilépticas também são comuns. Acometem predominantemente estruturas límbicas, especialmente o lobo temporal. Geralmente ocorre por reativação do vírus que estava latente em gânglios sensitivos. Encefalite em pacientes que apresentam lesões orogenitais prévias é incomum, correspondendo a 10% dos casos. O HHV-6 pode ter manifestação muito semelhante ao HSV-1. Além de crises epilépticas e alteração da consciência, também pode cursar com ataxia. São mais comuns em pacientes imunossuprimidos.

O varicela-zóster pode apresentar-se na forma de vasculite, na maioria das vezes transitória, envolvendo ramos proximais dos vasos do polígono de Willis, que pode ser concomitante ou meses após as lesões cutâneas. Também é comum um quadro de cerebelite em crianças. Os enterovírus podem acometer o tronco encefálico e a medula espinhal, cursando com rombencefalite (alteração da consciência, fraqueza e ataxia) e paralisia flácida aguda, respectivamente. Uma manifestação específica desse grupo é edema e hemorragia pulmonar. O vírus *influenza* é o principal agente associado à encefalopatia necrotizante aguda, condição com predisposição genética, caracterizada por alteração aguda da consciência e lesão talâmica bilateral. O vírus do sarampo, além de encefalite aguda, está relacionado à pan-encefalite esclerosante subaguda, quadro que acontece em média 6 anos após a infecção pelo sarampo, de evolução progressiva, com síndrome demencial, crises epilépticas, mioclonias e disautonomia. O vírus da raiva tem curso rapidamente progressivo, marcado por sintomas sistêmicos e associados à alteração comportamental, insônia, rebaixamento do nível de consciência, crises epilépticas e disautonomia. Há sintomas clássicos, como hipersalivação, agressividade, hidrofobia e aerofobia. A forma paralítica gera tetraparesia evolutiva[19,20,29].

### Avaliação complementar e diagnóstico

Além dos dados da história clínica e do exame físico mencionados anteriormente, os exames complementares são fundamentais no processo diagnóstico. Os exames séricos, a análise do LCR, o EEG e a neuroimagem são as principais ferramentas. O LCR costuma apresentar pleocitose linfomononuclear – embora possa ser neutrofílico se coletado precocemente – proteínas discretamente elevadas e glicose normal ou levemente consumida. Pode ser normal em 5% a 10% dos casos de herpes simples. O diagnóstico definitivo se dá por detecção do material genético do vírus por meio de técnicas de biologia molecular[30]. Pode ser direcionada para a pesquisa de cada vírus isoladamente, um painel para um grupo de patógenos ou, mais abrangente, pela metagenômica. Recomenda-se, pelo menos, a testagem para os vírus que possuem tratamento específico. A neuroimagem nas meningites é, geralmente, normal. Nessa situação, sua principal utilidade é excluir a presença de lesão focal com efeito de massa para permitir uma punção lombar segura, embora não seja necessária na maioria dos pacientes. Nas encefalites, a RM de crânio é o exame de imagem de escolha (Figura 11.3). Alguns padrões podem sugerir o agente etiológico, conforme demonstrado no Quadro 11.4. As lesões medulares são vistas apenas pela RM. Até 40% dos pacientes podem ter imagem normal. Há uma variação na extensão das lesões, mas costumam ocupar de três a quatro segmentos espinhais, com aumento de sinal em T2, podem apresentar efeito expansivo e impregnação pelo contraste, sem um padrão específico. No caso das paralisias flácidas agudas, o acometimento é principalmente do corno anterior, mas não é exclusivo[31]. O eletroencefalograma é indicado para todos os pacientes que manifestem crise convulsiva ou rebaixamento do nível de consciência. No caso do HSV-1 e HSV-2, apresenta um achado característico que são as descargas epileptiformes periódicas lateralizadas[29].

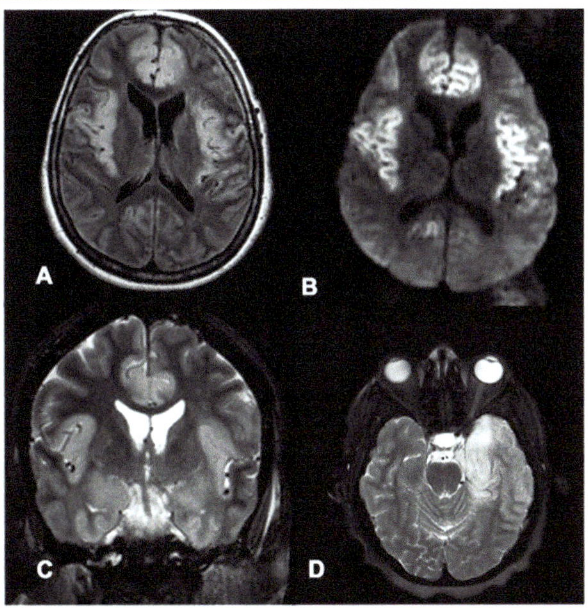


**Figura 11.3 –** **A.** Encefalite herpética: imagem axial FLAIR demonstra o acometimento bilateral e discretamente assimétrico dos lobos insulares e região frontobasal. **B.** Em imagem DWI, observa-se restrição à difusão deste mesmo paciente. **C.** Em plano coronal T2, evidencia-se o hipersinal em região mesial temporal bilateralmente. **D.** Em contraste, em imagem axial T2 de outro paciente, observa-se padrão de acometimento unilateral em região medial do lobo temporal à esquerda.

*Fonte:* Acervo da autoria.

**Quadro 11.4 –** Padrões de encefalite encontrados em ressonância magnética de crânio (RM).

| Vírus | Padrão e localização característicos em ressonância magnética |
|---|---|
| **Herpes simples 1 e 2** | ▪ Hipersinal em T2 e FLAIR em lobo temporal inferomedial, ínsula, sistema límbico e frontobasal com restrição à difusão<br>▪ Poupa gânglios da base<br>▪ Em crianças o HSV-2 gera acometimento cerebral difuso |
| **VVZ** | ▪ Córtex, transição corticossubcortical, substância cinzenta profunda, padrão vasculítico |
| **EBV** | ▪ Lesões focais com hipersinal em T2 em cerebelo, substância branca, tálamo, pedúnculos cerebrais, estriado, ponte, corpo caloso<br>▪ Pode ter restrição à difusão |
| **CMV** | ▪ Perda de volume cerebral com calcificações periventriculares<br>▪ Hipersinal em T2 com restrição à difusão e realce ao contraste em pacientes com HIV<br>▪ Retinite, plexite coroide<br>▪ Pode causar radiculomielite |
| **Zika** | ▪ Microcefalia |
| **Dengue** | ▪ Hipersinal em T2 em globo pálido, tálamo, hipocampo, lobo temporal, ponte e medula espinhal |
| **Chikunguya** | ▪ Lesões multifocais difusas de hipersinal em T2 com realce ao contraste e restrição à difusão em substância branca<br>▪ Acometimento de cauda equina |
| **Vírus da raiva** | ▪ Tronco, hipocampo, hipotálamo, sistema límbico<br>▪ Predominante em substância cinzenta<br>▪ Plexo braquial |
| **Sarampo** | ▪ Substância branca e cinzenta, necrose em estriado bilateral, esplênio de corpo caloso, padrão ADEM-*like* |
| **Enterovírus** | ▪ Hipersinal em T2 em bulbo, ponte, mesencéfalo, esplênio de corpo caloso, medula espinhal ventral |
| ***Influenza*** | ▪ Encefalopatia necrotizante aguda, edema cerebral difuso, tálamo, tronco, cerebelo. Posterior atrofia ou padrão ADEM-*like* |

*Fonte:* Adaptado de Koeller et al., 2017[31].

## Tratamento

O tratamento deve ser iniciado precocemente, mesmo sem o diagnóstico etiológico definido. Na suspeita de encefalite herpética, devido à sua gravidade, recomenda-se o início empírico de aciclovir na dose de 20 mg/kg/dose, de 8 em 8 horas, para neonatos até 3 meses de idade; 10 a 15 mg/kg/dose, de 8 em 8 horas, para crianças entre 3 meses e 12 anos e 10 mg/kg/dose para crianças acima de 12 anos. Caso confirmada a infecção, recomenda-se a manutenção do tratamento por 14 a 21 dias. O manejo das complicações, como crises epilépticas e disautonomia, é fundamental. Na mielite, além do antiviral, deve-se utilizar corticoide na forma de pulsoterapia (30 mg/kg de metilprednisolona ao dia, máximo de 1 grama), por 3 a 5 dias. Para infecções pelo citomegalovírus, a recomendação é de ganciclovir 5 mg/kg, de 12 em 12 horas, associado a foscarnet 60 mg/kg, de 8 em 8 horas, por 21 dias e, em casos de pacientes imunossuprimidos, é recomendado que se utilize tratamento de manutenção até que não haja mais sinais de replicação viral e haja a reconstituição do sistema imune do paciente. Na vasculite pelo varicela-zóster, recomenda-se o uso de corticoide e antiplaquetário para redução de recorrência de eventos isquêmicos[20,29].

## Prognóstico

A maioria das crianças afetadas por infecções virais no SNC evolui com bom prognóstico, com recuperação completa em 7 a 10 dias. Os casos encefálicos e medulares podem apresentar morbimortalidade maior: a encefalite pelo HSV-1, sem tratamento, tem mortalidade de cerca de 70%[32]. Um estudo multicêntrico chinês que comparou crianças com meningite e encefalite demonstrou sequelas neurológicas graves em 7,5% das crianças com encefalite, enquanto no grupo da meningite, 99,3% dos pacientes apresentaram recuperação total[33]. As sequelas incluem coma, epilepsia, fraqueza e alterações de marcha, ataxia, déficit visual e auditivo e alterações comportamentais e cognitivas.

## REFERÊNCIAS BIBLIOGRÁFICAS


1. Brouwer MC, Tunkel AR, McKhann GM, van de Beek D. Brain abscess. N Engl J Med. 2014;371(5):447-456.
2. Brouwer MC, Coutinho JM, van de Beek D. Clinical characteristics and outcome of brain abscess: systematic review and meta-analysis. Neurology. 2014;82(9):806-813.
3. Rath TJ, Hughes M, Arabi M, Shah GV. Imaging of cerebritis, encephalitis, and brain abscess. Neuroimaging Clin N Am. 2012;22(4):585-607.
4. Stebner A, Ensser A, Geibdörfer W, et al. Molecular diagnosis of polymicrobial brain abscesses with 16S-rDNA-based next-generation sequencing. Clin Microbiol Infect. 2021;27(1):76-82.
5. Arun Venkatesan. Encephalitis and Brain Abscess. Continuum (Minneap Minn) 2021;27(4, Neuroinfectious Disease): 855-886.
6. Bodilsen J, Brouwer MC, Nielsen H, Van de Beek D. Anti-infective treatment of brain abscess. Expert Rev Anti Infect Ther. 2018;16(7):565-578.
7. Bodilsen J, Dalager-Pedersen M, van de Beek D, et al. Long-term mortality and epilepsy in patients after brain abscess: a nationwide population-based matched cohort study. Clin Infect Dis. 2020;71(11):2825-2832.
8. Bartt RE. Cranial epidural abscess and subdural empyema. Handb Clin Neurol. 2010;96:75-89.
9. Darouiche RO. Spinal epidural abscess and subdural empyema. Handb Clin Neurol. 2010;96: 91-99.
10. Singhi P, Singhi S. Topical review: neurocysticercosis in children. Journal of Child Neurology. 2004 Jul;19(7):482-92.
11. WHO guidelines on management of Taenia solium neurocysticercosis. Geneva: World Health Organization; 2021. Licence: CC BY-NC-SA 3.0 IGO.
12. Singhi P, Saini AG. Pediatric neurocysticercosis. The Indian Journal of Pediatrics [Internet]. 2019 Jan 1 [cited 2022 Jan 11];86(1):76-82.
13. Garcia HH, Gonzalez AE, Gilman RH. Taenia solium cysticercosis and its impact in neurological disease. Clinical Microbiology Reviews. 2020 May 27;33(3).
14. Singhi P, Gahlot A. Pediatric neurocysticercosis: current challenges and future prospects. Pediatric Health, Medicine and Therapeutics. 2016 Mar;5.
15. Carpio A, Fleury A, Romo ML, Abraham R, Fandiño J, Durán JC, et al. New diagnostic criteria for neurocysticercosis: reliability and validy. Annals of Neurology. 2016 Aug 13;80(3):434-42.
16. Santos R, Viana DC, Colli BO, Vedantam Rajshektar S FM. Pediatric neurocysticercosis. Childs Nervous System. 2018 Jul9;34(10):1957-65.
17. Takayanagui OM, Haes TM de. Update on the diagnosis and management of neurocysticercosis. Arquivos de Neuro-Psiquiatria [Internet]. 2022 Aug12;80:296-306.
18. Ben Abid F, Abukhattab M, Ghazouani H, Khalil O, Gohar A, Al Soub H, et al. Epidemiology and clinical outcomes of viral central nervous system infections. International Journal of Infectious Diseases. 2018;73.
19. Swanson PA, McGavern DB. Viral diseases of the central nervous system. Curr Opin Virol. 2015 Apr;11:44-54.
20. Danieli D, Rocha AJ, Jacobina MAA, Rodrigues MG. Doenças infecciosas. In: Masruha M, Vilanova LCP (Eds.). Neurologia infantil: fundamentos e prática clínica. São Paulo: Editora dos Editores, 2023. p. 1253-332.
21. Koyuncu OO, Hogue IB, Enquist LW. Virus Infections in the nervous system. Cell Host Microbe. 2013 Apr;13(4):379-93.
22. Al-Qahtani SM, Shati AA, Alqahtani YA, Ali AS. Etiology, clinical phenotypes, epidemiological correlates, laboratory biomarkers and diagnostic challenges of pediatric viral meningitis: descriptive review. Front Pediatr. 2022 Jun 16;10.

23. Smatti MK, Cyprian FS, Nasrallah GK, Al Thani AA, Almishal RO, Yassine HM. Viruses and autoimmunity: a review on the potential interaction and molecular mechanisms. Viruses. 2019 Aug 19;11(8):762.
24. Brasil. Situação epidemiológica das meningites no Brasil. Brasília; 2022 Oct.
25. Kohil A, Jemmieh S, Smatti MK, Yassine HM. Viral meningitis: an overview. Arch Virol. 2021 Feb 3;166(2):335-45.
26. Lyons JL. Viral meningitis and encephalitis. Continuum: Lifelong Learning in Neurology. 2018 Oct;24(5):1284-97.
27. Araujo AQC, Soares TC. Meningite recorrente de Mollaret: uma revisão. Revista Brasileira de Neurologia. 2019 Oct;55(3):9-12.
28. Kincaid O, Lipton HL. Viral myelitis: an update. Curr Neurol Neurosci Rep. 2006 Nov;6(6):469.
29. Costa BK, Sato DK. Viral encephalitis: a practical review on diagnostic approach and treatment. J Pediatr. 2020 Mar;96:12-9.
30. Benninger F, Steiner I. CSF in acute and chronic infectious diseases. Handb Clin Neurol. 2017;146:187–206.
31. Koeller KK, Shih RY. Viral and prion infections of the central nervous system: radiologic-pathologic correlation: From the Radiologic Pathology Archives. RadioGraphics. 2017 Jan;37(1):199-233.
32. Autore G, Bernardi L, Perrone S, Esposito S. Update on viral infections involving the central nervous system in pediatric patients. Children (Basel). 2021 Sep 6;8(9).
33. Ai J, Xie Z, Liu G, Chen Z, Yang Y, Li Y, et al. Etiology and prognosis of acute viral encephalitis and meningitis in Chinese children: a multicentre prospective study. BMC Infect Dis. 2017 Dec 14;17(1):494.

Parte 2.2

# Sistema Respiratório

# Infecções de Vias Aéreas Superiores

# 12

*Leandro Guimarães Peyneau*

## INTRODUÇÃO

As infecções de vias aéreas superiores (IVAS) são um grupo de doenças causadas por uma infecção aguda por vírus ou bactérias que acometem a parte do trato respiratório acima da laringe.

As IVAS somam 40% dos atendimentos ambulatoriais e 12% a 35% dos atendimentos hospitalares em um hospital geral[1].

Crianças tendem a ter mais IVAS, comparadas aos adultos, devido a vários fatores, dentre eles imunológicos e anatômicos. Entre os fatores imunológicos estão a variação de resposta imune relacionada à idade, baixos níveis de imunidade pré-existente e memória imune reduzida nas crianças[2]. Algumas peculiaridades anatômicas pediátricas podem facilitar os patógenos na entrada e infecção do trato respiratório, como menor diâmetro das vias aéreas, posicionamento mais horizontal e comprimento menor da tuba auditiva, nasofaringe relativamente maior e mais exposta, tecido linfoide mais proeminente e abundante nas vias aéreas e sistema ciliar do trato respiratório ainda em desenvolvimento[3]. Para efeito de aplicação clínica, as infecções desta região serão descritas respeitando-se um critério anatômico, isto é: resfriado comum, faringites, otites e sinusites.

## RESFRIADO COMUM

O resfriado comum é uma infecção viral aguda, autolimitada, do trato respiratório superior, envolvendo graus variados de congestão nasal, coriza, espirros, odinofagia, tosse, febre baixa, cefaleia e mal-estar. É a entidade nosológica mais frequente nas crianças e pode ser causada por membros de várias famílias virais.

Investigações iniciais sobre etiologia do resfriado comum eram baseadas na hipótese de que somente um agente deveria ser descoberto. Estudos subsequentes revelaram que muitos grupos de vírus eram evolvidos. Estudo pré-pandemia de SARS-CoV-2, no Brasil, avaliando o perfil viral de crianças sintomáticas e assintomáticas, constatou a seguinte frequência etiológica: rinovírus, 28,6%; *influenza* A, 11,9%; adenovírus, 11,9%; bocavírus humano, 11,9%; e vírus sindical respiratório, 9,5%[4].

O resfriado comum é de distribuição universal, predominando o acometimento em crianças de 6 meses a 5 anos. A incidência anual entre as crianças é alta e ainda mais alta naquelas que frequentam creches. Em um estudo no hemisfério norte encontrou uma taxa de 4,7% IVAS por ano em crianças que não frequentavam creche e de 7,1% IVAS por ano em crianças que frequentavam creches. Entretanto, é fato que crianças que frequentam creches tem mais IVAS na idade até 2 anos, porém menos incidência de IVAS na idade de 6 a 11 anos do que as que não frequentaram creches[5].

O padrão sazonal do resfriado comum também é conhecido. Tipicamente, predomina nos meses de outono e inverno, com os vírus movendo-se na comunidade de uma maneira previsível. Começando no outono, com aumento na incidência de infecções pelos rinovírus, seguidos pelo parainfluenza. No inverno, a sequência do vírus sincicial respiratório e, depois, o vírus influenza[6]. O SARS-CoV-2 está presente durante todo o ano.

O período de incubação para a maioria dos vírus respiratórios é de 24 a 72 horas após a inoculação e o período de infectividade tem seu pico com o início dos sintomas, porém níveis baixos de vírus podem ser detectados até 2 semanas após a infecção.

## Quadro clínico e diagnóstico

Os sintomas do resfriado comum variam entre os pacientes, em parte devido às diferentes apresentações em cada faixa etária e, em parte, devido ao vírus causador. Os sintomas mais frequentes são, em graus variáveis, caracterizados por congestão nasal, coriza, espirros, tosse, odinofagia, cefaleia e febre. Em lactentes e crianças menores, os sintomas têm um pico com 3 dias e então, gradualmente, melhoram dentro de 10 a 14 dias. Em crianças maiores e adolescentes, os sintomas melhoram em 5 a 7 dias (persistindo mais tempo em pacientes com doença pulmonar prévia ou tabagistas)[7].

O diagnóstico é clínico e baseado na história e achados ao exame físico. Testes laboratoriais gerais não são necessários. Devido à grande espectro na apresentação e sobreposição de sintomas causados pelos vírus respiratórios, é impossível determinar a etiologia específica sem auxílio laboratorial, porém os testes virais específicos não são necessários rotineiramente, já que, em sua maioria, não temos tratamento específico para os vírus mais frequentes. Ocasionalmente são realizados, mesmo que diante do quadro típico e não grave, como para controle de epidemias ou para identificação do vírus *influenza* em pacientes de risco para doença grave e possível tratamento específico.

## Tratamento

O resfriado comum é, usualmente, uma doença leve e autolimitada. A orientação do cuidador é o pilar do cuidado e inclui informações sobre evolução natural da doença, indicações para reavaliação, terapias de suporte e, ocasionalmente, terapia sintomática.

A terapia antiviral não abrange a etiologia mais frequente da rinofaringite – com exceção para o vírus *influenza*, que será abordada em capítulo específico.

As terapias de suporte são sugeridas, mesmo que na ausência de evidência científica, já que não causam malefício e incluem o adequado estado de hidratação e higiene nasal com solução salina isotônica[8].

As medicações sintomáticas ficam limitadas aos analgésicos/antipiréticos e mel, para tosse – esse, sendo reservado às crianças acima de 1 ano, devido ao risco de botulismo do lactente. O uso de descongestionantes orais/tópicos deve ficar restrito aos maiores de 12 anos, quando necessários. Outras medicações, como expectorantes, mucolíticos, anti-histamínicos, homeopatia, bálsamos, vapores aromáticos, probióticos, oligoelementos e vitaminas, não são sugeridas devido à falta de evidência científica e, ocasionalmente, eventos adversos em crianças[8].

# FARINGITE AGUDA

A faringite aguda é uma doença inflamatória de mucosa e estruturas subjacentes da garganta, incluindo amígdalas, nasofaringe, úvula e palato mole. Para estabelecer o diagnóstico, requer evidência de inflamação (eritema, exsudato ou ulceração). Odinofagia quase sempre acompanha faringite, mas não deve ser critério único, pois pode acompanhar igualmente vários outros diagnósticos que não apresentam evidência objetiva de inflamação faríngea, como em resfriado comum e dor referida (otites, abscessos dentários etc.)[5].

Os agentes etiológicos mais comuns são os vírus respiratórios. Frequentemente, apresentam o quadro de rinofaringite (sintomas nasais e faríngeos). O adenovírus é a causa mais comum de rinofaringite aguda nas crianças[9]. Vírus *influenza*, parainfluenza e enterovírus também são causas comuns de rinofaringite. A etiologia viral é seguida de perto pela infecção pelo estreptococo beta-hemolítico do grupo A. Ele é a causa bacteriana mais comum de faringite aguda e representa de 15% a 30% de todos os casos de faringite em crianças e adolescentes com idade entre 5 e 15 anos[10].

As faringites infecciosas, sejam virais ou bacterianas, predominam nos meses mais frios – exceções seriam as enteroviroses, que ocorrem nos meses mais quentes. A transmissão geralmente requer contato próximo, com os métodos de contaminação por gotículas e contato (mãos) sendo os predominantes. A faringite estreptocócica predomina em crianças maiores de 5 anos. Quando, raramente, acomete crianças menores, e principalmente nos menores de 3 anos, está relacionada a um contato familiar próximo doente.

## Quadro clínico e diagnóstico

Os quadros virais, geralmente, compreendem os sintomas de rinofaringite com febre, coriza e odinofagia. A nasofaringite viral é autolimitada e tende a durar de 4 a 10 dias. Algumas síndromes virais conhecidas podem acompanhar a faringite, sugerindo etiologia específica. O adenovírus causa febre faringoconjuntival, com tonsilas apresentando exsudato. Nas enteroviroses, podemos encontrar vesico-úlceras na faringe posterior isolada (herpangina) ou associada a vesículas em mãos e pés (síndrome mão-pé-boca). Presença de faringite associada à estomatite anterior na infecção herpética. A faringite associa-se à ativação do sistema reticuloendotelial na infecção pelo Epstein-Barr com linfadenomegalia, esplenomegalia e exantema.

No caso das faringites causadas pelo estreptococo beta-hemolítico do grupo A, o quadro clínico varia de acordo com a idade do paciente. Em crianças maiores de 3 anos, a doença tem início abrupto com febre, odinofagia, cefaleia, dor abdominal, náusea e vômitos. Geralmente, os sintomas nasais e de estomatite virais são ausentes. Ao exame físico, encontramos, além dos sinais inflamatórios faríngeos, adenite cervical anterior, petéquias em palato, uvulite e, ocasionalmente, exantema escalatiniforme. Os sintomas se resolvem espontaneamente em 3 a 5 dias. Já as crianças menores de 3 anos tendem a não ter os sintomas típicos dos maiores, predominando sintomas nasais, febre baixa e adenite cervical anterior. Esse conjunto de sintomas é chamado de "estreptococose"[11].

A presença de desconforto respiratório sugere obstrução do trato respiratório superior por complicações supurativas da faringite estreptocócica (abscesso amigdaliano), abscessos parafaríngeos ou retrofaríngeos, epiglotite, hipertrofia amigdaliana grave pelo Epstein-Barr, difteria ou síndrome de Lemierre.

A história clínica e exame físico, geralmente, são suficientes para o diagnóstico. Testes laboratoriais podem ajudar no diagnóstico como exames de imagem (raios X cervical lateral e tomografia computadorizada) na avaliação de abscessos cervicais, os testes rápidos de antígeno (pesquisas virais – *influenza* e SARS-CoV-2 e estreptococo) auxiliam no diagnóstico diferencial e possível tratamento e medidas de controle.

O diagnóstico da faringite pelo estreptococo beta-hemolítico do grupo A é sugerido por um teste microbiológico positivo (cultura de orofaringe, teste rápido de detecção de antígeno ou teste molecular à beira-leito) em um paciente com sintomas característicos e sem sintomas de infecção viral (coriza, conjuntivite, tosse, estomatite anterior ou vesículas na faringe). Apesar do teste sugerir o diagnóstico, entre 5% e 21% das crianças entre 3 e 15 anos de idade são portadores crônicos do estreptococo beta-hemolítico do grupo A. Assim, esses testes devem ser solicitados com critério e interpretados com cuidado. Se possível, a faringite pelo estreptococo beta-hemolítico do grupo A deve ser confirmada microbiologicamente antes do início do tratamento[12].

### Tratamento

Deve-se informar o cuidador ou paciente sobre a evolução da doença, motivos para reavaliação médica, uso adequado de antibiótico e estratégias para controle sintomático. A dor persistente ou pior após o terceiro dia deve sugerir complicações ou necessidade de diagnóstico diferencial. Sugerimos evitar uso de medidas alternativas ao controle da dor, preferindo o uso de analgésicos sistêmicos.

Os objetivos de tratar a faringite estreptocócica, apesar de autolimitada, são: reduzir a gravidade e duração dos sintomas, prevenir as complicações supurativas (abscessos periamigdalianos, otite média ou infecções invasivas) e não supurativas (febre reumática) e prevenir a transmissão da infecção.

Recomenda-se o tratamento antimicrobiano para todos os pacientes sintomáticos com faringite ou faringoamigdalite estreptocócica com confirmação microbiológica. O tratamento empírico não é recomendado, já que o quadro clínico das faringites estreptocócicas e não estreptocócicas se sobrepõe. Pequenos atrasos (menores que 5 dias) no início da terapia não aumentam os riscos de febre reumática. Entretanto, não existem dados sobre quanto esses atrasos podem alterar as taxas de complicações supurativas. Assim, se os testes microbiológicos não forem disponíveis e a suspeita clínica for alta, é razoável o tratamento antimicrobiano empírico[13].

A penicilina é o tratamento de escolha para a faringite estreptocócica. Não existe resistência documentada do estreptococo beta-hemolítico do grupa A à penicilina e é o único antibiótico que foi estudado e mostrou redução das taxas de febre reumática. Pode ser administrada por via oral (penicilina V ou amoxicilina 50 mg/kg/dia, 1 a 2 vezes ao dia, por 10 dias) ou intramuscular (penicilina benzatina 600 mil a 1.200.000 UI/IM). Para os pacientes alérgicos à penicilina, alternativas são as cefalosporinas, clindamicina e macrolídeos, a depender da gravidade da reação de hipersensibilidade[13].

## OTITE MÉDIA AGUDA

Otite média aguda (OMA) é definida por abaulamento moderado a grave (secreção no ouvido médio) da membrana timpânica ou nova otorreia (não consequente à otite externa) acompanhadas de sinais e sintomas agudos de inflamação do ouvido médio. Assim, achados isolados de hiperemia ou abaulamento ou opacidade da membrana timpânica sem otorreia não caracterizam OMA[14].

Bactérias patogênicas são isoladas em aproximadamente 70% dos casos de OMA, incluindo *Haemophilus influenzae* não tipável, *Streptococcus pneumoniae* e *Moraxella catarrhalis*. O pneumococo (15% a 20%), antes o germe mais frequente, foi suplantado pelo *Haemophilus influenzae* não tipável (50% a 60%) na maioria dos países que implementaram a vacinação antipneumocócica[15]. No Brasil, apesar de não termos dados nacionais atuais de cultura de secreção de ouvido médio nos casos de OMA, um estudo mostrou um aumento no isolamento de *Haemophilus influenzae* não tipável e uma redução do pneumococo na rinofaringe de crianças que receberam a vacina conjugada 10-valente antipneumocócica, sugerindo o mesmo processo encontrado em outros países[16].

A OMA ocorre em todas as idades, mas é mais prevalente entre os 6 meses e 2 anos de idade, quando sua incidência começa a diminuir. A vacinação pneumocócica conjugada teve grande influência na diminuição da incidência da OMA nos últimos anos, reduzindo sua prevalência em 2 a 3 vezes em relação ao período pré-vacina[17].

A IVAS virais são o fator predisponente mais comum para o desenvolvimento da OMA. A incidência da OMA acompanha as estações mais frequentes das IVAS virais. Outros fatores de risco são a idade baixa, frequência à creche, exposição ao tabaco e uso de chupeta[18]. O aleitamento materno é fator protetor.

## Quadro clínico e diagnóstico

Os sintomas da OMA são otalgia, hipoacusia, otorreia e febre. A otalgia é o sintoma mais frequente, mas nem sempre presente. A febre pode estar presente em 1/3 a 2/3 dos casos. Crianças menores podem apresentar sintomas inespecíficos, como irritabilidade, baixa ingesta, vômitos ou diarreia. A presença da síndrome da conjuntivite supurativa - otite média sugere a etiologia pelo *Haemophilus influenzae*, podendo modificar o tratamento. Os sinais de complicação podem ser edema retroauricular, protrusão para frente do pavilhão auricular, sintomas vestibulares, déficit de nervos cranianos, sinais meníngeos, sinais de localização neurológica e otorreia crônica (otomastoidite, abscesso cerebral, meningite bacteriana, colesteatoma etc.).

O diagnóstico é clínico, pela associação dos sintomas com os achados de otoscopia, com abaulamento e/ou perfuração de membrana timpânica e sinais inflamatórios da mesma com ou sem otorreia. A timpanocentese para investigação diagnóstica fica reservada a casos individuais e sob orientação do especialista.

## Tratamento

A história natural da OMA não grave é a cura independente do uso de antibióticos. A taxa de cura espontânea é de 80%. Felizmente, os casos não graves representam a maioria dos pacientes encontrados em consultório e unidades de pronto atendimento. Apesar de existir algum benefício na prescrição de antibióticos, esse é modesto, aumentando a taxa de resolução da doença de 12% a 14%, se comparado com placebo[19].

Baseado na evolução natural da OMA e no efeito modesto dos antibióticos sobre essa e possíveis efeitos adversos dos antimicrobianos, a maioria das sociedades pediátricas sugere restringir o uso de antibiótico para as seguintes situações: crianças menores de 6 meses, crianças maiores de 6 meses com quadro grave (otalgia moderada a grave por mais de 48 horas e/ou toxemia e/ou febre maior que 39 °C), OMA bilateral e presença de otorreia. O tratamento para os casos não complicados deve ser a amoxicilina (45 mg/kg/dia, dividida em 2 a 3 doses), podendo ser associada ao clavulanato nos casos de síndrome conjuntivite-otite, comorbidades e uso recente de antimicrobiano (menos que 1 mês). Apesar de orientações internacionais para uso de dose dobrada de amoxicilina para tratamento da OMA, no Brasil, a incidência de resistência intermediária do pneumococo à penicilina ainda não justifica tal medida de rotina. Com relação ao tempo de tratamento, a proposta de 10 dias ainda tem superioridade em relação a propostas mais curtas e com mesma incidência de efeitos adversos. Porém, devido à facilidade de administração, algumas sociedades pediátricas já sugerem o uso de protocolos mais curtos (5 a 7 dias) para crianças maiores de 2 anos. Nos pacientes alérgicos, de acordo com a gravidade da reação de hipersensibilidade, as opções são cefalosporinas de segunda e terceira geração, clindamicina e claritromicina. Azitromicina, cefaclor e sulfas devem ser evitadas devido à resistência antimicrobiana[20].

O uso de analgésicos e antipiréticos deve ser imediato. A timpanocentese terapêutica para tratamento da dor é incomum e deve ser individualizada.

## SINUSITE AGUDA

A sinusite aguda é uma doença que resulta da infecção de um ou mais seios paranasais. Na grande maioria das IVAS, as cavidades paranasais são envolvidas por processo inflamatório, mas o problema desaparece com a defervescência da causa primária.

A etiologia das sinusites bacterianas agudas não complicadas é semelhante à da OMA, apresentada anteriormente. Diferença existe nas sinusites complicadas, nas quais etiologia polimicrobiana é comum e o *Streptococcus species*, outros anaeróbios e *Staphylococcus species* são mais frequentes do que as bactérias usualmente causadoras dos quadros agudos[21].

A sinusite bacteriana aguda é um problema comum nas crianças. Estima-se que aproximadamente 6% a 9% das IVAS em crianças complicam com sinusite bacteriana aguda[22].

As cavidades maxilares e etmoidais pneumatizam-se entre o primeiro e o segundo ano de vida; já as esfenoidais e frontais, entre 3 e 6 anos de idade. Em crianças, a sinusite bacteriana aguda ocorre dos 4 aos 7 anos, mas pode aparecer em qualquer idade, inclusive nos lactentes, nos quais já foram descritas complicações por sinusite etmoidal[23].

Os fatores de risco são as IVAS, especialmente causadas por vírus sincicial respiratório, rinites alérgicas, exposição ao tabaco, alterações bruscas de temperatura e condições estruturais nasais que prejudicam a drenagem dos seios nasais (septo nasal, anomalias nasais, hipertrofia adenoideana etc.).

### Quadro clínico e diagnóstico

O quadro clínico pode variar de acordo com a idade. Nas crianças menores predominam coriza, tosse e irritabilidade e, assim que crescem, conseguem descrever melhor os sintomas de cefaleia, lateralização da dor na face etc. Os sintomas da sinusite bacteriana aguda são muito semelhantes ao das sinusites virais, o que torna o diagnóstico e início do tratamento um desafio. Para orientar o uso criterioso de antimicrobianos, a Academia Americana de Pediatria propõe o diagnóstico de sinusite bacteriana aguda caso os sintomas cardinais de uma sinusite viral persistirem por mais de 10 dias sem sinais de melhora ou se houver piora dos sintomas após uma melhora inicial[24].

As complicações da sinusite bacteriana aguda são extremamente raras. Elas ocorrem quando a infecção se estende além dos limites dos seios paranasais. É estimada uma complicação para cada 12 mil episódios de sinusite bacteriana aguda. Alguns sinais sugerem essas complicações: alterações periorbitárias ou visuais, dor frontal intensa, abaulamento frontal, sinais de meningite, localização neurológica e alteração do nível de consciência[25].

O diagnóstico é clínico. Poucos são os casos para os quais se faz necessário o exame de imagem ou aspirado para estudo microbiológico. Quando existe a suspeita de complicações, o benefício da tomografia computadorizada é maior que o risco, sendo necessária para diagnóstico e possível tratamento cirúrgico.

### Tratamento

Apesar de microbiologia semelhante às OMA, não existem trabalhos duplo-cego e randomizados em relação ao tratamento antimicrobiano para sinusite bacteriana aguda que tenha usado o aspirado de seios da face quantitativo como diagnóstico e critério de cura que permitam avaliar uma conduta expectante sem antibioticoterapia empírica. Os trabalhos randomizados que existem têm resultados controversos, devido aos vários critérios de diagnóstico e de cura. Assim, é sugerido o tratamento antimicrobiano para as sinusites bacterianas agudas em crianças.

A escolha de primeira linha de tratamento para sinusites bacterianas agudas segue a mesma direção que o tratamento para OMA. O tempo de tratamento diferencia-se devido a questões anatômicas, sendo sugerida a manutenção do antibiótico por 5 a 7 dias após melhora dos sintomas, totalizando, em sua maioria, de 10 a 14 dias. Para o tratamento de sinusites bacterianas complicadas, devido a sua microbiologia específica, sugere-se antibioticoterapia de espectro mais amplo e intra-hospitalar.

## REFERÊNCIAS BIBLIOGRÁFICAS


1. Neemisha J, Lodha R, Dr Kabra SK, Upper respiratory infections. Indian J Pediatr. 2001;68(12):1135-1138.
2. Peltola V, Waris M. (2014). Viruses causing respiratory infections in children. The Journal of Infectious Disease. 2014;209(S3):S220-S230.
3. Calil KF, Eduardo SC, Luiza Helena FRC, Regina Célia MS. Infectologia pediátrica. 2. ed. Rio de Janeiro: Atheneu, 1988. p. 62.
4. Castro IA, Lusmaia DCC, Anniely CRO, Menira S et al. Circulation profile of respiratory viruses in symptomatic and asymptomatic children from Midwst Brazil. Braz J Microbial. 2020 Dec 51(4):1729-1735.
5. Wald ER, Dashefsky B, Byers C, et al; Frequency and severity of infection in day care. J Pediatr. 1988;112:540-546.

6. Monto AS. The seasonality of rhinovirus infections and its implications for clinical recognition. Clin Ther. 2002;24:1987.
7. Heikkinen T, Järvinen A. The common cold. Lancet. 2003;361:51.
8. Organização Mundial da Saúde. Cough and cold remedies for the treatment of acute respiratory infections in young children, 2001. Disponível em: https://apps.who.int/iris/handle/10665/66856. Acesso em: 18 out. 2021.
9. Dominguez O, Rojo P, De las Heras S, et al. Clinical presentation and characteristics of pharyngeal adenovirus infections. Pediatr. Infect. Dis. J. 2005;24:733-734.
10. Shulman ST, Bisno AL, Clegg HW, et al. Clinical practice guideline for the diagnosis and management of group A streptococcal pharyngitis: 2012 update by the Infectious Diseases Society of America. Clin Infect Dis. 2012;55:e86.
11. Powers GF, Boivert PL. Age as a factor in Streptococcosis. J Pediatr. 1944;25:481.
12. Marshall HS, Richmond P, Nissen M, et al. Group A Streptococcal Carriage and Seroepidemiology in Children up to 10 Years of Age in Australia. Pediatr Infect Dis. J 2015;34:831.
13. Tanz RR, Gewitz MH, Kaplan EL, Shulman ST. Stay the course: targeted evaluation, accurate diagnosis, and treatment of streptococcal pharyngitis prevent acute rheumatic fever. J Pediatr. 2020;216:208.
14. Lieberthal AS, Carroll AE, Chonmaitree T, et al. The diagnosis and management of acute otitis media. Pediatrics. 2013;131:e964.
15. Kaur R, Fuji N, Pichichero ME. Dynamic changes in otopathogens colonizing the nasopharynx and causing acute otitis media in children after 13-valent (PCV13) pneumococcal conjugate vaccination during 2015-2019. Eur J Clin Microbiol Infect Dis. 2022;41:37.
16. Brandileone MC, Zanella RC, Almeida SCG, Brandao AP, Ribeiro AF, Carvalhanas TMP, et al. Effect of 10-valent pneumococcal conjugate vaccine on nasopharyngeal carriage of Streptococcus pneumoniae and Haemophilus influenzae among children.
17. Pichichero M, Kaur R, Scott DA, et al. Effectiveness of 13-valent pneumococcal conjugate vaccination for protection against acute otitis media caused by Streptococcus pneumoniae in healthy young children: a prospective observational study. Lancet Child Adolesc Health 2018; 2:561n in Sao Paulo, Brazil. Vaccine. 2016;34:5604-11.
18. Prins-van Ginkel AC, Bruijning-Verhagen PC, Uiterwaal CS, et al. Acute otitis media during infancy: parent-reported incidence and modifiable risk factors. Pediatr Infect Dis. J 2017;36:245.
19. Rosenfeld RM, Vertrees JE, Carr J, Cipolle RJ, Uden DL, Giebink GS, et al. Clinical efficacy of antimicrobial drugs for acute otitis media: metaanalysis of 5400 children from thirty-three randomized trials. J Pediatr. 1994;124:355-67.
20. American Academy of Pediatrics. Systems-based treatment table. In: Kimberlin DW, Barnett ED, Lynfield R, Sawyer MH (Eds.). Red Book: 2021-2024 Report of the Committee on Infectious Diseases. 32nd ed. American Academy of Pediatrics, Itasca, IL 2021. p. 990.
21. Mulvey CL, Kiell EP, Rizzi MD, Buzi A. The microbiology of complicated acute sinusitis among pediatric patients: a case series. Otolaryngol Head Neck Surg. 2019;160:712.
22. DeMuri GP, Eickhoff JC, Gern JC, Wald ER. Clinical and virological characteristics of acute sinusitis in children. Clin Infect Dis. 2019;69:1764.
23. Wolf G, Anderhuber W, Kuhn F. Development of the paranasal sinuses in children: implications for paranasal sinus surgery. Ann Otol Rhinol Laryngol. 1993;102:705.
24. Wald ER, Applegate KE, Bordley C, et al. Clinical practice guideline for the diagnosis and management of acute bacterial sinusitis in children aged 1 to 18 years. Pediatrics. 2013;132:e262.
25. Sultész M, Csákányi Z, Majoros T, et al. Acute bacterial rhinosinusitis and its complications in our pediatric otolaryngological department between 1997 and 2006. Int J Pediatr Otorhinolaryngol. 2009;73:1507.

# Infecções das Vias Aéreas Inferiores

# 13

*Cristiana Maria Costa Nascimento de Carvalho*

As infecções das vias aéreas inferiores (IVAI) são as que acometem o aparelho respiratório abaixo da laringe. A despeito da expressiva redução na mortalidade atribuída às IVAI em menores de 5 anos a partir do ano 2000, esse tipo de infecção foi a segunda causa mais frequente de óbito nessa faixa etária em 2019. As diferentes IVAI são classificadas primariamente pelo local do aparelho respiratório inferior que acometem, levando-se também em consideração especificações da apresentação clínica e da conduta[1]. Neste capítulo, serão abordadas bronquite, bronquiolite e pneumonia adquirida na comunidade (PAC).

## BRONQUITE

Bronquite é definida como inflamação das vias aéreas inferiores maiores, o que inclui a traqueia e os brônquios de grande e médio calibre, que se manifesta por tosse acompanhada de roncos na ausculta pulmonar e que provavelmente nunca ocorre isoladamente[2].

A bronquite aguda é principalmente causada por vírus respiratórios, tais como adenovírus, *influenza*, parainfluenza, vírus sincicial respiratório (VSR), rinovírus, enterovírus, e ocorrem habitualmente no seu quadro clínico sintomas de comprometimento das vias aéreas superiores (espirro, coriza, obstrução nasal, dor de garganta). O pródromo dura de 1 a 2 dias, sendo a manifestação traqueobrônquica marcante nos 4 a 6 dias subsequentes, com tosse inicialmente seca, depois úmida, sendo esperada a recuperação em 1 a 2 semanas, pois a evolução é autolimitada. A radiografia simples de tórax é invariavelmente normal. Uma revisão da Cochrane mostrou que o uso de antibióticos nessa situação oferece pouco benefício[3]. A identificação do agente etiológico pode ser feita por meio da pesquisa dos diversos vírus respiratórios na secreção respiratória, com a utilização dos painéis virais. A hidratação, seja oral ou venosa, e a nebulização com soro fisiológico podem ser utilizadas para fluidificação das secreções[2]. O tratamento compreende o uso de sintomáticos: analgésicos ou antitérmicos e antitussígenos; estes últimos podem ser usados quando ocorre tosse repetida, seguida de vômito, exaustão ou insônia, estando contraindicados quando a tosse é produtiva. Quando a evolução é protraída ou com exacerbações febris, infecção bacteriana piogênica secundária da árvore traqueobrônquica ou dos pulmões, ou de ambos, deve ser considerada. Caso a febre retorne ou não ocorra melhora entre o 6º e 7º dia de evolução, a introdução de antibiótico deve ser considerada, sendo opções amoxacilina, amoxacilina-ácido clavulânico, eritromicina, claritromicina, para o tratamento dos diferentes agentes que podem acometer o paciente nessa situação. Reconhecer o momento certo para o uso apropriado do antibiótico no paciente com bronquite aguda é importante, não apenas para que esse tratamento seja benéfico, como para que não seja maléfico. Um recente estudo realizado nos Estado Unidos mostrou que crianças que receberam antibiótico como tratamento inicial do primeiro episódio de bronquite aguda tiveram maior probabilidade de ter um segundo episódio de bronquite aguda e de ter antibiótico prescrito para esse segundo episódio, do que crianças que não receberam antibiótico para o tratamento do primeiro episódio[4].

Em 2006, foi proposto o termo bronquite bacteriana protraída como um dos diagnósticos para crianças com tosse úmida por mais que 4 semanas[5]. O critério inicialmente proposto para diagnóstico compreendia a coleta de secreção brônquica, ou por broncoscopia ou por lavado bronco-alveolar, o que se mostrou inviável na prática clínica. O atual critério clínico para diagnóstico de bronquite bacteriana protraída compreende: tosse úmida (= produtiva) por mais de 4 semanas, ausência de sinais e sintomas de outras causas de tosse úmida, resolução da tosse após tratamento com antibiótico (amoxicilina-clavulanato) por 2 semanas[6]. Se a broncoscopia ou o lavado broncoalveolar são realizados, encontra-se secreção endobrônquica purulenta, com infiltrado neutrofílico e muitos patógenos respiratório bacterianos, particularmente *Haemophilus influezae*. O prognóstico é bom, mas, se a recorrência for muito frequente, o paciente deve ser investigado para outras causas de tosse crônica[6].

## BRONQUIOLITE

Bronquiolite é uma doença aguda transmissível, caracterizada por acometimento das vias aéreas superiores, acompanhado de sinais de estreitamente temporário das vias aéreas inferiores. Edema e presença de muco nos bronquíolos são as principais características patológicas[7]. O agente etiológico mais importante é o VSR, inclusive porque causa doença de forma epidêmica, com distribuição sazonal, com predomínio durante os meses de janeiro a maio, nos países temperados[8]. No Brasil, demonstramos ter ocorrido duas ondas epidemiológicas: o VSR A foi mais frequente de agosto a janeiro, e o VSR B foi mais frequente entre março e junho[9]. Outros agentes são parainfluenza, adenovírus, *influenza*, rinovírus, enterovírus, *M. pneumoniae*, todos causadores de casos esporádicos. Estima-se que todas as crianças tenham sido infectadas pelo VSR ao completarem 2 anos de vida e um subgrupo significativo precise de hospitalização[8].

A história epidemiológica revela, via de regra, exposição a outro indivíduo com infecção respiratória, na maioria das vezes resfriado comum, sendo o período de incubação de 4 a 6 dias. O quadro clínico inclui coriza abundante, tosse, irritabilidade, inapetência, vômitos, febre, sibilos audíveis sem estetoscópio, tiragem supraclavicular, intercostal ou subcostal, tempo expiratório prolongado, cianose; fígado e baço podem ser palpados em decorrência de rebaixamento do diafragma. Critério para hospitalização de crianças sadias inclui hipóxia (saturação de oxigênio < 92%), idade < 6 semanas, restrição na ingesta líquida em função do desconforto respiratório. Outros critérios incluem apneia, imunodeficiência, cardiopatia ou pneumopatia, como comorbidades[10].

Alterações radiológicas podem ser ausentes nos casos leves. Nos casos moderados ou graves, hiperinsuflação poderá ser observada: diafragma rebaixado ou retificado, ângulo costofrênico menos agudo, coração aparentemente pequeno, aumento do diâmetro anteroposterior do tórax[11].

O tratamento da bronquiolite compreende oxigenoterapia e hidratação parenteral. O uso do broncodilatador pode ser feito para observar resposta e a manutenção ocorrer caso benefício seja constatado. O uso de corticosteroide fica restrito a casos muito graves, particularmente se há possibilidade de haver reatividade de vias aéreas (asma, displasia broncopulmonar), uma vez que benefício não foi demonstrado. O uso da ribavirina está indicado em pacientes específicos, como transplantados de medula óssea ou de pulmão, inclusive porque em indivíduos previamente sadios não foi demonstrado que o benefício compensa o custo, tanto em termos de eventos adversos quanto em termos de custo financeiro[8]. Em caso de falência respiratória, recorre-se à assistência ventilatória[10]. Uma recente revisão demonstrou que a nebulização com salina hipertônica pode reduzir a duração da hospitalização e diminuir a gravidade, além de reduzir o risco de hospitalização em pacientes não hospitalizados. Essa opção terapêutica mostrou-se segura, particularmente quando administrada junto com broncodilatador[7]. Por outro lado, técnicas fisioterapêuticas para expiração forçada em crianças com bronquiolite grave não melhoram o quadro e podem levar a eventos adversos sérios[12]. Fisioterapia respiratória pode ser considerada quando o paciente apresentar comorbidades, como doenças neuromusculares[8].

No momento, há 34 tipos de vacina para VSR em desenvolvimento, inclusive para uso na gestante, para proteger o filho. Enquanto não há vacina aprovada e liberada, a profilaxia depende exclusivamente do uso de anticorpos monoclonais contra a glicoproteína F (fusão) do VSR (palivizumabe), visando inibir a entrada do VSR nas células. O palivizumabe deve ser administrado por via intramuscular uma vez por mês, durante os meses em que habitualmente ocorre a infecção pelo VSR. As crianças que devem receber palivizumabe devem ser as que estão incluídas em grupos de risco para doença grave, tais como prematuros com idade gestacional < 32 semanas, lactentes com displasia broncopulmonar, cardiopatia congênica, imunodeficiência grave[8,10].

## PNEUMONIA

Pneumonia comunitária (ou adquirida na comunidade = PAC) é causada por agentes procedentes da comunidade em que o paciente vive, sendo esse o tipo de pneumonia a ser abordada neste capítulo. PAC é a principal causa de óbito em países com elevada mortalidade em crianças menores que 5 anos[13]. No Brasil, segundo o Datasus, em 2017, ocorreram 1.117.779 hospitalizações em crianças menores que 5 anos, sendo a causa mais frequente doença respiratória (351.763; 31,5%)[14]. Foram registrados 2.349 óbitos, o que significa letalidade igual a 0,7%[14].

Pneumonia é um quadro sindrômico resultante da inflamação do tecido pulmonar. Dessa forma, as manifestações clínicas decorrentes dessa inflamação são comuns às diversas etiologias, embora algumas manifestações guardem relação estreita com determinado agente etiológico[15]. Até os anos 1990, infecção bacteriana era considerada a principal causa de PAC, com destaque para o *Streptococcus pneumoniae* e o *Haemophilus influenzae*. Com a progressiva implementação universal das vacinas conjugadas para *H. influenzae* tipo b e para *S. pneumoniae*, ocorridas no Brasil em 1999 e em 2010, respectivamente, juntamente com o aumento na disponibilidade de recursos técnicos para a investigação de vírus respiratórios, o reconhecimento do papel dos vírus respiratórios como agentes etiológicos de PAC em crianças tem sido crescente[16]. Tal reconhecimento tem ocorrido fora do Brasil, por exemplo, nos Estados Unidos, onde 2.219 pacientes menores que 18 anos hospitalizados com PAC foram investigados, com a identificação de vírus respiratórios em 1.627 (73,3%), dos quais 1.472 (90,5%) tinham apenas vírus respiratórios[17]. Em um estudo multicêntrico realizado em Bangladesh, Gâmbia, Quênia, Mali, África do Sul, Tailândia e Zâmbia, 1.760 casos de PAC radiologicamente confirmada foram comparados com 5.110 controles: etiologia viral foi estimada em 61,4% (Intervalo de Confiança 95%: 57,3% a 65,6%) enquanto etiologia bacteriana foi estimada em 27,3% (Intervalo de Confiança 95%: 23,3% a 31,6%)[18]. No Brasil, em 184 pacientes menores que 5 anos hospitalizados com PAC radiologicamente confirmada, infecção apenas viral, apenas bacteriana, ou viral-bacteriana foi diagnosticada em 36%, 18%, 23%, respectivamente[19]. Já entre 774 casos de PAC não hospitalizados, 708 (91,5%) tiveram vírus detectados, 491 (69,4%) com múltiplos vírus[20]. Infecção bacteriana típica foi diagnosticada em 20,4% desses casos, sendo 15,4% para *S. pneumoniae*, 5,8% para *H. influenzae*, e 2,3% para *Moraxella catarrhalis*[21]. Infecção bacteriana atípica foi diagnosticada em 20,1%, sendo 10,9% para *Mycoplasma pneumoniae*, 10,8% para *Chlamydia pneumoniae*, e 10,7% para *Chlamydia trachomatis*[22]. Vale a pena comentar que, a despeito da redução dos casos e dos óbitos por infecção por *S. pneumoniae* e *H. influenzae* após a implementação das vacinas conjugadas para *S. pneumoniae* e *H. influenzae* tipo b[23], não houve eliminação desses agentes causais entre os agentes de PAC na faixa etária pediátrica.

A identificação de qual criança está com PAC entre as crianças que se apresentam com sinais e sintomas respiratórios é imperiosa e inicia-se pela distinção de quais crianças têm comprometimento das vias aéreas inferiores entre as que têm infecção das vias aéreas superiores. Em uma recente revisão sistemática, a presença de hipoxemia moderada (saturação de oxigênio ≤ 96%) e aumento do esforço respiratório demonstrado pela presença de estridor, batimento de asas nasais e retrações torácicas foram os achados mais associados com PAC, enquanto a saturação normal (saturação de oxigênio > 96%) diminuiu a probabilidade de PAC[24]. Na década de 1990, a Organização Mundial da Saúde (OMS) lançou uma estratégia para Atenção Integral às Doenças Prevalentes na Infância (AIDPI)[25], em que os sinais propostos como alerta para o diagnóstico de PAC eram tosse e/ou dificuldade para respirar. A classificação do caso em pneumonia baseia-se, a partir daí, na detecção de taquipneia, sinal clínico com melhor sensibilidade e especificidade, valores preditivos positivo e negativo, em diversos estudos[26]. Nesse sentido, define-se taquipneia como frequência respiratória ≥ 60 incursões/minuto em crianças < 2 meses, frequência respiratória ≥ 50 incursões por minuto em crianças cuja idade esteja entre 2 e 11 meses, e frequência respiratória ≥ 40 incursões/minuto em crianças cuja idade esteja entre 12 e 59 meses. A classificação em pneumonia grave baseia-se na presença de tiragem subcostal e em pneumonia muito grave na presença de convulsões, sonolência, estridor em repouso, desnutrição grave, ausência da ingestão de líquidos ou sinais de insuficiência respiratória grave, como cianose central, para as crianças com idade ≥ 2 meses. Para o grupo menor de 2 meses, define-se como pneumonia grave a presença de taquipneia ou tiragem subcostal, e pneumonia muito grave a presença de convulsões, sonolência, estridor em repouso, sibilância, febre ou temperatura baixa, ou ausência de ingestão alimentar[27]. No entanto, apesar de taquipneia, quando ausente, ser o melhor achado que individualmente afaste a probabilidade de pneumonia e a presença de tiragem, juntamente com outros sinais de esforço aumentado para respirar aumente a chance de haver pneumonia, essas mesmas alterações poderão estar presentes em outras afecções das vias aéreas inferiores, como bronquiolite e asma aguda[28]. Estudo realizado na Índia sugere que se pesquise a história de episódio anterior de dificuldade respiratória e se busque escutar sibilos para utilizar broncodilatador pela via inalatória e, só após tal abordagem, considere-se a frequência respiratória para classificar a probabilidade de a criança ter pneumonia[29]. Chamamos a atenção para a necessidade de a criança ter a frequência respiratória contada e a presença de tiragem subcostal pesquisada apenas por inspeção, antes de qualquer manobra para a realização de outras partes do exame físico, e quando a mesma estiver tranquila, sendo alimentada ou dormindo, durante um período completo de um minuto, ou por dois períodos de 30 segundos[30].

Quando possível, a radiografia de tórax deve ser realizada em duas posições (póstero-anterior e perfil), não só para o diagnóstico diferencial entre as diversas afecções das vias aéreas inferiores, mas como também com o objetivo de avaliar a extensão e as complicações nas crianças com pneumonia[30]. O padrão-ouro para diagnóstico de pneumonia é a redução da transparência pulmonar ao raio X simples de tórax[31]. Entre crianças hospitalizadas, demonstramos que a sensibilidade de PAC radiologicamente confirmada para infecção pneumocócica foi de 93% (IC 95%: 80% a 98%) e o valor preditivo negativo de radiografia de tórax normal foi de 92% (IC 95%: 77% a 98%)[32]. Achados semelhantes foram encontrados em pacientes não hospitalizados[33]. Tais achados significam que a PAC radiologicamente confirmada é preditora de infecção bacteriana. Do ponto de vista prático, a meta deve ser identificar crianças com PAC que têm maior probabilidade de ter infecção bacteriana e, assim, poderão se beneficiar do uso do antimicrobiano, visto que esses casos têm pior evolução do que casos com apenas infecção viral[34]. Recentemente, foi demonstrado que a presença de sibilos detectados no exame físico é preditora de infecção viral[35]. Mas a presença de sibilo não exclui a possibilidade de infecção bacteriana. É importante ressaltar que a decisão para a conduta da criança com PAC deve ser com base em dados clínicos, quando a investigação radiológica não for passível de ser realizada.

O uso de biomarcadores séricos para distinguir pacientes com apenas infecção viral de pacientes com infecção bacteriana tem sido investigado. Procalcitonina (PCT) e Proteína C Reativa (PCR) mostraram algum valor, mas os pontos de corte ainda não foram adequadamente estabelecidos[36].

A condução do paciente com PAC requer a definição se o tratamento pode ser feito em nível ambulatorial ou se o paciente tem indicação para ser hospitalizado. Sinais de alerta, como cianose central ou saturação de oxigênio < 90% na oximetria de pulso, incapacidade para beber líquido, vômitos incoercíveis, convulsão, sonolência e desconforto respiratório grave, indicam a necessidade de hospitalização[37]. Desconforto respiratório grave foi definido como a presença de batimento de asas nasais, estridor e uso de músculos acessórios para respirar[38]. No total, pode-se considerar como indicadores de hospitalização a incapacidade para beber líquidos, vômitos incoercíveis, convulsão, tiragem subcostal, cianose central, sonolência, batimento de asas nasais, estridor, tiragem supraclavicular, saturação de oxigênio < 90%. Idade inferior a 2 meses por si só já é indicador de hospitalização, uma vez que há implicações etiológicas nesse grupo etário que requerem o tratamento por via endovenosa, além do maior risco de evolução desfavorável em função da tenra idade. Do ponto de vista radiológico, a presença de derrame pleural de moderado a grande e infiltrado multilobar bilateral estão associados à doença grave[39], podendo também ser considerados achados radiológicos indicadores de hospitalização.

Para o tratamento ambulatorial, há concordância geral entre distintas recomendações internacionais de que a amoxicilina administrada por via oral deve ser a primeira escolha e a penicilina cristalina, ou a ampicilina, ou a amoxicilina administrada por via endovenosa são as primeiras opções para tratar as crianças hospitalizadas com idade a partir de 2 meses[16]. Tal consenso se baseia no reconhecimento de que *S. pneumoniae* é a causa bacteriana mais comum e mais perigosa de PAC. Recentemente, foi relatado que a detecção de *S. pneumoniae* no sangue por Reação em Cadeia da Polimerase é preditor de hipoxemia em crianças hospitalizadas com PAC[40].

A amoxicilina pode ser utilizada na dose de 50 mg/kg/dia dividida em 2 tomadas, de 12 em 12 horas[41]. É importante pontuar que o aumento da dose diária total da amoxicilina se justifica em regiões com detecção frequente de cepas de pneumococo com resistência intermediária (concentração inibitória mínima = 4 µg/mL) e que o uso injustificado de altas doses de amoxicilina aumenta o custo financeiro, a frequência de efeitos adversos e a exposição total do paciente ao antibiótico, com potenciais efeitos maléficos para o microbioma do paciente[42]. Uma pergunta clássica é sobre o uso empírico de macrolídeos. A evidência mais forte foi fornecida por um estudo brasileiro no qual em 703 crianças com pneumonia não grave que receberam amoxicilina, a necessidade de substituição foi em 3,5% dos casos com diagnóstico de infecção por bactéria atípica (*Mycoplasma pneumoniae* ou *C. pneumoniae*). Com base nesses resultados, os autores concluíram que o macrolídeo pode ser reservado para tratar os casos raros em que a amoxicilina não for eficaz[22]. Outra questão prática é sobre a duração do uso do antibiótico. Pautado em um ensaio clínico bem conduzido em Israel, é possível dizer que crianças sem sinais de alarme e sem complicações podem ser tratadas com amoxicilina durante 5 dias[43]. Os pacientes que podem ser tratados ambulatorialmente devem ser reavaliados nas primeiras 48 horas de tratamento, de modo a assegurar a boa resposta à terapêutica instituída. Os cuidados gerais também devem ser orientados como a manutenção da oferta farta de líquidos por via oral, de modo a permitir a manutenção da hidratação, a oferta alimentar conforme o que for mais bem aceito pelo paciente, a desobstrução das vias aéreas superiores por meio de medidas habituais de higiene, o uso de broncodilatadores quando necessário e a orientação quanto ao retorno imediato à unidade de saúde quando surgir qualquer um dos sinais de gravidade.

A propósito do tratamento dos pacientes internados, é importante comentar que o uso de penicilina cristalina na dose diária de 200.000 UI/kg/dia tem eficácia satisfatória no tratamento de infecção pneumocócica cuja cepa tenha Concentração Inibitória Mínima até 4 µg/mL, cepas essas classificadas com resistência intermediária em infecções que não comprometem o sistema nervoso central[44]. Também já foi mostrada evidência que a penicilina cristalina administrada de 6 em 6 horas tem a mesma eficácia de quando administrada de 4 em 4 horas[45]. Portanto, penicilina cristalina na dose diária de 200.000 UI/kg/dia dividida de 6 em 6 horas é a primeira escolha para tratamento dos pacientes hospitalizados com pneumonia com idade a partir de 2 meses. Vale notar que a evolução dos pacientes internados pode ser lenta para a recuperação. Desde que eles não apresentem piora, é possível aguardar de 48 a 72 horas, observando se há melhora progressiva dos sinais e sintomas[46]. Quando não houver melhora ou ocorrer piora, é sempre necessário investigar a existência de complicações como derrame pleural, uma vez que, se houver empiema, a melhora dependerá da drenagem do tórax, além do uso de antibiótico. Nesses casos, a drenagem fechada estará indicada em quatro situações[47]:

1. Líquido purulento é encontrado na toracocentese.
2. Ph < 7,0 e glicose < 40 mg/dL.
3. Antibioticoterapia não está associada à resposta clínica nas primeiras 72 horas de tratamento.
4. Função pulmonar está comprometida.

A necessidade de mudança de antibiótico ocorre quando o paciente não melhora e não há detecção de derrame pleural que seja empiema. Nesse caso, a opção terapêutica subsequente deve ser sempre um antibiótico que trate bactérias produtoras de beta-lactamase, como é o caso do *H. influenzae* (cefriaxone) ou do *Staphylococcus aureus* (oxacilina), quando também deve-se considerar a possibilidade de infecção por bactéria atípica e introduzir macrolídeo[16]. Também para as crianças hospitalizadas são importantes as medidas de suporte, como a hidratação, a nutrição, a oxigenoterapia, o uso de broncodilatadores e antitérmicos, entre outras, conforme a necessidade de cada caso.

Para as crianças com idade < 2 meses, em que o tratamento iniciado será sempre sob regime de internação hospitalar, emprega-se a associação ampicilina e aminoglicosídeo ou ampicilina e cefalosporina de terceira geração (cefotaxima ou ceftriaxona). Essa associação visa o tratamento dos agentes mais frequentes nesse grupo etário, como o estreptococo do grupo B, enterobactérias, *Listeria monocytogenes* e *S. pneumoniae*. O aminoglicosídeo pode ser gentamicina, amicacina ou tobramicina, e essa escolha deve ser feita conforme o perfil regional de resistência bacteriana. Em recém-nascido (idade ≤ 28 dias), prefere-se a cefotaxima à ceftriaxona, em virtude dessa última ligar-se às proteínas séricas e, por isso, poder deslocar a bilirrubina[48], o que gera risco aumentado de kernicterus. Se houver suspeita de infecção por *C. trachomatis*, emprega-se a eritromicina por 14 dias.

## REFERÊNCIAS BIBLIOGRÁFICAS


1. Perin J, Mulick A, Yeung D, Villavicencio F, Lopez G, Strong KL, et al. Global, regional, and national causes of under-5 mortality in 2000-19: an updated systematic analysis with implications for the Sustainable Development Goals. Lancet Child Adolesc Health. 2022 Feb;6(2):106-115.
2. Morice AH, Fontana GA, Sovijarvi AR, Pistolesi M, Chung KF, Widdicombe J, et al. The diagnosis and management of chronic cough. Eur Respir J. 2004;24:481-492.
3. Smith SM, Fahey T, Smucny J, Becker LA. Antibiotics for acute bronchitis. Cochrane Database of Systematic Reviews 2014, Issue 3. [DOI: 10.1002/14651858.CD000245.pub3].

4. Morgan JR, Carey KM, Barlam TF, Christiansen CL, Drainoni M-L. Inappropriate antibiotic prescribing for acute bronchitis in children and impact on subsequent episodes of care and treatment. Pediatr Infect Dis J. 2019;38(3):271-274.
5. Marchant JM, Masters IB, Taylor SM, Cox NC, Seymour GJ, Chang AB. Evaluation and outcome of young children with chronic cough. Chest. 2006;129:1132-1141.
6. Chang AB, Upham JW, Masters IB, Redding GR, Gibson PG, Marchant JM, et al. Protacted bacterial bronchitis: the last decade and the road ahead. Pediatr Pulmonol. 2016;51:225-242.
7. Zhang L, Mendoza-Sassi RA, Wainwright CE, Aregbesola A, Klassen TP. Nebulised hypertonic saline solution for acute bronchiolitis in infants. Cochrane Database Syst Rev. 2023 Apr 4;4(4):CD006458. doi: 10.1002/14651858.CD006458.pub5.
8. Gatt D, Martin I, AlFouzan R, Moraes TJ. Prevention and Treatment Strategies for Respiratory Syncytial Virus (RSV). Pathogens. 2023;12(2):154. doi: 10.3390/pathogens12020154.
9. Bouzas ML, Oliveira JR, Fukutani KF, Borges IC, Barral A, Van der Gucht W, et al. Respiratory syncytial virus a and b display different temporal patterns in a 4-year prospective cross-sectional study among children with acute respiratory infection in a tropical city. Medicine (Baltimore). 2016;95(41):e5142.
10. Steiner RW. Treating acute bronchiolitis associated with RSV. Am Fam Physician. 2004;69:325-330.
11. Bordley WC, Visawanathan M, King VJ, Sutton SF, Jackman AM, Sterling L et al. Diagnosis and testing in bronchiolitis: a systematic review. Arch Pediatr Adolesc Med. 2004;158:119-126.
12. Roqué-Figuls M, Giné-Garriga M, Rugeles CG, Perrotta C, Vilaró J. Chest physiotherapy for acute bronchiolitis in paediatric patiente between 0 and 24 months old. Cochrane Database Syst Rev. 2023 Apr 3;4(4):CD004873. doi: 10.1002/14651858.CD004873.pub6.
13. Liu L, Oza S, Hogan D, Chu Y, Perin J, Zhu J, et al. Global, regional, and national causes of under-5 mortality in 2000-15: an updated systematic analysis with implications for the sustainable development goals. Lancet. 2016;388:3027-3035.
14. Brazilian Ministry of Health [internet]. Informações de Saúde, 2017. Datasus [cited 2019 July 20]. Acesso em: http://www2.datasus.gov.br/DATASUS/index.php?area=02.
15. Turner RB, Lande AE, Chase P, Hilton N, Weinberg D. Pneumonia in pediatric outpatients: cause and clinical manifestations. J Pediatr. 1987;111:194-200.
16. Nascimento-Carvalho AC, Nascimento-Carvalho CM. Clinical management of community-acquired pneumonia in young children. Expert Opin Pharmacother. 2019;20:435-442.
17. Nolan VG, Arnold SR, Bramley AM, Ampofo K, Williams DJ, Grijalva CG, et al. Etiology and impact of coinfections in children hospitalized with community-acquired pneumonia. J Infect Dis. 2018;218:179-188.
18. Pneumonia Etiology Research for Child Health (PERCH) Study Group. Causes of severe pneumonia requiring hospital admission in children without HIV infection from Africa and Asis: the PERCH multi-country case-control study. Lancet. 2019;Jun 27. doi: 10.1016/S0140-6736(19)30721-4.
19. Nascimento-Carvalho CM, Ribeiro CT, Cardoso MR, Barral A, Araújo-Neto CA, Oliveira JR, et al. The role of respiratory viral infections among children hospitalized for community-acquired pneumonia in a developing country. Pediatr Infect Dis J. 2008;27:939-941.
20. Nascimento-Carvalho AC, Vilas-Boas AL, Fontoura MH, Vuorinen T, Nascimento-Carvalho CM. PNEUMOPAC-Efficacy Study Group. Respiratory viruses among children with non-severe community-acquired pneumonia: a prospective cohort study. J Clin Virol. 2018;105:77-83.
21. Borges IC, Andrade DC, Vilas-Boas AL, Fontoura MS, Laitinen H, Ekström N, et al. Detection of antibody responses against Streptococcus pneumoniae, Haemophilus influenzae, and Moraxella catarrhalis proteins in children with community-acquired pneumonia: effects of combining pneumococcal antigens, pre-existing antibody levels, sampling interval, age, and duration of illness. Eur J Clin Microbiol Infect Dis. 2015;34:1551-1557.
22. Nascimento-Carvalho CM, Xavier-Souza G, Vilas-Boas AL, Fontoura MH, Barral A, Puolakkainen M, et al. Evolution of acute infection with atypical bacteria in a prospective cohort of children with community-acquired pneumonia receiving amoxicillin. J Antimicrob Chemother. 2017;72:2378-2384.
23. Wahl B, O´Brien KL, Greenbaum A, Majumder A, Liu L, Chu Y, et al. Burden of Streptococcus pneumoniae and Haemophilus influenza type b disease in children in the era of conjugate vaccines: global, regional, and national estimates for 2000-15. Lancet Glob Health. 2018;6:e744-e757.
24. Shah SN, Bachur RG, Simel DL, Neuman MI. Does this child have pneumonia?: the rational clinical examination systematic review. JAMA. 2017;318:462-471.
25. Benguigui Y, ed. Controle das infecções respiratórias agudas: implementação, acompanhamento e avaliação. Série HCT/AIEPI – 6.P. Washington D.C.: OPS; 1997.
26. Spooner V, Barker J, Tulloch S, Lehmann D, Marshall TF, Kajoi M, et al. Clinical signs and risk factors associated with pneumonia in children admitted to Goroka Hospital, Papua New Guinea. J Trop Pediatr. 1989;35:295-300.
27. WHO, World Health Organization. Programme for the Control of Acute Respiratory Infections: Acute Respiratory Infections in children: Case management in small hospitals in developing countries. Geneva: WHO; 1990.
28. Heffelfinger JD, Davis TE, Gebrian B, Bordeau R, Schwartz B, Doewll SF. Evaluation of children with recurrent pneumonia diagnosed by World Health Organization criteria. Pediatr Infect Dis J. 2002;21:108-12.
29. Sachdev HPS, Mahajan SC, Garg A. Improving antibiotic and bronchodilator prescription in children presenting with difficult breathing: experience from an urban hospital in India. Indian Pediatr. 2001;38:827-38.
30. Margolis P and Gadomski A. Does this infant have pneumonia? JAMA. 1998;279:308-313.
31. Cherian T, Mulholland EK, Carlin JB, Ostensen H, Amin R, de Campo M, et al. Standardized interpretation of paediatric chest radiographs for the diagnosis of pneumonia in epidemiological studies. Bull World Health Organ. 2005;83:353-359.
32. Nascimento-Carvalho CM, Araújo-Neto CA, Ruuskanen O. Association between bacterial infection and radiologically confirmed pneumonia among children. Pediatr Infect Dis J. 2015;34:490-493.
33. Andrade DC, Borges IC, Vilas-Boas AL, Fontoura M-SH, Araújo-Neto CA, Andrade SC, et al. Infection by Streptococcus

pneumoniae in children with or without radiologically confirmed pneumonia. J Pediatr. 2018;94:23-30.
34. Nolan VG, Arnold SR, Bramley AM, Ampofo K, Williams DJ, Grijalva CG, et al. Etiology and impact of coinfections in children hospitalized with community-acquired pneumonia. J Infect Dis. 2018;218:179-188.
35. Nascimento-Carvalho AC, Ruuskanen O, Nascimento-Carvalho CM. Wheezing independently predicts viral infection in children with community-acquired pneumonia. Pediatr Pulmonol. 2019;54:1022-1028.
36. Katz SE, Williams DJ. Pediatric community-acquired pneumonia in the United States: changing epidemiology, diagnostic and therapeutic challenges, and areas for future research. Infect Dis Clin North Am. 2018;32:47-63.
37. Gallagher KE, Knoll MD, Prosperi C, Baggett HC, Brooks WA, Feiken DR, et al. The predictive performance of a pneumonia severity score in HIV-negative children presenting to hospital in seven low and middle-income countries. Clin Infect Dis 2019; May 6. pii: ciz350. doi: 10.1093/cid/ciz350.
38. World Health Organization [internet]. Pocket book of hospital care for children: second edition. Guidelines for the management of common childhood illnesses 2013 [cited 2023 May 15]. Acesso em: https://www.who.int/maternal_child_adolescent/documents/child_hospital_care/en/
39. McClain L, Hall M, Shah SS, Tieder JS, Myers AL, Auger K, et al. Admission chest radiographs predict illness severity for children hospitalized with pneumonia. J Hosp Med. 2014;9:559-564.
40. Bénet T, Sánchez-Picot V, Messaoundi M, Chou M, Eap T, Wang J, et al. Microorganisms associated with pneumonia in children < 5 years of age in developing and emerging countries: the GABRIEL pneumonia multicenter, prospective, case-control study. Clin Infect Dis. 2017;65:604-612.
41. Vilas-Boas AL, Fontoura MS, Xavier-Souza G, Araújo-Neto CA, Andrade SC, Brim RV, et al. Comparison of oral amoxicillin given thrice or twice daily to children between 2 and 59 months old with non-severe pneumonia: a randomized controlled trial. J Antimicrob Chemother. 2014;69:1954-1959.
42. Rajapakse NS, Vayalumkal JV, Vanderkooi OG, Ricketson LJ, Kellner JD. Time to reconsider routine high-dose amoxicillin for community-acquired pneumonia in all Canadian children. Paediatr Child Health. 2016;21:65-66.
43. Greenberg D, Givon-Lavi N, Sadaka Y, Ben-Shimol S, Bar-Ziv J, Dagan R. Short-course treatment for community-acquired alveolar pneumonia in ambulatory children: a double-blind, randomized, placebo-controlled trial. Pediatr Infect Dis J. 2014;33:136-142.
44. Nascimento-Carvalho CM, Cardoso MR, Brandileone MC, Ferrero F, Camargos P, Berezin E, et al. Penicillin/ampicillin efficacy among children with severe pneumonia due to penicillin-resistant pneumococcus (MIC=4microg ml (-1)). J Med Microbiol. 2009;58:1390-1392.
45. Brandão A, Simbalista R, Borges IC, Andrade DC, Araújo M, Nascimento-Carvalho CM. Retrospective analysis of the efficacies of two different regimens of aqueous penicillin G administered to children with pneumonia. Antimicrob Agents Chemother. 2014;58:1343-1347.
46. Simbalista R, Araújo M, Nascimento-Carvalho CM. Outcome of children hospitalized with community-acquired pneumonia treated with aqueous penicillin G. Clinics. 2011;66:95-100.
47. Fraga JC, Kim P. Abordagem cirúrgica da efusão pleural parapneumônica e suas complicações. J Pediatr. 2002;78(Suppl 2):S161-70.
48. Reese RE, Betts RF and Gumustop B. Handbook of antibiotics. 3rd ed. Philadelphia: Lippincott Williams and Wilkins, 2000.

Parte 2.3

# Sistema Geniturinário

# 14

# Infecção Urinária

*Maria Cristina de Andrade*
*Eduardo Hatanaka*

A infecção do trato urinário (ITU) é uma infecção comum na infância, sendo apenas menos frequente que as infecções respiratórias. Em muitas crianças, é observada recorrência da ITU, o que causa morbidade significativa, hospitalizações e efeitos para a saúde em longo prazo, como cicatrizes renais, hipertensão arterial sistêmica (HAS) e doença renal crônica (DRC)[1]. Apesar das infecções urinárias bacterianas serem mais frequentes, fungos, vírus e infecções parasitárias também podem acometer o aparelho urinário e têm sido observadas principalmente em pacientes imunodeprimidos. A prevalência crescente de resistência bacteriana introduz uma complexidade adicional no manejo dos pacientes com ITU. No Quadro 14.1, são destacados alguns conceitos relacionados à ITU na faixa etária pediátrica[1].

**Quadro 14.1** – Definições e termos comuns utilizados sobre ITU.

| Categoria | Termo | Definição |
|---|---|---|
| **Sinais e sintomas** | ITU febril | • ITU associada à temperatura ≥ 38 °C |
| | ITU sintomática | • ITU associada com febre ou sintomas urinários |
| | Bacteriúria assintomática | • Bacteriúria significativa em uma criança sem sintomas de ITU |
| | Piúria estéril | • Aumento da contagem de leucócitos na urina na ausência de bactéria em urocultura |
| | Disfunção vesicointestinal | • Espectro de sinais e sintomas, incluindo incontinência fecal, constipação e/ou encoprese, associados com anormalidades funcionais e comportamentais do trato gastrintestinal, trato urinário inferior e assoalho pélvico |
| **Local da infecção** | Trato urinário alto | • ITU envolvendo os rins e ureteres |
| | Trato urinário baixo | • ITU envolvendo a bexiga e a uretra, mas não o trato urinário superior |
| | Pielonefrite | • Infecção renal (a ITU febril pode ou não ser uma pielonefrite) |
| | Cistite | • Infecção da bexiga |
| **Gravidade da infecção** | ITU complicada | • ITU em recém-nascidos; presença de massa abdominal ou vesical; anomalias dos rins e do trato urinário; urosepse; organismo diferente da *E. coli*; curso clínico atípico, incluindo a ausência de resposta à antibioticoterapia em 72 horas; abscesso renal |
| | Cistite complicada | • Crianças com comorbidades, presença de condição/alteração vesical de base, presença de cateter vesical e curso clínico atípico |
| ***Status* renal** | Nefropatia de refluxo | • Anormalidades renais corticais associadas ao RVU (podem ser displasia congênita ou cicatrizes renais) |
| | Cicatriz renal | • Dano renal adquirido decorrente de pielonefrite |
| | Displasia renal | • Anormalidade renal cortical congênita |

*Fonte:* Desenvolvido pela autoria do capítulo.

## MANIFESTAÇÕES CLÍNICAS

As manifestações clínicas de ITU variam de acordo com a idade do paciente, sítio de infecção e gravidade do quadro infeccioso.

### Cistite

Entre os pré-escolares, a cistite é mais observada em meninas do que em meninos. Em crianças que conseguem verbalizar suas queixas, disúria e dor supra púbica são manifestações comuns. Hematúria macroscópica e incontinência urinária são também manifestações frequentes.

### Pielonefrite aguda

A associação de febre em um paciente com urocultura positiva sugere pielonefrite aguda. Outros sintomas de pielonefrite incluem dor abdominal, bem como dor e rigidez em ângulo costovertebral (sinal de Giordano), sendo estes sintomas/sinais observados em crianças maiores e adolescentes. A ITU febril com manifestações clínicas de sepse define o quadro de urosepse, e é particularmente comum em crianças com anormalidades do trato urinário. A bacteremia está presente em 4% a 9% dos lactentes e crianças menores que 1 ano com ITU, sendo que a febre pode ser o único sintoma em pacientes com ITU associada com bacteremia.

### Infecção do trato urinário em neonatos e lactentes

O diagnóstico de ITU deve ser considerado em neonatos ou lactentes menores que 3 meses de idade com quadro de sepse ou febre sem sinais localizatórios. Em lactentes com anomalias conhecidas do trato urinário, o diagnóstico de ITU deve ser considerado diante de quadros febris. A febre pode estar ausente em alguns pacientes, especialmente em recém-nascidos. Hipotermia, hipotensão, choque, icterícia, baixo ganho de peso, diarreia, vômitos, baixa aceitação alimentar, irritabilidade, cianose, poliúria e acidose metabólica podem ser sintomas de apresentação de pielonefrite em lactentes menores que 3 meses e recém-nascidos.

## ETIOPATOGENIA

A via ascendente é a mais comum, na qual bactérias Gram-negativas entéricas ascendem por meio da uretra e invadem o trato urinário. A disseminação hematogênica da ITU ocorre em menos de 1% dos casos e é causada particularmente por *Staphylococcus aureus*. Nesses casos, a infecção pode levar a lesões renais focais, como pielonefrite e abscessos intraparenquimatosos ou perinéfricos[2].

As bactérias Gram-negativas entéricas da família *Enterobacteriaceae* causam a maioria das ITU em crianças em todas as faixas etárias. Esses agentes incluem a *Escherichia coli*, que é responsável por 80% a 85% dos casos de ITU em crianças. *Klebsiella*, *Proteus*, *Citrobacter*, espécies de *Enterobacter* e *Morganella morganii*, são outros membros da família *Enterobacteriaceae*. *Pseudomonas aeruginosa* e organismos Gram-positivos, como *Enterococcus*, *Staphylococcus* e *Streptococcus* do grupo B também podem causar ITU em crianças. Os *Streptococcus* do grupo B são observados quase que exclusivamente em neonatos, enquanto o *Staphylococcus saprophyticus* é encontrado em adolescentes do sexo feminino.

As bactérias produtoras de beta-lactamase de espectro extendido (ESBL) têm aumentado sua prevalência como causas de ITU em ambiente hospitalar e em contexto de infecções adquiridas na comunidade. As bactérias ESBL incluem primariamente organismos Gram-negativos, como *E. coli* e *Klebsiella*. A frequência dessas bactérias varia de acordo com as regiões geográficas, com taxas regionais de organismos resistentes que superam 50% em algumas áreas[3]. Vale ressaltar que os fatores de virulência das bactérias são importantes no estabelecimento da ITU, entre eles adesinas ou fímbrias, proteínas citotóxicas, sorotipos e aspectos relacionados à genética bacteriana[4,5].

A predisposição para a ocorrência de ITU também pode ser decorrente de fatores relacionados ao hospedeiro, como refluxo vesicoureteral (RVU), disfunção vesicointestinal (DVI), obstrução do trato urinário e presença de fimose.

### Refluxo vesicoureteral (RVU)

É a passagem retrógrada da urina da bexiga para o trato urinário superior. É a anomalia urológica mais comum em crianças com ITU, uma vez que pode ser observada em 30% a 45% das crianças com ITU febril. Pacientes com RVU apresentam risco aumentado de ITU recorrente.

### Disfunção vesicointestinal (DVI)

É um fator importante e muitas vezes subdiagnosticado na fisiopatologia da ITU em crianças. Acomete até

40% das crianças com treinamento esfincteriano no primeiro episódio de ITU e 80% das crianças com ITU recorrente[6]. Essa condição também é um fator de risco para RVU persistente, cicatrizes renais e recorrência da ITU.

### Obstrução do trato urinário

Na era da avaliação ultrassonográfica pré-natal, a maioria dos pacientes com obstrução do trato urinário é diagnosticada precocemente, antes do primeiro episódio de ITU. Contudo, não é raro o diagnóstico de condições obstrutivas a partir da investigação de episódios de ITU febril e/ou urosepse.

### Circuncisão e fimose

Em um estudo de Schoen e colaboradores que avaliou a incidência de ITU em 28.812 neonatos, a incidência de ITU no primeiro ano de vida foi de 2,15% no grupo não circuncidado e de 0,22% no grupo de lactentes circuncidados (um aumento de incidência de nove vezes no grupo não circuncidado)[7]. De um modo geral, os dados de literatura sugerem uma incidência de ITU 3 a 7 vezes maior em indivíduos não circuncidados[8].

## EPIDEMIOLOGIA

As diretrizes da Academia Americana de Pediatria (AAP) estimam uma prevalência de ITU de aproximadamente 5% em crianças entre 2 e 24 meses. O risco de ITU sintomática ao longo da vida é 3 a 5 vezes maior em pacientes do sexo feminino. Em estudos epidemiológicos, foram relatados riscos globais de ITU em pacientes do sexo masculino de 1,1% a 1,8% e de 3,3% a 7,8% em pacientes do sexo feminino[9,10]. Nos primeiros 3 meses de vida, a ITU é mais frequente em pacientes do sexo masculino.

## TESTES DIAGNÓSTICOS

### Urinálise

É a avaliação laboratorial inicial solicitada para pacientes com suspeita de ITU. Testes de fita reagente urinária (*dipstick*) são utilizados em serviços em que são desejáveis resultados rápidos para auxiliar na tomada de decisão terapêutica.

### Esterase leucocitária

Está presente nos neutrófilos e pacientes com suspeita de ITU, a sensibilidade desse teste é de 94% e a especificidade é de 72%.

### Teste do nitrito

É com base no fato de que a nitrato redutase bacteriana é capaz de converter nitrato em nitrito. A especificidade é de 90% a 100%; contudo, a sensibilidade é significativamente menor, uma vez que varia entre 16% e 82%[11]. Esse teste não identifica infecções por bactérias Gram-positivas, pois esses agentes não possuem nitrato redutase. Deve-se considerar também que a conversão de nitrato em nitrito requer um período usualmente de 3 a 4 horas de urina na bexiga. Nesse contexto, em pacientes com alta frequência miccional, como neonatos e lactentes, podem ser observados resultados falsos-negativos.

### Bacteriúria

As diretrizes da AAP sugerem que a combinação dos achados de bacteriúria e leucocitúria permite a obtenção de melhores valores de sensibilidades e especificidades.

### Leucocitúria

Presença de cinco ou mais leucócitos por campo de grande aumento no sedimento urinário centrifugado. É considerada como um indicador presuntivo de ITU. A leucocitúria de modo isolado não pode ser utilizada para o diagnóstico de ITU, porém, é rara a ocorrência de ITU na ausência de leucocitúria. A leucocitúria estéril pode ser observada em algumas condições, como nefrite intersticial, glomerulonefrites, doenças císticas renais, litíase urinária, infecção da uretra ou meato uretral, vulvovaginite e condições inflamatórias (p. ex., Doença de Kawasaki).

### Urocultura

Permanece como o padrão-ouro para a confirmação do diagnóstico de ITU. A taxa de contaminação de amostras coletadas por saco-coletor é alta, pois pode atingir até 85%, não sendo um método aceitável para a obtenção de amostras de urocultura[12]. A coleta de urina por jato médio é recomendada para crianças com controle esfincteriano e cooperativas, bem como adolescentes. O cateterismo vesical (sondagem) é o método de eleição para crianças pequenas e sem controle esfincteriano. A punção suprapúbica é reservada para neonatos e lactentes jovens, particularmente em contextos em que não seja possível a coleta por cateterismo vesical.

## Contagem bacteriana

Crescimento de mais de $10^5$ unidades formadoras de colônias (UFC)/mL de uma única espécie bacteriana em urina obtida por cateterismo é considerado uma evidência positiva de ITU. Qualquer crescimento bacteriano de um germe uropatogênico em uma amostra obtida por punção suprapúbica é considerado como ITU (Tabela 14.1). As diretrizes da AAP consideram uma contagem bacteriana > 50.000 UFC/mL de um único organismo em associação com leucocitúria como *cut-off* para uma urocultura positiva.

**Tabela 14.1** – Critérios microbiológicos para urocultura positiva.

| Método de coleta | Limiar para o diagnóstico de ITU* |
|---|---|
| Punção suprapúbica | Qualquer contagem de colônias |
| Cateterismo vesical | Acima de 1.000 UFC/mL |
| Jato médio | Acima de 50.000 a 100.000 UFC/mL |
| Saco coletor | Não confiável |

* Assumindo a identificação de um único organismo; valores sugeridos pelo Comitê de Nefrologia da Sociedade Brasileira de Pediatria.
*Fonte:* Desenvolvida pela autoria do capítulo.

## Métodos de imagem

Há duas propostas para a avaliação por métodos de imagem em pacientes com ITU: 1) pesquisa de anormalidades do trato urinário e 2) estabelecimento do diagnóstico de pielonefrite (quando não houver evidência clínica) e pesquisa de complicações agudas, como abscessos renais. Não existe concordância entre os diferentes consensos em relação à avaliação por imagem necessária para os pacientes após o primeiro episódio de ITU. Porém, para aqueles pacientes com ITU recorrente, uma avaliação por imagem mais abrangente está indicada.

### Ultrassonografia do aparelho urinário

É o exame inicial para avaliação de complicações agudas da ITU, assim como para investigação de anormalidades do trato urinário. A ultrassonografia (USG) fornece uma avaliação do parênquima renal e do tamanho dos rins, assim como identifica presença de dilatação do trato urinário. A ultrassonografia tem baixa sensibilidade para a detecção de refluxo vesicoureteral (RVU). Deve-se destacar que uma infecção aguda do parênquima renal pode causar alterações transitórias, como dilatações do trato urinário e alterações na ecogenicidade do parênquima renal.

As diretrizes do National Institute for Health and Clinical Excellence (NICE) recomendam que, no primeiro episódio de ITU, todos os lactentes com menos de 6 meses de idade devam ser submetidos à ultrassonografia do aparelho urinário. Em contraste, a AAP recomenda que todas as crianças com ITU febril sejam submetidas a esse exame. A Sociedade Brasileira de Pediatria (SBP) apoia a realização da ultrassonografia para todas as crianças após um episódio de ITU.

### Uretrocistografia miccional (UCM)

É utilizada para avaliação e estadiamento de RVU. A urossonografia contrastada é uma modalidade isenta de radiação que utiliza contraste para ultrassonografia administrado por via intravesical. Uma evidência crescente suporta uma avaliação mais seletiva da indicação de UCM para crianças com ITU. Em uma revisão retrospectiva de 2.036 crianças submetidas à investigação por imagem após um episódio de ITU, a UCM demonstrou anormalidades em apenas 42 pacientes (4,9%), o que leva à conclusão de que a UCM pode ser reservada para pacientes que apresentem fatores de risco, como dilatação do trato urinário à ultrassonografia[13].

### Cintilografia renal estática (DMSA)

Tem sido utilizada para a avaliação de cicatrizes renais, usualmente após 8 a 12 semanas do episódio de ITU. O DMSA obtido precocemente no curso da ITU febril pode auxiliar no diagnóstico de pielonefrite, em casos de ausência de evidência clínica[14].

## TRATAMENTO

As metas no tratamento da ITU incluem: eliminação da infecção e prevenção da urosepse, alívio dos sintomas agudos e prevenção da recorrência e complicações em longo prazo, como HAS, cicatrizes renais e comprometimento da função renal.

A terapia empírica para neonatos e crianças pequenas com ITU e sepse é semelhante devido à etiologia comum. Portanto, como resultado da maior incidência de urosepse e pielonefrite em recém-nascidos e lactentes menores que 2 meses, recomenda-se a terapia com antibióticos por via parenteral. Em outras faixas etárias, ao escolher entre terapia oral e parenteral, alguns fatores devem ser considerados, como idade do paciente, gravidade da doença, possibilidade de ingestão oral, vômitos, adesão à terapia e possibilidade de ITU complicada.

A escolha da antibioticoterapia empírica deve ser guiada pelos padrões de resistência dos uropatógenos locais e pode ser ajustada após o resultado de culturas e antibiograma. Contudo, de um modo geral, em lactentes febris, em que a chance de envolvimento parenquimatoso renal é alta, é prudente a escolha de antimicrobiano com uma proporção baixa de organismos resistentes. Muitos estudos demonstraram que crianças maiores de 2 a 3 meses podem ser manejadas com seguranças com antibióticos por via oral e, assim, as internações ficariam reservadas para crianças sem possibilidade de tolerar antibioticoterapia oral ou em situações particulares, como clínica de urosepse, pacientes imunocomprometidos, impossibilidade de seguimento adequado e falha de resposta com terapia oral (Tabela 14.2).

**Tabela 14.2 –** Antibióticos frequentemente usados no tratamento da ITU.

| **Infecção urinária febril** | |
|---|---|
| **Drogas parenterais** | |
| Cefotaxima | 75 a 150 mg/kg/dia – de 8 em 8 horas |
| Ceftriaxone | 50 a 100 mg/kg/dia – de 12 em 12 horas |
| Ceftazidima | 100 a 150 mg/kg/dia – de 8 em 8 horas |
| Gentamicina | 5 a 7,5 mg/kg/dia – 1 vez ao dia |
| Amicacina | 15 mg/kg/dia – 1 vez ao dia |
| Cefotaxima | 150 a 200 mg/kg/dia – de 8 em 8 horas |
| Piperacilina/ tazobactan | 300 mg/kg/dia (de 8 em 8 horas ou de 6 em 6 horas) |
| **Drogas de uso oral** | |
| Cefuroxima | 30 mg/kg/dia – de 12 em 12 horas |
| Cefaclor | 40 mg/kg/dia – de 8 em 8 horas |
| Amoxicilina + clavulanato | 40 mg/kg/dia – de 1 em 12 horas ou de 8 em 8 horas |
| **Infecção urinária afebril (via oral)** | |
| Nitrofurantoína | 5 a 7 mg/kg/dia – de 6 em 6 horas |
| Cefalexina | 50 mg/kg/dia – de 6 em 6 horas |
| Sulfametoxazol + trimetoprim | 8 a 12 mg TMP/kg/dia – de 12 em 12 horas |

*Fonte:* Desenvolvida pela autoria do capítulo.

A resolução da febre ocorre em 68% das crianças nas primeiras 24 horas e em 92% dos casos em até 72 horas[15]. Em caso da persistência de febre além de 72 horas, o pediatra deve reavaliar o diagnóstico de ITU, verificar o resultado da urocultura e antibiograma e considerar exames de imagem para descartar complicações, como abscesso renal. Idealmente, a antibioticoterapia deve ser iniciada precocemente, uma vez que estudos associaram o início tardio (maior que 48 horas) da terapia com maior incidência de cicatrizes renais[16,17].

Na presença de febre, é necessário que o nível de concentração do medicamento no parênquima renal seja suficiente para tratar pielonefrite, de modo a contraindicar-se o uso de nitrofurantoína e ácido nalidíxico. A reavaliação da terapia deve ocorrer em 48 a 72 horas, apoiada pela cultura e antibiograma, para avaliar a possibilidade de ajuste da antibioticoterapia.

A antibioticoterapia oral por 7 a 10 dias é adequada para o tratamento da ITU não complicada, apesar de algumas diretrizes sugerirem que cursos mais curtos de antibioticoterapia podem ser seguros nessas situações.

Na infecção urinária febril, o tempo de tratamento com antibiótico é de 10 dias, em acordo com as diretrizes inglesa (NICE), italiana (ISPN) e australiana (KHA-Cari). As diretrizes canadense e americana (AAP) sugerem 7 a 14 dias, e a Cochrane afirma serem necessários novos estudos para definir o tempo de tratamento.

Com base nos dados descritos, observa-se que não há consenso sobre o tempo de tratamento, porém, a maioria das diretrizes internacionais orienta de 10 a 14 dias de tratamento na ITU febril.

## MEDIDAS DE PREVENÇÃO

As medidas de prevenção para ITU recorrente envolvem o tratamento de comorbidades, como constipação e DVI, além de orientações relativas à higiene adequada e intervenções como cateterismo intermitente limpo e abordagens urológicas, quando indicado. A eficácia da antibioticoprofilaxia na prevenção de ITU recorrente tem sido estudada extensivamente.

Em revisões sistemáticas e metanálises, os pesquisadores têm relatado resultados mistos, com alguns concluindo que a profilaxia é eficaz e outros mostrando que essa intervenção oferece pouco ou nenhum benefício para a prevenção de episódios recorrentes de ITU[18,19]. Essas variações de resultados são atribuídas às diferenças significativas no desenho dos estudos, critérios de inclusão e exclusão. A resistência microbiana é um fator de risco associado à utilização de antibioticoprofilaxia prolongada, assim sua indicação deve ser criteriosamente avaliada.

A maioria das sociedades de nefrologia e urologia recomenda a adoção de uma conduta seletiva em relação à indicação de profilaxia, de modo a se levar em conta fatores como idade, gravidade do RVU e cicatrizes renais. Outros aspectos a serem considerados incluem estado de treinamento esfincteriano, risco e resistência microbiana, adesão, opinião dos pais/cuidadores e custos relacionados[20]. Os antimicrobianos mais utilizados para profilaxia na faixa etária pediátrica são cefalexina, sulfametoxazol-trimetoprim e nitrofurantoína.

## REFERÊNCIAS BIBLIOGRÁFICAS

1. Mattoo TK, Shaikh N, Nelson CP. Contemporary management of urinary tract infection in children. Pediatrics. 2021 Feb;147(2):e2020012138.
2. Wippermann CF, Schofer O, Beetz R. Renal abscess in childhood: Diagnostic and therapeutic progress. Pediatr Infect Dis J. 1991;10:446-50.
3. Bertrand X, Dowzicky MJ. Antimicrobial susceptibility among Gram-negative isolates collected from intensive care units in North America, Europe, the Asia-Pacific Rim, Latin America, the Middle East, and Africa between 2004 and 2009 as part of the Tigecycline Evaluation and Surveillance Trial. Clin Ther. 2012;34:124-37.
4. Schilling JD, Mulvey MA, Huttgren SJ. Structure and function of Escherichia coli type I pilli: New insight into the pathogenesis of urinary tract infections. J Infect Dis. 2001;183:S36-40.
5. Emamghorashi F, Farshad S, Kalani M, et al. The prevalence of O serogroups of Escherichia coli strains causing acute urinary tract infection in children in Iran. Saudi J Kidney Dis Transpl. 2011;22:597-601.
6. McKenna PH, Herndon CDA. Voiding dysfunction associated with incontinence, vesicoureteral reflux and recurrent urinary tract infections. Curr Opin Urol. 2000;10:599-606.
7. Schoen EJ, Colby CJ. Newborn circumcision decreases incidence and costs of urinary tract infections during the first year of life. Pediatrics. 2000;105:789-93.
8. Nayir A. Circumcision for the prevention of significant bacteriuria in boys. Pediatr Nephrol. 2001;16:1129-34.
9. Winberg J, Anderson HJ, Bergstrom T, et al. Epidemiology of symptomatic urinary tract infection in childhood. Acta Paediatr Scand. 1974;252:1-20.
10. Marild S, Jodal U. Incidence rate of first-time symptomatic urinary tract infection in children under 6 years of age. Acta Paediatr. 1998;87:549-52.
11. Downs SM. Technical report: urinary tract infections in febrile infants and young children. Pediatrics. 1999;103:e54.
12. Al-Ori F, McGillivray D, Tange S, et al. Urine culture from bag specimens in young children: are the risks too high? J Pediatr. 2000;137:221-6.
13. Hannula A, Venhola M, Renko M, et al. Vesicoureteric reflux in children with suspected and proven urinary tract infection. Pediatr Nephrol. 2010;25:1463-9.
14. Gil Rushton H. The evaluation of acute pyelonephritis and renal scarring with technetium 99m-dimercaptosuccinic acid renal scintigraphy: Evolving concepts and future directions. Pediatr Nephrol. 1997;11:108-20.
15. Bachur R. Nonresponders: prolonged fever among infants with urinary tract infections. Pediatrics. 2000;105(5).
16. Shaikh N, Mattoo TK, Keren R, et al. Early antibiotic treatment for pediatric febrile urinary tract infection and renal scarring. JAMA Pediatr. 2016;170(9): 848-854.
17. Karavanaki KA, Soldatou A, Koufadaki AM, Tsentidis C, Haliotis FA, Stefanidis CJ. Delayed treatment of the first febrile urinary tract infection in early childhood increased the risk of renal scarring. Acta Paediatr. 2017;106(1):149-154.
18. Williams G, Craig JC. Long-term antibiotics for preventing recurrent urinary tract infection in children. Cochrane Database Syst Rev. 2019;4:CD001534.
19. Wang HH, Gbadegesin RA, Foreman JW, et al. Efficacy of antibiotic prophylaxis in children with vesicoureteral reflux: systematic review and meta-analysis. J Urol. 2015; 193(3):963-969.
20. Stein R, Dogan HS, Hoebeke P, et al. European Association of Urology; European Society for Pediatric Urology. Urinary tract infections in children: EAU/ESPU guidelines. Eur Urol. 2015; 67(3):546-558.

# Infecções Sexualmente Transmissíveis

# 15

*Silvana Duarte Pessoa Araújo*
*Aída de Fátima Thomé Barbosa Gouvêa*

As infecções sexualmente transmissíveis (ISTs) podem ser reconhecidas por meio de sinais e sintomas em comum, que constituem os diagnósticos sindrômicos. A vantagem da abordagem sindrômica é o estabelecimento do diagnóstico e tratamento precoces, o que proporciona uma melhora rápida do quadro clínico e prevenção na transmissão das ISTs[1-3].

As principais síndromes clínicas das ISTs são: corrimento vaginal, uretral, disúria, úlceras genitais e verrugas anogenitais[1,2].

## CORRIMENTO VAGINAL, URETRAL, DISÚRIA

### Manifestações clínicas

O corrimento vaginal ou uretral nas ISTs pode ser mucoide, mucopurulento e purulento. Mudanças na cor, odor e frequência podem estar presentes. Em adolescente do sexo masculino, a uretrite pode apresentar: corrimento, disúria, prurido genital, eritema em meato uretral e, ocasionalmente, orquialgia (dor no testículo). Em adolescente do sexo feminino, sintomas similares podem representar uretrite ou cervicite e os sintomas podem piorar com a menstruação. Pode haver hiperemia da mucosa, placas avermelhadas (colpite difusa e/ou focal) com aspecto de framboesa na tricomoníase. Na vaginose bacteriana, existe um desequilíbrio da microbiota vaginal pelo crescimento excessivo de bactérias anaeróbias. Os pacientes podem ser assintomáticos, como nas cervicites, que são assintomáticas em 70% a 80% dos casos, mas podem procurar ajuda médica quando o parceiro foi diagnosticado com IST[1-3].

### Etiologia

Os agentes etiológicos mais frequentes na vaginite são os seguintes: *Neisseria gonorrhoeae, Chlamydia trachomatis, Trichomonas vaginalis, Candida* spp. *(C. albicans, C. glabrata)*; já na vaginose bacteriana são: *Prevotella* spp., *Gardnerella vaginalis, Ureaplasma* spp., *Mycoplasma* spp[3].

Nas uretrites, os agentes etiológicos mais frequentes são: *N. gonorrhoeae, C. trachomatis, Trichomonas vaginalis, Ureaplasma urealyticum*, Enterobactérias (relações anais insertivas), *Mycoplasma genitalium*[3].

### Diagnóstico

- **Detecção de clamídia e gonococo por biologia molecular:** método com elevada sensibilidade e especificidade. Esse é o teste de amplificação do ácido nucleico (NAAT)[2,3].
- **Bacterioscopia:** a coloração de Gram é um método rápido e possui bom desempenho para o diagnóstico de gonorreia em homens sintomáticos com corrimento uretral. A infecção gonocócica é estabelecida pela presença de diplococos Gram-negativos intracelulares em leucócitos polimorfonucleares. Em mulheres, no entanto, o esfregaço de secreções cervicais detecta apenas 40% a 60% das infecções. Isso ocorre porque a flora vaginal é densa e a identificação dos diplococos Gram-negativos pode ficar comprometida[3].
- **Cultura de amostras de corrimento uretral em meio seletivo de Thayer Martin ou similar:** útil na identificação de *Neisseria gonorrhoae*, nos casos em que esse patógeno é o causador da infecção[3].

O tratamento pode ser visto na Tabela 15.1.

**Tabela 15.1** – Principais ISTs por grupo sindrômico, agente etiológico, doença, diagnóstico laboratorial e tratamento.

| Síndrome clínica | Agente etiológico | Doença | Diagnóstico laboratorial | Tratamento |
|---|---|---|---|---|
| **Corrimento vaginal e uretral** | *Neisseria gonorrhoeae* | Gonorreia | NAAT | ▪ **1ª opção:** Ceftriaxona 250 mg, IM, DU*. Peso < 45 kg – Ceftriaxona 125 mg IM, DU*<br>▪ **2ª opção:** Cefotaxima 500 mg, IM, DU |
| | *Chlamydia trachomatis* | Vaginite ou uretrite por clamídia | NAAT | ▪ **1ª opção:** Azitromicina 1 g (2 comprimidos de 500 mg,VO, DU*. Peso < 45 kg – Azitromicina 20 mg/kg VO, DU*<br>▪ **2ª opção:** Doxiciclina 100 mg, VO, de 12 em 12 horas, por 7 dias. Peso < 45 kg – Eritromicina 50 mg/kg/dia VO, de 6 em 6 horas por 7 dias |
| | *Trichomonas vaginalis* | Tricomoníase | Pesquisa direta com visualização dos protozoários móveis em material de endocérvice; secreção com teste de hidróxido de potássio a 10% (KOH) positivo e PH > 4,5 | ▪ Metronidazol – 400 mg, 5 comprimidos, VO, DU* (dose total de 2 g), VO<br>**Ou**<br>▪ Metronidazol – 250 mg, 2 comprimidos, VO, de 12 em 12 horas por 7 dias<br>▪ Peso < 45 kg – Metronidazol 15 mg/kg/dia, VO, de 8 em 8 horas por 7 dias |
| | *Candida* spp. | Candidíase vulvovaginal | Citologia a fresco, utiliza-se soro fisiológico e hidróxido de potássio a 10%, a fim de visibilizar a presença de hifas e/ou esporos dos fungos | ▪ **1ª opção:** Miconazol – creme a 2%, via vaginal, à noite ao deitar-se, por 7 dias<br>**Ou**<br>▪ Nistatina 100.000 UI, uma aplicação, via vaginal, à noite ao deitar-se, por 14 dias<br>▪ **2ª opção:** Fluconazol 150 mg, VO, DU*. Peso < 45 kg – Fluconazol 6 mg/kg/dia VO DU* |
| | *Prevotella* spp., *G. vaginalis, Ureaplasma* spp., *Mycoplasma* spp. | Vaginose bacteriana | O padrão-ouro é a coloração por Gram do fluido vaginal Quantifica-se o número de bactérias e lactobacilos patogênicos, resultando em um escore de infecção | ▪ **1ª opção:** Metronidazol 250 mg, 2 comprimidos, VO, de 12 em 12 horas, por 7 dias<br>**Ou**<br>▪ Tinidazol, 2 g, VO, DU*. Peso < 45 kg – Metronidazol 15 mg/kg/dia, VO, de 12 em 12 horas, por 7 dias<br>▪ **2ª opção:** Clindamicina 300 mg, VO, de 12 em 12 horas, por 7 dias |
| **Úlceras genitais e linfadenopatias** | *Treponema pallidum* | Sífilis | Microscopia do campo escuro, NAAT Sífilis, testes imunológicos treponêmicos e não treponêmicos | ▪ **Sífilis primária**<br>Penicilina G Benzatina – 50.000 U/kg (dose máxima 2.400.000 U) IM, DU* |
| | *Vírus HSV-1* e *HSV-2* | Herpes | NAAT HSV | ▪ Aciclovir 400 mg, VO, de 8 em 8 horas, por 7 a 10 dias<br>**Ou**<br>▪ Valaciclovir 1 g, VO, de 12 em 12 horas, por 7 a 10 dias. Peso < 45 kg – Aciclovir 20 mg/kg/dose (dose máxima 400 mg) VO, de 8 em 8 horas<br>**Ou**<br>▪ Valaciclovir 20 mg/kg/dose (dose máxima 1 g) VO, de 12 em 12 horas, por 7 a 10 dias (primeiro episódio) |

*(Continua)*

**Tabela 15.1** – Principais ISTs por grupo sindrômico, agente etiológico, doença, diagnóstico laboratorial e tratamento. (*Continuação*)

| Síndrome clínica | Agente etiológico | Doença | Diagnóstico laboratorial | Tratamento |
|---|---|---|---|---|
| | *Haemophilus ducreyi* | Cancroide | Microscopia de material corado pela técnica de coloração de Gram | ▪ Azitromicina 1 g, VO, DU **Ou** ▪ Ceftriaxona 250 mg, IM, DU. Peso < 45 kg – Azitromicina 20 mg/kg dose, VO, DU **Ou** ▪ Ceftriaxona 50 mg/kg, IM (dose máxima 250 mg), IM, DU |
| | *Chlamydia trachomatis* | Linfogranuloma venéreo (LGV) | NAAT LGV | ▪ Doxiciclina 100 mg, VO, de 12 em 12 horas por 21 dias. Peso < 45 kg – Doxiciclina 4,4 mg/kg/dia (dose máxima 200 mg/dia), VO (crianças maiores de 7 anos) dividido de 12 em 12 horas, por 21 dias **Ou** ▪ Eritromicina 50 mg/kg/dia, VO, de 6 em 6 horas, por 14 dias |
| | *Klebsiella granulomatis* | Donovanose | Nenhum disponível até o momento | ▪ Azitromicina 1 g, VO, 1 vez por semana ou 500 mg, VO, 1 vez por dia, por 15 dias ou até o desaparecimento das lesões |
| **Verrugas** | HPV | Verruga anogenital | Nenhum | ▪ Imiquimod creme a 5%: aplicação tópica, 3 vezes por semana, em dias alternados, no máximo de 16 semanas. Podofilina solução ou gel a 0,5% |

* DU: dose única.
*Fonte:* Adaptada de Kimberlin DW et al., 2021[6]; Bradley JS et al., 2020[11].

# ÚLCERA GENITAL E LINFADENOPATIA

## Manifestações clínicas

As úlceras genitais se manifestam como lesões ulcerativas erosivas, precedidas ou não por pústulas e/ou vesículas, acompanhadas ou não de dor, ardor, prurido, drenagem de material mucopurulento, sangramento e linfadenopatia regional[3].

## Etiologia

Estas úlceras genitais podem compor síndromes clínicas de acordo com o agente etiológico infeccioso. Os agentes mais comuns são: *Treponema pallidum* (sífilis); Herpes vírus simples 1 (HSV-1) e 2 (HSV-2); *Haemophilus ducrey*; *Clamydia trachomatis*, sorotipos L1, L2 e L3; *Klebsiella granulomatis*. Ver Tabela 15.1[3].

## Diagnóstico

A etiologia das úlceras genitais é determinada pela associação de sinais e sintomas clínicos, histórico de exposição ao risco e resultados de testes diagnósticos[3]. Todos os pacientes que apresentam úlceras genitais, anais ou perianais devem ser testados para HSV e sífilis[5].

- **Microscopia de material corado pela técnica de coloração de Gram:** visualização de bacilos Gram-negativos típicos, de tamanho pequeno, agrupados em correntes dos tipos "cardume de peixes", "vias férreas" ou "impressões digitais" em material coletado das úlceras genitais. Teste utilizado para investigação de *Haemophilus ducreyi*[3].
- **Microscopia de campo escuro:** pode ser realizada tanto com amostras obtidas de lesões primárias como de lesões secundárias de sífilis, em adultos ou em crianças. Não é recomendada para materiais de cavidade oral, devido à colonização por outras espiroquetas que podem interferir no diagnóstico de sífilis. O material é levado ao microscópio com condensador de

campo escuro, o que permite a visualização do *T. pallidum* vivo e móvel, e deve ser analisado imediatamente após a coleta da amostra[3].

- **Ampliação de ácidos nucleicos (NAAT):**
  - **NAAT sífilis:** varia conforme a amostra utilizada, uma vez que se observa melhor sensibilidade dessa técnica na análise de exsudato de lesões, sendo que lesões de sífilis primária tendem a apresentar melhores resultados que lesões de sífilis secundária, respectivamente 72% a 95% e 20% a 86%. No Brasil, já existem NAAT registrados na Agência Nacional de Vigilância Sanitária (Anvisa) para a investigação de *T. pallidum* em úlceras genitais, os quais estão em análise para incorporação ao Sistema Único de Saúde (SUS)[4].
  - **NAAT HSV:** é o teste mais sensível porque detecta HSV de úlcera genital ou de outras lesões mucocutâneas[5].
  - **NAAT LGV:** amostras de lesões genitais ou orais, espécimes retais e linfonodos podem ser testados para *C. trachomatis*. NAAT é o teste preferido porque pode detectar tanto cepas de LGV quanto cepas não LGV de *C. trachomatis*. Portanto, todas as pessoas que apresentarem proctocolite devem ser testadas para clamídia com um NAAT realizado em amostras retais[5].
- **Teste sorológico imunoenzimático (ELISA) e outros métodos imunológicos:** os testes imunológicos são métodos mais utilizados para diagnóstico de sífilis como testes treponêmicos (ELISA, TR sífilis, TPHA, FTA-Abs) e não treponêmicos (VDRL e RPR). Mesmo após uma avaliação diagnóstica completa, pelo menos 25% dos pacientes com úlceras genitais não terão uma confirmação laboratorial definitiva[5] (Ver Tabela 15.1).

### Tratamento

Nos casos em que a úlcera genital for claramente diagnosticada como uma IST, o paciente deve ser assistido adequadamente conforme protocolos de tratamentos descritos na Tabela 15.1.

## VERRUGAS ANOGENITAIS

### Manifestações clínicas e etiologia

Os papilomavírus humano (HPV) são vírus de ácido desoxirribonucleico (ADN) que infectam superfícies mucosas e pele, o que causa o aparecimento das verrugas ou dos condilomas acuminados, que podem acometer todo o órgão genital, assim como períneo e região anal. Podem ser assintomáticos ou manifestarem-se sob a forma de prurido, ardor, dor ou hemorragia[3].

### Epidemiologia

Infeções cutâneas por HPV são frequentes e de fácil transmissão. Na população pediátrica, prevalecem as lesões benignas. A sua incidência aumenta após a coitarca. Aproximadamente 80% das mulheres adquirem HPV por contacto pele a pele (sem necessariamente coito) ou via genital-oral.

Pouco se sabe sobre infeção genital por HPV em crianças pré-púberes ou adolescentes sem vida sexual. Estão descritas diferentes formas de transmissão, como a vertical, a autoinoculação ou a heteroinoculação e a via indireta por fómites. São vários os estudos que demonstram que o HPV pode ser adquirido no período neonatal e que pode persistir ao longo de, pelo menos, 26 meses. Estas formas de transmissão não sexual representam um verdadeiro desafio clínico. Quando identificadas na população pediátrica, há que se excluir a possibilidade de abusos sexuais[6].

### Diagnóstico

O diagnóstico de verrugas é determinado por inspeção visual por um clínico com experiência, sem a necessidade de testes adicionais.

### Tratamento

A maioria das lesões verrucosas genitais e não genitais regridem espontaneamente no período de 6 meses, sendo que o tratamento é indicado para aqueles indivíduos sintomáticos ou assintomáticos, mas com lesões persistentes (duração superior a 2 anos). Entretanto, não há nenhum tratamento específico para infecção pelo HPV recomendado pela FDA. Alguns métodos de tratamento das verrugas de pele são descritos na Tabela 15.1. Muitos desses tratamentos de verrugas não foram testados em crianças[6].

## PROFILAXIA EM CASO DE VIOLÊNCIA SEXUAL

A Organização Mundial da Saúde (Krug e colaboradores, 2002) define violência sexual como:

"Qualquer ato sexual, tentativa de obter um ato sexual, comentários ou avanços sexuais indesejados, ou atos de tráfico, ou de outra forma direcionados contra a sexualidade de uma pessoa usando coerção, por qualquer pessoa, independentemente de seu relacionamento com a vítima, em qualquer ambiente, incluindo, mas não limitado a casa e trabalho"[7].

Em situações de agressão sexual, coletar imediatamente sorologia para HIV, VDRL, Teste Treponêmico, Hepatite B (HBsAg, Anti-HBc e Anti-HBs) e Hepatite C (Anti-HCV) para posterior seguimento sorológico (Quadro 15.1)[1,10].

A prevenção das IST não virais é recomendada imediatamente, sempre que possível, como está na Tabela 15.2[1,3].

A quimioprofilaxia para o HIV após agressão sexual é importante e deve ser indicada conforme faixa etária e está bem detalhada na Tabela 15.3[8].

**Quadro 15.1 –** Exames complementares de seguimento após violência sexual, na profilaxia do HIV.

| Exames | 1º atendimento | Para investigação de efeitos adversos | 4 a 6 semanas após a exposição | 12 semanas após a exposição |
|---|---|---|---|---|
| **Creatinina** | Para pessoas de alto risco ou com história prévia de doença renal | X | | |
| **ALT, AST** | X | X | | |
| **Glicemia** | Em casos de pessoas expostas com diabetes *mellitus* | X | | |
| **Hemograma** | Em caso de indicação de PEP com AZT | X | | |
| **Teste e HIV** | X | | X | X |

*Fonte:* Adaptado de Protocolo Clínico e Diretrizes Terapêuticas para Profilaxia Pós-Exposição (PEP) de Risco à Infecção pelo HIV, IST e Hepatites Virais, 2021[10].

**Tabela 15.2 –** Quimioprofilaxia das IST não virais conforme agente etiológico.

| Agente etiológico | Medicação | Apresentação | Posologia peso < 45 kg | Posologia peso ≥ 45 kg |
|---|---|---|---|---|
| **Sífilis** | **Penicilina G Benzatina** | Frasco ampola com 600.000 UI, 1.200.000 UI | ▪ 50.000 UI/kg, IM (max.: 2,4 milhões UI por dose) | ▪ 2,4 milhões UI, IM, dose única<br>▪ Aplicar 1,2 milhão UI em cada glúteo |
| **Gonorreia** | **Ceftriaxone** | 250 mg (diluente 2 mL) | ▪ 125 mg (1 mL)<br>▪ dose única IM | ▪ 250 mg (2 mL)<br>▪ dose única IM |
| ***Clamydia* spp.** | **Azitromicina** | 600 mg/15 mL; 900 mg/22,5 mL; 500 mg (cp) | ▪ 20 mg/kg, VO (max. 1 g), dose única | ▪ 2 comprimidos 500 mg (1 g), dose única |
| **Tricomoníase** | **Metronidazol** | 250 mg (cp); 40 mg/mL (frascos 80 mL, 100 mL, 120 mL, 200 mL) | ▪ 15 mg/kg/dia, VO, de 8 em 8 horas, por 7 dias (max. 2 g) | ▪ 2 g, VO, dose única (8 comprimidos 250 mg) |

*Fonte:* Adaptada de Carvalho AL et al., 2018[1].

**Tabela 15.3 –** Quimioprofilaxia para o HIV após agressão sexual conforme faixa etária.

| Faixa etária | Esquema preferencial | Esquema alternativo |
|---|---|---|
| 0 a 1º mês de vida | ▪ AZT: 4 mg/kg/dose de 12 em 12 horas<br>▪ 3TC: 2 mg/kg de 12 em 12 horas<br>▪ RAL: 1ª semana 1,5 mg/kg/dose 1 vez por dia. A partir da 2ª semana, 3,0 mg/kg/dose 2 vezes por dia | ▪ AZT: 4 mg/kg/dose de 12 em 12 horas<br>▪ 3TC: 2 mg/kg de 12 em 12 horas<br>▪ NVP: 6 mg/kg/dose de 12 em 12 horas |
| 2º mês de vida a 6 anos | ▪ AZT: 9 mg/kg/dose de 12 em 12 horas (dose máxima 600 mg por dia)<br>▪ 3TC: 4 mg/kg de 12 em 12 horas (dose máxima 300 mg por dia)<br>▪ DTG* | ▪ AZT: 9 mg/kg/dose de 12 em 12 horas<br>▪ 3TC: 4 mg/kg de 12 em 12 horas (dose máxima: 300 mg por dia)<br>▪ LPV/r** |

(Continua)

**Tabela 15.3** – Quimioprofilaxia para o HIV após agressão sexual conforme faixa etária. (*Continuação*)

| Faixa etária | Esquema preferencial | Esquema alternativo |
|---|---|---|
| 6 anos a 12 anos | ▪ TDF*** (> 35 kg)<br>▪ 3TC: 4 mg/kg de 12 em 12 horas (dose máxima 300 mg por dia)<br>▪ DTG* | ▪ AZT + 3TC + LPV/r**<br>**Ou**<br>▪ ATV/r****<br>▪ TDF*** (> 35 kg + 3TC + LPV/r**<br>**Ou**<br>▪ ATV/r |
| Acima de 12 anos | ▪ TDF***<br>▪ 3TC: 300 mg de 12 em 12 horas<br>▪ DTG* | ▪ TDF*** + 3TC + ATV/r**** |

* DTG (Dolutegravir) 3 a 6 kg: 5 mg – 1 comprimido/1 vez por dia; 6 a 10 kg: 15 mg – 3 comprimidos/1 vez por dia; 10 a 14 kg: 20 mg – 4 comprimidos/1 vez por dia; 14 a 20 kg: 25 mg – 5 comprimidos /1 vez por dia; > 6 anos e/ou ≥ 20 kg: 50 mg/1 vez por dia. ** LPV/r (Lopinavir/Ritonavir) 2º mês de vida a 12 meses: 300 mg/m² + RTV 75 mg/m² de 12 em 12 horas; ≥ 1 ano: 230 mg/m² + RTV 57,5 mg/m² de 12 em 12 horas; > 35 kg: 400 mg de 12 em 12 horas + RTV 100 mg de 12 em 12 horas. *** TDF (Tenofovir) > 12 anos e/ou ≥ 35 kg: 300 mg/dia 1 vez por dia. **** ATV (Atazanvir) > 40 kg: 300 mg/dia + r (Ritonavir) – Utilizado como "potencializador" dos IPs: 100 mg 1 vez por dia administrado juntamente ao ATV.
*Fonte:* Adaptada de Protocolo Clínico e Diretrizes Terapêuticas para Manejo da Infecção pelo HIV em Crianças e Adolescentes/Ministério da Saúde, 2023[8].

A imunoprofilaxia contra hepatite B após violência sexual deve ser feita e pode ser vista na Tabela 15.4[1]. Atualmente, também é recomendada a inclusão das vítimas de violência sexual, mulheres e homens, de nove a 45 anos de idade, que ainda não tomaram a vacina para HPV, como grupo-alvo de rotina para essa vacina, como pode ser visto na Tabela 15.5[9].

**Tabela 15.4** – Imunoprofilaxia para hepatite B após violência sexual conforme situação vacinal da vítima e sorologia do autor(a) da violência.

| Situação vacinal da vítima de agressão sexual | Autor(a) | | |
|---|---|---|---|
| | **Hepatite B não reagente** | **Hepatite B reagente** | **Hepatite B desconhecido ou não testado** |
| Não vacinado para hepatite B | Iniciar esquema de vacinação | IGHAHB* + iniciar esquema de vacinação | |
| Vacinado com menos de 3 doses da vacina | Completar esquema de vacinação | IGHAHB + completar esquema de vacinação** | |
| Vacina com 3 doses | Nenhuma medida específica | Nenhuma medida específica*** | |

* GHAHB: Imunoglobulina Humana Anti-hepatite B: A dose é 0,06 mL/kg, IM, em extremidade diferente da vacina e se a dose ultrapassar 5 mL, deve-se dividir a aplicação em duas áreas corporais diferentes. ** Tanto a vacina quanto a imunoglobulina devem ser administradas preferencialmente nas primeiras 24 horas após o ocorrido, não excedendo o período de 14 dias após exposição sexual (7 dias para acidente com material biológico). *** Se o paciente tem vacinação completa, porém com anti-HBs não reagente, considerar uma dose *booster* de vacina de hepatite B e após verificar a resposta vacinal (anti-HBs > 10 mIU/mL).
*Fonte:* Adaptada de Carvalho AL et al., 2018[1].

**Tabela 15.5** – Imunoprofilaxia para HPV na violência sexual.

| | | |
|---|---|---|
| **Homens e mulheres** | Pessoas de 9 a 14 anos | Esquema vacinal de 2 doses (0 e 6 meses) |
| | Pessoas de 15 a 45 anos | Esquema vacinal de 3 doses (0,2 e 6 meses) |
| | Pessoas de 9 a 45 anos nas indicações especiais* | Esquema vacinal de 3 doses (0,2 e 6 meses) |

* Pessoas vivendo com HIV/Aids, transplantados de órgãos sólidos ou medula óssea e pacientes oncológicos, imunossuprimidos por doenças e/ou tratamento com drogas imunossupressoras.
*Fonte:* Nota Técnica n. 63/2023-CGICI/DPNI/SVSA/MS[9].

## REFERÊNCIAS BIBLIOGRÁFICAS


1. Sociedade Brasileira de Pediatria. Guia Prático de Atualização Departamentos Científicos de Adolescência e Infectologia, n. 6, agosto/2018. Disponível em: 21188b-GPA - Infec Sexual Transmiss Adolesc.indd (sbp.com.br). Acesso em: 1º jul. 2023.
2. Long SS, Prober CG, Fischer M, Kimberlin DW. Principles and pratice of pediatric infectious diseases. 6th ed. Philadelphia: Elsevier, 2023.
3. Brasil. Ministério da Saúde, Secretaria de Vigilância em Saúde, Departamento de Doenças de Condições Crônicas e Infecções Sexualmente Transmissíveis. Protocolo Clínico e Diretrizes Terapêuticas para Atenção Integral às Pessoas com Infecções Sexualmente Transmissíveis – IST [recurso eletrônico]. Ministério da Saúde. Secretaria de Vigilância em Saúde. Departamento de doenças de condições crônicas e infecções sexualmente transmissíveis. Brasília: Ministério da Saúde, 2022.
4. Brasil. Ministério da Saúde. Secretaria de Vigilância em Saúde. Departamento de Doenças de Condições Crônicas

e Infecções Sexualmente Transmissíveis. Manual técnico para o diagnóstico da sífilis [recurso eletrônico]. Ministério da Saúde, Secretaria de Vigilância em Saúde. Departamento de doenças de condições crônicas e infecções sexualmente transmissíveis. Brasília: Ministério da Saúde, 2021.

5. Kimberly A Workowski, Laura H Bachmann, Philip A Chan, Christine M Johnston, Christina A Muzny, Ina Park, Hilary Reno, Jonathan M Zenilman, Gail A Bolan. sexually transmitted infections treatment guidelines, 2021 MMWR Recomm Rep. 2021 Jul 23;70(4):1-187. doi: 10.15585/mmwr.rr7004a1.
6. American Academy of Pediatrics.Sexually Transmitted Infections. In: Kimberlin DW, Barnett ED, Lynfield R, Sawyer MH, editors. Red Book: 2021 Report of Committee on Infectious Diseases. 32th ed. Itasca, IL: American Academy of Pediatrics, 2021. p. 898-905.
7. Krug EG, Mercy JA, Dahlberg LL, Zwi AB. The world report on violence and health. Lancet. 2002 Oct 5;360(9339):1083-8. doi: 10.1016/S0140-6736(02)11133-0.
8. Brasil. Ministério da Saúde. Secretaria de Vigilância em Saúde. Departamento de Vigilância, Prevenção e Controle das Infecções Sexualmente Transmissíveis, do HIV/Aids e das Hepatites Virais. Protocolo Clínico e Diretrizes Terapêuticas para Manejo da Infecção pelo HIV em Crianças e Adolescentes. Ministério da Saúde. Secretaria de Vigilância em Saúde. Departamento de Vigilância, Prevenção e Controle das Infecções Sexualmente Transmissíveis, do HIV/Aids e das Hepatites Virais. Brasília: Ministério da Saúde, 2023.
9. Brasil. Ministério da Saúde, 2023. Secretaria de Vigilância em Saúde e Ambiente Departamento de Imunização e Doenças Imunopreveníveis. Coordenação-Geral de Incorporação Científica e Imunização. Nota Técnica n. 63/2023-CGICI/DPNI/SVSA/MS. Brasília: Ministério da Saúde, 2023.
10. Brasil. Ministério da Saúde. Secretaria de Vigilância em Saúde. Departamento de DST, Aids e Hepatites Virais. Protocolo Clínico e Diretrizes Terapêuticas para Profilaxia Pós-Exposição (PEP) de Risco à Infecção pelo HIV, IST e Hepatites Virais. Brasília: Ministério da Saúde, 2021.
11. Bradley JS et al. Nelson's Pediatric Antimicrobial Therapy. 26th ed. Itasca, IL, EUA: American Academy of Pediatrics; 2020.

Parte 2.4

# Sistema Gastrointestinal

# 16

# Hepatites Virais

*Ramiro Anthero de Azevedo*
*Letícia Helena Caldas Lopes*
*Gabriel Nuncio Benevides*

## INTRODUÇÃO

As hepatites virais são doenças necroinflamatórias do fígado. Embora muitos vírus possam causar lesões hepáticas, trataremos aqui das hepatites causadas pelos vírus hepatotrópicos A, B, C, D e E. As infecções agudas causadas por esses vírus podem ou não ser sintomáticas, dependendo de fatores do hospedeiro. Enquanto as hepatites B, C e D frequentemente evoluem para a cronicidade, a hepatite A nunca evolui como infecção crônica e a hepatite E só o faz ocasionalmente.

## HEPATITE VIRAL A (HVA)

O agente da HVA é o vírus da hepatite A (VHA), pertencente ao gênero *Hepatovirus*, da família *Picornaviridae*. O genoma do VHA constitui-se de uma fita simples de RNA de sentido positivo (isto é, o genoma do vírus é o RNAm e está pronto para codificar proteínas) e tem cerca de 7,5 Kb de comprimento. Codifica uma grande poliproteína, a qual sofrerá clivagem por protease codificada pelo vírus em proteínas estruturais (VP-1, VP-2, VP-3 e VP-4) e não estruturais (2B, 2C, 3A, 3B, a protease 3C e a RNA-polimerase D). É classificado em cinco genótipos, sendo que os genótipos I, II e III infectam humanos[1].

No meio ambiente, o VHA é encontrado em sua forma não envelopada que, ao ser ingerida, atinge o intestino, atravessa a barreira intestinal e cai na circulação portal. Os vírus, então, multiplicam-se rapidamente no fígado, sem que haja sintomas, uma vez que o VHA não é citopático e a lesão tissular é dependente da ação do sistema imunológico do hospedeiro[2]. No hepatócito, o vírus é envelopado em membrana semelhante a um exossomo, que o protege de anticorpos neutralizantes contra o capsídeo, permitindo a infecção de outros hepatócitos e a circulação no sangue[3]. O VHA é, então, secretado nos canalículos e ductos biliares, onde, por ação detergente dos sais biliares, perde a membrana, sendo excretado nas fezes em sua forma nua[2]. Durante a infecção pelo VHA, múltiplos componentes do sistema imunológico, assim como características genéticas do hospedeiro, estão implicados na lesão dos hepatócitos. Células T CD8+ específicas e não específicas, assim com as células *natural killer*, parecem representar um papel importante no desenvolvimento da hepatite[4].

Os vírus podem ser detectados nas fezes e no sangue vários dias antes do início dos sintomas. Sintomas prodrômicos ocorrem após cerca de 1 mês da exposição e consistem em mal-estar, febre, náusea, vômitos e anorexia, sendo comuns em adultos, mas não em crianças[5], pois estas costumam ter infecções assintomáticas. Em adultos, a infecção frequentemente se apresenta com icterícia, que atinge o pico em 7 a 10 dias após seu início. Nessa fase, há elevação das transaminases séricas e pode haver icterícia[2]. As enzimas canaliculares também costumam estar aumentadas, porém menos expressivamente que as transaminases[2]. Insuficiência hepática aguda ocorre em cerca de 1% dos pacientes, sendo que, na maioria dos casos, há recuperação espontânea da função hepática. Raramente hepatite recorrente nos primeiros 6 meses após a infecção pode acometer principalmente adultos e imunodeprimidos. Nesses episódios, há eliminação do vírus através das fezes, reaparecimento de sintomas e novo aumento de enzimas[6]. Há ainda, descrição de quadros colestáticos prolongados, caracterizados por prurido, icterícia, com altos níveis de bilirrubina direta aumento de enzimas canaliculares e perda de peso[5].

Manifestações extraintestinais descritas incluem *rash* cutâneo, lesão renal, miocardite e síndrome de Guillain-Barré[4].

## Epidemiologia

A prevalência da HVA é maior nos países de menor desenvolvimento econômico e social. Nesses países, a doença acomete principalmente crianças, devido à exposição precoce[1]. Conforme as condições sanitárias de uma região vão melhorando, a doença passa a acometer faixas etárias maiores, ocorrendo em surtos nos países desenvolvidos, com uma grande susceptibilidade dos indivíduos adultos[1]. A transmissão do VHA é fecal-oral, ocorrendo de crianças para seus pais ou através de alimentos manipulados por pessoa contaminada, sem a correta higienização das mãos. Frutas e vegetais frescos, ou mesmos congelados, assim como mariscos, são fontes de contaminação[7]. Mais raramente, pode haver transmissão parenteral devido à viremia transitória[7]. A maioria dos surtos em países desenvolvidos ocorre por transmissão pessoa-pessoa. Alguns grupos de risco têm sido identificados nos últimos surtos ocorridos em países desenvolvidos, entre eles, moradores de rua, usuários de drogas intravenosas, viajantes (de países de baixa endemicidade para países de moderada e alta endemicidades) e homens que têm relações sexuais com homens[1]. Portadores de doenças hepáticas crônicas, por vírus B e C, ou causada por álcool têm maior risco de agudização de insuficiência hepática crônica pelo VHA[1].

No Brasil, tem havido uma queda do número de casos de hepatite A devido à melhora nas condições socioeconômicas e sanitárias, sendo as regiões Norte e Nordeste áreas de maior endemicidade. Em 2014, com a incorporação da vacina contra hepatite A ao calendário vacinal infantil, houve uma queda significativa do número de casos reportados em todas as faixas etárias.

## Diagnóstico

O diagnóstico é confirmado pela presença da fração IgM dos anticorpos anti-VHA, os quais podem ser detectados no momento do aparecimento dos sintomas e persistir por alguns meses até 1 ano após a infecção. A IgG anti-VHA aparece cerca de uma semana após a IgM e persiste ao longo da vida, conferindo imunidade[6]. O RNA do VHA é detectável no sangue e secreções poucos dias após a infecção, persistindo por até 4 semanas, mas a realização de PCR para o diagnóstico de hepatite A é pouco usada. Pacientes imunocomprometidos mantêm viremia mais prolongada[2].

## Tratamento

Não há tratamento específico para hepatite A. Como a evolução é benigna na grande maioria das vezes, o tratamento é de suporte. Os pacientes com hepatite fulminante devem ser referenciados para centros de transplante hepático[2].

## Profilaxia

As medidas de saneamento básico, com tratamento de água e esgoto, além das de higiene pessoal e de alimentos, desempenham um importante papel na prevenção da hepatite A. Pacientes internados devem ser mantidos em isolamento de contato[7].

Vacinas de vírus inativado ou vivo atenuado estão disponíveis e são igualmente efetivas. As vacinas de vírus inativado são efetivas tanto em situações prévias quanto de pós-infecção, apresentando vantagens sobre a administração de imunoglobulinas, uma vez que conferem proteção permanente e têm custo mais baixo. No caso da profilaxia pós-infecção, a vacina deve ser dada dentro de 2 semanas após a exposição. O uso da imunoglobulina atualmente tem sido indicado preferencialmente para pacientes imunodeprimidos e idosos ou para aqueles que não podem receber a vacina (alérgicos e menores de 1 ano de idade)[8]. As recomendações da OMS para vacinação contra hepatite A consideram a endemicidade do vírus em cada região. Em países com alta endemicidade, já que os adultos são naturalmente imunizados, a vacinação deve ser oferecida a todas as crianças a partir de 1 ano de idade. Em países com baixa ou muito baixa endemicidade, a vacinação é recomendada para grupos de risco[8].

# HEPATITE VIRAL E (HVE)

A HVE é causada pelo vírus da hepatite E (VHE), pertencente à família *Hepeviridae*, gênero *Orthohepevirus*[2]. Quatro genótipos (I a IV) causam hepatite em humanos, sendo que os genótipos III e IV infectam também animais[9]. O VHE é um vírus não envelopado, com um genoma de ácido ribonucleico (RNA) de sentido positivo.

A transmissão do vírus é fecal-oral e, assim como na hepatite A, ocorre majoritariamente pela ingestão de água e alimentos crus contaminados. Os genótipos III e IV infectam outras espécies animais e considera-se que a transmissão por ingestão de carne suína malcozida seja a principal forma de infecção causada por esses genótipos[7,9].

## Manifestações clínicas

A infecção pelo VHE é, na maioria das vezes, assintomática ou acompanha-se de sintomas inespecíficos, sem icterícia e com aumento de transaminases[2]. Em até 30% dos casos, os pacientes apresentam icterícia e colúria, que duram cerca de 1 semana. A fase ictérica é precedida de pródromo, caracterizado por mal-estar, febre, dores no corpo, náuseas e vômitos[10]. A gravidade e o prognóstico da doença são piores em gestantes, principalmente no terceiro trimestre, que têm maior risco de hepatite fulminante, eclâmpsia e complicações hemorrágicas. A infecção pode ser transmitida para o feto, levando à hepatite neonatal e maior risco de óbito[9,11]. Pacientes com doença hepática crônica também são grupo de risco para evolução grave[12]. Os genótipos I e II são responsáveis pelos quadros mais graves, enquanto os genótipos III e IV (zoonoses) podem levar à hepatite crônica em pacientes imunocomprometidos[9]. Manifestações extra-hepáticas incluem síndrome de Guillain-Barré, meningite viral, pancreatite, tireoidite, miocardite, *miastenia gravis*, púrpura de Henoch-Schönlein, glomerulonefrite e plaquetopenia. Os mecanismos fisiopatológicos envolvidos parecem ser reações imunomediadas e efeito citopático local do próprio vírus[10].

## Epidemiologia

A hepatite E tem distribuição mundial e é uma importante causa de hepatite aguda. No Brasil, a prevalência em adultos é em torno de 6%, embora haja uma carência de estudos principalmente em regiões onde as condições sanitárias são piores[13].

## Tratamento e prevenção

Não há tratamento específico para a hepatite aguda. O tratamento da hepatite crônica em pacientes imunodeprimidos baseia-se no uso da ribavirina[14]. A profilaxia passa principalmente pela melhoria das condições sanitárias e na higienização de alimentos. Uma vez que as gestantes são o grupo de pior prognóstico quando infectadas pelo genótipo I, configuram um dos principais alvos para desenvolvimento de vacinas. Atualmente, a vacina p239 (Hecolin®), desenvolvida pela Xiamen Innovax Biotech, tem sido comercializada em 3 doses, na China, tendo mostrado eficácia maior que 99% na prevenção de hepatite E por até 4,5 anos[15].

# HEPATITE VIRAL B (HVB)

A HVB é um importante problema de saúde pública mundial. Estima-se que cerca de 2 bilhões de indivíduos sejam infectados pelo vírus da hepatite B (VHB)[16]. Esse vírus pertence à família *Hepadnaviridae*, tem uma camada externa lipoproteica que alberga o antígeno de superfície (HBsAg). A porção central é constituída de múltiplas cópias do antígeno *core* (HBcAg), que envolve o filamento duplo de DNA e uma enzima DNA-polimerase. O genoma é constituído de uma fita dupla de DNA, parcialmente completa, apresentando quatro regiões bem definidas. O gene S codifica os peptídios S, pré-S1 e pré-S2. O gene C codifica o polipeptídio HBcAg e sua porção pré-C dará origem ao antígeno e (HBeAg). O gene P codifica a DNA-polimerase. O gene X codifica uma proteína que é um transativador das demais proteínas[17].

## Epidemiologia

A importância das vias de transmissão varia conforme a região e a capacidade infectante dos vários fluídos corporais. O sangue de indivíduos infectados tem maior poder infectante[18]. A saliva pode conter o VHB, sendo possível a transmissão por mordida de um indivíduo infectado. O VHB é identificado no sêmen e na secreção vaginal e, portanto, a transmissão sexual é bem determinada. O modo de transmissão predominante está intimamente relacionado à prevalência do VHB na região[19]. Nas regiões de baixa endemicidade, a transmissão ocorre, predominantemente, por via sexual e parenteral. Contudo, em até 40% dos casos não se detecta uma via de transmissão possível. Nas regiões de alta e intermediária endemicidade, a infecção ocorre, predominantemente, da mãe para criança, por transmissão vertical ou perinatal. Durante a gravidez, a chance de transmissão é maior se o quadro agudo de hepatite ocorre no terceiro trimestre ou se a mãe é portadora crônica do VHB. Na transmissão vertical, a infecção ocorre predominantemente no canal de parto, pelo contato com o sangue materno e secreção vaginal. Em poucos casos pode ocorrer infecção intraútero. Caso a gestante não receba a profilaxia preconizada, o risco de transmissão é de 70% a 90% se o marcador de replicação viral (HBeAg) for positivo, enquanto naquelas HBeAg negativo e anti-HBe positivo o risco é muito menor[20]. A infecção ainda pode ocorrer após o período neonatal, por contato íntimo entre mãe e filho[20]. Outra via importante é a horizontal de criança para criança ou entre familiares devido às condições de higiene e moradia. Sabe-se também que é a possível a participação de insetos hematófagos como vetores mecânicos[21].

## História natural e imunopatogênese da infecção pelo VHB

Após adentrar o organismo, o VHB se aloja no hepatócito, o que leva a resposta imune e lesão hepática e pode acarretar sintomas caraterísticos de hepatite aguda (icterícia, colúria, hipo ou acolia fecal), podendo chegar a um quadro de hepatite fulminante. Pode-se detectar aumento das transaminases, principalmente da ALT e dos marcadores virais HBsAg, HBeAg e do HBV-DNA. O primeiro antígeno viral a ser detectado é o HBsAg. O HBeAg é o marcador que indica replicação viral, assim como o HBV-DNA. O anti-HBc IgM é o marcador de infecção recente, porém não tem poder neutralizante e marca o contato recente com o VHB. Após essa fase, caso a resposta imune seja adequada, temos a diminuição paulatina das transaminases a seus níveis normais, negativação do HBsAg, HBeAg e do HBV-DNA, passando a surgir os anticorpos anti-HBc IgG, anti-HBe e, finalmente, anti-HBs, que define a imunidade e cura da infecção. Caso a resposta imune seja inadequada, o indivíduo infectado se torna um portador crônico do VHB, caracterizado pela presença do HBsAg por mais de 6 meses. Os níveis de HBV-DNA durante a fase de replicação intensa do vírus estão, geralmente, acima de 20 mil UI/mL; já níveis abaixo de 2 mil UI/mL podem ser encontrados em qualquer fase da doença.

Apesar da hepatite B crônica na infância ter um curso benigno, 3% a 5% dos casos desenvolverão cirrose e 0,01% a 0,03%, carcinoma hepatocelular (CHC) antes da idade adulta. A história natural da infecção crônica tem sido dividida em cinco fases[22] (Quadro 16.1).

- **Fase 1:** anteriormente chamada de "tolerância imunológica", é mais frequente e prolongada em indivíduos infectados no período perinatal ou nos primeiros anos de vida. Devido aos altos níveis de viremia, tais indivíduos são altamente contagiosos[19]. O índice de clareamento do HBeAg nesta fase é muito baixo[22].
- **Fase 2:** chamada de hepatite B crônica, é mais rapidamente alcançada quando o indivíduo se infecta na fase adulta. A evolução dessa fase é muito variada, mas 60% a 95% dos indivíduos se tornam anti-HBe e diminuem muito os níveis de HBV-DNA. Entretanto, de 1% a 5% das crianças permanecem HBeAg positivo e desenvolverão cirrose[23].
- **Fase 3:** o risco de progressão para cirrose e CHC é baixo, porém a progressão para hepatite crônica é muito comum. Pode ocorrer a perda espontânea do HBsAg e sua soroconversão em 1% a 3% dos casos por ano[22].
- **Fase 4:** maioria dos indivíduos apresenta infecção pela variante pré-core do VHB que impede a expressão/detecção do HBeAg[19]. A hepatite B crônica HBeAg negativo afeta 10% dos pacientes pediátricos, os quais apresentam uma progressão mais grave da doença e maior incidência de CHC[23].
- **Fase 5:** denominada infecção oculta pelo VHB, o paciente apresenta HBV-DNA detectado no tecido hepático. Se a negativação do HBsAg ocorreu após a instalação da cirrose, o indivíduo continua sob risco de desenvolver CHC. Períodos de imunossupressão podem reativar a infecção[19].

**Quadro 16.1** – Interpretação das alterações laboratoriais na infecção pelo VHB.

| HBsAg | Anti-HBs | HBeAg | Anti-HBe | Anti-HBc | HBV-DNA | ALT | Interpretação |
|---|---|---|---|---|---|---|---|
| Alto | - | + | - | + | Alto | Normal | Fase I |
| Alto | - | + | - | + | Alto | Alto | Fase II |
| Baixo | - | - | + | + | Baixo | Normal | Fase III |
| Alto? | - | - | - | + | Alto | Alto? | Fase IV |
| - | -/+ | - | -/+ | + | Indetectável | Normal | Fase V |
| - | + | - | + | + | Indetectável | Normal | Contato/cura |
| - | + | - | - | - | Indetectável | Normal | Vacinado |

*Fonte:* Adaptado de EASL, 2017[22].

## Tratamento

Uma vez identificado o portador crônico do VHB, devemos monitorá-lo clínica e laboratorialmente – ALT, HBeAg/anti-HBe, títulos de HBsAg e de HBV-DNA – para definir em que fase se encontra o indivíduo. No Quadro 16.2, a seguir, é descrito o monitoramento de cada fase.

**Quadro 16.2** – Monitoramento da infecção pelo VHB.

| Situação | Conduta |
|---|---|
| **Fase 1** | ▪ Exames e avaliação clínica de 6 em 6 meses |
| **Fase 1 com elevação de ALT** | ▪ Repetir exames de 3 em 3 meses por 6 a 12 meses<br>▪ Atentar para soroconversão HBeAg |
| **Fase 2** | ▪ Excluir outras causas e biópsia hepática |
| **Fase 3** | ▪ Dosar ALT e HBV-DNA de 4 em 4 meses |
| **Fase 4** | ▪ Excluir outras causas e biópsia hepática |
| **Restante** | ▪ Monitoramento de CHC com ultrassom a cada 6 a 12 meses |

*Fonte:* Adaptado de Terrault NA et al., 2016[24].

Indica-se tratamento para indivíduos que tenham ALT > 1,5x LSN (limite superior da normalidade) por mais de 6 meses e que apresentem fibrose hepática à biópsia. As drogas a serem utilizadas são o INF-alfa ou os análogos núcleos(t)ídeos (AN). Recomenda-se sempre encaminhar tais pacientes para um centro de referência. O INF-alfa é utilizado na dose de 5 a 6 milhões de UI/m$^2$ aplicados três vezes por semana, via subcutânea, por 24 semanas. Os AN são adefovir, entecavir, lamivudina, telbivudina e tenofovir. É necessário o seguimento clínico para diagnóstico precoce das possíveis complicações do tratamento com INF (Quadro 16.3) e laboratorial (Tabela 16.1).

O objetivo ideal do tratamento é o clareamento do HBsAg e a interrupção da progressão da doença. Na maioria das vezes não ocorre o clareamento esperado e, então, o objetivo passa a ser a supressão da replicação viral caracterizada por níveis indetectáveis de HBV-DNA associado à soroconversão de HBeAg para anti-HBe. Com a redução da viremia, ocorre diminuição da inflamação, a normalização da ALT e a redução do risco de progressão para cirrose e CHC[23]. Nos pacientes que recebem os AN, o tratamento varia de 1 a 4 anos, sendo o objetivo a soroconversão HBeAg a anti-HBe, devendo prolongar-se por mais 12 meses após esse fato. Após o término do tratamento proposto, o indivíduo deve ser monitorado a cada 3 meses, por pelo menos 1 ano, para o caso de viremia e aumento de ALT recorrentes e descompensação clínica[24].

**Quadro 16.3** – Efeitos colaterais do tratamento com INF.

| |
|---|
| ▪ **Constitucionais:** febre, sintomas gripais, cefaleia, fadiga, anorexia, mialgia e artralgia, redução da velocidade de crescimento |
| ▪ **Gastrointestinais:** náusea, vômito, dor abdominal, diarreia e perda de peso |
| ▪ **Hematológicos:** anemia (por depressão medular e hemólise), neutropenia e plaquetopenia |
| ▪ **Endocrinológicos:** hipotireoidismo |
| ▪ **Oftalmológicos:** retinopatia, neurite ou neuropatia óptica |
| ▪ **Neuropsiquiátricos:** mudanças de humor, irritabilidade, insônia, distúrbios do sono, depressão e ideias suicidas |
| ▪ **Cutâneos:** reação no local da aplicação do INF, *rash*, queda de cabelo, alopecia e prurido, pele seca |

*Fonte:* Adaptado de El-Guindi MA, 2016[25]; Mack CL et al., 2012[26].

**Tabela 16.1** – Seguimento laboratorial do tratamento de VHB com INF.

| |
|---|
| ▪ **HMG completo nas semanas:** 0, 1, 2, 4, 8, 12, a seguir, intervalo de 4 ou 8 semanas |
| ▪ **Enzimas hepáticas nas semanas:** 0, 1, 2, 4, 8, 12, a seguir, intervalo de 4 ou 8 semanas |
| ▪ **Glicemia de jejum nas semanas:** 0, 1, 2, 4, 8, 12, a seguir, intervalo de 4 ou 8 semanas |
| ▪ **T4/TSH nas semanas:** 0, 12, 24, 36, 48 |
| ▪ **TP/TTPA nas semanas:** 0, repetir se clinicamente indicado |
| ▪ **Urina I nas semanas:** 0, repetir se clinicamente indicado |
| ▪ **Teste de gravidez nas semanas:** 0 e 24 (para adolescentes maiores de 12 anos) |
| ▪ **Dosagem do RNA do VHC nas semanas:** 0, 12, 24, 48, 72 |
| ▪ **Dosagem do DNA do VHB nas semanas:** 0, 12, 24, 48, 72 |

*Fonte:* Adaptada de Mack CL et al., 2012[26].

## Profilaxia

A vacinação é a medida mais eficaz para prevenir a transmissão do HVB. O esquema preconizado é de quatro doses da vacina recombinante, que proporciona resposta imunoprotetora (anti-HBs > = 10 mUI/mL) em 95% dos indivíduos. A primeira dose da vacina monovalente deve ser dada nas primeiras 24 horas de vida e, depois, deve-se completar o esquema com vacina monovalente ou combinada com intervalo mínimo de 4 semanas[27], sendo no Brasil, em geral 0, 2, 4 e 6 meses. Nas crianças que não apresentam soroconversão após o esquema inicial se preconizam mais três doses. Nas populações de risco, ou seja, filhos de mães HBsAg positivas, coinfectados pelo vírus da imunodeficiência humana (HIV) e nos imunocomprometidos, é necessário checar a soroconversão até 2 meses após a última dose. Nas crianças imunocomprometidas, dosar o anti-HBs anualmente e revacinar se títulos < 10 mUI/mL[27].

A profilaxia da transmissão vertical inicia-se durante a gravidez para mães HBsAg positivas com carga viral elevada (acima de $10^5$ cópias), que devem receber o tenofovir (300 mg/dia) a partir da 28ª a 32ª semana de gestação, interrompendo-se 3 meses após o parto. Logo depois do nascimento, se possível, ainda na sala de parto, o recém-nascido deve receber a primeira dose da vacina contra hepatite B e, em até 12 horas, uma dose de gamaglobulina hiperimune (HBIG), na dose de 0,5 mL, em sítios diferentes[28]. A seguir, a criança deve completar o esquema de vacinação. Este esquema reduz o índice de transmissão perinatal de 90% para 10%[19].

O aleitamento materno não tem importância epidemiológica para a transmissão do VHB; assim, mãe portadora do vírus cujo filho recebeu a profilaxia adequada não deve deixar de amamentar[29].

## HEPATITE VIRAL DELTA (HVD)

Estima-se que haja de 15 a 25 milhões de indivíduos portadores crônicos do vírus da hepatite delta (VHD) globalmente[30]. O VHD é um vírus defectivo que se multiplica nos hepatócitos apenas com o auxílio do VHB e, portanto, dependem deste último. Os indivíduos que se infectam simultaneamente por VHB e VHD (coinfecção) podem evoluir com duas formas clínicas de doença. A primeira, quando a infecção pelo VHB é aguda e, a seguir, cessa em consequência da infecção pelo VHD, levando o indivíduo a se recuperar plenamente de ambas. Entretanto, quando a infecção pelo VHB se cronifica, a tendência da coinfecção é gerar formas crônicas graves e, posteriormente, cirrose hepática. Por outro lado, pacientes portadores de infecção crônica pelo VHB, ao se infectarem com o VHD (superinfecção), podem desenvolver hepatite fulminante. Na superinfecção, a evolução para a cronicidade da infecção pelo VHD se dá em 70% a 90% dos casos. Na coinfecção, quando as enzimas se elevam, é possível detectar-se o anticorpo delta (anti-VHD) da classe IgM, por curto período de tempo, notando-se a ausência dos anticorpos da classe IgG, se a duração da coinfecção for curta e o HBsAg desaparecer. Na superinfecção, nota-se elevação das transaminases e, a seguir, detecta-se o anti-VHD, sendo que a fração IgM pode persistir por longos períodos.

Os mecanismos de transmissão são os mesmos para o VHB. A melhor estratégia de profilaxia para a HVD é a vacinação contra o VHB. Os tratamentos disponíveis para a associação VHB e VHD empregam o PEG-INF. O uso dos NA, aprovados para o tratamento da HVB, não se mostraram eficazes para o VHD. Recentemente houve a liberação, apenas para adultos, do bulevirtida – inibidor de entrado do VHB[30,31].

## HEPATITE VIRAL C (HVC)

É causada pelo vírus da hepatite C (VHC) sendo, em geral, assintomática e com alta probabilidade de evolução para a cronicidade. O VHC pertence à família *Flaviviridae* e é um RNA vírus. São conhecidos 6 genótipos diferentes. No Brasil, descreve-se a presença dos genótipos Ia, Ib, IIb e III[32].

### Vias de transmissão

A propagação do VHC pode ocorrer por transmissão parenteral, horizontal (contato íntimo), sexual ou transmissão vertical[32]. Essa última é, atualmente, a principal via de aquisição da infecção na infância (60% dos casos)[33]. O risco de ocorrer transmissão vertical de mães com hepatite C crônica é de aproximadamente 5%. Esse risco aumenta se a mãe é coinfectada com o HIV, podendo chegar a 25%[34]. O parto cesáreo não previne a transmissão, mas recomenda-se a menor exposição possível ao sangue materno durante o parto[35]. O aleitamento materno não está contraindicado, mas deve ser evitado caso haja sangramento no mamilo, mastite ou a mãe apresente aumento das transaminases e icterícia após o parto[25]. Em adolescentes, é comum a transmissão pelo uso de drogas injetáveis ou inalatórias com o compartilhamento de agulhas e seringas ou de inalador nasal e, também, por tatuagens e piercing[33]. O risco de transmissão horizontal por contato íntimo é cerca de 2% e o de transmissão sexual, de 2% a 3%[25].

### Diagnóstico

Os testes diagnósticos são: a dosagem do anti-VHC (marcador de contato com o vírus) e o teste de detecção e quantificação do RNA do VHC (confirmação da infecção em curso) pela reação em cadeia da polimerase (PCR, em inglês).

A busca ativa de casos é necessária, principalmente nos grupos de risco, devido ao fato de que a infecção ser pouco sintomática ou mesmo assintomática. Tais grupos são: filhos de mães portadoras do VHC; exposição familiar; sinais e sintomas de hepatite; vítimas de abuso sexual; internos de instituição correcional; usuários de drogas injetáveis ou inalatórias que compartilham agulhas, seringas ou aspirador nasal; indivíduos com tatuagem ou inserção de piercing realizados em estabelecimentos não confiáveis; e receptores de órgãos sólidos[36].

Comprova-se a transmissão vertical do VHC realizando-se a sorologia (anti-VHC) aos 18 meses de vida e, se positivo, confirma-se a infecção com a quantificação do RNA do VHC (PCR-VHC). Solicitar, então, o genótipo do VHC. Caso o PCR-VHC se mostre negativo, realizar uma segunda dosagem de 1 a 3 meses após o primeiro[37]. Para crianças e adolescentes, realizar primeiro a dosagem de anti-VHC e, a seguir, confirmar o estado de portador com o PCR-VHC. Caso este último se mostre negativo, realizar nova dosagem de 1 a 3 meses após[37]. Confirmar infecção crônica pela presença do RNA do VHC, em duas dosagens, com intervalo de 6 meses[37], e, então, solicitar genotipagem do VHC[26].

## História natural

Na transmissão vertical, 25% a 40% das crianças têm a resolução da infecção nos primeiros 2 anos de vida. As crianças mais velhas apresentam índice de clareamento de 6% a 12%. Assim, de 54% a 86% das crianças infectadas evoluem para a cronicidade. Habitualmente, a hepatite C crônica tem evolução lenta e benigna. Entretanto, descrevem-se fatores de risco para a progressão mais acentuada da doença, tais como sobrepeso, obesidade, uso abusivo de álcool, coinfecção HIV ou VHB, associação com anemia hemolítica, tumores ou imunossupressão[25,33,38].

## Quadro clínico e laboratorial

Após o contágio, o período de incubação é de 2 semanas a 6 meses. A maioria dos casos de infecção aguda é assintomática. Em 15% das crianças ocorrem sintomas discretos e inespecíficos, tais como hipertermia, adinamia, anorexia, náuseas, vômitos e dor abdominal. Podem estar presentes também colúria, hipocolia, artralgia e icterícia[25]. Hepatite fulminante induzida pela VHC é uma exceção. Parcela expressiva dos casos evolui para cronicidade, porém com evolução clínica lenta e elevação intermitente de ALT; hepatomegalia é encontrada em 10% dos casos. Descreve-se piora da qualidade de vida, com distúrbio de aprendizagem e déficit cognitivo. Manifestações extra-hepáticas descritas em crianças são glomerulonefrite membranoproliferativa[26] e fenômenos de autoimunidade[39].

## Profilaxia

Orientar aos portadores de hepatite C crônica hábitos saudáveis de vida, evitando-se o ganho de peso excessivo e a obesidade e garantir que sejam vacinados contra hepatite A e B. Aos adolescentes orientar, também, quanto à prática de sexo seguro e evitar o consumo de álcool[32].

## Tratamento

Atualmente, utilizam-se as drogas de ação direta (DAAs), que são direcionadas contra as proteínas não estruturais do VHC e levam à resposta mais específica, com maiores taxas de resposta virológica sustentada (RVS) para qualquer genótipo. Os esquemas propostos têm sido muito eficazes e viabilizaram o tratamento de pacientes renais crônicos, portadores de anemias hemolíticas, coinfectados HIV/VHB, cirróticos e transplantados[33]. A recomendação é o tratamento de criança a partir dos 12 anos ou com mais de 35 kg que tenha infecção crônica pelo VHC, independentemente de tratamento prévio e de alteração laboratorial hepática ou histológica (Tabela 16.2).

**Tabela 16.2** – Esquema de tratamento para HVC em crianças.

| Idade | Situação | Droga | Posologia | Tempo de tratamento |
|---|---|---|---|---|
| **< 12 anos** | Doença hepática avançada | PEG-INF alfa 2a | 100 mcg/m², SC, semanal | ▪ Genótipo I e IV: 48 semanas ▪ Genótipo II e III: 24 semanas |
| | | Ribavirina | 15 mg/dia, VO, 2 tomadas | |
| **> 12 anos ou peso > 35 kg** | Genótipo I e IV, V e VI | Sofosbuvir/ledispavir | 90 mg/400 mg, VO, 1 vez ao dia | ▪ 12 semanas |
| | Genótipo I com tratamento prévio e cirrose compensada | Sofosbuvir/ledispavir | 90 mg/400 mg, VO, 1 vez ao dia | ▪ 24 semanas |
| | Genótipo II e III | Sofosbuvir | 400 mg, VO, 1 vez ao dia | ▪ Genótipo II: 12 semanas ▪ Genótipo III: 24 semanas |
| | | Ribavirina | 15 mg/kg/dia, VO em 2 tomadas | |

SC: subcutâneo; VO: via oral.
*Fonte:* Adaptada de AASLD-IDSA[36]; Indolfi G et al., 2018[40].

Nas crianças portadoras de doenças crônicas (doença renal, transplantados não hepáticos, hemoglobinopatias, coagulopatias, coinfecção por HIV ou VHB) ainda não há evidência científica para liberação do tratamento com DAAs, porém em adultos com essas comorbidades os DAAs têm se mostrado uma ótima opção terapêutica. Caso seja necessário o tratamento com PEG-INF ou ribavirina a monitorização e doses podem ser readequadas. Portanto, sempre encaminhar esses pacientes para centros de referência[26,40].

## REFERÊNCIAS BIBLIOGRÁFICAS


1. Migueres M, Lhomme S, Izopet J. Hepatitis A: epidemiology, high-risk groups, prevention and research on antiviral treatment. Viruses. 2021 Sep 22;13(10):1900.
2. Castaneda D, Gonzalez AJ, Alomari M, Tandon K, Zervos XB. From hepatitis A to E: a critical review of viral hepatitis. World J Gastroenterol. 2021 Apr 28;27(16):1691-1715.
3. Feng Z, Hirai-Yuki A, McKnight KL, Lemon SM. Naked viruses that aren't always naked: quasi-enveloped agents of acute hepatitis. Annu Rev Virol. 2014 Nov;1(1):539-60.
4. Lemon SM, Ott JJ, Van Damme P, Shouval D. Type A viral hepatitis: A summary and update on the molecular virology, epidemiology, pathogenesis and prevention. J Hepatol. 2017 Sep 5:S0168-8278(17)32278-X.
5. Schiff ER. Atypical clinical manifestations of hepatitis A. Vaccine. 1992;10 Suppl 1:S18-20.
6. Glikson M, Galun E, Oren R, Tur-Kaspa R, Shouval D. Relapsing hepatitis A. Review of 14 cases and literature survey. Medicine (Baltimore). 1992;71(1):14-23.
7. Di Cola G, Fantilli AC, Pisano MB, Ré VE. Foodborne transmission of hepatitis A and hepatitis E viruses: a literature review. Int J Food Microbiol. 2021 Jan 2;338:108986.
8. World Health Organization. WHO Immunological Basis for Immunization Series, Module 18: Hepatitis A Update; WHO: Geneva, Switzerland, 2019.
9. Velavan TP, Pallerla SR, Johne R, Todt D, Steinmann E, Schemmerer M, Wenzel JJ, Hofmann J, Shih JWK, Wedemeyer H, Bock CT. Hepatitis E: An update on One Health and clinical medicine. Liver Int. 2021 Jul;41(7):1462-1473.
10. Wang Y, Zhao C, Qi Y, Geng Y. Hepatitis E virus. Adv Exp Med Biol. 2016;948:1-16.
11. Guerra JAAA, Kampa KC, Morsoletto DGB, Junior AP, Ivantes CAP. Hepatitis E: a literature review. J Clin Transl Hepatol. 2017 Dec 28;5(4):376-383.
12. Chilaka VN, Konje JC. Viral Hepatitis in pregnancy. Eur J Obstet Gynecol Reprod Biol. 2021 Jan;256:287-296.
13. Tengan FM, Figueiredo GM, Nunes AKS, Manchiero C, Dantas BP, Magri MC, Prata TVG, Nascimento M, Mazza CC, Abdala E, Barone AA, Bernardo WM. Seroprevalence of hepatitis E in adults in Brazil: a systematic review and meta-analysis. Infect Dis Poverty. 2019 Jan 16;8(1):3.
14. Hui W, Wei L, Li Z, Guo X. Treatment of Hepatitis E. Adv Exp Med Biol. 2016;948:211-221.
15. Wu X, Chen P, Lin H, Hao X, Liang Z. Hepatitis E virus: current epidemiology and vaccine. Hum Vaccin Immunother. 2016 Oct 2;12(10):2603-2610.
16. Schweizer A, Horn J, Mikolajczyk RT, Krause G, Ott JJ. Estimations of worldwide prevalence of chronic hepatitis B virus infection: a systematic review of data published between 1965 and 2013. Lancet. 2015; 386:1546-55.
17. Seeger C, Mason W. Hepatitis B vírus biology. Micobiol Molec Biol Rev. 2000;64(1):51-68.
18. Stam B, Gerlich W, Thomsen R. quantitative determination of antibody against hepatitis B surface antigen: measurements of infective capacity. J Biol Stand. 1980;8:59-68.
19. European Association for the Study of the Liver. EASL clinical practice guidelines: management of chronic hepatitis B virus infection. J Hepatol. 2012;57:167-185.
20. Borgia G, Carleo MA, Gaeta GB, Gentile I. hepatites B in pregnancy. World J Gastroenterol. 2012;18(34):4677-83.
21. Ni YH. Natural history of hepatitis B vírus infection: pediatric perspective. J Gastroenterol. 2011;46:1-8.
22. European Association for the Study of the Liver. EASL 2017 clinical practice guidelines on the management of hepatitis B virus infection. J Hepatol. 2017;67(2):370-98.
23. Bortolotti F, Guido M, Bortacci S, Cadrobbi P, Crivellaro C, Noventa F, et al. Chronic hepatitis B in children after e antigen soroclearence: final report of a 29-year longitudinal study. Hepatology 2006;43:556-62.
24. Terrault NA, Bzowej NH, Chang K-M, Hwang JP, Jonas MM, Murad MH. AASLD Guidelines for treatment of chronic hepatitis B. Hepatology. 2016;63(1):261-83.
25. El-Guindi MA. Hepatitis C viral infection in children: update review. Pediatr Gastroenterol Hepatol Nutr. 2016;19(2):83-95.
26. Mack CL, González-Peralta RP, Gupta N, Leung D, Narkewicz MR, Roberts EA, et al. NASPGHAN practice guidelines: diagnosis and management of hepatites C infection in infants, children and adolescentes. J Pediatr Gastroenterol Nutr. 2012;54(6):838-55.
27. World Health Organization. Hepatitis B vaccines – WHO position paper. Wkly Epidemiol Rec. 2009;89:405-20.
28. Wong F, Pai R, Schalwyk JV, Yoshida EM. Hepatitis B pregnnancy: a concise review of neonatal vertical transmission and antiviral prophylaxis. Annals of Hepatol. 2014;13(2):187-195.
29. Shi Z, YangY, Wang H, MA L, Schereiber A, Li X, et al. Breastfeeding of newborns by mothers carrying hepatitis B vírus: a meta-analysis and sistematic review. Arch Pediatr Adolesc Med. 2011;165:837-46.
30. Loureiro D, Castelau C, Tout I, et al. New therapies for hepatitis delta virus infection. Liver International 2021; 41(suppl1):30-7.
31. Hughes SA, Wedemeyer H, Harrison PM. Hepatitis delta virus. Lancet. 2011; 378:73-85.
32. World Health Organization WHO guidelines for the screening, care and treatment of persons with hepatitis C infection, World Health Organization, 2014.
33. Squires JE, Balistreri WF. Hepatitis C virus infection in children and adolescents. Hepatology Communications. 2017;1(2):87-98.
34. Benova L, Mohamoud YA, Calvert C, Abu-Raddad LJ. Vertical transmission of hepatitis C virus: systematic review and meta-analysis. Clin Infect Dis. 2014;59:765-73.
35. European paediatric hepatitis C virus network. A significant sex but not elective cesarian section – effects on mother-to-child transmission of hepatitis C virus infection. J Infect Dis. 2005;192:1872-79.

36. AASLD-IDSA. Recommendations for testing, managing, and treating hepatitis C. http://www.hcvguidelines.org. Acesso em: 7 mar. 2018.
37. Mogul D, Schwarz KB. Hepatitis C viral infection in children. Clin Liver Dis. 2012;1(3):77-80.
38. Bortolotti F, Verucchi G, Camma C, Cabibbo G, Zancan L, Indolf G, et al. Long-term course of chronic hepatitis C in children:from viral clearance to end stage liver disease. Gastroenterology. 2008;134:1900-7.
39. Indolf G, Bartolini E, Olivito B, Azzari C, Resti M. Autoimmunity and extrahepatic manifestations in treatment-naive children with chronic C vírus infection. Clin Dev Immunol. 2012;4902:785-627.
40. Indolfi G, Hierro L, Dezsofi A, Jahnel J, Debray D, et al. Treatmento o chronic Hepatitis C virus infection in children: a position paper by the hepatology committee of european society of paediatric gastroenterology, hepatology and nutrition. J Pediatr Gastroenterol Nutr. 2018;66:505-15.

# 17

# Diarreias Infecciosas

*Soraia Tahan*
*Bruno Paganotti*

## INTRODUÇÃO

A diarreia é um sintoma de infecção do trato intestinal, adquirida mediante consumo de água ou alimentos contaminados, ou contato pessoa-pessoa devido à má higiene. A doença diarreica é a segunda causa de morte em crianças abaixo de 5 anos no mundo, sendo responsável pela morte de 370 mil crianças em 2019. Acarreta desidratação quando as perdas diarreicas não são repostas e causa desnutrição, o que torna a criança susceptível a novos quadros de diarreia e outras doenças[1]. As mortes por diarreia são decorrentes da desidratação e/ou septicemia por infecções bacterianas, e crianças desnutridas, com doenças que impactam a imunidade e portadoras de HIV são as de maior risco[2]. Crianças de países subdesenvolvidos são as mais sujeitas à mortalidade por diarreia, sendo o rotavírus a causa em cerca de 40% dos casos[3]. No Brasil, estudo mostrou que crianças menores de 1 ano residentes em microrregiões mais pobres do Norte e Nordeste e com piores taxas de saneamento básico são as mais expostas ao óbito por diarreia[4]. Porém, a doença diarreia aguda na infância também é considerada um problema de saúde pública em países desenvolvidos, uma vez que acarreta grande número de atendimentos de emergência e internações hospitalares, com alto custo para sociedade e famílias, e o desfecho de óbito não é excepcional: nos países do Oeste Europeu, cerca de 300 crianças morrem por ano em consequência da diarreia aguda[2].

## CONCEITOS

A Organização Mundial da Saúde (OMS) define diarreia como três ou mais evacuações líquidas ao dia, e a classifica em três tipos clínicos[2]:

1. diarreia aguda aquosa;
2. diarreia aguda sanguinolenta – também chamada de disenteria;
3. diarreia persistente – duração maior que 14 dias.

Ao considerar que a maioria dos casos de diarreia aguda tem duração máxima de 5 a 7 dias, nos últimos anos o termo diarreia prolongada tem sido utilizado para caracterizar diarreia aguda com duração entre 7 e 14 dias[5]. Assim, a diarreia na infância pode ser classificada de acordo com a duração: aguda (< 7 dias), prolongada (7 a 14 dias) e persistente (> 14 dias). A diarreia crônica usualmente reflete desordens estruturais e/ou inflamatórias intestinais que frequentemente duram mais que 4 semanas[5]. Entretanto, agentes infecciosos podem ser causadores de diarreia crônica em crianças desnutridas, com doenças crônicas e imunocomprometidas[6].

## ETIOLOGIA E EPIDEMIOLOGIA

Os agentes infecciosos causadores de diarreia incluem vírus, bactérias e parasitas[2] e a frequência dos enteropatógenos varia de acordo com a epidemiologia do local.

A maioria dos casos de diarreia aguda são de etiologia viral (70% a 90%), seguido pelas causas bacterianas (*Shigella*, *Salmonella*, *Campylobacter* e *E. coli* diarreiogênicas) em 10% a 20%, e parasitas (*Cryptosporidium*, *Giardia*, e *E. histolytica*) são presentes em menos de 5% dos casos. Assim como as causas bacterianas, parasitas são mais comuns nos países subdesenvolvidos[7], com pico de incidência nas estações chuvosas e quentes[8].

Um estudo recente da Rede Global de Vigilância de Diarreia Pediátrica (Global Pediatric Diarrhea Surveillance Network) selecionou e testou 5.465 de 29.502 crianças hospitalizadas por diarreia, no período de 2017 a 2018. Rotavírus foi a principal causa de hospitalização por diarreia (33,3%), seguido pela *Shigella* (9,7%), norovírus (6,5%) e adenovírus (5,5%). A proporção de hospitalização devido a rotavírus foi 50% mais baixa nos países que realizam a vacina de rotavírus em relação àqueles que não a realizam[9].

O Brasil é um exemplo do impacto da vacina de rotavírus na morbimortalidade por diarreia em crianças, especialmente nas menores de 5 anos[10]. As internações hospitalares por diarreia em crianças diminuíram 52,5% até 2018, desde a introdução da vacina em 2006[11]. Porém, nos últimos anos, o norovírus ocupou a posição do rotavírus e se tornou o principal causador de hospitalização por diarreia aguda em crianças de diversas regiões do país[12-15]. Essa mudança epidemiológica decorreu da alta cobertura da vacina de rotavírus associada à implantação de testes diagnósticos para o norovírus[14].

Adenovírus e astrovírus são outros agentes virais causadores de diarreia aguda em crianças, porém com menor frequência em relação ao norovírus. Estudo realizado em Rondônia (2010 a 2012), em crianças menores de 6 anos hospitalizadas por diarreia, encontrou etiologia viral em 10,7% dos casos, sendo norovírus em 7,8%, adenovírus 2,0% e astrovírus em 0,8%[12]. Embora com baixa frequência, os vírus salivírus e aichivírus A (da família Picornavírus) também foram associados como causa de diarreia em crianças, conforme estudo caso-controle no Rio de Janeiro[16]. Na infecção pelo vírus Covid-19, pode ocorrer infecção e replicação viral nos enterócitos com danos no epitélio intestinal e consequente diarreia[8].

Um estudo do tipo caso-controle realizado na região semiárida de estados do Nordeste do País avaliou 1.200 crianças (596 casos e 604 controles). Os enteropatógenos associados à diarreia foram: norovírus, adenovírus, rotavírus, *Escherichia coli* produtora de *Shiga* toxina (STEC), *Giardia* e *Escherichia coli* enteroagregativa. A *Escherichia coli* enteroagregativa se associou com escore de maior gravidade de diarreia[17].

*E. coli* enteroagregativa (enteroaderente) tem sido sistematicamente identificada como um patógeno emergente fortemente associado à diarreia aguda e persistente em crianças de países subdesenvolvidos[18]. Além da *E. coli* enteroaderente, patógenos como *Cryptosporidium*, *Campylobacter jejuni* e rotavírus também têm sido associados à diarreia persistente[19].

A etiologia da diarreia também varia de acordo com exposição e condições associadas, conforme abordado no Quadro 17.1.

**Quadro 17.1** – Exposição e condições associadas à infecção por patógenos causadores de diarreia.

| Transmissão por alimentos | Patógenos | Exposição ou contato | Patógenos |
|---|---|---|---|
| Surtos de transmissão por alimentos em hotéis, cruzeiros, *resorts*, restaurantes e eventos com bufê | Norovírus, *Salmonella* não tifoide, *Clostridium perfringens*, *Bacillus cereus*, *Staphylococcus aureus*, *Campylobacter* spp. *E. coli* enterotoxigênica, *E. coli* produtora de toxina *Shiga*, *Listeria*, *Shigella*, *Cyclospora cayetanensis*, *Cryptosporidium* spp. | Beber ou nadar em água não tratada | *Campylobacter*, *Cryptosporidium*, *Giardia*, *Shigella*, *Salmonella*, *E. coli* produtora de toxina *Shiga*, *Plesiomonas shigelloides* |
| Consumo de leite ou derivados não pasteurizados | *Salmonella*, *Campylobacter*, *Yersinia enterocolitica*, toxina do *S. aureus*, *Cryptosporidium* e *E. coli* produtora de toxina *Shiga* *Listeria* infrequentemente associada à diarreia, *Brucella* (queijo de cabra) *Mycobacterium bovis*, *Coxiella burnetii* | Nadar em instalações com água tratada para fins recreativos | *Cryptosporidium* e outros patógenos potenciais disseminados por meio de contato com a água quando as concentrações de desinfetantes não estejam adequadas |

(Continua)

**Quadro 17.1** – Exposição e condições associadas à infecção por patógenos causadores de diarreia. (*Continuação*)

| Transmissão por alimentos | Patógenos | Exposição ou contato | Patógenos |
|---|---|---|---|
| Consumo de carne bovina ou de aves crua ou malcozida | *E. coli* produtora de toxina *Shiga* (carne bovina), *C. perfringens* (carne bovina, aves), *Salmonella* (aves), *Campylobacter* (aves), *Yersinia* (carne suína, miúdos), *S. aureus* (aves), *Trichinella* spp. (aves, carne de caça) | Ambientes de cuidado em saúde, longa permanência, confinamento e trabalho | Norovírus, *Clostridium difficile, Shigella, Cryptosporidium, Giardia, E. coli* produtora de toxina *Shiga*, rotavírus |
| Consumo de frutas, sucos não pasteurizados e hortaliças | *E. coli* produtora de toxina *Shiga, Salmonella* não tifoide, *Cyclospora, Cryptosporidium,* norovírus, hepatite A e *Listeria monocytogenes* | Berçários e creches | *Rotavirus, Cryptosporidium, Giardia, Shigella, E. coli* produtora de toxina *Shiga*, rotavírus |
| Consumo de ovos malcozidos | *Salmonella, Shigella* | Viagens a países em desenvolvimento | *E.coli (enteroagregativa, enterotoxigênica, enteroinvasiva), Shigella, S. typhi* e *Salmonella* não tifoide, *Campylobacter, Vibrio cholerae, Entamoeba histolytica, Giardia, Blastocystis, Cyclospora, Cystoisospora, Cryptosporidium* |
| Consumo de frutos do mar crus | *Vibrio* spp., norovírus, hepatite A, Plesiomonas | Exposição a animais | • Animais de estimação com diarreia (*Campylobacter, Yersinia*)<br>• Fezes de porco (*Balantidium coli*)<br>• Contato com filhotes de aves e répteis (*Salmonella* não tifoide)<br>• Contato com animais em fazendinhas e zoológicos (*E. coli* produtora de toxina *Shiga, Cryptosporidium, Campylobacter*) |
| | | Contato anal-genital, oral--anal, digital-anal | *Shigella, Salmonella, Campylobacter, E. histolytica, Giardia lamblia, Cryptosporidium* e agentes etiológicos de infecções sexualmente transmissíveis |

*Fonte:* Adaptado e modificado de Shane et al., 2017[20].

## PATOGENIA

Diarreia aquosa é secundária à secreção intestinal excessiva pelo epitélio intestinal, que ocorre devido a lesões celulares de microrganismos citolíticos virais ou mediante produção de toxinas bacterianas. Bactérias como *V. cholerae* e *E. coli* enterotoxigênica (ETEC) produzem toxinas que estimulam os mediadores intracelulares, como AMP cíclico, GMP cíclico e cálcio, que vão atuar nas células epiteliais com indução de secreção de água e eletrólitos. Vírus atuam com efeito citolítico no epitélio intestinal. Há inflamação e liberação de citocinas, com consequente estímulo à secreção e diminuição de absorção de água e dissacarídios[7].

A diarreia aguda sanguinolenta (disenteria) decorre de processo inflamatório causado por microrganismos que produzem citotoxinas (*Shigella* e STEC) ou por patógenos que invadem e causam ruptura no epitélio intestinal (*Salmonella*, *Campylobacter* etc.), com produção de inflamação e necrose do epitélio e microabscessos[7].

Bactérias anaeróbias podem causar diarreia mediante toxinas, como cepas do *Clostridium difficile* produtoras de toxinas A e B. Essas toxinas causam ruptura do citoesqueleto do enterócito com destruição celular e perda das junções intracelulares. Há ativação de neutrófilos com inflamação local e liberação de citocinas pró-inflamatórias que também ocasionam dano celular. A importante lesão da mucosa acarreta diarreia com muco e sangue[21].

## QUADRO CLÍNICO

A diarreia de etiologia viral tipicamente é uma diarreia aquosa não sanguinolenta, com febre baixa. Norovírus causa quadro mais leve de diarreia que o rotavírus, porém com maior frequência de vômitos. Rotavírus é responsável por cerca de 20% a 50% dos casos de diarreia grave no mundo, ocasionando desidratação com elevada frequência[22].

O Quadro 17.2 descreve o mecanismo de ação e características clínicas da diarreia ocasionada por bactérias causadoras de diarreia aguda na criança.

**Quadro 17.2 –** Mecanismo de ação e características clínicas da diarreia ocasionada por bactérias causadoras de diarreia aguda na criança.

| Agente infeccioso | Mecanismo de ação | Quadro clínico | Característica |
|---|---|---|---|
| *Escherichia coli* enterotoxigênica | ▪ Produção de toxina<br>▪ Diarreia secretora | ▪ Diarreia líquida, abundante, dor abdominal e febre baixa | ▪ Diarreia do viajante<br>▪ Diarreia do lactente |
| *Escherichia coli* enteropatogênica clássica (EPEC) | ▪ Lesão da microvilosidade<br>▪ Diarreia secretora | ▪ Diarreia com muco, sem sangue, dor abdominal, vômitos e febre | ▪ Associada à diarreia persistente |
| *Escherichia coli* enteroinvasora (EIEC) | ▪ Invasão do enterócito | ▪ Disenteria (sangue e muco), febre, cólica, mal-estar. Similar à *Shigella* | ▪ Maiores de 2 anos e adultos |
| *Escherichia coli* enterohemorrágica (STEC – *Shiga toxin E. coli*) | ▪ Produção de *Shiga* toxina 1 e 2 | ▪ Disenteria (sangue), colite hemorrágica, cólicas e vômitos. Ausência de febre e de leucócitos nas fezes. Pode causar Síndrome Hemolítica Urêmica (SHU) | ▪ Associada à ingestão de carne bovina malcozida e brotos de sementes cruas |
| *Escherichia coli* enteroagregativa (enteroaderente) | ▪ Não completamente definido | ▪ Diarreia aquosa<br>▪ Portador assintomático | ▪ Crianças e adultos<br>▪ Pode ocasionar diarreia persistente |
| *Campylobacter* spp. | ▪ Invasão da mucosa e penetração da lâmina própria | ▪ Diarreia leve até disenteria franca, dor abdominal e febre. Presença de leucócitos nas fezes | ▪ Lactentes<br>▪ Aves |
| *Shigella* spp. | ▪ Atinge intestino delgado e grosso<br>▪ Produção de *Shiga* toxina e invasão celular | ▪ Diarreia com muco e sangue, febre, dor abdominal em cólicas e tenesmo<br>▪ Pode ocasionar complicações extraintestinais – SHU, convulsões etc. | ▪ Alta infectividade pessoa-pessoa (causa mais comum de diarreia sanguinolenta na criança)<br>▪ *S. sonnei* – mais frequente<br>▪ *S. flexneri* – endêmica em países em desenvolvimento. *S. dysenteriae* – rara nas últimas décadas |

(*Continua*)

**Quadro 17.2 –** Mecanismo de ação e características clínicas da diarreia ocasionada por bactérias causadoras de diarreia aguda na criança. (*Continuação*)

| Agente infeccioso | Mecanismo de ação | Quadro clínico | Característica |
|---|---|---|---|
| *Salmonella* spp. | ▪ Invasão de mucosa | ▪ Diarreia (pode ter sangue), vômitos, dor abdominal e febre<br>▪ Pode causar infecção sistêmica | ▪ Animais são reservatórios (ovo, aves)<br>▪ Mais de 2 mil sorotipos<br>▪ Lactentes, idosos e imunocomprometidos |
| *Yersinia enterocolitica* | ▪ Invasão da mucosa | ▪ Dor abdominal, febre, sangue nas fezes. Pode simular apendicite. Pode causar septicemia<br>▪ Presença de leucócitos nas fezes | ▪ Países de clima frio. Ingestão de água e alimentos contaminados, inclusive congelados. Pode ser transmitido via transfusão sanguínea<br>▪ Acentuado tropismo pelo sistema linfoide e íleo terminal (alvos) |
| Aeromonas | ▪ Enterotoxinas, citoxinas, hemolisinas e proteases | ▪ Diarreia aquosa (secretora) | ▪ Aquática. Ingestão de água e alimentos contaminados |
| Plesiomonas | ▪ Enterotoxina termolábil | ▪ Diarreia líquida, febre, calafrios, náuseas e vômitos. Disenteria em casos graves | ▪ Água não tratada e alimentos crus |
| *Clostridium difficile* | ▪ Toxinas (toxina A e toxina B) | ▪ Diarreia secretora até colite pseudomembranosa | ▪ Uso prévio de antibióticos quimioterápicos |
| *Vibrio cholerae* | ▪ Enterotoxina termolábil | ▪ Vômitos e diarreia líquida (água de arroz), desidratação e choque | ▪ Início abrupto |

*Fonte:* Adaptado e modificado de SBP, 2023[8]; Farthing et al., 2013[23].

Importante ressaltar que as *E. coli* envolvidas em doenças diarreicas atualmente são denominadas *Escherichia coli* diarreiogênicas. As *E. coli* diarreiogênicas são classificadas como: *E. coli* enteropatogênica (EPEC), *E. coli* enterohemorrágica, produtora de toxina *Shiga* (EHEC/STEC), *E. coli* enteroaderente (EAEC), *E. coli* enterotoxigênica (ETEC) e *E. coli* enteroinvasiva (EIEC). Os diferentes patótipos de *E. coli* diferem em relação ao local preferencial de colonização do hospedeiro, mecanismo de virulência e manifestações clínicas[18], conforme descrito no Quadro 17.2.

## PROPEDÊUTICA

A abordagem clínica da diarreia deve focar no grau de perdas fecais e estado de hidratação mediante avaliação do número de evacuações e vômitos, ingestão de líquidos e alimentos, bem como quantidade de diurese. Deve abordar sobre o tipo da diarreia: se aquosa ou disentérica (com muco e sangue), duração dos sintomas, histórico de viagens para áreas endêmicas, antecedentes patológicos (imunossupressão e comorbidades), vacinação (p. ex., rotavírus), uso de medicamentos, relato de membros da família com sintomas semelhantes e peso anterior ao quadro de diarreia. O exame físico deve ter foco na avaliação do estado de hidratação. O padrão-ouro para determinar o grau de desidratação é a perda de peso da criança. Porém, na maioria dos casos, a informação do peso preciso da criança antes da doença é desconhecida, e assim, devem ser avaliados os sinais de desidratação[7].

## AVALIAÇÃO DO ESTADO DE HIDRATAÇÃO E CONDUTA

O estado de hidratação e a conduta a ser adotada deve seguir a recomendação da OMS, adotada pelo Ministério da Saúde (2023)[24] e Sociedade Brasileira de Pediatria (2023)[8], conforme descrito nos Quadros 17.3, 17.4, 17.5 e 17.6. O Quadro 17.3 aborda a avaliação do estado de hidratação e decisão do tipo de tratamento. Os Quadros 17.4, 17.05 e 17.6 abordam os planos de tratamento A, B e C.

**Quadro 17.3 –** Avaliação do estado de hidratação e decisão do tipo de tratamento.

| Etapas | | A (sem desidratação) | B (com desidratação) | C (com desidratação grave) |
|---|---|---|---|---|
| **Observe** | **Estado geral** | Ativo, alerta | Irritado, intranquilo | Comatoso, hipotônico, letárgico ou inconsciente* |
| | **Olhos** | Sem alteração | Fundos | Fundos |
| | **Sede** | Sem sede | Sedento, bebe rápido e avidamente | Não é capaz de beber* |
| | **Lágrimas** | Presentes | Ausentes | Ausentes |
| | **Boca/língua** | Úmida | Seca ou levemente seca | Muito seca |
| **Explore** | **Sinal da prega abdominal** | Desaparece imediatamente | Desaparece lentamente | Desaparece muito lentamente (mais de 2 segundos) |
| | **Pulso** | Cheio | Cheio | Fraco ou ausente* |
| | **Perda de peso** | Sem perda | Até 10% | Acima de 10% |
| **Decida** | | Sem sinais de desidratação | Se apresentar dois ou mais sinais: com desidratação | Se apresentar dois ou mais sinais, sendo ao menos 1 destacado com asterisco (*): desidratação grave |
| **Trate** | | Plano A | Plano B | Plano C |

*Fonte:* Adaptado do Ministério da Saúde, 2023[24]; Sociedade Brasileira de Pediatria, 2023[8].

**Quadro 17.4 –** Plano A – sem sinais de desidratação.

| Plano A |
|---|
| **1.** Aumento de ingestão de água e SRO após episódios de diarreia<br>▪ Volume de SRO:<br>– Menores de 1 ano: 50 a 100 mL<br>– 1 a 10 anos: 100 a 200 mL<br>– > 10 anos: o volume tolerado |
| **2.** Manutenção de alimentação habitual e aleitamento materno |
| **3.** Retorno ao serviço em 48 horas caso não melhore ou imediatamente se sinais de alerta: piora da diarreia, aumento da frequência ou do volume, vômitos repetidos, sangue nas fezes, diminuição da diurese, muita sede ou recusa dos alimentos |
| **4.** Orientações aos responsáveis: reconhecimento de sinais de desidratação e sinais de alerta, preparo adequado de SRO e medidas de higiene |
| **5.** Administração de zinco por 10 a 14 dias: até 6 meses de idade 10 mg/dia e de 6 meses a 5 anos, 20 mg/dia |

*Fonte:* Adaptado do Ministério da Saúde, 2023[24]; Sociedade Brasileira de Pediatria, 2023[8].

**Quadro 17.5 –** Plano B – com desidratação.

| Plano B |
|---|
| **1.** Administrar solução de sais de reidratação oral (SRO)<br>▪ Como orientação inicial, o paciente deverá receber de 50 a 100 mL/kg (média 75 mL/kg) a ser administrado em um período de 4 a 6 horas, sendo a quantidade ingerida dependente da sede do paciente. A solução deve ser administrada continuamente até desaparecerem os sinais de desidratação. Administrar ondansetrona se vômitos persistentes<br>**Faixa etária dose de ondansetrona via oral:**<br>▪ 6 meses a 2 anos 2 mg (0,2 a 0,4 mg/kg)<br>▪ 2 a 10 anos (até 30 kg) 4 mg<br>▪ Acima de 10 anos (> 30 kg) 8 mg |
| **2.** Reavaliação do paciente<br>▪ Desaparecimento dos sinais de desidratação: Plano A<br>▪ Continuidade da desidratação: indicar sonda nasogástrica<br>▪ Evolução para desidratação grave: Plano C |
| **3.** Orientações durante a permanência do paciente no serviço de saúde<br>▪ Reconhecimento de sinais de desidratação, preparo adequado de SRO e medidas de higiene |

*Fonte:* Adaptado do Ministério da Saúde, 2023[24]; Sociedade Brasileira de Pediatria, 2023[8].

**Quadro 17.6 –** Plano C – com desidratação grave.

<table>
<tr><th colspan="5">Plano C</th></tr>
<tr><th colspan="5">Administração de reidratação endovenosa – expansão e manutenção/reposição</th></tr>
<tr><th colspan="5">Fase de expansão – menores de 1 ano</th></tr>
<tr><th colspan="2">Solução</th><th colspan="2">Volume</th><th>Tempo de administração</th></tr>
<tr><td>1º</td><td>Soro fisiológico a 0,9% ou ringer lactato</td><td colspan="2">30 mL/kg</td><td>1 hora</td></tr>
<tr><td>2º</td><td>Soro fisiológico a 0,9% ou ringer lactato</td><td colspan="2">70 mL/kg</td><td>5 horas</td></tr>
<tr><td colspan="5">Para recém-nascidos e menores de 5 anos com cardiopatia grave, iniciar com 10 mL/kg e avaliar parâmetros clínicos para adequar a velocidade de infusão</td></tr>
<tr><th colspan="5">Fase de expansão – a partir de 1 ano</th></tr>
<tr><th colspan="2">Solução</th><th colspan="2">Volume</th><th>Tempo de administração</th></tr>
<tr><td>1º</td><td>Soro fisiológico a 0,9% ou ringer lactato</td><td colspan="2">30 mL/kg</td><td>30 minutos</td></tr>
<tr><td>2º</td><td>Soro fisiológico a 0,9% ou ringer lactato</td><td colspan="2">70 mL/kg</td><td>2 horas e 30 minutos</td></tr>
<tr><th colspan="5">Fase de manutenção</th></tr>
<tr><th colspan="2">Solução</th><th colspan="2">Volume</th><th>Tempo de administração</th></tr>
<tr><td rowspan="7">3º</td><td rowspan="3">Soro glicosado a 5% + soro fisiológico a 0,9% na proporção de 4:1 (manutenção)</td><td>Peso até 10 kg</td><td>100 mL/kg</td><td rowspan="7">24 horas</td></tr>
<tr><td>Peso 10 a 20 kg</td><td>1.000 mL + 50 mL/kg de peso que exceder 10 kg</td></tr>
<tr><td>Peso > 20 kg</td><td>1.500 mL + 20 mL/kg de peso que exceder 20 kg (máx 2.000 mL)</td></tr>
<tr><td colspan="3">+</td></tr>
<tr><td>Soro glicosado a 5% + soro fisiológico a 0,9% na proporção de 1:1 (reposição)</td><td colspan="2">Iniciar com 50 mL/kg/dia. Reavaliar esta quantidade de acordo com as perdas do paciente</td></tr>
<tr><td colspan="3">+</td></tr>
<tr><td>KCl a 10%</td><td colspan="2">2 mL para cada 100 mL de solução da fase de manutenção</td></tr>
</table>

*Fonte:* Adaptado do Ministério da Saúde, 2023[24]; Sociedade Brasileira de Pediatria, 2023[8].

## AVALIAÇÃO LABORATORIAL

Não há necessidade de exames laboratoriais nos casos leves de diarreia aguda[22]. Exames laboratoriais podem ser úteis nos casos moderados de difícil abordagem ou nos quadros graves, e devem ser colhidos após o paciente receber volume de expansão e estar hidratado. Os exames laboratoriais sugeridos são: hemograma, ionograma; gasometria; pesquisa de leucócitos, sangue, parasitos e substâncias redutoras nas fezes[8].

Quando a diarreia aguda é causada por bactéria invasora, o número de leucócitos totais e neutrófilos costuma estar aumentado no hemograma. Nas infecções por patógenos intracelulares como *Shigella* e *Salmonella*, uma reação leucemoide e monocitose pode ocorrer. Entretanto, esses achados não são específicos e a contagem de leucócitos periféricos não deve ser realizada rotineiramente[25].

Não há necessidade de investigação microbiológica de agentes etiológicos nos casos de diarreia aguda não complicada[3], uma vez que não há tratamento específico para a maioria dos agentes etiológicos causadores de diarreia[22]. A pesquisa de agentes etiológicos está indicada nas seguintes situações: crianças com doenças crônicas (oncológicas, doença inflamatória intestinal e imunodeficiências), quadros graves (septicemia), sintomas prolongados (> 7 dias), diarreia com sangue e febre elevada, história de viagens para áreas de risco e surtos de diarreia em creches, escolas e hospitais[3]. O diagnóstico das causas etiológicas pode ser realizado por exames parasitológicos de fezes, coprocultura e pesquisa de vírus. Em casos de surto, os profissionais de saúde devem acionar a equipe de vigilância epidemiológica do município para coleta de amostras[8].

Os testes moleculares de identificação rápida (*multiplex assay*) podem identificar de 8 a 22 patógenos em minutos ou horas. São úteis para tomada de decisão em casos de suspeita de febre tifoide e bacteremia/sepsis, bem como podem contribuir para direcionar as terapias antibióticas, entretanto, são testes caros e ainda sem evidências para seu uso na rotina[7].

## TRATAMENTO MEDICAMENTOSO

Antipiréticos estão indicados nos casos de febre e dor (dipirona ou paracetamol) e antieméticos somente no caso de vômitos persistentes[8].

Antimicrobianos estão indicados somente em situações especiais como crianças menores de 3 meses ou com imunodeficiências e nos casos de diarreia com sangue (disenteria) e comprometimento do estado geral (febre alta persistente, dor abdominal, tenesmo ou comprometimento sistêmico)[24]. Em outras condições, os antibióticos são ineficazes, causam resistência antimicrobiana e não devem ser prescritos[8].

O Quadro 17.7 descreve os antimicrobianos indicados para crianças, de acordo com idade/peso.

**Quadro 17.7 –** Antimicrobianos indicados em situações especiais para tratamento das diarreias infecciosas.

| Idade/peso | Antimicrobiano | Dose |
|---|---|---|
| Até 10 anos/ 30 kg | Azitromicina | ▪ 10 mg/kg no primeiro dia e 5 mg/kg por mais 4 dias. Total: 5 dias |
| | Ceftriaxona | ▪ 50 a 100 mg/kg intramuscular 1 vez ao dia. Total: 3 a 5 dias<br>▪ Se < 3 meses ou em caso de imunodeficiência: 50 a 100 mg/kg endovenosa 1 vez ao dia |
| > 10 anos/ > 30 kg | Azitromicina | ▪ 1 cp de 500 mg de 12 em 12 horas, via oral por 3 dias |
| | Ceftriaxona | ▪ 50 a 100 mg/kg intramuscular 1 vez ao dia. Total: 3 a 5 dias<br>▪ Casos graves: 50 a 100 mg/kg endovenosa por 3 a 5 dias |
| | Cefotaxima | ▪ Casos graves: 100 mg/kg, dividido em 4 doses |

*Fonte:* Adaptado de SBP, 2023[8].

## DISENTERIA OU OUTRAS PATOLOGIAS ASSOCIADAS À DIARREIA

Antiparasitários devem ser usados somente para amebíase, quando o tratamento de disenteria por *Shigella* sp. fracassar, ou se identificado nas fezes trofozoítos de *Entamoeba histolytica*. Nesse caso, deve ser utilizado metronidazol – 50 mg/kg/dia 3 vezes ao dia por 10 dias. O metronidazol também pode ser utilizado para Giardíase (15 mg/kg/dia 3 vezes ao dia por 5 dias), quando a diarreia durar 14 dias ou mais, se forem identificados cistos ou trofozoítos nas fezes ou aspirado duodenal[8].

Zinco está indicado para crianças menores de 5 anos de idade, conforme descrito no plano A[24]. Essa recomendação é com base na OMS, uma vez que estudos mostram que a suplementação de zinco diminui a duração da diarreia, o número de perdas fecais, o risco de diarreia persistente e de diarreia subsequentes, além de aumentar o ganho ponderal[8]. Estudo recente com 4.500 crianças mostrou que doses menores de zinco (5 e 10 mg) não apresentam eficácia inferior a dose de 20 mg e tem a vantagem de redução de vômitos[26].

Vitamina A reduz mortalidade e internações em populações com alto risco de deficiência. A dose é variável e depende do estado nutricional do paciente, mas, em geral, é de 50.000 UI para lactentes menores de 6 meses, 100.000 UI para lactentes de 6 a 12 meses e 200.000 UI para crianças maiores[8].

Antisecretores: segundo a Sociedade Europeia de Gastroenterologia Pediátrica, Hepatologia e Nutrição (ESPGHAN) e diretriz ibero-americana, a Racecadrotila pode ser utilizada como tratamento coadjuvante da diarreia aguda, com base em estudos que mostram redução das perdas e duração da diarreia aguda. A dose é de 1,5 mg/kg, 3 vezes ao dia até o término da diarreia, sendo contraindicada em menores de 3 meses de idade. É comercializada em sachê (pó) na dose de 10 e 30 mg e comprimidos de 100 mg. O Ministério da Saúde não menciona antissecretor no seu plano de tratamento[8].

Probióticos: a ESPGHAN (2022 e 2023) recomenda os seguintes probióticos como adjuvantes no tratamento da diarreia aguda, pois reduzem em média um dia de diarreia[8]:

- ***Saccharomyces boulardii* CNCM-I 745:** na dose de 250 a 750 mg/dia, por 5 a 7 dias.
- ***Lacticaseibacillus rhamnosus* GG ATCC53103:** na dose de $\geq 10^{10}$ UFC/dia, por 5 a 7 dias.
- ***Limosilactobacillus reuterii* DSM 17938:** doses diárias de $1 \times 10^8$ a $4 \times 10^8$ por 5 a 7 dias.

- ***L. rhamnosus* 1970-2 e *L. reuterii* DSM 12246:** dose de $10^6$ UFC de cada cepa 2 vezes ao dia por 5 dias.

A combinação de *Lactobacillus helveticus* R0052 e *L. rhamnosus* R0011, bem como as cepas de *Bacillus clausii* 0/C, SIN, N/R e T, não estão indicadas no tratamento da diarreia aguda por falta de eficácia[8].

## DIARREIA POR *CLOSTRIDIOIDES DIFFICILE*

### Introdução e epidemiologia

O *Clostridioides difficile (C. difficile)*, anteriormente conhecido como *Clostridium difficile*, é um bacilo anaeróbio formador de esporos[27]. Em 1935, Hall e O'Toole descreveram um bacilo formador de esporos identificado nas fezes em 4 de 10 lactentes em aleitamento materno, então chamado de *Bacillus difficilus*. Somente em 1978 houve a confirmação da associação entre *C. difficile* e a produção de exotoxinas associadas à diarreia e à colite pseudomembranosa[28].

O *C. difficile* é um patógeno emergente e seu papel como causador de diarreia aumentou muito nos últimos 20 anos, considerando a disseminação do uso da antibioticoterapia, sendo atualmente o patógeno mais comumente identificado em infecções nosocomiais nos Estados Unidos[29]. Também nos últimos anos, tanto em adultos como em crianças, houve importante aumento da incidência de hospitalização devido à diarreia por *C.difficile*, das infecções adquiridas na comunidade e de infecções mais graves pela cepa NAP1[28]. A cepa NAP 1 é uma cepa hipervirulenta, resistente a fluoroquinolonas, que ocasiona aumento da produção de toxinas A e B e acarreta casos graves de diarreia por *C. difficile*, encontrada especialmente na América do Norte e na Europa[27].

A colonização assintomática por *C. difficile* é muito frequente em crianças. Enquanto cerca de 5% dos adultos são colonizados, de 15% a 70% dos lactentes e 63% dos neonatos apresentam colonização por *C. difficile*. Em neonatos, pode haver colonização assintomática por *C. difficile* toxigênico com capacidade de transmissão a adultos[29]. A ausência de doença em neonatos parece estar associada à imaturidade de sítios receptores de toxinas[28].

### Patogenia

Embora o *C. difficile* seja considerado um agente pouco virulento, sua patogenicidade depende de condições que alteram a microbiota intestinal (hospitalização, antibióticos, supressão ácida etc.) e favorecem o crescimento de cepas produtoras de toxinas. Crianças com doenças crônicas complexas, doenças inflamatórias intestinais, fibrose cística, imunodeficiências e doenças oncológicas são as mais sujeitas à infecção por *C. difficile*[31], sendo a hospitalização importante fator de risco. Os antibióticos são os maiores disruptores da microbiota intestinal e são o principal fator de risco para a infecção por *C. difficile*[30]. Praticamente, todos os antibióticos (inclusive os antibióticos utilizados para o tratamento de *C. difficile*: metronidazol e vancomicina) favorecem à infecção por *C. difficile*, sendo os mais implicados as penicilinas, as cefalosporinas, a clindamicina e as fluoroquinolonas[27].

Recentemente, também tem se discutido a associação entre *C. difficile* e terapia de supressão ácida prolongada, no contexto do uso inapropriado de inibidores de bomba de prótons. A associação é baseada no fato da acidez gástrica ser uma barreira importante contra a colonização e infecção por enteropatógenos. Assim, a acloridria prolongada pode favorecer alterações da microbiota e sobrecrescimento de *C. difficile*[31].

A transmissão do *C. difficile* ocorre mais frequentemente por contato pessoa-pessoa via rota fecal-oral, ou pela exposição direta com ambientes contaminados[29]. A contaminação acontece mediante contato com esporos, que sobrevivem no meio externo[27]. Os esporos são resistentes à ação de antibióticos, ao calor e às variações de pH[27], bem como resistem à limpeza e à rotina de desinfecção hospitalar, uma vez que pode sobreviver no ambiente por até 5 meses[28]. Uma vez ingeridos, os esporos atingem o cólon e são transformados em uma forma vegetativa capaz de produzir toxinas responsáveis pela doença[28].

As cepas toxigênicas de *C. difficile* podem produzir duas toxinas: a toxina A (enterotoxina) e a toxina B (citotoxina). A toxina A se liga a receptores nos enterócitos e acarreta desorganização nos microfilamentos de actina, com consequente desorganização da estrutura celular e alargamento das *tight junction*, e assim, favorece que a toxina B se difunda através das junções e gere ativação de neutrófilos. Esses eventos levam a alteração da permeabilidade da mucosa, inflamação local e perda de água e eletrólitos[28]. No entanto, estudos realizados em mucosa colônica demonstram que a toxina B tem potentes efeitos inflamatórios e pode gerar sintomas, independentemente da ação da toxina A[27].

### Manifestações clínicas

A colonização por *C. difficile* pode levar a quatro desfechos clínicos principais: colonização assintomática (lactentes e neonatos), infecções leves e autolimitadas, infecção recorrente (presente em 20% a 30% dos pacientes afetados, e com direta relação com o *status* imune, produção de anticorpos e capacidade de recuperação de microbiota) e infecções graves associadas à colite fulminante e à colite pseudomembranosa[28]. A maioria das crianças apresenta manifestações clínicas leves: diarreia aquosa, cólica e febre, com sangramento nas fezes em 5% a 10% dos casos. As formas graves da doença são raras em crianças e inclui a colite pseudomembranosa identificada em exames endoscópicos, colite fulminante com perfuração intestinal (mais frequente em pacientes com doenças inflamatórias intestinais e doenças linfoproliferativas) e pneumatose intestinal[28].

## Avaliação diagnóstica

As diretrizes da Infeccious Diseases Society of America (IDSA) de 2017[32] recomendam a avaliação diagnóstica para *C. difficile* para pacientes com mais de 2 anos de idade, que apresentem diarreia (três ou mais evacuações não formadas a cada 24 horas) após o uso de antibióticos, diarreia associada a contextos de cuidado em saúde e diarreia persistente sem fatores de risco ou causas conhecidas. A avaliação diagnóstica entre 12 e 24 meses é recomendada apenas para pacientes com condições clínicas preexistentes de risco, como doenças inflamatórias intestinais, doenças oncológicas, imunodepressão e megacólon congênito, e após outras causas de diarreia serem excluídas. Não é recomendada a pesquisa de *C.difficile* em pacientes menores de 12 meses devido às altas taxas de colonização assintomática nessa faixa etária[32].

Os testes recomendados para avaliação diagnóstica para *C. difficile* incluem testes de amplificação de ácidos nucleicos (NAAT) para detecção de genes associados a produção de toxinas por *C. difficile* e ensaios imunoenzimáticos (EIA) para detecção das toxinas A e B e detecção da glutamato desidrogenase (GDH), uma enzima produzida por todas as cepas de *C. difficile.* Os NAATs, conhecidos como PCR para *Clostridium difficile* toxigênico, apresentam alta sensibilidade e especificidade (95% e 98%), mas não diferenciam infecção de colonização por cepas toxigênicas. Portanto, não deve ser realizado isoladamente em pacientes com baixa probabilidade de infecção por *C. difficile.* A detecção de GDH (EIA) não deve ser realizada de forma isolada, pois não diferencia cepas toxigênicas ou não de *C. difficile.* A pesquisa de toxinas A e B pelo método EIA também não deve ser realizada de forma isolada, considerando a baixa sensibilidade do método (57%)[32]. A Figura 17.1 aborda a recomendação da Infeccious Diseases Society of America (IDSA) para o diagnóstico de *C. difficile*[32].

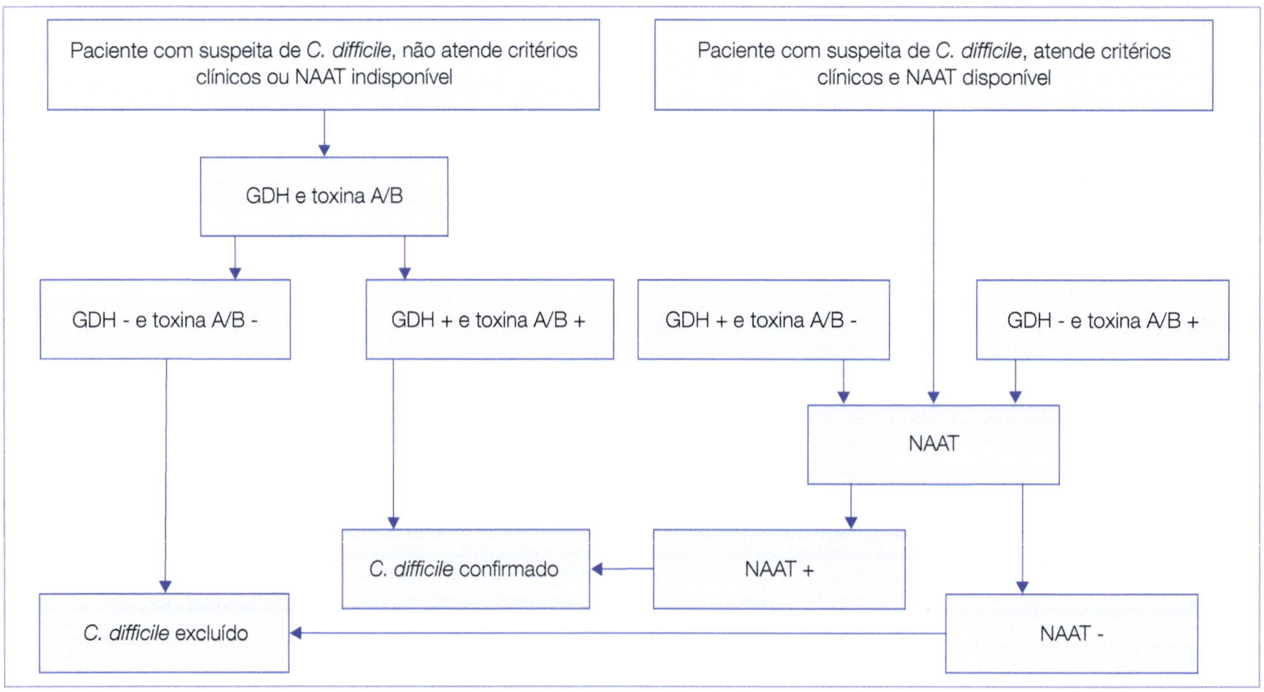


**Figura 17.1** – Recomendação da Infeccious Diseases Society of America (IDSA) para o diagnóstico de *C. difficile*[32].
* Critérios clínicos: mais do que 3 evacuações não formadas em 24 horas, sem explicação clínica e sem uso de laxativos.
*Fonte:* Adaptada de McDonald LC, et al., 2018[32].

## Tratamento

Uma vez estabelecido o diagnóstico de infecção pelo *C. difficile*, o tratamento depende do cenário clínico apresentado pelo paciente. Em casos iniciais ou primeira recorrência não graves, em contraste com as recomendações para adultos, a primeira opção de tratamento pode ser constituída tanto por metronidazol quanto por vancomicina por via oral. Em crianças não existem estudos suficientes para recomendar o uso de vancomicina oral como primeira opção de tratamento. Porém, deve-se considerar que a vancomicina oral não é absorvida, e assim, ocasiona menos efeitos adversos[32]. A Tabela 17.1 aborda o tratamento para *C. difficile* em crianças[32].

Há poucos estudos que envolvem casos graves e recorrência de infecção em crianças e as opções de tratamento são com base nas recomendações para adultos. Para o tratamento de primeiro episódio grave, o uso de vancomicina oral deve ser a primeira opção, pode ser associada à instilação retal de vancomicina em casos de íleo paralítico e metronidazol endovenoso (doença crítica). Em casos de múltiplas recorrências, em crianças que já tenham sido submetidas a esquemas antibióticos tradicionais com metronidazol e vancomicina, recomenda-se o uso prolongado de vancomicina com redução gradual de dose, conforme detalhado na Tabela 17.1. O transplante fecal é a última opção. Em crianças, as evidências são limitadas, com base em relatos e séries de casos. Normalmente, o doador é um dos pais da criança e a infusão é realizada por colonoscopia ou sonda naso-gástrica[32].

## Prevenção da infecção por *C. difficile*

No âmbito hospitalar, a prevenção inclui isolamento de crianças com infecção por *C. difficile* e medidas sanitárias de controle de infecção. A lavagem de mãos com água e sabão é mais efetiva que o uso de agentes a base de álcool. Água sanitária deve ser usada para limpeza diária e terminal de quartos hospitalares. O uso de vapor de peróxido de hidrogênio e luz ultravioleta são caros, porém efetivos e favorecem a rotatividade de internações[28].

Programas que controlem o uso desnecessário de antibióticos e restrinjam o acesso a agentes específicos também são importantes na prevenção de infecção por *C. difficile*[28].

Com relação ao uso de probióticos, revisão sistemática da Cochrane[33] evidenciou superioridade dos probióticos administrados por curto período e juntamente com antibióticos em relação ao placebo e ao grupo sem tratamento na prevenção da diarreia associada ao *Clostridium difficile*. Porém, os autores

**Tabela 17.1 –** Tratamento para *C. difficile* em crianças[32].

| Cenário clínico | Tratamento | Dose | Duração |
|---|---|---|---|
| **Primeiro episódio, casos não graves** | • Metronidazol oral<br>**ou**<br>• Vancomicina oral | • 7,5 mg/kg/dose de 6 em 6 horas<br>• 10 mg/kg/dose de 6 em 6 horas | 10 dias |
| **Primeira recorrência, casos não graves** | • Metronidazol oral<br>**ou**<br>• Vancomicina oral | • 7,5 mg/kg/dose de 6 em 6 horas<br>• 10 mg/kg/dose de 6 em 6 horas | 10 dias |
| **Primeiro episódio, casos graves** | • Vancomicina oral, associada ou não a<br>• Metronidazol endovenoso<br>**e/ou**<br>• Vancomicina retal | • 10 mg/kg/dose de 6 em 6 horas<br>• 10 mg/kg/dose de 8 em 8 horas | 10 dias |
| **Segunda recorrência em diante** | • Vancomicina, uso prolongado com esquema de redução gradual de dose<br>• Transplante fecal | • 10 mg/kg/dose | 6 em 6 horas por 10 a 14 dias, seguidos de:<br>12 em 12 horas por 7 dias seguidos de:<br>1 vez ao dia por 7 dias seguidos de:<br>1 vez de 2 a 3 dias por 2 a 8 semanas |

*Fonte:* Adaptada de McDonald LC, et al., 2018[32].

alertam que os probióticos foram seguros somente para indivíduos que **não** são imunocomprometidos ou gravemente debilitados e indicam novos estudos que avaliem pacientes hospitalizados e de alto risco de diarreia por *Clostridium difficile*, com foco nos efeitos adversos. Assim, pacientes hospitalizados e com alto risco de diarreia por *Clostridium difficile* devem sempre ser informados sobre potenciais benefícios e riscos do uso de probióticos[33].

Em crianças, a Sociedade Europeia de Gastroenterologia Pediátrica – ESPGHAN (2023)[34], com base em evidências, refere que o uso de probióticos na prevenção da diarreia associada a antibióticos pode ser considerado, mediante ponderação de fatores, como classe de antibióticos, tratamento, idade, necessidade de hospitalização, comorbidades e episódios prévios de diarreia associada a antibióticos. A recomendação é utilização de altas doses (≥ 5 bilhões UFC/dia) de *S. boulardii* CNCM-I745 ou *Lactobacillus rhamnosus* GG, iniciado juntamente com o tratamento antibiótico em crianças com ou sem hospitalização (evidência: moderada; grau de recomendação: forte)[34].

O guia da Organização Mundial de Gastroenterologia (2023)[35], com base nas diretrizes da Sociedade Europeia de Gastroenterologia Pediátrica, Hepatologia e Nutrição (ESPGHAN 2016[36], avaliada em 2022 e publicada em 2023[34]) e Associação Americana de Gastroenterologia (AGA 2020)[37], recomenda a cepa probiótica *Saccharomyces boulardii* CNCM I-745 na dose de 250 a 500 mg para redução do risco de diarreia associada ao *C. difficile* em crianças.

## REFERÊNCIAS BIBLIOGRÁFICAS


1. Disponível em: https://www.who.int/health-topics/diarrhoea#tab=tab_1. Acesso em: 3 abr. 2023.
2. Disponível em: https://www.who.int/news-room/fact-sheets/detail/diarrhoeal-disease. Acesso em: 3 abr. 2023.
3. Guarino A, Aguilar J, Berkley J, et al. Acute gastroenteritis in children of the world: what needs to be done? J Pediatr Gastroenterol Nutr. 2020;70(5):694-701.
4. Bühler HF, Ignotti E, Neves SM, Hacon SS. Análise espacial de indicadores integrados determinantes da mortalidade por diarreia aguda em crianças menores de 1 ano em regiões geográficas. Cien Saude Colet. 2014;19(10):4131-40.
5. Giannattasio A, Guarino A, Lo Vecchio A. Management of children with prolonged diarrhea. F1000Res. 2016;23;5:F1000 Faculty Rev-206.
6. Lo Vecchio A, Conelli ML, Guarino A. Infections and chronic diarrhea in children. Pediatr Infect Dis J. 2021;1;40(7):e255-e258.
7. Florez ID, Niño-Serna LF, Beltrán-Arroyave CP. Acute infectious diarrhea and gastroenteritis in children. Curr Infect Dis Rep. 2020 Jan 28;22(2):4.
8. Sociedade Brasileira de Pediatria (SBP). Diarreia aguda infecciosa. Guia Prático de Atualização. Departamento Científico de Gastroenterologia (gestão 2022-2024), publicado em 06/06/2023.
9. Cohen AL, Platts-Mills JA, Nakamura T, et al. Aetiology and incidence of diarrhoea requiring hospitalisation in children under 5 years of age in 28 low-income and middle-income countries: findings from the Global Pediatric Diarrhea Surveillance network. BMJ Global Health. 2022;7:e009548.
10. Baker JM, Alonso WJ. Rotavirus vaccination takes seasonal signature of childhood diarrhea back to pre-sanitation era in Brazil. J Infect. 2018;76(1):68-77.
11. Jesus MCS, Santos VS, Storti-Melo LM, et al. Impact of a twelve-year rotavirus vaccine program on acute diarrhea mortality and hospitalization in Brazil: 2006-2018. Expert Rev Vaccines. 2020;19(6):585-93.
12. Amaral MS, Estevam GK, Penatti M, et al. The prevalence of norovirus, astrovirus and adenovirus infections among hospitalised children with acute gastroenteritis in Porto Velho, state of Rondônia, western Brazilian Amazon. Mem Inst Oswaldo Cruz. 2015;110(2):215-21.
13. Costa STPD, Fumian TM, Lima ICG, et al. High prevalence of norovirus in children with sporadic acute gastroenteritis in Manaus, Amazon Region, northern Brazil. Mem Inst Oswaldo Cruz. 2017;112(6):391-395.
14. Kamioka GA, Madalosso G, Pavanello EI, SCZ Sousa, Bassit NP, APS Sato. Norovírus no município de São Paulo, 2010-2016: estudo transversal sobre a principal causa de gastroenterite infantil. Epidemiol Serv Saude. 2019;28(2):e2018290.
15. Razera A, Semaan LM, Ambrosini VA, Santos JR, Carraro E. Acute norovirus gastroenteritis in up to five years children highly rotavírus vaccinated population in southern Brazil. Research, Society and Development. 2022;11(4): e24611427301.
16. Santos N, Mendes GS, Silva RC, et al. Salivirus and aichivirus A infections in children with gastroenteritis in Brazil. Clin Microbiol Infect. 2015;21(8):799.e1-3.
17. Lima AAM, Oliveira DB, Quetz JS, et al. Etiology and severity of diarrheal diseases in infants at the semiarid region of Brazil: A case-control study. PLoS Negl Trop Dis. 2019;13(2): e0007154.
18. Gomes TA, Elias WP, Scaletsky IC, et al. Diarrheagenic Escherichia coli. Braz J Microbiol. 2016;47 Suppl 1(Suppl 1):3-30.
19. Schilling KA, Omore R, Derado G, et al. Factors associated with the duration of moderate- to-severe diarrhea among children in Rural Western Kenya Enrolled in the Global Enteric Multicenter Study, 2008-2012. Am J Trop Med Hyg. 2017;97:248-258.
20. Shane AL, Mody RK, Crump JA, et al. Infectious Diseases society of america clinical practice guidelines for the diagnosis and management of infectious diarrhea. Clin Infect Dis. 2017;29;65(12):e45-e80.
21. Noor A, Krilov LR. Clostridium difficile infection in children. Pediatr Ann. 2018;1;47(9):e359-e365.
22. CaJacob NJ, Cohen MB. Update on Diarrhea. Pediatr Rev. 2016;37(8):313-22.
23. Farthing M, Salam MA, Lindberg G, et al. (WGO). Acute diarrhea in adults and children: a global perspective. J Clin Gastroenterol. 2013;47(1):12-20.
24. Ministério da Saúde. Secretaria de Vigilância em Saúde e Ambiente. Departamento de Doenças Transmissíveis.

Manejo do paciente com diarreia. Brasília, DF: Ministério da Saúde, 2023.
25. Cruz Gouveia MA, Lins MTC, da Silva GAP. Acute diarrhea with blood: diagnosis and drug treatment. J Pediatr. 2020;96 Suppl 1(Suppl 1):20-28.
26. Dhingra U, Kisenge R, Sudfeld CR, et al. Lower-Dose Zinc for Childhood Diarrhea – a randomized, multicenter trial. N Engl J Med. 2020;24;383(13):1231-1241.
27. Czepiel J, Dróżdż M, Pituch H, et al. Clostridium difficile infection: review. Eur J Clin Microbiol Infect Dis. 2019;38(7):1211-1221.
28. Noor A, Krilov LR. Clostridium difficile Infection in Children. Pediatr Ann. 2018;1;47(9):e359-e365.
29. Mounsey A, Lacy Smith K, Reddy VC, Nickolich S. Clostridioides difficile Infection: update on management. Am Fam Physician. 2020;1;101(3):168-175.
30. Ramirez J, Guarner F, Bustos Fernandez L, Maruy A, Sdepanian VL, Cohen H. Antibiotics as major disruptors of gut microbiota. Front Cell Infect Microbiol. 2020;24;10:572912.
31. Borali E, de Giacomo C. Clostridium difficile infection in children: a review. J Pediatr Gastroenterol Nutr. 2016;63(6): e130-e140.
32. McDonald LC, Gerding DN, Johnson S, et al. Clinical Practice Guidelines for Clostridium difficile Infection in Adults and Children: 2017 Update by the Infectious Diseases Society of America (IDSA) and Society for Healthcare Epidemiology of America (SHEA). Clin Infect Dis. 2018;19;66(7):e1-e48.
33. Goldenberg JZ, Yap C, Lytvyn L, et al. Probiotics for the prevention of Clostridium difficile-associated diarrhea in adults and children. Cochrane Database Syst Rev. 2017;19;12(12):CD006095.
34. Szajewska H, Berni Canani R, Domellöf M, et al. Probiotics for the management of pediatric gastrointestinal disorders: position paper of the ESPGHAN Special Interest Group on Gut Microbiota and Modifications. J Pediatr Gastroenterol Nutr. 2023;1;76(2):232-47.
35. Guarner F, Sanders ME, Szajewska H., et al. Probiotics and probiotics. World Gastroenterology Organization Global Guidelines. February, 2023. Disponível em: https://www.worldgastroenterology.org/guidelines/probiotics-and-prebiotics. Acesso em: 2 jul. 2023.
36. Szajewska H, Canani RB, Guarino A, et al. Probiotics for the prevention of antibiotic-associated diarrhea in children. J Pediatr Gastroenterol Nutr. 2016;62(3):495-506.
37. Su GL, Ko CW, Bercik P, Falck-Ytter Y, Sultan S, Weizman AV, et al. AGA Clinical practice guidelines on the role of probiotics in the management of gastrointestinal disorders. Gastroenterology. 2020;159(2):697-705.

Parte 2.5

# Sistema Tegumentar

# Infecções de Pele e Tecido Celular Subcutâneo

18

*Pedro Fiorini Puccini*

A pele, o maior e mais superficial órgão do corpo humano, é responsável por nossa primeira barreira a agressões externas. A interação entre o hospedeiro e os agentes bacterianos vai determinar a colonização ou infecção da pele e sua posterior invasão.

As infecções de pele e partes moles estão entre as mais comumente encontradas em serviços de saúde, sendo muito mais frequentes que infecções do trato urinário e pneumonias. Segundo estudo estadunidense, o número de visitas a hospitais ou ambulatórios decorrentes dessas infecções chegou a 14,2 milhões, em 2005, naquele país[1,2].

Existem vários tipos de classificação e abordagem das infecções de pele e partes moles. Neste capítulo, procuramos seguir uma classificação que levasse em conta o plano histológico que atinge a lesão, sua topografia e seus agentes mais comuns, de modo a simular o raciocínio clínico no momento do exame do paciente.

## PIODERMAS SUPERFICIAIS

### Impetigo não bolhoso

É a infecção de pele mais superficial, usualmente relacionada ao *Streptococcus* β-hemolítico do grupo A (*Streptococcus pyogenes*), particularmente em regiões de clima quente e úmido. Já em regiões de clima ameno, em especial, nas últimas décadas, predomina o *Staphylococcus aureus*[3].

Localiza-se preferencialmente na face e extremidades, iniciando-se por pequenas e finas vesículas ou pústulas que, ao se romperem, formam erosões cobertas por crostas melicéricas. Podem estar acompanhadas de adenopatia regional; não há, porém, alterações do estado geral[3,4].

Aparece mais comumente em crianças de 2 a 5 anos, e pode ser precipitado por escabiose, picadas de insetos ou condições ambientais, com predomínio no verão, por causa do aumento da temperatura e da umidade[5].

### Impetigo bolhoso

Causado quase que exclusivamente pelo *Staphylococcus aureus*, o impetigo bolhoso faz parte do grupo de lesões causadas por resposta a toxinas esfoliantes. Predomina nos membros inferiores, regiões de dobras e faces, com lesões múltiplas em diferentes estágios de evolução, sendo comumente encontrado em neonatos e lactentes.

É caracterizado por lesão bolhosa que se ergue de região de pele previamente íntegra, rompendo-se facilmente e deixando uma região central semelhante a uma queimadura de segundo grau, com fina camada crostosa amarela ou marrom-clara em sua periferia. As lesões podem evoluir com clareamento central, e adquiri aspecto circinado. Geralmente, há resolução sem cicatriz[3-6].

### Ectima

É causado predominantemente pelo *Streptococcus pyogenes* e localiza-se preferencialmente em membros inferiores. Inicia-se por uma lesão pustulosa sobre base eritematosa, e evolui para lesão ulcerada profunda, com crosta aderente, cuja retirada evidencia úlcera de margem eritematoviolácea. Após a resolução do quadro, permanece cicatriz deprimida[4].

### Foliculite, furúnculo e carbúnculo

São causadas principalmente pelo *Staphylococcus aureus*, seguido por *Streptococcus* spp. e *Staphylococcus* coagulase-negativos, e pode haver casos com envolvimento de microrganismos Gram-negativos[5,7].

A foliculite é a infecção do folículo piloso, podendo localizar-se em sua superfície ou mais profundamente, e costuma ser evidenciada no couro cabeludo, no pescoço e nas nádegas[6]. Seu aspecto morfológico é de uma hiperemia ao redor do folículo, com uma pústula central, que se rompe formando crostas. Na evolução desse processo, essa infecção pode acometer planos mais profundos e atinge também a glândula sebácea e o tecido celular subcutâneo, o que dá origem ao furúnculo[5,7].

O furúnculo caracteriza-se por nódulos eritematosos, quentes e dolorosos, que tendem a sofrer necrose central. A lesão amolece e drena, evidenciando pus amarelo-esverdeado. O quadro é acompanhado de adenopatia satélite e é frequente a presença de furúnculos em sítios distantes, secundários à autoinoculação[5,7].

O carbúnculo, também chamado de antraz, é um conglomerado de múltiplos furúnculos interligados entre si. Caracteriza-se por largas áreas de base eritematosa, acompanhadas de múltiplos pontos de drenagem de secreção purulenta. Induração, dor e áreas de fibrose estão usualmente presentes, assim como febre e outros sintomas sistêmicos[5,7].

### Mastite

Também causada pelo *Staphylococcus aureus*, a mastite ocorre frequentemente entre a 2ª e 3ª semanas de vida. Em geral, o acometimento é unilateral e apresenta-se como um nódulo eritematoso, doloroso e com aumento de temperatura, e pode evoluir para a formação de abscesso. Sintomas sistêmicos não são comuns.

Relaciona-se com a hipertrofia mamária do recém-nascido, secundária aos estrógenos maternos, sendo a manipulação da mama ingurgitada um fator que pode levar à infecção que envolve toda a glândula[8].

### Diagnóstico das piodermas superficiais

O diagnóstico das piodermas superficiais é essencialmente clínico, e pode ser feita a identificação do agente etiológico a partir de material das lesões, por meio de cultura ou de reação em cadeia da polimerase[5].

### Tratamento das piodermas superficiais

A base terapêutica dos processos superficiais é a limpeza local com água e sabão. A remoção de crostas e, sempre que necessário, o desbridamento de tecidos desvitalizados e a drenagem de coleções purulentas completam os cuidados gerais.

A terapia antimicrobiana tópica apresenta a vantagem de fornecer alta dose local com reduzida absorção sistêmica, e devem-se considerar, porém, a possibilidade de sensibilização (dermatite de contato) e a indução de resistência bacteriana. Pode ser utilizada em lesões de extensão reduzida, o que demonstra efetiva particularmente no tratamento do impetigo. A mupirocina, o ácido fusídico e a retapamulina são os antimicrobianos que apresentam maior eficácia. Alternativamente, podem ser utilizadas bacitracina, gentamicina e neomicina[3,5]. Nos casos com acometimento mais extenso ou com duração prolongada, recomenda-se terapia sistêmica. As cefalosporinas de primeira geração (cefalexina, cefadroxila, cefalotina e cefazolina) e as penicilinas antiestafilocócicas (oxacilina) ou associadas a inibidor de β-lactamase (amoxicilina + clavulanato) são boas opções, já que garantem cobertura para os principais agentes etiológicos[5,9].

Na suspeita de infecção por *Staphylococcus aureus* resistente à oxacilina adquirido na comunidade (CA-MRSA), as alternativas são sulfametoxazol + trimetoprim e clindamicina[5,7,9].

Em infecções recorrentes, descolonização com antimicrobiano nasal e banhos com clorexidina 4% podem ser prescritos, embora não haja fortes evidências de seu benefício[5].

## CELULITES

### Celulite e erisipela

Celulite é uma doença comum na infância, e pode ser definida como um processo inflamatório agudo, de etiologia infecciosa, que acomete a porção mais profunda da pele e o tecido celular subcutâneo[4,6,10,11].

Geralmente, desenvolve-se num curto período, apresentando-se sob o aspecto de uma área de limites mal definidos, eritematosa, edemaciada, dolorosa à palpação e com associação a linfangite e linfadenopatia[4]. É mais comum em membros inferiores, sendo incomum a presença de vesículas, bolhas ou pústulas. Sintomas gerais como febre, mal-estar, anorexia, toxemia e calafrios estão presentes, em graus variáveis.

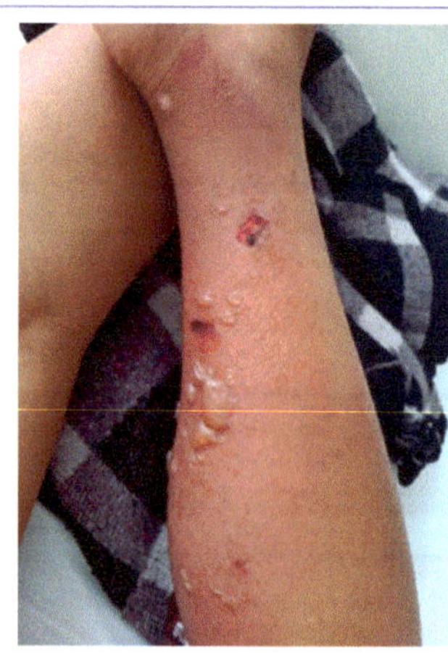

**Figura 18.1** – Erisipela.
*Fonte:* Imagem de Caio Vinicius Coitinho Paiva de Souza.

A erisipela representa uma forma superficial de celulite. Acomete derme e parte superior do tecido celular subcutâneo, atingindo os vasos linfáticos de forma proeminente. Apresenta, geralmente, uma porta de entrada e morfologicamente caracteriza-se por uma placa endurecida, eritematosa e brilhosa, de limites bem definidos, o que a diferencia da celulite clássica[4,5,10-12]. Podem aparecer vesículas ou bolhas. Secundariamente ao comprometimento linfático, pode haver uma tendência a infecções de repetição, o que torna a pele um aspecto atrófico.

Os microrganismos responsáveis por essas infecções são, principalmente, *Streptococcus* β-hemolítico dos grupos A, B, C, G e F e *Staphylococcus aureus*, com predomínio do *Streptococcus pyogenes* nas erisipelas[5,12].

O diagnóstico é fundamentalmente clínico e os exames laboratoriais podem evidenciar leucocitose e neutrofilia com desvio à esquerda, além de aumento de provas de atividade inflamatória.

Em casos leves, o tratamento pode ser feito com antimicrobianos orais. Nas infecções de maior gravidade, deve ser introduzida terapia endovenosa[5].

Ao considerarem-se os principais agentes etiológicos, recomenda-se a introdução empírica de cefalosporina de primeira geração (cefalexina, cefadroxila, cefazolina e cefalotina) ou de penicilina antiestafilocócica (oxacilina)[5].

Nas infecções causadas por *Streptococcus pyogenes*, o tratamento de escolha é a penicilina. Os macrolídeos e a clindamicina são alternativas, em caso de alergia à penicilina[5].

Na suspeita de infecção por CA-MRSA, as alternativas são sulfametoxazol + trimetoprim e clindamicina[5].

## Celulites pré e pós-septais

As celulites da região da órbita, pálpebras e pele subjacente são há muito conhecidas e descritas, e há, contudo, algumas variações quanto à sua classificação, aos fatores predisponentes e aos agentes causais.

Independentemente da classificação utilizada (Moloney, Chandler), o conhecimento da anatomia local possibilita melhor entendimento de sua fisiopatologia. O periósteo da órbita é uma delgada barreira que representa o único obstáculo entre a parede óssea dos seios paranasais e o conteúdo orbitário. Anteriormente, esse periósteo sofre uma reflexão no nível da rima palpebral, o que forma o septo orbitário, que divide a região da órbita em pré e pós-septal. Como não há conexão linfática ou venosa entre esses dois compartimentos, o septo, em geral, previne a disseminação de infecções da face para planos profundos da região orbital.

Os seios paranasais, uma vez bem desenvolvidos, guardam relação com, pelo menos, a metade da parede da órbita. O teto do seio maxilar, a base do seio frontal e as paredes laterais dos seios etmoidais constituem, respectivamente, o assoalho, o teto e as paredes mediais das órbitas.

Feitas essas considerações, fica relativamente fácil compreender a razão de uma maior associação de sinusopatia a quadros de celulite pós-septal. Por outro lado, na celulite pré-septal, a infecção geralmente está associada a traumas, picadas de insetos, conjuntivite e infecções superficiais de pele[13,14].

Do mesmo modo, compreende-se também a diferença em relação ao agente etiológico responsável por essas infecções. Na celulite pré-septal, os microrganismos envolvidos são *Staphylococcus aureus* e *Streptococcus pyogenes*. Na celulite pós-septal, o *Haemophilus influenzae* tipo B (Hib) era o principal agente, até a introdução da vacina contra Hib, quando passaram a predominar *Streptococcus* spp. (principalmente *Streptococcus pneumoniae*) e *Staphylococcus aureus*, além de outros microrganismos menos frequentes, como *Haemophilus* spp., *Moraxella* e *Prevotella*[15,16].

A celulite pré-septal caracteriza-se por quadro inflamatório do tecido anterior ao septo orbitário, inclusive as pálpebras. Apresenta-se geralmente como um processo febril e toxêmico, com calor, edema e eritema ao redor dos olhos, acompanhado de secreção lacrimal purulenta[11,13]. A movimentação ocular e a conjuntiva costumam estar normais. A celulite pós-septal difere-se da pré-septal pelo acometimento dos tecidos moles e espaços virtuais da órbita, posteriormente ao septo orbitário. Apresenta sintomatologia semelhante à da pré-septal, e pode distinguir-se da primeira pela presença de oftalmoplegia, proptose, mudanças na acuidade visual e diplopia[11].

O diagnóstico das celulites pré e pós-septais baseia-se na apresentação clínica, o que se deve considerar como diagnósticos diferenciais outras condições que se apresentam com sinais flogísticos da região orbitária, como traumas, processos alérgicos, tumores e outras doenças infecciosas (algumas doenças exantemáticas, herpes, eritema infeccioso)[11]. Na suspeita de acometimento pós-septal ou em situações em que exame físico não permite excluí-lo, a tomografia computadorizada com contraste é recomendada[17].

As principais e mais graves complicações ocorrem na celulite pós-septal e incluem abscesso subperiosteal, abscesso orbital, trombose de seio cavernoso, além de meningite e abscessos cerebrais. Estudos feitos antes do advento da antibioticoterapia mostraram que, dos pacientes com celulites pós-septais, 17% morriam de meningite, abscessos cerebrais ou trombose de seio cavernoso e 20% desenvolviam perda da visão do olho afetado[18]. Com relação à celulite pré-septal, as complicações são incomuns, porém pode ocorrer abscesso palpebral.

No que se refere ao tratamento, nas celulites pré-septais, recomenda-se a introdução empírica de cefalosporina de primeira geração (cefalexina, cefadroxila, cefazolina e cefalotina) ou de penicilina antiestafilocócica (oxacilina). Na suspeita de infecção por CA-MRSA, as alternativas são sulfametoxazol + trimetoprim e clindamicina[5,15].

Nas celulites pós-septais, a terapia antimicrobiana deve ser iniciada por via endovenosa, e pode ser feita transição para via oral, conforme evolução clínica e laboratorial. A associação de ceftriaxona e clindamicina por via endovenosa é uma boa opção inicial de tratamento, o qual pode ser completado com amoxicilina + clavulanato por via oral. Quando se consideram a gravidade do quadro e a possibilidade de infecção por CA-MRSA, esquemas com vancomicina podem ser utilizados[5,15,17].

A necessidade de intervenção cirúrgica se impõe, em casos com evolução clínica desfavorável e naqueles com presença de abscesso orbital e trombose de seio cavernoso. Nos casos de abscesso subperiosteal, a drenagem cirúrgica nem sempre é necessária, porém deve ser considerada, conforme características do paciente, evolução clínica e volume do abscesso[5,15,17].

O uso de corticoide é amplamente utilizado e, embora não haja evidências claras em relação a seu benefício, estudos não randomizados descreveram redução no tempo de internação, sem eventos adversos significativos[16,19].

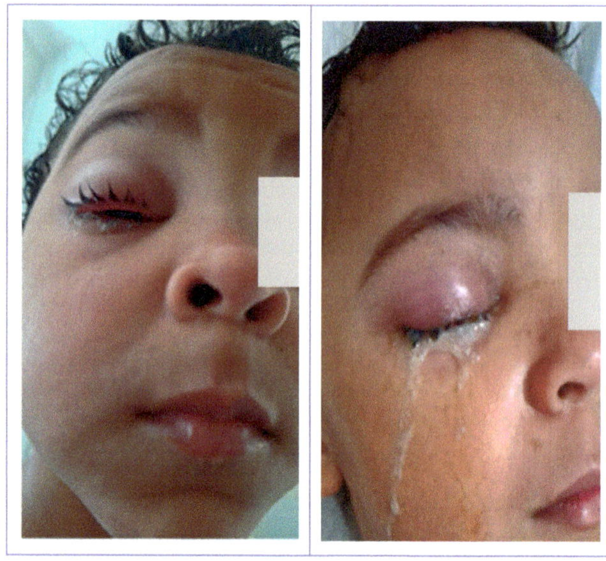

**Figura 18.2** – Celulite orbitária com acometimento pós-septal.
*Fonte:* Imagem de Daisy Maria Machado.

## Celulite de face

A celulite de face é, assim como as celulites da região de pálpebras e órbitas, uma doença usualmente relacionada à faixa etária pediátrica. Geralmente, apresenta-se como uma induração da região malar ou da bochecha, acompanhada de eritema e edema locais.

Pode acometer pacientes de qualquer idade, mediante lesão cutânea que sirva de porta de entrada e, quando isso ocorre, os agentes causais são *Staphylococcus aureus* e *Streptococcus pyogenes*. Também pode ser secundária a infecções odontogênicas, situação em que estão envolvidos microrganismos da microbiota oral, com destaque para *Streptococcus* do grupo viridans e anaeróbios orais, e pode estar presentes também *Streptococcus pyogenes, Staphylococcus aureus* e bacilos Gram-negativos[20].

Apesar de rara na atualidade, é importante lembrar da celulite de face causada pelo Hib, condição mais prevalente em crianças menores de três 3, sem presença de porta de entrada e com comprometimento do estado geral, o que sugere bacteremia por esse microrganismo[11].

Ao definirem-se essas doenças como de risco para complicações graves, recomenda-se o tratamento hospitalar com drogas endovenosas, escolhidas de acordo com os agentes mais prováveis, e podem ser utilizadas as cefalosporinas de primeira geração ou oxacilina, nos casos com porta de entrada e penicilinas associadas a inibidor de β-lactamase ou combinação de cefalosporina de 3ª geração com clindamicina, nos casos associados a infecções odontogênicas. Quando se consideram a gravidade do quadro e a possibilidade de infecção por CA-MRSA, esquemas com vancomicina podem ser utilizados[5,20].

## Angina de Ludwig

A angina de Ludwig é um tipo especial de celulite que se estende a partir das regiões submandibular e sublingual[11]. Geralmente, desenvolve-se após manipulação dentária (p. ex., extração ou disseminação de abscesso dentário), o que pode ser uma complicação de uma infecção superficial de pele[11,21].

Os firmes limites da região, constituídos por fibras da camada superficial da fáscia cervical profunda, limitam a extensão das partes moles comprometidas, que se estendem em direção ao assoalho da boca, de modo a empurrar a língua contra o palato e a hipofaringe posteriormente, com comprometimento da permeabilidade das vias aéreas[22]. Os linfonodos e as glândulas salivares, em geral, não estão envolvidos[11,21].

Os pacientes, em geral, apresentam dor na cavidade oral, rigidez do pescoço, elevação da língua, sialorreia e disfagia. Costuma haver comprometimento do estado geral, com febre e toxemia. Pode haver trismo, o que indica extensão da infecção para o espaço faríngeo lateral[21,22].

Essa doença deve ser diferenciada das adenites cervicais e sialoadenites submandibulares, que raramente evoluem de forma a simular as características da angina de Ludwig, no que diz respeito a achados clínicos e instalação de dificuldade respiratória. O diagnóstico precoce pode ser auxiliado por tomografia com contraste[21,23].

Os principais agentes etiológicos são *Streptococcus* spp. e anaeróbios da cavidade oral, e pode haver também participação de bacilos Gram-negativos[24].

A obstrução respiratória alta é a complicação mais frequente e principal causa de óbito nesses casos, e pode haver evolução para pneumonia aspirativa e abscesso pulmonar. A extensão do processo infeccioso pelo espaço faríngeo lateral, com comprometimento dos vasos cervicais, empiema extrapleural, pericardite e mediastinite também podem ocorrer[22].

O tratamento baseia-se no desbridamento e drenagem cirúrgica, além de início precoce de antimicrobianos com cobertura adequada, devendo-se garantir a permeabilidade das vias aéreas. A cobertura antimicrobiana pode ser feita com uso de penicilinas associadas a inibidor de β-lactamase, combinações contendo cefalosporinas de 3ª ou 4ª geração e metronidazol ou clindamicina, ou carbapenêmicos em monoterapia[11,21,22].

## FASCIÍTE NECROTIZANTE

A fasciíte necrotizante é uma infecção caracterizada por invasão bacteriana no tecido celular subcutâneo e disseminação para fáscias musculares, com liberação de toxinas bacterianas, o que resulta em isquemia e necrose teciduais e rápida progressão de processo inflamatório e toxicidade sistêmica[25-28].

A maioria das bactérias atinge as camadas da pele e partes moles através de quebra de barreira cutânea causada por procedimentos cirúrgicos, traumas perfurantes, lacerações e outras lesões de pele[25-28].

As extremidades são o sítio de infecção mais comum, principalmente em crianças maiores. Nos recém-nascidos, o tronco é o sítio predominante[25-28].

A infecção pode ser monomicrobiana ou polimicrobiana. Na população pediátrica, o principal agente etiológico que isoladamente causa a fasciíte necrotizante é o *Streptococcus pyogenes*, seguido por *Staphylococcus aureus* e *Pseudomonas aeruginosa*. Quando polimicrobiana, além desses agentes, somam-se anaeróbios, *Escherichia coli* e outros Gram-negativos[25-28].

A fasciíte necrotizante é menos comum na população pediátrica quando comparada à adulta e ocorre mais frequentemente entre crianças desnutridas, imunossuprimidas e recém-nascidos prematuros, apesar de também ocorrer em crianças hígidas. História de procedimento cirúrgico, trauma e varicela são comumente associados à infecção[26,27].

Os principais sintomas são febre e alterações locais, em especial eritema, edema, alteração de sensibilidade e dor, que podem evoluir com surgimento de bolhas e crepitação. Com o decorrer do quadro, ocorre queda do estado geral e evolução para septicemia[25-28].

Em geral, os exames laboratoriais mostram alterações inespecíficas, como anemia, leucocitose ou leucopenia e aumento de provas de atividade inflamatória.

Com relação aos exames de imagem, não há uma recomendação específica em relação à escolha do método. A ressonância nuclear magnética (RNM) é a preferência quando se pretende avaliar partes moles, porém, pela necessidade de maior tempo na aquisição das imagens e considerando a gravidade da doença, geralmente não é o método mais utilizado. A tomografia computadorizada apresenta maior sensibilidade na detecção de gás nos tecidos moles, além de apresentar maior rapidez em sua realização, quando comparada à RNM. A radiografia pode identificar necrose de partes moles em casos mais avançados. A ultrassonografia pode ser realizada em pacientes graves pela sua praticidade, o que pode diferenciar fasciíte necrotizante de celulite[25-28].

O tratamento baseia-se no desbridamento cirúrgico amplo e precoce, além de suporte hemodinâmico e terapia antimicrobiana de amplo espectro.

A escolha antimicrobiana empírica deve garantir cobertura polimicrobiana, e deve ser ajustada conforme resultado de culturas e antibiograma. Em geral, são utilizados regimes que contenham cefepime ou ceftriaxone associados a metronidazol ou clindamicina, ou ainda piperacilina + tazobactam, ou meropenem. O uso da vancomicina deve ser considerado na suspeita de infecção por CA-MRSA. É recomendada a associação de agente inibidor da síntese proteica, como a clindamicina, especialmente na suspeita de infecções causadas por *Streptococcus pyogenes* e por *Staphylococcus aureus* produtor de Panton-Valentine Leukocidin (PVL)[25-28].

O uso de imunoglobulina intravenosa deve ser considerado, particularmente em crianças hemodinamicamente instáveis[28,29].

Dados em relação à terapia por pressão negativa e câmara hiperbárica são escassos em crianças, porém há relatos de seu uso com sucesso nessa população[26,28,30].

### Gangrena de Fournier

Trata-se de fasciíte necrotizante que acomete região genital, perineal e perianal e merece especial destaque pela sua gravidade[31,32].

Inicialmente descrita em adultos, foi depois observada em crianças menores de 3 anos, identificando-se como fatores de risco lesões traumáticas, dermatites, eczemas, queimaduras e as manipulações cirúrgicas (postectomia). Defeitos estruturais do pênis, escroto e ânus também seriam fatores contribuintes[33].

O processo infeccioso se estende pelo subcutâneo e fáscia da região urogenital e perineal. O acometimento de tecidos profundos leva à oclusão vascular, isquemia e necrose[31].

É uma doença rapidamente progressiva, dolorosa, com febre, toxemia em graus variáveis e lesão de aspecto necrótico, que se estende pelo escroto e pênis ou pela vulva, e pode atingir inclusive a parede abdominal.

A infecção é geralmente polimicrobiana, com destaque para *Escherichia coli*, *Klebsiella pneumoniae* e *Staphylococcus aureus* entre os microrganismos aeróbios e *Clostridium* spp. e *Bacteroides fragilis*, entre os anaeróbios. Outros microrganismos que também podem estar envolvidos são *Vibrio* spp., *Streptococcus* spp., *Enterococcus* spp., *Pseudomonas aeruginosa*, *Proteus* e *Corynebacterium*[31].

O tratamento baseia-se nos mesmos princípios descritos na fasciíte necrotizante, e deve ser considerado também que alguns casos necessitam de desvio temporário do trânsito intestinal ou vesical, até controle do processo infeccioso. A reconstrução cirúrgica da região por meio de cirurgia plástica é muitas vezes requerida[32].

## PIOMIOSITE

As miosites infecciosas podem ser causadas por bactérias, fungos, parasitas e vírus. Com relação àquelas causadas por bactérias, distinguem-se sua apresentação clássica, chamada de piomiosite tropical, da miosite bacteriana aguda.

A miosite bacteriana aguda é definida como infecção muscular difusa, sem formação de abscesso intramuscular. Ocorre com menos frequência que a piomiosite tropical, sendo mais comum em adultos do que em crianças. Pode ser causada por diferentes bactérias, com destaque para *Streptococcus pyogenes* (miosite necrotizante), *Staphylococcus aureus*, *Streptococcus* β-hemolítico do grupo B, *Clostridium perfringens* (gangrena gasosa), outros anaeróbios, *Aeromonas* e *Proteus*[34].

A piomiosite tropical consiste em infecção bacteriana intramuscular aguda, secundária à disseminação hematogênica. Apesar de ter sido descrita classicamente como uma doença dos trópicos, tem sido cada vez mais relatada em climas temperados[34-36].

Acredita-se que os fatores que predispõem essa condição sejam a presença de lesão muscular (traumas musculares, exercícios aeróbicos extenuantes) e bacteremia. Embora desnutrição e concomitância de parasitoses tenham sido usualmente consideradas possíveis fatores predisponentes, diversos estudos não identificaram essa associação[37].

A apresentação clínica depende do estágio da doença. No primeiro estágio (fase invasiva), ocorre inflamação do músculo, caracterizada por um quadro de febre variável, edema e dor local, sendo verificado, ao exame físico, musculatura endurecida e dolorosa, sem flutuação, abscesso palpável ou eritema. Essa fase tem duração de 1 a 3 semanas e pode ser acompanhada por leucocitose baixa[34,37].

O segundo estágio (fase supurativa), ocorre após 10 a 21 dias e envolve a formação do abscesso muscular. Ocorre piora da dor e do edema e a febre torna-se mais pronunciada. Nessa fase, há aumento da leucocitose e a aspiração do músculo já pode evidenciar presença de secreção purulenta[34,37].

Caso não seja feito diagnóstico e instituído o tratamento, o quadro evolui para o terceiro estágio, caracterizado por febre alta e toxemia, e pode haver evolução para septicemia e choque[34,37].

Os músculos da coxa, perna e nádegas são os mais comumente acometidos, e pode também haver envolvimento dos membros superiores, tórax e parede abdominal.

O agente etiológico predominante é o *Staphylococcus aureus*.

Além da leucocitose, os exames laboratoriais, em geral, mostram anemia e aumento de provas de atividade inflamatória, sem alteração de enzimas musculares. Com relação aos exames de imagem, a ultrassonografia é o exame de primeira escolha, por ser prático e não invasivo, com boa acurácia diagnóstica e capacidade de guiar a punção aspirativa e a drenagem cirúrgica. A RNM é o método padrão-ouro, sendo capaz de delimitar com maior precisão a extensão do abscesso muscular[34,37].

O tratamento constitui-se na drenagem dos abscessos, de acordo com tamanho e sintomatologia, e na antibioticoterapia apropriada. Em geral, são utilizadas penicilinas antiestafilocócicas (oxacilina) ou cefalosporinas de primeira geração (cefazolina e cefalotina). Na suspeita de infecção por CA-MRSA e na dependência da gravidade do quadro, vancomicina, sulfametoxazol + trimetoprim e clindamicina podem ser utilizados[34,35,37].

## REFERÊNCIAS BIBLIOGRÁFICAS


1. Kaye KS, Petty LA, Shorr AF, Zilberberg MD. Current epidemiology, etiology, and burden of acute skin infections in the United States. Clinical Infectious Diseases: An Official Publication of the Infectious Diseases Society of America. 2019 Apr 1;68(Suppl 3):S193-9.
2. Hersh AL. National trends in ambulatory visits and antibiotic prescribing for skin and soft-tissue infections. Archives of Internal Medicine. 2008 Jul 28;168(14):1585.
3. Koning S, van der Sande R, Verhagen AP, van Suijlekom-Smit LWA, Morris AD, Butler CC, Berger M, van der Wouden JC. Interventions for impetigo. Cochrane Database of Systematic Reviews 2012, Issue 1. Art. No.: CD003261.
4. Scott MA. Bacterial skin infections. Primary Care. 1989 Sep 16(3)591-602.
5. Galli L, Venturini E, Bassi A, Gattinara GC, Chiappini E, Defilippi C, et al. Common community-acquired bacterial skin and soft-tissue infections in children: an intersociety consensus on impetigo, abscess, and cellulitis treatment. Clinical Therapeutics. 2019 Mar 1;41(3):532-551.
6. Finch R. Skin and soft-tissue infections. Lancet. 1988 Jan 23;331:164-8.
7. Lin HS, Lin PT, Tsai YS, Wang SH, Chi CC. Interventions for bacterial folliculitis and boils (furuncles and carbuncles). Cochrane Database of Systematic Reviews 2021, Issue 2. Art. No.: CD013099.
8. Pedrosa I, Cordeiro C, João do Agro. Neonatal breast swelling – not always physiological. Journal of Pediatric and Neonatal Individualized Medicine. 2022 Oct 1;11(2):e110202.
9. Paterninade la Ossa R, Prado SI do, Cervi MC, Lima DAF dos S, Martinez R, Bellissimo-Rodrigues F. Is community--associated methicillin-resistant Staphylococcus aureus (CA-MRSA) an emerging pathogen among children in Brazil? The Brazilian Journal of Infectious Diseases. 2018 Sep;22(5):371-6.
10. Hook EW. Acute cellulitis. Archives of Dermatology. 1987 Apr 1;123(4):460.
11. Suss Sj, Middleton Db. Cellulitis and related skin infections. PubMed. 1987 Sep 1;36(3):126-36.
12. Kilburn SA, Featherstone P, Higgins B, Brindle R. Interventions for cellulitis and erysipelas. Cochrane Database of Systematic Reviews 2010, Issue 6. Art. No.: CD004299.
13. Israele V, Nelson JP. Periorbital and orbital cellulitis. Pediatric Infectious Disease Journal. 1987 Apr;6(4):404-10.
14. Yalçınkaya R, Tanır G, Polat M, Özdem S, Savaş Şen Z, Gümüşer Cinni R, et al. Distinguishing orbital cellulitis from preseptal cellulitis in children. International Ophthalmology. 2022 Sep 2;43:733-40.
15. Williams KJ, Allen RC. Paediatric orbital and periorbital infections. Current Opinion in Ophthalmology. 2019 Sep;30(5):349-55.
16. Kornelsen E, Mahant S, Parkin P, Ren LY, Reginald YA, Shah SS, Gill PJ. Corticosteroids for periorbital and orbital cellulitis. Cochrane Database of Systematic Reviews 2021, Issue 4. Art. No.: CD013535.
17. Wong SJ, Levi J. Management of pediatric orbital cellulitis: a systematic review. International Journal of Pediatric Otorhinolaryngology. 2018 Jul;110:123-9.
18. Gamble RC. Acute inflammations of the orbit in children. Archives of Ophthalmology. 1933;16:483-97.
19. Chen L, Silverman N, Wu A, Shinder R. Intravenous steroids with antibiotics on admission for children with orbital cellulitis. Ophthalmic Plastic & Reconstructive Surgery. 2018 May;34(3):205-8.
20. Crescente CG, de Facchin MS, Rodríguez AMA. Medical-dental considerations in the care of children with facial cellulitis of odontogenic origin. A disease of interest for pediatricians and pediatric dentists. Archivos Argentinos de Pediatria. 2018 Aug 1;116(4).
21. Jaworsky D, Reynolds S, Chow AW. Extracranial head and neck infections. Critical Care Clinics. 2013 Jul;29(3):443-63.
22. Blomquist IK, Bayer AS. Life – threatening deep facial space infections of the head and neck. Infectious Disease Clinics of North America. 1988 Mar;2(1)237-63.
23. Brempt X, et al. Ludwig's angina and mediastinitis due to Streptococcus milleri: usefulness of computed tomography. The European Respiratory Journal. 1990 Jun;3:728-31.
24. Vallée M, Gaborit B, Meyer J, Malard O, Boutoille D, Raffi F, et al. Ludwig's angina: a diagnostic and surgical priority. International Journal of Infectious Diseases. 2020 Apr;93:160-2.
25. Stevens DL, Bryant AE, Goldstein EJC. Necrotizing soft tissue infections. Infectious Disease Clinics of North America. 2021 Mar;35(1):135-55.
26. Lemaréchal A, Kaiser P, Szavay P, Zundel S. Diagnosis and treatment of pediatric necrotizing fasciitis: a systematic review of the literature. European Journal of Pediatric Surgery. 2016 Jul 5;27(02):127-37.
27. Schrö A, Gerin A, Firth GB, Hoffmann KS, Grieve A, Oetzmann von Sochaczewski C. A systematic review of necrotising fasciitis in children from its first description in 1930 to 2018. BMC Infectious Diseases. 2019 Apr 11;19(1).
28. Tessier JM, Sanders J, Sartelli M, Ulrych J, De Simone B, Grabowski J, et al. Necrotizing soft tissue infections: a focused review of pathophysiology, diagnosis, operative management, antimicrobial therapy, and pediatrics. Surgical Infections. 2020 Mar 1;21(2):81-93.
29. Laho D, Blumental S, Botteaux A, Smeesters PR. Invasive group A streptococcal infections: benefit of clindamycin, intravenous immunoglobulins and secondary prophylaxis. Frontiers in Pediatrics. 2021 Aug 20;9.
30. Levett DZ, Bennett MH, Millar I. Adjunctive hyperbaric oxygen for necrotizing fasciitis. Cochrane Database of Systematic Reviews 2015, Issue 1. Art. No.: CD007937.
31. Montrief T, Long B, Koyfman A, Auerbach J. Fournier gangrene: a review for emergency clinicians. The Journal of Emergency Medicine. 2019 Oct;57(4):488-500.
32. Rouzrokh M, Tavassoli A, Mirshemirani A. Fournier's gangrene in children: report on 7 cases and review of literature. Iranian Journal of Pediatrics. 2014 Oct;24:660-1.
33. Sussman SJ, Schiller RP, Shashikumar VL. Fournier's syndrome. Report of three cases and review of the literature. American Journal of Diseases of Children. 1978;132:1189-91.
34. Crum-Cianflone NF. Bacterial, fungal, parasitic, and viral myositis. Clinical Microbiology Reviews. 2008 Jul 1;21(3):473-94.
35. Dunlay J. Pyomyositis. American Family Physician. 1986 Sep;34(3):91-4.
36. Irvine AT, Hoare AM. Staphylococcal pyomyositis. British Journal of Clinical Practice. 1987 Mar;41(3):668-9.
37. Verma S. Pyomyositis in children. Current Infectious Disease Reports. 2016 Feb 15;18(4).

Parte 2.6

# Sistema Cardiovascular

# Endocardites, Miocardites, Pericardites

19

*Nilton Ferraro Oliveira*
*Célia Maria Camelo Silva*

As infecções cardíacas, embora raras, apresentam altas taxas de morbidade e mortalidade.

## PERICARDITES

### Classificação

As pericardites infecciosas e inflamatórias podem ser classificadas, quanto ao tempo de instalação, em agudas ou crônicas. Em geral, as pericardites agudas não são constritivas, enquanto as crônicas podem ser constritivas.

### Etiologia

Dentre as principais causas estão: virais, bacterianas e pós-tuberculose[1]. As virais são as mais frequentes, usualmente são precedidas de virose das vias aéreas ou do trato gastrintestinal. Os vírus Coxsackie, ECHO, da *influenza* A, do sarampo, da varicela, o Epstein-Barr e o HIV são os mais frequentes. Outros, como o herpes vírus 6 e o citomegalovírus, podem ser encontrados.

Nas pericardites purulentas, o agente mais comum é o *Staphylococcus aureus*, seguido pelo *Haemophilus influenzae* do tipo b (Hib). Estas são secundárias à disseminação hematogênica de focos, como pneumonia, osteomielite, meningite e artrite séptica[1-3].

A pericardite tuberculosa é secundária à disseminação por contiguidade de linfonodos do mediastino, e, principalmente, por disseminação hematogênica. É a principal causa de pericardite constritiva crônica[3].

### Manifestações clínicas

O sintoma principal é a dor torácica, a qual é caracterizada por dor em pontada, retroesternal baixa, por vezes irradiada para a região clavicular, pescoço ou região interescapular. Piora com movimentos, tosse e respiração profunda. Dispneia ou taquipneia, se presentes, são secundárias a quadro tóxico-infeccioso ou a complicações, como tamponamento ou miopericardite[1-3].

A pericardite tuberculosa habitualmente é precedida de história e sintomas clínicos de tuberculose pulmonar ou ganglionar, com febrículas vespertinas, perda de peso e apatia persistente[3].

O sinal clínico característico de pericardite aguda é o atrito pericárdico. Bulhas cardíacas abafadas sugerem derrame mais volumoso. Sinais de congestão venosa e sistêmica, pulsos finos, PA convergente, pulso paradoxal e o sinal de Kussmaul (aumento da estase jugular com a inspiração profunda) corroboram para o diagnóstico de tamponamento cardíaco[1,2].

### Diagnóstico

O diagnóstico de pericardite deve ser confirmado por meio de exames subsidiários[1-4].

#### ▪ Radiografia de tórax

Além de eventual processo pneumônico primário, pode mostrar aumento da área cardíaca. A silhueta cardíaca típica apresenta arredondamento das bordas cardíacas (Figura 19.1).

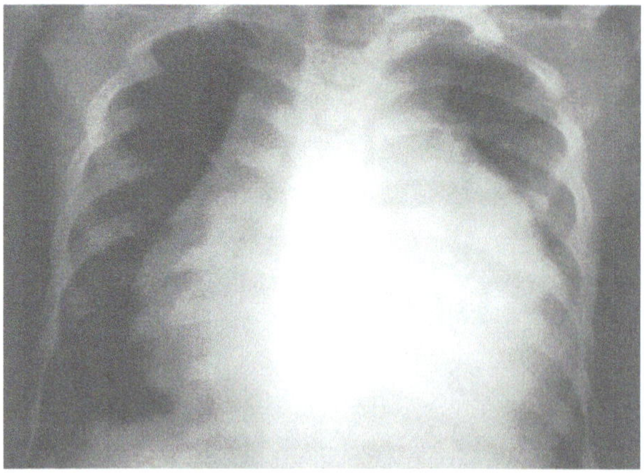

**Figura 19.1** – Radiografia de tórax em paciente com grande derrame pericárdico.
*Fonte:* Farhat CK, Carvalho LHFR, Succi RCM[27].

### Eletrocardiograma (ECG)

Além da taquicardia, complexos de baixa voltagem ou elevação do segmento ST em todas as derivações, com inversão das ondas T e achatamento do segmento PR (Figura 19.2), podem ser observados na evolução.

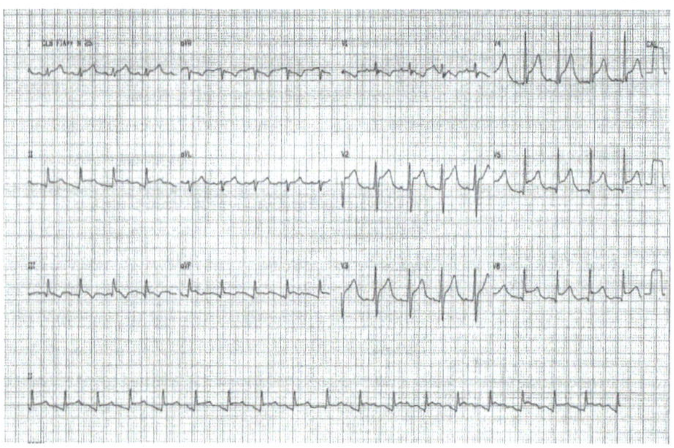

**Figura 19.2** – ECG típico de pericardite aguda com supradesnivelamento difuso do segmento ST.
*Fonte:* Farhat CK, Carvalho LHFR, Succi RCM[27].

### Ecocardiograma

É o método de maior sensibilidade e especificidade para o diagnóstico de derrame pericárdico.

## Tratamento

O tratamento das pericardites purulentas deve ser guiado de acordo com o foco primário quando identificado, ou segundo o antibiograma dos agentes isolados em culturas. O tratamento pode ser iniciado antes dos resultados da cultura, com base em achados de história clínica e exame físico. Os suspeitos de infecção por estafilococos devem ser tratados com Oxacilina 200 mg/kg/dia. Em situações de infecção hospitalar ou imunodepressão, está indicado o uso de Vancomicina, 40 mg/kg/dia por, no mínimo por 3 semanas. Ampicilina 200 mg/kg/dia é utilizada para o tratamento de infecções causadas por *Haemophilus* e *Neisseria*[1,3,5].

Aproximadamente metade dos casos de pericardite purulenta não se resolve apenas com antibioticoterapia, fazendo-se necessária punção, drenagem ou até mesmo abertura de janela pericárdica para limpeza da cavidade pericárdica[1,3,5].

O tratamento para a pericardite viral é inespecífico. Repouso no leito, sintomáticos e anti-inflamatórios não hormonais (ibuprofeno, salicilatos). O uso de anti-inflamatórios hormonais é controverso, dada a possibilidade de reativar a infecção de base e aumentar o risco de recorrência[1,3,5].

Na pericardite tuberculosa, além do tratamento específico para a tuberculose, recomendam-se esteroides por 1 a 2 meses no início do tratamento, para a rápida reabsorção do líquido e tentar evitar o desenvolvimento de pericardite constritiva[1,3,5].

O uso de colchicina bem estabelecido em adultos, reduz o índice de recorrência e auxilia no alívio dos sintomas, porém os dados são escassos na população pediátrica[2,6].

# MIOCARDITES

A miocardite é definida como um processo inflamatório do miocárdio. Tem várias etiologias, com predominância das causas infecciosas. A miocardite viral é a mais frequente nas crianças.

A manifestação clínica é ampla, e varia de formas subclínicas a choque cardiogênico, arritmia e morte súbita. A forma subclínica é a mais prevalente[7-9].

## Etiologia

Os vírus Coxsackie, principalmente o tipo B, de sorotipos 1 a 6, são os mais frequentes. Nota-se tendência de aumento de casos por parvovírus B19 e herpes vírus humano 6[7-9].

Durante a pandemia de Covid-19, uma nova forma de choque com disfunção ventricular foi observada nas crianças que tiveram síndrome respiratória aguda. Nesses casos, foi considerada como efeito secundário e não por ação direta do vírus sobre o miocárdio. É vista mais comumente no contexto de crianças com síndrome inflamatória multissistêmica[10,11].

As viroses comuns da infância, como a rubéola, a caxumba, o sarampo e a varicela, podem causar miocardite, usualmente de forma leve[7-9].

Crianças com HIV podem apresentar acometimento cardíaco, seja por ação direta do próprio vírus[19], ou, por se tratar de pacientes imunodeprimidos, ser secundária à infecção por agentes oportunistas[7,8].

Na difteria, a miocardite é uma das complicações mais sérias, sendo a causa de óbito mais frequente[7,8].

A doença de Chagas, por ter alta prevalência em algumas regiões do Brasil, pode causar miocardite em crianças[12].

## Epidemiologia

A incidência maior ocorre no primeiro ano de vida, e volta a aumentar na infância tardia e na adolescência. O prognóstico é variável e não existe critério para predizer os casos de boa e má evolução[7-9].

## Fisiopatologia

Os processos fisiopatológicos primários são necrose miocárdica e edema intersticial. Na maioria dos casos, a lesão miocárdica é limitada e o coração recupera a função em meses ou anos[8,9].

## Apresentação clínica

A manifestação clínica da miocardite é variável. Os principais sinais e sintomas geralmente ocorrem após quadro de infecção respiratória e são: dor torácica, taquicardia persistente, ritmo cardíaco irregular, ritmo de galope, taquipneia ou taquidispneia, hepatomegalia, pulsos finos e má perfusão periférica. À ausculta cardíaca, sopro sistólico transitório no ápice devido à insuficiência mitral[7-9].

## Diagnóstico

Na miocardite viral, é possível isolar o vírus nas fezes, no líquido pericárdico, na orofaringe e em culturas sanguíneas. Um aumento de quatro vezes no valor do título de anticorpos específicos (IgM) para o vírus é diagnóstico de infecção ativa[1,13,26].

Outros exames como a velocidade de hemossedimentação (VHS), níveis de transaminases e de CKMB podem estar aumentados. A troponina tem alta sensibilidade para dano miocárdico, aumenta em 4 a 6 horas e se mantém elevada por 6 a 14 dias[7-9,13].

Exames cardiológicos determinam a presença e a gravidade da disfunção cardíaca; são eles[4,7-9]:

### ▪ Alterações eletrocardiográficas

São achados comuns: alterações do segmento ST e onda T, complexos QRS de baixa voltagem, arritmias atriais, ventriculares e distúrbios de condução.

### ▪ Alterações radiológicas

A área cardíaca pode variar de normal a grande cardiomegalia. Graus variados de congestão pulmonar e derrame pleural aparecem de acordo com a disfunção ventricular (Figura 19.3).

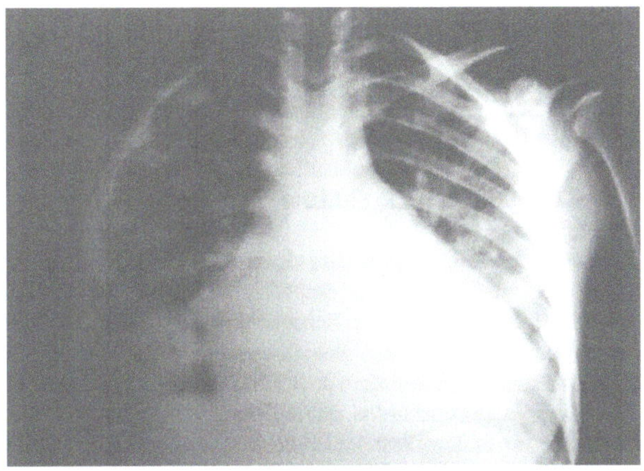

**Figura 19.3 –** Área cardíaca aumentada sugestiva de miocardite em paciente que anteriormente apresentava radiografia normal.
*Fonte:* Farhat CK, Carvalho LHFR, Succi RCM[27].

### ▪ Ecocardiografia

Os achados típicos demonstram disfunção ventricular esquerda que varia de acordo com o grau de acometimento miocárdico. Exames seriados são úteis para avaliar a evolução da doença[4,7-9].

### ▪ Ressonância magnética

A ressonância magnética permite a identificação de áreas de inflamação e de fibrose com alta especificidade e sensibilidade, tendo substituído a cintilografia com gálio usada no passado e reduzido a indicação de biópsia[4,7-9].

### ▪ Biópsia miocárdica

Biópsia miocárdica é o padrão-ouro para o diagnóstico de miocardite[1,4,26]. Todavia, devido ao comprometimento focal, são necessárias várias amostras de diferentes locais, e por maior risco nas crianças, raramente está indicada[4,7-9].

## Tratamento

É geralmente de suporte, com o objetivo de manutenção adequada do débito cardíaco. Repouso no leito é recomendado na fase aguda, ou seja, nas 2 primeiras semanas de miocardite nas infecções virais[7-9].

### ▪ Diuréticos

São frequentemente necessários, a dose e a frequência de administração dependem do grau de congestão pulmonar e/ou sistêmica. Furosemida é utilizada na dose de 0,5 a 6,0 mg/kg/dia, por via endovenosa ou via oral.

### ▪ Inibidores da enzima conversora de angiotensina

Desta classe de medicamento, o mais utilizado em crianças é o captopril, com doses que variam de 0,5 a 4,0 mg/kg/dia.

### ▪ Betabloqueadores

Antagonizam os efeitos deletérios da ativação simpática crônica sobre o miocárdio e podem reverter a remodelação do VE. Os betabloqueadores não seletivos, como o carvedilol, parecem ter efeito cardioprotetor com propriedades antioxidantes, como demonstrado em modelos experimentais[7-9]. A dose recomendada de carvedilol é de 0,2 a 1 mg/kg/dia.

### ▪ Mineralocorticoides

Os inibidores da aldosterona, por atuarem no sistema renina angiotensina aldosterona, podem reduzir afibrose miocárdica[7-9]. A dose recomendada é de 1 a 2 mg/kg/dia.

### ▪ Digitálicos

Uso deve ser cuidadoso devido à hipersensibilidade do miocárdio inflamado. Na fase aguda, deve-se usar 70% da dose usual, ou seja, 7 mcg/kg/dia.

### ▪ Aminas vasoativas

As apresentações com IC grave e choque cardiogênico devem ser tratadas prontamente com aminas vasoativas, inclusive o milrinone, um inibidor da fosfodiesterase III que tem ação vasodilatadora e lusotrópica.

### ▪ Antiarrítmicos e marca-passo

As arritmias ou distúrbios de condução requerem monitorização em unidade de terapia intensiva. Marca-passo provisório está indicado nos casos de bloqueio atrioventricular total ou bradicardia com instabilidade hemodinâmica[7-9].

### ▪ Corticoterapia e imunossupressão

O uso de corticoide é controverso; existem trabalhos na literatura que sugerem que seu uso isolado ou associado à azatioprina pode reduzir mais rapidamente o processo inflamatório. Porém, existe o risco de ocorrer imunossupressão no período de replicação viral e isto poderia ser fatal[14,15].

### ▪ Imunoglobulina

Pela lesão miocárdica ser mediada principalmente por mecanismos imunológicos, acredita-se que o uso de imunoglobulina durante a fase inflamatória aguda possa acelerar a recuperação da função miocárdica[15-17].

### ▪ Membrana extracorpórea de oxigenação (ECMO)

Nos casos de miocardite fulminante, o uso da ECMO pode ser uma medida salvadora, por permitir a recuperação da função ventricular ou servir como ponte para transplante cardíaco[17].

### ▪ Transplante cardíaco

O transplante cardíaco está indicado nos casos de IC refratária, se esgotados os recursos clínicos[17,18].

# ENDOCARDITE INFECCIOSA (EI)

É uma das doenças cardíacas mais temidas. Na EI, um ou vários organismos, em geral bactérias e fungos, infectam o endocárdio valvar ou mural.

## Epidemiologia

Dentre os grupos de alto risco, estão os portadores de próteses valvares e aqueles submetidos a cirurgias paliativas em cardiopatias congênitas, os usuários de drogas injetáveis, os portadores de doenças malignas submetidos a terapias imunossupressoras e os transplantados. Além desses, são pacientes de risco aqueles internados em UTI que necessitam de monitorização invasiva e uso de respiradores[19-22]. Em neonatos, a EI acomete principalmente a válvula tricúspide de corações estruturalmente normais[19-22].

## Fisiopatologia

Duas condições preexistentes são a regra para o desenvolvimento da EI: a presença do agente infeccioso na corrente sanguínea e, usualmente, um substrato anatômico cardíaco. Por exemplo, um jato de sangue do VE para o VD através de uma CIV pequena, e nas insuficiências valvares dos ventrículos para os átrios, o que facilita o acúmulo de microrganismos. A infecção pode não ficar restrita à vegetação ou ao processo embólico, pode levar à formação de abscessos perivalvares e manifestações secundárias a processo imunológico, por imunocomplexos circulantes[19-22].

## Manipulação e risco de endocardite infecciosa

Dentre os procedimentos invasivos que causam bacteremia, os procedimentos dentários são os mais comuns.

Nos procedimentos urológicos, os enterococos e os germes Gram-negativos são os mais encontrados[1,17].

## Etiologia

Os estreptococos, principalmente os do grupo *viridans*, são responsáveis por 50% das EI. Do grupo *viridans*, destacam-se o *Streptococcus mitior*, o *sanguis* e o *salivarus*. O *Streptococcus bovis* é encontrado em pacientes com doenças intestinais. O *Staphylococcus aureus* é responsável por 30% dos episódios de EI nas válvulas nativas e em pacientes com internação hospitalar prolongada. No pós-operatório de cirurgia de troca valvar, o *Staphylococcus epidermidis* é o mais encontrado. Nos pacientes com insuficiência renal em hemodiálise, imunossuprimidos e usuários de drogas, fungos, *Pseudomonas* e bacilos Gram-positivos são encontrados com frequência. Os enterococos são os mais encontrados em infecções que acometem os pós-operatórios dos aparelhos gastrintestinal e urológico[19-22].

## Apresentação clínica

O quadro clínico da EI é variável e depende do local da infecção, cardiopatia de base, patogenicidade do agente e estado imunológico do paciente.

Febre com sudorese e calafrio são os sintomas mais comuns. Pode ser intermitente quando mascarada por tratamento com antibióticos não bactericidas. Outros sintomas inespecíficos são: toxemia, fraqueza, adinamia, mialgias, cefaleia, perda de peso, dor abdominal, artralgias e diarreia. Em neonatos, o quadro é inespecífico e pode mimetizar sepsis[5]. A insuficiência cardíaca pode ocorrer devido à disfunção valvar ou pela presença de miocardite (Figura 19.4)[19-23].

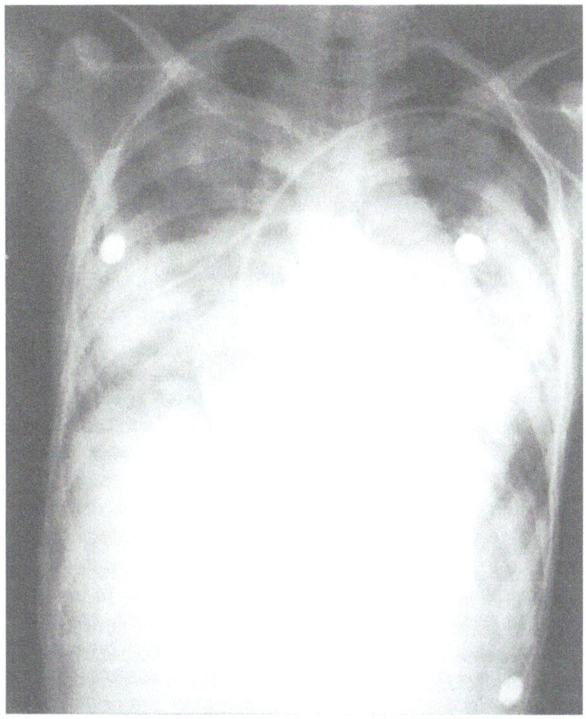

**Figura 19.4** – Radiografia de tórax de adolescente portador de endocardite em valva mitral, com insuficiência cardíaca severa.
*Fonte:* Farhat CK, Carvalho LHFR, Succi RCM[27].

Os abscessos perivalvares manifestam-se como distúrbios de condução e/ou bloqueio atrioventricular total (BAVT).

As EI do lado direito, na valva tricúspide, geralmente são pouco sintomáticas e podem provocar embolias pulmonares.

O exame físico mostra paciente com estado geral comprometido, febril e anêmico. À ausculta cardíaca, a mudança de sopro preexistente ou aparecimento de novos sopros deve levar à suspeita de EI. Esplenomegalia está presente em até 75% dos casos. As lesões de pele em crianças são raras (Figura 19.5). Petéquias são vistas principalmente na conjuntiva ocular, no dorso das mãos, na mucosa oral[1,17,25].

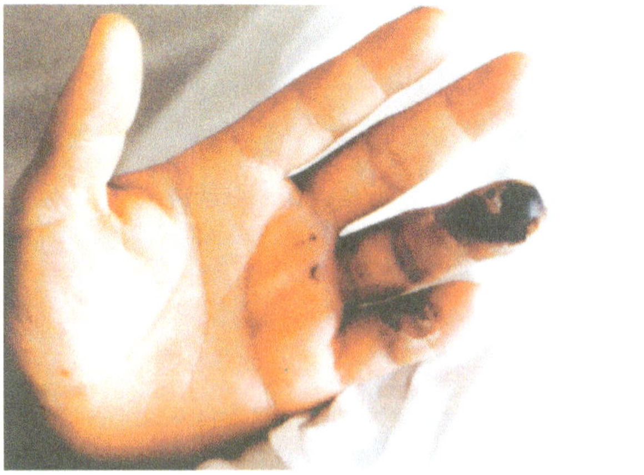

**Figura 19.5 –** Paciente jovem (20 anos) com embolia periférica por endocardite de valva mitral.
*Fonte:* Farhat CK, Carvalho LHFR, Succi RCM[27].

## Diagnóstico

A suspeita clínica, pela história e exame físico, é o primeiro e mais importante passo para a confirmação diagnóstica da EI. O isolamento de um agente infeccioso típico para EI em amostras de sangue isoladas e separadas, e os achados de vegetações ao ecocardiograma são importantes para o diagnóstico, porém, nem sempre isso é possível. Fatores indiretos de detecção do agente infeccioso com métodos sorológicos e via *Polymerase Chain Reaction* (PCR) podem ser utilizados[20,21,23,24].

Os critérios modificados da Duke University são aceitos para o diagnóstico definitivo[20,21,23,25] (Ver Quadros 19.1, 19.2 e Tabela 19.1).

**Quadro 19.1 –** Definição dos critérios de Duke modificados para o diagnóstico de EI.

**Critérios maiores**
1. Hemocultura positiva
   a) Microrganismos típicos EI ≥ 2 hemoculturas para
      I. *Streptococo viridans*, *Streptococo bovis* ou do grupo HACEK – *Haemophilus*, *Aggregatibacter species*, *Cardiobacterium hominis*, *Elkenella corrodens* e *Kingela species*
      ou
      II. Estafilococos adquirido na comunidade ou enterococo, na ausência de um foco primário
      ou
   b) Microrganismos consistente com EI de hemoculturas persistentemente positivas, definidas como:
      I. ≥ 2 hemoculturas coletadas com > 12 horas de diferença
      ou
      II. Todas as 3 ou a maioria de ≥ 4 hemoculturas, independentemente do tempo de coleta entre elas
      III. Uma hemocultura positiva para *Coxiella bumetti* ou título de anticorpo IgG > 1:800
2. Evidência de envolvimento cardíaco ao exame físico (novo sopro ou mudança de sopro já existente) e por ecocardiograma: massa cardíaca oscilante em valva ou estruturas de suporte, ou em trajeto de jato regurgitante ou em material implantado. Abscesso ou nova deiscência de prótese

**Critérios menores:**
1. Predisposição
2. Febre
3. Fenômeno vascular
4. Fenômeno imunológico
5. Evidência microbiológica (hemoculturas atípicas, ecocardiograma que não satisfaz os critérios maiores)

*Fonte:* Adaptado de Baltimore RS et al., 2015[20]; Baddour LM, 2005[21]; Eur Heart J 2004[23]; Tissieres P et al., 2003[25].

**Quadro 19.2 –** Critérios clínicos de Duke para o diagnóstico de EI.

**Diagnóstico definitivo**
- Critério patológico: microrganismos demonstrados por cultura ou por análise em vegetação, êmbolo séptico ou abscesso cardíaco
  ou
- Critério clínico conforme definidos na Tabela 19.1
- Dois critérios maiores
  ou
- Um critério maior e três menores
  ou
- Cinco critérios menores

*Fonte:* Adaptado de Baltimore RS et al., 2015[20]; Baddour LM, 2005[21]; Eur Heart J 2004[23]; Tissieres P et al., 2003[25].

**Tabela 19.1** – Antibioticoterapia recomendada para o tratamento da EI.

| Microrganismo/condição | Antibiótico recomendado e dose diária | Escolha de antibiótico alternativo |
|---|---|---|
| ▪ Válvula nativa / tratamento empírico | ▪ Vancomicina 40 a 60 mg/kg/dia em 4 doses /dia (nível sérico15-20 mcg/ml) + Ceftriaxona 100 mg/kg/dia ou Gentamicina 5 mg/kg/dia (nível sérico), em 1 dose/dia | ▪ Daptomicina 6 mg/Kg 1 x dia substituindo Vancomicina quando necessário |
| ▪ Prótese valvar / tratamento empírico | ▪ Vancomicina 40 a 60 mg/kg/dia em 4 doses /dia (nível sérico15-20 mcg/ml) + Gentamicina 5 mg/kg/dia em 1 dose/dia (nível sérico) + Rifampicina 20mg/kg/dia em 1 dose/dia | ▪ Não há |
| ▪ Aspergillus sp | ▪ Resseção cirúrgica conforme indicações<br>▪ Voriconazol 6mg/kg/dose por 2 x 1º dia então 4mg/kg/dose 2x/dia | ▪ Anfotericina B lipossomal 3-5 mg/kg/dia |
| ▪ Bartonella sp | ▪ Doxiciclina 5mg/kg/dia em 2 x dia + Gentamicina 5 mg/kg/dia em 1 dose/dia (nível sérico) ou Azitromicina 10mg/kg/dia substituindo Doxiciclina | ▪ Doxiciclina 5 mg/kg/dia em 2 x dia + Rifampicina 20mg/kg/ 1 x dia |
| ▪ Candida sp | ▪ Ressecção cirúrgica conforme indicações<br>▪ Caspofungina 70mg/m2/ataque 1 x dia seguido por 50mg/m2/dia em 1 dose/dia ou Micafungina 2-3mg/kg/dia em 1 dose/dia ou Anidulafungina 1-1,5 mg/kg/doa em 1 dose/dia<br>▪ Anfotericina B lipossomal 3-5 mg/kg/dia + Flucitosina 150mg/kg/dia em 4 doses/dia (dose e segurança pediátrica não estabelecida) | ▪ Fluconazol 12mg/kg/dia + Anfotericina B lipossomal ou uma equinocandina |
| ▪ Chlamidia sp | ▪ Macrolídeos ou tetraciclina ou rifampicina | ▪ Não há |
| ▪ Streptococo sp altamente sensível a penicilina – A, B, C. G | ▪ Penicilina G 200.000 a 300.000 UI/Kg/dia em dose 4/4hs ou<br>▪ Ceftriaxona 100mg/kg dia | ▪ Vancomicina 40 a 60 mg/kg/dia em 4 doses /dia (nível sérico 15-20 mcg/ml) |
| ▪ Streptococo sp relativamente resistente a penicilina ou | ▪ Penicilina G 200.000 a 300.000 UI/Kg/dia em 6 doses/dia ou Ampicilina 200 a 300mg/kg/dia em 4 doses/dia + Gentamicina 5 mg/kg/dia em 1 dose/dia (nível sérico) ou Ceftriaxone 100mg/Kg/dia | ▪ Vancomicina 40 a 60 mg/kg/dia em 4 doses /dia (nível sérico 15-20 mcg/ml) |
| ▪ Enterococo sp | ▪ Penicilina G 200.000 a 300.000 UI/Kg/dia em 6 doses/dia ou Ampicilina 200 a 300mg/kg/dia em 4 doses/dia ou Vancomicina40 a 60 mg?kg/dia em 4 doses/da (nível sérico 15-20mcg/ml) + Gentamicina 5 mg/kg/dia em 1 dose/dia (nível sérico) ou Ceftriaxone 100mg/Kg/dia<br>▪ Tratamento estendido<br>▪ Escolha antibiótico de acordo sensibilidade | ▪ Daptomicina 7-12mg/kg/dia-1 x/dia |
| ▪ Estafilococo aureus ou coagulase negativo resistente a penicilina | ▪ Válvula nativa: Oxacilina 200mg/kg/dia em 4 doses/dia + Gentamicina 5 mg/kg/dia em 1 dose/dia (nível sérico)<br>▪ Prótese valvar: Vancomicina 40 a 60 mg/kg/dia em 4 doses /dia (nível sérico15-20 mcg/ml) + Gentamicina 5 mg/kg/dia em 1 dose/dia (nível sérico) + Rifampicina 20mg/kg/dia em 1 dose/dia | ▪ Vancomicina 40 a 60 mg/kg/dia em 4 doses /dia (nível sérico 15-20 mcg/ml) ou<br>▪ Daptomicina 7-12mg/kg/dia-1 x/dia |
| ▪ Estafilococo aureus ou coagulase resistente à oxacilicna/meticilina (MRSA) | ▪ Válvula nativa: Vancomicina 40 a 60 mg/kg/dia em 4 doses /dia (nível sérico15-20 mcg/ml) + Ceftriaxona 100 mg/kg/dia ou Gentamicina 5 mg/kg/dia (nível sérico), em 1 dose/dia<br>▪ Prótese valvar: Vancomicina 40 a 60 mg/kg/dia em 4 doses /dia (nível sérico15-20 mcg/ml) + Gentamicina 5 mg/kg/dia em 1 dose/dia (nível sérico) + Rifampicina 20mg/kg/dia em 1 dose/dia | ▪ Vancomicina 40 a 60 mg/kg/dia em 4 doses /dia (nível sérico 15-20 mcg/ml) ou<br>▪ Daptomicina 7-12mg/kg/dia-1 x/dia |

*(Continua)*

**Tabela 19.1** – Antibioticoterapia recomendada para o tratamento da EI. (*Continuação*)

| Microrganismo/condição | Antibiótico recomendado e dose diária | Escolha de antibiótico alternativo |
|---|---|---|
| ▪ Bacilo entérico Gram negativo | ▪ Cefepime 150mg/Kg/dia em 3/doses/dia ou Meropenem 120mg/Kg/dia em 3 doses/dia + Tobramicina 5-7mg/Kg/dia 1 x dia | ▪ Pieracilina-Tazobactam – Dose de Piperacilina 300-400 mg/Kg/dia em 4 doses/dia<br>▪ Fluoroquinolona podem substituir Tobramicina por necessidades clínicas ou microbiológicas |
| ▪ Gonococo sp | ▪ Ceftriaxona 100mg/Kg/dia | ▪ Não há |
| ▪ Grupo HACEK, HABCEK | ▪ Ceftriaxona 100mg/Kg/dia ou Cefotaxima 200mg/Kg/dia<br>▪ Ciprofloxacino 20-30mg/Kg/dia em 2doses/dia | ▪ Pieracilina-Tazobactam – Dose de Piperacilina 300-400 mg/Kg/dia em 4 doses/dia<br>▪ Outas Fluoroquinolonas podem substituir Ciprofloxacino |

*Fonte:* Adaptada de Baltimore RS et al., 2015[20]; Baddour LM, 2005[21]; Eur Heart J 2004[23]; Tissieres P et al., 2003[25].

## ▪ Outros exames

- **Eletrocardiograma:** taquicardia sinusal é a alteração mais frequente. Distúrbios de condução e BAVT podem ocorrer.
- **Ecocardiograma:** é importante não só para identificação da vegetação, mas também na análise das complicações. Vegetações menores que 2 mm e em próteses são de difícil visibilização[4,26] (Figura 19.6).

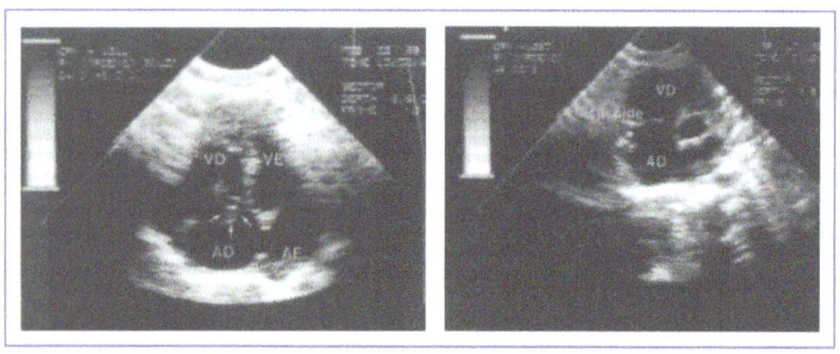

**Figura 19.6** – Imagens ecocardiográficas de vegetação em valva tricúspide.
*Fonte:* Farhat CK, Carvalho LHFR, Succi RCM[27].

- **Hemograma:** o hemograma apresenta anemia em 70% dos pacientes. Na EI subaguda, leucocitose pode estar ausente, enquanto na aguda, geralmente a leucocitose é importante. A VHS está elevada na maioria dos pacientes com EI.
- **Provas de atividade inflamatória e de ativação imunológica:** é observada pela detecção de imunocomplexos circulantes, fator reumatoide, determinação quantitativa de imunoglobulina, crioglobulina e proteína C reativa.
- **Urina I:** proteinúria e hematúria são encontradas em pelo menos 50% dos pacientes.
- **Testes sorológicos e PCR (*Polymerase Chain Reaction*):** o uso dos testes sorológicos e PCR está indicado nos casos com hemocultura negativa[20,21,23,24].
- **Obtenção das amostras de hemoculturas:** deve-se obter no mínimo três amostras separadas em um período de 24 horas, cada uma de um sítio de punção diferente. Elas devem ser encaminhadas em dois frascos diferentes, um para anaeróbios e o outro para aeróbios. Pesquisa de fungos deve ser realizada quando se suspeitar de endocardite fúngica.

# Tratamento

## ▪ Princípios gerais

Na EI, a erradicação do agente infeccioso exige tratamento prolongado. Em geral, é feito um curso de 4 a 6 semanas de antibioticoterapia porque os microrganismos se encontram no interior da vegetação, e isso dificulta a penetração dos antibióticos[20,21,23].

A escolha dos antibióticos deve ser feita após a identificação do agente infeccioso e com base nos resultados dos antibiogramas, exceto quando, na fase inicial, o paciente se encontrar em estado grave. A efetividade da terapia preferencialmente deve ser confirmada por determinação da atividade bactericida mínima no soro e determinação de nível sérico adequado dos antibióticos.

Os antibióticos devem ser administrados por via endovenosa, com a finalidade de atingir altos níveis séricos e nos tecidos. Os agentes bactericidas têm preferência sobre os bacteriostáticos.

## ▪ Indicação cirúrgica

A maioria em casos com próteses valvares ou outros tipos de próteses. As indicações são IC progressiva e de difícil controle, obstrução valvar importante, embolias de repetição, endocardite fúngica e infecção persistente apesar de terapêutica adequada[20,21,23].

## REFERÊNCIAS BIBLIOGRÁFICAS


1. Abdel-Haq, Moussa Z, Farhat MH, Chandrasekar L, Asmar BI. Infectious and noninfectious acute pericarditis in children: an 11-year experience. International journal of Pediatrics, v. 18, Article 5450697,12 pages, 2018. https://doi.org/10.1155/2018/5450697.
2. Tutar HE, Yilmaz E, Atalay S, et al. The changing aetiological spectrum of pericarditis in children. Ann Trop Paediatr. 2002;22:251-6.
3. Maltezou HC, Spyridis P, Kafetzis DA. Extra pulmonary tuberculosis in children. Arch Dis Child. 2000;83:342-6.
4. O'Connor MJ. Imaging its: endocarditis, myocarditis, and pericarditis. Curr Opin Cardiol. 2019;34:57-64.
5. Chiabrando JG, Bonaventura A, Vecchié A, et al. Management of acute and recurrent pericarditis. JACC State-of-the--art Review. J Am Coll Cardiol. 2020;75:76-92.
6. IImazio M, Brucato A, Cemin R, et al. A randomized trial of colchicine for acute pericarditis. N Engl J Med. 2013;369:1522-8.
7. Butts RJ, Boyle GJ, Deshpande SR, Gambetta K, Knecht KR, Prada-Ruiz CA, Richmond ME, West, SC, Lal AK. Characteristics of clinically diagnosed pediatric myocarditis in a contemporary multi-center cohort. Pediatr Cardiol. 2017;38:1175-1182. doi:1 0.1007/s00246-017-1638-1.
8. Caforio AL, Pankuweit S, Arbustini E, et al. Current state of knowledge on aetiology, diagnosis, management, and therapy of myocarditis: a position statement of the European Society of Cardiology Working Group on Myocardial and Pericardial Diseases. Eur Heart J. 2013:34:2636.
9. Law, YM, Lal, AK, Chens, et al. Diagnosis and management of myocarditis in children. A scientific statement from the AHA. Circulation, 2021;144:e123-e135. DOI:10.1161/CIR.000000000000 1 00 1.
10. SperottoF, Friedman KG, Son MBF, VanderPluym CJ, NewburgerJW, Dionne A. Cardiac manifestation in SARS-Cov-2 - associated multisystem inflammatory syndrome in children: a comprehensive review and proposed clinical approach. Eur J Pediatr. 2021;180(2):307-322.
11. Dolhnikoff M, Ferranti JF, Monteiro RAA, Duarte-Neto Na et al. SARS - CoV- 2 in cardiac tissue of a child with COVID-19-related multisystem inflammatory syndrome. Lancet Child Adolesc Health. 2020;4:790-94.
12. Oliveira I, Torrico F, Muñoz, J, Gascon J. Congenital transmission of Chagas disease: a clinical approach. Expert Ver Anti Infect Ther. 2010;8:945-56.
13. Soongswang J, Durongpisitkul K, Ratanaapee S, et al. Cardiac troponin T: its role in the diagnosis of clinically suspected acute myocarditis and chronic dilated cardiomyopathy in children. Pediatr Cardiol. 2002;23:531-5.
14. Chen HS, Wang W, Wu SN, Liu JP. Corticosteroids for viral myocarditis. Cochrane Database Syst Revm 2013: CD00471.
15. Schauer J, Newland D, Hong B, et al. Treating pediatric myocarditis with high dose steroids and immunoglobulin. Pediatr Cardiol. 2023;44:441-450.
16. Drucker Na, Colan SD, Lewis AB, et al. Gamma - globulin treatment of acute myocarditis in the pediatric population. Circulation. 1994;89:252-257.
17. English RF, Janosky JE, Ettedgui JA, Webber SA. Outcomes for children with acute myocarditis. Cardiol Young. 2004;14:488-493.
18. Rajagopal SK, Almond CS, Laussen PC, et al. Extracorporeal membrane oxygenation for the support of infants, children and young adults with acute myocarditis: a review of the Extracorporeal Life Support Organization registry. Crit Care Med. 2010;382-387.
19. Rosenthal LB, Feja KN, Levasseur SM, Alba LR, Gersony W, Saiman L. The changing epidemiology of pediatric endocarditis at a childrens hospital over seven decades. Pediatr Cardiol. 2010;31:813-820.
20. Baltimore, RS, Gewitz, M, Baddour LM, Beerman, LB, et al. Infective endocarditis in childhood: 2015 Update. A scientific statement from the AHA. Circulation. 2015;132:1487-1515.
21. Baddour LM, Wilson, WR, Bayer AS, et al. Infective endocarditis: diagnosis, antimicrobial therapy, and management of complications: a statement for health-care professionals from the Committee on Rheumatic fever. Circulation. 2005; 111:3167-3184.
22. Opie GF, Fraser SH, Drew, S. Bacterial endocarditis in neonatal intensive care. J Paediatr Child Health. 1999;35:545-548.
23. Guidelines on prevention, diagnosis, and treatment of Infective Endocarditls. The Task force on Infective Endocarditis of the European Society of Cardiology. Eur Heart J. 2004;25:267-76.
24. Bosshard PP, Kronenberg A, Zbinden R, et al. Etiologic diagnosis of infective endocarditis by broad - range polymerase chain reaction: a 3-year experience. Clin Infect Dis. 2003;37:167-72.
25. Tissieres P, Gervaix A, Beghetti M, Jaeggi ET. Value and limitations of the von Reyn, Duke, and modified Duke criteria for the diagnosis of infective endocarditis in children. Pediatrics. 2003;112:e467-71.
26. Humpl T, McCrindle BW,Smallhorn JF. The relative roles of transthoracic compared with transesophageal echocardiography in children with suspected infective endocarditis. J Am Coll Cardiol. 2003;41:2068-71.
27. Farhat CK, Carvalho LHFR, Succi RCM (coord.). Infectologia pediátrica. 3. ed. Rio de Janeiro: Atheneu; 2006.

Parte 2.7

# Sistema Osteoarticular

# Artrite Séptica, Osteomielite

# 20

*Maria Aparecida Gadiani Ferrarini*
*Pedro Fiorini Puccini*

## INFECÇÕES OSTEOARTICULARES

As infecções osteoarticulares são condições clínicas complexas, especialmente em crianças e, se não reconhecidas e tratadas prontamente podem, além de evoluir para infecções graves ameaçadoras à vida, gerar sequelas definitivas nos membros afetados. Neste capítulo, serão abordadas a osteomielite e a artrite séptica na faixa pediátrica.

### Osteomielite

Osteomielite é o processo inflamatório do osso, acompanhado de destruição óssea, usualmente devido à infecção bacteriana ou outro microrganismo. De forma prática, pode ser classificada em "aguda", "subaguda" e "crônica", quando a história for menor que 2 semanas, entre 2 semanas e 3 meses, e maior que 3 meses, respectivamente[1].

### Artrite séptica

Artrite séptica é a infecção aguda do espaço articular, que envolve a membrana sinovial, o espaço e estruturas articulares, causada principalmente por bactérias. Em crianças, é uma emergência cirúrgica, requer urgente reconhecimento e tratamento para evitar a destruição da articulação, bacteremia e sepse.

## MANIFESTAÇÕES CLÍNICAS

As manifestações clínicas das infecções osteoarticulares são variadas, a depender da idade, do agente etiológico[2] e do local acometido[3].

A história e o exame físico são imperativos. Na anamnese, avaliar a presença de traumas, mesmo os não valorizados, infecções prévias ou concorrentes, estado vacinal, internação anterior, uso de antibióticos recentes, antecedentes familiares e pessoal de imunodeficiências e anemia falciforme.

Ao exame físico, deve-se avaliar os sinais vitais, fazer a inspeção e a palpação da área acometida, observando os sinais inflamatórios, nem sempre presentes, e a amplitude de movimento, principalmente na artrite.

Há uma sobreposição de sintomas na osteomielite e artrite séptica. Em geral, a osteomielite é mais insidiosa, com sintomas como febre, dor local, claudicação, impossibilidade de apoio do membro por 6 a 7 dias. Na artrite séptica, o início do quadro geralmente é agudo, com febre e queda do estado geral, acompanhado por edema, hiperemia, calor e dor intensa na articulação acometida, com limite à movimentação ativa e passiva[4].

Na osteomielite, as áreas mais afetadas são os ossos longos dos membros inferiores, fêmur e tíbia, seguido pelo úmero, pélvis e calcâneo. Na maioria das vezes se desenvolve em um único osso, porém pode ser multifocal em 5% a 10% dos casos, especialmente nos neonatos e lactentes jovens[1], em pacientes com alguns tipos de erros inatos da imunidade[5] e nos portadores de anemia falciforme[6]. Em revisão sistemática sobre osteomielite hematogênica aguda, os principais sintomas relatados foram: 81% dor, 70% sinais e sintomas localizados, 62% febre, 50% redução da mobilidade e 50% redução do suporte de peso[7].

As manifestações da osteomielite podem variar conforme a idade. No pré-escolar predominam a dor e impotência funcional do membro atingido, no adolescente o ponto doloroso pode ser bem circunscrito, com uma pequena área de desconforto quando se percute o membro e no recém-nascido há intensa irritabilidade e dor quando se palpa o local afetado, e pode haver pseudoparalisia do membro afetado.

Na artrite séptica, o acometimento geralmente é monoarticular, e pode ser poliarticular nos recém-nascidos ou crianças com imunodeficiências. As grandes articulações de membros inferiores, principalmente os joelhos e quadril, podem estar envolvidas em até 80% dos casos[8]. Em recém-nascidos e lactentes jovens, os sinais focais podem estar ausentes, o que pode levar a atraso no diagnóstico. Algumas vezes, apresentam dor referida no joelho, quando o quadril é a articulação acometida. Nesse caso, podem permanecer com a perna em abdução e rotação externa, sendo essa posição um importante sinal clínico para a suspeita diagnóstica.

## ETIOPATOGENIA

### Etiologia

Apesar da variada prevalência dos patógenos em diversas localizações geográficas, o *Staphylococcus aureus* é considerado o principal agente das infecções osteoarticulares pediátricas, acompanhado da *Kingella kingae* e do *Streptococcus* β-hemolítico do grupo A (*Streptococcus pyogenes*), a depender da idade, de outros fatores de risco ou localização geográfica[1].

Embora o *S. aureus* sensível à meticilina (MSSA) seja o mais frequente, tem se verificado o aumento do *S. aureus* resistente à meticilina adquirido na comunidade (CA-MRSA), em vários países[3]. O CA-MRSA é um patógeno emergente no Brasil, o que ocorre em aproximadamente um terço das infecções por *S. aureus* isolados de crianças com infecções graves adquiridas na comunidade[9].

Além do *S. aureus*, outros patógenos são encontrados em situações peculiares, como *Streptococcus* β-hemolítico do grupo B (*Streptococcus agalactiae*) e *Escherichia coli*, em neonatos; *Salmonella*, nos pacientes com doença falciforme; *Pseudomonas aeruginosa*, após cirurgias ou feridas perfurantes (principalmente em calcâneo); *S. pyogenes*, após traumas ou cirurgias e *Neisseria gonorrhoeae*, nos neonatos e nos adolescentes sexualmente ativos. Outros microrganismos, como *Mycobacterium tuberculosis, Bartonella haenselae* e fungos, podem ser agentes em imunodeprimidos[4].

Em alguns países (França, Espanha, Reino Unido, Israel e Suíça), a *K. kingae* tem sido cada vez mais reconhecida como uma etiologia comum de infecções osteoarticulares, especialmente em crianças menores de 5 anos[3]. É uma bactéria Gram-negativa emergente em vários países, tendo sido encontrada em mais de 80% como etiologia em algumas séries, em crianças de 6 meses a 4 anos, provavelmente devido à melhora dos métodos diagnósticos com técnicas moleculares para seu isolamento[4].

O *Haemophilus influenzae*, muito comum no passado, em crianças de 6 meses a 3 anos, raramente é encontrado após a introdução da vacinação[2].

Entre 2 e 5 anos, o *S. pyogenes* e o *Streptococcus pneumoniae* também devem ser considerados, o último principalmente nos não vacinados ou incompletamente vacinados (Quadro 20.1).

**Quadro 20.1** – Principais agentes causadores de infecções osteoarticulares em crianças[1,13].

| Idade | Agente |
|---|---|
| **< 3 meses** | *Staphylococcus aureus*<br>*Escherichia coli* e outras bactérias Gram-negativas<br>*Streptococcus agalactiae*<br>*Neisseria gonorrhoeae* (recém-nascidos)<br>*Candida albicans* |
| **3 meses a 5 anos** | *Staphylococcus aureus*<br>*Kingella kingae*<br>*Streptococcus pyogenes*<br>*Streptococcus pneumoniae* (principalmente menores de 2 anos)<br>*Haemophilus influenzae* tipo B (não vacinados) |
| **> 5 anos** | *Staphylococcus aureus*<br>*Streptococcus pyogenes*<br>*Neisseria gonorrhoeae* (adolescentes sexualmente ativos) |

*Fonte:* Adaptado de Saavedra-Lozano J et al., 2017[1]; Alvares PA et al., 2020[13].

## Patogenia

A maioria das infecções osteoarticulares na população pediátrica ocorre por via hematogênica, em crianças saudáveis, sem fatores de risco. Outros mecanismos incluem a disseminação por contiguidade e a inoculação direta, essa por trauma penetrante acidental ou procedimentos iatrogênicos[2,4,8,10].

Infecções do trato respiratório superior e urinárias prévias ou concorrentes, a baixa idade (recém-nascidos e prematuros), gênero masculino, portadores de anemia falciforme e imunodeficiências são condições consideradas fatores de risco para o desenvolvimento de infecções osteoarticulares[1,2,11].

Uma bacteremia transitória é insuficiente para causar osteomielite, mas, quando precedida por microtrauma local, pode favorecer ao estabelecimento da bactéria no osso. A história de trauma prévio é reportada em 30% a 63% dos casos de osteomielite, enquanto na artrite séptica, essa relação não é bem estabelecida[10].

Na osteomielite, a infecção se inicia na metáfise de ossos longos, cuja arquitetura do suprimento sanguíneo favorece a permanência e a multiplicação bacteriana. A placa epifisária cartilaginosa de crescimento é nutrida por difusão de um estreito plexo capilar, onde artérias metafisárias nutrientes terminam em alças arteriais e se conectam ao plexo sinusoidal, que se liga ao plexo venoso sinusoidal, na medula óssea. As tromboses dos sinusoides de fluxo lento, secundário a traumas ou embolizações, formam locais apropriados para proliferação bacteriana.

Em crianças menores de 18 meses, os vasos transfisários permitem que infecções na metáfise atravessem a placa de crescimento, o que faz com que tenham risco aumentado de osteomielite associado à artrite séptica[10]. Em crianças mais velhas, as conexões vasculares entre a metáfise e epífise são obliteradas e os dois sistemas sanguíneos (alças metafisárias e vasos epifisários) são separados um do outro.[3]

Várias moléculas têm ação importante na manutenção do processo inflamatório, a própria infecção do osso previne a proliferação e função de osteoblastos, moléculas de superfície do *S. aureus* levam à apoptose de osteoclastos, suas exotoxinas provocam processos inflamatórios nas células, a enzima Panton-Valentine leucocidina (PVL), que é expressada por algumas cepas do *S. aureus*, tem atividade contra os leucócitos do hospedeiro. A bactéria também pode agregar-se aos osteoblastos, de modo a induzir a apoptose destes e, por meio de ativação de alguns fatores, levar à liberação de citocinas pró-inflamatórias (interleucina-1 e interleucina-6), o que resulta em dano ósseo adicional[10].

Na artrite séptica, as toxinas bacterianas presentes na articulação provocam a liberação de citocinas pelas células de defesa, e a presença de bactérias, toxinas, tecido danificado e resposta inflamatória pode levar a dano da cartilagem articular em menos de 8 horas[8].

## Epidemiologia

As infecções osteoarticulares ocorrem principalmente nos menores de 5 anos e os meninos são mais acometidos que as meninas, sem diferença na raça[12]. Em países desenvolvidos, a incidência anual estimada de osteomielite é de 2 a 13 casos por 100 mil crianças e a de artrite séptica, de 4 a 10 por 100 mil crianças, devendo ambas as infecções ser maiores nos países em desenvolvimento[1,10-13].

## Testes diagnósticos

### ▪ Exames laboratoriais

O hemograma pode inferir a gravidade do processo infeccioso e auxiliar no diagnóstico diferencial. Pode demonstrar leucocitose, sendo essa alteração menos comum entre recém-nascidos e lactentes[2,10,13].

As provas de atividade inflamatória auxiliam no diagnóstico e na avaliação da resposta ao tratamento. A proteína C reativa (PCR) e a velocidade de hemossedimentação (VHS) estão elevadas desde a apresentação clínica inicial, na maioria dos casos. A combinação de ambas as provas aumenta a sensibilidade diagnóstica[10,13,14].

Atualmente, a procalcitonina tem sido utilizada em diferentes situações clínicas, porém, à luz das evidências atuais, não demonstra superioridade em relação à PCR e à VHS, no diagnóstico de infecções osteoarticulares[1,14].

Na suspeita de artrite séptica, a análise do líquido sinovial auxilia no diagnóstico. Nos casos de infecção, geralmente se encontram mais de 50.000 cel/mm$^3$, com predomínio de leucócitos polimorfonucleares[2].

### ▪ Microbiologia

A coleta de hemocultura é recomendada para todos os casos, e deve ser feita preferencialmente antes da introdução da terapia antimicrobiana. A positividade varia conforme local de infecção, agente etiológico e gravidade do quadro, o que ocorre em cerca de 10% a 40% dos casos[1,14].

A identificação do agente em cultura do sítio da infecção (tecido ósseo, coleção purulenta, líquido sinovial) permite a confirmação diagnóstica, além de fornecer informações referentes ao perfil de sensibilidade dos organismos.

A inoculação desses espécimes em frascos de hemocultura é recomendada na tentativa de aumentar a identificação de bactérias fastidiosas, como a *K. kingae*[1,10,13].

Quando disponíveis, testes moleculares podem ser utilizados nos casos em que não se tenha identificado agente em cultura. Esses testes permitem a identificação de *S. aureus*, *K. kingae* e outros microrganismos[1,10,13].

## Exames de imagem

### Radiografia

A radiografia costuma ser o exame de imagem inicial. Tem papel importante para descartar outros diagnósticos, como tumores e fraturas.

Na osteomielite, os achados de elevação periosteal e espessamento periosteal, assim como alterações líticas, que requerem depleção de mais de 30% a 50% da densidade óssea, somente são evidentes após 10 a 20 dias do início dos sintomas[4,14].

Na artrite séptica, no início do quadro, geralmente não apresenta alterações. Pode demonstrar aumento do espaço articular e edema de partes moles[1,4,15].

### Ultrassonografia (USG)

Em razão da praticidade e da segurança da USG, além da alta sensibilidade para o diagnóstico de derrame articular, é considerada o exame mais indicado no caso de suspeita de artrite séptica. Permite a quantificação do volume do derrame e pode demonstrar espessamento sinovial. Além disso, tem papel importante em guiar a punção articular. No entanto, não permite a diferenciação entre líquido sinovial estéril, purulento ou hemorrágico, e é um exame que depende do operador[1,4,15].

Não é o método mais indicado para diagnóstico de osteomielite, já que não permite adequada avaliação do osso e da medula óssea. Entretanto, pode detectar coleções subperiosteais e de partes moles[1,14,16].

É um exame pouco invasivo, que não necessita de sedação e não envolve exposição à radiação.

### Ressonância nuclear magnética (RNM)

A RNM é o método de escolha para o diagnóstico de osteomielite. Tem sensibilidade de 81% e especificidade de 67%, o que permite definir a extensão do processo infeccioso[16]. É capaz de detectar alterações mais precocemente, entre 3 e 5 dias de evolução, como edema da medula óssea e de partes moles. Além disso, permite a detecção de complicações intra e extraósseas, como abscessos, comprometimento articular concomitante e trombose de veia profunda[1,14,17].

No caso da artrite séptica, oferece alta acurácia na identificação de derrame articular e espessamento sinovial. Alterações de sinal na medula óssea e em partes moles podem ser encontradas[1,4,15]. Tem indicação em quadros em que o diagnóstico seja duvidoso e na suspeita de osteomielite concomitante.

É um método que nem sempre é disponível com facilidade e, em crianças menores, geralmente, necessita de sedação.

### Tomografia computadorizada (TC)

A TC tem sensibilidade de 67% e especificidade de 50% para o diagnóstico de osteomielite. Pode ser superior à RNM para demonstrar destruição cortical, gás intraósseo e presença de sequestro ósseo[1,14,16].

Tem a vantagem de não necessitar de sedação, porém envolve exposição a altas doses de radiação. Constitui-se alternativa à RNM por ser, em geral, mais acessível.

### Cintilografia

Apesar de inferior à RNM, a cintilografia tem boa acurácia para o diagnóstico de osteomielite, embora nem sempre permita delimitar a extensão do processo infeccioso. Tem indicação em casos de suspeita de osteomielite, cuja localização da infecção não tenha sido clinicamente estabelecida e naqueles com possível acometimento multifocal. A utilização de leucócitos marcados com radioisótopos aumenta a acurácia do exame e pode ser considerada em situações específicas[1,14,16].

É um método que, em geral, não requer sedação, porém envolve exposição à radiação.

### Tomografia por emissão de pósitrons (PET) e tomografia por emissão de fóton único (SPECT)

Em adultos, PET e SPECT demonstram acurácia semelhante à RNM para o diagnóstico de osteomielite, e não há indicação precisa de um método em relação a outro. Em razão da maior disponibilidade e da ausência de exposição à radiação, a RNM costuma ter a preferência, na maioria dos casos. Na população pediátrica, há carência de dados em relação a esses métodos[1,16].

## TRATAMENTO

### Terapia antimicrobiana

A terapia empírica endovenosa deve ser direcionada para os agentes mais prováveis, conforme faixa etária, comorbidades, dados epidemiológicos e imunização. Em todas as situações, deve-se garantir cobertura para o *S. aureus*, principal agente causador das infecções osteoarticulares (Quadro 20.2). Em caso de identificação do agente etiológico, a terapia deve ser direcionada, de acordo com o padrão de sensibilidade.

Os antimicrobianos de escolha para tratamento de infecções causadas por MSSA são a oxacilina (200 mg/kg/dia, de 6 em 6 horas) e a cefazolina (100 a 150 mg/kg/dia, de 8 em 8 horas). Nos locais onde a prevalência do CA-MRSA for maior que 10% a 15%, o esquema antimicrobiano empírico deve conter clindamicina (40 mg/kg/dia, de 6 em 6 ou 8 em 8 horas) ou vancomicina (60 mg/kg/dia, de 6 em 6 horas)[1,13,14,18,19].

Em casos complicados causados por CA-MRSA, outras opções terapêuticas, embora com menor experiência na população pediátrica, são linezolida, daptomicina, sulfametoxazol + trimetoprim e ceftaroline[19].

Na suspeita de infecção por *K. kingae*, dar preferência ao uso de cefalosporinas, uma vez que oxacilina, clindamicina e vancomicina não costumam ter ação contra esse agente[14,18].

Em casos graves de sepse e choque séptico, deve-se utilizar esquema inicial que contenha vancomicina e, quando há suspeita de envolvimento de agente produtor de PVL, considera-se associar um inibidor da síntese proteica ao esquema antimicrobiano (clindamicina, rifampicina ou linezolida)[1,20].

Em pacientes portadores de hemoglobinopatias, deve ser estabelecido esquema com cobertura para *Salmonella*, sendo geralmente utilizada uma associação com ceftriaxone[1].

### Transição para terapia oral e duração do tratamento

Ao considerarem-se as implicações da terapia antimicrobiana por tempo prolongado (necessidade de hospitalização mais prolongada, uso de cateteres venosos, resistência antimicrobiana, efeitos adversos), diversos estudos têm proposto uma transição para terapia oral mais precoce e tempo de tratamento mais curto. Esses estudos devem ser analisados com cautela, uma vez que, na maioria deles, o tempo de seguimento dos pacientes é inferior a 6 meses. Particularmente no que se refere à osteomielite, isso configura uma questão relevante, já que grande parte das recidivas ocorre entre 6 e 12 meses[21].

**Quadro 20.2** – Terapia antimicrobiana empírica sugerida para tratamento de infecções osteoarticulares em crianças[1,13,20].

| Idade | Esquema | Comentários |
|---|---|---|
| **< 3 meses** | ▪ Oxacilina + ceftriaxone/ cefotaxima<br>▪ Oxacilina + gentamicina | ▪ Em recém-nascidos, a cefalosporina de preferência é a cefotaxima. Em caso de utilização de cefalosporinas, alguns autores dispensam a necessidade de associação com oxacilina. Utilizar esquema com clindamicina, se prevalência de MRSA maior que 10% a 15% |
| **3 meses a 5 anos** | ▪ Oxacilina<br>▪ Cefazolina<br>▪ Ceftriaxone + oxacilina | ▪ Oxacilina e cefazolina são as drogas de escolha para cobertura de MSSA e também têm ação contra *S. pyogenes*. Na suspeita de infecção por *K. kingae*, a escolha deve ser pelas cefalosporinas. Utilizar clindamicina, se prevalência de MRSA maior que 10% a 15%. Em crianças não vacinadas, opta-se por associação de ceftriaxone para cobertura de *Haemophilus*, sendo essa associação também benéfica em caso de infecção por *S. pneumoniae* resistentes |
| **> 5 anos** | ▪ Oxacilina<br>▪ Cefazolina | ▪ Oxacilina e cefazolina são as drogas de escolha para cobertura de MSSA e também têm ação contra *S. pyogenes*. Utilizar clindamicina, se prevalência de MRSA maior que 10% a 15% |

*Fonte:* Adaptado de Saavedra-Lozano J et al., 2017[1]; Alvares PA et al., 2020[13]; Congedi S et al., 2020[20].

De toda forma, aceita-se que a transição para a terapia antimicrobiana oral pode ser considerada após 5 a 7 dias, nos casos não complicados, nos quais tenha havido resolução da febre por 24 a 48 horas e melhora dos sinais inflamatórios locais, associados a uma queda significativa da PCR (ao redor de 50%)[1,14,18,20].

As drogas escolhidas devem ser capazes de manter o espectro de ação antimicrobiana. Conforme perfil de sensibilidade, são utilizadas a cefalexina, cefadroxila, clindamicina, amoxicilina + clavulanato, sulfametoxazol + trimetoprim e linezolida, entre outras[14,19,20].

De acordo com diferentes estudos e diretrizes, a recomendação da duração total do tratamento varia de 3 a 6 semanas na osteomielite, e entre 2 e 4 semanas na artrite séptica[1,13-15,21].

Nos casos com complicações associadas, ou que envolvam recém-nascidos e lactentes jovens, ou ainda, que sejam causados por agentes infecciosos mais virulentos, considera-se maior tempo de terapia endovenosa e tempo de tratamento mais prolongado. Na osteomielite vertebral, especialmente quando causada por *S. aureus*, também é preferível terapia antimicrobiana mais prolongada[21].

## Terapia adjuvante

O uso de dexametasona por 4 dias, no tratamento da artrite séptica, parece ter efeito em reduzir o número de dias de terapia antimicrobiana, além de proporcionar melhora clínica e funcional em longo prazo[22].

## Terapia local

Há descrições do uso de implante de material com antibiótico em crianças com osteomielite crônica, com boa resposta. No entanto, esse procedimento requer uma segunda abordagem cirúrgica, nos casos de implante de material não biodegradável, além de haver uma escassez de dados referentes ao potencial de toxicidade, em crianças[14].

Ao considerarem-se essas questões e a boa evolução dos casos de crianças com osteomielite aguda tratadas com terapia antimicrobiana associada ou não a desbridamento cirúrgico, o uso desses implantes não é recomendado rotineiramente[14].

## Procedimento cirúrgico

Na artrite séptica, a fim de se evitar a destruição da cartilagem articular e dos centros de ossificação, faz-se necessária uma abordagem cirúrgica que permita, de acordo com cada caso, drenagem, descompressão, irrigação e desbridamento da articulação. O procedimento deve ser individualizado, e pode ser realizado por artrotomia, artrocentese ou artroscopia, conforme a experiência da equipe de ortopedia. Atualmente, costuma-se dar preferência aos procedimentos menos invasivos[1,2,8,13].

Já em relação às osteomielites, cerca de 90% dos casos respondem ao tratamento clínico, sem necessidade de procedimentos cirúrgicos[1,14]. No entanto, na presença de sepse, piora clínica, ou coleções e abscessos, a abordagem cirúrgica, com irrigação e desbridamento de tecido ósseo infectado ou necrótico, desempenha papel fundamental no tratamento[1,10,13,14].

# REFERÊNCIAS BIBLIOGRÁFICAS


1. Saavedra-Lozano J, Falup-Pecurariu O, Faust SN, Girschick H, Hartwig N, Kaplan S, et al. Bone and joint infections. Pediatr Infect Dis J. 2017;36(8):788-99.
2. Gigante A, Coppa V, Marinelli M, Giampaolini N, Falconi D, Specchia N. Acute osteomyelitis and septic arthritis in children: a systematic review of systematic reviews. Eur Rev Med Pharmacol Sci. 2019;23(2 Suppl.):145-158.
3. Thakolkaran N, Shetty AK, MD. Acute hematogenous osteomyelitis in children. Ochsner J. 2019;19:116-122.
4. Gamalero L, Ferrara G, Giani T, Cimaz R. Acute Arthritis in children: how to discern between septic and non-septic arthritis? Children (Basel). 2021;13;8(10):912.
5. Castro-Moraga ME, Paulina Coria P, Conca N, Berho J, King A. Serratia marcescens multifocal osteomyelitis in a child with chronic granulomatous disease. Rev Chilena Infectol. 2021;38(4):574-579.
6. AlFawaz T, Alzumar O, AlShahrani D, Alshehri M. Severity of Salmonella infection among sickle cell diseases pediatric patients: description of the infection pattern. Int J Pediatr Adolesc Med. 2019;6(3):115-117.
7. Dartnell J, Ramachandran M, Katchburian M. Haematogenous acute and subacute paediatric osteomyelitis A systematic review of the literature. J Bone Joint Surg Br. 2012;94-B:584-95.
8. Brown DW, Sheffer B W. Pediatric septic arthritis an update. Orthop Clin N Am. 2019;50(4):461-70.
9. Paternina-de la Ossa R, Prado SI, Cervi MC, Lima, DAFS, Martinez R, Bellissimo-Rodrigues F. Is community-associated methicillin-resistant Staphylococcus aureus (CA-MRSA) an emerging pathogen among children in Brazil? Braz J Infect Dis. 2018;22(5):371-376.
10. Gornitzky AL, Kim AE, O'Donnell JM, Swarup I. Diagnosis and management of osteomyelitis in children. JBJS Rev. 2020;8(6):e1900202.
11. Cohen E, Katz T, Rahamim E, Bulkowstein S, WeiselY, LeibovitzR, et al. Septic arthritis in children: updated epidemiologic, microbiologic, clinical and therapeutic correlations. Pediatr Neonatol. 2020;61(3):325-330.

12. Okubo Y, Kotaro Nochiok K, Marcia T. Nationwide survey of pediatric septic arthritis in the United States. J Orthop. 2017;23;14(3):342-346.
13. Alvares PA, Mimica MJ. Osteoarticular infections in pediatrics. J Pediatr. 2020;96(Suppl 1):58-64.
14. Woods CR, Bradley JS, Chatterjee A, Copley LA, Robinson J, Kronman MP, et al. Clinical Practice Guideline by the Pediatric Infectious Diseases Society and the Infectious Diseases Society of America: 2021 Guideline on Diagnosis and Management of Acute Hematogenous Osteomyelitis in Pediatrics. J Pediatric Infect Dis Soc. 2021;23;10(8):801-844.
15. Brown DW, Sheffer BW. Pediatric septic arthritis. Orthop Clin North Am. 2019;50(4):461-470.
16. Llewellyn A, Jones-Diette J, Kraft J, Holton C, Harden M, Simmonds M. Imaging tests for the detection of osteomyelitis: a systematic review. Health Technol Assess. 2019;23(61):1-128.
17. Jaramillo D, Dormans JP, Delgado J, Laor T, St Geme JW. Hematogenous osteomyelitis in infants and children: imaging of a changing disease. Radiology. 2017 Jun;283(3):629-43.
18. DeRonde KJ, Girotto JE, Nicolau DP. Management of pediatric acute hematogenous osteomyelitis, Part I: Antimicrobial Stewardship Approach and Review of Therapies for Methicillin-Susceptible Staphylococcus aureus, Streptococcus pyogenes, and Kingella kingae. Pharmacotherapy. 2018;38(9):947-966.
19. DeRonde KJ, Girotto JE, Nicolau DP. Management of pediatric acute hematogenous osteomyelitis, Part II: A Focus on Methicillin-Resistant Staphylococcus aureus, Current and Emerging Therapies. Pharmacotherapy. 2018;38(10):1021-1037.
20. Congedi S, Minotti C, Giaquinto C, Dalt L, Donà D. Acute infectious osteomyelitis in children: new treatment strategies for an old enemy. World J Pediatr. 2020;16(5):446-455.
21. Huang CY, Hsieh RW, Yen HT, Hsu TC, Chen CY, Chen YC, et al. Short versus long-course antibiotics in osteomyelitis: a systematic review and meta-analysis. Int J Antimicrob Agents. 2019;53(3):246-260.
22. Delgado-Noguera MF, Forero Delgadillo JM, Franco AA, Vazquez JC, Calvache JA. Corticosteroids for septic arthritis in children. Cochrane Database Syst Rev. 2018;21;11(11):CD012125.

Parte 2.8

# Síndromes Clínicas Sistêmicas

# Sepse e Choque Séptico

# 21

*Nilton Ferraro Oliveira*
*Maria Helena Müller Dittrich*

A importância da sepse pode ser entendida pelo grande impacto na mortalidade global, especialmente nas faixas etárias pediátricas, e por isso, foi declarada pela Organização Mundial da Saúde (OMS) como uma prioridade em saúde pública. Uma importância adicional é o comprometimento do neurodesenvolvimento de longo prazo, ainda não quantificado[1]. A palavra sepse é de origem grega e significa "tornar pútrido". Existem relatos escritos sobre sepse há cerca de 2.700 anos. Encontra-se relatada, não com esse nome em textos de Hipócrates (440 a.C), mas foi somente no século XIX que foi feita associação entre a presença de infecção de organismos por bactérias e o desenvolvimento de sinais e sintomas de doenças sistêmica. Desde então, é sinônimo de infecção grave.

Sepse é uma síndrome de resposta inflamatória sistêmica, grave, desencadeada por uma infecção de qualquer etiologia[2]. Por ser uma síndrome, apresenta-se clinicamente de maneira semelhante em todas as doenças infecciosas em que se desenvolve. Constitui-se numa sequência encadeada de eventos fisiopatológicos interpostos na evolução temporal de uma doença infecciosa para alguns pacientes, apresentando-se num *continuum* que, se não reconhecido e tratado a tempo, pode levar à disfunção de múltiplos órgãos e sistemas e, no final, à morte. No decurso da sepse, os patógenos podem permanecer circunscritos ao sítio inicial da doença ou invadirem outros sítios a distância. Importante salientar que a resposta inflamatória que caracteriza a sepse e as alterações orgânicas decorrentes podem ser observadas em qualquer uma dessas duas situações. A disseminação do patógeno a distância não é necessária para caracterizar sepse, mas a presença de uma resposta inflamatória sistêmica grave e desregulada é necessária[3].

Em literatura médica, a sepse é tratada como uma doença, apesar de ser uma síndrome. Portanto, não deve ser imputada como causa básica ou imediata do óbito, sendo antes uma síndrome que se desenvolve entre esses dois momentos evolutivos da doença. Constitui erro semiológico de nosocronia atribuir à sepse um papel inicial ou final ao ato de adoecer e morrer, sendo mais bem entendida como a cadeia de eventos inflamatórios e as correspondentes alterações fisiopatológicas, intermediárias, que conduz o paciente entre esses dois momentos.

Responsabiliza-se a sepse em todo o mundo e em todas as faixas etárias como sendo um importante fator na determinação da mortalidade e/ou morbidade dos indivíduos que adoecem por uma infecção[4,5]. Os trabalhos disponíveis relatam uma mortalidade de sepse entre 4% e 50% em pediatria, sendo a maior parte associada a choque séptico. Volumosos recursos financeiros são dispendidos em pesquisas básicas e de métodos diagnósticos, além de estratégias de assistência, na tentativa de estabelecer meios de diagnosticar precocemente, controlar e reverter os eventos inflamatórios desencadeados por uma infecção e suas consequências fisiopatológicas na homeostase do organismo[3,4]. Tenta-se, sempre que possível, a reversão da evolução temporal desses eventos para evitar, assim, um desfecho inadequado em morbidade ou em mortalidade. Em razão dos custos diretos e indiretos envolvidos, a sepse representa um cenário estratégico para políticas de saúde pública, para a pesquisa científica e para a indústria farmacêutica e de insumos hospitalares.

Não é fácil definir sepse de maneira adequada. Nenhuma definição até hoje apresentou critérios que não fossem questionados e que se demonstrassem acurados. Numa doença complexa e dinâmica, de apresentação clínica variada e inespecífica, que acomete um grupo heterogêneo de indivíduos, criar uma definição acurada é um grande desafio. Na atualidade, o critério diagnóstico de sepse pediátrica está definido pela Conferência Internacional de Consenso da Sepse Pediátrica de 2005[2] e tem como base características clínicas em três estágios clínicos interligados: sepse como a ocorrência de uma resposta inflamatória sistêmica em vigência de uma infecção provada ou suspeita; sepse severa como a sepse com choque hemodinâmico e/ou síndrome desconforto respiratório agudo e/ou duas ou mais disfunções orgânicas; e choque séptico como a sepse com choque hemodinâmico. O Quadro 21.1 traz os critérios diagnósticos envolvidos e a Tabela 21.1 traz os valores de referência para utilização na determinação do critério de sepse nas diversas faixas etárias da população pediátrica. Esse critério é proveniente de modificações realizadas no critério de sepse da Força Tarefa sobre Sepse da SCCM/ACCM/PALS de 2002. Ao longo de quase 20 anos, muitos problemas foram identificados relativos ao diagnóstico de sepse[1-5]. Por serem definições com base na manifestação dos sinais clínicos comuns e habituais de sepse, apresentam sensibilidade e especificidade não adequadas. Existem dificuldades práticas em reconhecer adequadamente os valores de referência diagnósticos na faixa etária pediátrica, diante da variabilidade intrínseca. Uma dificuldade adicional é a sobreposição de casos identificados pelos critérios de sepse severa e choque séptico. As fragilidades desse critério avolumaram-se na literatura médica e podem ser exemplificadas: ocorrência de diagnósticos de sepse em excesso (falsos-positivos), o que resultou em desperdício de recursos em exames e tratamentos não justificados; aumento de admissões hospitalares inadequadas e de tempo de permanência hospitalar excessivo. Por outro lado, o diagnóstico precoce de sepse resultou em menor mortalidade e morbidade por choque séptico ao longo das séries temporais. A melhora do diagnóstico tornou-se, então, imperiosa. Em adultos, o critério diagnóstico SEPSE 3 surgiu na tentativa de melhorar os problemas de acurácia, comuns também na população não pediátrica, ao considerar como sepse a resposta inflamatória desregulada em vigência de infecção, o que resulta em pelo menos uma disfunção orgânica com risco de vida[6]. Enquanto este texto está sendo escrito encontra-se em elaboração um novo critério diagnóstico pediátrico de sepse, pela Task Force de Sepse Pediátrica da WFPICS, que deve refinar a sensibilidade e a especificidade diagnóstica, de modo a incorporar, provavelmente, critérios de disfunção orgânica e biomarcadores a esse novo critério[7]. Solicita-se aos leitores que se informem sobre esse novo critério, assim que ele for disponibilizado.

**Quadro 21.1 –** Definição de SRIS, sepse, sepse grave e choque séptico de acordo com os Critérios da IPSCC (2005)[2].

**SRIS***: presença de pelo menos dois dos quatro critérios seguintes, sendo que um deles deve ser a alteração de temperatura ou do número de leucócitos:

- **Temperatura central (retal, vesical, oral ou cateter central):** > 38,5 °C ou < 36 °C
- **Taquicardia:** frequência cardíaca > dois desvios-padrão acima do normal para a idade, na ausência de estímulos externos, uso crônico de medicações ou estímulo doloroso OU elevação persistente e inexplicada por período superior a 30 minutos a 4 horas OU bradicardia (para crianças < 1 ano) definida como frequência cardíaca média < percentil 10 para idade, na ausência de estímulo vagal externo, uso de bloqueadores β-adrenérgicos ou doença cardíaca congênita, ou queda persistente e não explicada por período maior que meia hora
- **Taquipneia:** frequência respiratória > dois desvios para a idade OU necessidade de ventilação mecânica para uma doença aguda não relacionada à doença neuromuscular de base ou pós-anestésico
- **Leucocitose ou leucopenia:** de acordo com a faixa etária (exceto leucopenia secundária a quimioterapia) OU > 10% de formas jovens de leucócitos

**Infecção:** infecção suspeita ou comprovada (por cultura positiva, coloração de tecido ou teste de reação de polimerase em cadeia) causada por qualquer agente OU síndrome clínica associada à alta probabilidade de infecção. Evidência de infecção inclui achados positivos no exame clínico, exame de imagem ou testes laboratoriais (p. ex.: leucócitos em líquidos estéreis, radiografia compatível com pneumonia, *rash* petequial ou purpúrico ou púrpura fulminante)

**Sepse:** SRIS na presença de, ou como resultado de, infecção suspeita ou confirmada

**Sepse grave:** sepse + disfunção cardiovascular OU síndrome do desconforto respiratório agudo (SDRA)** OU sepse + duas ou mais das demais disfunções orgânicas (renal, hematológica, neurológica, hepática)***

**Choque séptico:** sepse + disfunção cardiovascular

* Variáveis fisiológicas e laboratoriais específicas para cada faixa etária – Tabela 21.1. ** SDRA: $PaO_2/FiO_2$ < 200 mmHg, infiltrado pulmonar bilateral na radiografia de tórax, início agudo e falta de evidência de insuficiência cardíaca esquerda pulmonar. *** A definição das disfunções orgânicas é apresentada no Quadro 21.2.

SRIS: síndrome resposta inflamatória sistêmica; IPSCC: International Pediatric Sepsis Consensus Conference.

*Fonte:* Adaptado de Goldstein B et al., 2005[2].

**Tabela 21.1** – Valores de referência para diversas faixas etárias para o estabelecimento do diagnóstico de sepse[2].

| Grupo etário | FC, bpm Taquicardia | Bradicardia | FR, rpm | Contagem de leucócitos Leucócitos × $10^3/mm^3$ | PAS, mmHg |
|---|---|---|---|---|---|
| 0 a 1 semana | > 180 | < 100 | > 50 | > 34 | < 65 |
| 1 semana a 1 mês | > 180 | < 100 | > 40 | > 19,5 ou < 5 | < 75 |
| 1 mês a 1 ano | > 180 | < 90 | > 34 | > 17,5 ou < 5 | < 100 |
| 2 a 5 anos | > 140 | NA | > 22 | > 15,5 ou < 6 | < 94 |
| 6 a 12 anos | > 130 | NA | > 18 | > 13,5 ou < 4,5 | < 105 |
| 13 a < 18 anos | > 110 | NA | > 14 | > 11 ou < 4,5 | < 117 |

Valores inferiores de FC, número de leucócitos e PAS são referentes ao P5 e valores superiores de FC, FR ou número de leucócitos são referentes ao P95. NA: não aplicável; FC: frequência cardíaca; bpm: batimentos por minuto; FR: frequência respiratória; respirações por minuto; PAS: pressão arterial sistólica; P5: percentil 5; P95: percentil 95.
*Fonte:* Adaptada de Goldstein B et al., 2005[2].

Discorrer sobre incidência e prevalência da sepse no meio pediátrico expõe o leitor a uma variabilidade importante de resultados, decorrente da discrepância dos critérios diagnósticos utilizados e da ocorrência variável (população dependente), de fatores de risco diversos: a baixa idade do paciente, prematuridade, estado de desnutrição, comorbidades associadas (imunodeficiências, pacientes oncológicos, encefalopatas, cardiopatas, hepatopatas, doenças raras), a etiologia da infecção desencadeante, baixo nível socioeconômico, ausência de aleitamento materno, déficits educacional e social maternos e problemas psiquiátricos maternos são alguns dos fatores associados a uma maior incidência ou pior evolução da sepse. A Tabela 21.2 traz o resultado do trabalho de prevalência da sepse pediátrica realizado em UTIs pediátricas brasileiras, que é o mais significativo em termos brasileiros[8].

**Tabela 21.2** – Dados epidemiológicos da sepse em UTIs pediátricas no Brasil[8].

| Variável | Valor |
|---|---|
| Prevalência de sepse severa e choque séptico | 25% (95% IC: 21,6 a 28,8) |
| Mortalidade | 19,8% |
| Incidência estimada em sepses tratadas em UTIP | 74,6 casos/100.000 população pediárica |
| Número de casos estimados ao ano no Brasil | 42.374 casos |
| Número de óbitos ao ano no Brasil | 8.305 óbitos |

*Fonte:* Adaptada de Souza DC et al., 2021[8].

Qualquer agente infeccioso, independentemente da etiologia, pode desencadear uma sepse. Os mecanismos etiopatogênicos envolvidos são múltiplos e mais bem entendidos na atualidade, apesar de ainda haver lacunas importantes a serem pesquisadas e compreendidas. Seguramente, ocorre uma modulação imune dependente da interação entre características do agente infeccioso etiológico desencadeante e do hospedeiro, em termos de interação com microbioma, genômica, metabolômica e proteômica. Não é objeto deste texto discorrer sobre esses aspectos e o leitor interessado encontra revisões muito amplas para consulta se assim desejar. De maneira geral, pode-se afirmar que ocorre na sepse uma resposta desbalanceada entre as citocinas e mediadores inflamatórios, não suprimidos/regulados pelas citocinas e mediadores anti-inflamatórios. A homeostase é então prejudicada e surgem alterações fisiopatológicas que se manifestam de maneira multissistêmica. Os pontos essenciais dessas alterações são o desencadeamento direto do mecanismo de apoptose celular pela ação imune citotóxica e indireto por meio do comprometimento da relação entre a oferta e o consumo de oxigênio pelos tecidos. Se levado a termo, esses eventos podem resultar em disóxia e falência orgânica progressiva. O Quadro 21.2 apresenta os critérios para diagnóstico das disfunções orgânicas/sistêmicas relacionadas à sepse[2]. A ocorrência de choque circulatório e falência orgânica são indissociáveis e caracterizam um estágio evolutivo da sepse, denominado choque séptico. O paciente em choque séptico pode evoluir com melhora decorrente do tratamento, ou piorar progressivamente até que advém o óbito com falência orgânica múltipla[9].

**Quadro 21.2 –** Critérios para diagnóstico das disfunções orgânicas/sistêmicas relacionadas a sepse (PCCM, 2005).

**Cardiovascular:** apesar de infusão fluídica ≥ 40 mL/kg em 1 hora, persiste com:
- Hipotensão arterial (PAS < percentil 5 para idade ou PAS < 2 desvios padrão abaixo do normal para a idade)
  **Ou**
- Necessidade de medicação vasoativa para manter PA dentro dos valores normais (exceto dopamina < 5 µg/kg/min)
  **Ou**
- Duas das seguintes características de perfusão orgânica inadequada:
  - Acidose metabólica não explicada (déficit de base > 5 mEq/L)
  - Lactato arterial > 2 vezes o limite superior de normalidade
  - Oligúria (débito urinário < 0,5 mL/kg/h)
  - Tempo de enchimento capilar prolongado (> 5 segundos)
  - Diferença entre a temperatura central e periférica > 3 °C

**Respiratória**
- $PaO_2/FiO_2$ < 300 na ausência de cardiopatia congênita cianótica ou doença pulmonar pré-existente
  **Ou**
- $PaCO_2$ > 65 ou 20 mmHg acima do valor basal
  **Ou**
- Necessidade comprovada de $FiO_2$ > 50% para manter saturação de oxihemoglobina > 92% (comprovada por necessidade de aumento do fluxo após tentativa de redução)
  **Ou**
- Necessidade de ventilação mecânica não eletiva (invasiva ou não invasiva)

**Neurológica**
- Glasgow ≤ 11
- Mudança aguda do estado neurológico, com diminuição da Glasgow ≥ 3 em relação ao basal

**Hematológica**
- Plaquetas ≤ 80.000/$mm^3$ ou queda de 50% da contagem de plaquetas a partir do maior valor registrado nos últimos 3 dias (para pacientes crônicos hematológicos/oncológicos)
- INR > 2

**Renal**
- Creatinina ≥ 2 vezes o valor normal para a idade ou aumento de 2 vezes a partir de valores basais

**Hepática**
- BT ≥ 4 mg/dL
- TGP > 2 vezes o limite normal para a idade

PCCM: *pediatric critical care medicine*; PAS: pressão arterial sistêmica; $PaO_2/FiO_2$: pressão arterial parcial de oxigênio; $PaCO_2$: pressão arterial parcial de $CO_2$; INR: *international normalized ratio*; BT: bilirrubina total; TGP: transaminase glutâmico pirúvica.
*Fonte:* Adaptado de Goldstein B et al., 2005[2].

Para manejo do paciente em sepse, são definidas por sociedades médicas *guidelines* específicos para abordar o diagnóstico e o tratamento da sepse pediátrica[2,5,6,9,10]. Esses *guidelines* embasam a elaboração de protocolos institucionais, cuja aplicação é recomendada por ter ficado provado que esses protocolos resultam na identificação e no tratamento precoce dos casos mais graves, de modo a diminuir a morbidade e a mortalidade. No Brasil, a Sociedade Brasileira de Pediatria e o Instituto Latino-Americano de Sepsis sugerem a utilização do *guideline* da Surviving Sepsis Campaign específico para pediatria, publicado em 2020[9], que estruturam os protocolos de sepse de muitos hospitais brasileiros. Recomendamos a leitura desse documento para o leitor interessado em maiores detalhes. Outros *guidelines*, como ACCM/PALS, podem ser utilizados, apesar de também receberem críticas, já que limitações metodológicas são inerentes a qualquer *guideline*. A adesão a um protocolo de tratamento melhora o resultado e diminui a variabilidade nos cuidados. A Figura 21.1 apresenta um protocolo de tratamento inicial de choque séptico quanto à disponibilidade de recursos.

O diagnóstico de sepse deve ser buscado pela aplicação dos critérios diagnósticos em toda e qualquer infecção. Considere sempre os diagnósticos diferenciais com outros tipos de choque hemodinâmico,

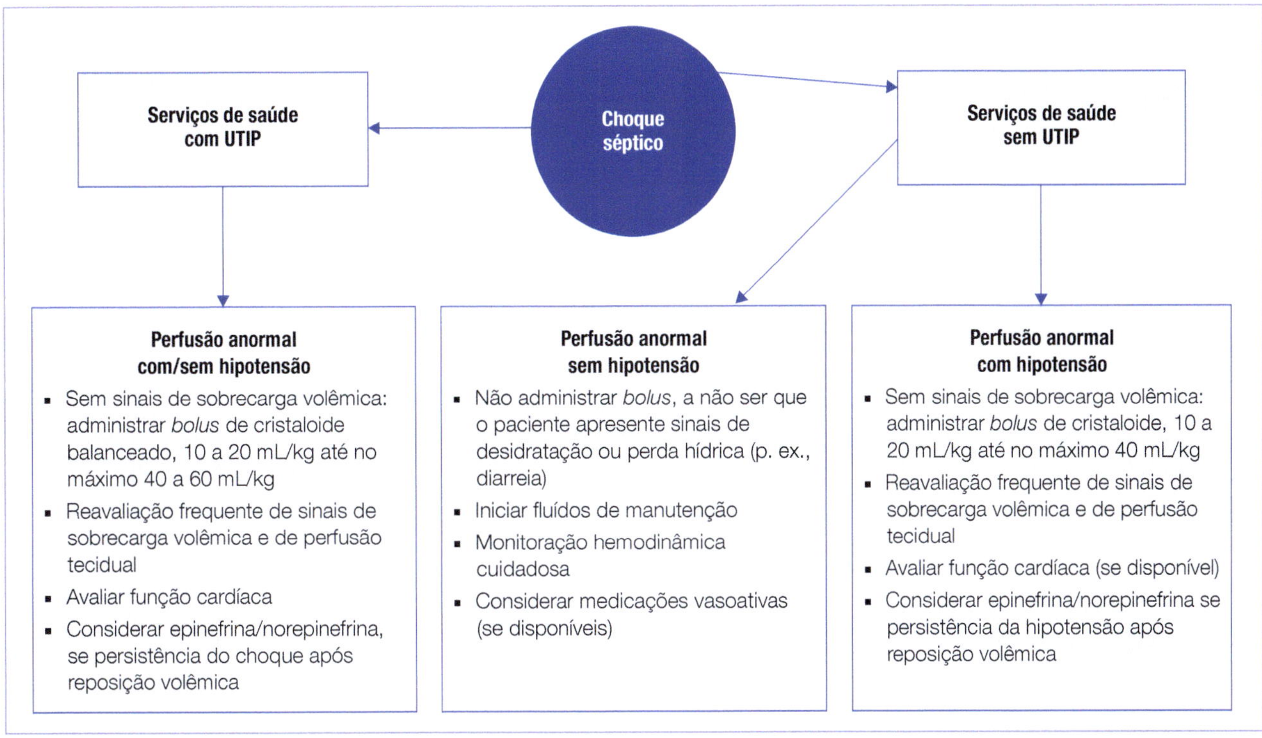


**Figura 21.1 –** Fluxograma de reposição volêmica no choque séptico de acordo com a disponibilidade de recursos e quadro clínico[5].
UTIP: Unidade de Terapia Intensiva Pediátrica.
*Fonte:* Adaptada do Departamento Científico de Terapia Intensiva (2019-2021)[5].

alterações hormonais graves (eixos adrenal e tireoide) e doenças metabólicas raras. Em crianças no primeiro ano de vida, considere a presença de imunodeficiências congênitas, quando na ocorrência de um choque séptico. Se o diagnóstico de sepse estiver presente, urge começar o tratamento o mais rápido possível. O tratamento com antibioticoterapia deve ser iniciado, no máximo, na primeira hora após o diagnóstico e pode ser dividido didaticamente em tratamento da infecção subjacente e tratamento de suporte. Na prática clínica, esses dois aspectos devem ser realizados simultaneamente.

A infecção desencadeante da sepse precisa ser diagnosticada e tratada de maneira adequada. É fundamental determinar com rigor e sem dúvidas qual é o sítio infeccioso associado à sepse. Uma anamnese e exame físico bem realizados, associado com a comprovação da infecção por métodos diagnósticos laboratoriais e de imagem, são fundamentais. A tentativa de identificar o agente etiológico por meio de métodos de reação de amplificação de DNA, ou por cultura quantitativa de secreções com antibiograma com MIC, ou sorologias nos casos de sepse viral, permite que o tratamento possa ser direcionado de maneira eficaz. A antibioticoterapia inicial deve ser feita com drogas de largo espectro adequadas para a etiologia suspeita e deve ser modificada sem perda de poder terapêutico após a identificação laboratorial dos agentes. De maneira ideal, as culturas de sangue e fluídos devem ser obtidas antes da administração do antibiótico, ainda na primeira hora, permitindo-se atraso até a 3ª hora na sepse sem choque. No caso de ser impossível realizar essa coleta, o antibiótico tem preferência sobre a coleta. O tempo de tratamento depende da evolução clínica, sendo individual para cada paciente. Os níveis séricos dos antibióticos devem ser mantidos dentro de valores normais para aqueles antibióticos que disponham dessa monitorização. As infecções decorrentes de coleções e abscessos, assim como as infecções associadas a cateteres e dispositivos, precisam da antibioticoterapia de medidas de drenagem e limpeza, ou troca de cateteres e dispositivos, respectivamente.

O tratamento de suporte é amplo e envolve todos os sistemas orgânicos, na medida das disfunções observadas, e deve ser feito de maneira ideal, por médicos intensivistas pediátricos capacitados a tratar esse tipo de paciente. É importantíssimo determinar o estado hemodinâmico do paciente em sepse. Isso se faz pela avaliação da pressão arterial, estado de perfusão tecidual (nível de consciência, débito urinário e tempo de enchimento capilar), pela comprovação de alteração metabólica (acidemia e lactato arterial). Apesar de não haver recomendação formal pela dosagem e estratificação pelos valores de lactato, na suspeita de choque séptico, sempre que possível, deve ser colhido, já que há referência de associação entre má evolução e níveis entre 2 e 4 mmol/L.

Ainda na primeira hora de tratamento, nos casos de choque presente[5,9,11], indica-se a ressuscitação fluídica com solução cristaloide balanceada e tamponada, bem como a seleção de drogas vasoativas segundo o exposto na Figura 21.2. Deve-se atentar aos volumes infundidos para evitar a sobrecarga hídrica, que é deletéria para o organismo, o que impõe dificuldades adicionais (edema pulmonar, síndrome compartimental abdominal, piora do desequilíbrio oferta e consumo de oxigênio na microcirculação), e está associada com maior mortalidade. Lembramos que, na ausência de um acesso central, a ressuscitação fluídica e a infusão de drogas vasoativas devem ser iniciadas por acesso intraósseo ou acesso periférico, e essas etapas não devem ser retardadas. No choque refratário, pode ser necessária, na dependência da avaliação do estado hemodinâmico, a associação de vasopressina, milrinone ou levosimedam.

A corticoterapia no choque refratário não tem recomendação nem contra ou a favor até o presente momento, apesar de ser utilizada com frequência na prática clínica. As indicações específicas são: choque séptico associado à exposição aguda ou crônica aos corticoides; distúrbios do eixo hipotálamo-hipófise-adrenal; endocrinopatias relacionadas ao cortisol; recentemente tratados com cetoconazol ou etomidato.

0 minuto

Reconhecer diminuição da consciência e perfusão
Iniciar cateter de alto fluxo de $O_2$ e estabelecer acesso IO/IV (PALS)

- UTIP +: 10 a 20 mL/kg até 40 a 60 mL na 1ª hora
- Descontinuar se aparecerem sinais de sobrecarga de volume
- Sem UTIP e sem hipotensão: NÃO fazer *bolus*. Iniciar manutenção
- Sem UTIP e com hipotensão: 10 a 20 mL/kg até 40 mL/kg até 40 mL/kg na 1ª hora com titulação de SS para avaliar débito cardíaco. Parar se houver sobrecarga
- Começar antibiótico

Iniciar adrenalina 0,05 a 0,3 µg/kg/min IV periférico/IO, preferencialmente,
Use atropina/cetamina IV/IO/IM se preciso para acesso venoso e via aérea

**Choque refratário a fluido?**
**Choque resistente à catecolamina**

60 minutos

Titular adrenalina 0,05 a 0,3 µg/kg/min – sinais de baixo débito cardíaco
Titular norepinefrina: 0,05 µg/kg/min – hipotensão

Se risco de insuficiência adrenal absoluta – considerar hidrocortisona
Usar ultrassonografia para direcionar fluido, inotrópico, vasopressor, vasodilatador
Objetivo: PP nl (55 + 1,5 x idd anos), $SvcO_2$ > 70% e IC entre 3,3 e 6,0 L/min/m²

**Figura 21.2 –** Protocolo tratamento inicial (primeiros 60 minutos) da criança em choque séptico[5].
IO: intraósseo; IV: intravenoso; PALS: *pediatric advanced life support*; UTIP +: presença de unidade de terapia intensiva pediátrica; PP: pressão de perfusão; $SvcO_2$: saturação venosa central de oxigênio; IC: índice cardíaco.
*Fonte:* Adaptada do Departamento Científico de Terapia Intensiva (2019-2021)[5].

O paciente precisa ser avaliado na admissão e diariamente quanto à ocorrência de disfunção orgânica. Se necessário, tratamento específico de suporte precisa ser indicado. Suporte ventilatório e terapia de substituição renal devem ser instituídos conforme as indicações. Transfusão de hemoderivados seguem as indicações relativas à anemia aguda do paciente crítico ou presença de coagulopatia de consumo com sangramento. Não se faz profilaxia mecânica ou farmacológica para trombose. Não se controla nível glicêmico com insulina, exceto se diabético. Manter glicemia abaixo de 180 mg/dL com a titulação da velocidade de infusão de glicose. Manter calcemia dentro dos valores de normalidade. Iniciar nutrição enteral precoce sempre que possível e não fazer profilaxia de sangramento gástrico e uso rotineiro de procinéticos. Descontinuar nutrição parenteral em até 7 dias. Nutrição enteral não é contraindicada em choque séptico após a estabilização, ou no período de retirada de drogas vasoativas. Uso de Imunoglobulinas IV e realização de plasmaferese ou ECMO seguem indicações muito específicas e estão sujeitas à disponibilidade de serviço.

Na ausência de melhora com o tratamento adequado, torna-se imperiosa a necessidade de descartar reinfecções em ambiente hospitalar, infecção relacionada a cateteres ou corrente sanguínea, abscessos em cavidades ou vísceras, desenvolvimento de endocardite. O diagnóstico diferencial inclui alterações hematológicas e imunológicas que podem ser desencadeadas pela sepse e perpetuar um estado hiperinflamatório (síndrome ativação macrofágica, microangiopatia trombótica e fenótipos inflamatórios de sepse), o que torna necessária a colaboração de hematologistas e imunologistas.

## REFERÊNCIAS BIBLIOGRÁFICAS


1. Pediatric and neonatal sepsis and inflamation. Editorial. Pediatric Research. 2022;91:267-269.
2. Goldstein B, et al. International pediatric sepsis consensus conference: definitions for sepsis and organ dysfunction in pediatrics. Pediatr Crit Care Med. 2005 Jan;6(1):2-8.
3. Eisenberg MA & Balamuth F. Pediatric sepsis screening in US hospitals. Pediatric Research. 2022;91:351-358.
4. Carrol ED, et al. Operationalizing appropriate sepsis definitions in children worldwide: considerations for the pediatric sepsis definition taskforce. www.pccmjournal.org. Published online 2023;24(6).
5. Departamento Científico de Terapia Intensiva (2019-2021). Novas Diretrizes do SSC 2020 para o Tratamento da Sepse e Choque Septico em Pediatria. Sociedade Brasileira de Pediatria. Documento Científico n. 6, de 12 de fevereiro de 2021. 7p.
6. Singer M, et al. The Third International Consensus Definitions for Sepsis and Septic Shock (Sepsis-3). JAMA. 2016 February 23; 315(8):801-810.
7. Wong HR. Pediatric sepsis biomarkers for prognostic and predictive enrichment. Pediatric Researc. 2022;91:283-288.
8. Souza DC, et al. The epidemiology of sepsis in paediatric intensive care units in Brazil (the Sepsis PREvalence Assessment Database in Pediatric population, SPREAD PED): an observational study. Lancet Child Adolesc Health. 2021 Dec;5(12):873-881.
9. Weiss SL, et al. Surviving sepsis campaign international guidelines for the management of septic shock and sepsis-associated organ dysfunction in children. Intensive Care Med. 2020;46(Suppl 1):S10-S67.
10. Fluxograma do tratamento sepse pediátrica. Disponível em: https://ilas.org.br/wp-content/uploads/2023/08/redesenho-diretrizes_v5.pdf. Acesso em: 15 out. 2023.
11. Ranjit S, et al. Haemodynamic support for paediatric septic shock: a global perspective. Disponível em: www.thelancet.com/child-adolescent Published online June 21, 2023.

# Doenças Exantemáticas – Diagnóstico

22

*Silvia Regina Marques*

## DEFINIÇÃO

A doença exantemática pode ser definida como a doença infecciosa sistêmica em que as manifestações cutâneas (exantemas) acompanham o quadro clínico do paciente, sendo um dado fundamental para o diagnóstico.

Exantemas são erupções geralmente avermelhadas que aparecem na pele devido à dilatação dos vasos sanguíneos ou inflamação.

Algumas doenças não infecciosas, como as reações de hipersensibilidade a drogas, à picada de insetos, à queimadura solar ou algumas colagenoses podem apresentar lesões de pele passíveis de confusão com as doenças exantemáticas.

O aspecto dessas manifestações em relação à distribuição e evolução, bem como sinais e sintomas que a precedem ou acompanham e a história epidemiológica podem ser característicos e auxiliam no diagnóstico da doença[1,2].

## AGENTES ETIOLÓGICOS

Muitos dos agentes etiológicos determinantes das doenças infecciosas sistêmicas estão relacionados a manifestações cutâneas (Quadro 22.1). A identificação do agente etiológico nas doenças exantemáticas é difícil, pois o mesmo agente pode determinar grande diversidade de manifestações cutâneas e, por outro lado, uma mesma manifestação cutânea pode ser determinada por diversos agentes etiológicos. A maior parte dos exantemas em crianças associados à febre é de origem viral porém, doenças causadas por bactérias, fungos, parasitas e intoxicações medicamentosas ou alimentares podem apresentá-lo.

Alguns exantemas são bastante característicos, como o sarampo, a varicela e a escarlatina. Outros, entretanto, apresentam características comuns a várias doenças, como enteroviroses, sarampo atípico, febre maculosa, candidíase sistêmica, estafilococcias, infecções pelo parvovírus B19, entre outras.

Com o diagnóstico de novos agentes infecciosos no nosso meio, como o coronavírus 2 da síndrome respiratória aguda grave (SARS-CoV-2), os arbovírus, zika e chikungunya e o vírus *monkeypox*, as doenças causadas por esses agentes devem ser lembradas no diagnóstico diferencial dos exantemas[3-6].

Os microrganismos podem produzir lesões na pele por sua ação direta sobre a epiderme, derme, estruturas vasculares ou extravasculares locais, pela liberação de seus produtos tóxicos (endotoxinas), como na meningococcemia, pela combinação desses dois mecanismos ou pela indução de resposta imunológica e/ou inflamatória (Figura 22.1).

Na meningococcemia, por exemplo, a bactéria pode ser isolada do raspado das lesões e as lesões necróticas são resultado da ação da endotoxina, lipopolissacarídio (LPS), induzindo depósitos de fibrina na microvasculatura, com lesão do endotélio, coagulação intravascular disseminada, trombose e necrose hemorrágica da pele[7].

Na escarlatina, o exantema também decorre da ação das toxinas liberadas na circulação pelos estreptococos, localizados na orofaringe[8].

Na infeção por SARS-CoV-2, as manifestações cutâneas representam uma resposta imune a moléculas virais ou à vasculite e vasculopatia trombótica, secundárias a consequências sistêmicas causadas pelo vírus. Pode ter múltiplas apresentações, morbiliforme, varicela-*like*, purpúricas/petequiais ou urticariformes[9].

**Quadro 22.1** – Doenças infecciosas associadas a exantema.

| Virais | Bacterianas | Fúngicas | Outras |
|---|---|---|---|
| Sarampo | Estreptococcias | Candidíase sistêmica | Psitacose |
| Rubéola | Estafilococcias | Criptococose | Pneumonia por *Mycoplasma* |
| Exantema súbito | Listeriose | Histoplasmose | Febre maculosa |
| Exantema infeccioso | Leptospirose | Coccidioidomicose | Malária |
| Enteroviroses | Febre tifoide | | Toxoplasmose |
| Adenoviroses | Sífilis congênita e secundária | | |
| Dengue | Hanseníase | | |
| Zika | Doença da mordida do rato | | |
| Chikungunya | Difteria cutânea | | |
| Citomegalovirose | Meningococcemia | | |
| Mononucleose | Bartonelose | | |
| Hepatite B | Brucelose | | |
| Infecção pelo HIV | Doença do legionário | | |
| Febre amarela | Tuberculose cutânea | | |
| VVZ | Sepse por pneumococos | | |
| Herpes simples | Sepse por *H. influenzae* | | |
| Varíola do macaco | Febre purpúrica brasileira | | |
| *Influenza* | Faringite por *Arcanobacterium haemolyticum* | | |
| VSR | Endocardite bacteriana | | |
| Parainfluenza | | | |
| Rinovírus | | | |
| Parvovírus | | | |
| Coronavírus | | | |

HIV: vírus da imunodeficiência humana; VSR: vírus sincicial respiratório; VVZ: vírus varicela-zóster.
*Fonte:* Adaptado de Marques SR, Succi RCM[1].

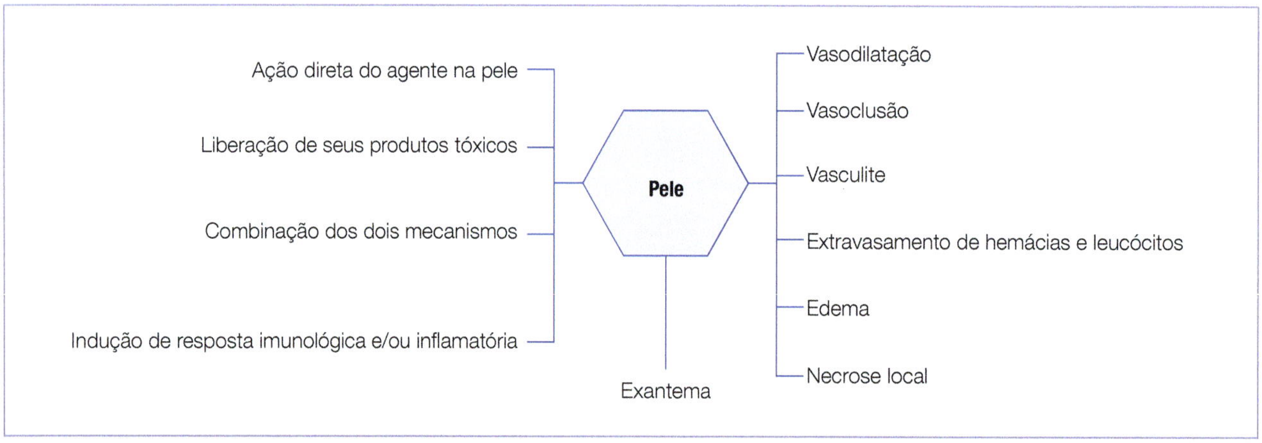


**Figura 22.1** – Fisiopatogia do exantema.
*Fonte:* Adaptada de Marques SR, Succi RCM[1].

De uma maneira geral, os efeitos, tanto de microrganismos quanto de suas toxinas ou resposta inflamatória do hospedeiro, traduzem-se por vasodilatação, vasoclusão, vasculites, extravasamento de hemácias e leucócitos, edema e necrose local. Surgem daí as diferentes apresentações dos exantemas, como maculopapular, papulovesicular, petequial ou purpúrico, urticariforme, nodular ou ulcerativo.

## CARACTERÍSTICAS

A princípio, deve-se observar detalhadamente a característica da lesão elementar do exantema, procurando identificá-la (Figura 22.2):

- **Mácula:** lesão plana, não palpável e circunscrita.
- **Pápula:** lesão firme e elevada, palpável, com bordas nítidas e diâmetro menor que 1 cm.

- **Vesícula:** lesão papular preenchida por líquido claro, menor que 1 cm de diâmetro.
- **Pústula:** elevação papular semelhante à vesícula com conteúdo purulento de 1 cm de diâmetro.
- **Petéquia:** lesão hemorrágica que não desaparece à digitopressão, não maior que poucos milímetros.
- **Púrpura:** lesão hemorrágica que não desaparece à digitopressão, maior que 1 cm.
- **Nódulo:** lesão papular firme maior que 1 cm que se estende na derme ou no tecido subcutâneo.

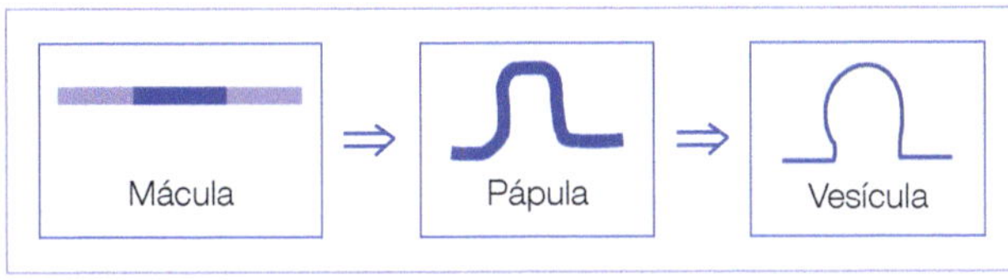


**Figura 22.2** – Lesões elementares do exantema.
*Fonte:* Adaptada de Marques SR, Succi RCM[1]

## CLASSIFICAÇÃO

Podemos classificar os exantemas em quatro grupos: maculopapular, papulovesicular, petequial ou purpúrico e nodular ou ulcerativo.

## Exantema maculopapular

É a manifestação cutânea mais comum nas doenças infecciosas sistêmicas (Figura 22.3). Os vírus são os agentes infecciosos mais frequentemente associados a esse tipo de exantema, porém doenças causadas por bactérias (febre tifoide, brucelose, sífilis), parasitas (toxoplasmose), riquétsias (febre maculosa), micoplasma e intoxicações medicamentosas ou alimentares podem apresentá-lo.

Esse grupo de exantema pode ser subdividido em:

### ▪ Morbiliforme

Constituído de pequenas maculopápulas eritematosas (3 a 10 mm), avermelhadas, lenticulares ou numulares, com pele sã de permeio, podendo confluir. É o exantema típico do sarampo, porém pode estar presente na rubéola, no exantema súbito, nas enteroviroses (Echo e Coxsackie), riquetsioses (tifo exantemático, murino e febre maculosa), dengue, leptospirose, toxoplasmose, hepatite viral, mononucleose infecciosa, síndrome de Kawasaki e reações medicamentosas (antibióticos beta-lactâmicos, relaxantes musculares usados em anestesia, sulfonamidas) (Figura 22.3A).

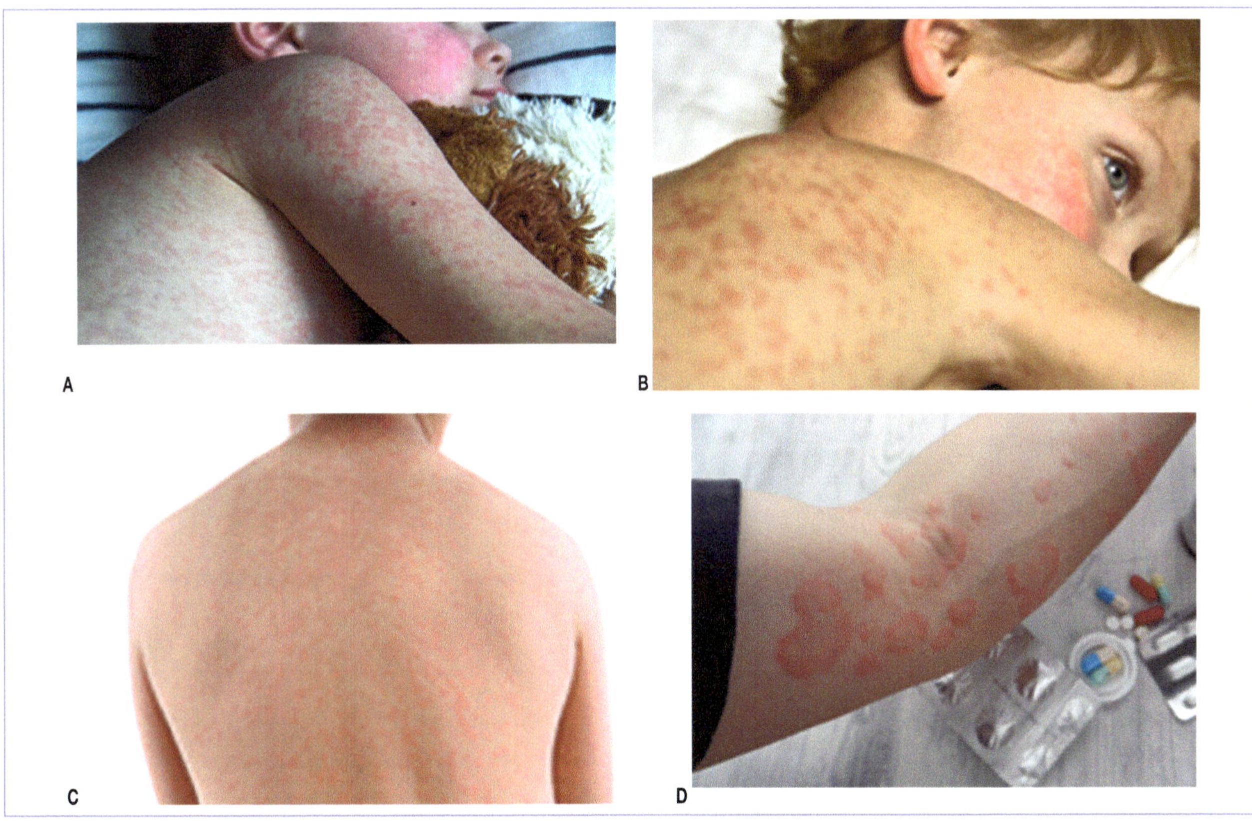


**Figura 22.3** – Exantemas maculopapulares. **A.** Morbiliforme. **B.** Rubeoliforme. **C.** Escarlatiniforme. **D.** Urticariforme.
*Fonte:* www.istockphoto.com/br.

### ▪ Rubeoliforme

Exantema semelhante ao morbiliforme, porém de coloração rósea, com pápulas pouco menores (Figura 22.3B).

É o exantema presente na rubéola, enteroviroses (Echo e Coxsackie), dengue, viroses respiratórias (adenovírus e parainfluenza) e *Mycoplasma*.

### ▪ Escarlatiniforme

Constitui-se de eritema difuso, puntiforme (micropapular), vermelho-vivo, sem solução de continuidade, poupando a região perioral, e áspero (sensação de lixa). É a erupção típica da escarlatina, porém pode ser observada na rubéola, síndrome de Kawasaki, dengue, reações medicamentosas (intoxicação por mercúrio, ouro ou arsênico, hipersensibilidade ao quinino, atropina e sulfonamidas), miliária e queimaduras solares (Figura 22.3C).

### ▪ Urticariforme

Caracteriza-se por uma erupção papuloeritematosa, de contornos irregulares. É mais típica em algumas reações medicamentosas, alergia alimentar, mononucleose infecciosa, malária e em algumas coxsackioses (Figura 22.3D).

## Exantema papulovesicular

Caracteriza-se pela presença de pápulas e de lesões elementares de conteúdo líquido (vesicular). É comum a transformação sucessiva de maculopápulas em vesículas, vesicopústulas, pústulas e crostas (Figura 22.4).

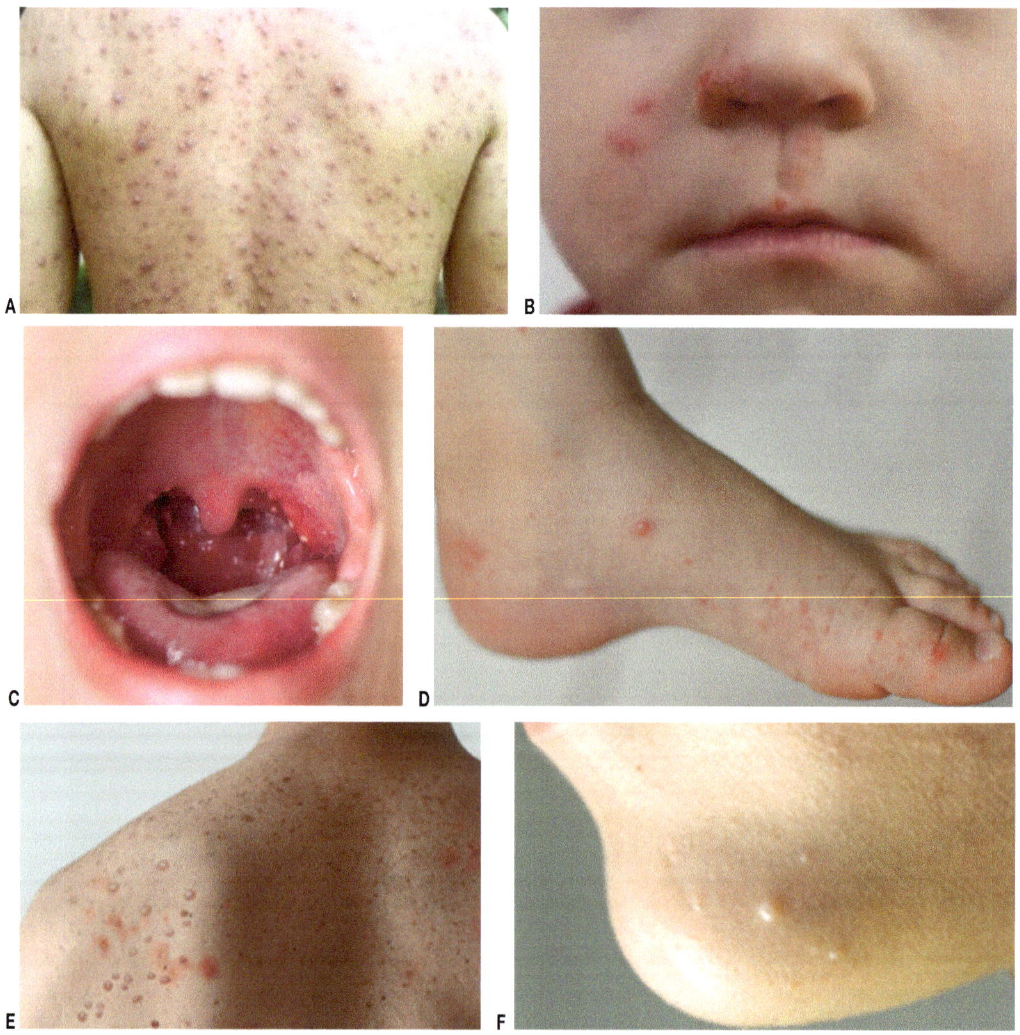

**Figura 22.4** – Exantema papulovesicular. **A.** Varicela. **B.** Impetigo. **C** e **D.** Síndrome mão-pé-boca. **E.** Varíola do macaco. **F.** Molusco contagioso.
*Fonte:* www.istockphoto.com/br.

Pode ser localizado (herpes simples e zóster) ou generalizado (varicela, varíola, impetigo, estrófulo, enteroviroses (doença mão-pé-boca), dermatite herpetiforme, molusco contagioso, brucelose, tuberculose, candidíase sistêmica).

### Exantema petequial ou purpúrico

Resulta de alterações vasculares (extravasamento de hemácias) com ou sem distúrbios de plaquetas e de coagulação. Esse tipo de exantema pode estar associado a infecções potencialmente graves, como meningococcemia, septicemias bacterianas, febre purpúrica brasileira, febre maculosa, dengue. Está presente também em outras infecções como citomegalovirose, rubéola, enteroviroses (Coxsackie A9 e B3 e Echovírus 9 e 4), sífilis, síndrome luva-meia papular purpúrica (parvovírus B19) e em reações por drogas (sulfonamidas, penicilinas, hidantoínas e alopurinol) (Figura 22.5).

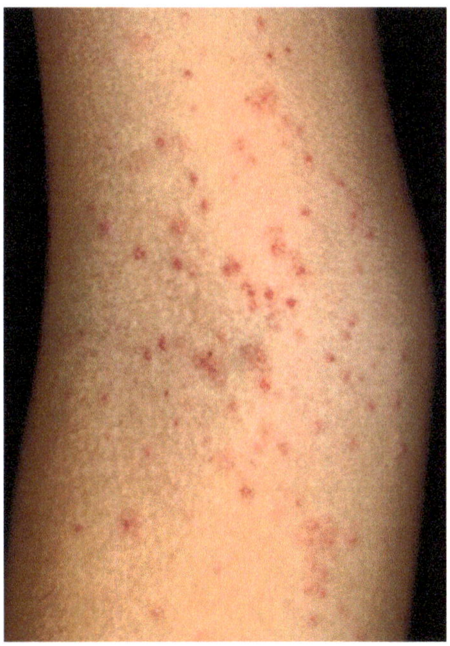

**Figura 22.5 –** Exantema petequial.
*Fonte:* www.istockphoto.com/br.

### Exantema nodular ou ulcerativo

Ocorre mais raramente em algumas infecções bacterianas (hanseníase, tuberculose cutânea), por clamídia (psitacose) ou fúngicas (candidíase sistêmica, histoplasmose, esporotricose).

## DIAGNÓSTICO DIFERENCIAL (QUADRO 22.2)

O diagnóstico diferencial de doenças exantemáticas, principalmente entre as doenças imunes passíveis de prevenção, é geralmente difícil, como se observa após a utilização das vacinas contra o sarampo, rubéola, varicela e doença meningocócica.

A caracterização imediata das doenças exantemáticas nem sempre é fácil, pois as manifestações cutâneas podem ser tão semelhantes entre si que o diagnóstico só é definido tardiamente, por meio de exames laboratoriais.

Felizmente, a grande maioria d as doenças exantemáticas tem evolução benigna na infância e o atraso no diagnóstico não acarreta, necessariamente, prejuízo ao paciente. Em algumas situações, entretanto, o diagnóstico precoce precisa ser considerado e medidas profiláticas e/ou terapêuticas instituídas, evitando problemas mais sérios ao paciente, à família e à comunidade.

Assim, por exemplo, o diagnóstico tardio de meningococcemia, febre hemorrágica da dengue ou da febre maculosa, sem a pronta introdução da terapia, pode acarretar em uma evolução fatal ou a disseminação da doença para a comunidade. Em gestante exposta a uma doença exantemática é fundamental que se afaste o diagnóstico de rubéola ou parvovirose. As doenças como o sarampo, a varicela, vírus *monkeypox* e o SARS-CoV-2, com rápida disseminação em ambientes fechados (creches e hospitais) requerem diagnóstico precoce e a pronta instituição de medidas profiláticas e de isolamento, para a proteção dos suscetíveis. Algumas doenças de notificação compulsória, como o sarampo, a meningococcemia, a febre purpúrica brasileira, a leptospirose e a febre tifooide, necessitam da suspeita diagnóstica precoce para que medidas de saúde pública sejam tomadas visando a proteção da comunidade. Nas faringoamigdalites que se acompanham de exantema, como na escarlatina, síndrome mono-*símile* (vírus Epstein-Barr – EBV, citomegalovírus – CMV) e infecção pelo *Arcanobacterium haemolyticum*, é importante tentar obter o diagnóstico etiológico, uma vez que o aspecto do exantema (escarlatiniforme) é comum entre eles, porém a conduta terapêutica diferente[10].

Como o diagnóstico de certeza só pode ser feito mediante o isolamento do agente etiológico em cultura e/ou viragem sorológica com aumento de títulos dos anticorpos séricos na convalescença, é necessária a exploração minuciosa dos dados de anamnese, aspecto do exantema e sinais e sintomas característicos e/ou patognomônicos que o acompanham.

**Quadro 22.2** – Características clínicas de algumas doenças exantemáticas.

| Doença | Faixa etária | Pródromos | Exantema | Sinais característicos |
|---|---|---|---|---|
| **Sarampo clássico** | Pré-escolar e escolar | 4 dias: febre; rinorreia; conjuntivite; tosse | Morbiliforme; confluente; descamação fina e furfurácea | Manchas de Koplik |
| **Sarampo modificado** | Adolescente e adulto<br>Vacinação prévia | Tosse; coriza; febre discreta | Não confluente | Pode ou não aparecer manchas de Koplik<br>Ocorre em vacinados |
| **Rubéola** | Escolar e adulto jovem | 1 a 4 dias: febre baixa; adenomegalia<br>Em crianças podem ser ausentes | Não confluente; sem descamação<br>Maculopapular centrífugo | Linfadenopatia cervical posterior e retroauricular (sinal de Theodor)<br>Petéquias em palato (manchas de Forscheimer)<br>Artralgia e artrite |
| **Exantema súbito Herpes-6 e 7** | 6 a 12 meses | 3 a 4 dias: febre alta; irritabilidade | Maculopapular fugaz | Cede a febre e aparece o exantema |
| **Eritema infeccioso Parvovírus B19** | 5 a 12 anos | Febre geralmente ausente ou febrícula | Maculopapular recorrente | "Face esbofeteada"<br>Evolução bifásica |
| **Viroses respiratórias (parainfluenza 1, 2 e 3; VSR; rinovírus; adenovírus e *influenza* A e B)** | Pré-escolar | Sintomas respiratórios e otite média | Maculopapular | Geralmente confundido com alergia à amoxacilina |
| **Enteroviroses (não pólio)** | < 2 anos | Variável: febre e faringite | Variável: maculopapular; vesicular; urticariforme; petequial. Ocorre em 5% a 50% das infecções | Variável |
| **Mononucleose infecciosa** | > 2 anos, adolescentes | – | Variável<br>Exantema ocorre em 10% a 20% dos casos (> 50% se usar ampicilina) | Tríade: amigdalite membranosa, adenopatia e febre prolongada |
| **Dengue** | Qualquer | 1 a 5 dias: febre; rinite | Recrudescente; descamação fina<br>Petequial ou purpúrico no 2° ataque | – |
| **Zika** | Qualquer faixa etária<br>Mulheres em idade fértil<br>Síndrome congênita | Febre baixa (< 38,5 °C) ou ausente | Exantema pruriginoso e maculopapular, de início precoce | Conjuntivite não purulenta; cefaleia; artralgia e mialgia |
| **Chikungunya** | Qualquer faixa etária | Febre de início súbito > 38,5 °C, artralgia e/ou artrite | Exantema maculopapular e papulovesicular ou bolhosa em < 6 meses | |

*(Continua)*

**Quadro 22.2** – Características clínicas de algumas doenças exantemáticas. (*Continuação*)

| Doença | Faixa etária | Pródromos | Exantema | Sinais característicos |
|---|---|---|---|---|
| **Escarlatina** | Pré-escolar e escolar | 12 a 24 horas: febre alta; dor de garganta; adenomegalia | Micropapular; áspero; "pele em lixa"; descamação lamelar | Amigdalite purulenta<br>Língua em framboesa<br>Sinais de pastia e de Filatov |
| **Meningococcemia** | Pré-escolar e escolar | 1 a 2 dias: febre; sintomas respiratórios superiores; vômitos | Petequial/purpúrico | Com ou sem meningite |
| **Leptospirose** | > 10 anos | 1 a 3 dias: febre; mialgias; dor abdominal | Maculopapular, petequial ou purpúrico | Icterícia; insuficiência renal |
| **Febre tifoide** | Qualquer | Febre; dor abdominal | Lesões em número de 10 a 20 no tronco | Diarreia; esplenomegalia |
| **Exantema associado à faringite por *Arcanobacterium haemolyticum*** | Adolescente | Faringite exsudativa | Eritema maculopapular em tronco e extremidades<br>Microvesículas e petéquias nas palmas das mãos e plantas dos pés | Pode manifestar-se com faringite leve até quadros de difteria-*símile* e septicemia |
| **Síndrome de Kawasaki** | 1 a 4 anos | 3 a 4 dias: febre alta; adenopatia cervical; conjuntivite | Qualquer maculopapular de início no tronco; descamação lamelar | Alterações mucosas<br>Edema nas mãos e pés<br>Comprometimento articular<br>Complicações cardiovasculares (aneurisma de coronária) |
| **Toxoplasmose** | Qualquer | – | Maculopapular | Linfadenopatia<br>Coriorretinite<br>Esplenomegalia |
| **Febre maculosa** | Pré-escolar e escolar | 3 a 4 dias: febre; cefaleia; mialgia | Purpúrico | Acomete palmas das mãos e plantas dos pés |
| ***Mycoplasma pneumoniae*** | Adolescente e escolar | Sintomas respiratórios; pneumonia | Eritemata maculopapular; confluente em tronco e dorso | – |
| **Exantema laterotorácico unilateral ou periflexural assimétrico** | 2 a 3 anos | Febre; rinofaringite; conjuntivite e diarreia | Eczematoso ou escarlatiniforme axilar unilateral ou envolvendo dobra (inguinal e coxa) | – |
| **Pseudo-angiomatose eruptiva** | – | Sintomas respiratórios | Poucas lesões papulosas vermelho-brilhantes (hemangioma-*símile*) | – |
| **Síndrome luva-meia papular purpúrica** | Adolescente | Febre; aftas em mucosa oral | Início súbito<br>Lesões eritematopapulosas seguidas de petéquias e púrpuras em mãos e pés, bem demarcadas | – |

(*Continua*)

**Quadro 22.2 –** Características clínicas de algumas doenças exantemáticas. (*Continuação*)

| Doença | Faixa etária | Pródromos | Exantema | Sinais característicos |
|---|---|---|---|---|
| **Síndrome do choque tóxico estafilocócico** | Qualquer idade, mais em mulheres jovens | Febre; mialgias; vômitos | Descamação em palmas das mãos e plantas dos pés | – |
| **Varicela** | 5 a 9 anos | 1 a 2 dias ou ausente | Polimorfismo maculopapular regional; distribuição centrípeta; atinge mucosas e couro cabeludo | Lesões centrípetas<br>Evolução em surtos |
| **Herpes-zóster** | > 10 anos | 2 a 3 dias: fenômenos parestésicos; febre | Acomete um dermátomo; unilateral; maculopapular | Hiperestesia cutânea |
| **Varíola (vírus *monkeypox*)** | Qualquer | 2 a 4 dias: febre alta; cefaleia | Isomorfismo maculopapularvesicular regional; distribuição centrífuga | – |
| **Eczema herpético e vacinal** | < 1 ano | – | Vesículas sobre eczema precedente; não compromete mucosas e couro cabeludo | – |
| **Herpes simples** | Qualquer | 1 a 2 dias: febre | Papulovesicular; distribuição localizada ou disseminada sobre a pele lesada | – |
| **HIV (infecção primária)** | Qualquer | Febre; dor de garganta; linfadenopatia e mialgia | Maculopapular, principalmente em tronco e face; não confluente; enantema no palato | Úlceras orais, genitais e anais podem estar presentes |

HIV: vírus da imunodeficiência humana; VSR: vírus sincicial respiratório.
*Fonte:* Adaptado de Marques SR, Succi RCM[1].

## IMPORTÂNCIA DA ANAMNESE E DO EXAME CLÍNICO

Alguns aspectos devem ser considerados durante a execução da anamnese:

### Faixa etária

Certas doenças são mais frequuentes em determinadas faixas etárias. Assim, entre adolescentes e adultos jovens, são mais comuns a rubéola, o sarampo modificado, *Mycoplasma pneumoniae*, leptospirose, síndrome luva-meia papular purpúrica, sífilis secundária e mononucleose infecciosa. Na faixa etária pré-escolar e escolar, o sarampo clássico, o eritema infeccioso, a escarlatina, a febre maculosa. Em menores de 5 anos, a síndrome de Kawasaki, as enteroviroses; e no lactente, o exantema súbito.

### Procedência

Algumas regiões são endêmicas para certas doenças ou detêm seu vetor transmissor, como, por exemplo, a dengue, zika e chikungunya. Certas situações ambientais ou climáticas, como as chuvas e enchentes, favorecem a ocorrência de leptospirose. Também devem ser investigadas viagens recentes, contato com animais e hábitos rurais.

### Antecedentes imunitários

A maioria das doenças e/ou aquelas preveníveis por vacina (sarampo, rubéola, varicela e SARS-CoV-2) devem ser afastadas no diagnóstico diferencial quando o paciente já apresentou a doença anteriormente ou está adequadamente imunizado, devendo-se, sempre que possível, investigar sorologicamente essas e outras doenças com quadros semelhantes.

### Fontes de contágio

A investigação sobre contato prévio domiciliar, creche ou escola com pacientes portadores de doenças infectocontagiantes e exantemáticas pode auxiliar no diagnóstico do paciente, considerando-se o respectivo período de incubação.

### Uso de medicamentos

Várias drogas podem determinar reações de hipersensibilidade com quadros de erupções exantemáticas que podem ser confundidas com quadros infecciosos, como as reações a brometos, iodetos, barbitúricos, hidantoinatos, anti-inflamatórios e antimicrobianos[11].

### Exposição a doenças sexualmente transmissíveis

Com manifestações cutâneas na fase aguda, como na infecção primária pelo vírus da imunodeficiência humana (HIV), vírus *monkeypox*, ou tardia, como na sífilis secundária, podem ajudar o diagnóstico[12].

## MANIFESTAÇÕES PRODRÔMICAS

A investigação cuidadosa dos sinais ou sintomas que precedem o exantema pode auxiliar no diagnóstico da doença. Assim, observam-se manifestações catarrais (rinorreeia, tosse e conjuntivite) e febre, 4 dias antes do exantema no sarampo; temperatura elevada por 3 a 4 dias seguida de queda em lise antes do aparecimento do *rash* no exantema súbito; manifestações respiratórias leves, com adenomegalia retroauricular e suboccipital na rubéola; febre alta de início abrupto, associada a cefaleia, prostração, mialgia, dor retro-ocular, exantema maculopapular, com ou sem prurido, na dengue; febre elevada acompanhada de vômitos e irritabilidade, seguida de exantema petequial ou purpúrico na meningococcemia, entre outros. Algumas doenças exantemáticas podem não ser precedidas de pródromos, como eritema infeccioso, varicela, enteroviroses, herpes simples, mononucleose infecciosa, toxoplasmose.

## EXAME FÍSICO

Deve ser realizado com o paciente totalmente despido, de preferência sob luz natural, permitindo uma análise minuciosa dos aspectos morfológicos, topográficos e evolutivos do exantema, bem como da presença de sinais diagnósticos ou patognomônicos[13].

- **Estado geral:** prostração, febre elevada e comprometimento do estado geral na vigência de exantema maculopapular pode direcionar o diagnóstico para o sarampo. O estado geral conservado fala a favor de rubéola e exantema súbito. Já a presença de toxemia e choque sugere septicemia bacteriana (meningococcemia, estafilococcias e estreptococcias) ou dengue hemorrágica.
- **Adenomegalia e/ou hepatoesplenomegalia associadas:** embora esses achados clínicos possam fazer parte da maioria das patologias infecciosas, em algumas doenças exantemáticas eles estarão mais evidentes, como na rubéola, citomegalovirose, mononucleose, toxoplasmose, infecção aguda pelo HIV, síndrome de Kawasaki, entre outras.
- **Conjuntivite:** atual ou pregressa associada a exantema maculopapular torna necessário afastar os diagnósticos de sarampo, síndrome de Kawasaki, leptospirose e febre purpúrica brasileira.
- **Faringoamigdalite membranosa:** sugere mononucleose, escarlatina ou infecção pelo *Arcanobacterium haemolyticum*.
- **Sinais inflamatórios articulares:** são frequentes na rubéola, dengue, síndrome de Kawasaki e meningococcemia.
- **Descamação da pele:** forma lamelar ocorre na escarlatina, síndrome de Kawasaki e síndrome do choque tóxico estafilocócico e furfurácea no sarampo[14].
- **Comprometimento neurológico:** sinais neurológicos associados a doença exantemática podem ocorrer nas infecções pelos seguintes agentes: herpesvírus simples tipo 2, enterovírus (Coxsackie A2, A9, Bl, B4, B5 e Echovírus 4, 6, 9, 11, 14, 17, 25, 33), retrovírus, *Neisseria meningitidis*, *Listeria monocytogenes*, *Haemophilus influenzae*, *Toxoplasma gondii* e *Leptospira* sp. O diagnóstico diferencial mais importante nesse grupo de doenças deve ser feito entre as infecções pelos enterovírus e a meningococcemia.

- **Comprometimento pulmonar:** sintomas pulmonares acompanhando o exantema podem estar associados aos agentes infecciosos: adenovírus 7 e 7a, herpesvírus simples tipo I, varicela-zóster, EBV, sarampo, *Chlamydia psittaci, Mycoplasma pneumoniae, Neisseria meningitidis, Mycobacterium tuberculosis, Histoplasma capsulatum, Cryptococcus neoformans, Coccidioides immitis.*
- **Comprometimento cardiovascular:** na síndrome de Kawasaki e exantema petequial ou purpúrico associado a sopro cardíaco sugere endocardite bacteriana.

## Sinais característicos e/ou patognomônicos

Alguns sinais característicos podem ser úteis para orientar o diagnóstico:

- **Manchas de Koplik** (enantema da mucosa oral) podem estar presentes antes ou concomitantemente ao quadro do exantema no sarampo em mais de 70% dos pacientes com a doença; no entanto, podem desaparecer em apenas 1 dia[15].
- **Sinal de Theodor** (adenomegalia retroauricular e suboccipital) e **manchas de Forscheimer** (petéquias em palato) na rubéola[16].
- **Sinal de Pastia** (acentuação do exantema nas dobras, cotovelo e quadris), **sinal de Filatov** (palidez perioral), língua em framboesa e amigdalite purulenta na escarlatina[8].
- **Edema de mãos e pés, língua em framboesa** na síndrome de Kawasaki.
- **Lesões petequiais e purpúricas na meningococcemia**, na febre maculosa, na febre purpúrica brasileira, nas enteroviroses, na dengue, infecções por parvovívus B19[17].
- **Lesões vesiculares em mucosa oral na varicela,** na síndrome mão-pé-boca e no herpes simples[18].
- Aspecto de **"face esbofeteada"** no eritema infeccioso.

# DIAGNÓSTICO LABORATORIAL (QUADRO 22.3)

O diagnóstico laboratorial específico das doenças exantemáticas pode ser feito pelo isolamento do agente etiológico em cultura, na pesquisa de anticorpos específicos e na pesquisa de ácidos nucleicos (DNA ou RNA), pela técnica de reação em cadeia da polimerase (PCR). Tais testes requerem tempo e técnicas específicas e, às vezes demoradas, sendo valorizados ao se comparar à ascensão de títulos de anticorpos em amostras colhidas na fase aguda e na convalescença.

O período da coleta é importante, evitando-se resultados falso-negativos, uma vez que os anticorpos podem ainda não ser detectados. Considerar a coleta do sangue na fase aguda, até 7 dias do início do exantema, e na fase convalescente, 3 a 4 semanas após. Alguns exemplos: na rubéola, o sangue deve ser colhido a partir do 5º dia; na dengue, a partir do 6º dia, e na febre maculosa, a partir do 7º dia.

Na fase aguda, alguns exames inespecíficos podem ser considerados, como pesquisa de células gigantes multinucleadas (células de Tompkins e Macaulay) no muco nasofaríngeo, no sarampo; pesquisa de inclusões eosinofílicas intranucleares, na parede das vesículas na varicela; atipias linfocitárias (mais que 10%) no leucograma da mononucleose infecciosa.

A pesquisa de *Neisseria meningitidis* em esfregaços obtidos da escarificação de lesões cutâneas na meningococcemia é de grande utilidade.

Nos casos de faringoamigdalites com exantema escarlatiniforme, proceder, se possível, à pesquisa do exsudato da orofaringe, através de teste rápido para detecção de *Streptococcus pyogenes* ou cultura para identificação de *Arcanobacterium haemolyticum*, sendo esse um bacilo Gram-positivo, anteriormente denominado *Corynebacterium haemolyticum.*

A pesquisa de ácidos nucleeicos virais (DNA ou RNA) pela técnica de PCR pode ser uma alternativa mais rápida na detecção dessas doenças.

**Quadro 22.3 –** Diagnóstico laboratorial nas doenças exantemáticas.

| Doença | Diagnóstico laboratorial |
|---|---|
| **Sarampo** | Sorologia para a detecção de imunoglobulina M (IgM) específica do vírus; um aumento de quatro vezes na concentração de imunoglobulina G (IgG) em amostras pareadas de soro agudo e convalescente (coletadas com pelo menos 10 dias de intervalo), detecção do RNA viral por RT-PCR e isolamento do vírus em cultura celular |
| **Rubéola** | Sorologia com pesquisa da IgM específica, preferencialmente nos primeiros 3 dias após o início dos sintomas; elevação de IgG e PCR |
| ***Roseola infantum* ou exantema súbito** | Captura de anticorpos IgM e IgG para HHV-6 e 7 (ELISA) e PCR |
| **Eritema infeccioso** | Sorologia com pesquisa da IgM específica para parvovírus B19 e PCR |
| **Varicela** | Sorologia específica para VVZ IgG e IgM (pouco detectada), microscopia eletrônica (raspado ou *swab* da lesão vesicular), PCR para casos atípicos (distingue o vírus vacinal do vírus selvagem) |
| **Coxsackiose; síndrome mão-pé-boca** | Sorologia na fase aguda/convalescente, cultura de células para pesquisa do vírus nas fezes, secreção de orofaringe e LCR |
| **Dengue** | Pesquisa do antígeno NS1 (do 1° ao 5° dos sintomas) (teste rápido imunocromográfico)<br>Pesquisa do antígeno NS1 (do 1° ao 5° dos sintomas) (teste imunoenzimático)<br>Sorologia para IgM e IgG (teste rápido imunocromográfico). Amostra coletada do 6° ao 14° dia dos sintomas<br>Sorologia para IgM e IgG (teste rápido imunoenzimático). Amostra coletada do 6° ao 14° dia dos sintomas<br>Detecção do vírus por PCR |
| **Zika** | Detecção do RNA viral por RT-PCR (exame preferencial para o diagnóstico): no soro ou sangue total, coletado do 1° dia de febre ao 5° dia do início dos sintomas, devido ao curto período de viremia<br>Teste sorológico (ELISA) para a detecção da fração IgM: amostra coletada do 6° dia de febre ao 30° dia de doença. Caso a IgM seja negativa, solicitar uma segunda amostra 1 semana após o início dos sintomas, pois há possibilidade de soroconversão<br>Detecção de IgG por ELISA (coletadas a partir do 30° dia de sintomas) ou dos anticorpos neutralizantes pelo PRNT, que apresenta maior especificidade, para o diagnóstico de infecção prévia pelo vírus zika |
| **Chikungunya** | Detecção direta do vírus por RT-PCR. Fase aguda (1ª amostra) → até o 8° dia do início dos sintomas. Fase convalescente (2ª amostra) → entre o 10° e 14° dias do início dos sintomas. Coletar a 2ª amostra somente em caso de resultados negativos na 1ª amostra, a fim de excluir definitivamente o diagnóstico<br>Teste sorológico (ELISA) para a detecção da fração IgM (amostra coletada a partir do 8° dia até 15° da doença) e IgG (amostra coletada partir do 15° dia após início de sintomas) |
| **Escarlatina** | Teste rápido para pesquisa de antígeno do estreptococo beta-hemolítico do grupo A em orofaringe e cultura de orofaringe |
| **Meningococcemia** | Bacterioscopia, cultura e látex do LCR |
| **Exantema súbito** | ELISA: captura de anticorpos IgM e IgG para HHV-6 |
| **Febre maculosa** | Detecção dos anticorpos específicos por imunonofluorescência indireta de anticorpo, a partir de 7 a 10 dias de doença, (títulos ≥ 1/64) e PCR. O isolamento da *R. rickettsii* na hemocultura é difícil |
| **Doença de Kawasaki** | Não há um marcador laboratorial específico |
| **Varíola do macaco (vírus *monkeypox*)** | PCR convencional ou em tempo real para detecção de sequências específicas de DNA viral<br>Material da lesão cutânea, incluindo esfregaço do exsudato da lesão, borda superior das lesões (tetos), crostas de lesões[19] |

ELISA: teste sorológico imunoenzimático (do inglês *Enzyme Linked ImmunonoSorbent Assay*); HHV: herpesvírus humano; LCR: líquido cefalorraquidiano; PCR: reação em cadeia da polimerase; PRNT: teste de neutralização por redução de placas; RT-PCR: reação em cadeia da polimerase com transcriptase reversa; VVZ: vírus varicela-zóster.

*Fonte:* Adaptado de American Academy of Pediatrics. Red Book: 2021.

## TESTES DIAGNÓSTICOS

### Sarampo

A infecção pelo vírus do sarampo pode ser confirmada por:

- Detecção do RNA viral do sarampo por reação em cadeia da polimerase com transcriptase reversa (RT-PCR).
- Detecção de imunoglobulina M (IgM) específica do vírus do sarampo.
- Aumento de quatro vezes na concentração de imunoglobulina G (IgG) contra o sarampo em amostras pareadas de soro agudo e convalescente (coletadas com pelo menos 10 dias de intervalo).
- Isolamento do vírus do sarampo em cultura celular.

### Parvovírus B19

No hospedeiro imunocompetente, a detecção de IgM específica para parvovírus B19 é o teste diagnóstico ideal para uma infecção aguda ou doença eruptiva recente associada ao parvovírus B19, tendo a infecção provavelmente ocorrida nos últimos 2 a 3 meses. Os anticorpos IgM podem ser detectados em 90% ou mais dos pacientes no momento da erupção e no 3º dia da doença em pacientes com crise aplástica transitória. Os anticorpos IgG séricos aparecem aproximadamente no 2º dia da doença e persistem por toda a vida.

### Rubéola

A detecção da IgM específica para rubéola geralmente indica infecção recente, mas resultados falso-negativos e falso-positivos ocorrem, exigindo testes especializados adicionais em um laboratório de referência. Um aumento de quatro vezes ou mais no título de anticorpos entre os períodos agudo e convalescente ou a soroconversão entre os títulos séricos de IgG agudo e convalescente também indica infecção. O sangue deve ser coletado preferencialmente nos primeiros 3 dias após o início dos sintomas.

### Varicela

A PCR constitui o exame diagnóstico mais sensível, distinguindo o vírus vacinal do vírus selvagem, colhido das lesões vesiculares, crostosas, biópsia de tecido e LCR; reação de imunofluorescência direta colhida de raspado ou *swab* da lesão vesicular; sorologia específica para o vírus varicela-zóster (VVZ) com pesquisa da IgG, colhida na fase aguda ou de convalescença; sorologia específica para o VVZ com pesquisa da IgM, menos específica que a IgG; cultura viral, colhida das lesões vesiculares, crostosas, biópsia de tecido e LCR, distingue o VVZ do herpesvírus simples.

### Dengue, zika e chikungunya

O diagnóstico pode ser por PCR e/ou sorológico, porém para a maior positividade dos exames, o período da coleta é fundamental[20].

### Exantema súbito

Teste sorológico como ELISA por captura de anticorpos IgM e IgG para HHV-6, bem como a detecção do RNA viral por PCR[21].

## REFERÊNCIAS BIBLIOGRÁFICAS


1. Marques SR, Succi RCM. Diagnóstico diferencial das doenças exantemáticas. In: Farhat CK, Carvalho LHFR, Succi RCM. 3. ed. 2007;(20):240-251.
2. Leal JM, de Souza GH, Marsillac PF, Gripp AC. Skin manifestations associated with systemic diseases – Part II. An Bras Dermatol. 2021;96:672-87.
3. Melo Martins MM, Prata-Barbosa A, Cunha AJLA. Arboviral diseases in pediatrics. J Pediatr. 2020;96(S1):2-11.
4. Maciel LHG, Neto CVR, Martins YF, Furtado FA, Teixeira PCT, Dias MYO. Prevalence of arboviruses and other infectious causes of skin rash in patients treated at a tertiary health unit in the Brazilian Amazon. PLoS Negl Trop Dis.2022; 16(10):1-18.
5. Relva M, Calvão J, Oliveira R, Cardoso JC, Gonçalo M. Manifestações cutâneas associadas à COVID-19: uma revisão narrativa. Acta Med Port. 2021;34(2):128-136.
6. Titanji BK, Tegomoh B, Nematollahi S, Konomos M, Kulkarni PA. Monkeypox: a contemporary review for healthcare professionals. Open Forum Infectious Diseases (OFID). 2022;1-13.
7. L'ecuyer H, Borgel D, Nassif X, Coureuil M. Pathogenesis of meningococcal purpulminans. Pathogens and Disease. 2017;75,(3):1-7.
8. American Academy of Pediatrics. Group A streptococcal infections. In: Kimberlin DW, Barnett ED, Lynfeld R, Sawyer MH (Eds.). Red Book: 2021. Report of the Committee on Infectious Diseases. 32st ed. Itasca IL: American Academy of Pediatrics; 2021. p. 694-707.
9. Chu AC, Greenblatt DT. Dermatologic manifestations of systemic infections. In: Cohen J, Opal SM, Powderly WG. Infectious Diseases. 3rd ed. 2010;12:140-146.
10. American Academy of Pediatrics. Arcanobacterium haemolyticum infections. In: Kimberlin DW, Brady MT, Jackson MA, Long SS (Eds.). Red Book: 2021 Report of the Committee

on Infectious Diseases. 32st ed. Itasca IL: American Academy of Pediatrics; 2021. p. 209-210.

11. Santos SS, Souza WC, César TZ, César TZ, Faria GAB, Timóteo MC, et al. Diagnóstico diferencial do exantema medicamentoso Rev Med Minas Gerais. 2010;20(4 Supl 2):S33-S37.
12. Skin rash and lesions-general-STI Guidelines Australia. Disponível em: https://sti.guidelines.org.au/syndromes/skin-rash-and-lesions-general/. Acessado em: 15 maio 2023.
13. Saffar MJ, Rahmatpour RG, Raeasian M. Pediatric viral exanthema: a review article. J Pediatr Rev. 2017;5:e9487.
14. American Academy of Pediatrics. Measles. In: Kimberlin DW, Brady MT, Jackson MA, Long SS, editors. Red Book: 2021 Report of the Committee on Infectious Diseases. 32st ed. Elk Grove Village: American Academy of Pediatrics; 2021. p. 503-519.
15. Lam J. Characterizing Viral Exanthems. Pediatr Health. 2010; 4(6):623-635.
16. American Academy of Pediatrics. Rubella. In: Kimberlin DW, Barnett ED, Lynfeld R, Sawyer MH, eds. Red Book: 2021. Report of the Committee on Infectious Diseases. 32st ed. Itasca IL: American Academy of Pediatrics, 2021. p. 648-655.
17. Bilenchi R, De Paola M, Poggiali S, Acciai S, Feci L, Sansica P, Fimiani M. Papular-purpuric "gloves and socks" syndrome. G Ital Dermatol Venereol. 2012 Feb;147(1):119-21.
18. American Academy of Pediatrics. Varicella-zoster infections. In: Kimberlin DW, Brady MT, Jackson MA, Long SS, editors. Red Book: 2021 Report of the Committee on Infectious Diseases. 32st ed. Itasca IL: American Academy of Pediatrics. 2021. p. 831-843.
19. Diretrizes laboratoriais para detecção e diagnóstico da infecção pelo vírus da varíola do macaco. OPAS. Disponível em: https://www.paho.org/pt/documentos/diretrizes-laboratoriais-para-deteccao-e-diagnostico-da-infeccao-pelo-virus-da-variola. Acessado em: 15 maio 2023.
20. Nota Técnica. Prefeitura de São Paulo-Município de São Paulo: orientações para o diagnóstico laboratorial de arboviroses: dengue, doença aguda pelo vírus zika, febre de chikungunya e febre amarela. 2022. p. 1-43.
21. American Academy of Pediatrics. Human herpesvirus 6 (including roseola) and 7. In: Kimberlin DW, Brady MT, Jackson MA, Long SS, editors. Red Book: 2021 Report of the Committee on Infectious Diseases. 32st ed. ed. Itasca IL: American Academy of Pediatrics; 2021. p. 422-425.

# Linfonodomegalia e Hepatoesplenomegalia Febril

# 23

*Nadia Litvinov*
*Heloísa Helena de Sousa Marques*
*Camila Yoshino*

O tecido linfoide é composto por linfonodos, timo, baço, tonsilas e as placas de Peyer. Sua principal função é filtrar o meio extracelular[1].

As linfadenomegalias podem ser causadas principalmente por 1) linfadenopatias reativas, caracterizadas por hiperplasia em resposta a estímulos antigênicos; 2) linfadenites, resposta inflamatória a bactérias ou seus produtos, normalmente acompanhados de eritema, calor e dor; e 3) doenças malignas de origem primária ou secundária a metástases.

## LINFADENOMEGALIA

A linfadenomegalia é o aumento em tamanho ou número dos linfonodos e ocorre por proliferação intrínseca de células reticuloendoteliais e linfócitos ou por infiltração de células provenientes de um sítio à distância[1].

Com relação ao tamanho, um linfonodo é considerado aumentado quando apresenta diâmetro maior que 1,5 cm nas cadeias inguinais, maior que 0,5 cm nas cadeias epitrocleares e maior que 1 cm nas demais cadeias linfonodais[1].

A linfadenomegalia no período neonatal ou em cadeias poplítea, supraclavicular e epitroclear são atípicas e devem sempre ser investigadas.

### Classificação

As linfadenomegalias são classificadas de acordo com o tempo de evolução: 1) aguda, inferior a 2 semanas; 2) subaguda, entre 2 e 6 semanas; e 3) crônica, maior que 2 semanas, e com a quantidade de cadeias linfonodais envolvidas, podendo ser 1) localizada, quando acomete uma única região; ou 2) generalizada, quando acomete duas ou mais cadeias linfonodais não adjacentes[1-4].

### Etiologia

As infecções são as principais causas de linfadenomegalia. A maioria dos quadros são reacionais a processos virais e, portanto, benignos e autolimitados.

As principais causas de linfadenite aguda são a síndrome mononucleose-*like* e as adenites bacterianas. A primeira é caracterizada por linfadenomegalia generalizada, com comprometimento principalmente das cadeias cervicais. É causada pelo vírus Epstein-Barr (EBV), citomegalovírus (CMV), vírus da imunodeficiência humana (HIV) e pelo *Toxoplasma gondii*. Em imunocompetentes, a maioria dos casos são infecções autolimitadas, que apresentam resolução sem complicações[5]. A adenite bacteriana costuma acometer apenas um linfonodo ou conglomerado linfonodal localizado e está associada a hiperemia e calor local, podendo apresentar sinais de flutuação e drenagem espontânea. Os principais agentes etiológicos são *Staphylococcus aureus*, *Streptococcus pyogenes*. Outros agentes envolvidos são o Streptococcus do grupo B e as bactérias anaeróbias. O tratamento é feito com antibioticos[5].

As principais causas de linfadenomegalia crônica são a tuberculose ganglionar, a doença da arranhadura do gato e as micoses endêmicas.

A tuberculose ganglionar é caracterizada por uma linfadenomegalia localizada, geralmente cervical e única que pode evoluir com fistulização espontânea. O diagnóstico é baseado na epidemiologia, em teste tuberculínico (PPD), radiografia de tórax (para avaliar foco primário da micobactéria nos casos de *M. tuberculosis*) e, quando necessário, na biópsia do linfonodo acometido[6]. As micobacterioses não tuberculosas são causas raras de linfadenopatias crônicas e costumam acometer múltiplas cadeias linfonodais.

A doença da arranhadura do gato é causada pela *Bartonella henselae* e costuma ser localizada e autolimitada. Na maioria dos casos não precisa de tratamento, mas em alguns casos o uso de antibióticos é necessário para reduzir o tempo de sinais e sintomas[5].

As infecções fúngicas endêmicas comuns no Brasil são a paracoccidioidomicose juvenil[7] e a histoplasmose[8]. Elas cursam com linfadenopatia generalizada associada a comprometimento do estado geral e manifestações sistêmicas como febre, perda de peso e envolvimento de outros órgãos/sistemas, sendo comum a hepato e esplenomegalia.

As causas oncológicas são a minoria dos casos, entretanto, deve-se ficar atento a alguns sinais de alarme, como linfadenomegalias em região supraclavicular, a presença de manifestações sistêmicas e linfonodos endurecidos ou aderidos a planos profundos[3].

Outras causas de linfadenomegalias são: doença granulomatosa crônica, granulomatose de Wegener, doença de Kawasaki, sarcoidose, doenças autoimunes, síndrome da hipersensibilidade induzida por drogas, hipertireoidismo, doenças autoimunes e autoinflamatórias, entre outras[1]. Certas medicações (como sulfassalazina, fenitoína, tetraciclinas, penicilinas, alopurinol, abacavir e nevirapina) também induzem ao aumento de linfonodos[2].

Os Quadros 23.1 e 23.2 descrevem as principais causas infecciosas de adenomegalia aguda e subaguda/crônica, respectivamente.

**Quadro 23.1** – Causas infecciosas de linfadenomegalia agudas.

| Doença | Agente etiológico | Características e outras manifestações clínicas | Diagnóstico | Tratamento |
|---|---|---|---|---|
| Síndromes mononucleose-*like*[5] | EBV<br>CMV<br>*Toxoplasma gondii*<br>HIV | ▪ Adenomegalia generalizada<br>▪ Hepatoesplenomegalia<br>▪ Faringite | ▪ Hemograma: presença de linfocitose atípica<br>▪ Sorologias | ▪ CMV, EBV, toxoplasmose: sem necessidade de tratamento em imunocompetentes<br>▪ HIV: terapia antirretroviral |
| Adenites bacterianas[5] | *Staphylococcus aureus*<br>*Streptococcus pyogenes* | ▪ Adenomegalia localizada<br>▪ Linfonodo acometido com hiperemia e calor local<br>▪ Geralmente associado à história prévia de infecção de via aérea superior, faringite, tonsilite ou otite | ▪ Cultura de secreção obtida por punção aspirativa por agulha fina<br>▪ Hemocultura<br>▪ *S. pyogenes:* cultura de orofaringe | ▪ Ambulatorial: amoxicilina-clavulanato ou cefalexina por 10 dias<br>▪ Internação: cefazolina ou oxacilina<br>▪ Vancomicina, nos casos de MRSA<br>▪ Indicação de drenagem em abscessos ou falha de tratamento |
| | *Streptococcus* do grupo B | ▪ Idade: 1 a 6 semanas de vida<br>▪ Pode ocorrer febre, inapetência e irritabilidade<br>▪ Frequentemente há bacteremia<br>▪ Meningite pode ocorrer em até 24% dos casos | | ▪ Penicilina cristalina ou ampicilina por 10 a 14 dias |
| | Bactérias anaeróbias | ▪ Associado a abscesso dentário ou periodontais | | ▪ Clindamicina ou penicilina + metronidazol até melhora clínica<br>▪ Piperacilina + tazobactam se doença grave |

EBV: vírus Epstein-Barr; CMV: citomegalovírus; HIV: vírus da imunodeficiência humana; MRSA: *S. aureus* resistente à meticilina.
*Fonte:* Desenvolvido pela autoria do capítulo[1-8].

**Quadro 23.2 –** Causas infecciosas de linfadenomegalia subagudas/crônicas.

| Doença | Agente etiológico | Características e outras manifestações clínicas | Diagnóstico | Tratamento |
|---|---|---|---|---|
| Tuberculose[6] | *Mycobacterium tuberculosis* | ▪ Acomete cadeias cervicais anterior e posterior e supraclavicular<br>▪ Pode evoluir com fistulização espontânea<br>▪ Pode ser acompanhado de febre baixa ou perda de peso | ▪ Raio X de tórax<br>▪ PPD/IGRA<br>▪ Biópsia do linfonodo acometido com realização de anatomopatológico, BAAR, detecção molecular e cultura para micobactéria | ▪ < 10 anos: RIP por 2 meses seguido de RI por 4 meses<br>▪ > 10 anos (10+ anos): RIPE por 2 meses seguido de RI por 4 meses |
| Micobacteriose atípica[5,6] | *Mycobacterium* não *tuberculosis* | ▪ Acomete geralmente linfonodo cervical unilateral<br>▪ Dor local ou sintomas sistêmicos são mínimos<br>▪ No paciente imunodeprimido, pode causar doença sistêmica grave | ▪ Biópsia do linfonodo acometido com realização de anatomopatológico, BAAR, detecção molecular e cultura para micobactéria | ▪ Excisão associado a tratamento antimicrobiano específico |
| Doença da arranhadura do gato[5] | *Bartonella henselae* | ▪ Adenopatia localizada<br>▪ Febre pode ocorrer em até 25% dos casos<br>▪ Síndrome ocular de Parinaud: granuloma ou úlcera de conjuntiva + adenomegalia preauricular e submandibular | ▪ Sorologia | ▪ Doença autolimitada<br>▪ Tratamento reduz tempo de sinais/sintomas<br>▪ Azitromicina por 5 dias é o tratamento de escolha<br>▪ Outras alternativas: claritromicina, sulfametoxazol + trimetoprim, gentamicina, ciprofloxacina |
| Infecções fúngicas endêmicas | *Paracoccidioides brasiliensis*[7] | ▪ Adenomegalia localizada ou generalizada que pode supurar ou fistulizar<br>▪ Acompanhada de comprometimento do trato gastrointestinal, cutâneo, osteoarticular e hepatoesplenomegalia<br>▪ Febre, anorexia e perda de peso são comuns | ▪ Sorologias<br>▪ Cultura de sangue, medula óssea e material de biópsia<br>▪ Raio X de tórax | ▪ Anfotericina B por 2 a 4 semanas seguida de itraconazol, VO, por 12 meses |
| | *Histoplasma capsulatum*[8] | ▪ Adenomegalia mediastinal<br>▪ Outras manifestações clínicas: anorexia, letargia, perda de peso, eritema nodoso, artralgias e outros sinais/sintomas de comprometimento de múltiplos órgãos | | ▪ Casos leves: itraconazol por 6 a 9 meses ou sulfametoxazol + trimetoprim por 12 meses<br>▪ Casos moderados: itraconazol por 12 a 18 meses ou sulfametoxazol + trimetoprim por 18 a 24 meses<br>▪ Casos graves: anfotericina B por 1 a 2 semanas (4 semanas, se comprometimento de SNC), seguida de itraconazol, VO, de 6 a 12 meses |

RIP: rifampicina + isoniazida + pirazinamida; RI: rifampicina + isoniazida; RIPE: rifampicina + isoniazida + pirazinamida + etambutol; PPD: teste tuberculínico; BAAR: bacilo álcool-ácido resistente; SNC: sistema nervoso central; IGRA: teste baseado na detecção de interferon-gama.
*Fonte:* Desenvolvido pela autoria do capítulo[1-8].

## Diagnóstico

Na maioria dos casos, os dados da anamnese e do exame físico nos trazem pistas importantes para o diagnóstico.

A anamnese deve se atentar para dados como idade; características do linfonodo (localização, tempo de evolução, presença de dor ou flutuação, coloração da pele e acometimento de outros linfonodos); presença de manifestações sistêmicas (febre, exantemas, perda ou não ganho de peso, sangramentos, dor ou edema articular, sudorese noturna, fadiga); história de infecções recentes de trato respiratório superior, úlceras orais, infecções dentárias, infecções sexualmente transmissíveis, infecções de pele; imunizações; e dados epidemiológicos, como história de viagens recentes, exposição a animais, contato com casos de tuberculose ou com tossidores crônicos, contato com outras pessoas doentes e uso de medicações[9].

O exame físico deve ser completo, com a finalidade de procurar focos infecciosos locais ou a distância. É importante estar atento ao estado geral do paciente, comprometimento de outras cadeias de linfonodos, presença de hepatoesplenomegalia, lesões de pele ou couro cabeludo e conjuntivite. Na avaliação da linfadenomegalia, observar tamanho, consistência e aderência dos linfonodos acometidos.

Embora o diagnóstico das linfadenomegalias seja preponderantemente clínico, alguns exames laboratoriais podem colaborar definir a etiologia. Exames iniciais, como hemograma e provas inflamatórias, podem direcionar para etiologia bacteriana ou de doenças linfoproliferativas. Outros exames, como sorologias, culturas e métodos de detecção molecular, podem ser utilizados, de acordo com a suspeita clínica.

Exames de imagem não são necessários em todos os casos. A radiografia de tórax é utilizada para avaliar a presença de massa mediastinal, adenopatia hilar ou doença pulmonar concomitante (como tuberculose, criptococose ou histoplasmose). É indicada em casos de linfadenomegalia generalizada, adenomegalia supraclavicular ou em pacientes com sintomas respiratórios[9]. A ultrassonografia pode ser útil para determinar a presença e a extensão de um abscesso e para ajudar a diferenciar quadros infecciosos e neoplásicos, embora não tenha a capacidade de substituir a biópsia para excluir malignidade[9]. Dados detalhados de diagnóstico são apresentados nos Quadros 23.1 e 23.2.

A biópsia excisional e a punção por agulha fina são métodos invasivos indicados em casos específicos com o objetivo de excluir doenças linfoproliferativas e colaborar com alguns diagnósticos infecciosos como tuberculose ou infecção por micobactérias não tuberculosas. A avaliação histológica por esses métodos pode ser indicada nas seguintes situações de linfadenomegalia[9]:

- Com diâmetro maior que 2 centímetros.
- Com aumento progressivo em um período de 2 semanas.
- Sem redução de tamanho em um período de 4 a 6 semanas.
- Sem resolução completa em um período de 8 a 12 semanas.
- Com localização em região supraclavicular.
- Com consistência endurecida ou aderida a planos profundos.
- Associada a alterações em radiografia de tórax.
- Associada a manifestações sistêmicas como febre, perda ou não ganho de peso, sudorese noturna e hepatoesplenomegalia.

Os algoritmos de diagnóstico das linfadenomegalias localizadas e generalizadas são apresentados a seguir, nas Figuras 23.1 e 23.2.

# HEPATOESPLENOMEGALIA FEBRIL

A presença de fígado ou baço palpável nem sempre indica hepato ou esplenomegalia; o tamanho desses órgãos pode variar com a idade. A hepatomegalia é definida como o aumento do fígado em pelo menos 2 cm a partir do rebordo costal direito em crianças e 3,5 centímetros em recém-nascidos[10]. Da mesma forma, é considerada esplenomegalia, o aumento do baço em pelo menos 2 centímetros do rebordo costal esquerdo[11].

## Etiologia

A principal etiologia da hepatoesplenomegalia febril são as doenças infecciosas. Outras causas também importantes incluem processos inflamatórios, autoimunes, infiltrativos, congestivos ou doenças de depósito. As principais etiologias de hepatoesplenomegalia estão apresentadas no Quadro 23.3.

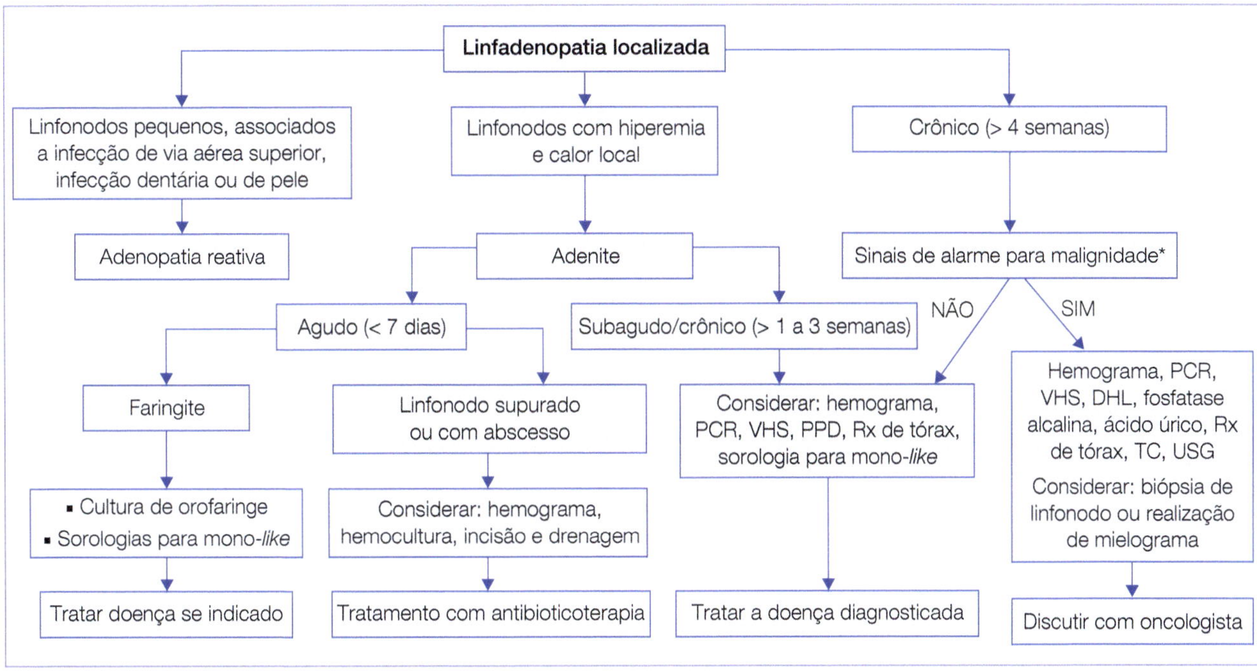


**Figura 23.1** – Algoritmo diagnóstico de linfadenomegalias localizadas.

* Linfonodo supraclavicular ou aderido a planos profundos, progressivo ou sinais de obstrução de via aérea superior, sintomas sistêmicos prolongados (febre, perda de peso). PCR: proteína C reativa; VHS: velocidade de hemossedimentação; DHL: desidrogenase láctica; PPD: teste tuberculínico; Rx: radiografia; TC: tomografia; USG: ultrassonografia.

*Fonte:* Traduzida, adaptada e modificada de Pomeranz AJ et al., 2016[2].

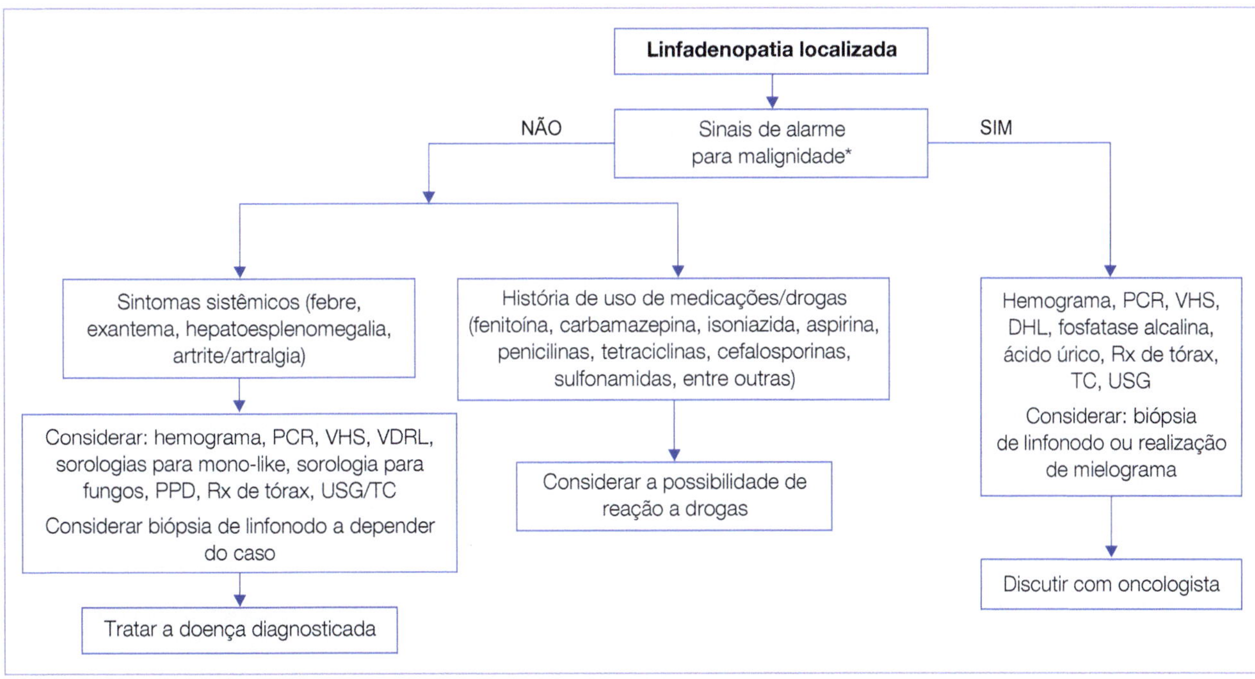


**Figura 23.2** – Algoritmo diagnóstico de linfadenomegalias generalizadas.

* Linfonodo supraclavicular ou aderido a planos profundos, progressivo ou sinais de obstrução de via aérea superior, sintomas sistêmicos prolongados (febre, perda de peso). PCR: proteína C reativa; VHS: velocidade de hemossedimentação; DHL: desidrogenase láctica; VDRL: Veneral Disease Research Laboratory (teste não treponêmico); PPD: teste tuberculínico; Rx: radiografia; TC: tomografia; USG: ultrassonografia.

*Fonte:* Traduzida, adaptada e modificada de Pomeranz AJ et al., 2016[2].

**Quadro 23.3 –** Principais causas de hepatoesplenomegalia febril[10,11].

| Mecanismos | Doenças |
|---|---|
| **Processos infiltrativos** | ▪ Leucemias, linfomas, neuroblastomas, tumor de Wilms, histiocitose, tumores metastásicos |
| **Processos inflamatórios** | ▪ Colagenoses, hepatites crônicas |
| **Doenças de depósito** | ▪ Mucopolissacaridose, doença de Gaucher |
| **Doenças hematológicas** | ▪ Anemias hemolíticas |
| **Doenças congestivas** | ▪ Pericardite constritiva |

*Fonte:* Adaptado de Ann D et al., 2000[10]; Suttorp M et al., 2021[11].

A principal causa infecciosa dessa síndrome clínica é a síndrome mononucleose-*like*, normalmente associada à adenomegalia, conforme discutido anteriormente. Alguns casos de tuberculose podem cursar com hepatoesplenomegalia e geralmente são formas disseminadas da doença. Pode ocorrer febre, perda de peso, adinamia e queda do estado geral. Outras doenças endêmicas, como a leishmaniose visceral, a esquistossomose, a paracoccidioidomicose e a histoplasmose, também são causas de hepatoesplenomegalia febril.

## Diagnóstico

Geralmente, o aumento do fígado e do baço não é uma queixa na história clínica do paciente. O diagnóstico é realizado no momento do exame físico. Entretanto, uma anamnese minuciosa auxilia na definição da causa da hepatoesplenomegalia.

A anamnese deve incluir dados sobre[10,11] a presença de febre, náuseas/vômitos, perda de peso, inapetência, dor abdominal, diarreia, colúria e acolia. Além de dados epidemiológicos como história de viagens recentes, contato com pessoas ou animais doentes (em áreas endêmicas para leishmaniose), uso de medicações ou drogas ilícitas, condições sanitárias do domicílio.

O exame físico deve ser completo com o objetivo de avaliar o acometimento de outros órgãos (p. ex., a presença de adenomegalia, icterícia e exantemas). Para o exame físico abdominal, a melhor técnica é com o paciente em posição supina, com os músculos abdominais relaxados. Além da palpação, deve-se sempre realizar a percussão do fígado e baço.

Alguns exames gerais podem guiar a definição da causa da hepatoesplenomegalia febril[10,11]:

- **Hemograma:** observar a presença de anemia, plaquetopenia, linfócitos atípicos, presença de neutropenia ou neutrofilia, desvio à esquerda, eosinofilia.
- TGO, TGP, fosfatase alcalina, gama-GT, bilirrubinas totais e frações, albumina e coagulograma.

Os exames complementares específicos para a definição etiológica são solicitados de acordo com a anamnese e exame físico e estão descritos no Quadro 23.4.

A ultrassonografia de abdome é importante para avaliar o tamanho e a consistência do baço e do fígado, assim como identificar a presença de abscessos, nódulos ou tumores[10,11].

A tomografia computadorizada e a ressonância magnética de abdome também podem ser realizadas, de acordo com a necessidade.

A biópsia desses órgãos é um procedimento invasivo e deve ser realizada em situações específicas, quando os dados clínicos e os exames complementares não forem suficientes para elucidar o diagnóstico.

As principais características dessas doenças e os seus tratamentos estão apresentados no Quadro 23.4, a seguir.

**Quadro 23.4 –** Principais hepatoesplenomegalias febris de etiologia infecciosa.

| Doença | Agente etiológico | Diagnóstico | Tratamento |
|---|---|---|---|
| **Síndromes mononucleose-*like*[5,12]** | ▪ EBV<br>▪ CMV<br>▪ HIV<br>▪ *Toxoplasma gondii* | ▪ Hemograma: presença de linfocitose atípica<br>▪ Sorologias | ▪ CMV, EBV, toxoplasmose: sem necessidade de tratamento em imunocompetentes<br>▪ HIV: terapia antirretroviral |
| **Tuberculose[6]** | ▪ *Mycobacterium tuberculosis* | ▪ Raio X de tórax<br>▪ USG/TC abdome<br>▪ PPD/IGRA<br>▪ BAAR, detecção molecular e cultura para micobactéria em material de biópsia ou secreções | ▪ Menores de 10 anos: RIP por 2 meses, seguido de RI por 4 meses<br>▪ Maiores de 10 anos (10 anos ou mais): RIPE por 2 meses seguido de RI por 4 meses<br>Obs.: em casos de forma disseminada, pode ser necessário associar outros antibióticos com ação contra micobactéria |

(*Continua*)

**Quadro 23.4** – Principais hepatoesplenomegalias febris de etiologia infecciosa. (*Continuação*)

| Doença | Agente etiológico | Diagnóstico | Tratamento |
|---|---|---|---|
| **Leishmaniose visceral**[13,14] | ▪ *Leishmania chagasi* | ▪ Visualização de Leishmania em material de aspirado de medula óssea<br>▪ IFI com títulos > 1:80<br>▪ Teste rápido qualitativo de anticorpos do antígeno recombinante específico (RK39)<br>▪ Detecção molecular através de reação em cadeia de polimerase | ▪ Antimoniato de N-metilglucamina (EV ou IM) na apresentação de 1 mL = 81 mg de estibogluconato por, no mínimo, 20 dias e, no máximo, 40 dias<br>▪ Anfotericina B: para gestantes, pacientes com refratariedade, toxicidade ou contraindicações aos antimoniais pentavalentes |
| **Esquistossomose**[15] | ▪ *Schistosoma mansoni* | ▪ Exame parasitológico de fezes (método Kato-Katz ou técnica de Hoffman, Pons e Janer) | ▪ Praziquantel ou oxamniquina, dose única |
| **Paracoccidioidomicose juvenil**[7] | ▪ *Paracoccidioides brasiliensis* | ▪ Sorologia<br>▪ Cultura de sangue, medula óssea e material de biópsia<br>▪ Raio X de tórax | ▪ Anfotericina B por 2 a 4 semanas, seguida de itraconazol, VO, por 12 meses |
| **Histoplasmose disseminada**[8] | ▪ *Histoplasma capsulatum* | ▪ Sorologia<br>▪ Cultura de sangue, medula óssea e material de biópsia<br>▪ Raio X de tórax | ▪ **Casos leves:** itraconazol (por 6 a 9 meses) ou sulfametoxazol + trimetoprim (por 12 meses)<br>▪ **Casos moderados:** itraconazol (por 12 a 18 meses) ou sulfametoxazol + trimetoprim (por 18 a 24 meses)<br>▪ **Casos graves:** anfotericina B por 1 a 2 semanas (4 semanas se comprometimento de SNC) seguido de itraconazol, VO, de 6 a 12 meses |

EBV: vírus Epstein-Barr; CMV: citomegalovírus; HIV: vírus da imunodeficiência humana; RIP: rifampicina + isoniazida + pirazinamida; RI: rifampicina + isoniazida; RIPE: rifampicina + isoniazida + pirazinamida + etambutol; PPD: teste tuberculínico; BAAR: bacilo álcool-ácido resistente; USG: ultrassonografia; TC: tomografia computadorizada; IFI: imunofluorescência indireta; SNC: sistema nervoso central; IGRA: teste baseado na detecção de interferon-gama.
*Fonte:* Desenvolvido pela autoria do capítulo[1-8].

## REFERÊNCIAS BIBLIOGRÁFICAS


1. Day JC. Lymphatic system and generalized lymphadenopathy. In: Long S, Pickering LK, Prober CG (ed.). Principles and practice of pediatric infectious diseases. 5. ed. Rio de Janeiro: Elsevier; 2022.
2. Pomeranz AJ, Sabnis S, Busey SL, Kliegman RM. Pediatric decision-making strategies. 2. ed. Rio de Janeiro: Elsevier; 2016.
3. Fijten GH, Blijham GH. Unexplained lymphadenopathy in family practice. An evaluation of the probability of malignant causes and the effectiveness of physicians' workup. J Fam Pract. 1988;27(4):373-376.
4. Chiappini E, Camaioni A, Benazzo M, Biondi A, Bottero S, De Masi S, et al. Development of an algorithm for the management of cervical lymphadenopathy in children: consensus of the Italian Society of Preventive and Social Pediatrics, jointly with the Italian Society of Pediatric Infectious Diseases and the Italian Society of Pediatric Otorhinolaryngology. Expert Rev Anti Infect Ther. 2015;13(12):1557-67. doi: 10.1586/14787210.2015.1096777. Epub 2015 Nov 11. PMID: 26558951.
5. Thorell EA. Cervical Lymphadenitis and Neck Infections. In: Long S, Pickering LK, Prober CG (ed.). Principles and practice of pediatric infectious diseases. 5. ed. Rio de Janeiro: Elsevier; 2022.
6. Brasil. Ministério da Saúde. Secretaria de Vigilância em Saúde. Departamento de Vigilância das Doenças Transmissíveis. Manual de Recomendações para o Controle da Tuberculose no Brasil/Ministério da Saúde, Secretaria de Vigilância em Saúde, Departamento de Vigilância das Doenças Transmissíveis. – Brasília: Ministério da Saúde, 2019.
7. Shikanai-Yasuda MA, Mendes RP, Colombo AL, Telles FQ, Kono A, Paniago AMM, Nathan A, Valle ACFD, et al. II Consenso Brasileiro em Paracoccidioidomicose – 2017 [Brazilian guidelines for the clinical management of paracoccidioidomycosis]. Epidemiol Serv Saude. 2018 Aug 16;27(spe):e0500001. Portuguese. doi: 10.5123/S1679-49742018000500001. PMID: 30133688.
8. Araúz AB, Papineni P. Histoplasmosis. Infect Dis Clin North Am. 2021 Jun;35(2):471-491. doi: 10.1016/j.idc.2021.03.011. PMID: 34016287.

9. King D, Ramachandra J, Yeomanson DLymphadenopathy in children: refer or reassure? Archives of Disease in Childhood - Education and Practice 2014;99:101-110.
10. Ann D. Wolf, Joel E. Lavine; Hepatomegaly in Neonates and Children. Pediatr Rev. 2000 Sept;21(9):303-310. https://doi.org/10.1542/pir.21-9-303.
11. Suttorp M and Classen CF (2021) Splenomegaly in Children and Adolescents. Front. Pediatr. 2021;9:704635. doi: 10.3389/fped.2021.70463.
12. Hurt C, Tammaro D. Diagnostic evaluation of mononucleosis-like illnesses. Am J Med. 2007 Oct;120(10):911.e1-8. doi: 10.1016/j.amjmed.2006.12.011. PMID: 17904463.
13. Brasil. Ministério da Saúde. Secretaria de Vigilância em Saúde. Departamento de Vigilância Epidemiológica. Manual de vigilância e controle da leishmaniose visceral/Ministério da Saúde, Secretaria de Vigilância em Saúde, Departamento de Vigilância Epidemiológica. 5. reimpr. Brasília: Ministério da Saúde, 2014.
14. Brasil. Ministério da Saúde. Secretaria de Vigilância em Saúde. Departamento de Vigilância Epidemiológica. Leishmaniose visceral: recomendações clínicas para redução da letalidade/Ministério da Saúde. Secretaria de Vigilância em Saúde. Departamento de Vigilância Epidemiológica. Brasília: Ministério da Saúde, 2011.
15. Brasil. Ministério da Saúde. Secretaria de Vigilância em Saúde. Departamento de Vigilância Epidemiológica. Vigilância da Esquistossomose Mansoni: diretrizes técnicas/Ministério da Saúde, Secretaria de Vigilância em Saúde, Departamento de Vigilância das Doenças Transmissíveis. 4. ed. Brasília: Ministério da Saúde, 2014.

# Diagnóstico Diferencial das Infecções Congênitas

# 24

*Ana Lucia Goulart*
*Allan Chiaratti de Oliveira*

## INTRODUÇÃO

Na década de 1970, foi criado o termo TORCH, um acrônimo que destaca o *Toxoplasma gondii*, o vírus da rubéola, o citomegalovírus e o vírus herpes simples como agentes potenciais e importantes de infecções congênitas, enfatizando que estas infecções podem produzir manifestações clínicas semelhantes em lactentes infectados e são causas de deficiências do neurodesenvolvimento em longo prazo. Algumas outras doenças podem apresentar características semelhantes, entre elas a sífilis congênita[1].

O termo "infecção congênita", ou "infecção intrauterina", é atribuído às infecções adquiridas pelo feto durante a gestação; são denominadas "infecções perinatais" aquelas transmitidas próximo ao parto. A transmissão dos patógenos pode ocorrer no período pré-natal, perinatal e pós-natal, por meio, respectivamente, da passagem transplacentária de organismos, do contato com o sangue e secreções vaginais ou da exposição ao leite materno. Essas infecções podem resultar em reabsorção do embrião, abortamento, natimortalidade, anomalias congênitas, prematuridade, restrição de crescimento intrauterino (RCIU), doença aguda sintomática no feto ou no recém-nascido (RN) e infecção assintomática e persistente, com sequelas neurológicas crônicas ou em criança saudável, sem sequelas[2].

A epidemiologia das infecções congênitas e perinatais é variável e, em países de baixa e média renda, onde a carga das doenças é maior, elas contribuem de forma expressiva para a morbidade e mortalidade pré-natal e infantil. Estratégias de prevenção ou tratamento para várias delas estão disponíveis e o reconhecimento precoce, incluindo triagem pré-natal, é fundamental[3].

### Manifestações clínicas

As manifestações clínicas no RN podem auxiliar no diagnóstico, porém 90% das crianças com infecção pelo citomegalovírus (CMV) e sífilis, 75% das com toxoplasmose e 65% das com rubéola são assintomáticas no período neonatal.

As manifestações clínicas precoces das infecções congênitas, presentes ao nascimento ou no período neonatal imediato, podem ser categorizadas como sistêmicas e neurológicas. Entre as sistêmicas, icterícia, hepatomegalia, esplenomegalia e erupção cutânea (petequial, purpúrica, maculopapular, vesicular, bolhosa) são as mais frequentes. Também pode ocorrer adenopatia, anemia, pneumonite, miocardite e hidropsia fetal. Entre as manifestações neurológicas, encontram-se microcefalia, hidrocefalia, convulsões e alterações oftalmológicas (coriorretinite, catarata, glaucoma, atrofia óptica, microftalmia e retinopatia pigmentar). A deficiência auditiva pode estar presente ao nascimento ou se manifestar mais tardiamente[1-3].

Algumas manifestações são comumente associadas a algum patógeno específico, como exantema maculopapular, pênfigo palmoplantar, coriza piossanguinolenta e pseudoparalisia de Parrot, na sífilis; hidrocefalia, calcificações intracranianas generalizadas e coriorretinite, na toxoplasmose; microcefalia com calcificações periventriculares, no CMV; catarata, retinopatia pigmentar e cardiopatia (persistência do canal arterial, estenose pulmonar), na rubéola; e vesículas na pele, ceratoconjuntivite e meningoencefalite aguda, no HSV[2,3].

As infecções congênitas e as perinatais podem causar perda permanente de audição e de visão, paralisia cerebral, comprometimento cognitivo, atraso no desenvolvimento, distúrbios comportamentais ou epilepsia, que podem surgir meses ou anos após o nascimento, mesmo em crianças inicialmente assintomáticas[1].

### Testes diagnósticos

Em virtude da inespecificidade das manifestações clínicas das infecções congênitas, o diagnóstico dessas doenças requer exames microbiológicos e sorológicos. Para algumas dessas infecções, deve ser feita investigação laboratorial rotineira da gestante no pré-natal e, em outras, quando houver suspeita clínica de infecção materna.

## SÍFILIS

A sífilis é a doença causada pelo *Treponema pallidum*, transmitida por via sexual ou transplacentária. A triagem para sífilis é recomendada para todas as gestantes, na primeira consulta pré-natal, no segundo trimestre da gestação e no momento do parto. Entre 60% e 70% das gestantes luéticas apresentam desfecho gestacional desfavorável, incluindo aborto, natimortalidade, prematuridade, baixo peso ao nascer, infecção fetal/neonatal sintomática e óbito neonatal. A maioria dos RN infectados não apresenta nenhuma manifestação clínica ao nascimento e só poderão ser identificados a partir da combinação da história materna e dos dados laboratoriais maternos e neonatais[4].

A identificação do treponema na análise microscópica de campo escuro de tecidos (lesões cutâneas, placenta, cordão umbilical) e secreções é o padrão-ouro para o diagnóstico da infecção. A identificação do treponema por coloração pela prata, marcação imunofluorescente ou PCR são alternativas à microscopia de campo escuro[5].

O diagnóstico laboratorial da sífilis é realizado pelo uso de testes sorológicos não treponêmicos, que detectam anticorpos anticardiolipina, e incluem o teste desenvolvido pelo Laboratório de Pesquisa de Doenças Venéreas nos Estados Unidos (VDRL, em inglês) e a detecção da reagina plasmática livre (RPR, em inglês) e de testes treponêmicos, que detectam anticorpos direcionados ao treponema, como FTA-Abs (*fluorescente treponemal antibody absorbed*), teste de aglutinação de partículas do *T. pallidum* (TP-PA) e imunoensaios enzimático (EIA), quimioluminescente (CIA) ou multiplex (MFI). O teste rápido disponibilizado pelo Ministério da Saúde no Brasil é também um teste treponêmico[5].

Os testes não treponêmicos são mais sensíveis e seus títulos são úteis no acompanhamento da resposta terapêutica, embora sejam negativos muito precocemente na infecção e estejam sujeitos ao efeito prozona, em que os resultados se mostram falso-negativos na presença de altos títulos de anticorpos. Os resultados falso-positivos associam-se ao lúpus eritematoso sistêmico, artrite reumatoide e hanseníase[5].

O diagnóstico sorológico neonatal não pode ser realizado em amostras de sangue do cordão umbilical, pelo alto risco de resultados falso-positivos.

O exame do líquido cefalorraquidiano (LCR) é obrigatório na sífilis congênita. Considera-se o diagnóstico de neurossífilis quando a análise do LCR demonstra contagem de leucócitos acima de 25 $mm^3$, proteinorraquia maior que 150 mg/dL ou VDRL positivo[6]. O VDRL positivo no LCR apresenta sensibilidade ao redor de 20% a 70%. Outros testes sorológicos não devem ser utilizados no LCR, pois apresentam sensibilidade ainda menor.

A avaliação do comprometimento esquelético também é recomendada nos RN em investigação para sífilis congênita. Este comprometimento está presente em 60% a 80% dos casos que apresentam outros sinais clínicos da infecção e em até 20% dos casos sem outros comprometimentos[7]. As principais lesões ósseas identificadas nos RN acometidos são as diafisites (reação periostal e/ou osteíte) e a metafisite (erosiva ou produtiva), classicamente com comprometimento bilateral e simétrico. A metafisite erosiva do bordo medial proximal da tíbia é denominada sinal de Wimberger[8,9]. A imobilidade de uma extremidade, em função da dor decorrente da periostite sifilítica, é denominada pseudoparalisia de Parrot[10].

A interpretação conjunta dos fatores epidemiológicos e dos resultados de exames laboratoriais maternos e neonatais permitem o diagnóstico de sífilis congênita. No acompanhamento materno, deve ser considerado o tratamento com penicilina benzatina, iniciado 30 dias antes e completo antes do parto, com doses e intervalos adequados ao estágio clínico da infecção; a avaliação do risco de reinfecção, em que se considera o tratamento das parcerias sexuais, ainda que este fator não seja mais considerado um critério definidor de sífilis congênita; e a documentação da resposta imunológica, com demonstração da queda da titulação do teste não treponêmico em duas diluições em 3 meses ou em quatro diluições em 6 meses após o término do tratamento. Alternativamente, considera-se adequada a queda de duas diluições em

6 meses para os casos de sífilis recente e duas diluições em 12 meses para os casos de sífilis tardia[11].

Desta forma, considera-se o RN como exposto à sífilis quando a mãe é diagnosticada no pré-natal e adequadamente tratada na gestação e, como RN com sífilis congênita quando a mãe foi diagnosticada no pré-natal, parto ou puerpério e não adequadamente tratada no pré-natal[11].

## TOXOPLASMOSE

A sorologia para toxoplasmose é preconizada como exame pré-natal de rotina pelo Ministério da Saúde do Brasil[12]. Quando na avaliação da gestante no primeiro trimestre os testes detectam IgM e IgG, o teste de avidez de IgG pode ser útil para estimar a provável idade gestacional da infecção materna e o risco para o feto[13]. Anticorpos IgG de alta avidez aparecem 12 a 16 semanas após a infecção e, portanto, um resultado de alta avidez no primeiro trimestre da gravidez indica que a infecção ocorreu antes de 16 semanas e não há risco para o feto. Pelo contrário, a baixa avidez (ou um resultado indeterminado) pode persistir por meses a anos após a infecção primária e não deve ser usado como o único teste para confirmar uma infecção recente[2].

Em caso de toxoplasmose adquirida na gestação, é indicada a pesquisa da infecção fetal. A amniocentese para obtenção de líquido amniótico e realização da reação em cadeia da polimerase (PCR) para amplificação do DNA do *T. gondii* é considerada o padrão-ouro para o diagnóstico fetal. A amniocentese deve ser realizada com idade gestacional $\geq$ 18 semanas e, preferencialmente, após 4 semanas da data estimada da infecção materna, a fim de reduzir o risco de falso-negativos que podem ocorrer devido ao retardo na passagem transplacentária do parasita[2,12].

A presença de anticorpos IgM e/ou IgA no RN ou no lactente jovem (idade $\leq$ 6 meses) confirma a infecção congênita. A presença de IgG ao final dos 12 meses de vida é considerada o padrão-ouro para diagnóstico de toxoplasmose congênita. Sua ausência aos 12 meses ou antes dessa idade em crianças imunocompetentes e que não estão recebendo tratamento específico exclui o diagnóstico da doença[13]. A PCR em sangue, urina e LCR em RN pode ser realizada como complemento diagnóstico ao estudo sorológico quando IgA ou IgM específicas não são detectadas; tem boa especificidade, mas baixa sensibilidade e um resultado negativo não exclui a doença e requer monitoramento sorológico[2].

## CITOMEGALIA

Não existe consenso sobre triagem universal para CMV na gravidez porque a maioria das crianças com infecção congênita por CMV nascem de mulheres com soroimunidade ao vírus; a triagem da gestante pode resultar em testes invasivos desnecessários e interrupção da gestação[14] e não há uma terapia que tenha se mostrado efetiva para prevenir a infecção congênita[14,15]. De acordo com o Ministério da Saúde, não há recomendação para a realização de investigação na rotina de pré-natal para infecção por CMV no Brasil[16]. A investigação da gestante deve ser feita apenas quando houver suspeita clínica.

O diagnóstico do acometimento fetal pode ser feito por meio da PCR no líquido amniótico; recomenda-se que a amniocentese seja feita pelo menos 7 semanas após a data provável da infecção materna e a partir da 21ª semana de gestação, para obter melhor sensibilidade[14].

O isolamento do vírus por meio da cultura de urina ou saliva tem sido considerado o padrão-ouro para o diagnóstico da infecção congênita pelo CMV, mas os métodos são trabalhosos e o resultado pode demorar. Além disso, a viabilidade do CMV é muito boa quando as amostras são estocadas adequadamente (temperatura de 4 °C), mas a estocagem e o transporte em temperatura ambiente ou sob congelamento diminuem a infectividade rápida e significativamente. O método RT-PCR realizado na saliva ou na urina tem mostrado alta sensibilidade e especificidade para o diagnóstico de infecção congênita por CMV, tem menor custo, é mais rápido, não é impactado pelas condições de armazenamento e transporte e tem substituído a cultura para o diagnóstico da infecção[14]. O isolamento do vírus deve ser obtido nas 2 ou 3 primeiras semanas de vida para confirmar a infecção congênita, a detecção em amostras coletadas após esse período pode ser por infecção adquirida no parto ou pós-natal[2].

A detecção do DNA viral na saliva líquida ou seca pelo método RT-PCR mostrou alta sensibilidade e especificidade para detectar RN com infecção congênita e pode ser utilizada para triagem universal[17]. A RT-PCR realizada no sangue obtido em papel filtro tem baixa sensibilidade e não é adequada para triagem[14].

## RUBÉOLA

Em abril de 2015, a Organização Pan-Americana da Saúde declarou a eliminação da rubéola e da rubéola congênita nas Américas e o Ministério da Saúde passou a recomendar que não seja realizada sorologia com pesquisa de IgM para rubéola na rotina de pré-natal para gestantes em casos assintomáticos[18]. A investigação da gestante deve ser feita apenas quando houver suspeita clínica.

Os anticorpos IgM específicos e o vírus da rubéola podem persistir por meses na criança com infecção congênita. A detecção de anticorpos IgM nos primeiros 6 meses de vida ou o aumento de anticorpos IgG específicos para o vírus nos primeiros 7 a 11 meses de vida (antes da vacinação contra a rubéola) confirmam o diagnóstico da doença congênita. A rubéola congênita também pode ser diagnosticada pelo isolamento do vírus em cultura de células ou detecção do RNA viral com a técnica de PCR, em material obtido de nasofaringe, urina, LCR, cristalino ou sangue[19].

## HERPES SIMPLES

A infecção do RN pelo vírus *Herpes simplex* ocorre principalmente do contato com as úlceras genitais maternas no momento do parto. Fatores de risco para a infecção neonatal incluem o isolamento do vírus nas lesões genitais maternas no momento do parto, primoinfecção materna no terceiro trimestre da gestação, uso de monitorização invasiva, parto antes de 38 semanas, idade materna menor que 21 anos, sendo o parto cesárea uma importante estratégia de prevenção da infecção neonatal[20]. A doença neonatal é inespecífica e pode se apresentar com acometimento cutaneomucoso e ocular (45% dos casos), cerebral (30% dos casos) e disseminado (25% dos casos), de modo que um alto índice de suspeição seja fundamental para o seu diagnóstico precoce, permitindo o tratamento imediato, com melhora do prognóstico neonatal[21].

Diferentes testes podem ser aplicados para o diagnóstico da infecção no período neonatal. A cultura viral pode apresentar sensibilidade variável para identificação viral, de acordo com o tipo celular utilizado para a propagação viral. O tempo de incubação viral em cultura pode ser de até 21 dias, o que inviabiliza sua aplicação clínica. Quando existem lesões cutâneas, a identificação de antígenos virais por fluorescência direta é um método amplamente utilizado, com a vantagem de possuir menor custo e de fornecer resultado em algumas horas. A detecção do DNA viral por PCR ampliou a capacidade de diagnóstico da infecção herpética e pode ser realizada em amostras cutâneas, mucocutâneas e no LCR, sendo o método de escolha para a investigação da infecção do sistema nervoso central. A identificação viral por PCR no sangue do RN pode ser útil para o diagnóstico, mas não indica necessariamente a forma disseminada da doença, sendo positiva em 78% dos pacientes com a forma cutaneomucosa e ocular e em 64% dos RN com a forma cerebral da doença. A carga viral ao diagnóstico pode ter correlação com a forma de manifestação clínica e está diretamente relacionada com a mortalidade pela doença, mas não se relaciona com o desfecho neurológico dos pacientes[21,22].

## INVESTIGAÇÃO DO RECÉM-NASCIDO COM INFECÇÃO CONGÊNITA

A investigação do RN com infecção congênita requer a realização de exames de neuroimagem, avaliação oftalmológica e auditiva que, além de orientar as intervenções, podem contribuir para o melhor entendimento da doença e para o diagnóstico diferencial.

### Neuroimagem

A ressonância magnética de crânio é o método mais recomendado para avaliação do comprometimento cerebral, embora não tenha a melhor sensibilidade para detecção das calcificações intracranianas[1]. A imagem cerebral na toxoplasmose é caracterizada por calcificações (difusas ou periventriculares), macrocefalia ou microcefalia, ventriculomegalia, atrofia cerebral e porencefalia, enquanto os distúrbios de migração neuronal são raros. As imagens cerebrais na infecção congênita por CMV incluem calcificação cerebral, ventriculomegalia, anormalidade da substância branca, distúrbios de migração neuronal (agiria, paquigiria, polimicrogiria, esquizencefalia), microcefalia, hipoplasia cerebelar e alteração da mielinização. As calcificações cerebrais representam o achado mais comum na infecção por CMV, sendo classicamente descritas como grosseiras e acometendo as regiões periventriculares, mas podem ser finas ou puntiformes e ocorrer em qualquer local do parênquima cerebral. Na rubéola pode ser observada microcefalia, ventriculomegalia, distúrbios de mielinização, calcificações periventriculares e dos gânglios da base e formações císticas. A infecção intrauterina por HSV causa encefalomalácia, dilatação ventricular, calcificações difusas e microcefalia. Na infecção perinatal, os achados dependem da duração da doença, variando de edema com ou sem hemorragia associada a destruição grave do parênquima evidenciada por encefalomalacia difusa cística, adelgaçamento cortical, atrofia, calcificações difusas e dilatação ventricular[23].

## Exame oftalmológico

Na sífilis congênita, podem ser observadas ceratite intersticial, catarata, irite, glaucoma e coriorretinite. A alteração ocular mais comum na toxoplasmose é a coriorretinite, que pode ocorrer em qualquer local da retina, porém é mais comum na região da mácula, causa deficiência visual grave e pode ser recorrente. Outras complicações oculares na toxoplasmose incluem descolamento de retina e atrofia do nervo óptico; catarata, microftalmia, microcórnea e nistagmo também podem ser encontrados, mas esses achados anteriores ocorrem sempre na presença de doença do segmento posterior. O achado clássico da infecção por CMV é coriorretinite; outras complicações são a opacidade de córnea, catarata, coloboma e hipoplasia de nervo óptico e anoftalmia. As alterações oculares encontradas na rubéola incluem catarata, glaucoma e retinopatia pigmentar. A infecção pelo HSV pode afetar qualquer estrutura dos olhos, resultando em complicações do segmento anterior como conjuntivite, ceratite, irite e catarata; as estruturas do segmento posterior também podem ser afetadas, resultando em atrofia do nervo óptico, retinite, coriorretinite e cicatrizes coriorretinianas e massas brancas no vítreo[24].

## Avaliação auditiva

A infecção congênita por CMV é a principal causa de surdez de origem não genética em crianças. A perda auditiva pode estar presente ao nascimento ou se desenvolver mais tardiamente em crianças sintomáticas ou assintomáticas ao nascimento[25]. A deficiência auditiva ocorre com frequência na rubéola congênita e pode ser manifestação tardia da toxoplasmose e sífilis[26].

## REFERÊNCIAS BIBLIOGRÁFICAS


1. Ostrander B, Bale JF. Congenital and perinatal infections. In: Vries LS, Glass HC ed. Neonatal Neurology. Handbook of Clinical Neurology: Elsivier B.V. 2018. p. 133-54.
2. Cofre F, Delpiano L, Labrana Y, Reyes A, Sandoval A, Izquierdo G. TORCH syndrome: Rational approach of pre and post natal diagnosis and treatment. Recommendations of the Advisory Committee on Neonatal Infections Sociedad Chilena de Infectologia, 2016. Rev Chilena Infectol. 2016;33(2):191-216.
3. Neu N, Duchon J, Zachariah P. TORCH infections. Clin Perinatol. 2015;42(1):77-103, viii.
4. Heston S, Arnold S. Syphilis in Children. Infect Dis Clin North Am. 2018;32(1):129-44.
5. Brasil. Ministério da Saúde. Secretaria de Vigilância em Saúde Departamento de Doenças de Condições Crônicas e Infecções Sexualmente Transmissíveis. Manual técnico para o diagnóstico da sífilis. Brasília: Ministério da Saúde, 2021.
6. Ribeiro A, Dan CS, Santos ADS, Croda J, Simionatto S. Neurosyphilis in Brazilian newborns: a health problem that could be avoided. Rev Inst Med Trop Sao Paulo. 2020;62:e82.
7. Pg Mohammad Hussein PMN, Kew ST, Nang KM, Kadir F, Teh YG. Skeletal manifestations of congenital syphilis: rare but clinically relevant. Radiol Case Rep. 2021;16(12):3635-7.
8. Moreira-Silva SF, Prebianchi PA, Akel N, Jr., Dalvi LG, Frauches DO. Alterações ósseas em lactentes com sífilis congênita. J Bras Doenças Sex Transm. 2009;21(4):175-8.
9. Rasool MN, Govender S. The skeletal manifestations of congenital syphilis. A review of 197 cases. J Bone Joint Surg Br. 1989;71(5):752-5.
10. Li Y, Connelly SV. Pseudoparalysis of parrot – re-emergence of the great mimicker. Am J Emerg Med. 2021;48:378 e1- e2.
11. Brasil. Ministério da Saúde. Secretaria de Vigilância em Saúde. Departamento de Doenças de Condições Crônicas e Infecções Sexualmente Transmissíveis. Protocolo clínico e diretrizes terapêuticas para atenção integral às pessoas com infecções sexualmente transmissíveis (IST). Brasília: Ministério da Saúde, 2022. Sífilis congênita e criança exposta à sífilis, p. 79-101.
12. Brasil. Ministério da Saúde. Secretaria de Atenção Primária à Saúde. Departamento de Ações Programáticas. Manual de gestação de alto risco [recurso eletrônico]. Brasília: Ministério da Saúde, 2022. Toxoplasmose, p. 239-253.
13. Brasil. Ministério da Saúde. Secretaria de Vigilância em Saúde. Ampliação do diagnóstico da toxoplasmose congênita por meio do teste em papel filtro. Boletim Epidemiológico 50, n. 38, dez. 2019, p. 15-27.
14. Pinninti S, Boppana S. Congenital cytomegalovirus infection diagnostics and management. Curr Opin Infect Dis. 2022;35(5):436-41.
15. D'Antonio F, Marinceu D, Prasad S, Khalil A. Effectiveness and safety of prenatal valacyclovir for congenital cytomegalovirus infection: systematic review and meta-analysis. Ultrasound Obstet Gynecol. 2023;61(4):436-44.
16. Brasil. Ministério da Saúde. Secretaria de Atenção Primária à Saúde. Departamento de Ações Programáticas. Manual de gestação de alto risco [recurso eletrônico]. Brasília: Ministério da Saúde, 2022. Citomegalovírus, p. 254-258.
17. Boppana SB, Ross SA, Shimamura M, Palmer AL, Ahmed A, Michaels MG, et al. Saliva polymerase-chain-reaction assay for cytomegalovirus screening in newborns. N Engl J Med. 2011;364(22):2111-8.
18. Brasil. Ministério da Saúde. Secretaria de Vigilância em Saúde. Secretaria de Atenção a Saúde. Nota informativa n. 1 de 2015. Recomendações e esclarecimentos da SVS/SAS/MS referente à não realização de exame sorológico com pesquisa de IgM para rubéola em gestantes durante o pré-natal.
19. Winter AK, Moss WJ. Rubella. Lancet. 2022;399(10332):1336-46.
20. Brown ZA, Wald A, Morrow RA, Selke S, Zeh J, Corey L. Effect of serologic status and cesarean delivery on transmission rates of herpes simplex virus from mother to infant. JAMA. 2003;289(2):203.
21. Muller WJ, Zheng X. Laboratory diagnosis of neonatal herpes simplex virus infections. Journal of Clinical Microbiology. 2019;57(5).

22. Melvin AJ, Mohan KM, Schiffer JT, Drolette LM, Magaret A, Corey L, et al. Plasma and cerebrospinal fluid herpes simplex virus levels at diagnosis and outcome of neonatal infection. The Journal of Pediatrics. 2015;166(4):827-33.
23. Neuberger I, Garcia J, Meyers ML, Feygin T, Bulas DI, Mirsky DM. Imaging of congenital central nervous system infections. Pediatr Radiol. 2018;48(4):513-23.
24. Khazaeni LM. Ocular complications of congenital infections. NeoReviews. 2017;18(2):e100-e4.
25. Nicloux M, Peterman L, Parodi M, Magny JF. Outcome and management of newborns with congenital cytomegalovirus infection. Arch Pediatr. 2020;27(3):160-5.
26. Korver AMH, Smith RJH, Van Camp G, Schleiss MR, Bitner--Glindzicz MAK, Lustig LR, et al. Congenital hearing loss. Nature Reviews Disease Primers. 2017;3(1):16094.

Parte 3

# Doenças Infecciosas Classificadas por Agentes Etiológicos

Parte 3.1

# Bacterianas

# Sífilis

# 25

*Daniela Testoni Costa-Nobre*
*Ruth Guinsburg*

## INTRODUÇÃO

Especula-se que a sífilis seja originária do Novo Continente, tendo sido exportada ao Velho Mundo por meio do contato sexual entre os navegantes europeus e as populações originárias. A primeira epidemia documentada de sífilis ocorreu em 1494, em Nápoles, e rapidamente se espalhou pela Europa. Registros das tentativas de entender e controlar a doença datam dessa época, com a penalização de indivíduos infectados que transmitiram a sífilis a outras pessoas ou que não completavam o tratamento. A introdução do teste laboratorial de Wasserman, em 1907, ajudou a aumentar os esforços para o controle de "doenças venéreas". A introdução da penicilina, na década de 1940, mudou o espectro da doença e de suas consequências. Nesse contexto, países como os Estados Unidos viram um declínio na incidência de sífilis congênita nos 30 anos seguintes, com a disponibilidade de triagem sorológica para sífilis das gestantes e tratamento das mulheres e de seus parceiros, além de triagem de doadores de sangue[1]. Com base nesses dados, chegou-se a prever a erradicação total da doença ao final do século XX.

No entanto, parece verdadeira a observação de que, quando um programa de controle de uma doença aproxima-se de sua erradicação, é mais provável que o programa, e não a doença, seja erradicado. Assim, o aumento em nível global dos casos de sífilis entre mulheres na idade fértil – e, portanto, de sífilis congênita – no início do século XXI fez com que a prevenção da doença e o seu tratamento adequado voltassem a ser foco de preocupação, no contexto das metas do milênio e da diminuição da mortalidade neonatal. Tendo como base os pilares de acesso e qualificação do cuidado pré-natal, ao parto e ao recém-nascido, o rastreio das gestantes e de seus parceiros com o tratamento adequado para a sífilis congênita e a vigilância e monitoração do sistema de saúde para acompanhamento da saúde perinatal, a Organização Mundial da Saúde (OMS) lançou, em 2003, um plano para a eliminação da sífilis congênita. Vinte anos depois, o expressivo número de casos de sífilis na população adulta e, com preocupação especial em relação às gestantes, faz com que a sífilis congênita continue sendo um dos grandes desafios para as políticas públicas de saúde, apesar da disponibilidade de estratégias de prevenção definidas e de tratamento adequado[1].

## EPIDEMIOLOGIA

A sífilis na gestação e a sífilis congênita têm expressiva frequência em nível global e no Brasil. No mundo, em 2019, a OMS estimou que mais de 900 mil grávidas apresentaram infecção por sífilis, levando a mais de 143 mil óbitos fetais precoces e abortos e a 61 mil óbitos neonatais[2]. No Brasil, em 2021, foram registrados mais de 167 mil novos casos de sífilis adquirida e 27 mil ocorrências de sífilis congênita. A taxa de detecção de sífilis adquirida no Brasil aumentou de 14,1 para 78,5 por cem mil habitantes, nos últimos 10 anos. Como mostra a Tabela 25.1, também tiveram aumento importante as taxas de sífilis em gestantes e de sífilis congênita quando se comparam os anos de 2012 e 2021[3].

**Tabela 25.1** – Taxas de sífilis adquirida, em gestantes e congênita nos últimos 10 anos no Brasil.

| Taxas de sífilis | 2012 | 2013 | 2014 | 2015 | 2016 | 2017 | 2018 | 2019 | 2020 | 2021 |
|---|---|---|---|---|---|---|---|---|---|---|
| Adquirida* | 14,1 | 19,7 | 25,1 | 34,2 | 44,6 | 59,4 | 76,6 | 77,8 | 59,1 | 78,5 |
| Em gestantes** | 5,7 | 7,2 | 8,9 | 10,9 | 13,4 | 17,0 | 21,5 | 22,7 | 24,1 | 27,1 |
| Sífilis congênita** | 4,0 | 4,9 | 5,5 | 6,6 | 7,5 | 8,7 | 9,1 | 8,9 | 8,6 | 9,9 |

* Por cem mil habitantes. ** Por mil nascidos vivos.

*Fonte:* Brasil. Ministério da Saúde. Secretaria de Vigilância em Saúde[3].

Vale ressaltar que o aumento da frequência de sífilis adquirida na população ocorreu concomitantemente à redução, em 2020, da sua notificação, provavelmente pelo impacto da pandemia de Covid-19[4]. A desestruturação do sistema de saúde com realocação de recursos humanos e financeiros, além da alteração da mobilidade populacional, levaram a uma redução da testagem para doenças sexualmente transmissíveis[5]. Tal diminuição da notificação de doenças sexualmente transmissíveis durante a pandemia não foi exclusividade do Brasil, sendo observada em diversos países. Na Europa, houve relatos de redução de notificação de sífilis adquirida entre os anos de 2019 e 2020 de 10%, na Grécia; 85%, na Suíça; e de 73%, na cidade espanhola de Madri. Na China, a queda de notificação da sífilis adquirida entre 2019 e 2020 foi da ordem de 15%[6-9].

A distribuição da sífilis congênita não é homogênea pelo território nacional. Apesar dos números agregados de 2021 mostrarem as regiões Nordeste e Sudeste como aquelas com taxas que superam a nacional (10,4 e 11,2 por mil nascidos-vivos, respectivamente, comparadas à média da taxa nacional de 9,9 por mil), as regiões Norte e Centro-Oeste contam com municípios com elevadas taxas de notificação da doença[3]. O mapa mostrado na Figura 25.1 foi construído a partir dos dados do Sistema de Informação de Agravos de Notificação (SINAN) com o agregado dos casos de sífilis congênita notificados entre 2011 e 2020 e mostra uma distribuição muito desigual entre os municípios brasileiros[10]. Para a construção desse mapa, utilizou-se a média móvel da taxa agregada do período citado, ou seja, a taxa média de cada município considerando o valor do próprio município e de seus vizinhos territoriais, de acordo com o município de residência materno[11].

## ETIOPATOGENIA

A sífilis congênita é resultado da disseminação hematogênica do *Treponema pallidum* da gestante infectada para o seu concepto, geralmente por via transplacentária, sendo rara sua aquisição por outras vias[12].

O *T. pallidum* é uma bactéria gram-negativa da ordem dos espiroquetas, em formato de espiral fina, com cerca de 10 a 15 espiras e cerca de 8 micrômetros de comprimento[13]. Na sífilis adquirida, o contágio se dá principalmente por contato direto com as lesões durante a atividade sexual e, menos frequentemente, por contato com sangue infectado, seja em transfusões sanguíneas ou por compartilhamento de seringas de usuários de drogas portadores da doença. A infecção tem um longo período de incubação (cerca de 3 semanas) e, se não tratada, dissemina-se pela corrente sanguínea para vários órgãos e para o sistema nervoso central (SNC)[14].

A fase inicial da sífilis, chamada de sífilis primária, apresenta-se como uma lesão infectada pelo espiroqueta no local do contato (pênis, vulva, vagina, colo uterino, ânus, boca ou outros) com aspecto de úlcera de bordas elevadas, endurada e indolor, denominada cancro duro. A lesão aparece cerca de 2 a 3 semanas após o contágio e é acompanhada por linfadenopatia regional. Se não houver tratamento, o cancro desaparece após um período de 3 a 6 semanas. Se tratada, a lesão desaparece em poucos dias. A fase secundária da doença resulta da disseminação hematogênica da infecção cerca de 6 semanas até 6 meses após a cicatrização do cancro duro. A principal manifestação do secundarismo luético é a presença de um *rash* cutâneo, em geral na forma de roséola e pápulas, que pode acometer sítios diversos, incluindo as mucosas e as regiões plantar e palmar. A expressão da lesão secundária da sífilis é extremamente variável, mimetizando outras doenças dermatológicas. Acompanhando o *rash* cutâneo, podem surgir condilomas planos nas dobras mucosas e sintomas gerais inespecíficos, como febre baixa, mal-estar, cefaleia e adinamia. Após a resolução das lesões secundárias, a sífilis entra em uma fase latente assintomática. A sífilis latente é dividida em recente/precoce, no primeiro ano após a aquisição da infecção, e em tardia, após o primeiro ano. Passados anos ou décadas, se a sífilis não for tratada, um terço dos indivíduos infectados irá evoluir para a fase terciária da doença, com o aparecimento de lesões neurológicas (neurossífilis), cardíacas e gomas sifilíticas (tumorações com tendência à liquefação na pele, mucosas, ossos ou outros tecidos)[14]. A sífilis é considerada recente nas fases primária, secundária e latência precoce e tardia nas fases de latência tardia e terciária[15].

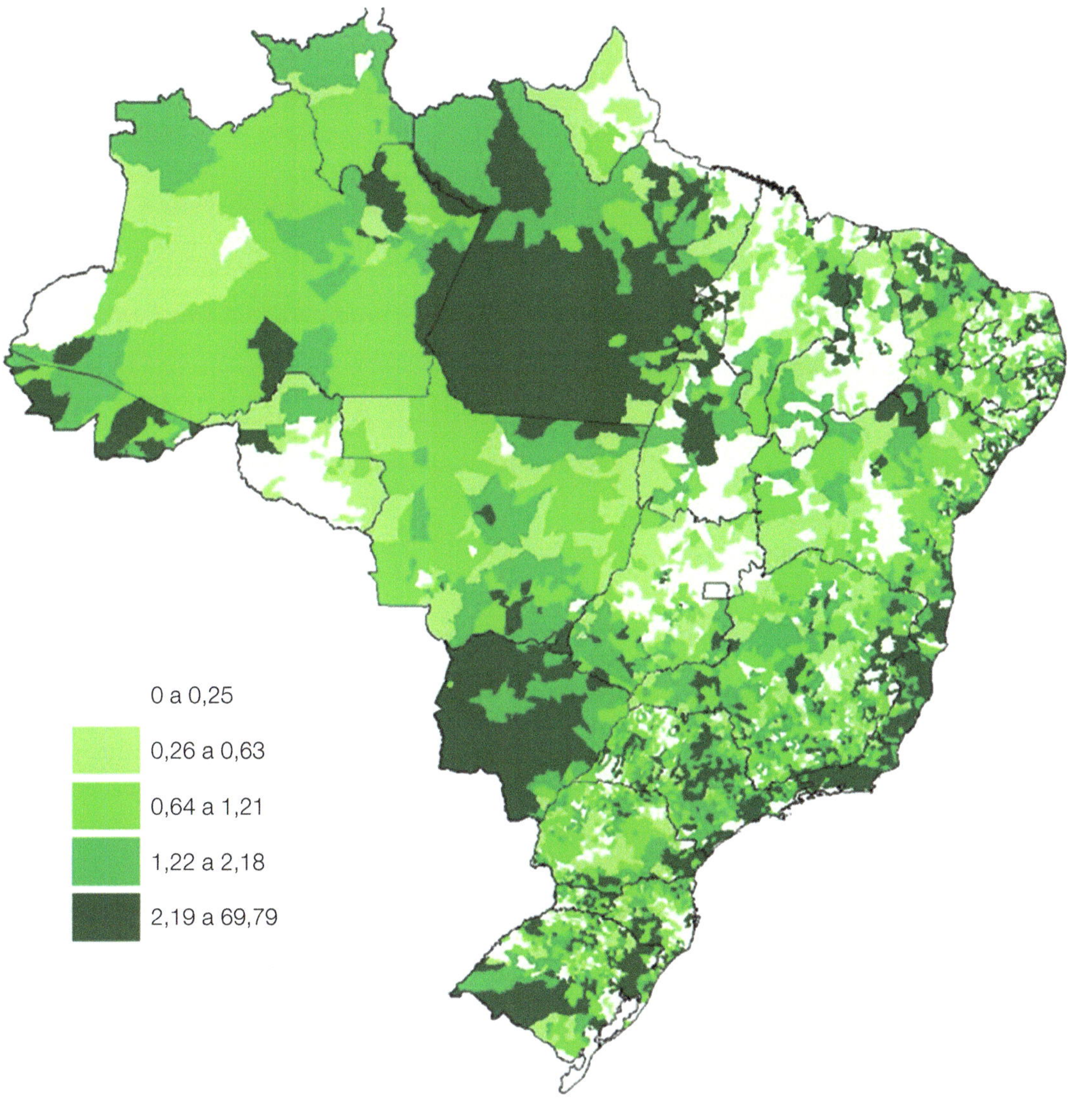


**Figura 25.1 –** Distribuição das taxas médias (média móvel calculada com base na taxa do município e municípios vizinhos) de sífilis congênita notificadas entre 2011 e 2020 por municípios, por mil nascidos vivos. Brasil. *Fonte:* Adaptada de Brasil. Ministério da Saúde. Departamento de Informática do Sistema Único de Saúde (DATASUS). Informações de Saúde – TABNET [online][10].

A transmissibilidade da sífilis adquirida é maior nos estágios iniciais da doença (sífilis primária e secundária), diminuindo gradualmente com o passar do tempo[16]. A maioria dos adultos com a infecção é assintomática e, quando apresenta sinais e sintomas, estes não são percebidos ou valorizados, o que contribui para a transmissão frequente da sífilis para as parcerias sexuais[15].

Quando a sífilis ocorre na gestação, o *T. pallidum* provoca uma placentite caracterizada, macroscopicamente, pela presença de uma placenta grande, pálida e grosseira e, microscopicamente, por inflamação dos vilos coriais e vasculite aguda. Ou seja, o espiroqueta atinge o feto por via hematogênica, sendo a funisite, muitas vezes necrosante, uma das alterações frequentes e sugestivas de sífilis congênita. O feto, portanto, ao adquirir a infecção, já se encontra na fase de secundarismo luético, com disseminação hematogênica do espiroqueta. Essa transmissão transplacentária pode ocorrer em qualquer fase da gestação ou estágio clínico da doença materna, mas a probabilidade de transmissão varia com ambas as condições[17]. Quanto mais recente a infecção materna não tratada, maior o risco de transmissão transplacentária, chegando a cerca de 70% a 100% na sífilis recente, devido à elevada quantidade de treponemas circulantes. Tal risco continua bastante elevado durante os primeiros 4 anos após a exposição materna à doença e diminui após esse período, porém sem desaparecer se a gestante não for tratada[16].

A transmissão no canal de parto, por meio do contato com o cancro, e na amamentação, quando existem lesões treponêmicas no mamilo, são excepcionais.

## FATORES DE RISCO

Tanto nos países de alta renda como naqueles de média e baixa rendas, alguns fatores de risco têm sido descritos no que concerne à aquisição da sífilis por mulheres em idade fértil, destacando-se o baixo nível socioeconômico, a falta de acesso ao sistema de saúde, o abandono da escola, múltiplos parceiros sexuais e/ou relações sexuais desprotegidas e o uso de drogas. Com relação à sífilis congênita, acrescentam-se como fatores de risco ausência de assistência pré-natal e gestante adolescente. O principal fator de risco para a sífilis congênita consiste no acompanhamento pré-natal inadequado, que contribui para cerca de 70% a 90% dos casos encontrados. Dentre os problemas relacionados ao atendimento pré-natal associados à sífilis congênita, vale citar a anamnese inadequada, a sorologia para sífilis não realizada nos períodos preconizados, a interpretação inadequada da sorologia para sífilis, a falha no reconhecimento dos sinais de sífilis maternos, a falta de tratamento do parceiro sexual e a falha na comunicação entre a equipe obstétrica e pediátrica. A sífilis congênita é um exemplo de doença que pode ser detectada e tratada durante o cuidado pré-natal, sendo a triagem para a presença da infecção materna altamente efetiva, mesmo em locais de baixa prevalência de sífilis na população[18].

É possível prevenir e evitar a sífilis congênita apenas quando o cuidado pré-natal é disponível e acessível, em especial para a população de maior risco, ou seja, mulheres com múltiplos parceiros e/ou que não utilizam preservativos durante o ato sexual e as que pertencem a grupos desfavorecidos do ponto de vista socioeconômico. A presença destes dois perfis de risco distintos vem sendo comprovada na população brasileira. Para um dos perfis prevalece a situação socioeconômica, ou seja, a baixa renda familiar, associada à educação insuficiente, à ocupação não diferenciada e à pertinência a grupos mais desfavorecidos, fatores esses que facilitam a aquisição de sífilis por mulheres jovens. Neste grupo, o acesso difícil ao cuidado pré-natal e um pré-natal de qualidade ruim favorecem a presença da sífilis congênita no concepto. Já no outro perfil, semelhante ao relatado para a população de países mais desenvolvidos, é o fato da mulher apresentar comportamentos de risco, em termos de atividade sexual e uso de substâncias lícitas ou ilícitas, que acaba por facilitar a aquisição da sífilis. Ao engravidar, esta mulher é, por vezes, refratária ao serviço de saúde, o que compromete o atendimento pré-natal e propicia a transmissão vertical da sífilis.

## MANIFESTAÇÕES CLÍNICAS

A sífilis congênita é responsável por desfechos desfavoráveis em mais de 60% das gestantes com sífilis não tratada durante a gestação, caracterizados por perda fetal e aborto, óbito neonatal, prematuridade e baixo peso[17]. Nos nascidos vivos, a sífilis congênita pode ser assintomática ou evoluir para uma síndrome clínica precoce ou tardia, de acordo com o aparecimento dos sintomas e sinais antes ou depois do segundo ano de vida[19]. Estima-se que cerca de 60% a 90% dos recém-nascidos com sífilis congênita sejam assintomáticos[12].

### Sífilis congênita precoce

Quanto às manifestações clínicas da sífilis congênita precoce, é frequente o baixo peso ao nascer devido principalmente à prematuridade. O parto prematuro, entre 30 e 36 semanas de gestação, é comum[19,20]. O retardo de crescimento intrauterino é ocasional, entretanto, o déficit no crescimento ponderoestatural na fase pós-natal é usual em crianças não tratadas, mesmo que oligossintomáticas ou assintomáticas[21]. No que tange ao acometimento dos diferentes órgãos e sistemas, vale destacar:

#### ▪ Alterações mucocutâneas

São bastante frequentes, ocorrendo em 15% a 60% das crianças sintomáticas, sendo características da sífilis congênita precoce[22]. As mais importantes são:

- **Exantema maculopapular:** rosado no início, torna-se acastanhado e termina por uma descamação fina, particularmente na palma das mãos e na planta dos pés. Localiza-se no dorso, nádegas e coxas e extremidades.
- **Pênfigo palmoplantar:** erupção vesicobolhosa na palma das mãos e planta dos pés, com bo-

lhas de tamanhos variados que, quando rompem, deixam uma área esfoliada, desnuda e macerada. As lesões dão saída à secreção de aspecto hemorrágico, rica em treponemas.

- **Condiloma plano:** com 2 a 3 meses de vida, aparecem lesões únicas ou múltiplas achatadas ou protuberantes em volta da boca, narinas e na região perianal, em geral assintomáticas.
- **Rinite piossanguinolenta:** secreção amarelo-avermelhada abundante, rica em treponemas. Tem sido cada vez menos relatada, mesmo em regiões onde a prevalência de sífilis congênita é muito alta.

## Alterações do sistema reticuloendotelial[22]

- **Fígado:** a hepatomegalia, por reação inflamatória intersticial difusa, é a alteração mais frequente da sífilis congênita, presente em mais de 90% dos neonatos. A icterícia ocorre em cerca de um terço dos pacientes devido à hepatite e/ou ao processo hemolítico.
- **Baço:** a esplenomegalia, geralmente associada a outras manifestações clínicas, é encontrada em mais de 50% dos recém-nascidos com diagnóstico de lues congênita, sempre associada à hepatomegalia.
- **Linfonodos:** gânglios aumentados, bem delimitados, não aderentes a planos profundos e indolores aparecem em cerca de 50% dos pacientes. Dada a raridade da linfadenomegalia no período neonatal, o seu diagnóstico, em especial na região epitroclear, deve levantar a suspeita de sífilis congênita.

## Alterações hematológicas[22]

- **Eritrócitos:** a anemia está quase sempre presente em graus variáveis de intensidade. Ela pode decorrer da diminuição da vida média das hemácias, de hiperesplenismo e de fenômenos hemolíticos que se fazem acompanhar de hiperbilirrubinemia indireta. A anemia muito grave pode levara ao *cor anêmico* que, quando instalado no período antenatal, se associa à hidropsia fetal.
- **Leucócitos:** a contagem de leucócitos é normal na maioria dos recém-nascidos acometidos, mas já foram descritas leucopenia, leucocitose com linfocitose e/ou monocitose e reação leucemoide.
- **Plaquetas:** a trombocitopenia, acompanhada ou não de púrpura, é uma manifestação frequente, provavelmente associada à diminuição da vida média das plaquetas pelo processo infeccioso.
- **Coagulação intravascular disseminada (CIVD):** a presença de vasculite, com consumo dos fatores de coagulação, e trombocitopenia pode desencadear o processo de CIVD.

## Alterações esqueléticas

A osteocondrite, a periostite e a metafisite, que acometem ossos longos, costelas e alguns ossos cranianos, podem estar presentes na sífilis congênita. A inflamação do osso, com infiltrado inflamatório e extensas áreas de fibrose, é característica na diáfise dos ossos longos e o depósito subperiostal de material osteoide leva à periostite. As alterações costumam ser bilaterais e simétricas. O quadro clínico é pobre, sendo representado pela pseudoparalisia de Parrot, em que a criança, em geral no fim do período neonatal, mostra-se irritada e não consegue movimentar os membros – comumente os superiores – por apresentar dor, devido à osteocondrite. O acometimento radiológico é, ao contrário, bastante evidente.

## Alterações no sistema nervoso central

O envolvimento do SNC ocorre em cerca de 90% dos neonatos com infecção sintomática e em até 10% dos assintomáticos. A sintomatologia específica é bastante pobre, podendo se apresentar como uma meningite aguda, em geral entre 3 e 6 meses de vida. O quadro clínico se assemelha ao de uma meningite bacteriana, mas o líquido cefalorraquidiano (LCR) sugere uma meningite asséptica, com sorologia positiva para sífilis. Além disso, podem aparecer alterações meningovasculares crônicas que resultam em hidrocefalia progressiva e paralisia de nervos cranianos, com deterioração intelectual progressiva. As convulsões podem complicar o quadro neurológico.

## Alterações renais

Sífilis congênita deve ser sempre considerada no diagnóstico diferencial da síndrome nefrótica pura ou mista que surge durante o primeiro ano de vida, sendo mais frequente entre 2 e 3 meses. A patogenia está ligada à deposição de imunocomplexos, com ou sem deposição de complemento. O aspecto histológico é o da glomerulonefrite membranosa ou membranoproliferativa. A insuficiência renal é ocasional.

- ### Alterações oculares

Manifestações descritas na sífilis congênita precoce incluem a coriorretinite com fundo de olho em "sal e pimenta", o glaucoma, a uveíte e a catarata.

- ### Alterações pulmonares

A *Pneumonia alba*, na qual o alargamento do tecido conectivo e o colabamento alveolar levam à insuficiência respiratória grave, é muito rara atualmente.

- ### Alterações no trato gastrintestinal

Os infiltrados inflamatórios acompanhados de áreas de fibrose na submucosa do estômago e intestino, particularmente no intestino delgado, e a pancreatite podem levar à síndrome de má-absorção, com consequente desnutrição de gravidade variável. A ulceração e a inflamação da mucosa intestinal originam, eventualmente, sangramentos.

## Sífilis congênita tardia

Quanto às manifestações clínicas da sífilis congênita tardia, essa caracteriza-se pelo aparecimento dos estigmas após o segundo ano de vida que, em geral, resultam da cicatrização das lesões iniciais[19,20,23]. A sífilis tardia pode afetar todos os órgãos, mas as manifestações são mais frequentes em ossos, dentes e SNC. Cerca de 25% a 30% dos casos não tratados de sífilis congênita apresentam neurossífilis depois dos 2 anos, em geral, assintomática. A neurossífilis pode levar à surdez do oitavo par craniano que, em geral, ocorre repentinamente, após 8 a 10 anos de idade. A surdez neurossensorial acompanhada da presença de dentes incisivos entalhados (dentes de Hutchinson) e de ceratite intersticial constituem a clássica tríade de Hutchinson. Outras lesões eventuais incluem a iridociclite, a coriorretinite, os molares em amora e as rágades periorificiais. No sistema esquelético, acompanhando as lesões observadas na sífilis precoce, um tecido de granulação pode substituir o córtex da medula óssea e facilitar o aparecimento de fraturas patológicas. As alterações ósseas precoces são revertidas com o tratamento adequado e oportuno. Entretanto, sem tratamento, a sífilis congênita tardia manifesta-se com deformidades permanentes, como nariz em sela, erosão do palato, maxilar curto, mandíbula protuberante, fronte olímpica e tíbia em sabre. As articulações de Clutton, que consistem no edema indolor de joelhos ou cotovelos, desenvolvem-se por volta de 8 a 15 anos de idade.

# QUADRO LABORATORIAL

## Anatomia patológica dos anexos fetais

O exame anatomopatológico da placenta e do cordão umbilical deveria ser rotineiro diante da suspeita epidemiológica e/ou clínica de sífilis congênita. Quando há transmissão vertical ao concepto, observa-se vilosite aguda, alargamento do vilo, com ou sem edema, e funisite necrosante, podendo haver, nos casos mais graves, focos de eritropoiese placentária[21].

## Radiologia

As lesões ósseas associadas à sífilis congênita aparecem no primeiro ano de vida e pode haver alterações radiológicas em ossos longos em até 20% dos pacientes assintomáticos, justificando-se a solicitação do exame na suspeita da doença. A metafisite é o achado mais frequente e precoce, com alternância de zonas de maior ou menor densidade na metáfise associadas às zonas de calcificação provisória cercadas por osteoporose. É geralmente bilateral e simétrica, incidindo em rádio, ulna, tíbia, fêmur, úmero e fíbula. A periostite e a osteíte em ossos longos, crânio, vértebras e/ou costelas representam também achados importantes na lues congênita. O sinal de Wimberger é considerado um "achado radiológico maior" da sífilis congênita, sendo caracterizado por erosão bilateral do côndilo medial da tíbia. Cabe ressaltar que, ao nascimento, a periostite é menos encontrada do que a metafisite e a osteíte, uma vez que as duas últimas já estão presentes cerca de 5 semanas após a infecção fetal, enquanto a periostite requer cerca de 16 semanas para que possa ser evidenciada no exame radiográfico[21].

## Exames hematológicos inespecíficos

- **Hematológico:** a presença de hematócrito < 35% ao nascimento e de plaquetas < 150 mil/mm³ são os achados mais comuns. A leucopenia ou a leucocitose, em geral com linfocitose ou monocitose, é ocasional.

- **Bilirrubinas e enzimas hepáticas:** pode-se observar aumento tanto da bilirrubina indireta (hemólise), como da direta (hepatite neonatal). Neste último caso, há um aumento moderado das transaminases.
- **Outros exames laboratoriais:** podem estar alteradas, eventualmente, as provas de coagulação (CIVD) e a eletroforese de proteínas (hipoproteinemia por problemas hepáticos e/ou renais), entre outros[21].

### Líquido cefalorraquidiano

O seu estudo é obrigatório em todo caso suspeito de sífilis congênita. As alterações mais frequentes são a hipercelularidade às custas de linfócitos e a hiperproteinorraquia. A diminuição na taxa de glicose é ocasional. A sorologia do LCR, mandatória, será analisada adiante[21].

## TESTES DIAGNÓSTICOS

O diagnóstico da sífilis congênita depende de uma avaliação criteriosa do histórico materno, do diagnóstico e tratamento da sífilis na gestação, da comparação dos testes não treponêmicos seriados da gestante e pareados ao do recém-nascido e de exames complementares ao nascimento[21].

### Pesquisa direta do *Treponema pallidum*

Os testes para o diagnóstico de sífilis podem ser diretos, com a pesquisa do *T. pallidum* em lesões por meio da microscopia de campo escuro, pesquisa direta com material corado ou por técnicas de biologia molecular por reação de cadeia de polimerase[24]. Os exames direto raramente são aplicados no contexto do diagnóstico da sífilis congênita, a não ser que o recém-nascido apresente lesões treponêmicas, como pênfigo palmoplantar ou rinite piossanguinolenta.

### Sorologia

Dada a dificuldade do isolamento do *T. pallidum*, o diagnóstico da sífilis congênita é feito, principalmente, com base nos testes sorológicos. Para entender melhor esta abordagem diagnóstica, é preciso lembrar como se dá a passagem transplacentária de imunoglobulinas durante a gravidez. Há passagem transplacentária de IgG materna para o feto durante toda a gestação, especialmente no terceiro trimestre. A IgG de origem materna desaparece da circulação do lactente no segundo semestre de vida pós-natal. Já a IgM materna só atravessa a placenta se houver lesão desse órgão. Entre 10 e 20 semanas de gestação, o feto torna-se capaz de produzir tanto IgM como IgG, produção esta que se faz evidente quando há algum agente agressor. Portanto, a IgM presente no recém-nascido representa, em geral, produção própria, enquanto a IgG pode ser de origem materna ou um *pool* proveniente tanto da mãe quanto do feto. Assim, toda interpretação de resultados sorológicos baseada na dosagem de IgG no período neonatal necessita da comparação dos títulos obtidos no recém-nascido com aqueles obtidos na mãe, além do acompanhamento longitudinal do exame na própria criança.

Os testes sorológicos mais utilizados para o diagnóstico da sífilis adquirida e congênita consistem na pesquisa de anticorpos IgG em amostras de sangue total, soro, plasma ou LCR e dividem-se em testes treponêmicos e não treponêmicos[12,15].

Os testes treponêmicos são exames qualitativos para a detecção de anticorpos antitreponêmicos específicos. São exemplos de exames treponêmicos o teste de hemaglutinação (*T. Pallidum Haemagglutination Test* – TPHA) e de aglutinação de partículas (*T. Pallidum Particle Agglutination Assay* – TPPA), os ensaios de micro-hemaglutinação (*Micro-Haemagglutination Assay* – MHA-TP), o de imunofluorescência indireta (*Fluorescent Treponemal Antibody Absorption* – FTA-Abs), os testes sorológicos imunoenzimáticos (*Enzyme Linked ImmunonoSorbent Assay* – ELISA) e suas variações (*Chemiluminescent Microparticle Immuno Assay* – CMIA)[24]. Nos adultos, os testes treponêmicos positivam-se 4 a 8 semanas após a aquisição do microrganismo, sendo positivos em 90% dos portadores de sífilis primária. Em 85% dos pacientes, estes testes permanecem positivos pelo resto da vida, mesmo após o tratamento adequado, não servindo para o controle de tratamento e/ou para o diagnóstico da presença de infecção ativa. Para a sífilis congênita, os testes treponêmicos apresentam sensibilidade de 100% e especificidade, em boas condições técnicas, em torno de 98%. Os testes rápidos são testes treponêmicos. Por serem os primeiros a ficarem positivos, os testes rápidos são os mais adequados para o rastreio inicial das gestantes e, na ausência de histórico de tratamento, devem ser considerados indicativos de doença ativa[24,25].

Os testes não treponêmicos, por sua vez, detectam anticorpos contra o difosfatidilglicerol (cardiolipina), provavelmente liberado pelos tecidos do hospedeiro durante a agressão treponêmica e incorporado pelo espiroqueta, uma vez que este não é capaz de sintetizar a cardiolipina. A sua positividade relaciona-se à atividade da doença. Nos testes não treponêmicos, o antígeno utilizado é a cardiolipina-lecitina-colesterol purificada, sendo a reação padrão a de floculação realizada por meio do *Venereal Disease Research Laboratory* (VDRL). Atualmente, o VDRL vem sendo substituído por uma modificação mais rápida, mais fácil do ponto de vista técnico e mais barata, a reagina plasmática rápida (RPR). O desempenho de ambos é semelhante, podendo-se fazer diluições sucessivas, o que os tornam quantitativos. Cabe lembrar que o mesmo teste deve ser utilizado no acompanhamento individual, uma vez que os títulos do RPR podem ser 1 a 2 diluições mais elevados do que os do VDRL. A comparação dos títulos da sorologia da parturiente e de seu filho também deve ser feita com a mesma técnica. Os testes não treponêmicos tornam-se reagentes cerda de 1 a 3 semanas após o aparecimento do cancro duro[3]. Na sífilis secundária, há presença de títulos altos em praticamente 100% dos pacientes. A seguir, os títulos caem e o exame permanece positivo em 75% dos adultos com sífilis latente e terciária. A maioria dos adultos torna-se soronegativa 2 anos após o tratamento da lues. Assim, na sífilis adquirida, testes não treponêmicos em títulos baixos podem ser encontrados em quatro situações: (1) infecção recente; (2) estágios tardios de infecção (sífilis tardia); (3) indivíduos tratados adequadamente que ainda não tenham atingido a negativação; e (4) casos de "cicatriz sorológica", quando não há a negativação do teste não treponêmico em pessoas tratadas adequadamente[24]. O diagnóstico de "cicatriz sorológica" deve ser considerado somente com comprovação do tratamento e queda de pelo menos duas titulações no teste não treponêmico[24]. Embora, em adultos, o exame possa ser positivo em outras situações além da sífilis (doenças autoimunes, viroses, micoplasmoses, infestações por protozoários, cirrose e tumores). Para o diagnóstico de sífilis congênita, a sensibilidade e a especificidade dos testes não treponêmicos giram ao redor de 98%, quando os exames são realizados por técnicos bem treinados e com antígeno purificado.

Já a detecção de IgM específica contra o *T. pallidum*, que poderia se constituir em chave diagnóstica para a sífilis congênita, não tem sido utilizada. O teste treponêmico para a detecção de IgM disponível no mercado, o FTA-Abs IgM, conta com um número excessivo de falso-negativos (20% a 40%) e falso-positivos (10%), além de ser de difícil realização técnica. Outras alternativas para a pesquisa de IgM específica antitreponêmica, como o FTA-Abs realizado na fração 19S da IgM, o ELISA-IgM e as técnicas de imunoblotagem, não estão disponíveis na prática clínica.

Finalmente, no LCR, a busca de anticorpos não específicos para *T. pallidum* deve ser feita por meio do VDRL. Embora a sua sensibilidade seja baixa, variando de 20% a 70%, a especificidade é elevada, acreditando-se que resultados falso-positivos praticamente não ocorram em punções não acidentadas pela presença de sangue.

## DIAGNÓSTICO

Todos os recém-nascidos cuja mãe apresentou sorologia reagente para sífilis no momento do parto deve realizar o teste não treponêmico após o nascimento, mesmo que haja histórico de tratamento materno de sífilis antes da gestação e com títulos baixos e estáveis de testes não treponêmicos durante a gestação[25]. Como as alterações clínicas da sífilis são variadas, são necessários exames complementares para investigar e identificar essas alterações: hemograma completo, transaminases, radiografia de tórax, radiografia de ossos longos, exames de LCR e neuroimagem quando necessário[21,3]. Os critérios diagnósticos para a sífilis congênita podem ser sintetizados de acordo com os seguintes parâmetros:

**A. Recém-nascido exposto à sífilis**

- Recém-nascido de mulher diagnosticada com sífilis durante o pré-natal e adequadamente tratada.

**B. Sífilis congênita**

B1. Isolamento do *T. pallidum* em material de lesão, placenta, cordão umbilical ou material de necropsia através de exame em microscópio de campo escuro, histologia ou por teste de infectividade em coelhos.

B2. Recém-nascido, independentemente das manifestações clínicas e laboratoriais, cuja mãe é soropositiva para sífilis e:

- não recebeu tratamento para sífilis durante a gestação;
- recebeu tratamento incompleto com penicilina durante a gestação;
- recebeu tratamento para sífilis com penicilina nos últimos 30 dias antes do parto;
- foi tratada com outras drogas, que não a penicilina, durante a gestação.

B3. Recém-nascido com teste não treponêmico sérico positivo e uma ou mais alterações:

- qualquer evidência clínica de sífilis congênita;
- qualquer manifestação radiológica de sífilis congênita;
- VDRL positivo no LCR;
- LCR com aumento de celularidade ou de proteínas, sem outra causa aparente;
- título do teste não treponêmico (VDRL/RPR) no recém-nascido quatro vezes superior ao materno;
- sorologia para lues ainda positiva após o 6º mês de vida pós-natal ou VDRL que se mantém ou aumenta nos 3 primeiros meses de vida.

**C. Neurolues**

- Considera-se a realização do exame do LCR imprescindível diante de qualquer caso suspeito de sífilis congênita. Cerca de 60% das crianças com sífilis congênita apresentam neurossífilis, ao se considerar as seguintes alterações no LCR:
  - VDRL do LCR positivo, independentemente do valor do VDRL sérico.
  - Alterações na celularidade e/ou no perfil bioquímico liquórico, acompanhadas de VDRL sérico positivo, independentemente do VDRL do LCR. Vale lembrar que, de maneira geral, considera-se normal no período neonatal a presença de glóbulos brancos < 25/mm³ e proteína < 150 mg/dL no LCR. Após 28 dias de vida, a pleocitose é definida como acima 5 cel/mm³ e a hiperproteinorraquia quando a concentração proteica é superior a 40 mg/dL.

Tanto exames falso-positivos quanto falso-negativos são possíveis, no que se refere às alterações no LCR. O teste não treponêmico reagente é o parâmetro mais importante para o diagnóstico de neurolues, com 90% de especificidade e 54% de sensibilidade. Na impossibilidade da realização de exame liquórico em qualquer recém-nascido com diagnóstico de sífilis congênita, a neurossífilis deve ser considerada provável e o recém-nascido, tratado para tal.

## TRATAMENTO

Apesar da raridade de estudos controlados e randomizados, as 5 décadas de experiência com a penicilina confirmam a sua absoluta superioridade no tratamento tanto da sífilis adquirida, em suas várias fases, como da congênita. A droga impede que as enzimas catalisadoras da formação de precursores da parede celular atuem. Com isso, não há restauração da parede, que é submetida continuamente à ação hidrolítica da lisozima produzida pelo organismo. A penicilina é, portanto, bactericida, desde que utilizada em doses e intervalos adequados.

A indicação de tratamento da sífilis congênita é determinada pelo histórico do tratamento materno, pelos resultados pareados dos testes não treponêmicos da mãe e do RN ao nascimento, pelo exame físico do neonato e exames complementares realizados após o nascimento (Figura 25.2).

O tratamento da sífilis congênita no período neonatal é feito com benzilpenicilina e depende da presença ou ausência de neurossífilis, de acordo com os critérios a seguir:

- Benzilpenicilina potássica (cristalina) na dose de 50 mil UI/kg/dose, intravenosa a cada 12 horas na primeira semana de vida e a cada 8 horas depois da primeira semana, com duração total de 10 dias. A penicilina cristalina é o único tratamento recomendado para crianças com neurossífilis, mas pode também ser realizado em crianças sem neurossífilis[26].
- Benzilpenicilina procaína 50 mil UI/kg, intramuscular, uma vez ao dia, por 10 dias. Essa opção deve ser utilizada somente na ausência de neurossífilis. Reiniciar o tratamento se houver atraso de mais de 24 horas na dose[27].
- Benzilpenicilina benzatina 50 mil UI/kg, intramuscular, em dose única, é o tratamento recomendado para crianças nascidas de mães não tratadas ou inadequadamente tratadas com teste não treponêmico não reagente ao nascimento e exames físico e complementares (LCR, radiografia de ossos longos e hemograma) normais[28].

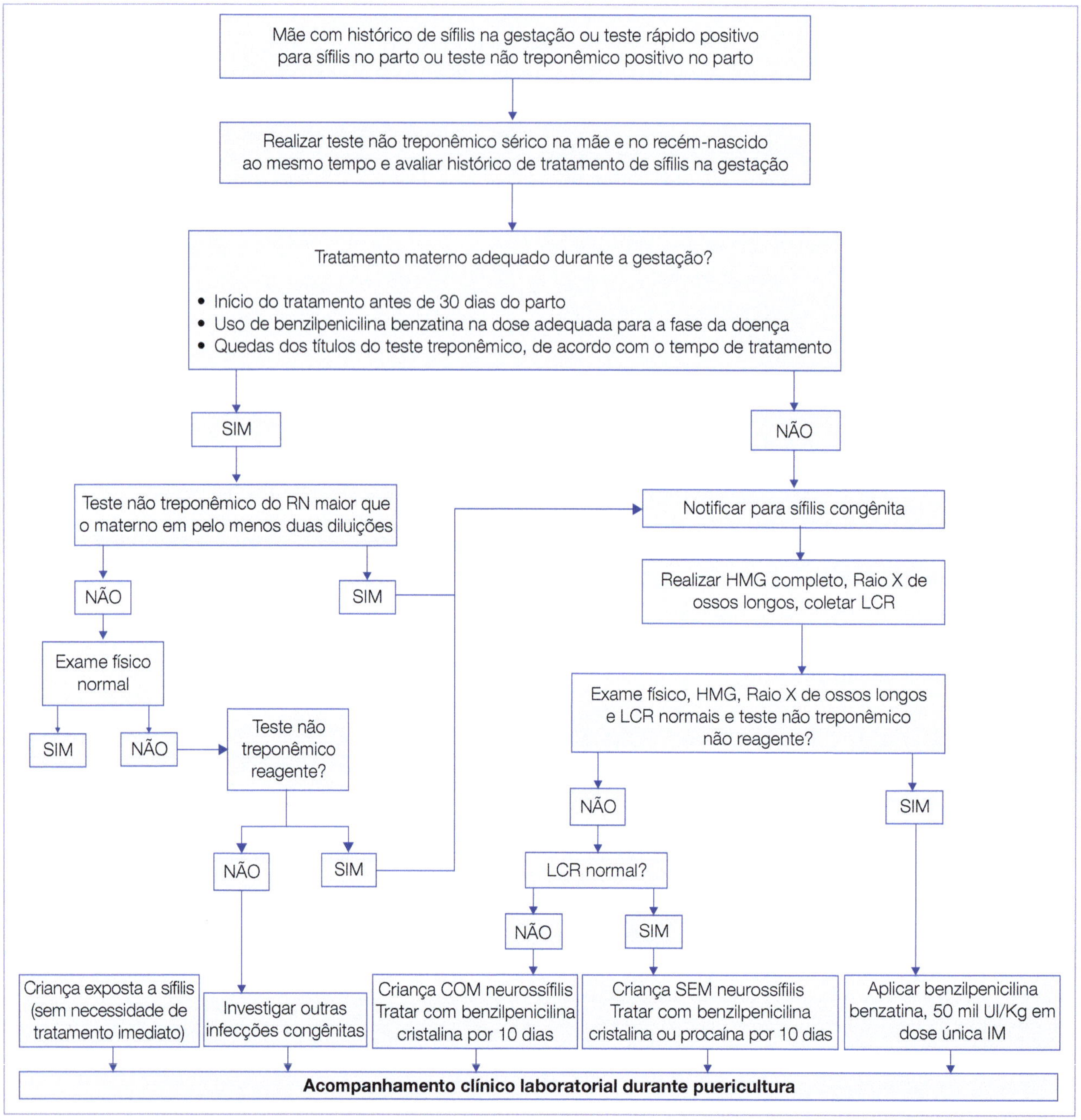


**Figura 25.2 –** Algoritmo decisório para a avaliação e manejo da sífilis congênita no momento do nascimento.
HMG: hemograma; IM: intramuscular; LCR: líquido cefalorraquidiano.
*Fonte:* Adaptada de SES-SP 2022[23].

O tratamento da sífilis congênita no período pós-neonatal deve ser feito com benzilpenicilina potássica (cristalina) na mesma dose, porém com intervalo de 4 em 4 horas a 6 em 6 horas por 10 dias, para pacientes com ou sem neurossífilis[15].

Não há experiência nem indicação de qualquer outro antibiótico para a terapêutica da lues no período neonatal. Alguns autores sugerem o uso da ampicilina na sífilis congênita, por se tratar de um antibiótico treponêmico, capaz de atingir altas concentrações de LCR, especialmente quando a penicilina cristalina não está disponível. Entretanto, não existem dados na literatura que permitam a sua recomendação como antibiótico de escolha ou como alternativa terapêutica na lues congênita. Da mesma maneira, a eficácia do ceftriaxona para o tratamento da sífilis do recém-nascido não foi adequadamente testada.

## ISOLAMENTO DO PACIENTE HOSPITALIZADO

O paciente com sífilis congênita confirmada ou suspeita não necessita ficar em isolamento. A medida de precaução indicada para todas as formas de sífilis, incluindo a congênita, é a padrão. Importante lembrar que a precaução padrão inclui o uso de luvas para contato com sangue ou fluidos corporais e pele não intacta. Portanto, pacientes com sífilis congênita que apresentam pênfigo sifilítico e/ou rinite piossanguinolenta como manifestações clínicas da doença devem ser manipulados com luvas[29].

## NOTIFICAÇÃO

A sífilis congênita, assim como a sífilis em gestante e a sífilis adquirida de maneira geral, é uma doença de notificação compulsória. Tal notificação visa a compreensão do comportamento epidemiológico da doença de modo dinâmico e atualizado, de tal modo que seja possível desenhar e atualizar estratégias para o seu controle e prevenção[14]. A notificação passou a ser obrigatória em 1986 para a sífilis congênita, em 2005 para a sífilis em gestantes e em 2010 para a sífilis adquirida.

A sífilis congênita deve ser notificada em todo recém-nascido de mãe não tratada ou inadequadamente tratada, todo recém-nascido de mãe tratada adequadamente que seja sintomático e com teste não treponêmico reagente ou de mãe tratada adequadamente cujo teste treponêmico seja maior do que o materno em pelo menos duas diluições, independentemente da presença de sintomas[25].

## ACOMPANHAMENTO

Todo recém-nascido cuja mãe é soropositiva para sífilis deve ser acompanhado por pelo menos 18 meses, de acordo com duas diferentes situações[15,21,30].

A primeira situação diz respeito a recém-nascidos expostos à sífilis que não atingiram os critérios diagnósticos para sífilis congênita e, portanto, não foram tratados no período neonatal. Nesse caso, realizar exame clínico minucioso na primeira semana de vida e com 1, 2, 4, 6, 9, 12 e 18 meses de vida, acompanhado de reação sorológica quantitativa não treponêmica com 1, 3, 6, 12 e 18 meses de vida. Com 18 meses, é recomendável realizar também um teste treponêmico. Se os títulos do VDRL/RPR estiverem caindo nos primeiros 3 meses e forem negativos no sexto mês ou com 12 a 18 meses, acompanhados por um teste treponêmico negativo após os 18 meses de vida, considera-se que o lactente não foi afetado pela sífilis ou foi tratado de maneira apropriada durante a vida fetal. Caso contrário, deve-se proceder a reavaliação diagnóstica e o tratamento adequado. Pode-se interromper a coleta do VDRL seriado após a obtenção de dois exames consecutivos negativos. Se, no seguimento, ocorrer elevação de títulos do teste não treponêmico em duas diluições ou persistência da titulação aos 6 meses de idade, a criança deverá ser investigada conforme exames anteriormente descritos (incluindo coleta de LCR) e tratada para sífilis congênita.

A segunda situação é a de recém-nascidos tratados para sífilis congênita no período neonatal. Para esses pacientes, realizar exame clínico minucioso na primeira semana de vida e com 1, 2, 4, 6, 9, 12 e 18 meses de vida, acompanhado por reações sorológicas quantitativas não treponêmicas com 1, 3, 6, 12 e 18 meses de vida. Quando o neonato tiver recebido tratamento para neurolues, repetir o exame do LCR a cada 6 meses até a normalização bioquímica, citológica e sorológica. Se os títulos do VDRL/RPR estiverem caindo nos primeiros 3 meses e forem negativos entre 6 e 18 meses de vida, a criança foi tratada de maneira correta. Espera-se, também, que o VDRL do LCR se apresente negativo por volta do sexto mês de vida e que o LCR esteja absolutamente normal ao fim do segundo ano. Caso isto não ocorra, é necessário reavaliar o paciente do ponto de vista clínico e laboratorial e iniciar o retratamento. Em toda criança com diagnóstico de sífilis congênita é obrigatória a avaliação neurológica, auditiva e oftalmológica a cada 6 meses, durante os primeiros 2 anos de vida.

## MEDIDAS DE PREVENÇÃO

Medidas de prevenção da sífilis congênita envolvem medidas de controle da sífilis adquirida em adultos em geral e em gestantes de modo específico, incluindo o uso de preservativos para a atividade sexual, triagem sorológica periódica, principalmente na população de maior risco, estratégias de educação e conscientização da população geral e de profissionais de saúde, diagnóstico precoce da doença e tratamento adequado, além de pesquisa continuada no assunto para melhorar as estratégias de prevenção[14].

Vale lembrar que a sífilis congênita é um agravo evitável, desde que a sífilis gestacional seja diagnosticada e tratada de forma correta e no tempo apropriado[12]. O único tratamento eficaz para a sífilis na gestante que atravessa a barreira transplacentária e trata o feto é a benzilpenicilina benzatina. Portanto, tratamentos realizados com outras medicações durante a gestação são considerados inadequados para evitar a transmissão vertical da doença[3]. Para gestantes com alergia, deve ser feita a dessensibilização à penicilina em centro de referência[14].

O tratamento da sífilis na gestante deve ser administrado segundo a fase da doença, a saber[14]:

- **Sífilis recente (primária, secundária e latente recente):** benzilpenicilina benzatina, 2,4 milhões UI, intramuscular, em dose única.
- **Sífilis tardia (latente tardia ou terciária ou ainda com duração ignorada):** benzilpenicilina benzatina 2,4 milhões UI intramuscular, 1 vez por semana, por 3 semanas.
- **Neurossífilis:** benzilpenicilina potássica/cristalina, 18 a 24 milhões de UI ao dia, por via endovenosa, administrada em doses de 3 a 4 milhões de UI a cada 4 horas ou por infusão contínua por 14 dias[14].

Vale ressaltar que, para considerar o tratamento da gestante como adequado para a prevenção da sífilis congênita, este deve ser iniciado até 30 dias antes do parto[25].

Recomenda-se tratar as parcerias sexuais da gestante segundo o estágio clínico e, caso a sorologia seja não reagente, tratar presumivelmente com penicilina benzatina na dose de 2.400 milhões UI, intramuscular.

O seguimento da gestante tratada para sífilis deve ser feito com teste não treponêmico mensal e/ou, se neurossífilis, com exame de LCR a cada 6 até a normalização[3]. Aumento de duas titulações do teste não treponêmico caracteriza reinfecção/reativação e necessidade de retratamento da gestante e de sua parceria sexual. O seguimento trimestral da parceria é também preconizado[26].

Mesmo em gestantes tratadas adequadamente, em 14% dos casos pode ocorrer óbito fetal ou nascimento de crianças com evidências clínicas de sífilis congênita. Os principais fatores relacionados à falha terapêutica da sífilis na gestante são: coinfecção da sífilis com HIV, estágios precoces de sífilis durante a gestação, altos títulos de testes não treponêmicos no momento do tratamento e/ou parto, gravidade da doença fetal e tratamento após 24 semanas de gestação[25].

Vale lembrar que, segundo a Secretaria de Saúde do Estado de São Paulo, o tratamento de mulheres diagnosticadas com sífilis antes da gestação não garante proteção contra uma nova infecção no período gestacional. Além disso, na gestante tratada para sífilis, a manutenção de títulos baixos e estáveis de testes não treponêmicos durante a gravidez não é garantia de tratamento realizado adequadamente ou da não ocorrência de falha terapêutica. Portanto, independentemente do histórico materno de tratamento prévio, é essencial a triagem sorológica da gestante à admissão para o parto por meio do teste rápido para sífilis e todos os recém-nascidos de mães com sorologias reagentes para sífilis no momento do parto devem realizar o teste não treponêmico no sangue periférico logo após o nascimento[25].

Finalmente, é importante ressaltar que, em nosso meio, estratégias para melhorar a educação em saúde da população, em especial em relação a doenças sexualmente transmissíveis, a melhoria da qualidade da assistência pré-natal, a realização da triagem sorológica para sífilis no primeiro e terceiro trimestres da gestação e na época do parto, a interpretação apropriada dos resultados da sorologia de sífilis realizada nas gestantes, a busca efetiva da parceria sexual e seu tratamento efetivo, além de um melhor conhecimento médico a respeito dos critérios epidemiológicos para o diagnóstico da sífilis congênita, poderiam, sem dúvida, diminuir o panorama preocupante da sífilis congênita, uma doença com plena possibilidade de prevenção[31,32].

## REFERÊNCIAS BIBLIOGRÁFICAS


1. Hossain M, Broutet N, Hawkes S. The elimination of congenital syphilis: a comparison of the proposed World Health Organization action plan for the elimination of congenital syphilis with existing national maternal and congenital syphilis policies. Sex Transm Dis. 2007 Jul;34(7 Suppl):S22-30. doi: 10.1097/01.olq.0000261049.84824.40.
2. World Health Organization. Global guidance on criteria and processes for validation: elimination of mother-to-child transmission of HIV and syphilis. Genova: WHO, 2022. Disponível em: https://www.who.int/publications/i/item/9789240039360. Acesso em: 08 fev. 2023.
3. Brasil. Ministério da Saúde. Secretaria de Vigilância em Saúde. Departamento de HIV/AIDS, Tuberculose, Hepatites Virais e Infecções Sexualmente Transmissíveis. Indicadores e dados básicos da sífilis nos municípios brasileiros. Disponível em: http://indicadoressifilis.aids.gov.br/" http://indicadoressifilis.aids.gov.br/. Acesso em: 1 fev. 2023.
4. Morais GJ, Escaleira F, Pousada B, Doi AM, Avelino-Silva VI, Avaliação do Impacto da COVID-19 no número de Testes Realizados para Diagnóstico de Sífilis e Porcentagem de

Exames Positivos. The Brazilian Journal of Infectious Diseases. 2022;26:102546.

5. Domingues CSB, Luppi CG, Tayra A, Pinto VM, Gregorut CRBS, Tandredi MV. Sífilis e Sífilis Congênita em tempos de COVID-19. BEPA. Boletim Epidemiológico Paulista, 2020;17(201),67-75.
6. Wu X, Zhou X, Chen Y, Zhai K, Sun R, Luo G, Lin YF, Li Y, Yang C, Zou H. The impact of COVID-19 lockdown on cases and deaths of AIDS, gonorrhea, syphilis, hepatitis B, and hepatitis C in China: an interrupted time series analysis. JMIR Public Health Surveill. 2023 Jan 12. doi: 10.2196/40591. Epub ahead of print.
7. Apalla Z, Lallas A, Mastraftsi S, Giannoukos A, Noukari D, Goula M, Kalantzi P, Zapridou M, Lallas K, Kyrgidis A, Lazaridou E, Stratigos A, Sidiropoulos T, Nicolaidou E. Impact of COVID-19 pandemic on STIs in Greece. Sex Transm Infect. 2022 Feb;98(1):70. doi: 10.1136/sextrans-2021-054965. Epub 2021 Mar 2.
8. Miguel Buckley R, Trigo E, de la Calle-Prieto F, Arsuaga M, Díaz-Menéndez M. Social distancing to combat COVID-19 led to a marked decrease in food-borne infections and sexually transmitted diseases in Spain. J Travel Med. 2020 Dec 23;27(8):taaa134. doi: 10.1093/jtm/taaa134.
9. Steffen R, Lautenschlager S, Fehr J. Travel restrictions and lockdown during the COVID-19 pandemic-impact on notified infectious diseases in Switzerland. J Travel Med. 2020 Dec 23;27(8):taaa180. doi: 10.1093/jtm/taaa180.
10. Brasil. Ministério da Saúde. Departamento de Informática do Sistema Único de Saúde (DATASUS). Informações de Saúde - TABNET [online]. Brasília. [Disponível em: https://datasus.saude.gov.br/informacoes-de-saude-tabnet/" https://datasus.saude.gov.br/informacoes-de-saude-tabnet/. Acesso em: 29 fev. 2023.
11. Carvalho MS, Câmara G, Cruz OG, Correa V. Análise de dados de área. In: Druck S, Carvalho MS, Câmara G, Monteiro AMV, editors. Análise espacial de dados geográficos. Brasília: Embrapa. 2004. p. 155-305.
12. Domingues CSB, Duarte G, Passos MRL, Sztajnbok DCDN, Menezes MLB. Protocolo Brasileiro para Infecções Sexualmente Transmissíveis 2020: sífilis congênita e criança exposta à sífilis [Brazilian Protocol for Sexually Transmitted Infections 2020: congenital syphilis and child exposed to syphilis]. Epidemiol Serv Saude. 2021 Mar 15;30(spe1):e2020597. Portuguese, Spanish. doi: 10.1590/S1679-4974202100005.esp1. Erratum in: Epidemiol Serv Saude. 2021;30(spe1):e2021266.
13. Sumikawa ES, Motta LRD, Inocêncio LA, Ferreira LAP, Bazzo ML, Franchini M, Ueda M. Sífilis: estratégias para diagnóstico no Brasil. Brasília: Ministério da Saúde, Coordenação de Doenças Sexualmente Transmissíveis e Aids. 2010.
14. Hook EW 3rd. Syphilis. Lancet. 2017 Apr 15;389(10078):1550-1557. doi: 10.1016/S0140-6736(16)32411-4. Epub 2016 Dec 18. Erratum in: Lancet. 2019 Mar 9;393(10175):986.
15. Brasil. Ministério da Saúde. Secretaria de Vigilância em Saúde. Departamento de Doenças de Condições Crônicas e Infecções Sexualmente Transmissíveis. Protocolo clínico e diretrizes terapêuticas para atenção integral às pessoas com infecções sexualmente transmissíveis [Internet]. Brasília: Ministério da Saúde; 2020. Disponível em: http://www.aids.gov.br/pt-br/pub/2015/protocolo-clinico-e-diretrizes-terapeuticas-para-atencao-integral-pessoas-com-infeccoes. Acesso em: 30 jan. 2023.
16. Peeling RW, Mabey D, Kamb ML, Chen XS, Radolf JD, Benzaken AS. Syphilis. Nat Rev Dis Primers. 2017 Oct 12;3:17073. doi: 10.1038/nrdp.2017.73. PMID: 29022569; PMCID: PMC5809176.
17. Gomez GB, Kamb ML, Newman LM, Mark J, Broutet N, Hawkes SJ. Untreated maternal syphilis and adverse outcomes of pregnancy: a systematic review and meta-analysis. Bull World Health Organ. 2013 Mar 1;91(3):217-26. doi: 10.2471/BLT.12.107623. Epub 2013 Jan 17.
18. Thean L, Moore A, Nourse C. New trends in congenital syphilis: epidemiology, testing in pregnancy, and management. Curr Opin Infect Dis. 2022 Oct 1;35(5):452-460. doi: 10.1097/QCO.0000000000000875. PMID: 36066379.
19. Cooper JM, Sánchez PJ. Congenital syphilis. Semin Perinatol. 2018 Apr;42(3):176-184. doi: 10.1053/j.semperi.2018.02.005. Epub 2018 Apr 5.
20. Galvis AE, Arrieta A. Congenital Syphilis: A U.S. Perspective. Children (Basel). 2020 Oct 29;7(11):203. doi: 10.3390/children7110203.
21. Medoro AK, Sánchez PJ. Syphilis in neonates and infants. Clin Perinatol. 2021 Jun;48(2):293-309. doi: 10.1016/j.clp.2021.03.005. PMID: 34030815.
22. David M, Hcini N, Mandelbrot L, Sibiude J, Picone O. Fetal and neonatal abnormalities due to congenital syphilis: A literature review. Prenat Diagn. 2022 May;42(5):643-655. doi: 10.1002/pd.6135. Epub 2022 Apr 9. PMID: 35352829.
23. Fiumara NJ, Lessell S. Manifestations of late congenital syphilis. An analysis of 271 patients. Arch Dermatol. 1970 Jul;102(1):78-83.
24. Brasil 2022. Ministério da Saúde. Secretaria de Vigilância em Saúde. Departamento de Doenças de Condições Crônicas e Infecções Sexualmente Transmissíveis. Manual Técnico para Diagnóstico da Sífilis. Disponível em: https://www.gov.br/aids/pt-br/centrais-de-conteudo/publicacoes/2021/manual-tecnico-para-o-diagnostico-da-sifilis/view" https://www.gov.br/aids/pt-br/centrais-de-conteudo/publicacoes/2021/manual-tecnico-para-o-diagnostico-da-sifilis/view. Acesso em: 2 fev. 2023.
25. SES-SP. Secretaria de Estado da Saúde de São Paulo. Coordenadoria de Controle de Doenças. Centro de Referência e Treinamento em DST/Aids. Programa Estadual de DST/Aids de São Paulo. Nota Informativa n. 002, de 2022. Dispõe sobre atualização em relação as orientações para o manejo clínico dos casos de sífilis congênita e criança exposta a sífilis no estado de São Paulo. Disponível em: https://www.saude.sp.gov.br/resources/crt/publicacoes/documentos-tecnicos/notainformativan002_2022_manejodornexpostoasifilis.pdf. Acesso em: 1 fev. 2023.
26. Walker GJ, Walker D, Molano Franco D, Grillo-Ardila CF. Antibiotic treatment for newborns with congenital syphilis. Cochrane Database Syst Rev. 2019 Feb 15;2(2):CD012071. doi: 10.1002/14651858.CD012071.pub2.
27. Paryani, SG, et al. Treatment of asymptomatic congenital syphilis: benzathine versus procaine penicillin G therapy. J. Pediatr. 1994;125(3):471-475.
28. Single-dose benzathine penicillin in infants at risk of congenital syphilis – results of a randomised study. S. Afr. Med. J. 1997;87(1):62-65.
29. Siegel JD, Rhinehart E, Jackson M, Chiarello L; Health Care Infection Control Practices Advisory Committee. 2007 Guideline for Isolation Precautions: Preventing Transmission of Infectious Agents in Health Care Settings. Am J Infect

Control. 2007 Dec;35(10 Suppl 2):S65-164. doi: 10.1016/j.ajic.2007.10.007.

30. Lago EG, Vaccari A, Fiori RM. Clinical features and follow-up of congenital syphilis. Sex. Transm. Dis. 2013;40(2):85-94.
31. Rocha AFB, Araújo MAL, Barros VL, Américo CF, Silva Júnior GBD. Complications, clinical manifestations of congenital syphilis, and aspects related to its prevention: an integrative review. Rev Bras Enferm. 2021 Jul 14;74(4):e20190318. English, Portuguese. doi: 10.1590/0034-7167-2019-0318.
32. Eliminating congenital syphilis: time to act. Lancet Reg Health Am. 2022 Mar 14;7:100233. doi: 10.1016/j.lana.2022.100233. PMID: 36777655; PMCID: PMC9904138.

# Cólera

26

*Analíria Moraes Pimentel*
*Regina Coeli Ferreira Ramos*

## INTRODUÇÃO

A cólera é uma infecção intestinal aguda, exclusiva dos seres humanos, de veiculação hídrica, que acomete o trato intestinal. Tem como agente etiológico o vibrião colérico do sorogrupo O1 e sorogrupo O139, que, pela ação de sua toxina, produz toda a sintomatologia da doença[1-3].

## MANIFESTAÇÕES CLÍNICAS

Manifesta-se de formas variadas, desde infecções inapetentes até as graves. As formas sintomáticas da cólera são de início abrupto, sem pródromo, com diarreia e, na maioria das vezes, acompanhada de vômitos. A febre não é uma manifestação comum. As fezes, de início, são aquosas, volumosas, com grumos, de coloração escura, incoercíveis, com inúmeras defecações diárias.

A diarreia e os vômitos, nesses casos, determinam uma perda grande de líquidos, que pode atingir 1 a 2 litros por hora. Com a evolução da doença, a coloração das fezes passa a esbranquiçada, espumosa e com aspecto de água de arroz. Não contém muco, sangue ou odor pútrido. Nos quadros mais severos, as fezes tornam-se incolores e com odor de peixe cru. Os vômitos são espontâneos, às vezes biliosos. Íleo paralítico e dor abdominal difusa podem fazer parte do quadro clínico.

Distúrbios metabólicos são encontrados nos casos graves da doença e a evolução deste processo de gravidade pode se manifestar por sede, rápida perda de peso, perda do turgor da pele, principalmente nas mãos ("mãos de lavadeira"), prostração, olhos fundos com olhar parado e vago, voz sumidiça e câibras. O pulso torna-se rápido e débil, surge hipotensão e a ausculta cardíaca revela bulhas abafadas. Há cianose e esfriamento de extremidades, colapso periférico, anúria e coma. Estas manifestações clínicas são mais frequentes em adolescentes e adultos. A criança apresenta quadro clínico diversificado, na maioria das vezes, indistinguível das gastroenterites de outras etiologias, dificultando assim o diagnóstico e tratamento específicos e precoces. Entretanto, nos quadros típicos da doença, a gravidade e prognóstico são iguais aos do adulto[1,4].

As formas chamadas benignas cursam com sinais leves de desidratação ou não. Essas formas são as mais frequentes, no entanto, são de difícil diagnóstico clínico e diferencial com outras doenças diarreicas, pois não possuem características próprias.

As formas graves, com ou sem choque hipovolêmico, têm período de incubação curto e sua sintomatologia é rápida, sem controle da diarreia e vômitos; pode levar em poucas horas a choque hipovolêmico severo. Pode ser causada também pela não aceitação de líquidos e persistência das perdas. O quadro clínico é de desidratação grave, com sinais de choque periférico (extremidades frias, letargia e pulso rápido), prega à digitopressão e câibras.

Casos de cólera seca tem sido descritos e são formas fulminantes, rápidas, em que a diarreia não se faz presente. Outra forma clínica não muito frequente é a cólera tifoide, em que a temperatura se eleva à 40 °C ou mais, acompanhada de severas complicações, evoluindo, quase sempre, para óbito.

Em estudos realizados no Hospital Universitário Oswaldo Cruz, na cidade do Recife, em 1992, durante a epidemia de cólera, observou-se que das 400 crianças menores de 14 anos de idade, 47 apresentaram fezes com característica de água de arroz (11,75%); 9 casos com cãibras, todas maiores de 10 anos (2,25%); e 22 casos (5,5%) com dor abdominal difusa. Nas primeiras 48 horas de tratamento, 89,5% tiveram alta e a letalidade foi de 0,75% dos casos[3-6].

As complicações da cólera são decorrentes do total estado de esgotamento do corpo, causado pela diarreia e pelos vômitos. São frequentes em pessoas mais vulneráveis, como idosos, diabéticos, desnutridos, portadores do vírus HIV e aquelas pessoas que têm patologia cardíaca prévia. Pode ocorrer choque hipovolêmico; necrose renal; queda de potássio no sangue, levando a arritmias cardíacas; e hipoglicemia, com convulsões e coma em crianças. Em gestantes, o choque hipovolêmico pode induzir a ocorrência de aborto e parto prematuro[7,8].

## ETIOPATOGENIA

A cólera é causada pela ação da toxina liberada por dois sorogrupos específicos da bactéria *Vibrio cholerae* (sorogrupos O1 e O139). Essa toxina se liga às paredes intestinais, alterando o fluxo normal de sódio e cloreto do organismo, fazendo com que o corpo secrete grandes quantidades de água, o que provoca diarreia aquosa, desidratação e perda de fluidos e sais minerais importantes para o corpo.

*Vibrio cholerae* de outros sorogrupos (não O1 e não O139) e dos sorogrupos O1 e O139 que não produzem toxina não causam cólera e apresentam diarreia menos severa que a diarreia colérica, mas sem potencial epidêmico[1-4].

A transmissão da cólera se faz de forma indireta (a mais frequente) e direta. Constituem fontes de transmissão indireta a ingestão de água contaminada por fezes e vômitos de doente ou portador; alimentos e utensílios contaminados pela água ou pelo manuseio de mãos inadequadamente limpas de doentes ou de portadores; hábito de consumir alimentos crus ou malcozidos, provenientes de águas contaminadas.

O vibrião colérico é eliminado através das fezes e vômitos por cerca de 20 dias. A existência de portadores crônicos do biótipo El Tor, embora raro, eliminam o vibrião de forma intermitente por meses, até anos, constituindo grande problema na cadeia epidemiológica.

O *Vibrio cholerae* tem um curto período de incubação, variando entre 12 horas e 5 dias, e a taxa de ataque da cólera varia de 1% a 2%, não existindo distinções entre os sexos[7,10]. O período de transmissibilidade perdura enquanto há eliminação do vibrião nas fezes e o ciclo de transmissão é mantido através do elevado número de infecções assintomáticas e pela curta duração da imunidade pós-infecciosa, que permite frequentes reinfecções. Os fatores essenciais para a disseminação da cólera são as condições deficientes de saneamento, a falta de água potável, as formas atípicas da doença e as infecções assintomáticas[8].

Quanto à patogenia, quando os vibriões coléricos ingeridos pelo indivíduo conseguem sobreviver à acidez gástrica, vão colonizar o intestino delgado (principalmente duodeno e jejuno)[9]. Na mucosa do intestino delgado, o vibrião adere à borda ciliada das células epiteliais, prolifera-se e libera a enterotoxina termolábil, que reage rápida e irreversivelmente com a membrana dos enterócitos[1,3,4,9]. Toda sintomatologia da doença vai depender da interação do vibrião com o epitélio intestinal e de condições adequadas para a sua multiplicação no indivíduo. É uma doença autolimitada; sendo diagnosticada e tratada correta e precocemente, tem recuperação completa.

## EPIDEMIOLOGIA

Sete pandemias distintas de cólera foram registradas nos últimos dois séculos e considera-se que a sétima pandemia começou em 1961. Durante as duas primeiras décadas e após a sua reintrodução, muitos países passaram a se tornar endêmicos da cólera[10-12].

Desde meados de 2021, o mundo está enfrentando um aumento agudo da sétima pandemia de cólera caracterizada pelo número, tamanho e simultaneidade de vários surtos, a disseminação para áreas livres de cólera por décadas e altas taxas de mortalidade alarmantes. A situação global da doença se deteriorou ainda mais com outros países relatando casos e surtos[10,11].

Em 2021, 23 países relataram surtos de cólera, principalmente nas regiões da África e no Mediterrâneo Oriental. Essa tendência continuou em 2022, quando 30 países em cinco das seis regiões da OMS relataram casos ou surtos de cólera[11,12]. A taxa média por cólera notificada a nível global em 2021 foi de 1,9% (2,9% na África), um aumento significativo acima do aceitável (< 1%) e o mais alto registrado em mais de uma década. Dados preliminares sugerem tendência semelhante para 2022 e 2023[11,13,14].

A partir de 1º de fevereiro de 2023, pelo menos 18 países continuaram relatando casos ou surtos de cólera[11,13]. Com base na situação atual, incluindo o número crescente de surtos e sua expansão geográfica, bem como a falta de vacinas e outros recursos, a OMS avalia o risco em nível global como muito alto.

## Definição de casos[7,15,16]

- **Casos suspeitos:**
  a) São os indivíduos com quadro diarreico agudo em área sem evidência de circulação do *Vibrio cholerae* patogênico (sorogrupos O1 e O139).
  b) Em áreas com evidência de circulação do *Vibrio cholerae* patogênico (sorogrupos O1 e O139), em qualquer indivíduo que apresente diarreia aguda independentemente de faixa etária.
- **Casos confirmados por laboratório:** qualquer indivíduo com diarreia aguda que apresente isolamento de *Vibrio cholerae* patogênico (sorogrupos O1 e O139) em fezes ou vômitos.
- **Casos confirmados pelo critério clínico - epidemiológico:**
  a) Em áreas sem evidência de circulação do *Vibrio cholerae* patogênico - qualquer indivíduo (com 5 ou mais anos de idade) procedente de área com circulação de *Vibrio cholerae* que apresente diarreia aquosa aguda até o décimo dia de sua chegada; menores de 5 anos de idade que apresentem diarreia aguda e história de contato com caso de cólera num prazo de 10 dias, desde que não tenha diagnóstico clínico e/ou laboratorial de outra etiologia. A ocorrência será considerada como caso importado para a região onde foi atendido e como caso autóctone para a região na qual teve origem.
  b) Em áreas com evidência de circulação do *Vibrio cholerae* patogênico – qualquer indivíduo (com 5 ou mais anos de idade) que apresente diarreia aguda, desde que não haja diagnóstico clínico e/ou laboratorial de outra etiologia; menores de 5 anos de idade que apresentem diarreia aguda e história de contato com caso de cólera num prazo de 10 dias, desde que não diagnóstico clínico e/ou laboratorial de outra etiologia. No caso de paciente adulto residente ou procedente de área de circulação do *Vibrio cholerae*, um exame laboratorial com resultado negativo só descarta o caso se houver a segurança de que a coleta e o transporte da amostra foram realizados de maneira adequada.
- **Caso importado:** é o caso em que se pode identificar que a infecção foi contraída em área diferente daquela onde a enfermidade foi diagnosticada ou tratada ou onde a infecção teve sua evolução.
- **Caso descartado:** serão considerados descartados todos os casos que não se enquadrem nas definições de casos confirmados.
- **Portador assintomático:** são indivíduos que, sem apresentar sinais e sintomas, eliminam o vibrião por determinado período. Os portadores são de particular importância, porque podem ser os responsáveis tantos pela introdução da epidemia em área indene quanto pela manutenção da circulação do *Vibrio cholerae.*

## DIAGNÓSTICO[7,8,13,15,16]

O diagnóstico da cólera é realizado a partir do cultivo de amostras de fezes ou vômito em meios apropriados, para o isolamento e a identificação bioquímica do *Vibrio cholerae* O1 toxigênico, bem como a sua subsequente caracterização sorológica. Diante da suspeita de cólera, deve ser realizado o diagnóstico diferencial, considerando-se todos os microrganismos capazes de provocar doenças diarreicas agudas. Recomenda-se, portanto, a coleta simultânea de amostras de fezes para análise viral, bacteriana e parasitológica.

O diagnóstico clínico epidemiológico é o critério utilizado na avaliação de um caso suspeito, no qual são correlacionadas variáveis clínicas e epidemiológicas capazes de definir o diagnóstico sem investigação laboratorial.

## TRATAMENTO[3,4,16]

Unidade de Diarreia (UD) é um serviço simplificado de atendimento aos pacientes que apresentarem diarreia com capacidade de prestar assistência integral na conduta terapêutica do plano A (pacientes com diarreia sem sinais de desidratação) e do plano B (pacientes com diarreia e sinais de desidratação), bem como capacidade de prestar primeiro atendimento no caso de ser indicado o plano C (paciente com diarreia e desidratação grave).

Ao paciente com diarreia e sinais de desidratação grave deverá ser administrado o atendimento (plano C), iniciando-se a administração do soro endovenoso no paciente, para seu encaminhamento posterior a uma unidade de tratamento de cólera.

## CRITÉRIOS DE INTERNAMENTO

Pacientes com desidratação grave, com ou sem complicações; pacientes com patologias sistêmicas associadas (diabetes, hipertensão arterial sistêmica, cardiopatias ou outras patologias afins); crianças com desnutrição grave; pacientes idosos; gestantes; pacientes desacompanhados que sejam portadores de doenças crônicas; pacientes residentes em locais distantes que não tenham tolerância oral plena.

## TRATAMENTO DE SUPORTE

A terapia de reidratação oral (TRO) é o tratamento de base para infecção aguda por cólera e teve um impacto global dramático não apenas para *Vibrio cholerae*, mas para todas as infecções diarreicas desidratantes[8,16]. A reidratação oral começa assim que o paciente é capaz de ingesta oral. Uma em cada 10 pessoas experimentam uma forma grave de infecção (principalmente gestantes, crianças e idosos). Atualmente, existem diferentes soluções de reidratação oral (SRO) recomendadas para as complicações da cólera, sendo a principal a depleção de volume e eletrólitos.

Desde 2002, a OMS recomenda uma SRO osmolar reduzida que comprovadamente reduz a depleção de líquidos e eletrólitos nas fezes. Outras soluções de SRO, como derivados de arroz, amido não absorvido, à base de polímero e SRO caseira reduzem a produção de fezes e as perdas de fluidos e eletrólitos[10,16]. Alguns relatos levam em consideração a administração inicial de solução de glicose sem sais para uma correção mais gradual da desidratação. No entanto, foi comprovado que qualquer solução composta basicamente de sal, água e glicose aumenta a reabsorção de sódio na parede intestinal e pode ser uma medida muito eficaz para cessar o quadro de perdas inicialmente.

## FLUIDOTERAPIA[8,16]

A avaliação do estado de hidratação indica a conduta terapêutica, como se segue:

1. **Plano A:** indicado para os pacientes sem sinais de desidratação e pode ser feito em domicílio, com a introdução da solução de reidratação oral (SRO) e líquidos disponíveis (chás, cozimento de farinha de arroz, água de coco, soro caseiro etc.). Esses líquidos devem ser usados após cada evacuação ou vômito, de acordo com as indicações.
2. **Plano B:** para pacientes com desidratação, devem ser administrados SRO nas primeiras 4 a 6 horas, de acordo com a sede do paciente e aceitação da hidratação oral. Recomenda-se vigilância contínua com as perdas e controle com a ingestão da SRO, que deve ser superior as perdas. Se o paciente vomitar, pode-se reduzir o volume e aumentar a frequência das tomadas. A solução de SRO pode ser administrada através de sonda nasogástrica, quando necessário. Os lactentes amamentados devem continuar recebendo leite materno; para os demais pacientes, administrar apenas SRO até a completa reidratação.
3. **Plano C:** a reidratação de pacientes com desidratação grave ou choque (palidez acentuada, pulso radial filiforme ou ausente, hipotensão arterial, depressão do sensório) deve ser iniciada imediatamente por via venosa.

Na hidratação venosa na fase rápida em crianças, não se recomenda a utilização de ringer lactato ou de outras que também possam induzir à hipernatremia, principalmente nos menores de 2 anos. Até que se instale a reidratação endovenosa, deve-se administrar a solução de reidratação oral através de sonda nasogástrica ou conta-gotas. Suspender a hidratação endovenosa quando o paciente estiver hidratado, sem vômitos, num período de 2 horas, e com ingestão suficiente para superar as perdas. Administrar a solução de SRO tão logo a criança a aceite; hospitalização prolongada é desnecessária e deve ser evitada.

## TRATAMENTO MEDICAMENTOSO[1,4,16]

Os agentes antieméticos e antimotilidade não trazem nenhum benefício e podem, na verdade, impedir a terapia com soluções de reidratação oral, produzindo, portanto, resultados piores. Para bebês, a amamentação em conjunto com SRO e suplementação de zinco tem sido recomendada. Além disso, a suplementação de vitamina A demonstrou reduzir a morbidade e a mortalidade em crianças de 6 meses a 5 anos de idade. Nenhuma das diretrizes recomenda antibióticos como profilaxia para a prevenção da cólera e todas enfatizam que devem ser usados em conjunto com a hidratação. Os principais antibióticos utilizados incluem tetraciclinas, macrolídeos e fluoroquinolonas (Quadro 26.1).

**Quadro 26.1** – Recomendação do uso de antibióticos para tratamento de cólera.

| Grupo etário | Primeira escolha | Segunda escolha |
|---|---|---|
| **< 12 anos** | ▪ **Doxiciclina** 2 a 4 mg/kg<br>- Via oral<br>- Dose única | ▪ **Azitromicina** 20 mg/kg (max. = 1 g)<br>- Via oral<br>- Dose única<br>▪ **Ciprofloxacino** 20 mg/kg (max. = 1 g)<br>- Via oral<br>- Dose única |
| **> 12 anos, adultos e gestantes** | ▪ **Doxiciclina** 300 mg<br>- Via oral<br>- Dose única | ▪ **Azitromicina** 1 g<br>- Via oral<br>- Dose única<br>▪ **Ciprofloxacino** 1 g<br>- Via oral<br>- Dose única |

*Fonte:* American Academy of Pediatrics. Cholera[1].

Os antibióticos promovem melhorias substanciais nos resultados clínicos e microbiológicos, encurtando a duração média da diarreia em um dia e meio e reduzindo o volume total das fezes em 50%, a quantidade de fluidos de reidratação necessários em 40% e a excreção de agentes hiperinfecciosos em 3 dias. Para esses pacientes, principalmente adultos e adolescentes, usa-se, nas UD, camas específicas com um orifício central nas quais os pacientes defecam diretamente em um balde medidor de coleta, chamadas de berços de cólera.

## MEDIDAS DE CONTROLE[16,17]

As medidas de controle têm como objetivo garantir o acesso da população aos serviços de diagnóstico e tratamento; a oferta de água de boa qualidade e em quantidade suficiente; o destino e o tratamento adequado dos dejetos; e a coleta, o acondicionamento e o destino adequado do lixo. São totalmente inócuas as tentativas de prevenção e controle da cólera por meio da quimioprofilaxia de massa, da vacinação e da restrição à circulação de pessoas e mercadorias.

A prevenção para a cólera se baseia no acesso à água limpa, saneamento adequado e práticas de higiene[16,17]: inicialmente e a mais importante dentre todas é a lavagem das mãos com frequência e medidas para garantir que a alimentação e a água sejam seguras para uso; outra de grande importância é certificar-se de beber e usar água potável; uso de banheiros (lavar sempre as mãos antes e após o uso); ferver, cozinhar, descascar os alimentos.

Duas vacinas são utilizadas para a prevenção da cólera:[18] a **vacina Vaxchora** – uma vacina viva oral, aprovada pela FDA, de dose única, que pode ser administrada antes de viajar para áreas infectadas e as **vacinas Shanchol e Euvichol**, disponíveis para vacinação em massa e cuja proteção contra a cólera dura 3 anos. A Organização Mundial da Saúde (OMS) recomenda o uso dessas vacinas em áreas onde ocorre transmissão local de cólera; durante crises humanitárias com alto risco de cólera; e durante surtos de cólera.

## REFERÊNCIAS BIBLIOGRÁFICAS


1. American Academy of Pediatrics. Cholera. Report of Committee on Infectious Diseases 32nd edition. Red Book. 2021-2024:843-846.
2. Barua D, Greennough III WB (ed). Cholerae. History of cholerae. New York: Plenum, 1992. p. 1-35.
3. Pimentel, AM. Cólera. In: Farhat, Calil Kairalla et al. Infectologia pediátrica. 2. ed. Rio de Janeiro: Atheneu, 1998. p. 192-198.
4. Pimentel, AM. Cólera. In: Farhat, Calil Kairalla et al. Infectologia pediátrica. 3. ed. Rio de Janeiro: Atheneu, 2007. p. 279-289.
5. Secretaria Municipal de Saúde. Prefeitura da cidade do Recife. Divisão de Epidemiologia e Vigilância Sanitária, 1997.
6. Secretaria Estadual de Saúde-Estado de Pernambuco. Divisão de Epidemiologia e Vigilância Sanitária, 2004.
7. Ministério da Saúde: Cólera. Disponível em: http://portalms.saude.gov.br/saude-de-a-z/colera e http://portalms.saude.gov.br/artigos/925-saude-de-a-a-z/colera/11171-perguntas-e-respostas-colera.
8. Guia de Vigilância em Saúde. v. 1(1. edição atualizada 2017).
9. Hendrix TR, Banwell JE. Pathogenesis of cholerae. Gastroenterol. 1969;57:751-5.
10. World Health Organization (WHO). Disponível em: https://www.who int.health.topics. Acesso em: abril 2023.
11. PAHO. Cholera. Pan American Health Organization. Disponível em: https//www.paho.topics. Acesso em: abril 2023.
12. Cholera Annual Report 2020 Weekly Epidemiological Record. Sept. 2021;37:(96):445-460.
13. Heymann, David L (ed.). El control de las enfermidades transmissibles. 18. ed. Washington DC: OPS. 2005 (Publicacion Cientifica y Técnica n. 613). ISBN 92 75 316139.

14. Pan American Health Organization (PAHO). Cholera situation in the Americas. PAHO. Epidemiological Bulletin. 1991;12(1).
15. Bühler HF, Ignotti E, Neves SMAS, Hacon SS. Análise espacial de indicadores integrados de saúde e ambiente para morbimortalidade por diarreia infantil no Brasil, 2010. Cad. Saude Pública. 2014;30(9):1921-1934.
16. Brasil. Ministério da Saúde. Secretaria de Vigilância em Saúde. Departamento de Vigilância Epidemiológica. Manual integrado de vigilância epidemiológica da cólera. 2. ed. Brasília/DF, 2010.
17. Centers for Disease Control and Prevention Nacional Center for Emerging na Zoonotic Infectious Diseases (NCEZID). Division for Foodborne, Waterborne, and Environmental Disease (DEWED). Disponível em: https://www.cdc.gov/cholera/treatment/index.html. Acesso em: 2 abr. 2023.
18. WHO position paper. Cholera vaccines. WKly. Epidemiol. Rec Aug. 2017;92:477.

# 27 Coqueluche

*Maria Fernanda Badue Pereira*
*Heloísa Helena de Sousa Marques*

A coqueluche é uma doença aguda, transmissível, que cursa com sintomas respiratórios, principalmente tosse paroxística.

## MANIFESTAÇÕES CLÍNICAS

Classicamente, a doença ocorre em três fases: catarral, paroxística e convalescença. Na fase catarral, os sintomas são semelhantes ao resfriado comum e podem durar de 1 a 2 semanas. A fase paroxítica consiste em acessos de tosse, geralmente com paroxismos, caracterizada por guincho inspiratório após acesso de tosse na mesma respiração, comumente é seguida de vômito. Essa fase persiste, em média, de 2 a 6 semanas. A febre está ausente ou é baixa. Na fase de convalescença, os guinchos melhoram e a tosse comum se mantém, podendo prolongar-se por mais 2 a 6 semanas ou até meses. A duração dos sintomas na coqueluche clássica é de 6 a 10 semanas[1,2].

A doença em crianças e adultos imunizados pode variar de muito leve a típica. Complicações entre adolescentes e adultos incluem síncope, perda de peso, distúrbios do sono, incontinência, fratura de costelas e pneumonia; entre os adultos, as complicações podem aumentar com a idade[1].

A coqueluche é mais grave quando ocorre durante os primeiros 6 meses de vida, particularmente em prematuros e bebês não imunizados. A doença em lactentes menores de 6 meses pode ser atípica, com fase catarral curta, manifestações precoces, como engasgos, respiração ofegante, crises de cianose, bradicardia ou apneia, e estágio de convalescença prolongado. A coqueluche pode causar morte súbita. As complicações entre os lactentes incluem pneumonia, hipertensão e crises de tosse intensas, com sangramento conjuntival, hérnia e hipóxia. Convulsões (0,9%), encefalopatia (menos de 0,5%), apneia e morte podem ocorrer em lactentes com coqueluche. As taxas de letalidade são de aproximadamente 1,6% em crianças menores de 2 meses e menos de 1,2% em lactentes de 2 a 11 meses de idade. Imunização materna durante a gravidez e vacinação contra coqueluche no bebê são estratégias para reduzir a morbidade e mortalidade nos lactentes jovens[1,3].

## ETIOPATOGENIA

A coqueluche é causada pela *Bordetella pertussis*, bacilo gram-negativo, aeróbio, imóvel, pleomórfico e fastidioso. Outras espécies de *Bordetella* podem causar tosse prolongada esporádica, incluindo *Bordetella parapertussis*, *Bordetella bronchiseptica* (tosse canina) e *Bordetella holmesii*[1,3,4].

## FISIOPATOLOGIA

*B. pertussis* é transmitida pela aerossolização de gotículas respiratórias. Os principais fatores de virulência da *B. pertussis* são as toxinas: pertactina, hemaglutinina filamentosa, toxina pertussis, aglutinogênios, adenil ciclase e citotoxina traqueal. A atividade dessas toxinas provoca adesão ao epitélio respiratório ciliado, paralisia dos cílios e estase ciliar, inflamação do trato respiratório (estímulo na produção de interleucina-4 e imunoglobulina E), alteração do *clearance* do muco, inibição da função fagocítica, indução de linfocitose e citotoxicidade celular[5].

## EPIDEMIOLOGIA

Os seres humanos são os únicos hospedeiros conhecidos de *B. pertussis*. A transmissão ocorre por contato próximo com pessoas infectadas, por gotículas respiratórias geradas pela tosse ou espirros. A infecção fornece imunidade duradoura, mas não permanente. A vacinação oferece proteção por 5 a 10 anos. Redução de anticorpos, particularmente quando a vacina acelular contra coqueluche é usada em toda a série de imunização, é predominantemente responsável pelo aumento dos casos relatados em crianças em idade escolar, adolescentes e adultos[1,3,6].

Além disso, o declínio da imunidade em mães que não receberam a vacina dTpa durante a gravidez resulta em baixas concentrações de anticorpos transmitidos por via transplacentária e risco aumentado de coqueluche em lactentes jovens[1,7].

A doença pode ter caráter endêmico ou epidêmico. A incidência da coqueluche é cíclica[1,2,8].

A transmissibilidade da coqueluche é alta. As pessoas infectadas são mais contagiosas durante o estágio catarral até a terceira semana após o início dos sintomas ou até 5 dias após o início do tratamento antimicrobiano eficaz. Fatores que afetam a duração da transmissibilidade incluem idade, *status* imunológico ou infecção prévia e recebimento de terapia antimicrobiana apropriada[1,3].

O período de incubação é de 7 a 10 dias, variando de 5 a 21 dias[1,3].

## TESTES DIAGNÓSTICOS

Atualmente, os testes de amplificação de ácidos nucleicos, incluindo ensaios de reação em cadeia da polimerase (PCR) em amostra de nasofaringe, são os exames mais comumente usados para detecção de *B. pertussis*, devido à sensibilidade ser maior que a cultura de nasofaringe e o tempo de resposta, mais rápido. A sensibilidade dos testes moleculares é mais alta nas primeiras 3 semanas do início dos sintomas. A sensibilidade do teste diminui se a coleta de amostra não for apropriada. O teste de PCR requer coleta de amostra nasofaríngea usando um *swab* de Dacron ou lavagem ou aspiração nasofaríngea. Os *swabs* de alginato de cálcio podem inibir a PCR e não devem ser usados para esse método. Os testes PCR podem ser realizados isoladamente ou em painéis multiplex para detecção de outros patógenos respiratórios[1,2,9].

A cultura para identificação de *B. pertussis* é mais específica que a PCR, mas a sensibilidade é menor, varia de 12% a 60% e reduz de acordo com imunização prévia, uso de antimicrobiano, tempo do início da tosse ou coleta inapropriada. Como a *B. pertussis* é um agente fastidioso, a cultura requer cuidados na coleta e no transporte. A amostra deve ser obtida por aspiração ou com *swabs* de poliéster, raiom flocado ou de alginato de cálcio. As amostras não devem secar durante o transporte para o laboratório[1,2,9].

Testes sorológicos não são comumente usados, por apresentarem sensibilidade e especificidade reduzidas[1,2,9].

Leucocitose com linfocitose absoluta são alterações sugestivas de coqueluche em lactentes e crianças pequenas, mas muitas vezes está ausente em pessoas idosas com coqueluche e pode ser apenas levemente anormal em alguns lactentes[1,3].

## TRATAMENTO

A terapia antimicrobiana administrada durante o estágio catarral pode reduzir os sintomas da coqueluche e está indicada antes dos resultados dos testes serem recebidos se a história clínica é fortemente sugestiva de coqueluche ou o paciente está grave ou com doença complicada. Ciclo de 5 dias de azitromicina é a escolha apropriada de primeira linha para tratamento e profilaxia pós-exposição (PEP) (Tabela 27.1)[1,2,10,11].

Após o estabelecimento da tosse paroxística, os agentes antimicrobianos não têm efeito perceptível no curso da doença, mas são recomendados para limitar a disseminação para outros. Penicilinas e cefalosporinas não são eficazes contra *B. pertussis*[1-3].

Eritromicina administrada por via oral e, em menor grau, azitromicina, quando administrada nas primeiras 6 semanas de vida, estão associados a um risco aumentado de estenose hipertrófica do piloro (EHP), mas a azitromicina continua a ser a droga de escolha para o tratamento ou profilaxia da coqueluche em lactentes muito jovens[1-3].

Sulfametoxazol + trimetoprim (SMZ + TMP) é uma alternativa para pacientes com mais de 2 meses que não toleram macrolídeos. Mas estudos avaliando sulfametoxazol-trimetoprim como tratamento para coqueluche são limitados[1-3].

Lactentes jovens correm maior risco de insuficiência respiratória atribuível a apneia ou pneumonia bacteriana secundária e correm risco de insuficiência cardiopulmonar e morte por hipertensão pulmonar grave. Os critérios para hospitalização de bebês com coqueluche incluem desconforto respiratório,

Tabela 27.1 – Antimicrobianos terapêuticos e profiláticos para coqueluche.

| Idade | Azitromicina | Claritromicina | Eritromicina | SMZ + TMP |
|---|---|---|---|---|
| < 1 mês | 10 mg/kg/dia, 1 vez ao dia, 5 dias | Não recomendado | 40 mg/kg/dia, divididos em 4 doses, 14 dias | Contraindicado em menores de 2 meses |
| 1 a 5 meses | 10 mg/kg/dia, 1 vez ao dia, 5 dias | 15 mg/kg/dia, divididos em 2 doses, 7 dias | 40 mg/kg/dia, divididos em 4 doses, 14 dias | > 2 meses:<br>TMP 8 mg/kg/dia;<br>SMZ: 40 mg/kg/dia, divididos em 2 doses, 14 dias |
| > 6 meses e crianças | 10 mg/kg/dia, 1 vez ao dia, no 1º dia<br>Depois, 5 mg/kg/dia (máx. 250 mg/dia), 1 vez ao dia, do 2º ao 5º dia | 15 mg/kg/dia, divididos em 2 doses, 7 dias (máx. 1 g/dia) | 40 mg/kg/dia, divididos em 4 doses, 7 a 14 dias (máx. 2 g/dia) | > 2 meses:<br>TMP 8 mg/kg/dia;<br>SMZ: 40 mg/kg/dia, divididos em 2 doses, 14 dias |
| Adolescentes e adultos | 500 mg, 1 vez ao dia, no 1º dia<br>Depois, 250 mg/dia, 1 vez ao dia, do 2º ao 5º dia | 1 g/dia, dividido em 2 doses, 7 dias | 2 g/dia, divididos em 4 doses, 7 a 14 dias | TMP 320 mg/dia;<br>SMZ: 160 mg/dia, divididos em 2 doses, 14 dias |

*Fonte:* Adaptada de Red Book[1].

incapacidade de se alimentar, cianose ou apneia e convulsões. Alguns especialistas recomendam hospitalização para lactentes com coqueluche ou suspeita de infecção por coqueluche menores de 4 meses[1-3].

Plasmaferese ou leucoferese foram relatados como medidas extremas em lactentes com hipertensão pulmonar progressiva e contagem de linfócitos marcadamente elevadas[1-3].

Os dados sobre a eficácia do tratamento antimicrobiano são limitados. Alguns estudos indicam que macrolídeos, sulfametoxazol-trimetoprim e ciprofloxacina geralmente têm atividade contra *B. parapertussis*. A indicação de tratamento deve ser baseada no risco para doença grave, incluindo bebês, idosos e pessoas imunocomprometidas[1].

## Isolamento do paciente hospitalizado

Além das precauções padrão, precauções de gotículas são recomendadas por 21 dias a partir do início da tosse se a terapia antimicrobiana apropriada não for administrada ou por 5 dias após o início da terapia eficaz[1,2].

# MEDIDAS DE CONTROLE

Coqueluche é doença de notificação compulsória no Brasil. A investigação laboratorial é recomendada em todos os casos atendidos nos serviços de saúde, para fins de confirmação e estabelecimento de medidas para o tratamento e a redução de sua disseminação. A notificação deve ser registrada no Sinan, por meio do preenchimento da Ficha de Investigação da Coqueluche[2].

A principal medida de controle da coqueluche é a ampla vacinação[1,2]. Pessoas em creches e escolas (cuidadores e crianças) e ambientes de cuidados de saúde com coqueluche confirmada devem ser excluídos da creche, escola ou trabalho até a conclusão de 5 dias do tratamento antimicrobiano. Indivíduos não tratados devem ser excluídos até 21 dias desde o início da tosse[1,2].

Outra medida importante no controle da doença é vigilância e tratamento de contactantes sintomáticos. Contactantes são as pessoas que estiveram em contato próximo com uma pessoa infectada com coqueluche dentro do intervalo entre o início do período catarral até 3 semanas após o início do período paroxístico da doença (período de transmissibilidade)[2].

Considera-se contato próximo viver na mesma casa ou que frequentar habitualmente a moradia do caso; dormir no mesmo espaço físico do caso; e situações em que há proximidade entre as pessoas (± 1 metro) na maior parte do tempo e rotineiramente (escola, trabalho ou outras circunstâncias que atendam a esse critério)[2].

Contatos próximos não imunizados ou subimunizados devem ter a imunização contra coqueluche iniciada ou continuada o mais rápido possível usando vacinas adequadas à idade, de acordo com o cronograma recomendado[1,2].

Os contactantes devem ser monitorados quanto a sintomas do trato respiratório por 21 dias após o último contato com a pessoa infectada[1,2].

A PEP é recomendada para todos os contatos domiciliares do caso índice e nos contatos próximos, incluindo crianças que frequentam creche, independentemente do estado de vacinação[1].

Ao considerar um contato não doméstico com uma quantidade incerta de exposição, a PEP deve ser administrada se o contato for de alto risco ou morar com pessoa com alto risco de coqueluche grave (p. ex., criança pequena, mulher grávida, pessoa que tem contato com crianças, pessoas imunodeprimidas)[1].

Os antimicrobianos, doses e duração da PEP são os mesmos do tratamento da coqueluche (Tabela 27.1)[1,2].

Profilaxia para pessoas expostos a *B. parapertussis* não é recomendada[1]. Em escolas, o uso da quimioprofilaxia para grandes grupos de alunos geralmente não é recomendado, mas há exceções para casos em indivíduos de maior risco[1].

Em casos de surtos e epidemias, as ações para controle são avaliar o estado de imunização de contatos, administrar vacinas quando indicado, prescrever profilaxia conforme descrito anteriormente, coletar *swab* de nasofaringe em contatos com tosse, considerar afastamento de pessoas expostas com tosse dentro de 21 dias após a última exposição ou até 5 dias da conclusão do tratamento. Pais e professores devem ser notificados sobre possíveis exposições à coqueluche[1,2].

## CONTROLE EM HOSPITAIS

Os estabelecimentos de saúde devem maximizar os esforços para imunizar os profissionais de saúde com dTpa. Todos os profissionais de saúde devem observar as precauções contra gotículas ao examinar um paciente com coqueluche[1,2].

Pessoas imunizadas ainda correm o risco de infecção por *B. pertussis*. As recomendações do Centers for Disease Control and Prevention (CDC) para controle de coqueluche nos hospitais são as seguintes:

- A quimioprofilaxia é recomendada para os profissionais de saúde, pacientes ou cuidadores (mesmo se imunizados com dTpa) que foram expostos à coqueluche e são contactantes de pacientes em risco de coqueluche grave (p. ex., recém-nascido hospitalizado). Outros profissionais devem receber quimioprofilaxia ou serem monitorados diariamente por 21 dias após a exposição e tratados no início dos sinais e sintomas de coqueluche.
- Profissionais de saúde com sintomas de coqueluche (com qualquer sintoma respiratório em 21 dias após exposição à coqueluche que não recebeu PEP) devem ser afastados do trabalho durante os primeiros 5 dias do tratamento antimicrobiano. O uso de máscara não é proteção suficiente neste período[1].

## VACINA

As vacinas contra coqueluche foram desenvolvidas incluindo os fatores de virulência da *B. pertussis*. As vacinas atuais incluem toxina pertussis quimicamente ou geneticamente inativada (PT), hemaglutinina filamentosa quimicamente inativada (FHA), e pertactina (PRN) com ou sem fímbria (FIM)[5].

A vacina contra coqueluche está disponível em combinação com outras vacinas. No Programa Nacional de Imunização (PNI) estão disponíveis a vacina pentavalente (vacina adsorvida difteria, tétano, pertussis – células inteiras, hepatite e *Haemophilus influenzae* tipo b) – e tríplice bacteriana, DPT (difteria, tétano, pertussis – células inteiras) e devem ser aplicadas em crianças, mesmo em caso de doença prévia. O esquema recomendado da vacina pentavalente corresponde a 3 doses, administradas aos 2, 4 e 6 meses de idade, com intervalo recomendado de 60 dias entre as doses, mínimo de 30 dias. A terceira dose não deverá ser administrada antes dos 6 meses de idade. São necessárias doses de reforço com a vacina adsorvida difteria, tétano e pertussis (DTP), que devem ser administradas aos 15 meses e aos 4 anos de idade. A vacina DTP pode ser aplicada até 6 anos, 11 meses e 29 dias. A partir dessa idade, quando recomendado, deve ser utilizada a vacina do tipo adulto – dTpa. O reforço pode ser feito a cada 5 a 10 anos e está disponível no PNI para profissionais de saúde e gestantes[2].

A vacina DTPa (acelular) é recomendada para crianças com risco aumentado de desenvolver ou que tenham desenvolvido eventos adversos graves à vacina com células inteiras e está disponível nos Centros de Referência para Imunobiológicos Especiais (CRIE)[2].

Os esquemas com vacina DTPa (acelular) apresentam eventos adversos menos intensos e frequentes, mas os títulos de anticorpos podem ser menores quando comparados às vacinas de células inteiras, necessitando de doses de reforço a cada 5 a 10 anos[2,6,12].

Outra estratégia utilizada na prevenção da coqueluche, também disponível no PNI, é vacinar todas as gestantes com a vacina do tipo adulto – dTpa. Essa vacina deverá ser administrada a cada gestação, a partir da 20ª semana. A depender da situação vacinal encontrada, deve-se administrar uma dose da vacina dTpa para iniciar e completar o esquema vacinal, ou como dose de reforço. Em gestantes que não foram vacinadas durante a gestação, é necessário aplicar uma dose de dTpa no puerpério o mais precocemente possível[2,12].

Deve-se administrar uma dose de dTpa em todos os profissionais de saúde, considerando o histórico vacinal de difteria e tétano, com reforço a cada 10 anos[2].

## REFERÊNCIAS BIBLIOGRÁFICAS


1. American Academy of Pediatrics. Pertussis. In: Kimberlin DW, Barnett ED, Lynfield R, Sawyer MH (ed.). Red Book: 2021 Report of the Committee on Infectious Diseases. Itasca, IL: American Academy of Pediatrics, 2021. p. 578-89.
2. Ministério da Saúde, Secretaria de Vigilância em Saúde. Departamento de Articulação Estratégica de Vigilância em Saúde. Guia de vigilância em saúde. 5. ed. Brasília: Ministério da Saúde, 2022. Coqueluche, p. 147-160.
3. Daniels HL, Sabella C. Bordetella pertussis (Pertussis). Pediatr Rev. 2018 May;39(5):247-257. doi: 10.1542/pir.2017-0229. PMID: 29716967.
4. Pittet LF, Emonet S, Schrenzel J, Siegrist CA, Posfay-Barbe KM. Bordetella holmesii: an under-recognised Bordetella species. Lancet Infect Dis. 2014 Jun;14(6):510-9. doi: 10.1016/S1473-3099(14)70021-0. Epub 2014 Apr 7. PMID: 24721229.
5. Long SS, Edwards KM, Mertsola J. Bordetella pertussis (Pertussis) and Other Bordetella Species. In: Long SS principles and practice of pediatric infectious diseases. Philadelphia: Elsevier, 2023 (pp.909-918.e4).
6. Alghounaim M, Alsaffar Z, Alfraij A, Bin-Hasan S, Hussain E. Whole-cell and acellular pertussis vaccine: reflections on efficacy. Med Princ Pract. 2022;31(4):313-321. doi: 10.1159/000525468. Epub 2022 Jun 13. PMID: 35696990; PMCID: PMC9485965.
7. Gabutti G, Cetin I, Conversano M, Costantino C, Durando P, Giuffrida S. Experts' opinion for improving pertussis vaccination rates in adolescents and adults: a call to action. Int J Environ Res Public Health. 2022 Apr 6;19(7):4412. doi: 10.3390/ijerph19074412. PMID: 35410091; PMCID: PMC8998413.
8. Barkoff AM, He Q. Molecular epidemiology of bordetella pertussis. Adv Exp Med Biol. 2019;1183:19-33. doi: 10.1007/5584_2019_402. PMID: 31342459.
9. Lee AD, Cassiday PK, Pawloski LC, Tatti KM, Martin MD, Briere EC, Tondella ML, Martin SW. Clinical Validation Study Group. Clinical evaluation and validation of laboratory methods for the diagnosis of Bordetella pertussis infection: Culture, polymerase chain reaction (PCR) and anti-pertussis toxin IgG serology (IgG-PT). PLoS One. 2018 Apr 13;13(4):e0195979. doi: 10.1371/journal.pone.0195979. PMID: 29652945; PMCID: PMC5898745.
10. Wu DX, Chen Q, Yao KH, Li L, Shi W, Ke JW, Wu AM, Huang P, Shen KL. Pertussis detection in children with cough of any duration. BMC Pediatr. 2019 Jul 12;19(1):236. doi: 10.1186/s12887-019-1615-3. PMID: 31299934; PMCID: PMC6626350.
11. Moore A, Ashdown HF, Shinkins B, Roberts NW, Grant CC, Lasserson DS, Harnden A. Clinical characteristics of pertussis-associated cough in adults and children: a diagnostic systematic review and meta-analysis. Chest. 2017 Aug;152(2):353-367. doi: 10.1016/j.chest.2017.04.186. Epub 2017 May 13. PMID: 28511929.
12. Gabutti G, Cetin I, Conversano M, Costantino C, Durando P, Giuffrida S. Experts' opinion for improving pertussis vaccination rates in adolescents and adults: a call to action. Int J Environ Res Public Health. 2022 Apr 6;19(7):4412. doi: 10.3390/ijerph19074412. PMID: 35410091; PMCID: PMC8998413.

# 28 Difteria

*Marinella Della Negra*

## CONCEITO

A difteria é uma doença infecciosa aguda, causada por uma exotoxina produzida por cepas toxigênicas de *Corynebacterium diphtheriae, Corynebacterium ulcerans* e, mais raramente, *Corynebacterium pseudotuberculosis.*

É uma doença de apresentação classicamente respiratória, porém pode se apresentar sob outras formas.

De distribuição mundial e endêmica em populações com imunização inadequada, em nosso país sua frequência tem diminuído muito após o emprego contínuo da vacina difteria, cujo componente ativo é o toxoide diftérico. Entretanto, a baixa adesão aos reforços vacinais a cada 10 anos, como preconizado, traz como consequência a possibilidade de casos em jovens e adultos.

As migrações de população de refugiados oriundos de países com inadequada ou nenhuma cobertura vacinal à procura de melhores condições de vida[1] têm trazido casos da doença também aos países industrializados que se encontravam livres da doença já há alguns anos[2]. Da mesma forma, também temos detectado aumento de casos no Brasil com a entrada de imigrantes vindos de países onde a vacinação de rotina não é feita.

## ETIOPATOGENIA

O agente etiológico clássico da difteria é o *Corynebacterium diphtheriae* descrito pela primeira vez por Klebs em 1883 e cultivado por Kaffler em 1884. Em 1888, a exotoxina foi isolada pela primeira vez.

A difteria com manifestações respiratórias e cutâneas é causada por cepas toxigênicas do *C. diphtheriae* e do *C. ulcerans.* O *C. ulcerans* e o *C. pseudotuberculosis* são patógenos de origem zoonótica com capacidade de produção de toxina e de causar doença em seres humanos[2].

O manejo clínico e controle da saúde pública para os pacientes e contactantes é o mesmo para todas as cepas toxigênicas, porém os *Corynebacterium* de origem zoonótica requerem também o envolvimento de profissionais veterinários.

A produção da toxina diftérica está intimamente relacionada à presença de um bacteriófago lisogênico que carrega o gene tox, estrutural para toxina diftérica. Embora o gene estrutural para produção da toxina diftérica seja transportado pelo genoma do Fagus, sua expressão é controlada por fatores da bactéria hospedeira. A exotoxina tem duas cadeias polipeptídicas: o fragmento A e o fragmento B[3].

A infecção e necrose tecidual local precedem a produção e absorção por via hematogênica da toxina. Manifestações sistêmicas da toxina, como neurite periférica, miocardite e mesmo desmielinização, podem ocorrer.

O mecanismo de ação da toxina nas células suscetíveis envolve a ligação do fragmento B em receptor específico de membrana e a penetração do fragmento A no citoplasma, com inibição da síntese proteica.

O mecanismo molecular de interação com a membrana celular e a toxina diftérica, assim como a penetração do fragmento A no citoplasma celular, ainda carece de esclarecimento adequado.

O fragmento A é o componente enzimaticamente ativo da toxina e catalisa a reação de inativação do fator de alongamento 2 (EF-2, do inglês *elongation fator 2*), fundamental no processo de bloqueio da síntese proteica[2,4].

O local de infecção mais frequente do *C. diphtheriae* é a orofaringe, porém o bacilo pode se localizar também na laringe, traqueia, conjuntiva e pele. A gravidade da doença depende da extensão da lesão e da vascularização da região atingida, o que pode levar à maior absorção da toxina.

O poder invasor e toxigênico do bacilo tem relação direta com a patogênese da doença.

À multiplicação maciça dos bacilos diftéricos, segue-se a necrose epitelial produzida pela toxina, invasão da submucosa, exsudação de fibrina e linfócitos mononucleares. Ocorre então a formação da pseudomembrana que se adere à mucosa. Em órgãos, como laringe e traqueia, as pseudomembranas são menos aderentes devido à presença de epitélio cilíndrico e glândulas mucosas, que aumentam a lubrificação local. Este fato favorece o deslocamento das pseudomembranas, com risco de obstrução das vias aéreas. Nos casos mais graves – difteria hipertóxica – o edema e acentuação da necrose favorecem que a toxina alcance gânglios linfáticos regionais, cervicais e submandibulares, com a aparência do pescoço taurino.

A patogenia das lesões cardíacas parece estar relacionada à depressão de carnitina no miocárdio que acompanha uma diminuição da oxidação de ácidos graxos, importante fonte energética. Este decréscimo em nível de músculo cardíaco contribui para a miocardite diftérica.

No sistema nervoso, a difteria causa lesões degenerativas das células nervosas, levando ao desenvolvimento de uma neurite periférica tóxica com degeneração da mielina. A via de difusão da toxina pelo sistema nervoso se dá aparentemente pela via hematogênica.

Cepas não toxigênicas do *C. diphtheriae* também podem causar infecções graves, incluindo endocardite, bacteremia, artrite séptica, osteomielite e epiglotite[5-7].

Cepas não toxigênicas do *C. ulcerans* podem causar lesões ulcerativas de pele[8].

## EPIDEMIOLOGIA

A difteria é uma doença causada por toxina, grave com letalidade relativamente alta e epidemiologia caprichosa, devido ao fato de a fonte primária de infecção poder passar despercebida dado o grande número de portadores e das formas atípicas. Contudo, em um grande número de países o problema foi resolvido com a vacinação em massa. O Brasil carece de medidas mais robustas na aplicação das vacinas, razão pela qual ainda temos casos que se concentram em algumas regiões com menor cobertura vacinal.

A difteria é uma das mais temidas doenças infecciosas que acometem crianças e que teve sua incidência drasticamente diminuída em países como o Reino Unido devido à vacinação em massa introduzida em 1942 e passou de 61.000 casos com 3.283 óbitos para 38 casos e 6 óbitos em 1957[2].

A vacina difteria é produzida pela inativação da toxina, levando à produção do toxoide diftérico, que previne os efeitos causados pela toxina do *Corynebacterium*.

Tem-se observado uma mudança na epidemiologia da difteria em países que mantêm um controle epidemiológico com a identificação sistemática de todas as cepas, havendo o aparecimento de infecções de origem zoonótica como o *C. ulcerans*[9], o aumento de casos leves de doença respiratória em indivíduos parcialmente vacinados e o aumento de casos de difteria cutânea[10,11].

Enquanto no *C. diphtheriae,* a infecção se dá pelo contato com a secreção do portador, quer de forma direta, quer pelas gotículas de Flügge, no caso do *C. ulcerans* a infecção dos seres humanos ocorre por meio do consumo de leite cru ou de derivados não pasteurizados[12].

Recentemente, um aumento de casos de infecção toxigênica de *C. ulcerans* foi associado a contato próximo com animais domésticos[13,14].

A transmissão inter-humana não foi definitivamente documentada, porém dois casos de faringite membranosa causada por *C. ulcerans* levaram o Centro de Controle de Doenças (CDC) dos Estados Unidos a recomendar que as pessoas expostas a um caso-índice sejam tratadas como aquelas expostas ao *C. diphtheriae,* ou seja, que recebam quimioprofilaxia[15].

É bem-estabelecido que a habilidade do *C. diphtheriae,* do *C. ulcerans* e do *C. pseudotuberculosis* de produzirem toxina é mediada pelo bacteriófago que carrega gene tox. Todavia, os mecanismos de patogenicidade das cepas não toxigênicas não são bem-conhecidos, assim como fatores de virulência como pili e fosfolipase D[16].

Cepas não toxigênicas foram associadas à endocardite, vasculite, septicemia e óbito[17].

A relação entre estas cepas não toxigênicas e lesões cutâneas em moradores de rua foi relatada em países europeus e no Canadá[18].

A abordagem epidemiológica das cepas não toxigênicas não tem, ainda, conduta de saúde pública estabelecida. No Reino Unido, há o incentivo a uma rotina de coleta de material para identificação do *Corynebacterium* em orofaringe[2].

Além das cepas não toxigênicas – que não contêm o gene tox – tanto o *C. diphtheriae* quanto o *C. ulcerans* podem carregar o gene tox sem, contudo, produzir toxina: são cepas que carregam o gene tox sem expressá-lo (NTTB). Apresentam a reação de Eleck negativa (teste de produção de toxina) e foram encontradas em países europeus[19]. A capacidade dessas cepas de se transformarem em toxigênicas parece improvável.

## DIAGNÓSTICO LABORATORIAL

Sendo confirmado ou mesmo considerado provável um caso de difteria, por *C. diphtheriae*, *C. ulcerans* ou *C. pseudotuberculosis*, ações imediatas de Saúde Pública devem ser tomadas sem que seja necessário aguardar a prova de toxigenicidade.

Trata-se de bacilos Gram-positivos que se agrupam algumas vezes em paliçada, são imóveis e não formam esporos.

Cultura da nasofaringe, orofaringe ou de lesões de pele devem ser obtidas de esfregaços coletados da borda da lesão e não na lesão (pseudomembrana) antes do início do tratamento.

Os meios de cultura podem ser Loeffler, Pai, ágar-sangue-cistina-telurito (ASCT).

As provas fenotípicas para identificação do bacilo diftérico são: catalase, DNAse, teste de produção de urease, presença de cisteinase, redução de nitrito, degradação de açúcares. O *C. diphtheriae* se diferencia do *C. ulcerans* pela prova de produção de urease: positiva para *C. ulcerans* e negativa para *C. diphtheriae*.

Para identificação genotípica é utilizada a reação em cadeia da polimerase (PCR).

O *C. diphtheriae* tem 4 biotipos ou variedades de acordo com a morfologia, aspectos da colônia e perfil bioquímico: *gravis, mitis, intermedius e belfanti*.

A prova de toxigenicidade é de grande importância para o diagnóstico laboratorial da difteria. Tanto o *C. diphtheriae*, o *C. ulcerans* e, mais raramente, o *C. pseudotuberculosis* podem ser infectados por bacteriófago lisogênico que confere a capacidade de produção de toxina.

A prova de toxigenicidade pode ser realizada por técnicas de biologia molecular para detecção de gene que codifica a produção de toxina (gene tox). Porém, com o surgimento de cepas que carregam o gene, mas não produzem toxina (NTTB), o teste de Elek – que detecta a produção de toxina e tem como base a interação da antitoxina diftérica com a toxina produzida pela cepa – é obrigatório.

## APRESENTAÇÃO CLÍNICA

O período de incubação da difteria varia de 2 a 5 dias, mas pode chegar a 10 dias[20].

A angina diftérica clássica é caracterizada por toxemia, febre não muito intensa (38 °C), dor de garganta não muito acentuada, queda do estado geral e aparecimento de pseudomembrana de coloração branco-nacarada que não respeita as tonsilas, invadindo tecidos próximos como pilares, úvula e retrofaringe.

As características da membrana diftérica são sua coloração, consistência uniforme e adesão à superfície mucosa. Importante mencionar que não se deve tentar realizar a sua retirada.

O estado geral comprometido do paciente desde o início agrava-se com a evolução da doença devido ao aumento das placas e ao consequente aumento de absorção de toxina (Figuras 28.1 e 28.2).

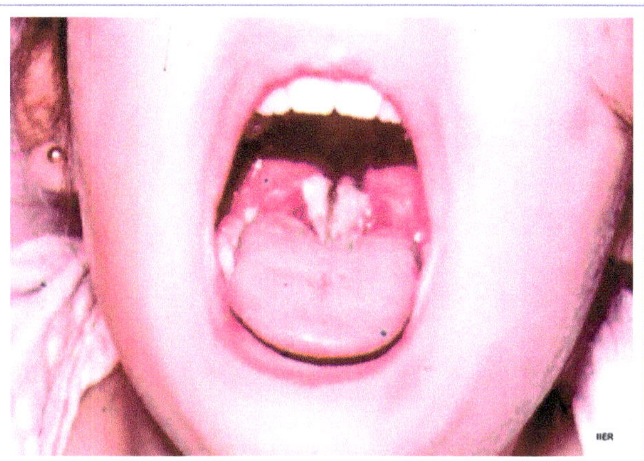

**Figura 28.1** – Angina diftérica.
*Fonte:* Instituto de Infectologia Emilio Ribas.

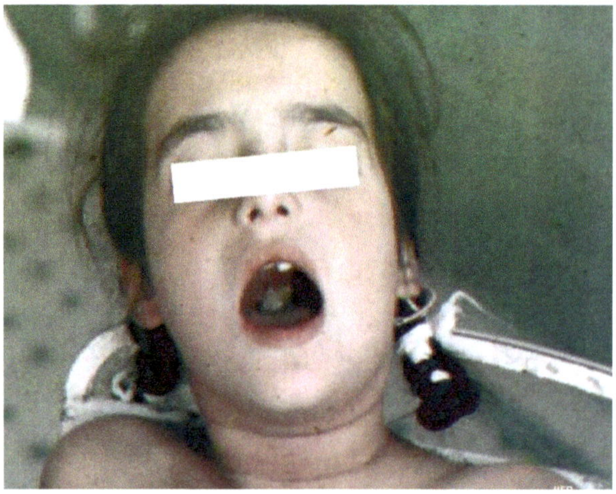

**Figura 28.2** – Angina diftérica.
*Fonte:* Instituto de Infectologia Emilio Ribas.

Nos casos mais graves, chamados de difteria hipertóxica, o quadro sistêmico é mais comprometido, com intensa toxemia e extensão maior das placas, aumento dos gânglios cervicais, intenso edema periganglionar, o que leva ao aumento do pescoço e ao aspecto de *pescoço taurino* (Figura 28.3).

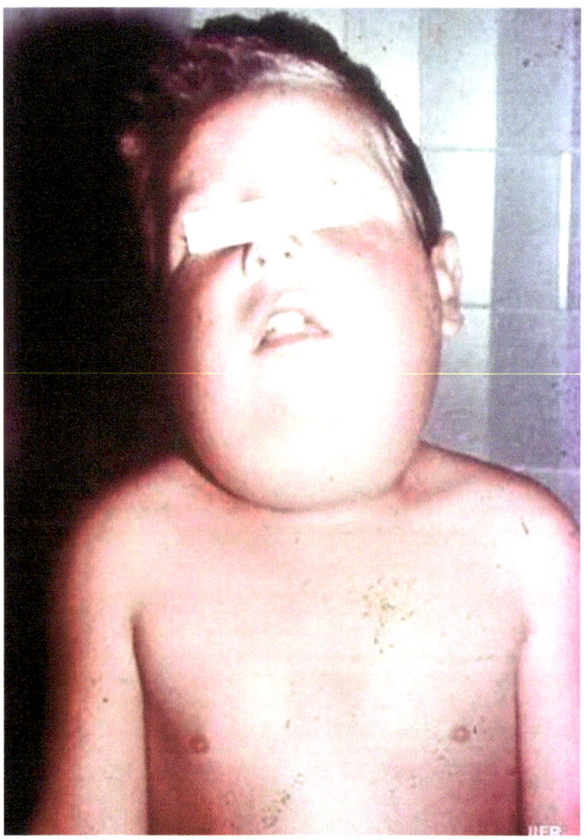

**Figura 28.3** – Difteria hipertóxica – pescoço taurino.
*Fonte:* Instituto de Infectologia Emilio Ribas.

A difteria laríngea é caracterizada pelo gradual aumento da rouquidão e estridor laríngeo que ocorrem com a extensão do processo faríngeo e geralmente levam à insuficiência respiratória que necessita de traqueostomia[21] (Figura 28.4).

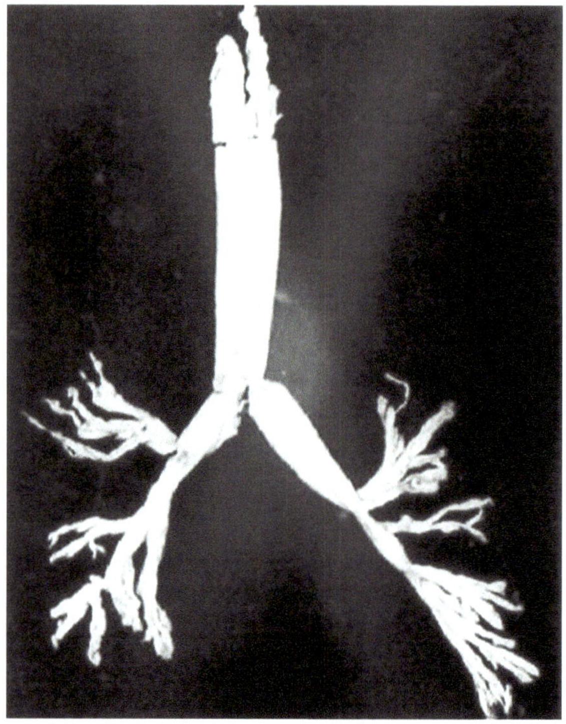

**Figura 28.4** – Difteria laríngea (placa)
*Fonte:* Instituto de Infectologia Emilio Ribas.

Já a difteria nasal é mais rara e geralmente secundária à angina diftérica. A respiração pode estar dificultada, mas a característica da difteria nasal é a secreção serossanguinolenta que flui e provoca erosão das bordas das narinas até o lábio superior. É difícil a visualização da pseudomembrana (Figuras 28.5 e 28.6).

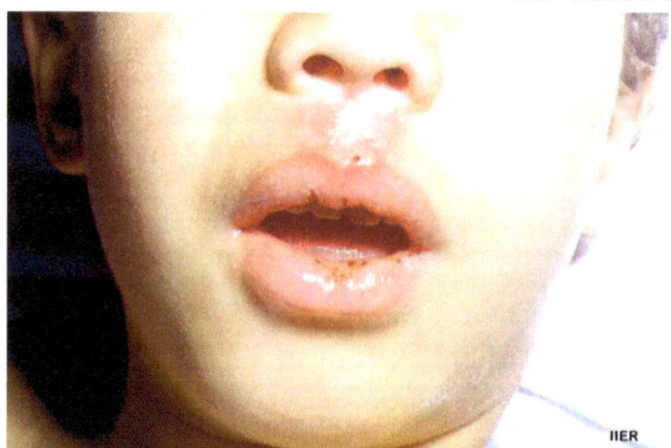

**Figura 28.5** – Difteria nasal.
*Fonte:* Instituto de Infectologia Emilio Ribas.

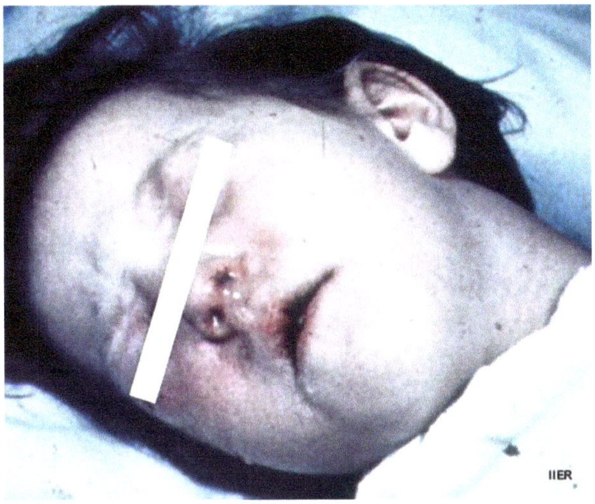

**Figura 28.6 –** Difteria nasal.
*Fonte:* Instituto de Infectologia Emilio Ribas.

A difteria ocular apresenta-se como conjuntivite aguda, intensa, com dor e fotofobia. Apresenta exsudato com aspecto pseudomembranoso no interior da pálpebra superior e inferior, podendo haver ulceração da córnea (Figura 28.7).

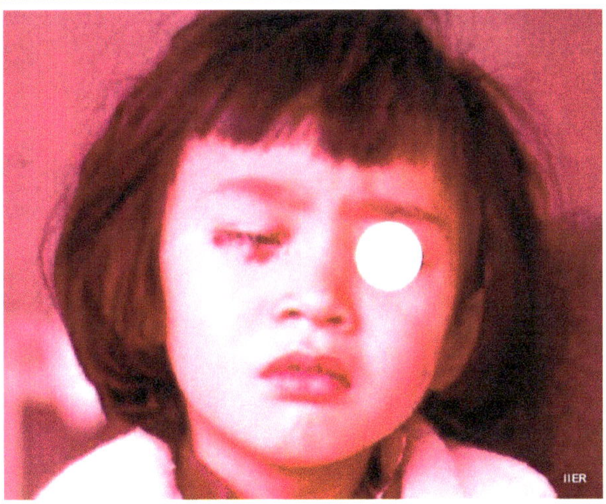

**Figura 28.7 –** Difteria ocular.
*Fonte:* Instituto de Infectologia Emilio Ribas.

A difteria cutânea surge comumente por contaminação de lesões existentes. Apresenta exsudato fibrinoso, purulento e pode ter formação de pseudomembrana. As lesões podem se assemelhar à piodermite e são mais frequentes em moradores de rua[18].

No Brasil não existem dados sobre a difteria cutânea em virtude da dificuldade do diagnóstico.

As complicações mais temidas são o choque toxêmico, que pode aparecer em qualquer fase da evolução clínica, mais frequentemente nos primeiros 5 dias, está relacionado à quantidade de toxina e se apresenta como complicação grave.

A miocardite diftérica costuma ser mais tardia e apresenta intensidade variável que vai desde modificação de ritmo cardíaco, extrassístoles, fibrilação e bloqueio atrioventricular total.

As alterações do sistema nervoso também não são infrequentes, sendo comumente mais tardias e se apresentando como uma neurite periférica tóxica. Os quadros mais frequentes são a paralisia do véu palatino (voz anasalada e engasgo com líquidos), paralisia intercostal e do nervo frênico. A confirmação do diagnóstico clínico é feita nos casos que preenchem os seguintes quesitos:

- Angina respiratória clássica.
- Confirmação laboratorial e de toxigenicidade.
- Ligação epidemiológica ao caso confirmado.
- Confirmação laboratorial de cepa toxigênica e apresentação respiratória ou cutânea.

## TRATAMENTO E MANEJO

Frente a um caso confirmado ou provável, a admissão hospitalar é obrigatória com medidas de isolamento respiratório e de contato.

O isolamento deve ser mantido até a obtenção de 2 culturas negativas de nasofaringe ou lesão de pele coletadas pelo menos 24 horas após completar antibioticoterapia.

O controle de contactantes deve ser feito pela cultura nasal e de orofaringe, e de pele, caso haja suspeita de difteria cutânea.

O tratamento envolve dois objetivos e deve ser feito na suspeita clínica sem aguardar os resultados dos exames laboratoriais:

- O bloqueio da toxina circulante, já que a que se fixou na célula não pode mais ser neutralizada. O soro antidiftérico é heterólogo (cavalo) e, portanto, apesar de raro, pode ocorrer reação anafilática. Por isso, ele só deve ser aplicado em locais onde a anafilaxia pode ser manejada adequadamente.

A dose de soro antidiftérico varia de 40.000 a 80.000 UI. A variação da quantidade administrada não está relacionada ao tamanho do paciente, mas à gravidade do quadro, devendo-se levar em consideração o tempo transcorrido até o atendimento, a extensão da placa, a toxemia e o grau de imunização. É ministrado em dose única dividida em 2 vias: intramuscular (IM) e intravenosa (IV)[22].

- O outro objetivo a ser atendido é a eliminação do agente, que é realizada através dos antibióticos administrados por 14 dias.

Os antibióticos de escolha são a penicilina e os macrolídios como eritromicina, azitromicina e clindamicina. Já existem, contudo, casos de resistência à penicilina[23].

## MEDIDAS DE PREVENÇÃO

A medida mais eficaz de prevenção é a vacina, que deve ser realizada com a vacina pentavalente aos 2, 4 e 6 meses de idade na criança; aos 15 meses e aos 4 anos administram-se os reforços com a vacina difteria, tétano e pertussis (DTP), seguidos de reforços a cada 10 anos com a vacina dupla adulto (dT)[24].

## MANEJO DOS CONTACTANTES

O risco de infecção está diretamente relacionado à duração e à proximidade de contato. A profilaxia é feita com os mesmos antibióticos utilizados no caso-índice e pelo mesmo tempo nos contatos com testes positivos.

São exemplos de contactantes:

- Indivíduos que dividem o mesmo quarto.
- Estudantes que dividem a mesma residência.
- Indivíduos com contato sexual.
- Cuidadores que tomam conta de caso-índice por mais de 6 horas.

## REFERÊNCIAS BIBLIOGRÁFICAS


1. Finger F, Funk S, White K, et al. Real-time analysis of the diphtheria outbreak in forcibly displaced. Myanmar nationals in Bangladesh. BMC Med. 2019;17:58. https://doi.org/10.1186/s12916-019-1288-7.
2. UK Helth Securit Agency. Public health control and management of diphtheria in England. Guidelines. 2022.
3. MacGregor R. Corynebacterium diphtheriae. In: Principles and practice of infectious diseases. 7. ed. Orlando, FL: Sauders Elsevier, 2009.
4. Pappenheimer AM. The diphtheria bacillus and its toxin: a model system. J Hyg. 1984;93:397-440.
5. Menon T, et al. Native valve endocarditis caused by a non-toxigenic strain of Corynebacterium diphtheriae. Indian Journal of Pathology and Microbiology. 2010;53:(4).
6. Muttaiyah S, et al. Corynebacterium diphtheriae endocarditis: A case series and review of the treatment approach. International Journal of Infectious Diseases. 2011;15:(9).
7. Lake JA, et al. A case of necrotizing epiglottitis due to nontoxigenic Corynebacterium diphtheriae. Pediatrics. 2015;136:(1).
8. Wagner J, et al. Infection of the skin caused by Corynebacterium ulcerans and mimicking classical cutaneous diphtheria. Clinical Infectious Diseases. 2001;33:(9).
9. Hacker, et al. Corynebacterium ulcerans, an emerging human pathogen. Future Microbiology. 2016;11.
10. Gower CM, et al. The changing epidemiology of diphtheria in the United Kingdom 2009 to 2017. Eurosurveillance. 2020;25:(11).
11. Wagner KS, et al. Diphtheria in the United Kingdom, 1986 to 2008: the increasing role of Corynebacterium ulcerans. Epidemiology and Infection. 2010;138:(11).
12. Bostock AD, et al. Corynebacterium ulcerans infection associated with untreated milk. Journal of Infection. 1984;9:(3).
13. Gubler J, et al. Classical pseudomembranous diphtheria caused by Corynebacterium ulcerans. Schweizerische Medizinische Wochenschrift. 1990;120:48.
14. Monaco M, et al. Respiratory diphtheria due to Corynebacterium ulcerans transmitted by a companion dog, Italy 2014. Infection. 2017;45:(6).
15. CDC. Notes from the field: respiratory diphtheria-like illness caused by toxigenic Corynebacterium ulcerans – Idaho, 2010. Morbidity and Mortality Weekly Report. 2011;60:(3).
16. Ott L, et al. Corynebacterium diphtheriae invasion-associated protein (DIP1281) is involved in cell surface organization, adhesion and internalization in epithelial cells. BioMed Central Microbiology. 2010;10:(2).
17. Tiley S, et al. Infective endocarditis due to nontoxigenic Corynebacterium diphtheriae: report of 7 cases and review. Clinical Infectious Diseases. 1993;16:(2).
18. Lowe CF, et al. Cutaneous diphtheria in the urban poor population of Vancouver, British Columbia, Canada: A 10-year review. Journal of Clinical Microbiology. 2011;49:(7).
19. Dinu S, et al. New diphtheria toxin repressor types depicted in a Romanian collection of Corynebacterium diphtheriae isolates. Journal of Basic Microbiology. 2014;54:10.
20. Centers for Disease Control (CDC). Diphtheria in epidemiology and prevention of vaccine-preventable diseases (The Pink Book). 14th ed. Washington, D.C. Public Health Foundation, 2021.
21. Ganeshalingham A, et al. Fatal laryngeal diphtheria in a UK child. Archives of Disease in Childhood. 2012;97:(8).
22. Amirthalingam G, et al. Guidance on the use of diphtheria anti-toxin (DAT). PHE, 2021.
23. FitzGerald RP, Rosser AJ, Perera DN. J Non-toxigenic penicillin-resistant cutaneous C. diphtheriae infection: a case report and review of the literature. Infect Public Health. 2015 Jan-Feb;8(1):98-100.
24. Ministério da Saúde do Brasil. Programa Nacional de Imunizações – PNI. Disponível em: https://www.gov.br/saude/pt-br/assuntos/saude-de-a-a-z/c/calendario-nacional-de-vacinacao/calendario-vacinal-2022/ms_influenza_cartaz_pni_64x46cm_21set_eleitoral-3.pdf/view. Acesso em: 10 nov. 2022.

# Doença da Arranhadura do Gato

# 29

*Helmar Abreu da Rocha Verlangieri*

## INTRODUÇÃO

A doença da arranhadura do gato (DAG) é uma zoonose de distribuição mundial, também conhecida como linforreticulose de inoculação, linforreticulose benigna, linfadenite regional bacteriana e febre da arranhadura do gato ou *cat scratch disease*[1]. A doença acomete principalmente crianças e adolescentes, mas há casos em adultos, estando associada a diferentes achados clínicos.

É usualmente benigna, autolimitada, com evolução subaguda e caracterizada, na maior parte dos casos, por linfadenite regional que se segue à inoculação da bactéria através de arranhadura ou mordedura de gatos, principalmente aqueles com menos de 1 ano de idade[13]. Na maioria dos casos, há envolvimento do gato doméstico, e mesmo de cães, embora uma pequena parcela dos pacientes com DAG não relate contato com animais[1,8]. É uma doença que geralmente causa manifestações clínicas leves que evoluem para a cura em questão de semanas[18,21].

Embora a característica clínica típica seja a linfadenite regional, a doença tem um amplo espectro clínico, desde linfoadenopatia até comprometimento sistêmico, que afeta tanto pacientes imunocompetentes como imunocomprometidos, e pode causar distúrbios sistêmicos e graves[13,30].

## ETIOLOGIA E TRANSMISSÃO

O primeiro relato da DAG foi feito em 1889, por Parinaud, um oftalmologista francês, que foi o primeiro pesquisador a descrever uma inflamação conjuntival com adenopatia pré-auricular seguida de contato com um animal[1]. Em 1950, Debret fez o primeiro relato de caso na Societé Medical dês Hôpitaux, na França, descrevendo uma adenite supurativa na região epitroclear em um menino de seis anos de idade com graves arranhões de gato na mão ipsilateral[1,19]. Ele suspeitou que a doença e o contato felino poderiam estar relacionados, mas os exames bacteriológicos foram negativos. Nos anos seguintes, ele observou vários casos semelhantes e denominou o evento como doença da arranhadura do gato – em francês, *maladies des griffes du chat*.

Apesar de ter sido caracterizada clinicamente, a etiologia da doença permaneceu obscura durante muito tempo sem que se conhecesse o seu microrganismo causador, sendo atribuída a bactérias, vírus e a Clamídia[1]. A primeira identificação de um agente etiológico para a DAG ocorreu em 1983, quando Wear e colaboradores observaram a presença de pequenos bacilos Gram-negativos, pleomórficos, argirófilos, pela coloração de Warthin-Starry (impregnação de prata) em um linfonodo comprometido, no sítio de inoculação cutânea e na conjuntiva de pacientes com síndrome oculoglandular de Parinaud, uma manifestação diversa da mesma entidade[1,4,30]. A bactéria com essas características foi descrita com a utilização da coloração de Brow-Hopps (coloração de Gram modificada para tecidos).

Em 1991, foi isolada uma bactéria que recebeu a denominação de *Afipia felis*, e que, inicialmente, foi considerada o agente etiológico da DAG, mas estudos subsequentes não apoiaram essa conclusão[1]. Em 1992, demonstrou-se através de microscopia eletrônica, reação em cadeia de polimerase (PCR) e cultivo *in vitro* a presença de um bacilo Gram-negativo em material de biópsia e sangue de pacientes convivendo com HIV. Essa bactéria foi denominada *Rochalimaea henselae*, semelhante aos bacilos observados em linfonodos de pacientes com DAG na coloração de Warthin-Starry[1]. Evidência maior de que esse agente era o responsável pelo desenvolvimento da DAG foi obtida quando se isolou *R. henselae* no sangue de um gato assintomático, o que confirmou o papel do felino como reservatório da bactéria[1]. Pesquisa de anticorpos por meio de ensaio imunoenzimático e imunofluorescência indireta também confirmou o *R. hanselae* como o agente etiológico da DAG.

Em 1993, foi realizada uma reclassificação na sequência de genes da subunidade 16S do RNA ribossomal das bactérias e os membros do gênero *Rochalimaea (R. quintana, R. hanselae, R. elizabethae, R. vinsonii)* foram incluídos no gênero *Bartonella*, que era constituído apenas pela *Bartonella bacilliformis.* A *R. hanselae* passou a ser denominada *Bartonella hanselae.*

As bactérias do gênero *Bartonella* são pequenas bactérias curvas de 0,6 a 1 μm de comprimento, intracelulares, Gram-negativas, aeróbicas, oxidase e urease negativos, flageladas, hemotrópicas e de crescimento lento, altamente adaptada aos hospedeiros mamíferos[1,19,23].

A *Bartonella hanselae* é a espécie mais frequentemente associada a manifestações em humanos[1,2]. Pertence à classe alfa 2 das Proteobactérias, com base em suas sequências de genes da subunidade 16 S do RNA ribossomal[19], à família *Bartonellaceae*, ordem *Rhizobiales* e ao gênero *Bartonella*[1]. Existem variações antigênicas entre os isolados de *B. henselae*, o que sugere a existência de cepas regionais dessas bactérias[1].

As três espécies de *Bartonella* (spp.) que mais comumente infectam humanos são: *Bartonella henselae*, que causa a doença da arranhadura do gato (DAG), *Bartonella quintana*, que causa a Febre das trincheiras e *Bartonella bacilliformis* que causa a Doença de Carrion[21,30]. A *B. henselae* e a *B. quintana* têm sido associadas a Angiomatose bacilar e a Peliose hepática bacilar, com manifestações que ocorrem quase que exclusivamente em indivíduos imunocomprometidos, particularmente em pacientes convivendo com HIV/aids[2,7].

Espécies como a *Bartonella clarridgeiae* também foram encontradas como causa da DAG[2,16], sendo isolada do sangue de um felino que convivia com paciente HIV positivo nos Estados Unidos[1]. Sua patogenicidade para o gato ou para os humanos ainda permanece obscura. Muitos felinos aparentemente apresentam infecção dupla, por *B. henselae* e por *B. clarridgeiae*[1].

Os gatos domésticos, principalmente os gatos jovens, são os reservatórios primários da *B. hanselae*[1,30]. Cerca de 90% dos pacientes com DAG têm exposição a gatos e em 83% dos casos há menção à arranhadura ou à mordedura de gato[1]. A transmissão para os humanos é até 15 vezes mais comum quando o arranhão é feito por gatos com menos de 1 ano de idade[1,3]. A infecção por *B. hanselae* é disseminada entre a população felina, sendo a prevalência de anticorpos para *B. henselae* em gatos de 14% a 50% nos Estados Unidos[6].

A bactéria *B. henselae* foi amplificada e isolada a partir da pulga do gato, *Ctenocephalides felis*[1,11]. A transmissão de gato para gato ocorre por meio da pulga[8]. Em gatos filhotes e menores de doze meses de idade, a infecção resulta em bacteremia, usualmente assintomática por meses ou anos, e ocorre em ciclos, com o agente isolado em hemocultura[1]. A soropositividade aumenta com a idade, sendo maior em gatos não domiciliados[1].

A bactéria é transmitida para os humanos por inoculação através de arranhadura, mordedura ou lambedura de feridas na pele, boca ou olhos pelo gato bacterêmico[1,2,13].

As pulgas do gato adquirem o organismo quando se alimentam de um gato bacterêmico e, em seguida, eliminam organismos infecciosos em suas fezes, que podem ser detectados na saliva, no sangue, na pele, nas garras e nas fezes do gato[8,24].

Não existe evidência de transmissão da DAG de pessoa para pessoa[2,31]. Estudos recentes reforçam a hipótese de que essas bactérias possam ser transmitidas por transfusão sanguínea. A infecção assintomática por *Bartonella* sp. já foi detectada em doadores de sangue[17].

## EPIDEMIOLOGIA

A DGA é uma doença que ocorre em todo o mundo, com distribuição sazonal, devido tanto ao comportamento do gato quanto ao ciclo de vida da pulga, com a maioria dos casos ocorrendo durante o outono e inverno[1,24], com pico nos Estados Unidos em setembro e outubro[24], entretanto, em países tropicais, essa sazonalidade é praticamente imperceptível[1]. Em zonas quentes e úmidas, aumentam a frequência de pulgas e o risco de contágio do felino[30]. A sazonalidade está relacionada com o ciclo reprodutivo dos felinos[24]. É uma causa comum de linfadenopatia regional em crianças e adultos jovens, com maior incidência em crianças menores de 14 anos e, mais raramente, em adultos, e pode progredir para uma doença severa, sistêmica ou recorrente em indivíduos imunocomprometidos[8]. Ocorre principalmente em pessoas menores de 18 anos de idade[3] e, em geral, os pacientes acometidos pela forma benigna da doença são imunocompetentes. A DAG é a causa mais comum de linfadenopatia crônica em crianças[1,19].

A DAG é considerada uma zoonose mundial, uma vez que atinge 22 mil pessoas todo ano, sobretudo crianças e adultos jovens[2]. Nos Estados Unidos, a incidência média anual é de 4,5/100 mil para diagnósticos ambulatoriais e 0,9/1.000.000 para internações[21]. Nas crianças de cinco a nove anos de idade, a incidência é de 9 casos para cada 100 mil habitantes[2,11].

A infecção por *B. henselae* foi relatada em todo o mundo, mas raramente na China[21]. Gatos são o reservatório natural de *B. henselae*, com uma soroprevalência de 30% a 40% em gatos domésticos. Em humanos, a soroprevalência varia de 1,5% a 77,5%, sendo a menor taxa encontrada no Reino Unido e a maior, no Peru[1]. O período de incubação desde o momento da arranhadura até o aparecimento da lesão cutânea primária é de 3 a 12 dias; já o período médio desde o aparecimento da lesão primária até o aparecimento da linfadenopatia é de 10 dias, e varia de 7 a 60 dias[2,6].

A *Bartonella henselae* é o agente etiológico na maioria dos casos de DAG. Em humanos e gatos, dois grupos genotípicos principais de *B. Henselae* foram identificados com base em análise molecular: o sorotipo Houston-1 e o sorotipo Marseille[4]. Entre os grupos profissionais, os veterinários são o grupo de maior risco, sendo que 25% a 30% desses profissionais apresentam teste intradérmico positivo ao antígeno da DAG, considerado como doença prévia[1].

## HISTOPATOLOGIA

Ao infectar humanos e seus reservatórios, a *B. henselae* invade e coloniza os eritrócitos maduros[15]. No hospedeiro imunocomprometidos, a bactéria demonstrou claramente sua capacidade de induzir angiogênese[5].

Ao exame histopatológico da biópsia ganglionar, observa-se um amplo espectro de reações que dependem do estágio evolutivo da doença. Nas infecções recentes, são observados hiperplasia linfoide com proliferação arteriolar, hiperplasia de células reticulares e espessamento das paredes arteriolares[1,6]. Nos estágios mais avançados, observam-se granulomas, alguns com necrose central e microabscessos que se podem fundir e formar grandes abscessos[8].

Com o uso do método de coloração de Warthin-Starry e por técnicas imuno-histoquímicas espécie-específicas, podem ser observados bacilos pleomórficos de 0,2 a 0,3 nm de diâmetro e 0,5 a 1,5 nm de comprimento[10,17]. Estudos ultraestruturais preliminares realizados em cultura de células mostraram que os organismos de *Bartonella* parecem entrar nas células por endocitose, sobreviver dentro dos vacúolos ligados à membrana, e finalmente, replicar dentro da célula[26]. Nas fases mais precoces, os bacilos são encontrados em maior número nas paredes dos vasos na área não necrótica de inflamação vascular e nos microabscessos[8]. Menos frequentemente, os bacilos são observados nos granulomas, com centro caseoso ou supurado. A reação granulomatosa e a reação intradérmica de hipersensibilidade tardia ao antígeno sugerem o envolvimento da imunidade mediada por células na patogenia da linforreticulose de inoculação. Ao entrar na corrente sanguínea pela arranhadura do gato, a bactéria busca nichos primários, principalmente células apresentadoras de antígenos (APCs), além de invadir as células de endotélio de vênulas e capilares e vasos linfáticos, o que permite que o patógeno inicie sua replicação antes de atingir o alvo principal que são as hemácias[26]. A resposta à infecção por *Bartonella* varia de acordo com o *status* do sistema imune do hospedeiro: a *B. henselae* resulta em uma reação focal supurativa em pacientes imunocompetentes e reação multifocal angioproliferativa em imunocomprometidos[6].

## QUADRO CLÍNICO

A manifestação clínica da infecção por *B. henselae* é uma alteração cutânea localizada e linfadenopatia regional em 85% a 90% das crianças[2,11]. De 3 a 10 dias, após a exposição ao gato, uma pápula eritematosa, indolor, não pruriginosa, de 3 a 5 mm de diâmetro[18], ou uma pústula, desenvolvem-se no local presumido de inoculação, com duração de até 3 semanas em aproximadamente dois terços dos casos[3,11,16]. Nos casos de contaminação ocular, ocorre o aparecimento de um granuloma acompanhado ou não de conjuntivite[14]. A pápula pode evoluir com vesículas e, a seguir, formar uma crosta que, em geral, desprende-se em 1 a 3 dias, originando uma pápula que pode durar semanas e que desaparece sem deixar cicatriz[8,17] (Figura 29.1).

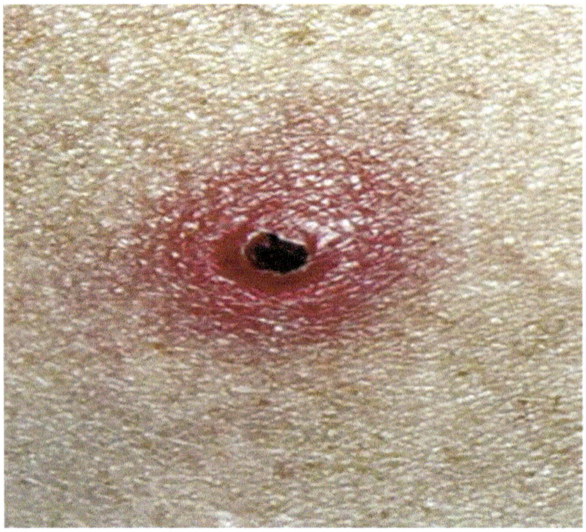

**Figura 29.1 –** Local da mordida ou arranhão do gato. Ferida de inoculação.
*Fonte:* Bush LM, FACP, Charles E, Pertejo MTV, MD, FACP-CAT-SCRATCH DISEASE Symptomalogy, Diagnostic, Treattment – Infectious Diseases – Merck Manuals Professional Edition-Apr 2022.

Em 40% a 65% dos pacientes, não é possível identificar o sítio de inoculação[3]. Os locais de inoculação podem ser múltiplos. Essas lesões cutâneas precedem o desenvolvimento de linfadenopatia em 1 a 2 semanas, e pode chegar até 60 dias. Em alguns casos, a linfadenopatia é a primeira manifestação da doença, em geral, com o envolvimento da região de drenagem linfática do sítio de inoculação[2,16]. No momento do diagnóstico, a linfadenopatia geralmente está presente há 3 semanas[3].

Os linfonodos mais frequentemente acometidos são os das extremidades superiores, como os axilares, mas linfonodos cervicais, submandibulares, submentonianos, inguinais, pré-auriculares e epitrocleares podem estar envolvidos[2,5]. Em cerca de 85% dos casos, há o acometimento de um único linfonodo[8] e, em 10% a 15% dos casos, presença de esplenomegalia[3].

O linfonodo se apresenta doloroso, firme, de 1 a 10 cm de diâmetro, móvel, fibroelástico e não aderido a planos profundos, e atinge as maiores dimensões em 2 a 3 semanas[5]. A pele sobrejacente pode ser normal ou sensível, quente, eritematosa e endurecida, e aproximadamente 10% a 20% dos linfonodos afetados supuram[2,16]. Febre baixa com duração de vários dias ocorre em 30% dos pacientes[2] (Figura 29.2).

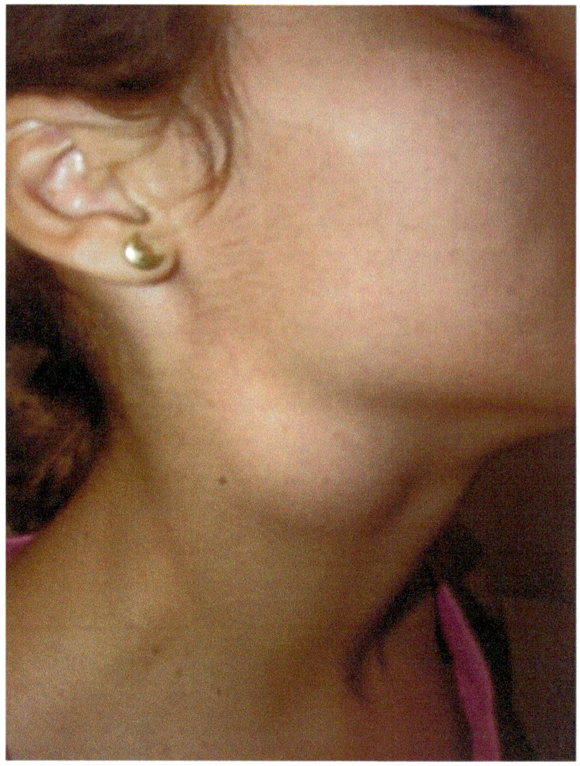

**Figura 29.2 –** Doença da arranhadura do gato: adolescente feminina proprietária de um gato jovem. Jovem com linfonodomegalia cervical à direita há 2 meses.
*Fonte:* Hagiwara M, Drummond MR, Velho PE. Doença da Arranhadura do Gato (DAG). Artigos Técnicos, Série Zoonoses – Conselho Regional de Medicina Veterinária do Estado de São Paulo e Departamento de Clínica Médica da Faculdade de Ciências Médicas – Unicamp. Disponível em: https://crmvsp.gov.br>uploads>. 2021.

Os sintomas constitucionais estão presentes em um terço dos pacientes e podem incluir fadiga e mal-estar, cefaleia, dor de garganta, anorexia, perda de peso, mialgia e artralgia. Uma minoria exibe outros sinais e sintomas, como hepatoesplenomegalia, erupção cutânea, edema de parótida e anemia hemolítica[3,30]. Essa forma de DAG costuma ser benigna e autolimitada em pacientes imunocompetentes, com regressão da linfadenopatia em 2 a 6 meses. Em casos raros, os nódulos aumentados persistem por anos[2,30].

Cinco a 25% dos pacientes imunocompetentes apresentam manifestações atípicas da doença, com disseminação extraganglionar e comprometimento sistêmico com distintas manifestações clínicas[11,13].

As manifestações atípicas de infecção por *B. henselae* refletem doenças por disseminação hematogênica, inclusive endocardite, meningoencefalite, osteomielite, glomerulonefrite, pneumonia, púrpura trombocitopênica, bacteremia, eritema nodoso e febre prolongada com granulomas necrotizantes em fígado, baço e osso[8]. Doença grave disseminada pode ocorrer em pessoas que vivem com HIV/Aids[10].

As manifestações oculares ocorrem em 3% a 15% dos pacientes com DAG, sendo que a síndrome oculoglandular de Parinaud afeta 2% a 8%[5,15] dos pacientes sintomáticos. É a apresentação mais frequente da infecção ocular por *B. hanselae* e consiste em conjuntivite folicular e linfadenopatia pré-auricular ipsilateral, e pode, em alguns casos, haver linfadenopatia submandibular e cervical anterior[2,12].

As características histológicas dos linfonodos que utilizam coloração de impregnação de prata são semelhantes aos de outras regiões, e bactérias podem ser encontradas na conjuntiva e nos linfonodos[13,14]. Caracteriza-se por conjuntivite unilateral, com mínima hiperemia conjuntival, sem secreção purulenta, e nota-se na conjuntiva palpebral um nódulo granulomatoso, eritematoso e amarelado que indica o sítio de inoculação, que mede de 2 a 3 mm, e pode persistir por 2 a 3 semanas[13]. Biópsia conjuntival mostra epitélio ulcerado com infiltrado inflamatório misto e necrose focal[14,16]. Tanto a linfadenopatia como as lesões conjuntivais geralmente se resolvem em semanas a meses, sem deixar sequelas[13,15].

Nos casos em que a lesão progride, inflamação granulomatosa pode ser vista dentro da conjuntiva. Pode haver conjuntivite folicular, secreção aquosa ou purulenta, ulceração conjuntival, granulomas conjuntivais, linfadenopatia regional e febre. Manifestações do segmento posterior, como uveíte intermediária, neurite óptica, neurorretinite, retinite focal ou multifocal, oclusões vasculares, vasculite retiniana, granulomas, deslocamentos retinianos exsudativos, exsudato macular (estrela macular), síndrome de pontos brancos e endoftalmite aguda, também podem estar presentes[11,14,15].

Graus variados de perda visual unilateral ou bilateral e escotoma central podem ocorrer[13]. Há evidências de que a presença do antígeno HLA-B27 pode predispor ao desenvolvimento de uveíte no paciente com infecção por *B. hanselae*[14,15].

A neurorretinite, definida como inflamação do nervo óptico e da retina peripapilar, caracteriza-se por edema do disco óptico e posterior formação da estrela macular de Leber[13,16], com diminuição da acuidade visual subaguda. É normalmente unilateral, indolor e autolimitada[13]. A estrela macular pode levar de 6 a 12 meses para se resolver e a visão geralmente melhora após o término da infecção[5,13] (Figura 29.3).

O diagnóstico diferencial inclui outras causas de edema da cabeça do nervo óptico, como neurite óptica e papilite sarcoide. Outras etiologias infecciosas, como perineurite sifilítica e toxoplasmose[9], podem ter aparência clínica semelhante. Febre maculosa, doença de Lyme, histoplasmose, toxocaríase, leptospirose e tuberculose também podem causar neurorretinite[13,16].

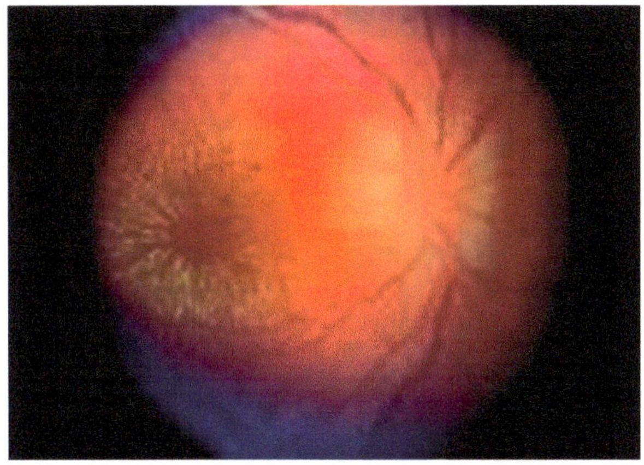

**Figura 29.3 –** Edema do disco óptico, doença da arranhadura do gato. Estrela Macular secundária.
*Fonte:* Gomes VMP, MD, Shah MD et al. Cat Scratch Disease. Eye Wiki. Americam Academy of Ophthalmology – MedlinePlus-001614-2022.

A complicação mais grave da DAG é o comprometimento do sistema nervoso central, que ocorre em 1% a 7% dos casos e se apresenta mais comumente como encefalopatia[2], febre em 50% dos casos[11], sendo em 3% dos casos em crianças menores de 12 anos[13]. Surge de 1 a 6 semanas após a linfadenopatia, com convulsões em 40% a 50% dos pacientes e meningoencefalite[3]. Os achados da punção lombar em geral são normais e, em alguns casos, pode apresentar uma pleiocitose linfocitária leve, com discreta hiperproteinorraquia e glicorraquia normal[13,16]. Podem-se pesquisar anticorpos anti-*Bartonella henselae* no líquido cefalorraquidiano, o que sugere invasão direta no sistema nervoso central pela bactéria[5]. Os exames de imagem do sistema nervoso, como ressonância magnética e tomografia computadorizada, são normais[3]. O EEG é anormal na maioria dos casos, com lentificação difusa ou focal[13]. A recuperação é completa em 1 ano, sem sequelas, mas alguns pacientes podem apresentar doença grave com sequelas, como estado epiléptico, paresia dos nervos cranianos e periféricos, desmielinização, mielites, ataxia cerebelar e surdez temporária[11].

Endocardite é mais frequente em adultos, embora doença valvular preexistente em crianças aumente o risco de complicação[11]. Pacientes com envolvimento cardíaco exibem múltiplas vegetações grandes e friáveis nas válvulas aórtica e mitral[11]. Avaliação histológica mostra formação de microabscesso com necrose fibrinoide. *Bartonella* é uma causa frequente de endocardite com cultura negativa em humanos imunocompetentes e imunocomprometidos, mais comumente causada por *B. quintana* e menos frequentemente por *B. henselae*[6,10]. Os dois agentes foram isolados de sangue e de vegetações de pacientes com endocardite por meio de métodos moleculares e microbiológicos[11].

Hepatites e esplenites também são descritas, geralmente acompanhadas de febre prolongada, perda de peso e dor abdominal[3,30]. A forma hepatoesplênica raramente está associada à adenite superficial ou a um local de inoculação identificável e ocorre em 25% dos casos[18]. A esplenomegalia é observada mais comumente que a hepatomegalia e, muitas vezes, há linfadenopatia intra-abdominal, reportada em 50% dos casos, e podem ocorrer adenopatias periportal e periaórtica[8,11]. Exames de imagem mostram lesões hipodensas em fígado e baço que parecem abscessos e exame histopatológico revela granulomas necróticos[8]. Evidências de granulomas geralmente desaparecem em 1 a 5 meses. Anormalidades na excreção de bilirrubina e transaminases hepáticas geralmente são secundárias à obstrução hepática por granuloma ou linfonodo[16]. Transaminases não estão alteradas na maioria dos casos e pode haver elevação da fosfatase alcalina[11].

A biópsia hepática pode ser necessária para o diagnóstico, uma vez que o diagnóstico diferencial histológico inclui outros processos infecciosos, como tularemia, infecções fúngicas, abscesso bacteriano e infecção micobacteriana[16].

A osteomielite tem sido frequentemente relatada e as lesões osteolíticas podem envolver o crânio, o esqueleto axial, os ossos longos e pequenos das mãos e dos pés com formação de abscessos contíguos proeminentes[3], acompanhados de febre persistente, dor óssea e estado geral conservado, com focos de granulomas em biópsia óssea. Geralmente, há associação com linfadenopatia e, muitas vezes, não há sintomas constitucionais. A maioria dos casos evoluem para a cura em poucos meses, sem sequelas[2,11].

A doença pulmonar ocorre em 0,2% dos casos. Manifesta-se com derrame pleural e nódulos pulmonares em pacientes imunocomprometidos. A linfadenopatia superficial está presente de forma variável. A pneumonia é uma manifestação rara, e pode ser grave[11].

Febre de origem indeterminada com sintomas e sinais prolongados foi bem documentada, com bacteremia e disseminação para múltiplos órgãos e sistemas[3]. Estes pacientes apresentam sintomas constitucionais, como febre, mal-estar, erupções cutâneas e artralgia, geralmente com linfadenopatia superficial. Tanto pacientes imunocomprometidos quanto imunocompetentes podem apresentar essa forma.

Manifestações cutâneas que acompanham a DAG são pleomórficas, e variam de eritema nodoso a exantema maculopapular, urticariformes, vesiculares e petequiais, bem como eritema multiforme. O eritema nodoso é o mais frequente deles[11,17], descrito em casos com manifestações sistêmicas, em geral localizado na face anterior da perna[18]. As lesões de eritema nodoso surgem de 1 a 6 semanas após o aparecimento da linfadenopatia e desaparecem em dias ou semanas, sem sequelas[17].

Em indivíduos que vivem com HIV/Aids, a bartonelose costuma ser uma doença crônica, com duração de meses a mais de 1 ano, com apresentação de lesões de angiomatose bacilar e bacteremia intermitente[10]. A angiomatose bacilar é uma proliferação vascular em diferentes órgãos, como a pele e os gânglios linfáticos[16]. Nestes pacientes, além da angiomatose bacilar, a *B. henselae* pode causar peliose hepática e esplenite (Quadro 29.1).

**Quadro 29.1** – Manifestações sistêmicas atípicas graves da doença da arranhadura do gato.

| Comprometimento | Manifestação |
|---|---|
| **Ocular** | ▪ Síndrome oculoglandular de Parinaud<br>▪ Neurorretinite<br>▪ Exsudato macular<br>▪ Estrela macular de Leber |
| **Neurológico** | ▪ Encefalite/meningite<br>▪ Polineurite/ataxia cerebelar<br>▪ Alterações de nervos cranianos |
| **Cardiopulmonar** | ▪ Endocardite<br>▪ Pneumonia/derrame pleural |

(Continua)

**Quadro 29.1** – Manifestações sistêmicas atípicas graves da doença da arranhadura do gato. (*Continuação*)

| Comprometimento | Manifestação |
|---|---|
| **Musculoesquelético** | ▪ Osteomielite<br>▪ Abcessos paravertebrais |
| **Reticuloendotelial** | ▪ Disfunção hepática<br>▪ Abscesso hepatoesplênico<br>▪ Anemia hemolítica<br>▪ Púrpura trombocitopénica idiopática |
| **Cutâneo** | ▪ Eritema nodoso<br>▪ Eritema multiforme<br>▪ Angiomatose bacilar |

*Fonte:* Urbano-Pulido D, Camacho-Moreno G, López-Cubillos JF, Quintino-Palacios M. Enfermedad por arañazo de gato. Una patologia emergente. Revision de la literature. Rev Latin Infect Pediatr.2022;35(4):151-154. https://dx.doi.org/10.35366/109408.

## Diagnóstico

O diagnóstico laboratorial é feito com base nos dados clínicos e epidemiológicos, bem como por meio de cultura, sorologia, microscopia ótica, imuno-histoquímica e técnicas moleculares[2,6].

A detecção de *B. henselae* por reação em cadeia de polimerase (PCR) em linfonodos ou outras amostras é considerada o padrão de referência para o diagnóstico, com alta sensibilidade e especificidade[22,25,27,28], mas requer procedimentos invasivos para a obtenção das amostras. Nesse sentido, a PCR em tempo real em amostras de DNA de pus ou sangue aspirado pode ser uma opção[16].

Devido aos desafios técnicos para isolar *B. henselae* de espécimes de pacientes, a sorologia tornou-se o teste diagnóstico de primeira linha para DAG, que normalmente é realizado por plataformas de teste sorológico imunoenzimático (ELISA) e imunofluorescência indireta (IFA) para a detecção de anticorpos IgM e IgG específicos para antígenos de espécies de *Bartonella*[2,27]. Diferentes antígenos específicos para *B. hanselae*, como proteína de células inteiras, proteína recombinante 17kDa, proteína de membrana externa e proteína solúvel em N-lauroil-sarcosina, têm sido utilizados[25]. Ambas as plataformas têm limitações de sensibilidade e especificidade, variando de menos de 50% a 88%. A soroconversão é tardia e a reatividade cruzada entre anticorpos para *B. henselae* e outras *Bartonellas* (spp.) pode ocorrer[20,22,29].

Nos testes sorológicos é comum a reação cruzada com outros agentes infecciosos, como *Chlamydia pneumoniae* e *Coxiella burnetti* e outras espécies de *Bartonella*, patógenos que são comuns em indivíduos saudáveis e podem dar resultados falsos positivos[21]. Em adultos há uma alta taxa de soroprevalência de IgG positivo para *B. henselae* atribuível à exposição na população geral[1].

Pacientes com títulos de anticorpos para *B. henselae* IgG detectados por IFA ou ELISA menores que **64** não apresentam infecção aguda[2]. Uma sorologia IFA ou ELISA para *Bartonella* com título maior ou igual **64** é considerada diagnóstica[16]. Entretanto, títulos entre **64** e **256** podem representar infecção passada ou aguda, sendo necessária nova mensuração de títulos em 2 a 4 semanas[20]. A soroconversão com títulos maiores que **256**[1,2] e um aumento de quatro vezes nos títulos de IgG é consistente com infecção aguda[2]. Os pacientes com endocardite por *Bartonella* apresentam títulos sorológicos muito altos, em geral maiores ou iguais a **1.024**[20]. Resultados positivos nos pacientes que apresentam endocardite podem persistir por anos, mesmo após o tratamento.

É importante notar que os ensaios sorológicos atualmente disponíveis não são capazes de diferenciar de forma confiável entre as espécies de *Bartonella*. Por outro lado, a identificação direta de *B. henselae* por cultura é um desafio devido ao crescimento lento dessas bactérias, que requerem incubação prolongada, maior que 10 dias e raramente é bem sucedida[16,28,29]. O teste cutâneo é muito sensível e específico, no entanto, uma reação positiva pode refletir exposição anterior e resultados falsos-negativos podem ocorrer no início da doença, particularmente em lactentes e pacientes imunocomprometidos[1].

Em linfonodos, os bacilos podem ser visualizados com a utilização da coloração de *Warthin-Starry*, no entanto, essa coloração não é específica para *B. henselae*. Alterações histológicas precoces em espécimes de linfonodos consistem em poli-infiltração de leucócitos morfonucleares com granulomas que se tornam necróticos[8]. As amostras positivas na coloração de

*Warthin-Starry* apresentam massas de pequenos bacilos de coloração escura em fundo amarelo dourado, que podem dar suporte ao diagnóstico de infecção por *Bartonella*[20].

A alta precisão diagnóstica foi alcançada em pacientes com linfadenopatia e febre persistente, quando o diagnóstico tem como base a presença de combinação de exames clínicos, epidemiológicos, histológicos e sorológicos[27]. O diagnóstico da DAG foi originalmente feito com base em critérios clínicos, atualizados como:

1. História de contato com gato ou pulga, arranhadura de gato ou outros eventos de inoculação, com ou sem a presença de marca de lesão regional de inoculação.
2. Testes laboratoriais e radiológicos, como teste negativo para proteína purificada derivada de sorologia para outras infecções que causam linfoadenopatia, reação positiva ao teste cutâneo da arranhadura do gato, secreção aspirada do linfonodo por biópsia com resultado de PCR positivo e tomografia computadorizada com abscessos hepáticos e/ou esplênicos.
3. Testes sorológicos como ELISA ou IFA, com títulos de anticorpos maiores que **64** para *B. henselae* e o aumento de 4 vezes nos títulos entre a fase aguda e convalescença.
4. Biópsia de linfonodo, pele, fígado e olho que mostra granulomas inflamatórios pela coloração de Warthin-Starry compatíveis com a DAG[18].

Ainda assim, o diagnóstico de formas atípicas é clinicamente desafiador. Tem sido relatado que a técnica molecular (PCR) falha em detectar o patógeno na DAG atípica[21]. O sequenciamento metagenômico de nova geração é um método rápido que permite detectar simultaneamente múltiplos patógenos, sendo adequado para detectar patógenos atípicos e de infecção complexa. É uma tecnologia promissora pela rápida identificação de múltiplos patógenos comparada com todas as convencionais, como detecção sorológica, PCR e cultura[21].

## Diagnóstico diferencial

O diagnóstico diferencial da DAG inclui todas as causas de adenomegalia de natureza infecciosa de etiologia viral, bacteriana e fúngica, bem como neoplásica e autoimune[6]. Entre as doenças infecciosas, a tuberculose cutânea e leishmaniose tegumentar são doenças importantes a serem excluídas. Outros agentes infecciosos capazes de causar linfadenite granulomatosa são: microbactérias, *Chlamydia trachomatis, Francisella tularensis, Treponema pallidum, Brucella* sp. além de doenças fúngicas como criptococose, esporotricose e blastomicose. Entre as causas não infecciosas, destacam-se o linfoma, particularmente o linfoma de Hodgkin clássico, a sarcoidose, a Síndrome de Kikuchi e a Doença de Kimura[6,8,19].

## Prognóstico

O prognóstico da DAG depende da apresentação clínica[13]. Na maioria dos casos é excelente[19], com resolução completa das manifestações clínicas em alguns meses. Os linfonodos regridem espontaneamente em até 6 meses, mas há casos que permanecem por até 2 anos.

Casos que evoluem com manifestações atípicas como neurorretinite e encefalopatia têm apresentado uma evolução favorável sem sequelas[13]. Em pacientes imunocompetentes a neurorretinite, caracteriza-se por um curso autolimitado, com resolução gradual e é pouco frequente a atrofia retiniana sequelar[13,14].

## Tratamento

O tratamento da DAG é controverso e depende da apresentação clínica e do estado imunológico do paciente[13]. Em geral, é uma doença benigna e autolimitada que pode se resolver sem terapia antimicrobiana[27]. O manejo da doença não complicada localizada visa principalmente o alívio dos sintomas, e podem ser prescritos antipiréticos e analgésicos[2].

O uso de antimicrobianos é controverso. Foi realizado um único estudo prospectivo, controlado com azitromicina em pacientes imunocompetentes com DAG não complicada e, com base nesse estudo, a azitromicina emergiu como uma escolha terapêutica comum para DAG[2]. Não houve diferença em nenhum desfecho clínico, além do tamanho dos linfonodos[16]. O tratamento com azitromicina por cinco dias pode ser uma alternativa para pacientes com linfadenopatia grande e volumosa[29].

Há consenso entre os autores de que o paciente com DAG deva ser esclarecido sobre a natureza benigna e autolimitada da doença e acompanhado até o final do quadro. A terapia antimicrobiana é recomendada em casos de imunodeficiência aguda ou grave e em pacientes imunocompetentes com sintomas sistêmicos, nos quais a linfadenopatia não se resolve em período razoável[2], uma vez que está associada à morbidade significativa, como dor ou persistência dos sintomas constitucionais debilitantes e particularmente em pacientes com neurorretinite, encefalopatia, envolvimento hepático ou esplênico e osteomielite[18].

Vários agentes antimicrobianos, como azitromicina, claritromicina, ciprofloxacina, doxiciclina, sulfametoxazol-trimetoprim, ceftriaxona, gentamicina e rifampicina têm atividade *in vitro* contra a *B. hanselae*[15]. Este último tem o benefício adicional de penetrar a barreira hematoencefálica, especialmente útil em casos com manifestações neuro-oftalmológicas[13]. Antibióticos betalactâmicos, como penicilinas e cefalosporinas de primeira geração, não apresentam atividade *in vivo* contra *Bartonella* e não devem ser usados para tratamento de bartoneloses[10].

Em pacientes com neurorretinite, os antibióticos sistêmicos reduzem a duração da doença e evitam a perda na camada de fibras nervosas. Doxiciclina associada à rifampicina são frequentemente utilizadas. A doxiciclina tem uma excelente penetração ocular e no sistema nervoso[16]. O tratamento nos pacientes imunocompetentes deverá ser por 4 a 6 semanas e nos imunocomprometidos, até por 4 meses[15,18]. Os corticoides devem ser considerados em conjunto com o oftalmologista e podem ser associados ao tratamento com antimicrobianos, para reduzir a resposta inflamatória[15].

Todos os pacientes que convivem com HIV/Aids devem receber tratamento antimicrobiano para *Bartonella*[10]. A azitromicina ou doxiciclina são eficazes para o tratamento de angiomatose bacilar e da peliose bacilar em pacientes imunocomprometidos. Vários regimes de antibióticos têm sido usados para tratar pacientes com DAG com quadros de retinite, encefalopatia e formas viscerais, e a combinação de doxiciclina com rifampicina tem sido bem-sucedida em pacientes com doença do sistema nervoso central[13,14].

Nos linfonodos que supuram, a aspiração com agulha é o melhor tratamento, e o paciente observa diminuição da dor em 24 a 48 horas[2]. A drenagem por agulha é recomendada ao invés de incisão e drenagem de gânglios linfáticos envolvidos, devido à possibilidade de formação de drenagem persistente do trato sinusal e fistulização[2,27].

A doença atípica da arranhadura do gato parece ser particularmente grave entre crianças menores de 14 anos de idade, que apresentam risco aumentado de hospitalização na presença de manifestações neurológicas (neurite e encefalite), doença hepatoesplênica e osteomielite[11]. Manifestações oculares (retinite/neurorretinite e conjuntivite) foram associadas a menor risco de hospitalização.

No paciente hospitalizado, as precauções padrões são recomendadas[2].

## Profilaxia

Não há medidas preventivas específicas para a doença. Todos os gatos com mais de 8 semanas de idade devem ser tratados topicamente contra pulgas e carrapatos regularmente[1].

Higiene das mãos após contato com animais, não tocar ou esfregar os olhos, desencorajar brincadeiras agressivas ou contenção inadequada dos filhotes de gatos são medidas que podem minimizar o risco de infecção humana por *B. henselae*[1,29].

Locais de arranhões ou mordidas de gato devem ser lavados imediatamente com água e sabão, e os gatos não devem lamber cortes ou feridas abertas.

O teste laboratorial ou tratamento de gatos para infecção por *Bartonella* não é recomendado, nem a retirada das unhas ou a remoção do gato de casa. É provável que a bactéria possa ser transmitida de gato para humano apenas por tempo limitado, portanto, o descarte de gatos não é recomendado. Mais de 80% dos pacientes são crianças, sendo importante ensinar interação animal-criança para evitar mordidas e arranhões de gatos[29].

## REFERÊNCIAS BIBLIOGRÁFICAS


1. Hagiwara M, Drummond MR, Velho PE. Doença da Arranhadura do Gato (DAG). Artigos Técnicos. Série Zoonoses. Conselho Regional de Medicina Veterinária do Estado de São Paulo e Departamento de Clínica Médica da Faculdade de Ciências Médicas – Unicamp. 2021. Disponível em: https://crmvsp.gov.br>uploads>.
2. Americam Academy of Pediatrics [Bartonella henselae(Cat Scratch)] In: Kimberlin DW, Barnett ED, Lynfield Sawyer R MH (ed.). Red Book. 2021-2024- Report of the Committee on Infectious Diseases-Itasca, IL: American Academy of Pediatrics- Section 3. 32nd.ed. 2021. p. 226-228.
3. Zangwill KM, MD. Cat Scratch disease and Bartonellaceae: the known, the unknown and curious. The Pediatrics Infectious Disease Journal. 2021;40(5S):pS11-S15. From the Division of Pediatric Infectious Diseases, Harbor-UCLA Medical Center, Los Angeles California. DOI:10.1097/INF00000000002776.
4. Spach DH, MD, Kaplan SL, MD. Microbiology, epidemiology, clinical manifestations, and diagnosis of cat scratch disease Post TW, ed. UpToDate. Walthan, MA UpToDate Inc. Accessed on May 28, 2020. This topic last uptodate. Apr 01,2022. Disponível em: https://www.uptodate.com.
5. Pinheiro P. Conheça a doença da arranhadura do gato. Disponível em: medsaude.com/doenças-infecciosas/doença-da-arranhadura-do-gato/[2-3] https://www.medsaude.com>-doencas.infecciosas. 2022.

6. Bush LM, MD, FACP, Vasquez MT, Pertejo, MD, FACP-Maladies des Griffes du chat (Fievre des griffes du chat). Symptomes, Diagnostic, Traitemente - mSdmanuals.com/fr-profissional/maladies-infectienses/bacilles-gram-negatives/maladie-des-griffes-du –chat- Schimidt College of Medicine, Florida- Atlanta University. Revision complete abr. 2022.
7. Basnet S, MD, FAAP- Bartonella infection- diagnostic, symptoms and treatment. BMJ Best Practice. Departament of Pediatrics. Southern Illinois University School of Medicine Springfield-fev. 2023. https://bestpratice.bmj.com/topics/pt-br/1152.
8. Brown L, MD. Courville E, MD. Lymph nodes and spleen non--lymp.https://bestpratice.bmj.com/topics/pt-br/1152phoma infectious/parasitic disordes of lymph nodes- Cat Sctrach Disease-[cited 26 jan. 2023] 2021- https://www.pathologyoutlines.com/topic/lymphonodescatscratch.html.
9. Fonseca UM, Bandeira BL, Galvez BYSR, Santos AO. Consequências da infecção por bartonella henselae no sistema nervoso. I Congresso Brasileiro de Doenças Infectocontagiosas. Revista Multidisciplinar em Saúde. 2018;2:(4):74-76. DOI: https://doi.org/10.51161/rems/2218.
10. Guidelines for the Prevention and Treatment of Opportunistic Infections in Adults and Adolescents with HIV – Bartonellosis. jun 11 2021, Reviewed: jan oct 12 2022. https://clinicallinfo.hiv.gov/en/guidelines/hiv-clinical-guidelines-adult-and-adolescent-opportunistic-infections/bartonellosis -O- Centers for Disease Control and Prevention – CDC.
11. Nawrocki CC, MaxRJ, Marzec NS, Nelson CA. Atypical manifestations of cat scratch Disease United States, 2005-2014. Emerg Infect Dis. 2020 jul;26(7):1438-1446. DOI:10.3201/eid2607.200034 PMCID:PMC7323523 PMID 32568056.
12. Mendes CC et al. Doença da arranhadura do gato como causa da síndrome oculoglandular de parinaud: um relato de caso. The Brazilian Journal of Infectious Disease, v. 26, Supplement 1, jan. 2022. Sociedade Brasileira de Infectologia. Universidade Federal do Rio Grande do Norte (UFRN), Natal, RN, Brazil. DOI://10.1016/j.bjid.2021.102282.
13. Lagala YI, Maydana MN, Esposto S, Sermani MI et al. Enfermedad por arañazo de gato atípica: compromise ocular y meníngeo por Bartonella henselae. Arch Argent Pediatr. 2022;120(4):175-178. Servicio de Enfermidades Infecciosas, Hospital de Niños Sor Maria Ludovica, La Plata, Argentina. hdp://dx.doi.org/10.5546/aap.2022.e175.
14. Jurja S, Stroke AZ, Pundiche MB et al. The Clinical Profile of Cat. Scratch Disease's Neuro-Ophthalmological Effects- Brain Sci. 2022 Feb4:12(2):217-doi:10.3390/brainsci 12020217. httpts://pubmed.ncbi.nim.nih.gov/35203980-PMID:35203980. PMCID:PMC8870711.
15. Mabra D, Yeh S, Shantha JG. Ocular manifestations of bartonellosis. Current Opinion in Oftalmology. 2018;29(6):582-587.
16. Gomes VMP, MD, Shah MD et al. Cat Scratch Disease. Eye Wiki. Americam Academy of Ophthalmology. MedlinePlus. 1614-2022.
17. Lins KA, Drummond MR, Velho PENF. Manifestações cutâneas das bartoneloses. Anais Brasileiros de Dermatologia. 2019;94:(5):594-60. DOI:10.1016/j.abdp.2019.02.001.
18. Schattner A, Uliel L, Dubin I. The cat did: erythema nodosum and additional atypical presentations of Bartonella henselae infection in immunocompetent hosts. PubMed. DOI:10.1136/bcr-2017-222511-PMID:29453213.PMCID:PMC 5836648.
19. Hobson C, Brun Cle.Beauruelle C, Vermesse M, Mereghetti L, Goudeau A, Lanotte P. Detection of Bartonella in cat-scratch disease using a one-step PCR kit. Journal of Medical Microbiology, 2017;66:(11):1596-1601. https://doi.org/10.1099/jmm.0.000626.
20. Spach DH, MD, Hanson KE, MD, MHS. Microbiologic diagnosis of Bartonella infections. UpToDate. This topic last updated: jul 20,2022. https://www.uptodate.com.
21. Li M, Yan K, Peisheng Jia, Weie E, Wang H. Next – generation metagenomic sequencing may aid in the diagnosis of cat-scratch disease. Front Cell Infect Microbiology. 2022;12. https://doi.org/10.
22. Gaz S, Rases M Ehrenreich I et al. Molecular diagnosis of cat scratch disease; 25 years retrospective comparative analysis of various clinical specimens and different PCR assays: MicrobiolSpectr. 2022;10(2). DOI:10.1128/spectrum.02596-21-PMCID:PMC9045166 PMID:3562411.
23. Tingting Li, Feng Jie, Xiao S et al. Identification of FDA--approved drugs with activity against stationary phase Bartonella henselae – Antibiotics. 2019;8(2):50. Doi://10.3390/qntibiotics8020050- PMCID: PMC6628006. PMID: 31035691.
24. Theel ES, Ross T. Seasonality of Bartonella henselae IgM and IgG antibody positivity rates. JCM. 2019;57:(12). DOI: https://doi.org/10.1128/JCM.01263-19.
25. Wyler J, Sauter PM, Zbinden R. Improved diagnosis of cat--scratch disease with an IgM – linked immunosorbent assay for Bartonella henselae using N-lauroyl-sarcosine-insoluble protein antigen. Online-letter to the editor. set. 2020;26:(9): 1271-1273. DOI: https://doi.org/10.1016/j.cmi.2020.04.044 – ESCMID – European Society of Clinical Microbiology and Infectious Diseases.
26. NolascoCC.ConheçaaDoençadaArranhaduradoGato(DAG). FUNED-MG-2019. Disponível em: http://www.funed.mg.gov.br/2019/07/destaque/conheça-a-doença-da-arranhadura-do-gato-.
27. Allizond V, Costa C, Sidoti F et al. Sorological and molecular detection of Bartonella Henselae in specimens from patients with suspected cat scratch disease in Italy:a comparative study. Plos One. 2019.
28. Gutierrez R, Taussat-Vayssier M, Buffet JP, Harrus S. Guidelines for isolation, molecular detection and characterization of bartonella species. Vector-Borne and Zoonotic Diseases, 1956;17(1):42-50. https://doi.org/10.1089/vbz.2016.1956.
29. Bartonella henselae infection or cat scratch disease(CSD): Content source: Centers for Disease Control and Prevention (CDC). National Center for Emerging and Zoonotic Infectious Diseases(NCEZID). Division of Vector-Borne Diseases (DVBD). Disponível em: https://www.cdc.gov/bartonella-henselae/.
30. Urbano-Pulido D, Camacho-Moreno G, López-Cubillos JF, Quintino-Palacios M. Enfermedad por arañazo de gato. Una patologia emergente. Revision de la literature. Rev Latin Infect Pediatr. 2022;35(4):151-154. https://dx.doi.org/10.35366/109408.

# 30 Doença Meningocócica

*Eitan Naaman Berezin*
*Ana Carolina Marcos de La Barra*

## INTRODUÇÃO

*Neisseria meningitidis* (meningococo) é um dos mais importantes agentes etiológicos de infecções bacterianas graves em crianças, mais comumente se apresentando como meningite purulenta ou septicemia. Há descrições clínicas de quadros de meningite desde o século XVI. Entretanto, a meningite cérebroespinhal foi primeiramente descrita como entidade clínica em 1805, por Gaspard Vieusseux, durante um surto em Genebra, na Suíça. Já o agente etiológico, *Neisseria meningitidis*, também conhecido como meningococo, foi descrito pela primeira vez em 1887, por Anton Weichselbaum em Viena[1]. A doença meningocócica (DM) ocorre no mundo todo com diferenças em sua incidência e no sorogrupo mais frequente, de acordo com a região afetada e o tempo. A incidência mundial é atualmente estimada em 0,3 a 3 casos por 100 mil habitantes por ano, com maiores taxas no chamado "Cinturão Africano da Meningite", onde se alcançam 1.000 casos por 100 mil habitantes nas maiores epidemias[2,3]. A *Neisseria meningitidis* possui uma cápsula de natureza polissacarídica, que é base para a sua classificação em 12 sorogrupos. Os sorogrupos causadores de DM no mundo são apenas 6, o A, B, C, W, Y e X e infectam apenas humanos[4].

Qualquer ser humano pode adquirir a doença, mas algumas características individuais que aumentam o risco já foram definidas, como bebês menores de 1 ano de idade, adolescentes e adultos jovens, pessoas com deficiências no sistema complemento (C3, C5-9, properdina, fator H e fator D), infecção pelo HIV, asplenia e uso de eculizumabe[5]. O meningococo circula o ano todo, com aumento da incidência da doença no outono e inverno, como as infecções por vírus respiratórios[6].

## MANIFESTAÇÕES CLÍNICAS

A DM apresenta quadro clínico amplo[7], podendo variar desde a condição de portador assintomático até a de meningococcemia fulminante, sendo as principais formas clínicas a meningite meningocócica, a meningococcemia e a meningite acompanhada de meningococcemia[7,8]. Outras formas menos comuns podem ocorrer, como artrite, conjuntivite e uretrite meningocócicas; pneumonia meningocócica ocorre em 10% a 15% dos casos[5]. A meningite meningocócica, resultante de disseminação hematogênica, ocorre em cerca de 50% dos pacientes infectados e é semelhante às demais formas de meningite purulenta. Já a meningococcemia com septicemia acontece em torno de 30% a 40% dos casos e é caracterizada por início abrupto de febre e exantema petequial, que pode progredir para púrpura fulminante[5]. As lesões de pele da meningococcemia podem ser semelhantes a um exantema maculopapular viral ou se apresentar como petéquias, púrpuras e equimoses (Figuras 30.1 a 30.3)[9]. A meningococcemia isolada, sem meningite, é a forma mais grave de todas[10].

Os sinais e sintomas iniciais mais comuns observados na meningite meningocócica são febre, seguida de cefaleia, alteração do nível de consciência e vômitos em jato, decorrentes do aumento da pressão intracraniana[8,10]. Episódio convulsivo pode ocorrer, embora em menor frequência do que em outras meningites bacterianas, como a pneumocócica[9,11]. A irritação das meninges e a compressão radicular nas meningites levam ao quadro de rigidez de nuca e presença dos sinais meníngeos de Kernig, Brudzinski e Lasègue[12]. Sinais de irritação meníngea e hipertensão intracraniana são raros entre as crianças menores, que apresentam sintomas como incapacidade de se alimentar, sucção fraca, irritabilidade, sonolência excessiva, convulsões e fontanela abaulada[9].

Outros sintomas associados à DM podem ocorrer, como fotofobia, embaçamento visual, otalgia, hipoacusia, mialgia, artralgia e sintomas inespecíficos, como tosse, coriza, diarreia e dor abdominal[8].

Os pacientes com DM podem evoluir com choque séptico, insuficiência renal, coagulação intravascular disseminada (CIVD), coma, necrose de membros, muitas vezes precisando de amputação[9]. Quadros de choque séptico que evoluem rapidamente para maior gravidade são caracterizados como a síndrome de Waterhouse-Friderichsen[12].

A gravidade da doença está relacionada à virulência da cepa do meningococo e também à assistência médica adequada, início oportuno do tratamento, transporte adequado para unidade de terapia intensiva (UTI) se necessário, e manejo do choque séptico, se houver. Em nosso país, a letalidade de DM permanece em torno de 20%[13] ao longo da última década, com variações entre os serviços de saúde[8,14].

Durante a fase de recuperação da doença, em torno de 10% a 35% dos pacientes podem apresentar processos inflamatórios[5,8]. O mais comum é a artrite imunomediada, asséptica, com boa resposta a anti-inflamatório não hormonal; outros menos frequentes são miocardite, derrame pericárdico, uveíte, pancreatite, gastrite[5,8]. Pode ocorrer reativação de herpes simples com lesões orais ou na pele após os primeiros dias de tratamento, sem associação comprovada com o prognóstico do paciente[8].

Em torno de 20% das crianças com DM que sobrevivem podem apresentar sequelas que impactam na qualidade de vida a longo prazo[3,8,15]. Perda auditiva, déficit motor e cognitivo, amputações, convulsões e alteração de comportamento são descritos na literatura, em toda a faixa etária pediátrica, com predomínio entre os menores de 1 ano de idade[16,17].

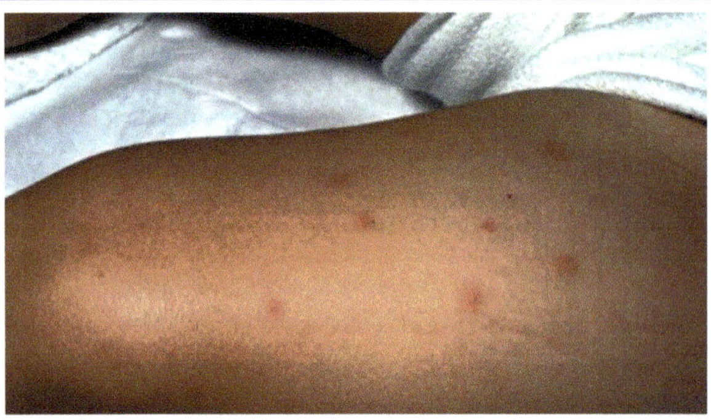

**Figura 30.1** – Lesões papulares na meningococcemia – quadro inicial.
*Fonte:* Tan[5].

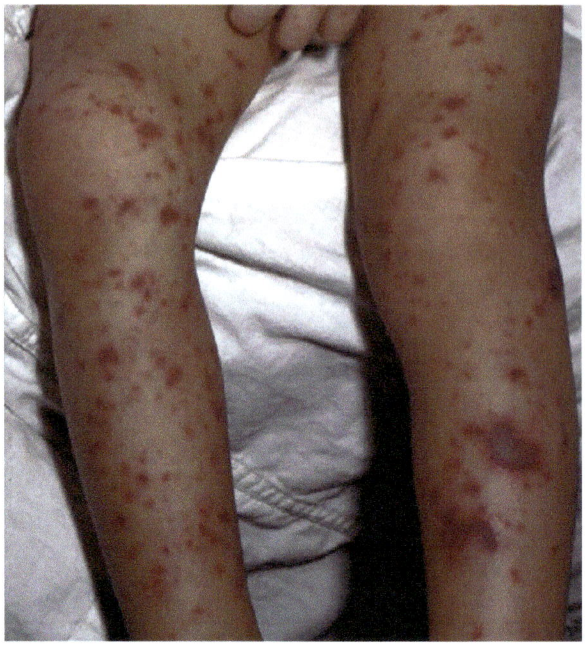

**Figura 30.2** – Membros inferiores de paciente com meningococcemia.
*Fonte:* Tan[5].

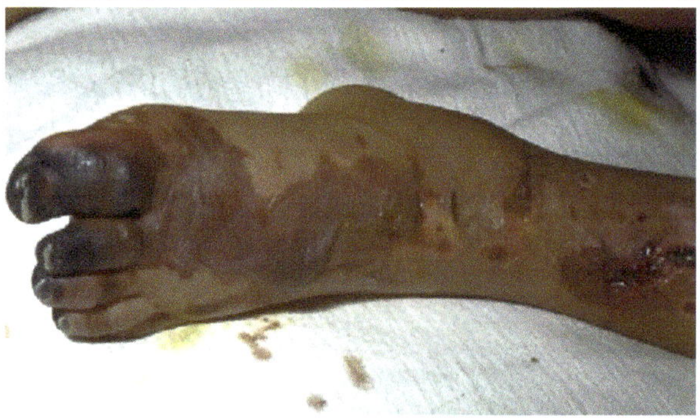

**Figura 30.3** – Paciente com meningococcemia e necrose em dedos do pé.
*Fonte:* Tan[5].

## ETIOPATOGENIA

O agente etiológico é a *Neisseria meningitidis*, um coco Gram-negativo intracelular não móvel, geralmente aparecendo em pares (diplococo)[18] (Figura 30.4). O gênero *Neisseria* também inclui *N. gonorrhoeae* e vários microrganismos comensais, como *N. flavescens, N. lactamica, N. mucosa, N. sicca* e *N. subflava.*

A *N. meningitidis* tem necessidades nutricionais complexas, mas cresce bem em ágar chocolate, sangue, Mueller-Hinton, ágar triptona de soja e ágar GC em um ambiente umidificado entre 35 e 37 °C[5,18].

A *N. meningitidis* requer dióxido de carbono adicional para o crescimento. O microrganismo é altamente suscetível à secagem, ao frio, à luz solar e a pH alto ou baixo. As espécies de *Neisseria* são diferenciadas inicialmente por características bioquímicas. A *N. meningitidis* pode produzir ácido a partir de glicose e maltose. Todas as bactérias do gênero *Neisseria* produzem catalase e são oxidase-positivas[18].

O envelope celular de *N. meningitidis* tem três camadas: uma membrana citoplasmática, uma parede celular peptidoglicana e uma membrana externa, que contém lipopolissacarídio (LPS), fosfolipídios e proteínas da membrana externa (OMP, do inglês *outer membrane protein*). Os meningococos invasivos também têm uma cápsula de polissacarídio em torno do envelope celular, que é seu principal fator de virulência e base para a sua classificação em sorogrupos. O aparecimento de DM invasiva pode indicar a aquisição de genes capsulares que conferem potencial de virulência a um microrganismo que anteriormente era apenas um comensal não capsulado[19].

Dentro de cada sorogrupo, sorotipos e subtipos podem ser identificados com base em diferenças em 2 OMP, PorB e PorA, respectivamente, enquanto o imunotipo é definido pela estrutura LPS. Mais recentemente, a subtipagem tem sido realizada por métodos moleculares, tendo em vista a disponibilidade limitada de reagentes sorológicos[18].

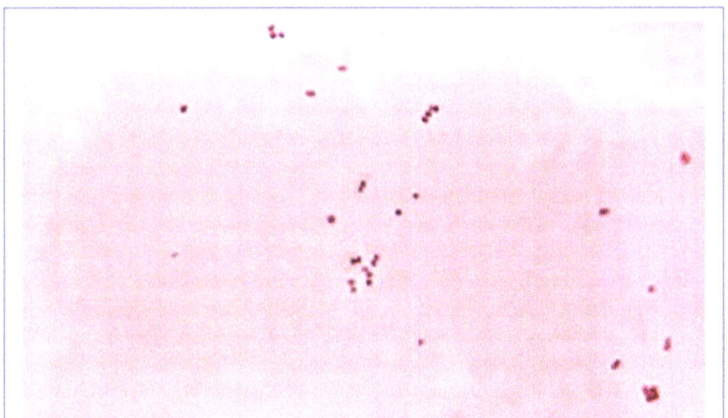

**Figura 30.4** – Diplococos Gram-negativos. *Neisseria meningitidis* em foto microscópica.
*Fonte:* Centers for Disease Control and Prevention[3].

## EPIDEMIOLOGIA

Apesar do sucesso considerável no desenvolvimento de medicamentos e vacinas, a DM continua a ser um relevante problema de Saúde Pública devido à sua distribuição global, potencial epidêmico e alta letalidade[14]. Até a década de 1970, epidemias de DM ocorreram em pelo menos 30 países em todas as partes do mundo. A maioria das epidemias foi causada por meningococo do sorogrupo A, mas epidemias pelo sorogrupo C também ocorriam ocasionalmente[1,20].

Existem dois padrões epidemiológicos distintos de DM, a doença endêmica e a epidêmica. A doença endêmica pode apresentar casos de surtos esporádicos isolados com pequenos agrupamentos ocasionais que estão associados temporal e geograficamente. Esse padrão parece ocorrer em todos os lugares do mundo em que a vigilância da doença é realizada, embora as taxas de incidência basal variem acentuadamente entre diferentes áreas geográficas[21].

Nos últimos 20 anos, as taxas de doença nos Estados Unidos permaneceram em torno de 1/100 mil, caindo recentemente para 0,3/100 mil[21]. Em contrapartida, durante a década de 1990, as taxas de doença aumentaram na Grã-Bretanha para mais de 5/100 mil, maiores do que em outras regiões da Europa, em grande parte devido a um clone altamente virulento com a cápsula do sorogrupo C. Este aumento da frequência do sorogrupo C motivou o início da vacinação na Grã-Bretanha com a vacina conjugada para meningococo C[21].

No Brasil, duas epidemias ocorreram concomitantemente nos anos de 1970: a primeira, durante 1971 e 1972, causada pelo sorogrupo C, e depois por uma segunda que se sobrepôs, em 1974, causada pelo sorogrupo A. Em 1972, o coeficiente de incidência (CI) da DM atingiu 11,3/100 mil habitantes e 91% de todos os casos de DM foram causados pelo sorogrupo C. Em 1974, o CI atingiu índices acima de 179 casos/100 mil habitantes, sendo 90% deles causados pelo sorogrupo A[22,23]. De todas as epidemias recentes, estas foram de longe as mais significativas em termos de morbidade e mortalidade e também de número de casos. Ao longo dos 5 anos de epidemia, foram registrados 54.546 casos de DM, com maior prevalência entre crianças de 7 e 14 anos de idade. Após 1974, a prevalência de ambos os sorogrupos começou a cair[22].

Em 1975, devido ao progressivo aumento do número de casos de DM, deu-se início a uma campanha de vacinação em massa na Grande São Paulo, com vacinas meningocócicas A e C. A campanha contou com 1.500 vacinadores em 280 postos fixos, pistolas injetoras ped-o-jet, sendo vacinadas cerca de 11 milhões de pessoas em 4 dias, cobrindo 95% da população e chegando, consequentemente, ao fim da epidemia naquele mesmo ano. A partir de 1983, o número de casos de DM voltou a crescer e, em 1988, teve início uma nova epidemia, que perdurou até o começo da década de 1990, dessa vez pelo meningococo do sorogrupo B[22-24].

A DM tem se mantido endêmica no Brasil desde então, com surtos localizados. No início dos anos 2000 foi observado um aumento do sorogrupo C, que se tornou o sorogrupo prevalente a partir de 2005[25]. Em 2010, após o aumento do número de casos da DM e surtos pelo sorogrupo C no Brasil, a vacina meningocócica conjugada do sorogrupo C foi incluída no Programa Nacional de Imunização (PNI) brasileiro. Após isso, houve redução do CI total, passando de um coeficiente médio de 1,5 caso/100 mil habitantes, no período anterior à vacinação (2007 a 2010), para 0,4 caso/100 mil habitantes, nos últimos 4 anos (2017 a 2020). Atualmente, o sorogrupo B começou a prevalecer sobre o C em crianças menores de 14 anos no Brasil, devido à imunização pela vacina meningocócica conjugada C, embora o CI do meningococo B não esteja aumentando[26].

No Brasil, entre os anos de 2007 e 2020, foram notificados 393.941 casos suspeitos de meningite. Observou-se ocorrência de 26.436 casos de DM e 5.581 óbitos, resultando em uma taxa de letalidade total de 21%, que no período da análise variou entre 20% e 24%. Os sorogrupos mais frequentes foram o C (8.811 casos); B (2.662), W (815 casos) e Y (215 casos)[27].

Com relação à idade, a faixa etária mais acometida foram os menores de 1 ano, com uma taxa de 5,0/100 mil[28]. Houve uma redução do número de casos no período da pandemia de Covid-19, particularmente nos anos de 2020 e 2021[29], o que é atribuído ao isolamento social e ao uso de máscaras[30].

A Tabela 30.1 indica a distribuição de sorogrupos de meningococo em todas as faixas etárias e nas faixas de idade de 0 até 14 anos, no Brasil, de 2018 a 2022. Pode-se observar que, apesar de um número total maior de casos de sorogrupo C, nos menores de 14 anos predomina o sorogrupo B.

**Tabela 30.1 –** Distribuição de sorogrupos no período de 2018 a 2022 no Brasil.

| Sorogrupo | N (total) | N (< 14 anos) |
|---|---|---|
| B | 565 | 359 |
| C | 777 | 176 |
| W | 119 | 59 |
| Y | 64 | 21 |

*Fonte:* Adaptada de DATASUS[29].

## TESTES DIAGNÓSTICOS

A identificação do agente causador da meningite bacteriana (MB) é importante para direcionar a antibioticoterapia, o tempo de tratamento e, principalmente, para instituir medidas preventivas para os contatos próximos.

A MB só pode ser confirmada pelo exame do líquido cefalorraquidiano (LCR); entretanto, a bactéria pode ser isolada do sangue, LCR, sufusões hemorrágicas, nasofaringe posterior, líquido articular e ascítico, secreções conjuntivais e uretrais[5].

Quando a punção lombar é realizada e os achados mostram um aumento na contagem de leucócitos no LCR, o diagnóstico de meningite é imediatamente confirmado. Nas meningites bacterianas é frequente haver pleocitose às custas de neutrofilia, aumento de proteínas, aumento de lactato e diminuição da glicose no LCR[31,32] (Tabela 30.2). Entretanto, há casos em que os parâmetros do LCR podem estar normais e a bactéria ser encontrada, principalmente nos lactentes jovens, além de casos em que pode não ser fácil a diferenciação entre MB e outras meningites (Tabela 30.3).

Testes diagnósticos microbiológicos, como cultura, coloração de Gram, reação em cadeia da polimerase (PCR), aglutinação por látex e testes de antígeno imunocromatográfico, auxiliam na confirmação do diagnóstico de MB[18], mas, quando negativos, nem sempre podem descartar este diagnóstico. A associação com o quadro clínico epidemiológico é fundamental[8].

Os alvos genéticos recomendados para a identificação dos meningococos incluem o gene sodC da superóxido dismutase e o gene da cápsula ctrA. Embora o sodC seja ubíquo nos meningococos, tem sido relatado que leva a resultados falso-positivos devido à presença de homólogos do sodC em outras espécies bacterianas, incluindo *H. influenzae*, enquanto o gene ctrA detecta preferencialmente meningococos encapsulados. No Instituto Adolfo Lutz está disponível para diagnóstico o gene da cápsula ctrA[33].

## TRATAMENTO

Na suspeita de MB, antes do resultado parcial do LCR com confirmação de meningite meningocócica pelo Gram ou látex, recomenda-se, atualmente, o uso empírico de ceftriaxona e vancomicina, na população pediátrica no Brasil, devido ao risco elevado de resistência do *Streptococcus pneumoniae* ao ceftriaxona, outra bactéria causadora de meningite[26].

Tabela 30.2 – Características do líquido cefalorraquidiano na meningite meningocócica.

| Situação | Idade | Leucócitos | Diferencial de leucócitos | Proteína | Glicose | Lactato |
|---|---|---|---|---|---|---|
| Normalidade | > 3 meses<br>28 dias a 3 meses<br>< 28 dias | < 6 cel/mm³<br>< 10 cel/mm³<br>< 30 cel/mm³ | 50% linfomononucleares, 50% neutrófilos | > 25 mg/dL occipital<br>> 50 mg/dL lombar<br>< 100 mg/dL<br>< 150 mg/dL | < 2/3 da glicemia sérica. Pode sofrer alterações com estresse e uso de soro glicosado | 9 a 19 mg/dL |
| Meningite bacteriana | | Mais frequente > 1.000 cel/mm³, porém índices inferiores podem aparecer | Predomínio de neutrófilos, mas pode haver linfocitose no início | Em torno de 300 mg/dL | | > 40 mg/dL |

*Fonte:* Adaptada de Morven et al.[34].

Tabela 30.3 – Diagnósticos diferenciais de doença meningocócica.

| | |
|---|---|
| **Outras meningites** | Virais, *M. tuberculosis*, *S. pneumoniae*, *Haemophilus influenzae* tipo b, *S. agalactiae* (em recém-nascidos) |
| **Outras doenças bacterianas invasivas** | Sepse por *S. pneumoniae, Haemophilus influenzae* tipo b, *Staphylococcus aureus* |
| **Febre maculosa** | Sepse acompanhada ou não de meningite por *Rickettsia* |

*Fonte:* Adaptada de Centers for Disease Control and Prevention (CDC). Meningococcal Disease in Other Countries[3].

Após o resultado de Gram ou látex ou mesmo de PCR, ainda sem resultado de cultura e antibiograma, o antimicrobiano de escolha atual para meningite meningocócica é a cefalosporina de 3ª geração, a ceftriaxona, 100 mg/kg/dia, com dose máxima de 4 g/dia[5]. Em pacientes com anafilaxia prévia com penicilinas, o tratamento pode ser realizado com meropenem, com cuidado[5]. Após a identificação do patógeno em cultura, o tratamento antimicrobiano pode ser modificado de acordo com os resultados do teste de sensibilidade. A penicilina G é adequada se houver suscetibilidade no antibiograma (MIC ≤ 0,06 µg/mL)[35]. O tratamento adequado consegue eliminar o meningococo do LCR em menos de 6 horas e o atraso no início do antimicrobiano aumenta o risco de morte[36].

Na literatura, ouso de corticoides na meningite meningocócica é controverso. Não há evidência suficiente de seu benefício e poderia diminuir a penetração dos antibióticos no sistema nervoso central, mas há quem defenda seu benefício em relação à diminuição da perda auditiva, fato que é comprovado apenas para meningites por *H. influenzae* tipo b e *S. pneumoniae*. Porém, nas crianças gravemente doentes, com Waterhouse-Friderichsen, o uso de corticoides está bem-estabelecido. Nos casos em que se opte pelo uso precoce do corticoide, a recomendação é de que não se atrase o início do antibiótico[37,38]. Os sintomas inflamatórios pós-infecciosos devem ser tratados com drogas anti-inflamatórias não hormonais (AINE), por via oral de preferência[5].

## MEDIDAS DE CONTROLE

### Gerais

O único reservatório natural do meningococo é o ser humano; a mucosa da nasofaringe é o local onde a bactéria se hospeda, multiplica-se e é transmitida através de secreções. Os adolescentes e adultos jovens são os principais carreadores assintomáticos da bactéria[39]. O paciente colonizado, portador nasal, desenvolve ou não infecção dependendo da virulência da cepa de meningococo e da resposta imunológica do paciente. Do ponto de vista epidemiológico, o portador nasal de meningococo é o principal responsável pela transmissão da bactéria e pela manutenção da circulação durante períodos epidêmicos e endêmicos. O período de incubação é, em média, de 3 a 4 dias, podendo se estender até 10 dias[15].

A transmissão da DM se faz por via respiratória, através de inalação e contato com gotículas nasofaríngeas expelidas pelo paciente infectado ou colonizado ao tossir, respirar ou falar. A *Neisseria meningitidis* sobrevive por muito pouco tempo fora do organismo humano, nas superfícies, portanto a transmissão por fômites não é significativa[18].

A DM, seja na forma de meningite isolada, meningococcemia isolada ou ambos, deve ser compulsoriamente notificada em até 24 horas se caso suspeito, devendo ser registrada no Sistema de Informação de Agravos de Notificação (SINAN), preenchendo-se a Ficha de Investigação de Meningite. Por meio da notificação serão ativadas a investigação do caso, a busca por contactantes e serão realizadas medidas de controle da doença[7].

## Isolamento do paciente hospitalizado

Ao se admitir o paciente com suspeita de DM em ambiente hospitalar, medidas de precaução devem ser instituídas. O paciente deve permanecer em precaução respiratória para gotículas nas primeiras 24 horas após o início do tratamento antibiótico adequado, em quarto individual[5].

A precaução por gotículas é definida pela necessidade do uso de máscara comum (também chamada de cirúrgica, tripla camada de TNT, com clipe nasal) sempre que entrar no ambiente restrito, associada à higienização correta das mãos, uso de óculos, avental e luvas, além da máscara, para proteção da mucosa, olhos, nariz, roupa e superfícies corporais do profissional da saúde, quando houver risco de contato com sangue ou secreções ou mucosa do paciente.

## Contactantes de paciente com doença meningocócica

A profilaxia deve ser instituída o mais rápido possível (de preferência dentro de 24 horas) para os contatos em domicílios e creches/escolas. O uso do antibiótico profilático interrompe a cadeia de transmissão da *N. meningitidis*.

O contato íntimo de um paciente com DM tem mil vezes mais risco de adquirir a doença do que as pessoas da comunidade em geral e permanece com o risco por período prolongado, se não tratado. Os casos secundários geralmente ocorrem nas primeiras 48 horas a partir do primeiro caso[38].

São considerados contactantes todos os indivíduos que tiveram contato próximo com um paciente com DM nos últimos 15 dias antes do paciente adoecer. Entende-se por contato próximo os moradores do mesmo domicílio ou dormitório, comunicantes da creche ou escola (mesma sala de aula, mesmo ambiente da hora do lanche ou outras atividades compartilhadas rotineiramente), pessoas diretamente expostas às secreções do paciente (profissionais de saúde, cuidadores). Os profissionais de saúde que atenderam o paciente e não tiveram contato com secreções não são considerados contactantes[40].

Todos os contactantes de um paciente com DM deverão receber antibiótico profilático, independentemente da situação vacinal, o mais breve possível após o contato com o indivíduo doente[40].

O antibiótico de escolha inicial para tratamento de contactantes de DM é a rifampicina, de 12 em 12 horas, por 2 dias, com dose a depender da idade. Em caso de contraindicação, esquemas alternativos podem ser utilizados (Tabela 30.4).

## Vacinação de bloqueio

Em situações de surtos comunitários, pode-se optar pela vacinação da população que vive na região afetada, em esquema indiscriminado ou de acordo com a situação vacinal de cada um, dependendo da análise epidemiológica, se houver vacina disponível correspondente ao sorogrupo identificado.

**Tabela 30.4 –** Esquemas de tratamento para contactantes de doença meningocócica.

| Droga | Idade | Dose/via | Intervalo | Duração |
|---|---|---|---|---|
| **Rifampicina** | $< 1$ mês | 5 mg/kg/dose, via oral | 12 em 12 horas | 2 dias |
| **Rifampicina** | 1 mês até adultos | 10 mg/kg/dose (dose máxima 600 mg), via oral | 12 em 12 horas | 2 dias |
| **Ceftriaxona** | 1 mês até 12 anos | 125 mg, intramuscular | Dose única | |
| **Ceftriaxona** | $\geq 12$ anos | 250 mg, intramuscular | Dose única | |
| **Ciprofloxacina** | $> 18$ anos | 500 mg, via oral | Dose única | |

*Fonte:* Adaptada de Ministério da Saúde[40].

O Ministério da Saúde define surto comunitário como a ocorrência de três ou mais casos primários de DM, do mesmo sorogrupo, confirmados por cultura e/ou PCR, em período inferior ou igual a 3 meses, em residentes da mesma área geográfica, que não sejam comunicantes entre si, resultando em uma taxa de ataque primária ≥10 casos/100 mil habitantes.

## MEDIDAS DE PREVENÇÃO

A vacinação é a forma mais eficaz de prevenir a DM[20].

A vacina meningocócica conjugada C foi introduzida no PNI brasileiro em agosto de 2010, abrangendo crianças menores de 2 anos[41]. Para aqueles acima de 2 anos de idade, a vacina foi disponibilizada na rede pública, nos Centros de Referência para Imunobiológicos Especiais (CRIE), inicialmente para grupos especiais de maior risco (*asplenia anatômica ou funcional e doenças relacionadas, imunodeficiências congênitas e adquiridas, deficiência de complemento e frações, pessoas com HIV/Aids, implante de cóclea, fístula liquórica e derivação ventrículo-peritoneal (DVP), trissomias, microbiologistas rotineiramente expostos ao isolamento de Neisseria meningitidis, doenças de depósito, hepatopatia crônica, doença neurológica crônica incapacitante, transplante de células-tronco e transplante de órgãos sólidos*). Em 2016, foi incluída uma dose da vacina meningocócica conjugada C para crianças entre 2 e 4 anos que não tinham recebido reforço ou que tinham perdido a oportunidade de se vacinar anteriormente. Em 2017, iniciou-se, no PNI, a vacinação de adolescentes de 12 e 13 anos.

Atualmente, o esquema vacinal para DM, no PNI brasileiro, é com vacina conjugada meningocócica C nas crianças, sendo a primeira dose aos 3 meses, a segunda dose aos 5 meses, o primeiro reforço entre 12 e 15 meses de vida e novo reforço na adolescência, desde 2018 com vacina meningocócica conjugada ACWY neste último grupo.

### Vacina meningocócica conjugada C

As vacinas conjugadas meningocócicas C foram testadas em ensaios clínicos durante a década de 1990. Nessas vacinas, devido ao antígeno ser apresentado ao sistema imune por uma proteína conjugada, ocorre ativação de linfócitos T e plasmócitos de vida longa, conferindo imunização por longo período e memória imunológica; ao contrário das vacinas polissacarídicas, que foram utilizadas na epidemia da década de 1970. Outro ganho com a vacina conjugada C foi a possibilidade de vacinar crianças menores, porém nesse grupo não se observa vacinação secundária, ou seja, apenas os vacinados ficam protegidos. Por outro lado, a vacina conjugada C promove erradicação do estado de portador do meningococo, diminuindo a transmissão e, consequentemente, a incidência, reforçando, portanto, a importância de se incluírem os adolescentes no programa vacinal[42,43].

Após a implantação da vacina meningocócica conjugada C no Brasil, observou-se queda da taxa de incidência da DM, principalmente entre os vacinados. Em estudo de avaliação da efetividade da vacina, que comparou os casos desde 2008 a 2014 no país, antes da introdução da vacina em adolescentes, concluiu-se que a taxa de DM foi reduzida em 67,2% (intervalo de confiança 95%, IC95%: 43,0% a 91,4%) em menores de 12 meses de idade; 92,0% (IC95%: 77,3% a 106,8%) no grupo de 12 a 23 meses de idade; e 64,6% (IC95%: 24,6% a 104,5%) no grupo de crianças de 2 a 4 anos. Entre 5 e 9 anos de idade, a taxa apresentou redução de 19,2% (IC95%: 9,5% a 28,9%)[44].

### Vacina meningocócica conjugada ACWY

Assim como a vacina meningocócica conjugada C, a vacina ACWY confere memória imunológica e erradicação do estado de portador nasal do meningococo. Além de proteção para o meningococo do sorogrupo C, a vacina ACWY protege dos sorogrupos de maior incidência após o B e C, além de serem sorogrupos de circulação mundial.

Atualmente no PNI, a vacinação com meningocócica ACWY é recomendada para adolescentes na faixa etária de 11 a 14 anos de idade. Essa vacina também é indicada nos CRIE para pacientes com hemoglobinúria paroxística noturna (HPN) em uso de eculizumabe[40].

Apesar de tentativas, não foi possível conjugar o sorogrupo B a esta vacina.

### Vacina meningocócica B

A vacina meningocócica B está disponível em clínicas particulares do Brasil, ainda não incorporada ao PNI. É uma vacina licenciada para uso a partir de 2 meses de idade até 50 anos e confere memória imunológica[45].

A primeira vacina que mostrou eficácia parcial contra a DMB (MenB) foi produzida em Cuba, Nova Zelândia e Noruega, mas era cepa específica e, portanto, usada apenas para controlar as epidemias. Por essas razões, essa vacina não pôde ser considerada eficaz contra as diferentes cepas de MenB que causam epidemias em todo o mundo. Após várias tentativas, uma vacina MenB multicomponente (4CMenB)[45] que cobria diferentes cepas foi produzida usando vacinologia reversa. A 4CMenB foi composta por quatro componentes: o primeiro componente foi a proteína ligadora do fator H (fHbp) fundida com a proteína GNA 2091, o segundo foi a adesão A de *Neisseria* (NadA), o terceiro foi a proteína ligadora de *Neisseria* heparina (NHba) fundida com a proteína GNA 1030, e o quarto componente foi o OMV NZ98/254, que possui vários componentes antigênicos (o componente principal é o PorA). Os três antígenos fHbp, NadA e NHba evocam anticorpos bactericidas séricos, enquanto os dois antígenos GNA 2091 e GNA 1030 melhoram a imunogenicidade dos antígenos majoritários quando fundidos com eles.

Em janeiro de 2013, a 4CMenB foi licenciada na União Europeia e, posteriormente, na Austrália e Canadá para uso em indivíduos com mais de 2 meses de idade. Considerando a baixa incidência de DM, é bastante difícil avaliar o impacto de qualquer vacina meningocócica por meio de estudos clínicos randomizados controlados. Embora métodos sorológicos pudessem ser usados para avaliar a proteção de outras vacinas meningocócicas, esses métodos não puderam ser usados para 4CMenB devido ao alto número de cepas de MenB geneticamente diferentes que causam a DM. Para superar esse problema, o fabricante da vacina usou um novo método chamado sistema de tipagem de antígeno meningocócico (MATS, do inglês *meningococcal antigen typing system*) que usa um ELISA antígeno-específico exclusivo da vacina capaz de detectar diferenças qualitativas e quantitativas nos antígenos fHbp, NHba e NadA; em seguida, os resultados são combinados com informações do PorA. Os resultados da análise de 1.052 cepas de MenB isoladas de diferentes países da Europa mostraram que a 4CMenB poderia proteger contra 68% a 88% das cepas de MenB.

Uma vacina bivalente fHbp recombinante (também conhecida como LP2086; Trumenba®) foi desenvolvida a partir de 2006 e já aprovada para utilização em jovens entre 10 e 25 anos de idade. Esta vacina demonstrou ser segura em um estudo de fase 3 em aproximadamente 5.600 indivíduos saudáveis com idades entre 10 e 25 anos e foi imunogênica e segura quando coadministrada com vacinas meningocócicas de rotina A, C, Y e W e vacina difteria, tétano e coqueluche (DTPa) em um estudo de fase 2 em mais de 2.600 indivíduos saudáveis com idades entre 10 e 12 anos[46].

## REFERÊNCIAS BIBLIOGRÁFICAS


1. Rosenstein NE, Perkins BA, Stephens DS, Popovic T, Hughes JM. Meningococcal disease. N Engl Med. 2001 May 3;344(18):1378-88.
2. Harrison LH, Trotter CL, Ramsay ME. Global epidemiology of meningococcal disease. Vaccine. 2009;27(Suppl 2):B51-63. doi:10.1016/j.vaccine.2009.04.063.
3. Centers for Disease Control and Prevention (CDC). Meningococcal Disease in Other Countries. Disponível em: https://www.cdc.gov/meningococcal/global.html. Acesso em: 7 maio 2023.
4. Harrison OB, Claus H, Jiang Y, Bennett JS, Bratcher HB, Jolley KA et al. Description and nomenclature of neisseria meningitidis capsule locus. Emerg Infect Dis. 2013 Apr;19(4):566-573.
5. Tan TQ. Red Book Atlas of Pediatric Infectious Disease. 5th ed. Meningococcal Infections. 2023.
6. Sáfadi MP, González-Ayala S, Jäkel A, Wieffer H, Moreno C, Vyse A. The epidemiology of meningococcal disease in Latin America 1945-2010: an unpredictable and changing landscape. Epidemiol Infect. 2012;141(3):447-58.
7. Ribeiro IG, Percio J, de Moraes C. Avaliação do sistema nacional de vigilância da doença meningocócica: Brasil, 2007-2017. Epidemiol. Serv. Saude, Brasília, 28(3):e2018335, 2019.
8. Marcos AC. Dissertação para defesa de mestrado: número de casos e evolução clínica da doença meningocócica em crianças e adolescentes internados em um hospital de doenças infecciosas, de 2012 a 2018, no Brasil. Faculdade de Ciências Médicas da Santa Casa de São Paulo, 2022.
9. Bosis A, Mayer Esposito S. Meningococcal disease in childhood: epidemiology, clinical features and prevention J Prev Med Hyg. 2015;56:E121-E124.
10. Hart CA, Thomson APJ. Meningococcal disease and its management in children. BMJ. 2006;333(7570):685-90.
11. Ataei Nakhaei A, Bakhtiari E, Ghahremani S, Akhondian J, Sasan MS, Movahed M, Aelami MH. Prevalence and risk factors of seizure in children with acute bacterial meningitis: updating previous evidence using an epidemiological design. Iran J Child Neurol. Summer 2021;15(3):47-54.
12. Farhat CK, Carvalho LHFR, Succi RCM (coord.). Infectologia pediátrica. 3. ed. Rio de Janeiro: Atheneu; 2006.
13. Datasus. Ministério da Saúde
14. Presa JV, de Almeida RS, Spinardi JR, Cane A. Epidemiological burden of meningococcal disease in Brazil: a systematic literature review and database analysis. Int J Infect Dis 2019;80:137-146.
15. Mbaeyi S; Duffy J, McNamara LA. Centers for Disease Control and Prevention (CDC). Epidemiology and Prevention of Vaccine-Preventable Diseases. Meningococcal Disease. Disponível em: https://www.cdc.gov/vaccines/pubs/pinkbook/mening.html#:~:text=The%20overall%20case%2Dfatality%20ratio,or%20loss%20of%20a%20limb. Acesso em: 7 maio 2023.
16. Rugemalira E, Karppinen M, Savonius O, Cruzeiro, ML, Peltola H, Roine I, Pelkonen T. Health – related Quality of Life After Childhood Bacterial Meningitis. Pediatr Infect Dis J. 2021 Nov 1;40(11):987-992.
17. Arteta-Acosta C, Villena Martínez R, Santolaya de Pablo ME. Sequelae at Hospital Discharge in 61 Children With Invasive Meningococcal Disease, Chile, 2009-2019. Pediatr Infect Dis J. 2022 Apr 13.

18. Almeida Camargo DR. Caracterização genética e detecção de mecanismos de resistência de neisseria meningitidis isoladas no laboratório central de saúde pública de Minas Gerais, 2017-2019. Universidade Federal de Minas Gerais, 2021. Disponível em: https://repositorio.ufmg.br/bitstream/1843/41850/1/CAMARGO%2C%20DRA%20-%20TESE%20VERSAO%20FINAL%2023-01-2022.pdf.
19. Lemos APS, Yara TY, Gorla MCO et al. Clonal distribution of invasive Neisseria meningitidis serogroup C strains circulating from 1976 to 2005 in greater São Paulo, Brazil. J Clin Microbiol. 2007;45(4):1266-7.
20. Pelton SI. The global evolution of meningococcal epidemiology following the introduction of meningococcal vaccines. J Adolesc Health. 2016;59:S3-S11.
21. Harrison. The epidemiology of meningococcal disease in the United States. Clin Infect Dis. 2010 March 1;50(S2):S37.
22. Cytrynowicz. Do Lazareto dos Variolosos ao Instituto de Infectologia Emilio Ribas. 130 Anos de História da Saúde Pública no Brasil (livro). 2010.
23. Morais JS, Robert S. Munford RS, Risi B, Antezana E, Feldman RA. Epidemic disease due to serogroup C Neisseria meningitidis in Sao Paulo, Brazil. Journal of Infectious Diseases. 1974;129:568-571.
24. Sacchi CT, Pessoa LL, Ramos SR, Milagres LG, Camargo MCC, Hidalgo NTR et al. Ongoing group B Neisseria meningitidis epidemic in São Paulo, Brazil, due to increased prevalence of a single clone of the ET-5 complex. J Clin Microbiol. 1992 Jul;30(7):1734-8.
25. Safadi MA, Carvalhanas TRM, Lemos AP, Gorla MCO, Salgado M, Fukasawa LO et al. Carriage rate and effects of vaccination after outbreaks of serogroup C Meningococcal Disease, Brazil, 2010. Emerging Infectious Diseases, May 2014;20(5):806.
26. Sistema Regional de Vacinas (SIREVA). 2022.
27. Ministério da Saúde. Meningite. Situação Epidemiológica. Disponível em: https://www.gov.br/saude/pt-br/assuntos/saude-de-a-a-z/m/meningite/situacao-epidemiologica. Acesso em: 7 maio 2023.
28. SINAN/SVS/MS e Esus-VS. *Dados atualizados em: 27/09/2022.
29. Datasus. Ministério da Saúde. 2023.
30. Brueggemann, van Rensburg, Shaw, McCarthy, Jolley, Maiden et al. Changes in the incidence of invasive disease due to Streptococcus pneumoniae, Haemophilus influenzae, and Neisseria meningitidis during the COVID-19 pandemic in 26 countries and territories in the Invasive Respiratory Infection Surveillance Initiative: a prospective analysis of surveillance data. Lancet Digit Health. 2021 Jun;3(6):e360.
31. Thomson J, Sucharew H, Cruz AT, Nigrovic LE, Freedman SB, Garro AC et al. Pediatric Emergency Medicine Collaborative Research Committee (PEM CRC) HSV Study Group. Cerebrospinal Fluid Reference Values for Young Infants Undergoing Lumbar Puncture. Pediatrics. 2018;141(3).
32. Huy, Thao, Diep, Kikuchi, Zamora, Hirayama. Cerebrospinal fluid lactate concentration to distinguish bacterial from aseptic meningitis: a systemic review and meta-analysis. Critical Care. 2010;14:R240.
33. Sacchi CT, Fukasawa LO, Goncalves MG, Salgado MM, Shutt KA, Carvalhanas 512 TR et al. Incorporation of real-time PCR into routine public health surveillance 513 of culture negative bacterial meningitis in Sao Paulo, Brazil. PLoS One 514 2011;6:e20675.
34. Morven S Edwards, MDCarol J Baker, MD. Bacterial meningitis in the neonate: Clinical features and diagnosis. Disponível em: https://www.uptodate.com/contents/bacterial-meningitis-in-the-neonate-clinical-features-and-diagnosis?source=search_result&search=neonatal%20meningitis&selectedTitle=2~28. Acesso em: 7 maio 2023.
35. CLSI 2023.
36. Bryant PA, Li HY, Zaia A, Griffith J, Hogg G, Curtis N et al. Prospective study of real-time PCR that is highly sensitive, specific, and clinically useful for diagnosis of meningococcal disease in children. J Clin Microbiol. 2004;42:2919-25.
37. Anderson MS, GlodéMP, Smith Al. Meningococcal infections in Feigin R and Cherry J in Feigin & Cherry's textbook of pediatric infectious diseases. 6th ed.
38. Strelow, VL, Vidal JE. Doença meningocócica invasiva. Arq. NeuroPsiquiatr. 2013;71:(n.9B)653-658.
39. Christensen H, May M, Hickman M et al. Meningococcal carriage by age: a systematic review and meta-analysis. Lancet. 2010;10:853-61.
40. Ministério de Saúde. Doenças Meningocócicas. Guia de vigilância em saúde. 5. ed., 2021.
41. Safadi MA, Berezin EN, Falleiros-Arlant LE. Meningococcal disease: epidemiology and early effects of immunization. Programs Journal of the Pediatric Infectious Diseases Society. 2014:3,91-3.
42. Borrow R Abad R, Trotter C et al. Effectiveness of meningococcal serogroup C vaccine programmes. Vaccine. 2013; 31:4477-86.
43. Sáfadi MAP, Berezin EN, Oselka GW. A critical appraisal of the recommendations for the use of meningococcal conjugate vaccines. J Pediatr. 2012;88:195-202.
44. Andrade AL, Minamisava R, Tomich LM, Lemos AP. Impact of meningococcal C conjugate vaccination four years after introduction of routine childhood immunization in Brazil. Vaccine. 2017 Apr 11;35(16):2025-2033.
45. BEXSERO. GSK. Modelo de texto de bula. Profissional da Saúde.
46. Ladhani SN, Andrews N, Parikh SR et al. Vaccination of Infants with Meningococcal Group B Vaccine (4CMenB). England. N Engl J Med. 2020;382:309-17.

# Infecções Estafilocócicas

# 31

*Cristiana Maria Costa Nascimento de Carvalho*

## INTRODUÇÃO

As Infecções estafilocócicas estão entre as infecções mais frequentes na prática pediátrica, podendo ser causadas pelo *Staphylococcus aureus* (estafilococo coagulase-positivo) e pelos *Staphylococcus epidermidis, Staphylococcus saprophyticus* e *Staphylococcus haemolyticus* (espécies de estafilococos coagulase-negativas)[1].

## INFECÇÕES POR *STAPHYLOCOCCUS AUREUS*

O *S. aureus* continua sendo um dos patógenos mais importantes na prática pediátrica[2]. Indivíduos de todas as faixas etárias, hígidos ou não, podem ser acometidos, com ênfase para as crianças com idade inferior a 5 anos ou em determinadas situações predisponentes, como *diabetes melittus*, insuficiência renal crônica, insuficiência hepática crônica, desnutrição grave, fibrose cística, usuários de droga endovenosa e pacientes com síndrome da imunodeficiência adquirida[3]. O *S. aureus* faz parte da flora humana normal, colonizando pele, nasofaringe e, raramente, colo e vagina[4]. Ao nascimento, os recém-nascidos podem ser colonizados, principalmente no coto umbilical, área perineal, pele e, às vezes, trato gastrintestinal. Estima-se que entre 20% e 40% dos adultos sejam portadores, sendo o vestíbulo nasal anterior a área mais frequentemente colonizada[5]. A partir dessa colonização, podem ocorrer bacteremias. O *S. aureus* pode causar infecções esporádicas ou epidêmicas, comunitárias ou hospitalares, e sua transmissão é veiculada pelo contato interpessoal direto, por meio de objetos contaminados ou pelo ar[2]; pode causar infecções em decorrência de invasão tissular, como impetigo, furúnculo, foliculite, hidradenite, abscesso, celulite, erisipela, linfangite, fasciíte necrotizante, linfadenite, piomiosite, mastite, onfalite, infecção de ferida cirúrgica (em pele e tecidos moles), otite, sinusite, abscesso amigdaliano, pneumonia, meningite, bacteremia, sepse, endocardite, pericardite, osteomielite, artrite séptica, abscessos de vísceras (fígado, baço, pâncreas, rim) ou por produção e liberação de toxinas ou enzimas, como intoxicação alimentar, síndrome do choque tóxico (SCT) e síndrome da pele escaldada estafilocócica (SPEE)[3,4]. As cepas de *S. aureus* podem ser identificadas pelos fatores de virulência produzidos e podem ser classificadas em grupos bacteriológicos, guardando alguma especificidade com a apresentação clínica da doença; por exemplo, o grupo fago I está associado à SCT e o grupo fago II à SPEE[1]. O uso de antibiótico para o qual o *S. aureus* é resistente favorece a colonização e o desenvolvimento de infecção; outros fatores predispõem à infecção por *S. aureus*: ferimentos, doenças de pele, derivação ventriculoperitoneal, cateterização intravenosa ou intratecal, corticoterapia, desnutrição grave, acidose, azotemia e infecções virais do aparelho respiratório[2]. É importante frisar que as altas taxas de morbidade e letalidade, aliadas à importante frequência desses quadros na prática clínica, ressaltam a importância da antibioticoterapia adequada[2].

O desenvolvimento da doença estafilocócica é dependente da resistência do hospedeiro e da virulência do agente causal. A integridade cutânea e da mucosa constitui barreira à invasão estafilocócica. Trauma, cirurgia, queimadura e presença de corpo estranho são, portanto, fatores que predispõem a essa doença[1]. Indivíduos com defeitos no sistema complemento, nos neutrófilos ou na imunidade humoral, têm risco aumentado de ter doença estafilocócica[2].

## DIAGNÓSTICO

O diagnóstico de infecção por *S. aureus* requer isolamento com posterior identificação do patógeno por meio da realização de cultura de local que não signifique apenas colonização, a exemplo de fluido procedente de abscesso fechado, sangue, líquido pleural, entre outros. O padrão de suscetibilidade deve ser sempre avaliado. O diagnóstico de intoxicação alimentar é sempre baseado em informações clínicas e epidemiológicas[1].

## RESISTÊNCIA ANTIMICROBIANA

A resistência antimicrobiana é reflexo dos hábitos de uso dos antimicrobianos em cada comunidade, sendo importante conhecer o padrão de resistência dos grupos de pacientes atendidos em cada hospital[3]. Monitorar a evolução da resistência do *S. aureus* é muito importante, não só por ser uma das bactérias mais frequentes na prática médica, como também por sua capacidade de desenvolver resistência aos antimicrobianos, com diferentes matizes de expressão fenotípica a um mesmo antibiótico[6].

Até a introdução dos antibióticos, durante os anos 40 do século passado, a mortalidade por infecção invasiva por *S. aureus* era de cerca de 90%. A introdução da penicilina G melhorou muito o prognóstico desses quadros, entretanto, quase imediatamente, houve o surgimento de cepas resistentes. Essa resistência era devido à aquisição de plasmídeos que codificavam a produção de betalactamases. A ação das betalactamases inibia a ação da penicilina. Aqui no Brasil, nos últimos anos, foram documentadas taxas de resistência à penicilina de 85% a 100%[6,7].

Existem quatro tipos de betalactamase produzidas pelo *S. aureus*, denominadas A, B, C e D; todas abrem e hidrolisam os anéis betalactâmicos de forma irreversível[7,8]. O isolamento do precursor da penicilina, o ácido 6-amino-penicilânico, em 1959, tornou possível a produção de penicilinas semissintéticas. A meticilina e a oxacilina, ambas relativamente resistentes à hidrólise pelas betalactamases dos *S. aureus*, foram os primeiros antimicrobianos desse grupo de drogas a serem introduzidos. De modo similar ao ocorrido após a introdução da penicilina na prática clínica, cepas de *S. aureus* resistentes a essas penicilinas semissintéticas apareceram quase imediatamente. Esses isolados foram denominados *S. aureus* resistentes à meticilina e são identificados pelo acrônimo MRSA.

A resistência à oxacilina e à meticilina é mediada pela produção de uma proteína ligadora de penicilina (PBP) que diminui a afinidade e, assim, a suscetibilidade à ação de compostos antimicrobianos betalactâmicos. A resistência aos betalactâmicos resistentes às betalactamases é mediada pelo gene *mec*A, que codifica a produção de uma PBP anômala – PBP2a ou PBP2'[9]. O teste laboratorial para detectar resistência a essa droga deve ser feito com disco de 1 μg de oxacilina[10]. A meticilina foi preterida para uso em testes laboratoriais de resistência porque a oxacilina é mais estável ao armazenamento e melhor para identificar as cepas heterorresistentes, embora se mantenha o termo MRSA por motivos históricos[11]. Embora essa resistência intrínseca seja definida como concentração inibitória mínima (CIM) $\geq$ 4 μg/mL de oxacilina pelo método de diluição em caldo, o método com disco de oxacilina de 1 μg é confiável para detecção de resistência do *S. aureus*[12]. A resistência à oxacilina é extensiva a todos os betalactâmicos, incluindo as penicilinas naturais, as resistentes às betalactamases (oxacilina, cloxacilina, dicloxacilina), as cefalosporinas, os carbapenêmicos e as associações destes a inibidores de betalactamases (amoxicilina + ácido clavulânico, ampicilina + sulbactam)[10].

Até os anos de 1990, a MRSA era considerada uma bactéria de aquisição essencialmente hospitalar. Portanto, os fatores de risco para a colonização por essa bactéria eram:

a) exposição frequente à ambiente hospitalar;
b) presença de cateter venoso central ou traqueostomia;
c) hospitalização prolongada;
d) procedimento cirúrgico;
e) uso prévio de antibióticos.

A primeira observação que alterou essa visão da bactéria como inteiramente de origem nosocomial foi feita por Berman e colaboradores, em 1993, com a descrição de um paciente de 63 anos com endocardite por MRSA[13]. Dois anos depois, Pate e colaboradores descreveram um caso de um menino de 6 anos com osteomielite por MRSA, sem a presença de fatores de risco conhecidos[14]. Layton e colaboradores relataram que

41% dos pacientes hospitalizados apresentavam doença de origem comunitária[15]. Esses dados sugerem que houve alteração na epidemiologia do MRSA, possibilitando que fosse adquirido também na comunidade.

Em nosso meio, uma investigação conduzida na Santa Casa de São Paulo, onde cepas de *S. aureus* isoladas entre setembro de 2000 e março de 2002 foram estudadas, descreveu resistência à oxacilina em 5% dos isolamentos realizados entre os pacientes pediátricos com infecção comunitária e em 18,2% entre os pacientes pediátricos com infecção hospitalar[6]. As cepas resistentes à oxacilina foram multirresistentes, permanecendo suscetíveis basicamente aos glicopeptídios (vancomicina e teicoplanina)[6]. Esses dados demonstraram que essa resistência de alguma forma já estava presente entre nós desde o início desse século. Todas as cepas suscetíveis à oxacilina também foram vulneráveis a clindamicina, cloranfenicol, rifampicina, sulfametoxazol + trimetoprim, nitrofurantoína, vancomicina e teicoplanina. A prevalência geral do MRSA entre adultos e crianças, internados ou não, no estudo conduzido na Santa Casa de Misericórdia de São Paulo, foi de 25,8%[6]. Essa taxa foi inferior à encontrada no SENTRY/1999, de 35,6%[16], ou no estudo conduzido por Oliveira e colaboradores (2001), de 29%[17]. Em um estudo conduzido na cidade do Rio de Janeiro, entre 1997 e 1999, 93,3% das cepas de *S. aureus* isoladas de pacientes hospitalizados em uma unidade de terapia intensiva neonatal foram resistentes à meticilina[18]. No entanto, esses dados podem corresponder a um surto, e não a dados de endemicidade. Já no estudo conduzido em Bauru (SP), em que servidores de três hospitais tiveram seus vestíbulos nasais e cavidade oral cultivados, 44,1% eram portadores de *S. aureus* e apenas 8,5% dessas cepas apresentaram resistência à oxacilina[19]. Segundo a Subcomissão de Controle de Infecção Hospitalar do Instituto da Criança, em São Paulo, as taxas de susceptibilidade das cepas de *S. aureus* isoladas de pacientes com infecção comunitária evoluíram de forma decrescente quando os dados coletados durante o ano de 2001 foram comparados com aqueles coletados durante o ano de 2002: clindamicina 89% *versus* 67%; ciprofloxacino 79% *versus* 55%; imipenem 70% *versus* 61%; oxacilina 79% *versus* 59%. O mesmo não aconteceu com as cepas causadoras de infecção hospitalar, cuja evolução entre 2001 e 2002 foi a seguinte: clindamicina 51% *versus* 58%; ciprofloxacino 56% *versus* 60%; imipenem 36% *versus* 42%; oxacilina 47% *versus* 41%. Nesse mesmo período, as taxas de suscetibilidade a teicoplanina e vancomicina se mantiveram em 100% tanto em cepas isoladas de pacientes com infecção comunitária, como de pacientes com infecção hospitalar[20]. Em 1975, a taxa americana de MRSA era de 2% e, em 1996, aumentou para 35%[9].

O MRSA vem sendo atualmente considerado emergente em infecções comunitárias por ser isolado de indivíduos com ou sem fator de risco, contato com hospital ou trabalhador da área da saúde. Sua prevalência está aumentando rapidamente a cada ano que passa, variando de um local para outro. A identificação correta e a vigilância epidemiológica do MRSA na comunidade passam a ter importância para dar sustentação à indicação empírica de antibióticos quando se suspeitar de infecção por *S. aureus*, enquanto ainda não se tem o resultado do antibiograma.

Já foi descrito que a prevalência de MRSA entre pacientes pediátricos é inferior à de pacientes adultos[6,21,22]. Entre crianças, a epidemiologia do MRSA parece ser diferente[9]. O número de trabalhos com crianças que desenvolveram infecção comunitária pelo MRSA vem crescendo e os fatores predisponentes encontrados são: história prévia de doença grave ou cirurgia; hospitalização prévia; antibioticoterapia prévia; e uso de cateteres como o Broviac[15]. Já em outros estudos, tratamento em unidades de queimados ou de cuidados intensivos e contato com profissionais em treinamento não representaram fator de risco para a aquisição de infecção por MRSA por crianças[9,21].

O MRSA hospitalar apresenta resistência a múltiplos antibióticos, como a eritromicina, a clindamicina e, frequentemente, a gentamicina e o ciprofloxacino. O MRSA de origem comunitária apresenta resistência somente a betalactâmicos, podendo manter susceptibilidade a outros antimicrobianos como clindamicina e sulfametoxazol + trimetoprim[23]. Em 2010, reconheceu-se que a distinção entre MRSA adquirido no hospital e MRSA adquirido na comunidade começou a desaparecer.[24]

Em virtude do aumento de MRSA intra-hospitalar, na década de 1970, a vancomicina começou a ser utilizada no tratamento dessas bactérias. Em 1997, foi relatado, no Japão, o primeiro caso de *S. aureus* com suscetibilidade reduzida à vancomicina, em uma criança com cardiopatia congênita que desenvolveu infecção na incisão cirúrgica e não respondeu ao tratamento com esse glicopeptídio[25]. Esse tipo de bactéria é chamado de *S. aureus* com resistência intermediária à vancomicina (VISA) ou com resistência intermediária a glicopeptídios (GISA). Outros casos foram, posteriormente, relatados na Europa, América do Norte e Ásia[26]. Tendo em vista a maioria de cepas VISA detectada após tratamento prolongado com vancomicina, a ocorrência de cepas com resistência heterogênea para vancomicina pode ser o primeiro estágio em direção ao desenvolvimento de resistência a essa droga. Em junho de 2002, nos EUA, foi identificado o primeiro caso de *S. aureus* resistentes à vancomicina (CIM superior a 128 µg/mL) em uma paciente diabética. Essa cepa era portadora de gene *van* A de resistência do enterococo à vancomicina e gene mecA de resistência à oxacilina[27]. Quando a cepa apresenta resistência à gentamicina em alto nível, nem mesmo a sua utilização em associação à vancomicina poderá ter utilidade, pois essa associação não apresenta ação sinérgica nessa situação. Portanto, para o tratamento de infecção grave por esse agente, restam poucas opções terapêuticas[28]. Foi relatada distribuição global de cepas MRSA também VISA e com resistência a vancomicina (VRSA).[29] Os diferentes genes de resistência à vancomicina (vanA, vanB, vanC) têm sido identificados de diferentes espécimes clínicos, tendo sido observado que eles podem ser transferidos entre bactérias de espécies diferentes, o que facilita a disseminação da resistência.[30,31]

Na América Latina, o Brasil é o país com as menores taxas de infecção de pele e tecidos moles por MRSA adquirida na comunidade, variando entre 4,5% e 25,0%.[32]

Pesquisas atuais buscam o desenvolvimento de novas drogas antiestafilocócicas, a exemplo de novos glicopeptídios, novas quinolonas e oxazolidinonas[33].

## TRATAMENTO

A resistência universal à penicilina tornou esse antimicrobiano e outros betalactâmicos inapropriados para a terapêutica das infecções causadas por *S. aureus*. Os betalactâmicos relativamente resistentes à hidrólise pelas betalactamases, como a oxacilina, apresentam-se como a primeira escolha para o tratamento desse tipo de infecção, assim como as cefalosporinas de primeira geração, como a cefazolina, a cefadroxila e a cefalexina. Obviamente, os MRSA não são suscetíveis a esses antimicrobianos. A vancomicina é uma das opções para a terapêutica desse último tipo de infecção; entretanto, ela é relativamente cara, tóxica e necessita de monitorização do nível sérico. Além disso, com a recente identificação de *S. aureus* resistente à vancomicina e a comprovação de que o seu aparecimento era associado à sua maior utilização, torna-se imperioso o uso cuidadoso dessa droga. Outro fato importante é que a vancomicina e a teicoplanina mostraram-se menos bactericidas que a oxacilina no tratamento de infecções experimentais por cepas de *S. aureus* suscetíveis à oxacilina[4]. A eficácia da teicoplanina é equivalente a da vancomicina no tratamento de infecções por MRSA, sendo que a incidência de eventos adversos, incluindo nefrotoxicidade, é menor com a teicoplanina. Particularmente em pacientes com risco de insuficiência renal, é razoável considerar a teicoplanina como opção.[34]

O sucesso terapêutico das infecções causadas por *S. aureus* depende da drenagem adequada das coleções purulentas e da retirada de corpo estranho infectado, assim como do uso racional dos antibióticos[3]. A não realização de drenagem das secreções coletadas é uma razão importante para a persistência ou recorrência do quadro infeccioso, que independe da antibioticoterapia instituída[3]. Os quadros leves podem ser tratados ambulatorialmente com o uso de antibiótico por via oral, e os quadros moderados a graves devem invariavelmente ser hospitalizados para receber antibiótico por via intravenosa[3].

Em virtude da alta frequência de cepas produtoras de betalactamases em nosso país, o tratamento deve ser iniciado com uma penicilina resistente às betalactamases ou com uma cefalosporina de primeira geração, enquanto se aguarda o resultado da cultura e do antibiograma. Penicilina G é o tratamento de escolha para as cepas não produtoras de betalactamases, suscetíveis à penicilina, inclusive porque é o antibiótico que tem a melhor atividade específica nesse tipo de infecção[4]. No entanto, essa escolha só deve ser instituída com o respaldo dos exames bacteriológicos naqueles pacientes em que seja viável aguardar o resultado do antibiograma antes do início do tratamento.

As cefalosporinas de primeira geração não oferecem vantagem sobre a oxacilina, além da desvantagem de terem espectro de ação maior, o que potencialmente pode promover superinfecção com bactérias resistentes às cefalosporinas, sabidamente as Gram-negativas. A eficácia das cefalosporinas de segunda e terceira gerações nas infecções por *S. aureus* é reduzida[3]. A despeito de haver suscetibilidade *in vitro*, as quinolonas fluoradas não devem ser usadas no tratamento desse tipo de infecção, pois o uso desses antibióticos não está associado consistentemente a altas taxas de cura[1].

Apesar de a ação sinérgica dos aminoglicosídeos com os antibióticos betalactâmicos ter sido demonstrada *in vitro* em grande número de cepas de *S. aureus*, houve apenas melhora moderada na evolução de coelhos com endocardite experimental[35], não tendo ainda sido demonstrado qualquer efeito significativo em seres humanos com endocardite clinicamente documentada[4,36]. Entretanto, essa associação, em geral com gentamicina, é reservada para crianças com endocardite por *S. aureus* que se apresentam extremamente graves[37]. Para as cepas MRSA, a vancomicina é o tratamento de escolha, isoladamente ou associada a um aminoglicosídeo ou à rifampicina[3].

Quando infecção ou colonização é documentada em um paciente, medidas de isolamento têm sido consideradas o método mais eficaz para prevenir a disseminação nosocomial, até que esse tipo de cepa não seja mais recuperado[1].

É importante frisar que, para os pacientes que apresentam reações de hipersensibilidade à oxacilina, a substituição do antibiótico deve levar em consideração, em primeiro lugar, o tipo de reação. Para os pacientes que apresentarem hipersensibilidade imediata, recomenda-se a instituição de antibiótico glicopeptídio, tipo vancomicina; para os pacientes que não apresentarem hipersensibilidade imediata, a substituição pode ser realizada pela cefalosporina de primeira geração, em virtude de reação cruzada entre penicilina e cefalosporina ter sido documentada em 5% a 15% dos pacientes[1,38].

A posologia dos antibióticos está apresentada nas Tabelas 31.1 e 31.2, conforme a faixa etária dos pacientes. A duração da antibioticoterapia deve ser, no mínimo, de 10 dias, sendo determinantes dessa duração o local da infecção, a presença de coleção e o perfil de suscetibilidade da cepa causal. Em situações como celulite e adenite, devem-se aguardar a resolução dos sinais flogísticos e o período afebril mínimo de 5 dias; em infeções osteoarticulares, a duração mínima deve ser de 3 semanas (para tratamento por via endovenosa); em endocardite, 6 semanas[7].

**Tabela 31.1** – Posologia para uso dos antibióticos no tratamento de crianças e adolescentes com infecção por *S. aureus*[2,15,17,32].

| Antibiótico | Infecção leve (tratamento oral) | | Infecções moderadas e graves (tratamento intravenoso) | |
|---|---|---|---|---|
| | < 40 kg | > 40 kg | < 40 kg | > 40 kg |
| **Amoxicilina + clavulanato** | 40 a 80 mg/kg/dia, 12 em 12 horas (amoxicilina) | – | – | – |
| **Oxacilina** | – | – | 100 a 200 mg/kg/dia, 6 em 6 horas | 4 a 12 g/dia, 6 em 6 horas |
| **Cefalotina** | – | – | 100 a 150 mg/kg/dia, 6 em 6 horas | 3 a 12 g/dia, 6 em 6 horas |
| **Cefazolina** | – | – | 50 a 100 mg/kg/dia, 8 em 8 horas | 4 a 6 g/dia, 8 em 8 horas |
| **Cefalexina** | 50 a 100 mg/kg/dia, 6 em 6 horas | 2 a 4 g/dia, 6 em 6 horas | – | – |
| **Cefadroxila** | 30 mg/kg/dia, 12 em 12 horas | 1 a 2 g/dia, 12 em 12 horas | – | – |
| **Eritromicina** | 50 mg/kg/dia, 6 em 6 horas | 1 a 2 g/dia, 6 em 6 horas | – | – |
| **Clindamicina** | 25 a 40 mg/kg/dia, 6 em 6 horas | 1,2 a 2,7 g/dia, 6 em 6 horas | – | – |
| **Gentamicina** | – | – | 7,5 mg/kg/dia, 8 em 8 horas | 5,1 mg/kg/dia, 8 em 8 horas |
| **Vancomicina** | – | – | 40 a 60 mg/kg/dia, 6 em 6 horas | 2 a 4 g/dia, 6 em 6 horas |

*Fonte:* Farhat CK, Carvalho LHFR, Succi RCM[45].

**Tabela 31.2** – Posologia para uso dos antibióticos no tratamento de recém-nascidos com infecção por *S. aureus*[2,17,32].

| Antibiótico | RN 0 a 4 semanas | RN < 1 semana | | RN ≥ 1 semana | |
|---|---|---|---|---|---|
| | PN < 1.200 g | PN 1.200 a 2.000 g | PN > 2.000 g | PN ≤ 2.000 g | PN > 2.000 g |
| **Oxacilina** | 25 mg, cada 12 horas | 25 a 50 mg, cada 12 horas | 25 a 50 mg, cada 8 horas | 25 a 50 mg, cada 8 horas | 25 a 50 mg, cada 6 horas |
| **Gentamicina** | 2,5 mg, cada 18 a 24 horas | 2,5 mg, cada 12 horas | 2,5 mg, cada 12 horas | 2,5 mg, cada 8 a 12 horas | 2,5 mg, cada 8 horas |
| **Vancomicina** | 15 mg, cada 24 horas | 10 a 15 mg, cada 12 a 18 horas | 10 a 15 mg, cada 8 a 12 horas | 10 a 15 mg, cada 8 a 12 horas | 10 a 15 mg, cada 6 a 8 horas |

RN: recém-nascido; PN: peso ao nascer.
*Fonte:* Farhat CK, Carvalho LHFR, Succi RCM[45].

## Uso de Terapêutica Sequencial Parenteral-Oral (TSPO) de antibióticos anti-*S. aureus*

As infecções bacterianas de ossos, articulações e tecidos moles frequentemente necessitam de terapêutica parenteral prolongada. Com o objetivo de abreviar o período de internação, preconiza-se o uso da TSPO. A maioria das bactérias é destruída no início do tratamento em decorrência do uso de altas doses de antibióticos. Doses de antibiótico oral erradicam as bactérias assim que a perfusão tecidual é restabelecida. Portanto, no momento em que a doença está controlada clinicamente, com os marcadores laboratoriais como hemograma, VHS e proteína C reativa em queda, pode haver a instituição de terapêutica antimicrobiana oral. Para que haja segurança maior na atividade bactericida, sugere-se o dobro da dose habitual (no caso de cefalexina 100 mg/kg/dia)[39].

## Novos antibióticos

O grande problema no manuseio das infecções por *S. aureus*, a atividade limitada dos glicopeptídios e o aumento da resistência do *S. aureus*, inclusive na comunidade, tornaram necessária a pesquisa de novos antibióticos. Estes novos fármacos estão citados a seguir[40]:

### ▪ Linezolida

Antibiótico da classe da oxazolidinona aprovado para tratamento de infecções por MRSA e por enterococo resistente à vancomicina, a linezolida tem apresentação parenteral e oral, e é utilizada na dose de 10 mg/kg/dia. Linezolida e vancomicina demonstraram 84,4% a 94,0% e 76,9% a 90,0% de eficácia terapêutica no tratamento de pacientes com infecção hospitalar causada por bactérias Gram-positivas como *S. aureus* MRSA ou estafilococos coagulase negativa resistente à meticilina[41]. Em 2022, a Food and Drug Administration (FDA) aprovou o uso da linezolida para tratamento de crianças com pneumonia causada por cocos Gram-positivos resistente à vancomicina[41]. Entre os eventos adversos da linezolida estão mielossupressão, neuropatia periférica e reações dermatológicas, como *rash* grave. Mielossupressão deve ser monitorizada, particularmente, quando o uso for prolongado, situação em que hemogramas regulares devem ser feitos[42].

### ▪ Synercid – quinupristina + dalfopristina

Antibiótico da classe das estreptograminas com atividade no ribossomo 50S, que também apresenta extensa atividade para Gram-positivos. O uso deve ser por via venosa central, na dose de 7,5 mg/kg, a cada 8 horas.

A experiência com linezolida e quinupristina + dalfopristina em crianças é limitada, motivo pelo qual o uso dessas drogas deve ser cauteloso.

### ▪ Oritavancina

Novo antibiótico glicopeptídio com atividade importante para MRSA e enterococo resistente à vancomicina.

## Controle de infecção por MRSA

Com a mudança da epidemiologia dos MRSA, que de uma bactéria de origem exclusivamente hospitalar tornou-se uma bactéria de origem também comunitária, os cuidados com essa infecção passam a ser redobrados. Segundo as recomendações do Centers for Disease Control and Prevention, nos Estados

Unidos, devem ser instituídas medidas de isolamento de contato em pacientes infectados ou portadores de MRSA. Esses pacientes necessitam ser manuseados com luvas e aventais. Em algumas situações, está indicada também a descontaminação das vias aéreas com aplicação tópica de mupirocina ou ácido fusídico em fossas nasais. Além dessas medidas, é importante restringir o uso da vancomicina[43].

## INFECÇÕES POR ESTAFILOCOCOS COAGULASE-NEGATIVOS

A princípio considerado contaminante de culturas, na atualidade o *S. epidermidis* é visto como importante e verdadeiro patógeno. O *S. epidermidis* é integrante da flora residente da pele e é agente de infecções hospitalares associadas a cateteres de permanência, como cateteres endovenosos, e para hemodiálise (sepse), derivação ventriculoperitoneal (meningite), cateteres para diálise peritoneal (peritonite), próteses de válvulas cardíacas (endocardite), catéteres urinários (infecção urinária), próteses de articulação (artrite), trauma cirúrgico (osteomielite de esterno e endoftalmite), imunodepressão (câncer, granulocitopenia, recém-nascido). O *S. haemolyticus* é um importante agente de doença invasiva, podendo desenvolver resistência a vancomicina e teicoplanina[1]. O tipo e a localização de cepas de estafilococo coagulase-negativo podem ser alterados pela antibioticoterapia e pela presença em mucosa de cepas de *S. aureus*. O *S. epidermidis* produz uma secreção exopolissacarídica que envolve o organismo e pode propiciar a adesão a superfícies estranhas, resistir à fagocitose e impedir a ação dos antibióticos. Na maioria das vezes, a bacteremia por *S. epidermidis* é indolente e não está habitualmente associada a choque séptico fulminante. O diagnóstico necessita do isolamento do agente em líquido do local da infecção ou do sangue, de preferência com crescimento do mesmo patógeno em duas ou mais amostras, com crescimento bacteriano rápido dentro das primeiras 24 horas. Para as cepas resistentes à oxacilina, a vancomicina é a droga de escolha, sendo possível a adição de rifampicina ou de gentamicina para aumentar a eficácia antimicrobiana. Em muitas circunstâncias, o corpo estranho associado a essa infecção necessita ser removido para garantir a cura. Na bacteremia secundária ao cateter venoso central e na peritonite secundária ao cateter para diálise peritoneal ambulatorial, pode-se tentar o tratamento com a infusão do antibiótico pelo cateter infectado, sem necessariamente realizar a remoção[44].

O *S. saprophyticus* é um agente comum de infecção do trato urinário, sintomática, em adolescentes do sexo feminino, previamente sadias e com vida sexual ativa. Os sinais, sintomas e as alterações do exame de urina são indistinguíveis das infecções causadas por enterobactérias[44]. O tratamento eficaz inclui os antimicrobianos habitualmente utilizados para o tratamento de infecção urinária, inclusive o norfloxacino (> 18 anos), havendo resistência a ácido nalidíxico; falhas terapêuticas foram relatadas com sulfa e nitrofurantoína. A infecção pode recorrer em torno de 10% das pacientes[44].

Com relação às estafilococcias, vale a pena ressaltar:

1. O *S. aureus* é um patógeno extremamente importante, em virtude da frequência e da variedade de quadros que pode causar; apresenta vários mecanismos de resistência, como a produção de betalactamases, que o tornam resistente a penicilina, ampicilina, amoxicilina, ticarcilina, carbenicilina, mezlocilina, piperacilina; e a produção de uma PBP anômala (MRSA) que o torna resistente a todos os antibióticos betalactâmicos, sejam eles resistentes ou não às betalactamases, o que inclui as penicilinas, cefalosporinas, carbapenêmicos e as associações desses com inibidores de betalactamases.
2. O MRSA de origem hospitalar também apresenta, habitualmente, resistência a eritromicina, clindamicina, gentamicina e ciprofloxacino. Em junho de 2002, foi descrito o primeiro caso de infecção por *S. aureus* resistente à vancomicina.
3. Antes de iniciar a antibioticoterapia de qualquer paciente com infecção compatível com *S. aureus*, devem-se coletar espécimes clínicos para a realização de cultura e antibiograma.
4. Os antibióticos de escolha são a amoxicilina-clavulanato ou a cefalexina em caso de tratamento oral e, em caso de tratamento intravenoso, a oxacilina, que deve ser substituída pela vancomicina quando se suspeitar de infecção por MRSA.
5. Os estafilococos coagulase-negativos podem causar doença, estando especialmente associados a corpos estranhos, como cateteres e próteses; muito frequentemente, são resistentes à oxacilina, passando a ser droga de escolha a vancomicina, associada ou não à rifampicina ou à gentamicina. A retirada do corpo estranho pode ser necessária.

6. Infecções urinárias causadas por *S. saprophyticus* ocorrem em adolescentes com vida sexual ativa; nesse tratamento, devem-se evitar ácido nalidíxico, sulfa e nitrofurantoína. Norfloxacino para maiores de 18 anos é uma opção.

## REFERÊNCIAS BIBLIOGRÁFICAS

1. Gaensbauer JT, Todd JK. Staphylococcus. In: Kliegman RM, St. Geme III JW (ed.). Nelson Textbook of Pediatrics. 21st ed. Rio de Janeiro: Elsevier;/ 2019. p. 1429-36.
2. Lowy FD. Staphyloccus aureus infections. N Engl J Med. 1998;339:520-32.
3. Melish ME, Campbell KA. Coagulase-positive staphylococcal infections. In: Feigin RD, Cherry JD (ed.). Textbook of pediatric infectious diseases. 4th ed. Philadelphia: WB Saunders; 1998. p. 1039-66.
4. Waldvogel FA. Staphylococcus aureus (including Staphylococcal toxic shock). In: Mandell GL, Bennett JE, Dolin R (ed.). Mandell, Douglas and Bennett's practice of infectious diseases. 5th ed. Philadelphia: Churchill Livingstone; 2000. p. 2069-92.
5. Von Eiff C, Bekcer K, Machka K, Stamer H, Peters G. Nasal carriage as a source of Staphylococcus aureus bacteremia. N Engl J Med. 2001;344:11-6.
6. Toda EN. Estudo da susceptibilidade do Staphylococcus aureus isolado no Laboratório Central da Santa Casa de São Paulo, no período de setembro/2000 a março/2002 Dissertação de Mestrado. São Paulo (SP): Faculdade de Ciências Médicas da Santa Casa de São Paulo. São Paulo; 2003.
7. Paccez JD. Estudo clínico das infecções invasivas pelo Staphylococcus aureus de origem comunitária. Tese de Doutorado. Faculdade de Ciências Médicas da Santa Casa de São Paulo. São Paulo; 1997.
8. Zygmunt DJ, Stratton CW, Kernodle DS. Characterization of four β lactamases produced by Staphylococcus aureus. Antimicrob Agents Chemother. 1992;36:440-5.
9. Maranan MC, Moreira B, Boyle-Vavra S, Daum RS. Antimicrobial resistance in Staphylococci: epidemiology, molecular mechanisms and clinical relevance. Infect Dis Clin North Am. 1997;11:813-49.
10. National Committee for Clinical Laboratory Standards. Methods for dilution antimicrobial susceptibility tests for bacteria that grow aerobically; approved standard. 6th ed. M7-A6. Villanova, PA: NCCLS; 2003.
11. Chambers HF. The changing epidemiology of Staphylococcus aureus? Emerg Infect Dis. 2001;7:178-82.
12. Superti S, Rowe F, Dias C, Barros E, Berquó L, Narvaes G. Métodos fenotípicos para detecção de resistência à oxacilina entre amostras de estafilococos. J Bras Patol. 2000;36:112.
13. Berman DS, Eisner W, Kreiswirth B. Community-acquired methicillin-resistant Staphylococcus aureus infection. N Engl J Med. 1993;329:1896.
14. Pate KR, Nolan RL, Bannerman TL, Feldman S. Methicillin--resistant Staphylococcus aureus in the community. Lancet. 1995;346:978.
15. Layton MC, Hierholzer WJ, Patterson J. The evolving epidemiology of methicillin-resistant Staphylococcus aureus at a university hospital. Infect Control Hosp Epidemiol. 1995;16:12-7.
16. Sader H.S, Gales AC, Pfaller A et al. Pathogen frequency and resistance patterns in Brasilian hospitals: summary of results from three years of the SENTRY antimicrobial surveillance program. Braz J Infect Dis. 2001;5:200-14.
17. Oliveira GA, Levy CE, Mamizuka EM. Estudo do perfil da resistência de 626 cepas de Staphylococcus aureus isoladas de 25 hospitais brasileiros entre setembro de 1995 e junho de 1997. J Bras Patol. 2001;36:147-56.
18. Loureiro MM, Moraes BA, Quadra MRR, Pinheiro GS, Asensi MD. Study of multi-drug resistant microorganisms isolated from blood cultures of hospitalized newborns in Rio de Janeiro city, Brazil. Braz J Microbiol. 2002;33:73-8.
19. Tanaka AY, Anno IS, Date SLK, Mamizuka EM, Leite CQF. Ococrrência e determinação do perfil de sensibilidade às drogas das cepas de Staphylococcus aureus isoladas de fossas nasais e orofaringe dos servidores hospitalares. Rev Cienc Farm. 2001;22:201-9.
20. Subcomissão de Controle de Infecção Hospitalar do Instituto da Criança. Padrões de Sensibilidade aos Antimicrobianos 2003. São Paulo (SP): Faculdade de Medicina da Universidade de São Paulo; 2003.
21. Hussain FM, Boyle-Vavra S, Daum RS. Community-acquired methicillin-resistant Staphylococcus aureus colonization in healthy children attending an outpatient pediatric clinic. Pediatr Infect Dis J. 2001;20:763-7.
22. European Antimicrobial Resistance Surveillance System. Disponível em: https://www.ecdc.europa.eu/en/about-us/networks/disease-networks-and-laboratory-networks/earsnet-data. Acesso em: 11 out. 2023.
23. Adcock PM, Pastor P, Medley F, Patterson JE, Murphy TV. Methicillin-resistant Staphylococcus aureus in two child care centers. J Infect Dis. 1998;178:577-80.
24. Carvalho KS, Mamizuka EM, Gontijo Filho PP. Methicillin/Oxacillin-resistant Staphylococcus aureus as a hospital and public health threat in Brazil. Braz J Infect Dis. 2010;14:71-6.
25. Hiramatsu K, Hanaki H, Ino T, Yabuta K, Oguri T, Tenover FC. Methicillin-resistant Staphylococcus aureus clinical strain with reduced vancomycin susceptibility. J Antimicrob Chemother. 1997;40:135-6.
26. Smith TL, Pearson ML, Wilcox KR et al. Emergence of vancomicyn resistance in Staphylococcus aureus. N Engl J Med. 1999;340:493-501.
27. Sievert DM, Boulton ML, Stoltman G et al. Staphylococcus aureus resistant to vancomycin – United States, 2002. MMWR. 2002;51:565-6.
28. Gilliland KK, Flores PA, Gordon SM. Vancomycin-resistant staph: Epidemiology and therapeutic. Disponível em: http://www.medscape.com/SCP/IIM/2000v1704.03.gill/ m1704.03.gill-01.html.
29. Howden BP, Davies JK, Johnson PD, Stinear TP, Grayson ML. Reduced vancomycin susceptibility in Staphylococcus aureus, including vancomycin-intermediate and heterogeneous vancomycin-intermediate strains: resistance mechanisms, laboratory detection, and clinical implications. Clin Microbiol Rev. 2010;23:99-139.
30. Barbosa ES, Leite CJ, Mendes DC, Brígido HP. Prevalence and resistance profile of Escherichia coli isolated from urinary tract infections. Res Soc Dev. 2022;11, Article e0611124280.
31. Li G, Walker MJ, Oliveira DM. Vancomycin resistance in enterococcus and Staphylococcus aureus. Microorganisms. 2022;11:24.
32. Leme RCP, Bispo PJM, Salles MJ. Community-genotype methicillin-resistant Staphylococcus aureus skin and soft tissue

infections in Latin America: a systematic review. Braz J Infect Dis. 2021;25:1015-39.

33. Kaplan SL, Patterson L, Edwards KM, and the Linezolid Pediatric Pneumonia Study Group. Linezolid for the treatment of community-acquired pneumonia in hospitalized children. Pediatr Infect Dis J. 2001;20:488-94.
34. Cavalcanti AB, Gonçalves AR, Almeida CS, Bugano DD, Silva E. Teicoplanin versus vancomycin for proven or suspected infection. Cochrane Database Syst Rev. 2010;16:(6):CD007022.
35. Sande MA, Courtney KB. Nafcillin-gentamicin synergism in experimental Staphylococcus endocarditis. J Lab Clin Med. 1976;88:118-24.
36. Chambers HF. Short-course combination and oral therapies of Staphylococcus aureus endocarditis. Infect Dis Clin North Am. 1993;7:69-80.
37. Starke JR. Infective endocarditis. In: Cherry J, Demmler--Harrison GJ, Kaplan SL, Steinbach W, Hotez PJ. Feigin and cherry's textbook of pediatric infectious diseases. 8th ed. Rio de Janeiro: Elsevier; 2017.
38. American Academy of Pediatrics. Staphylococcal infections. In: Kimberlin DW, Barnett ED, Lynfield R, Sawyer MH (ed.). Red Book: 2021-2024 Report of the Committee on Infectious Diseases. 32nd ed. Elk Grove Village, IL: American Academy of Pediatrics; 2021. p. 678-92.
39. Nelson JD, Bradley JS. Nelson's pocket book of pediatric antimicrobial therapy 2002-2003. 15th ed. Hagerstown: Lippincott Williams & Wilkins; 2003.
40. Gilbert DN, Moellering RC Jr., Sande MA. The Sanford guide to antimicrobial therapy 2003. 33th ed. Hyde Park: Antimicrobial Therapy Inc.; 2003. p. 19.
41. Porchera BR, Silva CM, Miranda RP, Gomes ARQ, Fernandes PHS, Menezes CGO, Laurindo PSOC, Dolabela MF, Brígido HPC. Linezolid and vancomycin for nosocomial infections in pediatric patients: a systematic review. J Pediatr. 2023;S0021-7557(23)00151-1.
42. Shi Y, Wu HL, Wu YH, Li S, Zhang LY, Xu SS et al. Safety and clinical efficacy of linezolid in children: a systematic review and meta-analysis. World J Pediatr. 2023;19:129-138.
43. CDC. Methicillin-resistant Staphylococcus aureus (MRSA). Disponível em: https://www.cdc.gov/mrsa/community/index.html#:~:text=Clean%20hands%20often%2C%20and%20clean,you%20might%20have%20an%20infection. Acesso em: 3 abr. 2024.
44. Rupp ME, Fey PD. Staphylococcus epidermidis and other coagulase-negative staphylococci. In: Bennet JE, Dolin R, Blaser MJ (ed.). Mandell, Douglas, and Bennett's principles and practice of infectious diseases. 9th ed. Rio de Janeiro: Elsevier; 2019. p. 2432-2443.
45. Farhat CK, Carvalho LHFR, Succi RCM (coord.). Infectologia pediátrica. 3. ed. Rio de Janeiro: Atheneu; 2006.

# Infecções Estreptocócicas

32

Valter Pinho dos Santos

## INTRODUÇÃO

Os estreptococos continuam merecendo uma especial atenção do clínico devido à frequência e à variedade de doenças que provocam. Colonizam mais correntemente o grupo etário infantil e determinam um amplo espectro de infecções supurativas (piogênicas), como amigdalite, faringite, adenite cervical, escarlatina, pneumonia, impetigo, erisipela, endocardite, linfangite, septicemia e infecções perinatais. Particularidade importante e ainda hoje observada são as complicações não supurativas febre reumática (FR) e glomerulonefrite difusa aguda (GNDA).

## BACTERIOLOGIA

Os estreptococos são bactérias Gram-positivas, esféricas ou ovoides, na sua maioria imóveis, menores de 2μ de diâmetro, catalase-negativas e, geralmente, anaeróbicas facultativas. Apresentam-se em cadeias quando em meio líquido e comumente aos pares, *in vivo*. Fazem parte da família *Streptococcaceae*, gênero *Streptococcus*, que inclui mais de 60 espécies.

A partir do padrão de hemólise verificado em placas de ágar-sangue, os estreptococos foram classificados em α, β e γ. Colônias que produzem um halo claro ao seu redor devido à lise total de hemácias são denominadas β-hemolíticos (*S. pyogenes*, *S. agalactiae* e outras espécies). Quando é observada hemólise parcial, são definidos como α-hemolíticos (grupo viridans e pneumococo)[1].

Em 1933, Rebecca Lancefield demonstrou um novo sistema de classificação a partir de componentes antigênicos da parede celular e identificou diferentes sorotipos (A, B, C, ..., R, S) de estreptococos β-hemolíticos. A identificação destes diferentes sorotipos, o padrão de hemólise e, mais recentemente, os métodos moleculares são úteis na diferenciação das diversas espécies na prática clínica[2].

## ESTRUTURA CELULAR

Os principais constituintes somáticos dos estreptococos são: cápsula, parede celular e membrana citoplasmática. A seguir, são descritos esses componentes, principalmente do *S. pyogenes*, o mais importante patógeno e o mais bem estudado dos estreptococos (Figura 32.1).

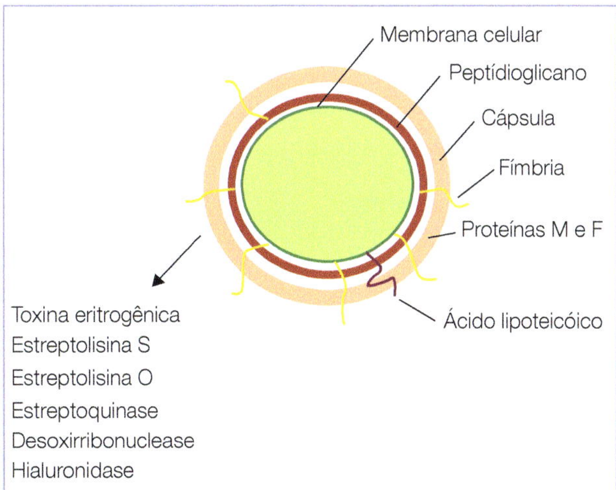


**Figura 32.1** – Principais constituintes somáticos dos estreptococos.
*Fonte:* PINTEREST.

## Cápsula

Os estreptococos dos grupos A e C têm a sua cápsula composta de ácido hialurônico, que retarda a fagocitose por polimorfonucleares e macrófagos; é, portanto, um fator de virulência.

## Parede celular

É o constituinte do estreptococo relacionado à patogenicidade e sua estrutura é composta por diferentes substâncias antigênicas. Na parte mais extrema, encontram-se os antígenos proteicos de superfície: proteínas M, T e R; abaixo destes, encontra-se o carboidrato grupo-específico; a parte mais interna é constituída de peptídioglicano.

De todos estes elementos, o papel mais importante é da proteína M. Esta proteína exibe considerável diversidade antigênica e contribui para a aderência à célula do hospedeiro e a colonização do epitélio. Codificada pelo gene emm, é o maior fator de virulência do estreptococo; dificulta a fagocitose por leucócitos polimorfonucleares e impede a interação do patógeno com componentes do complemento. Diferenças antigênicas dessa proteína possibilitam a identificação de mais de 200 sorotipos e seu sequenciamento tem sido uma ferramenta amplamente utilizada para estudos epidemiológicos do *S. pyogenes*[3]. No homem, a imunidade antiestreptocócica é obtida com a produção de anticorpos opsonizantes contra a proteína M dos diferentes sorotipos de estreptococos. É possível que o decréscimo progressivo da doença estreptocócica em adultos seja devido ao acúmulo de imunidade específica a diversos sorotipos de estreptococos. A maioria dos sorotipos M encontrados no impetigo é diferente daqueles associados à faringite.

## Membrana celular ou citoplasmática

Dispõe-se internamente à parede celular, é delgada, sua estrutura é predominantemente lipoprotéica e contém antígenos distintos daqueles encontrados na parede celular.

Dentro da célula, além do DNA e RNA, identifica-se um grande número de enzimas, hemolisinas e, eventualmente, plasmídeos que controlam a resistência para certos antibióticos, particularmente a eritromicina (Tabela 32.1).

**Tabela 32.1** – Relação das principais espécies de estreptococos patogênicos para o homem.

| Grupo de Lancefield | Espécies | Padrão hemólise | Habitat humano normal | Principais doenças causadas no homem |
|---|---|---|---|---|
| **A** | *S. pyogenes* | β | ▪ Faringe<br>▪ Pele | Faringite aguda, otite média pneumonia, sinusite, piodermite, celulite, escarlatina, erisipela, FR, GNDA |
| **B** | *S. agalactiae* | β (α ou γ) | ▪ Faringe<br>▪ Trato genital feminino | Endometrite, septicemia, infecções neonatais, infecção puerperal, ITU, endocardite |
| **C** | *S. dysgalactiae (equisimilis)* | β | ▪ Faringe<br>▪ Vagina<br>▪ Pele<br>▪ Trato gastrointestinal | Pericardite, endocardite, faringite, celulite, infecção puerperal, pneumonia, meningite |
| **D** | **Enterococos**<br>*Enterococcus faecalis*<br>*Enterococcus faecium*<br>**Não enterococo**<br>*S. gallolyticus (S. bovis)* | γ | ▪ Trato gastrointestinal | ITU, infecções de feridas, endocardite, abscessos intraperitoneais e pélvicos, infecção puerperal, artrite, septicemia, meningite neonatal |
| **Não grupável** | Grupo *Streptococcus viridans*<br>*S. anginosus*<br>*S. mitis*<br>*S. sanguinis*<br>*S. salivarius*<br>*S. mutans* | α | ▪ Boca<br>▪ Dentes<br>▪ Faringe | Endocardite, cáries dentárias, meningite, pneumonia, septicemia neonatal, abscesso cerebral, sinusite |

*Fonte:* Farhat CK, Carvalho LHFR, Succi RCM[18].

## PRODUTOS EXTRACELULARES

A ampla variedade de doenças causadas pelo *S. pyogenes* pode estar relacionada ao grande número de produtos extracelulares produzidos. Lançam no meio exterior diversas substâncias, predominantemente proteínas, com ação tóxica, enzimática ou com outras atividades biológicas. Esses produtos comumente estimulam a formação de anticorpos específicos durante a infecção, utilizados para testes sorológicos diagnósticos. Algumas dessas substâncias parecem contribuir para a virulência do estreptococo, porém apenas a toxina eritrogênica tem sua ação patogênica claramente definida.

### Hemolisinas

Os estreptococos elaboram duas hemolisinas, O e S. A estreptolisina O (ASLO) é antigênica e provoca resposta humoral com a formação de anticorpos empregados para o sorodiagnóstico de infecções estreptocócicas. Pacientes com faringite estreptocócica apresentam elevação desses anticorpos (ASLO) em aproximadamente 80% das vezes após 2 semanas do início da infecção; persistem por semanas ou meses. Nas infecções de pele associadas ou não à GNDA, os títulos de ASLO são normais ou pouco aumentados.

### Toxina eritrogênica

O estreptococo do grupo A pode produzir diferentes toxinas, denominadas exotoxinas pirogênicas estreptocócicas. Na escarlatina, detecta-se principalmente as exotoxinas SpeA e SpeC; são responsáveis pela febre por provável ação direta no hipotálamo e pelo exantema.

### Estreptoquinase

Induz a formação de anticorpos durante o curso da infecção e atua como substância catalizadora na conversão do plasminogênio em plasmina. Presume-se que atue prevenindo a formação de barreiras de fibrina na periferia de lesões estreptocócicas, permitindo, portanto, a rápida disseminação da bactéria. Produzida em laboratório, esta enzima é utilizada na clínica como trombolítico.

### Hialuronidase

Essa enzima é elaborada por diversos grupos de estreptococos β-hemolíticos e possui atividade antigênica. Despolimeriza o ácido hialurônico e facilita possivelmente a disseminação da bactéria através dos tecidos.

## ESTREPTOCOCO β-HEMOLÍTICO DO GRUPO A

O *S. pyogenes* (estreptococo β-hemolítico do grupo A) é um dos principais patógenos que pode ser identificado na criança. É responsável por uma ampla variedade de infecções, principalmente do trato respiratório e da pele; igualmente, é capaz de determinar complicações não supurativas - FR e GNDA.

É um importante problema de saúde pública, com significativa morbidade e mortalidade em todo o mundo. Estima-se em 18 milhões de casos mais severos em todo o mundo por ano, com 517 mil mortes; vários estudos sugerem um contínuo aumento global de infecções invasivas[4].

## EPIDEMIOLOGIA

O homem é o hospedeiro natural do estreptococo do grupo A, mas podem-se encontrar, eventualmente, animais domésticos colonizados em função do contato muito próximo. Existem diferenças muito nítidas na transmissão e na epidemiologia das infecções respiratórias e de pele.

### Infecção do trato respiratório

Um dos estágios iniciais e fundamental na patogênese do *S. pyogenes* é a adesão e colonização do epitélio da oro ou nasofaringe por meio de suas fímbrias. O portador desta bactéria a dissemina em contato próximo com outras pessoas e a partir de gotículas de saliva ou secreção nasal; o contato íntimo e intraescolar facilita a disseminação do microrganismo. Outras possibilidades bem menos comuns de transmissão ocorrem através de poeira, comida ou roupas contaminadas.

A faringite estreptocócica apresenta incidência maior na idade escolar e o período de maior contagiosidade da doença é durante a fase aguda; o uso de penicilina geralmente erradica e torna o paciente não contagioso após 2 a 3 dias de tratamento.

### Infecções cutâneas

O estreptococo coloniza a pele normal a partir de contato direto pessoa a pessoa, insetos ou fômites. Para ocorrer a infecção cutânea, é necessário haver uma lesão prévia do epitélio, que sucede pequenos traumas, dermatose preexistente ou picada de insetos.

Más condições de higiene, clima tropical e aglomerações domésticas favorecem esses processos infecciosos. O estreptococo isolado da lesão de pele geralmente só após algumas semanas pode ser encontrado em boca ou narinas. Em casos de erisipela, a infecção de pele é, por vezes, precedida de bacteremia.

## QUADRO CLÍNICO

### Amigdalites e outras infecções do trato respiratório

A maioria das infecções estreptocócicas do grupo A resulta em faringoamigdalite (FA) que cursa com formas subclínicas até quadros com manifestações importantes. Classicamente, inicia-se de forma aguda com febre elevada (39 a 40 °C) após um período de incubação variável, de 12 horas a 4 dias. Essa febre é acompanhada frequentemente de cefaleia, calafrio, odinofagia, prostração, anorexia. Em crianças, são também comuns dor abdominal, náuseas e vômitos. Ao exame físico, a orofaringe revela-se eritematosa e as amídalas, hipertrofiadas bilateralmente; podem ser observados edema de úvula e petéquias no palato. Na fase evolutiva desse processo aparece, no segundo dia, um exsudato branco-acinzentado em 50% a 90% dos casos; adenopatia submandibular e cervical dolorosa é um achado frequente. As manifestações clínicas gradativamente regridem em 3 a 7 dias, permanecendo por mais algum tempo o volume aumentado das amídalas e gânglios; a persistência prolongada dos sintomas sugere outras complicações supurativas.

Nos lactentes menores de 6 meses, é habitual o curso insidioso, com secreção nasal rala, transparente ou ligeiramente turva, febre baixa sem outros sintomas, com duração aproximada de 1 semana. Em lactentes maiores, são comuns também um curso arrastado, febre baixa prolongada, nódulos linfáticos cervicais afetados e corrimento nasal mucopurulento.

As complicações que resultam da extensão da infecção estreptocócica não são muito frequentes quando o tratamento é efetivo. A extensão da infecção aos linfáticos regionais leva à adenite cervical; a progressão ao ouvido médio, à otite média; e o acometimento dos seios da face pode levar à infecção meníngea e abscesso cerebral. Pneumonia devida ao estreptococo do grupo A tem sido mais detectada e pode ocorrer em criança sem doença prévia ou segue-se a uma infecção viral (varicela, sarampo, *influenza*); é aguda, acompanhada de febre elevada, calafrios, dispneia, dor torácica; derrame pleural/empiema é frequente e podem surgir pneumatocele[5].

A antibioticoterapia para FA pode reduzir o tempo da doença e a infectividade e é importante na prevenção de complicações supurativas e das doenças não supurativas (FR e GNDA).

No diagnóstico diferencial de FA deve-se considerar o mais prático e factível possível: a observação clínica e os dados epidemiológicos sugestivos de infecção estreptocócica.

A utilização de *kits* especiais para a detecção de antígenos do estreptococo do grupo A é de fácil realização e detecção rápida e apresenta alta especificidade e boa sensibilidade quando comparados com a cultura. Quando bem indicados, principalmente na ausência de coriza e tosse e nas crianças maiores de 3 anos, evitam o uso abusivo de antibióticos. Mais recentemente, foi disponibilizado o exame de amplificação do ácido nucleico (PCR) para o estreptococo, um teste de rápida execução, com maior especificidade e sensibilidade, porém de custo mais elevado.

Além do estreptococo do grupo A, mais raramente outros microrganismos são responsáveis pela FA exsudativa. *Staphylococcus aureus*, *Haemophilus influenzae*, *Arcanobacterium haemolyticum*, *Corynebacterium diphtheriae*, bactérias anaeróbicas provocando infecções mistas (angina de Plaut-Vincent) e gonococo são, eventualmente, responsáveis pela infecção. Ressalte-se, ainda, o diagnóstico diferencial importante com os vírus, particularmente o adenovírus, que, com frequência, exterioriza-se como infecção eritematofolicular ou eritematopultácea em amídalas; outra possibilidade infrequente é o vírus da mononucleose infecciosa (vírus Epstein-Barr).

### Escarlatina

É uma doença causada quase na totalidade dos casos, por estreptococo β-hemolítico do grupo A, produtor de toxina eritrogênica. Surtos epidêmicos têm sido mais observados e não é incomum a recorrência[6]. Inicia-se de maneira abrupta, com febre alta, vômitos, cefaleia e faringite. É infrequente a escarlatina após infecção de pele.

Passadas 12 a 24 horas, surge a erupção típica: o exantema é uma erupção cutânea eritematosa difusa, micropapular, pápulas essas que não excedem 1 mm de diâmetro e que dão à palpação uma sensação de lixa. O exantema inicia-se no peito e expande-se rapidamente para todo o tronco, pescoço e membros, poupando palmas e plantas. Na face, encontram-se geralmente lesões puntiformes, a testa e as bochechas ficam hiperemiadas e lisas, enquanto a região perioral apresenta-se pálida (sinal de Filatov). O exantema da mucosa oral é acompanhado de alteração da língua, que, nos primeiros 2 dias, reveste-se de uma camada branca e cujas papilas, avermelhadas e edemaciadas, sobressaem; no terceiro ou quarto dia, o revestimento branco descama, permanecendo as papilas hipertrofiadas e a língua avermelhada (língua em framboesa).

O exantema é mais intenso nas dobras cutâneas, como virilhas e axilas, assim como em áreas de pressão, como nas nádegas; surgem áreas de hiperpigmentação, com a formação de linhas transversais nas dobras de flexão (sinal de Pastia), que persistem em torno de 1 dia após o desaparecimento do exantema.

A erupção, a FA e a febre, assim como as outras manifestações clínicas, desaparecem em torno de uma semana, seguindo-se então o período de descamação, que é um dos aspectos mais característicos da escarlatina.

Formas mais graves de escarlatina, que se acompanhavam de disseminação hematogênica da bactéria ou grande toxemia, passaram a ocorrer excepcionalmente após o advento dos antibióticos.

Fazem parte do diagnóstico diferencial da escarlatina as lesões de pele por hipersensibilidade a drogas, a escarlatina estafilocócica e a síndrome de Kawasaki, essa última diferenciada principalmente por conjuntivite bilateral, edema duro de palmas e plantas e febre que se estende por até 12 dias.

### Infecções cutâneas

O *S. pyogenes* produz distintas formas de infecção de pele e do tecido celular subcutâneo, que incluem, entre outras, impetigo, erisipela, ectima e celulite (descritas em outro capítulo deste livro); lesões dermatológicas como eczemas, escabiose, varicela, queimaduras e ferimentos são, às vezes, secundariamente infectados.

## INFECÇÕES INVASIVAS ESTREPTOCÓCICAS

As frequentes infecções já descritas do trato respiratório e de pele provocadas pelo *S. pyogenes* podem resultar em disseminação hematogênica da bactéria, desencadeando patologias diversas – osteomielite, meningite, pneumonia, pielonefrite, endocardite, peritonite, tireoidite, coagulação intravascular disseminada (CIVD) e púrpura.

A infecção invasiva grave pelo *S. pyogenes* é definida pelo isolamento da bactéria em locais do corpo normalmente estéreis. Clinicamente, a celulite e bacteremia são as formas mais frequentes; a bacteremia é o fator de desencadeamento da rápida e intensa resposta inflamatória mediada por citocinas, causando febre elevada, náusea e vômitos. A partir destas alterações, podem resultar infecções mais graves, como fasciíte necrotizante e síndrome do choque tóxico[7]. Podem estar presentes tanto em crianças com doenças debilitantes (neoplasias, *diabetes mellitus* etc.) como em crianças hígidas. Vários estudos demonstram que o genótipo emm1 é o predominante entre estas cepas invasivas.

A síndrome do choque tóxico provocado pelo estreptococo do grupo A é semelhante à causada pelo *S. aureus* produtor de exotoxina. Esta bactéria produz superantígenos que se desviam da apresentação normal de antígenos, causam uma expansão clonal de células T e liberação incontrolada de mediadores pró-inflamatórios, resultando em insuficiência múltipla de órgãos[8].

No quadro clínico, observam-se principalmente febre elevada, hipotensão, eritema ou exantema maculopapular difuso, hiperemia de orofaringe e conjuntival e envolvimento de múltiplos órgãos, podendo progredir de maneira rápida para choque grave e intratável. O diagnóstico diferencial deve considerar principalmente patologias como doença de Kawasaki, MISC (síndrome inflamatória multissistêmica pelo coronavírus), síndrome da pele escaldada, meningococcemia, febre maculosa, leptospirose e síndrome de Reye. Algumas diferenças clínicas específicas, tempo e evolução da doença, culturas e exames sorológicos ajudam a definir o diagnóstico.

A fasciíte necrotizante é uma infecção grave que envolve a pele, subcutâneo, tecidos moles profundos e músculo. O estreptococo se dissemina ao longo das bainhas fasciais que separam grupos musculares e provoca rápida destruição tecidual; fatores como trauma e lesões de varicela são predisponentes.

## TRATAMENTO

O *S. pyogenes* é sensível a todos os antibióticos betalactâmicos, permanecendo a penicilina como droga de escolha para seu tratamento. Deve ser administrada em dosagem adequada para atingir níveis bactericidas, e por tempo suficiente para erradicar a infecção (aceita-se como sendo de 10 dias).

- **Faringoamigdalites:** a terapêutica antimicrobiana visa evitar as complicações supurativas e prevenir a FR e a GNDA. A penicilina G benzatina é utilizada em dose única por via intramuscular, nas doses de 1.200.000 U em crianças com mais de 25 kg e adultos; para crianças com peso inferior a 25 kg, são administradas 600.000 U. Quando se opta pela medicação via oral, a droga utilizada é a amoxicilina 40 a 50 mg/kg/dia, divididas em 2 vezes, por 10 dias, mesmo na aparente cura da infecção em prazo inferior a esse. Outra alternativa é a penicilina V oral, 250 mg, em 2 ou 3 vezes, por 10 dias, para crianças com menos de 25 kg; para aquelas com peso superior a 25 kg a dose é 500 mg, de 2 a 3 vezes ao dia.

Em pacientes com antecedente de alergia não anafilática à penicilina, é indicado o uso de uma cefalosporina de menor espectro – cefalexina, na dose de 50 mg/kg/dia, divididas em 2 vezes por 10 dias. Outra alternativa é o uso de um macrolídeo, lembrando que taxas de resistência crescentes do *S. pyogenes* a estas drogas têm sido observado em vários países[9].

Eritromicina: 30 a 40 mg/kg/dia, divididas em 2 vezes, por 10 dias. Azitromicina: 12 mg/kg/dia, 1 vez ao dia, por 5 dias. Claritromicina: 15 mg/kg/dia, divididas em 2 vezes por 10 dias.

Medicamentos como sulfametoxazol + trimetoprim, tetraciclinas e quinolonas não devem ser utilizados. Após 24 horas de tratamento adequado, a criança pode retornar ao convívio escolar.

## SÍNDROME DO CHOQUE TÓXICO ESTREPTOCÓCICO E FASCIÍTE NECROTIZANTE

A internação é imediata e muito importante o adequado manejo de fluidos para melhor retorno venoso e controle cardíaco. Nas infecções estreptocócicas graves, é utilizada a penicilina associada à clindamicina. Esta droga apresenta efeito pós-antimicrobiano longo e inibe a síntese proteica bacteriana, suprimindo, desta maneira, a síntese da proteína M antifagocitária e das toxinas bacterianas. O uso de imunoglobulina endovenosa deve ser considerado como terapia adjuvante para a síndrome do choque tóxico e da fasciíte necrotizante.

Na fasciíte necrotizante, solicitar avaliação cirúrgica para procedimentos necessários.

## PANDA – DOENÇA NEUROPSIQUIÁTRICA AUTOIMUNE PEDIÁTRICA ASSOCIADA AO ESTREPTOCOCO

Diversos investigadores detectaram uma associação entre coreia de Sydenham e doença obsessiva-compulsiva, correlacionadas à resposta imune atípica aos antígenos do estreptococo β-hemolítico do grupo A – uma reação cruzada com tecidos do organismo. A partir destes dados, tenta-se há muitos anos, fazer uma associação de quadro clínico súbito de comportamento obsessivo-compulsivo e tiques nervosos de início súbito em crianças e a infecção prévia ao estreptococo[10].

Assim como em casos de FR, observam-se com frequência níveis elevados de ASLO, em geral 3 a 6 semanas após a infecção estreptocócica, mas todos estes dados ainda são controversos.

## COMPLICAÇÕES NÃO SUPURATIVAS: FR, GNDA

### Febre reumática

É doença inflamatória decorrente da infecção das vias aéreas superiores por estreptococo β-hemolítico do grupo A, uma resposta imune tardia a esta infecção em populações geneticamente predispostas. Desenvolvem-se lesões no coração, articulações, tecido subcutâneo e sistema nervoso central (SNC). É possível que apenas alguns sorotipos de estreptococos denominados reumatogênicos sejam capazes de causar FR. O tratamento específico para a doença não existe; pode-se apenas tentar prevenir o ataque inicial e recorrente da doença com o uso profilático da penicilina.

A FR, tanto quanto as FA estreptocócicas, ocorre com maior frequência em crianças de 5 a 15 anos de idade. O primeiro surto da doença é raramente diagnosticado em crianças menores de 3 anos e em adultos maiores de 40 anos.

A resposta patológica na FR pode manifestar-se através de reações proliferativas e exsudativas. Nas articulações, existe uma reação inflamatória que se apresenta clinicamente como artrite e que cede por si mesma em 2 a 4 semanas, sem deixar sequela. Já as reações proliferativas são confinadas ao miocárdio e endocárdio, podendo resultar em lesões permanentes. São elas, em ordem de frequência: lesão valvular mitral, aórtica, mitral conjuntamente com aórtica – raramente é detectada lesão valvular tricúspide ou pulmonar.

O início dos sintomas ocorre de 1 a 5 semanas (média de 19 dias) após faringite, e o período de latência não parece diferir entre o surto primário e o recorrente da doença. Esse período de latência pode aumentar para 2 a 6 meses em casos de coreia.

Devido às várias formas clínicas, aos sinais e sintomas às vezes pouco característicos e aos achados laboratoriais inespecíficos, Jones, em 1944, tentou agrupá-los para diagnosticar a FR. Em 2015, a American Heart Association fez a última atualização destes critérios[11] (Tabela 32.2).

**Tabela 32.2** – Febre reumática.

| População de baixo risco | População de risco moderado e alto |
|---|---|
| **Critério maior** | **Critério maior** |
| Cardite (clínica ou subclínica) | Cardite (clínica ou subclínica) |
| Artrite (somente poliartrite) | Artrite (poliartrite ou **monoartrite** ou **poliartralgia**) |
| Coreia | Coreia |
| Nódulos subcutâneos | Nódulos subcutâneos |
| Eritema marginado | Eritema marginado |
| **Critério menor** | **Critério menor** |
| Febre ≥ 38,5 °C | **Monoartralgia** |
| VHS ≥ 60 mm/h e/ou PCR ≥ 3 mg/dL | **Febre ≥ 38 °C** |
| Intervalo PR prolongado (na ausência de cardite) | **VHS ≥ 30 mm/h** e/ou PCR ≥ 3 mg/dL |
| | Intervalo PR prolongado (na ausência de cardite) |

*Fonte:* American Heart Association. Circulation 2015;131:1816-1818.

O encontro de dois sinais maiores ou um maior e dois menores, juntamente com a evidência de infecção estreptocócica prévia, é altamente sugestivo de FR. As manifestações iniciais mais comuns são febre (38 a 40 °C) e artrite migratória, de início envolvendo uma ou mais das grandes articulações, predominantemente joelhos e tornozelos. As articulações podem apresentar intensos sinais inflamatórios (artrite) ou apenas dor à movimentação (artralgia).

O diagnóstico clínico deve ser avaliado em conjunto com as provas laboratoriais, sobretudo nos casos em que as manifestações clínicas são discretas. São sugestivas de infecção estreptocócica recente os níveis séricos aumentados de ASLO, anti-DNAse e anti-hialuronidase. Outros possíveis achados laboratoriais são: aumento de mucoproteínas, da velocidade de hemossedimentação e proteína C reativa; discreta leucocitose com neutrofilia; e anemia normocítica normocrômica. A cultura de orofaringe é, com frequência, negativa e sua positividade não distingue o portador assintomático do doente[12].

A variada exteriorização clínica da doença e os exames laboratoriais inespecíficos exigem muitas vezes o diagnóstico diferencial de outras doenças que se manifestam principalmente com febre e alterações articulares. Ressaltam-se artrite reumatoide, lúpus eritematoso sistêmico, doença do soro, púrpura de Henoch-Schönlein, artrite séptica, artrites virais (caxumba, hepatite, rubéola), anemia falciforme, fase inicial de leucemias e endocardite bacteriana.

## Glomerulonefrite difusa aguda

É uma doença aguda dos glomérulos renais que varia de formas assintomáticas, hematúria microscópica, a casos classicamente caracterizados clinicamente por edema, hipertensão, hematúria e proteinúria. Patologicamente, observam-se lesões glomerulares proliferativas ou exsudativas difusas. Está associada à infecção estreptocócica e, apenas eventualmente, a outros agentes etiológicos.

Os sorotipos de estreptococos capazes de produzir a doença são em número limitado e denominados nefritogênicos; alguns tipos de proteína M do estreptococo estão mais relacionados a esta enfermidade. A GNDA é antecedida por infecção de pele, tecidos moles ou do trato respiratório.

O mecanismo patogênico que leva à agressão renal é imunológico, provavelmente através de imunocomplexos constituídos por antígenos estreptocócicos ou derivados do hospedeiro, e anticorpos do hospedeiro que se depositariam no glomérulo. Certas evidências corroboram o mecanismo autoimune: período de latência entre a infecção e o desenvolvimento da GNDA e diminuição do complemento sérico (CH50 e C3). Já no início da doença estão presentes no glomérulo renal imunoglobulinas, componentes do complemento e antígenos estreptocócicos.

O diagnóstico é clínico e laboratorial. Conjuntamente, tenta-se definir a infecção estreptocócica prévia. A gravidade da doença é variável, desde lesões assintomáticas a casos de evolução fatal.

## INFECÇÕES CAUSADAS PELOS ESTREPTOCOCOS DO GRUPO B

É a principal causa de infecções neonatais e infecções puerperais, assim como provocam ocasionalmente pneumonia, osteoartrite, endocardite, infecção do trato urinário (ITU), bacteremia e peritonite; em pacientes imunossuprimidos, associam-se a endocardite, pneumonia e pielonefrite. Nos EUA, a incidência estimada de septicemia estreptocócica era de 1,5 a 4 por mil nascidos vivos, mas com a utilização ampla de quimioprofilaxia materna, a partir de 1993, houve um declínio de 80% na incidência de casos de infecção neonatal precoce; na infecção neonatal tardia não houve redução no número de casos. Os estreptococos do grupo B possuem em sua parede celular o carboidrato B-específico e identificam-se dez sorotipos diferentes: la, lb, ll, lll, lV, V, Vl, Vll, Vlll e lX; o tipo lll prevalece, sendo responsável por 30% das infecções neonatais precoces e 60% das tardias.

## EPIDEMIOLOGIA

O estreptococo do grupo B coloniza trato intestinal, vagina e faringe. Tem sido recuperado em cultura do trato genital em 15% a 35% das gestantes, sendo esta colonização influenciada principalmente pela idade – adolescentes são mais frequentemente colonizadas – e por fatores genéticos ou étnicos.

Durante a gestação, a infecção por estreptococo do grupo B mais frequente é a bacteriúria; por ocasião do parto e puerpério, provoca amnionite e endometrite. Essas infecções, o trabalho de parto prolongado e a rotura precoce das membranas predispõem o concepto a infecções graves, já nas primeiras horas ou primeiros dias de vida (transmissão vertical)[13]. A doença manifestada mais tardiamente sugere a transmissão horizontal (nosocomial, contatos familiares).

## QUADRO CLÍNICO

Os recém-nascidos (RN) são assintomáticos em sua maioria. Nos infectados, observam-se duas síndromes clínicas distintas: a infecção precoce e a infecção tardia. Essas síndromes diferem na apresentação clínica, no prognóstico e, possivelmente, na patogenia e epidemiologia. Aproximadamente 70% das infecções precoces e 50% das tardias afetam RN a termo, porém é observada letalidade mais elevada em prematuros.

### Infecção neonatal precoce

Os sintomas se desenvolvem até o sexto dia de vida. Afeta caracteristicamente RN prematuros ou com peso baixo ao nascer, cujas mães apresentaram complicações obstétricas tais como rotura prolongada de membranas, amnionite, endometrite ou história prévia de outro filho com doença invasiva pelo estreptococo B. As formas principais de apresentação da doença incluem desconforto respiratório, bacteremia sem foco aparente e meningite. Os sinais de insuficiência respiratória e a apneia, que é comum e pode ser o primeiro sinal da infecção, estão presentes geralmente já ao nascimento ou em poucas horas de vida. Meningite ocorre em 10% dos casos: a clínica é, em geral, inespecífica e ainda, às vezes, é mascarada pelo quadro de insuficiência pulmonar. A mortalidade na infecção precoce é próxima de 20%.

### Infecção neonatal tardia

Afeta crianças nascidas a termo, de gestação raramente complicada; os sintomas manifestam-se tipicamente entre 7 dias e 90 dias após o nascimento. O quadro clínico predominante é a bacteremia, choque séptico e meningite (aproximadamente 30% dos casos), acompanhada de sintomas inespecíficos como febre, dificuldade de sucção, irritabilidade ou letargia[14]. Outras formas de infecção são artrite séptica, celulite, adenite, pneumonia, osteomielite e fasciíte necrotizante. Em crianças menores de 2 meses que não apresentam fatores de risco para osteomielite estafilocócica ou por Gram-negativos (infecção local, cateteres, punções), deve ser lembrada a etiologia estreptocócica. As sequelas neurológicas pós-meningite são bastante frequentes, tanto para infecções precoces quanto tardias.

## DIAGNÓSTICO

Em casos clínicos sugestivos de infecção por estreptococo B, a confirmação é feita com isolamento da bactéria a partir de fluidos corpóreos. A suspeita de sepse obriga realização imediata de culturas de sangue, líquido cefalorraquidiano (LCR), urina e, quando disponível, a reação em cadeia da polimerase

(PCR) em LCR; a pesquisa de antígeno estreptocócico B no LCR apresenta também boa sensibilidade.

O hemograma do RN infectado pode ser normal ou demonstrar alterações como leucopenia, neutropenia ou leucocitose. As radiografias de tórax são indistinguíveis da síndrome da membrana hialina quando seu aspecto é reticulogranular difuso. Clínica e radiologicamente, podem ser indistinguíveis: a rotura prolongada de membranas é mais compatível com infecção estreptocócica. A meningite neonatal é clinicamente não diferenciável da provocada por outras bactérias.

## TRATAMENTO

A penicilina G é o antibiótico de escolha no tratamento das infecções neonatais produzidas pelo estreptococo B, entretanto, antes da identificação do patógeno, é utilizado o tratamento empírico inicial visando a *cobertura ampla para diferentes bactérias* (Tabela 32.3). Para neonatos com idade menor ou igual a 7 dias é utilizada a Ampicilina associada a um aminoglicosídeo; para aqueles com idade de 8 a 28 dias e na suspeita de meningite é feita a associação de Ampicilina com cefalosporina de espectro estendido (Cefotaxima, Ceftazidima, Cefepima). Crianças de 29 até 89 dias de vida é preconizado o Ceftriaxona.

## PROFILAXIA

São medidas preventivas fundamentais os cuidados obstétricos adequados e o controle de disseminação da infecção em berçários a partir do isolamento do caso-índice e da lavagem das mãos do pessoal médico e paramédico.

Todas as gestantes devem realizar triagem de cultura do estreptococo B, por meio de material de vagina e reto, na trigésima sexta ou trigésima sétima semana de gestação. O uso de antibióticos profiláticos em mulheres portadoras do estreptococo B durante a gestação suprime apenas temporariamente a colonização do trato genital materno e não diminui o risco de transmissão vertical para o neonato. A quimioprofilaxia materna intraparto com penicilina é eficaz na prevenção da transmissão vertical do estreptococo B para seus bebês, no desenvolvimento da infecção precoce e na morbidade febril materna. Devem ser selecionadas as gestantes com risco significativo de desenvolver doença precoce pelo estreptococo B na gestação, trabalho de parto ou rotura de membranas antes de 37 semanas de gestação, rotura de membranas mais de 18 horas antes do parto e febre intraparto superior a 38 °C. Medida promissora é a imunoprofilaxia da gestante com vacina.

## INFECÇÕES CAUSADAS PELOS ESTREPTOCOCOS DO GRUPO D

As espécies do grupo D de importância clínica são subdivididas com base em suas reações bioquímicas em enterococos (*S. faecalis* e *S. faecium*) e não enterococos (*S. gallolyticus*). Além das características fisiológicas

**TABELA 32.3 –** Tratamento da infecção pelo estreptococo B com idade gestacional maior que 35 semanas.

| Foco de infecção | Antibiótico | Dose diária | Duração |
|---|---|---|---|
| **Terapia empírica inicial** | | | |
| Suspeita de meningite | ▪ Ampicilina + Gentamicina | ▪ 300 mg/Kg/dia<br>▪ Dose dependente da idade gestacional e dias de vida | Até esterilização do líquido cefalorraquidiano (LCR) e sensibilidade comprovada à penicilina |
| Suspeita de septicemia | ▪ Ampicilina + Gentamicina | ▪ 150 mg/Kg/dia<br>▪ Dose dependente da idade gestacional | Até esterilização da corrente sanguínea |
| **Seguimento da terapia após isolamento do estreptococo** | | | **Terapia definitiva** |
| Infecção da corrente sanguínea | ▪ Ampicilina<br>ou<br>▪ Penicilina G | ▪ 150 mg/Kg/dia<br><br>▪ 200.000 U/Kg/dia | 10 dias |
| Meningite | ▪ Penicilina G | ▪ 400.000 a 500.000 U/Kg/dia | 14 a 21 dias |
| Artrite | ▪ Penicilina G | ▪ 200.000 a 300.000 U/Kg/dia | 14 a 21 dias |
| Osteomielite | ▪ Penicilina G | ▪ 200.000 a 300.000 U/Kg/dia | 3 a 4 semanas |

*Fonte:* Red Book 2024-2027. Report of Committee on Infectious Diseases, 33 edition.

distintas desses dois grupos, essa divisão é de fundamental importância prática quanto à sensibilidade às drogas antimicrobianas. Os não enterococos são sensíveis à penicilina, enquanto os enterococos apresentam resistência variável a diferentes antibióticos.

Os enterococos são bactérias comensais do trato gastrointestinal humano, fazem parte da microbiota intestinal e a colonização deste trato gastrointestinal já é observada nas primeiras horas de vida.

Dentre os enterococos, o *S. faecalis* é o mais isolado, sendo uma importante causa de endocardite na infância, instalando-se em válvulas normais ou anormais e próteses valvulares. Nos últimos anos, houve um aumento na incidência de bacteremia e sepse por enterococos e sua importância em infecções hospitalares é crescente. O risco de bacteremia por enterococos é maior para pacientes imunodeprimidos, prematuros, pacientes submetidos à instrumentação do aparelho geniturinário, gastrointestinal ou respiratório. São também mais suscetíveis os pacientes internados há longo tempo e recebendo antibióticos de largo espectro, particularmente as cefalosporinas e vancomicina.

Os enterococos são resistentes a vários antibióticos, incluindo várias gerações de cefalosporinas (exceto ceftarolina, cefalosporínico de quinta geração), clindamicina, eritromicina e tetraciclina. A maioria das cepas de *E. faecalis* são sensíveis à ampicilina, piperacilina + tazobactam e imipenem, enquanto muitas cepas de *E. faecium* são resistentes a múltiplas drogas. Em infecções enterocócicas graves, é necessária a utilização de dois antibióticos que atuem sinergicamente – em geral, utiliza-se um aminoglicosídeo associado à penicilina ou ampicilina; em pacientes que não podem receber penicilina, a alternativa é da vancomicina associada ao aminoglicosídeo. Na infecção por *E. faecium* resistente à vancomicina, é utilizada a daptomicina ou linezolida.

## INFECÇÕES CAUSADAS PELO *STREPTOCOCCUS VIRIDANS*

O *S. viridans* não é apenas uma espécie de bactéria, mas sim um grupo de estreptococos α-hemolíticos sem especificidade sorológica. As espécies mais relacionadas com infecções humanas são *S. sanguinis*, *S. mitis*, grupo *S. milleri* (*S. anginosus*, *S. constellatus* e *S. intermedius*), *S. mutans* e *S. oralis*. Compõem 30% a 60% da flora bacteriana oral e encontram-se na superfície dentária, palato duro, faringe e língua; podem ainda serem encontrados nos tratos gastrointestinal, respiratório e urogenital. São patógenos oportunistas e de baixa virulência. Procedimentos cirúrgicos, manipulação dentária e doença gengival, que rompem a integridade destas mucosas, predispõem à bacteremia por estes patógenos[16].

Os *S. viridans* são as causas mais comuns de endocardite bacteriana em crianças com doença cardíaca subjacente; naquelas sem doença cardíaca prévia, perde apenas para o *S. aureus*. A doença desenvolve-se geralmente de maneira subaguda e evolui para cura em mais de 90% dos casos. Mais raramente, podem causar septicemia neonatal, abcesso cerebral, septicemia em pacientes neutropênicos e quadros de sinusite complicados[17].

O *S. mutans* é a bactéria mais importante em cáries dentárias; adere à superfície do dente através de um açúcar extracelular (dextranas) e pode igualmente aderir a válvulas cardíacas, desencadeando endocardite.

A penicilina G continua sendo o antibiótico de escolha para tratar a maioria dos *S. viridans*, com níveis de concentração inibitória mínima (MIC) ≤ 0,12 µg/mL. Em casos de endocardite, estas cepas sensíveis à penicilina podem ser tratadas com penicilina ou ceftriaxone. Cepas com MIC > 0,12 µg/mL e < 0,5 µg/mL são consideradas com resistência intermediária e, nestes casos, associa-se penicilina ou ceftriaxone por 4 semanas à gentamicina nas primeiras 2 semanas. Cepas resistentes à penicilina (MIC ≥ 0,5 µg/mL) são consideradas resistentes e as opções terapêuticas são o ceftriaxone, vancomicina ou linezolide.

## REFERÊNCIAS BIBLIOGRÁFICAS

1. McCarthy M. Streptococci. In: Daus BD, Dulbecco R, Elisen HW, Ginsberg HS. Microbiology. 4. ed. Philadelphia: JB Lippincott; 1990. p. 525-38.
2. Seeley HW Jr., Deibel RH. Streptococcaceae. In. Buchanan RE, Gibbons NE (ed.). Bergey manual of determinative bacteriology. Baltimore: Willians λ Willians; 1974. p. 491-513.
3. Gonzalez MJ, Sanz MA. Infecciones invasoras por Streptococcus pyogenes (2011-2018): sorotipos y presentacion clinica. An Pediatr (Barc). 2020;92(6):351-358.
4. Global Disease Burden of Streptococcus puogenes. Disponível em: www.ncbi.nlm.nih.gov>boohs>NBK587099.Publicado. Acesso em: 10 abr. 2022.
5. Orli Megged, MD. Characteristics of Streptococcus pyogenes Versus Streptococcus pneumoniae pleural empyema and pneumonia with pleural effusion in children. Pediatr Infect Dis J. 2020;39:799-802.

6. Costa C, Carriço JA, Ramirez M et al. Scarlet fever is caused by a limited number of Streptococcus pyogenes lineages and is associated with the exotoxin genes ssa, speA and speC. Pediatr Infect Dis. 2014;33:306-310.
7. Waddington CS, Snelling TL, Carapetis Jr. Management of invasive group A streptococcal infection. J Infect. 2014;69(Suppl 1):S63.
8. Sanchez V, Ludwig G, Tamayo E et al. Molecular characterization of Streptococcus pyogenes causing invasive disease in pediatric population in Spain a 12 years study. Pediatr Infect Dis J. 2019;38:1168-1172.
9. American Academy of Pediatrics. Committee on Infectious Diseases. Red book: Report of the Committee of Infectious, 2021.
10. Prato A, Gulisano M, Scerbo M et al. Diagnostic Approach of Pediatric Autoimmune Neuropsyquiatric Disorders Associated With Streptococcal Infections (PANDAS): a narrative rewiew of literature data. Front Pediatric. 2021;9:746639.
11. Gewitz MH, Baltimore RS, Tani LY et al. Revision of the Jones criteria for the diagnosis of acute rheumatic fever in the era of Doppler echocardiography. Circulation. 2015;131(20):1806-1818.
12. Lorenz N, HO TKC, McGregor R et al. Serological Profiling of Group A Streptococcal Infections in Acute Rheumatic Fever. Clin Infect Dis. 2021;73:2322.
13. Hasperhoven GA, AI Nasiry S, Bekker V et al. Universal screening versus risk based ptotocols for antibiotic prophylaxis during childbirth to prevent early onset group B streptococcal disease: a systematic review and meta-analysis. BJOG. 2020;127:680.
14. Ecclesia FG, Cadenas JAA, Gomez B et al. Late-onset Group B Sttreptococcus Bacteremia Evaluated in the Pediatric Emergency Department and Risk Factors for Severe Infection. `Pediatric Infect Dis J. 2022;41:455-459.
15. Centers for Disease Control and Prevention. Vancomycin-resistant enterococci (VRE) in healthcare settings. Disponível em: https://www.cdc.gov/hai/organisms/vre/vre.htlm. Acesso em: 20 jan. 2023.
16. Desai N, Steenberger J, Katz DE. Antibiotic resistance of non-pneumococcal streptococci and its clinical impact. Antimicrob Drug Resist. 2016;791-810.
17. Mcneil JC, Dunn JJ, Kaplan SL et al. Complications of otitis media and sinusitis caused by streptococcus anginosus group organisms in children. Pediatr Infect Dis J. 2020;39:108-113.
18. Farhat CK, Carvalho LHFR, Succi RCM (coord.). Infectologia pediatrica. 3. ed. Rio de Janeiro: Atheneu; 2006.

# Hanseníase

33

*Marcos César Florian*
*Jane Tomimori*

A hanseníase é doença infectocontagiosa considerada como negligenciada e ainda um problema de saúde pública no Brasil. É causada por uma micobactéria, o *Mycobacterium leprae* ou o *Mycobacterium lepromatosis*, também conhecido como bacilo de Hansen. Tem como característica principal a sua apresentação clínica espectral, intimamente associada à resposta imune do hospedeiro a antígenos da micobactéria. É uma doença sistêmica com particular acometimento da pele e do sistema nervoso periférico[1,2]. É de evolução crônica. O acometimento de crianças tem particular importância porque reflete a possibilidade de transmissão ativa e recente na área geográfica de convivência da criança[3].

## ETIOLOGIA E PATOGENIA

O bacilo de Hansen é um bacilo álcool-ácido resistente (BAAR). Não se obteve até o momento o seu cultivo em meios artificiais, podendo ser inoculado e se reproduzir *in vivo* em animais de laboratório para fins experimentais e estudos de viabilidade bacilar ou de resistência a drogas[1,2,4].

O principal modo de contágio se dá por via aérea, por meio de contato prolongado e próximo de uma pessoa suscetível com paciente bacilífero que não esteja em tratamento. Os comunicantes intradomiciliares com convivência prolongada são os de maior potencial de serem infectados. Após o contágio, ocorrerão evoluções diversas, consoantes à capacidade defensiva do organismo, possivelmente inata, e às condições nutricionais. A maior parcela da população (aproximadamente 85%) consegue reagir imunologicamente de forma eficaz contra o bacilo, apresentando infecção sem doença manifesta ou desenvolvendo formas paucibacilares, que não são contagiantes. O período de incubação é longo, variando, em média, de 2 a 7 anos. O bacilo se multiplica lentamente e a evolução da doença clínica é também lenta[1,4,5].

A presença da doença em crianças ocorre especialmente em zonas hiperendêmicas. O contágio domiciliar é o de maior importância, porém deve ser dada atenção ao convívio social, escolar etc. Os pais e avós são os contatos mais frequentes. Embora a doença possa ocorrer em todas as faixas etárias, os casos em menores de 3 anos são excepcionais, em virtude do longo período de incubação. Não há evidências conclusivas da possibilidade de contágio transplacentário ou pelo leite materno (onde bacilos são encontrados), entretanto, existem relatos que sugerem infecção intrauterina. Anticorpos da classe IgA e IgM contra antígenos do *M. leprae* podem estar presentes no soro do cordão umbilical, indicando a síntese fetal de anticorpos[3,6-8].

## IMUNOLOGIA

Há diversas proteínas isoladas da parede celular, da membrana celular e do citoplasma da micobactéria. Diversos antígenos proteicos têm sido utilizados nos estudos sorológicos da hanseníase. As técnicas mais utilizadas são: ELISA, imunoprecipitação, *Western immunoblotting*, eletroforese em gel de poliacrilamida e outros imunoensaios. Os métodos sorológicos com antígenos proteicos sempre devem ser interpretados junto ao quadro clínico[4,9].

A superfície do bacilo de Hansen caracteriza-se pela presença de uma importante quantidade de componentes lipídicos, os quais são responsáveis pela formação de material espumoso no interior dos macrófagos (células de Virchow). O crescimento lento da micobactéria também está relacionado a essa grande proporção de lipídios na sua superfície, pois a sua propriedade hidrofóbica representa uma barreira à difusão de nutrientes necessários ao crescimento bacteriano, assim como impede a fixação do anticorpo à parede celular. Os lipídios têm um importante papel na patogenicidade e imunogenicidade do bacilo, sendo o glicolipídio fenólico-I (*phenolic glycolipid-I* – PGL-I) específico dessa micobactéria. Há outros componentes importantes e imunogênicos na parede celular, como a arabinogalactana e a lipoarabinomanana. Além do PGL-1, outros antígenos, naturais ou sintéticos, como o LID-1, o ND-O-BSA, o rMLP15 podem ser usados em testes sorológicos[1,4].

Pacientes com diminuição ou ausência de resposta imune celular à micobactéria, se não tratados, desenvolverão formas clínicas com maior comprometimento da pele e do sistema nervoso periférico e com potencial de comprometimento de outros órgãos, além de uma alta carga bacilar. Esses pacientes desenvolvem resposta predominantemente do tipo Th2 e Treg, com aumento das citocinas IL-4, IL-5, IL-6, IL-10, IL-13, TNF-α e TGF-β. Embora esses doentes apresentem deficiência da resposta imune celular, a imunidade humoral permanece intacta[1,4].

Pacientes com boa resposta imune celular desenvolverão forma clínica com menor carga bacilar, menos lesões cutâneas e menor número de nervos periféricos acometidos, porém esse acometimento pode ser mais precoce. Nesses pacientes, a resposta predominante é a do tipo Th1 e Th17, com aumento de IL-2, IFN-γ, TNF-α, IL-17, IL-1β e GM-CSF[1,4].

## EPIDEMIOLOGIA E HISTÓRIA NATURAL DA DOENÇA

Índia, Brasil e Indonésia são os países com o maior número de pacientes com hanseníase no mundo. O Brasil responde por 90% dos casos das Américas. É doença endêmica em todo o Brasil, com maior prevalência nas regiões Norte, Nordeste e Centro-Oeste. A prevalência da doença caiu no mundo desde a implantação do tratamento com a poliquimioterapia na década de 1980, porém a detecção de novos casos mantém-se alta no Brasil[1,4,5].

A presença de novos casos entre menores de 15 anos é importante, porque indica a mensuração de força de transmissão recente da endemia na comunidade em que reside a criança. Quando esse parâmetro é alto, como ocorre no Brasil, demonstra uma alta taxa de transmissão recente da hanseníase na comunidade em que a criança reside e uma tendência de expansão da endemia nessas regiões. A diminuição da detecção de casos nas crianças está relacionada à eficiência do programa[3,6-8].

Após a infecção e o longo período de incubação, as primeiras manifestações clínicas podem ser cutâneas (forma indeterminada) ou neurológicas. A evolução da doença para outras formas clínicas ou para uma cura espontânea depende da resposta imune celular do hospedeiro e pode ocorrer em anos ou décadas, portanto, é insidiosa e crônica[9].

### Classificações

Há algumas classificações da hanseníase baseadas em aspectos clínicos, bacterioscópicos, histopatológicos e imunológicos. A classificação de Madri (1953) define dois polos (tuberculoide e virchowiano) e dois grupos (dimorfo e indeterminado). A classificação mais correntemente utilizada é a proposta por Ridley e Jopling (1966), que reconhece as cinco formas "tuberculoide-tuberculoide", "dimorfa-tuberculoide", "dimorfa-dimorfa", "dimorfa-virchowiana" e "virchowiana-virchowiana"[10]. Há também uma classificação operacional para fins de tratamento (Organização Mundial de Saúde, 1981) que divide os pacientes em dois grupos: paucibacilares e multibacilares, e que será mais bem analisada no tópico "Terapêutica".

### Quadro clínico

A hanseníase é uma doença sistêmica, sendo a pele e o sistema nervoso periférico (ramúsculos neurais e troncos nervosos) os órgãos mais acometidos. Pelo período de incubação longo e pela característica crônica e insidiosa da evolução da doença, os adultos são mais acometidos pela hanseníase do que as crianças. Entretanto, como já salientado, em áreas com alta endemia, o acometimento de crianças é mais provável e pode levar a sequelas sensitivo-motoras se não diagnosticada e adequadamente tratada precocemente[1,2,4,9].

## HANSENÍASE INDETERMINADA

Esta forma é a que representa a primeira manifestação cutânea da doença ativa, surgindo após o longo período de incubação. Caracteriza-se por manchas hipocrômicas ou eritemato-hipocrômicas bem delimitadas

(Figura 33.1), geralmente assintomáticas e em pequeno número, podendo ser hipo ou anestésicas, especialmente em relação à sensibilidade térmica. Pode ocorrer perda de pelos na área lesada (alopecia), bem como diminuição ou abolição da sudorese. Os troncos neurais ainda não apresentam espessamento[1,2,4,9].

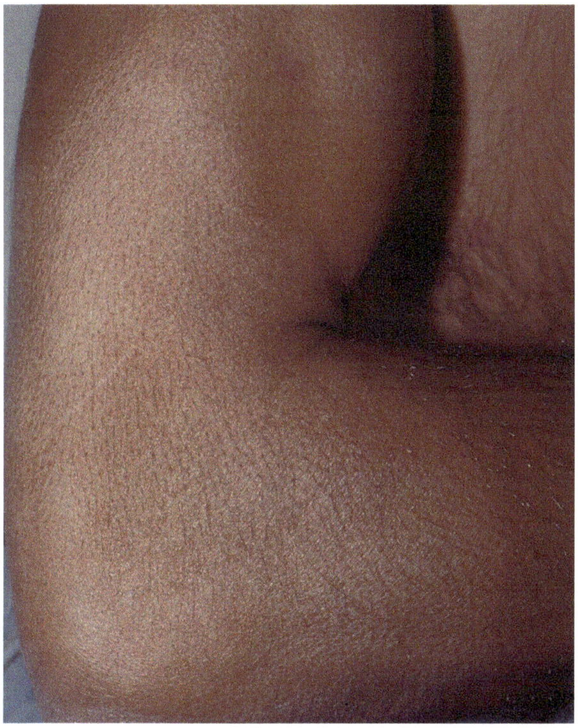

**Figura 33.1** – Hanseníase indeterminada.
*Fonte:* Acervo da autoria.

## HANSENÍASE TUBERCULOIDE

Caracteriza-se por lesões em placa, eritematosas, com bordas bem delimitadas, sendo usualmente pouco numerosas. Há perda de sensibilidade local, podendo haver perda das sensibilidades térmica, dolorosa e/ou tátil. Quando há lesões na face, a perda de sensibilidade pode ser menos detectada, pela riqueza de terminações nervosas locais. As lesões cutâneas podem estar acompanhadas também de alterações nervosas tronculares, com espessamento de nervos próximos às lesões cutâneas e de forma assimétrica. A deformidade, decorrente da alteração motora, instala-se precocemente nessa forma.

Crianças, em geral com idade entre 1 e 4 anos, com boa resposta imune celular em contato com pacientes com alta carga bacilar, podem desenvolver uma forma de hanseníase tuberculoide denominada "hanseníase nodular da infância". Caracteriza-se pela presença de placa, nódulos ou pápulas eritematosas em áreas expostas, principalmente face e membros superiores (Figura 33.2). As lesões são em pequeno número e evoluem benignamente com regressão espontânea em 5 a 6 meses[1,2,4,9].

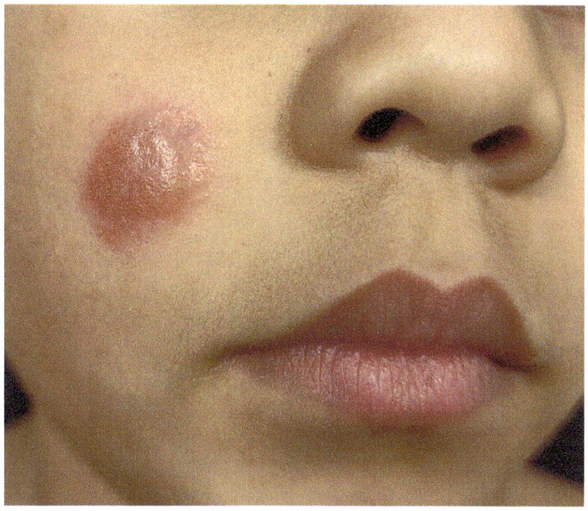

**Figura 33.2** – Hanseníase nodular da infância.
*Fonte:* Acervo da autoria.

## HANSENÍASE DIMORFA (*BORDERLINE*)

É a forma imunologicamente intermediária entre os polos tuberculoide e virchowiano. A classificação de Ridley e Jopling a subdivide nas formas dimorfa-tuberculoide, dimorfa-dimorfa e dimorfa-virchowiana, caracterizando melhor o comportamento espectral da hanseníase. As lesões são tão mais numerosas quanto mais se distanciam do polo tuberculoide, sendo característica a lesão em placa tipo "foveolar" ou "em queijo suíço", de centro aparentemente poupado, com borda interna bem definida e borda externa mal definida (Figura 33.3)[1,2,4,9].

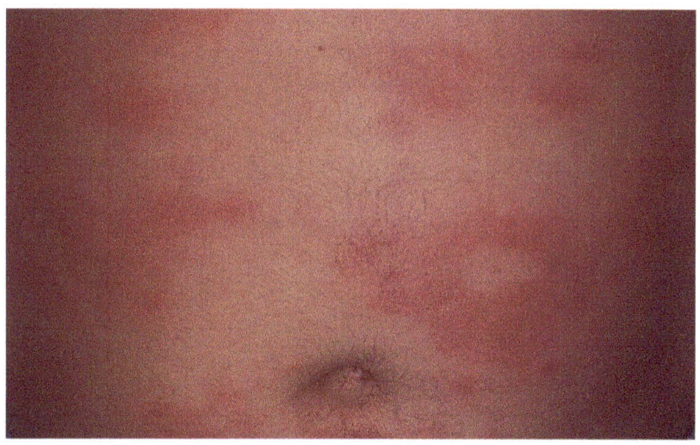

**Figura 33.3** – Hanseníase dimorfa.
*Fonte:* Acervo da autoria.

## HANSENÍASE VIRCHOWIANA

Forma difusa da doença, com muitas manifestações clínicas, com lesões cutâneas polimorfas (eritema, máculas discrômicas, pápulas, nódulos, placas e/ou infiltração) distribuídas difusamente no tegumento (Figura 33.4). A infiltração da face e dos lóbulos de orelhas, com perda de sobrancelhas (madarose), confere o aspecto conhecido por face leonina.

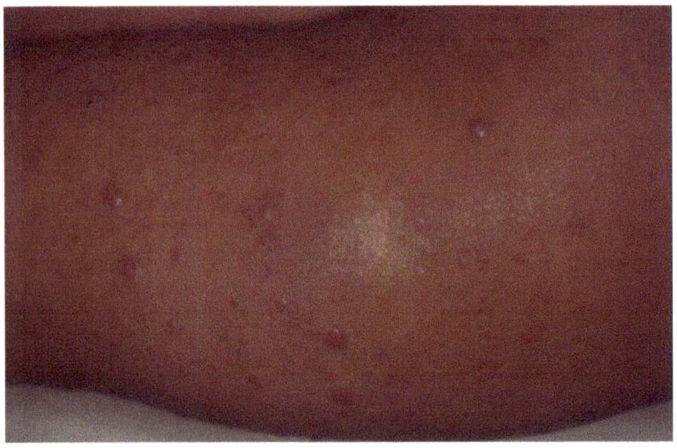

**Figura 33.4** – Hanseníase virchowiana.
*Fonte:* Acervo da autoria.

As lesões cutâneas são muito numerosas, com tendência à distribuição simétrica, e hipo ou anestésicas (térmica, dolorosa e/ou tátil). O acometimento neural, embora profuso e simétrico, é menos intenso e mais tardio em comparação ao da forma tuberculoide[1,2,4,9].

## DIAGNÓSTICO E EXAMES SUBSIDIÁRIOS

De acordo com o Ministério da Saúde do Brasil, um caso de hanseníase é definido quando há a presença de um ou mais dos seguintes critérios:

1. Lesão(ões) e/ou áreas(s) da pele com alteração de sensibilidade térmica e/ou dolorosa e/ou tátil.
2. Espessamento de nervo periférico associado a alterações sensitivas e/ou motoras e/ou autonômicas.
3. Presença do *M. leprae*, confirmada na baciloscopia de esfregaço intradérmico ou na biópsia de pele[1,2,4,9].

### Avaliação clínica

Por meio do exame dermatoneurológico, realizando os testes de sensibilidade térmica (tubos de ensaio com água fria e com água quente), dolorosa (agulhas ou alfinetes) e tátil (chumaço de algodão). Esses testes devem ser feitos nas lesões ou nas áreas cutâneas com diminuição de pelos e/ou sudorese. O estesiômetro de monofilamentos sintéticos também pode ser utilizado para a avaliação da sensibilidade. Em seguida, realizar a palpação de nervos periféricos — auricular magno, radial, ulnar, mediano, fibular comum e tibial —, investigando-se, espessamento neural. Outros ramos e troncos neurais periféricos também podem estar espessados[1,2,4,9].

### Teste da histamina exógena

Aplica-se uma gota da solução milesimal de histamina sobre a pele a ser examinada. Em seguida, faz-se uma leve escarificação da pele no local. Se ocorrer a tríplice reação de Lewis (eritema primário, eritema reflexo e pápula edematosa no local da aplicação), há integridade neural. Se houver ausência do eritema reflexo, um dano axonal deve estar presente no local testado.

Na criança, a prova da histamina é útil para uma avaliação de lesão do ramúsculo nervoso em manchas hipocrômicas suspeitas[1,2,4,9].

### Baciloscopia

Realiza-se a coleta de raspado dérmico de lesão cutânea dos lóbulos das orelhas e dos cotovelos. Faz-se esfregaço com o material (linfa) e fixa-se com o calor. O material é submetido à coloração de Ziehl-Neelsen. Determina-se o índice baciloscópico (quantitativo, de 0 a 6+) e o morfológico (qualitativo). Espera-se positividade nas formas dimorfa e virchowiana. Um exame negativo não exclui o diagnóstico[1,2,4,9,11].

### Exame histopatológico

A biópsia de pele pode auxiliar no diagnóstico e na classificação da forma da hanseníase. A coloração de Fite-Faraco ou Ziehl-Neelsen auxilia na detecção de bacilos no tecido. Na hanseníase indeterminada, há um infiltrado inflamatório linfomonocitário pouco expressivo que tende a acometer os ramúsculos neurais na derme. Geralmente, não são encontrados bacilos. Na hanseníase tuberculoide, há granulomas de tipo tuberculoide sem necrose e, normalmente, ausência de bacilos. Na hanseníase virchowiana, há um infiltrado de macrófagos xantomizados (aspecto espumoso da célula de Virchow) e a pesquisa de bacilos no interior desses macrófagos é positiva. A presença de globias (aglomerado de bacilos) indica a presença do *M. leprae*. Na hanseníase dimorfa, há achados mistos de granulomas tuberculoides e macrófagos xantomizados[1,2,4,9].

### Outros exames subsidiários

Eletroneuromiografia, ultrassonografia ou ressonância nuclear magnética de nervos periféricos, métodos sorológicos (ELISA e fluxo lateral), PCR (reação em cadeia da polimerase), investigação de resistência medicamentosa. Quando disponíveis, podem ser utilizados em situações em que auxiliem a definição diagnóstica[1,2,4,9].

## REAÇÕES HANSÊNICAS

As reações hansênicas, também chamadas de surtos reacionais ou estados reacionais, são fenômenos inflamatórios agudos ou subagudos frequentes. Há dois tipos de reações hansênicas[1,2,4,9]:

### Reação tipo I ou reversa

Caracteriza-se pela exacerbação de lesões pré-existentes. As lesões cutâneas tornam-se mais enduradas e eritematosas (Figura 33.5). Podem ser acompanhadas de febre, mal-estar geral, tenossinovites e neurites. Há exacerbação da resposta imune celular, principalmente nas formas dimorfas. Os altos níveis de IFN-γ indicam um estado de hipersensibilidade e uma resposta exacerbada de Th1 antígeno-específica, os quais atuam para a eliminação do antígeno, porém com concomitante dano tecidual, maior destruição e perda de função do nervo de forma aguda durante as reações, se não devidamente tratadas.

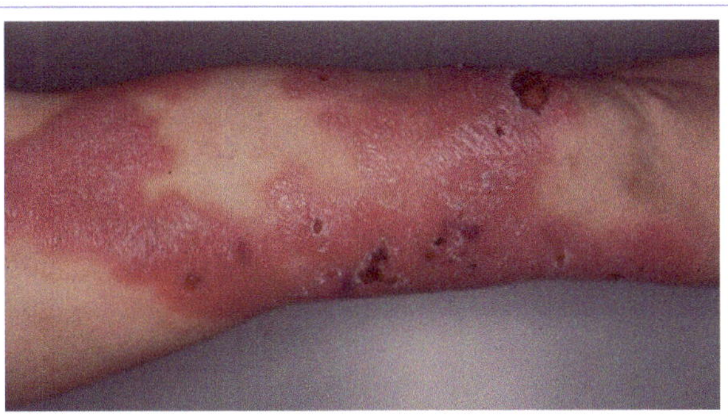

**Figura 33.5 –** Reação hansênica tipo 1 ou reversa.
*Fonte:* Acervo da autoria.

### Reação tipo II ou eritema nodoso hansênico

O quadro cutâneo eventualmente se caracteriza como eritema polimorfo e/ou síndrome de Sweet-símile. Ocorre o aparecimento de novas lesões, de características diferentes das lesões específicas pré-existentes. São pápulas e nódulos eritematosos, dolorosos à palpação (Figura 33.6). Essas lesões aparecem difusamente no tronco e membros. Podem ser acompanhadas de febre, mal-estar geral, neurite, artrite, orquite e/ou nefrite. É descrita classicamente como uma reação humoral de hipersensibilidade tardia de padrão Th2 com a formação de imunocomplexos. O TNF-α, cuja produção é estimulada pelo IFN-γ, encontra-se extremamente aumentado nesta reação. Ocorre nos pacientes com alta carga bacilar e de anticorpos, como os dimorfos-virchowianos e os virchowianos.

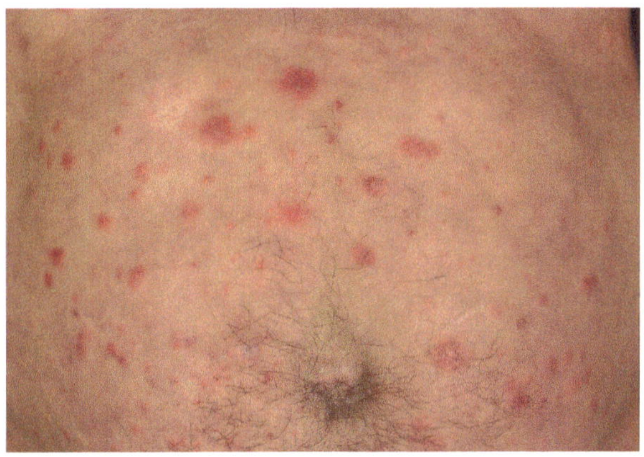

**Figura 33.6 –** Reação hansênica tipo 2 ou eritema nodoso hansênico.
*Fonte:* Acervo da autoria.

## TERAPÊUTICA

O tratamento é denominado poliquimioterapia (PQT-U). São usados três fármacos (rifampicina, dapsona e clofazimina). Os pacientes são divididos em dois grupos operacionais seguindo a classificação da OMS:

- Paucibacilares (PB – formas indeterminadas ou tuberculoide E baciloscopia negativa E até 5 lesões de pele).
- Multibacilares (MB) – formas dimorfa ou virchowiana OU baciloscopia positiva OU 6 ou mais lesões de pele.

Os esquemas da PQT-U estão descritos na Tabela 33.1[1,2,12].

**Tabela 33.1** – Esquemas da PQT-U (poliquimioterapia) para hanseníase.

| Faixa etária e peso corporal | Apresentação | Posologia | Duração do tratamento | |
|---|---|---|---|---|
| | | | MB | PB |
| Pacientes com peso acima de 50 kg | PQT-U adulto | **Dose mensal supervisionada:**<br>▪ Rifampicina 600 mg<br>▪ Clofazimina 300 mg<br>▪ Dapsona 100 mg<br>**Dose diária autoadministrada:**<br>▪ Clofazimina 50 mg, diariamente<br>▪ Dapsona 100 mg, diariamente | 12 meses | 6 meses |
| Crianças ou adultos com peso entre 30 e 50 kg | PQT-U infantil | **Dose mensal supervisionada:**<br>▪ Rifampicina 450 mg<br>▪ Clofazimina 150 mg<br>▪ Dapsona 50 mg<br>**Dose diária autoadministrada:**<br>▪ Clofazimina 50 mg, em dias alternados<br>▪ Dapsona 50 mg, diariamente | 12 meses | 6 meses |
| Crianças com peso abaixo de 30 kg | Adaptação da PQT-U infantil | **Dose mensal supervisionada:**<br>▪ Rifampicina 10 mg/kg de peso<br>▪ Clofazimina 6 mg/kg de peso<br>▪ Dapsona 2 mg/kg de peso<br>**Dose diária autoadministrada:**<br>▪ Clofazimina 1 mg/kg de peso/dia<br>▪ Dapsona 2 mg/kg de peso/dia | 12 meses | 6 meses |

*Fonte:* Protocolo Clínico e Diretrizes Terapêuticas da Hanseníase – Brasília: Ministério da Saúde, 2022[12].

Minociclina, ofloxacina e claritromicina são usados para substituir algum dos fármacos caso seja necessário, por efeitos adversos ou por detecção de resistência medicamentosa[1,2,12].

Como terapêutica da reação hansênica tipo 1, utiliza-se prednisona 1 mg/kg/dia nos adultos e nas crianças. Na reação tipo 2, nos adultos (18 anos ou mais), utiliza-se talidomida 100 a 400 mg/dia, se não houver contraindicações e de acordo com a legislação vigente. Na reação tipo 2, nas crianças (abaixo de 18 anos) utiliza-se clofazimina 1,5 a 2 mg/kg, 3 vezes por dia no primeiro mês, duas vezes por dia no segundo mês e uma vez ao dia no terceiro mês em diante[1,2,12,13].

## Controle de comunicantes

O exame dos comunicantes dos pacientes com hanseníase é essencial. O risco de haver casos entre os comunicantes é maior do que na população geral. Os comunicantes que não apresentarem sinais ou sintomas da hanseníase são vacinados com o BCG (bacilo de Calmette-Guérin), mesmo se já tiverem cicatriz da vacina. Esta imunoprofilaxia diminui a incidência de novos casos de hanseníase e melhora a resposta imune celular dos que forem suscetíveis[1,2,12].

## Reabilitação

É fundamental o acompanhamento dos pacientes após o término da PQT-U e realização de fisioterapia e outros procedimentos de reabilitação caso haja necessidade, a depender de cada caso clínico. Vigilância em relação a reações hansênicas após a alta medicamentosa e possibilidade de recidivas devem ser monitoradas também[1,2,12].

## REFERÊNCIAS BIBLIOGRÁFICAS

1. Brasil. Ministério da Saúde. Secretaria de Vigilância em Saúde. Departamento de Vigilância das Doenças Transmissíveis. Guia prático sobre a hanseníase [recurso eletrônico]. Brasília: Ministério da Saúde, 2017. 68 p. Disponível em: http://bvsms.saude.gov.br/bvs/publicacoes/guia_pratico_hanseniase.pdf.
2. WHO. 2018. Guidelines for the diagnosis, treatment and prevention of leprosy. Disponível em: https://apps.who.int/iris/bitstream/handle/10665/274127/9789290226383-eng.pdf.
3. Barreto JG, Frade MAC, Bernardes Filho F, da Silva MB, Spencer JS, Salgado CG. Leprosy in Children. Curr Infect Dis Rep. 2017;19(6):23.
4. Deps PD, Florian MC, Virmond MCL. Hanseníase na prática clínica. São Paulo: Editora dos Editores, 2022. 428p
5. WHO. Weekly Epidemiological Record (WER), 9 September 2022, vol. 97, 36 (p. 429-452). Global leprosy (Hansen disease) update, 2021: moving towards interruption of transmission. Disponível em: https://apps.who.int/iris/handle/10665/362412.

6. Darlong J, Govindasamy K, Daniel A. Characteristics of children with leprosy: factors associated with delay in disease diagnosis. Indian J Dermatol Venereol Leprol. 2022;88(3):337-41.
7. Oliveira MB, Diniz LM. Leprosy among children under 15 years of age: literature review. An Bras Dermatol. 2016;91(2):196-203.
8. Sato CM, Rodrigues TDSV, Silva PRS, Santos ES, Xavier DR, Baptista IMFD et al. Social school contacts of multibacillary leprosy cases in children living in the hyperendemic region of the Midwest of Brazil. J Pediatr. 2022;98(4):431-7.
9. Froes Junior LAR, Sotto MN, Trindade MAB. Hanseníase: características clínicas e imunopatológicas. An Bras Dermatol. 2022;97(3):338-47.
10. Ridley DS, Jopling WH. Classification of leprosy according to immunity: a five group system. Int J Lepr Other Mycobact Dis. 1966;34:255-73.
11. Brasil. Ministério da Saúde. Guia de procedimentos técnicos para baciloscopia em hanseníase [texto na internet]. 2010. Disponível em: http://bvsms.saude.gov.br/bvs/publicacoes/guia_procedimentos_tecnicos_corticosteroides_hanseniase.pdf.
12. Brasil. Ministério da Saúde. Secretaria de Vigilância em Saúde, Departamento de Doenças de Condições Crônicas e Infecções Sexualmente Transmissíveis. Protocolo Clínico e Diretrizes Terapêuticas da Hanseníase. Secretaria de Ciência, Tecnologia, Inovação e Insumos Estratégicos em Saúde. Brasília: Ministério da Saúde, 2022. 152 p. Disponível em: https://www.gov.br/conitec/pt-br/midias/protocolos/publicacoes_ms/copy_of_20230131_PCDT_Hanseniase_2022_eletronica_ISBN.pdf.
13. Brasil. Ministério da Saúde. Talidomida. Orientações para o uso controlado [texto na internet]. 2014. Disponível em: https://bvsms.saude.gov.br/bvs/publicacoes/talidomida_orientacao_para_uso_controlado.pdf.

# Infecções por *Haemophilus* sp.

# 34

*Marcos Junqueira do Lago*

## MANIFESTAÇÕES CLÍNICAS

O *Haemophilus influenzae* (Hi) é uma bactéria Gram-negativa que, em sua forma capsulada do sorotipo b (Hib), pode causar uma variedade de doenças, principalmente em crianças menores de 5 anos: meningite, pneumonia, epiglotite, celulite, osteoartrite, conjuntivite, otite média, sinusite, pericardite, endocardite, colecistite, infecções intra-abdominais e infecção do trato urinário. Em lactentes, pode ocorrer bacteremia primária ("bacteremia oculta"), que se apresenta como um quadro febril agudo associado à toxemia e sem foco infeccioso detectável[1].

## ETIOPATOGENIA

Foi descrito por Pfeiffer (1892), que o denominou como *Influenza bacillus*, uma alusão ao fato de que o material foi obtido de pacientes com pneumonia durante uma pandemia de gripe. É um coco bacilo Gram-negativo pleomórfico, imóvel, não esporulado, anaeróbio facultativo, da família *Pasteurellaceae*, com distribuição mundial e patogênico apenas para a espécie humana[1].

Pittman (1931) definiu os dois maiores grupos de Hi: capsulados (tipáveis), classificados em seis grupos ou sorotipos (a, b, c, d, e, f), e não capsulados (não tipáveis). Pittman observou que o Hib estava relacionado a quase todas as infecções graves associadas a esta bactéria, o que posteriormente foi confirmado por diversos autores[2].

Até os anos de 1980, acreditava-se que apenas os Hi tipáveis (HiT) eram capazes de produzir infecção. Sabe-se hoje que os Hi não tipáveis (HiNT) exercem um papel regulador na imunidade local das vias aéreas superiores (VAS), mas também são capazes de produzir infecção principalmente em menores de 5 anos e idosos[3,4].

A transmissão ocorre através de gotículas nasofaríngeas, sendo as VAS a principal porta de entrada. O contato direto de pessoas colonizadas com toalhas, lenços ou outros objetos compartilhados também tem sido descrito como formas de transmissão e a contaminação pode ocorrer mesmo na ausência de sintomatologia respiratória[5].

São conhecidas nove espécies relacionadas a infecções: *H. influenzae, H. aegyptius, H. parainfluenzae, H. haemolyticus, H. parahaemolyticus, H. paraphrophaemolyticus, H. haemoglobinophilus, H. ducreyi* e *H. pittmaniae*[6]. Neste capítulo, trataremos das infecções associadas ao *H. influenzae* (Hi), e também ao *H. aegyptius* (Hae), responsável pela febre purpúrica brasileira (FPB).

## EPIDEMIOLOGIA

Apesar da significante diminuição das infecções invasivas após a introdução da vacina capsulada (1985, nos Estados Unidos, e 1999, no Brasil), o Hib ainda persiste como responsável por doenças invasivas graves (meningite, pericardite, septicemia, artrite séptica) principalmente em países onde a vacina não está disponível e também em crianças que não receberam todas as vacinas preconizadas[7].

Com a introdução da vacina, a partir dos anos 2000, observa-se, concomitantemente a uma diminuição marcante das infecções pelo Hib, um aumento das infecções, invasivas e não invasivas, por outros

HiT e HiNT, predominantemente em pacientes nos extremos da vida e portadores de comorbidades[4].

Em 2006, em resposta à observação do aumento de infecções invasivas pelo Hib em crianças e idosos, o Reino Unido implementou uma quarta dose da vacina, aos 12 meses de idade. Seis anos depois, em um estudo realizado na Inglaterra e no País de Gales (2012 a 2016), observou-se 3.523 casos de Hi confirmados, com identificação de 430 HiT e 2.451 HiNT. Dos 430 HiT, 15,6% eram Hib, 74,9% eram do sorogrupo f (Hif) e os restantes 9,5% pertenciam aos demais cinco sorogrupos[8].

Nos últimos 20 anos os HiNT têm se tornado agentes de grande relevância, podendo serem responsáveis por infecções localizadas, tais como: conjuntivite, otite média e sinusites e até, mais raramente, invasivas (pneumonias). Atualmente os HiNT são responsáveis por 62,5% dos casos de infecção pelo Hi em crianças menores que 5 anos[9].

No Brasil, estima-se que o número de casos de meningite por Hib tenha diminuído 82% nos primeiros 2 anos após a incorporação da vacina pelo Programa Nacional de Imunização (1999)[10]. Em um estudo realizado em Campinas (SP), durante o ano de 2015, foram descritos oito casos de doença invasiva por Hi não tipo b e, destes, sete foram identificados, com quatro HiNT e três HiT (1 Hic; 2 Hia). Em quatro pacientes, o diagnóstico foi de bacteremia; em dois casos, o Hi foi identificado em líquido pleural; e dois pacientes tiveram meningite. Três pacientes (37,5%) apresentavam comorbidades. Com exceção de uma cepa (não testada), todas eram sensíveis à ampicilina e não produtoras de β-lactamase. A análise por genotipagem descartou a transmissão intra-hospitalar[11].

O aumento de casos de infecção invasiva por Hi não tipo b é real e vem ocorrendo em todos os países. É necessário investir na vigilância para diagnosticar corretamente as infecções, monitorar as cepas HiT e HiNT mais prevalentes, assim como o padrão de sensibilidade aos antibióticos para acompanhar e entender a nova dinâmica epidemiológica da doença.

## TESTES DIAGNÓSTICOS

Nas infecções respiratórias sem bacteremia, o diagnóstico geralmente é feito com base nos sinais e sintomas característicos da síndrome específica: otite média aguda, conjuntivite e sinusite. Na prática, a terapia antimicrobiana empírica inclui a cobertura para o Hi e o eventual isolamento do agente em amostras do trato respiratório, para não diferenciar colonização de infecção.

Diante de infecção invasiva (bacteremia, meningite, artrite séptica, pneumonia), o diagnóstico deve ser, sempre que possível, confirmado pela detecção do Hi através de cultura de material estéril (sangue, líquido cefalorraquidiano – LCR, punção articular/pleural) ou por exames baseados em reação em cadeia de polimerase (PCR)[12].

Ensaios comerciais de PCR multiplex estão disponíveis para infecções no sangue, trato respiratório e sistema nervoso central (SNC), no entanto, a maioria não identifica o sorotipo. A identificação por PCR não elimina a importância do isolamento em cultura, que permite determinar o sorotipo e a suscetibilidade aos antimicrobianos, além de permitir uma vigilância mais precisa[12].

Quando disponível, a identificação microbiana por espectrometria de massa (MALDI-TOF, do inglês *Matrix Assisted Laser Desorption Ionization-Time Of Flight*), apesar de não analisar a suscetibilidade, é um método com alta sensibilidade e especificidade e com tempo de resposta mais curto[13].

A produção de β-lactamase é o principal mecanismo de resistência dos Hi. Contudo a suscetibilidade à ampicilina pode ser mediada, raramente, por alterações nas proteínas de ligação à penicilina (PBPs), o que amplia a resistência para praticamente todos os β-lactâmicos[14].

## TRATAMENTO

Considerando que 25% a 28% das cepas de Hi são produtoras de β-lactamase[13], a amoxicilina + clavulanato é a primeira escolha para infecções localizadas e não associadas à bacteremia: otite média, sinusite e conjuntivite. Como alternativa, as cefalosporinas de segunda geração, claritromicina ou azitromicina podem ser utilizadas. Em casos específicos, as fluoroquinolonas são uma alternativa. Com um nível de resistência de aproximadamente 15%, a associação sulfametoxazol + trimetoprim não é recomendada[15,16].

No caso de infecções graves – meningite, epiglotite, bacteremia ou pneumonias que requerem internação –, pode-se utilizar a associação de uma penicilina semissintética com inibidor de β-lactamase (amoxicilina + clavulanato, ampicilina + sulbactam) ou cefalosporina de terceira geração (ceftriaxona ou cefotaxima), todos de forma endovenosa. Nos raros casos descritos, até o momento, de cepas resistentes à ampicilina por alterações nas PBPs (BLNAR), havia suscetibilidade à ceftriaxona[14].

## ISOLAMENTO DO PACIENTE HOSPITALIZADO

Além da constante e correta higienização das mãos, o Centers for Disease Control (CDC), dos Estados Unidos, recomenda precaução padrão e isolamento respiratório para pacientes com infecções invasivas pelo Hi: pneumonia bacterêmica em crianças, meningite e epiglotite. Estas recomendações podem ser suspensas 24 horas após o início da terapia antimicrobiana efetiva[17].

## MEDIDAS DE CONTROLE

Com o controle da doença causada pelo Hib, os sistemas de vigilância vêm identificando a crescente importância do HiNT e também do HiT de sorotipos não b. Centros nacionais de referência, com recursos suficientes, devem estabelecer vigilância epidemiológica e microbiológica abrangente, utilizando métodos moleculares, juntamente com dados sobre grupos etários afetados, comorbidades subjacentes, fatores de risco, apresentações clínicas e desfecho das infecções. A vigilância contínua é essencial para suportar futuras estratégias de vacinação (vacinas para HiNT e HiT sorotipos não b), para detectar doenças de substituição e falhas vacinais ("mutantes de escape")[4].

## PREVENÇÃO

O Programa Nacional de Imunização (PNI) contempla a aplicação de três doses da vacina conjugada, aos 2, 4 e 6 meses, utilizando a vacina pentavalente celular (DPT+Hib+HB)[18]. A Sociedade Brasileira de Pediatria recomenda uma quarta dose, aplicada aos 15 meses, levando em conta a possibilidade de utilização de pelo menos 1 dose (no primeiro ano de vida) de vacina combinada com componente pertussis acelular, disponíveis em clínicas privadas e no Centro de Referência para Imunobiológicos Especiais (CRIE)[19]. A quarta dose da vacina visa diminuir o risco de ressurgimento das doenças invasivas causadas pelo Hib a longo prazo e deve ser priorizada principalmente em grupos de risco: asplenia funcional ou anatômica, HIV, radio ou quimioterapia, transplante de medula óssea, transplantados ou candidato a transplante de órgãos e alteração da imunidade humoral (IgG2) e do complemento[20].

A quimioprofilaxia pós-exposição, com rifampicina, está indicada para contatos domiciliares (ou próximos) de uma criança com doença invasiva causada por Hib. A avaliação de risco para os demais contactantes deve ser analisada individualmente pelo órgão de saúde competente local. Geralmente, a quimioprofilaxia não é indicada para contatos de pessoas com doença invasiva por HiNT, porém deve ser considerada quando for por HiT não b. A rifampicina é utilizada para maiores de 1 mês, na dose de 20 mg/kg, por via oral (máxima de 600 mg), uma vez ao dia, por 4 dias. Para menores de 1 mês, a dose sugerida é de 10 mg/kg, uma vez ao dia, por 4 dias[5].

É fundamental manter a imunização contra o Hib, com altas taxas de cobertura em todos os países, para garantir que esse patógeno não ressurja como um importante agente de infecções pediátricas graves.

## FEBRE PURPÚRICA BRASILEIRA

### Manifestações clínicas

A febre purpúrica brasileira (FPB) é uma doença infecciosa aguda, que acomete crianças menores de 10 anos e possui apresentação clínica que varia de uma simples conjuntivite até uma síndrome séptica fulminante[21].

A forma grave da doença se apresenta inicialmente com uma conjuntivite, que pode ser uni ou bilateral e de intensidade variável. Em geral é acompanhada de febre intermitente, podendo ser baixa e passar despercebida. Após um curto período, surge febre alta (> 38,5 °C) acompanhada de toxemia. O quadro evolui em 24 a 48 horas, podendo ocorrer vômitos, prostração, cianose labial, extremidades frias e mal perfundidas, manifestações hemorrágicas e convulsão. As manifestações hemorrágicas se apresentam como petéquias e púrpuras que rapidamente evoluem para sufusões hemorrágicas, plaquetopenia e alterações do coagulograma[22].

Casos oligossintomáticos podem ocorrer, com conjuntivite e sintomas inespecíficos que evoluem para resolução em 2 a 3 semanas, quando, muitas vezes, o diagnóstico não é estabelecido[21,22].

## ETIOPATOGENIA

O agente etiológico é o *H. influenzae*, biogrupo *aegyptius* (Hae), um agente comum nas conjuntivites bacterianas que nunca havia sido associado à doença invasiva até o aparecimento da FPB. A definição da etiologia ocorreu a partir do isolamento do agente em sangue, LCR, lesão hemorrágica de pele, secreção de conjuntiva e de orofaringe de crianças com FPB e da identificação de um clone invasivo do Hae[23].

Após a associação do Hae, em 1986, com casos de FPB, o clone virulento adquiriu a denominação de *H. influenzae*, biogrupo *aegyptius*. Diversos estudos têm procurado elucidar as diferenças entre as cepas de Hae associadas a FPB (Hae-FPB) e não associadas a FPB (Hae-não FPB). Provavelmente, a virulência do Hae-FPB ocorre devido a múltiplos fatores, o que incluiria a análise de transcriptoma[23,24].

## EPIDEMIOLOGIA

Os primeiros casos de FPB foram relatados em 1984, no município de Promissão, estado de São Paulo (SP), com a identificação do agente etiológico, em 1986, a partir de material coletado durante um surto no município de Serrana (SP). Entre 1984 e 1993, a doença foi notificada em cinco estados: São Paulo, Paraná, Mato Grosso, Mato Grosso do Sul e Minas Gerais[22]. Fora do Brasil, casos de FPB foram descritos na Austrália (1986) e nos Estados Unidos (1998), porém geneticamente não associados ao Hae isolados no Brasil[25]. Em 2007, foram relatados casos suspeitos, porém não confirmados, em crianças de 2 a 8 anos, no município de Anajás (Ilha de Marajó, Pará). Em diversas localidades com surtos de conjuntivite, observou-se a presença de moscas "lambe-olhos" (família *Chloropidae*). É muito provável que estes insetos participem como vetores do Hae na disseminação da doença[24].

A doença atinge crianças de 3 meses a 10 anos de idade e quase 90% dos casos ocorrem em menores de 5 anos, com letalidade que pode variar de 40% a 90% e período de incubação de 3 a 15 dias[26]. Devido ao pouco conhecimento da doença, é possível que casos/surtos de FPB tenham sido relatados como outras doenças hemorrágicas febris.

Após o surto relatado em Anajás (2007), não ocorreram outros relatos de casos de FPB no Brasil, o que não afasta definitivamente esta possibilidade, pela dificuldade em se isolar o agente. O potencial de gravidade da FPB e a possibilidade real de ocorrência de novos casos justificam uma constante atenção, principalmente durante surtos de conjuntivite associada à febre em crianças menores de 10 anos de idade[24]. Desde 1989, a FPB (CID10 A. 48.4) faz parte da Lista Nacional de Notificação Compulsória de doenças, agravos e eventos de saúde pública, com notificação em 24 horas[27].

## TESTES DIAGNÓSTICOS

O diagnóstico é clínico-epidemiológico, com confirmação através do isolamento do agente. Além da cultura em meio apropriado, pode-se utilizar as técnicas de contraimunoeletroforese do soro e do LCR (SES-SP) e PCR[26,28].

## TRATAMENTO

O tratamento precoce tem papel fundamental no prognóstico da doença e deve ser feito com o uso de ampicilina (IV) ou amoxicilina (VO), por 7 dias, associada ou não ao cloranfenicol (IV) com internação e medidas de suporte em unidade intermediária ou de terapia intensiva (UTI). Até o momento, não foram descritas cepas de *Hae* produtoras de β-lactamases. O tratamento precoce das conjuntivites, com colírios a base de antibióticos, não garante a prevenção da FPB[29].

## MEDIDAS DE CONTROLE

Não existem evidências para o isolamento dos pacientes. Deve-se considerar como caso suspeito toda criança que teve ou está com conjuntivite e desenvolve quadro agudo de febre, acompanhado de algum outro sinal de toxemia (palidez perioral, vômitos, dor abdominal, alterações do estado de consciência) e, a partir de um caso suspeito, realizar busca ativa por outros casos. O controle dos vetores (moscas) pode também ser considerado uma medida eficaz para o bloqueio dos surtos[24].

## REFERÊNCIAS BIBLIOGRÁFICAS

1. Murphy TF. Haemophilus influenzae. In: Mandell GL, Bennett JE, Dolin R (ed.). Mandell, Dolin and Bennett's: principles and practice of infectious disease. 7th ed. New York (NY): Churchill Livingstone; 2010. p. 2039-2050.
2. Pittman M. Variation and Type specificity in the bacterial species Haemophilus influenzae. J Exp Med. 1931;53:471-492.
3. Mäkelä PH, Takala AK, Peltola H, Eskola J. Epidemiology of invasive Haemophilus influenzae type b disease. J Infect Dis. 1992;165(Suppl 1):S2.
4. Slack MPE, Cripp W, Grimwood K, Mackenzie GA, Ulanovah M. Invasive Haemophilus influenzae infections after 3 decades of hib protein conjugate vaccine use. Clin Microbiol Rev. 2021;34(3):1-41.
5. Kimberlin DW (ed.). Red Book: 2021-2024 report of the Committee on Infectious Diseases. Committee on Infectious Diseases, American Academy of Pediatrics. 32. ed. Elk Grove Village, IL 2021.
6. Parte AC, Sardà Carbasse J, Meier-Kolthof JP, Reimer LC Göker M. List of Prokaryotic names with Standing in

Nomenclature (LPSN) moves to the DSMZ. Int J Syst Evol Microbiol. 2020;70:5607-5612.
7. Butler DF, Myers SA. Changing Epidemiology of Haemophilus influenzae in children. Infect Dis Clin North Am. 2018;32(1):119-28.
8. Collins S, Litt D, Almond R, Findlow J, Linley E, Ramsay M et al. Haemophilus influenza type b (Hib) sero prevalence and current epidemiology in England and Wales. J Infect. 2018;76(4):335-341.
9. Buttler DF, Myers AL. Changing epidemiology of Haemophilus influenzae in children. I Infect Dis Clin N Am. 2018;32:119-128.
10. Ribeiro GS, Lima JBT, Reis JN, Gouveia EL, Cordeiro SM, Lobo TS et al. Haemophilus influenzae meningitis 5 years after introduction of the Haemophilus influenzae type b conjugate vaccine in Brazil. Vaccine. 2007;25(22):4420-4428.
11. Romaneli MTN, Tresoldi AT, Pereira RM, Garcia MT, Hofling CC, Resende MR. Doença invasiva causada por Haemophilus influenzae não tipo b: relato de oito casos. Rev Paul Pediatr. 2019;37(2):156-160.
12. Centers for Disease Control and Prevention. Best practices for use of polymerase chain reaction (PCR) for diagnosing Haemophilus influenzae and Neisseria meningitidis disease and public health importance of identifying serotype/serogroup. Acesso em: 20 jul. 2023. Disponível em: https://www.cdc.gov/meningococcal/laboratory/pcr-guidance-mening-hflu.html.
13. Månsson V, Gilsdorf JR, Kahlmeter G, Kilian M, Kroll JS, Riesbeck K et al. Capsule typing of Haemophilus influenzae by matrix-assisted laser desorption/ionization time-of-flight mass spectrometry. Emerging Infectious Diseases. 2018;24(3):443-452.
14. Potts CC, Rodriguez-Rivera LD, Retchless AC, Buono SA, Chen AT, Marjuki H et al. Antimicrobial susceptibility survey of invasive Haemophilus influenzae in the United States in 2016. Microbiol Spectr. 2022;10(3):1-10.
15. Brasil IM. Avaliação epidemiológica de Haemophilus influenzae com susceptibilidade reduzida aos antimicrobianos e de perfis genéticos de resistência no período pós-vacinal. Dissertação apresentada ao curso de Mestrado Acadêmico do Programa de Pós-Graduação em Vigilância Sanitária, do Instituto Nacional de Controle de Qualidade em Saúde, da Fundação Oswaldo Cruz, como requisito parcial para a obtenção do título de Mestre em Ciências. Rio de Janeiro; 2020.
16. Heilmann KP, Rice CL, Miller AL, Miller NJ, Beekmann SE, Pfaller MA et al. Decreasing prevalence of beta-lactamase production among respiratory tract isolates of Haemophilus influenzae in the United States. Antimicrob Agents Chemother. 2005; 49(6):2561-2564.
17. Siegel JD, Rhinehart E, Jackson M, Chiarello L, Health Care Infection Control Practices Advisory Committee. 2007 Guideline for Isolation Precautions: Preventing Transmission of Infectious Agents in Health Care Settings. Am J Infect Control. 2007 Dec;35(10 Suppl):65-164.
18. Ministério da Saúde do Brasil. Calendário Nacional de Imunização. Disponível em: https://www.gov.br/saude/pt-br/assuntos/saude-de-a-a-z/c/calendario-nacional-de-vacinacao/calendario-vacinal-2022/anexo-calendario-de-vacinacao-da-crianca_atualizado_-final-20-09-2022. Acesso em: 20 jul. 2023.
19. Sociedade Brasileira de Pediatria. Calendário de Vacinação da SBP – Atualização 2023; Acesso em: 7 de ago. 2023. Disponível em: https://www.sbp.com.br/fileadmin/user_upload/24158g-Calendario_Vacinacao_-_Atualizacao_2023.
20. Nascimento-Carvalho CM, Andrade ALSS. Haemophilus influenzae type b vaccination: long-term protection. J Pediatr. 2006;82(3 Suppl):109-14.
21. Harrison LH, Silva GA, Pittman M, Fleming DW, Vranjac A, Broome CV et al. Epidemiology and clinical spectrum of brazilian purpuric fever. J Clin Microbiol. 1989;27(4):599-604.
22. Silva GA. Febre purpúrica brasileira: uma contribuição aos conhecimentos clínicos e epidemiológicos de uma doença recém identificada. São Paulo. Tese (Doutorado em Saúde Pública) – Faculdade de Saúde Pública da USP; 1996.
23. Pereira RFC. Estudo do genoma e virulência de linhagens de Haemophilus influenzae Biotipo aegyptius causadoras de febre purpúrica brasileira. São Paulo. Tese (Doutorado em Biologia Funcional e Molecular) – Instituto de Biologia Unicamp; 2015.
24. Fonseca BR. Febre purpúrica brasileira: histórico, epidemiologia, situação atual no país e atualização quanto aos mecanismos de virulência envolvidos na infecção. São Paulo. Monografia [Especialização em Vigilância Laboratorial em Saúde Pública] – Instituto Adolfo Lutz – Unidade do Centro de Formação de Recursos Humanos para o SUS/SP-Doutor Antônio Guilherme de Souza; Campinas, 2019.
25. Smoot, Deanna LM, Franke D, McGillivary G, Actis LA. Genomic analysis of the F3031 Brazilian Purpuric Fever clone of Haemophilus influenzae biogroup aegyptius by PCR-Based Subtractive Hybridization. Infect Immun. 2002;70(5):2694-2699.
26. Febre Purpúrica Brasileira – CID 10: A48.4 – SES SP. Disponível em: https://www.saude.sp.gov.br/resources/cve-centro-de-vigilancia-epidemiologica/indice-de-a-z/fpurpurica.htm. Acesso em: 31 jul. 2023.
27. Ministério da Saúde. Portaria GM/MS Nº 3.418, de 31 de agosto de 2022.
28. Brandileone MCC, Vieira VSD, Tondella MLC, Sacchi CT, Landgraf LM, Zanella RC et al. Febre Purpúrica Brasileira. Caracterização rápida das cepas invasoras de Haemophilus aegyptius. Rev. Inst. Med. Trop. S. Paulo. 1989;31(4):221-227.
29. CIEVS Minas. Secretaria de Estado da Saúde. Manual de treinamento em vigilância sindrômica. Disponível em: https://docplayer.com.br/15787825-Manual-de-treinamento-em-vigilancia-sindromica.html. Acesso em: 26 jul. 2023.

# Infecção por *Helicobacter pylori*

# 35

*Silvio Kazuo Ogata*

Em 1983, o *Helicobacter pylori* foi isolado com sucesso pelos australianos Barry Marshall e James Warren, que também conseguiram estabelecer a relação causal desse bacilo Gram-negativo com a gastrite crônica e a doença ulcerosa péptica gastroduodenal (DUP), transformando uma doença cujo tratamento era fundamentalmente cirúrgico em uma doença infecciosa e passível de tratamento com antimicrobianos. O feito agraciado com o Prêmio Nobel de Medicina em 2005[1].

Essa descoberta ampliou a pesquisa sobre o gênero *Helicobacter*, bactérias que colonizam especificamente o estômago de mamíferos, e chegam a tal grau de especialização que cada espécie de mamífero pode ter sua própria espécie de *Helicobacter.* Apesar de ser pouco frequente, além do *H. pylori*, outras espécies que podem ser isoladas em estômago humano com gastrite crônica são o *H. heilmannii* e o *H. felis*[2].

O *H. pylori* produz a enzima urease, que hidrolisa a ureia presente no suco gástrico em amônia e bicarbonato que, ao tornarem o pH básico, protegem a bactéria do ambiente gástrico ácido. Seu formato espiralado e a presença de 4 a 6 flagelos favorecem sua rápida locomoção até o epitélio gástrico, onde pode sobreviver protegido sob a camada de muco; além disso, acontece a produção de várias outras proteínas que favorecem sua adesão ao epitélio gástrico, tornando-o extremamente adaptado ao ambiente que coloniza – o estômago humano[3]. Geralmente, a colonização gástrica ocorre na infância e, quando não tratada, pode persistir por toda a vida do indivíduo.

A maioria dos indivíduos infectados, cerca de 80%, permanecerá assintomática. Porém a gastrite crônica desencadeada pelo *H. pylori* tem importante papel no desenvolvimento de doença ulcerosa péptica gastroduodenal, atrofia gástrica e câncer gástrico[4]. A infecção também está associada ao linfoma gástrico do tipo MALT e doenças extragastrointestinais, como púrpura trombocitopênica idiopática e anemia ferropriva. Sua erradicação tem se mostrado fundamental como estratégia de prevenção do câncer gástrico[5]. Considerando-se que a erradicação espontânea é extremamente rara, é necessário recorrer aos tratamentos antimicrobianos e, apesar de inúmeros avanços, a elevada taxa de resistência primária e secundária do *H. pylori* aos antimicrobianos tem dificultado o sucesso desses tratamentos[6-11].

Um último aspecto que deve ser levado em consideração é o papel do *H. pylori* junto ao microbioma gastrointestinal. Este recente campo de interesse tem estudado essa relação simbiótica, o que pode alterar a forma como a infecção é vista[12,13].

## EPIDEMIOLOGIA

Mesmo nos dias atuais, a infecção pelo *H. pylori* ainda atinge cerca de 50% da população mundial. Embora o desenvolvimento socioeconômico e a melhoria nas condições sanitárias tenham levado a uma diminuição na incidência da infecção em países desenvolvidos e em populações mais privilegiadas de países em desenvolvimento, essa tendência não se mostra homogênea: na maioria dos países em desenvolvimento, e mesmo em "populações de risco" de países desenvolvidos, ainda se observa alta taxa de infectados. A infecção é adquirida principalmente na infância, em menores de 5 anos, e a principal via de transmissão parece ser pessoa-pessoa (via oral-oral, gastro-oral, fecal-oral, via amamentação e via iatrogênica), sendo que a transmissão intrafamiliar tem papel fundamental[14,15].

Na América Latina e Caribe, apesar de variações nas diferentes populações, a prevalência geral é de 58%[15,16]. No Brasil, igualmente, observou-se uma diminuição na prevalência da infecção pelo *H. pylori* em crianças[17], porém a prevalência média em adultos sintomáticos ainda varia de 25% a 43% e em crianças sintomáticas pode chegar a 52%[18]. Embora estudo recente no estado de São Paulo tenha identificado a infecção por *H. pylori* em 20,5% de crianças assintomáticas – por meio do teste respiratório com ureia marcada com carbono 13, sendo metade destas com idade entre 5 a 7 anos –, é preciso considerar que a região é considerada uma das mais ricas do estado[19].

## ETIOPATOGENIA

O *H. pylori* desenvolveu diversos mecanismos para sobreviver ao meio gástrico ácido hostil e para se aderir ao epitélio gástrico, a partir de onde a interação entre os mecanismos de defesa do hospedeiro e a virulência bacteriana desencadeia um processo inflamatório crônico. Graças às técnicas moleculares e ao delineamento do genoma completo da bactéria, vários fatores de virulência já foram estudados[3,20,21].

Um dos mecanismos já citado, a enzima urease, presente tanto na superfície da bactéria como no meio intracelular, além de proteger a bactéria do meio ácido, favorece a produção de cloreto de amônia e de monocloramina, que lesam diretamente as células epiteliais e alteram a viscosidade do muco. Essa proteína é composta por 7 subunidades e sua síntese é codificada pelos genes ure (ureA e ureB). Outro mecanismo importante durante a colonização é a adesão bacteriana. Essa firme aderência entre a bactéria e a célula epitelial gástrica, até mesmo com formação de pedestais de anexação (*attachment*) na membrana, são mediadas por adesinas bacterianas que reconhecem e especificamente se ligam a receptores expressos na superfície celular do hospedeiro. Esse processo altera, morfologicamente e funcionalmente, a célula epitelial ou ativa certas funções bacterianas, tornando-as mais tóxicas. Algumas proteínas de aderência bacteriana são codificadas pelos genes da ilha de patogenicidade Cag (Cag-PAI – *cytotoxin associated gene A – pathogenicity associated island*), que expressam o sistema de secreção tipo IV. Essas proteínas formam uma estrutura pilosa na membrana das células epiteliais no sítio de aderência que age como uma seringa, permitindo o contato direto dos fatores de virulência bacteriana com o citoplasma da célula-alvo, entre eles, a proteína efetora CagA (*cytotoxin associated gene A*), que se liga à integrina B da membrana da célula hospedeira e interage com a fosfatidilserina; depois, torna-se fosforilada por meio de tirosina quinases oncogênicas e imita os fatores celulares do hospedeiro para ativar ou inativar as vias de sinalização intracelular – via da tirosina fosfatase. Outra proteína que tem importante papel na virulência é a toxina vacuolizante, ou VacA (*vacuolating associated gene A*), que age como transportador passivo de ureia, sendo potencialmente capaz de aumentar a permeabilidade do epitélio gástrico à ureia, assim, criando um ambiente favorável para o *H. pylori*.

A adesão bacteriana também é parcialmente mediada por outras adesinas e proteínas de membrana externa. A melhor caracterizada é a adesina ligadora de antígeno do grupo sanguíneo (*blood group antigen binding adhesin* – BabA), codificada pelo gene babA e que promove a mediação da ligação de parte do carboidrato dos antígenos de grupo sanguíneo Lewis B com a célula hospedeira. As proteínas inflamatórias externas (*outer inflammatory protein* – OipA, codificada pelo gene oipA), além de adesinas, funcionam como gatilhos para liberação de citocinas pró-inflamatórias (IL-8). A adesina ligadora de ácido siálico (*sialic acid binding adhesin* – SabA, codificada pelo gene sabA) promove a ligação de glicoconjugados contendo receptores siálicos e a substituição dos antígenos de Lewis não siálicos por antígenos siálicos está associada a inflamação gástrica e câncer gástrico. Estruturas homólogas ao lipopolissacarídio do *H. pylori* e do antígeno Lewis do hospedeiro podem levar a uma resposta autoimune com dano celular. Também a ligação do *H. pylori* com moléculas do complexo de histocompatibilidade classe II (MHC) na superfície das células epiteliais gástricas induz apoptose. De fato, somente a ligação da urease na superfície do MHC classe II é suficiente para induzir apoptose.

As fosfolipases bacterianas também podem alterar o conteúdo fosfolipídico da barreira mucosa gástrica, mudando sua tensão superficial, hidrofobicidade e permeabilidade. A conversão da lecitina em lisolecitina pela fosfolipase A2, por exemplo, causa dano celular, enquanto a lipólise pode romper a estrutura e integridade do muco gástrico. Outra enzima, a catalase, age como um antioxidante, que pode proteger o organismo de metabólitos reativos do oxigênio liberado pelos neutrófilos ativados permitindo sua sobrevivência na mucosa gástrica lesada e inflamada. Adicionalmente, a atividade proteolítica enzimática bacteriana degrada a camada de muco. Porém, com a passagem do tempo, o hospedeiro infrarregula a resposta inflamatória aguda, o que facilita a persistência e proliferação do *H. pylori*.

A variedade genética do *H. pylori* leva a importantes diferenças fenotípicas entre as cepas, o que se traduz em diferenças funcionais na virulência e no dano tecidual provocado por determinada cepa:

- Expressão da proteína VacA (87 kD – *vacuolating cytotoxin A*) – todas as cepas possuem o gene vacA, mas somente as que decodificam a ilha de patogenicidade Cag (Cag-PAI), incluindo o gene cagA (que codifica a proteína CagA – 128-140 kD), e tem capacidade de coexpressar o gene vacA tem capacidade de causar dano tecidual.
- A proteína CagA não é citotóxica, mas é antigênica. As cepas virulentas têm capacidade de codificar o Cag-PAI, o que favorece a ação dos demais fatores de virulência.
- Cepas produtoras de VacA e CagA causam inflamação tecidual mais intensa e induzem produção de citocinas. Entre 85% a 100% dos pacientes com úlcera duodenal apresentam infecção por *H. pylori* de cepas com o gene cagA.
- A presença do gene babA, que codifica a produção das proteínas BabA e o gene oipA, que codifica a proteína OipA, estão associados à úlcera duodenal e ao câncer gástrico.
- Hp parece ativar a transcrição do fator NF-κB, via IκB quinase (IKK), o que aumenta a produção de IL-8, importante fator quimiotático, ativador de neutrófilos e recrutador de células inflamatórias na mucosa. Cepas que expressam CagA e VacA são indutores mais potentes de IL-8 (gene responsável – cagE).

## RESPOSTA INFLAMATÓRIA DO HOSPEDEIRO

Apesar de não invasivo, a infecção pelo *H. pylori* induz à intensa resposta inflamatória e imunológica, produzindo numerosas substância antigênicas: proteína de choque quente, urease e lipopolissacarídios que podem ser ativados e processados pela lâmina própria e por linfócitos T (LT) ativados, o que aumenta a apresentação de antígenos pela disruptura celular (afrouxamento das *tight junctions*) e facilita a estimulação imune, com aumento de produção de citocinas inflamatórias: IL-1, IL-6, IL-8, TNFα, que promovem a adesão bacteriana (por indução do MHC classe II). No entanto, os LT parecem ser hiporresponsivos, talvez por inibição por proteínas da família B7, que suprimem a proliferação de LT e síntese de IL-2, o que contribui para a cronicidade. A resposta induzida pelos linfócitos B levam à produção de anticorpos da classe IgG e IgA com produção local na mucosa gastroduodenal e sistêmica

A agregação plaquetária, mediada pela interação do *H. pylori* com o fator de von Willebrand, pode contribuir para a DUP, assim como para doenças cardiovasculares e a púrpura trombocitopênica idiopática. O polimorfismo IL-1 do hospedeiro pode determinar o grau de resposta inflamatória e, como resultado, a alteração na secreção ácida. Indivíduos portadores de IL-1 RN2 têm maior risco de desenvolver câncer gástrico.

## MANIFESTAÇÕES CLÍNICAS

A maioria das crianças infectadas permanecerá assintomática, e a ocorrência de complicações são raras na infância. Mesmo entre os indivíduos sintomáticos, não há sintomas específicos da infecção pelo *H. pylori*[11,18]; entretanto, na presença de lesões como úlceras pépticas gastroduodenais, pode ocorrer dor abdominal, dispepsia, vômitos e hemorragia gastrointestinal.

Apesar de encontrarmos inúmeros consensos, diretrizes e revisões nas publicações internacionais, não existe uma padronização nas condutas, sejam diagnósticas, sejam terapêuticas. As condutas preconizadas diferem de acordo com a população em foco e é importante salientar que devem ser adaptadas para a realidade de cada região[6,7].

A heterogeneidade do quadro clínico, a variedade de métodos diagnósticos e as diferentes condutas passíveis de serem adotadas mostram a necessidade de manter um raciocínio focado.

## MANEJO DIAGNÓSTICO

A anamnese detalhada e completa, com atenção à dor abdominal com sinais e sintomas de alarme (Quadro 35.1), devem sempre direcionar o raciocínio clínico e auxiliar na decisão de realizar ou não a endoscopia digestiva alta (EDA) e complementar a investigação com a pesquisa do *H. pylori*, quando indicado[6-11]. Da mesma forma, é preciso considerar se haverá indicação de tratamento de erradicação, pois esses dois fatores influenciam no manejo clínico.

**Quadro 35.1** – Sintomas e sinais de alarme associados à dor abdominal – indicação de EDA.

| | |
|---|---|
| Vômitos persistentes | Febre de origem desconhecida |
| Disfagia/odinofagia | Artrite |
| Hematêmese ou melena | Doença perianal |
| Perda de peso não intencional e inexplicado | Parada de crescimento/ perda de peso |
| História familiar de doença inflamatória intestinal, doença celíaca ou doença ulcerosa péptica | |

*Fonte:* Adaptado de Tringali A et al.[22].

De forma geral, na presença de dor abdominal com características funcionais (Roma IV), portanto, sem sinais de alarme e sem indicação de EDA, e considerando que em nosso meio somente realizamos métodos invasivos, não é recomendada a investigação da infecção pelo *H. pylori*.

Na presença de dor abdominal com características orgânicas/dispepsia associada aos sinais e sintomas de alarme, é recomendada a realização da EDA com biópsias, incluindo a pesquisa do *H. pylori*. Nesse caso, o papel da EDA é determinar a presença de lesões gastroduodenais e investigar outras causas de dor abdominal. Na presença de lesões (úlceras e erosões) ou de nodularidades antrais, torna-se imperativa a pesquisa do *H. pylori*. Lembrando que existem várias outras causas de lesões gastroduodenais (Quadro 35.2), inclusive com lesões ulceradas, que devem fazer parte do diagnóstico diferencial.

**Quadro 35.2** – Causas de lesões ulcerosas gastroduodenais não *H. pylori*.

| | |
|---|---|
| Infecciosas: citomegalovírus, herpes simplex | Gastroenteropatia eosinofílica |
| Medicamentosa | Doença de Crohn |
| Hipersecreção ácida – síndrome de Zollinger-Ellisson | Idiopática |
| Estresse: úlceras de Cameron, de Curling, de Cushing. | |

*Fonte:* Adaptado de Choi YJ et al.[23].

Caso a suspeita seja de linfoma gástrico do tipo MALT, a EDA e investigação do *H. pylori* serão necessárias.

Doenças extragastrointestinais, como púrpura trombocitopênica idiopática e anemia ferropriva, pelo fato de poderem se associar à infecção pelo *H. pylori*, devem ser triadas, mas a investigação deve ser preferencialmente por métodos não invasivos.

Por fim, se a infecção pelo *H. pylori* for um achado incidental em uma EDA para outras finalidades, tenha ou não o paciente um quadro de dor abdominal ou dispepsia, a indicação do tratamento deve ser discutida com o paciente e os responsáveis, com cuidadosa explicação dos riscos e benefícios desse tratamento para a saúde do paciente.

Reforçando que, se não houver suspeita de lesões pépticas, não é apropriado realizar EDA com biópsias apenas para detectar a infecção pelo *H. pylori*. A recomendação Sociedade Latino-Americana de Gastroenterologia Pediátrica, Hepatologia e Nutrição (LASPGHAN) é realizar teste da urease e histologia apenas se houver indicação de tratamento[7].

## MÉTODOS PARA DIAGNÓSTICO DA INFECÇÃO E PARA CONTROLE DE TRATAMENTO

Os métodos para diagnóstico da infecção pelo *H. pylori* são classificados em invasivos e não invasivos, cada qual com sua indicação, vantagens e desvantagens[24,25]. É importante lembrar que nem todos os métodos estão amplamente disponíveis em nosso meio.

- **Métodos invasivos:** são considerados padrão-ouro, mas necessitam da realização de EDA com biópsias. Em crianças, há a necessidade de sedação profunda ou anestesia geral administrada por médico anestesiologista. A grande desvantagem desses métodos é o risco de resultado falso-negativo, pela distribuição focal da bactéria na mucosa gástrica.
- **Teste da urease (teste rápido ou ultrarrápido da urease; sensibilidade: 88% a 99% e especificidade: 86% a 99%):** é o teste mais disponível, barato e rápido, sendo habitualmente realizado na própria sala de endoscopia. Estão disponíveis formulações comerciais e não comerciais, geralmente fornecem o resultado em 15 minutos, mas, se negativos, devem ser observados por 24 horas. Associado à histologia, são

considerados os métodos de escolha. Baseia-se na presença do *H. pylori* e da enzima urease no fragmento de biópsia. A urease hidrolisa a ureia presente na solução em amônia e bicarbonato, o que torna o meio básico, detectado pelo fenol vermelho, que age como marcador da alteração do pH. No entanto, a distribuição focal do *H. pylori* na mucosa gástrica justifica sua baixa sensibilidade.

- **Histologia (sensibilidade: 93% a 99%; especificidade: 95% a 99%):** amplamente disponível, porém mais oneroso e necessita de médico patologista experiente. Geralmente utiliza a coloração por hematoxilina-eosina e realização concomitante da análise histológica da mucosa gástrica, usualmente seguindo a escala analógico visual de Sidney modificado. Apesar de não ser necessário, permite o uso de corantes ou técnicas especiais (Giemsa ou prata) para a visibilização direta do *H. pylori*. Igualmente é prejudicada pela distribuição focal do *H. pylori* na mucosa gástrica.
- **Cultura (sensibilidade: 77% a 92%; especificidade: 100%):** é o método de escolha quando o objetivo é verificar fenótipos com resistência aos antimicrobianos; entretanto, é um método demorado, com baixa sensibilidade, demanda laboratório equipado e médico experiente. Idealmente, deveria ser realizada rotineiramente, inclusive para fornecer o padrão de resistência antimicrobiana regional, o que direcionaria o tratamento empírico inicial. Não disponível rotineiramente em nosso meio.
- **Testes moleculares (sensibilidade: 100%; especificidade: 100%):** a reação de polimerização em cadeia (PCR) ou hibridização *in situ* com fluorescência são úteis para diagnosticar a infecção e avaliar genótipos resistentes aos antimicrobianos, além de permitir a detecção dos genes responsáveis pelos fatores de virulência. No entanto, necessitam de equipamentos e técnicos experientes. Não disponíveis rotineiramente em nosso meio.
- **Métodos não invasivos:** não necessitam de EDA com biópsias; quando disponíveis, são os métodos de escolha para controle de erradicação da infecção ou para triagem populacional.
- **Sorologia (sensibilidade: 88% a 99%; especificidade: 86% a 95%):** as técnicas sorológicas mais utilizadas são o método ELISA (*Enzyme Linked ImmunonoSorbent Assay*) e o EIA (ensaio imunoenzimático). O exame pode ser realizado em substratos variados (urina, saliva, soro, sangue total), porém o mais utilizado é o soro. É um método relativamente barato, não invasivo, de fácil manipulação. Alguns autores preconizam seu uso para a triagem populacional ou para o diagnóstico em populações com alta prevalência da infecção com a conduta de testar e tratar (*test and treat*), mas não é nossa recomendação. Um dos motivos é que a metodologia deve ser validada para cada população. Não disponível rotineiramente em nosso meio.
- **Teste com ureia marcada com carbono 13 ou 14 no ar expirado (sensibilidade: 98%; especificidade: 95%):** é o método não invasivo de escolha para a realização do controle de erradicação do *H. pylori*. É baseada na atividade da enzima urease que, ao hidrolisar a ureia marcada, libera o carbono no ar expirado, que pode ser quantificado. Extremamente fácil de realizar mesmo em crianças pequenas, permite detectar a presença da infecção na mucosa gástrica de forma global, não havendo risco de falso-negativo pela distribuição focal. Também necessita de substrato (ureia marcada com carbono 13 ou 14, este último radioativo), que deve ser importado, e utiliza equipamento especializado. Não disponível rotineiramente em nosso meio.
- **Pesquisa de antígeno fecal (sensibilidade: 95% a 100%; especificidade: 76% a 95%):** método não invasivo que utiliza a técnica de EIA, permite o diagnóstico da infecção ativa e é útil para o controle de tratamento, da mesma forma que a sorologia necessita de validação na população a ser estudada. Não disponível rotineiramente em nosso meio.

Portanto, os métodos diagnósticos mais amplamente disponíveis em nosso meio são apenas o teste da urease e a histologia, ambos métodos invasivos e complementares, e esse dado deve ser considerado durante o manejo do paciente.

# TERAPÊUTICA

## Indicações de tratamento em crianças

Algumas indicações de tratamento de erradicação do *H. pylori* são incontestáveis, porém pode-se observar diferenças se avaliarmos os diversos consensos. Mais uma vez, as características de cada população devem ser levadas em conta, por exemplo, a alta incidência de câncer gástrico na população japonesa[6-11].

Recomendação obrigatória:

- Na presença de doença ulcerosa péptica ativa (DUP) ou história pregressa de DUP - a infecção pelo *H. pylori* favorece a recidiva da lesão ulcerosa.
- Paciente que farão uso crônico de anti-inflamatório não hormonal e já apresentaram doença ulcerosa péptica ou hemorragia digestiva alta com uso de anti-inflamatório não hormonal - pelo risco aumentado de ocorrência de lesão gastroduodenal.
- Linfoma MALT (*mucosa-associated lymphoid tissue*) gástrico de baixo grau - estudos mostram que a erradicação do *H. pylori* promove remissão da lesão.

Recomendação facultativa:

- Parentes de primeiro grau com câncer gástrico: apesar de ser recomendado para pacientes adultos, não há consenso dessa indicação para crianças.
- Doenças extragástricas: apresentam melhora no padrão hematológico após a erradicação da bactéria, porém a decisão cabe ao paciente e familiares.
- Anemia ferropriva.
- Púrpura trombocitopênica idiopática crônica.

Em total concordância com os demais consensos, em nosso meio, não recomendamos a estratégia de testar e tratar em crianças, mesmo com história familiar de doença ulcerosa péptica ou câncer gástrico, em parte, pela pouca ou não disponibilidade de métodos não invasivos para a pesquisa do *H. pylori*[7].

# TRATAMENTO FARMACOLÓGICO

Igualmente no quesito tratamento, é preciso cuidado ao analisar os diversos consensos e diretrizes. Dos antibióticos recomendados no tratamento do *H. pylori*, apenas metade está amplamente disponível em nosso meio; em crianças, o rol de antimicrobianos disponíveis é ainda menor. Alguns deles, mesmo com eficácia comprovada, não são disponibilizados na forma comercial (p. ex., rifabutina), e outros, como metronidazol, apresentam níveis de resistência antimicrobiana que torna proibitivo seu uso como primeira escolha. Adicionalmente, temos poucos estudos avaliando o padrão de resistência aos antimicrobianos em nosso país[26].

Levando em consideração essas questões e que "os dados de antibiograma obtidos em uma população não são transferíveis para outras regiões geográficas com diferentes padrões de resistência"[10], os esquemas de tratamento preconizados em outros países podem não ser úteis. E mesmo os esquemas de tratamentos utilizados em adultos podem não ser adequados ou adaptáveis para crianças - por exemplo, a terapia sequencial, que apresenta a desvantagem de expor as crianças a três antimicrobianos diferentes. Podemos, ainda, nos basear no IV Consenso Brasileiro para o tratamento de erradicação em adolescentes[6].

Idealmente, o antibiograma deveria ser realizado já na primeira EDA: "há aumento do índice de erradicação quando os antimicrobianos são selecionados através de testes de suscetibilidade"[27]. Ou ao menos no retratamento, "é aconselhável basear o retratamento na avaliação da resistência bacteriana através de antibiograma"[9]. O índice alvo de erradicação deve ser sempre superior a 90%. Infelizmente, não há estudos com crianças brasileiras que tenham alcançado essa cifra, mas, para aumentar o sucesso da erradicação, é fundamental que o tratamento seja realizado por, no mínimo, 14 dias[6].

O esquema inicial recomendado é o esquema tríplice com associação de inibidor de bomba de prótons e dois antimicrobianos, sendo a primeira escolha a claritromicina e a amoxicilina, na posologia padrão (Quadro 35.3). A associação com o inibidor da bomba de prótons é importante pois a redução do pH gástrico otimiza a ação dos antimicrobianos. Geralmente, a falha no tratamento de erradicação se deve à resistência à claritromicina. Segundo a LASPGHAN, o tratamento de segunda linha seria baseado na troca da claritromicina pelo metronidazol. Como terapia de resgate, temos a opção do esquema quádruplo, que conta com a associação de bismuto (Quadro 35.4). O esquema quádruplo, excepcionalmente, também pode ser utilizado como tratamento de primeira linha.

**Quadro 35.3 –** Antimicrobianos recomendados para o tratamento de erradicação do *H. pylori* em crianças.

| Antimicrobiano | Posologia | | Dose máxima diária |
|---|---|---|---|
| Amoxicilina | 50 mg/kg/dia | 2 vezes ao dia | 1.000 mg |
| Claritromicina | 15 mg/kg/dia | 2 vezes ao dia | 500 mg |
| Metronidazol | 20 mg/kg/dia | 2 vezes ao dia | 500 mg |
| Tetraciclina | 50 mg/kg/dia | 4 vezes ao dia | 1.000 mg |
| Bismuto (Subcitrato de bismuto coloidal)* | 8 mg/kg/dia | 4 vezes ao dia | 500 mg |

* Disponível na forma de comprimidos de 120 mg, que não devem ser partidos. Deve-se adequar a dose.
*Fonte:* Adaptado de Silva FAF et al.[28].

**Quadro 35.4 –** Fluxograma do tratamento de erradicação do *Helicobacter pylori* baseado na adaptação da LASPGHAN[7].

| Tratamento inicial | |
|---|---|
| **Primeira escolha – Esquema tríplice** | **Alternativas** |
| IBP + Claritromicina + Amoxicilina | Alérgico à penicilina ou claritromicina-resistente<br>IBP + Metronidazol + Amoxicilina |
| **Tratamento de segunda linha – Esquema tríplice** | |
| IBP + Metronidazol + Amoxicilina | |
| **Tratamento de resgate – Esquema quádruplo** | |
| Menores 8 anos | IBP + Bismuto + Metronidazol + Amoxicilina |
| Maiores de 8 anos | IBP + Bismuto + Metronidazol + Tetraciclina |

IBP: inibidor da bomba de prótons.
*Fonte:* Adaptado de Harris PR et al.[7].

## CONTROLE DE TRATAMENTO DE ERRADICAÇÃO

O controle da erradicação da infecção pelo *H. pylori* deve ser realizada preferencialmente por métodos não invasivos, com a suspensão do inibidor da bomba de prótons por 2 semanas e dos antimicrobianos por 4 semanas, pelo menos, antes do teste.

O teste de escolha seria o teste da ureia marcada com carbono 13 no ar expirado e, como alternativa, a pesquisa do antígeno fecal, ambos indisponíveis em nosso meio. Restam, então, a EDA com biópsia. Nos casos de DUP, justifica-se a realização da EDA para verificar a erradicação do *H. pylori* e a cicatrização da lesão ulcerosa; mas, nas outras situações, o controle de erradicação deve ser discutido com o paciente e responsáveis[7].

## REFERÊNCIAS BIBLIOGRÁFICAS


1. Warren JR, Marshall B. Unidentified curved bacilli on gastric epithelium in active chronic gastritis. Lancet. 1983;1(8336):1273-5. DOI: https://doi.org/10.1016/S0140-6736(83)92719-8.
2. Fox JG. The non-H.pylori helicobacters: their expanding role in gastrointestinal and systemic diseases. Gut. 2002;50(2):273-83.
3. Muhammad JS, Sugiyama T, Zaidi SF. Gastric pathophysiological ins and outs of Helicobacter pylori: a review. J Pak Med Assoc. 2013;63(12):1528-33.
4. Conteduca V, Sansonno D, Lauletta G, Russi S, Ingravallo G, Dammacco F. H. pylori infection and gastric cancer: state of the art (review). Int J Oncol. 2013;42(1):5-18. doi: 10.3892/ijo.2012.1701.
5. Ford AC, Yuan Y, Moayyedi P. Helicobacter pylori eradication therapy to prevent gastric cancer: systematic review and meta-analysis. Gut. 2020;69(12):2113-2121. doi: 10.1136/gutjnl-2020-320839.
6. Coelho LGV, Marinho JR, Genta R, Ribeiro LT, Passos MCF, Zaterka S et al. IVth Brazilian consensus conference on Helicobacter pylori infection. Arq Gastroenterol. 2018;55(2):97-121. doi: 10.1590/S0004-2803.201800000-20.
7. Harris PR, Calderon-Guerrero OG, Vera-Chamorro JF, Lucero Y, Vasquez M, Ogata SK et al. Adaptation to the reality of Latin America of the NASPGHAN/ESPGHAN 2016 guidelines on the diagnosis, prevention and treatment of Helicobacter pylori infection in pediatrics. Rev Chil Pediatr. 2020;91(5):809-827. doi: 10.32641/rchped.vi91i5.2579.
8. Kato S, Shimizu T, Toyoda S, Gold B D, Ida S, Ishige T et al. The updated JSPGHAN guidelines for the management of Helicobacter pylori infection in childhood. Pediat Inter. 2020;62:1315-31. doi: 10.1111/ped.14388.

9. Malfertheiner P, Megraud F, O'Morain CA, Bazzoli F, El-Omar E, Graham D et al. Current concepts in the management of Helicobacter pylori infection: the Maastricht III consensus report. Gut. 2007;56:772-781. doi: 10.1136/gut.2006.101634.
10. Malfertheiner P, Megraud F, O'Morain CA, Gisbert JP, Kuipers EJ, Axon AT et al. Management of Helicobacter pylori infection – the Maastricht V / Florence consensus report. Gut. 2016;66(1):6-30. doi: 10.1136/gutjnl-2016-312288.
11. Poblet GG, Cavero TA, Pérez NA, Martinez BB, Arcos GB, Pascual MLC et al. Management of Helicobacter pylori infection in the pediatric age. An Pediatr (Barc). 2021;95:383. doi: 10.1016/j.anpede.2021.05.004.
12. Lapidot Y, Reshef L, Cohen D, Muhsen K. Helicobacter pylori and the intestinal microbiome among healthy school-age children. Helicobacter. 2021,26(6):e12854. doi: 10.1111/hel.12854.
13. Tao Z-H, Han J-X, Fang J-Y. Helicobacter pylori infection and eradication: Exploring their impacts on the gastrointestinal microbiota. Helicobacter. 2020;25:e12754. https://doi.org/10.1111/hel.12754.
14. Mendall MA, Northfield TC. Transmission of Helicobacter pylori. Gut. 1995;37:1-3. doi: 10.1136/gut.37.1.1.
15. Mezmale L, Coelho LG, Bordin D, Leja M. Review: Epidemiology of Helicobacter pylori. Helicobacter. 2020;25(suppl.1):e12734. doi: 10.1111/hel.12734.
16. Curado MP, Oliveira MM, Fagundes MA. Prevalence of Helicobacter pylori infection in Latin America and the Caribbean populations: a systematic review and meta-analysis. Cancer Epidemiol. 2019;60:141-148. doi:10.1016/j.canep.2019.04.003.
17. Kawakami E, Machado RS, Ogata SK, Langner M. Decrease in prevalence of Helicobacter pylori during a 10-year period in Brazilian Children. Arq Gastroenterol. 2008;45(2):147-151.
18. Silva RGC, Machado NC, Carvalho MA, Rodrigues MA. Helicobacter pylori infection is high in pediatric non-ulcer dyspepsia but not associated with specific gastrointestinal symptoms. Acta Pediatr. 2016;105(5):228-31.
19. Carlos ABM, Costa VE, Kobayashi R, Rodrigues MAM. Prevalence of Helicobacter pylori infection among asymptomatic children in southeastern Brazil: a cross-sectional study. São Paulo Med J. 2022;140(5):719-22.
20. Denic M, Touati E, De Reuse H. Review: Pathogenesis of Helicobacter pylori infection. Helicobacter. 2020;25(suppl 1):e12736. DOI: 10.1111/hel.12736.
21. Sterbenc A, Jarc E, Poljak M, Homan M. Helicobacter pylori virulence genes. World J Gastroentrol. 2019;25(33):4870-4884.
22. Tringali A, Thomson M, Dumonceaus J-M, Tavares M, Tabbers MM, Furlani R et al. Pediatric gastrointestinal endoscopy: European Society of Gastrointestinal Endoscopy (ESGE) and European Society for Pediatric Gastroenterology Hepatology and Nutrition (ESPGHAN) guideline executive summary. Endoscopy 2017;49(01):83-91. doi: 10.1055/s-0042-111002.
23. Choi YJ, Kim TJ, Bang CS, Lee YK, Lee MW, Nam SY et al. Changing trends and characteristics of pépti ulcer disease: A multicenter study from 2010 to 2019 in Korea. World J Gastroenterol 2023;29(44):5882-5893. doi: 10.3748/wjg.v29.i44.5882.
24. Garcia PR, Van der Pol S, Van Asselt ADI, Postma M, Rodriguez-Ibea R, Juarez-Castello CA et al. Efficiency of diagnostic testing for Helicobacter pylori infections – a systematic review. Antibiotics. 2021;10:55. doi: 10.3390/antibiotics10010055.
25. Sabbagh P, Javanian M, Koppolu V, Vasigala VR, Ebranhimpour S. Helicobacter pylori infection in children: an overview of diagnostic methods. Eur J Clin Microbiol Infect Dis. 2019;38:1035-1045.
26. Ogata SK, Godoy APO, Patricio FRS, Kawakami E. High Helicobacter pylori resistance to metronidazole and clarithromycin in Brazilian children and adolescents. J Pediatr Gastroenterol Nutr. 2013;56(6):645-648. doi: 10.1097/MPG.0b013e31828b3669.
27. Cavallaro LG, Egan B, O'Morain C, Di Mario F. Treatment of Helicobacter pylori infection. Helicobacter. 2006;11(suppl 1):36-39. doi: 10.1111/j.1478-405x.2006.00428x
28. Silva FAF, Brito BB, Santos MVC, Marques HS, Sampaio MM, Silva Jr RT et al. Treatment of Helicobacter pylori in children: A systematic review. World J Meta Anal 2020;8(4):292-308. doi: 10.13105/wjma.v8.i4.292..

# Infecções Pneumocócicas

36

*Luis Carlos Rey*

## INTRODUÇÃO

*Streptococcus (S.) pneumoniae* (pneumococo), descoberto por Pasteur, na França, em 1881, foi rapidamente reconhecido como agente causador de pneumonia. Em 1974, a denominação foi modificada para *Streptococcus pneumoniae* devido às cadeias formadas em meio de cultura líquido.

O estudo de *S. pneumoniae* impulsionou a Microbiologia e a Imunologia, como o papel protetor do soro de convalescentes em animais inoculados. Posteriormente, descobriu-se que o soro de infectados facilitava a fagocitose *in vitro,* e que essa proteção era específica, o que gerou o reconhecimento e a classificação de sorotipos (ST)[1].

Heidelberg e Avery mostraram que soros de vacinados agregavam bactérias, e denominaram o fenômeno como opsonização. Logo, esses soros vacinais passaram a conter diversos ST que ampliaram a proteção contra as infecções pneumocócicas, e preveniram surtos de pneumonia durante a Segunda Guerra Mundial. Até meados do século XX, o soro de cavalo foi utilizado em mineiros sul-africanos para reduzir a mortalidade causada pela pneumonia. A descoberta da penicilina deu novo impulso ao tratamento, o que elevou a eficácia e a sobrevida dos pacientes[2].

Antes da descoberta do DNA, havia sido observado que pneumococos viáveis sem cápsula incorporavam material genético de germes inativados e adquiriam a capacidade de produzir cápsula, fenômeno denominado de transformação. A transformação permite ao modificar o ST capsular e alterar adesinas em contato com outros indivíduos da espécie[2].

Entre 1915 e 1945, a estrutura química e a antigenicidade do polissacarídio (PS) capsular, sua associação com a virulência e o papel dos PS na doença humana foram descritos. Até os anos 1940, mais de 80 dos 100 ST atuais tinham sido reconhecidos[3].

A Figura 36.1 demonstra a microscopia eletrônica do *S. pneumoniae* (Figura 36.1).

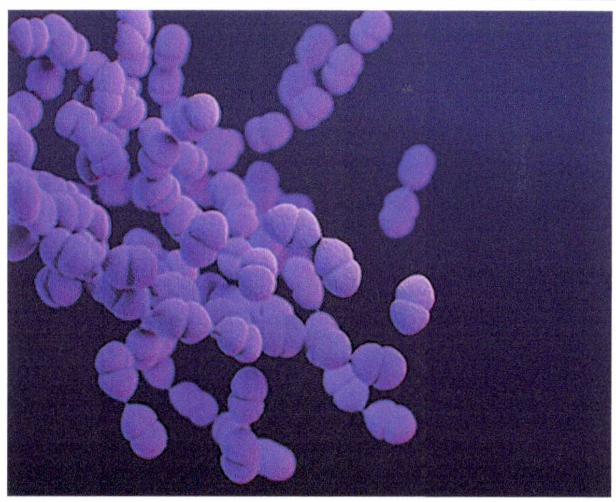

**Figura 36.1** – Microscopia eletrônica de *Streptococcus pneumoniae*.
*Fonte:* https://www.cdc.gov/pneumococcal/site.html.

## DESCRIÇÃO DO AGENTE E SUA CÁPSULA

O pneumococo é uma bactéria Gram-positiva que se apresenta em espécimes clínicos na forma lanceolada e aos pares. O organismo cresce melhor em atmosfera com 5% a 7% de $CO_2$ (anaeróbio facultativo), de modo a gerar peróxido de hidrogênio apenas em meio que contenha catalase. Os pneumococos são identificados pela produção de alfa-hemólise (pigmentação verde em ágar-sangue ou ágar-chocolate), suscetibilidade à optoquina e solubilidade em sais biliares. A pneumolisina é responsável pela alfa-hemólise.

Os pneumococos possuem uma cápsula externa constituída de repetições de oligossacarídios específicos para cada sorotipo, que adere firmemente à parede celular. Inicialmente, foram identificados os 46 sorogrupos. Posteriormente, distintos ST nos sorogrupos receberam letras, sendo os primeiros a letra F (*first*), e os demais por ordem alfabética: 19F, 19A, 19B, 19C, por exemplo. Os genes da estrutura capsular são diversos como no sorogrupo 19, em que os 15 genes codificam a encapsulação[4]. Hoje, a detecção do gene capsular por reação em cadeia de polimerase (PCR) multiplex conserva importância epidemiológica e de Saúde Pública[2-4]. *S. pneumoniae* possui também informação extracromossômica, o que codifica mecanismos de evasão antimicrobiana e de produção de adesinas para a fixação tecidual.

A maioria das infecções pneumocócicas são causadas por cerca de 20 ST. Os maiores causadores de otite média aguda (OMA) em crianças são 23F, 19F, 6B, 6A, 14, 19A, 11, 15, 18C, 3 e 9V, conforme dados de países da Europa e dos Estados Unidos antes do início da vacinação em 2000[5]. A prevalência dos ST pode variar com o tempo e a região analisada, bem como sofrer influência da cobertura vacinal, o que torna mais frequentes aqueles não contemplados na vacina, um fenômeno denominado substituição de ST (*replacement*). Antes da introdução da vacinação no Brasil em 2010, os mais frequentes em lactentes com doenças pneumocócicas invasivas (DPI) eram o 6B,14, 19F, 18C, 23F, 4, 6A. Entre 2017 e 2018, os sorotipos 19A, 3 e 6C foram os mais frequentes nas DPI[5].

## EPIDEMIOLOGIA

O espectro da infecção pneumocócica depende quase que na sua totalidade, da colonização assintomática da nasofaringe. A disseminação pelo epitélio respiratório causa infecções como otite média, sinusite e pneumonia, enquanto a disseminação hematogênica causa DPI como bacteremia, empiema, meningite e sepse. A meningite ainda pode ser causada em menor grau por contiguidade de otite média e sinusite e o empiema, por contiguidade a partir de pneumonia.

A colonização da nasofaringe se estabelece nos primeiros meses de vida e atinge níveis que variam de 5% a 90% dos indivíduos, com variação conforme o sexo e a idade, etnia e frequência de ambientes fechados, a concomitância de infecções respiratórias virais, entre outros. Segundo o Centers for Disease Control (CDC), nos Estados Unidos, a colonização entre adultos é de 5% a 10%, de escolares de 20% a 60%, e em militares de 50% a 60%[3]. Estudo gaúcho entre 2019 e 2020, com crianças entre 18 e 59 meses vacinadas, mostrou taxa de colonização de 64%[6]. A taxa de portador não foi reduzida com a vacinação pneumocócica (VPC10) no Brasil, ocorrendo uma substituição por ST não vacinais como o 19A.

A pneumonia é a infecção pneumocócica mais prevalente, com impacto na morbimortalidade infantil. Globalmente, a frequência da doença pneumocócica é mais prevalente em menores de 2 a 5 anos e acima de 60 anos de idade com nadir entre 5 e 17 anos[7]. Cerca de 165 milhões de casos e 1 milhão de mortes em < 5 anos ocorrem globalmente por ano, o que causa 1 em cada 5 mortes nessa faixa etária, sobretudo nos países em desenvolvimento. Em 2022, uma criança morreu de pneumonia a cada 43 segundos[8]. Em 2017, foram registrados no Brasil 600 mil casos de pneumonia comunitária (PAC) com cerca de 52.700 mortes[8]. Um estudo retrospectivo observacional no Brasil entre 1980 e 2014, antes e depois da introdução da vacina conjugada 10-valente (VPC10), mostrou declínio de mortes por PAC de 150/100 mil para 15/100 mil crianças entre 3 e 59 meses, associado sobretudo à melhoria das condições socioeconômicas das famílias, e em menor grau pela introdução da VPC10 em 2010. O declínio foi maior entre a população em nível de pobreza extrema e baixa escolaridade parental[9]. Dados nacionais que compararam 2003 a 2009 (período pré-vacina) e 2001 a 2017 (após VPC10), revelam que as hospitalizações por pneumonia foram reduzidas em 34,5%, mas sem impacto em 4 de 5 regiões brasileiras, na comparação com asma e infecção urinária[10].

A meningite pneumocócica é a causa bacteriana mais frequente de meningite, com letalidade que se mantém entre 20% e 35%. No período anterior à introdução da VP10 (2007-2009) no Brasil, o MS reportou que o coeficiente médio de incidência de meningites pneumocócicas em menores de 5 anos era de 2,3 casos/100 mil habitantes; entre 2010 e 2019, o coeficiente apresentou oscilações de 2,1 a 1,1 casos/100 mil habitantes, mas, em 2020, houve expressiva redução de casos, com 0,3/100 mil habitantes[11]. Os ST 19A, 3 e 14 foram os mais encontrados em 793 amostras de sangue ou líquido cefalorraquidiano[12].

As infecções pneumocócicas ocorrem em padrão sazonal, uma vez que coincidem com o inverno frio e seco das áreas temperadas, bem como com as infecções por vírus respiratórios, inclusive *influenza*. Nos indivíduos imunocomprometidos, a imunidade ST-específica pode não ocorrer, e esses pacientes podem sofrer infecções de repetição pelos mesmos agentes.

A resistência de *S. pneumoniae* a antibióticos tem aumentado paulatinamente, estimulada, entre outros motivos, pela circulação de clones portadores de genes de resistência e pela pressão seletiva dos antibióticos. Nos Estados Unidos, que utilizam a vacina 13-valente (VPC13) desde 2010 em crianças e idosos, após tendência de elevação, houve redução da resistência à penicilina e seus derivados, pela redução da prevalência do ST 19A, responsável por mais de 30% da resistência à penicilina e outras classes de antibióticos. No Brasil, onde a vacina VPC10 do PNI não inclui o 19A, observa-se aumento desse ST com persistência da resistência a várias drogas[11,13].

## VIRULÊNCIA E PATOGÊNESE

Pneumococos colonizam nasofaringe como parte da flora respiratória. A transmissão entre pessoas se dá essencialmente por partículas respiratórias (gotículas). A partir dessa transmissão, dois tipos de infecção são possíveis: infecções por contiguidade, como otite média, sinusite e pneumonia, e doença invasiva (DPI), como bacteremia, meningite e sepse. Os fatores de risco mais importantes para a infecção pneumocócica são a colonização nasofaríngea por ST de maior virulência, a ausência de imunidade humoral específica, a idade do indivíduo e a infecção viral prévia. Doenças subjacentes, como imunodeficiência primária e secundária, asplenia anatômica ou funcional, anemia falciforme, diabetes, neoplasias, fístula liquórica e outras malformações são fatores que predispõem às infecções. O estado de portador pode durar de dias a meses e, posteriormente, sofrer eliminação, causar doença ou substituição por outro ST. Diversos colonizantes podem estar presentes, mas, em geral, apenas um causa infecção. O estado de portador está condicionado ao confinamento, à pobreza extrema, à fumaça de madeira e à etnia, entre outros fatores. Em geral, a infecção por contiguidade ocorre cerca de um mês após a colonização nasofaríngea, enquanto a DPI sistêmica se instala poucos dias após a colonização. Os ST capsulares não são igualmente invasivos; alguns são mais intensamente colonizantes (3, 6A, 6B, 9N, 19F, 23F) e outros mais responsáveis por DPI (1, 5, 7F, 8, 14, 18C, 33F, 38). ST mais colonizantes resistem à fagocitose não opsônica de mucosa, mas não à ativação do Complemento e à fagocitose no sangue. Na DPI, os ST mostram maior capacidade de fixação e de translocação através do epitélio, e menor inativação por macrófagos teciduais e sistema Complemento. Os pneumococos aspirados até os alvéolos são em geral eliminados por macrófagos alveolares ou neutrófilos atraídos por quimiotaxia. A presença de agentes irritantes, infecção viral prévia e imunodepressores (como esteroides) e a resistência capsular à fagocitose causam ruptura da mucosa e do equilíbrio local, o que favorece a infecção pneumocócica. Fatores de virulência do pneumococo contribuem para o desequilíbrio tecidual, como a pneumolisina e a proteína A (Psp A), indutores de resposta inflamatória por citocinas (TNF-alfa e IL-1), responsáveis pelo dano tecidual. Quando essa situação ocorre, a erradicação do agente é retardada e a infecção se estabelece por multiplicação bacteriana e inflamação[2,3,13-15].

A pneumolisina é a principal toxina e importante fator de virulência. Sua capacidade de ligação ao colesterol da membrana permite a abertura de poros celulares no hospedeiro, o que leva à lesão epitelial e tecidual. A pneumolisina também interfere com a função bactericida do Complemento e promove inflamação via TNF-alfa. Outro fator de virulência é a proteína A (PspA), responsável por interferir na ativação do sistema Complemento e estimular citocinas. O pneumococo possui ainda uma adesina responsável pela fixação no epitélio respiratório (PsaA)[14].

A opsonização do pneumococo por anticorpo ST-específico é o principal mecanismo de eliminação da corrente sanguínea, sendo baço e fígado os principais órgãos depuradores. Os anticorpos anticapsulares se elevam na circulação 5 a 8 dias após a DPI. Nos indivíduos com asplenia ou doenças que impedem o funcionamento esplênico (como na anemia falciforme), há bacteremia persistente, com 5 a 15 vezes mais chances de DPI[2,3,14].

## SÍNDROMES CLÍNICAS

*S. pneumoniae* causa infecções do trato respiratório superior por disseminação nas vias respiratórias, levando a faringite, sinusite, otite média, traqueíte, bronquite, conjuntivite, pneumonia e empiema por contiguidade (Figura 36.2). A DPI ocorre após bacteremia transitória com ou sem foco a distância, nos casos de empiema, meningite, miocardite, endocardite, artrite, osteomielite, peritonite e sepse.

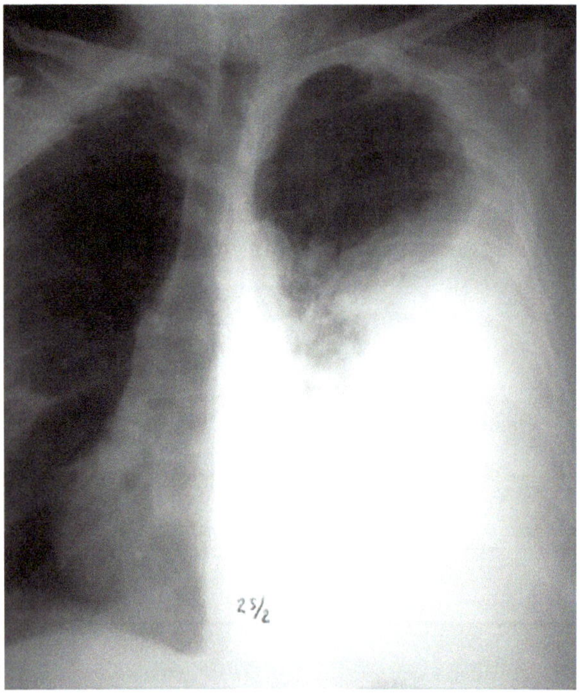


**Figura 36.2** – Empiema por *S. pneumoniae*.
*Fonte:* Acervo da autoria do capítulo.

A maior carga de doença na infância são otite média, pneumonia e bacteremia transitória (bacteremia oculta), esta última a principal causadora de DPI. Após a introdução da vacina conjugada contra *H. influenzae* tipo b, o pneumococo tornou-se o principal agente de meningite purulenta aguda, de modo a ocupar o segundo lugar durante surtos ou epidemias de meningococo. Além disso, é o principal agente bacteriano na PAC em lactentes e pré-escolares, ficando atrás de *Mycoplasma pneumoniae* e diversos vírus entre escolares e adolescentes.

## PNEUMONIA AGUDA

Dados do maior ensaio clínico com a vacina VPC7 em 2000 mostraram que, nos Estados Unidos, o pneumococo era responsável por um terço dos casos de pneumonia bacteriana radiologicamente diagnosticada.

As manifestações clínicas da infecção pneumocócica não são diferentes das demais bactérias. Em crianças maiores, a PAC geralmente sobrevém após um episódio de infecção viral, seguido de acessos de calafrios, febre alta, tosse produtiva, dor pleurítica, dificuldade para respirar/dispneia, mal-estar geral e prostração. A dispneia é um importante fator de diagnóstico, com tiragens intercostal e subcostal (torácica), depressão esternal e batimento de asa nasal nos casos mais graves. Um importante dado clínico da pneumonia é a frequência respiratória elevada acima do normal estabelecido para a idade. A ausculta pulmonar pode revelar aumento do murmúrio vesicular/broncofonia e crepitações finas, mais audíveis no lactente maior. A presença de sibilâncias expiratórias está associada negativamente à pneumonia bacteriana e fortemente à pneumonite viral. A radiografia de tórax pode mostrar opacificação lobar, sendo um aspecto importante do diagnóstico. O exame de escarro não é útil para a elucidação diagnóstica porque o pneumococo é parte da flora comensal de nasofaringe em crianças. Hemograma com leucocitose (leucócitos totais > 15.000 cel/mm$^3$ e neutrofilia > 80%), proteína C-reativa (PCR) e procalcitonina (PCT) elevadas podem ser úteis para evidenciar o processo inflamatório, sobretudo em crianças hospitalizadas. Não há ponto de corte determinado de PCR para infecção bacteriana, mas o nível de PCT < 0,25 ng/mL está associado a forte valor preditivo negativo para infecção pneumocócica, mesmo com imagem de radiografia alterada[16,17].

Cerca de 10% a 20% das pneumonias pneumocócicas se desenvolvem com hemocultura positiva. As complicações associadas à pneumonia pneumocócica comunitária são: bacteremia com ou sem DPI, derrame pleural, empiema, necrose e abscesso pulmonar. A PAC é causa de 80% das mortes por infecção aguda do trato respiratório. A letalidade é variável, conforme os pacientes apresentem comorbidades ou sejam previamente hígidos[18,19]. Crianças africanas de 2 a 60 meses com pneumonia radiológica tiveram letalidade de 3,2%[20]. A letalidade hospitalar no Brasil por PAC situa-se em 0,7%[21]. A letalidade se eleva com os sinais de gravidade, como letargia, convulsões, cianose central, incapacidade de beber/alimentar-se, vômitos de repetição, saturação de oxigênio < 90%, e desconforto respiratório severo.[22] A detecção de genes de pneumococo por reação de polimerase em cadeia (PCR) e a presença de hipoxemia elevaram a taxa de letalidade[21,22].

## OTITE MÉDIA AGUDA

A otite média aguda (OMA) pneumocócica é uma importante infecção em lactentes. Ela ocorre por disfunção da tuba auditiva, que normalmente ventila a orelha média (OM) e clareia germes que porventura penetrem na cavidade. Após infecção viral das vias aéreas, processo irritante ou alérgico, há obstrução do óstio da tuba auditiva; o ar retido na OM é absorvido pelos capilares de mucosa e um vácuo se instala, com dor de ouvido e formação de transudado seroso para a cavidade (otite média serosa). Durante a abertura, mesmo que temporária do óstio da tuba auditiva, muco e bactérias são aspirados para a OM, o que leva à multiplicação bacteriana com formação de gás e persistência da dor (agora devido a uma pressão positiva) e a infecção se instala. A OMA afeta cerca de 80% das crianças até 3 anos; 30% a 45% apresentarão dois ou mais episódios[23]. A etiologia é principalmente viral, mas o pneumococo é a principal bactéria envolvida. A clínica da OMA bacteriana é caracterizada por febre, dor bilateral ou não por 72 horas ou mais, com prostração, perfuração timpânica purulenta. A infecção pode perfurar a membrana timpânica e causar drenagem purulenta no conduto auditivo externo. Sem tratamento, a infecção pneumocócica da orelha média pode evoluir para mastoidite, formação de colesteatoma, meningite e abscesso cerebral através da base do crânio.

## SINUSITE AGUDA

O pneumococo é o principal causador de sinusite aguda bacteriana, a principal infecção pneumocócica em adultos. A doença se instala algumas semanas após um episódio de infecção viral, que predispõe à ruptura da continuidade da mucosa e à disfunção mucociliar. A fisiopatologia é semelhante à otite média aguda, por obstrução do óstio sinusal, cria-se um vácuo e o transudado seroso que se forma é infectado por bactérias ocasionalmente aspiradas. A clínica é de piora do quadro clínico e da febre mais de 10 dias após o quadro viral, com febre, mal-estar, dor facial, tosse noturna, edema de mucosa e corrimento purulento nasal ou retrofaríngeo. A sinusite pode ser generalizada (pansinusite) ou localizada (frontal, maxilar, etmoidal ou esfenoidal). O quadro clínico não tratado pode persistir por várias semanas e dificultar o tratamento pela participação de outros germes na infecção. As complicações da sinusite aguda são: cronificação com etiologia bacteriana múltipla, meningite bacteriana e formação de abscesso cerebral por contiguidade[25].

## MENINGITE BACTERIANA AGUDA

A meningite bacteriana aguda (MBA) pneumocócica é uma DPI do líquido cefalorraquidiano (LCR) causada por pneumococos bacterêmicos, que rompem a barreira hemato-liquórica a partir de prolongamentos vasculares no espaço subaracnóideo (corpos de Pacchioni); os pneumococos no LCR ativam células anti-infecciosas do SNC como a micróglia e astrócitos, induzem migração de neutrófilos, produção de citocinas, inflamação de leptomeninges, edema e dano tecidual (Figura 36.3). A MBA por contiguidade também é possível, a partir de sinusite ou otite média, ou ainda por fístula liquórica, devido à malformação ou ao trauma. O pneumococo é o agente mais comum na meningite de repetição secundária a traumatismo craniano. O quadro clínico tem início súbito, com poucos dias de pródromo constituído por febre elevada e adinamia, cefaleia, bem como vômitos classicamente em jato. Os sinais meníngeos (Kernig, Brudzinski, Lasègue) instalam-se rapidamente, há dor da nuca à mobilização, recusa de líquidos/alimentos e letargia. No lactente, a fontanela anterior, quando aberta, está abaulada e pulsátil; o estado geral está comprometido, com febre alta, letargia e/ou irritabilidade, e os sinais meníngeos podem ser menos perceptíveis inicialmente.

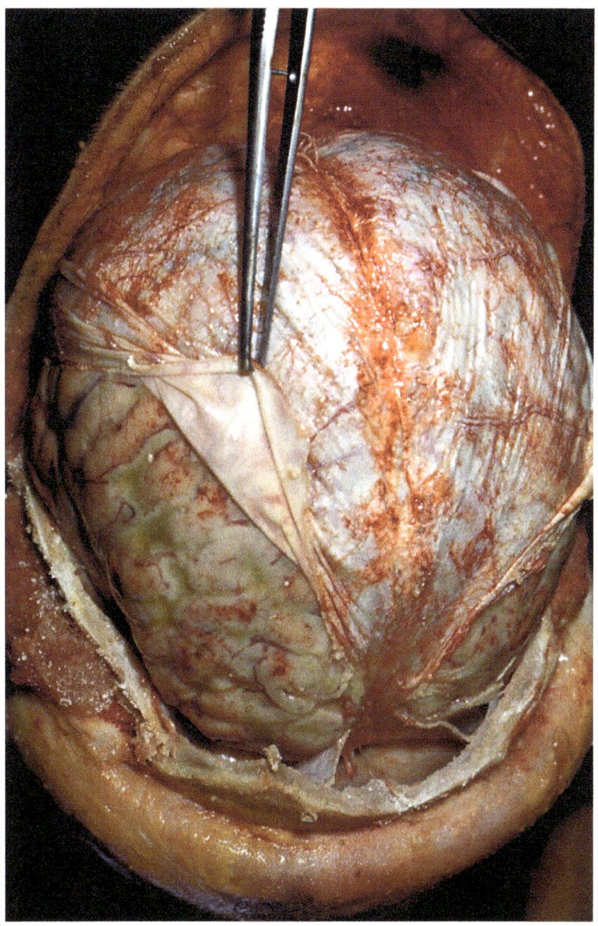

**Figura 36.3** – Meningite por *S. pneumoniae*.
*Fonte:* Edwin P. Ewing Jr.[41].

O exame do LCR é mandatório na suspeita de MBA, e deve ser realizado antes da tomografia computadorizada craniana. A punção espinhal lombar ou cervical revela aumento da pressão liquórica na punção, a citologia e bioquímica mostram aumento da celularidade com predomínio de neutrófilos, elevação dos níveis de cloro e proteínas e redução da glicorraquia (normalmente situada em 2/3 dos níveis séricos). A bacterioscopia com coloração de Gram pode identificar cocos Gram-positivos. A hemocultura e a cultura do LCR para MBA (sem uso de antibióticos prévios) têm positividade de 80% a 90%. A pesquisa de antígenos capsulares no LCR pode ser positiva, mesmo em pacientes que fizeram uso recente de antimicrobianos[26].

As complicações da MBA podem ser a formação de abscesso cerebral, bloqueio liquórico e hidrocefalia, coleção e empiema subdurais, convulsões e epilepsia, bem como déficit neurológico (motor, sensorial, cognitivo), sendo o mais frequente a surdez sensorial. A letalidade por meningite pneumocócica se mantém acima das demais etiologias, em cerca de 30%[27].

Complicações sistêmicas são decorrentes da bacteremia com infecção de órgão a distância, sepse e choque séptico, falência múltipla de órgãos e parada cardiorrespiratória.

## OUTRAS INFECÇÕES

A conjuntivite pneumocócica é causada por um agente não capsulado, de forma isolada ou epidêmica. Pneumococos são responsáveis por uma pequena proporção de peritonites, como em pacientes com ascite (como na síndrome nefrótica), ou por disseminação hematogênica seja a partir de foco contíguo, sem que se possa muitas vezes determinar a origem. Artrite séptica como foco a distância é geralmente monoarticular, com grave comprometimento funcional.

## TESTES DIAGNÓSTICOS

O isolamento de *S. pneumoniae* de sítios normalmente estéreis confirma o diagnóstico de infecção. O achado de cocos Gram-positivos lanceolados em escarro de crianças maiores e adultos, ou de exsudato pleural, sugere pneumonia pneumocócica. O isolamento a partir de *swabs* de nasofaringe em pacientes com infecção respiratória alta não é suficiente para o diagnóstico de infecção pneumocócica.

Ensaios com PCR para detecção de pneumococos no sangue ou no LCR estão disponíveis comercialmente, mas devem ser acompanhados de cultura para isolamento do agente para determinação da suscetibilidade à penicilina e outros antimicrobianos. A pesquisa do polissacarídio C comum a todos os pneumococos na urina não é útil em crianças[13,14].

## TRATAMENTO DAS INFECÇÕES PNEUMOCÓCICAS

### Suscetibilidade aos antibióticos

Pneumococos adquirem resistência antibacteriana por transformação, uma vez que incorporam genes de enzimas (por ex. metilases) que alteram o local de ação das drogas.

Antibióticos beta-lactâmicos (BL) são naturalmente eficazes contra *S. pneumoniae,* que não produz beta-lactamases, enzimas inativadoras dessa classe de antibióticos. A ação bactericida dos BL é inibir a formação da estrutura de peptidoglican pela fixação às proteínas fixadoras de penicilina (PBP), transpeptidases classificadas em seis classes: 1A, 1B, 2A, 2B, 2X e 3. A redução de suscetibilidade se dá por mutação em alguma PBP, que causa perda variável de afinidade do BL pelo sítio de ação. Esse processo é gradual pelo envolvimento de diversas mutações possíveis (em mosaico), de modo a fazer com que as concentrações inibitórias mínimas (CIM) variem amplamente conforme os sorotipos e o BL considerado. Por exemplo, a mutação na PBP-2B gera CIM menos elevadas para a amoxicilina que mutações na PBP-2X, responsável por CIM altas a diversos BL, inclusive ceftriaxona. CIM intermediárias de penicilina geralmente cursam com CIM elevadas para cefalosporinas de 2ª geração (cefaclor, cefadroxila), o que torna essas drogas pouco úteis quando há suscetibilidade reduzida do pneumococo às penicilinas. Apesar da variedade de CIM de BL ao pneumococo, é consenso de que grande parte da resistência esteja concentrada em clones de alguns sorotipos[2,14,28].

A triagem da suscetibilidade do pneumococo à penicilina deve ser realizada pela determinação da CIM para penicilina e demais BL por diluição em meio líquido[29]. No começo dos anos 1990, isolados resistentes do sorotipo 6A foram identificados na África do Sul e na Espanha, espalhando-se a outros países. A pressão de seleção pelo uso de BL, como em crianças com quadros virais e possivelmente pneumococos transformados a partir de *S. viridans* resistentes à penicilina, causou uma mudança na suscetibilidade. Nos Estados Unidos, antes da introdução da VPC13 em 2010, metade dos pneumococos apresentavam redução de suscetibilidade à penicilina, concentrada em clones do ST 19A. Atualmente, o 19A sofreu forte redução como causador de DPI, mas cerca de 30% dos pneumococos ainda apresentam resistência plena a algum antimicrobiano de relevância[16,28]. Em nosso meio, os germes isolados mostravam uma prevalência menor da penicilino-resistência, sendo pouco frequentes antes da vacinação com a VPC10 (que não contêm o ST 19A). Após sua introdução no PNI, o 19A tornou-se um dos mais encontrados nas DPI[28].

O Clinical and Laboratory Standards Institute (CLSI) propôs, desde 2008, limites de suscetibilidade à penicilina distintos para infecções de disseminação sistêmica e por contiguidade, e também para beta-lactâmicos de uso parenteral ou intravenoso[15]. Ficou estabelecido que a suscetibilidade do pneumococo à penicilina deveria variar conforme a síndrome infecciosa (respiratória ou não meningite) e a via de administração da droga intravenosa (IV) ou oral (VO), para integrar as necessidades clínicas e farmacológicas da baixa suscetibilidade. Dessa forma, para meningite por *S. pneumoniae,* os pontos de corte das CIM para suscetibilidade e resistência passaram a ser respectivamente ≤ 0,06 mcg/mL e ≥ 0,12 mcg/mL, sem resistência intermediária. Nas infecções por contiguidade, os pontos de corte para a penicilina IV para suscetibilidade, resistência intermediária e resistência plena são respectivamente: CIM ≤ 2 mcg/mL, 4 mcg/mL e CIM ≥ 8 mcg/mL. Para derivados da penicilina VO (como fenoximetilpenicilina e aminopenicilinas), os pontos de corte para CIM são: suscetibilidade ≤ 2 mcg/mL, resistência intermediária 4 mcg/mL, resistência plena ≥ 8 mcg/mL[15] (Tabela 36.1).

A suscetibilidade reduzida do pneumococo à penicilina frequentemente se associa à suscetibilidade reduzida a várias outras classes de antibióticos, como macrolídeos, cefalosporinas de segunda geração e sulfametoxazol+trimetoprim (SMX-TMP), uma vez que essa resistência foi adquirida por transformação a partir de genes cassetes de multirresistência.

## Suscetibilidade aos macrolídeos

Os macrolídeos são bacteriostáticos que atuam competitivamente na síntese proteica ao fixar-se na fração 23S do ribossomo 50S. No pneumococo, a ação é bactericida, pela forte afinidade com o sítio de ação. A resistência se dá por metilação do sítio (gene *mefA*), que causa alta resistência (CIM > 64 mcg/mL) não só a macrolídeos, mas também a lincosaminas, estreptogramina e daunopristina/quinopristina (resistência MLS). Outra forma de resistência, por bomba de efluxo (gene *ermB*), não é tão significativa e pode ser contornada com o aumento da dose. Plasmídeos de resistência a beta-lactâmicos geralmente suportam genes cassete de resistência a macrolídeos e sulfamidas[14,16,17,29,30].

Antibióticos que se mantêm eficazes contra pneumococos, mesmo com suscetibilidade reduzida à penicilina são: carbapenemas, monobactamas, ureidopenicilinas, cefalosporinas de 4ª e 5ª geração, glicopeptídios, fluoroquinolonas, rifampicina, cloranfenicol e linezolida[31].

**Tabela 36.1** – Concentrações inibitórias mínimas, limites conforme o tipo de infecção, a categoria do beta-lactâmico e a via de administração (em mcg/mL).

| Tipo de infecção | Suscetibilidade | Resistência intermediária | Resistência plena |
|---|---|---|---|
| **Infecções sem meningite** | | | |
| **Via oral** | | | |
| Penicilina, amoxicilina | ≥ 0,06 | 0,12 a 1 | > 1 |
| **Via parenteral** | | | |
| Penicilina, amoxicilina | ≤ 2 | 4 | > 4 |
| Ceftriaxona ou cefotaxime | ≤ 1 | 2 | > 2 |
| **Infecções do SNC** | | | |
| Penicilina IV | ≤ 0,06 | – | ≥ 0,12 |
| Ceftriaxona ou cefotaxime IV | ≥ 0,5 | 1 | ≥ 2 |

SNC: Sistema Nervoso Central.

Fonte: Adaptado de Clinical and Laboratory Standards Institute[42].

A prevalência da resistência dos pneumococos a diferentes drogas no mundo e no Brasil não é homogênea, por causa da circulação de distintos clones de resistência em diferentes regiões. Mesmo em países com controle severo de antimicrobianos, como na Europa ocidental, os níveis de resistência do pneumococo à penicilina estão altos e acima dos Estados Unidos (onde o consumo de antimicrobianos é maior)[32]. Nos Estados Unidos, o uso de doses elevadas de amoxicilina VO em infecções pneumocócicas sem meningite tem elevadas chances de sucesso clínico (98%)[29]. Dados de 2021 na Argentina mostram que altas doses de penicilina cristalina IV continuam eficazes em pneumonias, assim como de aminopenicilinas VO contra as sinusites e otites médias, bem como ampicilina ou ceftriaxona IV nas meningites purulentas[33].

O Programa SIREVA II da OPAS, centralizado no Brasil pelo Instituto Adolfo Lutz, realizou estudos sobre o perfil de resistência do pneumococo (2000 a 2005) em 10 países da América Latina (AL). Foram analisados 8.993 isolados provenientes de crianças < 5 anos com DPI. O Brasil apresentou a maior resistência ao SMX-TMP (71,9%), mais concentrada nas pneumonias bacterêmicas. O SIREVA II de 2018 para o Brasil (793 amostras de DPI) mostrou, entre as meningites, média de 64% de suscetibilidade à penicilina, mas apenas 54,4% em < 5 anos. Ainda nessa faixa etária, em DPI sem meningite, a suscetibilidade à penicilina foi de 76,9%, e a resistência intermediária de 23,1%. O ST 19A isolado de meningites constituiu 30% de 57 amostras e apresentou apenas 11,8% de suscetibilidade à penicilina. Nas DPI sem meningite, o ST 19A constituiu 48,7% de 117 amostras, com 50,9% de suscetibilidade e 49,1% de resistência intermediária à penicilina. Não houve amostras com resistência plena. A suscetibilidade à ceftriaxona em < 5 anos com meningite foi de 77,2%, com 15,8% de resistência intermediária e 7% de resistência plena. No grupo < 5 anos sem meningite, a suscetibilidade à ceftriaxona foi de 88%, com 12% de resistência intermediária e sem resistência plena. O perfil da eritromicina em < 5 anos para todas as amostras foi de 48,3% de suscetíveis. Para SMX-TMP, 43,8% das amostras foram suscetíveis, 9,9% resistência intermediária e 46,3% de resistência plena. Todos os isolados de pneumococo em DPI no Brasil pelo SIREVAII foram suscetíveis à vancomicina[34].

## TRATAMENTO DA PNEUMONIA PNEUMOCÓCICA

O consenso do Departamento de Pneumologia da SBP para pneumonias comunitárias ambulatoriais recomenda a amoxicilina 50 mg/kg/dia VO dividido de 12 em 12 horas, por 5 a 7 dias, desde que não complicadas, sem uso recente (3 meses) de antibióticos, sem doença de base ou fatores de risco para resistência bacteriana, e sem histórico de alergia a BL[34].

Pacientes sem melhora clínica após 48 horas e manutenção da indicação de tratamento ambulatorial podem ter o esquema modificado para cefuroxima VO, clindamicina VO, ceftriaxona IM/IV, ou linezolida IV. A avaliação radiológica de controle está indicada durante ou no pós-tratamento apenas se houver piora clínica. A pneumonia com indicação de tratamento hospitalar tem indicação de penicilina cristalina 200 a 300.000 UI/kg IV dividido de 6 em 6 horas ou de 4 em 4 horas, ou ampicilina IV 200 mg/kg de 6 em 6 horas, ou ainda amoxicilina 50 mg/kg IV dividido de 8 em 8 horas como início de tratamento; após 48 horas de persistência do quadro clínico ou CIM de penicilina do pneumococo > 4 mcg/mL, em pacientes menores de 2 anos ou sinais de maior gravidade como hipóxia (saturação de $O_2$ < 90%), cianose central, toxemia importante, batimento de asas nasais, movimento pendular da cabeça, derrame ou empiema, pode ser utilizada a ceftriaxona 50 a 100 mg/kg de 24 em 24 horas, IV ou IM, ou (em < 2 meses de idade) cefotaxime 150 a 200 mg/kg IV dividido de 8 em 8 horas. Na otite média e na sinusite aguda, as doses de amoxicilina são semelhantes, apenas com a duração do tratamento na criança < 2 anos estendida para 10 dias. Nessas condições, com o fracasso do tratamento ambulatorial (sem melhora clínica após 48 horas), pode ser utilizada a amoxicilina em dose reforçada (90 mg/kg VO dividido de 12 em 12 horas) com o intuito de cobrir pneumococos com resistência intermediária. Em todos os casos, a utilização da dose aumentada do BL diz respeito apenas à presença do pneumococo como agente infeccioso: na suspeita de agentes produtores de beta-lactamase, a associação com clavulanato de potássio se faz necessária, geralmente em associação à amoxicilina em dose reforçada[35,36].

A meningite pneumocócica identificada por isolamento no LCR e confirmação da CIM da penicilina ≤ 0,06 mcg/mL pode ser tratada com ampicilina IV 300 a 400 mg/kg dividido de 6 em 6 horas, ou ceftriaxona 100 mg/kg dividido de 12 em 12 horas por 10 a 14 dias. Em caso de pneumococos com suscetibilidade reduzida à ceftriaxona (CIM > 1 mcg/mL), a associação de ceftriaxona e vancomicina IV 60 a 80 mg/kg dividido 4 em 4 ou 6 em 6 horas se faz necessária. Vancomicina deve sempre estar associada à ceftriaxona, mesmo com resistência intermediária a esta[37].

## PREVENÇÃO DA DOENÇA PNEUMOCÓCICA

As primeiras vacinas contra pneumococos foram constituídas de polissacarídios (PS) capsulares não conjugados, que estimulavam níveis de anticorpos séricos pouco duradouros e sem geração de memória imunológica, pela resposta independente dos linfócitos LT-CD4+. Uma vacina polissacarídica 23-valente (VPP23) persiste em uso desde os anos de 1990, por ser 82% eficaz contra mais de 70% das doenças invasivas em idosos e indivíduos com maior risco de doença pneumocócica sistêmica, conforme metanálises de ensaios clínicos randomizados[38]. A prevenção com a VPP23 de pneumonia radiologicamente confirmada alcançou 87%, mas, em menores de 2 anos e pacientes com comorbidades, ela não foi eficaz. Os ST que compõem a VPP23 são: 1, 2, 3, 4, 5, 6B,7F, 8, 9N, 9V, 10A, 11A, 12F, 14, 15B, 17F, 18C, 19F, 19A, 20, 22F, 23F e 33F. A VPP23 está indicada SC ou IM em duas doses com 5 anos de intervalo[38].

A partir de 2000, uma vacina pneumocócica com PS conjugados a uma proteína carreadora com 7 ST da DPI infantil (VPC7) mostrou níveis de AC neutralizantes séricos mais elevados e persistentes em comparação à VPP, além de gerar resposta secundária robusta. A VPC7, conjugada a uma proteína mutante $CRM_{197}$, mostrou elevada proteção (97%) para DPI por ST vacinais, ainda que para pneumonia e OMA essa proteção tenha sido menor. A VPC7 elimina o estado de portador para os ST vacinais e gera imunidade de rebanho. Seus componentes são: 4, 6B, 9V, 14, 18C, 19F e 23F. Após a introdução nos Estados Unidos, a incidência anual de doença invasiva caiu de mais de 600 mil casos de DPI/ano em 2000 para 330 mil casos/ano em 2018)[38]. Atualmente, estão disponíveis comercialmente para crianças as VPC10, VPC13 e VPC15, sendo que VPC13 e VPC15 foram liberadas também para adultos. As VPC posteriores à VPC7 apresentaram não inferioridade imunogênica e de segurança para os sorotipos contidos na VPC7.

O SUS dispõe no Programa Nacional de Imunização (PNI) a VPC10, que contém os sorotipos 1, 4, 5, 6B, 7F, 9V,14,18C,19F e 23F, ligados a proteína D de *Haemophilus influenzae* não capsulado e toxóide diftérico (TD) ou tetânico (TT) em dois sorotipos. O esquema básico do PNI com VPC10 até 2 anos de idade é constituído de 2 doses com intervalo de 2 meses (a partir de 2 meses de idade), com 1 reforço aos 15 meses. As sociedades SBP e SBIm recomendam uma dose extra de VPC13 após 2 meses, para quem recebeu duas doses de VPC10.

A VPC13 (Pfizer) possui, além dos sorotipos presentes na VPC10, os sorotipos 3, 6A e 19A, conjugados ao carreador $CRM_{197}$. Tanto VPC10 quanto VPC13 são recomendadas pelas Sociedades de Pediatria (SBP) e de Imunizações (SBIm) para crianças a partir de 2 meses a 5 anos, e no PNI até 2 anos; a imunização básica é constituída de 2 doses com 2 meses de intervalo. O reforço da VPC10 é recomendado com uma dose de 12 a 23 meses. A partir de 24 meses, a VPC10 é indicada apenas em pacientes com risco elevado de DPI, enquanto a VPC13 pode ser iniciada em crianças hígidas com uma dose. A vacina VPC13 está disponível na rede privada a partir de 6 semanas, para crianças e adultos. A partir de 6 anos, a VPC13 está indicada para crianças nos grupos de risco de DPI. Os Centros de Referência para Imunobiológicos Especiais (CRIE) disponibilizam a vacina VPC13 entre 2 e 5 anos para crianças com comorbidades e fatores de risco para DPI[13,38].

A VPC15 conjugada a $CRM_{197}$ foi aprovada nos Estados Unidos em 2022 de 6 semanas até 17 anos de idade. Crianças saudáveis e com comorbidades que receberam VPC15 aos 2, 4, 6 e 12 a 15 meses mostraram níveis de AC equivalentes à VPC13 para os ST compartilhados (não-inferioridade). A eficácia de VPC13 e VPC15 foi semelhante às crianças imunizadas apenas com VPC13, o que atesta a intercambialidade das vacinas[39]. Uma vacina VPC20 foi aprovada e está indicada até o momento apenas em idosos nos Estados Unidos[40].

## REFERÊNCIAS BIBLIOGRÁFICAS


1. Gray BM, Musher DM. The history of pneumococcal disease. In: Siber GR, Klugman KP, Makela H. Pneumococcal vacines: the impact of conjugated vacines. Wiley, 2008. p. 5-9. Disponível em: https://doi.org/10.1128/9781555815820.ch1. Acesso em: 31 maio 2023.
2. Janoff EN, Musher DM. Streptococcus pneumoniae. In: Bennett JE, Dolin R, Mandell, Douglas and Bennett's principles and practice of infectious diseases. 9. ed. Filadelfia: Elsevier; 2020. p. 2473-2491.
3. Gierke R, Wodi P, Kobayashi M. Pneumococcal disease. In: CDC. Pink Book. Atlanta: CDC, 2021. p. 255-74.
4. Spellenberg B, Brandt C. Streptococcus. In: Versalovic J, Carrole K, Funke G, Jorgensen J, Landry ML, Warnock D: Clinical microbiology procedures handbook. In: Manual of clinical microbiology. 10. ed. Washington, DC: American Society for Microbiology, 2011. p. 331-349.
5. Berezin EN, Carvalho LHF, Lopes CR, Sanajotta AT, Brandileone MCC et al. Pneumococcal meningitis in children: clinical findings, most frequent serotypes and outcomes. J. Pediatr. 2002;78. Disponível em: https://doi.org/10.1590/S0021-75572002000100006. Acesso em: 1 maio 2023.

6. Verardo JE. Colonização por Streptococcus pneumoniae: manifestações respiratórias em coorte de crianças vacinadas com seguimento de um ano. Dissertação (Mestrado). Universidade Federal em Ciências da Saúde de Porto Alegre, 2021. 116 p. Disponível em: http://repositorio.ufcspa.edu.br/jspui/handle/123456789/2030. Acesso em: 15 maio 2023.
7. Troeger C, Blaker B, Ibrahim A Khalil, Puja C Rao, Jackie Cao, Stephanie R M Zimsen et al. Estimates of the global, regional, and national morbidity, mortality, and aetiologies of lower respiratory infections in 195 countries, 1990-2016: a systematic analysis for the Global Burden of Disease Study 2016. Lancet Infect Dis. 2018;18:1191-210.
8. Stop Pneumonia Initiative. 12/11 Dia Mundial da Pneumonia. Disponível em: https://bvsms.saude.gov.br. Acesso em: 31 maio 2023.
9. Schuck-Paim C, Taylor RJ, Alonso WJ, Winberger DM, Simonsen N. Efect of pneumococcal conjugate vaccine introduction on childhood pneumonia mortality in Brazil: a retrospective observational study. Lancet Glob Heath. 2019;7:e249-56.
10. Ferreira MN, Netto EM, Nascimento-Carvalho CM. The impact of 10-valent pneumococcal conjugated vaccine upon hospitalization rate of children with pneumonia in different Brazilian administrative regions. Vaccine. 2021;39:2153-64.
11. OPAS/OMS. Informe regional de SIREVA II, 2018. Washington DC: Organização Panamericana da Saúde; 2021. 259 p. Disponível em: https://doi.org/10.37774/9789275324035. Acesso em: 31 maio 2023.
12. Brasil. Ministério da Saúde. Meningites. Situação epidemiológica. Atualização em 12/3/2021. Disponível em: http://www.gov.br/saude/pt-bras/assuntos/saude-de-a-a-z/m/meningite/situacaoepidemiologica. Acesso em: 31 maio 2023.
13. American Academy of Pediatrics. Streptococcus pneumoniae (pneumococcal) infections. In: Kimberly DW, Barnett ED, Lynfield R, Sawyer MH (ed.). Red Book: 2021. 32nd ed. Report of the Committee on Infectious Diseases. Itasca, AAP, 2021. p. 717-27.
14. Peter G, Klein JO. Streptococcus pneumoniae. In: Long SS, Pickering LK, Prober CG. Principles and practice of pediatric infectious diseases. 3. ed. Filadelfia: Elsevier; 2008. p. 725-33.
15. Clinical and Laboratory Standards Institute. Performance standards for antimicrobial susceptibility testing; eighteenth informational supplement. CLSI document M100-S18. Wayne, PA: Clinical and Laboratory Standards Institute; 2008.
16. Katz SE, Williams DJ. Pediatric community-acquired pneumonia in the United States: changing epidemiology, diagnostic and therapeutic challenges, and areas for future research. Infect Dis Clin North Am. 2018;32:47.
17. Stockmann C, Ampofo K, Killpack J, Williams DJ, Edwards KM, Grijalva CG, et al. Procalcitonin accurately identifies hospitalized children with low risk of bacterial community-acquired pneumonia. J Pediatr Infect Dis Soc. 2018;7(1):46-53.
18. Bradley JS, Byington CL, Shah SS, Alverson B, Carter ER, Harrison C et al. The management of community-acquired pneumonia in infants and children older than 3 months of age: clinical practice guidelines by the Pediatric Infectious Diseases Society and the Infectious Disease Society of America. Clin Infect Dis. 2011;53:e25-e76. Disponível em: http://academic.oup/cid/article/53/7/e25/424286. Acesso em: 31 maio 2023.
19. Centers for Disease Control. Pneumococcal Disease. Disponível em: Streptococcus pneumoniae: Information for clinicians | CDC. Última revisão: 01/2022. Acesso em: 31 maio 2023.
20. Bénet T, Picot VS, Awasthi S, Pandey N, Bavdekar A, Kawade A et al. Severity of pneumonia in under 5-year-old children from developing countries: a multicenter, prospective, observational study. Am J Trop Med Hyg. 2017;96:68-76.
21. Nascimento-Carvalho CM. Community-acquired pneumonia among children: the latest evidence for an updated management. J. Ped. 2020;96(S1):29-38.
22. Gomes M. Community-acquired pneumonia: challenges of the situation in Brazil. J. Bras Pneumol. 2018;44:254-6.
23. Leung AKC, Wong AHC. Acute otitis media in children. Recent Pat Inflamm Allergy Drug Discov. 2017;11:32-40.
24. Venekamp RP, Damoiseaux RAMJ, Schilder AGM. Acute otitis media in children. Am Fam Physician. 2017;95:109-10. Disponível em: Acute Otitis Media in Children | AAFP. Acesso: 25 maio 2023.
25. Wald ER, Applegate KE, Bordley C, Darrow DH, Glode MP, Marcy SM et al. Clinical practice guideline for the diagnosis and management of acute bacterial sinusitis in children aged 1 to 18 years. Pediatrics. 2013;132:e262-80.
26. Wall EC, Chan JM, Gil E, Heyderman RS. Acute bacterial meningitis. Curr Opinion Neurol. 2021;34:386-395.
27. Ministério da Saúde. SinanNet. Taxa de letalidade por etiologia de meningite. Brasil, 2007-2020. Disponível em: Taxa de letalidade por etiologia de meningite. Brasil, 2007 a 2020.pdf — Ministério da Saúde (www.gov.br). Acesso em: 25 maio 2023.
28. CDC.gov. Drug-Resistant Pneumococcal Disease. In: CDC's 2019 Antibiotic Resistance Threats Report. Disponível em: www.cdc.gov/Pneumococcal/Drug-resistance.html. Acesso: 25 maio 2023.
29. Musher DM, Bartlett JG, Doern GV. A fresh look at the definition of susceptibility of Streptococcus pneumoniae to beta-lactam antibiotics. Arch Intern Med. 2001;161: 2538-2544.
30. Musher DM. Resistance of Streptococcus pneumoniae to beta-lactam antibiotics. http://www.uptodate.com/contents/resistance-of-streptococcus-pneumoniae-to-beta-lactam-antibiotics. Acesso em: 25 maio 2023.
31. Gilbert DN, Chambers HF, Saag MS, Pavia AT, Boucher HW (ed.). Table 16. Pediatric dosing. In: The Sanford Guide to Antimicrobial Therapy. Sperryville, USA. 2023, p. 253-9.
32. Harbarth S, Albrich W, Brun-Buisson C. Outpatient antibiotic use and prevalence of antibiotic-resistant pneumococci in France and Germany: a sociocultural perspective. Emerg Infect Dis. 2002;8:1460-1467.
33. Von Specht M, Gabarrot GG, Mollerach M, Bonofiglio L, Gagetti P et al. Resistance to beta-lactams in Streptococcus pneumoniae. Rev Arg Microbiol. 2021;53:266-71.
34. Organización Panamericana de la Salud/Organización Mundial de la Salud. Informe Regional de SIREVA II, 2018. Washington DC: Organización Panamericana de la Salud, 2021. Disponível em: https://doi.org/10.37774/9789275324035. Acesso em: 15 maio 2023.
35. Sociedade Brasileira de Pediatria. Departamento de Pneumologia. Abordagem diagnóstica e terapêutica das pneumonias adquiridas na comunidade não complicadas. Disponível em: 23358e-DC-Pneumonias adquiridas não complicadas.indd (sbp.com.br). Acesso em: 31 maio 2023.

36. Nascimento-Carvalho AC, Nascimento-Carvalho CM. Clinical management of community-acquired pneumonia in young children. Expert Opin Pharmacother. 2019;20: 435-42.
37. van der Beek D, Cabellos C, Dzupova O, Esposito S, Klein M, Kloek AT et al. ESCMID guideline: diagnosis and treatment of acute bacterial meningitis. Clin Microbiol Infect Dis. 2016; 22:S37-S62.
38. Musher DM, Anderson R, Feldman C. The remarkable history of pneumococcal vaccination: an ongoing challenge. Pneumonia. 2022;14:5. Disponível em: https://doi.org/10.1186/s41479-022-00097-y. Acesso em: 15 maio 2023.
39. Greenberg D, Hoover PA, Vesikari T. Peltier C, Hurley DC, McFetridge RD et al. Safety and immunogenicity of 15-valent pneumococcal conjugated vaccine (PCV15) in healthy infants. Vaccine. 2018;36:6883-91.
40. Shirley M. 20-valent pneumococcal-conjugated vaccine: a review of its use in adults. Drugs. 2022;82:989-99.
41. Edwin P. Ewing Jr. Pneumococcal meningitis in an alcoholic. Head opened at autopsy revealing purulent inflammation of leptomeninges beneath reflected dura. 1972.
42. Clinical and Laboratory Standards Institute. Performance standards for antimicrobial susceptibility testing; eighteenth informational supplement. CLSI document M100-S18. Wayne, PA: Clinical and Laboratory Standards Institute; 2008.

# Leptospirose

37

*Pedro Mendes Lages*

## INTRODUÇÃO

A leptospirose é uma das principais zoonoses do mundo, com distribuição universal e maior incidência em países de clima tropical. O ser humano é o hospedeiro acidental da doença, causada pelas bactérias do gênero *Leptospira*.

## ETIOLOGIA

As bactérias do gênero *Leptospira* são espiroquetas, Gram-negativas e anaeróbias obrigatórias. Possuem dois flagelos axiais em espiral que garantem grande motilidade. Seu diâmetro fino de 0,1 μm dificulta a visualização com microscopia óptica direta. A técnica de microscopia de campo escuro com iluminação oblíqua aumenta o contraste e permite a identificação das espiroquetas[1].

Antes de 1989, apenas duas espécies do gênero *Leptospira* eram descritas: *Leptospira interrogans* (cepas patogênicas) e *Leptospira biflexa* (cepas não patogênicas, saprófitas)[1]. Com o avanço das técnicas de sequenciamento genômico, a classificação taxonômica precisou ser refeita. Atualmente, há pelo menos 64 espécies descritas[2].

As espécies são divididas em mais de 250 sorovares conhecidos, classificados por variações no antígeno O de lipopolissacarídios (LPS), a porção mais externa do LPS, presente na membrana externa da bactéria[3]. Por conveniência, um sistema de nomenclatura não taxonômico com sorogrupos foi criado, com o agrupamento de sorovares. Acreditava-se que as diferentes apresentações clínicas da doença se correlacionavam com os sorogrupos, o que não se confirmou[1]. A identificação de sorovares tem sido útil para a vigilância epidemiológica, pois alguns deles são mais associados à infecção em determinados animais reservatórios[4].

## EPIDEMIOLOGIA

Leptospirose é uma doença endêmica universal, porém com incidência maior em regiões de clima tropical quente e úmido. Estima-se que a doença acometa mais de 1 milhão de pessoas todos os anos, sendo responsável por mais 58 mil mortes por ano. Todavia, o real impacto da doença é subestimado[5].

O Brasil é o país com maior número de casos da América Latina, uma vez que concentra cerca de 45% dos casos reportados. No país, a doença faz parte da lista de agravos de notificação compulsória imediata[6].

Grandes surtos têm sido reportados após períodos de grandes alagamentos em centros urbanos, como São Paulo, Rio de Janeiro, Salvador e Recife[7-9]. A doença afeta a população rural, principalmente em áreas com agricultura de subsistência e em plantações de arroz de estados como Rio Grande do Sul, Rio Grande do Norte e Rondônia[6]. Entre os anos de 2000 e 2015, a incidência média da doença foi de 1,9 casos por 100 mil habitantes. A doença acomete com maior frequência homens (79,2%) e pessoas entre 15 e 59 anos de idade[6].

## TRANSMISSÃO

As espécies do gênero *Leptospira* infectam com maior frequência os mamíferos, inclusive animais selvagens e domésticos. Roedores, cães, cavalos, bois e porcos constituem reservatórios da doença e permanecem anos assintomáticos, excretando espiroquetas pela urina no ambiente. As leptospiras se mantêm viáveis em água e terra por mais de um mês em locais de clima quente e úmido[1,10].

O homem é o hospedeiro terminal e acidental, a transmissão de pessoa para pessoa é extremamente rara. Habitualmente, o ser humano é infectado de forma indireta após o contato das mucosas, principalmente conjuntiva e nasofaringe, com ambiente contaminado com leptospiras. A bactéria é capaz de invadir a pele saudável de pessoas que se expõem por períodos prolongados à água contaminada. A ingestão de água contaminada também é uma importante forma de infecção[1].

Em profissionais que trabalham com pecuária em condições sanitárias não adequadas, a infecção pode ocorrer com contato direito com sangue, urina e órgãos de animais infectados.

A infecção por via sexual em humanos é especulativa[11], contudo, é uma importante forma de contágio em roedores. A transmissão vertical da leptospirose intraútero ou pelo aleitamento materno já foram relatadas e são muito raras[1,10].

Os seres humanos acometidos pela doença desenvolvem imunidade sorovar específica e, eventualmente, adquirem a leptospirose por mais de uma vez[1,10].

## QUADRO CLÍNICO

A leptospirose é uma doença com apresentação clínica bastante diversa e, muitas vezes, assintomática. Cerca de 90% dos pacientes sintomáticos têm manifestações leves da doença. No entanto, 10% a 15% dos pacientes sintomáticos desenvolvem quadro grave com alta mortalidade (10% a 40%). Os pacientes são divididos em dois grupos sindrômicos: leptospirose anictérica e leptospirose ictérica (síndrome de Weil). O período de incubação da doença varia de 2 a 20 dias[1,10,12].

A doença se inicia com a fase aguda, septicêmica, com duração de 1 semana. Progride, então, para uma segunda fase, imune, após a primeira semana de doença. A fase septicêmica é caracterizada pela invasão dos tecidos e órgãos pelas leptospiras, o que causa intensa vasculite. Já na fase imune, há a produção de anticorpos com diminuição da presença da bactéria no sangue e no líquido cefalorraquidiano, e com acentuada excreção de leptospiras na urina. Nessa fase, a duração é de 4 a 30 dias[1,10,12].

A fase septicêmica tem início abrupto, com febre alta e remitente. Os pacientes manifestam cefaleia (frontal e temporal com dor retro-ocular), calafrios, mialgia (mais intensa em região lombar e nas panturrilhas), náusea, vômitos, dor abdominal, diarreia, tosse, odinofagia e sufusão conjuntival. Menos usualmente, algumas pessoas apresentam linfadenopatia, hepatomegalia e exantema cutâneo transitório (menos de 24 horas). Nessa fase, é comum que o exame de urina tipo 1 apresente piúria e proteinúria leve. O hemograma geralmente tem leucocitose com neutrofilia e as provas inflamatórias como proteína C reativa e velocidade de hemossedimentação estão elevadas. Em uma minoria dos casos, pode haver icterícia entre o terceiro e sétimo dia de doença, o que está relacionado a um pior prognóstico. São diagnósticos diferenciais nessa fase: *influenza*, dengue, infecção aguda pelo HIV e outras infecções bacterianas, como febre tifoide[1,10,12].

Após a fase septicêmica, os pacientes costumam apresentar uma melhora transitória da febre, com subsequente agravamento clínico e recrudescência da febre (intensidade menor e não tão persistente).

Na leptospirose anictérica, durante a fase imune, a piora da cefaleia em crianças comumente está associada à meningite asséptica. A análise do líquido cefalorraquidiano identifica celularidade levemente aumentada (em geral até 500 cel/mm$^3$) com proteína entre valores normais e aumentados até 300 mg/dL. A concentração de glicose permanece normal. A meningite asséptica da leptospirose melhora espontaneamente na maioria dos casos em 7 a 21 dias. Manifestações como encefalite, paralisia de nervos cranianos, convulsão e neurite ocorrem em menor frequência. O acometimento uveal anterior unilateral ou bilateral na fase imune é autolimitado, mas pode levar até 1 ano para melhorar. Nessa fase, não se observa aparecimento de sufusão conjuntival[10,12,13].

Já nos pacientes que apresentam leptospirose ictérica, a fase imune é caracterizada por grande gravidade. Nesses casos, há disfunção hepática e renal com diátese hemorrágica e choque hipotensivo. A febre persiste entre a fase septicêmica e imune. Taquipneia, desconforto respiratório, tosse seca intensa, cianose e presença de estertores a ausculta pulmonar são indicadores de hemorragia pulmonar, um preditor de maior gravidade[14]. Na radiografia de tórax são achados: infiltrados bilaterais, pequenas opacidades e, mais raramente, grandes áreas de consolidação. A diátese hemorrágica também se manifesta com sangramentos na pele (petéquias e equimoses), nas conjuntivais e no abdome[15]. Há rápida progressão da anemia e da trombocitopenia, que é mais frequente nos pacientes pediátricos[13]. Nos quadros de acometimento pulmonar, são frequentes as alterações cardíacas, como arritmias e miocardite.

A icterícia da leptospirose por muitas vezes tem característica rubínica, com escleras de tonalidade alaranjada. As frações diretas e indiretas se elevam, com um predomínio da fração direta. A icterícia da leptospirose não está associada à necrose hepática, as transaminases se encontram moderadamente elevadas, com discreta alteração dos níveis de fosfatase alcalina. Pode haver diminuição da protrombina, que tende a melhorar após a administração de vitamina K.

A insuficiência renal aguda (IRA) na síndrome ictérica se manifesta com azotemia pré-renal, com boa resposta à hidratação venosa, ou com IRA oligúrica, o que é um preditor de mortalidade[14]. Na maioria dos casos, os pacientes apresentam IRA sem oligúria e com hipocalemia, em razão da inibição da reabsorção do sódio nos túbulos renais proximais e consequente perda de potássio na urina[10,16]. Com a desidratação e perda do volume intravascular, os pacientes desenvolvem necrose tubular aguda e oligúria.

São diagnósticos diferenciais da leptospirose na fase imune as febres hemorrágicas virais, a febre amarela, a infecção pelo hantavírus, a malária, a brucelose, a borreliose e a rickettsiose.

## DIAGNÓSTICO

A confirmação do diagnóstico da leptospirose depende de recursos laboratoriais. No país, a rede de laboratórios centrais de saúde pública está organizada para auxiliar nos casos suspeitos. No entanto, a rápida progressão da doença exige que o médico faça o diagnóstico sindrômico para iniciar precocemente o tratamento. Os casos suspeitos são: pacientes com febre, cefaleia e mialgia que apresentem pelo menos um critério (1 – epidemiológico, p. ex. exposição a situações de risco, vínculo com casos confirmados, ou 2 – clínico, como icterícia, sufusão conjuntival, diátese hemorrágica ou IRA)[17].

Na fase septicêmica da doença, as leptospiras estão presentes no sangue e no líquido cefalorraquidiano e, eventualmente, são visualizadas em microscopia de campo escuro; entretanto, o método tem baixa sensibilidade (40,2%) e especificidade (61,5%)[18]. Essas amostras devem ser encaminhadas para cultura em meios apropriados (Fletcher, Ellinghausen-McCullough-Johnson-Harris). A cultura de leptospiras é desafiadora por causa do crescimento lento e a frequente contaminação das amostras por bactérias de crescimento rápido[1]. Leptospiras isoladas em culturas podem ser identificadas por métodos sorológicos e moleculares (eletroforese em campo pulsado, MLST e MALDI-TOF)[12]. Técnicas de detecção do DNA por PCR (reação da cadeia da polimerase) estão disponíveis na fase aguda, mas são mais comumente utilizadas nas investigações de óbitos[17].

Já na fase imune, a presença de anticorpos auxilia o diagnóstico por meio de técnicas sorológicas, como o teste sorológico imunoenzimático (ELISA-IgM) e a microaglutinação (MAT). A técnica de microaglutinação (MAT) tem alta sensibilidade (90%) e especificidade (> 90%), e é considerada padrão-ouro no diagnóstico da leptospirose[1,12]. No uso das técnicas sorológicas, recomenda-se a coleta de duas amostras com intervalo entre 14 e 60 dias, sendo a primeira ainda na fase septicêmica. A elevação de títulos de MAT em 4 vezes ou mais, ou um título maior ou igual a 800 confirma o diagnóstico. No método ELISA-IgM, observa-se na infecção resultado não reagente na primeira amostra coletada na fase septicêmica, seguida por títulos maiores ou iguais a 200 na segunda amostra. Importante ressaltar que um resultado negativo de exame sorológico coletado antes de 7 dias de sintomas não descarta um caso suspeito. Os casos são descartados quando há amostra não reagente em amostra sanguínea coletada depois de 7 dias de sintomas, ou quando há duas reações de MAT não reagentes, ou quando o aumento dos títulos é inferior a 4 vezes o valor da primeira amostra[17].

## TRATAMENTO

O sucesso no tratamento da leptospirose, em especial das formas graves, depende primordialmente do diagnóstico precoce da doença e das medidas de suporte ao paciente em unidade de terapia intensiva, como correção de distúrbios hemorrágicos (reposição de vitamina K, plasma) e hidroeletrolíticos, manutenção hemodinâmica, suporte ventilatório e dialítico, quando necessário[17].

A eficácia do tratamento com antimicrobianos não é bem estabelecida e é motivo de debate entre especialistas. Os estudos clínicos têm dificuldade para avaliar o impacto dos antibióticos na leptospirose, pois a maioria dos infectados evolui com melhora, independentemente do tratamento. Em uma revisão Cochrane, o uso de antibióticos não alterou o desfecho mortalidade[19]. Apesar da sensibilidade das leptospiras a beta-lactâmicos (penicilina G, amoxicilina, cefotaxima ceftriaxona) e tetraciclinas (tetraciclina, doxiciclina), a instituição de tratamento antimicrobiano é iniciada por muitas vezes no final da fase septicêmica ou na fase imune, quando já há uma diminuição das leptospiras nos tecidos, sangue e líquido cefalorraquidiano. O uso de antimicrobianos parece não reduzir o tempo de eliminação de leptospiras na urina[1,10,12,17].

O Ministério da Saúde do Brasil recomenda a instituição de tratamento com doxiciclina ou amoxicilina nos quadros leves de síndrome febril aguda em que se suspeita leptospirose (Quadro 37.1). Nos quadros graves ou em fase tardia da doença, recomenda-se penicilina G cristalina ou ceftriaxone[17,19]. Nos alérgicos à penicilina, a azitromicina é uma opção ao tratamento[20].

## PREVENÇÃO

A prevenção da leptospirose depende da identificação e do combate a reservatórios da bactéria, com controle de infestações por roedores, adoção de boas práticas na criação de animais e no tratamento adequado de esgoto com proteção de rios e lagoas que fornecem água para as comunidades[17].

A infecção do ser humano deve ser evitada, minimizando a exposição de pele e mucosas às secreções e à água potencialmente contaminada. Medidas como uso de botas altas, roupas e luvas impermeáveis durante enchentes ou atividades laborais de risco diminuem a exposição as leptospiras[1,10,12].

Durante desastres naturais, o fornecimento de água potável deve ser uma prioridade, de modo a evitar o consumo de água potencialmente contaminada. A limpeza rotineira de caixas de água e cisternas com hipoclorito de sódio diminui o risco de contaminação.

A imunização de animais domésticos e de produção (bovinos, suínos) está disponível no país, mas a proteção vacinal é sorogrupo específica. Não há vacinas licenciadas para uso humano no Brasil[17].

A profilaxia da leptospirose com doxiciclina na dose de 200 mg, por via oral, 1 vez por semana, por 3 semanas, em adultos, não impede a contaminação, mas reduz os sintomas da doença. Ela é indicada para pessoas que ficarão expostas por períodos curtos a situações de alto risco de contágio[21]. Não há estudos que recomendem profilaxia com antibióticos para crianças.

**Quadro 37.1** – Tratamento antimicrobiano para leptospirose.

| Gravidade | Antibiótico | Dose | Tempo | Observações |
|---|---|---|---|---|
| **Leve** | **Amoxicilina** | 50 mg/kg/dia, de 8 em 8 horas, VO | 5 a 7 dias | |
| | **Doxiciclina** | 2,2 mg/kg/dia, de 12 em 12 horas, VO dose máx.: 100 mg | 5 a 7 dias | Risco de manchas dentais em < 8 anos |
| | **Azitromicina** | 10 mg/kg/dia, no primeiro dia. Após, 5 mg/kg/dia, de 24 em 24 horas, VO | 3 a 5 dias | |
| **Moderada e grave** | **Penicilina G cristalina** | 100.000 UI/kg/dia, de 4 em 4 horas ou de 6 em 6 horas, IV | Mínimo de 7 dias | Risco de reação de Jarisch-Herxheimer |
| | **Ampicilina** | 100 mg/kg/dia, de 6 em 6 horas, IV | Mínimo de 7 dias | |
| | **Ceftriaxona** | 80 a 100 mg/kg/dia, de 24 em 24 horas, IV | Mínimo de 7 dias | |
| | **Cefotaxima** | 50 a 100 mg/kg/dia, de 6 em 6 horas, IV | Mínimo de 7 dias | |
| **Profilaxia** | **Doxiciclina** | 200 mg, 1 vez por semana, VO | 3 semanas | Manifestações gastrintestinais são comuns |

*Fonte:* Adaptado de Brasil. Ministério da Saúde. Guia de vigilância em saúde. 5. ed. Brasília; 2022[22].

## REFERÊNCIAS BIBLIOGRÁFICAS


1. Levett PN. Leptospirosis. Clin Microbiol Reviews. 2001;14: 296-326.
2. Vincent AT, Schiettekatte O, Goarant C, Neela VK, Bernet E, Thibeaux R, et al. Revisiting the taxonomy and evolution of pathogenicity of the genus Leptospira through the prism of genomics. PLoS Negl Trop Dis. 2019;13(5):e0007270.
3. Bulach DM, Kalambaheti T, de la Pena-Moctezuma A, Adler B. Lipopolysaccharide biosynthesis in Leptospira. J Molec Microbiol Biotechnol. 2000;2:375-380.
4. Machry L, Ribeiro RL, Vital-Brazil JM, Balassiano IT, Oliveira ICM, Avelar KES, et al. Caracterização de cepas de referência de Leptospira sp utilizando a técnica de pulse field gel electrophoresis. Rev Soc Bras Med Trop 2010;43:166-169.
5. Costa F, Hagan, JE, Calcagno J, Kane M, Torgerson P, Martinez-Silveira MS, et al. Global Morbidity and Mortality of Leptospirosis: a Systematic Review. PLoS Negl Trop Dis. 2015;9(9):1-19.
6. Galan DI, Roess AA, Pereira SVC, Schneider MC. Epidemiology of human leptospirosis in urban and rural areas of Brazil, 2000-2015. PLoS ONE. 2021;16(3):e0247763.
7. Marteli AN, Genro LV, Diament D, Guasselli LA. Spatial analysis of leptospirosis in Brazil. Saúde Debate. 2020;44: doi: 10.1590/0103-1104202012616.
8. Barcellos C, Sabroza PC. The place behind the case: leptospirosis risks and associated environmental conditions in a flood-related outbreak in Rio de Janeiro. Cad Saúde Pública. 2001;17:59-67.
9. Cunha M, Costa F, Ribeiro GS, Carvalho MS, Reis RB, Nery Jr N, et al. Rainfall and other meteorological factors as drivers of urban transmission of leptospirosis. PLoS Negl Trop Dis. 2022;16:e0007507.
10. Nieves DJ. Leptospirosis. In: Feigin RD, Cherry JD, eds. Texbook of pediatric: infections diseases. 7. ed. Philadelphia: Elsevier Saunders; 2014. p. 1743-1759.
11. Harrison N A, Fitzgerald W R. Leptospirosis – Can it be a sexually transmitted disease? Postgrad Med J. 1988;64(748):163-4.
12. Haake DA, Levett PN. Leptospira Species (Leptospirosis). In: Bennett JE, Dolin R, Blaser MJ, eds. Mandell, Douglas, and Bennett's Principles and Practice of Infectious Diseases. 9. ed. Rio de Janeiro: Elsevier; 2019. v. 2. p. 2898-2905.e2.
13. Tullu M, Karande S. Leptospirosis in children: a review for family physicians. Indian J Med Sci. 2009;63(8):368-78. doi: 10.4103/0019-5359.55893.
14. Dupont H, Dupont-Perdrizet D, Perie J L, Zehner-Hansen S, Jarrige B, Daijardin J B. Leptospirosis: prognostic factors associated with mortality. Clin Infect Dis. 1997;25(3):720-4. doi: 10.1086/513767.
15. Chierakul W, Tientadakul P, Suputtamongkol Y, Wuthiekanun V, Phimda K, Limpaiboon R et al. Activation of the Coagulation Cascade in Patients with Leptospirosis. Clin Infect Dis. 2008;46(2):254-260.
16. Yang CW, Wu MS, Pan MJ. Leptospirosis renal disease. Nephrol Dial Transplant. 2001;16(suppl 5):73-77.
17. BRASIL. Ministério da Saúde. Guia de vigilância em saúde. 5. ed. Brasília; 2022. Disponível em: https://bvsms.saude.gov.br/bvs/publicacoes/guia_vigilancia_saude_5ed_rev_atual.pdf. Acesso em: 20 de nov. 2022.
18. Vijayachari P, Sugunan AP et al. Evaluation of darkground microscopy as a rapid diagnostic procedure in leptospirosis. Indian J Med Res. 2001;114:5458.
19. Brett-Major DM, Coldren R. Antibiotics for leptospirosis. Cochrane Database Syst Rev. 2012;2:CD008264.
20. Phimda K, Hoontrakul S, Suttinont C, et al. Doxycycline versus azithromycin for treatment of leptospirosis and scrub typhus. Antimicrob Agents Chemother. 2007;51:3259.
21. Takafuji ET, Kirkpatrick JW, Miller RN, et al. An efficacy trial of doxycycline chemoprophylaxis against leptospirosis. N Engl J Med. 1984;310:497.
22. Brasil. Ministério da Saúde. Guia de vigilância em saúde. 5. ed. Brasília; 2022. Disponível em: https://bvsms.saude.gov.br/bvs/publicacoes/guia_vigilancia_saude_5ed_rev_atual.pdf.

# Tétano Adquirido e Neonatal

# 38

*Ho Yeh Li*

## DEFINIÇÃO

A Organização Mundial da Saúde (OMS) define como tétano neonatal a presença de rigidez ou espasmos musculares em recém-nascido (RN) que tinha a capacidade normal de sugar e chorar nos primeiros 2 dias de vida, mas que perde essa capacidade entre os dias 3 e 28 de vida[1]. Após esse período, é considerado como tétano adquirido.

## FATORES DE RISCO E MANIFESTAÇÕES CLÍNICAS

O tétano neonatal geralmente ocorre no parto extra-hospitalar, com utilização de instrumentos não esterilizados para cortar o cordão umbilical, ou quando se aplicam substâncias contaminadas por *Clostridium tetani* no coto umbilical. Além disso, a vacinação incompleta da parturiente é o fator de risco mais importante, pela ausência de anticorpo materno para promover a proteção do RN.

Com relação ao tétano adquirido, a ausência do esquema básico da vacina antitetânica e doses de reforço adequadas são os principais riscos para doença. Em crianças e adolescentes, considera-se vacinação adequada a presença de seis doses da vacina, sendo as três primeiras (esquema básico) no primeiro ano de vida (1, 2 e 4 meses de vida), seguidas de doses de reforço aos 15 meses de vida, entre 4 a 6 anos de idade, e a 6ª dose dez anos após a 5ª dose. A partir de então, é recomendada a dose de reforço aos adultos a cada 10 anos[2]. Essa necessidade de dose de reforço a cada 10 anos é questionada por alguns especialistas, recentemente. Estudo realizado com 546 adultos, que considerou título de anticorpo protetor > 0,01 UI/mL, observou que, naqueles que possuem as seis doses iniciais na infância e adolescência, a durabilidade de título protetor persiste em média por 14 anos (IC95% 11 a 17 anos)[3].

Com relação ao **foco de inoculação**, no tétano neonatal, geralmente a porta de entrada é a cicatriz umbilical, onde houve manuseio com material contaminado por *C. tetani*, seja no momento do corte do cordão umbilical, seja nos primeiros dias de vida. Já no tétano adquirido, a inoculação do esporo pode ocorrer por qualquer tipo de ferimento, sem se restringir ao material enferrujado. Destaca-se que a lesão de inoculação, em ambas as formas, geralmente não apresenta sinais flogísticos e pode estar cicatrizada no momento da manifestação da doença. A presença de corpos estranhos é frequente e, na presença de sinais inflamatórios ou secreção purulenta, deve-se suspeitar de infecção bacteriana secundária.

Classicamente, **o período de incubação** (inoculação do agente até a primeira manifestação) de tétano varia de 3 a 21 dias. Em indivíduos parcialmente imunizados, esse período pode ser mais prolongado; já no tétano neonatal, esse intervalo pode ser mais curto, pois varia de 2 a 14 dias, sendo mais comum de 6 a 8 dias, motivo pelo qual a doença é popularmente conhecida como "mal de sete dias"[4].

## Manifestações iniciais

No tétano neonatal, a rigidez muscular geralmente se inicia no músculo masseter, o que ocasiona o quadro de trismo. Concomitantemente, pode apresentar disfagia, rigidez de nuca, do tronco e dos membros (manifestação clássica de opistótono), e provoca dor intensa, sem perda de consciência. O trismo associado à dor provoca o quadro característico de "chorar de boca fechada", o que pode ser o marco inicial da doença e, junto com disfagia, impede a amamentação do recém-nascido[5]. Com relação ao tétano adquirido, a primeira manifestação clínica pode ser trismo, engasgo ou rigidez muscular de qualquer segmento anatômico, independentemente do sítio de inoculação.

O intervalo entre o primeiro sintoma até o espasmo generalizado é conhecido como **período de progressão** e pode variar entre algumas horas a 5 dias, em média, de 1 a 2 dias. Clinicamente, o tétano adquirido é classificado como forma localizada, generalizada ou cefálica, conforme descrito no Quadro 38.1. Com relação ao tétano neonatal, uma vez que a porta de entrada geralmente é umbilical, a rigidez de tronco e da caixa torácica é quase sempre presente, de modo a provocar hipóxia por restrição da expansibilidade torácica[6]. Salienta-se que, no tétano, o nível de consciência sempre está preservado, dessa forma, o paciente consegue descrever seus sintomas e as dores intensas resultantes dos espasmos musculares. Além disso, a infecção por *C. tetani* não provoca febre, portanto, na presença de febre, infecção bacteriana secundária deve ser suspeitada, sendo os focos cutâneo e pulmonar (causada por broncoaspiração devido à disfagia) os mais importantes.

Os espasmos musculares podem ser espontâneos ou desencadeados por estímulos táteis, auditivos, visuais ou emocionais. Eles são paroxísticos, de intensidade e frequência variadas e bastante dolorosos. Nas formas generalizadas da doença, os espasmos musculares geralmente ocorrem simultaneamente em todos os grupos musculares, com intensidades variáveis.

Tétano cefálico é uma variante rara de tétano localizado, geralmente com porta de entrada situada no segmento cefálico. Apesar de ocasionalmente, também pode evoluir para forma generalizada. O tétano cefálico sempre é classificado como de alta letalidade devido ao acometimento precoce das vias aéreas altas e da musculatura de deglutição[7]. Além disso, pode levar à manifestação de paralisias dos pares cranianos, sendo mais frequente do VII par, seguido de VI, III, IV e XII pares cranianos[8].

A **disautonomia** é a manifestação mais grave do tétano generalizado, com alto risco de complicações cardiovasculares, sendo um fator preditor de óbito[9]. Os sintomas disautonômicos iniciam-se sempre com quadros simpáticos (taquicardia, hipertensão, hipertermia, arritmia e sudorese intensa) e, posteriormente, parassimpáticos (bradicardia e hipotensão, o pode ter falha circulatória que leve à parada cardíaca), cada uma dessas fases com duração curtíssima, de segundos a um ou dois minutos. É importante diferenciar manifestações disautonômicas tetânicas das alterações cardiovasculares provocadas pela dor intensa, para evitar manejo inadequado, destacando que a disautonomia geralmente ocorre **a partir do 14º dia** da doença e só ocorre em suas formas generalizadas.

# ETIOPATOGENIA

Tétano é causado por ***Clostridium tetani***, bactéria anaeróbia, Gram-positiva, que possui capacidade de formar esporos e possui distribuição ubíqua, e pode ser encontrada em qualquer lugar do meio ambiente, assim como na microbiota intestinal de mamíferos[10]. Os esporos são altamente resistentes às condições atmosféricas adversas, motivo pelo qual a doença não é erradicável, o que torna as medidas de prevenção ainda mais importantes. Em condições de anaerobiose promovida pelo tecido necrótico presente no foco de inoculação, os esporos germinam, replicam e produzem duas toxinas: a tetanolisina e a tetanospasmina.

A **tetanolisina** é uma toxina citolítica que promove aumento do dano tecidual perilesional, de modo a otimizar as condições para replicação bacteriana[11]. A toxina responsável pela espasticidade e

**Quadro 38.1** – Classificação clínica de tétano adquirido.

| | Manifestação clínica | Particularidades |
|---|---|---|
| **Localizado** | Espasmo muscular localizado no segmento anatômico onde foi a inoculação | |
| **Generalizado ascendente** | Espasmos musculares com progressão caudocranial | Pode ter manifestação de disautonomia a partir do 14º dia da evolução da doença |
| **Generalizado descendente** | Espasmos musculares com progressão craniocaudal | |
| **Cefálico** | Porta de entrada no segmento cefálico, com início de sintomas no segmento cefálico (trismo, sialorreia, engasgo), podendo acometer precocemente vias aéreas superiores. Pode progredir de forma descendente | Alto risco de óbito pelo acometimento precoce das vias aéreas superiores. Pode ter manifestações periféricas de pares cranianos, com manifestação de flacidez dos nervos de pares cranianos |

*Fonte:* Adaptado pela autoria do capítulo[7-9].

contraturas musculares é a **tetanospasmina**, que se difunde e alcança o sistema nervoso via terminal sináptica de neurônio motor inferior que, através do mecanismo de transporte axonal retrógrado, alcança cordão espinal, onde possui alta afinidade pelos neurônios glicinérgicos inibitórios e GABAérgicos. Dentro dos neurônios inibitórios, a tetanospasmina degrada a sinaptobrevina, o que causa a inibição dos interneurônios inibitórios. Dessa forma, sem inibição aumenta a frequência dos impulsos nervosos e estabelece-se um estado de contração muscular permanente[8]. A ligação da toxina vinculada à sinaptobrevina é irreversível, portanto, é necessário o brotamento de novos terminais sinápticos para o restabelecimento da função neural. A falha na inibição de liberação de catecolaminas pelos adrenais resulta no estado hipersimpático do sistema nervoso autônomo, o que ocasiona quadro de disautonomia.

## EPIDEMIOLOGIA

Em 1989, a Assembleia Mundial da Saúde endossou a resolução de eliminação de tétano neonatal, o que culminou no lançamento de iniciativa global de estratégias para eliminação dessa doença[12]. Apesar desse esforço, a iniquidade de acesso à vacina ainda é uma grande barreira, de modo que, até os dias atuais, doze países ainda não alcançaram essa meta e muitos países não conseguem sustentar essas medidas[13]. A doença ainda se concentra principalmente nos países do continente africano e na região sudeste asiática (Figura 38.1). No Brasil, houve uma redução importante dos casos de tétano neonatal desde o início deste século, de modo que, desde 2006, são notificados menos de 10 casos por ano e, desde 2017, nenhum caso foi registrado no território nacional. Entretanto, chama atenção a alta letalidade da doença no país, que varia de 40% a 100% (Figura 38.2).

Cenário similar também é observado em relação ao tétano adquirido. A doença concentra-se nos países de baixo nível socioeconômico, com barreiras de infraestrutura para implantação de políticas de vacinação e dificuldades de acesso ao sistema de saúde (Figura 38.3)[14]. No Brasil, a partir de 2002, com a implantação da vacinação contra *influenza* em idosos, ganhou-se uma oportunidade para adequação das vacinas nessa população, de modo que a taxa de incidência de casos de tétano reduziu-se progressivamente, uma vez que passou de mais de 700 casos anuais até ano 2000, para menos de 200 casos desde 2020 (Figura 38.4). Porém, a letalidade ainda se situa em torno de 30% no Brasil, ao passo que, nos países com riqueza de recursos, apresenta-se de 10% a 17%.

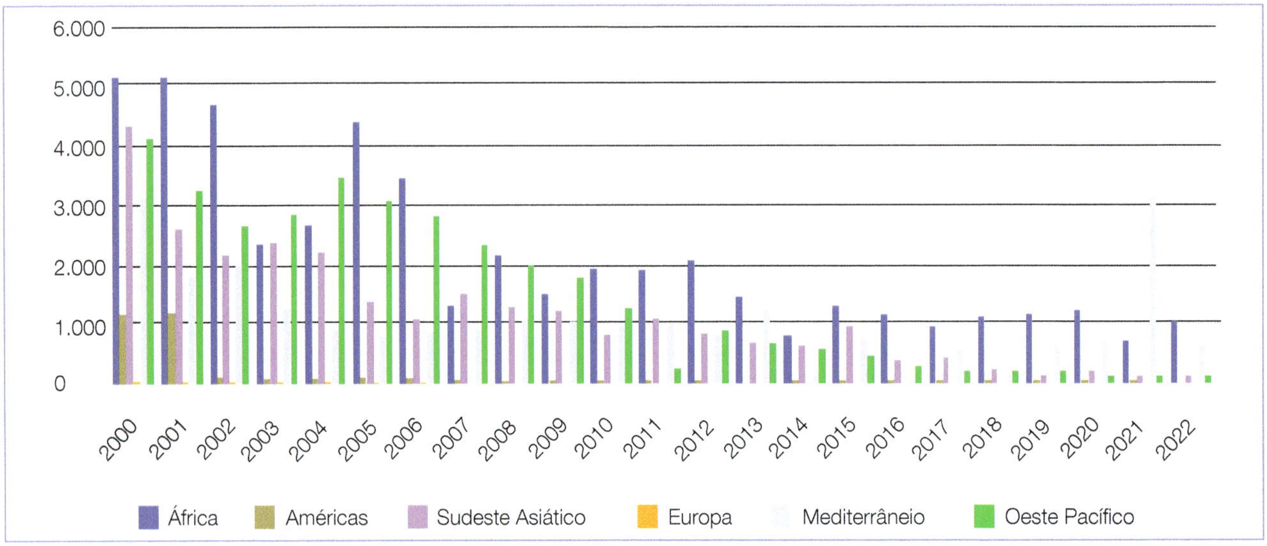


**Figura 38.1 –** Casos notificados de tétano neonatal, segundo as seis grandes macrorregiões da Organização Mundial da Saúde, de 2000 a 2022.

*Fonte:* Adaptada de OMS (Who.int/data/gho/data/indicators/indicator-details/GHO/neonatal-tetanus --- number-of-reported--cases. Acesso em 5 de agosto de 2023).

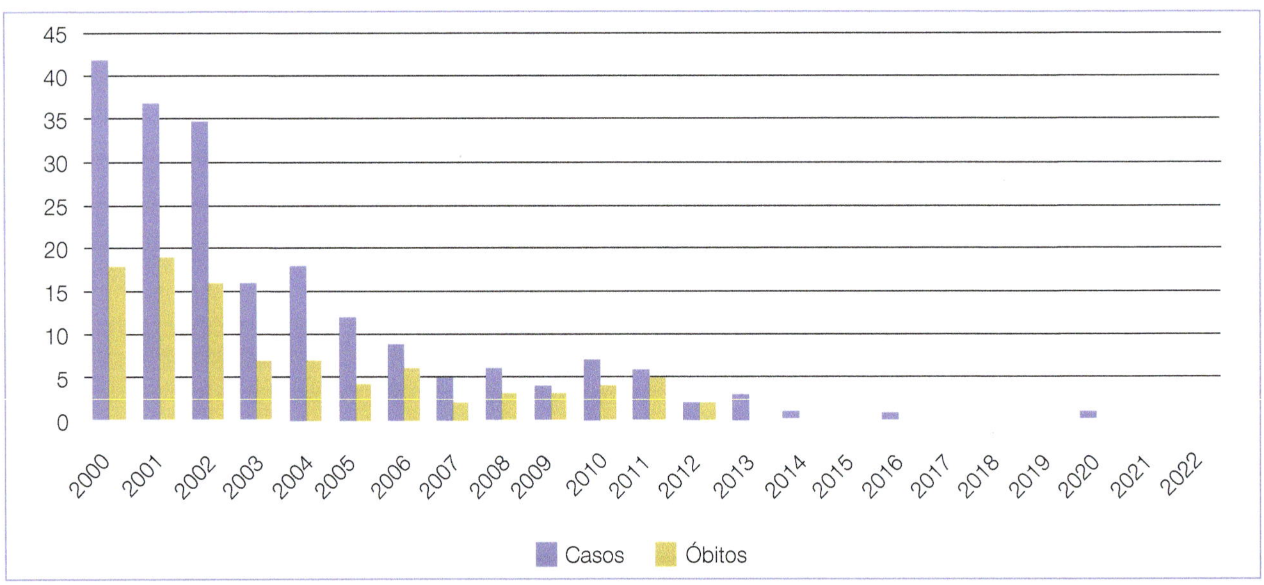


**Figura 38.2 –** Casos e óbitos de tétano neonatal no Brasil, 2000 a 2022.

*Fonte:* Adaptada de SINAN/SVSA/MS. Acesso em 5 de agosto de 2023.

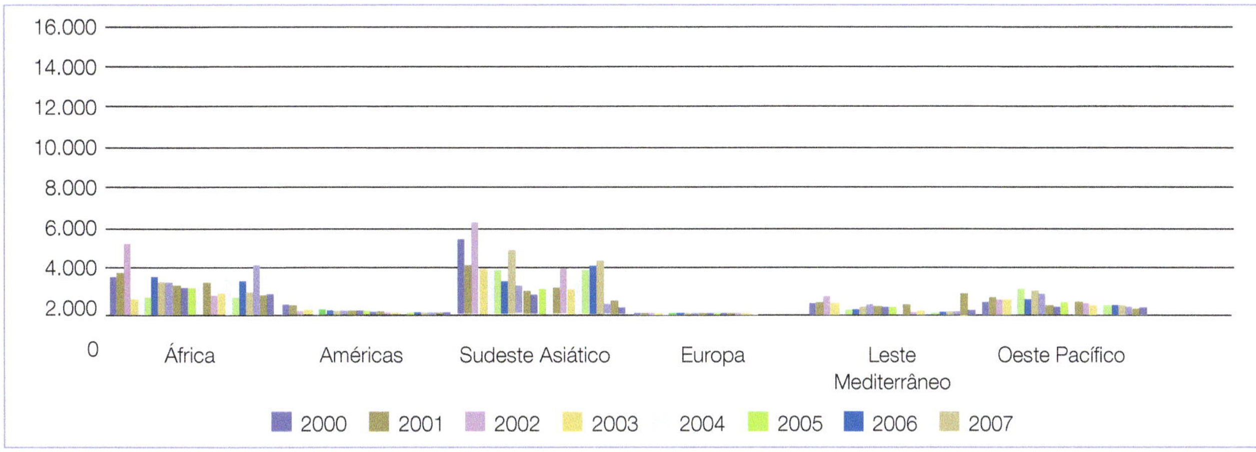


**Figura 38.3 –** Casos de tétano adquirido segundo as seis grandes macrorregiões da Organização Mundial da Saúde, de 2000 a 2022.

*Fonte:* Adaptada de OMS. Who.int/data/gho/data/indicators/indicator-details/GHO/total-tetanus --- number-of-reported-cases. Acesso em 5 de agosto de 2023.

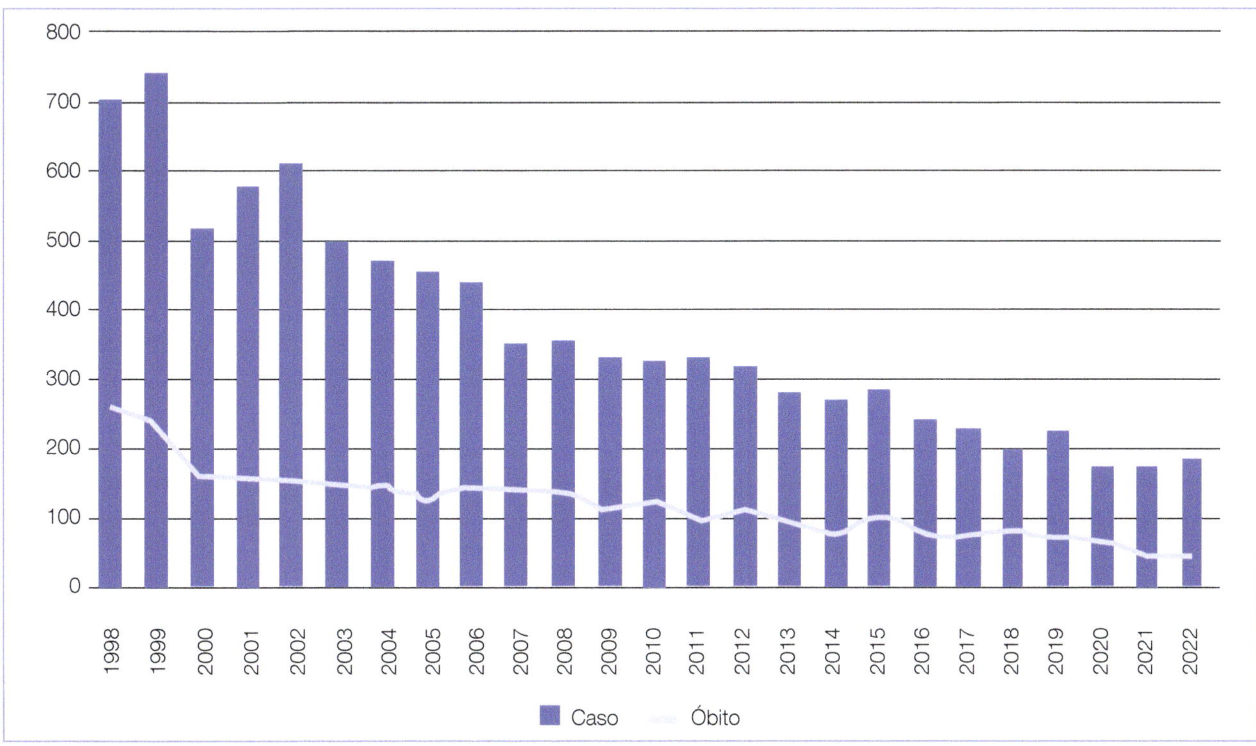


**Figura 38.4 –** Casos e óbitos de tétano adquirido no Brasil, de 1998 a 2022.

*Fonte:* Adaptada de SINAN/SVSA/MS. Acesso em 5 de agosto de 2023.

## DIAGNÓSTICO E DIAGNÓSTICO DIFERENCIAL

O diagnóstico de tétano é clínico. O isolamento de *C. tetani* não é recomendado pela dificuldade de crescimento nas placas de cultura[10]. Testes imunológicos para dosagem de anticorpo também não são recomendados, pois não há correlação entre níveis de anticorpos e atividade da doença.

O exame laboratorial que auxilia no diagnóstico é a dosagem de creatinofosfoquinase (CPK), que geralmente está bastante elevada, principalmente nas formas generalizadas da doença. Entretanto, é importante lembrar que, nas formas cefálicas localizadas e quando apresenta apenas manifestações iniciais de trismo e disfagia, esse exame pode ser normal ou apenas levemente elevado.

Os diagnósticos diferenciais dependem das manifestações clínicas presentes no momento da procura do auxílio médico.

- **Trismo:** os processos inflamatórios bucomaxilares precisam ser diferenciados, principalmente abscessos retrofaríngeos e inflamação de articulação maxilomandibular.
- **Rigidez de nuca:** as meningites e a hemorragia subaracnóidea são diagnósticos diferenciais mais importantes. Dentro desse contexto, é importante ressaltar que o tétano não provoca alteração do nível de consciência. Quando é realizada coleta de líquido cefalorraquidiano, este se encontra normal nos quadros de tétano.
- **Hipertonia generalizada:** diferenciação com quadro de intoxicação exógena por estricnina que provoca quadros de hipertonia generalizada com espasmos periódicos, sem presença de trismo; nos recém-nascidos, as contraturas abdominais podem ser confundidas com cólicas intestinais características dessa faixa etária.
- **Tetania:** quadro presente também na hipocalcemia.
- **Histeria:** é um diagnóstico diferencial que precisa ser aventado quando há contraturas importantes sem alteração de CPK e ausência de porta de entrada.

## TRATAMENTO

O manejo de paciente com tétano baseia-se em dois pilares principais: medidas de suporte e medidas específicas contra o agente e sua toxina.

Para manejo de suporte, é importante ter em mente que a causa principal de óbito em pacientes com tétano é a parada cardiorrespiratória secundária à hipóxia provocada pelo espasmo da via aérea superior e/ou da caixa torácica. Além disso, no tétano neonatal, a desidratação causada pela impossibilidade de amamentação contribui para o óbito. Dessa forma, a promoção de relaxamento muscular que visa garantir a via aérea pérvia e a expansão da caixa torácica é a medida de suporte principal no tratamento de tétano[15,16]. Ressalta-se que, como os espasmos musculares são intermitentes, a **monitorização de saturação de oxigênio** é fundamental, portanto, **não se recomenda** manter o paciente sozinho em um quarto com luz apagada e porta fechada, pois o risco de hipóxia e consequente óbito é enorme.

Com relação ao agente etiológico e sua toxina, o tratamento consiste em antibioticoterapia e antitoxina. O Quadro 38.2 compila as principais recomendações de manejo clínico.

**Quadro 38.2 –** Medidas de tratamento específico e suporte em tétano.

| Terapia específica contra o agente |
|---|
| Imunobiológico<br>▪ *Tétano neonatal*<br>– Imunoglobulina humana antitetânica (IGHAT): 500 UI intramuscular; ou<br>– Soro antitetânico (SAT): 20.000 UI intramuscular ou endovenosa (se EV, diluir em SG5%, infusão lenta)<br>▪ *Tétano adquirido*<br>– IGHAT 500 a 5.000 UI (1.000 UI em cada grupo muscular e 1.000 UI perilesional, aplicada pelo menos 30 minutos antes da abordagem do foco)<br>– SAT 20.000 a 30.000 UI. |
| Antimicrobiano (7 a 10 dias)<br>▪ Metronidazol (7,5 mg/kg, máximo de 500 mg, de 8 em 8 horas) ou<br>▪ Penicilina cristalina (200.000 UI/kg/d, fracionada de 4 em 4 horas) |

(*Continua*)

**Quadro 38.2** – Medidas de tratamento específico e suporte em tétano. (*Continuação*)

| Terapia específica contra o agente |
|---|
| Desbridamento<br>▪ Limpeza do foco visando a retirada do tecido desvitalizado e remoção de corpo estranho é fundamental para interrupção da produção da toxina<br>▪ O desbridamento deve ser realizado entre 30 minutos a 6 horas após a aplicação de IGHAT perilesional nos casos de tétano adquirido |
| **Terapias de suporte** |
| ▪ Monitoramento<br>▪ Todos os pacientes com tétano devem ser preferencialmente internados em unidade de terapia intensiva. Na indisponibilidade de leitos, o paciente deve ser alocado em local estratégico onde se consiga fazer vigilância 24 horas por dia<br>▪ Deve-se manter pelo menos a monitorização de saturação de oxigênio 24 horas por dia<br>▪ Dosagem diária de creatinofosfoquinase é fundamental para avaliação da evolução de espasmos musculares |
| Ventilação e oxigenação<br>▪ Recomenda-se oxigenioterapia nos pacientes que apresentam espasmos que acometem a via aérea e/ou a caixa torácica, mesmo que a saturação esteja adequada nos momentos sem crises de espasmo<br>▪ Nem todo paciente com diagnóstico de tétano necessita de intubação orotraqueal. Lembrar que o diagnóstico de tétano é clínico. Em paciente já intubado e em sedação, mascara-se o quadro clínico impedindo diagnóstico adequado. A intubação só é recomendada quando a intensidade de espasmos provoca queda de saturação e que não são revertidas com *bolus* de diazepam, ou quando, mesmo em uso de diazepam em infusão contínua, as crises ocorrem em intervalos muito curtos, com repercussão na queda de saturação<br>▪ Na intubação orotraqueal, além da sedoanalgesia habitual, recomenda-se uso de bloqueador neuromuscular para evitar complicações de intubação. Se possível, NÃO USAR SUCCINILCOLINA, pois pode causar contrações musculares durante a despolarização das fibras musculares, de modo a agravar os espasmos tetânicos<br>▪ Em pacientes que necessitarem de intubação orotraqueal, a traqueostomia deve ser realizada o mais breve possível, pois o tubo é um desencadeador de espasmos da via aérea. Lembrar de utilizar o bloqueador neuromuscular durante o procedimento de traqueostomia |
| Controle dos espasmos musculares<br>▪ A meta principal é alcançar controle adequado de espasmos musculares mesmo com todos os estímulos<br>▪ Diazepam é um agonista GABAérgico potente, sendo a droga de primeira escolha: dose 1 a 10 mg/kg/dia em bomba de infusão contínua*<br>▪ Midazolan pode ser utilizada, porém, deve-se ter cuidado em hipotensão importante provocada pela droga, assim como o mascaramento de fase simpática de disautonomia<br>▪ Podem ser necessários *bolus* extras de diazepam a cada espasmo e antes de manipulações que tenham potencial de causar dor, como banho, aspiração traqueal, fisioterapia respiratória e motora |
| Bloqueio neuromuscular<br>▪ O bloqueio neuromuscular é recomendado para intubação orotraqueal e nos procedimentos invasivos de alto risco, como passagem de cateter central, exceto na via femoral, e traqueostomia<br>▪ A infusão contínua de bloqueador neuromuscular só é recomendada quando se atingiram doses elevadas de benzodiazepínico, ou seja, 5 a 10 mg/kg/d de Diazepam;<br>▪ Atentar para garantir que o paciente esteja com sedação e analgesia adequada quando utilizar o bloqueio neuromuscular |
| Sedação e analgesia<br>▪ A sedação só é recomendada para pacientes intubados<br>▪ Medidas de analgesia devem ser iniciadas logo no início do tratamento, pois os espasmos musculares provocam dores intensas |
| Fisioterapia e outros cuidados de equipe multidisciplinar<br>▪ Garantir estado nutricional e hidratação adequada<br>▪ A fisioterapia respiratória e motora deve ser iniciada logo no início de tratamento de tétano, para evitar risco de complicações e sequelas<br>▪ Cuidados habituais de pacientes em unidades de terapia intensiva devem ser mantidos, especialmente a mudança de decúbito<br>▪ Fraturas de vértebra podem ocorrer em pacientes que tiveram opistótono, portanto, deve-se realizar uma radiografia de coluna no momento da alta hospitalar |

* Diazepam deve ser diluído em frasco de soro isento de PVC (opções: Ecoflac ou frasco de vidro estéril a vácuo) na proporção de menos **4 mL de SG5%** para cada **1 mg de diazepam**. A solução preparada pode tem meia-vida máxima de 6 horas (manter a solução preparada por mais 6 horas na bomba de infusão favorece a precipitação).

*Fonte:* Adaptado pela autoria do capítulo[15,16].

## PREVENÇÃO

A vacina continua sendo a medida de prevenção mais eficaz e a eliminação de tétano materno e neonatal depende exclusivamente da vacinação[17,18]. A imunidade transplacentária da mãe para recém-nascido promove a proteção até 2 meses de vida; dessa forma, a imunização da gestante é medida crucial para eliminação da doença. Importante lembrar que a bactéria *C. tetani* é universalmente presente, portanto, estratégia de vacinação deve ser sempre mantida, mesmo que não haja mais casos notificados no mundo.

Desde o final de 2014, o Ministério da Saúde recomenda que todas as gestantes que não possuem três doses da vacina dT adulto devem receber uma dose de dTpa a cada gestação, e deve ter o esquema completo (duas doses de Dt e uma de dTpa) a partir da 20ª semana de gestação[19]. Importante lembrar que a doença não promove a imunoproteção, portanto, mesmo para quem teve tétano, a vacina deve ser aplicada.

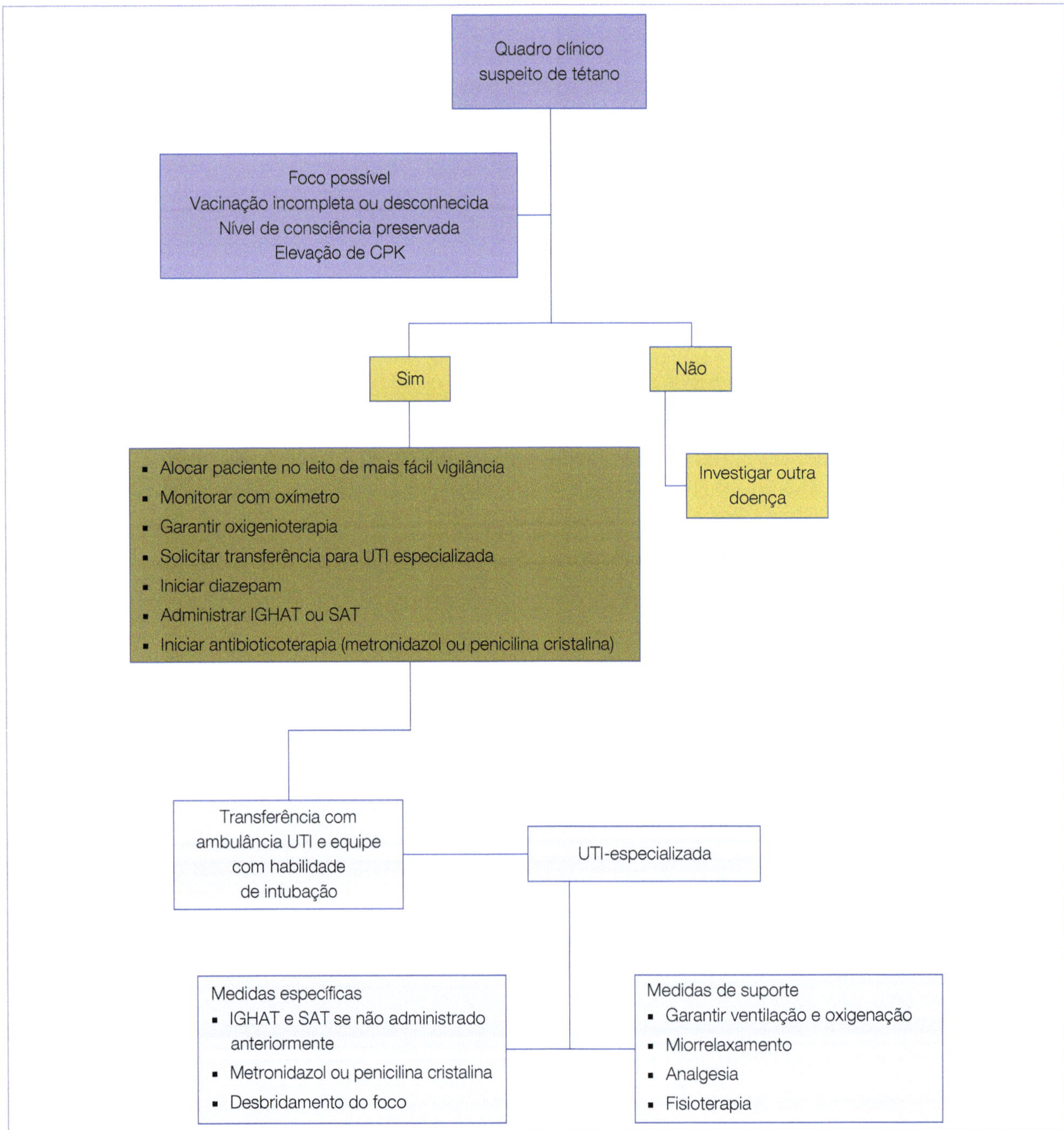


**Figura 38.5** – Algoritmo decisório no cuidado ao paciente com suspeita de tétano.
*Fonte:* Adaptada pela autoria do capítulo[17,19].

## REFERÊNCIAS BIBLIOGRÁFICAS


1. WHO. Tetanus, 2018. Disponível em: https://www.who.int/news-room/fact-sheets/detail/tetanus.
2. Ministério da Saúde. Calendário Nacional de Imunização 2022. Disponível em: https://www.gov.br/saude/pt-br/assuntos/saude-de-a-a-z/c/calendario-nacional-de-vacinacao.
3. Hammarlund E, Thomas A, Poore EA, Amanna IJ, Rynko AE, Mori M et al. Durability of vaccine-induced immunity against tetanus and diphtheria toxins: a cross-sectional analysis. Clin Infect Dis. 2016;62(9):1111-8.
4. Vieira LJ, Oliveira MHPd, Lefèvre F. O uso da expressão "mal-de-sete-dias" por mães de crianças que morreram de tétano neonatal em Minas Gerais (1997-2002). Texto & Contexto. Enfermagem. 2006;15.
5. Galazka AM, Stroh G, Immunization WHOEPo. Neonatal tetanus: guidelines on the community-based survey on neonatal tetanus mortality. Geneva, 1986.
6. Roper MH, Vandelaer JH, Gasse FL. Maternal and neonatal tetanus. Lancet. 2007;370(9603):1947-59.
7. Jagoda A, Riggio S, Burguieres T. Cephalic tetanus: a case report and review of the literature. Am J Emerg Med. 1988;6(2):128-30.
8. Ataro P, Mushatt D, Ahsan S. Tetanus: a review. South Med J. 2011;104(8):613-7.
9. Wasay M, Khealani BA, Talati N, Shamsi R, Syed NA, Salahuddin N. Autonomic nervous system dysfunction predicts poor prognosis in patients with mild to moderate tetanus. BMC Neurol. 2005;5(1):2.
10. Campbell JI, Lam TM, Huynh TL, To SD, Tran TT, Nguyen VM et al. Microbiologic characterization and antimicrobial susceptibility of Clostridium tetani isolated from wounds of patients with clinically diagnosed tetanus. Am J Trop Med Hyg. 2009;80(5):827-31.
11. Cook TM, Protheroe RT, Handel JM. Tetanus: a review of the literature. Br J Anaesth. 2001;87(3):477-87.
12. Yusuf N, Steinglass R, Gasse F, Raza A, Ahmed B, Blanc DC et al. Sustaining Maternal and Neonatal Tetanus Elimination (MNTE) in countries that have been validated for elimination - progress and challenges. BMC Public Health. 2022;22(1):691.
13. Johns NE, Cata-Preta BO, Kirkby K, Arroyave L, Bergen N, Danovaro-Holliday MC, et al. Inequalities in immunization against maternal and neonatal tetanus: a cross-sectional analysis of protection at birth coverage using household health survey data from 76 countries. Vaccines (Basel). 2023;11(4).
14. Li J, Liu Z, Yu C, Tan K, Gui S, Zhang S et al. Global epidemiology and burden of tetanus from 1990 to 2019: A systematic analysis for the Global Burden of Disease Study 2019. Int J Infect Dis. 2023;132:118-26.
15. Ho Y-L. Tétano. Clínica médica. 2. ed. Barueri, SP: Manole; 2016. p. 475-83. v. 7: Alergia e imunologia clínica, doenças da pele, doenças infecciosas e parasitárias.
16. Rhinesmith E, Fu L. Tetanus disease, treatment, management. Pediatr Rev. United States 2018;39:430-2.
17. Laing SK, Griffiths U, Raza AA, Zulu F, Yakubu A, Bessias S et al. An investment case for maternal and neonatal tetanus elimination. Vaccine. 2020;38(9):2241-9.
18. Nassar AH, Hobeika E, Chamsy D, El-Kak F, Usta IM. Vaccination in pregnancy. Int J Gynaecol Obstet. 2023;162(1):18-23.
19. Brasil. Ministério da Saúde. Secretaria de Vigilância em Saúde. Departamento de Articulação Estratégica de Vigilância em Saúde. Guia de vigilância em saúde. 5. ed. Brasília, DF, 2022.

# 39 Tuberculose

*Regina Célia de Menezes Succi*
*Maria Aparecida Gadiani Ferrarini*

## MANIFESTAÇÕES CLÍNICAS

A tuberculose (TB) apresenta um variado espectro clínico que vai desde quadros assintomáticos até tuberculose disseminada.

### Tuberculose infecção

A primoinfecção pelo *M. tuberculosis* em crianças e adolescentes na maioria das vezes é assintomática. Quando ocorrem sintomas, costumam ser inespecíficos e autolimitados durando em média 2 semanas: febre baixa, indisposição, inapetência e, eventualmente, tosse seca. A resolução da primoinfecção acontece em 90% dos casos, com ou sem a persistência de bacilos viáveis, e esta pode ser detectada pela positividade da prova tuberculínica (PT), que ocorre em 8 a 12 semanas após a infecção, ou ensaios de detecção de interferon-gama em amostras de sangue – teste de liberação de interferon-gama (IGRA, do inglês *interferon gamma release assay*).

A tuberculose infecção também chamada de TB latente ou infecção latente da TB (ILTB) é definida como um estado de resposta imune persistente à estimulação com antígenos do *M. tuberculosis*, sem evidência clínica de doença tuberculosa ativa[1].

### Tuberculose pulmonar

A tuberculose pulmonar é a forma clínica mais frequente em todas as idades, e estudo recente epidemiológico brasileiro confirmou a predominância da forma pulmonar em 80% dos menores de 19 anos[2]. Quando a primoinfecção progride para doença, o que ocorre em cerca de 10% dos casos, é chamada TB primária. Esta evolução é encontrada em crianças, principalmente os menores de 4 anos de idade, em imunodeprimidos como coinfectados pelo HIV e em uso de drogas imunossupressoras. Os sintomas clínicos aparecem em geral nos primeiros 2 anos após a infecção e se caracterizam por febre prolongada, perda ou não ganho de peso, sintomas respiratórios como tosse seca ou com expectoração, chiado, falta de ar, suores noturnos[3,4]. Um sinal bastante evidente na faixa etária pediátrica é a "pneumonia que não melhora", apesar do tratamento antimicrobiano, e a tosse persistente, progressiva, sem períodos de acalmia[4,5].

A TB além de afetar o parênquima pulmonar pode acometer os gânglios mediastinais, ocasionando compressão, erosão ou perfuração do brônquio adjacente, causando atelectasia, hiperinsuflação e disseminação broncogênica, respectivamente, manifestando-se esta última, como uma broncopneumonia.

### Tuberculose extrapulmonar

Além dos pulmões, o bacilo pode ser implantado em vários outros sítios durante a disseminação hematogênica da primoinfecção. Geralmente o faz onde o fluxo sanguíneo é maior: córtex renal, córtex cerebral, extremidades de ossos longos, vértebras e suprarrenal.

### Tuberculose pleural

É a forma mais comum de TB extrapulmonar, exceto em pessoas que vivem com HIV (PVHIV)[6]. A pleura pode ser acometida na TB primária como consequência da contaminação com o bacilo proveniente de foco parenquimatoso subpleural ou do linfonodo caseificado. As faixas etárias pediátricas mais acometidas são as escolares e adolescentes, sendo rara nos lactentes. O quadro clínico na criança se caracteriza por início geralmente abrupto, com febre alta, dor torácica e dispneia, podendo simular pneumonia bacteriana. O derrame geralmente é unilateral e pode variar desde pequeno até grandes volumes[5].

## Tuberculose pericárdica

É infrequente, mas pode ocorrer por contiguidade ou pela rotura de gânglio caseoso da região da carina no espaço pericárdico. Ocorre a inflamação e o derrame pericárdico serofibrinoso ou hemorrágico que pode evoluir com fibrose causando a pericardite constritiva. A sintomatologia é inespecífica: febre baixa, desconforto ou dor retroesternal, ausculta cardíaca com alteração de frequência, às vezes atrito pericárdico e, nos casos de grandes derrames, abafamento de bulhas; raramente evolui com sinais clínicos de tamponamento cardíaco[5].

## Tuberculose ganglionar periférica

É a forma de TB extratorácica mais comum em crianças e a mais frequente em PVHIV[2,6]. As cadeias ganglionares mais afetadas são as cervicais, principalmente anteriores, uni ou bilateralmente, em geral assimétricas, seguidas pelos linfonodos supraclaviculares e mediastinais. O crescimento do linfonodo é lento, apresenta consistência endurecida no início, evoluindo com aumento de volume e amolecimento quando não tratado, podendo coalescer, aderir aos planos profundos e fistulizar, com eliminação de secreção (escrofuloderma)[6].

## Tuberculose osteoarticular

É mais comum em crianças (10% a 20% das lesões extrapulmonares na infância) ou em pessoas entre a 4ª e a 5ª décadas de vida[5]. Pode se manifestar como osteomielite, monoartrite de grandes articulações e espondilite. O local mais acometido é a coluna vertebral, seguido da região coxofemoral, joelhos e tornozelos, podendo acometer também outros locais[5,6]. As regiões torácica e lombar são as mais acometidas na coluna; a lesão ocorre usualmente na porção anterior do corpo vertebral, próxima ao disco intervertebral em uma ou várias vértebras sequenciais. A destruição da porção anterior dos corpos vertebrais determina a angulação da coluna (giba) e cifose, caracterizando o chamado "mal de Pott" (cerca de 1% de todos os casos de TB e até 50% de todos os casos de TB óssea)[5]. A espondilite pode se complicar com abscesso paravertebral, abscesso retrofaríngeo, abscesso de psoas e complicações neurológicas, como paraplegias ou quadriplegias. A dor nas costas ou local acometido é a manifestação clínica mais precoce. Podem ocorrer febre baixa, tumoração local, alteração da marcha e manifestações neurológicas[6].

## Tuberculose do sistema nervoso central

É a forma mais grave e temida de TB, consequência da disseminação hematogênica do bacilo para o parênquima cerebral e depois para o espaço subaracnoide[7]. É responsável por 3% dos casos de TB em pacientes não infectados pelo HIV e por até 10% em PVHIV[5]. A meningite basal exsudativa é a forma de apresentação mais prevalente da neurotuberculose (70% a 80%) e ocorre geralmente em crianças menores de 6 anos[5]. O exsudato pode envolver múltiplos nervos cranianos, quiasma óptico, e pode ocorrer arterite afetando perfurantes do polígono de Willis, além de obstruções de diversos foramens promovendo a hidrocefalia comunicante[7]. A apresentação pode ser subaguda (até 2 semanas) ou crônica (sinais e sintomas com duração superior a 4 semanas). A criança inicia com quadro inespecífico de febre baixa, anorexia, apatia ou irritabilidade, cefaleia, progredindo para sinais de meningismo, fotofobia, tremores, sonolência, hiperestesia cutânea, convulsões. Nesta fase, a febre é alta e podem aparecer sinais focais relacionados a síndromes isquêmicas locais e paralisias oculomotoras por envolvimento dos pares cranianos (II, III, IV, VI e VII), podendo se evidenciar sinais de hipertensão intracraniana e também o coma.

A TB meníngea (TBM) é de difícil diagnóstico e a ocorrência de doença em outros sítios deve ser investigada, particularmente o pulmão, que pode ser concomitante em até 59% dos casos[5]. O exame do líquido cefalorraquidiano (LCR) é fundamental para o diagnóstico: apresenta celularidade de 100 a 500 cel/mm$^3$, com predomínio de linfócitos; em 10% a 32% dos casos pode haver predomínio de neutrófilos polimorfonucleares nos primeiros 10 dias, que depois são substituídos por linfócitos. As proteínas no LCR estão elevadas (100 a 500 mg/dL); algumas vezes podem chegar a valores superiores a 1 g/dL, quando há bloqueio espinhal. A glicose no LCR é menor que 40 mg/dL em 50% a 85% dos pacientes, porém não tão baixa como na meningite bacteriana[7]. A dosagem da adenosina desaminase (ADA) para o diagnóstico é indicada por várias diretrizes[5,8] e apresenta elevada acurácia com sensibilidade de 89% e especificidade de 91%[9].

A taxa de detecção da micobactéria no LCR pelo esfregaço é baixa (LCR paucibacilar) e a cultura em meio sólido convencional (Lowenstein-Jensen - LJ) é de execução lenta. Sistemas automatizados de cultura são mais rápidos e podem recuperar a micobactéria em 7 a 10 dias. A Organização Mundial da Saúde (OMS) recomenda a realização do Xpert® MTB/RIF Ultra como teste inicial quando se suspeita de TBM. Este é um teste molecular, PCR em tempo real, automatizado, que detecta o *Mycobacterium* e simultaneamente a resistência à rifampicina (resultado obtido em 2 horas). Devido às limitações na sensibilidade, não deve ser o único a ser pedido e um teste negativo não afasta o diagnóstico[10].

Outra apresentação clínica da neurotuberculose é a forma localizada com a presença de tuberculomas, mais frequentes no cerebelo em crianças e nos hemisférios cerebrais nos adultos. Podem coexistir com a meningite ou se manifestar como reação paradoxal ao tratamento[7]. Os tuberculomas podem provocar sintomas de hipertensão intracraniana, redução da consciência e coma.

## Tuberculose miliar

A tuberculose miliar é o resultado da disseminação linfo-hematogênica do bacilo que ocorre na fase inicial da primoinfecção tuberculosa. A disseminação do bacilo se estabelece em todo corpo caracterizada por numerosas lesões pequenas (aspecto miliar), porém é mais frequente em órgãos altamente vascularizados como pulmões, fígado, baço, medula óssea e rins[11]. Na criança, as manifestações clínicas costumam acontecer 3 a 6 meses após a infecção inicial e têm início insidioso com perda de peso, anorexia, febre persistente, hepatoesplenomegalia, linfadenopatia generalizada e poucos sinais respiratórios[12]. O exame radiológico do tórax pode ser normal no início da doença e após 3 a 4 semanas apresentar aspecto miliar, quando também se inicia o desconforto respiratório. O diagnóstico pode ser difícil e as crianças em geral são consideradas como portadoras de febre de origem indeterminada. Algumas vezes, a doença pode ter início agudo, com febre alta e toxemia importante. O envolvimento do sistema nervoso central (SNC) acontece em 20% a 30% dos pacientes e nestes casos o prognóstico é pior. A recuperação, de modo geral, é lenta, persistindo a febre por várias semanas, mesmo no paciente adequadamente tratado.

## Tuberculose em pessoas que vivem com HIV

A criança e adolescente com HIV são afetados desproporcionalmente pela TB em relação aos seus pares sem HIV, mesmo com CD4 normal, em uso de terapia antirretroviral e com supressão viral[13]. A infecção pelo HIV por si só é um forte fator de risco para infecção e adoecimento por TB após o contato íntimo com o caso-índice, e esse adoecimento muitas vezes acontece mais rápido, após 3 meses da exposição, o que torna muito importante as estratégias para a detecção dos casos e a terapia para TB latente[14].

O risco de exposição à TB na criança com HIV é grande (convivem com PVHIV adultos que podem estar com TB sem o devido tratamento) e o adoecimento pode ocorrer pela demora no diagnóstico em virtude dos sintomas inespecíficos. O risco de adoecimento que é de 10% durante toda a vida da população não infectada pelo HIV, passa para mais de 10% ao ano nas PVHIV[1]. A apresentação clínica depende do grau de imunossupressão, porém a forma pulmonar é a mais frequente, seguida de formas extrapulmonares como ganglionares e meníngeas; podem ocorrer TB miliar e formas disseminadas [5]. Os achados clínicos são atípicos, tornando o diagnóstico demorado e presuntivo na maior parte dos casos. Em todas as consultas deve ser investigada a presença de sintomas respiratórios, verificado emagrecimento ou não ganho de peso, além da convivência com adultos com sintomas de TB. A terapia antirretroviral reduz o risco e melhora a evolução da TB em tratamento, mas a própria infecção pelo HIV permanece como fator de risco para maior mortalidade nestes pacientes[14].

## Tuberculose congênita

A tuberculose congênita é uma condição rara, com diagnóstico desafiador devido às manifestações clínicas inespecíficas, resultando em alta mortalidade (40% a 60%)[15]. É difícil distinguir TB congênita de TB pós-natal, porém o tratamento é igual para as duas condições. Alguns recém-nascidos podem ser sintomáticos ao nascimento e outros iniciam o quadro clínico após dias ou semanas; a maioria inicia os sintomas até a terceira semana de vida[15]. É fundamental investigar a história pré-natal de TB na gestante para a confirmação da TB congênita.

As formas clínicas de TB materna que levam a maior risco de transmissão para o feto são a TB disseminada e TB de órgãos genitais (endometrial, cervical ou placentária). O bacilo da TB atinge o feto a partir da disseminação hematogênica transplacentária (complexo primário no fígado) ou pela aspiração do líquido amniótico infectado (foco primário pulmonar). Devido à imaturidade do sistema imune do neonato, a TB congênita tende a ser uma doença disseminada[15].

O quadro clínico é variável, podendo se apresentar com dificuldade alimentar, baixo ganho de peso, letargia, cianose, anemia, icterícia, distensão abdominal, hepatomegalia e esplenomegalia. Também são descritos febre, tosse, dificuldade respiratória e pneumonia que não melhora com antibiótico ou recorrente.

### Outras formas clínicas de tuberculose

Outras formas mais raras de TB podem acontecer decorrentes da disseminação hematogênica: TB abdominal (essa também por ingestão de leite contaminado, muito raramente), TB genital ou renal, TB ocular e de ouvido médio e TB cutânea (também por inoculação direta).

## ETIOPATOGENIA

### Etiologia

A TB é causada pelo complexo *Mycobacterium tuberculosis*, um grupo de bacilos álcool-ácido-resistentes intimamente relacionados, sendo os mais associados com a infecção humana o *M. tuberculosis, M bovis* e *M. africanum,* este último encontrado na África equatorial, raro no nosso meio e cujo tratamento é o mesmo que o de *M. tuberculosis.* Testes realizados em laboratórios de referência diferenciam o *M. bovis* que requer tratamento diferente[16].

### Patogenia

A infecção tuberculosa ocorre por meio do contato íntimo com o doente com TB pulmonar bacilífera ou laríngea, que elimina pela tosse ou espirros grande número de partículas infectantes que se tornam pequenos aerossóis (< 5 μm) contendo de 1 a 3 bacilos que são inalados pelo contato. O risco de infecção depende da carga e virulência do bacilo, da proximidade e duração do contato e da suscetibilidade do indivíduo. As crianças apresentam alta taxa de infecção, principalmente aquelas que têm contato por mais de 2 meses com o caso-índice e dormem no mesmo quarto[17]. Recentemente foram descritas infecções em crianças após breve contato com fonte bacilífera[18]. A baixa idade é fator de risco para progressão da doença, que é mais frequente abaixo dos 4 anos, principalmente nos menores de 1 ano.

Nem todos os indivíduos expostos ao *M. tuberculosis* se tornam infectados, alguns podem permanecer não reatores à PT e não desenvolvem a doença apesar do contato permanente[19]. Estudos de suscetibilidade genética sugerem que mecanismos efetores mediados pelo fator de necrose tumoral (TNF) podem influenciar na resistência inata à infecção pelo *M. tuberculosis*[20].

A infecção pulmonar acontece quando o bacilo alcança os alvéolos e causa um processo inflamatório parenquimatoso localizado, chamado nódulo de Ghon. Deste foco o bacilo se dissemina através do sistema linfático para os linfonodos regionais. A combinação do foco de Ghon, linfangite e a linfadenite é chamado de "complexo primário". A partir dos gânglios regionais, o bacilo entra na circulação sistêmica diretamente ou via ducto linfático e ocorre a disseminação hematogênica oculta antes que a resposta imune se estabeleça para prevenir a doença ativa. O bacilo pode sobreviver por longos períodos dentro de órgãos e ser reativado dependendo do equilíbrio com a resposta imune do hospedeiro.

Quando ocorre a infecção, os bacilos são fagocitados pelos macrófagos alveolares e células dendríticas. Foram descritos mais recentemente o envolvimento dos macrófagos intersticiais na fagocitose e também a adaptação dos bacilos às células epiteliais pulmonares onde se tornam altamente replicativos e com fenótipo invasivo, contribuindo na disseminação sistêmica a partir do pulmão na infecção primária[19,20]. Ainda na fase de fagocitose novos macrófagos vão sendo recrutados ao local da infecção durante a resposta inata, formando um infiltrado celular que se transforma em granuloma primário, que se completa com a chegada das células T, resultado da imunidade adaptativa[21]. Nesta fase também acontecem vários mecanismos de evasão do sistema imune pelo bacilo, dentre eles a inibição da maturação do fagossomo e modulação da apoptose do macrófago[20].

Após a fagocitose, os macrófagos e células dendríticas migram por via linfática, por 2 a 3 semanas, período que se multiplicam livremente até a chegada aos linfonodos regionais, onde ocorre a apresentação de antígenos para as células T *naive*, que modificadas retornam por via sanguínea ao local da infecção[21,22]. A apresentação dos antígenos de *M. tuberculosis* às células CD4+ leva à diferenciação em células CD4+ *helper* efetoras e de memória; as células T efetoras migram ao local de infecção, por via sanguínea, onde acionam uma resposta Th1 com a produção de interferon-gama e TNF-alfa, este último fundamental para contenção do bacilo, através da formação e manutenção do granuloma organizado[19]. Ocorre simultaneamente a apresentação de antígenos para os linfócitos T CD8+, que produzem granulisinas, citotóxicas para a micobactéria e ativação de outras células T CD4+ como Th17, que são pró-inflamatórias e podem contribuir para a defesa contra o *M. tuberculosis*[21]. Além destas, outros tipos de células participam na defesa contra infecção tuberculosa, como as células NK, células B e neutrófilos[19].

Portanto, para que haja morte ou interrupção da replicação da micobactéria é preciso que ocorra ativação macrofágica com a atuação do eixo interleucina-12-interferon-gama, que permite interação entre as células NK/células T com os macrófagos/células dendríticas. Na maioria das vezes, o patógeno é contido por meio de mecanismos da imunidade adaptativa, que envolvem essas diferentes populações de células T. Somente 10% dos indivíduos infectados progredirão para doença ativa durante a vida, devido à infecção primária progressiva ou à reativação que pode ocorrer após infecção inicial[22,23]. A imunidade adaptativa, além de prevenir a progressão da infecção primária para doença clínica, também previne a reativação da TB latente por longo tempo[20]. Apesar do granuloma ser uma forma de contenção do bacilo, sabe-se que também beneficia o patógeno, pois pode prejudicar a penetração das drogas, além de também representar barreira para ação da imunidade adaptativa, permitindo sua sobrevida e propagação[19,22].

O *M. tuberculosis* também induz a ativação e expansão de células T regulatórias (Treg), que exercem a função anti-inflamatória através de secreção de citocinas anti-inflamatórias (IL-10, TGF-b, and IL-35) e têm sido cada vez mais estudadas quanto ao seu papel na manutenção da homeostase imunológica na infecção tuberculosa[23].

## EPIDEMIOLOGIA

A TB é uma doença transmissível e, apesar de milenar, permanece como a principal causa de morte por doença infecciosa no mundo, situação que foi transitoriamente deslocada no período da pandemia de Covid-19[24,25]. Os progressos globais conseguidos em relação ao controle da doença até 2019 foram prejudicados e até revertidos pela pandemia de Covid-19, com redução da notificação de casos novos devido ao não diagnóstico ou tratamento e aumento da mortalidade em 2021 em relação a 2019[25]. A estimativa global foi de 10,6 milhões de casos novos TB em 2021, um aumento de 4,5% em relação a 2020. A carga de TB droga-resistente também cresceu em 2020 a 2021, com 450 mil novos casos de TB resistentes à rifampicina[24].

Embora a real carga de doença na criança seja desconhecida, foi estimado globalmente 1 milhão de casos novos de TB por ano, em < 14 anos, com 205 mil mortes em crianças sem HIV e mais 32 mil mortes em crianças infectadas pelo HIV; 80% em crianças < 5 anos e 96% dos casos não tiveram acesso ao tratamento[24]. Não foram diagnosticados e/ou notificados 55% dos casos de doença em crianças (69% em menores de 5 anos). A OMS orienta o estreitamento entre os programas de controle da TB com a atenção básica e outros programas de saúde, com envolvimento da família, dando ênfase à prevenção, ao diagnóstico e ao tratamento com as drogas dispersíveis com a finalidade de melhorar esses índices[26].

O Brasil está entre os 30 países do mundo com alta carga de TB e TB-HIV e considerados prioritários pela OMS para o controle da TB; ocupa a 20ª posição quanto à carga da doença e a 19ª no que se refere à coinfecção TB-HIV[5]. Em 2017 foram notificados no Brasil 72.770 casos novos e os coeficientes de incidência variaram de 10,0 a 74,7 casos por 100 mil habitantes entre os diferentes estados. Em 2019 foram notificados cerca de 4,5 mil óbitos pela doença com o coeficiente de mortalidade de 2,2 óbitos por 100 mil habitantes[5]. O Brasil não apresenta uma epidemia generalizada de TB, mas sim concentrada em algumas populações, como as PVHIV, em situação de rua, privadas de liberdade, população indígena e pessoas que vivem em aglomerados e em situação de pobreza. A complexidade da doença, a coinfecção TB-HIV, o aumento de diagnóstico de várias outras imunodeficiências associadas à TB, o emprego de drogas imunossupressoras, o aparecimento de resistência às drogas habituais ao tratamento associada à deterioração das condições socioeconômicas da população constituem um grande desafio no manejo da TB.

## DIAGNÓSTICO

O diagnóstico de certeza da TB é feito com o isolamento do agente etiológico ou exame anatomopatológico característico. Como a doença na criança é paucibacilar e o encontro do bacilo é infrequente, o diagnóstico é presuntivo na grande maioria das vezes, com base em dados epidemiológicos, PT positiva, achados clínicos compatíveis e dados radiológicos.

A história epidemiológica com investigação de casos de doença ativa em contato com a criança deve ser exaustiva. Não é infrequente observamos outros casos de TB bacilífera no domicílio, que, mesmo previamente diagnosticados, interromperam o tratamento, persistindo bacilíferos ou tornando a sê-lo. A investigação epidemiológica deve compreender não só os casos confirmados, mas também os indivíduos com suspeita de doença, com tosse crônica, emagrecidos etc. A história de contato com um adulto ou adolescente portador de TB bacilífera é suficiente para se suspeitar de TB numa criança com sintomas respiratórios e radiografia de tórax anormal.

## Tuberculose latente

Na TB latente não há sintomas clínicos e a radiografia de tórax é normal. A ILTB pode ser evidenciada pela positividade de testes diagnósticos.

**PT:** a PT detecta a resposta cutânea da reação de hipersensibilidade tardia ao derivado proteico purificado (PPD, do inglês *purified protein derivate*), uma mistura heterogênea de proteínas do *M. tuberculosis* que apresenta similaridades com os antígenos da vacina BCG (bacilo Calmette-Guerin) e também outras micobactérias do meio ambiente. Consiste na injeção intradérmica de 2U de PPD RT23 em antebraço esquerdo e a leitura do maior diâmetro da enduração transversa no local da aplicação, após 48 a 72 horas. O resultado é dado em mm e PT ≥ 5 mm significa exposição ao *Mycobacterium*[5].

A PT apresenta baixa sensibilidade nos pacientes imunodeprimidos (HIV e outras condições de imunodepressão, no uso de drogas imunossupressoras, uso de altas doses de corticoide), nos infectados recentes e em crianças de baixa idade. Também tem baixa especificidade, pois apresenta reatividade cruzada com infecções por outras micobactérias do meio ambiente e com a vacina BCG, porém essa é reduzida com o passar do tempo, principalmente se BCG é dada no primeiro ano de vida[5,27]. A PT quando negativa na exposição recente deve ser repetida em 8 a 10 semanas para dar tempo do desenvolvimento da resposta imune adaptativa[27].

**IGRA:** são testes imunológicos sanguíneos que se baseiam na produção de interferon-gama *in vitro* por células T de memória de indivíduos que foram previamente sensibilizados pelos antígenos específicos do *M. tuberculosis* (ESAT-6 e CFP10).Os dois testes mais comuns são QuantiFERON®-TB Gold Plus (QFT, Qiagen, Germantown, MD, USA) e o T-SPOT®. TB (Oxford-Immunotec, Abingdon, United Kingdom), com cortes determinados pela quantidade de interferon-gama detectado em relação à experiência de um controle negativo. Se há falha no controle positivo e/ou negativo, o ensaio terá um resultado indeterminado ou inválido. Apresentam sensibilidade semelhante à PT, porém maior especificidade.

O IGRA foi incorporado ao Sistema Único de Saúde (SUS) em novembro de 2020 e é uma metodologia alternativa à PT para o rastreio da ILTB, estando indicado para PVHIV com contagem de linfócitos T-CD4+ > 350 cel/mm³; crianças ≥ 2 anos e < 10 anos de idade, contato de casos de TB ativa; e pessoas candidatas a transplante de células-tronco[28].

## Tuberculose doença

O diagnóstico da TB na criança é desafiador e deve ter como base a apresentação clínica, radiológica e os dados epidemiológicos. Em todo quadro considerado "possível" de TB é necessário colher amostras biológicas para tentar identificar o agente e sua suscetibilidade a drogas. A história de contato com TB é um dado epidemiológico importante, mas nem sempre evidente, e o quadro clínico inespecífico torna o diagnóstico difícil[3].

A radiografia de tórax pode demonstrar lesões parenquimatosas localizadas, linfadenopatias mediastinais e paratraqueais principalmente à direita, sub ou retrocarinais, derrame pleural e quadros mais disseminados. A tomografia de tórax é considerada o padrão-ouro para diagnóstico de TB primária na criança, pois pode detectar melhor as linfadenopatias, derrames e consolidações do que a radiografia de tórax e, além disso, pode identificar calcificações dentro dos linfonodos e necrose central que é altamente sugestivo de TB[29]. Crianças maiores de 5 anos podem apresentar imagens de "árvore em brotamento" na tomografia, que representa múltiplas áreas de nódulos centrolobulares. A ressonância magnética é semelhante à tomografia para detectar linfonodos maiores que 3 mm, podendo também fazer a diferenciação entre os linfonodos reacionais e por TB, por meio de sinal de intensidade e heterogeneidade[29].

Também deve-se avaliar o resultado da PT ou IGRA para confirmar a infecção pelo *M. tuberculosis*. Para o diagnóstico da TB pulmonar em crianças e adolescentes com baciloscopia negativa ou teste rápido molecular (TRM-TB) não detectado pode ser usada a tabela de pontuação com base no quadro clínico-radiológico, contato com a TB, resultado da PT e estado nutricional (Quadro 39.1)[5].

**Quadro 39.1** – Diagnóstico da tuberculose pulmonar em crianças e adolescentes com baciloscopia negativa ou TRM-TB não detectado.

<table>
<tr><th colspan="2">Quadro clínico-radiológico</th><th>Contato de adulto com tuberculose</th><th>Prova tuberculínica</th><th>Estado nutricional</th></tr>
<tr><td rowspan="2">Febre ou sintomas como tosse, adinamia, expectoração, emagrecimento, sudorese por 2 semanas ou mais<br>15 pontos</td><td rowspan="2">Adenomegalia hilar ou padrão miliar<br>e/ou<br>Condensação ou infiltrado (com ou sem escavação) inalterado por 2 semanas ou mais<br>e/ou<br>Condensação ou infiltrado (com ou sem escavação) por 2 semanas ou mais, evoluindo com piora ou sem melhora com antibióticos para germes comuns<br>15 pontos</td><td rowspan="2">Próximo, nos últimos 2 anos<br>10 pontos</td><td>PT entre 5 e 9 mm<br>5 pontos</td><td rowspan="2">Desnutrição grave (peso < percentil 10)<br>5 pontos</td></tr>
<tr><td>PT ≥ 10 mm<br>10 pontos</td></tr>
<tr><td>Assintomático ou com sintomas há menos de 2 semanas<br>0 ponto</td><td>Condensação ou infiltrado de qualquer tipo por menos de 2 semanas<br>5 pontos</td><td rowspan="2">Ocasional ou negativo<br>0 ponto</td><td rowspan="2">PT < 5 mm<br>0 ponto</td><td rowspan="2">Peso ≥ percentil 10<br>0 ponto</td></tr>
<tr><td>Infecção respiratória com melhora após uso de antibióticos para germes comuns ou sem antibióticos<br>–10 pontos</td><td>Radiografia normal<br>–5 pontos</td></tr>
</table>

**Interpretação: ≥ 40 pontos (diagnóstico muito provável):** recomenda-se iniciar o tratamento da tuberculose. **30 a 35 pontos (diagnóstico possível):** indicativo de tuberculose; orienta-se iniciar o tratamento a critério médico. **< 25 pontos (diagnóstico pouco provável):** deve-se prosseguir com a investigação na criança. Deverá ser feito diagnóstico diferencial com outras doenças pulmonares e podem ser empregados métodos complementares de diagnóstico, como baciloscopias e cultura de escarro induzido ou de lavado gástrico, broncoscopia, histopatológico de punções e outros exames de métodos rápidos.

*Fonte:* Adaptado de Brasil. Ministério da Saúde[5].

Para se obter a confirmação microbiológica são realizados: baciloscopia, teste da corda, teste molecular rápido, cultura.

A **baciloscopia** do escarro é um método bastante utilizado para diagnóstico, porém tem baixa sensibilidade na criança em relação ao adulto. Esse é um exame direto, feito por pesquisa do bacilo em esfregaço do material (escarro) em lâmina, corado pelo método de Ziehl-Neelsen. Crianças menores de 6 anos não eliminam o escarro pela tosse e são paucibacilíferas. A obtenção do escarro pelo lavado gástrico (3 amostras) ou escarro induzido, pela inalação de solução hipertônica prévia, apresenta pouca diferença na sensibilidade, porém o escarro induzido é menos traumático[3].

O uso do **teste da corda** (*string test*), no qual uma cápsula de gelatina contendo uma corda de *nylon* é engolida e mais tarde recuperada para cultura é um método alternativo para obter amostra respiratória[30], porém ainda é pouco utilizado.

O **teste molecular rápido**, **Xpert® MTB/RIF**, é um teste de PCR em tempo real numa plataforma automatizada (GeneXpert®) que detecta DNA do *M. tuberculosis* e mutações no gene rpo B que conferem resistência à rifampicina com resultado obtido em aproximadamente 2 horas. Pode ser realizado em escarro espontâneo ou induzido, aspirado gástrico ou nasofaríngeo e fezes; para diagnóstico de TB extrapulmonar, pode ser realizado em LCR, líquido pleural, abdominal, articular, aspirado ou biópsia de linfonodos, urina e até sangue em crianças HIV com TB disseminada, com sensibilidades variadas[31]. O Xpert® MTB/RIF Ultra usa a mesma plataforma do GeneXpert® e um novo cartucho que melhora a sensibilidade de detecção do complexo *M. tuberculosis* e a resistência à rifampicina. O Ultra tem uma sensibilidade aumentada para TB pulmonar, principalmente para os casos de baciloscopia negativa (crianças e imunodeficientes), com pequena perda na especificidade, em relação ao usado anteriormente[32]. Pode ser realizado em escarro, aspirado gástrico ou nasofaríngeo, fezes, LCR e aspirado ou biópsia de gânglio. A OMS recomenda tanto o Xpert® MTB/RIF como o Ultra como teste inicial em adultos e crianças com sinais e sintomas de TB pulmonar[31].

O diagnóstico de certeza da TB é realizado quando há a identificação do *M. tuberculosis* em **cultura**, mas um resultado negativo, como em todos outros testes citados, não afasta o diagnóstico. A cultura pode ser feita em meio sólido (Löewnstein-Jensen e Ogawa-Kudoh) e o resultado demora de 4 a 6 semanas. As culturas em meio líquido são automatizadas e fornecem o resultado mais rápido, cerca de 14 dias. O sistema radiométrico Bactec® para isolar a micobactéria utiliza como substrato ácidos graxos marcados com 14C, que quando metabolizados libera $14CO_2$ que pode ser medido como marcador de crescimento bacteriano.

## TRATAMENTO

### Tuberculose doença

A TB é uma doença grave, porém curável em praticamente 100% dos casos em pessoas com bacilos sensíveis aos medicamentos e adequadamente tratadas. O esquema terapêutico para TB doença tem como objetivo obter atividade bactericida precoce, isto é, reduzir os bacilos replicantes em menor tempo possível, prevenir a emergência de bacilos resistentes e ter ação esterilizante. O principal obstáculo ao sucesso terapêutico é a adesão, por isso a recomendação do tratamento diretamente observado (DOT, do inglês *directly observed treatment*), que sabidamente diminui as falhas do tratamento, o aparecimento de resistência às drogas e a recidiva, deve ser fortemente recomendada na criança e adolescente.

O esquema de tratamento da TB é padronizado, deve ser realizado de acordo com as recomendações do Ministério da Saúde e compreende duas fases: a intensiva (ou de ataque), cujo objetivo é reduzir rapidamente a população bacilar e a eliminação dos bacilos com resistência natural a algum medicamento, e a fase de manutenção cujo objetivo é eliminar os bacilos latentes ou persistentes e a redução da possibilidade de recidiva da doença[5]. O tratamento é ambulatorial, na maioria dos casos, sendo necessária a hospitalização em casos especiais: doença grave (miliar, meningoencefálica ou óssea) ou necessidade de outros procedimentos diagnósticos (biópsia) e terapêuticos (drenagem pleural, de abscessos).

No Brasil, o esquema básico para tratamento da TB em adultos e adolescentes é composto por quatro fármacos na fase intensiva e dois na fase de manutenção. A apresentação farmacológica dos medicamentos, atualmente em uso, para o esquema básico é de comprimidos em doses fixas combinadas com a apresentação tipo 4 em 1 (RHZE) ou 2 em 1 (RH). A composição do comprimido RHZE é de rifampicina 150 mg/isoniazida 75 mg/pirazinamida 400 mg/etambutol 275 mg. O esquema básico em crianças (< 10 anos de idade) é composto por três fármacos na fase intensiva (RHZ) rifampicina 150 mg/isoniazida 75 mg/pirazinamida 400 mg, e dois na fase de manutenção (RH) rifampicina 150 mg/isoniazida 75 mg[5]. Também há apresentações de rifampicina suspensão 20 mg/mL e pirazinamida 30 mg/mL.

As formulações dispersíveis de doses fixas pediátricas para crianças menores de 10 anos foram incorporadas ao SUS em setembro de 2019 (DOU de 09/09/2019, Portaria n. 43, de 06 de setembro de 2019). São comprimidos dispersíveis com a seguinte composição: RHP (rifampicina 75 mg, isoniazida 50 mg e pirazinamida 150 mg) para fase intensiva e RH (rifampicina 75 mg e isoniazida 50 mg) para fase de manutenção, sendo indicados para menores de 10 anos até 25 kg. Devem ser diluídos em 50 mL de água (mínimo 10 mL), agitar após diluição, e administrar de uma só vez em jejum, imediatamente após o preparo. Aguardar pelo menos 1 hora para dar alimentos à criança.

Os esquemas de tratamento da TB em crianças, conforme idade, peso e formas clínicas de TB podem ser vistos nas Tabelas 39.1 a 39.4[5].

**Tabela 39.1** – Esquema básico para o tratamento da tuberculose em crianças (< 10 anos de idade) com formulações dispersíveis de doses fixas pediátricas.

| Esquema | Faixa de peso | Dose por dia | Duração do tratamento |
|---|---|---|---|
| RHZ* 75/50/150 mg | 4 a 7 kg | 1 comprimido | 2 meses (fase intensiva) |
| | 8 a 11 kg | 2 comprimidos | |
| | 12 a 15 kg | 3 comprimidos | |
| | 16 a 24 kg | 4 comprimidos | |
| RH* 75/50 mg | 4 a 7 kg | 1 comprimido | 4 meses (fase de manutenção) |
| | 8 a 11 kg | 2 comprimidos | |
| | 12 a 15 kg | 3 comprimidos | |
| | 16 a 24 kg | 4 comprimidos | |

* R: rifampicina; H: isoniazida; Z: pirazinamida.

*Fonte:* Adaptada de Brasil. Ministério da Saúde[5].

**Tabela 39.2** – Esquema básico para o tratamento da tuberculose meningoencefálica ou osteoarticular em crianças (< 10 anos de idade).

| Esquema | Faixa de peso | Dose por dia | Duração do tratamento |
|---|---|---|---|
| RHZ* 75/50/150 mg | 4 a 7 kg | 1 comprimido | 2 meses (fase intensiva) |
| | 8 a 11 kg | 2 comprimidos | |
| | 12 a 15 kg | 3 comprimidos | |
| | 16 a 24 kg | 4 comprimidos | |
| RH* 75/50 mg | 4 a 7 kg | 1 comprimido | 10 meses (fase de manutenção) |
| | 8 a 11 kg | 2 comprimidos | |
| | 12 a 15 kg | 3 comprimidos | |
| | 16 a 24 kg | 4 comprimidos | |

* R: rifampicina; H: isoniazida; Z: pirazinamida. **Observações:** a) Quando existir concomitância entre a forma meningoencefálica ou osteoarticular e quaisquer outras apresentações clínicas, utilizar o esquema para TB meningoencefálica ou osteoarticular, isto é, 1 ano de tratamento. b) Associar corticoide na TB meningoencefálica: prednisona (1 a 2 mg/kg/dia) por 4 semanas ou, nos casos graves de TB meningoencefálica, dexametasona injetável (0,3 a 0,4 mg/kg/dia), por 4 a 8 semanas, com redução gradual da dose nas 4 semanas subsequentes.

*Fonte:* Adaptada de Brasil. Ministério da Saúde[5].

**Tabela 39.3** – Esquema básico para o tratamento da tuberculose pulmonar em < 10 anos de idade com peso ≥ 25 kg.

| Fármacos | Peso do paciente | | | | | Duração do tratamento |
|---|---|---|---|---|---|---|
| | ≥ 25 a 30 kg mg/dia | ≥ 31 a 35 kg mg/dia | ≥ 36 a 40 kg mg/dia | ≥ 40 a 45 kg mg/dia | ≥ 45 kg mg/dia | |
| Rifampicina | 450 | 500 | 600 | 600 | 600 | 2 meses (fase intensiva) |
| Isoniazida | 300 | 300 | 300 | 300 | 300 | |
| Pirazinamida* | 900 a 1.000 | | 1.500 | 1.500 | 2.000 | |
| Rifampicina | 450 | 500 | 600 | 600 | 600 | 4 meses (fase de manutenção) |
| Isoniazida | 300 | 300 | 300 | 300 | 300 | |

* Na faixa de peso de 25 a 35 kg usar os comprimidos dispersíveis de pirazinamida 150 mg (Ofício Circular n. 2/2020/CGDR/DCCI/SVS/MS).

*Fonte:* Adaptada de Brasil. Ministério da Saúde[5].

**Tabela 39.4** – Esquema básico para o tratamento da tuberculose meningoencefálica ou osteoarticular em < 10 anos de idade com peso ≥ 25 kg.

| Fármacos | Peso do paciente | | | | | Duração do tratamento |
|---|---|---|---|---|---|---|
| | ≥ 25 a 30 kg mg/dia | ≥ 31 a 35 kg mg/dia | ≥ 36 a 40 kg mg/dia | ≥ 40 a 45 kg mg/dia | ≥ 45 kg mg/dia | |
| Rifampicina | 450 | 500 | 600 | 600 | 600 | 2 meses (fase intensiva) |
| Isoniazida | 300 | 300 | 300 | 300 | 300 | |
| Pirazinamida* | 900 a 1.000 | | 1.500 | 1.500 | 2.000 | |
| Rifampicina | 450 | 500 | 600 | 600 | 600 | 10 meses (fase de manutenção) |
| Isoniazida | 300 | 300 | 300 | 300 | 300 | |

* Na faixa de peso de 25 a 35 kg usar os comprimidos dispersíveis de pirazinamida 150 mg (Ofício Circular n. 2/2020/CGDR/DCCI/SVS/MS).
*Fonte:* Adaptada de Brasil. Ministério da Saúde[5].

Crianças com TB, infectadas pelo HIV ou desnutridas, deverão receber suplementação de piridoxina – vitamina B6 (5 a 10 mg/dia).

Um estudo recente em países africanos, com tratamento mais curto (4 meses) da TB doença para casos não graves, não demonstrou inferioridade em relação ao tratamento por 6 meses[33]. O Ministério da Saúde publicou em 2024 uma nota informativa da implementação do tratamento encurtado da TB sensível não grave em crianças e adolescentes (2RHZ(E)/2RH), exceto para lactentes menores de 3 meses ou peso < 4 kg[34]. As formas graves e os adultos continuarão sendo tratados pelo tempo determinado no Manual de Recomendações para o controle da TB no Brasil[5].

Para o tratamento da TB em situações especiais: gravidez, hepatopatias, nefropatias, diabetes, infecção pelo HIV, assim como a TB droga-resistente deve ser consultado o Manual de Recomendações para o controle da TB no Brasil[5].

## Tuberculose latente

A indicação de tratamento da ILTB depende da idade, do risco de adoecimento, do resultado da PT, da probabilidade de ILTB e da exclusão de TB ativa[5,35]. Este tratamento, quando completo com boa adesão, diminui o risco de adoecimento por TB em 60% a 90%[5] (Quadro 39.2).

**Quadro 39.2** – Indicações para o tratamento da tuberculose latente no Brasil[34].

| Sem PT e sem IGRA realizados | PT ≥ 10 mm ou IGRA positivo |
|---|---|
| (1) Recém-nascidos coabitantes de caso-fonte confirmado por critério laboratorial<br>(2) PVHIV contatos de TB pulmonar com confirmação laboratorial<br>(3) PVHIV com contagem de células CD4+ menor ou igual a 350 cel/μL<br>(4) PVHIV com registro documental de ter tido PT ≥ 5 mm ou IGRA positivo e não submetidas ao tratamento da ILTB na ocasião<br>(5) PVHIV com radiografia de tórax com cicatriz radiológica de TB, sem tratamento anterior para TB | (11) Silicose<br>(12) Neoplasias de cabeça e pescoço, linfomas e outras neoplasias hematológicas<br>(13) Neoplasias em terapia imunossupressora<br>(14) Insuficiência renal em diálise<br>(15) Diabetes *mellitus*<br>(16) Indivíduos de baixo peso (< 85% do peso ideal)<br>(17) Indivíduos tabagistas (> 1 maço/dia)<br>(18) Indivíduos com calcificação isolada (sem fibrose) na radiografia |
| **PT ≥ 5 mm ou IGRA positivo** | **Conversão (2ª PT com incremento de 10 mm em relação à 1ª PT)** |
| (6) Contatos adultos e crianças, independentemente da vacinação prévia com BCG<br>(7) PVHIV com CD4+ maior que 350 cel/μL ou não realizado<br>(8) Alterações radiológicas fibróticas sugestivas de sequela de TB<br>(9) Indivíduos em uso de inibidores do TNF-α ou corticoides (> 15 mg de prednisona por mais de 1 mês)<br>(10) Indivíduos em pré-transplante em terapia imunossupressora | (19) Indivíduos contatos de TB confirmada por critério laboratorial<br>(20) Profissionais de saúde<br>(21) Trabalhadores de instituições de longa permanência |

*Fonte:* Adaptado de CGPNCT/DEVIT/SVS/MS.

## Quimioprofilaxia primária

Nos casos de recém-nascidos (RN) coabitantes de caso-índice bacilífero orienta-se não vacinar com BCG ao nascer e iniciar a quimioprofilaxia primária por 3 meses após afastar a doença (TB congênita, se a fonte de infecção for a mãe), e a seguir realizar a PT. Se PT ≥ 5 mm, manter o tratamento, nos casos de esquema com isoniazida por mais 3 meses (completando 6 meses) ou com rifampicina por mais 1 mês (completando 4 meses) e não vacinar com a BCG. Se PT < 5 mm, suspender o tratamento e vacinar com a BCG.

Nos casos em que o RN tenha sido inadvertidamente vacinado, recomenda-se o uso de isoniazida por 6 meses e não está indicada a realização da PT. Avaliar individualmente a necessidade de revacinar para BCG após esse período[5].

## Esquemas de tratamento da tuberculose latente

Atualmente estão disponíveis no SUS três esquemas de tratamentos para a ILTB: isoniazida, rifampicina e a rifapentina associada à isoniazida[36].

- **Isoniazida (H):** adultos e adolescentes (≥ 10 anos de idade): 5 a 10 mg/kg/dia de peso (dose máxima = 300 mg/dia). Crianças (< 10 anos de idade): 10 mg/kg/dia de peso (dose máxima = 300 mg/dia). Tempo de tratamento: 6 ou 9 meses. Deve-se considerar o número de doses (no regime de 6 meses = 180 doses que podem ser dadas de 6 a 9 meses; no regime de 9 meses = 270 doses que podem ser dadas de 9 a 12 meses). Esquemas mais curtos com outras drogas podem ser utilizados para melhor adesão.
- **Rifampicina (R):** é o esquema preferencial em indivíduos com mais de 50 anos de idade, crianças (< 10 anos de idade), hepatopatas contatos de monorresistentes à H e intolerância à H. Contraindicada nas PVHIV em uso de inibidores de protease ou de dolutegravir. Adultos e adolescentes (> 10 anos de idade): 10 mg/kg/dia de peso (dose máxima = 600 mg/dia). Crianças (< 10 anos): 15 (10 a 20) mg/kg/dia de peso (dose máxima = 600 mg/dia). Tempo de tratamento: 4 meses – mínimo 120 doses que deverão ser tomadas idealmente em 4 meses, podendo-se prolongar até 6 meses e, da mesma maneira que o tratamento com H, o mais importante é o número de doses e não somente o tempo de tratamento.
- **Esquema 3HP (H – isoniazida, P – rifapentina):** 1 dose semanal de HP, por 3 meses (total de 12 doses, que podem ser dadas de 12 a 15 semanas). Pode ser empregado para todas as indicações de tratamento da ILTB: PVHIV, pacientes em DOT ou com tratamento autoadministrado, sempre verificando a adesão. Não utilizar esse esquema em contatos de indivíduos com TB monorresistente à H ou com intolerância à H e também em grávidas. Contraindicado o uso com inibidores de protease (IP), nevirapina (NVP), tenofovir alafenamida (TAF). Pode ser usado com tenofovir, efavirenz, dolutegravir (DLG) e raltegravir (RAL) sem necessidade de ajuste da dose. Este esquema é liberado para crianças de 2 a 14 anos, com a utilização de isoniazida (100 mg) e rifapentina (150 mg) (Quadro 39.3).

**Quadro 39.3 –** Tratamento da tuberculose latente em crianças de 2 a 14 anos, usando a rifapentina.

| Medicamento | Faixa de peso (crianças de 2 a 14 anos) | Posologia recomendada (crianças de 2 a 14 anos) | Número de comprimidos/dose semanal (crianças de 2 a 14 anos) | Quantitativo total por tratamento (crianças de 2 a 14 anos) |
|---|---|---|---|---|
| **Rifapentina** | 10 a 15 kg | 300 mg/1 vez na semana | 2 comprimidos<br>▪ Rifapentina 150 mg/1 vez na semana | 24 comprimidos<br>▪ Rifapentina 150 mg |
| | 16 a 23 kg | 450 mg/1 vez na semana | 3 comprimidos<br>▪ Rifapentina 150 mg/1 vez na semana | 36 comprimidos<br>▪ Rifapentina 150 mg |
| | 24 a 30 kg | 600 mg/1 vez na semana | 4 comprimidos<br>▪ Rifapentina 150 mg/1 vez na semana | 48 comprimidos<br>▪ Rifapentina 150 mg |
| | > 30 kg | 750 mg/1 vez na semana | 5 comprimidos<br>▪ Rifapentina 150 mg/1 vez na semana | 60 comprimidos<br>▪ Rifapentina 150 mg |
| **Isoniazida** | 10 a 15 kg | 300 mg/1 vez na semana | 3 comprimidos<br>▪ Isoniazida 100 mg/1 vez na semana | 36 comprimidos<br>▪ Isoniazida 100 mg |

(Continua)

**Quadro 39.3** – Tratamento da tuberculose latente em crianças de 2 a 14 anos, usando a rifapentina. (*Continuação*)

| Medicamento | Faixa de peso (crianças de 2 a 14 anos) | Posologia recomendada (crianças de 2 a 14 anos) | Número de comprimidos/dose semanal (crianças de 2 a 14 anos) | Quantitativo total por tratamento (crianças de 2 a 14 anos) |
|---|---|---|---|---|
| **Isoniazida** | 16 a 23 kg | 500 mg/1 vez na semana | 5 comprimidos<br>▪ Isoniazida 100 mg/1 vez na semana | 60 comprimidos<br>▪ Isoniazida 100 mg |
| | 24 a 30 kg | 600 mg/1 vez na semana | 6 comprimidos<br>▪ Isoniazida 100 mg/1 vez na semana | 72 comprimidos<br>▪ Isoniazida 100 mg |
| | > 30 kg | 700 mg/1 vez na semana | 7 comprimidos<br>▪ Isoniazida 100 mg/1 vez na semana | 84 comprimidos<br>▪ Isoniazida 100 mg |

*Fonte:* Adaptado de Nota Técnica n. 399/2021 – CGAFME/DAF/SCTIE/MS.

## MEDIDAS DE CONTROLE

A TB, doença tratável e curável, continua sendo um desafio de saúde pública, com cerca de 10 milhões de pessoas infectadas a cada ano, o que torna as medidas de controle urgentes: investigar, diagnosticar precocemente e tratar todos os infectados é fundamental[36]. A TB pulmonar bacilífera se transmite por aerossóis. O risco de transmissão depende da carga bacilar do paciente, estado imune do indivíduo exposto e tipo de exposição (tempo, tipo de ambiente e proximidade com o paciente). As crianças em geral não apresentam TB pulmonar bacilífera e por isso apresentam menor participação nos mecanismos de transmissão[16].

O plano global para eliminação global da TB[37] inclui em suas propostas, intervenções para fazer com que o cuidado esteja centrado nas pessoas, sugerindo que os investimentos nesta área sejam investidos em novas ferramentas diagnósticas, prevenção e tratamento da doença. No Brasil, o Ministério da Saúde investe na integralidade do cuidado centrado na pessoa, considerando fundamental reconhecer as populações mais vulneráveis ou as que estão sob risco adicional[5].

- **Vacina:** a imunização com a vacina BCG é uma ação importante para o controle da doença, pois previne suas formas graves, como TB miliar e meníngea na criança. A vacina deve ser aplicada em dose única, ao nascimento, para RN com peso ≥ 2 kg, preferencialmente ainda na maternidade. RN expostos ao HIV também devem ser vacinados. O Programa Nacional de Imunização (PNI) brasileiro tem a meta de vacinar 90% das crianças menores de 1 ano, meta não atingida nos últimos anos. A vacina BCG está, prioritariamente, indicada para crianças de 0 a 5 anos incompletos. Não é necessária a realização prévia de teste tuberculínico para a administração da vacina BCG e a revacinação não está indicada.

  A vacina BCG está contraindicada em crianças com neoplasias malignas; em uso de terapias imunossupressoras, incluindo o uso de corticoides em dose elevada (equivalente à dose de prednisona de 2 mg/kg/dia, para crianças até 10 kg de peso ou de 20 mg/dia ou mais, para indivíduos acima de 10 kg de peso) por período superior a 2 semanas. A vacina deve ser adiada em RN com peso ≤ 2 kg até que atinjam este peso e em RN de mães com TB bacilífera, até o término da quimioprofilaxia primária.
- **Detecção de casos de TB e controle do tratamento:** diagnosticar precocemente e tratar de forma adequada os casos de TB pulmonar são medidas fundamentais para o controle da doença, visando interromper a cadeia de transmissão. A busca ativa de sintomáticos respiratórios tem impacto no controle da doença[5]. Cuidar para que a adesão ao tratamento seja adequada é também muito importante para obter a cura da TB; o DOT, quando disponibilizado, melhora a adesão e oferece resultados significativos para o controle da doença.
- **Controle de contatos:** avaliar clinicamente as pessoas expostas a pacientes com TB pulmonar ou laríngea permite identificar casos novos da doença e da infecção recente (ILTB). Considerando que crianças com TB em geral desenvolvem a doença após contato com um adulto bacilífero, a investigação de todos os seus contatos permite identificar o caso-fonte da doença e os casos de ILTB, na tentativa de interromper assim a cadeia de transmissão[5].

- **Controle da infecção em serviços de saúde:** os ambientes onde circulam pessoas com TB pulmonar ou laríngea (adultos em geral) apresentam risco de transmissão, requerendo planos de controle da infecção: medidas administrativas, medidas ambientais e proteção respiratória. Os profissionais de saúde devem obrigatoriamente utilizar máscara PFF2 ou N95 nos ambientes em que esses pacientes circulam.
- **Crianças que frequentam creche ou escola:** as crianças com doença tuberculosa podem retornar às atividades em creche ou escola se estiverem recebendo terapia adequada com boa adesão ao tratamento e melhora dos sintomas clínicos da doença.
- **Notificação:** a TB é uma doença de notificação compulsória. A notificação de doenças tem a finalidade de permitir o conhecimento da magnitude da doença, sua distribuição e tendência e os fatores associados, fornecendo subsídios para as ações de controle, reduzindo assim a sua morbimortalidade. A unidade de saúde e/ou o médico que atendem o paciente com confirmação de TB doença ou ILTB são responsáveis pela sua notificação ao serviço de vigilância epidemiológica. A notificação é feita por meio do preenchimento da Ficha de Notificação/Investigação de Tuberculose[5].

## REFERÊNCIAS BIBLIOGRÁFICAS


1. Migliori GB, Ong CWM, Petrone L, D'Ambrosio L, Centis R, Goletti D. The definition of tuberculosis infection based on the spectrum of tuberculosis disease. Breathe. 2021;17:2100-79.
2. Tahan TT, Gabardo BMA, Rossoni AMO. Tuberculosis in childhood and adolescence: a view from different perspectives. J Pediatr. 2020;96(S1):99-110.
3. Furin J. Advances in the diagnosis, treatment, and prevention of tuberculosis in children. Expert Rev Respir Med. 2019;13(3):301-311.
4. Carvalho ACC, Cardoso CAA, Martire TM, Migliori GB, Sant'Anna CC. Epidemiological aspects, clinical manifestations, and prevention of pediatric tuberculosis from the perspective of the End TB Strategy. J Bras Pneumol. 2018;44(2):134-144.
5. Brasil. Ministério da Saúde. Secretaria de Vigilância em Saúde. Departamento de Vigilância das Doenças Transmissíveis. Manual de recomendações para o controle da tuberculose no Brasil. Brasília: Ministério da Saúde; 2019. 364 p. Disponível em: https://www.gov.br/saude/pt-br/centrais-de-conteudo/publicacoes/svsa/tuberculose/manual-de-recomendacoes-e--controle-da-ttuberculose-no-brasil-2a-ed.pdf/view.
6. Silva DR, Rabahi MF, Sant'Anna CC, Silva-Junior JLR, Domenico Capone D, Bombarda S et al. Consenso sobre o diagnóstico da tuberculose da Sociedade Brasileira de Pneumologia e Tisiologia. J Bras Pneumol. 2021;47(2):e20210054.
7. Cherian A, Ajitha KC, Iype T, K. P. Divya KP. Neurotuberculosis: an update. Acta Neurologica Belgica. 2021;121:11-21.
8. Lewinsohn DM, Leonard MK, LoBue PA, Cohn DL, Daley CL, Desmond E et al Official American Thoracic Society/Infectious Diseases Society of America/Centers for Disease Control and Prevention Clinical Practice Guidelines: Diagnosis of tuberculosis in adults and children. Clinical Infectious Diseases. 2017;64(2):111-115.
9. Pormohammad A, Seyed-Mohammad R, Nasiri MJ, Falalh F, Aghazadeh M,Doustdar F, Pouriran R. Diagnostic test accuracy of adenosine deaminase for tuberculous meningitis: a systematic review and meta-analysis. J Infect. 2017;74(6):545-554.
10. Méchaı F, Bouchaud O. Tuberculous meningitis: challenges in diagnosis and management. Rev Neurol. (Paris) 2019;175(7-8):451-457.
11. Moule MG, Cirillo JD. Mycobacterium tuberculosis dissemination plays a critical role in pathogenesis. Front. Cell. Infect. Microbiol. 2020;10:65.
12. Natarajan A, Beena PM, Devnikar AV,Mali S. A systemic review on tuberculosis. Indian J Tuberc. 2020;67(3):295-311.
13. Kay AW, Rabie H, Maleche-Obimbo E, Sekadde MP, Cotton MF, Mandalakas AM. HIV-Associated Tuberculosis in Children and Adolescents: Evolving Epidemiology, Screening, Prevention and Management Strategies. Pathogens. 2021;11(1):33.
14. Martinez L, Cords O, Horsburgh CR, Andrews JR; Pediatric TB Contact Studies Consortium. The risk of tuberculosis in children after close exposure: a systematic review and individual-participant meta-analysis. Lancet. 2020;395(10228):973-984.
15. Li C, Liu L,Tao Y. Diagnosis and treatment of congenital tuberculosis: a systematic review of 92 cases. Orphanet J Rare Dis. 2019;14(1):131.
16. American Academy of Pediatrics. Tuberculosis. In: Kimberlin DW, Barnett ED, Lynfield R, Sawyer MH (ed.). Red Book: 2021-2024 Report of the Committee on Infectious Diseases, 32nd ed. Itasca, IL: American Academy of Pediatrics; 2021:786-813.
17. Ferrarini MAG, Spina FG, Weckx LY, Lederman HM, De Moraes-Pinto MI. Rate of tuberculosis infection in children and adolescents with household contact with adults with active pulmonary tuberculosis as assessed by tuberculin skin test and interferon-gamma release assays. Epidemiol Infect. 2016;144(4):712-23.
18. Luzzati R, Migliori GB, Zignol M, Cirillo DM, Maschio M, Tominz R. Children under 5 years are at risk for tuberculosis after occasional contact with highly contagious patients: outbreak from a smearpositive healthcare worker. Eur Respir J. 2017;50(5). pii: 1701414.
19. Scriba TJ, Coussens AK, Fletcher HA. 2017. Human immunology of tuberculosis. Microbiol Spectrum. 2016;5(1): TBTB2-0016-2016.
20. Ryndak MB, Laal S. Mycobacterium tuberculosis primary infection and dissemination: a critical role for alveolar epithelial cells. Front Cell Infect Microbiol. 2019;9:299.

21. Cardona PJ. Pathogenesis of tuberculosis and other mycobacteriosis. Enferm Infecc Microbiol Clin. (Engl Ed) 2018; 36(1):38-46.
22. Chandra P, Grigsby SJ, Philips JA. Immune evasion and provocation by Mycobacterium tuberculosis. Nat Rev Microbiol. 2022;20(12):750-766.
23. Cardona P, Cardona PJ. Regulatory T cells in mycobacterium tuberculosis infection. Front Immunol. 2019;10: 2139.
24. World Health Organization. Global TB Report 2022. Geneva, Switzerland. Licence: CC BY-NC-SA 3.0 IGO. Disponível em: https://www.who.int/teams/global-tuberculosis-programme/tb-reports/global-tuberculosis-report-2022.
25. Graham SM, Marais BJ, Amanullah F. Tuberculosis in children and adolescents: progress and perseverance. Pathogens. 2022;11:392.
26. World Health Organization. Roadmap towards ending tb in children and adolescents. Geneva, Switzerland, 2018. Disponível em: https://apps.who.int/iris/bitstream/handle/10665/274374/9789241514668-eng.pdf.
27. Jaganath D, Beaudry J, Salazar-Austin N. Tuberculosis in children. Infect Dis Clin North Am. 2022;36(1):49-71.
28. Brasil. Ministério da Saúde. Secretaria de Vigilância em Saúde. Departamento de Articulação Estratégica de Vigilância em Saúde. Coordenação-Geral de Laboratórios de Saúde Pública. nota informativa nº 2/2022-CGLAB/DAEVS/SVS/MS. Disponível em: https://www.gov.br/aids/pt-br/centrais-de--conteudo/notas-informativas/2022/ni_02-2022_recomendacoesigra_laboratorio.pdf/view.
29. Nel M, Franckling-Smith Z, Pillay T, Andronikou S, Zar HJ. Chest imaging for pulmonary TB–An Update. Pathogens. 2022;11:161.
30. Cardoso CAA, Rossoni AMO, Rezende JM, Aurilio RB, Santos RJFL, Ferrarini MAG et al String test: a potentially useful tool in the diagnosis of pulmonary tuberculosis in Brazilian children and adolescentes. Rev Inst Med Trop. São Paulo 2022;64:e27.
31. WHO Operational Handbook on Tuberculosis: Module 5: management of tuberculosis in children and adolescents. World Health Organization: Geneva, Switzerland, 2022. Disponível em: https://www.who.int/publications/i/item/9789240046832.
32. Khatami A, Britton PN, Marais BJ. Management of children with tuberculosis. Clin Chest Med. 2019;40:797-810.
33. Chabala C, Turkova A, Thomason MJ, Wobudeya E, Hissar S, Mave V et al. Shorter treatment for minimal tuberculosis (TB) in children (SHINE): a study protocol for a randomised controlled trial. Trials. 2018;19(1):237.
34. Brasil. Ministério da Saúde. Secretaria de Vigilância em Saúde e Ambiente. Departamento de HIV/AIDS, Tuberculose, Hepatites virais e infecções sexualmente transmissíveis. Coordenação geral de Vigilância da Tuberculose, Micoses endêmicas e Micobactérias não tuberculosas. Nota Informativa n. 5/2024-CGTM/DATHI/SVSA/MS. Disponível em: https://www.gov.br/aids/pt-br/central-de-conteudo/notas-informativas/2024/nota-informativa-no-5-2024-cgtm.pdf/view.
35. Brasil. Ministério da Saúde. Secretaria de Vigilância em Saúde. Departamento de Vigilância das Doenças Transmissíveis. Protocolo de vigilância da infecção latente pelo Mycobacterium tuberculosis no Brasil. Brasília: Ministério da Saúde, 2018. 32 p. Disponível em: https://www.gov.br/saude/pt-br/centrais-de-conteudo/publicacoes/svsa/tuberculose/protocolo-de-vigilancia-da-infeccao-latente-pelo-mycobacterium-tuberculosis-no-brasil.pdf/view.
36. Brasil. Ministério da Saúde. Secretaria de Vigilância em Saúde. Departamento de Doenças de Condições Crônicas e Infecções Sexualmente Transmissíveis. Coordenação-Geral de Vigilância das Doenças de Transmissão Respiratória de Condições Crônicas. Nota Informativa nº 5/2021-CGDR/.DCCI/SVS/MS Brasília, DF 2021. Disponível em: https://www.saude.go.gov.br/files/sistemas/silt/NOTA-INFORMATIVA-N-5-RIFAPENTINA.pdf.
37. Stop TB Partnership. The Global Plan to End TB 2023-2030. Geneva, Switzerland, 2022. Disponível em: https//www.stoptb.org.global-pan-to-end-tb/global-pan-to end-tb-2023-2030.

# Micobactérias Não Tuberculosas

# 40

*Andrea Maciel de Oliveira Rossoni*

As micobactérias não tuberculosas (MNT) são microrganismos ubíquos, presentes em todo ambiente, como água, solo e alimentos, podendo infectar seres humanos após o contato causando doenças. A carga dessa doença ainda é desconhecida, principalmente no Brasil. O real cenário desses agentes é desconhecido, pois muitos casos são oligossintomáticos, subdiagnosticados e quando diagnosticados não são de notificação obrigatória, a não ser em surtos da doença.

## EPIDEMIOLOGIA NO BRASIL

No Brasil, apesar das MNT não serem doenças de notificação compulsória, desde 2013 existe o Sistema de Notificação dos Tratamentos Especiais da Tuberculose (SITE-TB), no qual os casos de MNT também devem ser inseridos. Desde a sua implantação, até novembro de 2022, quase 10 anos, foram notificados 4.852 casos de MNT, em todas as idades. Deste total, 39 casos (0,8%), percentual muito baixo, ocorreram na faixa etária até 14 anos (Fonte: SITE-TB. Ministério da Saúde, Brasil, fevereiro de 2023).

## CLASSIFICAÇÃO DAS MICOBACTÉRIAS

As micobactérias se dividem em três grupos:

- O complexo *M. tuberculosis*:
  - *M. tuberculosis.*
  - *M. bovis.*
  - *M. africanum.*
  - *M. microti.*
  - *M. canetti.*
- O *M. leprae.*
- As MNT (divididas de acordo com o tempo de crescimento nos meios de cultura sólido, menor ou maior que 7 dias):
  - Micobactérias de crescimento rápido.
  - Micobactérias de crescimento lento.

Existem em torno de 200 espécies de MNT, nem todas patogênicas ao ser humano. As principais estão listadas no Quadro 40.1[1,2]. A importância de se estabelecer o diagnóstico espécie-específico é porque o tratamento difere de uma espécie para outra. Algumas espécies são mais associadas a alguns tipos de infecção, conforme exemplificado no Quadro 40.2[3].

**Quadro 40.1** – Principais espécies de micobactérias não tuberculosas de acordo com sua velocidade de crescimento, produção de pigmento e patogenicidade.

| Velocidade de crescimento | Grupo | Produção de pigmento | Patógenos oportunistas | Saprófitas[a] |
|---|---|---|---|---|
| **Lento** | 1 | Fotocromogênicas[b] | ▪ *M. kansasii*<br>▪ *M. marinum*<br>▪ *M. simiae* | ▪ *M. asiaticum* |
| | 2 | Escotocromogênicas[c] | ▪ *M. szulgai* | ▪ *M. scrofulaceum*<br>▪ *M. gordonae* |
| | 3 | Não cromogênicas[d] | ▪ Complexo *M. avium*<br>▪ *M. intracellulare*<br>▪ *M. chimaera*<br>▪ *M. mucogenicum*<br>▪ *M. haemophilum*<br>▪ *M. ulcerans* | ▪ Complexo *M. terrae*<br>▪ *M. malmoense*<br>▪ *M. genavense*<br>▪ *M. xenopi*<br>▪ *M. nonchromogenicum* |
| **Rápido**[e] | 4 | | ▪ Grupo *M. abscessus*<br>▪ *M. fortuitum*<br>▪ *M. chelonae*<br>▪ *M. franklinii* | ▪ *M. peregrinum*<br>▪ *M. smegmatis*<br>▪ *M. vaccae* |

[a] Saprófitas: podem ser isoladas em material clínico, mas há necessidade de novos isolamentos para confirmar infecção. [b] Fotocromogênicas: produzem pigmento amarelo-laranja apenas em presença de luz. [c] Escotocromogênicas: produzem pigmento amarelo-laranja, independentemente de serem cultivadas no escuro ou na luz. [d] Não cromogênicas: nunca produzem pigmento, independentemente das condições da cultura. [e] Crescimento rápido: apresentam colônias visíveis em meio sólido até 7 dias.
*Fonte:* Adaptado de Brasil. Ministério da Saúde, 2021[2].

**Quadro 40.2** – Doenças causadas por micobactérias não tuberculosas e as principais espécies isoladas.

| Doença | Espécie frequentemente isolada |
|---|---|
| Linfadenite cervical (principalmente em crianças) | Complexo *M. avium*, *M. malmoense*, *M. scrofulaceum*, *M. haemophilum* |
| Infecção de pele e tecidos moles | *M. marinum*, *M. ulcerans*, *M. chelonae*, *M. abscessus* |
| Infecção pulmonar | *M. abscessus*, Complexo *M. avium*, *M. kansasii*, *M. xenopi*, *M. malmoense* |
| Infecção pulmonar em pacientes com fibrose cística | Complexo *M. abscessus*, Complexo *M. avium*, *M. chelonae* |
| Doença disseminada (imunossuprimidos ou predisposição genética) | Complexo *M. avium* |
| Infecções pós-transplante | Complexo *M. avium*, *M. kansasii* |
| Infecções associadas a cateteres ou dispositivos | *M. abscessus*, *M. chelonae* |
| Otite média ou mastoidite | *M. abscessus*, *M. kansasii*, *M. xenopi* |
| Osteomielite | *M. abscessus* |
| Infecções oculares | *M. chelonae*, *M. abscessus*, *M. fortuitum* |

*Fonte:* Adaptado de Tebruegge[3].

## PRINCIPAIS INFECÇÕES E SUAS MANIFESTAÇÕES CLÍNICAS NA PEDIATRIA

### Linfadenite

É a apresentação mais comum na pediatria. Tipicamente ocorrem em crianças entre 1 e 5 anos, principalmente na região cervical (submandibular), cuja porta de entrada é a boca, podendo estar associada a procedimento dentário. Quando ocorre em outras regiões, geralmente está associada a trauma. Os linfonodos apresentam-se endurecidos, de evolução subaguda a crônica, normalmente não maiores que 4 cm, unilaterais sem calor local. Inicialmente sem alteração na cor da pele, mas depois apresentam um tom avermelhado e evoluindo classicamente para a cor violácea. Geralmente apresentam flutuação local com posterior fistulização. Sinais sistêmicos, como febre, não são comuns, em geral podem aparecerquando há infecções bacterianas concomitantes[3-5].

Pode estar associada à imunodeficiência, porém não representa um sinal isolado para investigar imunossupressão[6]. Alguns estudos questionam se a vacina BCG (bacilo Calmette-Guerin) seria um fator protetor para os quadros de linfadenite por MNT[7].

Num quadro de linfadenite crônica/subaguda, as características que falariam mais a favor de MNT[8], em vez de tuberculose (TB), são:

- Acontecimento em pacientes mais novos (< 5 anos).
- Não ter acometimento bilateral.
- Alteração da coloração da pele no local da lesão.
- Ausência de sintomas constitucionais.
- Epidemiologia negativa para TB.
- Radiografia de tórax normal.
- Prova tuberculínica (PT) negativa nos demais membros da família. Quando a PT do paciente é positiva geralmente é fraca reatora (< 15 mm).
- Teste de liberação de interferon-gama (IGRA, do inglês *interferon-gamma release assay*) negativo (pode ser positivo em algumas espécies, ver o tópico Diagnóstico).
- Provas inflamatórias normais ou pouco elevadas.
- Exame anatomopatológico com: granulomas maldefinidos, irregulares, serpiginosos ou sarcoides, ausência de caseificação, presença de microabscessos.
- Leucócitos polimorfonucleares no centro de áreas de necrose, em vez de difusamente dispersos.

### Infecções de pele e partes moles

É rara em crianças, ocorre com a combinação de um trauma ou procedimento (quebra de barreira da pele) e a contaminação local pelo ambiente (água, solo) ou fômites (agulhas). O período de incubação é variável (dias a meses), dependendo da espécie envolvida. Geralmente ocorre no imunocompetente, mas pode ser o primeiro sinal de doença disseminada no imunossuprimido. Quando ocorrem em crianças vivendo com HIV/Aids, o agente mais comum é o complexo *M. avium* (MAC, do inglês *Mycobacterium avium complex*), por isso em imunossuprimidos graves faz-se necessária medicação profilática como azitromicina[4,9,10].

A apresentação pode ser polimórfica com úlceras, placas, foliculite, pápulas eritematosas ou nódulos, dificultando e retardando o diagnóstico. Geralmente a área afetada apresenta-se endurecida, com crescimento lento, evoluindo para úlcera após algumas semanas. A maioria dos quadros é indolor, diferente das infecções piogênicas (exceção *M. haemophilum* que é dolorosa). Os sinais sistêmicos de inflamação geralmente são ausentes e a linfadenopatia regional é incomum[4,9,10].

Nas infecções pelo *M. marinum*, micobactéria de crescimento lento, é importante a epidemiologia de trauma e contato com água (aquários, piscinas, rios, lagoas). Quando a infecção é causada por germes de crescimento rápido, a apresentação é indistinguível das causadas por bactérias comuns, com quadros de celulite, abscesso ou nódulo. A suspeita do agente causador ser uma MNT ocorre pela não resposta ao tratamento com antimicrobianos habituais[4,9,10]. Existem relatos que lesões únicas são causadas pelo *M. fortuitum*, e múltiplas pelo *M. chelonae* e *M. abscessus*[11].

### Infecções pulmonares

Ocorrem em crianças com doença pulmonar de base. Os sintomas são variáveis, não específicos, crônicos e recorrentes. Geralmente são sintomas respiratórios e sistêmicos, que se assemelham à descompensação da doença de base, dificultando assim o diagnóstico[5,12].

### Infecções disseminadas

Associadas a crianças imunossuprimidas, como HIV, deficiência do eixo interferon-interleucina (IL-12), síndrome da imunodeficiência combinada grave (SCID, do inglês *severe combined immunodeficiency*), síndrome de DiGeorge, hiper-IgM, doença granulomatosa ou uso de drogas imunossupressoras. O quadro clínico é inespecífico e depende do órgão acometido. Pode ocorrer febre (recorrente ou persistente), perda de peso, sudorese, diarreia, linfadenopatia generalizada, lesões cutâneas, dor abdominal difusa e hepatoesplenomegalia. As lesões de pele geralmente são as primeiras a aparecerem. Nos pacientes HIV positivos pode estar associada à síndrome de reconstituição imune. A presença de fundo de olho com granuloma de coroide ou uveíte suportam o diagnóstico de MNT disseminada[4,5,12,13].

## DIAGNÓSTICO

O diagnóstico baseia-se na história clínica, exame físico e exames complementares. O isolamento bacteriológico não é muito fácil de ser realizado. E quando uma MNT é isolada, necessita-se definir se é uma micobactéria patogênica, responsável pela infecção ou uma contaminante; por exemplo, a presença do *M. gordonae*, que geralmente é contaminante[5].

Os exames de imagem geralmente auxiliam nos diagnósticos diferenciais ou nos quadros disseminados, para avaliar a extensão do acometimento.

Com relação aos exames laboratoriais, o hemograma e as provas de atividade inflamatória geralmente são normais. Nos casos de doenças disseminadas, há aumento de lactato desidrogenase (LDH) e fosfatase alcalina[8].

Sempre que possível, nos quadros pulmonares, tentar realizar escarro induzido ou lavado broncoalveolar para a definição do agente etiológico.

A baciloscopia e o exame anatomopatológico são indistinguíveis entre as diversas espécies de MNT e muito similar à TB. A cultura com tipificação e os testes moleculares confirmam o diagnóstico.

Para o diagnóstico microbiológico, deve-se solicitar:

- Baciloscopia (Ziehl-Neelsen), Gram, micológico direto.
- Cultura para BAAR, germes comuns e fungos (nos casos disseminados solicitar, também, hemoculturas).
- Testes moleculares (Xpert® MTB/RIF Ultra).

Assim, pesquisamos as MNT e os diagnósticos diferenciais.

Na pesquisa das linfadenites, os linfonodos devem ser puncionados por agulha fina ou feita uma ressecção total por biópsia. Eles não devem ser incisionados, para evitar fistulização[11].

Outros exames que podem auxiliar no diagnóstico são a PT e o IGRA, facilitando o diagnóstico diferencial com a TB. Esses exames definem a presença de infecção por micobactérias. A PT será positiva tanto nas infecções pelo complexo *M. tuberculosis* como nas MNT. Quando a infecção é pela MNT, a PT não se apresenta com valores fortemente reatores, geralmente o resultado é entre 5 e 14 mm de enduração. A não reatividade do exame não afasta a possibilidade de MNT. Já para o IGRA, as micobactérias cujo resultado é positivo são o *M. tuberculosis, M. marinum, M. szulgai, M. kansasii, M. flavescens, M. bovis* selvagem, *M. gastri* e *M. riyadhense.* No caso de infecções pelos MAC, *M. haemophilum, M. scrofulaceum* e *M. bovis* vacinal (BCG), o IGRA deve ser negativo[8].

### Diagnósticos diferenciais

Os diagnósticos diferenciais dependem do sítio da doença.

Nos quadros de linfadenite, devemos afastar linfadenite por outros agentes, como *Bartonella henselae,* vírus Epstein-Barr (EBV), citomegalovírus (CMV), HIV, toxoplasmose, estafilococos/estreptococos. Ou ainda quadros de cistos benignos ou quadros oncológicos.

Nas lesões de pele e partes moles, devemos pensar em esporotricose, nocardiose, leishmaniose, TB cutânea. Quando imunossuprimidos, afastar aspergilose, criptococose, histoplasmose.

Para os quadros pulmonares, os diagnósticos diferenciais são TB, infecção fúngica, reação de hipersensibilidade, *P. jirovecci*, ou a própria progressão da doença de base.

Nos quadros disseminados, as principais hipóteses seriam infecções fúngicas disseminadas, actinomicose, nocardia, TBmiliar ou quadros metastáticos, principalmente em pacientes idosos.

## TRATAMENTO

Para escolha da terapêutica devemos considerar vários fatores, como clínica, exames complementares, comorbidades, imunidade do paciente, eventos adversos e aceitabilidade das drogas e tempo de tratamento da criança.

Os fundamentos básicos do tratamento são:

- Realizar esquema terapêutico com base no agente isolado e no teste de sensibilidade, o que é pouco frequente na pediatria. Nesta faixa etária geralmente a terapia é empírica pela dificuldade de se isolar o agente.
- Utilizar esquemas combinados com 2 a 4 drogas. A monoterapia é contraindicada pelo risco de resistência.
- Manter terapia por tempo prolongado, pelo menos 1 a 2 meses após a melhora clínica.
- O tempo e as drogas utilizadas dependem do tipo de acometimento e imunidade do paciente.

### Tratamento das linfadenites

Pode ser isoladamente cirúrgico ou com antimicrobianos. Quando é realizada a exérese total, geralmente não precisa realizar tratamento antimicrobiano adicional. Nas terapias empíricas associamos macrolídio (claritromicina/ azitromicina) e rifampicina associada ou não ao etambutol[5].

Quando não se consegue afastar TB, faz-se o tratamento da TB: rifampicina, isoniazida, pirazinamida (com ou sem etambutol) e macrolídio (preferir azitromicina que tem menos interação com a rifampicina).

O tempo de tratamento deve ser de 3 a 6 meses.

Em alguns casos leves, em que a terapêutica é de difícil aceitação pela criança ou com presença de eventos adversos que contraindiquem o esquema, pode-se apenas realizar o acompanhamento clínico. Porém nessas situações a melhora pode levar mais de 6 meses[5,14].

### Tratamento das infecções de pele e partes moles

Deve ser realizado o tratamento cirúrgico associado aos antimicrobianos.

É necessário drenar abscessos, debridar os tecidos desvitalizados, retirar presença de corpos estranhos, caso presentes. Na infecção associada a cateteres, esses sempre devem ser removidos[10].

Com relação ao esquema antimicrobiano, quando a lesão é localizada, não ulcerada, usamos esquemas com 2 drogas:

- Um macrolídio associado à quinolona ou doxiciclina ou sulfametoxazol/trimetoprim (SMX/TMP).
- Em paciente imunossuprimido, com doença grave ou quando há suspeita de *M. abscessus* ou *M. chelonae,* deve-se associar uma droga parenteral ao esquema.
- Associar amicacina, cefoxitina ou meropenem.

Manter o esquema 1 a 2 meses após a melhora dos sintomas (mínimo de 6 a 12 semanas)[10].

Quando houver a possibilidade de infecção bacteriana associada, utilizar terapia dupla (p. ex., quinolona e SMX/TMP) além do macrolídio.

### Tratamento das infecções pulmonares

Deve ser realizado apenas o tratamento antimicrobiano. Em casos selecionados, como pacientes com lesões localizadas, sem boa evolução, pode ser associado à ressecção cirúrgica.

Quando não se consegue definir entre TB ou MNT:

- Utilizar o esquema para TB (rifampicina, isoniazida e etambutol associados ou não à pirazinamida) e macrolídio (preferir azitromicina) – usar essas drogas por pelo menos 9 meses de tratamento.

Quando foi isolado o MAC:

- Utilizar esquema com 4 drogas (rifampicina, etambutol, macrolídio e amicacina) – por pelo menos 12 meses e, se possível, com cultura negativa.

Quando a micobactéria isolada for o *M. abscessos* (uma das mais difíceis de erradicar): macrolídio, amicacina e cefoxitina ou carbapenêmico – usar essas drogas até a melhora dos sintomas (tempo mínimo 12 meses)[12,15].

## Tratamento das infecções disseminadas

O tratamento se baseia na terapia antimicrobiana, porém se associada a cateter, é fundamental sua retirada.

Dividido em duas fases:

**1ª fase**: mais agressiva, geralmente empírica, com amplo espectro para os agentes mais prováveis: macrolídio, etambutol e rifampicina (por 1 a 2 meses ou até a melhora clínica/radiológica).

Se eram pacientes em profilaxia com macrolídio: deve-se trocar o macrolídio ou adicionar um aminoglicosídeo ou quinolona ao esquema.

**2ª fase**: com menos drogas, se possível com base na suscetibilidade dos agentes isolados.

Mantêm-se 2 drogas até 6 a 12 meses de terapia total ou até o paciente estar imunologicamente estável[12].

Não existem *guidelines* específicos para tratamento das MNT em pediatria. Quando for necessária a utilização de informações mais detalhadas ou de espécies não comentadas neste texto, sugere-se consultar as diretrizes de tratamento do Ministério da Saúde do Brasil[2] e das sociedades internacionais em doenças pulmonares e infecciosa (ATS, ERS, ESCMID, IDSA)[16,17].

**Para lembrar:**

Precisamos pensar e pesquisar para fazer o diagnóstico:
- Quadros com evolução crônica não responsiva ao tratamento habitual.

Saber solicitar e interpretar os exames diagnósticos:
- Diferenciar infecção de colonização ou contaminação.

Para o tratamento a definição etiológica é muito importante:
- Fazer esquemas prolongados com multidrogas (de acordo com a sensibilidade do agente isolado ou provável).
- Indicar abordagem cirúrgica quando necessária e retirar os cateteres.

## REFERÊNCIAS BIBLIOGRÁFICAS


1. Runyon EH. Anonymous mycobacteria in pulmonary disease. Med Clin North Am. 1959;43(1):273-90.
2. Brasil. Ministério da Saúde. Secretária de Vigilância em Saúde. Departamento de Condições Crônicas e Infecção de transmissão sexual. Recomendações para o diagnóstico e tratamento das doenças causadas por micobactérias não tuberculosas no Brasil. 2021.
3. Tebruegge M et al. Nontuberculous mycobacterial disease in children – epidemiology, diagnosis & management at a tertiary center. PLoS One. 2016;11(1): e0147513. Epub 2016 Jan 26.
4. Ford TJ, Silcock RA, Holland SH. Overview of non-tuberculous mycobacterial disease in children. J Paediatr Child Health. 2021 Jan;57(1):15-18. doi: 10.1111/jpc.15257. Epub 2021 Jan 6.
5. Meoli A et al. Non-tuberculous mycobacterial diseases in children. Pathogens. 2020 Jul 9;9(7):553. doi: 10.3390/pathogens9070553.
6. Mortaz E et al. What immunological defects predispose to non-tuberculosis mycobacterial infections? Iran J Allergy Asthma Immunol. 2018 Apr;17(2):100-109.
7. Zimmermann P, Finn A, Curtis N. Does BCG vaccination protect against nontuberculous mycobacterial infection? a systematic review and meta-analysis. J Infect Dis. 2018 Jul 24;218(5):679-687. doi: 10.1093/infdis/jiy207.
8. Zimmermann P, Curtis N, Tebruegge M. Nontuberculous mycobacterial disease in childhood – update on diagnostic approaches and treatment. J Infect. 2017 Jun;74 Suppl 1: S136-S142. doi: 10.1016/S0163-4453(17)30204-9.
9. Franco-Paredes C et al. Cutaneous mycobacterial infections. Clin Microbiol Rev. 2018;32:e00069–18. doi: 10.1128/CMR.00069-18.
10. Piersimoni C, Scarparo C. Extrapulmonary infections associated with nontuberculous mycobacteria in immunocompetent persons. Emerg Infect Dis. 2009;15(9):1351.
11. Kothavade RJ et al. Clinical and laboratory aspects of the diagnosis and management of cutaneous and subcutaneous

infections caused by rapidly growing mycobacteria. Eur J Clin Microbiol Infect Dis. 2013 Feb;32(2):161-88. Epub 2012 Nov 9.

12. López-Varela E et al. Non-tuberculous mycobacteria in children: muddying the waters of tuberculosis diagnosis. Lancet Respir Med. 2015 Mar;3(3):244-56. doi: 10.1016/S2213-2600(15)00062-4. Epub 2015 Mar 9.
13. Wu UI, Holland SM. Host susceptibility to non-tuberculous mycobacterial infections. Lancet Infect Dis. 2015 Aug;15(8):968-80. Epub 2015 Jun 3.
14. Zimmermann P, Tebruegge M, Curtis N, Ritz N. The management of non-tuberculous cervicofacial lymphadenitis in children: A systematic review and meta-analysis. J. Infect. 2015;71:9-18. doi: 10.1016/j.jinf.2015.02.010.
15. Lu M, Saddi V, Britton PN, Selvadurai H, Robinson PD, Pandit C, Marais BJ, Fitzgerald DA. Disease caused by non--tuberculous mycobacteria in children with cystic fibrosis. Paediatr. Respir. Rev. 2019;29:42-52. doi: 10.1016/j.prrv.2018.05.001.
16. Daley Cl et al. Treatment of nontuberculous mycobacterial pulmonary disease: an official ATS/ERS/ESCMID/IDSA Clinical Practice Guideline. Clinical Infectious Diseases. Aug 2020;71(4):15:e1-e36. https://doi.org/10.1093/cid/ciaa241.
17. Griffith DE et al. An official ATS/IDSA statement: diagnosis, treatment, and prevention of nontuberculous mycobacterial diseases. Am J Respir Crit Care Med. 2007 Feb 15;175(4):367-416. doi: 10.1164/rccm.200604-571ST.

Parte 3.2

# Virais

# Arboviroses

# 41

O termo arbovirose – "Ar-Bo-Virus" – é derivado de *artropod borne virus* por serem doenças causadas por vírus transmitidos ao homem por vetores artrópodes. As arboviroses são doenças causadas pelo alfavírus na chikungunya (CHIKV) e pelos flavivírus na dengue (DENV), zika (ZIKV) e febre amarela, que emergiram como uma ameaça global à saúde pública nesse século pelo avanço dos vetores. Os três vírus exibem padrões ecológicos, biológicos e evolutivos semelhantes e compartilham vetores comuns, os mosquitos *Aedes aegypti* e *Aedes albopictus,* os quais têm distribuições geográficas semelhantes e resultam em sinergia epidemiológica com sazonalidade. Formas silvestres dos mosquitos *Aedes* foram se adaptando aos ambientes urbanos que facilitaram a disseminação global dos trópicos para áreas temperadas com sobrevivência de ambos os mosquitos. Combinado com a mudança climática, aumento do transporte global, desmatamento em áreas silvestres, aumento da urbanização descontrolada culmina com maior replicação e evolução do genoma viral e extensa distribuição global nesse início de século[1].

## 41.1 Chikungunya

*Maria Célia Cervi Ferez*

### INTRODUÇÃO

O vírus chikungunya foi descrito pela primeira vez em 1952, num surto de casos numa província no sul da Tanzânia (África), dando origem ao nome, pelo idioma falado nessa região, que significa "aqueles que se dobram" e "encurvados", o sinal da doença. Arbovirose é derivada de serem vírus transmitidos ao homem por vetores artrópodes. A circulação viral se dá de forma endêmica na região tropical, num ciclo silvestre com vetores e animais reservatórios das matas e florestas, e num ciclo urbano que envolve o homem, que adquire o vírus. A transmissão ocorre pela picada das fêmeas dos mosquitos do gênero *Aedes* infectadas pelo vírus – mosquitos antropofílicos (aqueles que preferem sangue humano). Os vírus vêm se tornando um importante problema de saúde pública nos países infestados por esses vetores, *A. aegypti* e *A. albopictus,* e nos últimos 20 anos com surtos mesmo em regiões temperadas, pela urbanização desordenada e adaptação dos mosquitos e vírus.

Estudos epidemiológicos mostram que dos indivíduos infectados pelo CHIKV, mais de 50% desenvolvem sintomas da doença, percentual significativo quando comparado às demais arboviroses. A doença persiste até por 10 dias após o surgimento dos sinais e sintomas que são clinicamente parecidos aos da dengue – febre de início agudo, dores articulares e musculares, cefaleia, náusea, fadiga e exantema. A principal manifestação clínica são as fortes dores nas articulações, que muitas podem estar acompanhadas de inchaço. Casos de transmissão vertical podem ocorrer e, muitas vezes, provocam infecção neonatal grave. Partos cesáreos não oferecem proteção contra transmissão materno-fetal. Até o momento, não há evidências de transmissão pelo leite materno. A suscetibilidade ao vírus é universal e afeta pessoas de qualquer idade ou sexo.

No Brasil, a transmissão autóctone foi confirmada em 2014, inicialmente nos estados do Amapá e da Bahia. Atualmente, todos os estados possuem casos autóctones. Poucos estados vivenciaram epidemias por chikungunya até o momento; no entanto, a alta densidade do vetor, a presença de indivíduos suscetíveis e a intensa circulação de pessoas em áreas endêmicas contribuem para a possibilidade de surtos e até níveis epidêmicos nessa década na América Latina – Colômbia, Paraguai, Bolívia, Argentina e Brasil. Em comunidades afetadas, a característica marcante são surtos com elevadas taxas de ataque, que variam de 31% a 75%. Em 2021, registrou-se a primeira transmissão importante do CHIKV no Estado de São Paulo, atingindo a Baixada Santista, que concentrou 97% dos casos confirmados e alcançou a incidência de 715 casos por 100 mil habitantes com índice epidêmico.

## ETIOLOGIA

A febre chikungunya é causada pelo vírus de mesmo nome (CHIKV abreviado) que é um vírus RNA de fita simples pertencente ao gênero *Alphavirus* da família Togaviridae, a família que compreende uma série de vírus que são transmitidos principalmente por artrópodes. É um vírus RNA de cadeia simples, termolábil e sensível a temperaturas acima de 58 °C. Três linhagens genotípicas distintas, cujas características foram identificadas: dois grupos filogenéticos da África (centro-oeste e centro-leste sul-africano) e linhagem asiática. Cepas do CHIKV isoladas na Índia durante o surto de 2006 estão intimamente relacionadas a cepas isoladas naquele ano das Ilhas Reunião – Oceano Índico, e causaram transmissão autóctone (disseminação local da doença) na Europa mediterrânea (Itália e França). Muitas publicações denominam essa arbovirose como febre chikungunya pela importância do sintoma no perfil da doença. A fase aguda da doença pode durar até 10 dias após o surgimento dos sinais e sintomas – febre de início agudo, dores articulares e musculares, cefaleia, náusea, fadiga e exantema. A principal manifestação clínica característica são as fortes dores nas articulações, que muitas vezes podem estar acompanhadas de inchaço. O período de incubação intrínseco, que ocorre no ser humano, é de 3 a 7 dias (podendo variar de 1 a 12 dias). O período extrínseco, no mosquito fêmea, dura em média 10 dias, encurta no calor (período entre uma refeição de sangue do mosquito de um hospedeiro virêmico e a disseminação do vírus no mosquito); no frio, o mosquito pode morrer antes que o período extrínseco se complete. Dados epidemiológicos mostram que 50% a 70% dos adultos infectados pelo CHIKV desenvolvem sintomas da doença. Esse percentual é significativo quando comparado às demais arboviroses. Os sintomas articulares podem persistir por meses e até por anos, caracterizando doença articular crônica. A letalidade tem sido baixa comparada à morbidade alta em frequência e duração temporal dos sintomas, deixando adultos com incapacidades funcionais e tendo um impacto econômico nas regiões atingidas pelos surtos da doença. Em crianças, as formas mais graves são por transmissão perinatal e o risco de transmissão materno-fetal é maior quando as mulheres grávidas são sintomáticas durante o período intraparto (2 dias antes do parto até 2 dias após o parto), podendo ocorrer aborto e formas graves em neonatos, com acometimento do sistema nervoso central (SNC), formas clínicas como sepse e outras formas sistêmicas, bem como com as manifestações específicas em órgãos seguindo a fase virêmica, como encefalite, miocardite, hepatite, entre outras. A suscetibilidade ao vírus é universal e afeta pessoas de qualquer idade ou sexo. Dados epidemiológicos sugerem que a infecção por CHIKV confere imunidade prolongada e a variação antigênica viral tem sido controlada pela resposta imunológica, ou seja, quem tem a doença fica imune, não a adquiri novamente. A infecção por CHIKV é principalmente autolimitada, mas um espectro consideravelmente mais complexo de manifestações atípicas menos comuns e graves está sendo reconhecido em subgrupos específicos de pacientes com comorbidades, coinfecções ou alterações imunológicas. Hospitalização e mortalidade variam de 0,6% a 13%, respectivamente.

## PATOGENIA

Após a picada de um mosquito *Aedes* infectado, o CHIKV é injetado na derme e atinge localmente o tecido conjuntivo, células epiteliais e fibroblastos, onde ocorre a replicação viral. Durante a fase virêmica (≤ 5 a 7 dias), os monócitos circulantes são responsáveis pela disseminação na corrente sanguínea. A viremia na doença é alta comparada às demais arboviroses e pode estar presente antes do início dos sintomas. No cenário de infecção sintomática, a viremia geralmente desaparece após 7 a 10 dias de doença; no entanto, o vírus foi isolado após 8 dias e os produtos genômicos do vírus até 15 dias da doença. Os locais de infecção secundária incluem músculos e articulações, onde os fibroblastos são as principais células-alvo. O CHIKV também pode ser identificado nas células epiteliais e endoteliais de muitos órgãos, particularmente no fígado, baço e cérebro. A fase aguda da infecção é caracterizada por uma forte resposta de interferon e por fibroblastos infectados, e outros tipos de células, limitando-se principalmente à fase virêmica, podendo ser mais pronunciada em lactentes. Durante a fase aguda, o CHIKV infecta macrófagos e fibroblastos nas articulações sinoviais, causando destruição tecidual, impulsionando a produção de citocinas pró-inflamatórias e estimulando o afluxo de células imunes, incluindo macrófagos, células T, células B e células *natural killer*, criando um processo inflamatório que justifica as dores articulares artríticas características. A imunidade adaptativa contra o CHIKV é menos bem compreendida e só se desenvolve após a primeira semana, quando a replicação viral é limitada pela imunidade inata. As imunoglobulinas específicas contra o CHIKV protegem contra a infecção, mas tanto as células B quanto as células T podem contribuir para a patogênese e doenças articulares de longo prazo (Figura 41.1.1).

## QUADRO CLÍNICO

A tríade clínica da infecção pelo CHIKV é febre, dor nas articulações e erupção cutânea. A característica abrupta de febre alta (> 39 °C) e defervescência entre 4 e 8 dias (2 a 12 dias) após a picada infectante, seguida de artralgia intensa e exantema maculopapular, e que até 15% dos infectados sejam assintomáticos. A dor poliarticular é bilateral, simétrica e com acometimento de grandes articulações e com edema associado à tenossinovite. Os sintomas iniciais têm, em geral, resolução entre 7 e 10 dias, com a febre durando 3 a 5 dias (1 a 10 dias) e o exantema algumas vezes evoluindo com descamação da pele. Após 1 semana de dor incapacitante e desconforto, a maioria dos pacientes torna-se afebris e a artralgia passa a ser suportável. Esse período, usualmente dura 1 a 2 semanas e até 60% dos casos podem cursar com persistência de artralgia por longa data, com acometimento de menor número de articulações que anteriormente, mais extremidades e de caráter recorrente. As características clínicas da chikungunya em crianças podem ter uma apresentação clínica diferente dos adultos, e a taxa de infecção assintomática entre crianças varia em

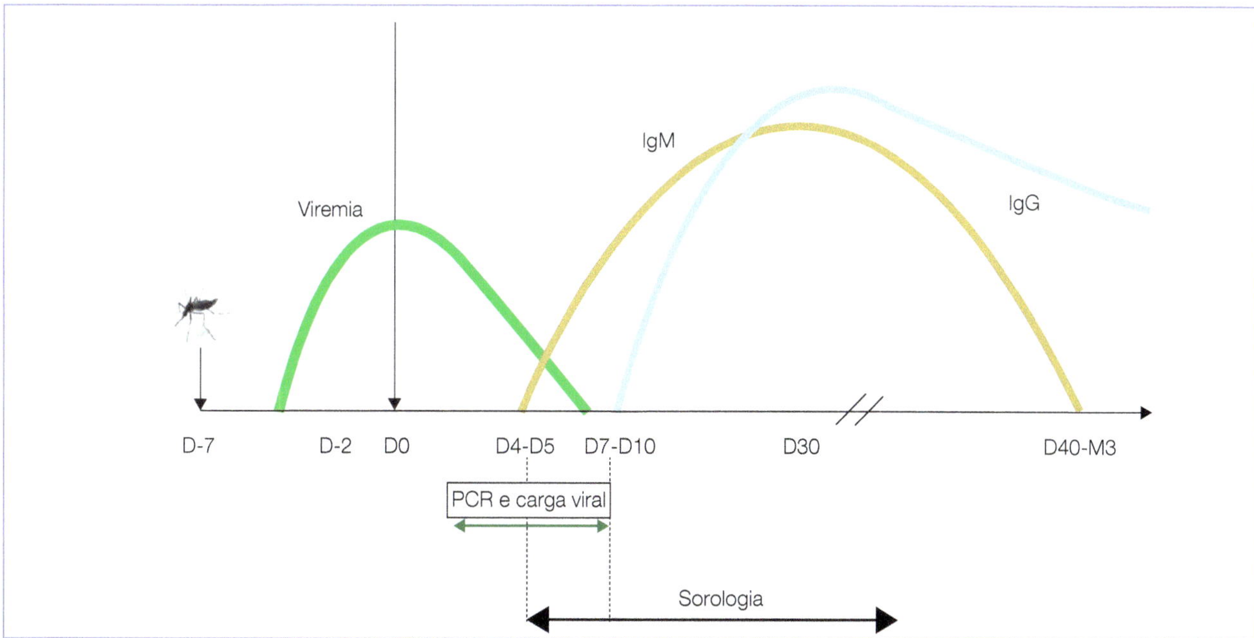


**Figura 41.1.1** – Linha do Tempo: infecção (exames virológicos) e resposta imunológica (exames sorológicos).
*Fonte:* Adaptada de Simon et al.[2].

relatos de 35% a 40%. Os sintomas e sua gravidade variam com a idade, sendo mais frequentes em lactentes e idosos do que em crianças maiores.

Os neonatos são outro grupo de risco de infecção grave associada a sinais neurológicos. Quando infectados durante transmissão materno-fetal, costumam ser assintomáticos ao nascimento, com manifestações clínicas que podem ser confundidas com sepse neonatal iniciando-se entre 3 e 7 dias após. Neles, além das alterações neurológicas (meningoencefalite, edema e hemorragia cerebral), com risco de dano persistente, podem ser observadas febre, prostração, dor difusa (síndrome da algesia difusa), lesões cutâneas graves, hemorragias, pericardite e instabilidade hemodinâmica. Crianças com menos de 2 anos também tendem a ter doenças graves.

O curso clássico da doença, observado em estudos e revisões, avalia as frequências das manifestações clínicas e duração dos sintomas diversificados, dividindo a evolução em 3 fases:

- Aguda ou febril os primeiros 14 dias da doença, mialgia, dor articular e exantema. Em pediatria a avaliação semiológica de dor é bastante difícil em menores de 3 anos e em crianças com dificuldades cognitivas.
- Subaguda por até 3 meses quando da persistência de sintomas.
- Crônica após 3 meses é definida pela duração dos sintomas.
- **Febre (85%):** após um período de incubação de 2 a 4 dias (intervalo de 1 a 12 dias), os adultos geralmente apresentam febre de início súbito, artralgia grave, cefaleia, fotofobia e erupção cutânea. A febre geralmente é alta em adultos e em crianças, onde durante o curso agudo as convulsões febris são descritas além da faixa etária típica de 6 meses a 5 anos.
- **Manifestações cutâneas (50%):** exantema maculopapular é a manifestação cutânea comum e está presente em 50% dos casos, algumas vezes pruriginoso, com gravidade e extensão bastante variáveis, atingindo tronco, membros, região palmoplantar e face, com surgimento entre 2 e 5 dias após os primeiros sintomas. Há também relatos de outras alterações cutâneas e mucosas, como hiperpigmentação, estomatite e úlceras orais, dermatite esfoliativa, vesículas e bolhas (Figura 41.1.2). Em menores de 2 anos de idade, as lesões cutâneas são alterações pigmentares na área centrofacial, erupção cutânea maculopapular e úlceras intertriginosas semelhantes a aftosas. A erupção geralmente está presente por 5 dias, com hiperpigmentação algumas vezes após a erupção. Lactentes com menos de 6 meses de idade podem apresentar lesões cutâneas bolhosas extensas com bolhas cobrindo até 35% da superfície corporal. Manifestações hemorrágicas incluindo epistaxe, sangramento gengival e púrpura também são observadas em aproximadamente 10% dos casos pediátricos.

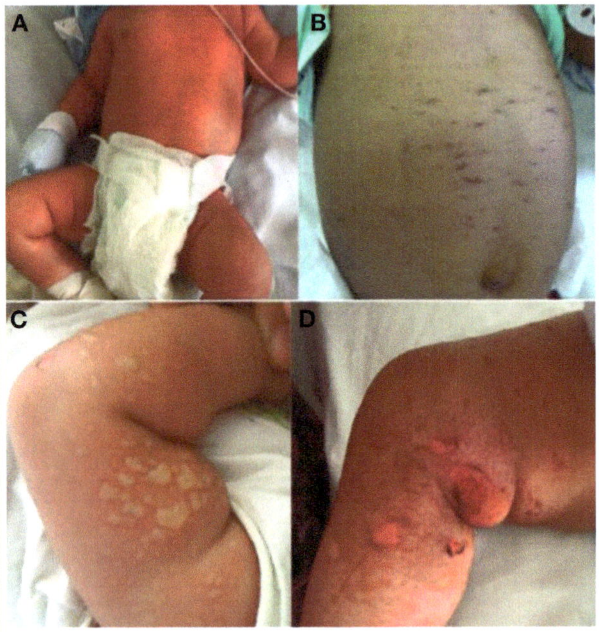


**Figura 41.1.2 –** Manifestações cutâneas de crianças com infecção por chikungunya. **A**) Exantema macular difuso típico. **B**) Hiperpigmentação. **C**) Lesões bolhosas. **D**) Aspecto das lesões após rompimento das bolhas.
*Fonte:* Banco de imagem de crianças internadas no IMIP com infecção por chikungunya.

- **Manifestações musculoesqueléticas (55%):** mialgia, artralgia e artrite são frequentes em adultos com chikungunya e geralmente menos comuns, 30%, entre crianças afetadas. Nos adultos, as articulações dos dedos, punho, tornozelo, cotovelo e joelho são os locais mais comumente afetados. Edema sem outros sinais de sinovite geralmente é relatado com um padrão simétrico, distal e poliarticular, sendo raras as formas permanentes das lesões articulações. Outras manifestações reumáticas incluem tenossinovite, tendinite ou bursite nos estágios agudo e subagudo (< dia 90). Agora é amplamente reconhecido que em adultos a artralgia pode persistir por anos. Diversas ferramentas de medição da dor têm sido desenvolvidas para avaliá-la na criança, apropriadas à idade, à cultura e à condição da criança, assim como naquelas incapazes de falar e com prejuízo cognitivo, que deverão ser buscadas.

- **Manifestações neurológicas (30% a 45%):** a infecção do SNC é potencialmente mais significativa do que documentada anteriormente, em especial em crianças; 15% a 25% das crianças desenvolveram sintomas neurológicos, e 40% a 50% apresentaram manifestações graves, incluindo estado de mal epiléptico, convulsões complexas e encefalite. A incidência de encefalite é uma forma significativa para menores de 1 ano de idade, bem como para maiores de 45 anos, onde sequelas neurológicas de longo prazo foram relatadas em crianças e adultos, como distúrbios cerebrais e neurossensoriais. Esses achados mostram claramente que chikungunya em crianças nem sempre é uma infecção benigna, podendo resultar em sequelas de longo prazo e até ser fatal. O caráter neuroinvasivo do CHIKV é confirmado pela detecção de RNA-CHIKV ou IgM anti-CHIKV no líquido cefalorraquidiano (LCR) do paciente com suspeita de envolvimento neurológico.
- **Manifestações oculares (25%):** numa revisão sistemática, encontrou-se envolvimento ocular da infecção por CHIKV em cerca de 25% dos pacientes, sendo inflamação, defeitos visuais e dor os sintomas mais comuns, e conjuntivite e neurite óptica os sinais mais comuns. Síndromes raras, porém graves, foram relatadas, incluindo uveíte, envolvimento da córnea, episclerite, retinite e descolamentos retinianos exsudativos. O isolamento do RNA viral na câmara anterior do olho sugere infecção direta, enquanto casos de retinite tardia também sugerem um componente mediado imunologicamente.
- **Sintomas incomuns:** úlceras aftosas intertriginosas e erupções vesicobolhosas foram observadas em alguns lactentes, assim como alguns casos de lesões angiomatosas e menos comum púrpuras. Foi observada estomatite em 25% dos pacientes, úlceras orais em 15%, e eritema nasal manchado seguido de hiperpigmentação fotossensível em 20%. Dermatite esfoliativa afetando membros e face foi observada em cerca de 5% dos casos. Epidermólise bolhosa foi uma observação em crianças. A maioria das lesões de pele recuperou-se completamente, exceto nos casos em que a hiperpigmentação fotossensível persistiu.
- **Infecção perinatal (50%):** a transmissão intrauterina do CHIKV ocorre em quase 50% quando as mães estão na fase virêmica na semana anterior ao parto. Recém-nascidos infectados desenvolveram sintomas por volta do dia 4 (intervalo: 3 a 7) de vida. Os sinais mais comuns incluíam febre, erupção cutânea e edema. Outras observações frequentes foram petéquias, trombocitopenia e linfopenia. As complicações incluíram hemorragias intracerebrais, estado de mal epiléptico e falência de múltiplos órgãos, que levaram à ventilação mecânica em 1/4 dos recém-nascidos. Exames laboratoriais devem incluir testes de função hepática, contagem reduzida de plaquetas e linfócitos e aumento do tempo de protrombina. Nos casos sintomáticos por transmissão vertical, a internação com monitoramento do recém-nascido e cuidados sintomáticos devem ser instituídos. Os recém-nascidos assintomáticos, filhos de mães com viremia no periparto confirmada, devem ser monitorados por pelo menos 5 dias, inclusive curva térmica, qualidade do aleitamento materno, sinais de dor, atenção a anormalidades cutâneas e hidratação. No seguimento a longo prazo, 50% dos bebês sobreviventes exibiram desempenho neurocognitivo diminuído aos 2 anos de idade. A infecção perinatal por CHIKV foi descrita pela primeira vez durante o surto da Ilha de Reunião em 2005.

## DIAGNÓSTICO DIFERENCIAL

O diagnóstico diferencial de crianças febris com viagem recente ou residência em áreas tropicais é amplo. Fase febril deve incluir malária e outros vírus pertencentes ao grupo dos flavivírus, togavírus, bunyavírus e reovírus devem ser lembrados, principalmente se houver alteração do SNC.

- **Dengue:** a erupção cutânea aparece mais cedo no curso da chikungunya do que na dengue e a trombocitopenia é observada com mais frequência em pacientes com dengue; no entanto, até 50% das crianças com chikungunya também apresentam trombocitopenia leve.

- **Zika:** febre baixa, exantema cutâneo frequentemente pruriginoso, cefaleia, artralgia em extremidades distais, mialgia e conjuntivite não purulenta. Entretanto, na chikungunya são observadas temperaturas mais elevadas e artralgia mais intensa com acometimento também da coluna axial.
- **Malária**: história de exposição em áreas de transmissão, periodicidade da febre, paroxismos, insuficiência renal, icterícia, alteração do nível de consciência, hepato ou esplenomegalia.
- **Leptospirose**: mialgia intensa em panturrilhas, sufusão ocular, icterícia rubínica, oligúria, hemorragia subconjuntival, considerar história de exposição a águas contaminadas.
- **Febre reumática**: poliartrite migratória de grandes articulações, história de infecção de garganta. Considerar os critérios de Jones para a febre reumática e evidência de infecção prévia pelo *Streptococcus*.

## DIAGNÓSTICO CLÍNICO

Paciente com febre de início súbito (temperatura maior de 38,5 °C), poliartralgia intensa não explicada por outras condições, residir ou ter visitado áreas endêmicas (ou epidêmicas) até 2 semanas antes do início dos sintomas ou vínculo epidemiológico com caso confirmado são informações relevantes para a suspeita. Avaliar manifestações considerando as peculiaridades por faixa etária (Quadro 41.1.1).

### Suspeita de chikungunya na fase aguda

- Data de início da febre e de outros sintomas.
- Presença de manifestações atípicas.
- Presença de sinais de gravidade.
- Condições clínicas especiais (menores de 2 anos – sobretudo neonatos, gestantes, maiores de 65 anos) ou comorbidades (hipertensão arterial ou outras doenças cardiovasculares graves, diabetes *mellitus*, doença pulmonar obstrutiva crônica, doenças hematológicas crônicas, doença renal crônica, hepatopatias e doenças autoimunes): grupo especial.

### Avaliação

- Estado geral, hidratação, perfusão, qualidade de pulso, temperatura, frequência cardíaca, frequência respiratória, pressão arterial em 2 posições (deitada e sentada ou em pé).

**Quadro 41.1.1** – Diferenças clínicas em adultos e crianças.

| Achados | Criança | Adultos |
|---|---|---|
| Febre | > 38,9 °C início súbito duração 1 a 8 dias | |
| | **Manifestações** | |
| Cutâneas | ▪ 50% *rash* maculopapular | ▪ 35% a 40% *rash* maculopapular |
| | ▪ 40% alteração pigmentar | ▪ Raras alterações pigmentares |
| | ▪ 35% lesão bolhosa < 6meses | ▪ Raro *rash* bolhoso |
| Orais | ▪ Raras úlceras orais | ▪ 15% úlceras orais |
| Musculoesqueléticas | ▪ 30% a 50% mialgia e artralgia | ▪ 85% artralgias e artrite simétrica distais<br>▪ 60% a 90% mialgias<br>▪ Dor lombar<br>▪ Tenossinovite |
| Articulares crônicas | ▪ 5% a 10% artrites e artralgia persistente 2 anos | ▪ 55% artrites e artralgias persistentes e recorrentes 1 ou + anos |
| Hemorrágicas | ▪ 10% púrpura<br>▪ Equimose nasal, gengival e estomacal<br>▪ 20% RN choque | ▪ Nasal, gengival e estomacal e choque raro |
| Neurológicas | ▪ 15% cefaleia<br>▪ 15% a 30% convulsões, encefalopatia aguda e meningoencefalite | ▪ Encefalopatia, meningoencefalite, paralisia flácida e síndrome de Guillain-Barré |
| Assintomática | ▪ 35% a 40% raro < 2 anos | ▪ 15% a 30% |

*Fonte:* Adaptado de Ritz et al.[4].

- Peso.
- Examinar a pele em busca de lesões maculares, papulares, vesiculares ou bolhosas.
- Exame neurológico e oftalmológico, quando queixas na anamnese estiverem presentes.
- Pesquisar queixas articulares: caracterizar o envolvimento articular determinando a duração, intensidade, localização das articulações primariamente envolvidas, progressão para outras articulações, natureza aguda ou insidiosa, assim como a periodicidade das dores. Buscar: hiperemia, edema, crepitação ou estalido, mobilidade ativa e passiva (abdução, adução, flexão, extensão, rotação), deformidade, limitação dos movimentos, dor ou atrofia muscular, nodulação.

### Se houver dúvida, trate como dengue

- Investigar: clínica.
- Avaliação epidemiológica:
- Investigar casos semelhantes no domicílio, peridomicílio e local de trabalho.
- Pesquisar procedência ou história de viagens para área endêmica/epidêmica para dengue, chikungunya e zika.
- Registrar as informações em prontuário.
- Notificar o caso no Sistema de Informação de Agravos de Notificação (SINAN).
- Duração média de 7 dias.
- Febre de início súbito.
- Intensa poliartralgia (grandes e pequenas articulações e regiões mais distais).
- Edema articular ou periarticular.
- Pode haver dores nas costas, cefaleia e fadiga.
- Mialgia leve ou moderada.
- Exantema macular ou maculopapular do 2º ao 5º dia após o início da febre.
- Outras manifestações cutâneas também podem estar presentes.
- Maior risco de manifestações atípicas e de formas graves em neonatos, crianças, idosos e portadores de doenças crônicas.

### Fase subaguda

- Duração até 3 meses após o início da doença.
- Febre pouco comum.
- Persistência ou agravamento da artralgia, incluindo poliartrite distal, exacerbação da dor articular nas regiões previamente acometidas na fase aguda e tenossinovite hipertrófica subaguda em punhos e tornozelos.
- Podem estar presentes astenia, prurido generalizado e exantema maculopapular, lesões purpúricas, vesiculares e bolhosas, doença vascular periférica, fadiga e sintomas depressivos.

### Fase crônica

- Duração dos sintomas maior que 3 meses após o início da doença.
- Acometimento articular persistente ou recidivante nas mesmas articulações atingidas durante a fase aguda, caracterizado por dor com ou sem edema, limitação de movimento, deformidade e ausência de eritema.
- Pode ocorrer: fadiga, cefaleia, prurido, alopecia, exantema, bursite, tenossinovite, disestesias, parestesias, dor neuropática, fenômeno de Raynaud, alterações cerebelares, distúrbios do sono, alterações da memória, déficit de atenção, alterações do humor, turvação visual e depressão.
- Pode durar anos.

## DIAGNÓSTICO LABORATORIAL

Na suspeita de chikungunya, quando a criança apresenta febre alta de início agudo, erupção cutânea e/ou artralgia e/ou edema não explicado de outra forma por uma causa infecciosa diferente, o diagnóstico torna-se provável se a criança provém de área com casos confirmados ou frequentes. Para a confirmação laboratorial da chikungunya são necessários testes virológicos e sorológicos, e o método laboratorial indicado dependerá do número de dias da doença (Quadro 41.1.2).

- **Testes virológicos**: detecção de antígenos virais por reação em cadeia da polimerase em tempo real (RT-PCR) – até o 5º dia após o início dos sintomas. Resultado positivo confirma a doença, resultado negativo indica coleta de sorologia.
- **Sorologias (teste sorológico imunoenzimático – ELISA, do inglês *Enzyme Linked ImmunoSorbent Assay*)**: a partir do 6º dia do início dos sintomas. Métodos sorológicos para CHIKV podem apresentar resultados falso-positivos por reação cruzada com outras infecções virais, como o vírus Mayaro. Portanto, em áreas onde há circulação de ambos os vírus, méto-

dos mais específicos devem ser usados (teste de neutralização por redução de placas – PRNT, do inglês *plaque reduction neutralization test*), mas são pouco acessíveis. Outra estratégia é avaliar os títulos de IgG comparando se há elevação de 3 a 4 vezes no título entre 21 e 30 dias.

O pico no aumento da IgM ocorre entre 3 e 5 semanas após o início dos sintomas, com declínio após 2 meses. Níveis de IgG são detectados 1 semana após o início dos sintomas e persistem por toda a vida.

A Organização Mundial da Saúde (OMS), portanto, recomenda testes sorológicos e virológicos de amostras coletadas durante a primeira semana após o início dos sintomas. Os anticorpos IgM atingem o pico em 3 a 5 semanas após o início dos sintomas e então diminuem 2 meses depois, mas ainda podem persistir por anos.

## TRATAMENTO

Não há tratamento específico para chikungunya com antivirais. O manejo de é suporte geral de hidratação, nutrição e cuidados com sintomas com antitérmicos e analgésicos, sempre respeitando a experiência da família no cuidado e ajustando as doses. Deve-se recomendar a suspensão de salicilatos e anti-inflamatórios não esteroides (AINE), pois podem facilitar as manifestações hemorrágicas, até porque é difícil excluir dengue na fase aguda. Embora os sintomas de pacientes com dor articular persistente possam ser difíceis de controlar, os AINE em conjunto com corticoides têm

**Quadro 41.1.2 –** Testes diagnósticos e interpretação.

| Teste | Alvo de detecção | Interpretação | Vantagens | Limitações |
|---|---|---|---|---|
| **Confirme o diagnóstico clínico** | | | | |
| Cultura | Vírus viável | Infecção aguda | Altamente específico; pode ser quantitativo; isolado pode ser ainda mais caracterizado | Requer instalação de contenção especializada; pode levar dias para um resultado |
| Ensaios moleculares, por exemplo RT-PCR | RNA viral | | Altamente sensível e específico; testes multiplex disponíveis no ponto de atendimento; tempo para resultado: 1 a 3 horas | Caro; requer equipamento |
| Métodos sorológicos ou imunoensaio | Anticorpos IgM | Alto nível de anticorpos IgM é sugestivo de infecção recente (~ 2 meses) | Disponível como ensaios laboratoriais de alto rendimento ou testes rápidos de fluxo lateral que podem ser usados fora das configurações de laboratório | Os anticorpos IgM tendem a persistir por meses; os anticorpos podem ter reação cruzada com os de outros alfavírus, dando um resultado falso-positivo |
| | Um aumento de quatro vezes no título de anticorpos IgG; soroconversão IgM/IgG | Evidência definitiva de infecção | Diagnóstico retrospectivo da infecção pelo CHIKV | Requer coleta de uma 2ª amostra de sangue 7 a 14 dias após a 1ª amostra |
| **Vigilância e alerta de surto** | | | | |
| Testes moleculares em locais sentinela | RNA viral | Alerta de surto se um grupo de casos for detectado | Painéis multiplex de arbovírus disponíveis para distinguir entre diferentes arbovírus | Caro; requer conhecimentos técnicos e equipamentos |
| Métodos sorológicos para comunidades | Anticorpos IgM | Mais casos IgM positivos ou títulos aumentados | Painéis de teste rápido multiplex IgM estão disponíveis para clínicas | Precisa de confirmação do surto usando testes de amplificação de ácido nucleico |

*Fonte:* Adaptado de Bartholomeeusen et al.[3].

sido usados com sucesso em adultos e adolescentes. Nas crianças se recomenda o uso inicial de analgésicos, como paracetamol ou dipirona. As drogas analgésicas de segunda linha que podem ser tentadas incluem o tramadol e a codeína (essa somente a partir dos 12 anos). Não se recomenda o uso de corticoides na fase aguda. Os casos que evoluem para a fase crônica da doença devido à infecção por CHIKV são frequentemente comparados com a artrite reumatoide, tanto em termos de patogênese inflamatória (IL-17 e IL-6 são citocinas implicadas na artrite reumatoide) quanto em características clínicas e que preenchem os critérios do American College of Rheumatology para artrite reumatoide. As drogas antirreumáticas modificadoras da doença (DMARD, do inglês *disease modifying antirheumatic drugs*) são frequentemente utilizadas para o tratamento de artralgias crônicas por CHIKV e devido a essas semelhanças, os AINE e corticoides podem ser tentados. Nos casos mais refratários, podem-se tentar medicamentos para doença neuropática, como gabapentina. Fisioterapia motora também está indicada nos casos crônicos.

## PREVENÇÃO

### Vacinas

Atualmente, estratégias alternativas para o desenvolvimento de uma vacina segura e eficaz contra chikungunya continuam sendo investigadas e a primeira vacina contra CHIKV pode ser aprovada pela Food and Drug Administration (FDA) em menos de 1 ano, o resultado de décadas de estudo de uma série de plataformas de vacinas e um esforço internacional do Programa Global de Desenvolvimento Clínico de Vacina Chikungunya para colocar a febre chikungunya em primeiro plano para financiamento e revisão regulatória. Em 2000, uma vacina viva atenuada contra o CHIKV foi desenvolvida pelo exército dos Estados Unidos e usada em um estudo randomizado, duplo-cego e controlado por placebo. As taxas de soroconversão foram altas (98%), mas a vacina temporariamente foi associada à artralgia em 8%. Por esses motivos a avaliação adicional da vacina foi descontinuada.

- **Erradicação do vetor**: as medidas preventivas incluem a redução dos criadouros de *Aedes* spp., que habitam principalmente em *habitats* naturais e artificiais cheios de água. Durante surtos, inseticidas e pulverização espacial também podem ser usados.
- **Proteção pessoal contra picadas de mosquito**: as roupas apropriadas minimizam a exposição da pele e é importante considerar que os mosquitos *Aedes* picam durante o dia. Repelentes de insetos contendo *N*, *N*-dietil-3-metilbenzamida, IR3535 (éster etílico do ácido 3-*N-acetil-N*-butil-aminopropiônico) ou icaridina (ácido 1-piperidinacarboxílico 2-(2-hidroxietil)-1-metilpropil éster) devem ser aplicados na pele exposta. Além disso, mosquiteiros são muito úteis para bebês e crianças que dormem durante o dia.

## REFERÊNCIAS BIBLIOGRÁFICAS


1. Brasil. Ministério da Saúde. Secretaria de Vigilância em Saúde. Bol Epidemiol. 2022 dez 2;53(44):1-19: https://www.gov.br/saude/pt-br/centrais-de-conteudo/publicacoes/boletins/epidemiologicos/edicoes/2022.
2. Simon F, Javelle E, Cabie A et al. French guidelines for the management of chikungunya (acute and persistent presentations). November 2014. Médecine et Maladies Infectieuses. 2015;45(7)243-263.
3. Bartholomeeusen K, Daniel M, LaBeaud DA et al. Chikungunya fever. Nat Rev Dis Primers. 2023;9:17. doi.org/10.1038/s41572-023-00429-2.
4. Ritz N, Hufnagel M, Gérardin P. Chikungunya in children. Pediatr Infect Dis J. 2015;34:789-91.
5. Brasil. Ministério da Saúde. Secretaria de Vigilância em Saúde. Departamento de Vigilância das Doenças Transmissíveis. Chikungunya: manejo clínico. Brasília, DF: Ministério da Saúde, 2017c. Disponível em: https://bvsms.saude.gov.br/bvs/publicacoes/chikungunya_manejo_clinico.pdf. Acesso em: 22 ago. 2022
6. Organización Panamericana de la Salud. Síntesis de evidencia: Directrices para el diagnóstico y el tratamiento del dengue, el chikunguña y el zika en la Región de las Américas. Rev Panam Salud Publica. 2022;46:e82. https://doi.org/10.26633/RPSP.2022.82.
7. Brasil. Ministério da Saúde. Secretaria de Vigilância em Saúde. Departamento de Vigilância das Doenças Transmissíveis. Protocolo de Manejo Chikungunya: manejo clínico, 2017.65 p.
8. Empresa Brasileira de Serviços Hospitalares. Hospitais Universitários Federais. Região Norte. Hospital de Doenças Tropicais. Universidade Federal do Tocantins. 2022. Protocolo 027 – Manejo Pediátrico da Chikungunya.p. 2-21. Disponível em: https://www.gov.br/ebserh/pt-br/hospitais-universitarios/protocolo-027-manejo-pediatrico-chikungunya.pdf/view.
9. Martins MM, Prata-Barbosa A, Cunha AJ. Estudo vinculado à Universidade Federal do Rio de Janeiro (UFRJ). Arboviral diseases in pediatrics. J Pediatr. 2020;96(S1):2-11.
10. Schwartz O, Albert MLB. Biology and pathogenesis of chikungunya virus. Nat Rev Microbiol. 2010;8:491-500.
11. Sebastian MR, Lodha R, Kabra SK. Chikungunya infection in children. Indian J Pediatr. 2009;76:185-189.
12. Ernould S, Walters H, Alessandri JL et al. Chikungunya in paediatrics: epidemic of 2005-2006 in Saint-Denis, Reunion Island. Arch Pediatr. 2008;15:253-262.

13. Silva RRP, Silva SRP, M Júnior LC, Gonçalves VL, Araújo LC, Freire RAS, Mota CGG, Macêdo WFH, Delmondes JRB, Araújo MLC, Feitosa RS (2019). Manifestações clínicas da infecção por chikungunya na população pediátrica: revisão sistemática. Revista Eletrônica Acervo Saúde. 2019;29:e997. doi.org/10.25248/reas.e997.2019.
14. Robin S, Ramful D, Zettor J et al. Severe bullous skin lesions associated with Chikungunya virus infection in small infants. Eur J Pediatr. 2010;169:67-72.
15. Robin S, Ramful D, Le Seach' F et al. Neurologic manifestations of pediatric chikungunya infection. J Child Neurol. 2008;23:1028-1035.
16. Lewthwaite P, Vasanthapuram R, Osborne JC et al. Chikungunya virus and central nervous system infections in children, India. Emerg Infect Dis. 2009;15:329-331.
17. Gérardin P, Fianu A, Malvy D et al. Perceived morbidity and community burden after a Chikungunya outbreak: the telechik survey, a population-based cohort study. BMC Med. 2011;9:5.
18. Ramful D, Carbonnier M, Pasquet M et al. Mother-to-child transmission of Chikungunya virus infection. Pediatr Infect Dis J. 2007;26:811-815.
19. Gérardin P, Sampériz S, Ramful D et al. Neurocognitive outcome of children exposed to perinatal mother-to-child Chikungunya virus infection: the CHIMERE cohort study on Reunion Island. PLoS Negl Trop Dis. 2014;8:e2996.
20. Laoprasopwattana K, Kaewjungwad L, Jarumanokul R et al. Differential diagnosis of Chikungunya, dengue viral infection and other acute febrile illnesses in children. Pediatr Infect Dis J. 2012;31:459-463.
21. Chang LJ, Dowd KA, Mendoza FH et al. VRC 311 Study Team. Safety and tolerability of chikungunya virus-like particle vaccine in healthy adults: a phase 1 dose-escalation trial. Lancet. 2014;384:2046-2052.

# 41.2 Dengue

*Elizabeth Moreira*
*Consuelo Oliveira*

As arboviroses constituem um dos principais problemas de saúde pública no mundo, com maior concentração nas áreas tropicais e subtropicais, sendo responsáveis por epidemias recorrentes e aumento de casos graves e óbitos com destaque para a dengue, considerada a arbovirose urbana de maior prevalência nas Américas[1]. O agente etiológico é o vírus da dengue (DENV), genoma RNA, do gênero *Flavivirus*, família Flaviviridae e com quatro sorotipos (DENV-1, DENV-2, DENV-3 e DENV-4) com distintos genótipos e linhagens. É transmitida por picada das fêmeas de mosquitos do gênero *Aedes* e nas Américas, o principal vetor é o *Aedes aegypti e* mais recentemente o *A. albopictus* que vem se adaptando *às* regiões tropicais, o que torna 40% da população mundial sob risco da doença ao lado da transmissão clássica vetorial. Há outras vias potenciais de transmissão em humanos, como a transfusão sanguínea e transplacentária (vertical)[1,2].

## EPIDEMIOLOGIA

A dengue é a arbovirose que causa o maior número de casos na região das Américas, com epidemias ocorrendo ciclicamente a cada 3 a 5 anos[2].

A incidência global da dengue aumentou consideravelmente nas últimas 2 décadas, com destaque para o ano de 2023 de maior registro de casos na região das Américas, com um total de 4.565.911 casos e 2.340 óbitos (taxa de letalidade de 0,051%). Este cenário de alta transmissão está sendo estendido a 2024, em que houve um aumento exponencial, desde a semana epidemiológica 1 até a 5. Foram registrados 673.267 casos de dengue, o que representa um aumento de 157% em comparação com o mesmo período em 2023 e de 225% em comparação com a média dos últimos 5 anos. Neste mesmo período registraram a circulação simultânea de todos os quatro sorotipos (DENV-1, DENV-2, DENV-3 e DENV-4) no Brasil, Costa Rica, Honduras e México, com predomínio dos sorotipos 1 e 2 na maioria dos estados brasileiros[3,4].

No Brasil, entre as semanas epidemiológicas 1 e 10 (01/01/24 a 12/03/24), foram notificados até o momento 1.684.781 casos prováveis de dengue, com 513 óbitos (letalidade 0,03%). As unidades federativas com maior número de casos até o momento em 2024 são o Distrito Federal e os estados de Minas Gerais, Espírito Santo, Paraná, Goiás, Rio de janeiro, Santa Catarina, São Paulo e Acre. Essa situação epidemiológica gera grande aumento de demanda nos serviços de saúde, tanto para assistência quanto para diagnóstico de doenças febris agudas[4].

## ETIOPATOGENIA

O risco de dengue grave varia com base em vários fatores e com influência por fatores virais e do hospedeiro, incluindo a infecção secundária com cepa heterotípica de DENV e em bebês nascidos de mães imunes à dengue com respostas primárias de anticorpos anti-DENV, fenômeno conhecido como ampliação dependente de anticorpos (ADE, do inglês *antibody-dependent enhancement*), que ocorre durante a infecção secundária com um sorotipo diferente (heterólogo)[5,6]. Os anticorpos subneutralizantes produzidos durante a infecção primária ligam-se ao segundo DENV infectante, e esses complexos anticorpo-vírus são internalizados nas células-alvo (monócitos) via receptor Fc gama (FcγR), resultando em infecção intensificada, com produção aumentada de DENV resultando em maior magnitude e tempo prolongado de viremia. Quanto ao intervalo entre as infecções sequenciais, atualmente, admite-se que quanto maior o intervalo entre duas infecções sequenciais por DENV (além de 2 anos) maior será a proporção de casos graves de dengue durante a infecção DENV heterotípica secundária[7].

A resposta imune adaptativa que se desenvolve após um episódio de dengue pode promover imunidade a longo prazo para o vírus homólogo e a curto prazo para o vírus heterólogo. Acredita-se que o extravasamento de plasma ligado à gravidade da infecção pelo DENV é mediado por altos níveis de proteína não estruturada do DENV (NS1), que é uma proteína-chave para replicação viral, dano endotelial e rotura da junção celular do endotélio[8].

## MANIFESTAÇÕES CLÍNICAS

A dengue é uma doença febril exantemática aguda e sistêmica, com um amplo espectro clínico, que varia desde as formas oligoassintomáticas em 75% dos casos, até a progressão para forma grave em cerca de 5% dos casos, que pode simular um quadro de sepse, o qual se caracteriza por um extravasamento de plasma para o interstício causando choque hipovolêmico, hemorragia e podendo culminar com o óbito. Na evolução, admite-se três fases clínicas: febril, crítica e de recuperação[9] (Figura 41.2.1).

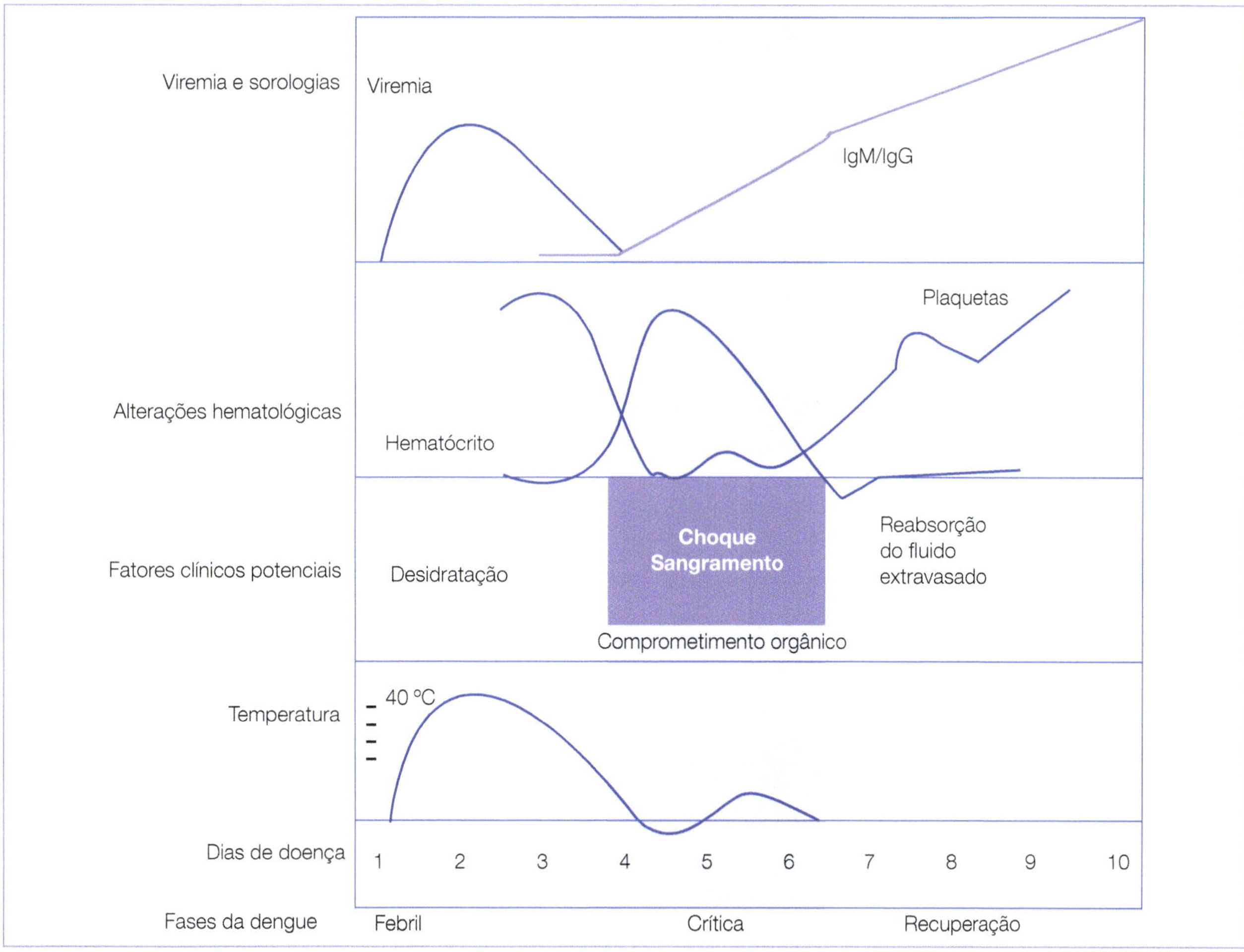


**Figura 41.2.1** – Fases clínicas da dengue.
*Fonte:* Adaptada de Yip[10].

A apresentação clínica mais comum da doença é a **fase febril** com o aparecimento de febre de início súbito, geralmente acima de 38 °C, com duração de 2 a 7 dias, acompanhada de cefaleia, dor retro-orbital, mialgia, artralgia, rubor facial, anorexia, dor abdominal e náusea, e exantema maculopapular generalizado, que pode atingir a face, tronco e membros, não poupando regiões palmares e plantares, que pode surgir por volta do 4º/5º dia depois do início da febre. Nas crianças, a infecção pode ser assintomática ou apresentar-se como síndrome febril aguda ou ainda com sinais e sintomas inespecíficos, como astenia, sonolência, recusa da alimentação e de líquidos, vômitos, diarreia ou fezes amolecidas. Seguindo a fase febril, a maioria dos pacientes recupera-se com melhora do estado geral e com remissão gradativa dos sintomas, porém um pequeno número de pacientes pode evoluir para a **fase crítica**, que tem início após a defervescência da febre, entre o 3º e o 7º dia do início da doença, com o aparecimento dos sinais de alarme, que resultam do aumento da permeabilidade capilar, coincidindo com o início da piora clínica do paciente e o potencial de evolução para o estado de choque. Dentre os principais sinais de alarme, destacam-se:

- Dor abdominal intensa (referida ou à palpação) e contínua.
- Vômitos persistentes.
- Acúmulo de líquidos (ascite, derrame pleural, derrame pericárdico).
- Hipotensão postural e/ou lipotimia.
- Letargia e/ou irritabilidade.
- Hepatomegalia maior do que 2 cm abaixo do rebordo costal.
- Sangramento de mucosa.
- Aumento progressivo do hematócrito.

No monitoramento de dengue em crianças, estudos conduzidos por Correa e colaboradores[9] demonstraram que os sinais de alerta mais valorizados foram as hemorragias maiores (gastrintestinal e urinária), dor abdominal e aumento do hematócrito concomitante ou não com a queda brusca de plaquetas[9,10].

O choque que pode ocorrer na fase crítica da doença é de curta duração e pode levar ao óbito em um intervalo de 12 a 24 horas ou à recuperação rápida (após terapia antichoque apropriada). Após o período de 24 a 48 horas da fase crítica, admite-se a **fase de recuperação** com a reabsorção gradual do líquido extravasado para o compartimento extravascular que se completa nas 48 a 72 horas seguintes, melhora do estado geral do paciente, retorno progressivo do apetite e redução de sintomas gastrintestinais. Em menores de 2 anos de idade, os sinais e os sintomas de dor podem se manifestar por choro persistente, adinamia e irritabilidade, fazendo com que o início da doença não seja reconhecido precocemente o que confere um maior risco, pois o agravamento nas crianças pode progredir rapidamente para a síndrome do choque da dengue[11]. Em resumo, nas regiões onde a dengue é hiperendêmica, a idade deve ser considerada como a principal variável inicial na avaliação do risco de gravidade (Figura 41.2.2)[12,13].

## DIAGNÓSTICO

Os achados inespecíficos no hemograma têm grande importância para os casos clínicos presuntivos de dengue e devem ser avaliados em todos os pacientes com fator de risco ou com prova do laço positiva, permitindo classificar o risco do paciente e monitorar a evolução da doença, particularmente o hematócrito, com a elevação de 10% a 20% do valor basal que pode indicar extravasamento plasmático, e a contagem de plaquetas. A critério clínico, outros exames podem ser solicitados, como a dosagem de albumina e proteínas totais (importantes marcadores de perda de plasma), perfil hepático (ação hepatotrópica do vírus – discreta alteração de AST/ALT com bilirrubinas normais), coagulograma (alterado em casos complicados) e perfil renal. Como exames de imagem, recomenda-se a ultrassonografia abdominal que pode ser útil para detecção de espessamento da parede da vesícula biliar e confirmação de derrames cavitários, também visualizados na radiografia de tórax[9,12].

O diagnóstico laboratorial específico da infecção por dengue baseia-se na detecção de antígeno viral no sangue, soro ou tecido, isolamento viral e deve-se obter uma amostra de sangue nos primeiros 5 dias de doença (fase aguda) ou fragmentos de tecidos (óbitos). Na primoinfecção, a viremia ocorre de 1 a 2 dias antes do início dos sintomas até 4 a 5 dias após. Outra ferramenta para o diagnóstico precoce é a detecção da antigenemia NS1 (proteína especifica para o DENV), um teste rápido qualitativo de detecção precoce (1 a 3 dias de doença) que pode estar presente até 9 a 10 dias

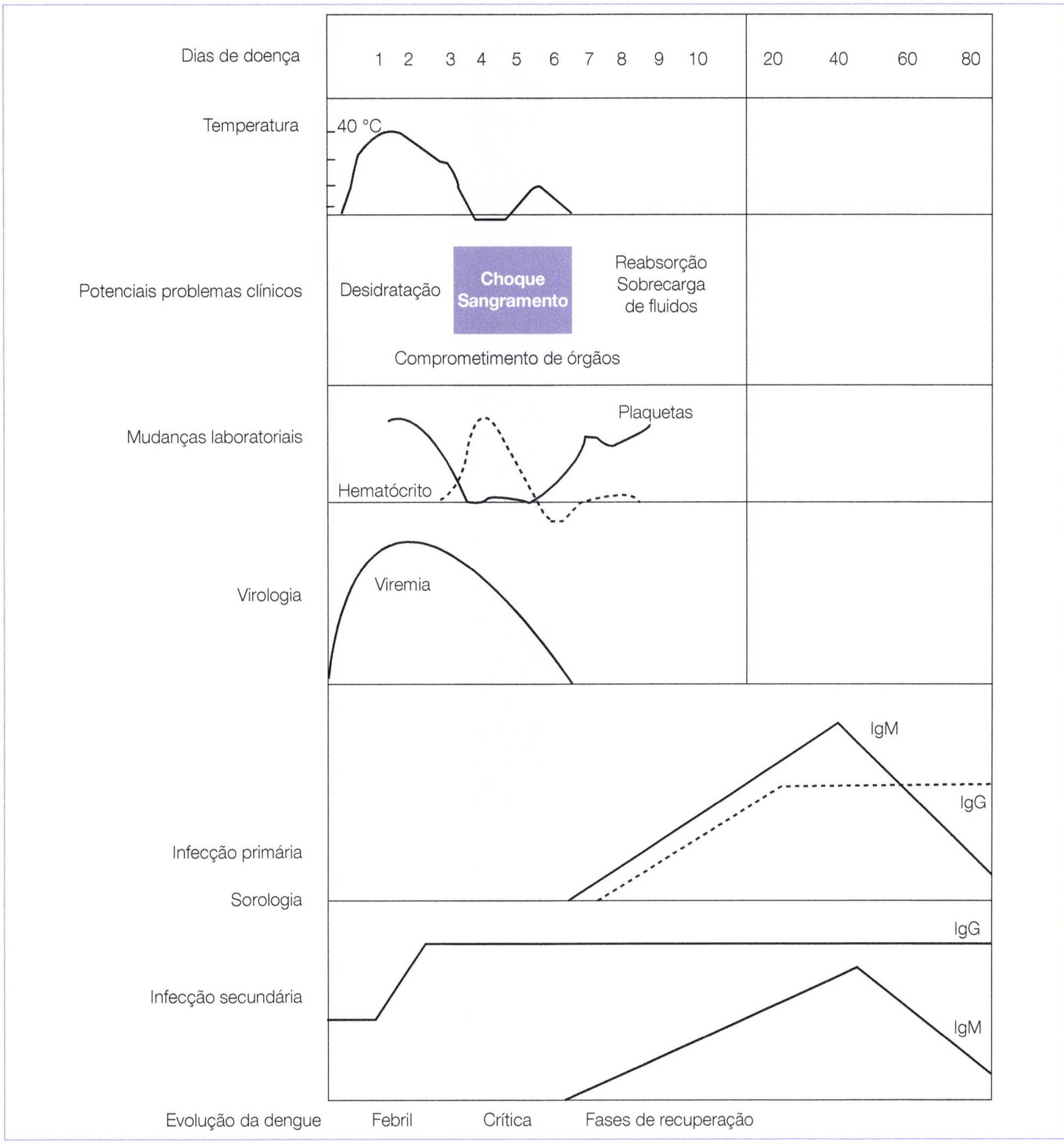


**Figura 41.2.2** – Evolução clínica e laboratorial da dengue.
*Fonte:* Brasil, Ministério da Saúde[12].

do início dos sintomas, com desempenho equivalente ao teste de RT-PCR, mas não permite a identificação do sorotipo e o teste negativo não exclui a doença. Para o diagnóstico sorológico utilizam-se testes para detectar anticorpos classe IgM que podem ser detectados a partir de 6 a 10 dias do início da doença, ocorrendo então uma queda gradual nos seus títulos até o completo desaparecimento após 2 ou 3 meses. Os anticorpos neutralizantes se desenvolvem logo após os anticorpos IgM e são primariamente anticorpos tipo IgG, podendo persistir por vários anos. A prevalência de coinfecções por dengue está aumentando. Além disso, é importante rastrear o DENVtambém nas amostras que não apresentam NS1Ag nos testes rápidos e possuem um ou ambos os anticorpos. A RT-PCR multiplex é considerada mais sensível na detecção de coinfecção do que a RT-PCR multiplex convencional. Além disso, por ser um teste que detecta o material genético do vírus, é preciso que o vírus esteja presente no material testado durante a coleta. Isso faz com que a realização da RT-PCR seja indicada, preferencialmente, entre o 3º e 4º dia da doença[14,15].

## TRATAMENTO

Até o momento não há um antiviral específico para dengue. O tratamento de suporte deve visar a prevenção de casos graves e óbitos com o reconhecimento precoce dos sinais de alarme, avaliação clínica contínua, estadiamento dos casos e a reposição precoce de líquidos com atenção especial à evolução clínica, como o desaparecimento da febre. A maioria dos pacientes sem sinais de alerta pode ser tratada ambulatorialmente, mas aqueles com alto risco para progressão da doença precisam ser internados. No atendimento ambulatorial, a febre deve ser controlada com acetaminofeno e dipirona. O uso de aspirina e anti-inflamatórios não esteroides (AINE) estão proscritos pelo risco potencial de sangramento. A hidratação precoce tem sido associada a menores taxas de hospitalização e a maioria dos casos leves tem cura espontânea depois de 10 dias[9]. O Ministério da Saúde estabeleceu um fluxograma que contempla a classificação de risco e as etapas de atendimento diante de um paciente com suspeita de dengue, a fim de orientar o manejo clínico para cada caso com base nos dados de anamnese e exame físico, e foi recentemente revisado frente ao aumento expressivo de casos suspeito no país[16] (Figura 41.2.3).

## MEDIDAS DE PREVENÇÃO

A prevenção ou controle vetorial envolve as medidas de proteção pessoal contra as picadas de mosquitos (uso de repelentes, roupas adequadas e protetores de janelas) e combate aos seus criadouros (água parada, fechamento de caixas d'água, uso de inseticidas), porém não conseguem impactar na carga da doença. Em crianças menores de 2 anos de idade, não é recomendado o uso de repelente sem orientação médica e para crianças entre 2 e 12 anos, usar concentrações até 10% de DEET, no máximo 3 vezes ao dia. Uma tecnologia alternativa que vem se mostrando promissora na redução da carga vetorial e já introduzida em 12 países é aquela que consiste em injetar nos mosquitos uma bactéria – *Wolbachia* – que os impede de transmitir o DENV pelo *A. aegypti* . As primeiras liberações dos vetores modificados foram iniciadas no Brasil em 2014, estando, atualmente em franca expansão com a construção da biofábrica com capacidade de produção semanal de até 100 milhões de mosquitos infectados com a Wolbachia[17,18].

## VACINAS

A vacinação deve ser considerada como parte de uma estratégia integrada de prevenção e controle da dengue. Uma vacina ideal contra dengue deve gerar uma proteção rápida e de longo prazo com a produção de anticorpos neutralizantes contra todos os sorotipos independentemente da imunidade individual e da idade no momento da vacinação. Em contrapartida, a evolução do DENV é rápida e imprevisível, com uma grande variação genética entre os diferentes sorotipos ou entre genótipos virais dentro de cada sorotipo.

Segundo a Organização Mundial de Saúde (OMS), a vacina ideal contra dengue deve ter o seguinte perfil:

- Induzir proteção simultaneamente contra os 4 sorotipos.
- Conferir proteção a longo prazo.
- Ser isenta de efeitos adversos graves, especialmente do risco da indução do fenômeno de ADE (possibilidade de gerar quadros de maior gravidade em indivíduos que se expusessem ao vírus após a imunização, fenômeno conhecido nas infecções secundárias pelo DENV)[19].

A primeira vacina contra a dengue foi desenvolvida pelo laboratório Sanofi Pasteur – Dengvaxia® (CYD-TDV) – vacina de vírus vivo atenuada – licenciada em dezembro de 2015, aprovada por autoridades regulatórias em cerca de 20 países, indicada para indivíduos de 9 a 45 anos de idade, no esquema vacinal de 3 doses: 0, 6 e 12 meses[20,21].

Estudos complementares onde foram comparadas pessoas vacinadas já infectadas pela dengue com pessoas não infectadas, acompanhadas durante 6 anos desde a primeira dose, mostraram que as pessoas não infectadas pela dengue antes de receber a vacina podem ter mais chances de desenvolver formas mais graves da doença. Diante desses achados, a Agência Nacional de Vigilância Sanitária (ANVISA) recomenda que pessoas soronegativas (quem nunca teve contato com o DENV) não devem tomar a vacina.

Conforme descrito no documento de posição da OMS sobre a vacina Dengvaxia® (setembro de 2018), com base nestes novos achados, os países que consideram a vacinação como integrante do programa de controle da dengue recomendam a triagem

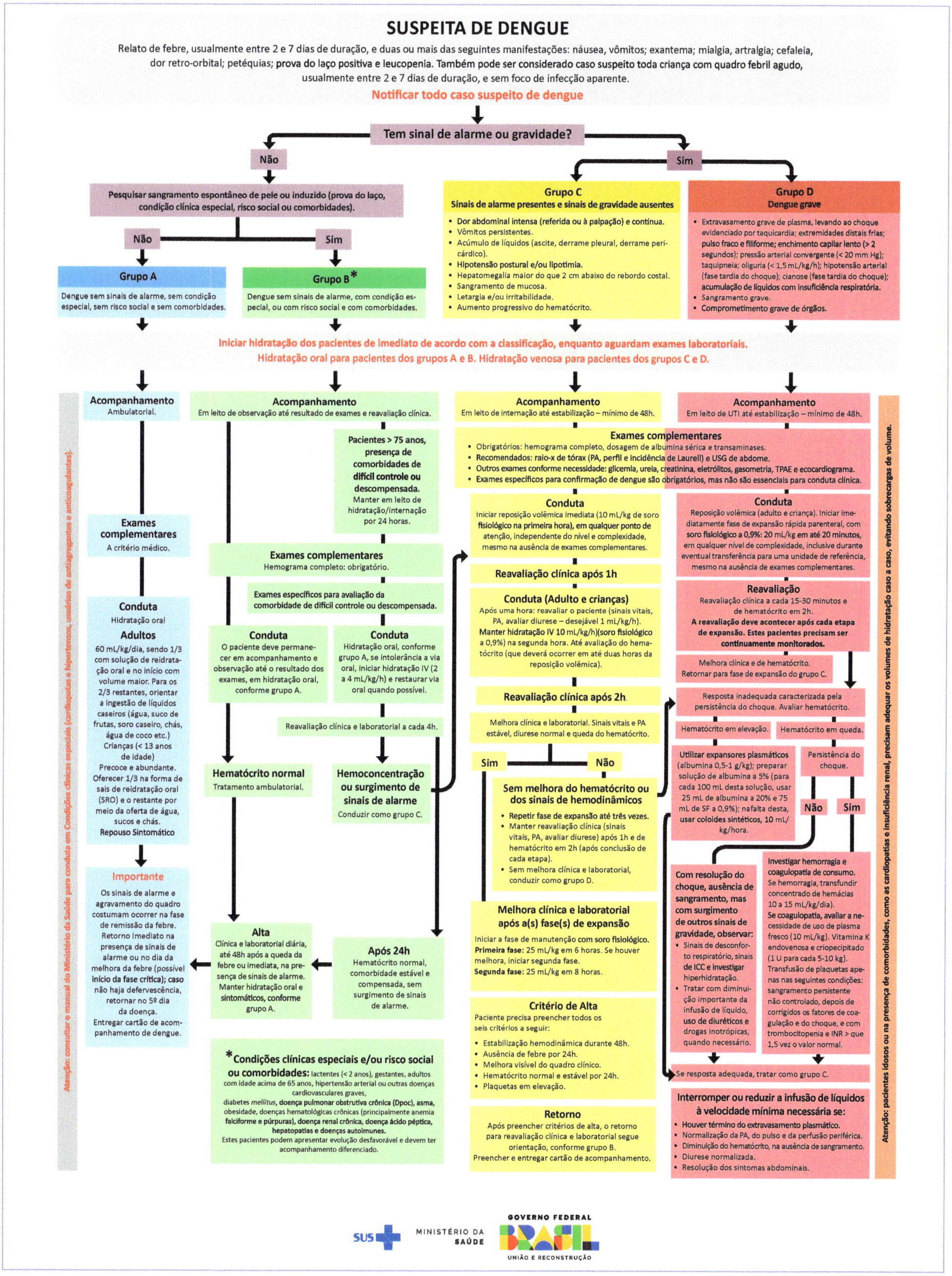


**Figura 41.2.3** – Fluxograma do manejo clínico da dengue.
*Fonte:* SVSA MS[16].

pré-vacinação e apenas as pessoas com evidência de infecção anterior por dengue devem ser vacinadas[22].

Recentemente, em março de 2023, foi aprovada uma nova vacina contra a dengue (QDENGA®-TAK-003) pela ANVISA para uma faixa etária mais ampla, de 4 a 60 anos de idade, independentemente da exposição anterior à dengue e sem necessidade de teste pré-vacinação. É uma vacina tetravalente, de vírus vivos atenuados, que utiliza o DENV-2 como arcabouço atenuado e quimera dos DENV-1, 3 e 4, administrada por via subcutânea em esquema de 2 doses, com intervalo de 3 meses entre as aplicações[23].

Os resultados que subsidiaram a aprovação foram obtidos de 19 ensaios clínicos de fases 1, 2 e 3 envolvendo mais de 28 mil crianças e adultos, culminando com um estudo de grande relevância com 4,5 anos de seguimento de dados clínicos – Estudo de Eficácia da Imunização Tetravalente contra a Dengue (TIDES, do inglês *Tetravalent Immunization against Dengue Efficacy Study*)[24] – que avaliou a segurança e eficácia de 2 doses de QDENGA®-TAK-003, que atingiu o objetivo primário de eficácia, prevenindo 80,2% dos casos de dengue sintomática 12 meses após a vacinação e prevenindo 90,4% das hospitalizações, atingindo assim o objetivo secundário no período de 18 meses após a vacinação. As análises exploratórias do referido estudo mostraram que ao longo do seguimento de 4,5 anos, a QDENGA®-TAK-003 evitou 84% dos casos de hospitalização por dengue e 61% dos casos de dengue sintomática na população total do estudo, o qual incluiu tanto indivíduos soropositivos como soronegativos. A vacina tem sido geralmente bem tolerada, sem evidência de aumento da incidência de doença grave em pacientes soronegativos e sem riscos de segurança importantes identificados até a presente data.

No Brasil a Comissão Nacional de Incorporação de Tecnologias do SUS (Conitec) passou a avaliar a incorporação da vacina contra dengue (atenuada), analisando todos os critérios sanitários, epidemiológicos e econômicos com a sua incorporação ao Sistema Único de Saúde (SUS) aprovada em dezembro de 2023. Respeitando as recomendações da OMS e do Comitê Técnico Assessor em Imunização (CTAI), o Ministério da Saúde, o Conselho Nacional de Secretários de Saúde (Conass) e Conselho Nacional de Secretarias Municipais de Saúde (Conasems) decidiram direcionar a vacinação contra a dengue para a faixa etária de 10 a 14 anos, por considerar que a maior proporção de hospitalização por dengue nos últimos anos ocorreu nessa faixa etária, assim como definiram critérios para escolha das regiões de saúde que seriam contempladas pela vacinação por conta do quantitativo de doses restrito, com base na capacidade de produção e entrega do laboratório produtor[25].

Outros estudos clínicos com novas candidatas à vacina contra dengue estão sendo concluídos, como aqueles dos pesquisadores do Instituto Butantan conduzido em parceria com o Instituto Nacional de Alergia e Doenças Infecciosas (NIAID, do inglês *The National Institute of Allergy and Infectious Diseases*) dos Estados Unidos com uma vacina composta dos DENV-1, 3 e 4 atenuados e a quimera do DENV-2 em um arcabouço do DENV-4. Os resultados preliminares mostraram que apenas uma dose subcutânea foi suficiente para induzir uma resposta imune robusta nos voluntários. Os estudos clínicos avançaram para fase 3 em 2016, com 17 mil voluntários, e atualmente está na etapa final de acompanhamento dos voluntários e a expectativa é que a pesquisa seja concluída até 2024[26].

Em fases mais incipientes de desenvolvimento estão as vacinas recombinantes de subunidades (E. coli, baculovírus), vacinas de DNA e as vacinas inativadas.

## REFERÊNCIAS BIBLIOGRÁFICAS


1. Brasil. Ministério da Saúde. Secretaria de Vigilância em Saúde. Departamento de Imunização e Doenças Transmissíveis. Plano de contingência para resposta às emergências em Saúde Pública por Dengue, Chikungunya e Zika. Brasília: Ministério da Saúde, 2022.
2. Brasil. Ministério da Saúde. Secretaria de Vigilância em Saúde e Ambiente. Monitoramento das arboviroses urbanas: semanas epidemiológicas 1 a 35 de 2023. Boletim Epidemiológico. 22 nov. 2023;13(54).
3. Organização Pan-Americana da Saúde. Organização Mundial da Saúde. Alerta epidemiológico: dengue na região das américas. 16 de fevereiro de 2024. Washington, D.C. OPAS/OMS. 2024.
4. Centro de Operação de Emergências (COE). Informe, out. 2024;5(SE 01). Atualizado em: 12 mar. 2024, semanal.
5. Hasted SB, Nimmannitya S, Yamarat C, Russel PK; Hemorrhagic fever in Thailand: recent knowledge regarding etiology. Jpn J Med Sci Biol. 1967 Dec; 20 (Suppl):96-103.
6. Mongkolsapaya J, Dejnirattisai W, Xu XN, Vasanawathana S, Tangthwornchaikul N, Chairunsri A et al. Original antigenic sin and apoptosis in the pathogenesis of dengue hemorragic fever. Nat Med. 2003 Jul;9(7):921-7.
7. Halstead SB. Review pathogenesis of dengue: Dawn of a new era. F1000 Res. 2015;40.
8. Brasil. Ministério da Saúde. Secretaria de Vigilância em Saúde. Departamento de Articulação Estratégica de Vigilância em Saúde. Guia de Vigilância em Saúde. 5. ed. Brasília: Ministério da Saúde, 2022. 1.126 p.: il.
9. Correa LS, Hokerberg YHM, Daumas RP, Brasil P. Tradução e adaptação transcultural do instrumento da organização mundial de saúde sobre o uso e sinais de alarme para dengue por profissionais de saúde. Cad Saúde Pública. 2015 Feb 31(2).

10. Yip WCL. Dengue haemorrhagic fever: current approaches to management. Medical Progress. 1980, 7:13 [8].
11. Brasil. Ministério da Saúde. Secretaria de Vigilância em Saúde e Ambiente. Departamento de Doenças Transmissíveis. Dengue: diagnóstico e manejo clínico: adulto e criança. 6. ed. Brasília: Ministério da Saúde; 2024. 81 p.
12. Brasil. Ministério da Saúde. Secretaria de Vigilância em Saúde e Ambiente. Departamento de Doenças Transmissíveis. Dengue: diagnóstico e manejo clínico: adulto e criança. 6. ed. Brasília: Ministério da Saúde; 2024. 81 p.
13. Hair GM, Nobre FF, Brasil P. Characterization of clinical patterns of dengue patients using an unsupervised machine learning approach. BMC Infect Dis. 2019 Jul 22;19(1):649.
14. Haider M, Yousaf S, Zaib A, Sarfraz A, Sarfraz Z, Cherrez-Ojeda I. Diagnostic accuracy of various immunochromatographic tests for NS1 antigen and IgM antibodies detection in acute dengue virus infection. Int J Environ Res Public Health. 2022 Jul 19;19(14):8756.
15. Organización Panamericana de la Salud. Recomendaciones para la detección y el diagnóstico por laboratorio de infecciones por arbovirus en la Región de las Américas. Washington, D.C.; 2022. Disponível em: https://doi.org/10.37774/9789275325872.
16. Brasil. Ministério da Saúde. Secretaria de Vigilância em Saúde e Ambiente. Centro de Operações de Emergência em Saúde. Fluxograma do manejo clínico da dengue. Brasília: Ministério da Saúde; 2023 [citado 2023 jun 12]. Disponível em: https://www.gov.br/saude/pt-br/composicao/svsa/resposta-a-emergencias/coes/arboviroses/publicacoes/fluxograma-do-manejo-clinico-da-dengue.pdf/view.
17. Wang GH, Gamez S, Raban RR, Marshall JM, Alphey L, Li M et al. Combating mosquito-borne diseases using genetic control technologies. Nature Communications. 2021;12:4388.
18. Pinto SB, Riback TIS, Sylvestre G, Costa G, Peixoto J, Dias FBS et al. Effectiveness of *Wolbachia* - infected mosquito deployments in reducing the incidence of dengue and other Aedes - borne diseases in Niterói, Brazil: a quasi-experimental study. PLoS Negl Trop Dis. 2021;15(7):e0009556. https://doi.org/10.1371/journal.pntd.0009556.
19. Schwartz LM, Halloran ME, Durbin AP, Longini IM Jr. The dengue vaccine pipeline: implications for the future of dengue control. Vaccine. 2015;33(29):3293-3298.
20. Whitehead ss. Development of TV003/TV005, a single dose, highly immunogenic live attenuated dengue vaccine; what makes this vaccine different from the Sanofi-Pasteur CYD vaccine? Expert rev Vaccines. 2015;15:509-17.
21. Sáez-Llorens X, Tricou V, Yu D, Jimeno J, Villarreal AC, Dato E et al. Immunogenicity and safety of one versus two doses of tetravalent dengue vaccine in healthy children aged 2-17 years in Asia and Latin America:18 month interim data from a phase 2, randomized, placebo-controlled study. Lancet Infect Dis. 2018;18(2):162-170.
22. Dengue vaccine: WHO position paper - September 2018 Weekly Epidemiological Rrecord, n. 36, 7 september 2018.
23. Biswal S et al. Efficacy of a tetravalent dengue vaccine in healthy children aged 4-16 years: a randomized, placebo controlled, phase 3 trial. Lancet. 2020;395:1423-1433.
24. Tricou V. Efficacy and safety of Takeda's Tetravalent Dengue Vaccine Candidate (TAK-003) After 4.5 Years of Follow-Up. Presented at the 8th Northern European Conference of Travel Medicine; June 2022.
25. Brasil. Ministério da Saúde. Secretaria de Vigilância em Saúde e Ambiente. Departamento do Programa Nacional de Imunizações. Coordenação-Geral de Incorporação Científica e Imunização. Informe Técnico Operacional da Estratégia de Vacinação contra a Dengue em 2024.
26. Kallas EG, Precioso AR, Palacios R, Thomé B, Braga PE, Vanni T, Campos LMA, Ferrari L, Mondini G, da Graça Salomão M, da Silva A et al Safety and immunogenicity of the tetravalent, live-attenuated dengue vaccine Butantan - DV in adults in Brazil: a two-step, double-blind, randomised placebo-controlled phase 2 trial. Lancet Infect Dis. 2020 Jul;20(7):839-850. doi: 10.1016/S1473-3099(20)30023-2. Epub 2020 Mar 24. PMID: 32220283.


## 41.3 Febre Amarela

*Solange Dourado de Andrade*

A febre amarela é uma patologia que evolui com sepse virêmica e acometimento pansistêmico. Foi a primeira doença febril hemorrágica viral descrita. Tem como agente etiológico o vírus da febre amarela, pertencente à família *Flaviviridae,* e é transmitida ao homem pela picada de mosquitos hematófagos. Endêmica nas florestas tropicais do continente africano, tem nos insetos da família *Culicidae* seus vetores. No continente americano, onde atualmente persiste de forma enzoótica em regiões florestais, os principais responsáveis pela transmissão a humanos são os insetos dos gêneros *Haemagogus* e *Sabethes*[1,2].

### MANIFESTAÇÕES CLÍNICAS

É uma doença que se apresenta com quadro clínico de alterações hepáticas, com síndrome íctero-hemorrágica além de comprometimento renal, após um período de incubação de 3 a 6 dias. As apresentações clínicas podem variar desde formas leves a moderadas, graves e fatais. Formas frustas são mais frequentemente observadas em crianças de baixa idade, filhas de mães já vacinadas, pela presença ainda de anticorpos maternos circulantes da classe IgG. As formas benignas, com quadros oligossintomáticos e leves, somam 90% dos casos[2,3].

Na forma leve, a sintomatologia se resume a febre, cefaleia e indisposição com duração de cerca de 48 horas. Dificilmente essa forma é diagnosticada fora de epidemias por apresentar quadro similar a demais viroses[2,3].

Na forma moderada, a febre assume um caráter de maior intensidade associado à cefaleia persistente, mialgia, astenia, anorexia, náuseas e vômitos. Ao exame físico, a pele apresenta-se com rubor facial e escleras subictéricas. A sintomatologia além de mais intensa pode permanecer por maior tempo, por volta de 96 horas ao final das quais ocorre recuperação completa[3-5].

Na forma grave, a febre atinge níveis elevados passando de 40 °C e pode levar, em especial crianças mais jovens, a convulsões[2]. Os demais sintomas presentes na forma moderada apresentam-se com maior severidade e deixam o paciente bastante prostrado. A partir do 2º dia, um sinal clássico observado é a bradicardia em presença de febre elevada (sinal de Faget)[6,7]. A icterícia é bastante evidente, nessa forma, com alterações significativas de bilirrubinas às custas da fração direta. As aminotransferases apresentam-se bastante elevadas, traduzindo a intensa necrose hepática. O quadro pode vir ainda acompanhado de albuminúria e oligúria por insuficiência renal e elevações plasmáticas de ureia e creatinina. Sangramentos como hematêmese e melena podem ocorrer como manifestação mais discreta. Essa forma tem resolução após cerca de 5 dias[4-7].

A forma de maior gravidade, também chamada de forma maligna, ocorre em cerca de 10% dos casos. A agressão a múltiplos órgãos é intensa, envolvendo cérebro, pulmões, rins e coração. Essa forma tem apresentação bifásica. A primeira fase, chamada de **fase de infecção**, corresponde à fase de viremia, com sintomatologia de início abrupto de febre, cefaleia e mialgias associadas à prostração e tontura. Alguns pacientes apresentam uma regressão transitória dos sintomas, sem febre e melhora do quadro geral que pode durar até 48 horas. É o **período de remissão**. Após essa breve melhora, inicia a **fase de intoxicação**, que ocorre entre o 3º e 6º dia de doença manifesta. Nesta situação, os sintomas já mencionados se apresentam de forma bem mais intensa com sinais de gravidade associados. Todos os sintomas clássicos estão presentes: hematêmese, icterícia e oligúria ou anuria que evidenciam a falência hepatorrenal. A coagulação intravascular disseminada (CIVD) é um dos quadros que se apresenta nessa forma associado à redução de fibrinogênio. Forma gravíssima, com letalidade de até 50%. O óbito ocorre em geral entre o 7º e 10º dias de doença[2,4,7] (Tabela 41.3.1).

**Tabela 41.3.1** – Apresentações clínicas da febre amarela em humanos.

| Forma clínica | Evolução (dias) | Principais manifestações |
|---|---|---|
| **Leve** | 2 | Febre e cefaleia |
| **Moderada** | 2 a 4 | Além dos anteriores, mialgias, astenia, náuseas, vômitos |
| **Grave** | 3 a 5 | Além dos anteriores, hemorragias e sinal de Faget |
| **Maligna** | > 6 | Todos os sintomas clássicos: hematêmese, icterícia e oligúria |

*Fonte:* Adaptada de Vasconcelos[7].

## ETIOPATOGENIA

O vírus da febre amarela é um vírus pequeno, mede entre 40 e 60 nm, e contém material genético de ácido ribonucleico (RNA) de fita simples, com polaridade positiva em seu núcleo. Pertence à família Flaviviridae e gênero *Flavivírus* (grupo B dos arbovírus). É envolto por envelope lipoproteico, de membrana bilaminar oriunda da célula hospedeira. Em sua constituição, encontram-se 3 proteínas estruturais (C, PRM e E) e 7 não estruturais (NS1, NS2A, NS2B, NS3, NS4A, NS4B e NS5)[8-11]. A proteína E, hemaglutinina, que está localizada no envelope, merece destaque por seu importante papel na replicação viral, sendo responsável pela fusão com a membrana celular do hospedeiro e alvo da resposta imune desencadeada[8,11,12].

Os vírus da febre amarela (encontrados na África e América do Sul) são geneticamente estáveis e pertencem a um único sorotipo com 7 genótipos diferentes tendo sido descritos. Em estudos com camundongos, o vírus do tipo selvagem da febre amarela é capaz de gerar encefalite fatal, após cerca de 7 dias, quando inoculado no sistema nervoso central (SNC) desses animais[13]. Em macacos, no entanto, o viscerotropismo é o que prevalece após inoculação viral[14,15].

Nos seres humanos, o vírus apresenta tropismo visceral em particular para fígado, (semelhante ao que ocorre em macacos) e determina alteração hepática maciça. Ocorre necrose mediozonal sem, no entanto, haver desorganização da arquitetura hepática. A degeneração hialina, acidófila dos hepatócitos, é um achado histopatológico característico e forma os chamados corpúsculos de Councilman, também observados em outras patologias, como malária, mononucleose infecciosa e outras febres hemorrágicas virais. A apoptose tem papel determinante no quadro lesional do fígado amarílico, sendo a grande responsável pela morte celular[7,8].

O ser humano se torna infectante para o mosquito durante período de viremia, que atinge pico com 96 horas após o início dos sintomas e decresce até o 8º dia[4,7].

A resposta imune humoral é composta inicialmente por anticorpos da classe IgM durante a 1ª semana da infecção. Há um aumento gradativo até a 2ª semana e decaem a seguir. Anticorpos neutralizantes surgem ao final da 1ª semana da doença e persistem por a toda vida. Não há relatos de casos secundários de febre amarela[2].

## EPIDEMIOLOGIA

Inicialmente disseminada na região amazônica, a febre amarela acometeu diversas regiões no Brasil, nos últimos anos, inclusive causando epidemias nas regiões sul e sudeste. Existem dois ciclos de transmissão: urbano e silvestre. O ciclo urbano não acontece desde 1942 no Brasil e tem como agente transmissor o *Aedes aegypti*, que transmite a infecção entre humanos. O ciclo silvestre tem como agentes transmissores na América, os mosquitos dos gêneros *Haemagogus* e *Sabethes*, responsáveis pelos últimos casos registrados no país (Figura 41.3.1). No continente sul-americano predomina o ciclo silvestre, com picos de incidência nos meses mais chuvosos, entre janeiro e maio. Tanto as elevadas temperaturas quanto a grande quantidade de chuvas interferem na abundância de vetores e no potencial risco de epidemias[16]. Uma vez infectados, os mosquitos agem como reservatórios e são capazes de transmitir o vírus por toda sua existência (cerca de 3 a 4 meses). Os macacos, por outro lado, agem como hospedeiros vertebrados após infecção pelos vetores e evoluem ou com morte ou para cura com imunidade[7].

## TESTES DIAGNÓSTICOS

Os métodos laboratoriais empregados no diagnóstico de febre amarela objetivam identificar o agente viral ou sua resposta imune gerada pela infecção. Dessa forma, métodos de identificação do agente, como isolamento viral ou reação em cadeia da polimerase em tempo real (RT-PCR) em sangue ou urina, são diagnósticos específicos, no entanto, de maior complexidade e muitas vezes não disponíveis em todos os serviços[17,18].

Além desses, testes sorológicos, como teste sorológico imunoenzimático (ELISA, do inglês *Enzyme Linked ImmunonoSorbent Assay*) inibição da hemaglutinação ou fixação de complemento, os anticorpos neutralizantes (teste de neutralização por redução de placas - PRNT, do inglês *plaque reduction neutralization test*) podem ser utilizados, com amostras coletadas a partir do 7º dia de doença[19].

## TRATAMENTO

Não existe tratamento antiviral específico para Febre Amarela. Em geral, o tratamento de suporte se fundamenta na abordagem sintomatológica e visa manter a estabilidade geral do paciente. Os analgésicos habituais podem ser utilizados para controle da febre e mal-estar associados a antieméticos e até mesmo sedativos, quando necessários. Manter o paciente hidratado é de fundamental importância para a estabilidade hemodinâmica durante a fase virêmica. O uso de medicamentos protetores de mucosa gástrica, como omeprazol, é útil na abordagem terapêutica[20]. O uso de antibióticos tem papel na abordagem de complicações, que constituem risco adicional, como infecções bacterianas, sendo a pneumonia uma das mais frequentes.

## MEDIDAS DE CONTROLE

### Gerais

A erradicação dos vetores seria o ideal para evitar essa infecção; no entanto, é de difícil execução. A adoção de medidas de proteção individuais, como uso de repelentes e barreiras físicas contra picada de mosquitos, é auxiliar para prevenção da febre amarela. O método mais eficaz para prevenção é a vacinação[21].

### Vacina

A febre amarela é imunoprevenível e desde 1936 a vacina é utilizada no Brasil. Indicada a partir de 9 meses de idade, a vacina contra febre amarela é uma vacina viva, que contém vírus atenuados, produzidos a partir da cepa vacinal 17D, cultivada em ovos embrionários de galinha. É altamente imunogênica e confere imunidade em 95% a 99% dos adultos vacinados e em 90% das crianças vacinadas[2,21].

A proteção através da vacina se dá por anticorpos neutralizantes produzidos entre 7 e 14 dias após a primovacinação e que após cerca de 30 dias atingem seu nível máximo. A imunidade conferida persiste por no mínimo 10 anos e considera-se que por toda vida[21,22].

A vacina é contraindica em pessoas imunodeprimidas. Pode ser considerada em crianças e adolescentes vivendo com HIV quando não estando com alteração grave de imunidade. Anafilaxia à dose anterior ou componentes da vacina constituem também fatores de contraindicação[21].

Mulheres nutrizes, com lactentes entre 0 e 6 meses de idade, devem suspender a amamentação por 10 dias, quando expostas ao vírus e com indicação de vacinação de bloqueio. Durante esse período, a ordenha pode ser realizada e todo leite materno desprezado[21].

No Brasil, não está indicada vacinação de menores de 9 meses de idade, mas pode ser considerada em situações de risco para lactentes entre 6 e 9 meses de idade. Uma 2ª dose da vacina deve ser aplicada após os 4 anos de idade, para assegurar melhor reposta imunológica. Em crianças maiores de 5 anos e adultos, atualmente no Brasil, a indicação é de dose única da vacina[21].

## REFERÊNCIAS BIBLIOGRÁFICAS

1. Reed W, Carroll J, Agramonte A. A etiologia da febre amarela. Uma nota adicional. Jama. 1901;XXXVI(7):431-440.
2. Monath TP. Yellow fever: an update. Lancet Ifect Dis. 2001;1:11-20.
3. Pinheiro FP, Moraes MA. Febre amarela. In: Neves, J. (ed.). Diagnóstico e tratamento das doenças infecciosas e parasitárias. 2. ed. Rio de Janeiro: Guanabara Koogan; 1983. p. 303 -314.
4. Travassos A, Vasconcelos P. Arboviroses. In: Farhat CK. Infectologia pediátrica. 2. ed. Rio de Janeiro: Atheneu.
5. Almeida Neto JC, Leite MSB. Febre amarela. In: Veronesi (ed.). Doenças infecciosas e parasitárias. 6. ed. Rio de Janeiro. Guanabara Koogan; 1976. p 184-93.
6. Monath TP. Yellow fever: a medically neglected disease. Report on a seminar. Rev Inf Dis. 1987;9:165-175.
7. Vasconcelos P. Febre amarela. Rev Soc Bras Med Tropical. 2003;36:275-293.
8. Homma A, Marzochi K. Febere amarela. In: Amato Neto V. Imunizações. Segmenta Farma. 2011. p. 271-295.

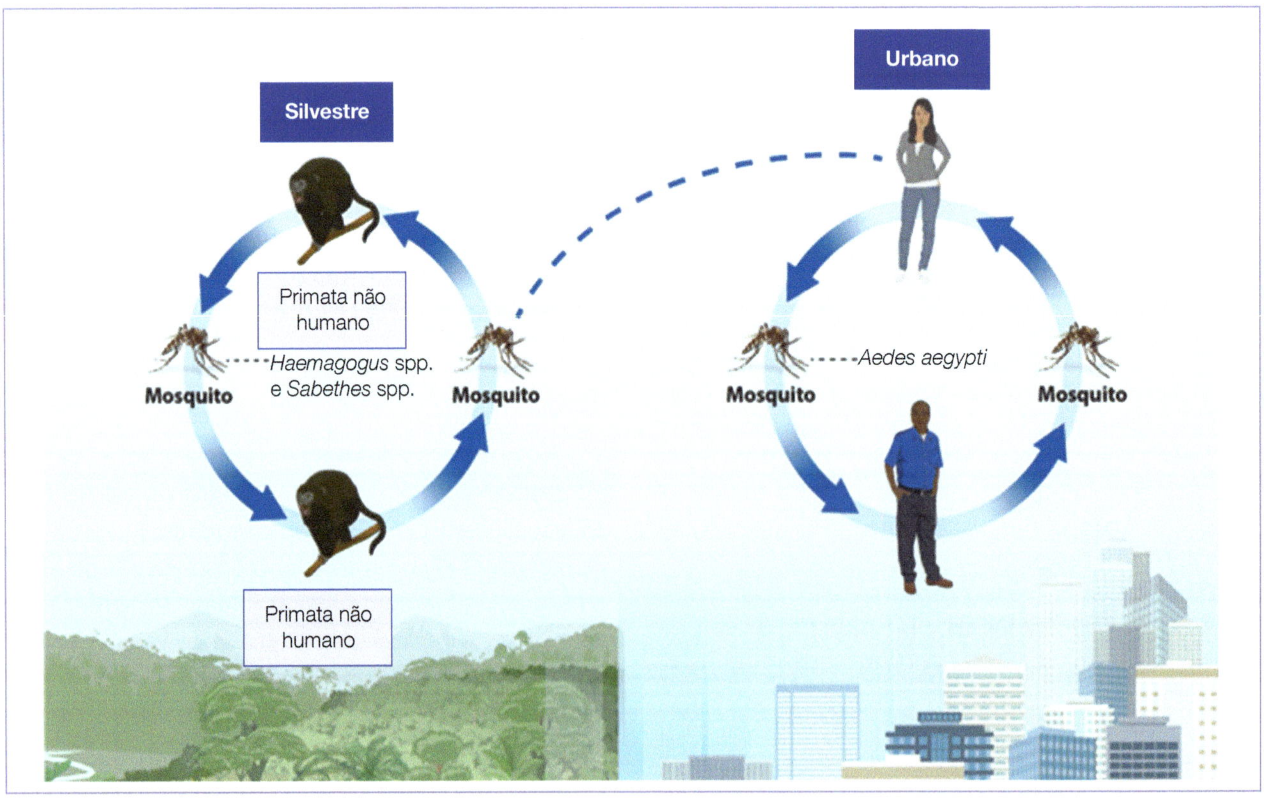


**Figura 41.3.1** – Ciclos da febre amarela nas Américas.
*Fonte:* Adaptada de Centers for Disease Control[17].

9. Chambers TJ et al. Flavivirus genoma organization, expression, and replicaton. Annual Reviews of Microbiology, 1990;44:649-688.
10. Chambers T, Monah T. Tha flaviviruses: structure, replications and evolution. San Diego, CA: Elsevier Academic Press; 2003.
11. Vasconcelos PF, Martins LC. Febre amarela. In: Medicina tropical e infectologia na Amazonia. Samauma. 2013;1:549-568.
12. Kaufmann B, Rossmann MG. Molecular mechanisms involved in the early steps of flavivirus cell entry. Microbes Infect. 2011;13:1-9.
13. Barret AD, Gould EA. Comparison of neurovirulence of different strains of yellow fever virus in mice. J Gen Virol. 1986;67:631-637.
14. Laemmert HM Jr. Susceptibility of marmosets to diferente strains of yellow fever virus. Am J Trop Med Hyg.1944;24.
15. Bearcroft WGC. The histophatology of the liver of yellow fever-infected Rhesus monkeys. Journal Pathology of Bacteriology. 1957;74:295-303.
16. Tuboi S, Costa Z, Vasconcelos P, Hatch D. Clinical and epidemiological characteristics of yellow fever in Brazil: analysis of reported cases 1998-2002. Transactions of the Royal Society of Tropical Medicine and Hygiene. 2007;101:169-175.
17. Centers for Disease Control. Disponível em: https://www.cdc.gov/yellowfever/healthcareproviders/healthcareproviders-diagnostic.html.
18. Domingo C, Patel P, Yillah J et al. Advanced yellow fever virus genome detection in point of care facilities and reference laboratories. J Clin Microbiol. 2012;50:4054-4060.
19. Niedrig M, Kursteiner O, Herzong C et al. Evaluation of an indirect immunofluorescence assay for detection of immunoglobulin M (IGM) and IGG antibodies against yellow fever virus. Clin Vaccine Immunol. 2008;15:177-181.
20. Monath T. Review Treatment of yellow fever. Antiviral Research. 2008;78:116-124.
21. Staples J, Monath T, Gershman, M. Yellow fever vaccines. In Plotkin, SA, Orenstein, WA (ed.). Vaccines. 4th ed. Philadelphia: Saunders; 2004. p. 1095-1176.
22. Benchimol JL. Febre smarela: a doença e a vacina, uma história inacabada. Rio de Janeiro: Fiocruz; 2001.

# 41.4 Zika

*Nívea Maria Rodrigues Arrais*

## INTRODUÇÃO

As arboviroses transmitidas por vetores estão entre as doenças emergentes devido às mudanças climáticas e à globalização. Essas doenças incluem as causadas pela família *Flaviviridae*, como o vírus da dengue, da encefalite japonesa, da febre amarela e, mais recentemente, o vírus zika (ZIKV). Este último foi isolado em 1947 em macacos na Uganda, sendo o primeiro caso de infecção humana registrado em 1954. A transmissão viral ocorre através do mosquito *Aedes aegypti*, principal vetor presente nos trópicos[1].

Entre 2007 e 2014, surtos de zika foram registrados nas ilhas Yap e na Polinésia Francesa. No Brasil, a doença foi descrita em 2014 e, logo após uma epidemia, instalou-se no nordeste do país, alastrando-se pelas Américas[2]. Em 2015, observou-se um aumento expressivo de recém-nascidos com microcefalia, cujas mães relataram doença exantemática na gestação e todos apresentavam alterações nos exames de imagem do sistema nervoso central (SNC)[3-5]. A detecção do RNA viral no líquido amniótico, na placenta e no cérebro dos fetos microcefálicos reforçou a associação entre a infecção na gestante, as alterações de SNC, em especial a microcefalia, e o neurotropismo do vírus[6]. A transmissão por transfusão sanguínea, via sexual e vertical foram confirmadas[1]. A identificação do vírus na saliva, urina e leite materno já foi descrita; no entanto, ainda sem relato da transmissão por esses veículos[7].

O elevado número de casos de microcefalia foi declarado como emergência em saúde pública de importância nacional em novembro de 2015 pela Portaria n. 1813/MS, e em fevereiro de 2016, a Organização Mundial da Saúde (OMS) declarou a microcefalia associada ao ZIKV uma emergência internacional. Protocolos nacionais e internacionais estabeleceram os critérios para investigação e diagnósticos da infecção congênita pelo ZIKV[1].

## INFECÇÃO ADQUIRIDA

O ZIKV pode acometer crianças por uma infecção adquirida pela picada do mosquito, cuja apresentação clínica é semelhante à dos adultos, sendo cerca de 70% a 80% dos casos assintomáticos. Geralmente é autolimitada, com duração de até 7 dias, com febre baixa ou ausência de febre, erupção maculopapular, prurido, hiperemia conjuntival não purulenta, mialgia e leve edema e artralgia em mãos e pés. Não há sinais patognomônicos e, comparada à dengue e à chikungunya, a infecção pelo ZIKV causa mais erupção cutânea, prurido e hiperemia conjuntival, menos alterações laboratoriais e menor gravidade. No entanto, devido a seu tropismo pelo SNC, o ZIKV tem sido causa de complicações neurológicas relevantes. Os recentes surtos desencadearam a ocorrência de uma miríade de manifestações neurológicas, em especial a síndrome de Guillain-Barré (SGB), além da meningoencefalite e neuromielite óptica[1].

## INFECÇÃO CONGÊNITA

### Epidemiologia

No Brasil, muitos eventos internacionais com grande fluxo de pessoas ocorreram em 2014. Logo após, o Ministério da Saúde do Brasil registrou a ocorrência de uma nova síndrome febril viral confirmando o ZIKV como agente etiológico. A correlação entre o ZIKV e complicações neurológicas tornou-se um grande problema de saúde pública. Ao final de 2015 já haviam sido notificados inúmeros casos suspeitos de microcefalia no país, com predominância na região nordeste[1]. A partir de então, o documento "Orientações Integradas de Vigilância e Atenção à Saúde no Âmbito da Emergência de Saúde Pública de Importância Nacional" serviu como referência para a notificação e investigação dos casos suspeitos de síndrome congênita do vírus zika (SCZ) em todo o território nacional[1]. Entre os anos de 2015 e 2022, milhares de casos suspeitos foram notificados, dos quais 1.852 classificados como SCZ. A Figura 41.4.1 apresenta a distribuição dos casos suspeitos notificados nesse período[8].

Muito embora o período de emergência tenha sido encerrado oficialmente em 30 de julho de 2017, novos casos e óbitos têm sido, esporadicamente, registrados no país até os dias de hoje.

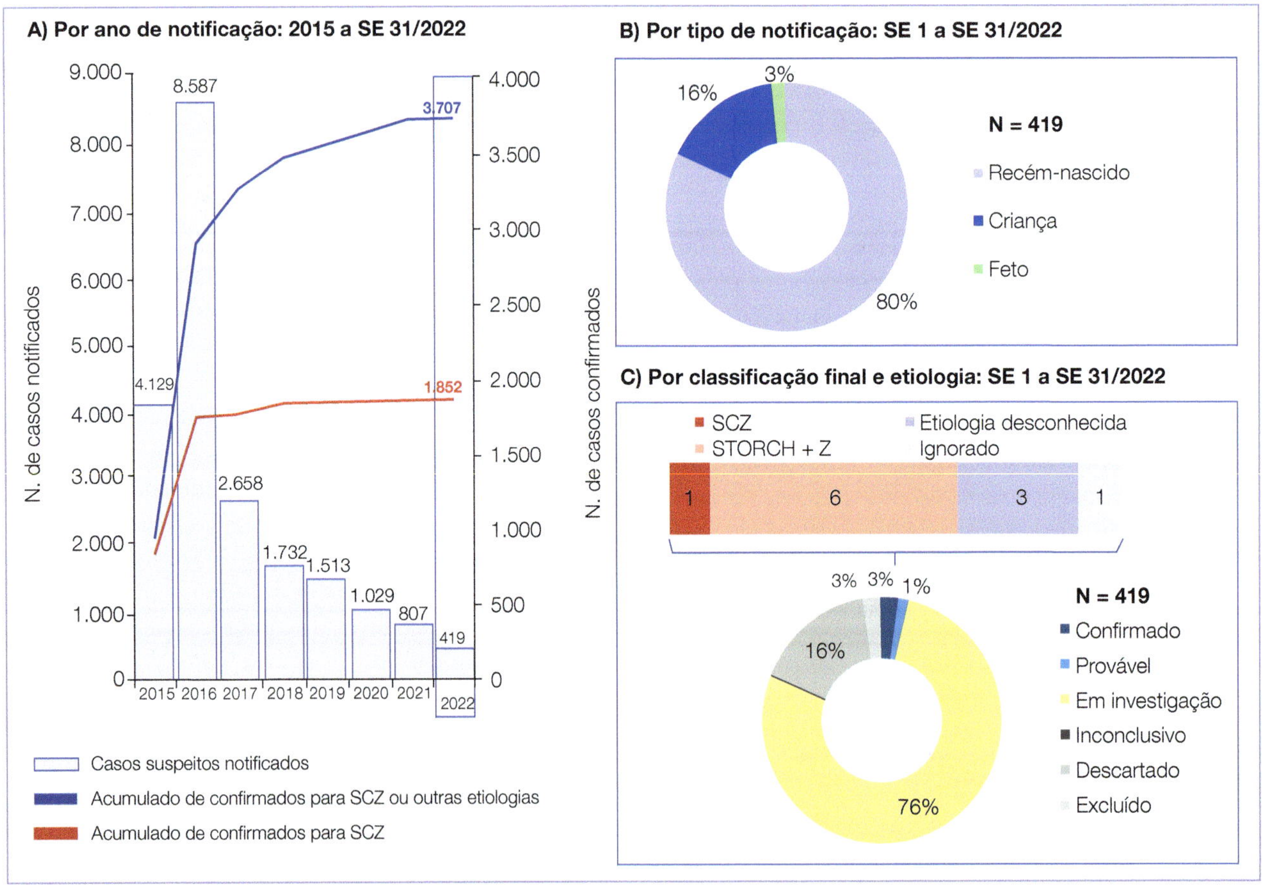


**Figura 41.4.1** – Distribuição anual dos casos suspeitos notificados para síndrome congênita associada à infecção pelo vírus zika no Brasil, entre 2015 e SE 31/2022 (**A**), por tipo da notificação da SE 1 a SE 31/2022 (**B**), por classificação final e etiológica da SE 1 a SE 31/2022 (**C**).
*Fonte:* Boletim Epidemiológico[8].

## Fisiopatologia

Diferentes fatores parecem estar envolvidos na fisiopatologia da infecção congênita pelo ZIKV, tais como mutações do agente, genética do hospedeiro e imunidade pregressa aos flavivírus. O resultado da doença materno-fetal parece depender da idade gestacional em que ocorre a infecção materna, do tropismo viral e da dinâmica das respostas imunológicas, podendo variar desde perdas fetais até o nascimento de crianças hígidas[9].

Alterações placentárias e fetais já foram descritas desde o primeiro trimestre gestacional, como calcificações, edema, fibrose e intervilosite linfo-histiocítica, além da presença de antígenos nas células de Hofbauer identificados por teste imuno-histoquímico e teste de transcrição reversa da reação em cadeia da polimerase (RT-PCR) positivo em tecidos fetais[10]. A partir do segundo trimestre da gestação inicia-se a produção de interferon tipo III pelo sinciciotrofoblasto, que parece aumentar a resistência das células trofoblásticas ao vírus, contribuindo para a diminuição, mas não eliminação, da transmissão vertical[11]. Lim e colaboradores[12] sugerem que o mecanismo fisiopatológico associado à infecção congênita seria por uma desregulação imunológica de células mononucleares infectadas nas mulheres grávidas, com respostas pró-inflamatórias e anti-inflamatórias alteradas, quando comparadas a mulheres não grávidas.

Na resposta imune inata, macrófagos, células dendríticas, *natural killer* e endoteliais reconhecem o agente viral e desencadeiam diversas respostas. As células da glia, consideradas macrófagos que migraram para o tecido neural, parecem regular a neuroinflamação, da mesma forma que os macrófagos da retina e as células de Hofbauer. Já as células dendríticas apresentam antígenos e organizam as respostas imunes inatas e adaptativas com a produção de interferon I, porém, quando imaturas, estas células permitem a replicação do ZIKV. Assim, a replicação viral e a resposta inflamatória desequilibrada e persistente provocam diferentes danos teciduais[12]. Além disso, através do antígeno NS1, o ZIKV aumenta a permeabilidade vascular placentária ocasionando perdas fetais, prematuridade e retardo de crescimento intrauterino[13]. Já no feto, células progenitoras e neurônios maduros infectados levam à neuroinflamação e à apoptose, responsáveis por alterações corticais, calcificações e consequente microcefalia[13]. Recentes pesquisas consideram que o ZIKV, além de inibir a neurogênese, pode antecipar a maturação de neurônios reduzindo a quantidade e sua funcionalidade, contribuindo para a microcefalia[9]. Pequenas quantidades de anticorpos neutralizantes no líquido cefalorraquidiano (LCR) podem explicar a persistência viral e os danos progressivos[14]. Por outro lado, as diferentes respostas antivirais fetais podem explicar o nascimento de crianças microcefálicas assim como de crianças assintomáticas que evoluem com microcefalia tardia[15,16]. Os mecanismos de todo esse complexo sistema ainda são pouco conhecidos e novas pesquisas sobre fisiopatogenia da infecção pelo ZIKV poderão fornecer subsídios para estratégias de tratamento em gestantes infectadas ou mesmo nas crianças com diagnóstico confirmado, especialmente naquelas nascidas sem microcefalia, mas que já apresentem lesões no SNC, visando reduzir a evolução dos danos[13,14].

## Espectro da síndrome congênita do vírus zika

O conhecimento do espectro da doença ainda está em construção. A transmissão vertical variou de 15% a 30%[17] e a prevalência foi de 2,69 casos de SCZ/10 mil nascidos vivos no Brasil. Os dados do Boletim Epidemiológico mostraram que dentre todos os casos de SCZ notificados no país desde 2015, 6,7% corresponderam a abortos espontâneos e óbitos fetais e 10% a 13,8% dessas crianças morreram principalmente nos primeiros 2 anos de vida[18]. O risco de morte associou-se ao baixo peso ao nascer, à prematuridade tardia e ao índice de Apgar menor que 7 no 1º e 5º minuto de vida[19]. Por outro lado, têm sido relatadas crianças assintomáticas ao nascimento que evoluem com desfechos desfavoráveis a médio e longo prazo, como microcefalia tardia, déficits motores, cognitivos, de linguagem e psiquiátricos[15]. Os agravos da infecção congênita dependem do estágio de desenvolvimento fetal, da capacidade adaptativa das respostas imunológicas materno-fetais, da viremia materna e da persistência do ZIKV no SNC[6,13,14].

### Manifestações clínicas da síndrome congênita do vírus zika

A maioria dos estudos que definiram a SCZ foi desenvolvida no Brasil, país que foi epicentro dos casos documentados. As manifestações clínicas mais graves da SCZ parecem ocorrer em crianças expostas ao ZIKV no 1º e 2º trimestres da gestação, reforçando a importância da idade gestacional[20], sendo a microcefalia a manifestação mais importante da síndrome.

Também são observadas outras manifestações neurológicas, como a tetraparesia espástica, o choro/irritabilidade neurológica nos primeiros 6 meses de vida[1,20], sinais piramidais e extrapiramidais, como hipertonia, hiper-reflexia, distonias e convulsões. A epilepsia tem sido descrita em mais da metade (54%) das crianças[21] e recentemente foi caracterizada como precoce (surgimento antes de 6 meses) e refratária ao tratamento medicamentoso, na maioria dos casos. Episódios de crise epiléptica sem clara expressão clínica ocorrem e, portanto, devem ser investigados[22]. Em decorrência do comprometimento neurológico, alerta-se para a importância do diagnóstico da paralisia cerebral na SCZ, pelos profissionais de saúde e comunidade científica, além da compreensão pelas famílias, com o objetivo de ofertar reabilitação oportuna com equipe multiprofissional especializada[23].

No sistema osteoarticular, o comprometimento do neurônio motor periférico pode resultar em posturas fixas intraútero e artrogripose, que[24,25] estão associadas à infecção no 1º trimestre da gestação e à maior taxa de mortalidade[15]. Outras alterações frequentes são o pé torto congênito e a displasia do quadril[20].

Dentre as anormalidades oftalmológicas, as mais relatadas foram do segmento posterior (moteamento pigmentar focal da retina, atrofia coriorretiniana e/ou coloboma), do nervo óptico (palidez, atrofia, escavação aumentada, hipoplasia e/ou coloboma) e da mácula (palidez)[20]. Anormalidades como nistagmo e estrabismo podem estar presentes, assim como a catarata e o glaucoma. Os erros de refração (miopia, hipermetropia e astigmatismo) estão presentes em 4% das crianças[20].

Já os relatos de perda e desordens auditivas e o comprometimento da linguagem são descritos, porém controversos e aguardam melhor compreensão desses achados[25].

Com menor frequência, são observadas alterações em outros sistemas como, o cardiovascular/respiratório (hidrotórax, paralisia diafragmática unilateral, hipoplasia pulmonar, taquiarritmia, cardiomegalia) e o neuroendócrino (diabetes *insipidus*)[15,20,26]. A frequência de cardiopatias nos pacientes com SCZ foi semelhante à população geral e sugere-se que o ecocardiograma seja indicado individualmente, e não de forma rotineira[27]. No sistema geniturinário e gastrintestinal foram descritas anomalias estruturais (genitália ambígua, criptorquidia, hepatomegalia e calcificações hepáticas) e funcionais (bexiga neurogênica e disfagia). A bexiga neurogênica foi associada às infecções urinárias de repetição[28] e a disfagia aumentou o risco de broncoaspiração e foi responsável pelas indicações de gastrostomia[20].

Recentemente 2 crianças com SCZ foram diagnosticadas com diabetes *mellitus* tipo 1 (DMT1), com predisposição genética e testes laboratoriais confirmando autoimunidade[29]. Apesar de lacunas no conhecimento, estudos sugerem que alguns vírus, como o vírus da rubéola, poderiam servir como gatilho para autoimunidade. Assim, especula-se a possibilidade de ZIKV ser outro agente infeccioso relacionado à autoimunidade e ao DMT1.

Ressalta-se que, entre os sinais e sintomas da SCZ, os que acometem o SNC são os mais observados, e que algumas crianças expostas, nascidas normocefálicas, apresentaram redução da velocidade de crescimento do perímetro cefálico após alguns meses. Nesse sentido, o Ministério da Saúde detalhou, no Guia de Vigilância em Saúde, os achados clínicos e de imagem para a SCZ no pré-natal, até o 1º mês de vida e após esse período, alertando profissionais de saúde no seguimento de pacientes com história gestacional de possível exposição ao ZIKV (Quadros 41.4.1 a 41.4.3)[30].

**Quadro 41.4.1 –** Principais achados clínicos e de imagem para a síndrome congênita associada à infecção pelo ZIKV durante o pré-natal.

| Tipo de alteração | Achados clínicos |
|---|---|
| **Alterações do SNC** | ▪ Microencefalia/microcefalia<br>▪ Alterações de fossa posterior, dismorfismo de *vermis* cerebelar<br>▪ Ventriculomegalia<br>▪ Hidrocefalia<br>▪ Calcificações cerebrais disseminadas<br>▪ Disgenesia de corpo caloso<br>▪ Esquizencefalia/porencefalia<br>▪ Hipoplasia do córtex<br>▪ Lisencefalia |
| **Achados clínicos dismorfológicos** | ▪ Desproporção craniofacial<br>▪ Face plana<br>▪ Microftalmia<br>▪ Retrognatia<br>▪ Occipital proeminente<br>▪ Hipotelorismo<br>▪ Redundância de pele em couro cabeludo |
| **Outras alterações** | ▪ Polidrâmnio e retardo do crescimento intrauterino |

*Fonte:* Ministério da Saúde. Brasil[30].

**Quadro 41.4.2** – Principais achados clínicos e de imagem para a síndrome congênita associada à infecção pelo ZIKV do nascimento até o 1° mês do nascimento.

| Tipo de alteração | Achados clínicos |
|---|---|
| **Alterações do SNC** | ▪ Calcificações cerebrais<br>▪ Alterações do desenvolvimento cortical cerebral<br>▪ Simplificação do padrão dos giros e sulcos cerebrais/ polimicrogiria<br>▪ Ventriculomegalia<br>▪ Alterações de fossa posterior<br>▪ Hipoplasia do tronco cerebral, cerebelo e corpo caloso |
| **Achados clínicos dismorfológicos** | ▪ Microcefalia e desproporção craniofacial<br>▪ Deformidades articulares e de membros<br>▪ Microftalmia e hipotelorismo<br>▪ Retrognatia<br>▪ Occipital proeminente<br>▪ Redundância de pele em couro cabeludo |
| **Alterações oculares ou auditivas** | ▪ Alterações retinianas atróficas, auditivas, da fundoscopia, da função visual e do nervo óptico (hipoplasia, atrofia e aumento da escavação papilar)<br>▪ Movimentos oculares anormais |
| **Alterações neuropsicomotoras** | ▪ Alterações neuromusculares de postura<br>▪ Exagero dos reflexos primitivos<br>▪ Hiperexcitabilidade e hiperirritabilidade<br>▪ Crises epilépticas<br>▪ Disfagia |
| **Alterações musculoarticulares** | ▪ Limitação de movimento de articulações maiores (artrogripose) e dos dedos da mão (camptodactilia) |

*Fonte:* Ministério da Saúde. Brasil[30].

**Quadro 41.4.3** – Principais achados clínicos e de imagem para a síndrome congênita associada à infecção pelo ZIKV do nascimento e após o 1° mês do nascimento.

| Tipo de alteração | Achados clínicos |
|---|---|
| **Alterações do SNC** | **Mais frequentes**<br>▪ Calcificações cerebrais<br>▪ Hipoplasia do tronco cerebral, cerebelo e corpo caloso<br>▪ Simplificação do padrão dos giros e sulcos cerebrais<br>▪ Ventriculomegalia |
| **Achados clínicos dismorfológicos** | ▪ Desproporção craniofacial<br>▪ Microcefalia<br>▪ Luxação congênita do quadril<br>**Raramente**<br>▪ Criptorquidia |
| **Alterações oculares ou auditivas** | **Mais frequentes**<br>▪ Alterações auditivas detectadas pelo BERA/EOA<br>▪ Alterações visuais (desatenção visual/estrabismo/nistagmo/ manifestos) detectadas pelo mapeamento de retina |

BERA: audiometria de tronco cerebral (do inglês *brainstem evoked response audiometry*); EOA: emissões otoacústicas evocadas. *Fonte:* Ministério da Saúde. Brasil[30].

## Diagnóstico da síndrome congênita do vírus zika e complicações

O diagnóstico da SCZ considera critérios epidemiológicos, clínicos, laboratoriais e de exames complementares, adotados pelo Ministério da Saúde, com base nos protocolos iniciais de investigação dos casos de microcefalia ocorridos no Brasil[30].

Recém-nascidos com exame clínico alterado, especialmente a microcefalia, associado ao cenário epidemiológico favorável (procedência ou viagem para região endêmica, ou contato sexual com parceiros com doença exantemática), mesmo sem relato do exantema, uma vez que a gestante pode ser assintomática, permite o diagnóstico provável da SCZ sem identificação biológica[19,30]. Além da microcefalia, que pode surgir nos primeiros meses de vida, inúmeras alterações (Quadros 41.4.2 e 41.4.3) compõem o diagnóstico clínico da SCZ[20,21].

O diagnóstico laboratorial da infecção pelo ZIKV se dá pelos testes sorológicos, pelos testes de biologia molecular com a detecção do RNA viral através RT-PCR[1] e o isolamento do vírus por cultura, sendo este, pouco disponível. Os testes sorológicos detectam anticorpos anti-ZIKV em amostras de sangue e LCR. Os anticorpos da classe IgM surgem por volta do 5° dia e perduram por 3 a 4 meses. Já os anticorpos da classe IgG surgem após o 10° dia e permanecem reagentes no soro por longos anos, determinando assim a imunidade permanente. Os testes sorológicos mais utilizados são MAC-ELISA ou teste sorológico imunoenzimático (ELISA, do inglês *Enzyme Linked ImmunonoSorbent Assay*) de captura de IgM. A análise sorológica da presença de anticorpos IgM e IgG do ZIKV pode estar comprometida devido à reatividade cruzada com outros flavivírus, como vírus da dengue, aumentando a probabilidade de resultados falsos positivos. Portanto, outros testes sorológicos são necessários, como os testes de neutralização por redução de placas (PRNT, do inglês *plaque reduction neutralization test*)[31] e o teste ELISA anti-ZIKV com base na proteína não estrutural 1 (NS1) recombinante do ZIKV, que não mostrou reatividade cruzada com anticorpos do vírus da dengue, reforçando a alta especificidade e a baixa reatividade cruzada, auxiliando no diagnóstico do paciente exposto[32]. Recentemente, foi descrito um novo ensaio sorológico que melhorou consideravelmente o diagnóstico da infecção pelo ZIKV. Comparado com o PRNT tradicional, o *reporter virus neutralization test* (RVNT) demonstrou títulos do ZIKV RVNT com 93,1% de concordância e tempo de resposta mais rápido[33].

Atualmente, o ensaio de RT-PCR é considerado um ensaio diagnóstico sensível com alta especificidade para ZIKV, podendo identificá-lo no sangue, LCR, saliva, urina, nas secreções vaginais e no sêmen. O teste deve ser indicado em gestantes sintomáticas, devendo ser realizado precocemente devido ao curto período de viremia[1]. Nas crianças em investigação, deve ser realizado no sangue periférico e LCR para a confirmação etiológica.

Embora a recomendação de testagem biológica nas gestantes e crianças com epidemiologia e/ou manifestações clínicas de doença exantemática seja clara, o acesso a esses testes ainda não é universal e o diagnóstico da SCZ necessita de exames complementares que assumem grande importância.

No diagnóstico por imagem, destaca-se a tomografia computadorizada (TC) de crânio[1]. A SCZ tem características não patognomônicas, mas que diferem das infecções congênitas, como a microcefalia grave, a atrofia cortical difusa e as calcificações densas e grosseiras, localizadas na junção cortical-subcortical, diferentemente de outras infecções congênitas que são predominantemente corticais e periventriculares[5,20]. Calcificações e anomalias de cerebelo, tronco e tálamo também são relatadas[22]. Como o vírus infecta células progenitoras e reduz o crescimento celular[2], destacam-se a atrofia cerebral, giros simplificados e sulcação superficial (paquigiria e lisencefalia) e a esquizencefalia, definida por um distúrbio da organização cortical pós-migração neuronal (Figura 41.4.2)[4]. A dilatação ventricular, secundária à redução do volume cerebral, pode evoluir com hipertensão intracraniana, necessitando de derivação ventrículo-peritoneal[16,34]. Por outro lado, nas crianças expostas ao ZIKV, que nascem normocefálicas, a polimicrogiria é o achado sugestivo da SCZ[34]. Essas graves alterações do SNC refletem todo o processo fisiopatológico da infecção intraútero e estão presentes nos exames de imagem (Figura 41.4.2).

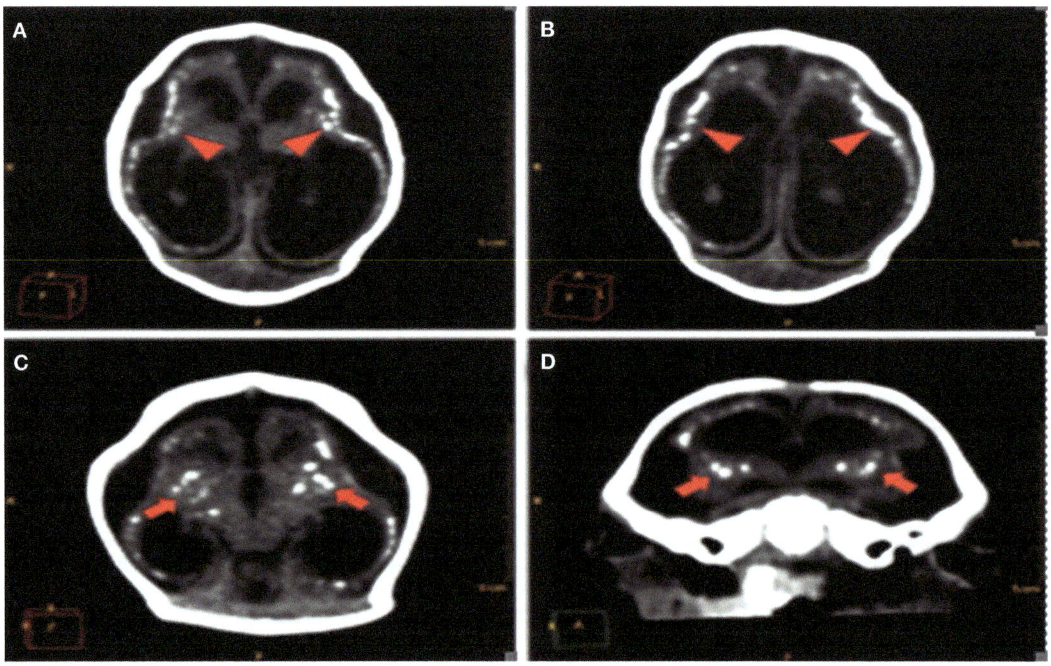


**Figura 41.4.2** – Achados radiológicos frequentes na SCZ em exames de tomografia computadorizada de crânio. **A e B**) Microcefalia grave com calcificações grosseiras subcorticais, dilatação compensatória dos ventrículos laterais e perda da sulcação (lisencefalia). **C e D**) Calcificações grosseiras em gânglios da base.
*Fonte:* Rocha et al.[4].

O eletroencefalograma (EEG) tem um papel de destaque pelas graves lesões do SNC, como menor volume do cérebro anterior (prosencéfalo), que aumentam o risco da epilepsia muitas vezes de difícil controle[22], com uma frequência elevada de epilepsia (62%) e alterações eletroencefalográficas de hipsarritmia em 41% deles. Por outro lado, como referido anteriormente, crises epilépticas sem expressão clínica podem permanecer sem diagnóstico e o vídeo eletroencefalograma se mostra como um importante recurso para identificação desses eventos[3,19].

O tropismo pelo sistema visual tem sido documentado e o exame de fundoscopia deve compor a investigação, já que lesões oculares podem estar associadas a um pior neurodesenvolvimento[20]. A SCZ é considerada um indicador de risco para perda auditiva, semelhante a outras infecções congênitas[1]. Atualmente, recomenda-se a triagem e o monitoramento auditivo, mas a origem periférica ou central do acometimento auditivo não está totalmente esclarecida.

Dentro do espectro da SCZ, na sequência da investigação, a avaliação urodinâmica, padrão-ouro para o diagnóstico de disfunções vesicais de origem neurológica, tem identificado alterações como bexiga hiper-reativa associada com menor capacidade funcional[28].

Graus variáveis de disfagia já foram diagnosticados, utilizando interrogatórios clínicos, videofluoroscopia e endoscopia por fibra óptica[35]. O risco de pneumonias aspirativas e déficits nutricionais é elevado nesses pacientes, podendo indicar intervenções como a gastrostomia[20].

O diagnóstico laboratorial da infecção pelo ZIKV permanece um desafio, e a combinação dos antecedentes epidemiológicos, características clínicas e de exames neurorradiológicos sugestivos da infecção podem estabelecer o diagnóstico sindrômico, mesmo com exames de identificação biológica e sorológicos não realizados em momento oportuno, inconclusivos ou negativos[1,30]. É fundamental o diagnóstico diferencial com outras infecções congênitas, ou coinfecção com citomegalovírus, sífilis, toxoplasmose, herpes e rubéola.

## Tratamento

O comprometimento grave de fetos e recém-nascidos provocado pela infecção congênita pelo ZIKV torna a busca por medicamentos que controlem a doença um desafio para a comunidade científica. Algumas drogas com efeito antiviral vêm sendo estudadas, o composto (2E)-N-benzyl-3-(4-butoxyphenyl)prop-2-enamide (SBI-0090799)[36] e o componente 7H-pyrrolo[2,3-d] pyrimidine podem representar medicamentos a serem otimizados como agentes anti-ZIKV[37]. Recentemente, pesquisadores analisaram antivirais para dois flavivírus com neurotropismo, o ZIKV e o vírus Usutu (USUV). Dois potenciais agentes antivirais, o ZDL-115 e ZDL-116, apresentaram baixa citotoxicidade e atividade antiviral independente contra ambos os vírus[3].

Os esforços para desenvolver terapias eficazes contra o ZIKV prosseguem. Vários antivirais foram avaliados *in vitro*, mas a segurança e eficácia *in vivo* continuam incertos, e nenhum, até o momento, foi licenciado para o tratamento da infecção pelo ZIKV[38].

Além do tratamento medicamentoso, a assistência às crianças com SCZ deve ser direcionada às anomalias congênitas e às alterações funcionais. Quanto mais precoce for a intervenção clínica, cirúrgica ou de reabilitação, melhor será o prognóstico. O acompanhamento é fundamental para garantir o máximo desenvolvimento dessas crianças e uma equipe multiprofissional deve atender suas necessidades específicas. Ressalta-se o acompanhamento psicossocial da família, pela rotura da organização familiar que o nascimento de uma criança com comprometimento neurológico pode causar, especialmente nas famílias em situação social vulnerável[30,39].

## Prevenção e medidas de controle

As ações de prevenção ao ZIKV estão voltadas para a proteção individual e o combate ao mosquito *Aedes aegypti*. Para a redução da exposição da gestante recomenda-se mosquiteiros, telas, repelentes, especialmente nos horários de maior atividade do mosquito, além de roupas que cubram a maior área da superfície corporal e uso de preservativos para prevenir a infecção por via sexual. Para controle do vetor podemos citar a eliminação de criadouros, limpeza de terrenos e descarte apropriado do lixo, e para as formas aladas, a dispersão de inseticidas (fumacê) deve ser realizada pelos órgãos de controle da infestação[1,30].

Dentre as medidas de controle, a prevenção pela vacina é um dos principais objetivos dos estudos atuais. O desenvolvimento da vacina contra o ZIKV, no entanto, tem sido muito desafiador, devido à reação cruzada com anticorpos anti-DENV. Existem vacinas candidatas contra o ZIKV em desenvolvimento, com várias delas em ensaios clínicos de fase 2. Um dos maiores desafios é a reação ampliação dependente de anticorpos (ADE, do inglês *antibody-dependent enhancement*) que pode provocar desfechos indesejáveis após infecções subsequentes pelo ZIKV ou por outros flavivírus. Assim, devem ser dedicados mais esforços à compreensão da ADE para o desenvolvimento de uma vacina segura e eficaz[40].

## Algoritmo

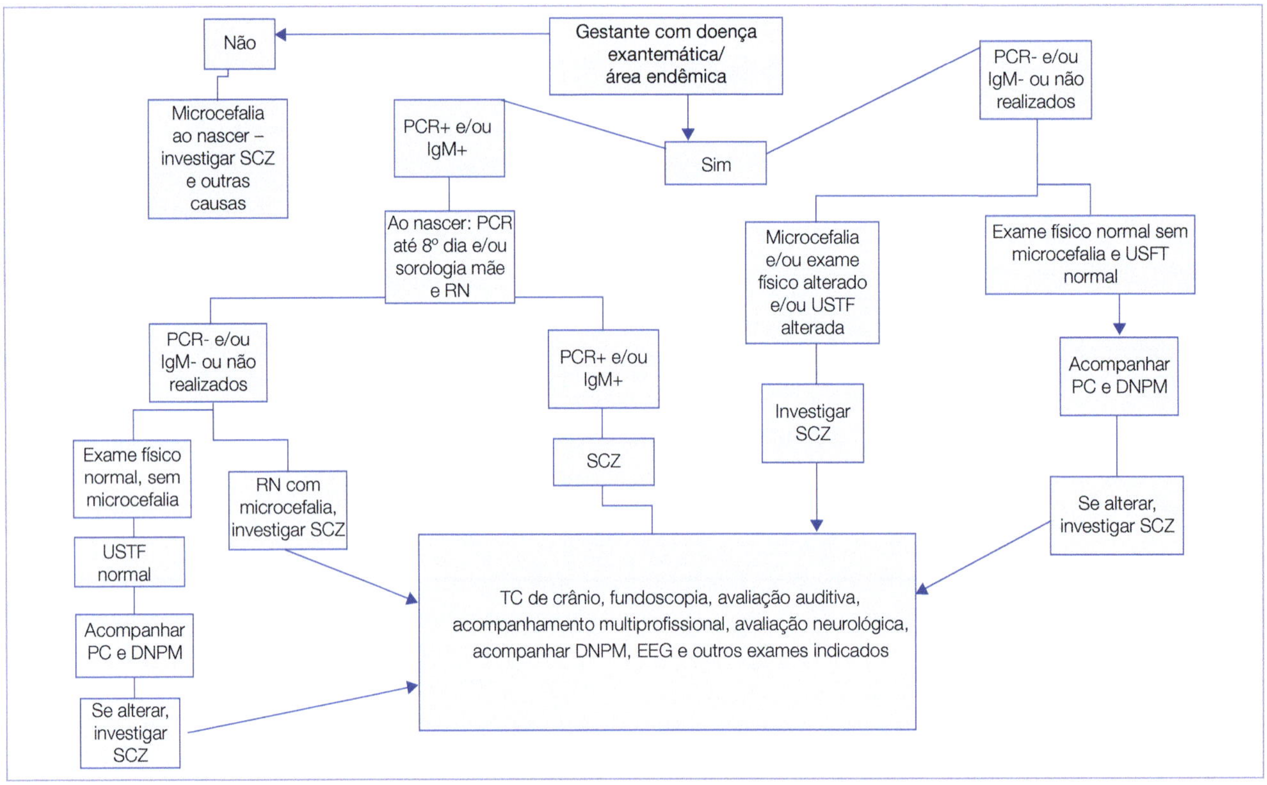


**Figura 41.4.3 –** Algoritmo de investigação diagnóstica em suspeita de infecção congênita pelo vírus zika.
DNPM: desenvolvimento neuropsicomotor; PC: perímetro cefálico; USTF: ultrassonografia transfontanelar.

## REFERÊNCIAS BIBLIOGRÁFICAS


1. Brasil. Ministério da Saúde. Secretaria de Vigilância em Saúde. Secretaria de Atenção à Saúde. Orientações integradas de vigilância e atenção à saúde no âmbito da Emergência de Saúde Pública de Importância Nacional: procedimentos para o monitoramento das alterações no crescimento e desenvolvimento a partir da gestação até a primeira infância, relacionadas à infecção pelo vírus Zika e outras etiologias infecciosas dentro da capacidade operacional do SUS. Brasília: Ministério da Saúde.
2. Tang[b] H, Ogden HC, Wen Z, Qian X, Li Y, Yao B et al. Zika virus infects human cortical neural progenitors and attenuates their growth. Cell Stem Cell. 2016;18:587-90. doi.org/10.1016/j.stem.2016.02.016.
3. França GV, Schuler-Faccini L, Oliveira WK, Henriques CM, Carmo EH, Pedi VD et al. Congenital Zika virus syndrome in Brazil: a case series of the first 1501 livebirths with complete investigation. Lancet. 2016;388(10047):891-7. doi:10.1016/S0140-6736(16)30902-3. Epub 2016 Jun 29.
4. Rocha YR, Costa JR, Costa PA, Maia G, Vasconcelos RM, Tejo CR et al. Radiological characterization of cerebral phenotype in newborn microcephaly cases from 2015 outbreak in Brazil. PLoS Curr. 2016;8(8). doi:10.1371/currents.outbreaks.e854dbf51b8075431a05b39042c00244.
5. Niemeyer B, Muniz BC, Gasparetto EL, Ventura N, Marchiori E. Congenital Zika syndrome and neuroimaging findings: what do we know so far? Radiol Bras. 2017;50(5):314-322. Portuguese.doi.org/10.1590/0100-3984.2017.0098.
6. Bhatnagar J, Rabeneck DB, Martines RB, Reagan-Steiner S, Ermias Y, Estetter LB et al. Zika Virus RNA replication and persistence in brain and placental tissue. Emerg Infect Dis. 2017;23(3):404-14. www.cdc.gov/eid. DOI: doi.org/10.3201/eid2303.161499.
7. Tozetto-Mendoza TR, Avelino-Silva VL, Fonseca S, Claro IM, de Paula AV, Levin AS et al. Zika virus infection among symptomatic patients from two healthcare centers in Sao Paulo State, Brazil: prevalence clinical characteristics, viral detection in body fluids and serodynamics. Rev Inst Med.
8. Brasil. Ministério da Saúde. Secretaria de Vigilância em Saúde. Boletim Epidemiológico. Set. 2022;4(53):35.
9. King EL, Irigoyen N. Zika virus and neuropathogenesis: the unanswered question of which strain is more prone to causing microcephaly and other neurological defects. Front Cell Neurosci. 2021;30;15:695106. doi: 10.3389/fncel.2021.695106. PMID: 34658789; PMCID: PMC8514627.
10. Tabata T, Petitt M, Puerta-Guardo H, Michlmayr D, Eva Harris, Pereira L. Zika virus replicates in proliferating cells in explants from first-trimester human placentas, potential sites for dissemination of infection. JID. Apr 2018,217:1201-13. doi: 10.1093/infdis/jix552.
11. Bayer A, Lennemann NJ, Ouyang Y, Bramley JC, Morosky S, Marques Junior ET et al. Type III interferons produced by human placental trophoblasts confer protection against zika virus infection. Cell Host Microbe. May 2016;19(5):705-12. doi: 10.1016/j.chom.2016.03.008. Epub 2016. PMID: 27066743; PMCID: PMC4866896.

12. Lim SJ, Seyfang A, Dutra S, Kane B, Groer M. Gene expression responses to Zika virus infection in peripheral blood mononuclear cells from pregnant and non-pregnant women. Microbiology Open. 2020;00:e1134.
13. Yockey LJ, Lucas C, Iwasaki A. Contributions of maternal and fetal antiviral immunity in congenital disease. Science. May 2020;368:608-612. doi: 10.1126/science.aaz1960.
14. Pomar L, Lambert V, Matheus S, Pomar C, Hcini N, Carles G et al. Prolonged maternal Zika viremia as a marker of adverse perinatal outcomes. Emerg Infect Dis. 2021;27(2):490-498. doi.org/10.3201/eid2702.200684.
15. van der Linden V, Pessoa A, Dobyns W et al. Description of 13 Infants Born During October 2015-January 2016 With Congenital Zika Virus Infection Without Microcephaly at Birth - Brazil. MMWR. 2016;65(47):1343-1348. doi: 10.15585/mmwr.mm6547e2.
16. Chimelli L, Pone SM, Avvad-Portari E, Vasconcelos ZF, Zin AA, Cunha DP et al. Persistence of Zika Virus After Birth: Clinical, Virological, Neuroimaging, and Neuropathological Documentation in a 5-Month Infant With Congenital Zika Syndrome. J Neuropathol Exp Neurol. Mar 2018;77(3):1-6. DOI: 10.1093/jnen/nlx116.
17. Musso[c] D, Ko AI, Baud D. Zika virus infection – after thepandemic. NEngl J Med. 2019;381(15).
18. Brasil. Ministério da Saúde. Secretaria de Vigilância em Saúde. Boletim Epidemiológico. 2020;42(51): 22-7. Site: www.saude.gov.br/svs.
19. Cranston JS, Tiene SF, Nielsen-Saines K, Vasconcelos Z, Pone MV, Pone S, et al Association Between Antenatal Exposure to Zika Virus and Anatomical and Neurodevelopmental Abnormalities in Children. JAMA Netw Open. 2020;3(7):e209303. doi:10.1001/jamanetworkopen.2020.9303.
20. Freitas DA, Souza-Santos R, Carvalho LM, Barros WB, Neves LM, Brasil P et al. Congenital Zika syndrome: a systematic review. PLOS ONE. Dec 2020;15(12):e0242367. doi.org/10.1371/journal.pone.0242367.
21. Pessoa A, van der Linden V, Yeargin-Allsopp M, Carvalho MD, Ribeiro EM, Braun KV et al. motor abnormalities and epilepsy in infants and children with evidence of congenital zika virus infection. Pediatrics. 2018;141(s2).
22. Sequerra et al. Association between brain morphology and lectrophysiological features in Congenital Zika Virus Syndrome: a cross-sectional, observational study. EClinicalMedicine (2020), https://doi.org/10.1016/j.eclinm.2020.100508.
23. Carvalho A, Longo E, Nascimento-Carvalho N et al. Do children with congenital Zika syndrome have cerebral palsy? Glob Health Sci Pract. 2022;10(5):e2100575. https://doi.org/10.9745/GHSP-D-21-00575.
24. Carvalho A, Sales HF, Ventura P, Gnoatto-Medeiros M, Brites C, Lucena R. The neurodevelopmental spectrum of congenital Zika infection: a scoping review. Developmental Medicine and Child Neurology. Blackwell Publishing. 2020;62(12):1356-62. doi.org/10.1111/dmcn.14675.
25. Rosa B, Hernandez Alves Ribeiro César CP, Paranhos LR, Guedes-Granzotti RB, Lewis DR. Speech-language disorders in children with congenital Zika virus syndrome: a systematic review. Int J Pediatr Otorhinolaryngol. 2020 Nov;138:110309. doi: 10.1016/j.ijporl.2020.110309. Epub 2020 Aug 12. PMID: 32853874.
26. Ferreira LL, Ticona JP, Silveira-Mattos PS, Arriaga MB, Moscato TB, Conceição GC et al. Clinical and Biochemical Features of Hypopituitarism Among Brazilian Children With Zika Virus-Induced Microcephaly. JAMA Network Open. 2021;4(5):e219878. doi: 10.1001/jamanetworkopen.2021.9878 (Reprinted) Downloade.
27. Arrais NM, Souza PV, Leite GC, Bezerra MT, Maia CR, Moraes-Pinto MI. Congenital heart disease in Zika virus congenital syndrome: How and when to investigate. Acta Paediatr. 2021 Dec;110(12):3343-3345. doi: 10.1111/apa.16063. Epub 2021 Aug 15. PMID: 34363633.
28. Costa Monteiro[b] LM, Cruz GN, Fontes JM, Saad Salles TR, Boechat MC, Monteiro AC et al. Neurogenic bladder findings in patients with Congenital Zika Syndrome: A novel condition. PLoS ONE. 2018;13(3):e0193514. doi. org/10.1371/journal.pone.0193514.
29. Arrais NM, Arrais RF, Coelho MC, Deghaide NH, Donadi EA, Souza Maia CR e de Moraes-Pinto MI. Congenital Zika Virus Syndrome and Autoimmunity: Two Case Reports of Type 1 Diabetes Mellitus. The Pediatric Infectious Disease Journal. 2023;42(5). doi: 10.1097/INF.000000000.
30. Brasil. Ministério da Saúde. Secretaria de Vigilância em Saúde. Departamento de Articulação Estratégica de Vigilância em Saúde. Guia de Vigilância em Saúde. 5. ed. Brasília: Ministério da Saúde; 2021. 1.126 p.
31. Cordeiro MT, Brito CA, Pena LJ, Castanha PM, Gil LH, Lopes KG et al. Results of a Zika Virus (ZIKV) Immunoglobulin M-Specific Diagnostic Assay Are Highly Correlated With Detection of Neutralizing Anti-ZIKV Antibodies in Neonates With Congenital Disease. J Infect Dis. 2016 Dec 15;214(12):1897-1904. doi: 10.1093/infdis/jiw477. Epub 2016 Oct 5. PMID: 27923.
32. Steinhagen K, Probst C, Radzimski C, Schmidt-Chanasit J, Emmerich P, van Esbroeck M et al. Serodiagnosis of Zika virus (ZIKV) infections by a novel NS1-based ELISA devoid of cross-reactivity with dengue virus antibodies: a multicohort study of assay performance, 2015 to 2016. Euro Surveill. 2016 Dec 15;21(50):30426. doi: 10.2807/1560-7917.ES.2016.21.50.30426. Erratum in: Euro Surveill. 2017 Jan 5;22(1): PMID: 28006649; PMCID: PMC5291135. Dec 15;21(50):30426.
33. Nunes JGC, Nunes BTD, Shan C, Moraes AF, Silva TR, de Mendonça MHR et al. Reporter Virus Neutralization Test Evaluation for Dengue and Zika Virus Diagnosis in Flavivirus Endemic Area. Pathogens. 2021 Jul 3;10(7):840. doi: 10.3390/pathogens10070840. PMID: 34357990; PMCID: PMC8308650.
34. Aragão MF, Holanda AC, Brainer-Lima AM, Petribu NC, Castillo M, van der Linden V et al. Nonmicrocephalic Infants with Congenital Zika Syndrome Suspected Only after Neuroimaging Evaluation Compared with Those with Microcephaly at Birth and Postnatally: How Large Is the Zika Virus "Iceberg"? Am J Neuroradiol. 2017 Jul;38(7):1427-34. doi: 10.3174/ajnr.A5216. Epub 2017.
35. Leal MC, van der Linden V, Bezerra TP, de Valois L, Borges AC, Antunes MM et al. Characteristics of dysphagia in infants with microcephaly caused by congenital Zika virus infection, Brazil, 2015. Emerg Infect Dis. 2017 Aug;23(8):1253-59. doi.org/10.3201/eid2308.170354.

36. Riva L, Goellner S, Biering SB, Huang C-T, Rubanov AN, Haselmann U et al. The compound SBI-0090799 inhibits Zika virus infection by blocking de novo formation of the membranous replication compartment. 2021. J Virol 95:e00996-21. https://doi .org/10.1128/JVI.00996-21.
37. Jung E, Soto-Acosta R, Geraghty RJ, Chen L. Zika Virus Inhibitors Based on a 1,3-Disubstituted 1H-Pyrazolo[3,4-d]pyrimidine-amine Scaffold. Molecules. 2022 Sep 19;27(18):6109. doi: 10.3390/molecules27186109. PMID: 36144841; PMCID: PMC9502836.
38. Chen R, Francese R, Wang N, Li F, Sun X, Xu B et al. Exploration of novel hexahydropyrrolo[1,2-e]imidazol-1-one derivatives as antiviral agents against ZIKV and USUV. Eur J Med Chem. 2023 Feb 15;248:115081. doi: 10.10. 16/j.ejmech.2022.115081. Epub 2023 Jan 3. PMID: 36623328.
39. Arrais NM, Maia CR, de Amorim Rodrigues NA, Moreira RS, de Almeida VA, Pereira SA, de Moraes Pinto MI. Factors associated with behavioral disorders in children with congenital zika syndrome and their families-a cross-sectional study. Int J Environ Res Public Health. 2022 Aug 3;19(15):9554. doi: 10.3390/ijerph19159554. PMID: 35954904; PMCID: PMC9368289.
40. Cheong HC, Cheok YY, Chan YT, Sulaiman S, Looi CY, Alshanon AF et al. Zika Virus Vaccine: The Current State of Affairs and Challenges Posed by Antibody-Dependent Enhancement Reaction. Viral Immunol. 2022 Nov;35(9):586-596. doi: 10.1089/vim.2022.0082. Epub 2022 Oct 26. PMID: 36301533.

# Caxumba

# 42

*Daniela Vinhas Bertolini*

A caxumba é uma doença viral sistêmica, aguda, única causadora da parotidite epidêmica. Era muito comum na infância na era pré-vacinal, apresentando-se na atualidade muitas vezes em surtos, atingindo também indivíduos vacinados, de forma mais prevalente jovens e adultos. Habitualmente se apresenta com quadro leve e autolimitado, porém há a possibilidade de complicações graves como meningite, orquite e surdez.

## ETIOLOGIA

O agente causador da caxumba é um vírus RNA classificado como *Rubulavirus* da família Paramyxoviridae. É um vírus RNA de fita simples, com 12 genótipos e um único sorotipo. É estável e incapaz de se combinar, o que torna a mudança antigênica improvável, tendo o homem como único hospedeiro. Nucleoproteína, fosfoproteína e polimerase juntamente com o RNA genômico replicam o vírus formando o ribonucleocapsídeo. Uma bicamada lipídica derivada do hospedeiro o envolve e dentro dela estão a neuraminidase viral e as proteínas de fusão que permitem a ligação celular e a entrada do vírus. Esses complexos de fusão são os principais alvos dos anticorpos neutralizadores[1,2].

## FISIOPATOLOGIA

A fisiopatologia da caxumba nunca foi completamente elucidada. O vírus penetra no trato respiratório, em vias aéreas superiores, ocorrendo na mucosa a replicação primária. A infecção de células mononucleares em linfonodos regionais promove viremia, atingindo de forma sistêmica as glândulas salivares, testículos, ovários, pâncreas, glândulas mamárias e sistema nervoso central (SNC). Apesar da alta frequência de sintomas extrarrespiratórios, o vírus raramente é identificado no sangue[3].

A replicação viral na parótida desencadeia resposta inflamatória com infiltração de células mononucleares perivascular e intersticial, acompanhada de hemorragia, edema e necrose de células acinares e ductos epiteliais[3].

A epidídimo-orquite ocorre por infecção direta das células testiculares (células de Leydig e germinativas), podendo haver acometimento também por resposta inflamatória e imunológica. Necrose das células dos túbulos seminíferos dos testículos é possível, podendo evoluir para atrofia de testículo[3].

A disseminação do vírus para o rim também pode ocorrer na fase aguda da doença, com replicação viral nas células epiteliais dos túbulos distais, cálices e ureteres, sendo esse acometimento benigno, mas eventualmente evolui para nefrite intersticial grave, com deposição de imunocomplexos e lesão das células epiteliais tubulares[4].

O vírus da caxumba é altamente neurotrópico com acometimento do SNC em até metade dos casos. Pouco se conhece sobre a fisiopatologia, já que o cérebro raramente pode ser avaliado pela escassez de casos fatais. Nesses casos, os achados foram edema e congestão de todo o cérebro com hemorragia, infiltração linfocítica perivascular, gliose perivascular e desmielinização, podendo também as alterações serem decorrentes da ação direta do vírus e do processo inflamatório e imunológico[3,4].

## EPIDEMIOLOGIA

A caxumba ocorre em países de todo o mundo, com pico de incidência no final do inverno e início da primavera. Fatores de risco para o adoecimento são idade, exposição, presença de imunodeficiências, ausência ou atraso de vacinação e viagens internacionais recentes. Não há diferença do aparecimento de caxumba entre os sexos, mas os homens parecem ter maior risco de complicações. Quanto melhor a cobertura vacinal na infância, mais concentrados os casos ficam entre adolescentes, jovens ou adultos[5,6].

## MANIFESTAÇÕES CLÍNICAS

O vírus da caxumba é transmitido por via respiratória pela inalação ou contato oral com gotículas ou secreções respiratórias infectadas. O período de incubação é de 16 a 18 dias (variando de 12 a 25 dias), podendo já haver transmissão 1 a 2 dias antes do início dos sintomas até 5 dias após o surgimento da parotidite (variando de 7 dias antes e 9 dias após). O diagnóstico é prioritariamente clínico-epidemiológico[6].

A doença é caracterizada por tumefação das glândulas salivares, principalmente a parótida, uni ou bilateral, sendo raro o envolvimento das glândulas sublinguais, submaxilares e submandibulares. Cerca de 30% dos pacientes podem apresentar a doença sem essa característica, queixando-se apenas de infecção respiratória. Um quinto dos pacientes não vacinados podem ter infecção totalmente assintomática. Para os vacinados não conhecemos essa estimativa, mas acredita-se que a doença seja mais leve e com menor possibilidade de complicações, sendo essas últimas mais prováveis entre os adultos[3,6].

A fase prodrômica é caracterizada por sintomas inespecíficos e leves, como mal-estar, fadiga, cefaleia, anorexia e febre baixa. A fase aguda é marcada por manifestações sistêmicas, sendo a mais clássica a parotidite, caracterizada por aumento doloroso da parótida, podendo atingir grandes dimensões, com apagamento do ângulo da mandíbula e deslocamento do lobo da orelha para frente e para fora, como mostra a Figura 42.1. O ducto de Stensen frequentemente está aumentado e doloroso. Eventualmente a parotidite pode ser acompanhada ou seguida de orquite, meningite ou encefalite, durando em média 3 a 14 dias, quando temos a resposta imunológica humoral, reacional à infecção. Complicações a longo prazo e óbito são extremamente raros[3].

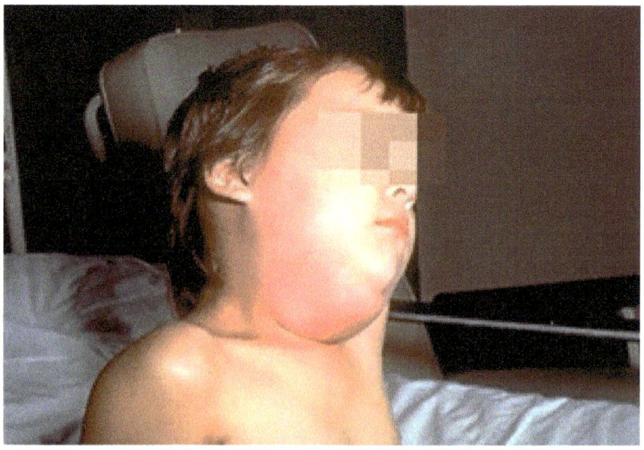

**Figura 42.1** – Parotidite por caxumba.
*Fonte:* DC/NIP/Barbara Rice, Public Domain, Wikimedia Commons. Disponível em: https://commons.wikimedia.org/wiki/File:Mumps_PHIL_130_lores.jpg

A orquite pode ocorrer em 30% dos casos em homens pós-púberes não vacinados e em 6% dos vacinados, sendo habitualmente unilateral e a manifestação extrassalivar mais frequente na caxumba. Muitas vezes é acompanhada de epididimite, febre e alteração dos níveis de testosterona. O quadro pode se resolver em cerca de 7 dias, mas pode também evoluir para atrofia testicular em metade dos casos, estando associada à oligospermia e à hipofertilidade e, raramente, à esterilidade[3,6,7].

Mastite e ooforite ocorrem em 5% a 10% das mulheres pós-púberes, podendo a ooforite raramente ser associada à menopausa prematura e à infertilidade[3].

O possível acometimento renal é benigno na imensa maioria dos casos, sendo frequente a presença de virúria na fase aguda da caxumba[4]. A pancreatite ocorre em cerca de 4% dos casos, manifestando-se como dor epigástrica intensa, tendo habitualmente boa evolução[3].

A meningite pode acontecer em até metade dos casos, sendo marcada por pleocitose com predomínio linfocitário e discreta proteinorraquia, havendo a possibilidade de recuperação do vírus no líquido cefalorraquidiano (LCR). É sintomática em 1% a 10% dos casos, sendo a encefalite mais rara, ocorrendo em menos de 0,5% dos pacientes. Em populações não vacinadas essa incidência pode ser bem maior[6,8].

A surdez pode acontecer em 4% dos casos de caxumba, é uma das causas possíveis de perda auditiva neurossensorial adquirida, sendo habitualmente unilateral e transitória e raramente se torna permanente.

Pode ser acompanhada de alterações vestibulares desencadeando sintomas como vertigem[9].

Manifestações raras na caxumba podem ser miocardite linfocítica intersticial, pericardite, ataxia cerebelar, polirradiculite ascendente, artropatia, anemia hemolítica, tireoidite, trombocitopenia, hepatite, retinite[3].

A transmissão vertical pode ocorrer, sendo confirmada pelo encontro do vírus em fetos após aborto espontâneo ou induzido, em crianças nascidas de mães com caxumba e no leite materno. Raros casos de caxumba perinatal são descritos, não havendo clareza da forma de infecção. Aparentemente, o vírus não é relacionado a malformações, sendo a morbidade do quadro relacionada às complicações neurológicas e à orquite[10].

## DIAGNÓSTICO LABORATORIAL

Durante a fase aguda da infecção, elevação de amilase sérica assim como sua eliminação urinária podem acontecer decorrentes da inflamação e dano tecidual da parótida[3]. O hemograma pode ser normal ou apresentar leucocitose e linfocitose. Exame de imagem, como ultrassonografia, pode ser realizado para diferenciar aumento da parótida de adenomegalia.

O vírus é excretado pela saliva 1 semana antes e após o início dos sintomas, mesmo em pacientes assintomáticos[3]. Pacientes vacinados ou não podem ser submetidos à pesquisa do vírus por meio de cultura de células e do ensaio de reação em cadeia da polimerase (PCR) realizado em *swab* bucal, de garganta, urina e LCR. Importante ressaltar que resultados negativos dessas investigações não excluem o diagnóstico em pacientes com quadro clínico característico, já que indivíduos vacinados podem ter quantitativo e tempo menor de eliminação do vírus, dificultando a positividade dos testes. Resultados positivos possibilitam a realização da genotipagem para diferenciação entre vírus vacinal e selvagem[6].

Testes sorológicos também são possíveis (métodos imunoenzimáticos – ELISA (teste sorológico imunoenzimático – do inglês *Enzyme Linked ImmunonoSorbent Assay*), neutralização e fixação de complemento); porém, em pacientes previamente vacinados espera-se uma IgG já positiva antes mesmo da infecção e a IgM pode ter positividade transitória, rápida ou mesmo ausente. Recomenda-se coleta 3 a 10 dias após o início da parotidite, mas ressalta-se que IgM negativa em paciente clinicamente com caxumba não exclui seu diagnóstico. Testes sorológicos não diferenciam também exposição ao vírus selvagem ou vacinal[6].

## DIAGNÓSTICOS DIFERENCIAIS

Outros agentes infecciosos podem causar parotidite, como citomegalovírus (CMV), *influenza*, parainfluenza, vírus Epstein-Barr (EBV), coxsackievírus, outros enterovírus, vírus da imunodeficiência humana (HIV), micobactérias não tuberculosas, *Staphylococcus aureus*.

Patologias, como cálculo de glândulas salivares, distúrbios metabólicos (desnutrição, cirrose, diabetes *mellitus*), reações medicamentosas (consequentes ao uso de iodetos, tiouracil, fenilbutazona) e mesmo ingestão de amido, podem desencadear aumento de parótidas e devem fazer parte das possibilidades de diagnósticos diferenciais de caxumba[6].

## TRATAMENTO

Não há tratamento específico para caxumba. Apenas medidas de suporte e sintomáticos são recomendados.

## MEDIDAS DE CONTROLE

O período de isolamento recomendado para o paciente ambulatorial ou hospitalizado é de 5 dias após o início da parotidite, recomendando-se esse período mínimo de afastamento das atividades escolares e laborais; prorrogações dependerão da necessidade clínica do paciente. A nível hospitalar, recomenda-se no isolamento, precauções padrão e respiratória (gotículas). A eliminação viral pela saliva pode iniciar-se 7 dias antes e manter-se até 9 dias depois do início dos sintomas. Na urina e líquido seminal o vírus conseguiu ser identificado até 14 dias após o início da parotidite. Esses períodos prolongados dificultam o controle da doença, especialmente nos surtos[3,6].

### Vacina

A vacina da caxumba é a tríplice viral, uma vacina de vírus vivo atenuado contra sarampo, caxumba e rubéola. O esquema consiste em duas doses para pacientes até 29 anos, de 0,5 mL aplicadas por via subcutânea, com intervalo habitual de 3 meses (mínimo são 28 dias), iniciada no calendário vacinal atual aos 12 meses. Em vários estados do Brasil onde existe circulação do vírus do sarampo, foi instituída uma dose aos 6 meses visando a proteção ao sarampo, sendo após repetida nos momentos preconizados (12 e 15 meses de idade). Pacientes com idade acima de 30 anos receberão dose única da vacina. Temos ainda a disponibilidade da vacina tetra viral contra sarampo, caxumba, rubéola e varicela, também licenciada para uso a partir de 12 meses, sendo indicada nos calendários nacionais para a dose de 15 meses das crianças. Ambas podem ser administradas em concomitância com outros imunizantes do calendário vacinal.

A eficácia do esquema de duas doses altera para cada componente da vacina, sendo superior a 95% para sarampo e rubéola, mas variando de 79% a 95% para caxumba. Apesar de inferior, a proteção conferida pela vacina contra caxumba é importante e eficaz, sendo a responsável por eliminação da doença endêmica em vários países, assim como pela redução de complicações na população[11].

Tanto a imunoglobulina quanto a vacina são ineficazes para prevenção da infecção pós-exposição, não alterando a evolução da doença caso sejam administradas após o indivíduo se infectar. Não é descrito maior incidência de eventos adversos à vacina caso seja utilizada nessa situação. É indicada da mesma forma a vacinação para pacientes expostos não previamente vacinados, pois a imunização evitará infecção em futuras exposições[6].

A vacina é bastante segura, sem relatos de eventos adversos graves relacionados ao componente da caxumba. Eventualmente pode ocorrer febre baixa, orquite e parotidite. A segunda dose não aumenta a incidência de eventos adversos. Não há relatos de transmissão de vírus vacinal, sendo então segura vacinação de comunicantes de imunodeficientes[6].

Reações alérgicas à vacina e anafilaxia são raras e, quando presentes, geralmente relacionadas a outros componentes presentes, como gelatina ou neomicina. Tríplice e tetra viral são produzidas em cultura de células de embriões de galinha, não contendo quantidades significativas de proteína (ovoalbumina), mostrando-se seguras para alérgicos a ovo[6].

A vacina deve ser adiada em pacientes sintomáticos com doenças graves. Quadros leves não contraindicam a vacinação. Pacientes imunodeficientes ou imunossuprimidos devem ser avaliados criteriosamente sobre seu diagnóstico e estado imunológico no momento da dose programada para indicação da vacina. Gestantes não devem ser vacinadas e ao vacinar mulheres não grávidas, recomenda-se evitar gestação por 4 semanas. Uso de imunoglobulina ou hemoderivados também são critérios de adiamento da vacinação[6].

Têm ocorrido surtos de caxumba em indivíduos vacinados além de reinfecção em pessoas com histórico prévio da doença, possivelmente por diminuição da titulação de anticorpos neutralizantes com o passar do tempo. Outros fatores relacionados aos surtos são cobertura vacinal, intensidade da exposição, incompatibilidade da cepa vacinal com a circulante, atraso na instituição de medidas de controle decorrentes de faltas de diagnósticos precisos ou falhas da vigilância epidemiológica. Uso de doses de reforço da vacina é sugerido como estratégia de prevenção, conduta essa ainda não definida[11-13].

Trabalhos intensos de educação em saúde, tanto para profissionais da saúde quanto para população geral, isolamento de casos, rastreamento de contatos e manutenção de alta cobertura vacinal são medidas fundamentais para controle da doença e do surgimento de surtos[13].

## REFERÊNCIAS BIBLIOGRÁFICAS


1. Davison P, Morris J. Mumps. In: StatPearls. Treasure Island (FL): StatPearls, 2022. Disponível na Internet: https://www.ncbi.nlm.nih.gov/books/NBK534785/. Acesso em: 9 dez. 2022.
2. Hanna-Wakim R, Yasukawa LL, Sung P, Arvin AM, Gans HA. Immune responses to mumps vaccine in adults who were vaccinated in childhood. J Infect Dis. 2008;197(12):1669-75.
3. Rubin S, Eckhaus M, Rennick LJ, Connor GG et al. Molecular biology, pathogenesis and pathology of mumps virus. J Pathol. 2015;235(2):242-52.
4. Lin CY, Chen WP, Chiang H. Mumps associated with nephritis. Child Nephrol Urol. 1990;10:68-71.
5. Su SB, Chang HL, Chen KT. Current Status of Mumps Virus Infection: Epidemiology, Pathogenesis, and Vaccine. Int J Environ Res Public Health. 2020;17(1686):1-15.
6. American Academy of Pediatrics. Mumps. In: Kimberlin DW, Barnett ED, Lynfield R, Sawyer MH (ed.). Red Book: 2021 Report of the Committee on Infectious Diseases. Itasca, IL: American Academy of Pediatrics; 2021. p. 538-543.
7. Wu H, Wang F, Tang D, Han D. Mumps Orchitis: Clinical Aspects and Mechanisms. Front Immunol. 2021;12:582946.
8. Bruyn HB, Sexton HM, Brainerd HD. Mumps meningoencephalitis. A clinical review of 119 cases with one death. Calif Med. 1957;86:153-60.
9. Hashimoto H, Fujioka M, Kinumaki H. An office-based prospective study of deafness in mumps. Pediatr Infect Dis J. 2009;28:173-75.
10. Kurtz JB, Tomlinson AH, Pearson J. Mumps virus isolated from a fetus. Br Med J. (Clin Res Ed) 1982;284:471.
11. Latner DR, Hickman CJ. Remembering Mumps. PLos Pathog. 2015;11(5):e1004791.
12. Pricipi N, Esposito S. Mumps outbreaks: A problem in need of solutions. J Infect. 2018;76(6):503-06.
13. Lam E, Rosen JB, Zucker JR. Mumps: an Update on Outbreaks, Vaccine Efficacy, and Genomic Diversity. Clin Microbiol Rev. 2020; 33(2):e00151-19.

# 43

# Enteroviroses

## 43.1 Enterovírus não pólio e parechovírus

*Daniel Jarovsky*

### INTRODUÇÃO

O poliovírus é o enterovírus (EV) prototípico mais famoso do século XX. Após seu isolamento em macacos em 1908 por Landsteiner e Popper, suas técnicas levaram à recuperação de muitos outros EV nas décadas subsequentes[1]. Os EV humanos estão entre os patógenos virais comuns mais conhecidos, de distribuição global e transmissão interpessoal pelo contato fecal-oral e, menos comumente, secreções respiratórias. São responsáveis por um amplo espectro de doenças em pessoas de todas as idades, embora a infecção e a doença afetem desproporcionalmente lactentes e crianças pequenas[2-4].

### ETIOLOGIA

- **Características virais:** os EV são vírus de RNA não envelopados, esféricos e que pertencem à família Picornaviridae (*pico* = pequeno)[5-7]. Parechovírus e vírus Saffold são agora agrupados como EV porque compartilham certas propriedades morfológicas e funcionais. Os EV são vírus relativamente estáveis que podem reter a atividade por vários dias à temperatura ambiente[5].
- **Classificação original:** a classificação original dos EV teve como base diferenças em seus efeitos em cultura de tecidos e padrão de doença em animais infectados experimentalmente, sendo agrupados em poliovírus e não pólio. À medida que mais vírus foram identificados, a associação de alguns desses vírus com outras doenças humanas não era conhecida, assim, eles foram agrupados como vírus entéricos órfãos citopatogênicos humanos (vírus ECHO = *enteric cytopathic human orphan virus*).
- **Reclassificação:** muitas cepas de EV foram isoladas e não se enquadram nessas categorias, levando à classificação revisada e que é utilizada atualmente. Essa nova classificação tem como base a tipagem molecular e especifica que os sorotipos designados como "enterovírus mais recentes" no esquema de classificação original incluem a letra (A, B, C ou D) – que identificam a espécie à qual o sorotipo pertence (p. ex., enterovírus D68). A terminologia para os outros sorotipos no esquema de classificação original permanece inalterada (p. ex., poliovírus, vírus coxsackie A, vírus coxsackie B e echovírus)[8,9] (Figura 43.1.1).

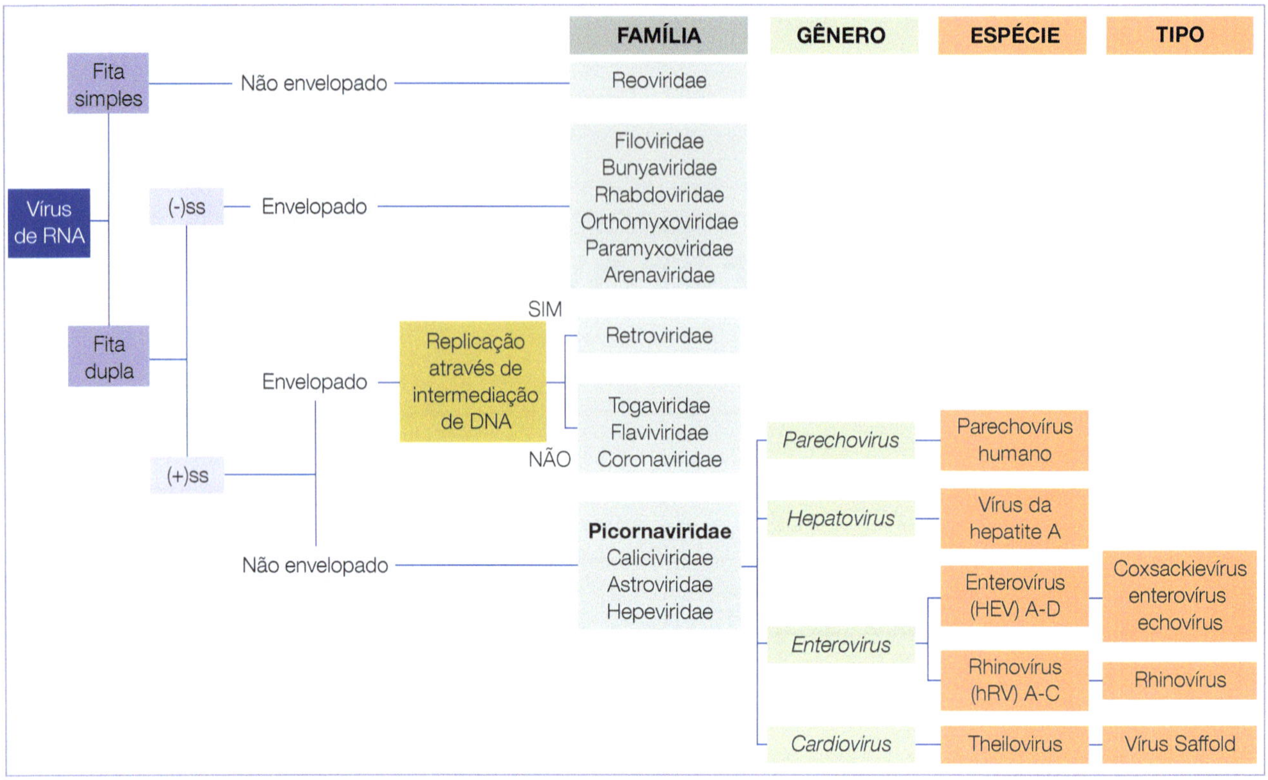


**Figura 43.1.1** – Classificação dos picornavírus de relevância clínica.
*Fonte:* Adaptada de https://www.lecturio.com/concepts/coxsackievirus/.

## EPIDEMIOLOGIA

- **Transmissão:** a transmissão interpessoal ocorre pelas vias fecal-oral e respiratória, seguido por um período de incubação para doença febril breve de 1 a 3 dias. A maioria é eliminada nas secreções respiratórias por 1 a 3 semanas e nas fezes por 2 a 8 semanas após a infecção primária. O enterovírus 71 (EV-71), causador de infecção neurológica grave e conjuntivite hemorrágica, é transmitido pelo contato com lesões de pele, fômites e lágrimas[2,3,7,10].
- **Distribuição e sazonalidade:** os EV não pólio têm distribuição mundial, mas apresentam padrões sazonais de incidência, e variação geográfica é uma característica importante dos EV[2,7]. Em regiões temperadas, são caracteristicamente encontrados no verão e início do outono, embora os surtos possam continuar no inverno. Já em regiões tropicais, a circulação tende a ser durante todo o ano ou associada às estações chuvosas.

## PATOGÊNESE

Os EV humanos são adquiridos direta ou indiretamente pela ingestão de um vírus eliminado nas fezes ou no trato respiratório superior de contatos infectados. A replicação viral inicial ocorre no trato respiratório superior e intestino delgado distal 1 a 3 dias após sua ingestão, resultando em viremia primária breve. A replicação adicional em outros órgãos leva à viremia secundária contínua e à disseminação do vírus para órgãos-alvo, como o sistema nervoso central (SNC), coração e pele. A doença órgão-específica resulta da necrose celular induzida por vírus e da resposta inflamatória associada[5,6]. As infecções do SNC podem ocorrer por via hematogênica ou por transporte axonal, sendo que a replicação viral e/ou ativação do sistema autoimune podem levar à lesão tecidual[11,12] (Figura 43.1.2).

## MANIFESTAÇÕES CLÍNICAS

Os EV não pólio não são de notificação mandatória; portanto, a carga real da infecção sintomática não é amplamente disponível e tampouco acurada. Estima-se que 50% das infecções por EV sejam assintomáticas e acredita-se que os EV sejam responsáveis por cerca de 10 a 15 milhões de infecções sintomáticas nos Estados Unidos a cada ano[2,7] (Figura 43.1.3).

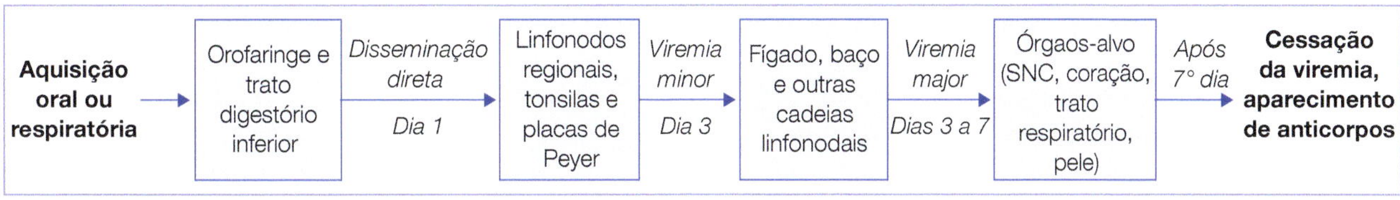


**Figura 43.1.2** – Estágios patogênicos da infecção por enterovírus.
*Fonte:* Adaptada de Peters e Carette[11] e Huang e Shih[12].

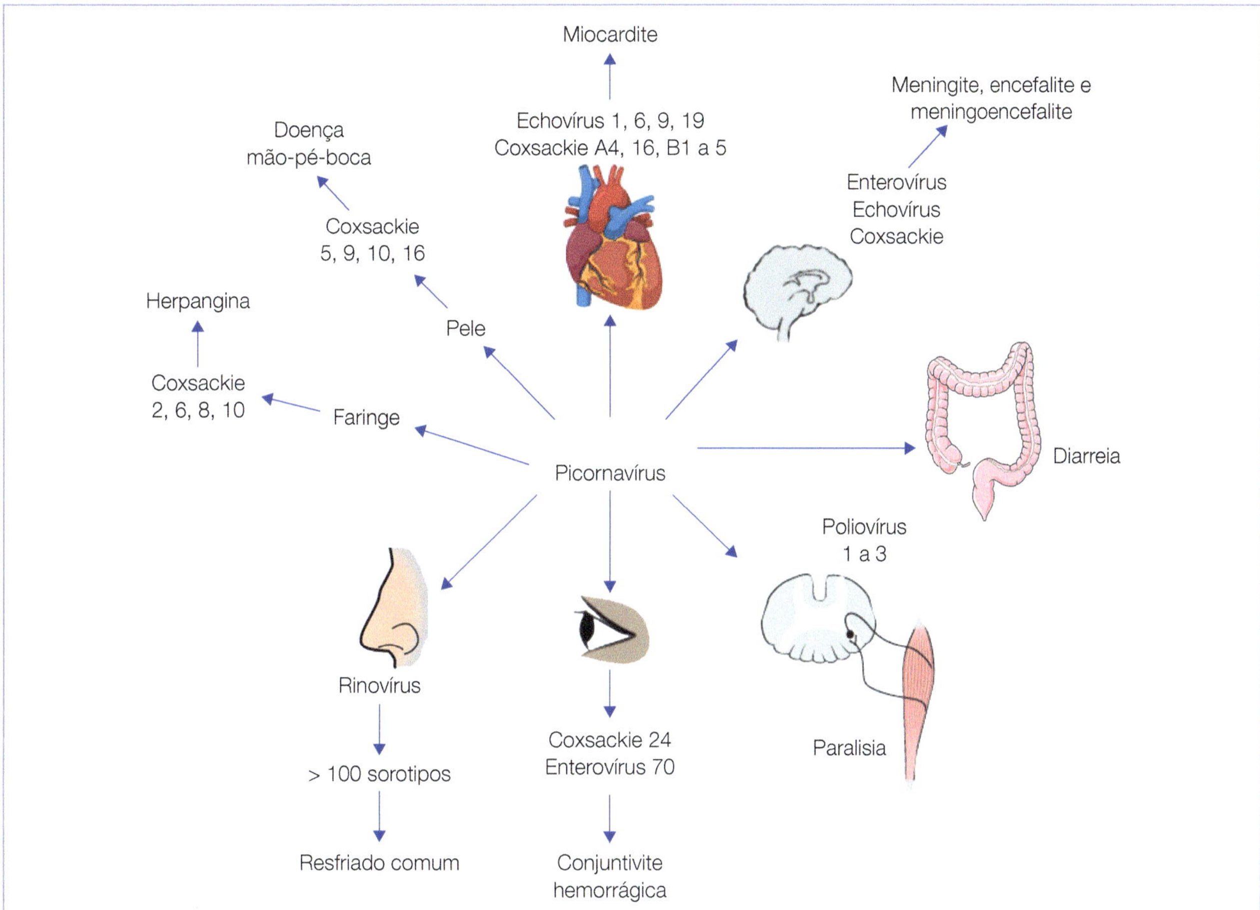


**Figura 43.1.3** – Principais síndromes clínicas e órgãos afetados de acordo com principais picornavírus de relevância clínica.
*Fonte:* Adaptada de Noor e Krilov[2] e Solomon et al.[7].

- **Doença febril inespecífica:** a maioria dos EV causa uma doença febril breve sem nenhum outro sintoma ou sinal clínico. Geralmente, a febre tem início súbito e pode durar até 3 dias. No entanto, a doença bifásica, caracterizada por 1 dia inicial de febre e uma recorrência 2 a 3 dias depois durante mais 2 a 4 dias, também pode ser observada. Crianças mais novas podem ter mal-estar e crianças mais velhas podem referir dor de cabeça ou dor de garganta sem alterações faríngeas inflamatórias significativas. O exame físico e a contagem de leucócitos (quando coletado hemograma) geralmente apresentam achados normais[2,3].
- **Herpangina:** trata-se de uma doença enantemática (p.ex., manifestada na membrana mucosa) caracterizada por lesões vesiculares dolorosas na mucosa oral, juntamente com febre e dor de garganta. O enantema febril da herpangina é causado por múltiplos EV, mas os agentes etiológicos mais comumente implicados incluem o vírus coxsackie B, coxsackie A16 e sorotipos diversos de EV-71. Outros agentes possivelmente relacionados incluem echovírus, parechovírus

adenovírus e herpesvírus simples. Todas as faixas etárias podem ser afetadas; no entanto, a frequência de casos é substancialmente maior em crianças de 3 a 10 anos (Tabela 43.1.1).

O início é súbito, com altas temperaturas (39,5 a 40 °C), sendo que temperaturas ainda mais altas (> 41 °C) e convulsões podem ocorrer no início da doença. As lesões orofaríngeas são características e geralmente irrompem no momento inicial da febre: pequenas pápulas circundadas por anel eritematoso (1 a 2 mm), que se tornam vesiculares e ulceram em um curto período. A duração da doença é de 3 a 6 dias (Figura 43.1.4).

- **Doença mão-pé-boca:** síndrome clínica pediátrica comum que se manifesta como uma erupção cutânea vesicular nas mãos e pés (aproximadamente 97% dos casos), juntamente com vesículas na cavidade oral. A apresentação clássica inclui febre alta e exantema e enantema característicos (vesículas na face palmar das mãos, face plantar dos pés e superfícies interdigitais, vesículas na mucosa bucal e na língua). Pode ocorrer onicomadese (separação da unha do leito ungueal) 2 a 3 semanas após a doença aguda[2,3,13]. O diagnóstico diferencial da doença mão-pé-boca inclui infecção pelo vírus varicela-zóster, infecção pelo herpesvírus simples ou úlceras aftosas recorrentes. As lesões de varicela são mais extensas, localizadas mais centralmente e em diferentes estágios de evolução simultaneamente (= polimorfismo regional) e, em geral, poupam a face palmar das mãos e plantar dos pés. Já as lesões da gengivoestomatite herpética se localizam essencialmente na região anterior da boca, associadas à febre mais alta, à linfadenopatia cervical bilateral proeminente e à nenhuma erupção cutânea[2,3,13,14].

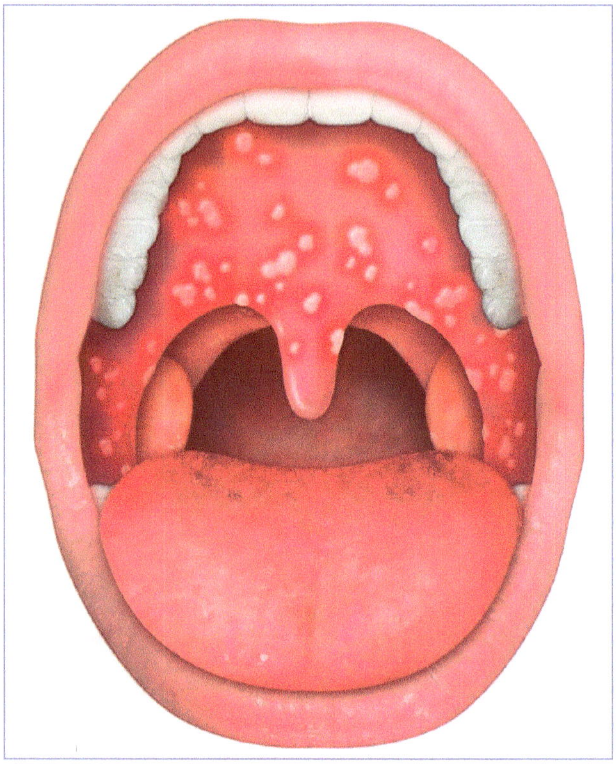

**Figura 43.1.4 –** Clássicas lesões vesiculares da herpangina com principais regiões de acometimento na mucosa oral.

*Fonte:* Adaptada de https://my.clevelandclinic.org/health/diseases/22508-herpangina.

**Tabela 43.1.1 –** Diagnóstico diferencial de lesões orais pediátricas.

| | Herpangina | Gengivoestomatite herpética | Doença mão-pé-boca | Faringite bacteriana | Estomatite aftosa | Mononucleose infecciosa |
|---|---|---|---|---|---|---|
| Microrganismo causador | Enterovírus | Herpesvírus simples 1 e 2 | Enterovírus | Estreptococo do grupo A | -/+* | Vírus Epstein-Barr |
| Lesões orais | + | + | + | + | + | +/- |
| Lesões vesiculares/ ulcerativas | + | + | + | - | +/- | +/- |
| Faringe anterior | - | + | + | - | + | +/- |
| Faringe posterior | + | +/- | - | - | - | +/- |
| Exsudatos tonsilares | - | - | - | + | - | + |
| Linfadenopatia cervical | +/- | +/- | +/- | + | - | + |
| Febre | + | + | + | + | - | + |
| Sintomas sistêmicos | - | + | - | + | +* | + |

* Depende da etiologia.

*Fonte:* Adaptada de https://www.ncbi.nlm.nih.gov/books/NBK507792/.

- **Erupções maculopapulares:** exantema generalizado frequentemente acompanha as infecções por EV, em particular aquelas causadas por echovírus. A maioria dos casos é inespecífica e causa pouco ou nenhum desconforto ao paciente: o protótipo do "exantema de Boston" é característico dessas doenças exantemáticas, nas quais vários casos de doença leve ocorrem sequencialmente em famílias com crianças pequenas. A febre dura de 24 a 36 horas e então diminui simultaneamente com o aparecimento de pápulas e máculas rosa-salmão discretas, não pruriginosas e que desaparecem à digitopressão na face e na parte superior do tórax[14,15].
- **Exantema petequial e purpúrico:** erupções com petéquias e púrpura foram descritas com infecções por echovírus 9 e vírus coxsackie A9. Quando essas erupções têm um componente hemorrágico, a doença pode ser confundida com a doença meningocócica, especialmente se a meningite asséptica ocorrer de forma simultânea[14,15].
- **Meningite viral (asséptica):** os EV são a causa mais comum de meningite asséptica. A doença epidêmica tem ocorrido mais comumente com coxsackie B5, bem como com echovírus 4, 6, 9, 13 e 30 a 33. Em geral, a meningite asséptica é observada em crianças pequenas, mas adolescentes e adultos também podem ser afetados durante surtos. O curso clínico geralmente envolve um episódio inicial de febre inespecífica e segue um padrão bifásico, com recorrência da febre em conjunto com sintomas neurológicos. O quadro clínico inicial também pode incluir cefaleia (em geral é frontal ou generalizada e eventualmente acompanhada de fotofobia), mal-estar, náuseas e vômitos. Já a meningite asséptica causada pelo EV-71 pode apresentar doença mão-pé-boca associada. A maioria dos pacientes tem resultados neurológicos e cognitivos normais[2,12,16].
- **Encefalite:** EV são uma causa incomum (2%) de encefalite nos Estados Unidos, das quais o echovírus 9 é o vírus mais frequente. Desde meados da década de 1970, epidemias de doença mão-pé-boca associada à encefalite foram relatadas em países do Pacífico Asiático. Neste cenário, o EV-71 é considerado o EV neurotóxico mais grave e a doença causada por este vírus se tornou um enorme problema de saúde pública na China[10,12,16].
- **Paralisia não poliomielite:** contrastando com os poliovírus, que levam à doença paralítica epidêmica, os EV não pólio causam doença paralítica esporádica. Os vírus coxsackie do grupo A (especialmente A7 e EV-71) resultam em paralisia flácida, causada por miosite generalizada. Casos pediátricos de mielite flácida aguda foram identificados em meio a um surto de EV-D68, causando desconforto respiratório grave, embora não haja ligação direta entre este tipo e doença paralítica confirmada[17]. Síndrome de Guillain-Barré, mielite transversa e ataxia cerebelar também foram associadas a EV e echovírus[10,12,16,18].
- **Miopericardite:** síndrome clínica que afeta todas as idades, mas particularmente adolescentes e adultos fisicamente ativos. A apresentação usual é febre, fadiga e dispneia aos esforços, mas podem ocorrer sintomas mais fulminantes, incluindo insuficiência cardíaca ou disritmia. A taxa de mortalidade é inferior a 5%, sendo que as crianças que sobrevivem à miocardite aguda em geral se recuperam completamente sem qualquer sequela residual[2,6].
- **Infecção do músculo esquelético:** a pleurodinia (doença de Bornholm) é uma doença de início agudo caracterizada por febre, dor muscular intensa e espasmos paroxísticos do tórax e músculos abdominais, sendo mais comum em crianças maiores e adolescentes. A dor muscular é aguda e espasmódica, com episódios tipicamente durando de 15 a 30 minutos. Durante os espasmos, os pacientes podem apresentar sinais de dificuldade respiratória ou apresentar-se em estado de choque, com diaforese e palidez. A doença geralmente dura 2 a 5 dias, mas às vezes um padrão bifásico é observado, com recorrências possíveis várias semanas após o episódio inicial[2,6].
- **Infecções oculares:** surtos de conjuntivite hemorrágica aguda são tipicamente devidos a EV-70 ou coxsackie A24. A apresentação clássica é caracterizada por um início súbito de dor ocular intensa e fotofobia associada, com hemorragias subconjuntivais frequentemente presentes. Sintomas sistêmicos, incluindo febre, são raros.

## Síndromes clínicas recentemente reconhecidas

- **Exacerbação da asma:** o EV-D68 foi identificado pela primeira vez em 1962 durante surtos esporádicos de infecções respiratórias, mas emergiu como um patógeno relevante apenas em 2014, quando os Estados Unidos experimentaram um surto nacional com 1.153 casos confirmados de doença respiratória grave em crianças com asma ou história de sibilância recorrente[17].
- **Eczema *coxsackium:*** uma erupção cutânea atípica foi relatada em crianças com dermatite atópica durante o surto de doença mão-pé-boca, caracterizada por acentuação de vesículas e erosões em áreas de eczema. Denominada eczema *coxsackium* pela sua semelhança morfológica ao eczema *herpeticum* causado pelos herpesvírus simples[15].

## Infecções em populações especiais

- **Infecção neonatal:** os neonatos correm alto risco de doença disseminada resultante de infecções por EV adquiridas durante o período perinatal, já na primeira semana após o nascimento. Uma ampla variedade de doenças clínicas foi relatada nesse grupo etário, incluindo doença febril inespecífica, exantemas, meningite asséptica, encefalite, miocardite, hepatite e pneumonia. Deve-se considerar uma infecção por EV em casos de sepse neonatal com culturas negativas e pesquisas negativas de herpesvírus simples[2-4].
- **Infecção em hospedeiros imunocomprometidos:** sabe-se que os EV causam infecções graves e persistentes em pacientes com defeitos congênitos ou adquiridos na função dos linfócitos B, crianças com agamaglobulinemia ligada ao cromossomo X, imunodeficiência combinada grave (SCID, do inglês *severe combined immunodeficiency*), adolescentes com imunodeficiência comum variável e em transplantados de células-tronco hematopoiéticas (TCTH). Meningoencefalite crônica (caracterizada por pleocitose persistente do líquido cefalorraquidiano – LCR – e uma hiperproteinorraquia), considerada a síndrome clínica mais comum nesses pacientes imunocomprometidos, geralmente se apresenta com cefaleia insidiosa, fadiga, meningismo leve e convulsões[2-4].

# TESTES DIAGNÓSTICOS

A maioria das infecções por EV e parechovírus é autolimitada e diagnosticada apenas com base nas manifestações clínicas, reduzindo a necessidade de exames laboratoriais. Um diagnóstico laboratorial é garantido para infecções mais graves quando a identificação do microrganismo causador tem implicações no manejo clínico (como para algumas infecções do SNC, miopericardite, infecção no período neonatal e em imunocomprometidos) e para auxiliar uma resposta de saúde pública durante surtos[15,19].

- **Reação em cadeia da polimerase:** trata-se da modalidade mais utilizada e pode detectar o RNA viral em secreções respiratórias, urina, soro e LCR. Trata-se do exame de escolha para detecção de EV no LCR e trato respiratório alto, sendo que painéis multiplex também estão comercialmente no mercado brasileiro. Embora seja um teste relativamente rápido, sensível e altamente específico, ele é incapaz de identificar o sorotipo e alguns destes ensaios identificam EV juntamente com rinovírus (ambos são picornavírus).
- **Isolamento viral:** os EV podem ser isolados em cultura celular a partir de LCR, líquido pericárdico, tecido, sangue ou fezes, com efeitos citopáticos geralmente observados entre 2 e 5 dias após a inoculação em cultura celular. Uma vez isolado, o sorotipo do vírus pode ser identificado para a maioria dos EV comuns com o uso de sequenciamento de RNA.
- **Sorologia:** em geral, a sorologia não é utilizada para o diagnóstico de doença aguda por EV, exceto quando há suspeita de infecção por um sorotipo específico. Seu uso limitado em infecções agudas é justificado pela necessidade de títulos em fases aguda e de convalescência da doença (amostras de soro devem ser separadas por um mínimo de 2 a 4 semanas entre elas), pela reatividade cruzada entre diferentes sorotipos e sensibilidade subótima dos ensaios de imunoglobulina M (IgM). Como quaisquer testes com tais limitações, têm seu uso significativamente restrito na prática clínica e, se utilizados, recomenda-se muita atenção para resultados negativos, uma vez que estes testes não são suficientemente sensíveis para se descartar uma infecção.

## TRATAMENTO

Não existe um antiviral específico para tratar infecções por EV. O tratamento das infecções virais é geralmente sintomático, visando aliviar os sintomas e prevenir complicações. Exceções potencialmente fatais incluem infecção neonatal fulminante, miocardite grave, infecção crônica em pacientes imunodeficientes de células B e infecções disseminadas em pacientes com malignidades hematológicas. Infelizmente, as opções terapêuticas, mesmo para essas indicações, são limitadas. Entre as alternativas estudadas estão:

- **Pleconaril:** inibidor de capsídeo dos picornavírus humanos administrado por via oral, integra-se à proteína principal do revestimento viral (VP1 = proteína viral 1), afetando a ligação do vírus ao seu receptor celular e a liberação de RNA viral para o citoplasma celular. Trata-se de um agente antiviral com atividade demonstrada contra EV e não é amplamente licenciado ou disponível em grande parte do mundo[20].
- **Ribavirina:** análogo de guanosina com atividade contra um amplo espectro de vírus de RNA e DNA, está disponível em formulações orais e em aerossol em alguns países. Seu uso por via inalatória é aprovado pela Food and Drug Administration (FDA) para o tratamento de infecção pelo vírus sincicial respiratório (VSR) em pacientes pediátricos, enquanto sua formulação oral é unicamente aprovada para o tratamento de hepatite C. Apesar de resultados *in vitro* e *in vivo* favoráveis[21,22], a experiência de uso de ribavirina oral para o tratamento de infecções respiratórias é limitada, não permitindo recomendação de uso em caráter de rotina para o tratamento de infecções por EV[22].
- **Imunoglobulina humana intravenosa policlonal (IVIG):** algumas evidências sugerem que a administração de IVIG em infecções neonatais por EV pode resultar em redução da viremia acelerada. Além disso, o tratamento tem sido utilizado em casos de meningoencefalite crônica por EV em pacientes imunodeficientes. Com o entendimento de que não há evidência clara de benefício, não se recomenda usar IVIG rotineiramente para infecções por EV. No entanto, para infecções com risco de morte e na falta de alternativas, é razoável considerar administração de IVIG após avaliação individualizada. Não se conhece uma dosagem específica recomendada, mas são descritas doses de 400 mg/kg/dia durante 4 dias ou 2 g/kg em uma única dose.
- **Interferon-alfa (IFN-α):** os interferons são glicoproteínas naturais pertencentes à superfamília das citocinas, são produzidos em resposta a agentes estranhos como vírus e são importantes imunomoduladores, particularmente na inibição da replicação viral dentro das células do hospedeiro. IFN-α1b recombinante combinado com terapia de suporte e sintomática diminuiu a carga viral, acelerou significativamente o tempo de eliminação da febre e o tempo de cicatrização de lesões orais[2,15].
- **Gemcitabina:** um análogo de nucleosídeo utilizado no tratamento de câncer, foi identificado como um inibidor de EV de amplo espectro. Seu potente efeito inibitório também foi observado em células infectadas com rinovírus humanos, demonstrando efeitos antivirais de amplo espectro sobre os EV[21,23].

## ISOLAMENTO DO PACIENTE HOSPITALIZADO

Em pacientes hospitalizados, as precauções padrão são indicadas, exceto em crianças com fraldas ou incontinentes, entre as quais devem ser usadas precauções de contato durante a duração da doença (particularmente a conjuntivite) para evitar e controlar surtos institucionais. Neste cenário, deve-se adicionar precauções de gotículas[15].

## MEDIDAS DE PREVENÇÃO E CONTROLE

- **Dissuasão e educação do paciente:** pacientes e seus familiares devem ser informados sobre a natureza geralmente benigna e autolimitada da maioria das formas de infecções por EV, sobre o contágio e preferência de isolamento em quarto bem arejado até que os sintomas melhorem. Crianças devem ser mantidas fora da escola, piscinas e creches nos primeiros dias até que a febre cesse. Deve-se enfatizar em dieta e hidratação oral adequadas, monitoramento rigoroso dos sintomas e uso individualizado de medicações sintomáticas conforme o quadro clínico[15].

- **Medidas gerais:** a transmissão pode ser reduzida com medidas simples, como lavagem das mãos e superfícies, e descarte cuidadoso de fraldas sujas. Entretanto, tal como acontece com outros vírus não envelopados, os desinfetantes para as mãos à base de álcool podem não ser totalmente eficazes para os EV.
- **Mulheres grávidas:** mulheres grávidas próximas ao parto devem ser aconselhadas a evitar o contato com indivíduos suspeitos de ter uma doença por EV devido ao risco de complicações perinatais, incluindo doença neonatal grave. Na impossibilidade de distanciamento físico, intensificar lavagem das mãos e usar máscara.
- **Vacinas:** desde 2015, três vacinas de EV-71 inteiros e inativados foram licenciadas pela Administração Nacional de Produtos Médicos da China (NMPA) para uso local (nenhuma pré-qualificada pela OMS até o momento). Ensaios clínicos com grandes populações mostraram que a eficácia vacinal em pacientes com menos de 5 anos de idade foi de 100% para casos graves e aproximadamente 80% para casos leves, sugerindo que a vacina demonstra um bom desempenho na prática. A eficácia dessas vacinas em outras partes do mundo, onde predominam outros genótipos, é desconhecida[24-27].

## REFERÊNCIAS BIBLIOGRÁFICAS


1. Eggers HJ. Milestones in early poliomyelitis research (1840 to 1949). J Virol. 1999 Jun;73(6):4533-5.
2. Noor A, Krilov LR. Enterovirus infections. Pediatr Rev. 2016;37(12):505-15.
3. Singh S, Mane SS, Kasniya G, Cartaya S, Rahman MM, Maheshwari A et al. Enteroviral infections in infants. Newborn Clarksville Md. 2022;1(3):297-305.
4. Sandoni M, Ciardo L, Tamburini C, Boncompagni A, Rossi C, Guidotti I et al. Enteroviral infections in the First three months of life. Pathog Basel Switz. 2022;11(1):60.
5. Baggen J, Thibaut HJ, Strating JRPM, van Kuppeveld FJM. The life cycle of non-polio enteroviruses and how to target it. Nat Rev Microbiol. 2018;16(6):368-81.
6. Muehlenbachs A, Bhatnagar J, Zaki SR. Tissue tropism, pathology and pathogenesis of enterovirus infection. J Pathol. 2015;235(2):217-28.
7. Solomon T, Lewthwaite P, Perera D, Cardosa MJ, McMinn P, Ooi MH. Virology, epidemiology, pathogenesis, and control of enterovirus 71. Lancet Infect Dis. 2010;10(11):778-90.
8. Simmonds P, Gorbalenya AE, Harvala H, Hovi T, Knowles NJ, Lindberg AM et al. Recommendations for the nomenclature of enteroviruses and rhinoviruses. Arch Virol. 2020;165(3):793-7.
9. Zell R, Delwart E, Gorbalenya AE, Hovi T, King AMQ, Knowles NJ et al. ICTV Virus taxonomy profile: picornaviridae. J Gen Virol. 2017;98(10):2421-2.
10. Chang PC, Chen SC, Chen KT. The current status of the disease caused by enterovirus 71 infections: epidemiology, pathogenesis, molecular epidemiology, and vaccine development. Int J Environ Res Public Health. 2016;13(9):890.
11. Peters CE, Carette JE. Return of the neurotropic enteroviruses: co-opting cellular pathways for infection. Viruses. 2021;13(2):166.
12. Huang HI, Shih SR. Neurotropic enterovirus infections in the central nervous system. Viruses. 2015;7(11):6051-66.
13. Zhang X, Zhang Y, Li H, Liu L. Hand Foot and Mouth Disease – Associated Enterovirus and the Development of Multivalent HFMD Vaccines. Int J Mol Sci. 2022;24(1):169.
14. American Academy of Pediatrics. Red Book Atlas of Pediatric Infectious Diseases. 5th ed. Tina Q. Tan; 2023 [cited 2023 Jun 10]. Disponível em: https://doi.org/10.1542/9781610026314.
15. American Academy of Pediatrics. Red Book: Report of the Committee on Infectious Diseases. 32nd Ed. David W. Kimberlin, Elizabeth D. Barnett, Ruth Lynfield, Mark H. Sawyer; 2021. Disponível em: https://doi.org/10.1542/9781610025225. Acesso em: 10 jun. 2023.
16. Chen BS, Lee HC, Lee KM, Gong YN, Shih SR. Enterovirus and encephalitis. Front Microbiol. 2020;11:261.
17. Holm-Hansen CC, Midgley SE, Fischer TK. Global emergence of enterovirus D68: a systematic review. Lancet Infect Dis. 2016 May;16(5):e64-75.
18. Sousa Junior IP, Vieira TCRG. Enterovirus infection and its relationship with neurodegenerative diseases. Mem Inst Oswaldo Cruz. 2023;118:e220252.
19. Non-Polio Enterovirus: for healthcare professionals. CDC 2023. Disponível em: https://www.cdc.gov/non-polio-enterovirus/hcp.html. Acesso em: 10 jun. 2023.
20. Benschop KSM, van der Avoort HGAM, Duizer E, Koopmans MPG. Antivirals against enteroviruses: a critical review from a public-health perspective. Antivir Ther. 2015;20(2):121-30.
21. Kang H, Kim C, Kim D eun, Song JH, Choi M, Choi K et al. Synergistic antiviral activity of gemcitabine and ribavirin against enteroviruses. Antiviral Res. 2015;124:1-10.
22. Gross AE, Bryson ML. Oral Ribavirin for the treatment of noninfluenza respiratory viral infections: a systematic review. Ann Pharmacother. Oct 2015;49(10):1125-35.
23. Lee K, Kim DE, Jang KS, Kim SJ, Cho S, Kim C. Gemcitabine, a broad-spectrum antiviral drug, suppresses enterovirus infections through innate immunity induced by the inhibition of pyrimidine biosynthesis and nucleotide depletion. Oncotarget. 2017;8(70):115315-25.
24. Li ML, Shih SR, Tolbert BS, Brewer G. Enterovirus A71 Vaccines. Vaccines. 2021;9(3):199.
25. Nguyen TT, Chiu CH, Lin CY, Chiu NC, Chen PY, Le TTV et al. Efficacy, safety, and immunogenicity of an inactivated, adjuvanted enterovirus 71 vaccine in infants and children: a multiregion, double-blind, randomised, placebo-controlled, phase 3 trial. Lancet. 2022;399(10336):1708-17.
26. Nguyen-Tran H, Messacar K. Preventing enterovirus A71 disease: another promising vaccine for children. Lancet. 2022;399(10336):1671-3.
27. Chong P, Liu CC, Chow YH, Chou AH, Klein M. Review of enterovirus 71 vaccines. Clin Infect Dis. 2015;60(5):797-803.

# 43.2 Poliovírus

*Luiza Helena Falleiros Arlant*

## CLÍNICA

Poliomielite (Pólio) é uma doença muito grave, debilitante, que pode causar várias paralisias e também matar. Em cada 200 crianças infectadas uma ficará paralisada e, destas paralisadas, 5% morrerão por insuficiência respiratória, já que a pólio pode afetar os músculos respiratórios. A imensa maioria dos indivíduos infectados, especialmente crianças, pode não ter sintomas, mas será contagiosa e outras crianças contaminadas podem não ter a mesma sorte de ter uma doença assintomática[1].

Manifestações *minor* podem ocorrer em 25% dos infectados, e a meningite viral, eventualmente acompanhada de parestesias, em 1% a 5% dos pacientes após a resolução dos sintomas iniciais da doença leve[2].

Doença leve se caracteriza por febre baixa, dor de garganta, cefaleia, náuseas, constipação intestinal, mal-estar por vários dias, seguidos pela resolução do quadro em 1 a 3 dias. Após esse período, o início da paralisia flácida aguda assimétrica (músculos proximais são mais acometidos que os distais) com arreflexia (ausência ou diminuição dos reflexos tendinosos profundos) dos membros envolvidos se instala rapidamente em cerca de 1% das infecções, com paresia residual em cerca de 2/3 dos pacientes. É considerada uma doença bifásica. Sensibilidade se mantém, assim como não há alterações cognitivas.

As paralisias resultam em encurtamento de membros, várias deformidades e atrofia muscular. Envolvimento de nervos cranianos (pólio bulbar) e paralisia de diafragma podem levar à morte por insuficiência respiratória[2,3].

O risco de doença grave e morte após infecção primária pelo poliovírus (PV) aumenta com a idade[3]. Em adolescentes e adultos, a fase *minor* tende a ser ausente, com dor e paralisias mais severas. A letalidade é de 2% a 5% em crianças, alcançando 15% a 30% entre adolescentes e adultos[2].

Cerca de 25% a 40% dos adultos sobreviventes, que contraíram pólio paralítica na infância, podem desenvolver uma síndrome não infecciosa 15 a 40 anos mais tarde, denominada "síndrome pós-pólio", caracterizada por uma exacerbação lenta e irreversível da fraqueza dos músculos acometidos durante o episódio original, além de dores articulares[4].

Até o processo de erradicação dos PV selvagens (PVS), classificavam-se os casos de pólio paralitica em 3 tipos: pólio espinhal era o mais frequente, com a paralisia assimétrica dos membros; pólio bulbar o menos frequente, causando fraqueza dos músculos da face, da orofaringe e respiratórios inervados pelos nervos cranianos; e pólio bulboespinhal, uma mescla de ambos[3].

## ETIOPATOGENIA

Os PV são vírus de cadeia RNA, membros da família Picornaviridae, gênero *Enterovirus*, espécie C. Incluem 3 sorotipos: PV1, PV2 e PV3. Os PVS são os que ocorrem naturalmente na natureza. Entretanto, existem variações dos PVS, classificados conforme suas divergências genéticas da cepa Sabin (cepa da vacina oral atenuada) na sequência nucleotídica da região da proteína VP1 da capside.

Existe a pólio por poliovírus ASSOCIADOS à vacina (VAPP) oral atenuada, quando sua divergência genética é menor que 1% para os PV1 e PV3, enquanto para o PV2 é menor que 0,6%. São chamados poliovírus DERIVADOS da vacina (VDPV, do inglês *vaccine-derived polioviruses*) oral atenuada, quando sua divergência é igual ou maior que 1% para os PV1 e PV3 e maior que 0,6% para o PV2[5].

Independentemente do tipo do PV (selvagem, VAPP ou pólio por VDPV), todos podem causar a doença pólio, que, por sua vez, tem as mesmas características clínicas, duração e severidade, podendo afetar indivíduos e seus contatos suscetíveis. Não existe imunidade cruzada entre os sorotipos, ou seja, infecção por um sorotipo não protege contra o outro sorotipo.

Os VDPV são chamados circulantes (cVDPV) quando mantêm transmissão sustentada de pessoa a pessoa suscetível em uma comunidade. São chamados de iVDPV quando se mantém albergados pelos intestinos de indivíduos imunossuprimidos, às vezes por anos.

Da mesma forma, a ocorrência de VAPP é muito maior nos indivíduos com imunodeficiência primária de linfócito B[2].

Pelo grau de divergência genética dos VDPV, pode-se calcular o tempo que estiveram circulando pela comunidade e fazendo mutações.

Após a contaminação pela via oral, o PV se multiplica na orofaringe e trato gastrintestinal. Portanto, encontra-se PV por 1 a 2 semanas em secreções nasofaríngeas. A eliminação pelas fezes usualmente dura algumas semanas, mesmo em infectados assintomáticos, mas pode durar meses ou até anos em indivíduos imunossuprimidos. Durante a replicação intestinal, o PV invade o tecido linfoide, podendo entrar na corrente sanguínea, infectando células do sistema nervoso central (SNC). O PV induz a destruição dos neurônios motores do corno anterior da medula espinhal e tronco cerebral, resultando em paralisias diversas[3].

## EPIDEMIOLOGIA

Homens são os únicos reservatórios naturais do poliovírus.

A contaminação se faz pelas vias respiratórias e contato com fezes contaminadas, ou seja, fecal-oral. As infecções são mais frequentes em crianças suscetíveis e vivendo em condições de pobre saneamento básico, embora possam ocorrer em adolescentes e adultos suscetíveis.

O período de incubação das formas não paralíticas é usualmente entre 3 e 6 dias. Para início da paralisia espera-se um período entre 7 e 21 dias (de 3 a 35 dias)[2].

Quando as infecções eram muito frequentes, descrevia-se a ocorrência da doença especialmente no verão e outono, com sazonalidade menos pronunciada nos trópicos.

O último caso no Brasil foi em 1989 na Paraíba e a Região das Américas foi primeira região da OMS a obter seu Certificado de Erradicação do PVS (1994). Cinco das seis regiões da OMS já têm seu Certificado de Erradicação do PVS (Região das Américas - 1994; Região do Pacífico Ocidental - 2000; Região Europeia - 2002; Região do Sudeste Asiático - 2014, Região Africana - 2020), fato histórico, porque estas regiões representam mais de 90% da população mundial[2]. O mundo nunca teve uma oportunidade tão próxima ao processo de erradicação final da pólio como agora.

Dos 3 sorotipos de PVS, o PVS2 foi declarado erradicado em 2015 (último caso ocorreu na Índia em 1999) e o PVS3 foi declarado erradicado em 2019 (último caso na Nigéria em 2012). Apenas o PVS1 existe em situação endêmica em dois países do mundo: Afeganistão e Paquistão. Em 2022, até a data de 20 de dezembro, foram notificados 30 casos de PVS1, sendo 20 no Paquistão, 2 no Afeganistão e 8 casos em Moçambique, país que notificou o primeiro caso de PVS1 no ano de 2022, com a mesma constituição genética do PVS1 detectado em Malawi em 2021. A análise genômica destes PVS1 indica que são derivados da cepa circulante no Paquistão em 2019[6-8].

O fato chamou bastante a atenção da OMS e outros órgãos reguladores, além da mídia, pelo fato de o continente africano já estar livre do PVS desde 2020.

Depois da obtenção do Certificado de Erradicação do PVS nas Américas, no início do presente século, foi constatado um aumento imprevisto de casos de pólio pelo cVDPV1, causando um surto na Isla Hispaniola (Haiti e República Dominicana). Tal fato chamou bastante a atenção, inclusive porque os casos de pólio haviam sido provocados por vírus derivados da vacina oral atenuada, os VDPV, que estiveram circulando por algum tempo em países das Américas que já estavam livres de casos de PVS[9].

A partir daí iniciou-se o preparo para a suspensão definitiva do uso da vacina oral de vírus atenuados, começando pela suspensão do PV2 da vacina oral atenuada, já que o PV2 sempre foi o maior causador dos casos de VAPP, além de interferir com a resposta imune aos PV1 e PV3[4].

Em 2016, ocorreu o processo denominado *switch*, que foi a suspensão definitiva da vacina oral atenuada trivalente OPV, que continha PV1, PV2 e PV3, e a substituição pela vacina oral atenuada bivalente com PV1 e PV3[5,10].

Após o *switch* houve um aumento expressivo dos casos de cVDPV2 no mundo todo, chegando a alcançar 1.082 casos de pólio por cVDPV2 em 2020. Após 2016, várias medidas têm sido tomadas para controlar os surtos de cVDPV2[11].

Uma delas foi a síntese de uma vacina chamada nOPV2, vacina oral atenuada com PV2 com capacidade extremamente reduzida de mutações, impedindo mais disseminação de um vírus atenuado na comunidade vacinada. Essa vacina tem sido usada como medida emergencial nos países que apresentam surto de cVDPV2[12].

Em 2022, foram notificados 478 casos de pólio por cVDPV2, número que supera em muito os casos de pólio causados por PVS[11]. Importante é mencionar que os cVDPV podem ser isolados de comunicantes de casos-índice e nos esgotos e águas residuais na ausência de casos clínicos[13].

Quanto aos casos de pólio provocados pelo cVDPV1, em 2022 foram 82 até dia 20 de dezembro. E apenas um caso de cVDPV3, em Israel, notificado em 2022, embora tenha sido isolado também nos 6 comunicantes próximos[11].

Está em processo de síntese uma vacina nOPV1 e uma vacina nOPV3, para controlar a disseminação e surtos de cVDPV1 e cVDPV3, já que a vacina bivalente oral atenuada 1 e 3 continua a ser usada em diversos países do mundo[12].

Os casos de cVDPV1 seguem existindo, embora em número expressivamente menor, quando comparado aos casos de pólio pelo cVDPV2, e houve apenas o relato de um caso de pólio provocado pelo cVDPV3 em 2021 em Israel[11].

Atualmente, os casos de pólio pelos cVDPV2 e cVDPV1 superam em muito os casos de PVS1, daí a necessidade imperiosa de suspensão da vacina bOPV[11].

Antes do processo de *switch* com suspensão definitiva da vacina OPV2, todos os países do mundo foram orientados a aplicar no calendário de vacinação PRIMÁRIA inicial PELO MENOS uma dose da vacina IPV, no sentido de fornecer proteção para o PV2, complementando com a vacina bivalente, embora uma dose de vacina IPV forneça uma proteção ao redor de 50% para os vacinados após a primeira dose, variando um pouco conforme o sorotipo (46,4% para PV1, 62,7% para o PV2, e 32% para o PV3)[14].

Além disso, a recomendação da OMS foi conter todo o material potencialmente contaminado com PV2 globalmente, em laboratórios creditados para tal mister, diminuindo com isso o risco de vazamento do PV2.

Após a suspensão da tOPV, alguns países optaram por continuar com um esquema completo usando exclusivamente IPV, enquanto outros países optaram por um esquema misto usando uma ou duas ou três doses de IPV, complementando com a vacina bOPV com os PV1 e PV3.

Atualmente, pelo menos 13 países já usam esquemas com IPV **exclusiva** (Argentina, Aruba, Bermuda, Canadá, Ilhas Cayman, Chile, Costa Rica, Panamá, México, St. Maarten, Uruguai, Estados Unidos). Canadá e Estados Unidos usam IPV exclusiva há muitos anos; Estados Unidos desde o ano 2000, porque, na tentativa de usar esquema sequencial, surgiram casos de VAPP. O Brasil recomenda 3 doses de IPV na imunização primária inicial, mas ainda continua complementando com reforços com bOPV1-3.

O continente europeu praticamente só usa IPV exclusiva[5,15].

Casos de VAPP, que ocorriam um caso de VAPP a cada 1,5 a 2,2 milhões de doses de vacina oral administradas de 1989 a 1991, depois do *switch*, de 2015 a 2018, passaram a ocorrer na proporção de um caso de VAPP a 15,5 milhões de doses administradas, seguramente pelo fato de ser aplicada uma dose de IPV no esquema primário, além do fato de ter sido eliminado seu principal fator, ou seja, a aplicação da OPV2[16,17].

## DIAGNÓSTICO LABORATORIAL

O padrão-ouro é a recuperação do PV, o qual declina com o passar dos dias após o início da paralisia. Para sua obtenção recomenda-se que seja colhida uma amostra de fezes dentro dos 14 dias após o início do déficit motor.

É importante que o teste para sua confirmação seja realizado com reação em cadeia da polimerase através da transcriptase reversa (RT-PCR) e também o sequenciamento genômico, para determinar qual o sorotipo de PV, além de determinar se é um PVS, Sabin (derivado da vacina oral atenuada) ou VDPV. A RT-PCR tem alta sensibilidade, comparável à cultura de células.

Não é mais recomendada a sorologia em sangue periférico.

## TRATAMENTO

É apenas suportivo.

## PREVENÇÃO

A única maneira de se evitar a pólio é por meio da vacinação contra os 3 sorotipos: PV1, PV2 e PV3.

Dispomos dos seguintes tipos de vacinas:

- **IPV:** vacina de vírus inativado de administração IM clássica. É trivalente, altamente eficaz na proteção contra os 3 sorotipos de vírus. Existe em forma combinada a outras vacinas e sob a forma de aplicação isolada, *stand-alone*.

  É altamente imunogênica. Duas doses, pelo menos, na imunização primária são fundamentais, já que uma só dose não é suficiente. Três doses de IPV já oferecem praticamente 100% de proteção para o indivíduo vacinado. Uma quarta dose assegura manutenção da imunidade e proteção por mais tempo[18].

  É efetiva no controle da doença, provocando proteção de rebanho[19,20].

  Também um dos seus grandes benefícios é não causar VAPP ou VDPV, sendo segura em qualquer idade. É a vacina indicada para proteção dos imunossuprimidos e também na gestante. Elimina a longo prazo os excretores crônicos de PV e pode ser incluída nas vacinas combinadas, o que facilita sua administração e acaba reduzindo seu custo, contribuindo incontestavelmente para o aumento das coberturas vacinais.
- **IPV (ID):** IPV para aplicação fracionada por via intradérmica (fIPV ID). Constitui-se uma alternativa, segundo a OPS/OMS, na falta de vacinas IPV clássicas por via IM, condição essa já não existente no momento. Não foi uma alternativa muito bem aceita pelas sociedades médicas por diversos motivos logísticos e de aplicabilidade, assunto esse bastante explorado em outras publicações[21].
- **OPV bivalente 1-3 (bOPV 1-3):** vacina oral de PV atenuado sorotipo 1-3. Protege apenas contra os PV1 e PV3. Além disso, dissemina mais vírus atenuado na comunidade, os quais, eliminados para o meio ambiente, fazem mutações, ficam circulando também nas águas residuais e infectam outras pessoas suscetíveis.

  É uma vacina utilizada ainda como complementação vacinal em alguns países do mundo, inclusive no Brasil como quarta dose, mas não protege contra o PV2, nem contra o cVDPV2[22].

  Vale lembrar que os casos de pólio por cVDPV2 são os que imperam no momento em um número expressivamente maior que os casos pelo próprio PVS.
- **OPV MONOvalente 2 (mOPV2):** vacina oral atenuada inicialmente usada para contenção de surtos. Protege contra PV2 e cVDPV2. Entretanto, propaga PV2 no meio ambiente, estando sujeito a mutações, exatamente como a vacina tOPV usada até 2016.
- **nOPV2:** vacina oral por PV2 atenuados, monovalente. Foi aprovada e tem sido amplamente usada para uso emergencial com o objetivo de contenção de surtos pelo cVDPV2. É mais estável que a OPV2, clássica, embora o risco de reversão para neurovirulência não seja zero. Está sendo usada desde 2020 em países com surtos de cVDPV2, sob uma condição emergencial. Até 2022, já haviam sido usadas mais de 500 milhões de doses em 21 países.
- **Novas vacinas:** existem vários estudos em vacinas contra pólio, em diferentes esquemas de vacinação, diferentes doses e diferentes plataformas, como a Sabin-IPV. Também em fase final de estudos as novas vacinas nOPV1-nOPV3, também para contenção de surtos[12,23].

## PILARES DA ERRADICAÇÃO DA PÓLIO

Os pilares principais e incontestáveis do processo de erradicação da pólio são:

### Cobertura vacinal igual ou acima de 95%

As coberturas vacinais no Brasil têm sido extremamente baixas. As cifras de cobertura vacinal do Brasil têm sido entre 50% e pouco mais de 70%, dependendo da região do país, o que coloca em risco a saúde de mais de 1 milhão de crianças nascidas anualmente[23].

A cobertura recomendada por todos os órgãos internacionais de saúde pública é igual ou maior que 95%. Além disso, a cobertura do esquema primário de vacinação deve ser com 3 doses de IPV, o que é extremamente importante, já que é a única vacina que protege contra o PV2.

### Vigilância epidemiológica de paralisia flácida aguda em níveis mínimos adequados

A vigilância epidemiológica (VE) é a forma primária para se detectar a pólio.

É essencial ter uma VE de alta qualidade para alcançar o processo de erradicação da doença.

A cifra mínima que se indica é uma notificação de pelo menos 1 caso de paralisia flácida aguda (PFA) para cada 100 mil habitantes com menos de 15 anos de idade. Além da notificação negativa e o manejo do material fecal que deve seguir as instruções adequadas tanto de coleta, de tempo, de armazenamento, de envio para os laboratórios indicados aptos a receber esse material e a análise para correto fechamento do caso como pólio ou não pólio. Os serviços que atendem na ponta (prontos-socorros, ambulatórios etc.) devem ser suficientemente treinados para reconhecimento dos casos para diagnóstico diferencial e condução dos procedimentos corretos.

Quanto mais baixa cobertura, maior é o risco do desenvolvimento de pólio. É fundamental fazer essa vigilância para se acompanhar o aparecimento de eventuais casos da doença. A VE de PFA no Brasil não tem alcançado níveis mínimos recomendados pela OMS em 2022, mal chegando a 0,6 para um mínimo recomendado de 1 para notificação de PFA. Também não tem alcançado o nível de 80% recomendado para o processamento das fezes, mal chegando a 60%[24].

Isso tudo significa que os casos de PFA no Brasil não estão sendo devidamente diagnosticados, sobrando crianças com PFA, possivelmente algumas com pólio, que não estão sendo notificadas. E, além disso, os casos que são notificados, não estão sendo devidamente acompanhados para seu correto fechamento como pólio ou não pólio.

## Vigilância ambiental

Vigilância ambiental (VA) é outro pilar importante para detecção dos PV que circulam pelos esgotos e águas residuais, independente da sua origem. É uma atividade suplementar importante.

Haja vista o caso de pólio diagnosticado em 2022 no estado de New York em um adulto suscetível. Em julho, uma análise virológica e epidemiológica adicional confirmou a circulação do cVDPV2. As autoridades de saúde local e nacional continuam intensificando os esforços de VA e busca de casos potenciais de paralisia, além de identificar os grupos com brechas de imunidade, intensificando a cobertura vacinal[25,26].

Como já mencionado, os cVDPV existem independentemente dos casos clínicos de pólio. A América Latina não realiza VA de rotina para a pólio, inclusive no Brasil. Em 2022, em países que fazem esse tipo de vigilância, especialmente, mas não exclusivamente, no continente africano, foram isoladas 537, 498 e 176, respectivamente, em 2020, 2021 e 2022 até 20 de dezembro, amostras no meio ambiente (esgotos e outras águas residuais)[11].

Dentro desse panorama, após o caso de New York, as autoridades do Reino Unido identificaram 116 PV em 19 amostras de águas residuais em Londres em 2022. Nenhum caso de PFA foi identificado, mas reforços de vacina IPV (*catch-up*) são recomendados atualmente para crianças de 1 a 9 anos de idade[27].

Os países que conseguiram introduzir a VA na rotina devem continuar a fazê-la. Os outros países devem avaliar a possibilidade de introduzir a VA em áreas especificas.

As atividades relevantes para aumentar a sensibilidade da VE e VA podem ser resumidas na detecção efetiva de casos, investigação, notificação, monitoramento e supervisão, tudo no menor tempo possível.

# PROCESSO DE ERRADICAÇÃO DA PÓLIO

A presença do PV sempre vai existir enquanto se usa a vacina atenuada por via oral. O PV continuará circulando, podendo provocar pólio doença em uma criança e/ou em população suscetível. Portanto, é fundamental uma vigilância de boa qualidade.

Atualmente o risco de desenvolver pólio por um VDPV (especialmente o cVDPV2) é muito maior se houver utilização da vacina OPV, acompanhada de baixas coberturas vacinais e precária VE de PFA ambiental e praticamente ausente VA para uma detecção precoce dos casos e tomada de medidas urgentes cabíveis[28].

Não há outra forma de acabar com a pólio senão usando uma vacina inativada, sem disseminação intestinal sujeita a mutações. Para tanto, a OMS já recomenda em seu Plano Estratégico 2022-2030 uma suspensão definitiva da vacina oral atenuada bivalente até 2030, com a continuidade de IPV exclusiva nos programas de vacinação[29].

Esforços mundiais têm sido feitos no sentido de acabar definitivamente com a doença e esperamos que este seja o legado mais importante deste século para as próximas gerações[30].

## REFERÊNCIAS BIBLIOGRÁFICAS


1. WHO Handbook, 2019. Effective communication of immunization data. http://www.euro.who.int/pubreques; http://polioeradication.org/polio-today/polio-prevention/the-virus/.
2. American Academy of Pediatrics. Poliomielitis. In: Kimberlin DW, Barnett ED, Lynfield R, Sawyer MH (ed.). Red Book: 2021 Report of the Committee on Infectious Diseases. Itasca, IL: American Academy of Pediatrics; 2021. p. 601-607.
3. Hall E, Wodi AP, Hamborsky J, et al. (ed.). Centers for Disease Control and Prevention. Epidemiology and prevention of vaccine-preventable diseases. 14th ed. Washington, D.C. Public Health Foundation; 2021. p. 275-288.
4. Sutter R W, Kew O M, Cochi S L. Poliovirus vaccine – live. In: Plotkin S, Orenstein W, Offit P. Vaccines. 5. ed. Saunders, Elsevier; 2008. p. 631-6855.
5. Falleiros-Arlantl, LH, Avila-Agüero ML, Brea-del Castillo J, Gentile A, Torres JR y Debbag R, en representación de Sociedad Latinoamericana de Infectología Pediátrica. Declaración SLIPE: Aumento de la cobertura antipoliomielítica con vacunas más seguras: una urgencia inaplazable en Latinoamérica. Rev. Chilena Infectol. 2022;39(5):604-613.
6. WHO. PolioToday. Disponível em: https://polioeradication.org/polio-today/polio-now/wild-poliovirus-list/. Acesso em: 7 jan. 2023.
7. World Health Organization (23 June 2022). Disease Outbreak News; Wild poliovirus type 1(WPV1) – Mozambique. Disponível em: https://www.who.int/emergencies/disease-outbreaknews/item/2022-DON395.
8. WHO. Disponível em: https://www.who.int/emergencies/disease-outbreak-news/item/wild-poliovirus-type-1-(WPV1)-malawi
9. Falleiros-Arlant L, González S E, Brea J, De Colsa-Ranero A. Estado actual de la poliomielitis en Latinoamérica. Rev. Chilena Infectol. 2020;37(6):701-9. http://dx.doi. org/10.4067/S0716-10182020000600701.
10. WHO. The polio communication global strategy. Disponível em: https://polioeradication.org/ wp-content/uploads/2016/09/Polio-Communications-Global-Guide-Part-1-or-4_Jan2016_EN.pdf.
11. WHO. Polio today. Disponível em: https://polioeradication.org/polio-today/polio-now/this-week/circulating-vaccine--derived-poliovirus/ Acesso em: 7 jan. 2023.
12. Modlin J, Bandyopadhyay A, Sutter R. Immunization against poliomyelitis and the challenges to worldwide poliomyelitis eradication. J Infect Dis. 2021;30;224(12 Suppl2):S398-S404. Disponível em: https://doi.org/10.1093/infdis/jiaa622.
13. Odoom JK, Obodai E, Boateng G, Diamenu S, Attiku K, Avevor P et al. Detection of vaccine – derived poliovirus circulation by environmental surveillance in the absence of clinical cases. Hum Vaccin Immunother. 2021 Jul 3;17(7):2117-2124. doi: 10.1080/21645515.2020.1852009. Epub 2021 Jan 30.
14. Resik, S., Tejeda, A., Sutter, RW. Diaz M, Luis Sarmiento, L, Alemañi, N et al. Priming after a fractional dose of inactivated poliovirus vaccine. Engl J Med. 2013;368:416-24. DOI: 10.1056/NEJMoa1202541.
15. ECDC. Disponível em: https://www.ecdc.europa.eu/en/poliomyelitis Acesso em: 11 jan. 2023.
16. Andrus JK, Strebel PM, Quadros CA, Olivé JM. Risk of vaccine-associated paralytic poliomyelitis in Latin America, 1989-91. Bull WHO Health Organ. 1995;73(1):33-40.
17. PAHO. Boletim de Imunizacao. v. XLIII, n. 3, Set 2021. Disponível em: https://iris.paho.org/bitstream/handle/10665.2/55063/EPIv43n32021_por.pdf?sequence=1&isAllowed=y
18. Vidor E, Plotkin S. Poliovirus vaccine – inactivated. In: Plotkin S, Orenstein W, Offit P. Vaccines. 5. ed. Saunders: Elsevier, 2008. p. 605-630.
19. Stickle G. Observed and expected poliomielitis in the US- 1958-1961. American Journal Public Health. 54(8): 1222-1229.
20. John J. Role of injectable and oral polio vaccines in polio eradication. Expert Review of Vaccines. 2009;8(1):5-8. DOI: 10.1586/14760584.8.1.5.
21. Arbo A, Falleiros-Arlant L H, López E L, Brea Del Castillo J, Martínez de Cuellar, C, Moreno G et al. Study Group of Sociedad Paraguaya de Pediatría. Remarks on the possibility of the introduction of fractionated dose of the inactivated poliomyelitis vaccine in the Latin American child immunization schedule. Rev Chilena Infectol. 2018;35(4):395-402. Disponível em: https://doi.org/10.4067/s0716-10182018000400395.
22. Brasil. Ministério da Saúde. Calendário de vacinação PNI 2022. Disponível em: https://www.gov.br/saude/pt-br/assuntos/saude-de-a-a-z/c/calendario-nacional-de-vacinacao . Acesso em: 7 jan. 2023.
23. brasil. ministério da saúde. sistema de informação do programa nacional de imunizações (si-pni/cgpni/deidt/svs/ms). Disponível em: http://tabnet.datasus.gov.br/cgi/webtabx.exe?bd_pni/cpnibr.def. Acesso em: 10 set. 2020.
24. Brasil. Ministério da Saúde. CGPNI/DEIDT/SVS/MS. Dados preliminares. Informados pelo serviço de vigilância epidemiológica. Apresentado na primeira reunião do CTAI em agosto de 2022.
25. Department of Health – New York State. Disponível em: https://www.health.ny.gov/press/releases/2022/2022-10-11_polio.htm.
26. Department of Health – New York State. Disponível em: https://www.health.ny.gov/press/releases/2022/2022-12-12_polio_update.htm.
27. ECDC. Polio Situation. Disponível em: https://www.ecdc.europa.eu/en/news-events/update-polio-situation-eueea-and-world.
28. Alfaro-Murillo JA, Ávila-Agüero ML, Fitzpatrick MCJ, Crystal CJ, Falleiros-Arlant LH, Galvani AP.. The case for replacing OPV With IPV in the Americas. Lancet. Apr. 2020;395:1163-66.
29. WHO. Polioeradication. Disponível em: https://polioeradication.org/gpei-strategy-2022-2026/.
30. WHO. Disponível em: https://polioeradication.org/news--post/polio-experts-eye-clear-tactics-in-final-push-to-a-chieve-success/.

# 43.3 Rotavírus

*Rita Soares Barbosa Cardona*

## MANIFESTAÇÕES CLÍNICAS

Nos casos típicos, após um período de incubação de 1 a 3 dias, o início da doença por rotavírus é abrupto, com vômitos e febre, seguido, 24 a 48 horas após, de diarreia aquosa[1]. Os sintomas gastrintestinais normalmente se resolvem em 3 a 7 dias, mas podem durar 2 a 3 semanas[1]. Os pacientes geralmente transmitem o vírus nas 2 primeiras semanas de sintomas[1]. Apesar de menos frequentes, também podem ocorrer sintomas respiratórios, como tosse ou coriza, ou neurológicos, como convulsão ou encefalite[2]. Nos casos leves, não são esperadas alterações de exames laboratoriais[1]. Já nos casos graves, se não for fornecida terapia de hidratação adequada, podem ocorrer desidratação, distúrbios eletrolíticos, acidose metabólica, lesão renal aguda, choque e morte[1].

Podem ocorrer exposições repetidas ao rotavírus ao longo da vida, mas após infecção ou vacinação na primeira infância, a maioria das infecções é leve ou assintomática[1]. Entre os fatores de risco para doença grave se destacam: primoinfecção, crianças entre 6 meses e 2 anos não vacinadas e imunocomprometidos[2].

## ETIOPATOGENIA

Em 1973, Bishop e colaboradores isolaram pela primeira vez o rotavírus em crianças com gastroenterite[3]. Rotavírus é um vírus de dupla cadeia de RNA (dsRNA) pertencente à família Reoviridae, gênero *Rotavirus*, com pelo menos 10 grupos distintos (de A a J)[4,5]. O grupo A é o principal responsável por infecções em humanos, mas podem também ser isolados rotavírus do grupo B e C[5]. A partícula viral mede aproximadamente 100 nm de diâmetro, com triplo capsídeo proteico de morfologia icosaédrica, não envelopado[4]. O seu genoma é formado por 11 segmentos de dsRNA que codificam seis proteínas estruturais virais (VP1 a VP4, VP6 e VP7) e seis proteínas não estruturais (NSP1 a NSP6)[4]. O capsídeo externo é constituído pela glicoproteína VP7 (G) e pela proteína VP4 sensível à protease (P), ambas importantes para estimular a produção de anticorpos neutralizantes pelo hospedeiro[6]. Na era pré-vacinal, cinco combinações G-P (G1P[8], G2P[4], G3P[8], G4P[8], e G9P[8]) representavam aproximadamente 90% de todas as infecções por rotavírus humano, globalmente[6]. Há pouco tempo, o sistema de classificação binário com base nos genótipos G e P está sendo substituído por um sistema com base nas propriedades moleculares dos 11 segmentos de seu genoma[5].

A transmissão do rotavírus ocorre principalmente por via fecal-oral, por contato direto pessoa a pessoa ou por fômites contaminados, com elevada taxa de transmissão[6]. O rotavírus pode permanecer viável por semanas a meses em caso de contaminação de superfícies ambientais e fômites[5]. Surtos derivados de água ou alimentos contaminados são raros[5].

Existem três fatores principais envolvidos na patogênese da diarreia induzida pelo rotavírus: necrose do epitélio intestinal com atrofia das vilosidades e perda de enzimas da borda em escova, resultando na dificuldade em absorver eletrólitos, fluidos e nutrientes; efeito tóxico direto da enterotoxina do rotavírus NSP4 e de outras proteínas virais; ativação do sistema nervoso entérico, resultando em secreção eletrolítica, diarreia aquosa e vômitos intensos[1]. A proteção contra infecção por rotavírus é mediada tanto pelo sistema imune humoral quanto pelo celular[6].

## EPIDEMIOLOGIA

Em 2000, na era pré-vacinal, o rotavírus foi a principal causa de diarreia grave e desidratação em crianças com menos de 5 anos, resultando em mais de 500 mil óbitos e mais de 2 milhões de hospitalizações, globalmente[7,8]. Após a introdução da vacina contra rotavírus em 2006, ocorreu um declínio de 59% a 77% de mortalidade infantil por rotavírus; entre 2013 e 2017 estima-se que 122 mil a 215 mil crianças morreram devido ao rotavírus, anualmente[7,9,10]. Apesar desse declínio, o rotavírus continua sendo uma causa importante de morbimortalidade, principalmente em países de renda média-baixa[6]. Em climas temperados, a doença do rotavírus é mais prevalente durante os meses mais frios[5].

## TESTES DIAGNÓSTICOS

O diagnóstico laboratorial de gastroenterite por rotavírus constitui uma ferramenta importante na confirmação de um quadro clínico suspeito. Para o diagnostico etiológico devem ser coletadas amostras de fezes frescas para detectar a presença do vírus, antígenos virais específicos ou RNA viral[11]. Também podem ser utilizados esfregaços retais de pacientes com diarreia; contudo, este tipo de amostra é menos indicado[11]. É possível a detecção direta do rotavírus com o uso de microscopia eletrônica, um método sensível e muito específico, porém caro e de difícil execução[1]. Existem amplamente disponíveis *kits* de detecção de antígenos virais, como aglutinação em látex, imunocromatografia ou imunoensaios enzimáticos (teste sorológico imunoenzimático - ELISA, do inglês *Enzyme Linked ImmunonoSorbent Assay*)[6,12]. As técnicas de aglutinação em látex e imunocromatografia são rápidas e simples de realizar sem equipamento sofisticado, sendo úteis nos surtos de doença e em locais com menor acesso a recursos, porém são menos sensíveis e específicas[6,12]. O método diagnóstico mais utilizado é o ELISA devido à sua elevada sensibilidade e especificidade[11,12]. Técnicas com base em reação em cadeia da polimerase detectam o RNA viral na amostra clínica, com a vantagem de aumentar a sensibilidade, porém não tão amplamente utilizadas devido ao elevado custo[11].

## TRATAMENTO

Atualmente não existe terapia antiviral específica aprovada e disponível para o tratamento de infecções por rotavírus[6]. As bases do tratamento são a reposição de fluidos e eletrólitos, orais ou parenterais, para prevenir ou corrigir a desidratação e o uso de zinco para reduzir a duração e a gravidade dos episódios de diarreia[6]. As diretrizes da Organização Mundial da Saúde (OMS) para o tratamento de diarreia pediátrica incluem a manutenção do aleitamento materno para reduzir o tempo e gravidade do quadro clínico[6]. O papel benéfico do uso de probióticos, contendo espécies de *Lactobacillus* e *Bifidobacteria* como complementar ao tratamento de diarreia por rotavírus, tem sido atribuído aos efeitos antimicrobianos diretos pela inibição da colonização e crescimento de patógenos e modulação da imunidade inata e celular[13]. Recentemente, o uso de racecadotrila, um medicamento antissecretório intestinal, mostrou-se benéfico na redução da gravidade de diarreia aguda através da diminuição da hipersecreção intestinal e perda de eletrólitos[14].

## ISOLAMENTO DO PACIENTE HOSPITALIZADO

Rotavírus é considerada uma causa importante de infecção nosocomial[2]. Além de precaução padrão, está indicada precaução de contato durante a duração da doença, principalmente nos pacientes que usam fralda[5]. Deve-se assegurar uma limpeza e desinfecção ambiental frequente[15].

## MEDIDAS DE CONTROLE

### Gerais

Recomendam-se medidas de higiene pessoal, alimentar e ambiental no controle de gastroenterite por rotavírus. Deve-se reforçar a importância da lavagem regular das mãos com água e sabão, principalmente antes de manusear os alimentos e depois de usar o banheiro[15]. Soluções com lixívia ou outros produtos com atividade antiviral confirmada devem ser utilizadas para inativar o rotavírus e podem ajudam a prevenir a transmissão de doença resultante do contato com superfícies ambientais[5].

### Escola/creche

Lactentes e crianças com gastroenterite por rotavírus não devem frequentar creches e escolas enquanto apresentarem diarreia[5].

### Imunoglobulina

Imunoglobulina humana administrada por via oral em pacientes imunocomprometidos tem demonstrado eficácia na redução da excreção viral e duração da diarreia[16].

### Vacina

Existem quatro vacinas contra rotavírus pré-qualificadas pela OMS: RotaTeq® (Merck & Co. Inc., EUA) em 2008, Rotarix® (GlaxoSmithKline Biologicals, Bélgica) em 2009, e, mais recentemente, em 2018, Rotavac® (Bharat Biotech International Ltd, Índia) e Rotasiil® (Serum Institute of India, Índia) (Tabela 43.3.1)[6,17]. Estas vacinas são compostas por vírus vivo atenuado, administradas por via oral, têm a capacidade de replicar no intestino humano e desencadear uma resposta imune[6,17]. Dados de farmacovigilância pós-comercialização indicam que há um pequeno risco de intussuscepção intestinal devido ao uso de vacina contra rotavírus, 1 a 5 casos a cada 100 mil crianças vacinadas, principalmente na primeira semana após a primeira ou segunda dose[5]. Existe uma discrepância na eficácia dessas vacinas comparando países de baixa e alta mortalidade no primeiro ano de vida, sendo menor nos países de alta mortalidade, e alguns resultados sugerem uma menor eficácia no segundo ano de vida[6,17]. Os motivos são multifatoriais, como enteropatia, desnutrição, microbioma intestinal e anticorpos transplacentários[18,19].

**Tabela 43.3.1** – Vacinas contra rotavírus pré-qualificadas pela Organização Mundial da Saúde.

| | RotaTeq® | Rotarix® | Rotavac® | Rotasiil® |
|---|---|---|---|---|
| **Estirpe vacinal** | Pentavalente rotavírus humano-bovino G1, G2, G3, G4, P1A[8] | Monovalente rotavírus humano G1P[8] | Monovalente rotavírus humano-bovino G9P[11] | Pentavalente rotavírus humano-bovino G1, G2, G3, G4, G9 |
| **Esquema vacinal** | 3 doses | 2 doses | 3 doses | 3 doses |
| **Intervalo entre as doses** | 4 a 10 semanas | 4 semanas | 4 semanas | 4 semanas |
| **Idade da 1ª dose** | 6 a 12 semanas | 6 semanas | 6 semanas | 6 semanas |
| **Idade da última dose** | 8 meses | 8 meses | 8 meses | 12 meses |
| **Eficácia vacinal contra doença grave em países de baixa, moderada ou elevada mortalidade no 1º ano de vida** | Baixa: 97%<br>Moderada: 79%<br>Elevada: 57% | Baixa: 93%<br>Moderada: 79%<br>Elevada: 58% | Baixa: sem dados<br>Moderada: sem dados<br>Elevada: 57% | Baixa: sem dados<br>Moderada: sem dados<br>Elevada: 48% |

*Fonte:* Adaptada de World Health Organization[6] e Bergman et al.[17].

## REFERÊNCIAS BIBLIOGRÁFICAS


1. Omatola CA, Olaniran AO. Rotaviruses: from pathogenesis to disease control. A Critical Review. Viruses. 2022;14(5).
2. Parashar U, Nelson A, Kang G. Diagnosis, management, and prevention of rotavirus gastroenteritis in children. BMJ. 2013;347(f7204).
3. Bishop R, Davidson G, Holmes I, Ruch B. Virus particles in epithelial cells of duodenal mucosa from children with viral gastroenteritis. Lancet. 1973;1281-3.
4. Trask SD, McDonald SM, Patton JT. Structural insights into the coupling of virion assembly and rotavirus replication. Nat Rev Microbiol. 2012;10(3):165-77.
5. American Academy of Pediatrics. Committee on Infectious Diseases. Kimberlin DW, Barnett ED, Lynfield R, Sawyer MH. Red Book: 2021-2024 report of the Committee on Infectious Diseases. American Academy of Pediatrics; 2021.
6. World Health Organization (WHO). 2021 WHO Rotavirus vaccines – WHO position paper. 2021. Disponível em: https://apps.who.int/iris/bitstream/handle/10665/342905/WER9628-301-319-eng-fre.pdf?sequence=1&isAllowed=y.
7. Tate JE, Burton AH, Boschi-Pinto C, Parashar UD, Agocs M, Serhan F et al. Global, regional, and national estimates of rotavirus mortality in children <5 years of age, 2000-2013. Clin Infect Dis. 2016;62:S96-105.
8. Parashar UD, Hummelman EG, Bresee JS, Miller MA, Glass RI. Global illness and deaths caused by rotavirus disease in children. Emerg Infect Dis. 2003;9(5):565-72.
9. Troeger C, Khalil IA, Rao PC, Cao S, Blacker BF, Ahmed T et al. Rotavirus vaccination and the global burden of rotavirus diarrhea among children younger than 5 years. JAMA Pediatr. 2018;172(10):958-65.
10. Clark A, Black R, Tate J, Roose A, Kotloff K, Lam D et al. Estimating global, regional and national rotavirus deaths in children aged <5 years: current approaches, new analyses and proposed improvements. PLoS One. 2017;12(9).
11. Yen C, Cortese M. Rotaviruses. In: Principles and practice of pediatric infectious diseases. 3rd ed. Amesterdam: Elsevier; 2018. p. 1122-5.
12. El-Ageery SM, Ali R, Abou El-Khier NT, Rakha SA, Zeid MS. Comparison of enzyme immunoassay, latex agglutination and polyacrylamide gel electrophoresis for diagnosis of rotavirus in children. Egypt J Basic Appl Sci. 2020;7(1):47-52.
13. Kawahara T, Makizaki Y, Oikawa Y, Tanaka Y, Maeda A, Shimakawa M et al. Oral administration of Bifidobacterium bifidum G9-1 alleviates rotavirus gastroenteritis through regulation of intestinal homeostasis by inducing mucosal protective factors. PLoS One. 2017;12(3).
14. Emparanza Knörr JI, Ozcoidi Erro I, Martínez Andueza MC, Callén Blecua MT, Alústiza Martínez E, Aseguinolaza Iparraguirre I. Revisión sistemática sobre la eficacia de racecadotrilo en el tratamiento de la diarrea aguda. An Pediatr. (Engl Ed) 2008;69(5):432-8.
15. Siegel JD, Rhinehart E, Jackson M, Chiarello L. Healthcare infection control practices advisory committee. 2007 Guideline for isolation precautions: preventing transmission of infectious agents in healthcare settings – update 2022. Disponível em: https://www.cdc.gov/infectioncontrol/pdf/guidelines/isolation-guidelines-H.pdf. Acesso em: 13 fev. 2023.
16. Alexander E, Hommeida S, Stephens MC, Manini ML, Absah I. The role of oral administration of immunoglobulin in managing diarrheal illness in immunocompromised children. Pediatric Drugs. 2020;22(3):331-4.
17. Bergman H, Henschke N, Hungerford D, Pitan F, Ndwandwe D, Cunliffe N et al. Vaccines for preventing rotavirus diarrhoea: vaccines in use. Cochrane Database Syst Rev. 2021;11(11).
18. Burnett E, Parashar UD, Tate JE. Rotavirus infection, illness, and vaccine performance in malnourished children: a review of the literature. Pediatr Infect Dis J. 2021;40(10):930-6.
19. Carvalho MF, Gill D. Rotavirus vaccine efficacy: current status and areas for improvement. Hum Vaccin Immunother. 2019;15(6):1237-50.

44

# Mpox (*Monkeypox*)

*Daisy Maria Machado*
*Erica Regina Cruz Paulino*

A *Monkeypox* (Mpox) é uma doença zoonótica viral, cuja transmissão para humanos pode ocorrer por contato com animais ou pessoas infectadas, ou por material corporal que contenha o vírus[1-4].

Em maio de 2022, iniciou-se um surto global abrangendo 72 países onde a doença não é endêmica. Embora a maioria dos casos não se apresenta de maneira grave, a doença pode causar morbidade e mortalidade significativa na gravidez, infância e em imunocomprometidos[1-3,5].

O primeiro caso humano de Mpox foi registrado em 1970, na República do Congo. Desde então, tem sido relatada em pessoas de vários outros países da África Central e Ocidental. O número de casos vem aumentando exponencialmente nos últimos 20 anos, e já excedeu o número de casos acumulados durante os primeiros 45 anos desde a sua identificação. Antes do surto de 2022, quase todos os casos em pessoas fora da África estavam ligados a viagens internacionais para países onde a doença ocorre comumente, ou por animais importados[2,4].

## MANIFESTAÇÕES CLÍNICAS

O quadro clínico pode ser dividido em duas fases (Tabela 44.1). Depois de um período de incubação de 7 a 13 dias (na faixa de 5 a 21 dias), existe um típico período prodrômico de 1 a 5 dias com febre, linfadenopatia, mialgia, calafrios, fadiga[1,2,4,6,7].

As erupções de pele geralmente acontecem após 1 a 3 dias do início da febre, mais concentradas na face e membros do que no tronco. Podem aparecer lesões profundas e circunscritas, muitas vezes com umbilicação central e progressão da lesão através de estágios sequenciais específicos (máculas → pápulas → vesículas → pústulas → cicatrizes). Essas lesões podem parecer espinhas ou bolhas no rosto, dentro da boca e em outras partes do corpo, como tronco, mãos, pés, genitais ou ânus. A erupção cutânea passa por vários estágios antes de se curar completamente (Figura 44.1). A doença dura de 2 a 4 semanas[1,2,4-8].

**Tabela 44.1** – Sinais e sintomas clássicos de *monkeypox*.

| Fase prodrômica | Segunda fase | Manifestações severas |
|---|---|---|
| ▪ Febre<br>▪ Dor de cabeça<br>▪ Mialgia<br>▪ Fadiga<br>▪ Linfadenopatia | ▪ Erupções cutâneas: máculas, pápulas, vesículas, pústulas evoluindo para crostas (Figura 44.1)<br>▪ Erupções tendem a ser centrífugas, começando na face, progredindo para mãos e pés, podendo envolver mucosa oral, conjuntiva, córnea e genitália<br>▪ No surto de 2022, foram observadas lesões começando na região genital, com apenas uma lesão e predisposição às erupções com ou sem sinais prodrômicos | ▪ Celulite, abscessos, necrose<br>▪ Pneumonia grave<br>▪ Infecção da córnea com possível perda da visão<br>▪ Diarreia e vômitos, podendo evoluir para distúrbios hidroeletrolíticos e choque<br>▪ Sepse<br>▪ Encefalite |

*Fonte:* Adaptada de Huang et al.[1].

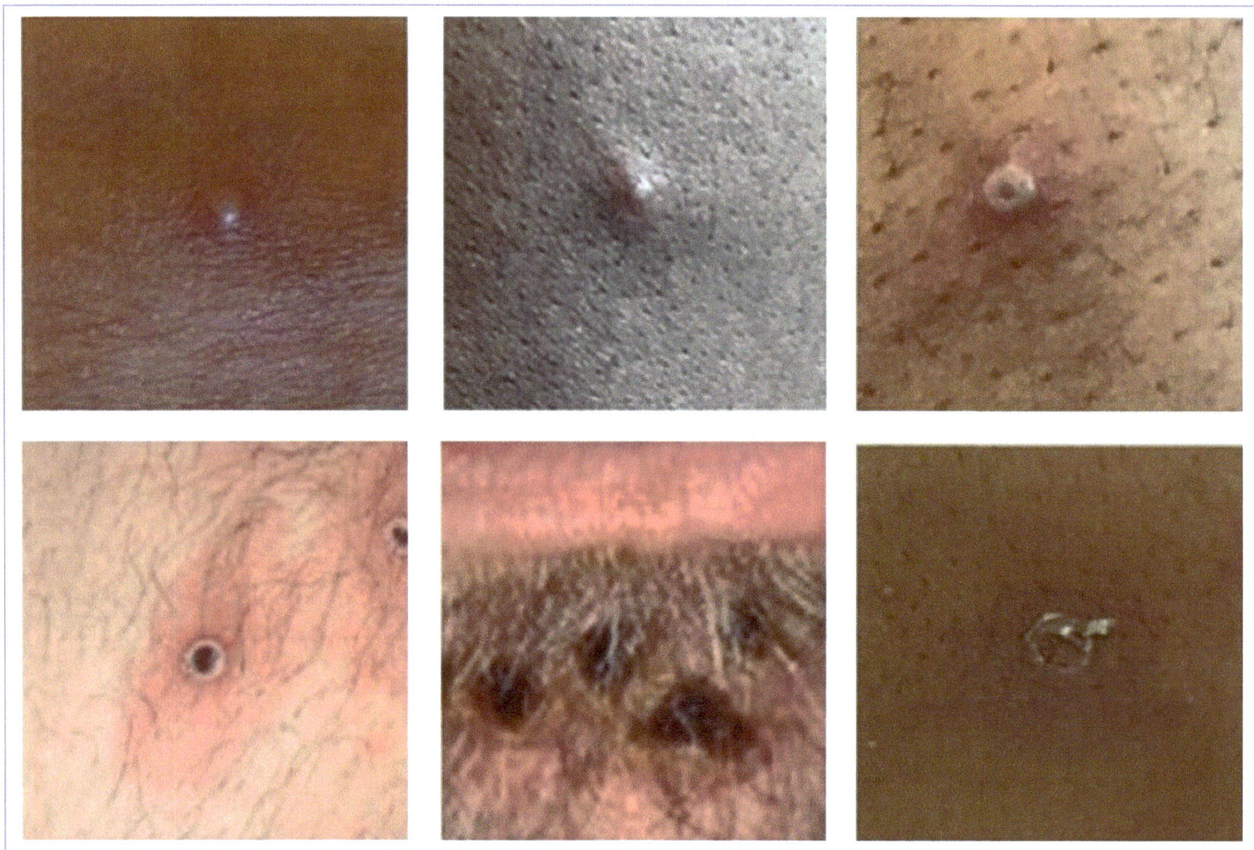

**Figura 44.1** – Erupções da *monkeypox*. Fases de evolução: papular, vesicular, umbilicação, estágios antes de crostas até descamação.
*Fonte:* UK Health Security Agency 2022.

Quando Mpox é considerada em crianças e adolescentes, o diagnóstico diferencial deve incluir outras condições que causam erupções cutâneas, como varicela, herpes-zóster, síndrome mão-pé-boca, molusco contagioso, impetigo, sarampo, escabiose, herpes simples, sífilis, erupções alérgicas e reações a drogas[5,8] (Tabela 44.2).

## ETIOLOGIA

É causada por um vírus chamado de Mpox vírus de DNA de fita dupla do gênero *Orthopoxvirus* e família Poxviridae. O gênero *Orthopoxvirus* também inclui o vírus da varíola humana (*smallpox*), doença erradicada do mundo em 1980, o vírus *vaccinia* (usado na vacina da varíola) e o vírus *cowpox*[1,2].

Foram descritas duas linhagens principais da Mpox, a do Congo, que causa doença mais grave com até 10% de mortalidade, e a da África Ocidental, causadora de doença raramente fatal (1% de casos fatais). A linhagem identificada no surto de 2022 foi a da África Ocidental. No entanto, pessoas com o sistema imunológico enfraquecido, crianças menores de 5 anos e gestantes podem ter o quadro mais grave. A linhagem que tem sido identificada nas amostras de países não endêmicos é a da África Ocidental[1,9,10].

## EPIDEMIOLOGIA

### Transmissão animal-pessoa

Pode ocorrer pelo contato direto com sangue, fluidos corpóreos, lesões cutâneas ou mucosas de animais infectados. Comer carnes malcozidas e outros produtos de animais infectados pode ser um fator de risco para contrair a doença. Na África, onde a doença é endêmica, há evidência do Mpox vírus em várias espécies de roedores (esquilos, ratos e várias espécies de macacos)[1,2,6,11].

**Tabela 44.2** – Diagnóstico diferencial de *monkeypox*, *chickenpox* (varicela) e *smallpox* (varíola).

| | | | ***Monkeypox*** | ***Smallpox* (erradicada)** | ***Chickenpox* (varicela)** |
|---|---|---|---|---|---|
| Patógeno | | | Mpox vírus, gênero *Orthopoxvirus* | Vírus da varíola, gênero *Orthopoxvirus* | Vírus varicela-zóster |
| Período de incubação | | | 7 a 17 dias | 7 a 17 dias | 12 a 14 dias |
| Período prodrômico | | | 1 a 4 dias | 2 a 4 dias | 0 a 2 dias |
| Sintomas | Febre | | Moderada | Severa | Pouca ou nenhuma |
| | Dor no corpo | | Moderada | Moderada | Pouca |
| | Dor de cabeça | | Moderada | Severa | Pouca |
| | Linfadenopatia | | Moderada | Nenhuma | Nenhuma |
| | Lesões | Profundidade (diâmetro em mm) | Superficial à profunda (4 a 6 mm) | Profunda (4 a 6 mm) | Superficial (2 a 4 mm) |
| | | Distribuição | Surtos anteriores:<br>▪ Centrífuga<br>Surto de 2022:<br>▪ Maioria peniana, anorretal e orais | Centrífuga | Centrípeta |
| | Evolução | | Surto de 2022: Geralmente *rash* polimórfico | *Rash* monomórfico | *Rash* polimórfico |
| Descamação | | | 14 a 21 dias | 14 a 21 dias | 6 a 14 dias |
| Frequência das lesões em palmas e plantas dos pés | | | Surtos anteriores:<br>▪ Comum<br>Surto de 2022:<br>▪ Menos comum | Comum | Raro |
| Índice de mortalidade | | | 1% a 10% dos casos (dependendo da linhagem) | 30% dos casos (dependendo do tipo) | Raro |

*Fonte:* Adaptada de Gupta et al.[8].

## Transmissão pessoa-pessoa

Pode resultar de contato íntimo com secreções respiratórias, lesões de pele de uma pessoa infectada ou de objetos recentemente contaminados, também pode ser espalhado por gotículas respiratórias durante contato prolongado, face a face, ou durante contato físico íntimo. Até esse momento não está claro se a varíola dos macacos pode ser transmitida especificamente por vias sexuais, mais estudos são necessários para entender esse risco[2]. Mesmo que não seja considerada uma infecção sexualmente transmissível, a Mpox pode se espalhar durante o contato físico íntimo ou mesmo tocando superfícies compartilhadas e objetos, como roupas de cama, toalhas, brinquedos sexuais, que foram usados por uma pessoa com a doença. A transmissão também pode acontecer via placentária, da mãe para o feto (Mpox congênita)[1,2,6,11].

# DIAGNÓSTICO

A suspeita da doença baseia-se no quadro clínico e epidemiológico, ou seja, na presença de sinais e sintomas sugestivos, contatos com pessoas com quadro clínico da doença, ou história de viagens para regiões endêmicas ou países onde estão ocorrendo casos da doença, se houve contato com um animal selvagem morto ou vivo, nos últimos 21 dias[2,4].

O diagnóstico laboratorial da Mpox é feito com a identificação de sequências específicas do vírus por meio da aplicação da reação em cadeia da polimerase

(PCR) em amostras de lesões de pele (fluido de vesículas e pústulas e crostas secas), de mucosas (oral, perianal ou genital) ou a partir de biópsias de pele, de acordo com a apresentação clínica[2,4].

## TRATAMENTO

A maioria dos casos de Mpox é autolimitada, necessitando apenas de suporte clínico e acompanhamento de possíveis complicações e prevenindo sequelas a longo prazo[8,12-14].

Alguns pacientes estão em maior risco de doença grave e devem ser considerados para tratamento caso a caso, incluindo pacientes imunocomprometidos, mulheres grávidas ou amamentando, crianças menores de 1 ano e aqueles com dermatite atópica ou outra condição que afete a integridade da pele[8,13,14].

O tecovirimat, um antiviral (também conhecido como TPOXX, ST-246), desenvolvido para o tratamento da varíola, está sendo utilizado como tratamento de primeira linha para doentes. Tecovirimat não foi estudado em crianças até 2023. A evidência de eficácia no tratamento de Mpox baseia-se em grande parte em estudos em animais. Os potenciais riscos e benefícios devem ser considerados antes de iniciar a terapêutica[8,12-14].

Brincidofovir (também conhecido como CMX001 ou Tembexa®), que é aprovado para o tratamento da varíola, está agora disponível através de um novo protocolo de medicamento experimental de acesso expandido para Mpox pelo Centers for Disease Control and Prevention (CDC)[1,8,10,12-15].

## MEDIDAS DE CONTROLE

É recomendado evitar contato com pessoas com diagnóstico positivo e higienizar bem as mãos. Em regiões endêmicas, evitar contato com roedores, primatas e manuseio protegido (luvas, máscara etc.) de espécies que são possíveis reservatórios[12-14].

Não compartilhar alimentos, objetos de uso pessoal, talheres, pratos, copos, toalhas ou roupas de cama de pessoas com Mpox. Entretanto, esses itens poderão ser reutilizados após higienização com detergente comum. Quando hospitalizados, os pacientes devem ficar em isolamento com precauções por gotículas e de contato.

Crianças e adolescentes com Mpox que não necessitam de hospitalização devem ser isolados em casa. As pessoas infectadas devem evitar o contato com pessoas não infectadas e animais de estimação até que a erupção cutânea tenha resolvido, as crostas tenham caído e uma nova camada de pele intacta se forme. Sempre que possível, o número de cuidadores deve ser limitado a uma pessoa que tenha sido educada sobre estratégias de prevenção de infeções[12-14].

### Profilaxia pré-exposição

Vacinas disponíveis para varíola podem prevenir a Mpox, mas a vacinação universal não está indicada e não há vacinas suficientes para uma vacinação em massa. No Brasil, a ANVISA liberou a utilização da vacina *Jynneos* (vírus não replicante) para pré-exposição de pessoas que vivem com HIV, que tenham contagem de linfócitos T CD4 < 200 células, e profissionais que trabalham diretamente com *Orthopoxvirus* em laboratórios. O esquema vacinal será de duas doses subcutâneas com intervalo de 4 semanas entre elas. É indicada para adultos com idade superior aos 18 anos[13,16].

### Profilaxia pós-exposição

Para situações pós-exposição, entram no grupo com indicação os contatos de pacientes com suspeita ou confirmação de Mpox, classificados como exposição de médio e alto risco. A recomendação é que seja dada no prazo de 4 dias a partir da data da exposição, com finalidade de evitar o aparecimento da doença, se dada entre 4 e 14 dias após a exposição, a vacinação pode reduzir os sintomas da doença, mas pode não prevenir que ela ocorra[1,4,10,12,14,15].

### *Vaccinia* imunoglobulina intravenosa (VIGIV)

*Vaccinia* imunoglobulina intravenosa (VIGIV, do inglês *vaccinia immune globulin intravenous*) é licenciada nos Estados Unidos (Food and Drug Adiministration – FDA) para o tratamento de complicações devido à vacinação contra vacínia. No entanto, não é aprovada para o tratamento de Mpox, pois seu benefício não está comprovado. A VIGIV pode ser considerada para a utilização profilática numa pessoa exposta com imunodeficiência grave de células T, para qual a vacinação após a exposição contra varíola ou Mpox é contraindicada[13].

## REFERÊNCIAS BIBLIOGRÁFICAS


1. Huang YA, Howard-Jones AR, Durrani S, Wang Z, Williams PC. Monkeypox: a clinical update for paediatricians. j Paediatr Child Health. 2022 Sep;58(9):1532-1538.
2. World Health Organization. Second meeting of the International Health Regulations (2005) (IHR) Emergency Committee regarding the multi-country outbreak of monkeypox. 2022, updated July 2022. Disponível em: https://www.who.int/news/item/23-07-2022-secondmeeting-of-the-international-health-regulations-(2005)-(ihr)-emergencycommittee-r.
3. Adler H, Gould S, Hine P et al. Clinical features and management of human monkeypox: a retrospective observational study in the UK. Lancet Infect. Dis. 2022;22:1153-62.
4. Disponível em: Epidemiology, clinical manifestations, and diagnosis of mpox (monkeypox) – UpToDate. Acesso em: mar. 2023.
5. Beeson AM, Haston J, McCormick DW, Reynolds M, Chatham-Stephens K, McCollum AM, Godfred-Cato S. Mpox in Children and adolescents: epidemiology, clinical features, diagnosis, and management. Pediatrics. 2023 Feb 1;151(2):e2022060179.
6. World Health Organization. Clinical management and infection prevention and control for monkeypox: Interim Rapid Response Guidance, 10 June 2022.
7. Torres HM, Ellsworth G, Zucker J, Glesby MJ. Approaching monkeypox: a guide for clinicians. Top Antivir Med. 2022 Oct-Nov;30(4):575-581. PMID: 36375131; PMCID: PMC9681140.
8. Gupta AK, Talukder M, Rosen T, Piguet V. Differential diagnosis, prevention, and treatment of mpox (monkeypox): a review for dermatologists. Am J Clin Dermatol. 2023 Apr 27:1-16. doi: 10.1007/s40257-023-00778-4. Epub ahead of print. PMID: 37106278; PMCID: PMC10136400.
9. Beer E, Rao V. A systematic review of the epidemiology of human monkeypox outbreaks and implications for outbreak strategy. PLoS Negl. Trop. Dis. 2019;13:e0007791.
10. www.cdc.gov/poxvirus/mpox/index.html. Acesso em: mar. 2023.
11. Mbala PK, Huggins JW, Riu-Rovira T et al. Maternal and fetal outcomes among pregnant women with human monkeypox infection in the Democratic Republic of Congo. J. Infect. Dis. 2017;216:824-8.
12. Disponível em: https://publications.aap.org/redbook/resources/20705?utm_source=TrendMD&utm_medium=cpc&utm_campaign=AAP_Red_Book_Online_TrendMD_0. Acesso em: mar. 2023.
13. Treatment information for Healthcare Professionals/Mpox/Poxvirus/CDC. Acesso em 4 jun., 2023.
14. Rizk JG, Lippi G, Henry BM, Forthal DN, Rizk Y. Prevention and treatment of monkeypox. Drugs. 2022 Jun;82(9):957-963. doi: 10.1007/s40265-022-01742-y. Epub 2022 Jun 28. Erratum in: Drugs. 2022 Aug;82(12):1343. PMID: 35763248; PMCID: PMC9244487.
15. Reynolds MG, Davidson WB, Curns AT et al. Spectrum of infection. Disponível em: www.who.int/news-room/fact-sheets/detail/monkeypox. Acesso em: mar. 2023.
16. Agência Nacional de Vigilância Sanitária – ANVISA. Monkeypox. Disponível em https://www.gov.br/anvisa/pt-br/search?SearchableText=monkeypox.

# Infecções por Herpesvírus

# 45

As infecções por herpesvírus estão descritas neste capítulo 45 (citomegalovírus ou herpesvírus 5, herpesvírus 1 e 2 e herpesvírus 6, 7 e 8); no capítulo 46 está descrita a infecção pelo herpesvírus 4 ou vírus Epstein-Barr e no capítulo 47, a infecção pelo herpesvírus 3 ou vírus varicela-zóster.

## 45.1 Citomegalovírus

*Marisa Mussi Pinhata*
*Aparecida Yulie Yamamoto*

### INTRODUÇÃO

O citomegalovírus (CMV) humano ou herpesvírus do tipo 5 é o maior membro da família Herpesviridae, a qual é composta de vírus com genoma de dupla hélice de DNA. A infecção humana por CMV é universal, com variabilidade geográfica significativa. Entre 40% e 100% das pessoas são soropositivas, dependendo da população, sendo mais comum em países de renda baixa ou intermediária[1].

A maioria dos indivíduos experimenta a sua infecção primária durante a infância ou adolescência. Após a viremia inicial, facilitando a disseminação viral pessoa a pessoa, ocorre excreção viral persistente em fluidos corporais, como urina, saliva, secreções genitais, leite materno e lágrimas, até que a latência viral seja estabelecida no endotélio vascular, monócitos e células progenitoras mieloides. O vírus, que possui vários mecanismos para se evadir da imunidade inata e adaptativa, permanece latente durante toda a vida. Infecções não primárias podem ocorrer em qualquer idade, por meio da reativação de uma cepa viral endógena ou por reinfecção com novas cepas virais[2].

As infecções primárias ou não primárias pelo CMV em indivíduos imunocompetentes são tipicamente assintomáticas ou minimamente sintomáticas com achados não específicos. No entanto, o CMV se replica e dissemina em indivíduos imunocomprometidos causando doença. Esse vírus é reconhecido como causa de doença significativa em fetos, receptores de transplantes de órgãos e de células hematopoiéticas, e em infectados pelo vírus da imunodeficiência humana (HIV) ou com outra imunodeficiência celular. Também, aqueles criticamente doentes em unidades de terapia intensiva (UTI) e usuários de medicações imunossupressoras podem sofrer as consequências dos efeitos diretos citolíticos desse vírus nos tecidos tanto quanto dos efeitos indiretos de promoção de respostas pró-inflamatórias e imunossupressoras[3]. Mais recentemente, tem sido discutido o papel do CMV na autoimunidade, doenças cardiovasculares e imunossenescência.

As crianças podem adquirir a infecção primária pelo CMV precocemente, a partir da mãe (transmissão vertical), seja ainda no período intrauterino (congênita), pela exposição a secreções genitais durante o parto (perinatal) ou no período pós-natal precoce, por meio do aleitamento materno[4]. Alternativamente, a infecção primária pode ocorrer após os primeiros meses de vida, por meio de exposição horizontal a pessoas excretando o vírus em secreções corporais. Assim como os adultos, as crianças podem ter infecções não primárias em qualquer fase da vida.

Nas últimas décadas, avanços substanciais ocorreram na compreensão da história natural e patogênese da infecção e doença pelo CMV em pacientes imunocomprometidos. Um destes avanços consiste na possibilidade do monitoramento seriado da replicação viral no sangue por métodos moleculares que permitem a intervenção com drogas antivirais em pacientes de risco antes do aparecimento da doença por este vírus.

Nesse capítulo abordaremos a epidemiologia, quadros clínicos, métodos diagnósticos, indicações de tratamento e as estratégias de prevenção de três síndromes clínicas relevantes para a criança:

- Infecção congênita por CMV.
- Infecção pós-natal precoce em recém-nascidos prematuros.
- Infecção pelo CMV em crianças imunocomprometidas e/ou receptoras de transplantes.

## INFECÇÃO CONGÊNITA POR CITOMEGALOVÍRUS

A infecção congênita por CMV (CMVc) é a infecção viral mais comum em seres humanos e uma das principais causas de defeitos congênitos, prejuízos do desenvolvimento e deficiências, como a perda auditiva neurossensorial, déficits cognitivos e motores, microcefalia e perda visual. Diferentemente de outras infecções congênitas, como a rubéola e toxoplasmose, a imunidade pré-concepcional ao CMV não protege o feto de adquirir CMVc. A prevalência de CMVc ao nascer aumenta com as taxas de soroprevalência populacional[5]. De maneira geral, populações de menor nível socioeconômico possuem maior soroprevalência (70% a 100%) e maior carga de CMVc do que aquelas que vivem em condições mais privilegiadas, com soroprevalências < 70%.

### Dinâmica da aquisição de infecção na mulher grávida e transmissão para o feto

A dinâmica da transmissão fetal do CMV é complexa e ainda não completamente compreendida.

A *infecção materna primária* em mulheres soronegativas em qualquer momento da gestação representa risco significante de transmissão viral por meio da placenta para o feto. Esse risco é menor na gestação precoce do que na tardia, sendo de 5,5%; 21%; 36,8%; 40,3% e 66,2%, respectivamente durante o período periconcepcional, primeiro, segundo e terceiro trimestres da gravidez, ou seja, em média de 32,4%[6]. Essa infecção é geralmente assintomática. O diagnóstico pode ser feito pela demonstração de soroconversão ou, presumivelmente, pela presença de imunoglobulina G de baixa avidez e/ou a presença de IgM no primeiro trimestre de gestação[7]. Os fatores de riscos mais relevantes para a aquisição de infecção durante a gestação de mulheres soronegativas incluem a exposição a crianças jovens e a atividade sexual[8]. Como esperado, quanto maior a exposição, maior o risco de infecção. Em nosso estudo em população brasileira de alta soroprevalência, o risco de 13,9% de soroconversão gestacional foi maior do que o observado em outras regiões e países de menor soroprevalência, que é de 2% a 3%[9].

A *infeção gestacional não primária* devida à reativação/recorrência endógena ou reinfecção por uma nova cepa viral também podem causar infecção fetal[10]. Considerando-se que a maioria das mulheres em idade fértil já tive a sua infeção primária na infância ou adolescência, infecções maternas não primárias contribuem para a maior carga de CMVc ao redor do mundo. Estima-se que essa modalidade de infecção seja responsável por metade a dois terços das CMVc ocorrendo em países desenvolvidos, de menor soroprevalência, e por > 90% daquelas em países menos desenvolvidos, de maior soroprevalência[5]. O risco exato de transmissão intrauterina ainda não é conhecido. Estimativas feitas a partir de dados de CMVc ocorrendo em mulheres previamente soropositivas indicam o risco de 1,4% (1,1% a 1,7%). No entanto, como não há método definitivo de diagnóstico de infecção não primária, essas estimativas não se originam de mulheres que estejam realmente experimentando esse tipo de infecção e, provavelmente, esse risco de infecção esteja subestimado. Semelhantemente a mulheres com infecção primária, os fatores associados à ocorrência de infecção não primária em mulheres de idade fértil são aqueles que denotam maior exposição a pessoas excretando vírus, tais como idade jovem, início recente de atividade sexual, aglomeração de pessoas habitando o domicílio, raça negra, exposição profissional a crianças, múltiplos parceiros sexuais e doenças sexualmente transmissíveis[11].

### Prevalência da infecção congênita

Em média, a prevalência de infecção congênita é de 6,7/1.000 nascidos vivos, variando segundo a população. Estima-se que seja de 4,8/1.000 nascidos vivos em populações com soroprevalência intermediária (50% a 70%) ou baixa ao CMV (≤ 50%) de países industrializados e 14,2/1.000 nascidos vivos em países menos desenvolvidos, cuja soroprevalência é alta (> 70%)[12]. No único estudo brasileiro de larga escala disponível, em Ribeirão Preto/SP, realizamos triagem universal para CMVc, por meio da detecção de DNA viral em saliva e/ou urina por PCR, em 24.095

nascidos vivos de mulheres altamente soropositivas (97%) em maternidades públicas, tendo sido detectados 8/1.000 (IC95% 7 a 9) nascidos vivos com CMVc[5]. Nessa população, a grande maioria das CMVc ocorreram em bebês de mulheres com soropositividade prévia, sendo que aparentemente o risco de CMVc em mulheres soronegativas foi 5 a 6 (26/1.000) vezes maior do que aquele de filhos de mulheres soropositivas (5/1.000)[9]. Não há dados disponíveis para mulheres brasileiras de melhor nível socioeconômico.

## Aspectos clínicos da doença congênita por CMV

No passado, acreditava-se que mesmo a imunidade materna não protegendo o feto da infecção, ela pudesse reduzir a virulência viral e consequentemente a gravidade da doença congênita por CMV. Atualmente, há evidências de que a gravidade clínica e alterações laboratoriais em crianças com CMVc nascidas de mães com infecção não primária são similares àquela de nascidos de mães com infecção primária[13].

Em torno de 10% a 15% dos recém-nascidos com infecção congênita por CMV são sintomáticos ao nascer. O espectro de achados neonatais na CMVc é amplo, abrangendo desde a doença multissistêmica grave com ou sem acometimento do sistema nervoso central (SNC) até poucas e leves manifestações transitórias. A Figura 45.1.1 detalha os pontos que devem ser especialmente observados e os exames complementares a serem realizados nos recém-nascidos com CMVc suspeita ou confirmada. De posse desses dados e dos resultados de exames, a gravidade da doença por CMV será classificada segundo recente consenso, conforme mostra o Quadro 45.1.1[14].

Em nossa experiência, após triagem universal para CMVc, entre 189 recém-nascidos infectados, 168 (88,8%) eram assintomáticos e 21 (11,1%) sintomáticos[5]. Aproximadamente 2/3 dos sintomáticos tinham doença moderada a grave, sendo que perda auditiva neurossensorial ocorreu em 5,5% dos assintomáticos e em 50% dos sintomáticos, ou seja, em proporções semelhantes às estimadas após revisão sistemática de vários estudos: Infecção pelo CMV em crianças imunocomprometidas e/ou receptoras de transplantes, sendo que essa é mais frequentemente unilateral nos assintomáticos e bilateral em sintomáticos, podendo ser profunda em ambos, progredir e flutuar[15]. Em Ribeirão Preto, SP, estimamos que o CMV seja responsável por um terço de todos os casos de perda auditiva permanente[16], assim como ocorre em outros países.

A ocorrência de anormalidades do desenvolvimento, prejuízo cognitivo e/ou paralisia cerebral a longo prazo afeta aproximadamente metade daqueles com doença moderada a grave identificada ao nascer[13]. Geralmente, essas anormalidades já são detectadas no primeiro ano de vida. A presença de microcefalia, coriorretinite e anormalidades no exame de neuroimagem está associada ao prejuízo cognitivo. Por outro lado, o neurodesenvolvimento de crianças nascidas assintomáticas, com audição normal com a idade de 2 anos, tem sido relatado como semelhante ao de não infectados congenitamente pelo CMV[17].

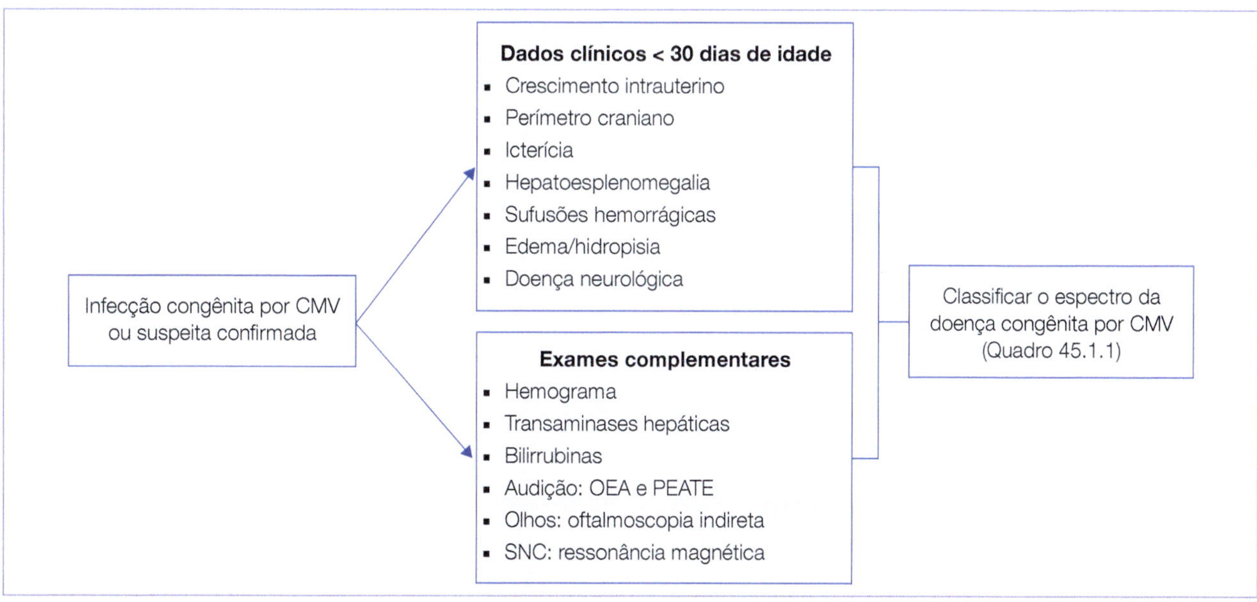


**Figura 45.1.1** – Orientação geral para classificação da gravidade da doença congênita por citomegalovírus.
*Fonte:* Adaptada de Farhat CK, Carvalho LHFR, Succi RCM[33].

**Quadro 45.1.1** – Classificação da doença congênita por CMV em recém-nascidos segundo a gravidade e indicação do tratamento.

| Classificação da doença congênita por CMV | Achados gerais | Sistema nervoso central/audição/olhos | Indicação de tratamento |
|---|---|---|---|
| **Sintomática moderada a grave** | ▪ **Manifestações múltiplas:** trombocitopenia, hepatomegalia, esplenomegalia, restrição do crescimento intrauterino, pneumonite, hepatite (alterações enzimas hepáticas ou bilirrubinas) E/OU alterações do SNC e/ou audição e/ou olhos | ▪ Microcefalia, anormalidades em exames de neuroimagem (calcificações intracerebrais, ventriculomegalia, malformações corticais e/ou cerebelares, ecogenicidade periventricular, coriorretinite, perda auditiva neurossensorial ou detecção do DNA-CMV no LCR) | SIM<br>Iniciado até o 1° mês de vida por 6 meses |
| **Sintomática leve** | ▪ Pode ocorrer uma ou duas manifestações isoladas que são leves e transitórias (p. ex., hepatomegalia, trombocitopenia, alteração de enzimas hepáticas) | ▪ Sem alterações | NÃO |
| **Assintomática com perda auditiva neurossensorial isolada** | ▪ Sem anormalidades aparentes | ▪ Perda auditiva neurossensorial (> 21 decibéis) | NÃO |
| **Assintomática** | ▪ Sem anormalidades aparentes | ▪ Sem alterações. Audição normal | NÃO |

LCR: líquido cefalorraquidiano.
*Fonte:* Adaptado de Rawlinson et al.[14].

## Diagnóstico da infecção congênita

O diagnóstico definitivo da infecção congênita por CMVc é feito exclusivamente pelo isolamento do vírus ou detecção de seu DNA por meio dos testes de PCR em saliva, urina, ou ambos, até 3 semanas de vida, pois a testagem após 3 semanas não diferencia a infecção congênita da perinatal ou pós-natal. A ausência de detecção de frações genômicas virais na urina ou saliva excluem a CMVc, pois esses fluidos contêm altos títulos virais por períodos prolongados, diferentemente do sangue que pode resultar falso-negativo. Por meio de testes quantitativos de PCR em tempo real pode-se monitorar a replicação viral nesses fluidos. A detecção de IgM anti-CMV em sangue periférico do recém-nascido é pouco sensível para diagnosticar CMVc. Assim como a detecção do DNA-CMV, a positividade da IgM anti-CMV após 3 semanas de idade poderá refletir a infecção perinatal e não a congênita.

O diagnóstico de infecção no feto pode ser feito após 20 a 21 semanas de gestação e pelo menos 6 semanas a partir do diagnóstico materno pelo teste de detecção do DNA-CMV por PCR no líquido amniótico[14].

## Prevenção da infecção materna e congênita

A prevenção primária da infecção materna é feita por meio da informação e educação no início da gestação sobre como o CMV se transmite, tanto para a mulher soronegativa quanto para a soropositiva. A mulher deverá ser motivada a estabelecer medidas de higiene e mudar hábitos para evitar adquirir infecção durante a gestação. Essas medidas visam reduzir a exposição ao CMV em secreções corporais de pessoas excretoras, as quais podem ser fontes de infecção primária para mulheres soronegativas e de infeção não primária para soropositivas. Em especial, deve-se dar atenção aos contatos com crianças jovens que geralmente excretam vírus por períodos prolongados. Filhos menores de mulheres grávidas que frequentem creches/escolinhas são fontes frequentes de infecção. As principais medidas preventivas são:

- **Não compartilhar (boca a boca):** saliva (evite saliva ao beijar; beije na testa, não na boca); alimentos; utensílios para alimentação; escovas de dente.
- **Higiene:** lavar as mãos com água e sabão por 15 a 20 segundos (troca de fraldas, secreções nasais, saliva, alimentação); limpar brinquedos e superfícies contaminadas com saliva ou uri-

na; dar preferência a ambientes sem aglomeração de pessoas.

- **Contatos sexuais:** evitar múltiplos parceiros, usar proteção de barreira durante as relações.

A triagem pré-natal universal durante a gestação geralmente não é indicada e deve ser realizada somente na suspeita clínica, mesmo nos países de menor soroprevalência[14]. No Brasil, a grande maioria (85% a 95%) das grávidas já apresentou a infecção primária pelo CMV, essa triagem revelaria somente a soropositividade, sendo que mesmo que fosse detectada IgM anti-CMV não acrescentaria nenhuma ação adicional às orientações de prevenção primária e seguimento da gestação.

### Profilaxia e imunização em mulheres com infecção primária gestacional

A imunização passiva com imunoglobulina humana (IGH) hiperimune para CMV já foi avaliada para prevenir a transmissão da mulher grávida com infecção primária pelo CMV para o feto. Embora os primeiros estudos fossem promissores, dois estudos controlados com placebo e com maior número de participantes demonstraram que a IGH para CMV não é eficaz para reduzir o risco de CMVc em mulheres com infecção primária[18], não sendo atualmente indicada.

O antiviral valaciclovir em alta dose (8 g/dia dividido em 2 doses) administrado após o diagnóstico de infecção primária gestacional foi testado para prevenção da transmissão fetal em mulheres com infecção periconcepcional ou no primeiro trimestre gestacional em um recente estudo controlado com placebo. Houve eficácia protetora da CMVc[19], havendo também evidências de proteção a partir de outro estudo observacional retrospectivo. Embora ainda sejam poucos estudos apontando nessa direção, tem sido discutida a consideração de uso dessa droga em mulheres com diagnóstico de infecção primária precoce gestacional.

Atualmente não há vacinas licenciadas com o objetivo de prevenção de infecção congênita pelo CMV. No entanto, há vários candidatos à vacina, de diferentes plataformas e fases de desenvolvimento[20].

## INFECÇÃO PÓS-NATAL PRECOCE POR CMV EM RECÉM-NASCIDOS PREMATUROS

Contrastando com a CMVc, a infecção pós-natal por CMV, que ocorre em 20% a 60% dos lactentes jovens amamentados pela mãe, geralmente não causa repercussões clínicas em crianças nascidas a termo, e quando ocorre, essas são transitórias. No entanto, prematuros extremos (< 1.500 g de peso ao nascer) podem experimentar doença clínica quando infectados pelo CMV e suas consequências[21].

Recém-nascidos < 30 semanas gestacionais, expostos à infecção precoce pelo CMV por meio do leite materno de mães soropositivas não pasteurizado, apresentam alta incidência de infecção por CMV (7% a 57%), sendo tanto maior quanto menor a idade gestacional e a carga viral do leite recebido[22]. Essa modalidade de infecção por CMV tem sido associada a quadros clínicos de gravidade variável, como a síndrome séptica viral, neutropenia, plaquetopenia e icterícia colestática acompanhadas ou não de pneumonite e exacerbação de quadros pulmonares preexistentes, além de consequências pulmonares, neurológicas, auditivas, visuais e gastrintestinais a longo prazo[21,22].

Apesar de frequentemente transmitida pelo leite materno cru e poder causar doença, não há consenso em todo o mundo sobre a prática de restrição de fornecimento de leite materno cru para os recém-nascidos prematuros de mães soropositivas para o CMV. No entanto, a maioria recomenda ponderar o risco/benefício da oferta de leite cru para crianças < 30 semanas de idade. Em nossa prática, substituímos o uso de leite materno cru por leite pasteurizado em recém-nascidos < 28 semanas gestacionais e/ou < 1.000 g ao nascer, até que se atinjam 32 semanas gestacionais.

## INFECÇÃO PELO CMV EM CRIANÇAS IMUNOCOMPROMETIDAS E/OU RECEPTORAS DE TRANSPLANTES

A apresentação clínica da infecção por CMV, seja ela primária ou não primária, é altamente influenciada pelo estado imunológico do hospedeiro. A evolução é geralmente autolimitada em pacientes com resposta imunológica robusta, a qual delimita a velocidade e intensidade da replicação viral. Entretanto, pode haver manifestações relacionadas ao efeito indireto viral como a indução de processo inflamatório crônico secundário e à resposta imune celular mediada[23]. Em crianças com comprometimento imunológico, seja primário ou induzido, o CMV pode causar doença e letalidade significativas.

Em crianças submetidas a transplantes, os preditores-chave do risco do desenvolvimento da infecção ativa e/ou doença por CMV consistem principalmente no estado sorológico ao vírus do doador e do receptor antes do transplante. Entre os receptores de *órgãos sólidos*, o maior risco consiste no doador soropositivo e receptor soronegativo (D+R-). Por outro lado, doador soronegativo e receptor soropositivo (D-R+) denotam menor risco, sendo o risco intermediário quando doador e receptor são soropositivos (D+R+).

Entre os pacientes submetidos a transplantes alogênicos de *células precursoras hematopoiéticas*, o risco é maior quando há reativação do CMV do receptor (D+ ou -R+). Existem evidências que doadores soropositivos possam transferir a imunidade natural ao receptor de células hematopoiéticas[24].

## Quando suspeitar e como manejar a infecção ou doença por CMV?

A suspeição e a definição da infecção e doença por CMV em imunocomprometidos, incluindo os submetidos a transplantes de órgão sólidos (TOS), transplantes de células hematopoiéticas, aqueles com imunodeficiência primária ou infecção pelo HIV ou em uso de drogas imunomoduladoras, depende da história e apresentação clínica. Também será essencial a realização e interpretação correta dos exames laboratoriais, as quais deverão ter como base o contexto clínico.

Na rotina diagnóstica será necessário definir se o CMV é causa de acometimento de órgãos-alvo ou sistêmico ou se a detecção do vírus no sangue (viremia) significa simplesmente um resultado positivo em paciente com replicação viral ativa, mas sem a doença por CMV.

- **Infecção ativa por CMV:** definida pela replicação viral ativa, seja pela detecção de antígenos virais ou mais comumente pela detecção de ácidos nucleicos virais no sangue indicando *viremia*, independente de sinais clínicos de doença. A detecção isolada de antígenos ou frações genômicas do CMV na saliva ou urina reflete apenas a *replicação viral persistente*, ou seja, uma *infecção crônica* e não se associa com doença.
- **Doença por CMV:** confirmada quando há evidências de *replicação viral sistêmica (viremia) ou local (tecidual)* associada à presença de sinais e sintomas de **síndrome viral** (febre, mialgia, leucopenia, neutropenia, alterações de enzimas hepáticas, plaquetopenia) ou de **doença invasiva** caracterizada pelo envolvimento visceral, sendo mais comum os acometimentos gastrintestinal (colite), pulmonar (pneumonite), hepático (hepatite), cardíaco (miocardite), SNC (encefalite) e ocular (retinite), na ausência de outra causa identificável[25]. O Quadro 45.1.2 resume os componentes mais comuns dos dois cenários clínicos que devem ser reconhecidos e que geralmente implicam em tratamento antiviral. A Figura 45.1.2 sumariza o manejo clínico em pacientes imunocomprometidos com suspeita de síndrome viral ou doença invasiva por CMV.

## Diagnóstico laboratorial da infecção por CMV em crianças imunocomprometidas

A escolha dos métodos laboratoriais e do espécime clínico apropriados são essenciais para o manejo da infecção e/ou doença viral. Os métodos sorológicos de detecção de IgM e IgG contra o CMV contribuem para avaliar a soroconversão na infecção primária. Entretanto, têm valor limitado em crianças imunocomprometidas nas quais a infecção ativa e/ou doença por CMV são geralmente consequência da reativação ou reinfecção por CMV, auxiliando apenas para definir a soropositividade anterior[26].

**Quadro 45.1.2** – Definição de doença por CMV em crianças imunocomprometidas.

| **Síndrome viral** |
|---|
| ▪ Febre, mialgia, leucopenia, plaquetopenia |
| ▪ Exclusão de outras etiologias |
| ▪ Detecção de replicação viral no sangue (viremia) |
| **Doença invasiva: acometimento visceral** |
| ▪ Pneumonite |
| ▪ Envolvimento do trato gastrintestinal (hepatites, esofagite) |
| ▪ Sistema nervoso central (meningoencefalite) |
| ▪ Retinite |
| ▪ Detecção do CMV no órgão acometido |
| ▪ Presença ou não de viremia |

*Fonte:* Adaptado de Farhat CK, Carvalho LHFR, Succi RCM[33].

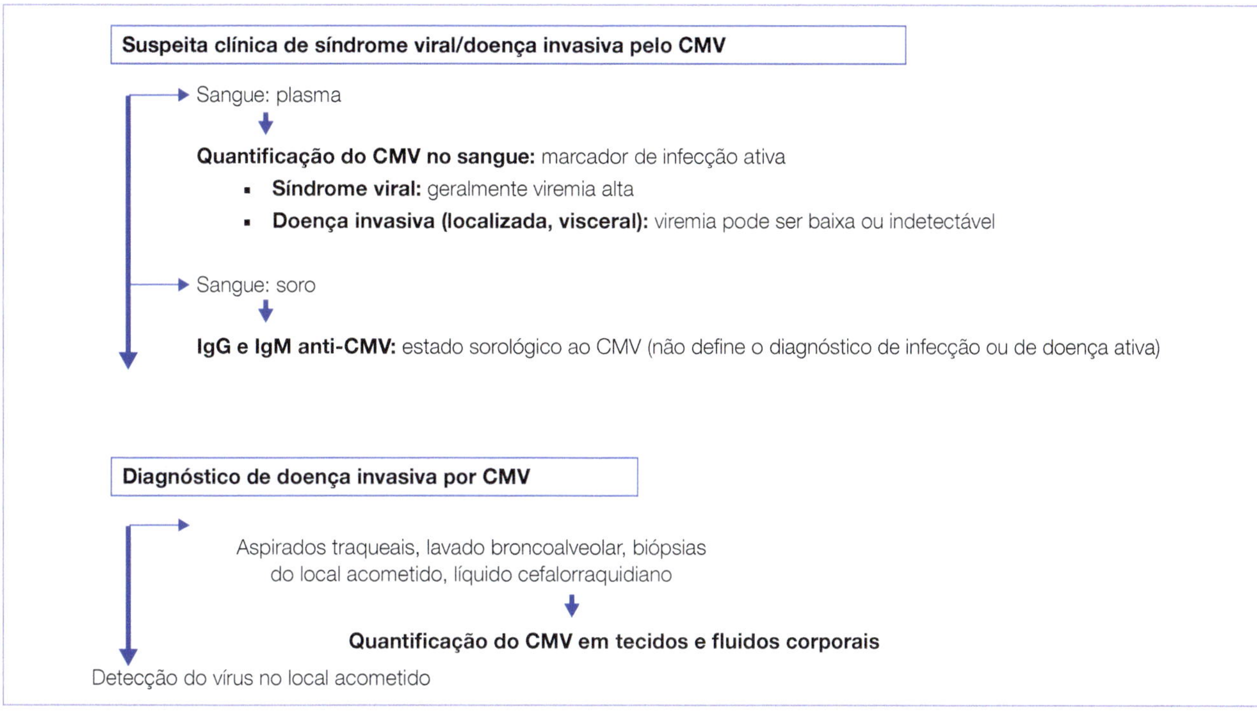


**Figura 45.1.2 –** Algoritmo do diagnóstico de doença pelo CMV em crianças imunocomprometidas.
*Fonte:* Adaptada de Dioverti e Razonable[26].

A detecção qualitativa do DNA viral tem valor clínico limitado. São os ensaios que *quantificam a replicação viral*, principalmente por meio de ensaios de PCR quantitativos, no plasma ou no sangue total, que apresentam grande utilidade para a definição diagnóstica. Maiores cargas virais são observadas em indivíduos com doença por CMV do que em assintomáticos, bem como o aumento da carga viral maior que 0,5 $\log_{10}$ é comum em sintomáticos. Da mesma forma, a combinação da carga viral na fase inicial da infecção e a velocidade da replicação do CMV revelada pelo aumento da carga viral podem auxiliar na identificação dos pacientes sob risco para o desenvolvimento da doença por CMV[27].

Enquanto a quantificação da replicação viral no sangue (viremia) é o marcador de infecção ativa na síndrome viral, na doença invasiva, o padrão-ouro é a detecção viral em tecidos por meio da identificação de antígenos virais por imuno-histoquímica ou pela detecção de DNA do CMV. Amostras de sangue para a identificação de viremia devem também ser coletadas nessas situações, uma vez que esses resultados geralmente são disponibilizados antes das biópsias teciduais. O resultado negativo ou baixa carga viral no sangue não excluem a doença invasiva por CMV, especialmente em pacientes com doença gastrintestinal, pulmonar ou ocular.

## TRATAMENTO ANTIVIRAL

A indicação e duração do tratamento com drogas antivirais depende do tipo de infecção/doença por CMV, variando nas infecções congênita, pós-natal precoce e em pacientes imunocomprometidos e segundo a modalidade do tratamento.

### Infecção congênita por CMV

As indicações atuais para tratamento da CMVc com os antivirais ganciclovir e/ou a sua pró-droga valganciclovir baseiam-se em estudos controlados[28]. A terapia antiviral está indicada apenas para crianças com CMVc confirmada nas primeiras 3 semanas de vida e com doença congênita grave ou moderada com acometimento do SNC (ver Quadro 45.1.1)[14]. A estabilização ou melhora do prognóstico auditivo e neurológico tardios tem sido o objetivo principal do tratamento, uma vez que as sequelas podem ocorrer após o período neonatal ou se tornarem progressivamente mais graves. A duração do tratamento é de 6 meses, independente do clareamento viral no sangue ou em outros sítios corporais. Deve ser feito o monitoramento dos eventos adversos hematológico, hepático e renal. O Quadro 45.1.3 apresenta os detalhes do uso desses antivirais.

**Quadro 45.1.3** – Esquema geral de primeira linha de drogas antivirais indicadas para infecção/doença pelo citomegalovírus segundo a síndrome clínica e a modalidade do tratamento.

| Síndrome clínica | Drogas e doses | Quando iniciar? | Duração do tratamento | Monitoramento de resposta e segurança |
|---|---|---|---|---|
| **Infecção congênita confirmada nas primeiras 3 semanas com doença classificada como moderada a grave** | ▪ Ganciclovir: 6 mg/kg/dose de 12 em 12 horas EV (quando a via oral não é viável)<br>**ou**<br>▪ Valganciclovir: 16 mg/kg/dose de 12 em 12 horas, por via oral<br>**ou**<br>▪ Ganciclovir: EV por 14 a 21 dias seguido Valganciclovir (mesmas doses) | ▪ Primeiro mês de vida | ▪ 6 meses | ▪ Não necessário monitorar excreção viral<br>▪ Contagem de neutrófilos: 1 vez por semana durante 6 semanas; com 8 semanas e mensalmente após<br>▪ Transaminases e creatinina mensalmente por 6 meses ou a intervalos menores, se alterado<br>▪ Reduzir dose se neutropenia ou eventos adversos |
| **Infecção pós-natal em prematuros com manifestações graves** | ▪ Ganciclovir: 6 mg/kg/dose de 12 em 12 horas EV (quando a via oral não é viável)<br>**ou**<br>▪ Valganciclovir: 16 mg/kg/dose de 12 em 12 horas, por via oral | ▪ Na presença de manifestações graves, não explicáveis por outra causa em criança com viremia | ▪ 2 a 3 semanas dependendo da resposta clínica e clareamento viral | ▪ Monitoramento semanal da viremia<br>▪ Controle semanal de hemograma e função renal |
| **Doença por CMV em crianças imunocomprometidas** | ▪ Ganciclovir EV: 5 mg/kg/dose de 12 em 12 horas EV (indução)<br>▪ Manutenção: 5 mg/kg/dose uma vez ao dia em dias alternados ou 5 vezes por semana<br>▪ Valganciclovir: crianças entre 4 meses e 16 anos: mg/dose uma vez ao dia = 7 x ASC x TFGe*# | ▪ Síndrome viral/doença invasiva | ▪ Resposta clínica e clareamento viral (até 2 resultados de DNA-CMV quantitativo negativos)<br>▪ Manutenção em pacientes de alto risco | ▪ Monitoramento da viremia semanal<br>▪ Controle semanal de hemograma e função renal<br>▪ Ajustar doses de acordo com a função renal para ambas as drogas |
| **Tratamento preemptivo em crianças submetidas a transplantes** | Valganciclovir (preferencial):<br>▪ Crianças entre 4 meses e 16 anos: mg de 12 em 12 horas = 7 x ASC x TFGe*#<br>Ganciclovir EV:<br>▪ Dose de indução com 5 mg/kg/dose EV de 12 em 12 horas<br>▪ Manutenção: 5 mg/kg/dose EV | ▪ Viremia assintomática acima de limite de risco<br>▪ Para evitar a progressão para doença | ▪ Clareamento viral (até obtenção de 2 resultados de PCR negativos) | ▪ Monitoramento da viremia semanal<br>▪ Ajustar doses de acordo com a função renal para ambas as drogas |
| **Profilaxia primária** | ▪ Valganciclovir (preferencial)<br>▪ Mesmas doses de tratamento administradas uma vez ao dia | ▪ Pacientes de alto risco para infecção ativa e/ou doença por CMV | ▪ Durante o período de maior risco (3 a 6 meses pós-transplante) | ▪ Monitoramento da viremia semanal<br>▪ Ajustar doses de acordo com a função renal para ambas as drogas |

ASC: área de superfície corporal em $m^2$; TFGe: taxa de filtração glomerular.
* Fórmula de Schwartz. A taxa de filtração glomerular estimada a partir da creatinina sérica diária (máximo = 150 mL/min/1,73 $m^2$).
# A dose máxima não deve ultrapassar 900 mg por dose que é a dose para adultos.
*Fonte:* Adaptado de Farhat CK, Carvalho LHFR, Succi RCM[33].

Até a data atual, o tratamento antiviral não é indicado para recém-nascidos assintomáticos, com surdez isolada ou quadros leves, considerando-se os efeitos adversos da droga antiviral e a ausência de comprovação de benefícios.

## Infecção/doença pós-natal precoce em recém-nascidos prematuros

Não existem estudos randomizados avaliando a segurança e eficácia da terapia antiviral em bebês com infecção pós-natal precoce. A grande maioria desses é assintomática ou com manifestações clínicas leves e transitórias, não devendo ser tratadas. O tratamento antiviral com ganciclovir (Quadro 45.1.3) será reservado para quadros graves de síndrome séptica viral ou doença invasiva sem outra causa identificada. O tratamento pode ser transicionado para valganciclovir oral quando ocorrer melhora clínica e tolerância para alimentação enteral. As doses devem ser ajustadas pela função renal e a duração dependerá da resposta clínica, exames laboratoriais e do clareamento viral, ou seja, da supressão da viremia, a qual deverá ser monitorada semanalmente[29]. Em recém-nascidos < 32 semanas gestacionais deve-se ponderar os riscos e benefícios do uso dessas drogas, pois não se conhece a sua segurança.

## Tratamento antiviral da doença por CMV em pacientes imunocomprometidos

Geralmente, a doença por CMV em crianças imunocomprometidas é grave. O tratamento antiviral neste grupo consiste em uma fase de indução com ganciclovir endovenoso por 2 a 3 semanas, até a negativação da carga viral, seguida por uma fase de manutenção (Quadro 45.1.3). A descontinuação da terapia deve ser realizada após 2 resultados negativos de carga viral, com intervalo de 1 semana.

Em crianças submetidas a transplantes de células progenitoras hematopoiéticas, infectadas pelo HIV ou com imunossupressão prolongada, pode ser indicada dose diária ou em dias alternados ou 5 vezes por semana para terapia de manutenção (Quadro 45.1.3). Para os pacientes imunossuprimidos submetidos a transplantes, pode-se, ainda, considerar diminuir a imunossupressão.

## Tratamento antiviral como estratégia de prevenção da doença por CMV em pacientes imunocomprometidos

### ▪ Preemptivo

É uma modalidade de tratamento instituída antes da apresentação clínica da doença diante da presença de carga viral do CMV no sangue acima de limites seguros. É uma prática rotineira durante o período precoce após TOS, como rim e fígado, e de células percussoras hematopoiéticas. Nessa estratégia, amostras de sangue de pessoas submetidas a transplantes são coletadas semanalmente para detecção e quantificação de viremia do CMV. Quando a viremia se encontra acima de limite predefinido e associada a alto risco de doença por CMV, o tratamento antiviral é iniciado antes da progressão para doença. Deve-se observar que esses limites variam com o risco, quanto maior o risco ou o grau de imunossupressão, menor será a carga viral para o início da terapia antiviral[30,31].

### ▪ Profilaxia primária

A profilaxia primária consiste na administração de antivirais naqueles pacientes considerados de alto risco para o desenvolvimento de doença por CMV e sem infecção ativa por CMV (viremia) definida. A profilaxia antiviral com valganciclovir (preferível) ou ganciclovir EV por 3 a 6 meses é indicada para pacientes de alto risco para desenvolvimento de doença por CMV, como os receptores soronegativos de órgãos sólidos de doadores soropositivos. Esta estratégia tem sido associada com altos custos, altos índices de efeitos adversos, como a neutropenia, e com aumento da frequência de doença tardia associada ao CMV[32]. Adicionalmente, a profilaxia antiviral prolongada tem sido associada ao surgimento de resistência genotípica viral ao ganciclovir ou na sua forma oral, valganciclovir. A dose profilática consiste na mesma dose de tratamento para ambas as medicações, mas administradas uma vez ao dia (Quadro 45.1.3). Atualmente, o tratamento preemptivo com o monitoramento da replicação viral assintomática tem sido muito utilizado em pacientes submetidos a transplantes de rim e fígado, mesmo nos considerados de alto risco, atendidos em centros onde a logística de monitoramento semanal da carga viral do CMV seja possível, considerando-se os benefícios a longo prazo. Existem evidências de que a viremia baixa controlada durante o monitoramento na estratégia preemptiva contribua para a reconstituição mais rápida da resposta imunológica específica ao CMV em pacientes imunossuprimidos submetidos a transplantes[32].

## REFERÊNCIAS BIBLIOGRÁFICAS


1. Zuhair M, Smit GSA, Wallis G, Jabbar F, Smith C, Devleesschauwer B et al. Estimation of the worldwide seroprevalence of cytomegalovirus: A systematic review and meta-analysis. Rev Med Virol. 2019 May;29(3):e2034. Disponível em: https://onlinelibrary.wiley.com/doi/10.1002/rmv.2034.
2. Griffiths P, Baraniak I, Reeves M. The pathogenesis of human cytomegalovirus. J Pathol. 2015 Jan;235(2):288-97.
3. Ong DSY, Chong GLM, Chemaly RF, Cremer OL. Comparative clinical manifestations and immune effects of cytomegalovirus infections following distinct types of immunosuppression. Clinical Microbiology and Infection. 2022 Oct 1;28(10):1335-44.
4. Plosa EJ, Esbenshade JC, Fuller MP, Weitkamp JH. Cytomegalovirus Infection. Pediatr Rev. 2012 Apr 1;33(4):156-63. Disponível em: http://pedsinreview.aappublications.org/cgi/doi/10.1542/pir.33-4-156.
5. Mussi-Pinhata MM, Yamamoto AY. Natural history of congenital cytomegalovirus infection in highly seropositive populations. J Infect Dis. 2020 Mar 5;221(Supplement_1):S15-22. Disponível em: https://academic.oup.com/jid/article/221/Supplement_1/S15/5781903.
6. Chatzakis C, Ville Y, Makrydimas G, Dinas K, Zavlanos A, Sotiriadis A. Timing of primary maternal cytomegalovirus infection and rates of vertical transmission and fetal consequences. Am J Obstet Gynecol. 2020 Dec;223(6):870-883.e11. Disponível em: http://dx.doi.org/10.1016/j.ajog.2020.05.038.
7. Prince HE, Lapé-Nixon M. Role of cytomegalovirus (CMV) IgG avidity testing in diagnosing primary CMV infection during pregnancy. Clinical and Vaccine Immunology. 2014;21(10):1377-84.
8. Hyde TB, Schmid DS, Cannon MJ. Cytomegalovirus seroconversion rates and risk factors: implications for congenital CMV. Rev Med Virol. 2010 Sep;20(5):311-26.
9. Mussi-Pinhata MM, Yamamoto AY, Aragon DC, Duarte G, Fowler KB, Boppana S et al. Seroconversion for cytomegalovirus infection during pregnancy and fetal infection in a highly seropositive population: "the BraCHS Study." Journal of Infectious Diseases. 2018.
10. Yamamoto AY, Mussi-Pinhata MM, Boppana SB, Novak Z, Wagatsuma VM, Oliveira P de F et al. Human cytomegalovirus reinfection is associated with intrauterine transmission in a highly cytomegalovirus-immune maternal population. Am J Obstet Gynecol. 2010 Mar;202(3):297.e1-297.e8. Disponível em: https://linkinghub.elsevier.com/retrieve/pii/S0002937809021383.
11. Kenneson A, Cannon MJ. Review and meta-analysis of the epidemiology of congenital cytomegalovirus (CMV) infection. Reviews in Medical Virology. 2007.
12. Ssentongo P, Hehnly C, Birungi P, Roach MA, Spady J, Fronterre C et al. Congenital cytomegalovirus infection burden and epidemiologic risk factors in countries with universal screening a systematic review and meta-analysis + supplemental content. JAMA Netw Open. 2021;4(8):2120736. Disponível em: https://jamanetwork.com/.
13. Dollard SC, Grosse SD, Ross DS. New estimates of the prevalence of neurological and sensory sequelae and mortality associated with congenital cytomegalovirus infection. Rev Med Virol. 2007;17(5):355-63.
14. Rawlinson WD, Boppana SB, Fowler KB, Kimberlin DW, Lazzarotto T, Alain S et al. Congenital cytomegalovirus infection in pregnancy and the neonate: consensus recommendations for prevention, diagnosis, and therapy. Lancet Infect Dis. 2017 Jun;17(6):e177-88. Disponível em: https://linkinghub.elsevier.com/retrieve/pii/S1473309917301433.
15. Goderis J, de Leenheer E, Smets K, van Hoecke H, Keymeulen A, Dhooge I. Hearing loss and congenital CMV infection: a systematic review. Pediatrics. 2014 Nov 1;134(5):972-82. Disponível em: https://publications.aap.org/pediatrics/article/134/5/972/75913/Hearing-Loss-and-Congenital-CMV-Infection-A.
16. Yamamoto AY, Anastasio ART, Massuda ET, Isaac ML, Manfredi AKS, Cavalcante JMS et al. Contribution of congenital cytomegalovirus infection to permanent hearing loss in a highly seropositive population: the brazilian cytomegalovirus hearing and maternal secondary infection study. Clinical Infectious Diseases. 2020 Mar 17;70(7):1379-84. Disponível em: https://academic.oup.com/cid/article/70/7/1379/5491529.
17. Lopez AS, Lanzieri TM, Claussen AH, Vinson SS, Turcich MR, Iovino IR et al. Intelligence and academic achievement with asymptomatic congenital cytomegalovirus infection. Pediatrics. 2017 Nov 1;140(5).
18. Hughes BL, Clifton RG, Rouse DJ, Saade GR, Dinsmoor MJ, Reddy UM et al. A trial of hyperimmune globulin to prevent congenital cytomegalovirus infection. New England Journal of Medicine. 2021 Jul 29;385(5):436-44. Disponível em: http://www.nejm.org/doi/10.1056/NEJMoa1913569.
19. Shahar-Nissan K, Pardo J, Peled O, Krause I, Bilavsky E, Wiznitzer A et al. Valaciclovir to prevent vertical transmission of cytomegalovirus after maternal primary infection during pregnancy: a randomised, double-blind, placebo-controlled trial. The Lancet. 2020 Sep 12;396(10253):779-85.
20. Plotkin SA, Wang D, Oualim A, Diamond DJ, Kotton CN, Mossman S et al. The status of vaccine development against the human cytomegalovirus. J Infect Dis. 2020 Mar 5;221(Supplement_1):S113-22. Disponível em: https://academic.oup.com/jid/article/221/Supplement_1/S113/5781893.
21. Stark A, Cantrell S, Greenberg RG, Permar SR, Weimer KED. Long-term outcomes after postnatal cytomegalovirus infection in low birthweight preterm infants. Pediatric Infectious Disease Journal. 2021 Jun 5;40(6):571-81. Disponível em: https://journals.lww.com/10.1097/INF.0000000000003072.
22. Martins-Celini FP, Yamamoto AY, Passos DM, do Nascimento SD, Lima EV, di Giovanni CM et al. Incidence, risk factors, and morbidity of acquired postnatal cytomegalovirus infection among preterm infants fed maternal milk in a highly seropositive population. Clinical Infectious Diseases. 2016;63(7).
23. Griffiths P. The direct and indirect consequences of cytomegalovirus infection and potential benefits of vaccination. Antiviral Res. 2020 Apr;176:104732.

24. Ong DSY, Chong GLM, Chemaly RF, Cremer OL. Comparative clinical manifestations and immune effects of cytomegalovirus infections following distinct types of immunosuppression. Clin Microbiol Infect. 2022 Oct;28(10):1335-44.
25. Ljungman P, Boeckh M, Hirsch HH, Josephson F, Lundgren J, Nichols G et al. Definitions of cytomegalovirus infection and disease in transplant patients for use in clinical trials: table 1. Clinical Infectious Diseases. 2017 Jan 1;64(1):87-91.
26. Dioverti MV, Razonable RR. Cytomegalovirus. Microbiol Spectr. 2016 Aug 12;4(4).
27. Kraft CS, Armstrong WS, Caliendo AM. Interpreting quantitative cytomegalovirus DNA testing: understanding the laboratory perspective. Clinical Infectious Diseases. 2012 Jun 15;54(12):1793-7.
28. Kimberlin DW, Jester PM, Sánchez PJ, Ahmed A, Arav-Boger R, Michaels MG et al. Valganciclovir for symptomatic congenital cytomegalovirus disease. New England Journal of Medicine. 2015 Mar 5;372(10):933-43.
29. Kadambari S, Whittaker E, Lyall H. Postnatally acquired cytomegalovirus infection in extremely premature infants: how best to manage? Arch Dis Child Fetal Neonatal Ed. 2020 May;105(3):334-9.
30. Razonable RR. Cytomegalovirus in solid organ transplant recipients: clinical updates, challenges and future directions. Curr Pharm Des. 2020 Aug 31;26(28):3497-506.
31. Razonable RR, Humar A. Cytomegalovirus in solid organ transplant recipients. Guidelines of the American Society of Transplantation Infectious Diseases Community of Practice. Clin Transplant. 2019 Sep 28;33(9).
32. Singh N, Winston DJ, Razonable RR, Lyon GM, Silveira FP, Wagener MM et al. Effect of preemptive therapy vs antiviral prophylaxis on cytomegalovirus disease in seronegative liver transplant recipients with seropositive donors. JAMA. 2020 Apr 14;323(14):1378.
33. Farhat CK, Carvalho LHFR, Succi RCM (coord.). Infectologia pediátrica. 3. ed. Rio de Janeiro: Atheneu; 2006.

# 45.2 Herpesvírus 1 e 2

*Daisy Maria Machado*

## INTRODUÇÃO

As infecções pelo herpesvírus simples (HSV) estão globalmente disseminadas entre os humanos. O HSV-1 e HSV-2 são vírus envelopados com um capsídeo icosaédrico contendo DNA de fita dupla (dsDNA). Pertencem à família Herpesviridae, uma grande família de vírus que infecta humanos e animais. Esta é composta por oito tipos de herpesvírus humanos (HHV), pertencentes a três subfamílias: Alphaherpesvirinae (α-HV), Betaherpesvirinae (β-HV) e Gammaherpesvirinae (γ-HV). Cada herpesvírus é classificado com base nas características biológicas e tropismo tecidual durante o período primário (lítico) e infecções latentes (Quadro 45.2.1).

Os herpesvírus apresentam tanto ciclos de vida líticos (produtivos) quanto ciclos latentes. As infecções primárias dos herpesvírus 1 e 2 (α-HV) têm um curto ciclo reprodutivo, levando à rápida destruição das células do hospedeiro infectado. Embora os α-HV possam acometer vários locais do organismo, durante a infecção primária eles acometem principalmente células epiteliais da mucosa e na infecção latente acometem os gânglios neuronais[1].

**Quadro 45.2.1** – Herpesvírus humanos.

| HHV | Nome do vírus | Subfamília | Abreviatura(s) |
|---|---|---|---|
| HHV-1 | Herpes simples 1 | α-HV | HSV-1/HHV-1 |
| HHV-2 | Herpes simples 2 | α-HV | HSV-2/ HHV-2 |
| HHV-3 | Vírus varicela-zóster | α-HV | HSV-3/VVZ |
| HHV-4 | Vírus Epstein-Barr | γ-HV | EBV/HHV-4 |
| HHV-5 | Citomegalovírus | β-HV | CMV/HHV-5 |
| HHV-6 | Herpesvírus humano-6 | β-HV | HHV-6 |
| HHV-7 | Herpesvírus humano-7 | β-HV | HHV-7 |
| HHV-8 | Herpesvírus humano-8 ou do sarcoma de Kaposi | γ-HV | HHV-8/HVSK |

*Fonte:* Adaptado de Verzosa et al.[1].

Persistem nos hospedeiros humanos escondendo-se da resposta do sistema imunológico, tanto de mecanismos imunes inatos quanto adaptativos. Pacientes imunocomprometidos e crianças são mais propensos à infecção por HSV. Ao longo dos anos, várias tentativas têm sido feitas para encontrar alvos potenciais para a prevenção da infecção por HSV; no entanto, ainda não existem vacinas profiláticas e terapêuticas licenciadas disponíveis no mercado contra HSV[2].

## EPIDEMIOLOGIA

O HSV-1 está presente em 45% a 90% da população mundial, ocorrendo com maior frequência nos locais em desenvolvimento. Tipicamente, é transmitido pelo contato direto com saliva contaminada ou outras secreções corporais infectadas, ao contrário do HSV-2, que é transmitido principalmente por contato sexual. A transmissão ocorre principalmente por contato oral-oral e comumente causa herpes labial; contudo, também pode ser transmitido sexualmente pelo contato oral-genital, ocasionando posteriormente lesões genitais. Pode ser transmitido tanto por pessoas sintomáticas quanto assintomáticas, com infecções primárias ou recorrentes. É considerado a principal causa de cegueira de causa infecciosa em países desenvolvidos e o responsável número um por encefalite viral em adultos[3].

Estima-se que meio bilhão de pessoas tiveram infecção genital por HSV do tipo 1 ou do tipo 2, e vários bilhões tiveram infecção oral por HSV do tipo 1[4]. A prevalência do HSV-2 é, em geral, mais alta na África e nas Américas, menor no oeste e sul da Europa do que no norte da Europa e América do Norte, e mais baixa na Ásia. As prevalências de HSV-1 e 2, em geral e por idade, variam acentuadamente por país, por região dentro do país e subgrupo populacional. A prevalência de HSV-2 específica por idade é geralmente maior em mulheres do que em homens e em populações com comportamento sexual de maior risco[5].

A infecção primária geralmente ocorre em idade precoce, resultando no estabelecimento de infecção em neurônios sensoriais. A replicação viral começa no local da infecção (mucocutânea) e, em seguida, o HSV vai num fluxo retrógrado pelo axônio até os gânglios da raiz dorsal (GRD). É no GRD que a latência é estabelecida. A latência permite que o vírus permaneça em um estado não infeccioso por um período variável de tempo antes da reativação. Os neurônios infectados de forma latente não são suscetíveis à vigilância imunológica e, periodicamente, o vírus pode reativar, causando novos episódios clínicos da doença que permitem a transmissão entre a população[6].

O HSV-2 associa-se sobretudo a lesões genitais e encefalite neonatal. Este vírus reativa do tecido genital com maior frequência do que HSV-1 e, portanto, apesar do HSV-1 ser comumente detectado durante a infecção primária, o HSV-2 é mais frequentemente isolado deste local do que HSV-1 em qualquer momento da infecção. Evidências também sugerem que a infecção por HSV-2 aumenta o risco de adquirir o vírus da imunodeficiência humana (HIV)[7].

## CARACTERÍSTICAS VIRAIS

HSV-1 e HSV-2 apresentam uma grande semelhança estrutural, compartilhando cerca de 82% da sequência de aminoácidos. O genoma dos HSV varia em tamanho entre ~ 120 a 250 qb. Onze glicoproteínas dos HSV foram identificadas (gB, gC, gD, gE, gG, gH, gI, gJ, gK, gL e gM). A glicoproteína D é a mais potente indutora de anticorpos neutralizantes e parece estar relacionada à entrada do vírus na célula. A especificidade antigênica é fornecida pela IgG, resultando em resposta de anticorpos específicos que permite a distinção entre HSV-1(gG-1) e HSV-2 (gG-2)[8]. Tanto o HSV-1 quanto o HSV-2 utilizam o mesmo mecanismo para se ligar, fundir e proliferar de célula para célula. Durante a infecção lítica primária há excreção sintomática e assintomática do vírus. Uma vez que a resposta imune do hospedeiro é provocada, o HSV estabelece caracteristicamente latência e se esconde em algumas células do hospedeiro, a fim de impedir a detecção pelo sistema imune[9]. Os HSV-1 e 2 podem persistir na forma latente para sempre. Periodicamente podem se reativar devido a vários fatores relacionados ao hospedeiro. Durante a reativação os vírus normalmente retornam ao local primário da infecção e sofrem replicação lítica até que a resposta imune do hospedeiro os force de volta à latência[10].

## MANIFESTAÇÕES CLÍNICAS

### Herpes labial

É importante ressaltar que a infecção por HSV-1 é frequentemente assintomática. Quando sintomática, manifesta-se clinicamente como ulcerações cutâneas e desconforto semelhante ao da gripe em indivíduos infectados. Os sintomas de uma infecção orolabial primária ocorrem entre 3 dias e 1 semana após a exposição. Os sinais clínicos mais comuns da infecção por HSV-1 são lesões vesiculares agrupadas e dolorosas em uma base eritematosa. Essas vesículas podem então progredir para pústulas, erosões e ulcerações. Dentro de 2 a 6 semanas, as lesões formam crostas e os sintomas desaparecem.

Lesões recorrentes podem ocorrer após reativação do vírus nos neurônios infectados de forma latente, seguida do transporte retrógrado do vírus pelo axônio até o local periférico da infecção primária original (Figura 45.2.1). Os sintomas de infecção orolabial recorrente são tipicamente mais leves do que os da infecção primária, com um pródromo de 24 horas de formigamento, queimação e coceira. Crianças infectadas com HSV-1 podem manifestar muitos sintomas inespecíficos e sistêmicos, incluindo febre, dor de cabeça, irritabilidade, anorexia e mal-estar, o que faz alguns pais atribuírem estes sintomas à dentição[11].

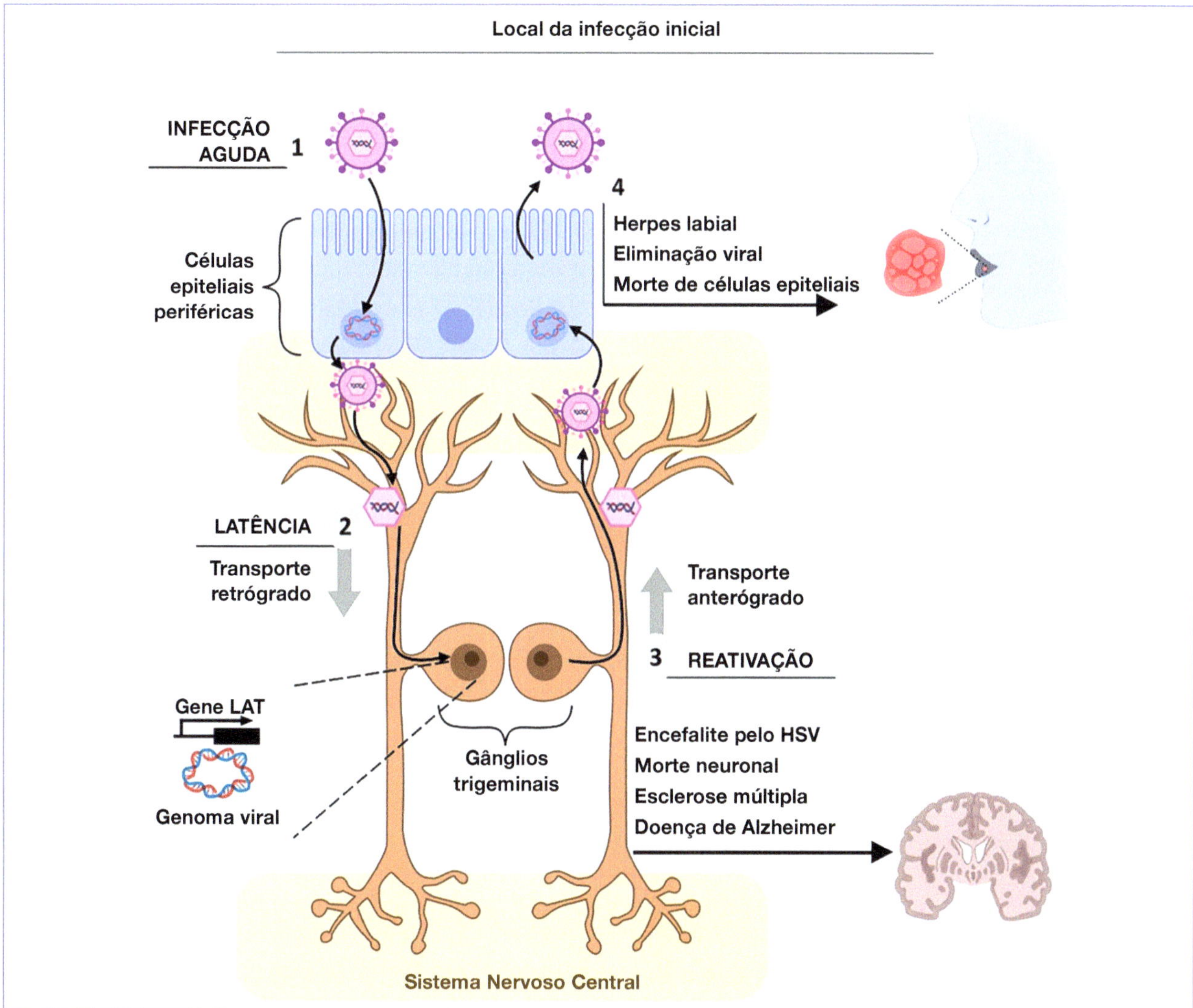


**Figura 45.2.1** – Infecção aguda e latente por HSV-1.

**1.** A infecção aguda por HSV-1 é iniciada quando as partículas virais infecciosas entram nas células epiteliais através da fusão do envelope viral com a membrana plasmática. O nucleocapsídeo viral atinge o núcleo das células epiteliais e o genoma viral entra. No núcleo ocorrem a replicação do genoma viral e a expressão do gene viral para produzir mais partículas virais infecciosas. Partículas virais recém-formadas são liberadas, algumas das quais infectam neurônios sensoriais próximos. **2.** Transporte retrógrado, os capsídeos HSV-1 atingem o corpo celular neuronal nos gânglios sensoriais (gânglios trigeminais). No núcleo neuronal, o DNA viral circulariza, fazendo com que a célula hospedeira silencie a transcrição do genoma viral, exceto para o gene de transcrição associada à latência (LAT). Se a progênie viral atingir o sistema nervoso central, isso pode levar à encefalite por herpes simples, morte de células neuronais e, mais recentemente, tem sido associada à patogênese de longo prazo, incluindo esclerose múltipla e doença de Alzheimer. **3.** Após a reativação viral, os nucleocapsídeos virais deixam o núcleo neuronal e viajam de volta para as células epiteliais via tráfico anterógrado. **4.** Quando os vírions chegam às células epiteliais, a replicação viral é novamente iniciada, as progênies virais são montadas e liberadas, causando morte celular epitelial e lesões orofaciais.

*Fonte:* Adaptada de Verzosa et al.[1].

## Gengivoestomatite herpética primária

Entre as doenças relacionadas ao HSV em crianças, a gengivoestomatite herpética primária (GEHP) é a manifestação clínica mais representativa, numa proporção de 13% a 30% (Figura 45.2.2). É causada em 90% dos casos pelo HSV-1. A GEHP cursa com febre alta, pode manifestar lesões de estomatite inicialmente na parte posterior da cavidade oral, que depois se estendem à parte anterior com inchaço e hemorragia gengival (gengivite), principais características para um diagnóstico clínico. A duração média da febre é de 5 dias e mais de 20% das crianças podem ter febre superior a 7 dias[11]. Apesar da alta incidência desta doença viral, pouca pesquisa tem sido feita para determinar o valor da terapia antiviral. Um ensaio clínico de Amir e colaboradores[11] mostrou um benefício, ainda que fraco, no uso de aciclovir, se iniciado nos primeiros 3 dias de sintomas. O tratamento encurtou a duração de todas as manifestações clínicas e a infectividade das crianças (excreção viral de 1 dia no grupo tratado *versus* 5 dias no grupo não tratado (IC95% de 2,9 a 5,1)).

O principal diagnóstico diferencial é com herpangina (causada por diversos tipos de vírus coxsackie e outros enterovírus), além de faringite/tonsilite aguda. Embora a GEHP tenha habitualmente um quadro autolimitado (12 ± 4 dias), podem ocorrer complicações sistêmicas graves, como disfunção do sistema nervoso central (SNC)[11,12].

## Outras apresentações

Além destas apresentações mais comuns, o HSV-1 também pode causar lesões em outros locais, como em dedos (*whitlow* ou panarício herpético), em locais de abrasão (herpes *gladiatorum*), pálpebras (blefarite herpética) e ceratite e conjuntivite[13]. Em adultos, as lesões em dedos são mais comumente causadas pelo HSV-2, que também causa mais frequentemente lesões genitais, sendo uma das infecções sexualmente transmissíveis mais comuns[3].

## Encefalite herpética

A encefalite herpética é uma infecção grave, tipicamente fatal (a mortalidade é superior a 70% se não tratada). Praticamente todos os casos de encefalite herpética fora do período neonatal são causados pelo HSV-1[8]. O comprometimento cerebral leva a comportamentos bizarros e déficits neurológicos focais localizados no lobo temporal. Os pacientes podem ter febre e alteração do estado mental[13].

Sequelas neurológicas significativas a longo prazo foram observadas em crianças com infecção por HSV no SNC, mesmo em crianças sem alteração neurológica identificada na alta hospitalar. As sequelas a longo prazo mais comuns incluem atraso no desenvolvimento, alteração comportamental e deficiências neurológicas. A encefalite pelo HSV tem a taxa mais elevada de sequelas a longo prazo em comparação com outros agentes patogênicos[14]. Crianças menores de 12 meses, particularmente neonatos, têm maior risco de infecção por HSV no SNC. O HSV-2 foi associado com piores desfechos neurológicos em neonatos e o HSV-1 em crianças fora do período neonatal[15].

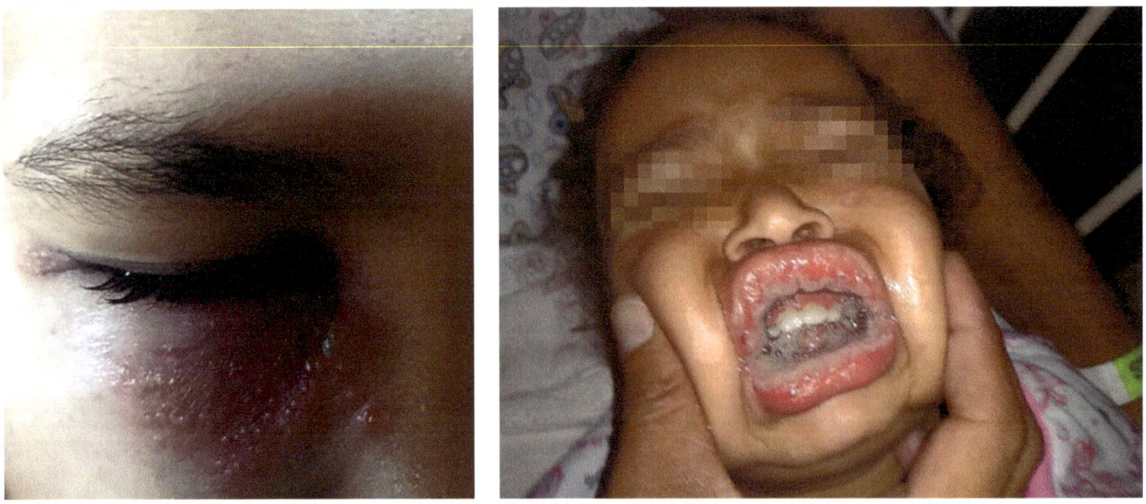

A B

**Figura 45.2.2 – A.** Herpes simples. **B.** Gengivoestomatite herpética.
*Fonte:* Figura **A** gentilmente cedida por Dra. Samira Yarak e Figura **B** gentilmente cedida por Dr. Wilson Toyoiro Hoshino.

Importante fator de risco para encefalite herpética são mutações no receptor *toll-like* (TLR-3) ou genes UNC-93B. Postula-se que essas mutações inibam respostas normais com base em interferon.

## Eczema herpético (ou erupção variceliforme de Kaposi)

Quando há comprometimento da barreira cutânea (p. ex., dermatite atópica, pênfigo foliáceo, pênfigo vulgar, micose fungoide, ictiose), ocorre uma disseminação extensa da infecção por HSV. Os pacientes apresentarão erosões cutâneas de 2 a 3 mm com crostas hemorrágicas e ampla distribuição. Pode haver impetigo secundário por espécies de estafilococos ou estreptococos[13].

## Herpesvírus simples neonatal

A taxa global de herpes neonatal foi estimada em cerca de 10 casos por 100 mil nascidos vivos, equivalente a uma estimativa de 14 mil casos anuais aproximadamente (4 mil para HSV-1; 10 mil para HSV-2)[16]. Há evidências de que a infecção pelo HIV aumenta a frequência e quantidade de eliminação genital de HSV-2[17]; assim, as taxas de herpes neonatal podem ser ainda maiores em regiões com alta prevalência do HIV em mulheres em idade reprodutiva.

Os HSV-1 ou 2 podem ser transmitidos ao neonato de quatro maneiras:

- Durante o parto com trato genital infectado.
- Por exposição ascendente ao HSV através de rotura de membranas amnióticas.
- Exposições intrauterinas ao HSV.
- Exposição pós-natal de um cuidador infectado.

O risco de transmissão para um recém-nascido varia muito com base no tipo de infecção materna, se primária, não primária ou recorrente (Quadro 45.2.2). Um recém-nascido de mãe com uma infecção genital primária relativamente próxima ao parto tem risco de infecção estimado de 25% a 60%[18]. Um recém-nascido nascido de mãe que tem uma infecção reativada ou uma infecção não primária (por outro tipo de HSV diferente da infecção primária) tem um risco de aproximadamente 2% de transmissão. Os sinais iniciais de infecção por HSV surgem a qualquer momento entre o nascimento e aproximadamente 6 semanas de idade, mas quase todos os lactentes infectados desenvolvem doença clínica no primeiro mês de vida. A infecção assintomática por HSV pode ocorrer em crianças mais velhas e raramente ocorre em recém-nascidos. As infecções herpéticas neonatais são frequentemente graves, com elevada mortalidade e morbidade, mesmo quando tratadas[19].

A maioria dos casos de transmissão pelo trato genital é devida ao HSV-2, com manifestações de forma localizada ou doença disseminada. Os recém-nascidos com **doença localizada** podem ter duas formas de apresentação, sendo uma delas com **encefalite** (líquido cefalorraquidiano - LCR - com pleocitose e concentração elevada de proteínas), com ou sem envolvimento concomitante de pele, olhos e boca. A outra forma apresenta apenas **comprometimento da pele, dos olhos e da boca**, sem nenhuma evidência de doenças do SNC ou doença de outros órgãos. Na **doença disseminada** há envolvimento de órgãos viscerais com hepatite, pneumonite e/ou coagulação intravascular disseminada, com ou sem encefalite ou doença de pele[14].

**Quadro 45.2.2** – Classificação da infecção materna de acordo com o tipo de HSV e estado sorológico materno.

| Classificação da infecção materna | PCR/cultura de lesão genital | Estado sorológico materno de Acs anti-HSV-1 ou HSV-2 |
|---|---|---|
| **1º episódio documentado de infecção primária** | ▪ Positivo, HSV-1 ou 2 | ▪ Negativo para HSV-1 e 2 |
| **1º episódio documentado de infecção não primária** | ▪ Positivo para HSV-1<br>▪ Positivo para HSV-2 | ▪ Positivo para HSV-2 **E** Negativo para HSV-1<br>▪ Positivo para HSV-1 **E** Negativo para HSV-2 |
| **1º episódio presumido de infecção primária ou não primária** | ▪ Positivo para HSV-1 ou HSV-2<br>▪ Negativo ou não disponível | ▪ Não disponível<br>▪ Negativo para HSV-1 e/ou HSV-2, OU não disponível |
| **Infecção recorrente** | ▪ Positivo para HSV-1<br>▪ Positivo para HSV-2 | ▪ Positivo para HSV-1<br>▪ Positivo para HSV-2 |

Acs: anticorpos; IgG: imunoglobulina G; PCR: reação em cadeia da polimerase.
*Fonte:* Adaptado de Kimberlin e Brady[19].

O algoritmo para avaliação e tratamento de neonatos assintomáticos após parto vaginal ou cesáreo de mulheres com lesões ativas de herpes genital pode ser visto nas Figuras 45.2.3 e 45.2.4, respectivamente[19].

## Ceratite herpética

A infecção ocular primária por HSV é contraída por contato direto via membranas mucosas. Geralmente é subclínica, mas pode se apresentar como blefarite unilateral transitória, conjuntivite folicular e ocasional ceratite epitelial. Pode causar dor, lacrimejamento, fotofobia e úlceras de córnea que, com frequência, apresentam um padrão de ramificação. O vírus permanece latente na divisão oftálmica do gânglio trigeminal com reativação causando infecção recorrente. As recaídas são comuns, com 40% dos pacientes apresentando 2 a 5 recaídas ao longo da vida e 11% experimentando 6 a 15 recaídas. A identificação do DNA do HSV pela reação em cadeia da polimerase (PCR) tem alta sensibilidade e especificidade, sendo a base na confirmação laboratorial da ceratite herpética[20].

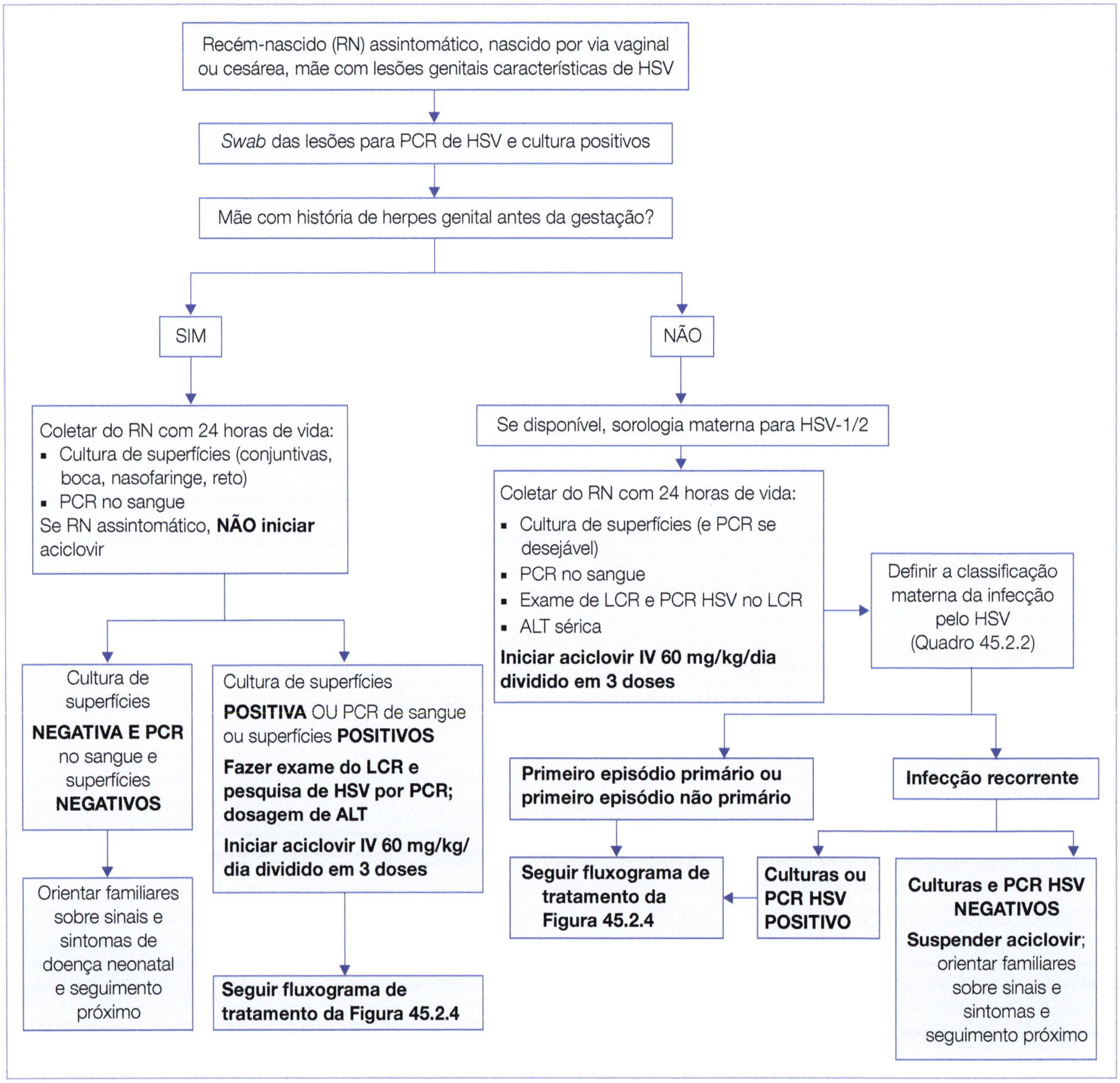


**Figura 45.2.3** – Algoritmo para avaliação de neonatos assintomáticos após parto vaginal ou cesáreo de mulheres com lesões ativas de herpes genital.

*Fonte:* Adaptada de Kimberlin DW, Baley J; American Academy of Pediatrics, Committee on Infectious Diseases. Guidance on management of asymptomatic neonates born to women with active genital herpes lesions. Pediatrics. 2013;131(2):e635-e646.

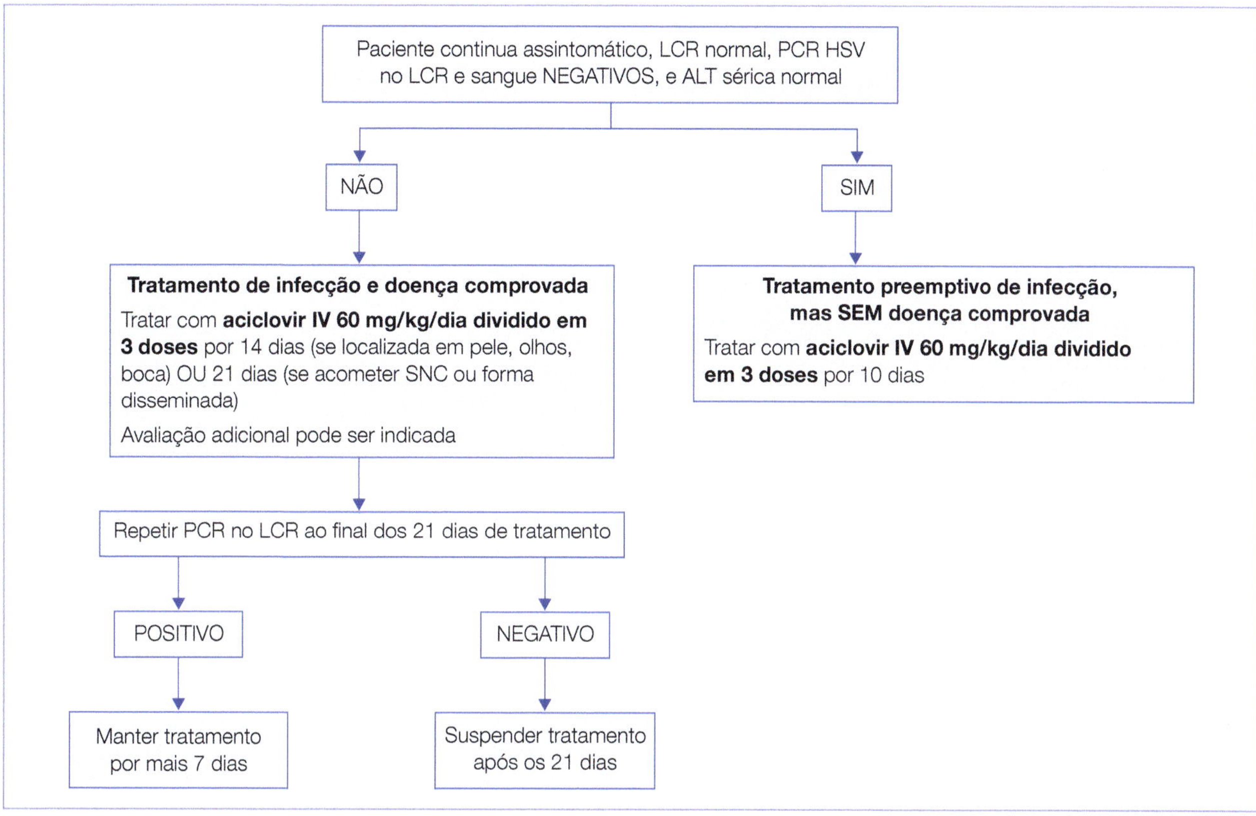


**Figura 45.2.4** – Algoritmo para tratamento de neonatos assintomáticos após parto vaginal ou cesáreo de mulheres com lesões ativas de herpes genital.

*Fonte:* Adaptada de Kimberlin DW, Baley J; American Academy of Pediatrics, Committee on Infectious Diseases. Guidance on management of asymptomatic neonates born to women with active genital herpes lesions. Pediatrics. 2013;131(2):e635-e646.

## DIAGNÓSTICO

O diagnóstico da infecção por HSV é frequentemente clínico, com base nas lesões características. Para o diagnóstico laboratorial, o uso de método molecular como a identificação de DNA viral pela técnica de PCR tem sido atualmente o mais utilizado. A cultura viral tem baixa sensibilidade, mas, além do diagnóstico, permite testes de sensibilidade a drogas antivirais, identificação de cepas e rastreamento epidemiológico. Os materiais para PCR e cultura devem ser obtidos de uma vesícula ou da base de uma lesão ulcerada recente. A identificação do HSV também pode ser feita por meio de sorologia demonstrando soroconversão para determinado sorotipo (em infecções primárias) e, menos frequentemente, por imunofluorescência direta em raspagem de lesões. O ensaio de PCR e a cultura de células são os testes preferidos para a detecção de HSV genital. Para o diagnóstico de encefalite por HSV faz-se a identificação do DNA viral no LCR. Ocorre persistência do DNA viral no LCR em praticamente todos os casos de HSV até a primeira semana após o início da terapia antiviral, em 50% após 7 dias e menos de 20% após 15 dias de tratamento[8]. A terapia antiviral parenteral não deve ser interrompida até que o resultado da PCR do LCR seja negativo[19].

## TRATAMENTO

O tratamento da infecção primária por HSV com antivirais, mesmo que precocemente, não previne a possibilidade de recorrência, mas pode encurtar a duração da doença e da eliminação viral. As recomendações de tratamento de acordo com o tipo de infecções por HSV estão sumarizadas no Quadro 45.2.3[19].

## MEDIDAS DE CONTROLE E PREVENÇÃO

O afastamento de creche ou escola está apenas indicado para crianças com gengivoestomatite por HSV (ou seja, infecção primária) que não conseguem controlar as secreções orais. O afastamento de crianças com herpes labial não é indicado. As medidas de controle adicionais incluem evitar o compartilhamento de secreções respiratórias por meio do contato com objetos, higienizar brinquedos de boca, bicos de mamadeira e utensílios que tenham entrado em contato com saliva.

**Quadro 45.2.3** – Terapia recomendada para infecções por HSV.

| Tipo de infecção pelo HSV | Via | Idade | Medicamentos usualmente indicados |
|---|---|---|---|
| Neonatal | IV | RN a 3 meses | ▪ **Aciclovir:** 60 mg/kg/dia divididos em 3 doses por 14 a 21 dias (ver Figura 45.2.4) |
| Encefalite | IV | ≥ 3 meses a 12 anos | ▪ **Aciclovir:** 30 a 45 mg/kg/dia divididos em 3 doses por 14 a 21 dias (máximo 60 mg/kg/dia, atenção à nefrotoxicidade nesta dose) |
| | IV | ≥ 12 anos | ▪ **Aciclovir:** 30 mg/kg/dia divididos em 3 doses por 14 a 21 dias |
| Doença ocular (tratamento deve ser feito em conjunto com oftalmologista) | | | ▪ **Tópico:** Trifluridina 1% ou ganciclovir 0,5% tópicos e corticoide tópico<br>▪ **Oral:** aciclovir ou valaciclovir ou fanciclovir* |
| Terapia crônica supressiva para doença ocular recorrente | Oral | ≥ 12 anos | ▪ **Aciclovir:** 800 mg/dia divididos em 2 doses, uso contínuo por 12 meses |
| Genital: 1° episódio | Oral | ≥ 12 anos<br><br><br><br>Adultos | ▪ **Aciclovir:** 1.000 a 1.200 mg/kg/dia divididos em 3 a 5 doses por 7 a 10 dias<br>▪ **Dose pediátrica:** 40 a 80 mg/kg/dia divididos em 3 a 4 doses por 5 a 10 dias (máximo 1g/dia)<br>▪ **Valaciclovir:** 2.000 mg/dia divididos em 2 doses por 10 dias |
| | IV | ≥ 12 anos | ▪ **Aciclovir:** 15 mg/kg/dia divididos em 3 doses por 5 a 7 dias |
| Genital: recorrência | Oral | ≥ 12 anos<br><br>Adultos | ▪ **Aciclovir:** 1.000 mg divididos em 3 doses por 5 a 7 dias<br>▪ **Fanciclovir:** imunocompetentes – 2.000 mg/dia divididos em 2 doses por 1 dia<br>▪ PVHIV* – 1.000 mg/dia divididos em 2 doses por 7 dias<br>▪ **Valaciclovir:** 1.000 mg/dia divididos em 2 doses por 3 dias |
| Terapia diária supressiva para herpes genital recorrente | Oral | Adultos | ▪ **Valaciclovir:** 1.000 mg/dia divididos em dose única por 3 dias |
| HSV em imunocomprometidos (localizado, progressivo ou disseminado) | IV | Todas as idades | ▪ **Aciclovir:** 30 mg/kg/dia divididos em 5 doses por 5 dias, ou 1.600 mg/kg/dia divididos em 2 doses por 5 dias, ou 2.400 mg divididos em 3 doses por 2 dias |
| | Oral | ≥ 2 anos | ▪ **Aciclovir:** 1.000 mg/dia divididos em 3 doses por 7 a 14 dias |
| Profilaxia para imunocomprometidos soropositivos para HSV | Oral | ≥ 2 anos | ▪ **Aciclovir:** 600 a 1.000 mg/dia divididos em 3 doses durante o período de risco |
| | IV | Todas as idades | ▪ **Aciclovir:** 15 mg/kg/dia divididos em 3 doses durante o período de risco |
| Herpes labial recorrente | Oral | Adultos<br><br><br><br>> 12 anos | ▪ **Fanciclovir:** imunocompetentes – 1.500 mg/dia divididos em 2 doses por 1 dia<br>▪ PVHIV* – 1.000 mg/dia divididos em 2 doses por 7 dias<br>▪ **Valaciclovir:** 4.000 mg/dia divididos em 2 doses por 1 dia |
| Resistência ao aciclovir (imunocomprometidos) | IV | Adultos | ▪ **Foscarnet:** 80 a 120 mg/kg/dia divididos em 2 a 3 doses até resolução da infecção |

* PVHIV: pessoas vivendo com HIV; RN: recém-nascidos.
*Fonte:* Adaptado de Kimberlin e Brady[19].

## Desenvolvimento de vacinas para herpesvírus simples

A abordagem ideal para prevenir a infecção por HSV seria a vacinação profilática. No entanto, muitas das pessoas são infectadas pelo HSV durante a infância e adolescência, e a maioria das pessoas infectadas nunca desenvolvem herpes recorrente. Assim, qualquer vacina profilática só teria utilidade se fosse segura para administração durante a primeira infância[4]. Diversos tipos de vacinas incluindo o uso profilático e terapêutico contendo DNA viral, glicoproteínas ou vírus defectivos foram construídos nos últimos anos. Mais recentemente, as abordagens para o desenvolvimento de vacinas estão focadas no mecanismo de evasão viral do sistema imunológico do hospedeiro, em combinação com o uso de adjuvantes mais novos e específicos. Atualmente, não existe uma vacina ou estratégia específica de imunização para HSV, mas estudos levantam a possibilidade de que um padrão de resposta humoral a proteínas específicas ou que padrões de resposta de células T para epitopos definidos de glicoproteínas do HSV possam correlacionar-se com a gravidade clínica, oferecendo um conjunto de critérios para a seleção racional de candidatos vacinais[21,22].

## REFERÊNCIAS BIBLIOGRÁFICAS


1. Verzosa AL, McGeever LA, Bhark S, Delgado T, Salazar N, Sanchez EL. Herpes simplex virus 1 infection of neuronal and non-neuronal cells elicits specific innate immune responses and immune evasion mechanisms. Frontiers in Immunology. 2021;12:644664. https://doi.org/10.3389/fimmu.2021.644664.
2. Sharma D, Sharma S, Akojwar N, Dondulkar A, Yenorkar N, Pandita D, Prasad SK, Dhobi M. An insight into current treatment strategies, their limitations, and ongoing developments in vaccine technologies against herpes simplex infections. Vaccines. (Basel) 2023 Jan 17;11(2):206. doi: 10.3390/vaccines11020206. PMID: 36851084; PMCID: PMC9966607.
3. Bernstein DI, Bellamy AR, Hook EW III, Levin MJ, Wald A, Ewell MG et al. Epidemiology, clinical presentation, and antibody response to primary infection with herpes simplex virus type 1 and type 2 in young women. Clin Infect Dis. 2013;56, 344-351.
4. James C, Harfouche M, Welton NJ, Turner KM, Abu-Raddad LJ, Gottlieb SL, Looker KJ. Herpes simplex virus: global infection prevalence and incidence estimates, 2016. Bull World Health Organ. 2020 May 1;98(5):315-329.
5. Smith JS, Robinson NJ. Age-specific prevalence of infection with herpes simplex virus types 2 and 1: a global review. J Infect Dis. 2002 Oct 15;186 Suppl 1:S3-28.
6. Russell J. Diefenbach and Cornel Fraefel (ed.). Herpes simplex virus: methods and protocols, methods. Molecular Biology, 2014;1144. DOI 10.1007/978-1-4939-0428-0_1.
7. Looker KJ, Elmes JAR, Gottlieb SL, Schiffer JT, Vickerman P, Turner KME et al. Effect of HSV-2 infection on subsequent HIV acquisition: an updated systematic review and meta-analysis. Lancet Infect Dis. 2017;12;17(12):1303-16.
8. Kimberlin DW. Herpes simplex virus infections of the central nervous system. Seminars in Pediatric Infectious Diseases, April 2003;14(2):83-89.
9. Cohen JI. Herpesvirus latency. J Clin Invest. 2020;130:3361-9. doi: 10.1172/JCI136225.
10. Roizman B, Whitley RJ. An inquiry into the molecular basis of HSV latency and reactivation. Annu Rev Microbiol. 2013;67:355-74.doi:10.1146/annurev–micro–092412–155654.
11. Amir J, Harel L, Smetana Z, Varsano I. Treatment of herpes simplex gingivostomatitis with aciclovir in children: a randomised double blind placebo controlled study. BMJ. 1997 Jun 21;314(7097):1800-3.
12. Huang CW, Hsieh CH, Lin MR, Huang YC. Clinical features of gingivostomatitis due to primary infection of herpes simplex virus in children. BMC Infect Dis. 2020 Oct 20;20(1):782.
13. Saleh D, Yarrarapu SNS, Sharma S. Herpes simplex type 1. [Updated 2022 Aug 29]. In: StatPearls. Treasure Island (FL): StatPearls Publishing; 2023 Jan. Disponível em: https://www.ncbi.nlm.nih.gov/books/NBK482197/.
14. Khandaker G, Jung J, Britton PN, King C, Yin JK, Jones CA. Long-term outcomes of infective encephalitis in children: a systematic review and meta-analysis. Dev Med Child Neurol. 2016 Nov;58(11):1108-1115.
15. Berkhout A, Kapoor V, Heney C, Jones CA, Clark JE, Britton PN, Vaska VL, Lai MM, Nourse C. Epidemiology and long-term neurological sequelae of childhood herpes simplex CNS infection. J Paediatr Child Health. 2022 Aug;58(8):1372-1378.
16. Looker KJ, Magaret AS, May MT, Turner KME, Vickerman P, Newman LM, Gottlieb SL. First estimates of the global and regional incidence of neonatal herpes infection. Lancet Glob Health. 2017 Mar;5(3):e300-e309.
17. Perti T, Nyati M, Gray G et al. Frequent genital HSV-2 shedding among women during labor in Soweto, South Africa. Infect Dis Obstet Gynecol. 2014:258291.
18. Harris JB, Holmes AP. Neonatal herpes simplex viral infections and acyclovir: an update. J Pediatr Pharmacol Ther. 2017 Mar-Apr;22(2):88-93.
19. Kimberlin DW, Brady MT. Herpes simplex: Red-Book: 2018-2021 Report of the Committee on Infectious Diseases. 31th ed. Elk Grove Village, IL: American Academy of Pediatrics; 2018-2021:472-445.
20. Sibley D, Larkin DFP. Update on herpes simplex keratitis management. Eye (Lond). 2020 Dec;34(12):2219-2226.
21. Chentoufi AA, Binder NR, Berka N et al. Asymptomatic human CD4+ cytotoxic T-cell epitopes identified from herpes simplex virus glycoprotein B. J. Virol. 2008;82(23): 11792-11802.
22. Dasgupta G, Chentoufi AA, Kalantari M et al. Immunodominant "asymptomatic" herpes simplex virus 1 and 2 protein antigens identified by probing wholeorfome microarrays with serum antibodies from seropositive asymptomatic versus symptomatic individuals. J. Virol. 2012;86(8):4358-4369.

# 45.3 Herpesvírus 6, 7 e 8

*Aída de Fátima Thomé Barbosa Gouvêa*
*Silvana Duarte Pessoa Araújo*

## HERPESVÍRUS DO TIPO 6 E 7

### Manifestações clínicas

As apresentações clínicas da infecção por herpesvírus humano do tipo 6 (HHV-6) variam com a idade e a imunocompetência da criança[1].

Em crianças imunocompetentes, as manifestações clássicas da infecção primária pelo HHV-6 são doenças febris agudas com ou sem exantema, a chamada roséola *infantum*, também conhecida como exantema súbito ou sexta doença[1]. No período prodrômico, há febre alta que pode persistir por 3 a 7 dias, podendo evoluir para convulsão. A febre desaparece de forma graduale em seguida aparece o exantema maculopapular rubeoliforme, que surge inicialmente no tronco e em seguida em membros e face, podendo durar 2 a 3 dias ou regredir em horas. Metade das crianças pode apresentar sintomas de infecções de vias aéreas superiores e um terço pode apresentar vômitos e diarreia. Manifestações menos comuns podem aparecer na criança imunocompetente, como meningoencefalite, epilepsia do lobo temporal mesial, síndrome semelhante à mononucleose e hepatite[1].

Crianças com imunodeficiência primária ou secundária têm maior probabilidade do que crianças imunocompetentes de apresentar reativação clinicamente relevante ou nova infecção por HHV-6[1].

Em crianças com linfoma, o HHV-6 tem sido associado à diminuição da contagem de glóbulos brancos e da hemoglobina[1].

A encefalite por HHV-6 é a manifestação clínica mais claramente estabelecida da reativação do HHV-6 em receptores alogênicos de transplante de células hematopoiéticas (TCH) e a causa mais comum de encefalite nessa população. O diagnóstico precoce e a terapia empírica são muito importantes[1]. As seguintes manifestações foram descritas em crianças submetidas a TCH ou transplante de órgãos sólidos (TOS): febre inexplicável, viremia, erupção cutânea, hepatite, pneumonite, miocardite, encefalite, colite, supressão da medula óssea, síndrome de ativação de macrófagos, falha do enxerto, rejeição de enxerto e doença do enxerto contra o hospedeiro[1].

A infecção congênita por HHV-6, abordada em um estudo prospectivo envolvendo 5.638 crianças, ocorreu em 1% dos nascimentos. Todas as crianças com infecção congênita eram assintomáticas[2].

Com relação ao herpesvírus humano do tipo 7 (HHV-7), a maioria das infecções é assintomática ou leve, podendo se apresentar como uma roséola típica ou recorrente, ou ainda doença febril associada à convulsão[3].

### Etiologia

O HHV-6 foi isolado pela primeira vez em 1986 por Salahudinn e colaboradores em células mononucleares do sangue periférico de pacientes com síndrome da imunodeficiência adquirida (Aids) e designado vírus linfotrópico B humano devido ao seu tropismo pelas células B[4].

O HHV-7, descoberto em 1990, apresenta algumas semelhanças genéticas com o HHV-6 e foi identificado em linfócitos T CD4+ de indivíduos saudáveis[5].

Os HHV-6 e HHV-7 são membros da família Herpesviridae, subfamília Betaherpesvirinae, gênero *Roseolovirus*. São vírus DNA de cadeia dupla e semelhantes[1,3,6] com aproximadamente 200 nm de diâmetro e compostos de quatro elementos estruturais principais: um núcleo denso de elétrons, um capsídeo com simetria icosaédrica, um tegumento e um envelope. Compreendem três espécies virais distintas: HHV-6B, HHV-6A e HHV-7 que diferem em epidemiologia, propriedades de crescimento, sequências de nucleotídeos, propriedades antigênicas e perfis de endonucleases de restrição[7].

O HHV-6B causa a maioria das infecções primárias documentadas e reativações. Pouco se conhece a respeito da epidemiologia e manifestações clínicas do HHV-6A[1].

### Etiopatogenia

Com relação ao período de incubação, embora existam poucos dados a respeito, acredita-se que seja de aproximadamente 9 dias (variando entre 5 e 15 dias). A via mais comum de transmissão do HHV-6 parece ser a salivar, onde ocorre a transferência da mãe para o filho[7].

A replicação do HHV-6 ocorre de forma mais eficiente *in vitro* em células T primárias ativadas. No entanto, o vírus também pode se replicar com eficiência em vários tipos de células hospedeiras, incluindo monócitos/macrófagos, células *natural killer*, astrócitos, megacariócitos e linhagens de células gliais, principalmente as células T CD4+, que constituem a maior população de células-alvo à replicação do HHV-6, embora ele não se ligue diretamente à molécula CD4. Após a entrada do HHV-6 na célula-alvo, a replicação viral ocorre de forma lenta. Os efeitos citopáticos podem ser vistos dentro de 3 a 5 dias após a infecção[7].

## Epidemiologia

O ser humano é o único hospedeiro natural conhecido do HHV-6 e HHV-7.

O HHV-6 é frequentemente adquirido nos 2 primeiros anos de vida.

As taxas de soroprevalência do HHV-6 variam de 20% entre mulheres grávidas no Marrocos[8] a 100% entre adultos chineses assintomáticos[9]. Em nações industrializadas, como Estados Unidos e Japão, as taxas de soroprevalência variam de 72% a 95%[10,11].

No Brasil, um estudo de detecção de DNA para HHV-6 e HHV-7 em adultos saudáveis mostrou uma prevalência de HHV-6 de 9,8%, com HHV-6A detectado em 7,1% das amostras e HHV-6B em 2,7%. O DNA do HHV-7 foi revelado em 12,6% dos casos estudados[12].

## Diagnóstico

A confirmação laboratorial da infecção pelo HHV-6 em crianças imunocompetentes raramente é necessária e é improvável que afete o manejo clínico; por outro lado, pode ser necessária em crianças imunocomprometidas ou crianças imunocompetentes com apresentações atípicas ou complicações (p. ex., meningoencefalite). Nesses pacientes, o diagnóstico de HHV-6 pode afetar o manejo (p. ex., terapia antimicrobiana, terapia imunossupressora) ou facilitar o monitoramento do curso clínico e/ou terapia[1].

Vários testes podem ser usados para fornecer evidências de infecção e replicação de HHV-6, podendo ajudar a determinar o momento da infecção:[1]

- **Reação em cadeia da polimerase (PCR) quantitativa e qualitativa em tempo real:** pode ser realizada em sangue total, soro, plasma e líquido cefalorraquidiano (LCR). É altamente sensível e específica, permitindo a especiação do HHV-6[1].
- **Cultura viral:** a cultura viral pode ser realizada em células mononucleares do sangue periférico, LCR e uma variedade de tecidos[1].
- **Sorologia:** testes sorológicos para a detecção de anticorpos HHV-6 IgG incluem ensaios de imunofluorescência indireta, imunofluorescência anticomplemento, radioimunoensaio competitivo, neutralização e imunoensaios enzimáticos. A sensibilidade desses ensaios varia[1].

A imunoglobulina M (IgM) do HHV-6 se desenvolve dentro de 4 a 7 dias após a infecção[1].

## Tratamento

O tratamento é essencialmente o controle dos sintomas. O uso de ganciclovir, valganciclovir, foscarnet ou cidofovir pode ser benéfico para pacientes imunocomprometidos com HHV-6 ou HHV-7 e é recomendado para o tratamento da encefalite por HHV-6 em pacientes com transplante de células-tronco hematopoiéticas (TCTH) e TOS[1,3,5].

# HERPESVÍRUS DO TIPO 8

## Manifestações clínicas

O herpesvírus humano do tipo 8 (HHV-8) é um agente etiológico associado a todos os tipos de sarcoma de Kaposi (SK), linfoma de efusão primário (PEL, do inglês *primary effusion lymphoma*), doença de Castleman multicêntrica (DCM) (MCD) e à síndrome da citocina inflamatória do HHV-8 associada a Síndrome da citocina inflamatória do Sarcoma de Kaposi (KICS) associada à infecção pelo vírus da imunodeficiência humana (HIV). Entretanto, estas doenças são raras na infância[13].

Na infecção primária, as manifestações clínicas da infecção aguda por HHV-8 variam de acordo com o estado imunológico. A infecção primária em crianças imunocompetentes pode ser assintomática ou com sintomas inespecíficos, como febre, sintomas respiratórios leves e erupção maculopapular. A febre pode persistir por 10 dias (entre 2 e 14 dias). A erupção maculopapular é craniocaudal com início na face e disseminação gradativa para as extremidades, com duração média de 6 dias (entre 3 e 8 dias)[14,15]. Entre os pacientes imunocomprometidos, a infecção primária pode se apresentar com linfadenopatia, pancitopenia aguda e rápida progressão para doença disseminada[16].

## Etiologia

O HHV-8 é um membro da família Herpesviridae, subfamília Gammaherpesvirinae e gênero *Rhadinovirus*. É um vírus DNA intimamente relacionado ao vírus Epstein-Barr e herpesvírus saimiri de macacos. Normalmente, o HHV-8 tem um genoma constituído de DNA de fita dupla (140 kb) envolto por um capsídeo icosaédrico (150 a 200 nm de diâmetro) composto por 162 capsômeros. A estrutura do capsídeo é cercada por uma camada de tegumento amorfo que se separa do envelope externo composto por glicoproteínas[17,18].

## Etiopatogenia

Na infecção primária pelo HHV-8, o vírus é eliminado principalmente pela saliva de pessoas infectadas e torna-se latente por período indeterminado em células mononucleares do sangue periférico e tecido linfoide.

Em áreas onde a infecção não é endêmica, a transmissão sexual parece ser a via principal, especialmente entre homens que fazem sexo com homens. A infecção também pode ocorrer através do sangue, hemoderivados, doação de órgãos sólidos e, raramente, de mãe para feto. O período de incubação do HHV-8 é desconhecido[13].

Com relação ao mecanismo de infecção, o HHV-8 infecta vários tipos de células, incluindo monócitos, células dendríticas, linfócitos B, células epiteliais orais e células endoteliais através de uma glicoproteína B de ligação (gB), que se liga através de um receptor de fusão chamado DC-SIGN (também conhecido como CD209), chamada de fase lítica. Após a infecção inicial, o genoma do HHV-8 persiste como círculos epissomais fechados (DNA epissomal), expressando alguns genes, estabelecendo assim uma infecção latente vitalícia (fase latente). Os monócitos e linfócitos B são os principais reservatórios do HHV-8[19,20].

O vírus da fase latente pode ser induzido a reentrar no estado lítico da replicação viral, embora os gatilhos para essa transição de fase não estejam totalmente elucidados. A doença clínica típica ocorre devido à infecção crônica, mas a importância relativa da reativação lítica e replicação da latência permanecem controversas[21].

Outros vírus também podem desencadear a reativação do Vírus herpes do sarcoma de Kaposi ( SKHV) no ciclo lítico, como HIV, herpesvírus simples tipo 2 (HSV-2)[22].

## Epidemiologia

A prevalência de anticorpos contra o HHV-8 varia globalmente com a idade, a geografia e determinados fatores de risco. Na África e na América do Sul, os níveis são altos (em torno de 40%) de soropositividade que contrastam com os níveis intermediários (em torno de 30% a 40%) de soropositividade na região do Mediterrâneo e com os níveis baixos (de até 20%) de soropositividade em áreas não endêmicas, como na América do Norte, no norte da Europa e na maior parte da Ásia[23]. Em áreas onde a infecção por HHV-8 é endêmica, a soroprevalência aumenta rapidamente durante os primeiros 5 anos de vida, em seguida estabiliza até a adolescência e idade adulta jovem[24].

O SK pediátrico é raro, mas a prevalência muda muito entre as regiões do mundo onde a infecção pelo HIV está disseminada. O SK clássico e o SK iatrogênico pediátrico são extremamente raros, apesar da alta soroprevalência do HHV-8 em certas regiões do mundo. Na Bacia do Mediterrâneo e em certas regiões africanas, a soroprevalência pode chegar a 50% em crianças maiores de 6 anos de idade[25,26]. Embora a transmissão vertical de HHV-8 tenha sido relatada, é rara e com uma incidência estimada em torno de 2%[27].

## Testes diagnósticos

Os métodos de diagnóstico laboratorial da infecção pelo HHV-8 mais utilizados são o teste de amplificação de ácido nucleico, como a PCR, e os testes sorológicos, como imunofluorescência (IFA, do inglês *immunofluorescence assay*), teste sorológico imunoenzimático (ELISA, do inglês *Enzyme Linked ImmunonoSorbent Assay*) e *Western blot* (WB). No entanto, não há um teste padrão-ouro para o diagnóstico de infecção pelo HHV-8[13].

- **PCR:** as aplicações clínicas de PCR para a doença HHV-8 são limitadas. O DNA do HHV-8 pode ser identificado em praticamente todas as biópsias do SK. Nas três desordens linfoproliferativas associadas ao HHV-8, DCM, KICS e PEL, a detecção do HHV-8 por PCR é mais frequente, podendo ser usado como método diagnóstico[27].

- **IFA:** o ensaio pode ser usado para detectar anticorpos IgG anti-humanos marcados com fluorescência contra antígenos virais da fase de latência que irão produzir um padrão nuclear característico. A maioria dos pacientes com SK tem anticorpos para antígenos de fases latente e lítica[27].
- **WB:** vários ensaios foram desenvolvidos usando proteínas recombinantes produzidas a partir do genoma do HHV-8. Os ensaios de *Western blot* têm melhor especificidade do que os IFA[27].
- **ELISA:** tanto o lisado de vírus inteiro quanto as proteínas recombinantes têm sido usados para ELISA. A técnica ideal de ELISA não pode ser determinada no momento[27].

## Tratamento

Várias modalidades de tratamento têm sido sugeridas para prevenir e tratar doenças relacionadas ao HHV-8. As estratégias atuais incluem como alvo a replicação do HHV-8, reconstituir o sistema imunológico em pacientes imunossuprimidos e quimioterapia voltada para células malignas associadas[27].

O tratamento padrão do SK inclui a terapia antirretroviral combinada, cirurgia de excisão local, criocirurgia, radioterapia, quimioterapia e imunoterapia. O efeito dos agentes antivirais na replicação do HHV-8 ainda não foi extensivamente estudado, embora alguns tenham mostrado atividade *in vitro*[27]. Alguns estudos relatam o efeito modesto de antivirais, como ganciclovir, valganciclovir, ganciclovir combinado com zidovudina, adefovir e foscarnet sobre a replicação viral do HHV-8. O valaciclovir e o fanciclovir apresentaram pouco efeito sobre a replicação viral. Até o momento, nenhum tratamento antiviral foi aprovado para doença do HHV-8[13,27].

O SK epidêmico em crianças deve ser tratado com ambos, terapia antirretroviral combinada para o HIV e quimioterapia, com base no estadiamento clínico, pois a terapia antirretroviral contribui para a inibição da replicação do HHV-8[13,28].

Em pediatria não existe uma recomendação específica de esquemas de quimioterápicos. A experiência se baseia em estudos retrospectivos ou são tradicionalmente tratadas com quimioterapia citotóxica, seguindo os protocolos dos serviços de oncologia pediátrica[13,28].

A terapias antivirais para outras desordens linfoproliferativas associadas ao HHV-8, como DCM, PEL e KICS, ainda não foram bem-estabelecidas[13].

## Medidas de controle e prevenção

Embora não existam diretrizes padrões para prevenir a transmissão do HHV-6, HHV-7 e HHV-8, evitar práticas comportamentais que levem à exposição à saliva pode ser eficaz. A testagem de rotina em crianças e adultos não é recomendada[13].

Não há nenhuma recomendação específica para a escola, creche e o trabalho[13,28]. Com relação ao isolamento do paciente hospitalizado, recomenda-se utilizar medidas de precauções[13].

## REFERÊNCIAS BIBLIOGRÁFICAS

1. Brady M T. Uptodate. Human herpesvirus 6 infection in children: clinical manifestations, diagnosis, and treatment. 2023. Disponível em: Human herpesvirus 6 infection in children: Clinical manifestations, diagnosis, and treatment - UpToDate. Acesso em: 12 fev. 2023.
2. Hall CB, Caserta MT, Schnabel KC et al. Congenital infections with human herpesvirus 6 (HHV6) and human herpesvirus 7 (HHV7). J Pediatr. 2004;145:472.
3. American Academy of Pediatrics.Human Herpesvirus 6 (Incluing Roseola) and 7. In: Kimberlin DW, Barnett ED, Lynfield R, Sawyer MH (ed.). Red Book: 2021 Report of Committee on Infectious Diseases. 32th ed.Itasca, IL: American Academy of Pediatrics: 2021. p. 422-425.
4. Salahuddin SZ, Ablashi DV, Markham PD, Josephs SF, Sturzeneggek S, Kaplan M, Halligan G, Bibbrfeld P, Wongsraal F, Kramarsky R, Gallo RC. Isolation of a new virus, HBLV. in patients with lymphoproliferative disorder. Science. 1986;234:596-601.
5. Santos MPM, Morais MPLA, Fonseca DDD, Faria ABS, Silva IHM, Carvalho AAT, Leão JC. Herpesvírus humano: tipos, manifestações orais e tratamento. Odontol Clín Cient. Recife Jul./Set. 2012;11(3).
6. Long SS, Prober CG, Fischer M, Kimberlin DW. Principles and pratice of pediatric infectious diseases. 6th ed. Philadelphia: Elsevier; 2023. p. 1113-1115.
7. Tremblay C. Uptodate. Virology, pathogenesis, and epidemiology of human herpesvirus 6 infection. Disponível em: Virology, pathogenesis, and epidemiology of human herpesvirus 6 infection - UpToDate. Acesso em: 12 fev. 2023.
8. Ranger S, Patillaud S, Denis F et al. Seroepidemiology of human herpesvirus-6 in pregnant women from different parts of the world. J Med Virol. 1991;34:194.
9. Levy JA, Ferro F, Greenspan D, Lennette ET. Frequent isolation of HHV-6 from saliva and high seroprevalence of the virus in the population. Lancet. 1990;335:1047.
10. Okuno T, Takahashi K, Balachandra K et al. Seroepidemiology of human herpesvirus 6 infection in normal children and adults. J Clin Microbiol. 1989;27:651.
11. Brown NA, Sumaya CV, Liu CR et al. Fall in human herpesvirus 6 seropositivity with age. Lancet. 1988;2:396.
12. Magalhães IM, Martins RV, Cossatis JJ, Cavaliere RM, Afonso LA, Moysés N, Oliveira SA, Cavalcanti SM. Detection of human herpesvirus 6 and 7 DNA in saliva from healthy adults from Rio de Janeiro, Brazil. Mem Inst Oswaldo Cruz. 2010

Nov;105(7):925-7. doi:10.1590/s007402762010000700015. PMID: 21120365.

13. American Academy of Pediatrics.Human Herpesvirus 8. In: Kimberlin DW, Barnett ED, Lynfield R, Sawyer MH, editors. Red Book: 2021 Report of Committee on Infectious Diseases. 32th ed.Itasca, IL: American Academy of Pediatrics; 2021. p. 425-427.
14. Andreoni M, Sarmati L, Nicastri E et al. Primary human herpesvirus 8 infection in immunocompetent children. JAMA. 2002;287:1295.
15. Minhas V, Brayfield BP, Crabtree KL et al. Primary gammaherpesviral infection in Zambian children. BMC Infect Dis. 2010;10:115.
16. Kasolo FC, Spinks J, Bima H et al. Diverse genotypes of Kaposi's sarcoma associated herpesvirus (KSHV) identified in infant blood infections in African childhood-KS and HIV/AIDS endemic region. J Med Virol. 2007;79:1555-61.
17. Wen KW, Damania B. Kaposi sarcoma–associated herpesvirus (KSHV): molecular biology and oncogenesis. Cancer Lett. 2010;289:140-150.
18. Rusu-Zota G, Manole OM, Gales Cristina, lena Porumb-Andrese, Otilia Obadă, Cezar Valentin Mocanu. Kaposi sarcoma, a trifecta of pathogenic mechanisms. Diagnostics. 2022;12:1242.
19. Hensler HR, Tomaszewski MJ, Rappocciolo G et al. Human herpesvirus 8 glycoprotein B binds the entry receptor DC-SIGN. Virus Res. 2014;190:97-103.
20. Mohl BS, Chen J, Longnecker R. Gammaherpesvirus entry and fusion: a tale how two human pathogenic viruses enter their host cells. Adv Virus Res. 2019;104:313-343.
21. Antman K, Chang Y. Kaposi's sarcoma. N Engl J Med. 2000;342:1027-38.
22. Tang Q, Qin D, Lv Z, Zhu X, Ma X, Yan Q, Zeng Y, Guo Y, Feng N, Lu C. Herpes simplex virus type 2 triggers reactivation of kaposi's sarcoma. Associated Herpesvirus from Latency and Collaborates with HIV-1 Tat. PLoS ONE. 2012;7:e31652.
23. Mesri EA, Cesarman E, Boshoff C. Kaposi's sarcoma and its associated herpesvirus. Nat Rev Cancer. 2010; 10:707-719.
24. Butler LM, Were WA, Balinandi S et al. Human herpesvirus 8 infection in children and adults in a population-based study in rural Uganda. J Infect Dis. 2011;203(5):625-634.
25. Andreoni M, El-Sawaf G, Rezza G, Ensoli B, Nicastri E, Ventura L, Ercoli L, Sarmati L, Rocchi G. High seroprevalence of antibodies to human herpesvirus-8 in Egyptian children: Evidence of nonsexual transmission. J Natl Cancer Inst. 1999;91:465-469.
26. Gessain A, Mauclere P, van Beveren M, Plancoulaine S, Ayouba A, Essame-Oyono JL, Martin PM. The G. Human herpesvirus 8 primary infection occurs during childhood in Cameroon, Central Africa. Int J Cancer. 1999;81:189-192.
27. Casper, Corey. Uptodate. Diagnosis and antiviral therapy of human herpesvirus 8 infection. 2023. Disponível em: Virology, epidemiology na -transmission-of human herpesvirus 8 infection. Acesso em: 7 mar. 2023.
28. Panel on Opportunistic Infections in Children with and Exposed to HIV. Guidelines for the Prevention and Treatment of Opportunistic Infections in Children with and Exposed to HIV. Department of Health and Human Services. Disponível em: https://clinicalinfo.hiv.gov/en/guidelines/pediatric-opportunistic-infection. Acesso em: 7 mar. 2023.

# 46

# Mononucleose

*Ana Isabel Melo Pereira Monteiro*

## MANIFESTAÇÕES CLÍNICAS

A mononucleose infecciosa é a apresentação mais comum da infecção primária sintomática pelo vírus Epstein-Barr (EBV). O espectro de manifestações clínicas da doença é amplo, e varia de assintomático a infecção fatal. Em lactentes e crianças pequenas, o quadro clínico geralmente é inespecífico e, muitas vezes, não é reconhecido. A apresentação clássica da mononucleose infecciosa por EBV em crianças e adultos jovens consiste em febre, faringite exsudativa ou não exsudativa, com ou sem petéquias em palato posterior, linfadenopatia, hepatoesplenomegalia e linfocitose atípica. A faringite exsudativa, geralmente com exsudato esbranquiçado, é comumente confundida com faringite estreptocócica do grupo A, e outro complicador é o fato de que aproximadamente 30% dos pacientes com mononucleose infecciosa por EBV (MI-EBV) são colonizados pelo estreptococo do grupo A em orofaringe. A faringite, quando não exsudativa, assemelha-se a outras faringites virais. O aumento das tonsilas é comum e o aumento maciço pode ser observado. O edema uvular é um achado incomum na mononucleose infecciosa, mas, se presente, é um sinal útil para distinguir a MI-EBV de outras causas de faringite viral ou da faringite estreptocócica do grupo A. A linfadenopatia é bilateral e simétrica, acometendo mais frequentemente a cadeia cervical posterior, e pode, no entanto, acometer qualquer cadeia ou apresentar-se como adenopatia generalizada. No início do curso da doença, os pacientes podem apresentar uma erupção cutânea generalizada maculopapular de fraca intensidade e evanescente, não pruriginosa, que desaparece rapidamente. Em cerca de 20% dos pacientes pode ocorrer uma erupção morbiliforme induzida por uso de antibióticos, como ampicilinas, amoxicilina ou outras penicilinas, que geralmente é pruriginosa e mais prolongada. Pacientes com MI-EBV que apresentam erupções induzidas por antibióticos, geralmente não são alérgicos a esses medicamentos[1].

Nos primeiros dias da mononucleose infecciosa pode ocorrer edema bilateral transitório da pálpebra superior. Esse achado foi descrito pela primeira vez por RJ Hoagland e é referido como sinal de Hoagland[2].

Em casos raros, a MI-EBV resulta em várias manifestações clínicas incomuns, inclusive manifestações do sistema nervoso central (SNC), pancreatite, colecistite acalculosa, miocardite, adenite mesentérica, miosite e orquite. As manifestações do SNC ocorrem mais tardiamente no curso da doença e incluem meningite asséptica, encefalite, meningoencefalite, neurite óptica, paralisias de nervos cranianos, mielite transversa e síndrome de Guillain-Barré.

A síndrome da fadiga crônica não é causada diretamente pela infecção por EBV, no entanto, fadiga com duração de 6 meses ou mais pode ocorrer em cerca de 10% dos casos de mononucleose infecciosa clássica.

Complicações como ruptura esplênica, trombocitopenia, agranulocitose, anemia hemolítica e linfo-histiocitose hemofagocítica (HLH ou síndrome hemofagocítica), embora raras, podem ocorrer.

No início da infecção primária, 1% a 10% dos linfócitos B circulantes estão infectados com EBV, e os linfócitos T citotóxicos supressores específicos do EBV representam até 50% dos linfócitos T CD8+ no sangue. A replicação do EBV em linfócitos B resulta na proliferação de linfócitos T e na inibição da proliferação de linfócitos B por respostas citotóxicas de linfócitos T, ativação de células *natural killer* (NK) e produção de anticorpos neutralizantes.

Após a resolução da síndrome viral aguda, o EBV persiste em células T de memória no sangue de todos os portadores do vírus, como uma infecção latente e assintomática[1,3].

Doenças linfoproliferativas podem ocorrer em pacientes com infecções latentes por EBV, se a proliferação de linfócitos B induzida por EBV se tornar descontrolada[4]. Estas neoplasias malignas associadas ao EBV incidem geralmente em crianças imunocomprometidas, o que contribui para a carga de doença do EBV[5]. A imunodeficiência seletiva para EBV, que ocorre em pessoas com síndrome linfoproliferativa ligada ao cromossomo X, pode resultar em mononucleose infecciosa grave, prolongada ou mesmo fatal[6].

As principais doenças linfoproliferativas associadas à infecção pelo vírus Epstein-Barr são descritas brevemente a seguir:

- **Linfoma de Burkitt (LB):** é uma neoplasia de células B altamente agressiva, caracterizada pela translocação e desregulação do gene MYC no cromossomo 8. Três formas clínicas distintas de LB são reconhecidas: endêmicas, esporádicas e formas associadas à imunodeficiência. É a malignidade infantil mais comum na África Equatorial e Papua Nova Guiné, e é caracteristicamente localizada na mandíbula. O papel da infecção por EBV no desenvolvimento de LB é pouco compreendido. A infecção pelo vírus Epstein-Barr no LB apresenta fenótipo de infecção latente, caracterizado pela falta de expressão das proteínas transformadoras de EBV LMP-1 e EBNA-2. A infecção crônica por EBV parece desempenhar um papel em praticamente todos os casos de LB endêmica (africana) e uma minoria de LB esporádica (predominante na América do Norte e na Europa) e associada à imunodeficiência. Anticorpos contra antígeno restrito precoce (EA-R) são detectados apenas ocasionalmente em pacientes com mononucleose infecciosa, mas são frequentemente encontrados em títulos elevados em pacientes com LB africano ou infecção crônica ativa por EBV[7].
- **Linfoma de Hodgkin (LH):** pode ser dividido em LH clássico (cHL) e LH linfócito nodular predominante (NLPHL). Embora o NLPHL raramente seja positivo para EBV, a ligação com o EBV está bem estabelecida. Os mecanismos fisiopatológicos são incertos, mas as células tumorais infectadas pelo EBV expressam um subconjunto de genes EBV, alguns dos quais são suspeitos de contribuírem para a sinalização aberrante, supressão da apoptose e evasão imune por células de Hodgkin/Reed-Sternberg (HRS)[4,7].
- **Carcinoma de nasofaringe (NPC):** um dos cânceres mais comuns no sul da China. A latência do EBV está universalmente associada ao subtipo indiferenciado de carcinoma nasofaríngeo. Além disso, a associação do EBV com o carcinoma nasofaríngeo é consistentemente observada em áreas de baixa e alta incidência. Os níveis de anticorpos EA-D estão elevados em pacientes com carcinoma nasofaríngeo. Os anticorpos IgA contra antígenos do EBV têm se mostrado úteis para a identificação de pacientes com NPC e de pessoas com alto risco para a doença. O DNA do EBV detectado no plasma livre de células em pacientes com NPC tem sido observado como um marcador prognóstico de doença residual pós-terapia e preditor de sobrevida livre de doença[7].
- **Leiomiossarcoma:** os tumores musculares lisos associados ao vírus Epstein-Barr são raros, com alta incidência em pacientes imunocomprometidos, como pessoas vivendo com HIV/Aids. Pode haver múltiplos tumores musculares lisos, frequentemente em locais incomuns, como sistema nervoso central (SNC), pulmão, pericárdio, pleura, baço, glândula adrenal, linfonodo e órbita. Altos níveis de genomas de EBV foram encontrados no tecido tumoral. Os leiomiossarcomas associados a HIV/Aids se comportam de forma agressiva e frequentemente recidivam apesar da terapia, o que resulta em baixa sobrevida[7].
- **Linfoma não Hodgkin (LNH):** também tende a ter maior incidência em indivíduos infectados com HIV e EBV. Os defeitos do sistema imunológico no HIV, especialmente os linfócitos citotóxicos que controlam a proliferação induzida pelo EBV, parecem desempenhar um papel importante na fisiopatogenia da doença[7].
- **EBV ativo crônico (CAEBV):** a classificação revisada da Organização Mundial da Saúde (OMS) definiu o CAEBV como uma infecção

crônica e ativa por EBV em células T e NK. Trata-se de uma doença de exclusão e é caracterizado por sintomas de mononucleose infecciosa persistentes, como febre, linfadenopatia, disfunção hepática, por mais de 3 meses, EBV DNA PCR elevada no sangue periférico, infiltração de tecidos por linfócitos positivos para EBV e lesões cutâneas[7].

- **Distúrbios linfoproliferativos pós-transplante (PTLD):** abrangem um amplo espectro de doenças e, mais frequentemente, apresentam-se como linfoma difuso de grandes células B, linfoma de Burkitt e linfoma plasmático. O vírus Epstein-Barr é a causa mais comum, sendo a condição observada em receptores negativos para EBV que desenvolvem infecção primária por EBV, geralmente de um enxerto de doador EBV-positivo. Mais de 90% dos casos de PTLD estão associados à reativação do EBV latente no contexto de imunossupressão farmacológica pós-transplante. Apesar dos avanços, o prognóstico dos pacientes afetados permanece ruim[7].

## ETIOLOGIA

O EBV (também conhecido como herpesvírus humano 4) é um herpesvírus gama do gênero *Lymphocryptovirus,* DNA de fita dupla e é a causa mais comum de mononucleose infecciosa (> 90% dos casos). Aproximadamente 10% dos casos não são causados por EBV. CMV, HIV, Toxoplasma, herpesvírus humano tipo 6 (HHV-6), hepatite B e HHV-7 podem apresentar quadro clínico semelhante (*Mono-like*)[1].

## EPIDEMIOLOGIA

Os seres humanos são o único reservatório conhecido de EBV, e nos Estados Unidos, cerca de 90% dos adultos foram infectados[8]. A transmissão ocorre geralmente pela saliva, por contato pessoal próximo. O vírus permanece viável na saliva por várias horas fora do corpo e o papel dos fômites na transmissão é desconhecido. O EBV pode ser transmitido ainda por transfusão de sangue ou transplante de órgãos. A infecção geralmente ocorre no início da vida, principalmente em grupos socioeconômicos mais baixos, em que a aglomeração e a disseminação intrafamiliar são comuns. A MI é endêmica em grupos adolescentes, como em instituições educacionais ou militares[9]. Nenhum padrão sazonal foi claramente documentado.

A excreção intermitente na saliva ocorre ao longo da vida após a infecção, o que provavelmente explica a disseminação viral e a persistência na população. O período de incubação é estimado em 30 a 50 dias.

## TESTES DIAGNÓSTICOS

Rotineiramente, utiliza-se o teste sorológico para diagnóstico. Testes inespecíficos para anticorpos heterófilos, inclusive o teste de Paul-Bunnell e o teste de reação de aglutinação, são os mais comumente disponíveis, com uma sensibilidade e especificidade de aproximadamente 90%. A resposta ao anticorpo heterófilo é principalmente a imunoglobulina M (IgM), que aparece durante as primeiras 2 semanas de doença e, normalmente, desaparece ao longo de 6 meses[10]. Os resultados dos testes de anticorpos heterófilos geralmente são negativos em crianças menores de 4 anos de idade com infecção por EBV, porém, em crianças mais velhas e adultos, esses testes identificam pelo menos 85% dos casos de MI clássica durante a segunda semana da doença. Aumento discreto de transaminases, leucocitose com linfocitose e um aumento absoluto de linfócitos atípicos durante a segunda semana de doença é outro achado característico, porém inespecífico[11,12].

Estão disponíveis vários testes sorológicos de anticorpos específicos para a infecção por EBV (ver Tabela 46.1 e Figura. 46.1). O teste mais comumente realizado é o anticorpo contra o antígeno do capsídeo viral (VCA) do EBV. Como os anticorpos IgG contra VCA ocorrem em alto título com pico entre 2 e 4 semanas de infecção e persistem por toda vida em níveis modestos, o teste de amostras séricas agudas e convalescentes para IgG anti-VCA isoladamente não é útil para estabelecer a presença de infecção ativa[1,12]. Em contraste, o teste de anticorpos IgM anti-VCA e a ausência ou títulos muito baixos de anticorpos contra o antígeno nuclear de Epstein-Barr (EBNA) são úteis para identificar infecções ativas e recentes. Como o anticorpo sérico contra a EBNA só aparece após várias semanas a meses após o início da infecção e aumenta na convalescença, uma concentração muito elevada de anticorpos anti-EBNA normalmente exclui infecção primária ativa. O teste de anticorpos contra o antígeno precoce (EA) geralmente não é necessário para avaliar a MI-EBV. Os padrões típicos de respostas de anticorpos à infecção por EBV são ilustrados na Tabela 46.1 e na Figura 46.1 O teste sorológico específico para EBV é útil, particularmente para avaliar pacientes com MI heterófilo-negativa, em menores de 4 anos, ou naqueles em que a clínica não é clássica. O teste para outros agentes, especialmente CMV, Toxoplasma, HHV-6, adenovírus e HIV (naqueles com fatores de risco), pode ser indicado para alguns pacientes. O diagnóstico de toda a gama de doenças associadas ao EBV requer o uso de técnicas moleculares e de anticorpos adicionais, particularmente para pacientes com deficiências imunológicas. O ensaio de reação em cadeia da polimerase (PCR) para detecção de DNA EBV no soro, plasma ou tecido e o ensaio de transcriptase reversa-PCR (RT-PCR) para detecção de RNA EBV em células linfoides, tecidos e/ou fluidos corporais estão disponíveis e podem ser úteis na avaliação de pacientes imunocomprometidos e em situações clínicas complexas[12].

**Tabela 46.1** – Anticorpos séricos para vírus Epstein-Barr (EBV).

| Infecção | VCA IgG | VCA IgM | EA (D) | EBNA |
|---|---|---|---|---|
| **Sem infecção** | - | - | - | - |
| **Infecção aguda** | + | + | +/- | - |
| **Infecção recente** | + | +/- | +/- | +/- |
| **Infecção passada** | + | - | +/- | + |

VCA IgG: anticorpo classe IgG anti-antígeno do capsídeo viral; VCA IgM: anticorpo classe IgM anti-antígeno do capsídeo viral; EA (D): antígeno precoce de coloração difusa; EBNA: antígeno nuclear do EBV.

*Fonte:* Academia Americana de Pediatria. In: Kimberlin DW, Barnett ED, Lynfield R, Sawyer MH, eds. *Red Book: 2021 Report of the Committee on Infectious Diseases*. Itasca, IL: American Academy of Pediatrics: 2021[320].

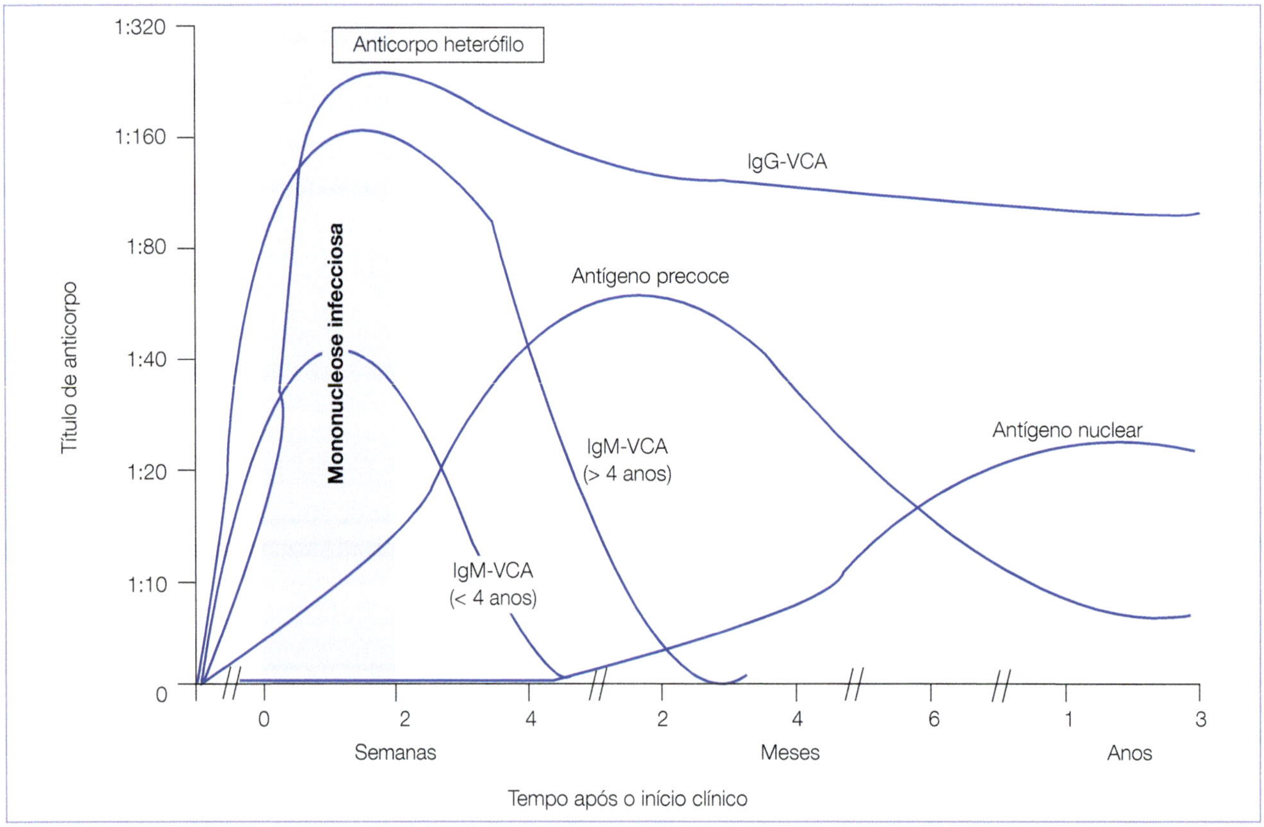


**Figura 46.1** – Representação esquemática da evolução de anticorpos contra vários antígenos do vírus Epstein-Barr em pacientes com mononucleose infecciosa.

*Fonte:* Manual de Imunologia Clínica Laboratorial. Washington, DC: Sociedade Americana de Microbiologia; 1997:636.

## TRATAMENTO

Atualmente, não existe tratamento antiviral aprovado para a infecção por EBV em pacientes imunocompetentes. Pacientes com suspeita de MI não devem receber ampicilina ou amoxicilina, pois podem desencadear erupções morbiliformes não alérgicas. A terapia com corticoides de curta duração, devido a potenciais eventos adversos, deve ser considerada apenas para pacientes com inflamação acentuada das tonsilas com obstrução iminente das vias aéreas, esplenomegalia maciça, miocardite, anemia hemolítica ou HLH. A dosagem de prednisona geralmente é de 1 mg/kg/dia, por via oral (máximo de 60 mg/dia), por 5 a 7 dias. A HLH com risco de vida tem sido tratada com agentes citotóxicos e imunomoduladores, inclusive etoposídeo, ciclosporina e/ou corticoides. Embora o aciclovir e o valaciclovir tenham atividade antiviral *in vitro* contra o EBV, de modo a reduzir a replicação viral, não produzem nenhum benefício clínico na mononucleose infecciosa, mas são ocasionalmente usados em pacientes imunocomprometidos. A diminuição da terapia imunossupressora geralmente é benéfica para pacientes com distúrbios linfoproliferativos pós-transplante induzidos por EBV (PTLD). O rituximabe, um anticorpo monoclonal dirigido contra linfócitos B CD20+, também é usado para prevenir a PTLD em pacientes transplantados de células-tronco hematopoiéticas e para tratamento em transplantados de órgãos sólidos[1,13]. Atividade física extenuante e esportes de contato devem ser evitados por pelo menos 21 dias após o início dos sintomas de MI, e essa restrição deve ser mantida se persistirem os sintomas ou esplenomegalia evidente. Pode levar de 3 a 6 meses ou mais após a mononucleose para um atleta retornar à aptidão plena pré-doença.

### Isolamento do paciente hospitalizado

Recomendam-se medidas de precaução padrão.

### Medidas de controle

Nenhuma em hospital ou clínica. Evitar compartilhar alimentos ou bebidas com alguém que recentemente teve mononucleose infecciosa.

## REFERÊNCIAS BIBLIOGRÁFICAS


1. Kimberlin DW, Barnett ED, Lynfield R, Sawyer MH (ed.). Red Book: 2021 Report of the Committee on Infectious Diseases. Itasca, IL: American Academy of Pediatrics. 2021:367-371.
2. Hoagland RJ. Infectious mononucleosis. Prim Care. 1975 Jun. 2 (2):295-307.
3. About Epstein-Barr virus. Centers for Disease Control and Prevention. Disponível em: https://www.cdc.gov/epstein-barr/about-ebv.html. Acesso em: 8 abr. 2023.
4. Shannon-Lowe C, Rickinson AB, Bell AI. Epstein-Barr virus – associated lymphomas. Philos Trans R Soc Lond B Biol Sci. 2017 Oct 19;372:(1732).
5. Okuno Y, Murata T, Sato Y, Muramatsu H. Defective Epstein-Barr virus in chronic active infection and haematological malignancy. Nat Microbiol. 2019 Mar. 4 (3):404-413.
6. X-Linked Lymphoproliferative Disease (XLP). National Institute of allergy and infectious disease. Disponível em: https://www.niaid.nih.gov/diseases-conditions/x-linked-lymphoproliferative. Acesso em: 8 abr. 2023.
7. Epstein-Barr Virus (EBV) Infectious Mononucleosis (Mono) Clinical Presentation. Medscape. Disponível em: https://emedicine.medscape.com/article/222040-clinical#b6. Acesso em: 8 abr. 2023.
8. Dowd JB, Palermo T, Brite J, McDade TW, Aiello A. Seroprevalence of Epstein-Barr virus infection in U.S. children ages 6-19, 2003-2010. PLoS One. 2013.
9. Balfour HH Jr, Odumade OA, Schmeling DO, Mullan BD, Ed JA, Knight JA, et al. Behavioral, virologic, and immunologic factors associated with acquisition and severity of primary Epstein-Barr virus infection in university students. J Infect Dis. 2013 Jan 1;207(1):80-8.
10. Ebell MH. Epstein-Barr virus infectious mononucleosis. Am Fam Physician. 2004 Oct 1;70(7):1279-87.
11. Marshall-Andon T, Heinz P. How to use the Monospot and other heterophile antibody tests. Arch Dis Child Educ Pract Ed. 2017 Aug. 102(4):188-193.
12. Epstein-Barr Virus and infectious mononucleosis: laboratory testing. Centers for Disease Control and Prevention. Disponível em: https://www.cdc.gov/epstein-barr/laboratory-testing.html. Acesso em: 8 abr. 2023.
13. Pediatric Mononucleosis and Epstein-Barr Virus Infection Treatment & Management. Medscape. Disponível em: https://emedicine.medscape.com/article/963894-guidelines. Acesso em: 8 abr. 2023.

# Varicela-Zóster

47

*Fabiana Bononi do Carmo*

O vírus varicela-zóster (VZV) é um alfa-herpes-vírus humano patogênico que causa varicela como infecção primária. Após a infecção primária, esse vírus neurotrópico torna-se latente em neurônios dos gânglios sensoriais da raiz dorsal, nervos cranianos e autônomos[1,2].

## MANIFESTAÇÕES CLÍNICAS

A infecção primária pelo VZV ocorre rotineiramente durante a infância e geralmente é uma doença autolimitada benigna em crianças imunocompetentes. No entanto, a varicela pode ser uma doença grave em adolescentes, adultos e indivíduos imunocomprometidos de qualquer idade. Os casos secundários em contatos domiciliares parecem ser mais graves do que os casos primários[3].

O período de incubação da varicela varia entre 10 e 21 dias, sendo contagiosa de um a quatro dias antes da erupção cutânea até todas as lesões cutâneas vesiculares evoluírem para crostas[4].

As manifestações clínicas da varicela em crianças saudáveis, na maioria dos casos, desenvolvem-se dentro de quinze dias após a exposição e podem incluir um pródromo de febre, mal-estar, faringite, perda de apetite e fadiga, seguido pelo desenvolvimento de uma erupção cutânea vesicular pruriginosa generalizada dentro de 24 horas, com duração de 1 semana. O exantema inicia-se com a formação de máculas que rapidamente se transformam em pápulas seguidas de vesículas que tendem a desenvolver um componente pustuloso seguido da formação de pápulas crostosas. O paciente com varicela normalmente apresenta lesões em diferentes estágios de desenvolvimento na face, tronco e extremidades. Os vírus presentes nas vesículas da pele podem ser aerossolizados e transmitidos a outras pessoas que ainda não tiveram a doença. A formação de novas vesículas geralmente ocorre em dias e a maioria das lesões evoluem para crostas no sexto dia em hospedeiros normais. As crostas tendem a cair em cerca de uma a duas semanas e deixam uma área de hipopigmentação na pele, que é transitória[5].

O VZV pode permanecer latente por décadas, reativando-se espontaneamente com o passar da idade ou após um fator desencadeante em que haja diminuição da imunidade mediada por células, imunossupressão por doença de base ou drogas, trauma, irradiação de raios X, infecção ou malignidade[1,6].

O herpes-zóster (HZ) é a manifestação clínica resultante da reativação do VZV latente nos gânglios sensoriais após a infecção primária. As manifestações, como neuralgia, parestesia, ardor e prurido local acompanhado de febre, cefaleia e mal-estar, surgem antes das lesões cutâneas. Os dermátomos mais comprometidos são os da região torácica (53% casos), cervical (20%), região do trigêmeo (15%) e coluna lombossacra (11%). Outras regiões menos comuns também podem ser acometidas, como o gânglio geniculado e o nervo vestibulococlear[7].

Embora o HZ seja incomum em crianças, o risco pode ser reduzido em 64% nessa faixa etária após a vacinação. Entretanto, a vacinação para varicela na juventude não parece reduzir o risco de HZ no envelhecimento[4].

Caracteristicamente, o HZ apresenta uma erupção vesicular unilateral na face, cabeça ou tronco, e pode também ocorrer nas extremidades. A erupção pode ser leve e cicatrizar rapidamente, ou pode ser grave com extensas áreas de lesões que podem durar semanas, o que é mais comum em imunocomprometidos[1].

Os sintomas clínicos aparecem em três estágios - pré-eruptivo, exsudativo agudo e crônico. O estágio pré-eruptivo apresenta-se como queimação ou dor no dermátomo afetado pelo menos 2 dias antes das erupções cutâneas. Sintomas não cutâneos, como dores de cabeça, mal-estar geral e fotofobia, também podem estar presentes. Na fase exsudativa aguda, desenvolvem-se múltiplas vesículas umbilicadas e dolorosas. As vesículas frequentemente se rompem, formam pequenas úlceras e eventualmente secam. Essa é a fase mais contagiosa. A dor geralmente é intensa e não responde a medicamentos analgésicos. A erupção aguda pode durar de 2 a 4 semanas, mas a dor pode continuar por mais tempo. A infecção crônica é caracterizada por dor intensa que dura mais de 4 semanas. Pacientes experimentam disestesias, parestesias e, às vezes, sensações de choque. A dor é incapacitante e pode durar vários meses[8].

A associação entre HZ e Covid-19 é desconhecida até o momento, mas foi observado um aumento nas infecções por HZ durante o surto de Covid-19[27].

Este aumento de casos pode ser devido ao prejuízo da imunidade celular[28], visto que infecção por Covid-19 pode causar leucopenia com diminuição na contagem de células T CD4 +, células T CD8 +, células B e células *natural killer*[29]. Além disso, a interferência do SARS-CoV-2 na desregulação do sistema imunológico associada ao estresse físico e mental pode ser um dos fatores envolvidos na reativação do VZV[30].

Uma revisão de 14 artigos descreveu o quadro clínico de 29 pacientes que apresentaram HZ associado à Covid-19. A idade dos pacientes variou de 7 a 82 anos. O início da erupção cutânea por HZ relacionada aos sintomas típicos associados à Covid-19 foi variável, de 2 dias antes dos sintomas da Covid-19 a 70 dias após os sintomas, com média de 17 dias após a Covid-19. Três pacientes (10%) apresentaram erupção cutânea por HZ precedendo ou concomitantemente com os sintomas clássicos de Covid-19[28].

## ETIOPATOGENIA

No Brasil, estima-se que ocorram cerca de 3 milhões de casos de varicela ao ano. Destes, somente os casos graves internados e óbitos são de notificação compulsória. No período de 2010 a 2019, foram notificados 1.031.545 casos suspeitos de varicela, dos quais 62,5% (644.763) foram confirmados, com coeficiente de incidência de 3,1/100.000 habitantes e taxa de letalidade de 2,4%. Em igual período, o número de internações apresentou redução de 11.613 em 2010 para 5.643 em 2019. As regiões geográficas com maior número de internações foram Sudeste e Nordeste. A análise das internações por faixa etária demonstra que estas se concentram em crianças de 1 a 4 anos de idade, seguida de crianças com menos de 1 ano e depois, de 5 a 9 anos de idade[9].

A varicela ocorre em todo o mundo. Em países de clima temperado é principalmente uma doença que acomete crianças abaixo dos 10 anos de idade. Em áreas tropicais, as crianças adquirem varicela em idades mais avançadas e, portanto, uma proporção maior de adultos jovens permanece suscetível, o que resulta em uma proporção maior de casos entre adultos[10].

O HZ ocorre em todo o mundo sem variações sazonais e sua incidência depende da idade, e varia de 1,2 a 3,4 por 1.000 pessoas por ano entre os adultos mais jovens para 3,9 a 11,8 por 1.000 pessoas por ano em pacientes idosos (ou seja, > 65 anos)[8].

Já a taxa de mortalidade por HZ em pacientes > 65 anos varia de 0,0022 a 82,21 por 100 mil habitantes[11].

Dados de incidência ambulatorial de HZ de 2007 e 2008 da Alemanha mostram taxa de mortalidade anual de HZ estimada em 0,29 (mulheres) e 0,10 (homens) por 100 mil pacientes por ano[12].

O VZV é um herpesvírus humano neurotrópico pertencente ao gênero alfa *herpesviridae* de distribuição mundial[1].

O vírus infecta células humanas epiteliais, linfócitos T e neurônios ganglionares. Durante a fase inicial da varicela, VZV infecta o tecido linfoide nasofaríngeo pelas gotículas transportadas pelo ar para um hospedeiro suscetível. Essa transmissão resulta em uma viremia que consiste em infecção das células T por VZV que trafegam por esses tecidos e subsequentemente por todo o corpo[13].

O prolongado período de incubação antes do aparecimento das lesões cutâneas na varicela reflete o tempo necessário para o VZV superar as defesas imunomediadas locais, como a produção de interferon alfa (IFN-a) pelas células epidérmicas[14,15].

Uma característica importante da varicela é o desenvolvimento de uma viremia que precede o aparecimento da erupção. O DNA do VZV em linfócitos T é detectado de 11 a 14 dias antes da erupção cutânea e a viremia do VZV é detectada seis a oito dias antes do aparecimento da erupção cutânea e cessa um a dois dias depois[16].

A varicela é adquirida pelo contato das vias aéreas com gotículas respiratórias ou esfregaços de lesões vesiculares de varicela e é uma das doenças humanas mais contagiosas. A replicação viral inicial ocorre no trato respiratório, seguida pela invasão dos linfonodos locais. As lesões apresentam diferentes estágios, desde vesículas até lesões crostosas, e pode apresentar cicatrizes[8].

Após a infecção primária, o vírus VZV torna-se latente no tecido nervoso, sendo detectado em gânglios da raiz dorsal, gânglios de nervos cranianos e vários gânglios autônomos no sistema nervoso entérico e nos astrócitos. A latência do VZV é controlada em grande parte pela imunidade mediada por células e a reativação é considerada um resultado da perda de tal vigilância imunológica[17].

Na reativação, o VZV se replica dentro dos corpos celulares dos neurônios e caminha do nervo até o dermátomo correlato[8].

O HZ é a reativação sintomática do VZV em que ocorre uma erupção em um a dois dermátomos unilateral dolorosa e/ou pruriginosa. As causas e os mecanismos de reativação permanecem obscuros, mas o HZ está associado a uma diminuição da imunidade celular ao VZV. Como o processo de reativação não é totalmente compreendido, o período de incubação do zóster é desconhecido. Se a reativação não for limitada, o VZV pode se espalhar dentro do gânglio para envolver múltiplos neurônios sensoriais e, subsequentemente, se espalhar anterogradamente pelo nervo sensorial para estabelecer infecção na pele e causar a erupção cutânea típica[18].

Após a reativação do VZV e se a replicação do VZV continuar, o gânglio sensorial envolvido geralmente exibe inflamação intensa, acompanhada de necrose hemorrágica das células nervosas. Esse dano neuronal é a fonte da dor neuropática típica do herpes-zóster[5].

## DIAGNÓSTICO

Na maioria dos pacientes, o diagnóstico é clínico e pode ser desafiador devido à apresentação clínica variável e atípica[8].

Métodos de detecção direta sensíveis, específicos e rápidos são importantes para o manejo clínico, como imunofluorescência ou detecção de anticorpos policlonal ou monoclonal, o que permite a identificação rápida de proteínas virais em células epiteliais que contenham VZV[19].

As técnicas de diagnóstico disponíveis são a reação em cadeia da polimerase (PCR), teste de anticorpo fluorescente direto (DFA) e cultura viral[5].

O PCR é o teste de laboratório mais sensível para diagnosticar VZV e mais rápido em comparação com técnicas de cultura convencionais. Pode ser usado em lesões em estágio avançado, sendo útil também para líquido cefalorraquidiano, sangue e outras amostras não cutâneas, como humor vítreo e lavado broncoalveolar[5].

Quando o teste de PCR não está disponível, pode-se realizar o DFA em raspados de vesículas, lesões cutâneas ainda não crostosas e cultura viral. Ambos os testes são mais bem realizados a partir de vesículas abertas ou recentemente rompidas. A cultura viral também pode ser realizada em fluido corporal estéril, como o LCR. No entanto, o isolamento específico da cultura de VZV geralmente requer incubação prolongada com um tempo de resposta de cerca de uma semana[5].

Métodos sorológicos para o diagnóstico de infecção primária por VZV, IgG e IgM têm valor limitado, porque a confirmação rápida da infecção por VZV geralmente é necessária. A reativação do VZV induz anticorpos IgM para o VZV em muitos pacientes, de modo que sua presença não diferencia a infecção primária de infecção recorrente por VZV[19].

## TRATAMENTO

Para crianças saudáveis menores de 12 anos, a varicela é tipicamente autolimitada e não necessita de terapia antiviral rotineiramente. Para indivíduos que apresentam alto risco de complicações, como os adolescentes não vacinados, adultos, mulheres grávidas e pacientes imunocomprometidos, a terapia antiviral visa reduzir a intensidade dos sintomas e/ou reduzir o risco de complicações[2].

A terapia é segura e eficaz, o que contribui consideravelmente para diminuir a morbimortalidade associada à varicela e à HZ, particularmente em imunocomprometidos. A biodisponibilidade da terapia intravenosa é melhor do que a dos agentes orais e tem sido amplamente utilizada para o tratamento de hospedeiros imunocomprometidos. Embora geralmente bem tolerados, os eventos adversos da terapia antiviral incluem toxicidade gastrintestinal, neurológica e renal[20].

O tratamento aprovado e recomendado para herpes-zóster agudo consiste em valaciclovir, aciclovir ou fanciclovir. Esse tratamento pode encurtar a duração da erupção cutânea e reduzir a ocorrência de doença ocular, embora não previna a NPH[21].

No Brasil, o tratamento de escolha tanto endovenoso quanto oral é o aciclovir nas seguintes doses:

- **Crianças sem comprometimento imunológico:** 20 mg/kg/dose, via oral, 5 vezes ao dia, dose máxima de 800 mg/dia, durante 5 dias.
- **Crianças com comprometimento imunológico ou casos graves:** uso de aciclovir endovenoso na dosagem de 10 mg/kg, a cada 8 horas, infundido durante uma hora, durante 7 a 14 dias.
- **Adultos sem comprometimento imunológico:** 800 mg, via oral, 5 vezes ao dia, durante 7 dias. A maior efetividade ocorre quando iniciado nas primeiras 24 horas da doença, ficando a indicação a critério médico.
- **Adultos com comprometimento imunológico:** 10 a 15 mg de aciclovir endovenoso, 3 vezes ao dia por no mínimo 7 dias[22].

A terapia antiviral específica, iniciada em até 72 horas após o surgimento do exantema, reduz a ocorrência da neuralgia pós-herpética (NPH), que é a complicação mais frequente do herpes-zóster. O uso de corticoides na fase aguda da doença não altera a incidência e a gravidade do NPH, porém reduz a neurite aguda, e deve ser adotado em pacientes sem imunocomprometimento. Não há uma droga eficaz para seu controle, sendo utilizados creme de capsaicina, lidocaína gel, amitriptilina, carbamazepina via oral e benzodiazepínicos. Em casos graves, pode ser indicada rizotomia, termocoagulação ou simpatectomia[22].

Uma revisão sistemática analisou as estratégias de prevenção da recorrência da NPH. A incidência foi menor com bloqueio peridural contínuo com anestésicos locais e esteroides do que com agentes antivirais ou com injeção subcutânea de anestésicos locais e esteroides, ou agentes antivirais com injeção intracutânea de anestésicos locais e esteroides em 3 meses após doença aguda[8].

## COMPLICAÇÕES

A complicação mais comum das crianças com varicela é a infecção bacteriana secundária por *Staphylococcus aureus* ou *Streptococcus epidermidis*. A pneumonia pode ser causada pelo VZV, mas pode ser bacteriana em crianças com menos de 12 meses de idade como complicação secundária. Complicações adicionais, porém, mais raras, incluem meningite asséptica, síndrome de Guillain-Barré, hepatite, miocardite, varicela hemorrágica, mielite transversa, uveíte e irite. Além disso, trombocitopenia e complicações mais raras, como glomerulonefrite, artrite e hepatite, podem ocorrer[3]. Crianças imunocomprometidas correm maior risco de doença grave de VZV e até mesmo, morte[23].

Em indivíduos imunocomprometidos e gestantes, a pneumonia é uma complicação comum, sendo importante causa de óbito[24].

Quando a infecção ocorre nas primeiras 16 semanas de gestação, pode levar à síndrome da varicela congênita e ter como consequência as seguintes alterações no concepto: baixo peso ao nascimento, cicatrizes cutâneas, alterações oculares, hipoplasia de membros, atrofia cortical e retardo mental.

O início da varicela em gestantes no período compreendido entre cinco dias antes e dois dias após o parto pode resultar em varicela grave em recém-nascidos[25].

Imunossuprimidos podem evoluir com erupções cutâneas hemorrágicas e até hemorragia extensa. Outras complicações incluem pneumonia, hepatite e/ou encefalite devido à VZV[2].

Aproximadamente 12% dos adultos apresentam complicações do herpes-zóster, sendo a mais frequente a NPH seguida de infecção bacteriana da pele, complicações oculares (inclusive uveíte e ceratite), neuropatia motora, meningite e herpes-zóster ocular[26].

As complicações graves do HZ ocular incluem ceratite aguda, crônica e/ou recorrente e irite, ceratopatia neurotrófica. O acidente vascular cerebral pode ocorrer após HZ e ser potencialmente fatal.

Os pacientes com doença crônica podem requerer tratamento com esteroides tópicos de baixa dosagem ao longo da vida para evitar recorrência de inflamação e monitoramento de complicações de esteroides tópicos[21].

## ISOLAMENTO

O isolamento de crianças com varicela termina quando todas as lesões estiverem em fase de crostas. Crianças imunodeprimidas ou que apresentam curso clínico prolongado só deverão retornar às atividades após o término da erupção vesicular. Em pacientes internados, o isolamento de contato e respiratório permanece até a fase de crosta. A desinfecção concorrente dos objetos contaminados com secreções nasofaríngeas e imunoprofilaxia em surtos de ambiente hospitalar são recomendados[9].

## MEDIDAS PROFILÁTICAS

### Imunização ativa para varicela

A vacina varicela é usada em todo o mundo, embora muitos países ainda não usem um esquema de duas doses. Uma dose oferece cerca de 85% de proteção; já duas doses protegem cerca de 98% dos vacinados[25].

No Brasil, a vacina varicela está disponível gratuitamente para todas as crianças, sendo administrada em duas doses: uma aos 15 meses de idade na forma da vacina tetraviral (sarampo-caxumba-rubéola-varicela) e a segunda, na forma monovalente aos 4 anos de idade.

Para as demais faixas etárias, a vacina varicela está disponível nos Centros de Referência para Imunobiológicos Especiais (CRIE) em determinadas situações:

#### ▪ Vacinação pré-exposição em suscetíveis

1. Pessoas imunocompetentes de grupos especiais de risco (profissionais de saúde, cuidadores e familiares), suscetíveis à doença, que estejam em convívio domiciliar ou hospitalar com pacientes imunodeprimidos.
2. Maiores de 1 ano de idade, imunocompetentes e suscetíveis à doença, no momento da internação, em que haja caso de varicela.
3. Candidatos a transplante de órgãos, suscetíveis à doença, até pelo menos 4 semanas antes do procedimento, desde que não estejam imunodeprimidos.
4. Pacientes com nefropatias crônicas, inclusive síndrome nefrótica.
5. Doadores de órgãos sólidos e de células-tronco hematopoiéticas.
6. Transplantados de células-tronco hematopoiéticas (TCTH): para pacientes transplantados há 24 meses ou mais, sendo contraindicadas quando houver doença enxerto *versus* hospedeiro.
7. Crianças e adolescentes vivendo com HIV suscetíveis à varicela nas categorias clínicas N, A e B; e, CD4 > 15%.
8. Pacientes com deficiência isolada de imunidade humoral (com imunidade celular preservada).
9. Pacientes com doenças dermatológicas graves, como: ictiose, epidermólise bolhosa, psoríase, dermatite atópica grave e outras assemelhadas.
10. Indivíduos em uso crônico de ácido acetilsalicílico (suspender uso por 6 semanas após a vacinação).
11. Indivíduos com asplenia anatômica e funcional e doenças relacionadas.
12. Pacientes com trissomias.

#### ▪ Vacinação para varicela no ambiente hospitalar

Em crianças imunocompetentes a partir de nove meses de idade presumidamente suscetíveis: contato hospitalar (face a face, de convívio no mesmo quarto ou no mesmo ambiente fechado por pelo menos 1 hora) com caso infectante de varicela, o mais precocemente possível, no máximo até 120 horas após a exposição. Em menores de 9 meses de idade, imunocompetentes ou não, nas mesmas condições, usar imunoglobulina humana antivaricela-zóster (IGHVZ) até 96 horas após o contato. A vacina aplicada em menores de 12 meses de idade não é considerada dose válida. Em enfermaria onde haja caso de varicela, evitar a internação de menores de 1 ano e de imunodeprimidos[25].

#### ▪ Vacina varicela pós-exposição

A vacina é indicada para controle de surto em ambiente hospitalar, creches e escolas que atendem crianças menores de 7 anos, comunicantes suscetíveis imunocompetentes a partir de 9 meses de idade, até 120 horas (5 dias) após o contato[25].

### Imunização passiva para varicela

A imunoglobulina humana antivaricela-zóster (IGHVZ) está disponível nos CRIE e deve ser utilizada até 96 horas após o contato na dose de 125 UI/10 kg (máximo 625 U), desde que atendidas as três condições seguintes:

1. O comunicante deve ser suscetível:
   a) Pessoas imunocompetentes e imunodeprimidos sem história bem definida da doença e/ou de vacinação anterior.
   b) Pessoas com imunodepressão celular grave, independentemente de história anterior de varicela.

2. Deve ter havido contato significativo com o vírus varicela-zóster (VVZ):
   a) Contato domiciliar contínuo: permanência junto ao doente durante, pelo menos, 1 hora em ambiente fechado.
   b) Contato hospitalar: pessoas internadas no mesmo quarto do doente ou que tenham mantido com ele contato direto prolongado de, pelo menos, 1 hora.
3. O suscetível deve ser pessoa com risco especial de varicela grave:
   a) Crianças ou adultos imunodeprimidos.
   b) Menores de 1 ano em contato hospitalar com VVZ.
   c) Gestantes.
   d) RN de mães nas quais o início da varicela ocorreu nos últimos 5 dias de gestação ou até 48 horas depois do parto.
   e) RN prematuros, com 28 ou mais semanas de gestação, cuja mãe nunca teve varicela.
   f) RN prematuros, com menos de 28 semanas de gestação (ou com menos de 1.000 g ao nascimento), independentemente de história materna de varicela[25].

## Imunização ativa para herpes-zóster

Está atualmente disponível na rede privada no Brasil uma vacina zóster recombinante inativada desenvolvida pelo laboratório Glaxosmithkline, a Shingrix. Essa vacina é composta pela glicoproteína E e por um adjuvante ASO1B que aumenta a imunidade celular adaptativa ao VZV. Deve ser administrada em esquema de duas doses com 2 a 6 meses de intervalo. Está licenciada pela ANVISA para qualquer pessoa acima de 50 anos de idade, com 91% de eficácia conferida. Para pessoas com alguma condição de imunossupressão, a Shingrix também está licenciada a partir dos 18 anos de idade no mesmo esquema vacinal. Reações são observadas nos primeiros dias após a imunização, como reações no local da injeção, febre e mal-estar. Eventos relativamente graves, no entanto, são raros[1].

## Notificação compulsória

Desde 2014, a varicela foi incluída na lista nacional de doenças de notificação compulsória em nível federal e estadual, e devem ser notificados somente os casos graves internados e óbitos[9].

## REFERÊNCIAS BIBLIOGRÁFICAS


1. Kennedy PG, Gershon AA. Clinical features of varicella-zoster virus infection. Viruses. 2018.10(11): 609. doi:10.3390/v10110609.
2. Albrecht MA. Clinical features of varicella-zoster virus infection: chickenpox. literature review current through: Dec 2022. This topic last updated: Jul 20, 2021. Disponível em: https://www.uptodate.com/contents/clinical-features-of-varicella-zoster-virus-infection-chickenpox. Acesso em: mar. 2023.
3. American Academy of Pediatrics. Varicella-zoster virus infections. In: Kimberlin DW, Barnett ED, Lynfield R, Sawyer MH (ed.). Red Book: 2021 Report of the Committee on Infectious Diseases. Itasca, IL: American Academy of Pediatrics; 2021.831-843.
4. Rafferty E et al. The impact of varicella vaccination on paediatric Herpes zoster epidemiology: a canadian population-based retrospective cohort study. Eur J Clin Microbiol Infect Dis. 2021;40:2363-2370.
5. Albrecht MA, Levin MJ. Epidemiology, clinical manifestations, and diagnosis of herpes zoster. 2022. Disponível em: https://www.uptodate.com/contents/epidemiology-clinical-manifestations-and-diagnosis-of-herpes-zoster.
6. Gershon AA, Gershon MD. Pathogenesis and current approaches to control of varicella-zoster virus infections. Clin Microbiol Rev. 2013 Oct;26(4):728-43. doi: 10.1128/CMR.00052-13.
7. Medeiros LO. Herpes zoster infantil: um estudo retrospectivo de 10 anos. Research, Society and Development. 2022.11(9):1-7. doi: http://dx.doi.org/10.33448/rsd-v11i9.31705.
8. Patil A, Goldust M, Wollina U. Herpes zoster: a review of clinical manifestations and management. Viruses. 2022;19;14(2):192. doi: 10.3390/v14020192.
9. Brasil. Ministério da Saúde. Secretaria de Vigilância em Saúde. Departamento de Articulação Estratégica de Vigilância em Saúde. Guia de Vigilância em Saúde. Varicela/ Herpes-Zóster. 5. ed. Brasília: Ministério da Saúde, 2021. 299-312. Disponível em: https://www.gov.br/saude/pt-br/centrais-de-conteudo/publicacoes/publicacoes-svs/vigilancia/guia-de-vigilancia-em-saude_5ed_21nov21_isbn5.pdf. Acesso em: fev. 2023.
10. Centers for Disease and Control and Prevention. Varicella-Zoster Virus. ACIP Vaccine Recommendations and Guidelines. 14 ed. 2021;329-48. Disponível em: https://www.cdc.gov/vaccines/pubs/pinkbook/varicella.html#epidemiology. Acesso em: mar. 2023.
11. Bardach AE et al. Herpes zoster epidemiology in Latin America: a systematic review and meta-analysis. PLoS One. 2021 Aug 12;16(8):e0255877. doi: 10.1371/journal.pone.0255877.
12. Ultsch B et al Herpes zoster in germany: quantifying the burden of disease. BMC Infect Dis. 2011;16;11:173. doi: 10.1186/1471-2334-11-173.
13. Ku CC et al. Varicella-Zoster virus pathogenesis and immunobiology: new concepts emerging from investigations with the SCIDhu mouse model. J Virol. 2005 Mar;79(5):2651-8. doi: 10.1128/JVI.79.5.2651-2658.2005.

14. Ku CC et al. Varicella-zoster virus transfer to skin by T Cells and modulation of viral replication by epidermal cell interferon-alpha. J Exp Med. 2004 Oct 4;200(7):917-25. doi: 10.1084/jem.20040634.
15. Abendroth A, Kinchington PR, Slobedman B. Varicella zoster virus immune evasion strategies. Curr Top Microbiol Immunol. 2010;342:155-71. doi: 10.1007/82_2010_41.
16. Levin MJ. Varicella-zoster virus and virus DNA in the blood and oropharynx of people with latent or active varicella-zoster virus infections. J Clin Virol. 2014 Dec;61(4):487-95. doi: 10.1016/j.jcv.2014.09.012.
17. Koshy E et al. Epidemiology, treatment and prevention of herpes zoster: a comprehensive review. Indian J Dermatol Venereol Leprol. 2018 May-Jun; 84(3):251-262. doi: 10.4103/ijdvl.IJDVL_1021_16.
18. Cohrs RJ, Gilden DH. Prevalence and abundance of latently transcribed varicella-zoster virus genes in human ganglia. J Virol. 2007 Mar;81(6):2950-6. doi: 10.1128/JVI.02745-06.
19. Arvin AM. Varicella-zoster virus. Clin Microbiol Rev. 1996 Jul;9(3):361-81. doi: 10.1128/CMR.9.3.361.
20. Andrei G, Snoeck R. Advances and perspectives in the Management of Varicella-Zoster Virus Infections. Molecules. 2021 Feb 20;26(4):1132. doi: 10.3390/molecules26041132.
21. Cohen EJ, Jeng BH Herpes zoster: a brief definitive review. Cornea. 2021;40(8): 943-949. doi: 10.1097/ICO.0000000000002754.
22. Brasil. Ministério da Saúde. Catapora (Varicela). Tratamento. Saúde A a Z. Gov.br. Publicado em 07/11/2019 e atualizado em 29/03/2023. Acesso em: 1 abr. 2023. Disponível em: https://www.gov.br/saude/pt-br/assuntos/saude-de-a-a-z/c/catapora-varicela/tratamento.
23. Blair RJ. Varicella zoster virus. Pediatr Rev. 2019 Jul;40(7):375-377. doi: 10.1542/pir.2017-0242.
24. Presti CL. Chickenpox: an update. Med Mal Infect. 2019 Feb;49(1):1-8. doi: 10.1016/j.medmal.2018.04.395.
25. Brasil. Ministério da Saúde. Secretaria de Vigilância em Saúde. Departamento de Imunização e Doenças Transmissíveis. Manual dos Centros de Referência para Imunobiológicos Especiais. Coordenação-Geral do Programa Nacional de Imunizações. 5. ed. Brasília: Ministério da Saúde; 2019. Disponível em: https://bvsms.saude.gov.br/bvs/publicacoes/manual_centros_imunobiologicos_especiais_5ed.pdf.
26. Kanamori K et al. Complications of herpes zoster in children. Pediatr Int. 2019 Dec; 61(12):1216-1220. doi: 10.1111/ped.14025.
27. Marzano AV, Genovese G. Response to: "Reply to 'Varicella-like exanthem as a specific Covid-19-associated skin manifestation: multicenter case series of 22 patients': to consider varicella-like exanthem associated with Covid-19, virus varicella zoster and virus herpes simplex must be ruled out". J Am Acad Dermatol. 2020 Sep;83(3):e255-e256. doi: 10.1016/j.jaad.2020.05.072.
28. Algaadi SA. Herpes zoster and Covid-19 infection: a coincidence or a causal relationship? Infection. 2022;50(2):289-293. doi: 10.1007/s15010-021-01714-6.
29. Tartari F et al. Herpes zoster em pacientes positivos para Covid-19. Int J Dermatol. 2020;59(8):1028-1029. doi: 10.1111/ijd.15001.
30. Pona A et al. Herpes zoster as a potential complication of coronavirus disease 2019. Dermatol Ther. 2020 Nov; 33(6):e13930. doi: 10.1111/dth.13930.

# Infecções por Vírus Respiratórios

# 48

## 48.1 Adenovírus

*Marcelo Otsuka*

### INTRODUÇÃO

Adenovírus humanos (HAdV) são um grupo de vírus de DNA não envelopados de fita dupla do gênero *Mastadenovírus*, família Adenoviridae. Até o momento, foram descritos 51 sorotipos e mais de 70 genótipos, classificados dentro de sete espécies (A, B, C, D, E, F, G). As espécies de A a F circulam globalmente e estão associadas a surtos de infecção em humanos. Também existem variantes genômicas dentro de cada sorotipo[1]. Aproximadamente um terço está relacionado com doença no ser humano e diferentes sorotipos possuem diferentes tropismos teciduais, com diversas manifestações clínicas[1,2]. Os HAdV são responsáveis por epidemias de doenças respiratórias febris (tipos 1 a 5, 7, 14 e 21), ceratoconjuntivite epidêmica (tipos 8, 19 e 37), febre faringoconjuntival e gastrenterites (tipos 40 e 41)[1-3]. Pode ocorrer doença disseminada em imunocomprometidos.

### EPIDEMIOLOGIA

A infecção ocorre em qualquer idade[3]. Não há sazonalidade bem definida para as infecções pelo HAdV, entretanto, a maioria das epidemias ocorre no inverno ou no início da primavera[4]. A doença entérica atinge predominantemente crianças menores de 4 anos[3,4]. Durante a pandemia de Covid-19, houve redução das infecções por outros vírus, inclusive o HAdV, principalmente entre as crianças, provavelmente pelas medidas não farmacológicas adotadas para o controle da pandemia[5].

A transmissão resulta da exposição a indivíduos infectados por meio de inalação de aerossóis, inoculação conjuntival, disseminação fecal-oral, aquisição por fômites ou reativação, sendo mais importante nos primeiros dias de doença. Indivíduos com comprometimento imunológico podem ser determinantes para a disseminação persistente e intermitente da doença, que pode durar meses[4]. O período de incubação varia de 2 a 14 dias (3 a 10 para a gastrenterite)[1-4]. O HAdV pode persistir de forma latente em tecido linfoide, parênquima renal ou outros tecidos por anos. É possível a reativação em pacientes com imunossupressão grave. Em receptores de transplante de órgãos sólidos, a reativação também ocorre a partir de tecidos de doadores[2,3,6,7]. Existe portador assintomático por semanas a meses[5,6].

Surtos podem se espalhar rapidamente entre populações fechadas (hospitais, berçários, instalações psiquiátricas ou de longa permanência, centros de treinamento profissional, internatos, orfanatos e instituições militares)[3,8]. Surtos comunitários de febre faringoconjuntival pelo HAdV foram atribuídos a exposição à água de piscinas contaminadas e fômites, como toalhas compartilhadas. A ceratoconjuntivite epidêmica ocorre por contato direto e tem sido associada a equipamentos oftalmológicos[3]. As cepas entéricas de HAdV são transmitidas marcadamente por via fecal-oral[3].

Em ambientes institucionalizados, medidas de controle de infecção e coorte são essenciais para limitar a disseminação. Infecções por adenovírus associadas aos cuidados de saúde em hospitais, instituições residenciais e lares de idosos são relacionadas à exposição a profissionais de saúde infectados, pacientes ou equipamentos contaminados[3]. Os HAdV são vírus resistentes, sobrevivem em superfícies por longos períodos e não são facilmente inativados por desinfetantes[3], mas a solução de etanol a 95% é um desinfetante eficaz[9].

HAdV é descrito como responsável por 5% a 10% das infecções do trato respiratório[1]. Em estudo recente realizado no Brasil[10], com análise de 43.514 casos de infecções respiratórias entre 2004 e 2018 no Rio Grande do Sul, etiologia viral foi detectada em 35,8% dos casos e, destes, 2,8% foram decorrentes do HAdV.

## PATOGÊNESE

O HAdV replica nas células epiteliais que revestem pulmões e órgãos entéricos. Após vários ciclos de replicação, ocorre inibição da síntese macromolecular do hospedeiro e o transporte de mRNA para o citoplasma. Os distúrbios celulares determinam a morte das células hospedeiras e causam sintomas como a Síndrome Respiratória Aguda Grave[11].

Além dos sintomas causados pela lise celular e inibição da síntese celular, a proteína penton dos HAdV é virulenta, o que determina o desprendimento das monocamadas em ambientes de laboratório[11].

A latência em tecidos linfoides, como adenoides, tonsilas ou placas de Peyer após o término dos sintomas, é uma característica importante dos HAdV[11].

A infecção por um tipo de HAdV em indivíduos imunocompetentes pode determinar imunidade específica parcial ou total à reinfecção.

## MANIFESTAÇÕES CLÍNICAS

As manifestações clínicas das infecções pelo HAdV estão relacionadas com a faixa etária de acometimento, com o sorotipo e com o *status* imunológico do indivíduo (Quadro 48.1.1)[12,13]. A gravidade da doença também é influenciada pelo sorotipo (5, 7, 14 e 21 tendem a causar quadros mais graves). O HAdV está entre os principais vírus causadores de infecções respiratórias. As infecções do trato respiratório superior são comuns e frequentemente subclínicas e, quando sintomáticas, manifestam-se como resfriado comum, faringite, tonsilite, otite média e febre faringoconjuntival. Faringite frequentemente é associada à conjuntivite, laringotraqueite, bronquite ou pneumonia[12].

A pneumonia grave que requer ventilação mecânica é mais descrita em recém-nascidos, idosos ou pacientes imunocomprometidos[12-15]. Observam-se achados radiográficos com infiltrados pulmonares bilaterais semelhantes aos de outras pneumonias virais, evolução para bronquiolite e bronquite necrotizante, com culturas bacterianas negativas e sem resposta à antibioticoterapia. Existe infiltrado mononuclear proliferativo induzido pelo vírus e formação de membrana hialina. Na tomografia, é visualizada consolidação subpleural e peribroncovascular com ou sem opacidades em vidro fosco ao redor[14]. Nos quadros graves, febre, dispneia e rápida progressão para falência respiratória ocorrem em até duas semanas[14,15].

Infecção disseminada, pneumonia grave, bronquiolite obliterante, hepatite, meningite e encefalite são mais presentes entre lactentes e pessoas imunocomprometidas[12]. As complicações extrapulmonares (meningoencefalite, hepatite, miocardite, nefrite, neutropenia e coagulação intravascular disseminada) são raras[12-16]. A ativação do sistema imunológico, especialmente de macrófagos, pode resultar em linfo-histiocitose[15].

Os HAdV ocasionalmente determinam síndrome semelhante à coqueluche, crupe, gripe, tonsilite exsudativa e cistite hemorrágica. As infecções oculares por adenovírus surgem na forma de conjuntivite folicular ou ceratoconjuntivite epidêmica[12,13]. A febre faringoconjuntival (sorotipo 3) pode ocorrer na forma de surtos, principalmente em escolas, acampamentos e instituições; inicia-se com febre e pródromos, como faringite, rinite, linfadenopatia cervical e conjuntivite com ou sem reação folicular. Normalmente autolimitada, pode ter superinfecção bacteriana associada, e as principais fontes de transmissão são água contaminada, como piscinas e reservatórios de água[14].

Os HAdV entéricos (subgrupo F, sorotipos 40 e 41) são importantes causadores de gastrenterite infantil, mais frequentes em escolas, creches e instituições, inclusive em ambiente hospitalar[12-14]. A excreção viral prolongada do HAdV nas fezes ocorre em até 31% das crianças[14].

**Quadro 48.1.1** – Associações comuns entre locais de infecção e tipos de HAdV[13].

| Localização | Manifestações clínicas | Grupos mais afetados | Sorotipos principais |
|---|---|---|---|
| **Trato respiratório** | ▪ Faringite, coriza, otite média (vias aéreas superiores)<br>▪ Pneumonia (vias aéreas inferiores) | ▪ Pacientes pediátricos<br>▪ Pacientes adultos<br>▪ Surtos em hospitais, instalações de cuidados crônicos, ambientes fechados | ▪ 1 a 5, 7, 14 e 21 associados à disfunção de vias aéreas pequenas e bronquiectasias em crianças |
| **Trato gastrintestinal** | ▪ Gastroenterite, diarreia<br>▪ Complicações raras: colite hemorrágica, hepatite, colecistite, pancreatite | ▪ Lactentes<br>▪ Surtos em hospitais, instalações de cuidados crônicos, ambientes fechados<br>▪ Pacientes convivendo com HIV | ▪ 40 e 41 |
| **Olho** | ▪ Ceratoconjuntivite epidêmica<br>▪ Febre faringoconjuntival<br>▪ Conjuntivite inespecífica | ▪ Surtos em hospitais, instalações de cuidados crônicos, ambientes fechados | ▪ 8, 19, 37 (mais comuns)<br>▪ 3, 4, 7, 11, 14 (menos comuns)<br>▪ 53, 54, 56 associados a surtos |
| **Trato urinário** | ▪ Disúria, hematúria, cistite hemorrágica, disfunção do aloenxerto renal | ▪ Transplante de células-tronco hematopoiéticas e receptores de transplante de órgãos sólidos | ▪ 11, 34, 35, 3, 7, 21 |
| **Doença disseminada** | ▪ Disseminada | ▪ Receptores de transplante de células-tronco hematopoiéticas<br>▪ Imunodeficiência combinada grave (SCID)<br>▪ Pacientes em tratamento oncológico | ▪ Espécies A, B, C, D (mais comuns) e F |
| **Manifestações raras** | ▪ Encefalite, meningite<br>▪ Miocardite, cardiomiopatia<br>▪ Síndrome *mono like*<br>▪ Displasia broncopulmonar<br>▪ Intussuscepção intestinal<br>▪ Morte súbita | ▪ Principalmente em crianças | ▪ 2, 3, 7 (manifestações neurológicas) |

*Fonte:* Adaptado de Biserni GB, Scarpini S, Dondi A, Biagi C, Pierantoni L, Masetti R, et al. Potential Diagnostic and Prognostic Biomarkers for Adenovirus Respiratory Infection in Children and Young Adults[13].

Cistite hemorrágica (sorogrupo B, sorotipos 11 e 21) é mais frequente em crianças, com duração de quatro a cinco dias a duas semanas, em geral autolimitada e sem sinais de infecção sistêmica[14]. Nefrite túbulo-intersticial (sorotipos 11, 34 e 35) está relacionada a indivíduos imunocomprometidos e cistite hemorrágica[12-14]. Infecção disseminada é observada em até 10% a 30% dos receptores de transplante de células-tronco hematopoiéticas (TCTH)[1,12,14].

## Hepatite de causa desconhecida

Em outubro de 2021, uma nova entidade clínica foi descrita, inicialmente no Alabama-EUA, com nove casos de hepatite aguda grave de etiologia a esclarecer (HAGEE) em crianças imunocompetentes. Em abril de 2022, o Reino Unido e, até setembro de 2022, a Europa já relatava quase 1300 casos em 37 países, com 55 indivíduos que necessitaram transplante hepático e 29 óbitos[16,17]. Todos os casos apresentavam comprometimento hepático grave com hepatomegalia, frequentemente icterícia, vômitos, diarreia e, às vezes, manifestações respiratórias que precediam o quadro. As enzimas hepáticas ALT e AST apresentavam-se sempre acima de 500 UI/L, podendo chegar a valores acima de 4.000 UI/L.

As crianças, em sua maioria, não apresentavam comorbidade, com média de 3 anos de idade. As causas comuns de hepatite (hepatites A a E) e outras causas como doença de Wilson e bacteremias foram descartadas. Em um grande percentual dos casos (65,9% da casuística do Reino Unido) houve a identificação do HAdV, principalmente o sorotipo 41[18]. O SARS-CoV-2 foi o segundo agente detectado, principalmente por meio de sorologia.

O HAdV não é identificado em material de biópsia e a lesão não ocorre por ação direta do vírus[16,17]. Mais recentemente, o vírus tipo 2 associado ao adenovírus (AAV-2) foi identificado em análises metagenômicas e de PCR de sangue e tecidos hepáticos em parte de uma coorte do Reino Unido. Quantidades abundantes de AAV-2 foram encontradas em fígados explantados de cinco pacientes e em amostras de sangue de 11/12 casos não transplantados, comparado à detecção infrequente em controles[18]. O AAV-2 só é capaz de se replicar na presença de vírus auxiliares, como HAdV, herpesvírus ou papilomavírus. Essa coinfecção geraria uma resposta imunomediada aberrante do hospedeiro. Casos de hepatite foram descritos nos primeiros ensaios do AAV-2 usado como vetor viral para terapia gênica, com possível resposta de células T CD8+ contra o capsídeo viral do AAV-2[19].

Os sete explantes descritos na coorte do Reino Unido demonstraram hepatite colestática inespecífica, com grandes áreas de necrose de hepatócitos confluentes, emperipolese de hepatócitos, multinucleação e alteração de células gigantes. Esses achados podem sugerir um mecanismo imunológico ainda não bem esclarecido[18,19].

A suscetibilidade genética também foi aventada, e há associação com HLA DRB1*0401 em casos afetados[20]. Dessa forma, a hepatite ocorreria em crianças geneticamente predispostas e seria desencadeada por uma infecção de AAV-2 e HAdV.

Sugere-se também que o aumento da circulação do sorotipo 41 do HAdV evidenciado pelo seu isolamento em amostras de fezes teria acontecido numa condição de maior suscetibilidade das crianças de 1 a 4 anos após a pandemia por SARS-CoV-2[17,21], com consequente resposta imune reduzida[21].

Com relação à possível coparticipação do SARS-CoV-2, não se encontrou associação direta entre HAGEE e infecção por SARS-CoV-2. Além disso, a prevalência de anticorpos SARS-CoV-2 não diferiu entre casos e controles da mesma idade e foi possível descartar um fenômeno pós-Covid-19 imunomediado em crianças suscetíveis[25,26].

No Brasil, em 2022, foi proposto um fluxo de investigação e critérios de definição de casos prováveis, ao considerar a realidade em nosso país (Quadros 48.1.2 e 48.1.3)[28].

**Quadro 48.1.2 –** Proposta de fluxo de notificação e investigação das Hepatites Agudas Graves de Etiologia a Esclarecer em Crianças e Adolescentes (HAGEE), Brasil, 2022.

| População-alvo | Qualquer dos quadros seguintes | Excluídas todas as etiologias seguintes |
|---|---|---|
| **Idade menor que 17 anos**<br>**Previamente hígido** | ▪ AST ou ALT > 500 UI/L<br>**+**<br>– Sinais de encefalopatias e INR $\geq$ 1,5<br>**Ou**<br>– Sem sinais de encefalopatias e INR $\geq$ 2,0<br>**Ou**<br>– Necessidade de transplante hepático | ▪ Hepatite A<br>▪ Hepatite B<br>▪ Hepatite C |

*Fonte:* Programa Nacional para Prevenção e Controle das Hepatites Virais – PNHV/CGAHV/DCCI/SVS/MS. http://antigo.aids.gov.br/pt-br/hepatites-agudas-graves-de-etiologia-esclarecer.

**Quadro 48.1.3 –** Investigação dos casos prováveis de Hepatites Agudas Graves de Etiologia a Esclarecer em Crianças e Adolescentes (HAGEE), Brasil, 2022.

| Contexto | Investigação sugerida |
|---|---|
| **Todos os casos prováveis** | ▪ Dengue, zika, chikungunya, CMV, EBV, adenovírus, SARS-CoV-2, hepatite E, Painel viral respiratório |
| **Imunossuprimidos** | ▪ Causas sugeridas para todos os casos prováveis + varicela-zóster, herpes simples 1 e 2, parvovírus B19, enterovírus, norovírus, rotavírus, HHV-6, HHV-7 |
| **Neonatos** | ▪ Causas sugeridas para todos os casos prováveis + herpes simples 1 e 2, parvovírus B19, enterovírus |
| **Epidemiologia sugerida** | ▪ Causas sugeridas para todos os casos prováveis + varicela-zóster, febre-amarela, malária, leptospirose |

*Fonte:* Programa Nacional para Prevenção e Controle das Hepatites Virais – PNHV/CGAHV/DCCI/SVS/MS. http://antigo.aids.gov.br/pt-br/hepatites-agudas-graves-de-etiologia-esclarecer.

## DIAGNÓSTICO

Como a detecção do HAdV nem sempre está associada à doença aguda, há necessidade da presença de manifestações clínicas e detecção viral, ou confirmação histológica no órgão acometido. Infecção provável é definida por sinais e sintomas sugestivos, mesmo sem determinação viral[13].

Pode ser caracterizada como local, sistêmica ou disseminada (Quadro 48.1.1). Identificação no sangue é possível na infecção sistêmica. A doença disseminada, com envolvimento de múltiplos órgãos, é diagnosticada na presença de, pelo menos, dois ensaios de PCR positivos para HAdV em diferentes amostras, como biópsias, lavado broncoalveolar, fezes, aspirados ou no sangue periférico. As doenças relacionadas ao HAdV em receptores de transplante de órgãos sólidos e células-tronco alogênicas podem requerer estratégias de triagem para infecções pré-clínicas[13]. A investigação pode ser realizada em sangue periférico, fezes, urina, lavado broncoalveolar, aspirados nasofaríngeo, ou *swabs* podem ser coletados para teste de HAdV, a depender do local suspeito de infecção. Outros métodos incluem sorologia, detecção de antígeno em laboratório e *point of care*, cultura e histopatologia, PCR, hibridização *in situ* e imuno-histoquímica[13].

O reconhecimento das alterações histopatológicas típicas do HAdV em biópsias de órgãos-alvo continua sendo o padrão-ouro para o diagnóstico de doença aguda. Quando o HAdV afeta hospedeiros jovens e imunocompetentes, e os acompanhamentos raramente são garantidos, nesses casos as biópsias não são obrigatórias e os médicos devem confiar em métodos mais rápidos[13,29].

Culturas e isolamento de HAdV podem ser realizados em qualquer material de biópsia e não dão margem a interpretações errôneas devido ao efeito citopático típico, entretanto, as amostras dependem do transporte e necessitam de até 28 dias para o resultado, sendo reservados para pesquisa e estudos epidemiológicos. Quase todas as espécies de HAdV induzem aglomeração e arredondamento celular com inclusões intranucleares. Nas biópsias pulmonares, a formação de membrana hialina, bronquiolite pós-infecciosa e infiltração mononuclear é típica[1].

Aumento do título de anticorpos IgG em mais de 4 vezes e detecção de antígeno adenoviral em fezes frescas encontradas com gastrenterite ou diarreia, sem outras etiologias identificadas, são indicativos de doença aguda, mas a detecção de HAdV nas fezes de um paciente sem sintomas sugestivos do HAdV, mesmo não gastrintestinais, indicam apenas excreção viral[30,31]. Os testes de imunoensaio enzimático são usados principalmente para amostras de fezes. Testes de anticorpos fluorescentes diretos e testes imunocromatográficos de fluxo lateral podem ser usados em esfregaços nasofaríngeos. Embora os anticorpos monoclonais e policlonais sejam amplamente disponíveis, eles não parecem reter sensibilidade suficiente para rastreio em pacientes imunossuprimidos[30].

Os ensaios de PCR, com sensibilidade e especificidade superiores, tornaram-se recentemente uma ferramenta de diagnóstico padrão. Eles utilizam sondas dirigidas para genes preservados em todas as espécies de HAdV. PCR sérico é um método de triagem eficaz em receptores de TCTH. Os métodos *point-of-care* estão prontamente disponíveis e não necessitam treinamento especializado para execução[32].

## TRATAMENTO

Medidas de higiene ambiental, principalmente em surtos e em unidades de transplante, devem ser adotadas[1,3,9,13]. Tratamento de suporte deve ser instituído, a depender do órgão acometido. Tratamento de hipoxemia e insuficiência respiratória podem exigir suplementação de oxigênio, suporte ventilatório, inalação de óxido nítrico ou oxigenação por membrana extracorpórea[33]. Hidratação deve ser considerada nos quadros gastrintestinais, com especial atenção a distúrbios hidroeletrolíticos, principalmente nos extremos da vida[1,3,13].

O tratamento antiviral é indicado para pacientes com comorbidades graves, imunossuprimidos e transplantados com infecções sistêmicas[1,7,13,15,29,31]. As abordagens podem incluir profilaxia preemptiva (tratamento pré-sintomático na presença de HAdV) ou terapêutica (tratamento sintomático na presença de HAdV)[3,11,13]. O tratamento preemptivo é destinado principalmente às crianças pós-transplante com identificação do HAdV em fezes em altas taxas ou com aumento rápido e com alto risco para disseminação sistêmica, de modo a retardar a replicação e difusão do vírus e permitir a reconstituição da imunidade celular, com recomendação de redução da imunossupressão terapêutica. São indicados o cidofovir intravenoso e brincidofovir oral. Ganciclovir tem atividade *in vitro*, mas poucos estudos robustos[33].

A imunoglobulina intravenosa tem sido utilizada para tratamento da miocardite aguda e em pacientes imunodeficientes com pneumonia e doença disseminada. Novas terapias imunoadaptativas, que transferem imunidade de linfócitos T específicos de vírus para hospedeiros que carecem de imunidade de linfócitos T de HAdV, estão sendo exploradas como opções terapêuticas em pacientes com TCTH[33].

## REFERÊNCIAS BIBLIOGRÁFICAS


1. Lynch JP, Kajon AE. Adenovirus: epidemiology, global spread of novel serotypes, and advances in treatment and prevention. Semin Respir Crit Care Med. 3rd, 2016;37:586-602.
2. Lee J, Choi EH, Lee HJ. Comprehensive serotyping and epidemiology of human adenovirus isolated from the respiratory tract of Korean children over 17 consecutive years (1991-2007). J Med Virol. 2010;82(4):624-631.
3. American Academy of Pediatrics. Adenovirus infections. In: Kimberlin DW, Barnett ED, Lynfield R, Sawyer MH (ed.). Red Book: 2021 Report of the Committee on Infectious Diseases. Itasca, IL: American Academy of Pediatrics; 2021. p. 188-190.
4. Nakamura H, Fujisawa T, Suga S, Taniguchi K, Nagao M, Ito M et al. Species differences in circulation and inflammatory responses in children with common respiratory adenovirus infections. J Med Virol. 2018 May;90(5):873-880. doi: 10.1002/jmv.25032. Epub 2018 Feb 7. PMID: 29350418; PMCID: PMC5887893.
5. Hsu HT, Huang FL, Ting PJ, Chang CC, Chen PY. The epidemiological features of pediatric viral respiratory infection during the COVID-19 pandemic in Taiwan. Journal of Microbiology, Immunology and Infection. 2022;55(6):Part 1:1101-1107. ISSN 1684-1182. https://doi.org/10.1016/j.jmii.2021.09.017. https://www.sciencedirect.com/science/article/pii/S168411822100205X.
6. Oliveira ERA, Bouvier M. Immune evasion by adenoviruses: a window into host-virus adaptation. FEBS Lett. 2019 Dec; 593(24):3496-3503. doi: 10.1002/1873-3468.13682. Epub 2019 Dec 5. PMID: 31736048; PMCID: PMC8034605.
7. Lefeuvre C, Salmona M, Feghoul L, Ranger N, Mercier-Delarue S, Nizery L, Alimi A et al. Deciphering an Adenovirus F41 Outbreak in Pediatric Hematopoietic Stem Cell Transplant Recipients by Whole-Genome Sequencing. J Clin Microbiol. 2021 Apr 20;59(5):e03148-20. doi: 10.1128/JCM.03148-20. PMID: 33568462; PMCID: PMC8091842.
8. Borkenhagen LK, Fieldhouse JK, Seto D, Gray GC. Are adenoviruses zoonotic? A systematic review of the evidence. Emerg Microbes Infect. 2019;8(1):1679-1687. doi: 10.1080/22221751.2019.1690953. PMID: 31749409; PMCID: PMC6882429.
9. Garcia LAT, Boff L, Barardi CRM, Nagl M. Inactivation of adenovirus in water by natural and synthetic compounds. Food Environ Virol. 2019 Jun;11(2):157-166. doi: 10.1007/s12560-019-09370-8. Epub 2019 Feb 4. PMID: 30719622.
10. Pscheidt VM, Gregianini TS, Martins LG, Veiga ABG. Epidemiology of human adenovirus associated with respiratory infection in southern Brazil. Rev Med Virol. 2021;31:e2189. https://doi.org/10.1002/rmv.2189.
11. Adenoviruses. In: Jawetz, Melnick, Adelberg's. Medical microbiology. 28th ed. Galveston (TX): University of Texas Medical Branch at Galveston; 2019. Chapter 62.
12. Flomenberg P, Kojaoghlanian T. Pathogenesis, epidemiology, and clinical manifestations of adenovirus Infection. UpToDate. Oct 04, 2022. Disponível em: https://www.medilib.ir/uptodate/show/8339.
13. Biserni GB, Scarpini S, Dondi A, Biagi C, Pierantoni L, Masetti R et al. Potential diagnostic and prognostic biomarkers for adenovirus respiratory infection in children and young adults. Viruses. 2021 Sep 21;13(9):1885. doi: 10.3390/v13091885. PMID: 34578465; PMCID: PMC8472906.
14. Khanal S, Ghimire P, Dhamoon AS. The repertoire of adenovirus in human disease: the innocuous to the deadly. Biomedicines. 2018 Mar 7;6(1):30. doi: 10.3390/biomedicines6010030. PMID: 29518985; PMCID: PMC5874687. www.mdpi.com/journal/biomedicines.
15. Zhang D, Chen Y, Shi T, Fan H, Tian X, Zhou R et al. Severe pneumonia caused by human adenovirus type 55 in children. Front Pediatr. 2022 Oct 13;10:1002052. doi: 10.3389/fped.2022.1002052. PMID: 36313878; PMCID: PMC9608795.
16. Baker JM, Buchfellner M, Britt W, Sanchez V, Potter JL, Ingram LA et al. Acute Hepatitis and adenovirus infection among children — Alabama, October 2021 – February 2022. MMWR Morb Mortal Wkly Rep 2022;71:638-640. DOI: http://dx.doi.org/10.15585/mmwr.mm7118e1.
17. Gong K, Xu X, Yao J, Ye S, Yu X, Tu H et al. Acute hepatitis of unknow origin in children: a combination of factors. Front. Pharmacol, 11 Nov 2022. Sec Gastrointestinal and Hepatic Pharmacology. 2022;13. Disponível em: https://doi.org/10.3389/fphar.2022.1056385.
18. Vimalesvaran S, Verma A, Kyrana E, Deheragoda M, Dhawan A. Acute hepatitis of unknown aetiology in children: a clinical update on the recent outbreak with mechanistic insights. Clinical and Experimental Immunology. April 2023;212(1):29-31. Disponível em: https://doi.org/10.1093/cei/uxad023.
19. Morfopoulou S, Buddle S, Torres Montaguth OE, Atkinson L, Guerra-assunção JA, Storey N et al. Diamonds and Perform consortia. Genomic investigations of acute hepatitis of unknown aetiology in children. doi:10.1101/2022.07.28.22277963.
20. Ho Aea. Adeno-associated virus 2 infection in children with nonA-E hepatitis. MedRxiv; 2022.
21. UK Health Security Agency. Investigation into acute hepatitis of unknown aetiology in children in England: Technical briefing 4. Disponível em: https://assets.publishing.service.gov.uk/government/uploads/system/uploads/attachment_data/file/1094573/acute-hepatitis-technical-briefing-4.pdf.
22. Perez A, Cantor A, Rudolph B, Miller J, Kogan-Liberman D, Gao Q et al. Liver involvement in children with SARS-COV-2 infection: two distinct clinical phenotypes caused by the same virus. Liver Int. 2021 Sep;41(9):2068-2075. doi: 10.1111/liv.14887. Epub 2021 Apr 22. PMID: 33826804; PMCID: PMC8251417.
23. Kendall EK, Olaker VR, Kaelber DC, Xu R, Davis PB. (2022). Elevated liver enzymes and bilirubin following SARS-CoV-2 infection in children under 10. medRxiv. Doi: 10.1101/2022.05.10.22274866
24. Morfopoulou S, Buddle S, Torres Montaguth OE, Atkinson L, Guerra-Assunção JA, Storey N et al. (2022). Genomic investigations of acute hepatitis of unknown aetiology in children. medRxiv. Doi:10.1101/2022.07.28.22277963.

25. Ho A, Orton R, Tayler R, Asamaphan P, Tong L, Smollett K et al. (2022). Adeno-associated virus 2 infection in children with non-A-E hepatitis. MedRxiv. 2022.2007.2019.22277425. Doi:10.1101/2022.07.19.22277425.
26. Brodin P, Arditi M. Severe acute hepatitis in children: Investigate SARS-CoV-2 superantigens. Lancet Gastroenterol Hepatol. 2022;7(7):594-595. Doi: 10.1016/S2468-1253(22)00166-2.
27. Yi H, Lin Y, Lu B, Mao Y. The origin of severe hepatitis of unknown aetiology in children: SARS-CoV-2 or adenovirus? J Hepatology. 2022. doi:10.1016/j.jhep.2022.08.032.
28. Programa Nacional para Prevenção e Controle das Hepatites Virais – PNHV/CGAHV/DCCI/SVS/MS. Disponível em: http://antigo.aids.gov.br/pt-br/hepatites-agudas-graves-de-etiologia-esclarecer.
29. Florescu DF, Stohs EJ. Approach to infection and disease due to adenoviruses in solid organ transplantation. Curr Opin Infect Dis. 2019;32:300-306.
30. Zhang Y, Sakthivel SK, Bramley A, Jain S, Haynes A, Chappell JD et al. Serology enhances molecular diagnosis of respiratory virus infections other than influenza in children and adults hospitalized with community-acquired pneumonia. J Clin Microbiol. 2016;55:79-89.
31. Cesaro S, Porta F. Adenovirus infection in pediatric hematopoietic cell transplantation: a challenge still open for survival. J Clin Med. 2022 Aug 18;11(16):4827. doi: 10.3390/jcm11164827. PMID: 36013066; PMCID: PMC9410345.
32. Lin CY, Hwang D, Chiu NC, Weng LC, Liu HF, Mu JJ et al. Increased detection of viruses in children with respiratory tract infection using PCR. Int J Environ Res Public Health. 2020 Jan 15;17(2):564. doi: 10.3390/ijerph17020564. PMID: 31952364; PMCID: PMC7013517.
33. Allen Jr UD. 210 – Adenoviruses. Sarah S (ed.). Long. Principles and Practice of Pediatric Infectious Diseases. 6. ed. Rio de Janeiro: Elsevier, 2023. p. 1115-1119.e3. ISBN 9780323756082. Disponível em: https://doi.org/10.1016/B978-0-323-75608-2.00210-X. (https://www.sciencedirect.com/science/article/pii/B978032375608200210X).

# 48.2 Vírus sincicial respiratório

*Renato de Ávila Kfouri*

## INTRODUÇÃO

As infecções respiratórias agudas de vias aéreas são responsáveis, na Pediatria, por um grande número de atendimentos, visitas a serviços de emergência e hospitalizações. O vírus sincicial respiratório (VSR) é o principal agente causador dessas infecções em lactentes jovens, com grande impacto na saúde dos mesmos a curto e a longo prazo[1,2].

O VSR é um RNA vírus, não segmentado, envelopado, da família Paramyxoviridae. Causa infecção aguda do trato respiratório em indivíduos de todas as idades[3]. A maioria das crianças é infectada no primeiro ano de vida e, virtualmente, todas as crianças serão expostas a ele até os 2 anos de idade. Reinfecções ocorrem durante toda a vida; entretanto, o acometimento de vias aéreas inferiores e, consequentemente, as formas graves da doença predominam na primoinfecção e em idosos[4]. Em lactentes jovens, a presença de anticorpos neutralizantes em elevados títulos, adquiridos durante a gestação, está associada com menor risco de hospitalização. Os linfócitos T citotóxicos são cruciais para o controle efetivo da infecção e eliminação viral, justificando a ocorrência de quadros potencialmente mais graves e prolongados da doença, além de uma excreção viral mais prolongada, em indivíduos com imunodeficiência celular e em recém-nascidos prematuros[5].

Embora de ocorrência universal, ganha maior importância entre as crianças quando acomete prematuros, portadores de cardiopatias congênitas (CC) e de doença pulmonar crônica (DPC) da prematuridade, grupos considerados de maior morbimortalidade[6,7].

Apresenta sazonalidade marcada e clinicamente pode variar desde formas leves, assintomáticas, até formas graves com comprometimento do estado geral e insuficiência respiratória. Não há um tratamento específico para o VSR e as medidas de suporte são sempre recomendadas, além daquelas preventivas e de controle da infecção[1].

A profilaxia com o anticorpo monoclonal específico, o palivizumabe, é capaz de prevenir formas graves da doença (hospitalização) e vem sendo recomendada há décadas, por meio de diferentes esquemas em diversos países. O principal desfecho clínico considerado na profilaxia é a redução das taxas de hospitalização; em face de seu elevado custo, muito se discute em relação às diretrizes de sua utilização[8]. Novas abordagens preventivas através de anticorpos monoclonais de segunda geração e vacinas estão em estágios finais de desenvolvimento[8].

Um adequado manejo dessas infecções envolve conhecimento, por parte do pediatra que assiste a criança, de fisiologia, epidemiologia, fatores de risco associados às formas graves, aspectos preventivos e de tratamento.

## EPIDEMIOLOGIA

O VSR é um dos principais agentes etiológicos das infecções que acometem o trato respiratório inferior entre lactentes e crianças menores de 2 anos de idade, podendo ser responsável por até 75% das bronquiolites e 40% das pneumonias durante os períodos de sazonalidade[1,2].

Embora de ocorrência universal, lactentes com menos de 6 meses de idade, principalmente prematuros, crianças com DPC da prematuridade e cardiopatas são a população de maior risco para desenvolver infecção respiratória mais grave, necessitando de internação por desconforto respiratório agudo em 10% a 15% dos casos. Nesta população, as condições associadas ao desenvolvimento de doença grave são decorrentes do sistema imune imaturo, reduzida transferência de anticorpos maternos e menor calibre das vias aéreas; acrescidos da baixa reserva energética, frequente desmame precoce, anemia, infecções de repetição e uso de corticoides, tornando-se mais suscetíveis à ação do VSR[7].

O VSR contribui substancialmente para a carga de morbidade e mortalidade no mundo em crianças de 0 a 60 meses, especialmente durante os primeiros 6 meses de vida e em países de baixa e média renda. Li e colaboradores demonstraram a impressionante carga de mortalidade geral do VSR em todo o mundo, com 1 em cada 50 mortes em crianças de 0 a 60 meses e 1 em cada 28 mortes em crianças de 28 dias a 6 meses atribuíveis ao VSR. Para cada óbito intra-hospitalar por infecção aguda das vias aéreas inferiores associada ao VSR, estima-se aproximadamente mais outras 3 mortes atribuíveis ao VSR na comunidade[9].

A prematuridade é um dos principais fatores de risco para hospitalização pelo VSR. Em prematuros com menos de 32 semanas de idade gestacional, a taxa de internação hospitalar é de 13,4% (IC 95%: 11,8% a 13,8%), decrescendo com o aumento da idade gestacional[10].

A doença crônica da prematuridade (DCP) é uma condição na qual uma injúria pulmonar se estabelece num pulmão imaturo, o que leva à necessidade de suplementação de oxigênio e outras terapias medicamentosas. Muitos estudos demonstram uma maior suscetibilidade de crianças com DCP em desenvolver infecções graves pelo VSR, situação em que a taxa de internação hospitalar atinge 17%[10].

A presença de malformações cardíacas também está relacionada a uma maior gravidade e taxas de hospitalização maiores em caso de infecções causadas pelo VSR. A hiper-reatividade vascular pulmonar e a hipertensão pulmonar são responsáveis pela gravidade do quadro. A taxa de admissão hospitalar nesses quadros é cerca de 10,4%, com maior necessidade de internação em terapia intensiva e ventilação mecânica (VM) – 37% *versus* 1,5% ($p < 0,01$) – e mortalidade de 3,4% comparada a uma taxa de 0,5% na população previamente sadia[10].

É importante destacar que a grande carga da doença se concentra em lactentes sem fatores de risco, previamente saudáveis, responsáveis pelo maior número de visitas a serviços de emergência, hospitalizações, uso de antimicrobianos e custos relacionados à assistência à saúde.

São inúmeros os estudos que associam a infecção precoce pelo VSR com sibilância recorrente e asma, sendo necessário considerar este impacto a longo prazo[11,12].

## VIAS DE TRANSMISSÃO

O VSR atinge o trato respiratório pelo do contato direto com secreções respiratórias de pessoas infectadas ou através de superfícies ou objetos contaminados. A infecção ocorre quando o material infectado atinge e penetra o organismo através da membrana mucosa dos olhos, boca e nariz ou pela inalação de gotículas derivadas de tosse ou espirro[13].

Estima-se que o período de incubação da doença respiratória seja de 3 a 5 dias. O vírus replica-se na nasofaringe e o período de excreção viral pode variar de 2 a 8 dias ou até a melhora clínica. Em recém-nascidos, lactentes jovens e em pacientes imunocomprometidos, a disseminação do vírus pode persistir por períodos mais prolongados, de até 3 a 4 semanas[13].

A ocorrência de surtos de infecção por VSR pode ocorrer na comunidade e também no ambiente hospitalar. Os surtos em serviços de saúde podem ocorrer a partir da infecção ou colonização de pais, visitantes e profissionais da saúde que cuidam de crianças com infecção pelo VSR, que passam a funcionar como agentes de transmissão do vírus no ambiente hospitalar[13].

## SAZONALIDADE

A infecção caracteriza-se fundamentalmente por seu caráter sazonal, predominante no outono e inverno, com estação anual de duração de cerca de 8 semanas dependendo das características de cada país ou região. No Hemisfério Sul, o período de sazonalidade do VSR normalmente começa em maio e dura até setembro, mas a atividade do vírus pode começar antes ou persistir mais tempo numa comunidade[14].

No Brasil, um país continental, a sazonalidade varia de região para região. No Sul, o pico de VSR ocorre mais tardiamente, entre abril e agosto, concomitantemente com a estação do vírus da *influenza*. Na região Norte, o VSR circula especialmente no primeiro semestre, no período de chuva intensa da região, com pico de ocorrência mais precoce. No Sudeste, Nordeste e Centro-Oeste o vírus circula predominantemente de março a julho[14] (Quadro 48.2.1).

**Quadro 48.2.1** – Incidência/sazonalidade do VSR nas diferentes regiões do Brasil.

| Região | Sazonalidade |
|---|---|
| Norte | Fevereiro a julho |
| Nordeste | Março a julho |
| Centro-Oeste | Março a julho |
| Sudeste | Março a julho |
| Sul | Abril a agosto |

*Fonte:* Adaptado de Li et al.[14].

Vale ressaltar que durante a pandemia da Covid-19 houve uma importante alteração no padrão de circulação sazonal em todo o mundo, com atividades de circulação em meses não típicos e ondas da doença extemporâneas. A partir das estações de 2022 e 2023 há uma tendência de regularização do período sazonal para o padrão pré-pandêmico[15].

## DIAGNÓSTICO

O diagnóstico da infecção pelo VSR é principalmente clínico, com base nos sinais e sintomas da doença, não havendo indicação rotineira do uso de testes específicos de detecção viral, de acordo com as últimas diretrizes da Academia Americana de Pediatria (AAP)[16]. Entretanto, em determinadas situações, a detecção da etiologia da infecção respiratória pode ser importante como, por exemplo, em pacientes imunocomprometidos, em formas graves de apresentação da doença, para guiar a terapia antiviral específica, reduzir o uso inapropriado de antimicrobianos, estabelecer medidas de isolamento hospitalar e, em alguns casos, diminuir custos hospitalares, e principalmente para melhor conhecimento sobre a epidemiologia das infecções respiratórias. Desta forma, o diagnóstico específico do VSR pode ser realizado por diversos métodos, a seguir destacados:

- **Isolamento do vírus em cultura de tecido:** o isolamento do vírus em cultura permite a caracterização antigênica, assim como o perfil de suscetibilidade aos antivirais. Entretanto, esta técnica demora vários dias para ter os resultados disponíveis, além de ser cara e de difícil realização, restrita a laboratórios especializados de referência[17,18].
- **Detecção de antígenos virais:** esta técnica baseia-se na identificação de fragmentos antigênicos do VSR por imunofluorescência direta ou indireta ou por testes de detecção antigênica rápida. Os ensaios de imunofluorescência direta têm a vantagem de propiciar melhor acurácia na identificação do microrganismo, exigindo, entretanto, maior *expertise* na revisão das amostras. Os testes de detecção rápida (*point of care*) incluem os ensaios de imunoabsorção enzimática e os ensaios imunocromatográficos e têm como principal apelo a facilidade de uso e a possibilidade de oferecer os resultados em até 10 minutos, permitindo a instituição precoce de intervenções terapêuticas. A sensibilidade destes ensaios em comparação com a cultura em crianças varia de 80% a 90%[17,18].
- **Detecção de sequências de ácidos nucleicos específicos por ensaios de biologia molecular, predominantemente reação em cadeia da polimerase em tempo real (RT-PCR):** estas técnicas revolucionaram a possibilidade de identificar os agentes relacionados às infecções respiratórias. Oferecem rapidez de resultados com acurácia, mostrando elevada sensibilidade quando comparadas com a cultura e os testes rápidos, tanto em amostras de crianças como de adultos[17,18]. Estão disponíveis testes comerciais em ensaios de PCR multiplex capazes de detectar diversos vírus diferentes em um mesmo teste, sendo reconhecidos como os testes de escolha para o diagnóstico específico das infecções respiratórias em diversos cenários clínicos[17,18].

- **Sorologias:** os testes sorológicos são utilizados menos frequentemente na rotina diagnóstica do VSR. Embora importantes para estudos epidemiológicos de soroprevalência, esses exames não são úteis para o diagnóstico a tempo de orientar o atendimento aos pacientes[17,18].

As técnicas padronizadas para coleta de amostras de secreção respiratória para confirmação diagnóstica de infecções virais são os aspirados de nasofaringe ou esfregaços nasais ou nasofaríngeos[18].

O tipo e a qualidade da amostra clínica obtida exercem uma importância fundamental na sensibilidade e especificidade dos ensaios atualmente disponíveis para detecção viral[18].

Uma desvantagem das técnicas para a detecção exclusiva do VSR é que as coinfecções não serão diagnosticadas e cerca de 30% das crianças com bronquiolite por VSR podem estar infectadas por outros patógenos, como metapneumovírus humano, rinovírus, bocavírus, adenovírus, coronavírus, *influenza* ou parainfluenza. Por isso, muitos testes de RT-PCR comercialmente disponíveis são produzidos como ensaios múltiplos para facilitar a pesquisa de vários vírus respiratórios em um único teste[19]. Além disso, em estudos populacionais, cerca de 25% de crianças assintomáticas podem apresentar testes positivos para vírus respiratórios utilizando o RT-PCR[19].

## TRATAMENTO

Não há terapêutica específica disponível que abrevie o curso e a resolução dos sintomas das infecções causadas pelo VSR. O tratamento, portanto, é de suporte e geralmente os pacientes apresentam boa evolução[20,21].

O tratamento domiciliar deve ser recomendado e os cuidadores devem ser orientados[20]:

- Fazer higiene das mãos com água e sabão e/ou álcool a 70%.
- Evitar tabagismo passivo.
- Manter alimentação normal para a idade da criança e manter a hidratação.
- Uso de antitérmicos se houver necessidade.
- Fazer higiene da cavidade nasal com solução salina.
- Retornar se houver dúvidas ou se sinais de alerta presentes.
- Orientar os cuidadores sobre os sinais e sintomas de "alerta".

Quando hospitalizar[20]?

- Apneia.
- Criança com piora do estado geral (hipoativa, prostrada, acorda apenas com estímulos prolongados).
- Insuficiência respiratória (gemência, retração torácica, aumento da frequência cardíaca, cianose central, saturação de oxigênio < 92% persistente).
- Sinais de desidratação.
- Recusa alimentar, ingestão reduzida e/ou sem diurese por 12 horas.
- Presença de comorbidade: displasia, cardiopatia, imunodeficiência, doença neuromuscular, entre outras.
- Idade < 2 meses.
- Prematuridade, especialmente < 32 semanas.
- Dificuldade de acesso ao serviço de saúde se houver piora clínica.
- Incapacidade, falta de confiança nos pais/cuidadores para identificar sinais de "alerta".

### Tratamento de suporte

São recomendadas hidratação, sucção de vias aéreas superiores (VAS) e fisioterapia respiratória. Lactentes com bronquiolite viral aguda (BVA) podem ter dificuldade para se alimentar devido à congestão nasal e pelo esforço respiratório. Um estudo multicêntrico com 759 lactentes abaixo de 12 meses internados por BVA não mostrou diferença entre a administração de fluidos EV *versus* sonda nasogástrica para as variáveis: tempo de internação, necessidade de UTI, necessidade de ventilação invasiva e eventos adversos. Este estudo também demonstrou ser o uso de sonda nasogástrica mais acessível. As diretrizes recomendam administração de líquidos por sonda ou EV para manter a hidratação. Se houver necessidade de administração via EV, os fluidos isotônicos são recomendados com a finalidade de evitar hiponatremia[21].

A aspiração nasal para fazer higiene das narinas deve ser recomendada, pois melhora o esforço respiratório e facilita a alimentação. Contudo, a aspiração pode irritar a mucosa nasal e desencadear edema. Existe evidência de melhora da saturação de $O_2$ com lavagem nasal sem aspiração[20]. A recomendação é fazer aspiração nasal, quando necessário, mais superficial[21].

## Fisioterapia respiratória

Recomendações diferem em diferentes locais. Revisão da Cochrane Collaboration com 12 estudos (1.249 participantes) não demonstrou evidência de benefício para qualquer tipo de fisioterapia em pacientes internados quanto ao tempo de internação, saturação de oxigênio e parâmetros respiratórios. As diretrizes não recomendam fisioterapia de rotina para o tratamento da bronquiolite não complicada em crianças que não apresentam comorbidades[21].

## Oxigênio

Diretrizes americanas recomendam o uso de oxigênio quando a saturação fica abaixo de 90%, ao passo que no Reino Unido o limite é 92%[21].

## Cânula nasal de alto fluxo

Cânula nasal de alto fluxo (geralmente 1 a 2 L/min) com umidificação e com formato para melhorar a tolerância do paciente tem sido utilizada em prematuros. Os mecanismos de ação são pouco definidos, especialmente se pode provocar aumento da pressão expiratória em algumas situações. A evidência de resultados é observacional, com estudos que demonstram melhora dos parâmetros respiratórios e com menores taxas de intubação[21].

## Broncodilatadores

Em 2014, a revisão da Cochrane identificou 30 estudos sobre o uso de broncodilatadores em BVA. Foram analisados 1.192 lactentes em tratamento ambulatorial e hospitalar. Para pacientes internados, a saturação de $O_2$, tempo de resolução de sintomas e tempo de internação não foram diferentes quando comparados com placebo. Em nível ambulatorial foi observada pequena melhora na média de escore de sintomas, com pouca importância clínica. Os estudos com pacientes ambulatoriais eram heterogêneos e os benefícios foram observados quando a idade era maior e havia sibilância recorrente. Não houve redução na taxa de admissão hospitalar[22].

## Adrenalina por nebulização

O uso de adrenalina por nebulização foi avaliado também por revisão sistemática. Não foi observado benefício quando comparado com placebo em pacientes internados, quanto ao tempo de internação e outras variáveis. Um estudo multicêntrico, realizado na Escandinávia, demonstrou que pacientes recebendo doses contínuas de epinefrina tinham maior tempo de internação quando comparados àqueles em uso intermitente ou de placebo. O uso de adrenalina por nebulização, de acordo com a resposta clínica, pode eventualmente ser considerado, mas só deve ser mantido se houver evidência de melhora imediata[21].

## Solução salina hipertônica por nebulização

A principal revisão sobre o uso de solução salina hipertônica (SSH) foi publicada em 2015. Avaliou 24 estudos clínicos com 3.209 pacientes. Lactentes que receberam SSH (3% a 7%) por nebulização apresentaram menos dias de internação (0,45 dias) quando comparados ao grupo tratamento padrão ou que recebeu SSH a 0,9%. Em 7 estudos, o uso de SSH diminuiu em 20% o risco de internação hospitalar em comparação à solução salina a 0,9%. Não foram observados efeitos colaterais. Em metanálise de 2015, com 15 estudos clínicos e 1.922 pacientes, a utilização de SSH (3% a 6%) mostrou pequena, mas significante, redução na taxa de admissão hospitalar a favor da SSH. No entanto, esta metanálise verificou heterogeneidade (variabilidade) e disparidade de resultados entre os estudos, o que significa que nem os ensaios analisados de forma individual ou em conjunto fornecem evidência para o uso de SSH[23].

## Corticoides

Estudos têm avaliado o uso de corticoides no tratamento de crianças com BVA. Resultados de dois estudos multicêntricos não evidenciaram benefício para reduzir a taxa de admissão hospitalar. Esses resultados estão em concordância com revisão da Cochrane[21].

## Antimicrobianos

Revisão detalhada de ensaios randômicos demonstrou que o uso rotineiro de antibióticos não reduz dias de sintomas, tempo de internação, necessidade de $O_2$ ou taxa de internação hospitalar nas infecções por VSR. Estudos randomizados não observaram diferença entre azitromicina *versus* placebo para as variáveis tempo de internação, necessidade de $O_2$ e readmissão hospitalar.

## Antivirais

Antivirais específicos como ribavirina para o tratamento de VSR não são recomendados devido às dificuldades de uso, alto custo e risco para os cuidadores[21].

## IMPACTO A LONGO PRAZO

A BVA com necessidade de internação hospitalar está associada com aumento de sibilância recorrente. Estudos relatam que 17% a 60% de crianças com BVA desenvolvem sibilância recorrente após o episódio de internação. Estudo realizado em Taiwan com seguimento de 1.981 crianças internadas por BVA antes de 3 anos observou que, aos 10 anos, 351 (17,7%) das crianças tinham diagnóstico de asma *versus* 11,7% de 18.527 controles. Pequena coorte de 138 pacientes sugere que 18 (39%) de 46 crianças admitidas por BVA antes de 12 meses tinham asma aos 18 anos comparado a 9% de 92 controles. Entretanto, outro estudo fez o seguimento de 1.246 crianças desde o nascimento e observou que infecções do trato respiratório estão associadas a mais episódios de sibilância, porém esta associação diminui com a idade e não foi significante aos 13 anos de idade. Mejias e colaboradores demonstraram que lactentes a termo com infecção grave por VSR durante o primeiro ano de vida, abrangendo várias estações respiratórias e uma população geograficamente diversa, apresentam risco significativo de sibilância recorrente e asma durante a infância[24].

## MEDIDAS DE CONTROLE

Na comunidade, um aspecto crítico para a prevenção da infecção pelo VSR em lactentes e crianças pequenas é a adequada orientação dos pais e dos cuidadores a respeito da importância de tentar minimizar o risco de exposição e transmissão do vírus. As recomendações básicas enfatizam a importância de medidas como a lavagem frequente das mãos, incentivo ao aleitamento materno, não exposição ao tabaco, além de limitar, quando possível, a exposição da criança a ambientes com elevado risco de contágio, como creches e escolas maternais, assim como evitar o contato com pessoas com doença respiratória aguda.

Como os lactentes jovens, principalmente com menos de 6 meses de idade, compõem o grupo mais suscetível a apresentar doença grave pelo VSR e suas complicações, retardar a entrada em creches durante a sazonalidade do vírus é uma medida que deve ser considerada. Além disso, locais com aglomerações são ambientes de risco para aquisição de doenças virais, devendo ser evitados. Estudos demonstram que, em lactentes que foram hospitalizados com VSR, a principal fonte de infecção foi o irmão mais velho ou os pais do lactente[25].

Em decorrência de sua alta transmissibilidade, o VSR representa também uma séria ameaça à ocorrência de surtos em ambientes hospitalares, particularmente em UTI neonatal, unidades de oncologia e de transplantes, unidades de idosos e de pacientes de risco, associando-se a significativa morbidade e mortalidade, merecendo a implementação de práticas preventivas rigorosas pelos serviços de controle de infecções em saúde[26].

## PROFILAXIA DAS INFECÇÕES PELO VÍRUS SINCICIAL RESPIRATÓRIO

A profilaxia inclui medidas gerais, tanto em nível domiciliar quanto hospitalar, principalmente quando bebês de alto risco estão expostos. Os familiares devem ser orientados sobre a importância da profilaxia, principalmente durante a sazonalidade, incentivando a lavagem das mãos, uso de álcool gel, evitar ambientes fechados e aglomerados, além de exposição a pessoas com quadros respiratórios[25].

Em nível hospitalar, a prevenção inclui controle de contatos infectados, tanto pacientes, como profissionais e visitantes. Medidas de bloqueio de infecção hospitalar são necessárias e a higienização rotineira das mãos não deve ser negligenciada[26].

Até o momento ainda não há vacinas disponíveis contra o VSR, porém, há décadas, se dispõe de imunização passiva, importante instrumento de prevenção para bebês de risco. O palivizumabe é um anticorpo monoclonal IgG1 humanizado, direcionado para um epitopo no sítio antigênico A da proteína de fusão do VSR. Este anticorpo monoclonal humanizado é composto de 95% de sequências de aminoácidos humanos e 5% de murinos. O palivizumabe apresenta atividade neutralizante e inibitória da fusão do VSR no epitélio respiratório da criança[27].

Foi inicialmente licenciado nos Estados Unidos em 1998 e na Europa em 1999, com extensão de seu licenciamento para o Brasil em 2003[27].

Sua meia-vida em crianças é de 28 dias e doses intramusculares mensais de 15 mg/kg alcançam concentrações séricas médias de aproximadamente 40 µg/mL após a primeira administração, 60 µg/mL após a segunda e cerca de 70 µg/mL após a terceira e quarta administrações[28].

É indicado para a prevenção de doença grave do trato respiratório inferior causada pelo VSR em pacientes pediátricos de alto risco menores de 2 anos de idade, que inclui crianças prematuras (idade gestacional < de 35 semanas), crianças portadoras de DPC da prematuridade e portadores de CC hemodinamicamente significativa[28].

## Prematuridade

A prematuridade é o principal fator de risco para hospitalização pelo VSR. As condições associadas ao elevado risco são sistema imune imaturo, reduzida transferência de anticorpos maternos e reduzido calibre das vias aéreas. Associam-se a elas: baixa reserva energética, frequente desmame precoce, anemia, infecções repetidas e uso de corticoides. O risco de hospitalização decresce com o aumento da idade gestacional[28].

## Cardiopatia congênita

A presença de malformações cardíacas está relacionada a uma maior gravidade e taxas de hospitalização maiores em infecções causadas pelo VSR. A hiper-reatividade vascular pulmonar e a hipertensão pulmonar são responsáveis pela gravidade do quadro. A taxa de admissão hospitalar nesses quadros é três vezes maior que a da população sem doença de base, com internação em terapia intensiva duas a cinco vezes mais frequente, havendo necessidade de três vezes mais VM e hospitalização mais prolongada, com mortalidade de 3,4% comparada a uma taxa de 0,5% na população previamente sadia[28].

## Doença pulmonar crônica da prematuridade

A DPC da prematuridade é uma condição onde uma injúria pulmonar se estabelece num pulmão imaturo, levando à necessidade de suplementação de oxigênio e outras terapias medicamentosas. Muitos estudos demonstram uma maior suscetibilidade desses bebês em desenvolver infecções graves pelo VSR[28].

O palivizumabe deve ser administrado na posologia de 15 mg/kg, via intramuscular (IM), de preferência na face anterolateral da coxa, uma vez por mês, durante o período de sazonalidade do VSR previsto na comunidade. A primeira dose deve ser administrada 1 mês antes do início da estação do vírus e as demais aplicações subsequentes devem ser administradas durante este período, até o máximo de cinco doses. Trata-se de um produto seguro e extremamente bem tolerado, e seu uso não interfere nas demais vacinas utilizadas na rotina. Os eventos adversos relacionados a sua utilização são irritabilidade, reações no local da injeção, erupção cutânea e febre[28].

A eficácia do palivizumabe foi avaliada em dois estudos pivotais que serviram de base para o licenciamento do produto: o Impact demonstrou redução de 55% no risco de hospitalização em todos os grupos que utilizaram palivizumabe, redução de dias de internação e do número de dias de utilização de VM. Essa redução foi maior no grupo de prematuros (78%) do que no grupo de DPC (39%)[29]. Outro estudo avaliou lactentes com doença cardíaca congênita com repercussão hemodinâmica importante e demonstrou redução média de hospitalização de 45% (29% no grupo de cardiopatias cianóticas e 58% nas não cianóticas)[30].

A eleição dos grupos com recomendação para uso do palivizumabe na prevenção das infecções pelo VSR baseia-se em estudos de eficácia e de custo-efetividade, tendo como objetivo final diminuir as taxas de hospitalização.

O uso da profilaxia com palivizumabe em grupos não selecionados resulta em aumento significativo nos custos, pouca redução de gastos com hospitalizações e nenhuma redução nas taxas de mortalidade. Por outro lado, a profilaxia indicada para grupos de alto risco reduz taxas de hospitalização e de morbidade decorrentes da infecção[31].

Portanto, o efetivo emprego da imunoprofilaxia, mesmo que onerosa, deve ser direcionado a lactentes com maior risco de internação em UTI, necessidade de VM ou hospitalização prolongada, representando desta forma o uso otimizado desta estratégia profilática contra o VSR.

Em 2013 o Ministério da Saúde do Brasil passou a disponibilizar o palivizumabe, em todo o território nacional, para bebês hospitalizados ou não segundo os seguintes critérios[32]:

- Prematuros até 28 e 6/7 semanas de idade gestacional menores de 1 ano de idade.
- Crianças portadoras de CC com repercussão hemodinâmica demonstrada até o segundo ano de vida.
- Crianças portadoras de DPC da prematuridade, independentemente da idade gestacional, até o segundo ano de vida.

A Sociedade Brasileira de Pediatria (SBP) preconiza a profilaxia, além dos grupos contemplados pelo Ministério da Saúde, também para bebês prematuros nascidos entre 29 e 31 e 6/7 semanas de idade gestacional, com base em diversas evidências demonstrando que este é também um grupo vulnerável para desenvolver formas graves da infecção, especialmente nos primeiros 6 meses de vida[28].

Rajah e colaboradores, nos Estados Unidos, compararam o número de hospitalizações por VSR, em um único centro, de bebês nascidos entre 29 e 34 e 6/7 semanas de idade gestacional, em duas diferentes sazonalidades. Os pesquisadores concluíram que houve um aumento no número de hospitalizações por VSR associado a maior morbidade (tempo de hospitalização, frequência em terapia intensiva, VM, tempo de utilização de $O_2$) neste grupo de crianças menores de 3 meses de idade[33].

## PERSPECTIVAS FUTURAS

### Vacinas

Há uma série de vacinas para o VSR em diferentes estágios clínicos de desenvolvimento, porém uma experiência desastrosa com vacina inativada em formalina na década de 1960, em que ocorreram dois óbitos no grupo que recebeu a vacina candidata, trouxe grande preocupação na busca de um agente imunizante contra o VSR[34].

O principal determinante neutralizante é a proteína F de fusão, que faz a integração do genoma viral com as células hospedeiras. Vacinas subunitárias, proteicas e de RNA mensageiro têm sido pesquisadas, com dados promissores para utilização em humanos[35].

A conformação estrutural da proteína F, pré e pós-fusão no epitélio respiratório, foi descrita, e estratégias que visam sua inibição nesses diferentes momentos da patogenia da infecção parecem ser a chave no desenvolvimento dessas novas vacinas. As mais promissoras estratégias de vacinação baseiam-se na estrutura pré-fusão da proteína F, capaz de induzir potentes anticorpos neutralizantes contra o VSR, chegando a ser 10 a 100 vezes mais potentes que o palivizumabe[35].

Duas vacinas inativadas para uso em indivíduos maiores de 60 anos de idade foram recentemente aprovadas nos Estados Unidos, com excelentes dados de segurança e eficácia, e uma vacina de uso em gestantes para a prevenção de doença no lactente está em fase final de aprovação.

Um estudo global, randomizado, duplo-cego e controlado por placebo foi desenhado para avaliar a eficácia, imunogenicidade e segurança de uma única dose da vacina pré-fusional do laboratório Pfizer em adultos com 60 anos de idade ou mais. Incluiu aproximadamente 37 mil participantes randomizados para receber RSVpreF 120 µg ou placebo na proporção de 1:1.

Doença do trato respiratório inferior associada ao VSR com pelo menos dois sinais ou sintomas ocorreu em 11 participantes no grupo da vacina (1,19 casos por 1.000 pessoas-ano de observação) e 33 participantes no grupo placebo (3,58 casos por 1.000 pessoas-ano de observação) (eficácia da vacina, 66,7%; intervalo de confiança [IC] de 96,66%, 28,8 a 85,8); 2 casos (0,22 casos por 1.000 pessoas-ano de observação) e 14 casos (1,52 casos por 1.000 pessoas-ano de observação), respectivamente, ocorreram com pelo menos três sinais ou sintomas (eficácia da vacina, 85,7%; IC 96,66%, 32,0 a 98,7). A doença respiratória aguda associada ao VSR ocorreu em 22 participantes no grupo da vacina (2,38 casos por 1.000 pessoas-ano de observação) e 58 participantes no grupo placebo (6,30 casos por 1.000 pessoas-ano de observação) (eficácia da vacina, 62,1%; IC 95%, 37,1 a 77,9). A vacina demonstrou excelente perfil de segurança[36].

Uma segunda vacina para idosos do laboratório GSK, recombinante, utilizando a proteína F em sua conformação pré-fusional, com adjuvante, foi licenciada com base nos dados do ensaio clínico de fase III (AReSVi-006). A vacina mostrou eficácia global estatística e clinicamente significativa de 82,6% (IC 96,95%, 57,9 a 94,1) contra infecções do trato respiratório inferior (ITRI) por VSR em adultos com 60 anos ou mais, atingindo o objetivo primário. Além disso, a eficácia foi de 94,6% (IC 95%, 65,9 a 99,9) em idosos com pelo menos uma condição médica subjacente de interesse, como certas condições cardiorrespiratórias e endócrino-metabólicas. A vacina foi bem tolerada. Os eventos adversos solicitados mais comumente observados foram dor no local da injeção, fadiga, mialgia, cefaleia e artralgia. Estes foram geralmente leves a moderados e transitórios[37].

Um estudo multicêntrico com aproximadamente 7.400 mulheres grávidas avaliou a segurança e eficácia de uma vacina bivalente, pré-fusional, na prevenção de infecções respiratórias graves por VSR em crianças. A vacinação materna entre 24 e 36 semanas de idade gestacional se mostrou 82% eficaz na prevenção do VSR grave durante os primeiros 3 meses de vida dos bebês. Aos 6 meses de idade ainda se mostrava 69% protetora contra doença grave. Não houve problemas de segurança para a gestação e o feto[38].

### Terapêuticas antivirais

Independente do desenvolvimento de vacinas contra o VSR, a necessidade de uma terapêutica eficaz contra este agente é prioritária para uso em diversas idades e em populações imunocomprometidas. A ribavirina é hoje a única droga licenciada para tratamento das infecções pelo VSR, porém seu uso ainda é bastante restrito. São várias as estratégias, por meio de diferentes mecanismos, de abordagem terapêutica da infecção, em diferentes fases de desenvolvimento: pequenos anticorpos inalatórios camelídeos, análogos nucleosídeos, pequenas moléculas inibidoras entre outras[39].

## Novos anticorpos monoclonais

Além do palivizumabe, outros anticorpos monoclonais vêm sendo testados. Merece especial atenção o nirsevimabe, extremamente potente e com meia-vida de longa duração, recentemente aprovado para utilização na profilaxia das infecções pelo VSR em dose única, desenvolvido e comercializado em parceria dos laboratórios AstraZeneca Sanofi. Foi desenvolvido para proteger bebês nascidos durante a primeira temporada de VSR e para crianças de até 24 meses de idade que permanecem vulneráveis à doença grave por VSR durante sua segunda temporada[40].

O objetivo primário do estudo MELODY, de Fase III, foi atingido, reduzindo a incidência de ITRI assistida clinicamente, como bronquiolite ou pneumonia, causada por VSR em 74,5% (IC 95%, 49,6 a 87,1) em comparação com placebo. Os lactentes foram randomizados (2:1) para receber uma única injeção intramuscular de nirsevimabe ou placebo de 50 mg (em lactentes com peso $< 5$ kg) ou 100 mg (em lactentes com peso $\geq 5$ kg).

Após a análise dos 1.490 bebês iniciais dentro da coorte primária, outros bebês continuaram a ser incluídos. Um total de 3.012 recém-nascidos prematuros e a termo tardios saudáveis (idade gestacional igual ou superior a 35 semanas) que entraram em sua primeira temporada de VSR foram randomizados para receber nirsevimabe (n = 2.009) ou placebo (n = 1.003). Nesta análise atualizada da coorte completa, o nirsevimabe demonstrou uma redução de 76,8% (IC 95%, 49,4 a 89,4) nas ITRI por VSR associadas à hospitalização em comparação com o grupo placebo. O perfil de segurança do Nirsevimabe foi semelhante ao placebo (eventos adversos com Nirsevimabe 1,3% *versus* placebo, 1,5%)[40].

## REFERÊNCIAS BIBLIOGRÁFICAS

1. Hall CB, Weinberg GA, Iwane MK et al. The burden of respiratory syncytial virus infection in young children. N Engl J Med. 2009;360:588-598.
2. Li Y, Wang X, Blau D et al. Global, regional, and national disease burden estimates of acute lower respiratory infections due to respiratory syncytial virus in children younger than 5 years in 2019: a systematic analysis. Lancet. 2022;399:2047-64.
3. Collins PL, Fearns R, Graham BS. Respiratory syncytial virus: virology, reverse genetics, and pathogenesis of disease. Curr Top Microbiol Immunol. 2013;372:3-38.
4. Griffiths C, Drews SJ, Marchant DJ. Respiratory syncytial virus: infection, detection and new options for prevention and treatment. Clin Microbiol Rev. 2017.30:277-319.
5. Piedimonte G, Perez MK. Respiratory syncytial virus infection and bronchiolitis. Pediatrics in Review. 2014;35(12):519-530.
6. Moler FW, Khan AS, Meliones JN et al. Respiratory syncytial virus morbidity and mortality estimates in congenital heart disease patients: a recent experience. Crit Care Med. 1992;20:1406-1413.
7. Geskey JM, Thomas NJ, Brummel GL. Palivizumab: a review of its use in the protection of high risk infants against respiratory syncytial virus (RSV). Biologics. 2007 Mar;1(1):33-43.
8. Mejias A, Rodríguez-Fernández R, Oliva S, Peeples ME, Ramilo O. The journey to a respiratory syncytial virus vaccine. Ann Allergy Asthma Immunol. 2020 Jul;125(1):36-46.
9. Li Y, Wang X, Blau D et al. Global, regional, and national disease burden estimates of acute lower respiratory infections due to respiratory syncytial virus in children younger than 5 years in 2019: a systematic analysis. Lancet. 2022;399:2047-64.
10. Sommer C, Resch B, Simões EA. Risk factors for severe respiratory syncytial virus lower respiratory tract infection. Open Microbiol J. 2011;5:144-54.
11. Mejias A, Wu B, Tandon N, Chow W, Varma R, Franco E, Ramilo O. Risk of childhood wheeze and asthma after respiratory syncytial virus infection in full-term infants. Pediatr Allergy Immunol. 2020 Jan;31(1):47-56.
12. Binns E, Tuckerman J, Licciardi PV, Wurzel D. Respiratory syncytial virus, recurrent wheeze and asthma: a narrative review of pathophysiology, prevention and future directions. J Paediatr Child Health. 2022 Oct;58(10):1741-1746.
13. Kaler J, Hussain A, Patel K, Hernandez T, Ray S. Respiratory syncytial virus: a comprehensive review of transmission, pathophysiology, and manifestation. Cureus. 2023 Mar 18;15(3):e36342.
14. Li Y, Hadgson D, Wang X et al. Respiratory syncytial virus seasonality and prevention strategy planning for passive immunisation of infants in low-income and middle-income countries: a modelling study. Lancet Infect Dis. 2021;21:1303-12.
15. Hamid S, Winn A, Parikh R, Jones JM, McMorrow M, Prill MM, Silk BJ, Scobie HM, Hall AJ. Seasonality of respiratory syncytial virus - United States, 2017-2023. MMWR Morb Mortal Wkly Rep. 2023 Apr 7;72(14):355-361.
16. American Academy of Pediatrics. Respiratory Syncytial Virus. In: Kimberlin DW, Brady MT, Jackson MA. Long SS (ed.). Red Book: 2015 Report of the Committee on Infectious Diseases. 30th ed. Elk Grove Village, IL: American Academy of Pediatrics; 2015:667-676.
17. Mesquita FS, Oliveira DBL, Crema D, Pinez CMN, Colmanetti TC, Thomazelli LM et al. Rapid antigen detection test for respiratory syncytial virus diagnosis as a diagnostic tool. Jornal de Pediatria. 2017;93:246-252.

18. Popow-Kraupp T, Aberle JH. Diagnosis of respiratory syncytial virus infection. The Open Microbiology Journal. 2011;5(Suppl 2-M2):128-134.
19. Barr R, Green CA, Sande CJ, Drysdale SB. Respiratory syncytial virus: diagnosis, prevention and management. Ther Adv Infect Dis. 2019 Jul 29;6:2049936119865798.
20. Bronchiolitis in children: diagnosis and management. London: National Institute for Health and Care Excellence (NICE); 2021 Aug 9. (NICE Guideline, No. 9.) Disponível em: https://www.ncbi.nlm.nih.gov/books/NBK573086/. Acesso em: jul. 2023.
21. Petrarca L, Jacinto T, Nenna R. The treatment of acute bronchiolitis: past, present and future. Breathe (Sheff). 2017 Mar;13(1):e24-e26.
22. Gadomski AM, Scribani MB. Bronchodilators for bronchiolitis. Cochrane Database Syst Rev. 2014;6:CD001266.
23. Zhang L, Mendoza-Sassi RA, Klassen TP, Wainwright C. Nebulized hypertonic saline for acute bronchiolitis: a systematic review. Pediatrics. 2015;136:687-701.
24. Mejias A, Wu B, Tandon N, Chow W, Varma R, Franco E, Ramilo O. Risk of childhood wheeze and asthma after respiratory syncytial virus infection in full-term infants. Pediatr Allergy Immunol. 2020 Jan;31(1):47-56.
25. Drysdale SB, Green CA, Sande CJ. Best practice in the prevention and management of paediatric respiratory syncytial virus infection. Ther Adv Infect Dis. 2016;3(2):63-71.
26. French CE, McKenzie BC, Coope C et al. Risk of nosocomial respiratory syncytial virus infection and effectiveness of control measures to prevent transmission events: a systematic review. Influenza and Other Respiratory Viruses. 2016;10(4):268-290.
27. Christopher S Ambrose; Xin Chen; Veena R Kumar. A population-weighted, condition-adjusted estimate of palivizumab efficacy in preventing RSV-related hospitalizations among US high-risk children. Hum Vaccin Immunother. 2015;10(10).
28. Kfouri RA, Sadeck L. Diretrizes para o Manejo das Infecções Causadas pelo Vírus Sincicial Respiratório (VSR) - 2017. Sociedade Brasileira de Pediatria. Disponível em: http://www.sbp.com.br/fileadmin/user_upload/Diretrizes_manejo_infeccao_causada_VSR2017.pdf. Acesso em: jul. 2023.
29. The IMpact-RSV Study Group. Palivizumab, a humanized respiratory syncytial virus monoclonal antibody, reduces hospitalization from respiratory syncytial virus infection in high-risk infants. The IMpact-RSV Study Group. Pediatrics. 1998;102(3 Pt 1):531-7.
30. Feltes TF, Cabalka AK, Meissner HC et al. Palivizumab prophylaxis reduces hospitalization due to respiratory syncytial virus in young children with hemodynamically significant congenital heart disease. J Pediatr. 2003;143(4):532-40.
31. Wang D, Cummins C, Bayliss S et al. Immunoprophylaxis against respiratory syncytial virus (RSV) with palivizumab in children: a systematic review and economic evaluation. Health Technol Assess. 2008 Dec;12(36):iii, ix-x,1-86.
32. Brasil. Ministério da Saúde. Protocolo de uso de palivizumabe para prevenção da infecção pelo vírus sincicial respiratório. 2013. Disponível em: http://bvsms.saude.gov.br/bvs/saudelegis/sas/2013/prt0522_13_05_2013.html. Acesso em: jul. 2023.
33. Rajah B, Sanchez P, Garcia-Maurino C et al. Impact of the updated guidance for palivizumab prophylaxis against respiratory syncytial virus infection: a single center experience. The Journal of Pediatrics. February 2017;(181):183-188.e1.
34. Dudas RA, Karron RA. 1998. Respiratory syncytial virus vaccines. Clin Microbiol Rev. 1998;11:430-439.
35. McLellan JS, Chen M, Leung S, Graepel KW, Du X, Yang Y, Zhou T, Baxa U, Yasuda E, Beaumont T, Kumar A, Modjarrad K, Zheng Z, Zhao M, Xia N, Kwong PD, Graham BS. Structure of RSV fusion glycoprotein trimer bound to a prefusion-specific neutralizing antibody. Science. 2013;340:1113-1117.
36. Walsh E, Marc GP, Zareba AM et al. Efficacy and Safety of a Bivalent RSV Prefusion F Vaccine in Older Adults. N Engl J Med. 2023;388:1465-1477.
37. Papi A, Ison MG, Langley JM et al. AReSVi-006 Study Group. Respiratory Syncytial Virus Prefusion F Protein Vaccine in Older Adults. N Engl J Med. 2023 Feb 16;388(7):595-608.
38. Kampmann B, Madhi S, Munjal I et al. Bivalent prefusion F vaccine in pregnancy to prevent rsv illness in infants. N Engl J Med. 2023;388:1451-1464.
39. Smith DW, Frankel LR, Mathers LH, Tang AT, Ariagno RL, Prober CG. A controlled trial of aerosolized ribavirin in infants receiving mechanical ventilation for severe respiratory syncytial virus infection. N Engl J Med. 1991;325:24-29.
40. Hammitt L, Dagan R, Yuan Y et al. Nirsevimab for prevention of RSV in healthy late-preterm and term infants. N Engl J Med. 2022;386:837-846.


# 48.3 Coronavírus – SARS, MERS e SARS-CoV-2

*Marcelo Otsuka*
*Wilson Toyohiro Hoshino*

## INTRODUÇÃO

O coronavírus é um RNA vírus envelopado, pertencente à família betacoronavírus, subfamília Orthocoronavirinae. Seu genoma tem cerca de 30 kb que codifica proteínas não estruturais, proteínas acessórias e proteínas estruturais como a de espícula (S), de membrana (M), envelope (E) e de nucleocapsídeo (N)[1]. Recebe este nome pela morfologia em microscopia semelhante a uma coroa, devido às glicoproteínas em formato de espículas distribuídas pela sua superfície[2].

Desde os anos 1960 o coronavírus é associado a infecções em humanos e em animais, determinando sintomas respiratórios, neurológicos e do trato gastrintestinal (TGI). São conhecidos 7 coronavírus capazes de infectar humanos (HCoV), sendo 4 considerados endêmicos, sazonais e responsáveis por quadro respiratório leve: HCoV-229E, HCoV-NL63, HCoV-HKU1 e HCoV-OC43[3].

Em 2002, no sul da China, foi identificado um novo coronavírus zoonótico, mais virulento, o coronavírus da síndrome respiratória aguda grave (SARS-CoV), levando a uma síndrome respiratória aguda grave, com 8.096 casos prováveis e 774 mortes pelo mundo, segundo a Organização Mundial da Saúde (OMS)[4].

Em 2012, outro coronavírus com características semelhantes foi identificado na Arábia Saudita e associado a quadros respiratórios graves. Era originário de dromedários, sendo a sua transmissão limitada em humanos, e foi nomeado como síndrome respiratória do Oriente Médio (MERS-CoV). Até o último relatório da OMS[4], de 2012 a 2022 foram relatados 2.600 casos de MERS-CoV no mundo, sendo 84% dos casos na Arábia Saudita, apresentando uma letalidade de 36%, com 935 mortes.

Em pacientes pediátricos, similar aos quadros clínicos manifestados por outros HCoV, o SARS-CoV e a MERS-CoV se apresentavam com febre, infecção de vias aéreas superiores, bronquite, pneumonia e sintomas gastrintestinais, com clínica mais branda e menor taxa de letalidade do que nos adultos. Em crianças, não foram descritos óbitos pelo SARS-CoV, enquanto só duas mortes foram relatadas pela MERS-CoV[5].

Em dezembro de 2019 foi relatado à OMS uma série de casos de pneumonia com evolução para síndrome respiratória aguda grave (SRAG) de etiologia desconhecida, na cidade de Wuhan, província de Hubei, na República Popular da China. Em janeiro de 2020 uma nova cepa de coronavírus humano foi identificada como responsável, posteriormente nomeada SARS-CoV-2 pelo Comitê Internacional de Taxonomia Viral (ICTV), e a sua doença, como Covid-19[6].

Caracterizada pela rápida disseminação, apenas 2 meses após a sua identificação, foi relatado o primeiro caso no Brasil em 26 de fevereiro de 2020. Em 11 de março de 2020, a Covid-19 foi caracterizada como uma pandemia pela OMS[6,7].

Em março de 2020 foram relatados os primeiros óbitos pelo SARS-CoV-2 em pediatria e em abril de 2020 a OMS publicou os critérios preliminares de definição da síndrome inflamatória multissistêmica pediátrica (SIM-P).

Ao longo da pandemia, observou-se variação importante na apresentação clínica dos casos de infecção pelas diferentes variantes do SARS-CoV-2. Além disso, a introdução das vacinas modificou drasticamente o curso da doença. No início de 2022 a predominância no mundo todo da variante Ômicron (BA.1/B.1.1.529), concomitante à introdução da imunização, permitiu definir dois períodos da pandemia: a fase pré-Ômicron e a pós-Ômicron[8].

## MANIFESTAÇÕES CLÍNICAS

### Tempo de incubação

O tempo de incubação médio é de 6 dias, variando de 1 a 14 dias[9]. Já o tempo de incubação da variante Ômicron é de apenas 3 dias. Na população pediátrica estima-se que o tempo de incubação seja maior, cerca de 8 dias[10].

### Caso suspeito

Um dos desafios da Covid-19 foi a sua definição de caso pela sua ampla forma de apresentação, de assintomáticos a quadros críticos, com ou sem acometimento respiratório.

Atualmente, suspeita-se da infecção em todo paciente com um novo quadro de febre e/ou sintomas respiratórios, como odinofagia, rinorreia e congestão nasal. Além disso, todos os pacientes com acometimento de vias áreas inferiores sem causa estabelecida devem ser investigados.

Não há um sintoma ou conjunto deles que seja patognomônico de Covid-19[11]. A anosmia e/ou ageusia talvez sejam os sintomas com maior especificidade (quase 90%), servindo como um sinal de alarme para caso suspeito. Entretanto, diversos fatores, inclusive outras infecções virais, podem determinar tais manifestações, como resfriado comum e *influenza*[12].

A Covid-19 deve ser suspeitada mesmo nos quadros sem acometimento respiratório, como mialgia e diarreia, e está associada a eventos graves como acometimento cardíaco, acidente vascular isquêmico, eventos tromboembólicos e síndromes inflamatórias multissistêmicas.

### Quadro clínico

A Covid-19 mostrou-se clinicamente diferente em Pediatria, em especial quando comparada à sua manifestação em pacientes acima de 60 anos e/ou com comorbidades, considerados de maior risco para doença grave e letalidade. Em crianças, apresenta manifestações mais brandas e estima-se que apenas 5% dos casos sintomáticos diagnosticados sejam nesta faixa etária. Apesar disso, o SARS-CoV-2 mostrou-se capaz de determinar formas agudas graves, com alta mortalidade e morbidade, mesmo em crianças previamente hígidas.

Uma das hipóteses que tenta explicar manifestações clínicas mais brandas em Pediatria seria a menor expressão de receptores ACE2 em células epiteliais alveolares tipo 1 e 2, intestino, miocárdio, endotélio e rins nessa faixa etária. Outra possibilidade seria uma resposta imunológica inata diferente dos adultos, que apresenta um desequilíbrio na resposta inflamatória com tempestade de citocinas e processo inflamatório intenso, dano pulmonar e pior prognóstico[13].

O coeficiente de mortalidade em menores de 18 anos é menor do que na população adulta: entre 1 e 15 anos estima-se que ele seja entre 0,4 e 0,6 por 100 mil crianças. Entretanto, a mortalidade é bem mais elevada em menores de 1 ano (4,3 por 100 mil) e entre adolescentes de 15 a 19 anos (1,8 por 100 mil indivíduos)[14]. No Brasil, a taxa de mortalidade por Covid-19 na população em dezembro de 2022 chegou a 327,7 óbitos por 100 mil habitantes Apesar de ser muito inferior à dos adultos, a mortalidade pela Covid-19 até 19 anos de idade é mais de 10 vezes superior à mortalidade por *influenza*[15].

Uma metanálise mostrou que os sintomas mais prevalentes nas crianças foram febre (47%), tosse (41%), sintomas nasais (11%), sintomas gastrintestinais leves como diarreia (8%), náuseas e vômitos (7%), fadiga (5%) e outras apresentações comuns como mialgia, rinorreia e odinofagia[16]. Revisões sistemáticas mostram que cerca de 14% a 42% das infecções são assintomáticas no paciente pediátrico com identificação do vírus por reação em cadeia da polimerase em tempo real (RT-PCR)[17].

As manifestações mais brandas foram caracterizadas como infecções de vias aéreas superiores, com ou sem febre, ou ainda apresentando apenas sintomas gastrintestinais leves[16].

Comprometimento da pele é menos relacionado e pode ser pouco característico, como lesões urticariformes, livedo reticular transitório, lesões variceliformes, dentre outras. Uma das manifestações mais associadas ao Covid-19 foi o eritema pérnio[18] (lesão tipo Chilblain: ferida de frio), idiopático, caracterizado por reação inflamatória rara, resultado principalmente de uma reação ao frio e umidade, de fisiopatologia ainda não bem-estabelecida, popularmente conhecida como frieira e *covid toes*, com lesões às vezes relacionadas à exposição ao frio levando a edema, inflamação e descamação das regiões acrais de dedos das mãos e pés. A segunda manifestação mais descrita foi o eritema multiforme, generalizado (80% das vezes) ou localizado, e acredita-se que seja uma reação de hipersensibilidade do tipo IV, autolimitada[19].

## Sistema nervoso

Estudos mostram uma grande variação de sintomas neurológicos causados pela Covid-19. Em Pediatria os sintomas neurológicos estão presentes em 4% a 17% dos casos sintomáticos. Há manifestações leves como cefaleia (4%), anosmia e ageusia (5%)[20,21].

As manifestações mais graves, como convulsões e encefalopatia pela Covid-19, são mais raras (1% a 3%, em geral, associadas ao paciente grave, com comorbidade ou SIM-P).

Em 4,8% dos casos pode se observar alteração mental e comportamental, como ansiedade e distúrbio de humor[22]. A síndrome de Guillain-Barré raramente é descrita[23,24].

## Sistema cardiovascular

Acredita-se que a lesão cardíaca ocorre pela invasão direta do vírus no miocárdio pela ligação com o receptor ACE2, determinando hipóxia e lesão imunomediada com desregulação das células T, lesão da microvascularização e disfunção endotelial[25].

Apesar de rara (< 1%), sabe-se que o vírus pode causar miocardite, pericardite com derrame pericárdico e arritmias cardíacas. Em casos mais graves, principalmente relacionados à SIM-P, foram observadas disfunção ventricular esquerda e aneurisma de coronárias[25].

## Sistema respiratório

Os sintomas mais associados ao SARS-CoV-2 são os relacionados às vias aéreas superiores, como coriza, tosse, odinofagia e laringite. A variante Ômicron se apresenta como etiologia de maior importância para laringite e crupe em Pediatria em relação às variantes anteriores[8]. As vias aéreas inferiores são acometidas nos quadros mais graves, como pneumonia, bronquiolite e SRAG (Figuras 48.3.1 e 48.3.2).

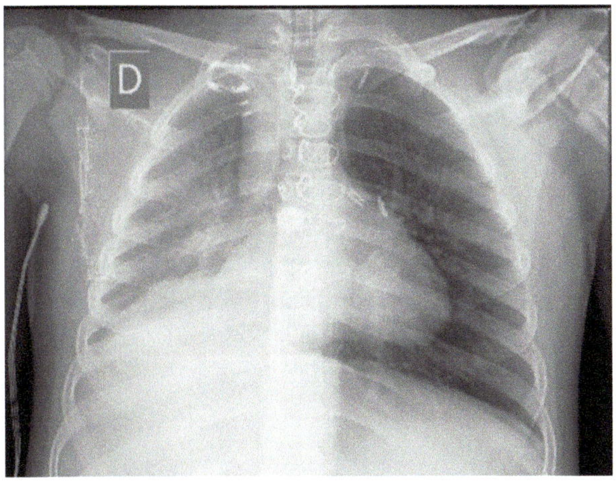


**Figura 48.3.1 –** Radiografia de tórax em paciente com cardiopatia prévia e infecção pelo SARS-CoV-2, apresentando infiltrado intersticial com consolidação à direita.
*Fonte:* Acervo pessoal de Marcelo Otsuka.

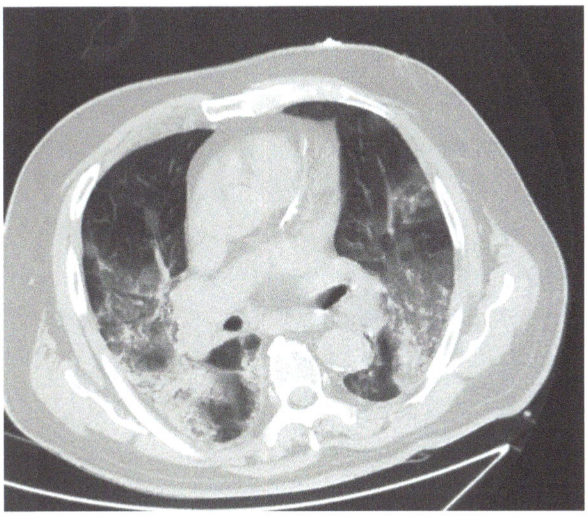

**Figura 48.3.2 –** Tomografia computadorizada de tórax com áreas de vidro fosco bilaterais.
*Fonte:* Acervo pessoal de Marcelo Otsuka.

## Trato gastrintestinal

Anorexia, diarreia, náuseas e vômitos foram os sintomas mais frequentes, levando à desidratação e à necessidade de internação, mais comum em menores de 1 ano de vida[26].

Os achados gastrintestinais são mais frequentes no paciente pediátrico em relação ao adulto, ocorrendo em até 24,8% das crianças sintomáticas e talvez relacionados com apresentação mais grave, como a SIM-P[8]. Há descrições de pancreatite, apendicite e colecistite associadas à Covid-19[26].

O acometimento do TGI parece ter sua importância na disseminação fecal-oral do vírus, uma vez que é possível a identificação por RT-PCR viral em fezes após semanas do quadro, mesmo após a negativação em *swab* nasal[27].

## Covid-19 aguda grave

Estima-se que menos de 2% dos sintomáticos de Covid-19 evoluam para formas graves e críticas, sendo a sua definição variada na literatura, desde necessidade de utilização de $O_2$, hipoxemia < 92%, a quadros com disfunção orgânica. Em uma revisão, Feldstein e colaboradores[28] usaram como definição a necessidade de internação associada à infecção atual pelo SARS-CoV-2, laboratorialmente confirmado por RT-PCR ou antígeno no curso da doença, com acometimento grave de pelo menos um órgão ou sistema:

- **Respiratório:** suporte de $O_2$, broncoespasmo grave, infiltrado em radiografia de tórax, acometimento de vias aéreas inferiores, derrame pleural, pneumotórax e necessidade de drenagem torácica.
- **Cardiovascular:** arritmia, fração de ejeção < 55%, aneurisma de coronária, elevação de peptídio natriurético cerebral (BNP, do inglês *brain natriuretic peptide*), troponina, uso de drogas vasoativas (DVA), necessidade de reanimação cardiopulmonar (RCP) ou oxigenação por membrana extracorpórea (ECMO, do inglês *extracorporeal membrane oxygenation*).
- **Renal:** insuficiência renal aguda (IRA) ou necessidade de diálise.
- **Neurológico:** convulsão, encefalite, acidente vascular cerebral (AVC), coma, acometimento visual ou auditivo.
- **TGI:** apendicite, pancreatite, hepatite/hepatomegalia, colecistite ou outras como ileíte, colite e adenite mesentérica.
- **Hematológico:** linfopenia (< 1.000 $mm^3$), neutropenia (< 500 $mm^3$) não relacionada à neoplasia onco-hematológica, anemia, plaquetopenia (< 50.000 $mm^3$), trombose venosa profunda (TVP), tromboembolismo pulmonar (TEP), hemólise, isquemia, distúrbios de coagulação, síndrome hemolítico-urêmica (SHU) e pancitopenia.

## Fatores de risco para doença grave

Síndromes genéticas, neuropatia, doença metabólica, cardiopatia, obesidade, diabetes *mellitus*, pneumopatias, doença falciforme, imunodeficiência, transplante de órgãos sólidos (TOS), neoplasias e indivíduos não vacinados para Covid-19[29].

## Síndrome inflamatória multissistêmica pediátrica

Em abril de 2020 foi observada uma apresentação clínica em pacientes pediátricos, cuja incidência ocorre, em média, após 4 semanas da infecção pelo SARS-CoV-2, caracterizada por resposta hiperinflamatória com manifestação variada, em geral, acometendo vários sistemas, sobretudo, o cardiovascular. Apesar de rara, é uma complicação grave levando à internação em unidade de terapia intensiva (UTI) e alta morbimortalidade.

Até março de 2024[30] foram notificados 3.740 casos e confirmados 2.142 casos de SIM-P no Brasil (1 caso de SIM-P para cada 2.000 casos de Covid-19 em Pediatria), com 145 óbitos (6,8%). A faixa etária com maior número de casos ocorreu entre 1 e 4 anos (813), com taxa de letalidade de 5% neste grupo. Já menores de 1 ano (243) e adolescentes de 15 a 19 anos (56) tiveram menor número de notificações, porém com taxa de letalidade de 12,6% e 19,6%, respectivamente. Os dados brasileiros diferem da literatura internacional em que se descreve uma idade mediana maior de 9 anos, com maior incidência na faixa etária de 5 a 13 anos[31].

## Critérios diagnósticos de síndrome inflamatória multissistêmica pediátrica

Os critérios utilizados variam conforme a agência regulatória local. No Brasil, os critérios adotados pelo Ministério da Saúde se assemelham aos da OMS em 2020[32]. Adicionalmente, o Ministério da Saúde incluiu como critério diagnóstico apenas pacientes hospitalizados ou que evoluíram para óbito e que apresentavam o espectro de doença de Kawasaki ou síndrome do choque tóxico associada à Covid-19.

É necessário que o paciente apresente todos os critérios para ser considerado como suspeito (Quadro 48.3.1).

## Covid-19 aguda grave ou síndrome inflamatória multissistêmica pediátrica

O espectro das doenças muitas vezes se sobrepõe, podendo ser difícil diferenciá-los na prática clínica. Feldstein e colaboradores[28] mostraram fatores mais sugestivos de SIM-P:

- Paciente de 6 a 12 anos.
- Negros não latinos.
- Complicação cardiovascular.
- Alteração de pele: observada mais na SIM-P.
- Relação neutrófilos/linfócitos > 5.
- Plaquetopenia < 150.000/mm$^3$.
- PCR acima de 100 mg/dL.

**Quadro 48.3.1** – Critérios diagnósticos de SIM-P adotados pelo Ministério da Saúde.

| |
|---|
| ▪ Caso que foi hospitalizado ou óbito (podem ser incluídas crianças e adolescentes que preencherem critérios totais ou parciais para a síndrome de Kawasaki ou choque tóxico, com evidência de infecção pelo SARS-CoV-2)<br>▪ Presença de febre elevada (considerar o mínimo de 38 °C) e persistente (≥ 3 dias) em crianças e adolescentes (entre 0 e 19 anos de idade) |
| ▪ Pelo menos dois dos seguintes sinais e/ou sintomas: E<br>▪ Conjuntivite não purulenta ou erupção cutânea bilateral ou sinais de inflamação mucocutânea (oral, mãos ou pés)<br>▪ Hipotensão arterial ou choque<br>▪ Manifestações de disfunção miocárdica, pericardite, valvulite ou anormalidades coronárias (incluindo achados do ecocardiograma ou elevação de troponina/NT-proBNP)<br>▪ Evidência de coagulopatia (por TP, TTPa, D-dímero elevados)<br>▪ Manifestações gastrintestinais agudas (diarreia, vômito ou dor abdominal) |
| ▪ Marcadores de inflamação elevados, como VHS, PCR ou procalcitonina, entre outros E<br>▪ Afastadas quaisquer outras causas de origem infecciosa óbvia de inflamação, incluindo sepse bacteriana, síndromes de choque estafilocócica ou estreptocócica E<br>▪ Evidência de Covid-19 (biologia molecular, teste antigênico ou sorológico positivos) ou história de contato com caso de Covid-19 |

NT-proBNP: N-terminal do peptídio natriurético tipo B; PCR: proteína C reativa; TP: tempo de protrombina; TTPa: tempo de tromboplastina parcial ativada; VHS: velocidade de hemossedimentação.

*Fonte:* Adaptado de Ministério da Saúde e Critérios da OPAS/OMS[32].

O acometimento respiratório foi semelhante nos dois grupos. Comprometimento de outros órgãos, mas sem comprometimento respiratório, cardíaco ou mucocutâneo, e presença de uma comorbidade prévia sugerem quadro de Covid-19 aguda grave.

### Covid-19 longa

Uma outra complicação tardia relacionada à infecção é a chamada Covid-19 longa ou síndrome pós-Covid-19. Semelhante ao que ocorre com a SIM-P, a Covid-19 longa pode se apresentar mesmo após uma infecção assintomática. Apesar da divergência entre critérios diagnósticos, considera-se como a persistência de uma ou mais alterações sistêmicas presentes após 4 a 12 semanas da infecção.

Lopez-Leon e colaboradores[31] mostraram em uma metanálise que cerca de 25% das crianças apresentavam alguma queixa ou sintoma após 4 semanas da Covid-19. Avaliando somente crianças internadas, esses valores subiram para 29%.

Os sintomas neurológicos foram os mais prevalentes. As dez queixas mais frequentes foram: distúrbio de humor (16%), como tristeza, tensão, raiva, depressão e ansiedade; fadiga (10%); distúrbios do sono (8%), como insônia, hipersonia ou baixa qualidade de sono; cefaleia (7%); sintomas respiratórios (7%); descarga/obstrução nasal (7%); sintomas cognitivos (6%), como menor capacidade de concentração, dificuldade de aprendizado e memória; perda de apetite (6%); intolerância a exercícios físicos (5%) e alteração de olfato (5%), como hiposmia ou hiperosmia, anosmia e parosmia.

Pacientes que apresentavam sintomas de Covid-19 longa aparentemente apresentaram 2,2 vezes mais risco para dispneia persistente, 10 vezes mais risco de anosmia ou ageusia e 2 vezes mais risco de febre persistente. Com o passar do tempo, observa-se melhora.

## TESTES DIAGNÓSTICOS

O diagnóstico de Covid-19 é feito pela detecção direta do RNA do SARS-CoV-2 por métodos de amplificação de ácido nucleico (PCR) ou pela detecção do antígeno viral. Estes testes não são capazes de distinguir a sua variante, sendo para isso necessária a genotipagem viral.

### Reação em cadeia da polimerase em tempo real

A sua positividade em geral confirma a infecção pelo vírus. Quando o resultado é indeterminado ou negativo e a suspeita de infecção pelo SARS-CoV-2 é forte, a Infectious Disease Society of America (IDSA)[33] e a OMS[34] sugerem a sua repetição após 24 a 48 horas. Não há estudos mostrando a acurácia do método, mas são raros os relatos de falso-positivo, sendo menor que 3% em assintomáticos. Apesar da maior especificidade, o resultado pode demorar algumas horas dependendo da plataforma utilizada[35].

A sensibilidade do exame também varia conforme o sítio de coleta. Uma metanálise mostrou que a maior sensibilidade (97%) ocorre quando combinado o esfregaço nasal e de orofaringe. Isoladamente o nasal tem 86%, saliva 85% e orofaringe, apenas 68%. O lavado broncoalveolar é o material com maior taxa de positividade (90%)[36]. A positividade do exame não necessariamente reflete a doença ativa, permanecendo positivo até semanas após a doença[37]. Portanto, não há indicação do teste em contatos assintomáticos com história de infecção há menos de 1 mês e nem a sua utilização para definir tempo de isolamento dos pacientes[38].

### Pesquisa de antígeno viral

Pode ser utilizado como teste rápido com possibilidade de uso *point of care*, sobretudo em pacientes sintomáticos. Idealmente este deve ser realizado dentro de 5 a 7 dias do início dos sintomas. Ficou amplamente difundido após a sua aplicabilidade como autotestes[34].

É uma ferramenta útil no diagnóstico precoce e na busca ativa de contatos assintomáticos, rastreando a necessidade do isolamento domiciliar de pacientes infectados, permitindo a redução de surtos de infecção. Possui sensibilidade de 80% em pacientes com potencial de disseminação da doença[39] e apresenta limitações pela curta janela de coleta e risco de coleta inadequada. Na presença de resultado negativo na forte suspeita da doença, recomenda-se a realização da pesquisa por PCR4[40].

### Sorologia

Os testes sorológicos utilizam os anticorpos contra proteínas *spike* ou nucleocapsídeo. A IDSA orienta que se utilize a pesquisa de IgG ou anticorpos totais, já que apresenta maior acurácia que IgM, IgA ou IgM/IgG. A sorologia combinada de IgG e IgM tem sensibilidade e especificidade maior de 99,5%[41].

Os anticorpos podem demorar dias a semanas para serem detectáveis. Uma revisão da Cochrane demonstrou positividade de IgM de 23% na primeira semana, 58% na segunda semana e 75% na terceira semana; o IgG teve uma positividade de 30%, 66% e 88%, respectivamente. Em geral, estima-se que a partir da segunda semana se obtenha o IgG positivo na maioria do casos, permanecendo detectável em até 8 meses[41]. Também foi descrita a reação cruzada entre anticorpos para Covid-19 e anticorpos para dengue[42].

No Brasil utilizamos plataformas de vacina Covid-19 com a proteína *spike* (vacinas de vetor viral recombinante e vacinas de RNA) e também com o vírus inteiro inativado (Coronavac). Em vista da alta cobertura vacinal para Covid-19 em nosso país e também devido a infecções prévias – sintomáticas ou não – por Covid-19, testes sorológicos não são atualmente uma boa opção para diagnóstico de infecção por Covid-19.

## TRATAMENTO

### Corticoides

O Trial Recovery[43] em adultos demonstrou redução nos óbitos em 30 dias, porém ainda sem estudos robustos em Pediatria. A OMS recomenda o uso de corticoides em pacientes graves[44] por 7 a 10 dias ou menos, se houver alta hospitalar. A dexametasona é a primeira escolha, mas prednisolona, prednisona, metilprednisolona e hidrocortisona podem ser utilizadas como segunda linha. A via pode ser oral ou intravenosa.

Doses sugeridas:

- Dexametasona 0,15 mg/kg, 1 vez ao dia por 10 dias, dose máxima de 6 mg/dia.
- Prednisolona ou prednisona 1 mg/kg, dose máxima 40 mg/dia.
- Metilprednisolona 0,8 mg/kg, dose máxima 32 mg/dia.
- Hidrocortisona até 160 mg/dia, dividida em 3 tomadas.

### Anticorpos monoclonais

Desde o predomínio mundial das variantes Ômicron, os anticorpos monoclonais não têm demonstrado eficácia na profilaxia pré-exposição (tixagevimabe/cilgavimabe) ou na terapia (bebtelovimabe).

### Antivirais[44]

As terapias antivirais têm sido recomendadas para indivíduos com risco para doença grave, incluindo aqueles que podem não ser elegíveis para vacinação para Covid-19, têm uma condição médica subjacente ou estão recebendo terapias que sabidamente resultam em redução da resposta à vacinação.

Ainda há controvérsias de quais condições clínicas se associam a maior risco de doença grave nas crianças. Atualmente propõem-se como fatores de risco, nessas faixas etárias, a obesidade, imunodeficiência primária ou secundária, distúrbios do neurodesenvolvimento (pelo comprometimento do *clearance* pulmonar), traqueostomia, ventilação mecânica (VM) e gastrostomia, doenças cardíacas e/ou pulmonares severas, doenças crônicas graves ou moderadas e gravidez. Outros menos destacados, mas que alguns artigos brasileiros[46] sugerem necessidade de valorização, incluem anemia falciforme, diabetes, doença renal crônica, doenças cardíacas, neurológicas e metabólicas não graves e menores de 1 ano de idade.

Não existem estudos robustos em relação à segurança, eficácia e farmacocinética dos medicamentos antivirais orais em todas as faixas etárias pediátricas. Dada a falta de dados de ensaios clínicos pediátricos, as recomendações para o manejo terapêutico de Covid-19 em crianças não hospitalizadas baseiam-se principalmente em dados de segurança e eficácia de ensaios clínicos em adultos e, portanto, a qualidade da evidência baseia-se na opinião de especialistas.

As recomendações atuais de tratamento para Covid-19, leve a moderada, em crianças e adolescentes sintomáticos não hospitalizados com maior risco de progressão para Covid-19 grave podem incluir: nirmatrelvir + ritonavir (Paxlovid®) nos primeiros 5 dias de sintomas ou remdesivir nos primeiros 7 dias de sintomas. No Brasil, o Paxlovid® foi autorizado para uso em adultos, mas possui aprovação pela Food and Drug Administration (FDA) e European Medicines Agency (EMA) a partir de 12 anos e 40 kg. Molnupiravir ainda não possui recomendações para menores de 18 anos.

Doses sugeridas:

- Remdesivir IV (a partir de 28 dias de vida com pelo menos 3 kg):
  - 3 a 40 kg: 5 mg/kg no dia 1; 2,5 mg/kg/dia no dia 2 e 3. Uma vez por dia.
  - Maiores de 12 anos e maiores que 40 kg: 200 mg no dia 1, 100 mg nos dias 2 e 3. Uma vez por dia.
- Nirmatrelvir + ritonavir:
  - Maiores de 12 anos e 40 kg: 300 mg de nirmatrelvir (2 comprimidos de 150 mg) com

100 mg de ritonavir (1 comprimido de 100 mg) tomados simultaneamente por via oral, a cada 12 horas, durante 5 dias.

## Plasma de convalescente

Uma maneira de se obter anticorpos neutralizantes eficazes contra as variantes é através da sua filtração do plasma de pacientes infectados e curados: o plasma de convalescente.

Uma metanálise de 2023[47] sugere que o uso de plasma de convalescente em pacientes imunossuprimidos com Covid-19 em até 72 horas do início dos sintomas está associado à redução da mortalidade. Entretanto, ainda são necessários mais dados para propor o seu uso rotineiro.

Os estudos de uso de plasma de convalescentes nos pacientes pediátricos são escassos, mas avaliaram amplamente segurança e farmacocinética. Entretanto, os dados de eficácia ainda são desconhecidos e, portanto, não recomendados nas guias terapêuticas na pediatria até o momento.

## Tratamento da síndrome inflamatória multissistêmica pediátrica

O manejo da SIM-P inclui o suporte hemodinâmico e o controle da resposta inflamatória exacerbada. Cerca de 80% a 85% dos quadros apresentam acometimento cardíaco, como choque, disfunção ventricular esquerda, alteração coronariana e marcados de lesão miocárdica. Nos quadros graves refratários a volume com disfunção ventricular e miocardite, recomenda-se a precocidade para introdução de drogas vasoativas e inotrópicas[48].

Tratamento medicamentoso[49]:

- Imunoglobulina 2 g/kg (em 12 e 24 horas).
- Metilprednisolona 2 mg/kg/dia IV, de 12 em 12 horas, por 5 dias. (* em situações de refratariedade pode ser realizada pulsoterapia com 30 mg/kg/dia, por 1 a 3 dias).
- Ácido acetilsalicílico: 3 a 5 mg/kg/dia, sem manifestações da doença de Kawasaki, e 30 a 50 mg/kg/dia com manifestações da doença de Kawasaki.

Em pacientes afebris após 48 horas, pode ocorrer descalonamento para prednisona em dose equivalente, com redução gradativa, dependendo da evolução clínica, por 3 a 4 semanas.

## Anticoagulação

O sistema hemostático possui uma característica ontogênica, estando diretamente relacionada com a idade. Os pacientes pediátricos são fisiologicamente mais protegidos a eventos tromboembólicos pela menor capacidade de geração de trombina.

Por outro lado, a infecção pelo SARS-CoV-2 nas células endoteliais gera uma intensa inflamação, sendo capaz de ativar o sistema hemostático e de levar a uma disfunção cardíaca e aneurismas de coronária.

Dessa forma, ainda não há um consenso sobre a profilaxia antitrombótica em pacientes pediátricos infectados pelo SARS-CoV-2, não estando indicada em casos leves a moderados. Carneiro e colaboradores[50] propõem um esquema em que a anticoagulação profilática em pacientes menores de 18 anos deveria ser avaliada se dois ou mais dos seguintes fatores estiverem presentes:

- Pacientes internados em cuidados intensivos.
- Diagnóstico de SIM-P.
- Presença de fatores de risco: uso de cateteres venosos centrais, imobilização, uso de terapia com estrógenos, câncer, doença autoimune, anemia falciforme, obesidade, síndrome nefrótica, doença cardíaca, história familiar ou pessoal de trombose, trombofilia hereditária e diabetes.

Nestes casos, os pacientes devem ser regularmente monitorados por marcadores inflamatórios (PCR, VHS, IL-6, ferritina, fibrinogênio, atividade de protrombina – AP, TTPa, hemograma com reticulócitos) e acompanhados por hematologista.

Recomenda-se anticoagulação com enoxaparina e, em pacientes com doença renal crônica ou instáveis, uso de heparina não fracionada, sem indicação de anticoagulação oral. O uso de antiagregantes plaquetários é restrito aos casos com espectro de doença de Kawasaki. O tempo de anticoagulação proposto nos pacientes de alto risco é de 6 a 14 dias após a alta hospitalar.

A anticoagulação é contraindicada em casos de plaquetopenia (< 25.000/mm$^3$), uso de anticoagulantes, AVC agudo, sangramento ativo, disfunção hemorrágica adquirida ou congênita não tratada, hipertensão arterial não tratada, punção lombar nas últimas 4 horas ou punção lombar ou anestesia prevista nas próximas 12 horas.

## CUIDADOS COM O PACIENTE INTERNADO

Deve ser sempre instituída a precaução padrão associada a precauções com gotículas.

Além disso, precauções com aerossóis devem ser instituídas quando forem realizados procedimentos como intubação ou aspiração traqueal, VM não invasiva, ressuscitação cardiopulmonar, ventilação manual antes da intubação, coletas de amostras nasotraqueais e broncoscopias com potencial de aerossolização. Pacientes com tosse, crianças com choro e internação em locais mal ventilados também podem manter aerossóis no ambiente hospitalar, estando indicada a precaução por aerossóis.

Os pacientes com suspeita ou confirmação de infecção por Covid-19 devem preferencialmente ser mantidos em quartos individuais, fechados e bem ventilados. Quando necessário, em casos de número elevado de pacientes internados, pode ser realizada internação dos pacientes com Covid-19 numa mesma enfermaria, respeitando-se espaço de pelo menos 1 metro entre os pacientes.

De acordo com a ANVISA, a descontinuidade das precauções de isolamento no paciente internado[51] poderá ocorrer nas seguintes situações (Quadro 48.3.2).

## MEDIDAS DE CONTROLE

- Uso de máscara.
- Higiene de mãos frequente com água e sabonete líquido ou álcool 70%.
- "Etiqueta respiratória": cobrir a boca com o antebraço ou o cotovelo ao tossir ou espirrar.
- Higiene dos ambientes com limpeza terminal, concorrente e imediata se deposição de sujidade ou secreções.
- Rastreio para contactantes: em pacientes assintomáticos que entraram em contato com o vírus, o uso de testes pode auxiliar no diagnóstico nessa fase, possibilitando a implementação de medidas de isolamento e monitoramento clínico em ambientes hospitalares e contactantes com pacientes suscetíveis e imunodeficientes. Recomenda-se o uso do teste por PCR se resultado disponível em tempo hábil, caso contrário, o teste por pesquisa de antígeno[38].

## VACINA

A vacinação teve um papel fundamental no controle da infecção por Covid-19. Iniciada no Brasil em janeiro de 2021, ela reduziu drasticamente o número de pacientes com necessidade de internação e de óbitos, sobretudo nos grupos de risco e idosos, possibilitando o retorno progressivo das atividades econômicas e sociais comprometidas na pandemia. Independente da busca de novos medicamentos para a prevenção e tratamento, a vacinação ainda é a melhor estratégia para o controle da infecção.

Com o predomínio da variante Ômicron a partir de 2022 também houve redução da efetividade das vacinas, com base na variante ancestral, e que até então mostravam eficácia contra as variantes delta e beta.

À medida que novas variantes de SARS-CoV-2 são descritas e novas vacinas e esquemas vacinais são propostos, o esquema de imunização para Covid-19 sofre atualizações. Até o ano de 2023 o esquema vacinal em crianças incluía as vacinas monovalentes para Covid-19 cepa original com a vacina Covid-19- RNAm, Pfizer (Comirnaty) de tampas vinho e laranja e a vacina Covid-19- inativada, Sinovac/Butantan (Coronavac) em esquema primário de 3 doses. A partir de

**Quadro 48.3.2** – Descontinuidade das precauções de isolamento no paciente internado.

| | Não imunossuprimido | Imunossuprimido |
|---|---|---|
| **Assintomático** | ▪ 10 dias após teste positivo por RT-PCR ou antígeno | ▪ 20 dias após teste positivo por RT-PCR ou antígeno |
| **Quadro leve/moderado** | ▪ 10 dias desde o início dos sintomas E pelo menos 24 horas sem febre (sem uso de antitérmicos) E melhora dos sintomas relacionados à Covid-19 | ▪ 20 dias desde o início dos sintomas E pelo menos 24 horas sem febre (sem uso de antitérmicos) E melhora dos sintomas relacionados à Covid-19 |
| **Quadro grave** | ▪ 20 dias desde o início dos sintomas E pelo menos 24 horas sem febre (sem uso de antitérmicos) E melhora dos sintomas relacionados à Covid-19 | |

*Fonte:* Adaptado de Nota Técnica[51].

2024, preconizou-se a vacina Covid-19- RNAm, XBB 1.5 Moderna (Spikevax) como esquema vacinal primária e reforços. A meta pelo plano nacional de vacinação é atingir a cobertura vacinal de 90%.[52]

O esquema orientado pelo Ministério da Saúde até o presente momento (Junho de 2024) é descrito nas Tabelas 48.3.1 e 48.3.2.

## São consideradas imunossuprimidas

a) Pessoas com TOS ou com transplante de células-tronco hematopoiéticas (TCTH).

b) Pessoas vivendo com HIV.

c) Pessoas com doenças inflamatórias imunomediadas em atividade e em uso de corticoide em doses ≥ 20 mg/dia de prednisona, ou equivalente, por ≥ 14 dias. Crianças: doses de prednisona, ou equivalente, ≥ 2 mg/kg/dia, por mais de 14 dias até 10 kg.

d) Pessoas em uso de imunossupressores e/ou imunobiológicos que levam à imunossupressão.

e) Pessoas com erros inatos da imunidade (imunodeficiências primárias).

**Tabela 48.3.1** – Esquema vacinal para Covid-19 em crianças e adolescentes, pelo Ministério da Saúde.

| Idade | Esquema primário |
|---|---|
| **6 meses a 4 anos 11 meses e 29 dias SEM VACINAÇÃO PRÉVIA** | ▪ 1ª dose: Monovalente XBB, Moderna<br>▪ 2ª dose: após 4 semanas, com a Monovalente XBB, Moderna |
| **6 meses a 4 anos 11 meses e 29 dias COM VACINAÇÃO PRÉVIA COMPLETA (3 doses)** | ▪ Administrar uma dose pelo menos 3 meses após a dose mais recente de qualquer vacina Covid-19 cepa original |
| **6 meses a 4 anos 11 meses e 29 dias COM VACINAÇÃO PRÉVIA INCOMPLETA (2 doses ou menos)** | ▪ Completar esquema primário de 3 doses preferencialmente com a mesma vacina inicial com intervalo de 4 semanas entre 1ª e 2ª dose e 8 semanas entre 2ª e 3ª dose |
| **A partir de 5 anos de idade SEM VACINAÇÃO PRÉVIA** | ▪ Dose única com a Monovalente XBB, Moderna |
| **A partir de 5 anos de idade COM VACINAÇÃO PRÉVIA COMPLETA ou INCOMPLETA** | ▪ Administrar uma dose pelo menos 3 meses após a dose mais recente de qualquer vacina Covid-19 cepa original |

*Fonte:* Adaptada de Programa Nacional de Imunização[52].

**Tabela 48.3.2** – Esquema vacinal para Covid-19 em crianças e adolescentes, imunocomprometidos e grupo prioritário, pelo Ministério da Saúde.

| Idade | Esquema primário | Reforço |
|---|---|---|
| **6 meses ou mais imunocomprometido** | ▪ 1ª dose: Monovalente XBB, Moderna<br>▪ 2ª dose: após 4 semanas da 1ª dose, com a Monovalente XBB, Moderna<br>▪ 3ª dose: após 8 semanas, da 1ª dose, com a Monovalente XBB, Moderna<br>▪ Aqueles já vacinados (esquema completo ou não) deverão receber a 1ª dose da Monovalente XBB, Moderna com intervalo mínimo de 3 meses de qualquer vacina para Covid-19 cepa original ou bivalente e 2ª dose da Monovalente XBB, Moderna com 6 meses de intervalo | A cada 6 meses |
| **A partir de 5 anos de idade gestantes/puérperas, pessoas com mais de 60 anos** | ▪ Uma dose anual com a Monovalente XBB, Moderna com intervalo mínimo de 3 meses de qualquer vacina e 2ª dose da Monovalente XBB, Moderna com 6 meses de intervalo | A cada 6 meses |
| **Grupos prioritários a partir de 5 anos** | ▪ Uma dose anual com a Monovalente XBB, Moderna<br>▪ Aqueles já vacinados com esquema completo ou não deverão receber uma dose da Monovalente XBB, Moderna com intervalo mínimo de 3 meses de qualquer vacina para Covid-19 cepa original ou bivalente | Anual |

*Fonte:* Adaptada de Programa Nacional de Imunização[52].

f) Pessoas com doença renal crônica em hemodiálise.

g) Pacientes oncológicos que realizaram tratamento quimioterápico ou radioterápico e estão em acompanhamento

h) Pessoas com neoplasias hematológicas.

## Grupos prioritários

- Pessoas vivendo em instituições de longa permanência e seus trabalhadores.
- Indígenas, Quilombolas e Ribeirinhos.
- Trabalhadores da saúde.
- Pessoas com deficiência permanente.
- Pessoas com comorbidades (diabetes *mellitus*, pneumopatias crônicas graves, hipertensão arterial resistente, insuficiência cardíaca, cardiopatias, doenças neurológicas crônicas e distrofias musculares, doença renal crônica, hemoglobinopatias e disfunções esplênicas graves, obesidade mórbida, doença hepática crônica).
- Pessoas privadas de liberdade (≥ 18 anos).
- Funcionários do sistema de privação de liberdade.
- Adolescentes cumprindo medidas socioeducativas.
- Pessoas em situação de rua.

## REFERÊNCIAS BIBLIOGRÁFICAS


1. Holmes KV. Coronaviruses (Coronaviridae). Encyclopedia of Virology. 1999;291:8. doi: 10.1006/rwvi.1999.0055. Epub 2004 Jun 17. PMCID: PMC7150129.
2. Naqvi AAT, Fatima K, Mohammad T, Fatima U, Singh IK, Singh A, Atif SM, Hariprasad G, Hasan GM, Hassan MI. Insights into SARS-CoV-2 genome, structure, evolution, pathogenesis and therapies: Structural genomics approach. Biochim Biophys Acta Mol Basis Dis. 2020 Oct 1;1866(10):165878. doi: 10.1016/j.bbadis.2020.165878. Epub 2020 Jun 13. PMID: 32544429; PMCID: PMC7293463.
3. Testes de diagnóstico para SARS-CoV-2, Guia provisória 11 setembro 2020, OMS. Disponível em: https://apps.who.int/iris/bitstream/handle/10665/334254/WHO-2019-nCoV-laboratory-2020.6-por.pdf. Acesso em: 3 maio 2023.
4. Summary of probable SARS cases with onset of illness from 1 November 2002 to 31 July 2003. (Based on data as of the 31 December 2003.). 24 July 2015. OMS Disponível em: https://www.who.int/publications/m/item/summary-of-probable-sars-cases-with-onset-of-probable-sars-cases-with-onset-of-illness-from-1-november-2002-to-31-july-2003. Acesso em: 1 abr. 2023.
5. Iannarella R, Lattanzi C, Cannata G, Argentiero A, Neglia C, Fainardi V, Pisi G, Esposito S. Coronavirus infections in children: from SARS and MERS to Covid-19, a narrative review of epidemiological and clinical features. Acta Biomed. 2020 Sep 7;91(3):e2020032. doi: 10.23750/abm.v91i3.10294. PMID: 32921726; PMCID: PMC7716978.
6. Li J, Lai S, Gao GF, Shi W. The emergence, genomic diversity and global spread of SARS-CoV-2. Nature. 2021;600:408-418. https://doi.org/10.1038/s41586-021-04188-6.
7. Melo CML, Silva GAS, Melo ARS, Freitas AC. Covid-19 pandemic outbreak: the Brazilian reality from the first case to the collapse of health services. An Acad Bras Cienc. 2020;92(4):e20200709 DOI 10.1590/0001-3765202020200709.
8. Iijima H, Kubota M, Ogimi C. Clinical characteristics of pediatric patients with Covid-19 between Omicron era vs. pre-Omicron era. J Infect Chemother. 2022 Nov;28(11):1501-1505. doi: 10.1016/j.jiac.2022.07.016. Epub 2022 Aug 4. PMID: 35933077; PMCID: PMC9349025.
9. Wu Y, Kang L, Guo Z, Liu J, Liu M, Liang W. Incubation period of Covid-19 Caused by Unique SARS-CoV-2 Strains: a systematic review and meta-analysis. JAMA Netw Open. 2022;5(8):e2228008. doi:10.1001/jamanetworkopen.2022.28008.
10. Linton NM, Kobayashi T, Yang Y, Hayashi K, Akhmetzhanov AR, Jung SM, Yuan B, Kinoshita R, Nishiura H. Incubation period and other epidemiological characteristics of 2019 Novel Coronavirus Infections with Right Truncation: A Statistical Analysis of Publicly Available Case Data. J Clin Med. 2020 Feb 17;9(2):538. doi: 10.3390/jcm9020538. PMID: 32079150; PMCID: PMC7074197.
11. Struyf T, Deeks JJ, Dinnes J, Takwoingi Y, Davenport C, Leeflang MM, Spijker R, Hooft L, Emperador D, Domen J, Tans A, Janssens S, Wickramasinghe D, Lannoy V, Horn SRA, Van den Bruel A; Cochrane Covid-19 Diagnostic Test Accuracy Group. Signs and symptoms to determine if a patient presenting in primary care or hospital outpatient settings has COVID-19. Cochrane Database Syst Rev. 2022 May 20;5(5):CD013665. doi: 10.1002/14651858.CD013665.pub3. PMID: 35593186; PMCID: PMC9121352.
12. Iran-Pour E, Tavabi AA, Seifi A. Presentation with Anosmia And Ageusia: Possible Hidden Carriers of Covid-19. South Med J. 2020 Aug;113(8):399-400. doi: 10.14423/SMJ.0000000000001123. PMID: 32747969; PMCID: PMC 8055087.
13. Lacotis AF et al. COVID-19 e suas manifestações nas crianças: uma revisão da literatura. Revista Residência Pediátrica DOI: 10.25060/residpediatr-2021.v11n2-630.
14. Flaxman S, Whittaker C, Semenova E, Rashid T, Parks RM, Blenkinsop A, Unwin HJT, Mishra S, Bhatt S, Gurdasani D, Ratmann O. Assessment of Covid-19 as the Underlying Cause of Death Among Children and Young People Aged 0 to 19 Years in the US. JAMA Netw Open. 2023 Jan 3;6(1):e2253590. doi: 10.1001/jamanetworkopen.2022.53590. PMID: 36716029; PMCID: PMC9887489.
15. Boletim Epidemiológico n. 146. Boletim COE Coronavírus. Ministério da Saúde. Disponível em: https://www.gov.br/saude/pt-br/centrais-de-conteudo/publicacoes/boletins/epidemiologicos/covid-19/2022/boletim-epidemiologico-no-146-boletim-coe-coronavirus/view. Acesso em: 3 maio 2023.
16. Souza TH, Nadal JA, Nogueira RJN, Pereira RM, Brandão MB. Clinical manifestations of children with Covid-19: A systematic review. Pediatr Pulmonol. 2020

Aug;55(8):1892-1899. doi: 10.1002/ppul.24885. Epub 2020 Jun 15. PMID: 32492251; PMCID: PMC7300659.

17. Viner RM, Ward JL, Hudson LD et al. Systematic review of reviews of symptoms and signs of COVID-19 in children and adolescents. Archives of Disease in Childhood. 2021;106:802-807.
18. Bennardo L, Nisticò SP, Dastoli S, Provenzano E, Napolitano M, Silvestri M et al. Erythema Multiforme and Covid-19: What do we know? Medicina. (Kaunas) 2021 Aug 16;57(8):828. doi: 10.3390/medicina57080828. PMID: 34441034; PMCID: PMC8401222.
19. Neto PN. Manifestações cutâneas da COVID-19 em crianças e adolescentes: uma revisão sistemática. Artigo de Revisão. Rev Paul Pediatr. 2022;40. https://doi.org/10.1590/1984-0462/2022/40/2021134.
20. Panda PK, Sharawat IK, Panda P, Natarajan V, Bhakat R, Dawman L. Neurological complications of SARS-CoV-2 infection in children: a systematic review and meta-analysis. J Trop Pediatr. 2021 Jul 2;67(3):fmaa070. doi: 10.1093/tropej/fmaa070. PMID: 32910826; PMCID: PMC7499728.
21. Schober ME, Pavia AT, Bohnsack JF. Neurologic manifestations of Covid-19 in children: emerging pathophysiologic insights. Pediatr Crit Care Med. 2021 Jul 1;22(7):655-661. doi: 10.1097/PCC.0000000000002774. PMID: 33965992; PMCID: PMC8240497.
22. P MT, Ghosh U, Rajan RJ, Punnen A, Chandran J, Das Adhikari D, Mathew LG, Rose W. Spectrum of Covid-19 Disease in Children: a retrospective analysis comparing wave 1 and wave 2 from a tertiary hospital in south India. Indian J Pediatr. 2022 Dec;89(12):1222-1228. doi: 10.1007/s12098-022-04135-x. Epub 2022 Mar 25. PMID: 35334066; PMCID: PMC8948312.
23. Araújo NM, Ferreira LC, Dantas DP, Silva DS, dos Santos CA, Cipolotti R et al. First Report of SARS-CoV-2 Detection in Cerebrospinal Fluid in a Child With Guillain-Barré Syndrome. The Pediatric Infectious Disease Journal. 40(7):p e274-e276, July 2021. DOI:10.1097/INF.0000000000003146.
24. Rahimi, K. Guillain-Barre syndrome during Covid-19 pandemic: an overview of the reports. Neurol Sci. 2020;41:3149-3156 (2020). https://doi.org/10.1007/s10072-020-04693-y.
25. Capucho A, Resende P, Mascarenhas D, Silva C, Sawamura K, Menezes C. Cardiac manifestations in pediatric COVID-19. Clinics. (São Paulo) 2021. https://doi.org/10.6061/clinics/2021/e3001.
26. Bitar R, Alattas B, Azaz A, Rawat D and Miqdady M (2022) Gastrointestinal manifestations in children with Covid-19 infection: Retrospective tertiary center experience. Front. Pediatr. 2022;10:925520. doi: 10.3389/fped.2022.925520.
27. Xing YH, Ni W, Wu Q, Li WJ, Li GJ, Wang WD, Tong JN, Song XF, Wing-Kin Wong G, Xing QS. Prolonged viral shedding in feces of pediatric patients with coronavirus disease 2019. J Microbiol Immunol Infect. 2020 Jun;53(3):473-480. doi: 10.1016/j.jmii.2020.03.021. Epub 2020 Mar 28. PMID: 32276848; PMCID: PMC7141453.
28. Feldstein LR, Tenforde MW, Friedman KG et al. Characteristics and Outcomes of US Children and Adolescents With Multisystem Inflammatory Syndrome in Children (MIS-C) Compared With Severe Acute Covid-19. JAMA. 2021;325(11):1074-1087. doi:10.1001/jama.2021.2091.
29. Barbosa AP et al. Pediatric patients with COVID-19 admitted to intensive care units in Brazil: a prospective multicenter study. Jornal de Pediatria. 2020;96(5). doi: 10.1016/j.jpedp.2020.07.002.
30. Brasil. Ministério da Saúde. Secretaria de Vigilância em Saúde e Ambiente. Boletim Epidemiológico Especial 161: Covid-19, Vigilância da covid-19 no Brasil, março 2024.
31. Lopez-Leon S, Wegman-Ostrosky T, Ayuzo del Valle NC et al. Long-COVID in children and adolescents: a systematic review and meta-analyses. Sci Rep. 2022;12:9950. https://doi.org/10.1038/s41598-022-13495-5.
32. WHO. Multisystem inflammatory syndrome in children and adolescents temporally related to Covid-19. Disponível em: https://www.who.int/news-room/commentaries/detail/multisystem-inflammatory-syndrome-in-children-and-adolescents-with-covid-19. Acesso em: 24 jun. 2024.
33. Hanson KE, Caliendo AM, Arias CA, Hayden MK, Englund JA, Lee MJ, Loeb M, Patel R, El Alayli A, Altayar O, Patel P, Falck-Ytter Y, Lavergne V, Morgan RL, Murad MH, Sultan S, Bhimraj A, Mustafa RA. Infectious Diseases Society of America Guidelines on the Diagnosis of Covid-19: molecular diagnostic testing. Infectious Diseases Society of America. 2020; Version 2.0.0. Disponível em: https://www.idsociety.org/practice-guideline/covid-19-guideline-diagnostics/. Acesso em: 3 maio 2023.
34. Organização Mundial da Saúde. Testes de diagnóstico para SARS-CoV-2. Guia provisória 11 setembro 2020. Disponível em: https://apps.who.int/iris/bitstream/handle/10665/334254/WHO-2019-nCoV-laboratory-2020.6-por.pdf. Acesso em: 3 maio 2023.
35. Long DR, Gombar S, Hogan CA, Greninger AL, O'Reilly-Shah V, Bryson-Cahn C, Stevens B, Rustagi A, Jerome KR, Kong CS, Zehnder J, Shah NH, Weiss NS, Pinsky BA, Sunshine JE. Occurrence and Timing of Subsequent Severe Acute Respiratory Syndrome Coronavirus 2 Reverse-transcription Polymerase Chain Reaction Positivity Among Initially Negative Patients. Clin Infect Dis. 2021 Jan 27;72(2):323-326. doi: 10.1093/cid/ciaa722. PMID: 33501950; PMCID: PMC7314163.
36. Wang W, Xu Y, Gao R et al. Detection of SARS-CoV-2 in Different Types of Clinical Specimens. JAMA. 2020;323(18):1843-1844. doi:10.1001/jama.2020.3786.
37. He X, Lau EHY, Wu P et al. Temporal dynamics in viral shedding and transmissibility of COVID-19. Nat Med. 2020;26:672-675. https://doi.org/10.1038/s41591-020-0869-5.
38. Wölfel R, Corman VM, Guggemos W. et al. Virological assessment of hospitalized patients with Covid-2019. Nature 2020;581:465-469. https://doi.org/10.1038/s41586-020-2196-x.
39. Indelicato AM, Mohamed ZH, Dewan MJ, Morley CP. Rapid antigen test sensitivity for asymptomatic Covid-19 Screening. PRiMER. 2022 Jun 22;6:18. doi: 10.22454/PRiMER.2022.276354. PMID: 35812789; PMCID: PMC9258726.
40. Bhimraj A, Morgan RL, Shumaker AH, Baden L, Cheng VC, Edwards KM, Gallagher JC, Gandhi RT, Muller WJ, Nakamura MM, O'Horo JC, Shafer RW, Shoham S, Murad MH, Mustafa RA, Sultan S, Falck-Ytter Y. Infectious diseases society of america guidelines on the treatment and management of patients with Covid-19. Infectious Diseases Society of America 2023; Version 10.2.1. Disponível em: https://www.idsociety.org/practice-guideline/covid-19-guideline-treatment-and--management/. Acesso em: 3 maio 2023.
41. Hanson KE, Caliendo AM, Arias CA, Englund JA, Hayden MK, Lee MJ, Loeb M, Patel R, Altayar O, El Alayli A, Sultan S,

Falck-Ytter Y, Lavergne V, Morgan RL, Murad MH, Bhimraj A, Mustafa RA. Infectious diseases society of america guidelines on the diagnosis of Covid-19: serologic testing. infectious diseases society of america 2020; Version 1.0.0. Disponível em: https://www.idsociety.org/practice-guideline/covid-19-guideline-serology/. Acesso em: 3 maio 2023.

42. Lustig Y, Keler S, Kolodny R, Ben-Tal N, Atias-Varon D, Shlush E, Gerlic M, Munitz A, Doolman R, Asraf K, Shlush LI, Vivante A. Potential antigenic cross-reactivity between severe acute respiratory syndrome coronavirus 2 (SARS-CoV-2) and dengue viruses. Clin Infect Dis. 2021 Oct 5;73(7):e2444-e2449. doi: 10.1093/cid/ciaa1207. PMID: 32797228; PMCID: PMC7454334.

43. Recovery Collaborative Group; Horby P, Lim WS, Emberson JR, Mafham M, Bell JL, Linsell L, Staplin N, Brightling C, Ustianowski A, Elmahi E, Prudon B, Green C, Felton T, Chadwick D, Rege K, Fegan C, Chappell LC, Faust SN, Jaki T, Jeffery K, Montgomery A, Rowan K, Juszczak E, Baillie JK, Haynes R, Landray MJ. Dexamethasone in Hospitalized Patients with Covid-19. N Engl J Med. 2021 Feb 25;384(8):693-704. doi: 10.1056/NEJMoa2021436. Epub 2020 Jul 17. PMID: 32678530; PMCID: PMC7383595.

44. Corticosteroids for COVID-19 Living Guidance. OMS. WHO/2019-nCoV/Corticosteroids/2020. Disponível em: https://www.who.int/publications/i/item/WHO-2019-nCoV-Corticosteroids-2020.1. Acesso em: 3 maio 2023.

45. American Academy of Pediatrics. 28/02/2023. Disponível em: https://www.aap.org/en/pages/2019-novel-coronavirus-covid-19-infections/clinical-guidance/outpatient-covid-19-management-strategies-in-children-and-adolescents/.

46. Otsuka M. Clinical characteristics in children and adolescents with SARS-CoV-2 infection: experience in a highly complex public hospital in the city of são Paulo. ECCMID, 2021. Session name/number: Viral Infections. Track 7-3. Category: Poster presentation.

47. Senefeld JW, Franchini M, Mengoli C, Cruciani M, Zani M, Gorman EK, Focosi D, Casadevall A, Joyner MJ. COVID-19 Convalescent Plasma for the Treatment of Immunocompromised Patients: A Systematic Review and Meta-analysis. JAMA. Netw Open. 2023 Jan 3;6(1):e2250647. doi: 10.1001/jamanetworkopen.2022.50647. PMID: 36633846; PMCID: PMC9857047.

48. Algarni AS, Alamri NM, Khayat NZ, Alabdali RA, Alsubhi RS, Alghamdi SH. Clinical practice guidelines in multisystem inflammatory syndrome (MIS-C) related to COVID-19: a critical review and recommendations. World J Pediatr. 2022 Feb;18(2):83-90. doi: 10.1007/s12519-021-00499-w. Epub 2022 Jan 4. PMID: 34982402; PMCID: PMC8725428.

49. Therapeutic Management of Hospitalized Pediatric Patients With Multisystem Inflammatory Syndrome in Children (MIS-C). With Discussion on Multisystem Inflammatory Syndrome in Adults [MIS-A]. Disponível em: https://www.covid19treatmentguidelines.nih.gov/ on 5/3/2023.

50. Carneiro JDA, Ramos GF, de Carvalho WB, Johnston C, Delgado AF. Proposed recommendations for antithrombotic prophylaxis for children and adolescents with severe infection and/or multisystem inflammatory syndrome caused by SARS-CoV-2. Clinics (Sao Paulo). 2020 Dec 9;75:e2252. doi: 10.6061/clinics/2020/e2252. PMID: 33331400; PMCID: PMC7690964.

51. Nota Técnica GVIMS/GGTES/Anvisa nº 04/2020. Orientações para serviços de saúde: medidas de prevenção e controle que devem ser adotadas durante a assistência aos casos suspeitos ou confirmados de Covid-19. Atualizada em: 8 set. 2022.

52. Brasil. Ministério da Saúde. Informe técnico inclusão da vacina Covid-19 MONOVALENTE XBB na estratégia de vacinação contra a Covid-19. Disponível em: https://www.gov.br/saude/pt-br/assuntos/covid-19/esquemas-vacinais/esquema-vacinal-covid-19. Acesso em: 24 jun. 2024.

# 48.4 *Influenza* e parainfluenza

*Rodrigo Melim Zerbinati*
*Clarisse Martins Machado*

## *INFLUENZA*

### Etiopatogenia

*Influenza* (gripe) é uma doença respiratória altamente contagiosa causada pelos vírus *influenza* que infectam o nariz, a garganta e os pulmões. Os vírus *influenza* (INF) pertencem à família Orthomyxoviridae e apresentam genoma de RNA segmentado (8 segmentos) de fita simples.

Os vírus *influenza* que infectam humanos são classificados em tipos A, B e C com base em suas nucleoproteínas. Já os subtipos do vírus *influenza* A são determinados pelas glicoproteínas do envelope, as hemaglutininas (HA) e neuraminidases (NA) (Figura 48.4.1)[1].

Existem 18 subtipos diferentes de hemaglutinina e 11 subtipos diferentes de neuraminidase (H1 a H18 e N1 a N11, respectivamente). Dentre os subtipos de *influenza* A, os vírus A(H1N1) e o A(H3N2) têm circulado anualmente com frequências variáveis há várias décadas[2].

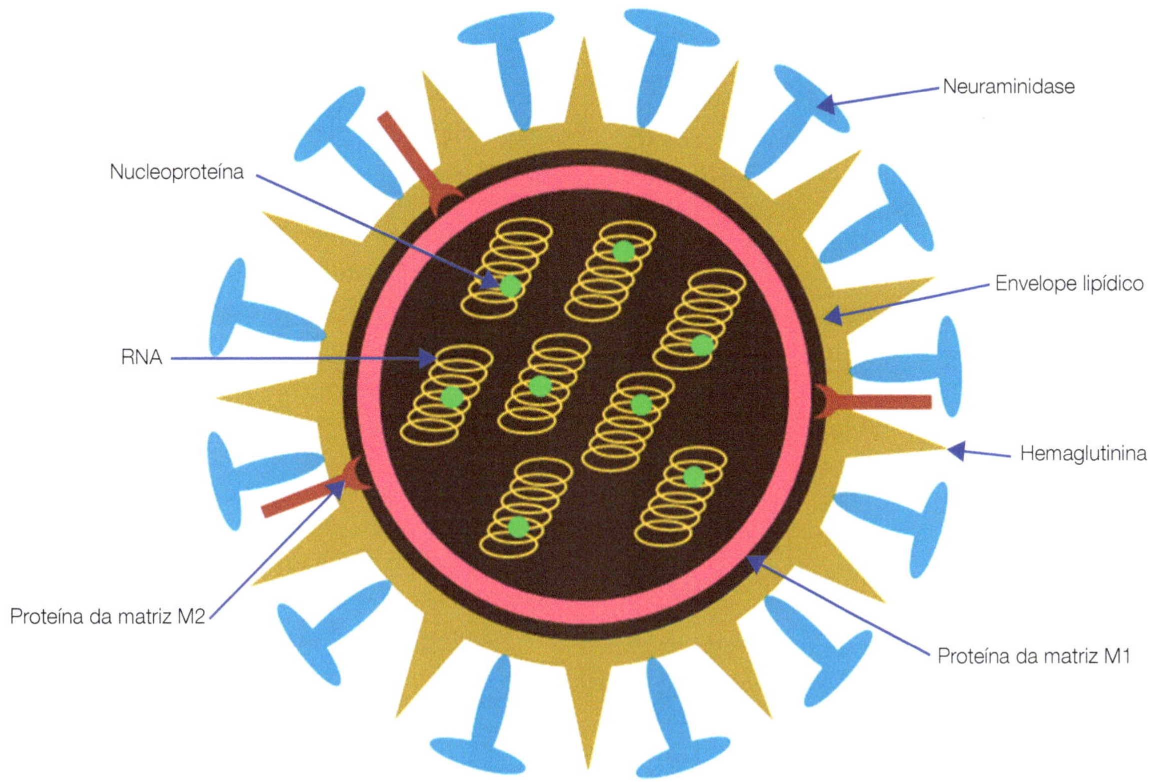


**Figura 48.4.1** – Desenho esquemático do vírus *influenza*.
*Fonte:* Acervo pessoal da autora Clarisse M. Machado.

As altas taxas de mutação desses vírus contribuem para grande variabilidade dos antígenos HA e NA. Mutações menores que causam pequenas alterações no gene HA são chamadas de *drift* antigênico e ocorrem com relativa frequência. O *drift* antigênico permite que o vírus evite o reconhecimento imunológico, resultando em surtos sazonais de *influenza* nos anos interpandêmicos. Mutações maiores no antígeno HA, conhecidas por *shift* antigênico, são causadas principalmente pelo rearranjo do material genético (particularmente o gene HA) a partir de diferentes subtipos de *influenza* A e geralmente causam pandemias como a do H1N1 pandêmico (H1N1pdm) em 2009.

Os vírus *influenza* B não apresentam *shift* antigênico devido à ausência de reservatórios em animais e não são divididos em subtipos, mas em duas linhagens geneticamente distintas, a linhagem B/Yamagata e a linhagem B/Victoria que circulam globalmente desde 1985 e cocirculam desde 2001[1,3]. O vírus *influenza* tipo C ocorre com menos frequência do que A e B e causa uma doença respiratória leve[4].

As glicoproteínas virais desempenham um papel essencial na virulência e patogênese do vírus *influenza*. A entrada do vírus nas células epiteliais do hospedeiro humano se dá pela ligação da HA aos ácidos siálicos expressos nas vias aéreas. Uma vez dentro da célula, a proteína viral não estrutural NS1 impede o reconhecimento do RNA viral pela imunidade inata, bloqueando a produção de interferons (IFN) tipo I, favorecendo assim a replicação viral. A NA ajuda na replicação viral e permite que o vírus seja liberado da célula hospedeira[5]. Autópsias pulmonares de pacientes que faleceram por *influenza* em geral mostram dano alveolar difuso, mas raramente o RNA viral é detectado. Esses dados somados a observações de estudos de infecção por *influenza* em animais sugerem que, mais do que a disseminação viral descontrolada, é a resposta imune excessiva que desempenha papel preponderante na mortalidade associada à *influenza*[6].

## Epidemiologia

As epidemias causadas por vírus *influenza* são reconhecidas pelo seu grande impacto em saúde pública. Estima-se que a cada ano aproximadamente 3 a 5 milhões de pessoas no mundo adoeçam de forma grave devido à infecção causada por este vírus.

De acordo com a Organização Mundial da Saúde (OMS), o número estimado de mortes por complicações respiratórias de *influenza* é de 290 a 650 mil a cada ano.

Em climas temperados, os vírus *influenza* circulam mais ativamente durante o inverno, enquanto em regiões tropicais, a gripe pode ocorrer durante todo o ano, causando surtos de forma mais irregular[1].

Globalmente, a taxa de ataque anual de *influenza* é estimada em 5% a 10% em adultos, e 20% a 30% em crianças.

Em 2019, antes da pandemia de Covid-19, dados da vigilância sentinela de *influenza* no Brasil mostraram que em menores de 10 anos de idade os vírus que mais causaram síndrome gripal (SG) foram o vírus sincicial respiratório (VSR) e o *influenza* B. Acima dessa idade, houve circulação de *influenza* B e A (H1N1pdm e H3N2). Naquele ano, a *influenza* foi responsável por 17,6% das síndromes respiratórias agudas graves (SRAG), cerca de 60% delas causadas pelo H1N1pdm. Dos óbitos decorrentes de SRAG, 22% foram causados por *influenza*, sendo 54,6% em adultos ≥ 60 anos e 11,7% em menores de 5 anos de idade[7].

Uma recente revisão sistemática de *influenza* incluindo 100 estudos em crianças menores de 5 anos estimou que, globalmente, em 2018, houve 109,5 milhões de episódios de INF, cerca de 10 milhões de casos de infecção do trato respiratório inferior (ITRI) associada à INF, cerca de 870 mil internações hospitalares por ITRI com 15 mil óbitos, e cerca de 35 mil mortes totais por ITRI associadas à INF[8]. De acordo com esses dados, cerca de 8,7% das ITRI associadas à *influenza* demandam hospitalização com mortalidade de 1,7%.

O monitoramento de *influenza* no Brasil é composto pela vigilância sentinela da SG e de SRAG em pacientes hospitalizados ou que evoluíram para óbito. Participam da vigilância sentinela unidades ou serviços de saúde distribuídos em todas as unidades da Federação (UF), registrados no Cadastro Nacional de Estabelecimentos de Saúde (CNES) e no Sistema de Informação da Vigilância Epidemiológica da Gripe (SIVEP-Gripe), e que atuam na identificação, registro, investigação e diagnóstico de casos de SG suspeitos e confirmados[9].

O aparecimento do coronavírus 2 da síndrome respiratória aguda grave (SARS-CoV-2) no final de 2019 e a pandemia de Covid-19 tiveram grande impacto na atividade do vírus *influenza*. Globalmente se observou grande redução na atividade de *influenza* a partir do primeiro semestre de 2020, com apenas pequenos surtos detectados em certas regiões tropicais. Possíveis razões para essa redução incluem as intervenções não farmacológicas introduzidas (lavagem de mãos, álcool gel, máscaras), a redução de aglomerações e de viagens e, possivelmente, também a interação vírus-vírus, conhecida como "interferência viral"[10]. Até a semana epidemiológica 22 (SE 22) de 2023, 6.663 casos de SRAG por *influenza* foram detectados no Brasil, dos quais 570 (8,5%) evoluíram para óbito[11].

Em termos de transmissão, a *influenza* se transmite rapidamente em locais onde há aglomeração, incluindo escolas e asilos. Quando uma pessoa infectada tosse ou espirra, gotículas contendo vírus são dispersas no ar e podem se espalhar até 1 metro e infectar pessoas próximas. O vírus também pode ser transmitido pelo contato das mãos com superfícies ou objetos contaminados pelo vírus *influenza* e, em seguida, tocando sua própria boca, nariz ou olhos. Para evitar a transmissão, as pessoas devem lavar as mãos regularmente, evitar tocar o rosto com as mãos e cobrir a boca e o nariz com um lenço de papel ao tossir[12].

## Manifestações clínicas

A *influenza* é caracterizada pelo aparecimento súbito de febre alta, tosse (geralmente seca), dor de cabeça, dores musculares e articulares, dor de garganta e corrimento nasal. O período de incubação varia de 1 a 5 dias, com uma média de 2 dias[12].

A maioria dos indivíduos se recupera da febre e outros sintomas em 1 semana sem necessidade de atenção médica. Estudo prospectivo realizado no Brasil avaliou a prevalência e morbidade de *influenza*, em 2 anos consecutivos, em coorte de 179 crianças e adolescentes com SG na cidade de Araraquara. Os vírus *influenza* A e B foram detectados em 90 pacientes (50,3%) com SG, com apresentação clínica leve ou moderada, e similar nos casos de *influenza* A e B. Os sintomas mais frequentemente relatados foram coriza, sonolência, inapetência, dor de cabeça, tosse, mialgia, dor abdominal, náusea e prostração. Não houve necessidade de internação e apenas um paciente com *influenza* A recebeu tratamento com oseltamivir[13].

Entretanto, alguns pacientes podem desenvolver complicações como pneumonia primária por *influenza*, pneumonia bacteriana, sinusite, otite, desidratação ou piora de doenças crônicas, como insuficiência cardíaca, asma ou diabetes. Podem ainda ocorrer manifestações graves ou óbito, em especial em indivíduos considerados de alto risco para complicações.

São critérios para definição de alto risco de complicações de *influenza*[14,15]:

- Grávidas em qualquer idade gestacional, puérperas até 2 semanas após o parto (incluindo as que tiveram aborto ou perda fetal).
- Adultos ≥ 60 anos.
- Crianças < 5 anos (maior risco de hospitalização em menores de 2 anos, especialmente em menores de 6 meses, com maior taxa de mortalidade).
- População indígena aldeada ou com dificuldade de acesso.
- Indivíduos menores de 19 anos de idade em uso prolongado de ácido acetilsalicílico (risco de síndrome de Reye).
- Indivíduos que apresentem doenças crônicas: pneumopatias (incluindo asma), tuberculose; cardiovasculopatias (excluindo hipertensão arterial); nefropatias; hepatopatias; doenças hematológicas (incluindo anemia falciforme); distúrbios metabólicos (incluindo diabetes *mellitus*); transtornos neurológicos e do desenvolvimento que podem comprometer a função respiratória ou aumentar o risco de aspiração (disfunção cognitiva, lesão medular, epilepsia, paralisia cerebral, síndrome de Down, acidente vascular encefálico ou doenças neuromusculares).
- Imunossupressão associada a medicamentos (corticoide ≥ 20 mg/dia por mais de 2 semanas, quimioterápicos, inibidores de TNF-alfa); neoplasias, HIV/Aids ou outros.
- Obesidade, especialmente aqueles com índice de massa corporal (IMC) ≥ 40 em adultos.

Para o correto manejo clínico da *influenza*, é importante saber diferenciar os casos de SG e de SRAG[14].

### ▪ Síndrome gripal (SG)

- Febre de início súbito (mesmo referida), com tosse ou dor de garganta e pelo menos um dos seguintes sintomas: cefaleia, mialgia ou artralgia, na ausência de outro diagnóstico específico.
- Em crianças menores de 2 anos, considera-se também como SG: febre de início súbito (mesmo referida) e sintomas respiratórios (tosse, coriza, obstrução nasal), na ausência de outro diagnóstico específico.

### ▪ Síndrome respiratória aguda grave (SRAG)

Indivíduo com SG que apresente dispneia ou os seguintes sinais de gravidade:

- Saturação de $SpO_2$ < 95% em ar ambiente.
- Sinais de desconforto respiratório ou aumento da frequência respiratória.
- Piora nas condições clínicas de doença de base.
- Hipotensão em relação à pressão arterial habitual do paciente.
- Indivíduo com quadro de insuficiência respiratória aguda, durante período sazonal.
- Em crianças: além dos itens anteriores, observar os batimentos de asa de nariz, cianose, tiragem intercostal, desidratação e inapetência.

Todos os pacientes com SG e com fatores de risco para complicações de *influenza* devem ser orientados para retornar ao serviço de saúde para reavaliação quanto aos sinais de agravamento ou critérios de SRAG.

São sinais de agravamento o aparecimento de dispneia ou taquipneia (frequência respiratória igual ou acima de 20 incursões por minuto em adultos, variando conforme a idade em crianças) ou hipoxemia ($SpO_2$ < 95%); persistência ou aumento da febre por mais de 3 dias ou retorno após 48 horas de período afebril; alteração do sensório (confusão mental, sonolência, letargia); hipotensão arterial (sistólica abaixo de 90 mmHg e/ou diastólica abaixo de 60 mmHg); diurese abaixo de 400 mL em 24 horas; piora de sintomas gastrintestinais em crianças; desidratação; exacerbação de doença preexistente; miosite comprovada por creatinofosfoquinase (CPK) ≥ 2 a 3 vezes o valor normal; elevação da creatinina sérica acima de 2,0 mg/dL[14].

Em crianças, levar em conta a persistência ou retorno da febre; taquipneia com aumento do esforço respiratório (batimento de asas do nariz, tiragem intercostal, supra/subesternal, supraclavicular, subcostal, contração da musculatura acessória da respiração e movimento paradoxal do abdome); bradipneia e ritmo respiratório irregular (colapso respiratório iminente); gemidos expiratórios (colapso alveolar e de pequenas vias aéreas pelo fechamento da glote na expiração); e estridor inspiratório (obstrução de vias aéreas superiores)[14].

## Testes diagnósticos

Para o diagnóstico definitivo de *influenza*, a coleta adequada de amostras respiratórias e a aplicação de teste diagnóstico sensível são fundamentais. Sendo vírus RNA, as condições de armazenamento e transporte das amostras respiratórias devem ser adequadas para evitar a degradação do RNA viral.

A confirmação laboratorial do vírus *influenza* em amostras clínicas pode ser feita com testes de detecção direta de antígeno, isolamento viral ou detecção de RNA específico da *influenza* por reação em cadeia da polimerase com transcriptase reversa (RT-PCR)[16].

Pela dificuldade de acesso a testes moleculares em alguns locais, a maioria dos casos de *influenza* é diagnosticada clinicamente, daí a importância da caracterização da SG. No entanto, durante os períodos de baixa atividade da gripe e fora de situações de epidemia, infecções por outros vírus respiratórios, por exemplo, rinovírus (HRV), VSR, parainfluenza (PIV, do inglês *parainfluenza virus*) e adenovírus, podem se apresentar como SG, o que dificulta a diferenciação clínica da *influenza* de outros patógenos.

Os testes rápidos de diagnóstico da *influenza* por cromatografia têm como vantagens a rapidez e facilidade de uso em qualquer ambiente, mas apresentam menor sensibilidade em comparação aos testes moleculares e sua confiabilidade depende em grande parte das condições em que são usados[16].

## Tratamento

De modo geral, o tratamento da *influenza* inclui hidratação e sintomáticos, e em determinadas situações o uso terapêutico ou profilático de antivirais.

O tratamento da SG em indivíduos sem risco de complicações se resume a sintomáticos e hidratação. Os antivirais, especialmente o oseltamivir, estão indicados para todos os casos de SG que tenham fatores de risco para complicações, mesmo antes da confirmação etiológica, ou em atendimento ambulatorial e independentemente da situação vacinal.

Uma revisão Cochrane de 6 estudos randomizados controlados de tratamento, envolvendo 1.255 crianças com *influenza* confirmada laboratorialmente, revelou que oseltamivir e zanamivir reduziram a duração média da doença em 36 horas (26%; $p < 0{,}001$) e 1,3 dias (24%; $p < 0{,}001$), respectivamente[17].

No momento, alguns antivirais estão aprovados para o tratamento e quimioprofilaxia da infecção por *influenza* A e B: oseltamivir (oral), zanamivir (inalatório), peramivir (endovenoso) e baloxavir marboxil (oral). Os três primeiros são inibidores da neuraminidase e o baloxavir é um inibidor da endonuclease[18]. O peramivir está indicado só em adultos e o baloxavir marboxil em indivíduos acima de 12 anos de idade[19].

No Brasil estão disponíveis os antivirais oseltamivir e o zanamivir para adultos e crianças[14]. Não é recomendada a associação de inibidores da neuraminidase[18].

Outros antivirais, como adamantanos (amantadina e rimantadina), interferem na função transmembrana da proteína M2 do vírus *influenza* A. Não têm ação sobre a *influenza* B porque este não tem a proteína M2. No entanto, os adamantanos não são mais recomendados para a profilaxia e tratamento da gripe devido a relatos de alto grau de resistência[19].

Recomenda-se iniciar o tratamento antiviral o mais rápido possível para adultos e crianças com *influenza* documentada ou suspeita, que atendam aos seguintes critérios[14,18]:

- Pessoas hospitalizadas de qualquer idade, independentemente da duração da doença antes da internação.
- Pacientes ambulatoriais de qualquer idade com doença grave ou progressiva, independentemente da duração da doença.
- Pacientes ambulatoriais com alto risco de complicações da *influenza*, incluindo aqueles com condições médicas crônicas e pacientes imunocomprometidos.
- Crianças menores de 5 anos e adultos ≥ 65 anos.
- Mulheres grávidas e aquelas dentro de 2 semanas após o parto, mesmo se aborto ou natimorto.

Para adultos e crianças com *influenza* documentada ou suspeita, que não apresentam alto risco de complicações de *influenza*, o tratamento com antiviral pode ser considerado nas seguintes situações[18]:

- Pacientes ambulatoriais com início da doença ≤ 2 dias antes da apresentação.
- Pacientes ambulatoriais sintomáticos que são contatos domiciliares de pessoas com alto risco de desenvolver complicações da gripe, particularmente aquelas que estão gravemente imunocomprometidas.
- Profissionais de saúde sintomáticos que cuidam de pacientes que estão em alto risco de desenvolver complicações de *influenza*, particularmente aqueles que estão gravemente imunocomprometidos.

O tratamento com antiviral deve ser feito por 5 dias, podendo ser estendido em casos graves ou em pacientes imunocomprometidos. Não é recomendado o aumento das doses[18]. O Quadro 48.4.1 indica os antivirais e a posologia.

**Quadro 48.4.1** – Antivirais e posologia para tratamento de *influenza*.

| Antiviral | Idade | | Posologia |
|---|---|---|---|
| **Fosfato de oseltamivir** | Adulto | | 75 mg, de 12 em 12 horas, por 5 dias |
| | Criança ≥ 1 ano | ≤ 15 kg | 30 mg, de 12 em 12 horas, por 5 dias |
| | | > 15 a 23 kg | 45 mg, de 12 em 12 horas, por 5 dias |
| | | > 23 a 40 kg | 60 mg, de 12 em 12 horas, por 5 dias |
| | | > 40 kg | 75 mg, de 12 em 12 horas, por 5 dias |
| | Criança < 1 ano | 0 a 8 meses | 3 mg/kg, de 12 em 12 horas, por 5 dias |
| | | 9 a 11 meses | 3,5 mg/kg, de 12 em 12 horas, por 5 dias |
| **Zanamivir** | Adulto | | 10 mg: duas inalações de 5 mg, de 12 em 12 horas, por 5 dias |
| | Criança | ≥ 7 anos | 10 mg: duas inalações de 5 mg, de 12 em 12 horas, por 5 dias |

*Fonte:* Adaptado de Uyeki et al.[18].

Antibióticos devem ser introduzidos mesmo empiricamente em:

- Casos graves com pneumonia extensa, falência respiratória, hipotensão e febre.
- Casos de piora súbita em pacientes recebendo antiviral.
- Pacientes que não apresentam melhora após 3 a 5 dias de uso do antiviral.

A quimioprofilaxia pós-exposição está recomendada em situações especiais e com a posologia indicada no Quadro 48.4.2[14,17]. Considera-se "exposição" a situação de contato com caso suspeito ou confirmado de *influenza* até 48 horas do contato. Após esse período, a quimioprofilaxia deixa de ser recomendada. Para garantir a efetividade, o antiviral deve ser administrado durante a potencial exposição à pessoa com *influenza* e continuar por mais 7 dias após a última exposição conhecida.

A quimioprofilaxia indiscriminada NÃO é recomendável, pois pode facilitar o aparecimento de resistência viral.

São critérios para uso de quimioprofilaxia pós-exposição no Brasil[14]:

- Pessoas com alto risco de complicações, não vacinadas ou vacinadas há menos de 2 semanas, após exposição a caso suspeito/confirmado de *influenza*.
- Crianças com menos de 9 anos de idade, primovacinadas, com condições ou fatores de risco e que foram expostas a caso suspeito ou confirmado no intervalo entre a 1ª e a 2ª dose ou com menos de 2 semanas após a 2ª dose.
- Pessoas com deficiências imunológicas (uso de imunossupressores; Aids com imunodepressão avançada) ou outros fatores que possam interferir na resposta à vacinação contra a *influenza*, após contato com pessoa com infecção.
- Profissionais de laboratório, não vacinados ou vacinados a menos de 15 dias, que tenham manipulado amostras clínicas de origem respiratória que contenham o vírus *influenza* sem uso adequado de EPI.
- Trabalhadores de saúde, não vacinados ou vacinados a menos de 15 dias, que estiveram envolvidos na realização de procedimentos invasivos geradores de aerossóis ou na manipulação de secreções de caso suspeito ou confirmado de *influenza* sem o uso adequado de EPI.
- Residentes de alto risco em instituições fechadas e hospitais de longa permanência, durante surtos na instituição deverão receber quimioprofilaxia, se tiverem comorbidades.

## Isolamento do paciente hospitalizado

Além das precauções padrão, devem ser implantadas precauções para gotículas para pacientes com suspeita ou confirmação de infecção por *influenza*: uso de máscara cirúrgica ao entrar no quarto, a menos de 1 metro do paciente; higienização das mãos antes e depois de cada contato com o paciente (água e sabão ou álcool gel); uso de máscara cirúrgica no paciente durante transporte; limitar procedimentos indutores de aerossóis; uso de dispositivos de sucção fechados; manter paciente em quarto privativo por 7 dias após o início dos sintomas ou até por 24 horas após o desaparecimento da febre e sintomas respiratórios; em enfermaria, respeitar a distância mínima de 1 metro entre os leitos durante o tratamento com oseltamivir.

**Quadro 48.4.2** – Antivirais e posologia para quimioprofilaxia de *influenza*.

| Antiviral | Idade | | Posologia |
|---|---|---|---|
| **Fosfato de oseltamivir** | Adulto | | 75 mg/dia, 10 dias |
| | Criança ≥ 1 ano | ≤ 15 kg | 30 mg/dia, 10 dias |
| | | > 15 a 23 kg | 45 mg/dia, 10 dias |
| | | > 23 a 40 kg | 60 mg/dia, 10 dias |
| | | > 40 kg | 75 mg/dia, 10 dias |
| | Criança < 1 ano | 0 a 8 meses | 3 mg/kg/dia, 10 dias |
| | | 9 a 11 meses | 3,5 mg/kg/dia, 10 dias |
| **Zanamivir** | Adulto | | 10 mg: duas inalações de 5 mg, 1 vez ao dia, 10 dias |
| | Criança | ≥ 5 anos | 10 mg: duas inalações de 5 mg, 1 vez ao dia, 10 dias |

*Fonte:* Adaptado de Brasil. Ministério da Saúde[14] e American Academy of Pediatrics[17].

## Medidas de controle

A vacinação é a principal medida para controle da *influenza*. Além da vacinação, recomenda-se a adoção de outras medidas gerais de prevenção para toda a população[14]:

- Lavar as mãos com água e sabão ou usar álcool gel, principalmente antes de consumir algum alimento.
- Utilizar lenço descartável para higiene nasal.
- Cobrir o nariz e boca ao espirrar ou tossir.
- Evitar tocar mucosas de olhos, nariz e boca.
- Não compartilhar objetos de uso pessoal, talheres, pratos, copos ou garrafas.
- Manter os ambientes bem ventilados.
- Evitar contato próximo a pessoas que apresentem sinais ou sintomas de gripe.
- Evitar sair de casa se infectado e em período de transmissão da doença.
- Evitar aglomerações e ambientes fechados.
- Adotar hábitos saudáveis, alimentação balanceada e ingestão de líquidos.

## Recomendações para escolas, creches e trabalho

A melhor maneira de proteger crianças e funcionários da doença e complicações graves é a vacinação anual[14,20]. Além da vacinação, nestes ambientes é importante a vigilância de sintomas respiratórios, como tosse, febre e dor de garganta. Os responsáveis pelo estabelecimento devem informar ao serviço local de saúde caso observe um aumento no número de crianças ou funcionários com sintomas respiratórios ou com absenteísmo pela mesma causa.

Não há indicação de quimioprofilaxia para comunidade, exceto nas indicações citadas anteriormente. Alunos, professores e demais funcionários que adoecerem devem permanecer em afastamento temporário na suspeita clínica de *influenza*, podendo ser liberado o retorno à escola se clinicamente estável, sem uso de antitérmico e sem febre por 24 horas. Ao retornar à escola manter cuidados de etiqueta respiratória durante sintomas respiratórios.

Não está indicada a suspensão de aulas e outras atividades para controle de surto de *influenza* como medida de prevenção e controle de infecção.

Em creches devem ser adotadas as medidas gerais de prevenção e etiqueta respiratória, higienização constante dos brinquedos com água e sabão, e utilizar lenço descartável para limpeza das secreções nasais e orais das crianças[20].

## Vacinação

A administração anual de vacina contra *influenza* para todas as pessoas ≥ 6 meses de idade é a melhor estratégia disponível para prevenir a gripe. As vacinas contra *influenza* não são licenciadas para administração em bebês com menos de 6 meses.

Em crianças pode ser usada qualquer vacina inativada contra *influenza*, licenciada e apropriada para a idade e que esteja disponível[17]. Tanto as vacinas inativadas trivalentes como as quadrivalentes estão recomendadas.

Crianças de 9 anos ou mais precisam de apenas 1 dose. Crianças de 6 meses a 8 anos de idade necessitam de 2 doses caso estejam sendo vacinadas pela primeira vez. Se já receberam 2 doses da vacina anteriormente, devem receber apenas 1 dose anual da vacina inativada.

No Brasil a vacinação contra *influenza* é distribuída inicialmente para os grupos de risco de complicações e a seguir para outros grupos de risco por exposição profissional ou ambiental. Os profissionais de saúde devem ser vacinados anualmente pelo alto risco de adquirir *influenza* devido ao aumento da exposição aos pacientes, e caso se infectem podem transmitir *influenza* para indivíduos vulneráveis[15].

Dependendo da disponibilidade de doses, posteriormente a vacina é oferecida para toda a população. Na campanha de vacinação contra *influenza* de 2023 foram convocados para receber a vacina[9]:

- Crianças de 6 meses a < 6 anos de idade (5 anos 11 meses e 29 dias).
- Gestantes e puérperas.
- Povos indígenas.
- Idosos com 60 anos e mais
- Trabalhadores da saúde.
- Professores de escolas públicas e privadas.
- Pessoas com doenças crônicas e outras condições clínicas especiais.
- Pessoas com deficiência permanente.
- Profissionais das forças de segurança e salvamento e das forças armadas.
- Caminhoneiros.
- Trabalhadores de transporte coletivo rodoviário de passageiros urbano e de longo curso.
- Trabalhadores portuários.
- Funcionários do sistema prisional.
- Pessoas de 12 a 21 anos de idade sob medidas socioeducativas.
- População privada de liberdade.

## PARAINFLUENZA

### Etiopatogenia

Os vírus parainfluenza humana são classificados em quatro sorotipos conhecidos (PIV 1 a 4), sendo o sorotipo 4 dividido em dois subtipos (a e b). São causadores de doença respiratória aguda, causando sintomas leves e até graves, incluindo bronquiolite e pneumonia. Os PIV pertencem à família Paramyxoviridae, subfamília Orthoparamyxovirinae, gênero *Respirovirus* (PIV 1 e PIV 3) e subfamília Rubulavirus, e gênero *Orthorubulavirus* (PIV 2 e PIV 4) (ictv.global.taxonomy). São vírus envelopados, de RNA fita simples negativa, com genoma de aproximadamente 14,9 até 17,3 kb[21].

O vírus codifica seis proteínas: nucleocapsídeo (N), fosfoproteína (P), matriz (M), glicoproteína de fusão (F), hemaglutinina neuraminidase (HN) e RNA polimerase (L). As proteínas de superfície do vírus, HN e F, são responsáveis pela entrada do vírus na célula por ligação com ácidos siálicos expressos na membrana celular. O vírus replica nas células epiteliais do trato respiratório, principalmente nas células ciliadas[22]. A glicoproteína HN desempenha um papel fundamental na disseminação da infecção devido sua atividade de neuraminidase[23].

### Epidemiologia

Embora os PIV acometam todas as idades, as crianças menores de 5 anos, idosos e imunocomprometidos são mais suscetíveis a complicações pelo vírus. Os PIV estão presentes na maioria das infecções do trato respiratório superior e aparecem como grandes causadores de hospitalização por ITRI em menores de 5 anos, ficando atrás apenas do VSR[24]. Já em crianças maiores e adultos saudáveis, as infecções podem ser assintomáticas ou como um resfriado comum[25]. Os PIV circulam durante todo o ano, porém com predominância na primavera e outono, com sorotipos diferentes circulando nas diferentes estações, e até mesmo em anos alternados[26].

O PIV 1 é conhecido por causar epidemia durante o outono em períodos bienais. É grande causador de crupe. O PIV 2 pode causar epidemias em anos alternados com o PIV 1, porém há evidências de aparecimento em conjunto dos dois PIV, além de relatos de epidemias anuais. Essas infecções estão mais associadas a casos de crupe em crianças[26]. O PIV 3 aparece geralmente durante a primavera, causando epidemias anuais. Atinge principalmente crianças nos primeiros anos de vida. É o PIV mais frequente nas infecções do trato superior e inferior, como bronquiolite e pneumonia[27]. A infecção por PIV 4 é frequentemente associada à doença respiratória leve, e poucos estudos demonstraram seu impacto clínico e epidemiológico. Além disso, a dificuldade de isolamento do vírus em cultura de células e a falta de teste de antígeno (p. ex., imunofluorescência) contribuem para o menor conhecimento da sua sazonalidade[28,29]. Entretanto, alguns estudos encontraram prevalência de PIV 4 similar a outros sorotipos e um significativo número de ITRI[29,30].

## Manifestações clínicas

Os PIV estão associados a episódios de laringotraqueobronquite (ou crupe) e casos de bronquiolite e pneumonia. Porém, são comumente encontrados em infecções do trato respiratório superior, apresentando sintomas similares a outros vírus respiratórios, como febre, tosse e coriza[25,29,31].

A crupe é considerada a causa mais comum de obstrução das vias aéreas superiores e acomete principalmente crianças menores de 5 anos. Embora outros vírus respiratórios possam causar a crupe, os PIV são responsáveis por 50% a 80% dos casos[29]. A inflamação da região da traqueia e laringe pode ser acompanhada de sintomas leves, semelhantes a um resfriado comum. Porém, quando há maior inflamação, tem-se a presença de tosse semelhante a latido (*barking cough*), rouquidão e estridor. É também acompanhado muitas vezes de febre, coriza e dificuldade de respirar[21,32].

Apesar de ser causada por todos os sorotipos de PIV, além de outros vírus respiratórios, o PIV 1 e 2 estão mais associados ao aparecimento de crupe em relação aos outros sorotipos. Entretanto, não é possível distinguir o agente causador apenas pelas condições clínicas, sendo necessário o exame laboratorial para essa conclusão[30].

Embora o VSR esteja mais frequentemente associado ao desenvolvimento de bronquiolite em crianças, os PIV são importantes agentes da infecção dos brônquios. Estima-se que 10% a 20% dessas infecções estão associadas ao PIV 1 e 3[21].

A pneumonia viral pode ser caracterizada por febre abaixo de 38,5 °C, chiado, inflamação no parênquima pulmonar, além de imagens atípicas do pulmão em raio X ou tomografia[33]. Embora todos os subtipos de PIV possam causar pneumonia, o PIV 3 está implicado na maioria desses casos, seguido pelo PIV 1. Contudo, a clínica dos sintomas não distingue entre essas infecções[30].

## Testes diagnósticos

Para a detecção dos vírus parainfluenza humana diversas técnicas podem ser utilizadas. Destacam-se o isolamento viral em cultura celular, detecção do antígeno por imunofluorescência direta e os testes moleculares, como a reação em cadeia da polimerase (PCR). Essa última tem sido a mais utilizada nas últimas décadas para a detecção dos vírus respiratórios, como os PIV. Há ainda, o uso de sequenciamento do genoma viral, parcial ou completo, para caracterização molecular. Para a realização desses testes laboratoriais, uma variedade de amostras pode ser utilizada. A mais comum é coleta de *swab* nasofaríngeo, em muitos casos combinado com *swab* oral da garganta. Entretanto, podem ser utilizados também o lavado nasal, escarro, além do lavado broncoalveolar.

O isolamento viral em cultura de células foi durante muito tempo considerado o padrão-ouro para a confirmação da infecção pelo agente viral. Esse método tem duração mais prolongada quando comparado aos outros, levando em torno de 5 a 14 dias para sua realização. O diagnóstico é feito pela visualização de efeito citopático seguido de teste confirmatório com anticorpo monoclonal específico para cada vírus (p. ex., PIV 1, 2, 3 ou 4) marcado com fluoresceína, com visualização em microscópio óptico com filtro de luz UV[21].

O teste de detecção de antígeno por imunofluorescência direta baseia-se na adição de monoclonal específico para o vírus-alvo diretamente no esfregaço de células coletadas do paciente e visualização em microscópio óptico com filtro UV. Assim, é possível caracterizar o sorotipo do PIV causador da infecção. O teste é rápido, com resultado disponível em 30 a 90 minutos. Vários ensaios comerciais estão disponíveis para a detecção por essa metodologia[34].

Atualmente os testes moleculares (RT-PCR) são mais utilizados e considerados padrão para o diagnóstico. É ainda mais sensível e específico que as metodologias convencionais, em especial isolamento em cultura de células e imunofluorescência direta[35]. A PCR também favoreceu a detecção do PIV 4 com mais frequência, tanto em diagnóstico quanto em estudos epidemiológicos, aumentando a sensibilidade de detecção dos PIV[29,36]. A região-alvo de escolha para a amplificação é a HN, pois possui regiões conservadas em cada tipo de PIV. Embora cada reação possa ser usada individualmente, é possível realizar um ensaio multiplex para detecção dos 4 tipos de PIV numa única reação[35,37].

## Tratamento

Nenhum tratamento antiviral com comprovada eficácia foi desenvolvido até momento contra o vírus parainfluenza humana. Contudo, estudos com antivirais continuam sendo desenvolvidos, principalmente com inibidores ou interferentes da ligação da proteína HN viral com o receptor ácido siálico da célula[38]. Há ainda, o uso *off label* da ribavirina, porém sem comprovação de sua eficácia, e assim sem recomendação de uso.

## Vacinação

Até o momento, não há vacina aprovada para prevenir a infecção pelos PIV. Sendo o PIV 3 o causador de maior hospitalização em crianças menores de 2 anos, algumas tentativas foram realizadas nas últimas décadas. Uma delas buscou o uso de vírus atenuado PIV 3 bovino. Os resultados foram promissores, com indução de resposta imune e bem tolerada em crianças e adultos[39,40]. Contudo, mais estudos são necessários para avaliar sua eficácia.

## REFERÊNCIAS BIBLIOGRÁFICAS


1. World Health Organization. Vaccines against influenza WHO position paper – November 2012 = Note de synthèse de l'OMS concernant les vaccins antigrippaux – novembre 2012. Wkly Epidemiol Rec = Relev épidémiologique Hebd. 2012;87(47):461-76. Disponível em: https://apps.who.int/iris/handle/10665/241993.
2. Caini S, Spreeuwenberg P, Kusznierz GF, Rudi JM, Owen R, Pennington K et al. Distribution of influenza virus types by age using case-based global surveillance data from twenty-nine countries, 1999-2014. BMC Infect Dis. 2018 Dec 8;18(1):269. Disponível em: http://www.pubmedcentral.nih.gov/articlerender.fcgi?artid=PMC5994061.
3. Rota PA, Wallis TR, Harmon MW, Rota JS, Kendal AP, Nerome K. Cocirculation of two distinct evolutionary lineages of influenza type B virus since 1983. Virology. 1990 Mar;175(1):59-68.
4. Mosnier A, Caini S, Daviaud I, Nauleau E, Bui TT, Debost E et al. Clinical characteristics are similar across type A and B influenza virus infections. PLoS One. 2015;10(9):1-13.
5. Peteranderl C, Herold S, Schmoldt C. Human influenza virus infections. Semin Respir Crit Care Med. 2016 Aug 3;37(04):487-500.
6. Short KR, Kroeze EJBV, Fouchier RAM, Kuiken T. Pathogenesis of influenza-induced acute respiratory distress syndrome. Lancet Infect Dis. 2014;14(1):57-69.
7. Brasil M S. Influenza: Monitoramento até a Semana Epidemiológica 52 de 2019. Bol Epidemiológico. 2020;47:1-11. Disponível em: http://portalsaude.saude.gov.br/images/pdf/2016/marco/04/Boletim-Epidemiol--gico-Influenza-SE52-2015-completo.pdf.
8. Wang X, Li Y, O'Brien KL, Madhi SA, Widdowson MA, Byass P et al. Global burden of respiratory infections associated with seasonal influenza in children under 5 years in 2018: a systematic review and modelling study. Lancet Glob Heal. 2020;8(4):e497-510.
9. Ministério da Saúde. Informe Técnico Operacional. Vacinação contra a influenza. Disponível em: https://www.gov.br/saude/pt-br/assuntos/saude-de-a-a-z/c/calendario-nacional-de-vacinacao/informes-tecnicos/informe-tecnico-operacional-de-vacinacao-contra-a-influenza-2023.
10. Karlsson EA, Nicholas A, Karlsson EA, Nicholas A. Review of global influenza circulation, late 2019 to 2020, and the impact of the Covid-19 pandemic on influenza circulation Bilan de la circulation mondiale de la grippe entre fin 2019 et fin 2020 et effets de la pandémie de Covid-19 sur la circulation. Wkly Epidemiol Rec. 2021;241-64. Disponível em: https://www.who.int/publications/i/item/who-wer-9625-241-264.
11. Secretaria de Vigilância em Saúde e Ambiente. Boletim epidemiológico especial. Doença pelo novo coronavírus - Covid-19. Brasília DF; 2023. Disponível em: https://www.gov.br/saude/pt-br/centrais-de-conteudo/publicacoes/boletins/epidemiologicos/covid-19/2023/boletim-epidemiologico-no-151-boletim-coe-coronavirus/view.
12. Center for Diseases Control. Key Facts About Influenza (Flu). CDC. 2023. Disponível em: https://www.cdc.gov/flu/about/keyfacts.htm. Acesso em: 3 jul. 2023.
13. Machado CM, Souza ACMF, Romano CM, Santos Freire W, Costa ÂA, Figueiredo WM et al. Influenza A and B in a cohort of outpatient children and adolescent with influenza like-illness during two consecutive influenza seasons. Brazilian J Infect Dis. 2020;24(1).
14. Brasil. Ministério da Saúde. Protocolo de tratamento de Influenza. Secretaria de Vigilância em Saúde. 2017. 51 p. Disponível em: https://bvsms.saude.gov.br/bvs/publicacoes/protocolo_tratamento_influenza_2017.pdf.
15. WHO/T. Pietrasik. Influenza (seasonal) WHO. 2023. Disponível em: https://www.who.int/news-room/fact-sheets/detail/influenza-(seasonal). Acesso em: 4 jul. 2023.
16. WHO/T. Pietrasik. Influenza (seasonal). WHO. 2023.
17. American Academy of Pediatrics. Recommendations for prevention and control of influenza in children, 2020-2021. Pediatrics. 2020 Oct;146(4):e2020024588. Disponível em: https://publications.aap.org/pediatrics/article/79698.
18. Uyeki TM, Bernstein HH, Bradley JS, Englund JA, File TM, Fry AM et al. Clinical practice guidelines by the infectious diseases society of America: 2018 update on diagnosis, treatment, chemoprophylaxis, and institutional outbreak management of seasonal influenza. Clin Infect Dis. 2019;68(6):895-902.
19. Javanian M, Barary M, Ghebrehewet S, Koppolu V, Vasigala VKR, Ebrahimpour S. A brief review of influenza virus infection. J Med Virol. 2021;93(8):4638-46.
20. Brasil. Ministério da Saúde. Gripe (influenza). Medidas preventivas em creches. 2023. Disponível em: https://www.gov.br/saude/pt-br/assuntos/saude-de-a-a-z/g/gripe-influenza. Acesso em: 6 jul. 2023.
21. Branche AR, Falsey AR. Parainfluenza {Virus} {Infection}. Semin Respir Crit Care Med. 2016;37(04):538-54. Disponível em: http://www.thieme-connect.de/DOI/DOI?10.1055/s-0036-1584798. Acesso em: 8 maio 2023.
22. Schomacker H, Schaap-Nutt A, Collins PL, Schmidt AC. Pathogenesis of acute respiratory illness caused by human parainfluenza viruses. Curr Opin Virol. 2012;3(2):294-9. Disponível em: https://www.sciencedirect.com/science/article/pii/S1879625712000284. Acesso em: 3 maio 2023.

23. Prince GA, Ottolini MG, Moscona A. Contribution of the {Human} {Parainfluenza} {Virus} {Type} 3 {HN}-{Receptor} {Interaction} to {Pathogenesis} {In} {Vivo}. J Virol. 2001. Disponível em: https://journals.asm.org/doi/10.1128/jvi.75.24.12446-12451.2001. Acesso em: 17 jul. 2023.
24. Gao L, Li Y, Zhang Y, Chen X, Gao L, Zhang C et al. Long-term outcome of HLA-haploidentical hematopoietic SCT without in vitro T-cell depletion for adult severe aplastic anemia after modified conditioning and supportive therapy. Bone Marrow Transplant. 2014;49(4):519-24.
25. Hsieh Y-J, Chin H, Chiu N-C, Huang F-Y. Hospitalized {Pediatric} {Parainfluenza} {Virus} {Infections} in a {Medical} {Center}. J Microbiol Immunol Infect. 2010;43(5):360-5. Disponível em: https://www.sciencedirect.com/science/article/pii/S1684118210600576. Acesso em: 3 maio 2023.
26. Maykowski P, Smithgall M, Zachariah P, Oberhardt M, Vargas C, Reed C et al. Seasonality and clinical impact of human parainfluenza viruses. Influenza Other Respi Viruses. 2018;12(6):706-16. Disponível em: https://onlinelibrary.wiley.com/doi/abs/10.1111/irv.12597. Acesso em: 26 mar. 2023.
27. Linster M, Do LAH, Minh NNQ, Chen Y, Zhe Z, Tuan TA et al. Clinical and {Molecular} {Epidemiology} of {Human} {Parainfluenza} {Viruses} 1–4 in {Children} from {Viet} {Nam}. Sci Rep. 2018;8(1):6833.
28. Álvarez-Argüelles ME, Rojo-Alba S, Pérez Martínez Z, Leal Negredo Á, Boga Riveiro JA, Alonso Álvarez MA et al. New clinical and seasonal evidence of infections by {Human} {Parainfluenzavirus}. Eur J Clin Microbiol & Infect Dis. 2018;37(11):2211-7. Disponível em: https://link.springer.com/article/10.1007/s10096-018-3363-y. Acesso em: 26 ago. 2021.
29. Han JY, Suh W, Han SB. Seasonal epidemiological and clinical characteristics of pediatric patients with human parainfluenza virus infection by serotype: a retrospective study. Virol J. 2022;19(1):141. Disponível em: https://doi.org/10.1186/s12985-022-01875-2. Acesso em: 3 maio 2023.
30. Thomazelli LM, Oliveira DBL de, Durigon GS, Whitaker B, Kamili S, Berezin EN et al. Vigilância dos vírus parainfluenza humanos em pacientes pediátricos com infecções do trato respiratório inferior: uma visão especial do parainfluenza tipo 4. J Pediatr. 2018;94:554-8. Disponível em: http://www.scielo.br/j/jped/a/Wq7GhYHRQSxmLBRc7hTCvxM/?lang=pt. Acesso em: 27 abr. 2023.
31. Liu W-K, Liu Q, Chen D-H, Liang H-X, Chen X-K, Huang W-B et al. Epidemiology and clinical presentation of the four human parainfluenza virus types. BMC Infect Dis. 2013 Dec 23;13(1):28. Disponível em: https://bmcinfectdis.biomedcentral.com/articles/10.1186/1471-2334-13-28.
32. Cherry JD. Croup. N Engl J Med. 2008;358(4):384-91. Disponível em: https://doi.org/10.1056/NEJMcp072022. Acesso em: 3 maio 2023.
33. Ruuskanen O, Lahti E, Jennings LC, Murdoch DR. Viral pneumonia. Lancet. 2011;377(9773):1264-75. Disponível em: https://www.sciencedirect.com/science/article/pii/S0140673610614596. Acesso em: 8 maio 2023.
34. Ginocchio CC. Detection of respiratory viruses using non-molecular based methods. J Clin Virol. 2007;40:S11-S14. Disponível em: https://www.sciencedirect.com/science/article/pii/S1386653207700045. Acesso em: 15 maio 2023.
35. Echevarría JE, Erdman DD, Swierkosz EM, Holloway BP, Anderson LJ. Simultaneous {Detection} and {Identification} of {Human} {Parainfluenza} {Viruses} 1, 2, and 3 from {Clinical} {Samples} by {Multiplex} {PCR}. J Clin Microbiol. 1998;36(5):1388-91. Disponível em: https://journals.asm.org/doi/full/10.1128/JCM.36.5.1388-1391.1998. Acesso em: 16 maio 2023.
36. van de Pol AC, van Loon AM, Wolfs TFW, Jansen NJG, Nijhuis M, Breteler EK et al. Increased {Detection} of {Respiratory} {Syncytial} {Virus}, {Influenza} {Viruses}, {Parainfluenza} {Viruses}, and {Adenoviruses} with {Real}-{Time} {PCR} in {Samples} from {Patients} with {Respiratory} {Symptoms}. J Clin Microbiol. 2007;45(7):2260-2. Disponível em: https://journals.asm.org/doi/10.1128/JCM.00848-07. Acesso em: 16 maio 2023.
37. Aguilar JC, Pérez-Breña MP, García ML, Cruz N, Erdman DD, Echevarría JE. Detection and {Identification} of {Human} {Parainfluenza} {Viruses} 1, 2, 3, and 4 in {Clinical} {Samples} of {Pediatric} {Patients} by {Multiplex} {Reverse} {Transcription}-{PCR}. J Clin Microbiol. 2000;38(3):1191-5. Disponível em: https://journals.asm.org/doi/10.1128/JCM.38.3.1191-1195.2000. Acesso em: 16 maio 2023.
38. Pawełczyk M, Kowalski ML. The {Role} of {Human} {Parainfluenza} {Virus} {Infections} in the {Immunopathology} of the {Respiratory} {Tract}. Curr Allergy Asthma Rep. 2017; 17(3):16. Disponível em: https://doi.org/10.1007/s11882-017-0685-2. Acesso em: 11 jun. 2023.
39. Greenberg DP, Walker RE, Lee M-S, Reisinger KS, Ward JI, Yogev R et al. A {Bovine} {Parainfluenza} {Virus} {Type} 3 {Vaccine} {Is} {Safe} and {Immunogenic} in {Early} {Infancy}. J Infect Dis. 2005;191(7):1116-22. Disponível em: https://doi.org/10.1086/428092. Acesso em: 18 jul. 2023.
40. Karron RA, Thumar B, Schappell E, Surman S, Murphy BR, Collins PL et al. Evaluation of two chimeric bovine-human parainfluenza virus type 3 vaccines in infants and young children. Vaccine. 2012;30(26):3975-81. Disponível em: https://www.sciencedirect.com/science/article/pii/S0264410X11019451. Acesso em: 18 jul. 2023.

# Infecção pelo HIV

49

*Regina Célia de Menezes Succi*
*Eliana Galano*
*Daisy Maria Machado*

A síndrome da imunodeficiência adquirida (Aids) (do inglês, *acquired immunodeficiency syndrome*) é a manifestação mais grave e avançada da infecção pelo vírus da imunodeficiência humana (HIV). Define-se pelo desenvolvimento de infecções de repetição, inclusive doenças oportunistas e neoplasias resultantes da imunossupressão e inflamação crônica induzidas pelo HIV. Foi inicialmente registrada pelo Centers for Disease Control (CDC), de Atlanta (EUA), em 1981, e se alastrou de forma epidêmica, uma vez que atingiu indivíduos nos cinco continentes. Mais de 40 anos se passaram desde sua primeira descrição, e os avanços da ciência foram dramáticos, pois fizeram com que uma doença inexoravelmente fatal se transformasse numa doença crônica.

Apesar dos progressos no entendimento da doença, seu tratamento e medidas profiláticas, o impacto global do acometimento de crianças e adolescentes ainda é enorme. Em 2020, 1,8 milhão de crianças menores de 14 anos viviam com HIV, e diariamente 270 crianças morriam devido a esse vírus. Dois milhões de adolescentes vivem com HIV globalmente, aproximadamente 80% na África Subsaariana, onde o HIV continua a ser a principal causa de morte[1].

## MANIFESTAÇÕES CLÍNICAS E CLASSIFICAÇÃO

A infecção pelo HIV em crianças tem uma grande variedade de apresentações clínicas. O CDC propôs, em 1987, um sistema de classificação que foi revisado e teve duas modificações[2,3] (Quadros 49.1, 49.2 e 49.3).

**Quadro 49.1** – Classificação proposta pelo CDC para a infecção pelo HIV em crianças (1994).

| Categorias imunológicas de acordo com imunossupressão | Categorias clínicas de acordo com a gravidade dos sinais ou sintomas | | | |
|---|---|---|---|---|
| | **N: ausentes** | **A: leves** | **B: moderados** | **C: graves** |
| **1. Sem supressão** | N1 | A1 | B1 | C1 |
| **2. Supressão moderada** | N2 | A2 | B2 | C2 |
| **3. Supressão grave** | N3 | A3 | B3 | C3 |

*Fonte:* Centers for Disease Control and Prevention. 1994 Revised classification system for human immunodeficiency virus infection in children less than 13 years of age. MMWR. 1994;43(No. RR-12).

**Quadro 49.2** – Classificação da infecção pelo HIV em crianças com menos de 13 anos de idade – critério CDC adaptado.

| **Categoria N: assintomático** |
|---|
| Crianças sem sinais ou sintomas resultantes da infecção pelo HIV ou com apenas uma das condições listadas na categoria A |
| **Categoria A: sintomas leves** |
| Crianças com duas ou mais das condições listadas a seguir, mas nenhuma das condições listadas nas categorias B ou C:<br>▪ aumento crônico de parótida<br>▪ dermatite persistente |

(*Continua*)

**Quadro 49.2** – Classificação da infecção pelo HIV em crianças com menos de 13 anos de idade – critério CDC adaptado. (*Continuação*)

| **Categoria A: sintomas leves** |
|---|
| ▪ linfonodomegalia (linfonodos > 0,5 cm em mais de dois sítios e/ou bilateralmente em um sítio) |
| ▪ hepatomegalia |
| ▪ esplenomegalia |
| ▪ dermatite |
| ▪ parotidite |
| ▪ infecções recorrentes ou persistentes de trato respiratório alto, otite média ou sinusite |
| **Categoria B: sintomas moderados** |
| Crianças com sinais ou sintomas diferentes daqueles listados nas categorias A ou C<br>▪ Anemia (Hb < 8 g/dL), neutropenia (< 1.000 cel/mm³), plaquetopenia (< 100 mil/mm³) por mais de 30 dias<br>▪ Meningite bacteriana, pneumonia, sepse (único episódio)<br>▪ Febre persistente (duração > 1 mês)<br>▪ Candidíase oral persistente por mais de 2 meses em criança maior de 6 meses<br>▪ Miocardiopatia, nefropatia, hepatite<br>▪ Diarreia crônica ou recorrente<br>▪ Infecção por citomegalovírus (início até o 1º mês de vida)<br>▪ Herpes-zóster (mais de um episódio ou de um dermátomo acometido)<br>▪ Herpes simples: estomatite recorrente (mais de dois episódios em 1 ano), bronquite, pneumonia ou esofagite com início antes de 1 ano de vida<br>▪ Pneumonia linfoide intersticial<br>▪ Toxoplasmose (começo até o 1º mês de vida)<br>▪ Nocardiose<br>▪ Varicela disseminada ou crônica<br>▪ Tuberculose pulmonar |
| **Categoria C: sintomas graves** |
| Crianças com doenças definidoras de imunodeficiência<br>▪ Infecções bacterianas graves, múltiplas ou recorrentes (sepse, pneumonia, meningites, infecções osteoarticulares, abscessos de órgãos internos), pelo menos dois episódios em 2 anos<br>▪ Candidíase de esôfago, traqueia, brônquios ou pulmão<br>▪ Infecção por citomegalovírus em qualquer outro local que não seja fígado, baço ou linfonodos em maiores de 1 ano de idade<br>▪ Coccidioidomicose disseminada<br>▪ Criptococose extrapulmonar<br>▪ Diarreia, por mais de 1 mês, por *Cryptosporidium* ou *Isospora*<br>▪ Citomegalovirose em outros sítios além de fígado, baço e linfonodo, início > 1 mês de idade<br>▪ Encefalopatia determinada pelo HIV<br>▪ Úlceras mucocutâneas por herpes simples persistindo por mais de 1 mês em crianças com mais de 1 mês de idade<br>▪ Herpes simples em brônquios, pulmões ou trato gastrintestinal<br>▪ Histoplasmose disseminada (que não seja localizada apenas em pulmões e linfonodos cervicais ou hilares)<br>▪ Sarcoma de Kaposi<br>▪ Linfoma primário do cérebro, linfoma de Burkitt, linfoma imunoblástico, linfoma não Hodgkin de células B<br>▪ Tuberculose disseminada ou extrapulmonar<br>▪ *Mycobacterium avium* ou *M. kansasii* extrapulmonar ou disseminada<br>▪ *Mycobacterium tuberculosis* extrapulmonar ou disseminada<br>▪ Pneumonia por *Pneumocystis jirovecii*<br>▪ Pneumonia recorrente<br>▪ Leucoencefalopatia multifocal progressiva<br>▪ Síndrome da emaciação (*wasting syndrome*)<br>▪ Sepse recorrente por bactérias do gênero *Salmonella* (não tifoide) |

*Fonte:* Centers for Disease Control and Prevention. 1994 Revised classification system for human immunodeficiency virus infection in children less than 13 years of age. MMWR. 1994;43(No. RR-12).

**Quadro 49.3** – Classificação imunológica da infecção pelo HIV de acordo com linfócitos T CD4+ para a idade, em números absolutos e percentuais.

| Classificação imunológica | Idade < 1 ano | | Idade de 1 a < 6 anos | | Idade > 6 anos | |
|---|---|---|---|---|---|---|
| | Células/mm³ | % | Células/mm³ | % | Células/mm³ | % |
| **Categoria 1**<br>**Sem supressão** | ≥ 1.500 | ≥ 34 | ≥ 1.000 | ≥ 30 | ≥ 500 | ≥ 26 |
| **Categoria 2**<br>**Supressão moderada** | 750 a 1.499 | 26 a 33 | 500 a 999 | 22 a 29 | 200 a 499 | 14 a 25 |
| **Categoria 3**<br>**Supressão grave**[a] | < 750 | < 26 | < 500 | < 22 | < 200 | < 14 |

[a] Independentemente da contagem de linfócitos T CD4+, na presença de infecção oportunista, a classificação grave (3) é estabelecida.
*Fonte:* Centers for Disease Control and Prevention. Revised surveillance case definition for HIV infection – United States. MMWR 2014;63 (RR-3):1-10.

As manifestações iniciais são inespecíficas e incluem dificuldade para ganhar peso, adenomegalia, hepatoesplenomegalia, febre, diarreia prolongada, anormalidades neurológicas, candidíase oral de difícil controle e infecções bacterianas de repetição[4].

Ao considerar-se a história natural da doença, os sinais e sintomas iniciais podem acontecer ainda no decorrer do primeiro ano e mesmo nos primeiros meses de vida, caso não seja iniciado o tratamento. Atualmente, com a possibilidade de diagnóstico e tratamento precoces, essas apresentações prematuras têm sido mais raras.

As infecções bacterianas recorrentes, que podem ser a primeira manifestação da doença na criança, incluem desde quadros pouco graves, como otite média crônica, sinusite e infecções cutâneas e do trato urinário, que se caracterizam pela elevada frequência, até infecções graves, como pneumonias, abscessos de órgãos profundos, osteomielite, artrite séptica, sepse ou bacteremia e meningites. Os agentes etiológicos isolados são aqueles comumente encontrados na infância, em crianças sem imunodeficiência, como *Streptococcus pneumoniae*, *Haemophilus influenzae*, *Staphylococcus aureus* e *Neisseria meningitidis*, porém, outras vezes, bactérias menos frequentes, como *Salmonella*, *Pseudomonas aeruginosa*, *Citrobacter*, *Acinetobacter* e outras, podem ser isoladas[5]. A disponibilidade de vacinas conjugadas para vários desses agentes contribuiu para a redução da ocorrência dessas infecções.

Quando a infecção pelo HIV não é tratada, as infecções de trato respiratório alto são muito comuns, e as infecções de trato respiratório baixo são responsáveis por significante morbidade e mortalidade, visto que muitas crianças desenvolvem doença pulmonar crônica.

O *S. pneumoniae* é o agente mais comum nas infecções bacterianas invasivas em crianças com Aids[6]. Nos Estados Unidos, as infecções pneumocócicas são 100 a 300 vezes mais frequentes entre crianças infectadas pelo HIV do que em crianças imunocompetentes com idade abaixo dos 5 anos[7]. Bacteremias por *Salmonella* não tifoide também são muito frequentes entre crianças infectadas pelo HIV[6].

A frequência e os agentes etiológicos da otite média aguda até os 2 anos de vida são similares aos encontrados entre crianças imunocompetentes, mas a recorrência é maior; raramente bactérias oportunistas causam otites nessas crianças. As sinusites também são comuns, provavelmente em decorrência da mucosite, que predispõe à obstrução dos óstios dos seios.

Doenças diarreicas são causas importantes de morbidade e mortalidade em crianças infectadas pelo HIV, determinando desnutrição e retardo do crescimento. Bactérias, vírus, fungos e parasitas podem determinar doenças do trato gastrintestinal. Agentes etiológicos responsáveis por doença em crianças com Aids incluem: *Campylobacter*, *Salmonella*, *Shigella*, *Candida* spp., *Cryptosporidium*, citomegalovírus (CMV), herpes-vírus simples (HSV), *Histoplasma capsulatum*, *Isospora* e micobactérias atípicas.

A alteração da epidemiologia da tuberculose em consequência da epidemia de Aids aumentou a morbidade e mortalidade secundárias à tuberculose. Não é raro que essa doença seja a manifestação inicial da Aids e até sirva como uma "doença sentinela" para a suspeição e investigação de infecção pelo HIV, embora pareça ser menos frequente em crianças do que nos adultos. A emergência de cepas multidrogas-resistentes (TB-MDR) é um problema preocupante em todo o mundo.

A doença na criança de baixa idade é geralmente manifestação da infecção tuberculosa primária, da mesma forma que em crianças não infectadas pelo HIV, o que determina manifestações sistêmicas e associação de quadros pulmonares com extrapulmonares[8]. Febre, desconforto respiratório, tosse e alterações na curva de peso são comuns à maioria dos casos[9]. Os infiltrados pulmonares vistos na radiografia são frequentes e podem ocorrer de forma localizada ou disseminada, acompanhados ou não de adenomegalia hilar. A ocorrência da doença nos pais, sobretudo quando bacilíferos, aumenta o risco de infecção e doença nas crianças. As formas pulmonares e ganglionares são as mais comuns, porém meningoencefalite e formas miliares podem ocorrer, na maioria das vezes com acompanhamento de doença pulmonar. A resposta ao tratamento costuma ser boa, exceto nos pacientes com doença disseminada ou TB-MDR.

A micobacteriose atípica, causada principalmente por microbactérias do complexo MAC (*Mycobacterium avium complex*), era doença rara antes do advento da Aids. A infecção por MAC raramente é localizada e a forma disseminada foi uma das primeiras e mais comuns infecções oportunistas descritas em crianças com Aids[10,11]. Ocorre principalmente entre as crianças com imunodeficiência grave e se manifesta, em geral, por sinais e sintomas inespecíficos, como febre prolongada, perda de peso, hepatoesplenomegalia, anemia grave e neutropenia; algumas vezes as manifestações gastrintestinais da doença incluem diarreia crônica, dor abdominal, colite, hepatoesplenomegalia e síndrome de má absorção.

As infecções virais podem ter curso mais grave ou ser recorrentes em crianças infectadas pelo HIV. Os vírus do grupo herpes (CMV, varicela-zóster – VZ, herpes simplex e Epstein-Barr) são frequentes e podem causar desde lesões em pele e mucosas, até doença pulmonar, ocular, de trato gastrintestinal e de sistema nervoso central. Episódios prolongados e recorrentes de gengivoestomatite herpética, varicela de evolução prolongada ou crônica, herpes-zóster de repetição ou disseminado são algumas das doenças virais comuns nessas crianças. O vírus V-Z, particularmente, determina quadros persistentes ou recorrentes de varicela clássica ou zóster. Infecções virais do sistema respiratório podem determinar quadros graves, além de predispor às infecções bacterianas.

Os fungos são patógenos importantes nas crianças infectadas pelo HIV. Candidíase oral de difícil controle costuma ser a infecção fúngica mais precoce e a mais comum[12]. A *Candida* spp. é o agente fúngico mais frequente, mas outras espécies de *Candida* spp. têm aumentado, além de *Aspergillus*, *Cryptococcus*, *Histoplasma capsulatum*. Esofagite por *Candida* spp. ocorre mais em crianças maiores e com maior comprometimento da resposta imune; manifesta-se por dor retroesternal, odinofagia e disfagia.

Além das infecções bacterianas e virais do trato respiratório, a pneumonia linfoide intersticial (PIL) tem sido descrita em crianças com Aids. É mais comum em crianças com mais de 1 ano de idade e se manifesta como doença pulmonar de evolução crônica, frequentemente acompanhada de aumento de tecido linfoide em outros sítios como linfonodos e parótidas. Taquipneia, tosse, cianose, dedos em baqueta de tambor e insuficiência cardíaca direita são comuns. A etiologia dessa pneumonia não é bem conhecida, e pode ser consequência de hiper-reatividade imune ou infecção primária pulmonar pelo próprio HIV, vírus Epstein-Barr ou ambos[13].

As infecções oportunistas na criança costumam ocorrer nos estágios avançados da doença não tratada; mais raramente, a doença pode iniciar-se subitamente com uma infecção oportunista. A pneumonia por *Pneumocystis jirovecii* (PPj) é a infecção oportunista mais comum; lactentes e crianças jovens têm maior risco para desenvolver essa complicação, mesmo com valores de T CD4 dentro da normalidade, o que justifica a introdução precoce de profilaxia[14]. Caracteriza-se por uma tétrade de sinais: taquipneia, dispneia, febre e tosse de início súbito. Nas crianças maiores, a doença pode ter evolução mais indolente. A gasometria arterial revela hipóxia grave e os níveis de desidrogenase lática sérica estão usualmente aumentados. A radiografia de tórax revela infiltrado intersticial difuso. A PPj pode ser a primeira manifestação da Aids em lactentes jovens, a maioria dos casos com ocorrência entre 3 e 6 meses de vida. Considerando-se que o diagnóstico definitivo da infecção nessas crianças é difícil, que lactentes e crianças jovens têm maior risco para desenvolver essa complicação, mesmo com contagem de células T CD4+ normal, justifica-se a introdução precoce da profilaxia com sulfametoxazol – trimetoprim a partir da 6ª semana de vida para filhos de mães infectadas pelo HIV, mesmo naqueles em que ainda não se confirmou o diagnóstico da infecção[14,15].

Alterações hematológicas são muito comuns, principalmente nos estágios mais avançados da doença[16].

Anemia, leucopenia, neutropenia e plaquetopenia podem ocorrer tanto pela ação direta do vírus, quanto pela ação das drogas antirretrovirais.

A encefalopatia é uma das manifestações mais graves e características da infecção pelo HIV na criança. O envolvimento do SNC se relaciona com o estágio da doença, idade do início dos sintomas da Aids e progressão da doença. A introdução de terapia antirretroviral combinada (TARVc) retardou o aparecimento e diminuiu a prevalência da encefalopatia determinada pelo HIV, caracterizada por atraso ou perda de marcos do desenvolvimento, atraso na aquisição e/ou desenvolvimento da linguagem, comprometimento cognitivo e comprometimento motor[17].

As infecções oportunistas, como toxoplasmose, tuberculose, infecção disseminada por *Mycobacterium avium-intracellulare*, CMV ou herpes-vírus simplex, esofagite por *Candida* spp., criptosporidiose e criptococose são menos frequentes na criança do que no adulto, e ocorrem, em geral, naquelas que apresentam maior comprometimento imunológico.

As crianças infectadas pelo HIV têm um risco aumentado de desenvolver câncer. Muitos dos cânceres em crianças infectadas pelo HIV estão ligados à imunossupressão e coinfecções oncogênicas. A TARVc reduz o risco de desenvolver câncer, mas o risco permanece aumentado naquelas que iniciam a TARVc em idades tardias ou com imunossupressão mais avançada[18].

Na história natural da infecção pelo HIV, todos os órgãos e sistemas podem ser comprometidos. Hepatite, miocardiopatia, aumento persistente de glândulas salivares ou parotidite de longa evolução, lesão renal, lesões cutâneas, doença ocular e anormalidades hematológicas podem ocorrer como manifestações da infecção não tratada. Após o advento da TARVc, a infecção pelo HIV passou a ser considerada uma doença crônica. Os distúrbios metabólicos, cardiovasculares, renais, neurológicos e cânceres são agora responsáveis pela maior morbimortalidade quando comparada à de crianças que não vivem com o HIV/Aids[19]. As principais complicações metabólicas incluem dislipidemia e resistência à insulina, complicações que estão associadas ao vírus e a vários agentes ARV, o que pode elevar o risco de doença cardiovascular com a idade. Anormalidades ósseas são uma preocupação para crianças infectadas no período perinatal, que podem apresentar maior risco de fraturas ósseas e osteoporose[20].

## ETIOPATOGENIA

O agente etiológico da Aids é o HIV, um retrovírus que pertence à família Retroviridae, subfamília Orthoretrovirinae e gênero *Lentivirus*, e está bastante relacionado com outros dois retrovírus linfotrópicos humanos: HTLV-1 e HTLV-2. Esses RNA vírus são constituídos por uma cápside proteica e um envelope lipídico que contém proteínas capazes de fazer a ligação com receptores da membrana da célula do hospedeiro. Uma enzima chamada transcriptase reversa (específica dos retrovírus) determina a síntese de um filamento duplo de DNA complementar usando o filamento único de RNA como molde. Esse DNA é integrado ao DNA da célula do hospedeiro através de uma enzima chamada integrase.

Dois tipos maiores do HIV são conhecidos: HIV-1 e HIV-2. HIV-1 é o tipo mais comum e responsável pela infecção de milhões de pessoas no mundo todo. HIV-2 é encontrado principalmente na África, sua transmissão é menos eficaz e resulta em doença de curso mais indolente. A estrutura genômica dos dois subtipos é similar. A estrutura mais externa do vírus, o envelope, é constituída por duas camadas lipídicas, adquiridas quando o vírus brota da membrana da célula hospedeira. O envelope do HIV-1 tem cópias justapostas das glicoproteínas virais 120 (gp120) e 41 (gp41). As partículas virais infecciosas contêm o envelope e três proteínas Gag estruturais: matriz (MA, p17), capsídeo (CA, p24) e nucleocapsídeo (NC, p7). No interior do capsídeo, há duas fitas de RNA em geral idênticas com as quais a polimerase (pol) viral RT (p66, p51), e as proteínas NC (p9 e p6) estão intimamente associadas.

Os genes gag, pol e env codificam as proteínas estruturais, as quais são utilizadas para construção de novas partículas virais. Os seis genes reguladores (tat, nef, vif, vpr, vpu e rev) têm como função codificar as proteínas responsáveis pelo controle viral, em relação à infecção do hospedeiro e ao desenvolvimento da doença.

Através do sequenciamento do genoma completo do HIV-1, com base principalmente na caracterização das regiões genômicas env e/ou gag, é possível distinguir quatro grupos filogenéticos do HIV-1: M (principal), O (outlier), N (não M/não -O) e o grupo mais recente, P[21,22]. Ao contrário dos vírus do grupo M, os quais dominaram a pandemia global de HIV-1 desde o seu início, os outros grupos N, O e P não foram amplamente disseminados e compreendem apenas ~ 1% a 2% de todas as infecções por HIV-1[23].

De todas as variantes isoladas, o grupo M é o que mais prevalece (95%), e pode ser classificado em dez subtipos (A-D, F-H, J, K, L), oito sub-subtipos A (A1-A8) e dois subtipos de área F (F1-F2). Em 2018, foi proposta a junção dos subtipos B e D devido à baixa diversidade genética entre si, além da classificação em sub-subtipos B, D1, D2, D3[21,24,25].

Ocorre uma dispersão distinta dos subtipos do HIV-1 nas regiões brasileiras, sendo o subtipo B o mais prevalente no Brasil, totalizando 68,8%, seguido dos subtipos C (11,9%) e F (9%)[26].

Embora a transmissão por uso de drogas seja importante em algumas partes do mundo, a transmissão é mais frequente em adultos por meio de relações sexuais desprotegidas.

A infecção se inicia, na maior parte das vezes, com a ligação da glicoproteína do envelope viral, gp120, a receptores CD4 da superfície de células suscetíveis: linfócitos T, monócitos, macrófagos, células dendríticas e da micróglia. As células T CD4 são os maiores alvos da infecção pelo HIV[27]. Após essa ligação, o vírus é internalizado, perde seu envelope e produz cópias de DNA a partir do RNA, com a utilização de sua enzima transcriptase reversa. Essa cópia de DNA é transportada ao núcleo da célula e é integrada ao DNA celular, e recebe o nome de provírus. A transcrição do DNA pró-viral leva à expressão de proteínas do HIV-1, inclusive as poliproteínas Gag e GagPol. Essas proteínas estruturais são direcionadas para o folheto interno da membrana plasmática, onde ocorrem a montagem e o brotamento de novas partículas virais. Concomitante com a liberação de partículas, a protease (PR), que é empacotada em vírions como parte da poliproteína GagPol, cliva as poliproteínas Gag e GagPol em suas proteínas maduras individuais, o que possibilita a formação de partículas virais infecciosas. Bilhões de partículas virais são produzidas e destruídas diariamente no indivíduo infectado pelo HIV.

A virulência resulta da capacidade do HIV de subverter à resposta imune normal e induzir uma disfunção imune crônica e progressiva que torna o indivíduo vulnerável a infecções e neoplasias, além de doenças consumptiva e neurológica que, se não tratadas, acabam por levar à morte.

As alterações imunológicas da doença são complexas e heterogêneas. A depleção lenta e progressiva dos linfócitos T CD4+ circulantes é a alteração mais marcante da infecção pelo HIV e resulta numa imunodeficiência celular que permite a instalação de infecções oportunistas. Os defeitos na resposta imune humoral estão presentes na maioria das crianças infectadas pelo HIV e, em geral, precedem a deficiência de células T, o que resulta em infecções bacterianas recorrentes.

A imaturidade do sistema imunológico do feto, recém-nascido e lactente pode resultar em diferenças entre a doença no adulto e na criança. A disfunção imune humoral é mais grave em crianças que em adultos. A ativação policlonal das células B leva à produção espontânea de imunoglobulinas, que determina uma hipergamaglobulinemia principalmente à custa de IgG e IgA, embora a resposta específica seja ruim, o que determina infecções bacterianas frequentes. As manifestações clínicas, o tempo de progressão da doença e a sobrevida das crianças infectadas são variáveis. Antes da introdução da terapia antirretroviral potente, apenas 19% das crianças infectadas estavam assintomáticas no fim do primeiro ano de vida e 6,1%, aos 5 anos[28].

Os riscos de transmissão diferem de acordo com o tipo de exposição. A transmissão por transfusão de sangue tem alta eficácia: superior a 90%. A transmissão perinatal tem taxas que variam de 14% a 40% quando não são utilizadas medidas profiláticas. Já o risco de adquirir a infecção pelo HIV através de relação sexual desprotegida é baixo em exposição única – de 0,1% a 1%. Os cuidados com a qualidade do sangue e derivados diminuíram drasticamente os casos secundários à transfusão sanguínea.

## Epidemiologia

O HIV já foi isolado dos seguintes tecidos e fluidos corpóreos: sangue, sêmen, secreções vaginal e cervical, medula óssea, saliva, tecido nervoso cerebral, líquido cerebrospinal, lágrimas, urina, leite materno e líquido amniótico. A baixa concentração de vírus e a infrequência do isolamento na maior parte desses líquidos sugerem que sangue, soro, sêmen, secreções vaginal e cervical, além do leite materno, são os fluidos que desempenham papel importante na transmissão do HIV. Os dados clínicos e epidemiológicos avaliados no mundo todo desde o início da epidemia sugerem que três modos de transmissão são os mais importantes: contato sexual, exposição a sangue contaminado (principalmente por uso de drogas/contato com sangue ou seus derivados) e perinatal de mãe infectada para o seu filho.

O padrão epidemiológico da Aids mudou dramaticamente desde a descrição dos primeiros casos da síndrome, em 1981, nos Estados Unidos, até os dias de hoje. Restrita inicialmente a alguns grupos de indivíduos nos Estados Unidos, Europa e África Subsaariana, a doença afetou todas as partes do mundo e se transformou em uma importante causa de morbimortalidade, particularmente entre adultos jovens, principalmente por transmissão heterossexual. O pico da pandemia ocorreu na década de 2000, mas, com o progresso das medidas profiláticas, diagnóstico precoce e tratamento potente, houve queda progressiva de novas infecções pelo HIV, assim como queda da morbidade e da mortalidade devida à Aids.

A faixa etária mais acometida pela doença no Brasil é a de 20 a 49 anos. A epidemia de Aids no país está num processo de estabilização, embora em patamares elevados; em 2003, os casos novos ocorreram numa taxa de 18,2 casos por 100 mil habitantes, em 2013, a taxa elevou-se para 21,7 casos e, em 2019, baixou para 18,1 casos por 100 mil habitantes[29]. Em 2022, foram registrados 36.753 casos de Aids no Sistema de Informação de Agravos de Notificação (SINAN), totalizando uma taxa de detecção de 17,1 casos/100 mil habitantes[32].

O primeiro caso de transmissão perinatal descrito no Brasil ocorreu em 1985, e esse tipo de transmissão responde hoje por mais de 90% do total de casos de Aids pediátricos notificados no país. De 2015 a 2019, houve redução de 22% na taxa de detecção de Aids em menores de 5 anos. A taxa de detecção de Aids em menores de 5 anos tem sido utilizada como indicador para o monitoramento da transmissão vertical do HIV, quando a transmissão acontece durante a gestação, o parto ou a amamentação.

A Joint United Nations Programme on HIV/Aids (UNAIDS) estima que, em 2022, havia cerca de 39 milhões (33,1 milhões-45,7 milhões) de pessoas vivendo com HIV em todo mundo, sendo 1,7 milhão (1,3 milhão-2,1 milhões) de crianças (0 a 14 anos). Cinquenta e quatro por cento de todas as pessoas vivendo com HIV eram mulheres e meninas.

As mortes relacionadas à Aids foram reduzidas em 68% desde o pico em 2004 e em 52% desde 2010. No entanto, desde 2020, as crises múltiplas e simultâneas que abalaram o mundo impactaram de forma devastadora as pessoas que vivem com o HIV/Aids (PVHA), o que fez retroceder a resposta global à pandemia de Aids. O choque da pandemia de Covid-19 e a de HIV provocou uma redução dos avanços no controle do HIV, os recursos foram reduzidos e as desigualdades se ampliaram. A cada dois minutos em 2021, uma adolescente ou jovem mulher foi infectada com HIV, 650 mil (500 a 860 mil) pessoas morreram de causas relacionadas à Aids, uma por minuto. O número de pessoas que receberam tratamento para o HIV aumentou em apenas 1,47 milhão em 2021, em comparação com o aumento líquido de mais de 2 milhões de pessoas em anos anteriores. Isso representa o menor aumento desde 2009[30].

Em 2014, UNAIDS e parceiros divulgaram metas ambiciosas para o aumento de testagem e tratamento do HIV, conhecido como "90-90-90"[30]. O objetivo era que, em 2020, 90% dos indivíduos infectados pelo HIV soubessem seu *status* sorológico, 90% dos indivíduos diagnosticados estivessem em tratamento, e 90% dos indivíduos em tratamento estivessem com carga viral do HIV indetectável. Atualmente, essa meta foi elevada para 95-95-95 e, em 2021, 85% (75% a 97%) das pessoas PVHA conheciam seu *status* de HIV. Entre as pessoas que conheciam seu *status*, 88% (78- > 98%) estavam acessando o tratamento, e entre as pessoas que acessam o tratamento, 92% (81- > 98%) estavam com carga viral do HIV indetectável[31].

## TRANSMISSÃO PERINATAL DO HIV

A transmissão do HIV (TVHIV) de uma mulher infectada (sintomática ou assintomática) para o seu filho é o mecanismo epidemiológico mais importante de aquisição do vírus entre crianças. Essa transmissão pode ocorrer durante três períodos distintos: pré-natal, intraparto e pós-natal. As evidências clínicas, sorológicas e virológicas demonstram que a transmissão do vírus da mãe para o concepto ocorre principalmente próximo do e durante o parto[4,33]. A partir de 1994, a publicação dos dados do protocolo PACTG 076, conduzido por Estados Unidos e França, tornou evidente a possibilidade de reduzir significantemente (próximo de 70%) a transmissão do HIV de mães infectadas para seus bebês, pela administração de AZT para as mães durante a gestação e o parto, e para o recém-nascido durante 6 semanas[34]. As taxas de transmissão vertical do HIV, que até 1994 variavam de 12% a 42%[35,36], caíram para 4% a 6% nos países que, além de incorporarem esse regime, passaram a aumentar o aconselhamento e a oferta do teste para o HIV no acompanhamento pré-natal[37]. A indicação de início da terapia antirretroviral combinada (TARVc) assim que é feito o diagnóstico da infecção para todas as pessoas, gestantes ou não, facilitou a aquisição da indetecção dos níveis virais plasmáticos no momento do parto, o que permitiu atingir taxas de transmissão vertical menores de 1%[38].

As orientações para a prevenção da transmissão vertical do HIV (PVHIV) foram modificadas com o passar dos anos, de acordo com os resultados dos ensaios clínicos. Atualmente, todos os RN expostos ao HIV devem receber profilaxia para PTVHIV[15], com esquema recomendado de acordo com a classificação de risco de TVHIV (Quadro 49.4).

**Quadro 49.4 –** Indicação de ARV para a profilaxia da transmissão vertical do HIV.

| Risco de TV | Indicação | ARV | Duração total | Posologia |
|---|---|---|---|---|
| **Baixo risco** | ▪ Uso de TARV na gestação **E** com CV-HIV indetectável a partir da 28ª semana (3° trimestre) **E** sem falha na adesão à TARV | **Zidovudina** (VO) | **4 semanas** | ▪ RN com 35 semanas de idade gestacional ou mais: 4 mg/kg/dose, 12 em 12 horas<br>▪ RN entre 30 e 35 semanas de idade gestacional: 2 mg/kg/dose de 12 em 12 horas por 14 dias e 3 mg/kg/dose de 12 em 12 horas a partir do 15° dia<br>▪ RN com menos de 30 semanas de idade gestacional: 2 mg/kg/dose, de 12 em 12 horas<br>▪ A dose do AZT IV, quando necessária, é 75% da dose VO, com o mesmo intervalo entre as doses |
| **Alto risco** | ▪ Mães sem pré-natal **OU**<br>▪ Mães sem TARV durante a gestação<br>**Ou**<br>▪ Mães com indicação de profilaxia e que não receberam no momento do parto<br>**Ou**<br>▪ Mães com início de TARV após 2ª metade da gestação<br>**Ou**<br>▪ Mães que receberam ARV somente no intraparto<br>**Ou**<br>▪ Mães com infecção aguda pelo HIV durante a gestação ou aleitamento<br>**Ou**<br>▪ Mães com CV-HIV detectável no 3° trimestre, recebendo ou não TARV<br>**Ou**<br>▪ Mães sem CV-HIV conhecida<br>**Ou**<br>▪ Mães com TR+ para HIV no momento do parto (sem diagnóstico e/ou seguimento prévio) | **Zidovudina** (VO) | **4 semanas** | ▪ RN com 35 semanas de idade gestacional ou mais: 4 mg/kg/dose, 12 em 12 horas<br>▪ RN entre 30 e 35 semanas de idade gestacional: 2 mg/kg/dose de 12 em 12 horas por 14 dias e 3 mg/kg/dose de 12 em 12 horas a partir do 15° dia<br>▪ RN com menos de 30 semanas de idade gestacional: 2 mg/kg/dose, de 12 em 12 horas<br>▪ A dose do AZT IV, quando necessária, é 75% da dose VO, com o mesmo intervalo entre as doses |
| | | **Lamivudina** (VO) | **4 semanas** | ▪ RN com 32 semanas de idade gestacional ou mais<br>▪ Do nascimento até 4 semanas de vida: 2 mg/kg/dose, de 12 em 12 horas |
| | | **Raltegravir** (VO) | **4 semanas** | ▪ RN com 37 semanas de idade gestacional ou mais[a]<br>▪ 1ª semana: 1,5 mg/kg/dose, 1 vez por dia[b]<br>▪ A partir da 2ª semana até 4ª semana: 3 mg/kg/dose, 2 vezes por dia |

[a] O raltegravir (RAL) não deve ser utilizado em crianças com idade gestacional (IG) menor de 37 semanas ou peso menor a 2 kg. Para os RN de IG entre 34 e 37 semanas ou com peso menor a 2 kg a profilaxia, deverá ser realizada com zidovudina + lamivudina + raltegravir granulado de 100 mg (AZT+3TC+RAL), durante 28 dias. Do nascimento à 1ª semana de vida: nevirapina (NVP) 4 mg/kg por dose 2 vezes por dia. A partir da 2ª semana de vida: nevirapina (NVP) 6 mg/kg por dose 2 vezes por dia. A dose de 200 mg/m² de superfície corporal só deve ser utilizada para lactentes com infecção confirmada pelo HIV. [b] Se a mãe tomou raltegravir 2 a 24 horas antes do parto, a primeira dose do neonato deve ser postergada até 24 a 48 horas após o parto. Para os RN de IG menor que 34 semanas a profilaxia deverá ser realizada apenas com zidovudina, independente do risco.

*Fonte:* Protocolo Clínico e Diretrizes Terapêuticas para Manejo da Infecção pelo HIV em Crianças e Adolescentes – Módulo 1 – Diagnóstico, manejo e acompanhamento de crianças expostas ao HIV, 2023.

Estudos apontam maior eficácia da profilaxia com esquemas combinados para crianças com alto risco de transmissão[39-41].

Crianças com **baixo risco** de transmissão vertical devem receber apenas zidovudina (AZT) e aquelas com **alto risco** devem receber profilaxia combinada com zidovudina + lamivudina + raltegravir (**AZT+3TC+RAL**), durante **28 dias**. Deve-se utilizar droga alternativa ao raltegravir (nevirapina), nos casos de recém-nascidos prematuros (Quadro 49.4). Em todas as situações, a profilaxia deve ser iniciada o mais precocemente possível após o nascimento, preferencialmente nas primeiras 4 horas de vida. Após 48 horas do nascimento, a indicação da profilaxia deve ser avaliada conforme cada caso.

A alta da maternidade é acompanhada de consulta agendada em serviço especializado para seguimento de crianças expostas ao HIV e coleta de carga viral do HIV (CV-HIV) ou DNA pró-viral com 14 dias de vida. A data da primeira consulta não deve ser superior a 15 dias a contar do nascimento, idealmente na primeira semana de vida. O comparecimento a essa consulta necessita ser monitorado, e a puérpera contactada, no caso de ausência[15].

O acompanhamento das crianças expostas ao HIV deve ser mensal nos primeiros 6 meses e, no mínimo bimestral, a partir do 2º semestre de vida.

## DIAGNÓSTICO

A infecção pelo HIV deve ser sempre considerada em crianças de todas as faixas etárias que apresentem as manifestações clínicas e/ou laboratoriais descritas a seguir: infecções recorrentes de vias aéreas superiores, inclusive sinusite ou otite; linfonodomegalia generalizada, hepatomegalia e/ou esplenomegalia; parotidite recorrente; pneumonias ou outras infecções graves de repetição; monilíase oral persistente; diarreia recorrente ou crônica; déficit ponderal e de estatura; atraso no desenvolvimento neuropsicomotor; febre de origem indeterminada; púrpura trombocitopênica idiopática; anemia; linfopenia; trombocitopenia.

Ante a suspeita ou o risco de exposição identificado pela história clínica, a investigação laboratorial é de indicação imediata[42].

Em crianças menores de 18 meses, devido à passagem transplacentária de anticorpos maternos do tipo IgG anti-HIV durante a gestação para o feto, há necessidade de realização de **testes moleculares** para o diagnóstico. Sabe-se que os anticorpos maternos podem permanecer identificáveis na criança até essa idade, ou mesmo, em raros casos, até 24 meses, não sendo indicados para diagnóstico nessa faixa etária.

Os testes moleculares disponibilizados pelo Ministério da Saúde (MS) são:

1. Quantificação do HIV-RNA/carga viral do HIV (CV-HIV).
2. Detecção do DNA pró-viral do HIV.

A carga viral é um teste quantitativo que permite quantificar o número de cópias de partículas virais dos subtipos do HIV circulantes no país. O DNA pró-viral é um teste qualitativo e identifica material genômico do vírus integrado no genoma do hospedeiro, sendo considerado padrão-ouro para o diagnóstico de infecção.

Na exposição vertical ao HIV, a recomendação atual, segundo o MS, é que a primeira coleta de CV-HIV seja feita logo após o nascimento, com coletas subsequentes aos 14 dias de vida, 6 semanas e 12 semanas de vida (Quadro 49.5)[15].

**Quadro 49.5** – Acompanhamento laboratorial da criança exposta ao HIV por via vertical.

| Exames | Quando realizar as coletas |
|---|---|
| | **Ao nascimento** |
| **CV-HIV** | 14 dias de vida |
| | 6 semanas de vida (2 semanas após o término da profilaxia) |
| | 12 semanas de vida (8 semanas após o término da profilaxia) |
| A. Toda CV-HIV detectável, independentemente do valor, necessita de coleta imediata de DNA-pró-viral para confirmação diagnóstica<br>B. Crianças sintomáticas deverão ser investigadas imediatamente | |

*Fonte:* DCCI/SVS/MS.

Caso algum desses testes resultar acima do limite de detecção (em geral, 40 cópias/mL), outro exame deve ser realizado imediatamente, conforme algoritmo do Ministério da Saúde (Figura 49.1).

Se a CV-HIV for detectável nas primeiras 48 horas de vida, indica que houve infecção intraútero. A distinção entre infecção intraútero e periparto só pode ser feita quando a primeira coleta de CV ocorrer ao nascimento (dentro das primeiras 48 horas de vida).

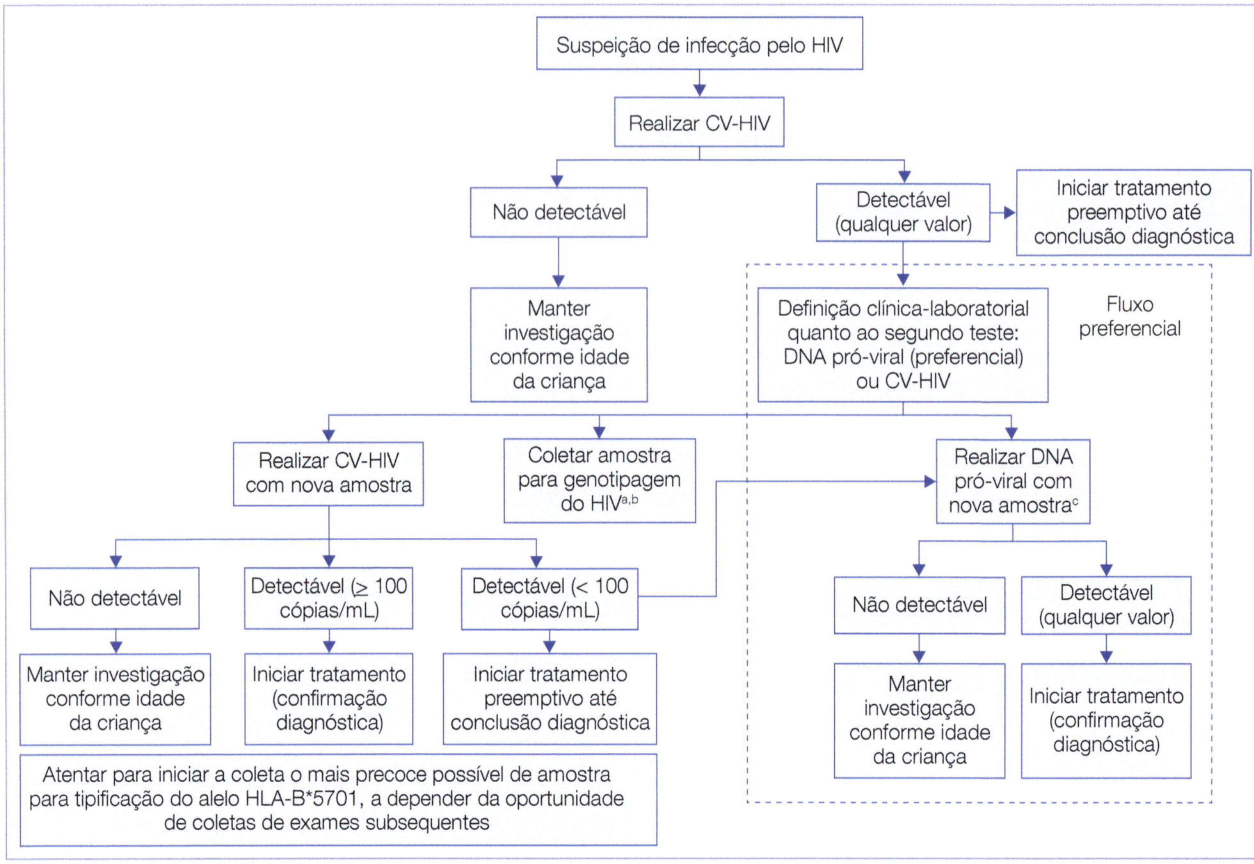


**Figura 49.1** – Algoritmo de conduta em criança exposta ao HIV com idade inferior ou igual a 18 meses, com investigação de infecção pelo HIV desde o nascimento.

[a] A amostra deve ser coletada logo após a CV-HIV detectável, mas o exame somente será realizado após conclusão diagnóstica. [b] Somente será realizado o exame de genotipagem se o resultado da primeira CV-HIV for superior a 500 cópias/mL. [c] A decisão clínica deverá considerar que o limite de detecção para a metodologia utilizada no exame de DNA pro-viral é de 300 cópias/mL.
Obs.: Não postergar o início ou manutenção da terapia antirretroviral até o resultado da genotipagem do HIV. Atentar para indicar coleta o mais precoce possível de amostra para tipificação do alelo HLA-B*5701, a depender da oportunidade de coletas de exames subsequentes.
*Fonte:* DATHI/SVSA/MS.

> A criança será considerada infectada pelo HIV quando apresentar duas cargas virais detectáveis, coletadas em momentos diferentes, **ou** uma carga viral detectável e um DNA pró-viral positivo.

A transmissão no momento do parto é caracterizada quando, após um resultado de CV abaixo do limite de detecção na primeira semana de vida, segue-se uma carga viral detectável ou um resultado de DNA pró-viral positivo realizado entre 7 e 90 dias de vida, em recém-nascidos não amamentados.

A exclusão definitiva do diagnóstico na criança é com base na presença de todos os critérios seguintes:

a) Pelo menos duas CV-HIV indetectáveis obtidas após a suspensão da profilaxia antirretroviral ou uma CV-indetectável mais um DNA pró-viral negativo.

b) Boas condições clínicas, bom desenvolvimento neuropsicomotor e sem evidência de déficit imunológico.

c) Uma sorologia anti-HIV não reagente realizada depois de 12 meses de idade. Se não ocorrer negativação da sorologia nesta idade, deve-se aguardar até os 18 meses para nova coleta de anticorpos anti-HIV.

> A criança será considerada presumivelmente não infectada caso não esteja sendo amamentada, esteja assintomática e com imunidade normal, e com pelo menos duas CV-HIV indetectáveis (ou DNA pró-viral negativos), sendo uma das coletas realizada pelo menos 2 semanas após o término da profilaxia antirretroviral e outra pelo menos 8 semanas após. Para a exclusão definitiva da infecção, além das condições anteriores, o desenvolvimento neuropsicomotor deve estar normal e a sorologia para HIV deve ser não reagente após 12 a 18 meses.

Na criança acima dos 18 meses de idade, tanto quanto no adulto, a presença confirmada de anticorpos séricos contra o HIV faz o diagnóstico de infecção. Será considerada não infectada a criança dessa faixa etária, que não está sendo amamentada e apresentar um teste ELISA anti-HIV não reagente ou 1 teste rápido anti-HIV não reagente (seguir fluxograma para diagnóstico em adultos do MS, disponível em http://www.aids.gov.br/pcdt).

É importante destacar que, no Brasil, a amamentação permanece **contraindicada** para mulheres vivendo com HIV, mesmo naquelas com CV-HIV indetectável e em uso regular de antirretrovirais. Pode-se usar leite humano pasteurizado proveniente de banco de leite credenciado pelo MS (p. ex., para RN pré-termo ou de baixo peso). Para mais detalhes, acessar o capítulo de aleitamento materno e doenças infecciosas.

## Tratamento

Os avanços obtidos na terapia, com desenvolvimento de novas classes de medicamentos e a utilização de terapia antirretroviral combinada (TARVc), resultaram em melhor controle da replicação viral, reconstituição imune e mudanças na progressão clínica da doença, com consequente diminuição na morbidade e na mortalidade.

O início precoce do tratamento antirretroviral, assim que feito o diagnóstico da infecção, está indicado para todas as pessoas vivendo com HIV/Aids (PVHA), em qualquer faixa etária, independentemente de sintomatologia clínica, classificação imunológica ou valores de carga viral.

Além de redução da morbimortalidade e preservação da função imune, o tratamento antirretroviral precoce evita que se formem grandes reservatórios virais, os quais funcionam como fontes de estímulo inflamatório e empecilho para futura supressão viral prolongada[43].

Os esquemas preferenciais para o início de TARV são compostos por dois inibidores da transcriptase reversa análogos aos nucleosídeos (ITRN), associados a um inibidor da integrase como primeira escolha, ou a um inibidor da protease (IP), na impossibilidade do primeiro. A utilização de inibidores da integrase em crianças tem como base estudos que demonstram superioridade com melhor eficácia, tolerabilidade e interação com outras medicações. Caso haja empecilhos ao uso de um dos esquemas anteriores, pode-se ainda usar como terceira droga um inibidor da transcriptase reversa não análogo (ITRNN) (Quadros 49.6 e 49.7).

**Quadro 49.6** – Esquemas antirretrovirais recomendados no tratamento da infecção pelo HIV de crianças e adolescentes.

| Faixa etária | Preferencial | | Alternativo | |
|---|---|---|---|---|
| | ITRN | 3º ARV | ITRN | 3ºARV[f] |
| 1º mês[a] | AZT + 3TC | RAL | AZT + 3TC | LPV/r[g] |
| 2º mês | AZT + 3TC | DTG[b] | AZT + 3TC | LPV/r |
| 3º mês a < 2 anos | ABC[c] + 3TC | DTG[b] | AZT + 3TC | LPV/r |
| 2 a 6 anos | ABC[c] + 3TC | DTG[b] | AZT + 3TC<br>TDF[d] + 3TC | LPV/r |
| 6 a 12 anos | ABC[c] + 3TC | DTG[b] | AZT + 3TC<br>TDF[d] + 3TC | DRV + RTV |
| Acima de 12 anos[e] | TDF[d] + 3TC | DTG[b] | ABC[c] + 3TC<br>AZT + 3TC | DRV + RTV |

AZT: zidovudina; ABC: abacavir; 3TC: lamivudina; TDF: tenofovir; RAL: raltegravir; DTG: dolutegravir; LPV/r: lopinavir/ritonavir; DRV + RTV: darunavir com reforço de ritonavir.
[a] Esquema preconizado para faixa etária e utilizado para tratamento preemptivo em RN até a elucidação diagnóstica. Crianças com dificuldade diagnóstica devem ter a TARV iniciada até elucidação diagnóstica. [b] Crianças coinfectadas com tuberculose (TB) devem receber terapia preferencial com o inibidor de integrase raltegravir (RAL). Ensaios clínicos com o uso de DTG na coinfecção HIV/TB em crianças ainda estão em andamento. Nesse cenário, ao se considerar a oferta de DTG a cada 12 horas (2 vezes ao dia), deve-se reconhecer que há informações limitadas sobre essa abordagem nessa faixa etária, com extrapolação de dados de interação medicamentosa de adultos. [c] O abacavir (ABC) deve ser iniciado após o resultado de HLA*B5701. A indisponibilidade do exame não deve postergar o início de TARV, devendo ser realizado com esquemas alternativos. [d] A partir de 35 kg. [e] Para mais informações, consultar o PCDT para Manejo da Infecção pelo HIV em Adultos, disponível em aids.gov.br/pcdt. [f] Os ITRNN, efavirenz (EFZ) e nevirapina (NVP), são opções alternativas para crianças vivendo com HIV. Estes, devem ser utilizados apenas quando há genotipagem que confirme sensibilidade a estes medicamentos.
[g] O lopinavir/ritonavir pode ser administrado a partir do 14º dia de vida.
*Fonte:* DCCI/SVS/MS.

Os esquemas com ITRNN, apesar do menor risco de dislipidemia e lipodistrofia, estão sendo menos utilizados atualmente, pois essa classe possui baixa barreira genética. Esquemas contendo inibidor da protease com *booster* de ritonavir (IP/r) têm maior barreira genética, o que implica menor risco de desenvolvimento de resistência. Não há evidências para a recomendação de terapia dupla para crianças e adolescentes vivendo com HIV.

Para acompanhamento do tratamento, está recomendada a coleta de CV do HIV antes do início da TARV, seis semanas após início, ou troca da TARV e posteriormente a cada 3 a 4 meses. Quando se atinge a supressão viral e a adesão ao tratamento é mantida, a CV-HIV pode ser solicitada a cada 6 meses. Considera-se falha virológica quando a **carga viral (CV-HIV) permanece detectável após 6 meses de uso regular de TARV.** Deve-se solicitar exame de genotipagem do HIV após **1 (um) resultado de carga viral (CV-HIV) detectável,** maior ou igual a 500 cópias/mL (com orientação de que a coleta dessa amostra ocorra em vigência de TARV).

A contagem absoluta de linfócitos T CD4+ e T CD8+ é recomendada para monitorar o estado imunológico em todas as crianças. Para as menores de 5 anos, há a alternativa de serem considerados os valores percentuais.

**Quadro 49.7 –** Drogas antirretrovirais em uso para crianças e adolescentes.

| Medicamento | Dose recomendada, efeitos adversos e contraindicações | Apresentação e conservação | Observações |
|---|---|---|---|
| **Inibidores da transcriptase reversa análogos de nucleosídeo (ITRN)** | | | |
| **Abacavir (ABC)**<br>▪ Reações de hipersensibilidade<br>▪ Genótipo HLA-B*5701 positivo contraindica o ABC | ▪ ≥ 3 meses: 8 mg/kg de 12 em 12 horas (dose máxima 600 mg/dia)<br>▪ ≥ 12 anos: 300 mg de 12 em 12 horas | ▪ Solução oral 20 mg/mL<br>▪ Refrigerar após aberto<br>▪ Comprimido de 300 mg, manter entre 15 e 25 °C | ▪ Pode ser administrado com alimentos<br>▪ Comprimido pode ser macerado e dissolvido com pequena quantidade de água e ingerido imediatamente |
| **Lamivudina (3TC)**<br>▪ Náusea, diarreia, cefaleia, fadiga, exacerbação de hepatite B se interrompido | ▪ < 30 dias: 2 mg/kg de 12 em 12 horas<br>▪ 30 dias: 4 mg/kg de 12 em 12 horas (dose máxima 300 mg/dia)<br>▪ ≥ 12 anos: 150 mg de 12 em 12 horas | ▪ Solução oral 10 mg/mL, manter entre 15 e 30 °C<br>▪ Comprimido de 150 mg, manter entre 15 e 30 °C | ▪ Pode ser administrado com alimentos<br>▪ Comprimido pode ser macerado e misturado com uma pequena quantidade de água ou comida<br>▪ Ajustar dose em caso de insuficiência renal |
| **Tenofovir (TDF)**<br>▪ Vômitos, náusea, cefaleia, disfunção tubular renal, desmineralização óssea, exacerbação de hepatite B se interrompido<br>▪ Monitorar função renal | ▪ > 12 anos e/ou ≥ 35 kg: 300 mg/dia, 1 vez por dia | ▪ Comprimido de 300 mg, manter entre 15 a 30 °C | ▪ Pode ser administrado com alimentos<br>▪ Comprimido pode ser macerado e misturado com pequena quantidade de água (gosto amargo)<br>▪ Ajustar dose em caso de insuficiência renal |
| **Zidovudina (AZT)**<br>▪ Anemia, granulocitopenia, náusea, vômitos, cefaleia, neuropatia, miopatia, hepatite | Solução oral<br>RN com menos de 30 semanas de idade gestacional:<br>▪ 2 mg/kg/dose de 12 em 12 horas<br>RN entre 30 e 35 semanas de idade gestacional:<br>▪ 2 mg/kg/dose de 12 em 12 horas por 14 dias e 3 mg/kg/dose de 12 em 12 horas a partir do 15º dia<br>RN com 35 semanas de idade gestacional ou mais:<br>▪ 4 mg/kg/dose de 12 em 12 horas | ▪ Solução oral: 10 mg/mL, manter entre 15 e 30 °C<br>▪ Frasco-ampola 10 mg/mL<br>▪ Após reconstituição: 2 a 8 °C, usar até 24 horas após preparação<br>▪ Se mantido entre 15 a 30 °C, usar até 8 horas após preparação<br>▪ Cápsula de 100 mg, manter entre 15 e 30 °C | ▪ Pode ser administrado com alimentos<br>▪ Cápsula: não deve ser partida, aberta ou mastigada |
| | Injetável:<br>RN com menos de 30 semanas de idade gestacional:<br>▪ 1,5 mg/kg/dose IV de 12 em 12 horas | | |

*(Continua)*

**Quadro 49.7 –** Drogas antirretrovirais em uso para crianças e adolescentes. (*Continuação*)

| Medicamento | Dose recomendada, efeitos adversos e contraindicações | Apresentação e conservação | Observações |
|---|---|---|---|
| **Inibidores da transcriptase reversa análogos de nucleosídeo (ITRN)** | | | |
| | RN entre 30 e 35 semanas de idade gestacional:<br>▪ 1,5 mg/kg/dose IV de 12 em 12 horas nos primeiros 14 dias de vida e 2,3 mg/kg/dose de 12 em 12 horas a partir do 15° dia<br>RN com 35 semanas de idade gestacional ou mais:<br>▪ 3 mg/kg/dose IV de 12 em 12 horas | | |
| | Solução oral:<br>▪ 4 a 9 kg: 12 mg/kg/dose de 12 em 12 horas<br>▪ 9 a 30 kg: 9 mg/kg/dose de 12 em 12 horas<br>▪ ≥ 30 kg: 300 mg de 12 em 12 horas | | |
| | **Cápsula:**<br>▪ 135 a 270 mg/m² de superfície corporal de 12 em 12 horas (dose máxima: 600 mg/dia) | | |
| **Inibidores da transcriptase reversa não análogos de nucleosídeos (ITRNN)** | | | |
| **Nevirapina (NVP)**<br>▪ *Rash*, hepatite | RN idade gestacional igual ou maior que 34 e menor que 37 semanas:<br>▪ 1ª semana: NVP 4 mg/kg/dose, 2 vezes por dia<br>▪ 2ª semana: NVP 6 mg/kg/dose, 2 vezes por dia<br>▪ 14 dias a 8 anos: 200 mg/m², 1 vez por dia por 14 dias, depois: 200 mg/m² de 12 em 2 horas<br>▪ ≥ 8 anos: 120 a 150 mg/m² (dose máxima: 200 mg de 12 em 12 horas)<br>Adolescentes:<br>▪ 200 mg 1 vez por dia por 14 dias, depois: 200 mg de 12 em 12 horas<br>▪ *A dose de 200 mg/m² de superfície corporal só deve ser utilizada para lactentes com infecção confirmada pelo HIV | ▪ Solução oral 10 mg/mL, manter entre 15 e 30 °C<br>▪ Comprimido de 200 mg, manter entre 15 e 30 °C | ▪ Pode ser administrado com alimentos<br>▪ Comprimido pode ser macerado |
| **Efavirenz (EFZ)**<br>▪ Alterações psiquiátricas e neurológicas, sonhos vívidos, ginecomastia | ≥ 3 anos<br>▪ 10 a 15 kg: 200 mg/dia<br>▪ 15 a 20 kg: 250 mg/dia<br>▪ 20 a 25 kg: 300 mg/dia<br>▪ 25 a 32,5 kg: 350 mg/dia<br>▪ 32,5 a 40 kg: 400 mg/dia<br>▪ ≥ 40 kg: 600 mg/dia | ▪ Solução oral 30 mg/mL, manter entre 15 e 30 °C<br>▪ Cápsula e comprimido 200 e 600 mg, manter entre 15 e 30 °C | ▪ Pode ser administrado com alimentos<br>▪ Comprimido pode ser macerado<br>▪ Ingerir preferencialmente à noite |
| **Etravirina (ETR)**<br>▪ Síndrome de Steven--Johnson, náuseas, exantema, reação de hipersensibilidade | ▪ 6 a 18 anos e ≥ 16 kg<br>▪ 16 a 20 kg: 100 mg de 12 em 12 horas<br>▪ 20 a 25 kg: 125 mg de 12 em 12 horas<br>▪ 25 a 30 kg: 150 mg de 12 em 12 horas<br>▪ ≥ 30 kg: 200 mg de 12 em 12 horas | ▪ Comprimido ou cápsula 100 e 200 mg, manter entre 15 e 30 °C na própria embalagem | ▪ Administrar sempre com refeição leve que contenha gordura. Pode ser dissolvido em água<br>▪ Não pode ser coadministrado com IP sem ritonavir ou com ITRNN<br>▪ Cautela se for coadministrado com LPV/r |

(*Continua*)

**Quadro 49.7 –** Drogas antirretrovirais em uso para crianças e adolescentes. (*Continuação*)

| Medicamento | Dose recomendada, efeitos adversos e contraindicações | Apresentação e conservação | Observações |
|---|---|---|---|
| **Inibidores de protease (IP)** | | | |
| **Atazanavir (ATV)**<br>▪ Náusea, cefaleia, icterícia, elevação de bilirrubina total<br>▪ **ATV deve ser utilizado com reforço de ritonavir (ATV + RTV)** | ▪ 6 a 18 anos e ≥ 15 kg<br>▪ 15 a 20 kg: 150 mg, 1 vez por dia<br>▪ 20 a 40 kg: 200 mg,1 vez por dia<br>▪ ≥ 40 kg: 200 mg, 1 vez por dia<br>▪ Sempre associado ao RTV, 100 mg, 1 vez por dia | ▪ Cápsulas 300 mg, manter entre 15 e 30 °C | ▪ Administrar com alimentos<br>▪ Contraindicado o uso de inibidores de bomba de prótons<br>▪ Fabricante não recomenda abrir cápsula |
| **Darunavir + ritonavir (DRV + RTV)**<br>▪ Exantema, cefaleia, *rash*, sintomas gastrintestinais (náusea, diarreia). Verificar hipersensibilidade às sulfonamidas<br>▪ **DRV deve ser utilizado com reforço de ritonavir (DRV + RTV)** | ▪ 20 a 30 kg: 375 mg, 2 vezes por dia<br>▪ 30 a 40 kg: 450 mg, 2 vezes por dia<br>▪ ≥ 40 kg: 600 mg, 2 vezes por dia | ▪ Comprimidos de 75, 150, 600 e 800 mg, manter entre 15 e 30 °C | ▪ Administrar com alimentos ou após as refeições<br>▪ Comprimido de darunavir pode ser macerado |
| **Lopinavir + ritonavir (LPV/r)**<br>▪ Diarreia, náusea, vômitos cefaleia. Verificar função hepática | 14 dias a 12 meses:<br>▪ 300 mg/m² + RTV 75 mg/m² de 12 em 12 horas<br>≥ 1 ano:<br>▪ 230 mg/m² + RTV 57,5 mg/m² de 12 em 12 horas<br>> 35 kg:<br>▪ 400 mg de 12 em 12 horas + RTV 100 mg de 12 em 12 horas | ▪ Solução oral 80 mg/20 mg/mL manter entre 2 e 8 °C<br>▪ Comprimido de 200 mg + 50 mg<br>▪ Comprimido de 100 mg + 25 mg | ▪ Administrar com alimentos ou após as refeições |
| **Ritonavir (RTV)**<br>▪ Náusea, diarreia, *rash* | ▪ Utilizado como "potencializador" (*booster*) dos IPs<br>≥ 15 kg:<br>▪ 100 mg de 12 em 12 horas, administrado juntamente ao ATV ou DRV | ▪ Comprimido 100 mg<br>▪ Suspensão oral 100 mg | ▪ Administrar com alimentos<br>▪ Comprimido não pode ser macerado |
| **Inibidores de integrase** | | | |
| **Raltegravir (RAL)**<br>▪ Alterações do sono, pancreatite, aumento enzimas hepáticas, náusea | 1ª semana:<br>▪ 1,5 mg/kg, 1 vez por dia<br>A partir da 2ª a 4ª semana:<br>▪ 3 mg/kg/dose, 2 vezes por dia<br>A partir da 4ª semana:<br>▪ 6 mg/kg/dose, 2 vezes por dia | ▪ Comprimido mastigável 100 mg<br>▪ Comprimido 400 mg<br>▪ Sachê RAL 100 mg, granulado para suspensão oral, manter entre 15 e 30 °C | ▪ Administrar com ou sem alimentos<br>▪ Não reutilizar conteúdo residual<br>▪ Não administrar em criança com IG < 37 semanas<br>▪ Evitar antiácidos contendo cátions polivalentes 4 horas antes ou após a ingestão |
| | ▪ 14 a 20 kg: 100 mg, 2 vezes por dia<br>▪ 20 a 28 kg: 150 mg, 2 vezes por dia<br>▪ 28 a 40 kg: 200 mg, 2 vezes por dia<br>▪ ≥ 25 kg: 400 mg, 2 vezes dia | ▪ RAL 100 mg, manter entre 15 e 30 °C | ▪ Administrar com ou sem alimentos |
| | | ▪ RAL 400 mg, manter entre 15 e 30 °C | ▪ Administrar com ou sem alimentos |
| **Dolutegravir (DTG)**<br>Alteração do sono, cefaleia, *rash* | ▪ 3 a 6 kg: 5 mg – 1 comprimido, 1 vez por dia<br>▪ 6 a 10 kg: 15 mg – 3 comprimidos, 1 vez por dia<br>▪ 10 a 14 kg: 20 mg – 4 comprimidos, 1 vez por dia<br>▪ 14 a 20 kg: 25 mg – 5 comprimidos, 1 vez por dia | ▪ Comprimido de 5 mg (dispersível) | ▪ Administrar com ou sem alimentos |

(*Continua*)

**Quadro 49.7 –** Drogas antirretrovirais em uso para crianças e adolescentes. (*Continuação*)

| Medicamento | Dose recomendada, efeitos adversos e contraindicações | Apresentação e conservação | Observações |
|---|---|---|---|
| | ▪ > 6 anos e/ou ≥ 20 kg: 50 mg, 1 vez por dia | ▪ Comprimido de 50 mg, manter entre 15 e 30 °C | ▪ Administrar com ou sem alimentos<br>▪ Evitar antiácidos contendo cátions polivalentes 6 horas antes e 2 horas após a ingestão<br>▪ Comprimido pode ser macerado e adicionado a uma pequena quantidade de água, ingestão deve ocorrer imediatamente |
| **Inibidores de fusão** | | | |
| **Enfuvirtida (T-20)**<br>▪ Reações locais são comuns; pneumonia, bacteremia | 6 a 16 anos:<br>▪ 2 mg/kg/dose de 12 em 12 horas (SC)<br>> 16 anos:<br>▪ 90 mg/kg/dose de 12 em 12 horas | ▪ Frasco-ampola 108 mg/1,1 mL (90 mg/mL)<br>▪ Após reconstituída, conservar entre 2 e 8 °C e utilizar até 24 horas da preparação | |
| **Antagonista do CCR5** | | | |
| **Maraviroque (MVC)**<br>▪ Dor abdominal, tosse, vertigem, sintomas musculoesqueléticos, febre, exantema, IVAS, hepatotoxicidade e hipotensão ortostática | Quando usado com inibidores da CYP3A como IP (exceto TPV):<br>▪ 10 a 20 kg: 50 mg, de 12 em 12 horas<br>▪ 20 a 30 kg: 75 mg, de 12 em 12 horas<br>▪ 30 a 40 kg: 100 mg<br>▪ > 40 kg: 150 mg<br>Quando usado com ITRN:<br>▪ 10 a 30 kg: não recomendado<br>▪ 30 a 40 kg: 300 mg de 12 em 12 horas<br>▪ > 40 kg: 300 mg de 12 em 12 horas<br>Quando usado com indutores da CYP3A, inclusive EFZ e ETR (sem inibidor potente do CYP3A): **não recomendado** | ▪ Comprimido de 150 mg | ▪ Administrar com ou sem alimentos |

*Fonte:* Protocolo Clínico e Diretrizes Terapêuticas (PCDT) para Manejo da Infecção pelo HIV em Crianças e Adolescentes – Módulo 2: Diagnóstico, manejo e tratamento de crianças e adolescentes vivendo com HIV, 2023.

Outros exames necessários para o seguimento de PVHIV são aqueles que visam avaliação de efeitos adversos das medicações (hemograma, glicemia, colesterol total e frações, triglicérides, ureia, creatinina).

Após o início da TARVc, espera-se progressiva recuperação imunológica associada à alta quantidade de antígenos expostos em período de imunossupressão, e pode ocorrer uma intensa resposta inflamatória, de modo a evidenciar a chamada síndrome inflamatória da reconstituição imune (SIRI). Esta pode apresentar-se sob forma "desmascarada" ou "paradoxal". A SIRI desmascarada caracteriza-se por doença oportunista não diagnosticada ou subclínica e com patógeno identificável. Já a forma paradoxal é identificada por recrudescência de infecção anterior tratada com sucesso e marcada pela ativação imune induzida por antígeno, com nenhum ou poucos patógenos detectáveis.

Conceitua-se falha terapêutica como uma resposta subótima ou falta de resposta sustentada à TARV, mediante critérios virológicos, imunológicos e/ou clínicos. Em geral, a falha virológica pode ocorrer antes da falha clínica e imunológica. Alguns fatores estão associados à falha terapêutica, entre eles a baixa adesão ao tratamento, a utilização de esquemas subótimos, fatores farmacológicos e resistência viral. Em muitos casos, envolve diversos fatores e não requer uma mudança imediata da TARV[15].

Crianças e adolescentes com resposta incompleta à TARV devem ser avaliadas individualmente para determinar a causa da falha e seu posterior manejo. Em toda falha, deve-se reforçar a adesão e solicitar precocemente o teste de genotipagem para avaliação de resistência. A persistência da replicação viral, mesmo baixa, leva ao acúmulo de mutações e resistência cruzada nas classes dos medicamentos em uso. A escolha de um novo esquema ARV depende de resultados de genotipagens prévias e da avaliação da adesão.

As recomendações detalhadas do tratamento em vigência de falha são encontradas no PCDT para crianças e adolescentes do MS[15].

## Adesão e revelação do diagnóstico

Embora o progresso na resposta ao HIV tenha sido promissor, devido à disponibilidade e ao aumento do uso da TARV, as crianças continuam a ser afetadas pela epidemia. As perspectivas em relação a uma vida longa e com maior qualidade dependem, fundamentalmente, da adesão dos pacientes ao esquema terapêutico proposto. A adesão ótima é entendida quando os pacientes cumprem ≥ 95% do regime medicamentoso prescrito[44].

Influências que impactam negativamente na adesão ao tratamento estão associadas à sobrecarga física e emocional dos familiares e/ou responsáveis que se ocupam em cuidar de uma criança. Outro desafio diz respeito às crenças distorcidas dos cuidadores em relação à TARV e às limitações financeiras, como custos de transportes para as visitas de acompanhamento às clínicas e dinheiro insuficiente para alimentação[45].

Um aspecto que se mantém e que impacta negativamente a adesão à TARV, conduzindo a desfechos negativos na saúde da criança, associa-se ao estigma da doença e ao segredo diagnóstico[46]. Por décadas, a Aids foi vista como uma epidemia incurável e devastadora, que surgiu para denunciar que a morte é inevitável e, portanto, a expectativa da eternidade estaria longe do alcance da humanidade. A esse respeito, além da convivência com uma doença crônica, que exige um esquema terapêutico complexo, cujos efeitos secundários não podem ser negligenciados, essas crianças também são confrontadas com a complexa herança dos segredos que envolvem as famílias afetadas pelo HIV e que, ainda atualmente, isola, discrimina e limita à clandestinidade os seus portadores. Nessa perspectiva, os adultos evitam as conversas sobre o HIV e, como resultado, as crianças possuem uma compreensão empobrecida sobre o que se passa com seus corpos, podendo apresentar rebeldia, recusa para a tomada da medicação e pouco colaborativas por não compreenderem a finalidade do tratamento.

Nestas últimas décadas, certamente a clínica da Aids pediátrica adquiriu novos contornos e particularidades. Independentemente dessas novas configurações, o tempo ainda não apagou as marcas de uma doença que ameaça a integridade física de seus portadores, de modo a potencializar sofrimentos, inibir formas de expressão e, nos casos de crianças e adolescentes, distanciá-los das verdades sobre suas histórias.

## Vacinação

Crianças e adolescentes vivendo com HIV podem apresentar alterações importantes na resposta imunológica, o que os predispõem às doenças imunopreveníveis. Manter atualizada a vacinação desses pacientes é um meio importante de diminuir seus riscos e minimizar complicações. Crianças expostas no período perinatal ao HIV e não infectadas devem seguir o calendário de rotina após os 18 meses de idade[15,47,48].

Crianças vacinadas em condições de imunossupressão e/ou sem tratamento antirretroviral podem apresentar resposta menos eficaz do que aquelas vacinadas em uso adequado e TARV e sem imunossupressão importante. A depender das condições clínicas e do contexto epidemiológico, pode-se adiar a aplicação de algumas vacinas na tentativa de se obter melhora da imunossupressão e resposta imunológica mais eficaz.

As vacinas inativadas podem ser aplicadas de acordo com o calendário de rotina para a idade; as vacinas vivas atenuadas requerem adequação na sua aplicação, de acordo com os valores de linfócitos T CD4+. Considerando-se que a resposta imune à vacinação pode não ser totalmente eficaz nessa população, no caso de crianças vacinadas antes do início da TARV, pode-se considerar a revacinação após o início da terapia e reconstituição imunológica.

O calendário vacinal de rotina deve ser seguido para crianças que vivem com HIV, com poucas exceções[15,47,48]. Algumas vacinas para esse grupo de pacientes não estão disponíveis nas Unidades Básicas de Saúde, mas podem ser aplicadas nos Centros de Referência para Imunobiológicos Especiais (CRIE)[48].

- **Vacina BCG:** deve ser administrada ao nascimento. Se não aplicada ao nascimento, crianças infectadas não devem ser vacinadas. Não revacinar.

- **Vacina DTP:** aplicar como esquema básico na rotina.
- **Vacina hepatite B:** além das doses padrão para idade (0-1-2-6 meses), recomenda-se uma dose adicional após os 12 meses. Crianças e adolescentes não vacinados anteriormente devem receber dose dobrada da vacina para a faixa etária. Sempre que possível, fazer sorologia 30 a 60 dias após esquema vacinal e revacinar com vacina monovalente, dose dobrada, se anti-HBs < 10 mUI/mL.
- **Vacina Hib:** dose de reforço após os 12 meses. Crianças > 1 ano e adolescentes não vacinados devem receber duas doses da vacina com intervalo de dois meses entre elas.
- **Vacina poliomielite inativada:** aplicar como esquema básico na rotina. Reforços aos 15 meses e aos 4 anos de idade.
- **Vacina rotavírus humano:** aplicar como esquema básico na rotina.
- **Vacina pneumocócica conjugada:** aplicar como esquema básico na rotina a vacina 10 valente (PCV-10); nos CRIE, crianças expostas ao HIV e infectadas recebem a vacina pneumocócica conjugada 13 valente (PCV-13) como esquema básico. Crianças com > 5 anos devem receber a vacina PCV-13 em esquema sequencial com a vacina polissacarídica 23-valente com intervalo mínimo de 2 meses entre as doses.
- **Vacina meningocócica C (MenC):** aplicar como esquema básico na rotina, com reforços a cada 5 anos. Quando disponível, a vacina meningocócica ACWY (Men ACWY) pode substituir a MenC em todo esquema vacinal.
- **Vacina sarampo, caxumba, rubéola (SCR):** tríplice viral – aplicar aos 12 meses nas crianças expostas ao HIV ou infectadas assintomáticas: em < 5 anos com LT-CD4+ > 15% e em > 5 anos com LT-CD4+ > 200 cel/mm$^3$ (mantido por pelo menos 6 meses). Uma dose adicional deve ser aplicada aos 15 meses, respeitando o intervalo mínimo de quatro semanas entre as doses. A vacina viva não deve ser administrada nas crianças com categoria clínica C ou imunodepressão grave.
- **Vacina varicela:** aplicar aos 12 meses de idade nas crianças expostas ao HIV ou infectadas nas categorias clínicas N, A e B, com LT-CD4+ > 15% nos < 5 anos e em > 5 anos com LT-CD4+ > 200 cel/mm$^3$. Uma segunda dose deve ser aplicada com intervalo de 3 meses entre as doses nos menores de 13 anos e intervalo de um mês para os > 13 anos. A vacina tetraviral (SCR-V) não deve ser aplicada em crianças vivendo com HIV.
- **Vacina *influenza* (inativada):** aplicar anualmente, a partir dos 6 meses de idade. Crianças com < 9 anos de idade, ao receberem a vacina pela primeira vez, requerem duas doses com intervalo de quatro a seis semanas entre elas.
- **Vacina hepatite A:** aplicar duas doses com intervalo de 6 meses entre elas, a partir dos 12 meses de idade.
- **Vacina febre-amarela:** aplicar duas doses em < 5 anos (aos nove meses e aos 4 anos de idade); a partir dos 5 anos de idade, administrar dose única. A vacina deve ser aplicada em indivíduos sem imunossupressão, respeitando os níveis de LT-CD4+ descritos para a vacina SCR e varicela. Não administrar simultaneamente com a vacina tríplice viral.
- **Vacina HPV:** aplicar a partir dos 9 anos, 3 doses (0-2-6 meses). A vacina está disponível apenas nos CRIE.
- **Vacina Covid-19:** aplicar a vacina Covid-19 a partir dos 6 meses de idade conforme recomendações vigentes à época e a disponibilidade de vacinas.* Esquema indicado em 2024: vide: https://www.gov.br/saude/pt-br/assuntos/covid-19/esquemas-vacinais/esquema-vacinal-covid-19.
- **Vacina Mpox:** a aplicação de vacinas é prioritária para adultos que vivem com HIV e apresentam LT-CD4+ < 200 cel/mm$^3$. Crianças não estão incluídas nesse grupo, mas poderão ser vacinadas se tiverem exposição significativa ao vírus.*

Os conviventes das crianças e adolescentes que vivem com HIV devem manter seu calendário vacinal atualizado, de modo a ampliar, dessa forma, a proteção para esses pacientes. As vacinas *influenza*, varicela e poliomielite inativada estão disponibilizadas nos CRIE para esses casos.

* Recomendações sujeitas a modificações conforme o momento epidemiológico e a disponibilidade das vacinas.

## REFERÊNCIAS BIBLIOGRÁFICAS


1. Iyun V, Technau K-G, Vinikoor M, Yotebieng M, Vreeman R, Abuogi L et al. Variations in the characteristics and outcomes of children living with HIV following universal ART in sub-Saharan Africa (2006-17): a retrospective cohort study. Lancet HIV. 2021;S2352-3018(21)4-7.
2. Centers for Disease Control and Prevention. 1994 revised classification system for human immunodeficiency virus infection in children less than 13 years of age. MMWR. 1994;43(No. RR-12).
3. Centers for Disease Control and Prevention: Revised Surveillance Case Definition for HIV Infection–United States, 2014. MMWR. 2014;63(No. RR-3):1-10.
4. European Collaborative Study – Children born to women with HIV-1 infection: natural history and risk of transmission. Lancet. 1991;337:253-60.
5. Wilfert CM. Invasive bacterial infections in children with HIV infection. In: Pizzo PA, Wilfert CM (ed.). Pediatric AIDS. The challenge of HIV infection in infants, children and adolescents. Lippincott Willians Wilkins. 3rd ed. 1998. p. 117-125.
6. Ruiz-Contreras J, Ramos JT, Hernandez-Sompalayo H. Sepsis in children with human immunodeficiency vírus infection. Pediatric Infect Dis J. 1995;14: 522-526.
7. Mao C, Herper M, Mcintosh K et al. Pneumococcal infections in human immunodeficiency virus infected children. J Infect Dis. 1996;173: 870-876.
8. Khouri Y, Mastrucci M, Hutto C, Mitchell C, Scott G. Mycobacterium tuberculosis in children with human immunodeficiency virus type 1 infection. Pediatr. Infect Dis J. 1992;111:950-55.
9. Chan S, Birbaum J, Rao M, Steiner P. Clinical manifestations and outcome of tuberculosis in children with acquired immunodeficiency syndrome. Pediatric Infect Dis J. 1996;15:443-447.
10. Horsburgh CR, Caldwell MB, Simonds RJ. Epidemiology of disseminated nontuberculous mycoacterial disease in children with acquired immunodeficiency syndrome. Pediaric Infect Dis J. 1993;12:219-222.
11. Lewis LL, Butler KM, Husson RN et al. Defining the population of immunodeficiency virus infected-children at risk for Mycobacterium avium-intracellulare infection. J Pediatr. 1992;121:677-683.
12. Klein Rs, Harris CA, Small CB, Mol B, Lesse M, Friedland GH. Oral candidiasis in high-risk patients as the initial manifestation of the acquired immunodeficiency syndrome. N England J Med. 1984;311:354-358.
13. Andiman WA, Sheare WT. Lymphoid interstitial pneumonia. In: Pizzo PA, Wilfert CM (ed.). Pediatric AIDS. The challenge of HIV infection in infants, children and adolescents. Lippincott Willians Wilkins. 3rd ed., 1998. p.323-334.
14. Thea DM, Lambert G, Weedon J et al. Benefit of primary prophylaxis before 18 months of age in reducing the incidence of Pneumocystis carinii pneumonia and early death in a cohort of 112 human immunodeficiency virus-infected infants. Pediatrics. 1996;97:59-64.
15. Brasil. Ministério da Saúde. Secretaria de Ciência, Tecnologia e Inovação e do Complexo Econômico – Industrial da Saúde.Portaria SECTICS/MS nº 76, de 28 de dezembro de 2023. Protocolo Clínico e Diretrizes Terapêuticas para Manejo da Infecção pelo HIV em Crianças e Adolescentes – Módulo 1 – Diagnóstico, Manejo e Acompanhamento de Crianças Expostas ao HIV. 2023.
16. Hilgartner M. Hematologic manifestations in HIV-infected children. J Pediatrics. 1991;119(1, pt 2):S47-S49.
17. Lobato MN, Caldwell MB, Ng P, Oxtoby MJ. Encephalopathy in children with perinatally acquired immunodeficiency virus infection. J Pediatr. 1995;126:710-715.
18. Singh E, Naidu G, Davies MA, Bohlius J. HIV-associated malignancies in children. Curr Opin HIV AIDS. 2017 Jan;12(1):77-83.
19. Vreeman RC, Scanlon ML, McHenry MS, Nyandiko WM. The physical and psychological effects of HIV infection and its treatment on perinatally HIV-infected children. J Int AIDS Soc. 2015 Dec 2;18(Suppl 6):20258.
20. Eckard AR, Mora S. Bone health in HIV-infected children and adolescents. Curr Opin HIV AIDS. 2016 May;11(3):294-300.
21. Robertson DL, Anderson JP, Bradac JA, Carr JK, Foley B, Funkhouser RK, Gao F, Hahn BH, Kalish ML, Kuiken C, Learn GH, Leitner T, McCutchan F, Osmanov S, Peeters M, Pieniazek D, Salminen M, Sharp PM, Wolinsky S, Korber B. HIV-1 nomenclature proposal. Science. 2000 Apr 7;288(5463):55-6.
22. Simon F, Mauclère P, Roques P, Loussert-Ajaka I, Müller--Trutwin MC, Saragosti S et al. Identification of a new human immunodeficiency virus type 1 distinct from group M and group O. Nature medicine. 1998;4(9):1032-7.
23. Vallari A, Holzmayer V, Harris B, Yamaguchi J, Ngansop C, Makamche F et al. Confirmation of putative HIV-1 group P in Cameroon. Journal of virology. 2011;85(3):1403-7.
24. Désiré N, Cerutti L, Le Hingrat Q, Perrier M, Emler S, Calvez V et al. Characterization update of HIV-1 M subtypes diversity and proposal for subtypes A and D sub-subtypes reclassification. Retrovirology. 2018;15(1):1-7.
25. Mendes da Silva RK, Monteiro de Pina Araujo II, Venegas Maciera K, Gonçalves Morgado M, Lindenmeyer Guimarães M. Genetic Characterization of a New HIV-1 Sub-Subtype A in Cabo Verde, Denominated A8. Viruses. 2021;13(6):1093.
26. Arruda MB, Boullosa LT, Cardoso CC, da Costa CM, Alves CR, de Lima S et al. HIV-BResNet. Brazilian network for HIV Drug Resistance Surveillance (HIV-BresNet): a survey of treatment-naive individuals. J Int AIDS Soc. 2018 Mar;21(3):e25032.
27. Landau NR, Warton M, Litman DR. The envelope glycoprotein of the human immunodeficiency virus binds to the immunoglobulin-like domain of CD4. Nature. 1988;334:159-62.
28. Newell ML, Peckman C, Dunn D, Ades T, Gianquinto C. Natural history of vertically-acquired human immunodeficiency virus-1 infection. The European Collaborative Study. Pediatrics. 1994;94:815-819.
29. Brasil. Ministério da Saúde. Boletim Epidemiológico Especial – HIV/Aids 2021 2021. Disponível em: https://www.gov.br/saude/pt-br/centrais-deconteudo/publicacoes/boletins/epidemiologicos/especiais/2021/boletim-epidemiologicoespecial-hiv-aids-2021.pdf/view.
30. UNAIDS. 90-90-90 An ambitious treatment target to help end the AIDS epidemic. Geneva: Joint United Nations Programme on HIV/AIDS; 2014.
31. Global HIV & AIDS Statistics – 2022 Fact Sheet. Joint United Nations Programme on HIV/AIDS 2022. Disponível em: https://www.unaids.org/en/resources/fact-sheet.

32. Brasil. Ministério da Saúde. Boletim Epidemiológico – HIV e Aids. dez. 2023. Boletim Epidemiológico – HIV e Aids 2023.pdf.
33. Mofeson LM. Interaction between timing of perinatal human immunodeficiency virus infection and the design of preventive and therapeutic interventions. Acta Pediatr Suppl. 1997;421:1-9.
34. Connor EM, Sperling RS, Gerber R et al. Reduction of maternal-infant transmission of human immunodeficiency virus type 1 with zidovudine treatment. Pediatric AIDS Clinical Trial Group Protocol 076 Study Group. N Engl J Med. 1994;331:1173-80.
35. Cooper ER, Charurat M, Mofenson L, Hanson IC, Pitt J, Diaz C, Hayani K, Handelsman E, Smeriglio V, Hoff R, Blattner W. Women and Infants' Transmission Study Group. Combination antiretroviral strategies for the treatment of pregnant HIV-1-infected women and prevention of perinatal HIV-1 transmission. J Acquir Immune Defic Syndr. 2002;29(5):484-94.
36. The Working Group on Mother to child transmission of HIV. Rates of mother-to-child transmission of HIV-1 in Africa, America and Europe: Results from 13 perinatal studies. JAIDS. 1995;8:506-10.
37. Lindegren ML, Byers RH Jr, Thomas P et al. Trends in perinatal HIV/AIDS in United States. JAMA. 1999;282:531-8.
38. Cohen MS, Chen YQ, McCauley M, Gamble T, Hosseinipour MC, Kumarasamy N, Hakim et al. Antiretroviral Therapy for the Prevention of HIV-1 Transmission. N Engl J Med. 2016 Sep 1;375(9):830-9.
39. Nielsen-Saines K, Watts DH, Veloso VG, Bryson YJ, Joao EC, Pilotto JH et al. Three postpartum antiretroviral regimens to prevent intrapartum HIV infection. N Engl J Med. 2012 Jun 21;366(25):2368-79.
40. Chiappini E, Galli L, Giaquinto C, Ene L, Goetghebuer T, Judd A et al. Use of combination neonatal prophylaxis for the prevention of mother-to-child transmission of HIV infection in European high-risk infants. AIDS. 2013 Mar;27(6):991-1000.
41. BHIVA. British HIV Association guidelines for the management of HIV infection in pregnant women 2018. p. 75-91.
42. Celletti F, Sherman G, Mazanderani AH. Early infant diagnosis of HIV. Curr Opin HIV AIDS. 2017 Mar;12(2):112-6.
43. Cagigi A, Rinaldi S, Cotugno N, Manno EC, Santilli V, Mora N, Bernardi S. Early highly active antiretroviral therapy enhances B-cell longevity: a 5 year follow up. Pediatr Infect Dis J. 2014;33(5):e126-31.
44. Kidman R & Heymann J. Caregiver supportive policies to improve child outcomes in the wake of the HIV/AIDS epidemic: An analysis of the gap between what is needed and what is available in 25 high prevalence countries. AIDS Care – Psychological and Socio-Medical Aspects of AIDS/HIV. 2016;28(2):42-152.
45. Mafune R V, Lebese RT, Nemathaga LH. Challenges faced by caregivers of children on antiretroviral therapy at Mutale municipality selected healthcare facilities. Vhembe District, Limpopo Province. 2017;40(1):1-9.
46. Osafo J, Knizek BL, Mugisha J & Kinyanda E. The experiences of caregivers of children living with HIV and AIDS in Uganda: a qualitative study. Globalization and Health. 2017;13(1):1-13.
47. Brasil. Ministério da Saúde. Secretaria de Vigilância em Saúde. Departamento de Imunização e Doenças Transmissíveis. Manual dos Centros de Referência para Imunobiológicos Especiais. 5. ed. Brasília: Ministério da Saúde, 2019. 174 p.
48. Brasil. Sociedade Brasileira de Imunizações. Calendário de Vacinação. Pacientes Especiais. 2022-2023. São Paulo, 2022. Disponível em: https://sbim.org.br/calendarios-de-vacinacao.

# 50 Parvovírus

*Patricia Silva Montes*

## ETIOPATOGENIA

Os parvovírus são vírus pertencentes à família Parvoviridae[1]. *Parvum*, em latim, significa pequeno[1]. São icosaédricos, com DNA de fita simples e não envelopados, com medidas entre 18 e 26 nm[2]. Até 2006, apenas o parvovírus B19 e os vírus adeno-associados (VAA) eram conhecidos por infectar humanos, dos quais apenas o parvovírus B19 seria patogênico[3]. No entanto, desde então, outros membros da família foram descobertos, sendo atualmente divididos em cinco gêneros diferentes: *Erythroparvovirus* (B19), *Dependoparvovirus* (VAA), *Tetraparvovirus* (parvovírus 4), *Bocaparvovirus* (bocavírus) e *Protoparvovirus* (bufavírus, tusavírus, cutavírus)[4].

O parvovírus B19, principal patógeno da família Parvoviridae, é um vírus comunitário transmitido por via respiratória, transfusão de hemocomponentes, transplantes – tanto de células-tronco hematopoiéticas (TCTH) quanto de órgãos sólidos (TOS) – e verticalmente da mãe para o feto[5,6]. Por muitos anos, a divergência de sequência de isolados B19V foi considerada mínima, ou seja, menor que 2% de todo o genoma[7]. No entanto, no final da década de 1990, um novo isolado conhecido como V9 foi identificado e, em 2002, surgiram mais variantes do B19V, representadas pelos isolados LaLi e A6[7]. As três variantes foram denominadas de acordo com suas similaridades, a saber:

- Genótipo 1 para os isolados prototípicos de B19V.
- Genótipo 2 para isolados do tipo LaLi e A6.
- Genótipo 3 para os isolados semelhantes a V9[7].

A transmissão por gotículas é o modo mais comum de infecção pelo B19V, com multiplicação em orofaringe, seguida de viremia[6]. Após o contágio, o vírus ganha acesso à circulação e atinge a medula óssea[8], com período de incubação de 1 a 2 semanas[5].

O parvovírus B19V possui três proteínas não estruturais (NS1, NS11 – uma proteína de 11 kDa – e NS7,5 – uma proteína de 7,5 kDa) e duas proteínas estruturais (VP1 e VP2)[9]. As proteínas NS desempenham papel importante na modulação da sinalização da célula hospedeira e na apoptose[9]. NS1 é essencial para a replicação viral, induzindo uma resposta de dano ao DNA que é fundamental para a replicação do vírus, sendo um transativador global e induzindo apoptose através da ativação de caspases e fator de necrose tumoral alfa (TNF-$\alpha$)[10].

A NS11 é expressa em níveis elevados durante a infecção por B19V e localiza-se mais no citoplasma do que no núcleo das células infectadas, também sendo um potente indutor de apoptose durante a infecção por B19V, aumentado a replicação do DNA viral em até 10 vezes[10]. A função de NS7,5 ainda não é conhecida[10]. Já as proteínas estruturais são formadas no capsídeo viral e permanecem no núcleo das células infectadas[10].

O vírus liga-se especificamente às células progenitoras eritroides na medula óssea, levando a alterações estruturais que desencadeiam a morte celular por apoptose[5]. O capsídeo viral interage com o antígeno P do hospedeiro, desencadeando alterações conformacionais as quais expõem a região de aminoácidos únicos de VP1, que auxiliam na internalização das partículas virais[11]. Esses mesmos aminoácidos possuem capacidade de evitar a fusão lisossômica, garantindo a entrada dos componentes virais no núcleo[10], liberando o DNA viral de fita simples para ser convertido em fita dupla[9]. O B19 causa interferência na eritropoese devido ao efeito lítico ou citopático direto mediado pela proteína VP2, podendo culminar em anemia grave, mielodisplasia, trombocitopenia e, por vezes, neutropenia e pancitopenia[6].

O antígeno P (também conhecido por globosídeo glicoesfingolipídico neutro - Gb4) é o principal receptor de superfície celular para infecção por B19, sendo encontrado principalmente em progenitores eritroides, mas também em outras células em menor extensão[5]. Nessas células, o vírus pode contribuir para efeitos patológicos indiretos por meio da modificação do perfil de expressão celular e indução de processos inflamatórios ou autoimunes[8]. A presença de eritropoetina associada à hipóxia aumenta os ativadores de transcrição, sendo, portanto, fundamentais para a replicação viral[11].

A resposta imune humoral tem sido considerada a mais importante para alcançar a erradicação do vírus e proteger contra a reinfecção, por meio da produção de IgM e IgG contra VP1 e VP2[5]. O componente celular também tem demonstrado sua relevância por meio de linfócitos T CD4 específicos para B19 e a produção de linfócitos T CD8 para NS1[5].

## EPIDEMIOLOGIA

Dos três genótipos B19V, o mais comum atualmente em circulação na população mundial é o genótipo 1[7]. Anticorpos específicos para o vírus B19 foram detectados em até 20% das crianças menores de 5 anos, em até 40% dos indivíduos de 5 a 18 anos e em até 80% da população adulta[5,12].

Devido à relativa facilidade de propagação, os surtos de B19 ocorrem principalmente em escolas e creches, afetando até metade das crianças em idade escolar e um quinto dos adultos suscetíveis[7]. O período de alto risco para disseminação é na fase aguda da infecção, antes do aparecimento da erupção cutânea ou artralgia, quando as cargas virais são mais altas[7].

## QUADRO CLÍNICO

Os sintomas da infecção por parvovírus B19 em geral são leves e autolimitados, podendo o quadro ser assintomático[7]. O período de incubação varia de 4 a 14 dias, podendo chegar a 21 dias[13].

### Eritema infeccioso

A quinta doença ocorre em surtos sazonais mais prevalentes no inverno e na primavera e em ciclos de 3 anos, com rápido período de incubação e alta taxa de infectividade[7]. O indivíduo pode apresentar sintomas inespecíficos, como febre, mal-estar, mialgia e cefaleia 7 a 10 dias antes do início do exantema [13]. Na segunda fase da doença, o quadro clínico raramente apresenta sintomas prodrômicos[7], com sintomas leves incluindo febre em 15% a 30% dos pacientes[13], com exantema de início súbito em crianças saudáveis, apresentando eritema facial semelhante à "bochecha esbofeteada"[7], muitas vezes associado à palidez perioral[13], seguido por erupções maculopapulares em tronco e extremidades que podem voltar a aparecer durante semanas a meses[7,13]. Os níveis de viremia sugerem que o período de transmissão da doença ocorre antes da aparição do exantema. Variantes no padrão das lesões podem aparecer com distribuição em "luvas e meias", podendo ser concomitantes a lesões orais, adenite e lesões semelhantes à vasculite, conhecida como síndrome do exantema pápulo-purpúrico em "luvas e meias"[7]. Nesses casos, no entanto, a viremia pode ocorrer concomitante à presença das lesões[13].

### Artropatia

Cerca de 1/3 dos adultos apresentam sintomas articulares agudos, mais frequentemente do que as crianças, podendo persistir por meses ou anos após a infecção, com detecção transitória de fator reumatoide e outros autoanticorpos[7]. Esse sintoma ocorre em menos de 10% das crianças infectadas, geralmente envolvendo articulações do joelho[13].

### Hidropisia fetal

A infecção materna por B19V é uma complicação grave da gravidez, podendo causar aborto espontâneo e morte fetal intrauterina, principalmente antes de 20 semanas de gestação[7]. Após adquirir a infecção, a transmissão fetal ocorre em 30% dos casos[14], levando a 5% a 10% de patologia fetal grave[12]. Sabe-se que o feto é mais suscetível à infecção por parvovírus durante o 1º e 2º trimestre, período no qual estão em desenvolvimento os precursores eritroides[12]. O risco diminui no 3º trimestre da gravidez, quando a vida útil dos eritrócitos se alonga, a hematopoese ocorre na medula óssea e o feto apresenta uma resposta imune à infecção viral[12]. Os sinais de hidropisia podem ser observados durante o exame ultrassonográfico, como edema de pele, ascite, pericardite, derrame pleural e edema da placenta[15]. Quando presentes, a anemia fetal já é grave, com valores inferiores a 20% da referência[15].

## Crise aplástica transitória

A infecção por parvovírus é o diagnóstico presuntivo quando a anemia piora agudamente na doença falciforme ou em pacientes com outras síndromes hematológicas, especialmente se a contagem de reticulócitos for baixa[7]. A recuperação ocorre geralmente em 1 ou 2 semanas, associada ao aparecimento de anticorpos IgM e IgG específicos[7]. A anemia pode ser grave e fatal se transfusões não forem administradas com urgência[7].

## Infecção em imunocomprometidos

A infecção por B19V pode persistir em indivíduos com sistema imunológico comprometido, como pacientes com erros inatos da imunidade ou imunodeficiência secundária à infecção pelo HIV, bem como indivíduos em tratamento quimioterápico ou pós-transplante[7]. A anemia é crônica quando o sistema imunológico não responde com anticorpos neutralizantes[7]. Como os sinais e sintomas mais comuns são devidos à formação de imunocomplexos, a infecção persistente não se manifesta com suas características típicas[7]. Em geral, a anemia devido à infecção crônica por B19V responde à administração de imunoglobulina, mas ciclos repetidos podem ser necessários[7]. Os pacientes com HIV também eliminam o B19V com reconstituição imune após início de terapia antirretroviral[7] (Figura 50.1).

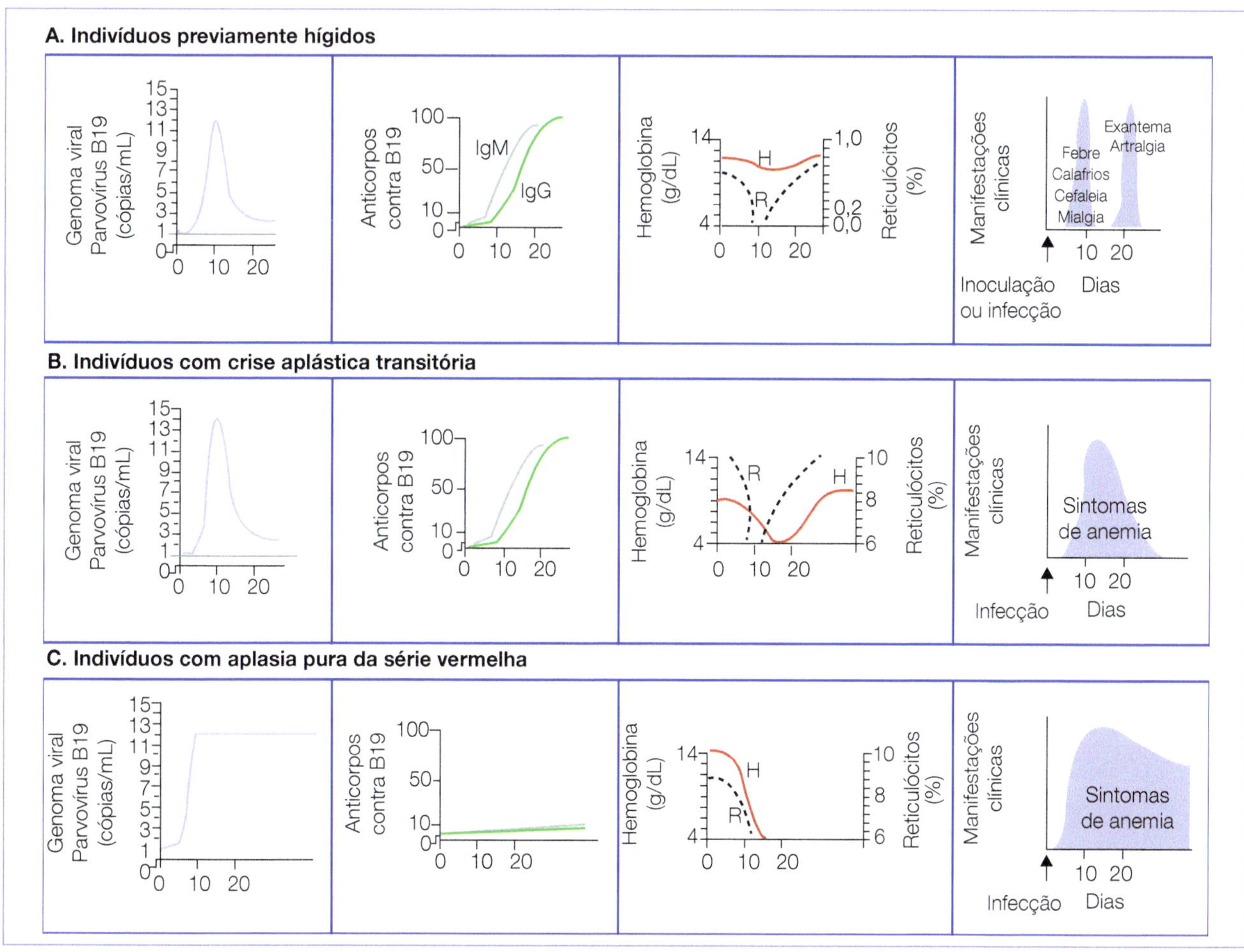


**Figura 50.1** – Fisiopatologia do Parvovírus B19.

Em **A**, observa-se a infecção por Parvovírus B19 em indivíduos saudáveis, nos quais a viremia leva à diminuição importante dos reticulócitos, mas com ligeira redução da hemoglobina, com surgimento dos sintomas inespecíficos, logo controlados pela produção de anticorpos, iniciando sintomas típicos da quinta doença. Em **B**, observa-se a resposta em pacientes com estresse eritroide (por exemplo, na anemia falciforme), nos quais há uma redução importante nos níveis de hemoglobina, com aumento progressivo dos sintomas de anemia, resolvidos com a produção dos anticorpos. Em **C**, observa-se a resposta em pacientes imunodeprimidos, nos quais a deficiência na produção de anticorpos leva a sintomas persistentes da doença.
*Fonte:* Adaptada de Young e Brown[16].

### Outras síndromes

Pacientes com infecção por B19 foram ocasionalmente reconhecidos como sofrendo de sintomas neurológicos, com complicações como encefalite, meningite, acidente vascular cerebral (AVC) e neuropatia, bem como doença cardíaca, como a miocardite que pode ser grave, com morbidade e mortalidade importantes, incluindo a necessidade de transplante[7].

## TESTES DIAGNÓSTICOS

A detecção de anticorpos é a principal forma de diagnóstico da infecção por B19V[7]. Entre os pacientes imunocomprometidos, a detecção do DNA viral pode ser necessária devido a uma deficiência na produção de anticorpos[7], com resultados acima de 106 cópias/mL sendo considerados positivos[13]. Para mulheres grávidas, é recomendado que haja associação dos dois exames[7]. Os marcadores sorológicos da infecção aguda são a presença de IgM ou o aumento superior a 4 vezes no título de IgG em amostras de soro pareadas coletadas com 2 semanas de intervalo[4]. Um resultado de IgM positivo indica infecção nos últimos 2 a 3 meses, podendo ser detectados em mais de 90% dos pacientes com eritema infeccioso e a partir do 3º dia de doença em pacientes com crise aplástica transitória[13].

## TRATAMENTO

A imunoglobulina via intravenosa (IVIG) é eficaz no tratamento da infecção por B19[7], sendo sugeridos ciclos de 2 g/kg em cursos de 5 dias, a serem repetidos se houver necessidade[8]. As transfusões de sangue são necessárias para tratar a anemia aguda ou crônica, e os anti-inflamatórios não esteroides (AINE) são geralmente usados, embora com eficácia limitada, para aliviar os sintomas inflamatórios em casos de artrite e artralgia[8]. Não são conhecidos medicamentos antivirais eficazes para o tratamento de doenças causadas por B19V, apesar de alguns estudos demonstrarem resultados promissores[8]. No caso da hidroxiureia, os dados disponíveis já permitem algumas considerações clínicas, com efeito protetor mensurável contra manifestações hematológicas graves[8].

## ISOLAMENTO DO PACIENTE HOSPITALIZADO

Recomenda-se a precaução por gotículas para crianças hospitalizadas com crises aplásticas, crianças com síndrome do exantema pápulo-purpúrico em "luvas e meias" e para pacientes imunossuprimidos com infecção crônica e anemia[13]. Pacientes com crise aplástica possuem cargas virais mais altas, sendo mais contagiosos durante o período de infecção[7]. Dessa forma, para evitar disseminação nosocomial, precauções padrão e de gotículas devem ser implementadas por 7 dias ou até que os níveis de reticulócitos estejam acima de 2%[13]. Já nos casos de pacientes imunossuprimidos, as medidas devem ser mantidas durante toda a internação[7].

No caso de gestantes com infecção por B19, o líquido amniótico e tecidos fetais devem ser considerados infecciosos e, portanto, devem ser implementadas precauções de contato além da precaução padrão durante o parto[13]. Já os recém-nascidos que tiveram hidropisia intrauterina por B19 não precisam de isolamento se a hidropisia estiver resolvida no momento do nascimento[13].

Medidas de controle, como lavagem das mãos, equipe imune ao B19 e educação sanitária, são cruciais para conter a transmissão viral[7].

## MEDIDAS DE CONTROLE E PREVENÇÃO

O risco de infecção pelo B19V durante a gravidez é maior entre as trabalhadoras e professoras suscetíveis em creches e ambientes escolares, sendo ainda debatida se uma política de exclusão de mulheres de locais de trabalho de risco deve ser recomendada[7]. Há recomendação de se avaliar a sorologia de mulheres grávidas expostas ao vírus para verificar a suscetibilidade e a possível evidência de infecção aguda[13]. No caso de confirmação de infecção, essas gestantes devem ser monitoradas com exames junto a seu obstetra[13].

Como não há vacina ou medicamentos específicos que possam combater a infecção pelo parvovírus B19, a prevenção representa a única forma de diminuir o risco de adquirir o vírus[15]. Medidas de higiene pessoal, como lavagem de mãos, limitar a interação com indivíduos doentes, evitar tocar nos olhos, nariz ou boca, são as únicas que podem reduzir a transmissão viral[15].

Crianças diagnosticadas com eritema infeccioso podem frequentar creches ou escolas, porque não são mais contagiosas quando a erupção aparece[13].

## REFERÊNCIAS BIBLIOGRÁFICAS

1. Brown KE. Parvoviruses. In: Kaslow RA, Stanberry LR, Le Duc JW (ed.). Viral infections of humans – Epidemiology and Control, Boston: Springer US; 2014:629-649.

2. Pattison JR, Patou G. Parvoviruses. In: Baron S. Medical Microbiology. 4th ed., Galveston: University Of Texas Medical Branch At Galveston; 1996. Disponível em: https://www.ncbi.nlm.nih.gov/books/NBK7715/. Acesso em: 10 nov. 2022.
3. Manning A, Willey SJ, Bell JE, Simmonds P. Comparison of tissue distribution, persistence, and molecular epidemiology of parvovirus B19 and novel human parvoviruses PARV4 and human bocavirus. The Journal of Infectious Diseases. 2007;195(9):1345-1352.
4. Söderlund-Venermo M. Emerging human parvoviruses: the rocky road to fame. Annual Review of Virology. 2019;6:71-91.
5. Neely G, Cabrera R, Hojman L. Parvovirus B19: un virus ADN asociado a múltiples manifestaciones cutáneas. Revista Chilena de Infectología. 2018;35(5):518-530.
6. Kishore J, Kishore D. Clinical impact & pathogenic mechanisms of human parvovirus B19: a multiorgan disease inflictor incognito. Indian Journal of Medical Research. 2018;148(4):373-384.
7. Qiu J, Söderlund-Venermo M, Young NS. Human parvoviruses. Clinical Microbiology Reviews. 2017;30(1):43-113.
8. Manaresi E, Gallinella G. Advances in the development of antiviral strategies against Parvovirus B19. Viruses. 2019;11:659.
9. Das P, Chatterjee K, Chattopadhyay NR, Choudhuri T. Evolutionary aspects of Parvovirus B-19V associated diseases and their pathogenesis patterns with an emphasis on vaccine development. Virus Disease. 2019;30:32-42.
10. Ganaie SS, Qiu J. Recent advances in replication and infection of human parvovirus B19. Frontiers in Cellular and Infection Microbiology. 2018;8:166.
11. Hu X, Jia C, Wu J,Zhang J, Jiang Z, Ma K. Towards the antiviral agents and nanotechnology-enabled approaches against parvovirus B19. Frontiers in Cellular and Infection Microbiology. 2022;12:916012.
12. Kielaite D, Paliulyte V. Parvovirus (B19) infection during pregnancy: possible effect on the course of pregnancy and rare fetal outcomes – a case report and literature review. Medicine. 2022;58(5):664.
13. American Academy of Pediatrics. Parvovirus B19 (Erythema Infectiosum, Fifth Disease). In: Kimberlin DW, Barnett ED, Lynfield R, Sawyer MH, eds. Red Book: 2021 Report of the Committee on Infectious Diseases. Itasca, IL:American Academy of Pediatrics: 2021:562-566.
14. Waring GJ. Parvovirus B19 infection: timely diagnosis in pregnancy essential. Case Reports in Women's Health. 2018;18:e00057.
15. Nitica RP, Gică N, Botezatu R, Peltecu G, Panaitescu AM. Parvovirus infection in fetal life. Case report and recent literature updates. Romanian Journal of Infectious Diseases. 2022;25(1):30-33.
16. Young NS, Brown KE. Parvovirus B19. New England Journal of Medicine. 2004;350(6):586-97.

# Raiva

# 51

*Alessandra Ramos Souza*

## INTRODUÇÃO

A raiva é uma zoonose viral aguda que acomete mamíferos, inclusive o homem, com um quadro clínico de encefalite aguda ou meningoencefalite com letalidade próxima de 100%. O vírus está presente na saliva do animal infectado e pode ser transmitido pela mordedura, arranhadura ou lambedura de mucosa ou pele não íntegra. Se o vírus alcança as terminações nervosas periféricas, a evolução é rapidamente progressiva com manifestações clínicas que incluem hiperatividade, hidrofobia, aerofobia, paralisia e coma, culminando com o óbito[1-3]. A raiva e os acidentes causados por animais potencialmente transmissores da raiva são de notificação compulsória[3,4].

## ETIOLOGIA

A raiva é causada por um vírus da família Rhabdoviridae, gênero *Lyssavirus* e espécie *Rabies* virus. Há pelo menos 14 espécies de *Lyssavirus*, subdivididas em 2 filogrupos de acordo com as características genéticas; o vírus rábico pertencente ao filogrupo 1. O *Rabies* vírus possui um RNA de fita simples, polaridade negativa, linear, não segmentado, e tem um envelope lipídico. Há variantes antigênicas e genéticas, de acordo com os distintos hospedeiros terrestres e aéreos[1].

## PATOGENIA

A patogenia é semelhante nas diferentes espécies de mamíferos. O vírus rábico é altamente neurotrópico; replica nas fibras musculares ou nas células da derme (no caso de algumas variantes de morcegos, cuja mordedura é mais superficial) e atinge as junções neuromusculares. Então, o vírus segue um fluxo axoplasmático retrógrado, protegido pela bainha de mielina, atingindo a medula espinhal e ascendendo até o cérebro, onde sofre intensa replicação, disseminando-se através do sistema nervoso periférico e autônomo para os diferentes órgãos (pulmões, coração, rins, bexiga, folículo piloso etc.), inclusive as glândulas salivares, sendo eliminado pela saliva[1,5]. A morte ocorre devido à disfunção neuronal, com sinais de inflamação mínimos ou ausentes[1].

## EPIDEMIOLOGIA

A cadeia epidemiológica da raiva pode ser dividida, em termos didáticos, em 4 ciclos: urbano, rural, silvestre aéreo e terrestre. O homem pode ser acometido em qualquer um dos ciclos por contato íntimo ou acidental com os animais infectados[3].

O ciclo urbano é o mais estudado. Este ciclo é o principal nas regiões endêmicas de raiva, em especial em países da Ásia e África, onde ocorrem cerca de 59 mil óbitos por ano, principalmente em crianças menores de 15 anos (40%), sendo o cão o principal transmissor (99%). Para o controle da raiva urbana, são importantes as campanhas de vacinação de cães e gatos[1,2]. Em regiões onde a raiva canina foi controlada, podem ocorrer casos de raiva em cães e gatos por variantes de morcegos. Pelas baixas coberturas vacinais e pelo instinto predador, os gatos podem ser mais vulneráveis a se infectar no contato com os morcegos. Com o Programa Nacional de Profilaxia da Raiva, que inclui as ações de vigilância e controle da raiva em cães e gatos, houve importante redução na incidência e mortalidade da raiva humana, com o predomínio de casos esporádicos e acidentais em nosso meio[6].

O ciclo rural tem como reservatório o morcego hematófago que transmite a raiva ao sugar o sangue de animais domésticos de interesse econômico, como bovídeos, equídeos e suínos. No entanto, estes animais não agridem quando infectados, mas os tratadores podem se contaminar devido ao contato com as secreções ao tentar "desengasgá-los".

O ciclo silvestre aéreo é composto por quirópteros (morcegos) hematófagos e não hematófagos. Já o ciclo silvestre terrestre contém diferentes espécies que podem transmitir o vírus da raiva, como micos (sagui ou "soim"), macacos, raposas, guaxinins, quatis, gambás, capivaras etc.[2,7].

A transmissão de raiva inter-humana é extremamente rara. O vírus da raiva pode ser encontrado na saliva, lágrimas, tecido nervoso humano; não é isolado no sangue. É descrita a transmissão por transplante de órgão e tecidos de doadores infectados e um único caso provável de transmissão perinatal.

Não há relatos de raiva humana por ingestão de carne crua ou leite de animais infectados, mas estes produtos não devem ser consumidos. São extremamente raros os casos descritos de raiva humana por inalação de aerossóis em laboratórios com manipulação de materiais com elevada concentração do vírus rábico ou em cavernas com alta densidade de morcegos infectados[1].

## PERÍODO DE INCUBAÇÃO/ TRANSMISSIBILIDADE

O período de incubação é diferente para cada espécie animal. Nos cães domésticos é de 40 a 120 dias; nos herbívoros, de 25 a 90 dias; já nos quirópteros, o período de incubação não é definido. No homem, o período de incubação da raiva é, geralmente, de 1 a 3 meses, mas um período maior que 1 ano tem sido descrito; está relacionado à concentração viral no local da agressão/acidente, à extensão do ferimento e à distância deste até o cérebro[2,3,5].

O período de transmissão também varia de acordo com a espécie, mas precede o aparecimento dos sintomas e perdura até a morte. Este período foi bem estudado em cães e gatos, sendo, geralmente, cerca de 2 a 4 dias antes do surgimento dos sintomas até a morte do animal, que ocorre geralmente após 5 dias. Assim, foi possível fixar o período de observação de cães e gatos agressores em 10 dias, com a finalidade de profilaxia da raiva humana[3,5].

## DIAGNÓSTICO

O diagnóstico de raiva se baseia na apresentação clínica e na exposição a um animal suspeito de raiva ou ao vírus rábico. De acordo com a Organização Mundial da Saúde (OMS), um caso clínico de raiva humana é definido pela apresentação de uma síndrome neurológica aguda (encefalite) com predomínio de hiperatividade (raiva furiosa) ou paralisia (raiva paralítica) que progride para coma e morte, geralmente por falência cardíaca ou respiratória, cerca de 7 a 10 dias após o início dos sintomas que incluem hidrofobia, aerofobia, fotofobia, parestesia ou dor localizada, disfagia, náuseas e vômitos. Um caso é *suspeito de raiva humana* quando os sintomas são compatíveis com a definição clínica. Considera-se *raiva humana provável*, quando um caso suspeito tem história de contato com animal com raiva suspeita ou confirmada. Raiva humana confirmada é quando um caso suspeito ou provável tem confirmação laboratorial, geralmente após a morte[1,3].

O diagnóstico diferencial da raiva inclui outras encefalites virais, tétano, síndrome de Guillain-Barré, quadros psiquiátricos etc.

O tecido cerebral do caso suspeito (animal/ humano) é utilizado para o diagnóstico de raiva *post mortem* com a detecção de antígenos do vírus por meio do teste de imunofluorescência direta (IFD). O vírus rábico pode ser isolado por meio da inoculação em camundongos ou cultura celular (saliva, cérebro etc.) e identificação dos antígenos virais por IFD, por imuno-histoquímica ou reação em cadeia da polimerase (PCR). A confirmação laboratorial dos casos de raiva humana, em vida, pode ser realizada por IFD das amostras obtidas por biópsia de pele da região cervical ou raspado de mucosa lingual (*swab*) ou de tecidos de impressão de córnea. A sensibilidade dessas provas é limitada e, quando negativas, a infecção não pode ser excluída[2,3,7].

As lesões histopatológicas patognomônicas de raiva são as inclusões intracitoplasmáticas de Negri. São mais comumente encontradas nos neurônios piramidais do hipocampo e nas células de Purkinje do cerebelo. A sua ausência, porém, não invalida o diagnóstico, pois nos casos de evolução rápida e óbito precoce, o tempo para o aparecimento destas inclusões pode não ser suficiente[1,5].

## TRATAMENTO

Não existe tratamento específico. Todo paciente com suspeita clínico-epidemiológica de raiva humana deve ser encaminhado ao serviço de referência para o tratamento da raiva em terapia intensiva com isolamento de contato. No entanto, a sobrevivência é rara mesmo com a terapia instituída.

## MEDIDAS PREVENTIVAS

### Cuidados iniciais com o ferimento

É necessário lavar as lesões causadas por animais potencialmente transmissores da raiva com água e sabão o mais rápido possível. Em seguida, utilizar uma solução virucida como povidine ou clorexidina. No caso de contaminação da mucosa ocular, esta deve ser lavada com solução fisiológica ou água corrente. Não é recomendável suturar as lesões; no entanto, se necessário, deve-se aproximar as bordas com pontos isolados e fazer a infiltração local com o soro antirrábico (SAR) ou com a imunoglobulina humana antirrábica (IGHAR) pelo menos 30 minutos antes. Verificar, também, se é necessário atualizar a vacinação contra o tétano. Antibiótico pode ser necessário, conforme a avaliação médica.

### Profilaxia pós-exposição

Em casos de exposição de risco para a raiva, além dos cuidados com o ferimento, a profilaxia pós-exposição (PEP) deve ser iniciada o mais precocemente possível. É 100% efetiva na prevenção dos casos de raiva humana, se administrada rápido e adequadamente. Em casos de *contato indireto*, como tocar ou alimentar animais ou lambedura da pele íntegra, ou contato da pele íntegra com secreções ou excreções de casos suspeitos ou confirmados, a PEP não está indicada[8]. O histórico vacinal do animal agressor não é suficiente para dispensar a PEP, que inclui:

- Vacina contra raiva (VR), inativada, de cultivo celular (p. ex., células Vero, embrião de galinha), com o esquema de 4 doses nos dias 0, 3, 7,14, aplicada por (*Dia 0 = dia de aplicação da 1ª dose do esquema*):
  - Via intradérmica (ID), dose de 0,2 mL, dividida em 2 doses de 0,1 mL, aplicadas em sítios diferentes, na inserção inferior do músculo deltoide ou no antebraço.
  - Via intramuscular (IM), uma dose de 0,5 ou 1 mL, conforme o laboratório produtor, no vasto lateral da coxa, em crianças menores de 2 anos, ou no deltoide, acima dessa faixa etária. *Não aplicar no glúteo, devido à menor imunogenicidade. As vias de aplicação ID/IM podem ser intercambiáveis.*
- Infiltração do SAR ou IGHAR, se indicada, no local do ferimento para a neutralização viral.

*Nunca aplicar a VR e o SAR ou IGHAR em regiões anatômicas próximas.*

O SAR é uma solução purificada de imunoglobulinas obtida do soro de equinos hiperimunizados contra a raiva. A dose é 40 UI/kg. Os pacientes devem permanecer em observação por 2 horas em um serviço de saúde com atendimento de urgência pelo risco de anafilaxia, que tem sido raro[3].

A IGHAR é uma solução purificada de imunoglobulinas obtida do plasma de doadores com níveis elevados de anticorpos específicos após a VR. A dose é 20 UI/kg. É mais segura que o SAR, porém a sua produção é limitada e o custo é alto. A IGHAR está indicada se houver história de quadros anteriores de hipersensibilidade, uso de imunoglobulinas de origem animal e contatos frequentes com animais, principalmente equídeos, o que aumenta o risco de hipersensibilidade ao SAR[3,8-10].

O esquema PEP considera o tipo de exposição (contato indireto, acidente leve ou grave) e o animal agressor (Tabela 51.1). Os acidentes leves são os ferimentos superficiais, pouco extensos, geralmente únicos, em troncos e membros (exceto mãos e polpas digitais e plantas dos pés), que podem acontecer em decorrência de mordeduras ou arranhaduras ou lambedura de lesão leve. Os acidentes graves ocorrem quando os ferimentos estão localizados na cabeça, face, pescoço, mão, polpa digital e/ou planta do pé, além de ferimentos profundos, mesmo que puntiformes, múltiplos e extensos em qualquer região do corpo ou lambedura de mucosa ou de lesão grave. A observação do animal aplica-se apenas para cães e gatos.

**Tabela 51.1** – Esquema para profilaxia da raiva humana pós-exposição.

| Qual foi o animal envolvido? | Qual a condição do animal agressor? | Qual foi o tipo de acidente?[1] | Qual a profilaxia da raiva humana indicada | Observação |
|---|---|---|---|---|
| **Cão ou gato** | O animal pode ser observado por 10 dias **e** sem sinais sugestivos de raiva | Leve ou grave | A profilaxia não está indicada | Se cão ou gato morrer ou desaparecer durante o período de observação[2] e o<br>acidente for leve: vacina<br>acidente grave: vacina **+** soro ou IGHAR |
| | Animal não é observável **ou** com sinais sugestivos de raiva[3] | Leve | Vacina | Acidente com cães e gatos observáveis que tiveram contato com morcego nas 48 horas anteriores:<br>Se acidente leve: vacina<br>Se grave: vacina **+** soro ou IGHAR |
| | | Grave | Vacina **+** soro ou IGHAR | |
| **Morcegos, macacos ou outros mamíferos silvestres (mesmo se domiciliados)** | NA | Leve ou grave | Vacina **+** soro ou IGHAR | Se adentramento[4] de morcego, indicar a profilaxia com soro **+** vacina, se houver contato com o morcego ou em casos duvidosos |
| **Mamíferos domésticos de interesse econômico: bovídeos, equídeos, caprinos, ovinos e suínos** | NA | Leve | Vacina | A carne e o leite de animais com quadro de raiva não devem ser consumidos |
| | | Grave | Vacina **+** soro ou IGHAR | |
| **Roedores (camundongos, coelhos, hamsters) e outros roedores urbanos** | NA | NA | A profilaxia não está indicada | Não há descrição de casos de raiva humana por roedores urbanos, pois a infecção destes animais é incomum |

[1] Os acidentes leves são os ferimentos superficiais, pouco extensos, geralmente únicos, em troncos e membros (exceto mãos e polpas digitais e plantas dos pés), lambedura da pele com lesões superficiais. Os acidentes graves ocorrem quando os ferimentos estão localizados na cabeça, face, pescoço, mão, polpa digital e/ou planta do pé, além de ferimentos profundos, múltiplos e extensos em qualquer região do corpo, ferimentos puntiformes e lambedura de mucosa ou de ferimento de pele grave. [2] Cães e gatos que vêm a óbito durante o período de observação, deverão ser encaminhados para a Divisão de Vigilância de Zoonoses para o diagnóstico de raiva. O paciente deve ser encaminhado à Unidade de Referência para iniciar a profilaxia da raiva. Caso o resultado laboratorial do animal seja negativo, está indicada a suspensão da profilaxia. [3] Sinais sugestivos de raiva: mudança comportamental com dificuldade para ingerir ou recusa de água, engasgos, salivação excessiva, paralisia de cabeça, pescoço ou qualquer membro, arrastar as pernas, esconder-se, inquietação ou quietude anormal etc. [4] Adentramento de morcego é definido como a entrada de morcegos no interior de edificações; deve-se avaliar o risco de exposição do paciente. Indicar a profilaxia vacina + SAR ou IGHAR se houver contato ou nos casos duvidosos.

*Fonte:* Adaptada de Ministério da Saúde[8], Secretaria da Saúde[9,10].

A administração do SAR ou IGHAR vai depender da gravidade do acidente. Se indicada, deve ser aplicada no local da lesão e/ou ao seu redor, junto com a primeira dose da vacina, mas em sítios diferentes, ou até o 7º dia após a aplicação da 1ª dose da vacina. Após esse prazo, a administração da IGHAR ou do SAR é contraindicada. Em casos de ferimentos extensos ou múltiplos, diluir a IGHAR ou SAR, o mínimo possível, para permitir a infiltração de toda área lesionada. Quando a lesão é identificada, recente ou cicatrizada, deve-se infiltrar o volume total indicado, ou o máximo possível, dentro ou ao redor da lesão. Se a infiltração não for possível, aplicar o restante por via intramuscular (IM). *A IGHAR ou SAR podem ser aplicados no glúteo.* Em situações de escassez de IGHAR ou SAR, a infiltração deve ser feita apenas no local do ferimento, em caso de acidente por cão[1,8].

A VR é bem tolerada, sendo a maioria das reações de leve a moderadas e transitórias[11]. Se o indivíduo faltar na data agendada, aplicá-la no dia em que comparecer na unidade e continuar com os intervalos das doses subsequentes de acordo com o esquema original. As doses não devem ser antecipadas.

## Profilaxia pré-exposição

A profilaxia pré-exposição (PrEP) está indicada para pessoas com alto risco de exposição e frequência ao vírus da raiva, como veterinários, estudantes de medicina veterinária, profissionais de laboratório que trabalham com o vírus da raiva, profissionais que atuam na captura de morcegos e demais profissionais e estudantes expostos a situações de alto risco, como os que atuam em áreas de epizootia ou no manejo e controle de mamíferos silvestres. Indivíduos com risco de exposição ocasional ao vírus, como turistas que viajam para áreas de raiva não controlada, devem ser avaliados individualmente sobre a necessidade de PrEP[9,10].

O esquema da PrEP são 2 doses com um intervalo de 7 dias (dias 0, 7), via ID ou IM. Deve ser feito um controle sorológico a partir do 14º dia após a aplicação; títulos de anticorpos neutralizantes ≥ 0,5 UI/mL são considerados protetores. Em caso de título < 0,5 UI/mL, aplicar uma dose de reforço via IM e realizar novo controle sorológico após 14 dias; se o título permanecer insatisfatório, consultar autoridade de saúde de referência. Esta avaliação deve ser feita periodicamente, em situação de alto risco de exposição ao vírus da raiva (p. ex., captura de morcegos), a cada 6 meses. Se < 0,5 UI/mL, deve ser administrada uma dose de reforço. *A PrEP dispensa a imunização passiva nas situações de exposição e reduz as doses aplicadas da VR (apenas nos dias 0 e 3)*[3,8-10,12].

**Observações**

1. Em indivíduos que fazem uso de cloroquina ou hidroxicloroquina, a via ID induz menores níveis de anticorpos neutralizantes[1]. Nestes casos aplicar a VR por via IM[9,10].
2. Pessoas com imunossupressão devem ser avaliadas individualmente[8]. A VR é inativada e segura. Se possível, suspender o tratamento imunossupressor, porque pode interferir na resposta vacinal. Utilizar a via IM e associar a imunização passiva. Fazer avaliação sorológica após a PEP/PrEP[1,8-10].

# CONDUTA EM CASO DE POSSÍVEL REEXPOSIÇÃO AO VÍRUS DA RAIVA

Em caso de reexposição ao vírus rábico em indivíduos que já receberam o esquema vacinal de pré e pós-exposição, seguir as recomendações descritas na Tabela 51.2.

**Tabela 51.2 –** Conduta na reexposição de pacientes que já receberam profilaxia pré (PrEP) ou pós-exposição (PEP) para raiva.

| Esquema de PEP anterior completo? | Realizado há quanto tempo da reexposição | Está indicada a PEP? | Qual é o esquema? |
|---|---|---|---|
| SIM | Até 90 dias | Não | NA |
| SIM | > 90 dias | Sim | Administrar 2 doses nos dias 0, 3 |
| NÃO | Até 90 dias | Sim | Completar as doses faltantes |
| NÃO **E** recebeu pelo menos 2 doses | > 90 dias | Sim | Administrar 2 doses nos dias 0, 3 |
| NÃO **E** recebeu apenas 1 dose | Independente do tempo | Sim | Administrar novo esquema 0, 3, 7, 14** |
| **Esquema de PrEP anterior completo?** | **Realizado há quanto tempo da reexposição** | **Está indicada a PEP?** | **Qual é o esquema?** |
| SIM | Independente do tempo | Sim | Administrar apenas 2 doses nos dias 0, 3* |
| NÃO **E** recebeu apenas 1 dose | Independente do tempo | Sim | Administrar novo esquema 0, 3, 7, 14** |

* Profissionais que receberam PrEP e que fazem controle sorológico e/ou que receberam outras doses da VR devem ser avaliados individualmente[9,10]. ** Administrar soro antirrábico (SAR) ou imunoglobulina humana antirrábica (IGHAR), se indicado. Os pacientes imunossuprimidos, em caso de reexposição, devem receber SAR ou IGHAR + VR, se indicado.

*Fonte:* Adaptada de Ministério da Saúde[8], Secretaria da Saúde[9,10].

## REFERÊNCIAS BIBLIOGRÁFICAS


1. WHO. Weekly Epidemiological Record. Rabies vaccines: WHO position paper. April 2018;16:201-219.
2. American Academy of Pediatrics. Rabies. In: Kimberlin DW, Barnett ED, Lynfield R, Sawyer MH (ed.). Red Book: 2021 Report of the Committee on Infectious Diseases. Itasca, IL: American Academy of Pediatrics: 2021;619-627.
3. Brasil. Ministério da Saúde. Secretaria de Vigilância em Saúde. Departamento de Articulação Estratégica de Vigilância em Saúde. Guia de Vigilância em Saúde. 5. ed. Brasília: Ministério da Saúde; 2021. 1.126 p.
4. Brasil. Ministério da Saúde. Coordenação-Geral de Vigilância de Zoonoses e Doenças de Transmissão Vetorial. Secretaria de Vigilância em Saúde (CGZV/DEIDT/SVS). Boletim Epidemiológico. Situação da raiva no Brasil e recomendações quanto ao uso dos imunobiológicos. 2019; 50(35):21-23.
5. Kotait I, Carrieri ML, Takaoka NY. Raiva – aspectos gerais e clínica. São Paulo. Instituto Pasteur, 2009 (Manuais, 8) 49p.
6. Brasil. Ministério da Saúde. Raiva humana. Atualizado em 11/1/23. Disponível em: https://www.gov.br/saude/pt-br/assuntos/saude-de-a-a-z/r/raiva/raiva-humana. Acesso em 13 abr. 2023.
7. Brasil. Ministério da Saúde. Secretaria de Vigilância em Saúde. Departamento de Vigilância Epidemiológica. Manual de diagnóstico laboratorial da raiva. Brasília, DF: MS, 2008. 108 p. Disponível em: http://bvsms.saude.gov.br/bvs/publicacoes/manual_diagnostico_laboratorial_ raiva.pdf. Acesso em: 30 abr. 2023.
8. Brasil. Ministério da Saúde Secretaria de Vigilância em Saúde Departamento de Imunização e Doenças Transmissíveis Coordenação-Geral de Vigilância de Zoonoses e Doenças de Transmissão Vetorial. Nota Técnica nº 8/2022-CGZV/DEIDT/SVS/MS. Informa sobre atualizações no Protocolo de Profilaxia pré, pós e reexposição da raiva humana no Brasil.10/03/22.
9. São Paulo. Secretaria de Estado da Saúde do Estado de São Paulo. Norma técnica de profilaxia da raiva humana. Atualização em julho de 2021.
10. São Paulo. Secretaria Municipal da Saúde. Coordenadoria de Vigilância em Saúde. Raiva humana. Protocolo de atendimento em casos de acidentes com animais potencialmente transmissores de Raiva no município de São Paulo. Protocolo de Esquema de Pré-Exposição. Atualizado em novembro de 2022. Disponível em: https://www.prefeitura.sp.gov.br/cidade/secretarias/upload/saude/protocolo_atendimento_raiva_humana_11_2022.pdf. Acesso em: 29 abr. 2023.
11. Brasil. Ministério da Saúde. Secretaria de Vigilância em Saúde. Departamento de Imunizações e Doenças Transmissíveis. Manual de vigilância epidemiológica de eventos adversos pós-vacinação. 4. ed. atual. Brasília: Ministério da Saúde; 2021. 340 p.
12. Rao AK, Briggs D, Moore SM, Whitehill F, Campos-Outcalt D, Morgan RL et al. Use of a modified preexposure prophylaxis vaccination schedule to prevent human rabies: recommendations of the advisory committee on immunization practices – United States, 2022. MMWR Morb Mortal Wkly Rep. 2022 May 6;71(18):619-627. DOI: 10.15585/mmwr.mm7118a2.

# 52 Rubéola

*Helena Keico Sato*

A rubéola foi identificada na Alemanha na metade do século XVII e inicialmente considerada uma forma modificada do sarampo ou escarlatina. A ocorrência de milhões de casos de rubéola e o nascimento de crianças com malformações estimulou vários estudos sobre a doença e entre 1965 e 1967, várias cepas vacinais já estavam sendo testadas[1].

De acordo com a Organização Mundial da Saúde (OMS)[2-4], a rubéola é uma doença de importância de Saúde Pública, pois é uma infecção com potencial teratogênico quando adquirida durante a gestação, e os recém-nascidos (RN) poderão apresentar malformações congênitas. Estima-se que no mundo nascem cerca de 100 mil crianças por ano com a síndrome da rubéola congênita (SRC).

## MANIFESTAÇÕES CLÍNICAS[5]

O quadro clínico da rubéola é caracterizado por exantema maculopapular, eritematoso e pruriginoso em cerca de 50% a 80% das pessoas infectadas, com início na face, pescoço, tronco e membros inferiores com duração de 1 a 3 dias. Podem ocorrer também manifestações articulares, como artralgia ou artrite, geralmente de curta duração. Estudos sorológicos mostram que 20% a 50% de todas as infecções por rubéola ocorrem sem exantema ou outras manifestações clínicas[5,6].

Nas crianças geralmente não há pródromos, mas em adolescentes e adultos, cerca de 1 a 5 dias antes do início do exantema, observa-se febre baixa, tosse, coriza, cefaleia, mal-estar e linfadenopatia. A linfadenopatia é generalizada, dolorosa à palpação, sendo mais acometidas as cadeias retroauricular, suboccipital e cervical, com regressão em semanas. Poderá ocorrer esplenomegalia e mais raramente cardite, encefalite, artrite e trombocitopenia.

O vírus da rubéola infectando uma mulher grávida não imune poderá atuar na placenta e/ou feto e o risco de infecção congênita e da SRC dependerá da idade gestacional em que ocorrer a infecção. O risco de infecção e da SRC decresce com o aumento da idade gestacional; após a infecção materna poderão ocorrer as seguintes situações: feto não infectado; reabsorção do feto (poderá ocorrer quando a infecção pelo vírus da rubéola acomete o embrião logo no início da gestação); aborto espontâneo; natimortalidade; infecção da placenta; infecção do feto.

Na SRC poderemos ter malformações dependendo da ocorrência da viremia durante a gestação. Algumas manifestações podem ser transitórias: icterícia, anemia hemolítica, exantema maculopapular, trombocitopenia, pneumonia intersticial, miocardite, diarreia, baixo peso, radioluscência óssea. Outras manifestações são permanentes: a deficiência auditiva é o comprometimento mais frequente, seguido das cardiopatias congênitas (persistência do ducto arterial, hipoplasia da artéria pulmonar), crescimento intrauterino retardado, miocardite, microcefalia, deficiência auditiva, catarata congênita, retinopatia, atraso no desenvolvimento neuropsicomotor (DNPM), meningoencefalite.

## ETIOPATOGENIA[5]

O vírus da rubéola é um vírus RNA do gênero *Rubivírus* e da família Matonaviridae. O vírus da rubéola é transmitido principalmente por contato direto com indivíduos infectados, pelas gotículas de secreções nasofaríngeas e inalação dos aerossóis infectados, e possui um período de incubação que varia de 12 a 23 dias. A viremia ocorre 5 a 7 dias após a exposição e resulta na disseminação viral para vários órgãos.

A transmissão por meio de objetos contaminados é pouco frequente. A pessoa infectada poderá transmitir o vírus cerca de 5 dias antes até 5 a 7 dias após o aparecimento do exantema. O vírus se replica inicialmente nas células da nasofaringe, bem como nos linfonodos e após 5 a 7 dias da inoculação tem início a viremia.

O período de incubação é de 12 a 23 dias (média de 17 dias). Depois que uma pessoa é infectada pelo vírus da rubéola, há uma disseminação por todo o organismo em aproximadamente 5 a 7 dias. Durante esse período, as mulheres grávidas poderão transmitir o vírus aos seus fetos[1,2,6,7].

O período prodrômico ocorre durante a 2ª semana após a exposição, com a presença de febre (< 39 °C), mal-estar e conjuntivite, linfadenopatia retroauricular e/ou occipital e/ou cervical posterior também poderão ocorrer. Geralmente antecedem o exantema por 5 a 10 dias.

Na rubéola congênita, o vírus é transmitido por via placentária, da mãe para o feto. Os bebês com a SRC poderão eliminar o vírus pela urina e secreções nasofaríngeas por um período superior a 1 ano, mas a eliminação é maior nos primeiros meses de vida. Após a viremia materna ocorre a infecção da placenta e viremia fetal com consequente infecção de múltiplos órgãos; as malformações ocorrem geralmente quando a infecção acomete a gestante nas primeiras 8 a 12 semanas de gestação.

A teratogenicidade do vírus da rubéola é evidente; no entanto, o seu mecanismo ainda não está totalmente esclarecido. Uma vez o feto infectado, o vírus persiste por toda a gestação e até cerca de 1 ano após o nascimento, acarretando danos enormes em múltiplos órgãos ainda em desenvolvimento, como o sistema nervoso central (SNC), coração, sistema auditivo, ocular e outros[1]. O vírus da rubéola inibe a mitose e aumenta o número de fragmentos de cromossomos em cultura de tecido embrionário e por isso os órgãos acometidos ficam hipoplásicos. Observa-se também a presença de necrose celular, processo inflamatório e vasculite.

A extensão do acometimento dependerá da época da infecção: quanto mais precoce, maiores serão os danos observados[7]. Quando a infecção ocorre no início de gravidez, principalmente nas primeiras 12 semanas, o risco da transmissão do vírus para o feto é de 90%, podendo causar abortos espontâneos, mortes fetais/natimortos, ou os bebês em desenvolvimento podem ter defeitos congênitos como a SRC. Se a infecção materna ocorrer após a 16ª semana, as anomalias são raras; após a 20ª semana de gestação as manifestações compatíveis com a SRC são raras, mas pode ocorrer déficit auditivo neurossensorial[7].

## EPIDEMIOLOGIA

A rubéola é de ocorrência sazonal, com aumento de casos no final do inverno e início da primavera. No período anterior à vacinação ocorriam epidemias a cada 6 a 9 anos. Nessa época era uma doença típica da infância, acometendo crianças entre 5 e 14 anos de idade, e mais raramente crianças menores de 1 ano de idade.

No Brasil, a vacinação rotineira contra a rubéola, nos Programas de Vacinação públicos, iniciou-se em 1992 no Estado de São Paulo e gradativamente foi implantada em outros Estados. No ano 2000, as 27 unidades da federação já aplicavam a vacina sarampo, caxumba e rubéola (SCR), no calendário básico, aos 15 meses de idade.

A rubéola passou a integrar a lista das doenças de notificação compulsória no Brasil somente na metade da década de 1990. Os últimos casos de rubéola no Estado de São Paulo ocorreram no ano de 2008, com a confirmação de 748 casos e um coeficiente de incidência de 1,82 casos/100 mil habitantes. No entanto, com as quedas das coberturas vacinais (CV) no Estado de São Paulo desde 2016, onde a meta de vacinar 95% das crianças com 1 ano de idade não vem sendo atingida, é fundamental que além da melhoria das CV, sejam realizadas vigilância epidemiológica importante dos casos suspeitos e realização das medidas de controle e prevenção. Em 2018 foram notificados 288 casos suspeitos de rubéola; em 2022, do total de 168 casos suspeitos, 159 foram descartados e 6 permaneceram em investigação em 2023.

## TESTES DIAGNÓSTICOS[6]

O teste sorológico para a confirmação da SRC é o teste sorológico imunoenzimático (ELISA, do inglês *Enzyme Linked ImmunonoSorbent Assay*), que detecta os anticorpos específicos IgM, soroconversão ou aumento de título de IgG. É realizado através da sorologia específica com detecção de anticorpos IgM na fase aguda da doença, desde os primeiros dias do exantema até 30 dias após o seu desaparecimento. E a IgG poderá aparecer na fase aguda da doença e durar por muitos anos após a infecção.

A detecção viral tem a finalidade de conhecer o genótipo do vírus, diferenciar um caso autóctone de um caso importado e diferenciar o vírus selvagem do vírus vacinal. A metodologia é a reação em cadeia da polimerase precedida de transcrição reversa (RT-PCR) em tempo real e pode ser realizada em amostras obtidas da orofaringe e nasofaringe e urina (até o 7º dia a partir do exantema, preferencialmente nos 3 primeiros dias).

## DIAGNÓSTICO DIFERENCIAL

Várias são as doenças com manifestações semelhantes à rubéola: sarampo, exantema súbito, escarlatina, dengue, eritema infeccioso, enteroviroses (coxsackie e echovírus). Além disso, outras doenças podem causar síndromes congênitas, como a infecção por citomegalovírus (CMV), coxsackievírus, vírus zika, toxoplasmose, HIV, hepatite B, sífilis, malária, varicela-zóster (VZ), herpes simples, echovírus, parvovírus B19, doença de Chagas dependendo da situação epidemiológica local.

## MEDIDAS DE PREVENÇÃO E CONTROLE[4,5]

A eliminação da rubéola e da SRC dependem da manutenção de elevadas e homogêneas CV para as 2 doses da vacina tríplice viral (VTV) e de um sistema de vigilância epidemiológica ágil na identificação, investigação e controle dos casos suspeitos. A meta preconizada pelo Programa Nacional de Imunização (PNI) para a CV é de 95% e uma homogeneidade de 80% (proporção de municípios com CV de 95%). As ações de vacinação são realizadas nas Unidades Básicas de Saúde (UBS).

A vacina contra rubéola é uma vacina atenuada, aplicada de modo combinado com as vacinas sarampo e caxumba (vacina SCR), a cepa é a Wistar RA 27/3, cultivada em células diploides humanas.

No calendário das crianças menores de 7 anos de idade, a 1ª dose da vacina deve ser aplicada aos 12 meses e uma 2ª dose aos 15 meses de idade. Aos 15 meses de idade é aplicada a vacina tetraviral, uma vacina combinada de SCR e vacina varicela[8,9].

Para as crianças com 7 anos ou mais, as pessoas até 19 anos de idade, os adultos entre 20 e 29 anos de idade e os profissionais de saúde, recomenda-se 2 doses da vacina SCR (intervalo mínimo de 30 dias)[8]. Adultos acima de 30 anos de idade, nascidos a partir de 1960, devem receber pelo menos 1 dose da vacina. Observar a oportunidade de atualizar a vacinação na maternidade e agendar uma 2ª dose para as puérperas adolescentes ou adultas até 29 anos de idade[9].

Os trabalhadores da saúde devem receber 2 doses da vacina SCR (com intervalo mínimo de 4 semanas), independentemente da idade. A vacina está contraindicada para gestantes e pessoas imunocomprometidas, e as mulheres em idade fértil, vacinadas, deverão evitar a gravidez por 1 mês. Puérperas e pós-abortamento, caso a vacina não tenha sido aplicada na maternidade, administrar na primeira visita ao serviço de saúde.

São considerados grupos de risco para a doença e devem receber a vacina: estudantes, profissionais da saúde e da educação, população institucionalizada.

As ações de vacinação contra a rubéola compreendem: vacinação de rotina realizada nas unidades de saúde para crianças, adolescentes e adultos (população de 12 meses até 59 anos de idade); intensificação vacinal realizada frente à ocorrência de casos suspeitos de rubéola, visando reduzir o número de pessoas não vacinadas e melhorar as CV; vacinação em situação de surto que deve ser realizada de modo seletivo e oportuno, para interrupção da transmissão de seu vírus, redução das internações e de óbitos (população a partir de 6 meses de idade); bloqueio vacinal, ou seja, vacinação seletiva dos contatos de caso suspeito ou confirmado de rubéola de acordo com o calendário vacinal, realizado até 72 horas após a identificação do caso suspeito ou confirmado; varredura (operação limpeza): é uma ação de busca ativa, casa a casa, de pessoas não vacinadas ou com esquema incompleto; campanhas de vacinação: ação de vacinação de um grande contingente de pessoas em curto espaço de tempo; monitoramento rápido de cobertura: ação para validação das CV em determinado grupo e território.

As manifestações locais consideradas eventos supostamente atribuíveis à vacinação ou imunização (ESAVI)[10] da rubéola (aplicada de modo combinado com as vacinas sarampo e caxumba, por via subcutânea) são pouco frequentes: dor, calor e rubor. As principais manifestações sistêmicas são febre (temperatura de 39,5 °C ou mais entre o 5º e o 12º dia após a vacinação, em geral durando cerca 2 dias, é pouco frequente); cefaleia e irritabilidade (ocorre em cerca de 0,5% a 4% dos primovacinados, entre o 5º e o 12º dia após a vacinação); exantema de extensão variável (ocorre do 7º ao 14º dia após a vacinação, durando cerca de 2 dias e aparece em cerca de 5% dos primovacinados, associado ao componente do sarampo e da rubéola); linfadenopatia (pode aparecer entre o 7º e o 21º dia após a vacinação, ocorre em menos de 1% dos primovacinados, associado ao componente da rubéola).

## TRATAMENTO

Não há tratamento específico para rubéola, apenas sintomáticos na ocorrência de febre ou cefaleia. Também não há, no momento, imunoglobulina específica para casos suspeitos de rubéola.

## REFERÊNCIAS BIBLIOGRÁFICAS


1. Orenstein WA, Offit PA, Edwards KM, Plotkin SA. Plotkins' Vaccine. 8. ed. Philadelphia, PA: Saunders Co., 2022. p. 970-1000.
2. World Health Organization. Measles and rubella strategic framework 2021-2030. WHO, Geneva; 2020.
3. World Health Organization Rubella vacines: WHO position paper-July 2020:306-324. Disponível em: http://www.who.int/immunization/sage/en.
4. São Paulo. Divisão de Doenças de Transmissão Respiratórias. Centro de Vigilância Epidemiológica "Prof. Alexandre Vranjac". Coordenadoria de Controle de Doenças Secretaria de Estado da Saúde de São Paulo. Informe Epidemiológico Vigilância e controle de doenças de transmissão respiratória Série Histórica 2010-2021. Boletim Epidemiológico Paulista. Ed temática. Série Histórica 2010/2022;20(220):2023.
5. American Academy of Pediatrics. Report of the Commitee on Infectious Disease. Red Book. 32nd edition. 2021-2024:648-655.
6. Brasil. Ministério da Saúde. Secretaria de Vigilância em Saúde. Departamento de Articulação Estratégica de Vigilância em Saúde. Síndrome da Rubéola Congênita. Guia de Vigilância em Saúde. 5. ed. Brasilia: Ministério da Saúde. 2022. 1.126p. p. 257-75.
7. Khanal S, Bahal S, Sangal L, Dhongde D, O' Connor PM, Crowcroft NS, Morales MM. Progress toward rubella elimination-World Health Organization South-East Asia Region, 2013-2021. MMWR 2023;72:678-82.
8. São Paulo. Secretaria da Saúde. Coordenadoria de Controle de Doenças. Centro de Vigilância Epidemiológica "Prof Alexandre Vranjac". Norma Técnica do Programa de Imunização. São Paulo: CVE; 2021. 75 p.
9. Sociedade Brasileira de Pediatria. Calendário de Vacinação da SBP. Atualização 2023. Departamentos Científicos de Imunizações e Infectologia (gestão 2022-24).
10. Brasil. Ministério da Saúde. Secretaria de Vigilância em Saúde. Departamento de Imunizações e Doenças Transmissíveis. Manual de Vigilância Epidemiológica de eventos adversos pós-vacinação. 4. ed. Brasília: Ministério da Saúde, 2020. 340 p. (ESAVI).

# 53

# Sarampo

*Daisy Maria Machado*
*Raquel Mayumi Simakawa*

Apesar de ter vacina segura disponível, o sarampo ainda está presente em todos os continentes, sendo uma importante causa de óbito em crianças. Estimativas da Organização Mundial de Saúde (OMS) mostram que, em 2021, houve cerca de 128 mil mortes por sarampo em todo o mundo, principalmente entre crianças não vacinadas ou subvacinadas com menos de 5 anos de idade[1].

Descrito pela primeira vez no século IX pelo médico Abu Becr, o sarampo era considerado uma variação da varíola e chamado de *hasbah* (linguagem árabe). Doença viral endêmico-epidêmica, altamente contagiosa e de distribuição mundial, caracteriza-se por febre, coriza, tosse, conjuntivite e enantema patognomônico em mucosa oral, seguido de exantema maculopapular confluente.

## MANIFESTAÇÕES CLÍNICAS

Após um período de incubação que varia de 8 a 12 dias, surgem sintomas do período prodrômico ou catarral, com duração de 3 a 5 dias: febre alta, coriza, tosse, conjuntivite, mialgia, cefaleia e hiporexia. Sintomas oculares surgem em horas, caracterizados por fotofobia e hiperemia conjuntival (Figura 53.1).

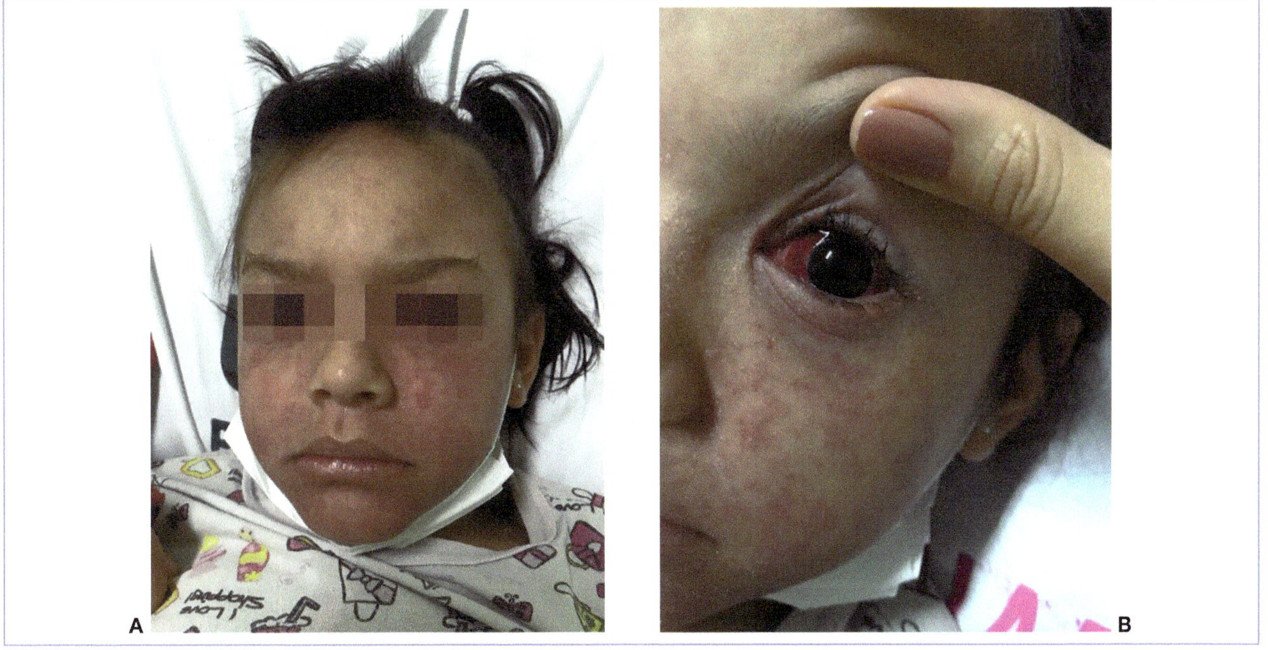

**Figura 53.1 – A.** Fácies de sarampo. **B.** Hiperemia e hemorragia conjuntivais em criança com sarampo.
*Fonte:* Imagens cortesia de Dra. Solange Dourado.

No final desta fase, podem ser observadas na mucosa jugal, geralmente próximo aos molares inferiores, pequenas lesões puntiformes esbranquiçadas com halo eritematoso; sinal considerado patognomônico do sarampo e consequência da proliferação de células linfoides, principalmente mononucleares e exsudato seroso (Manchas de Koplik, Figura 53.2). As manchas de Koplik surgem cerca de 1 a 3 dias antes do aparecimento do exantema e, 2 dias após, não são mais observadas[2].

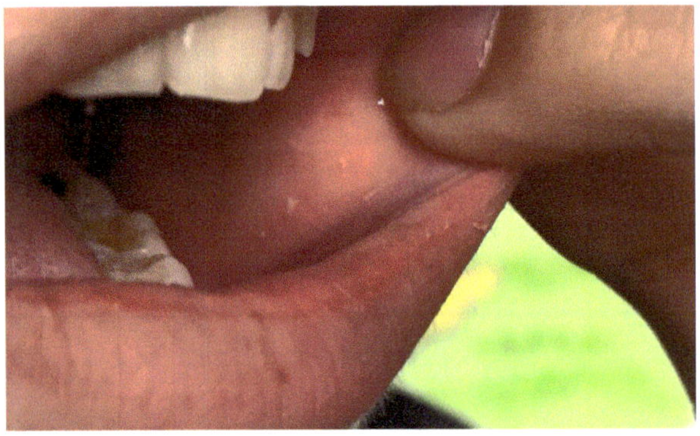

**Figura 53.2 –** Manchas de Koplick.
*Fonte:* Imagem cortesia de Dra. Solange Dourado.

Quando aparece o exantema maculopapular, ocorre acentuação dos sintomas prodrômicos e aumento abrupto da febre - que pode atingir 40 a 40,5 °C. O exantema se inicia na região retroauricular e tem progressão cefalocaudal e centrífuga, disseminando-se gradualmente ao longo de 3 dias para face, tronco e extremidades. Em adultos, o exantema é geralmente mais intenso, especialmente em face, com maior tendência à confluência de lesões do que em crianças. Entre o 3º e 4º dia do exantema, inicia-se o período de convalescença ou de descamação furfurácea: as manchas tendem a esmaecer, e apresentam coloração acastanhada e descamação fina (Figura 53.3), com desaparecimento da febre. A tosse é o último sintoma a desaparecer.

A ausência completa do exantema é rara, mas pode ocorrer em alguns pacientes em determinadas situações, como uso de imunoglobulina no início do período prodrômico, infecção por HIV e idade menor de 8 meses se altos níveis de anticorpos maternos.

Linfadenopatia generalizada acompanha a fase aguda da doença, e pode persistir por várias semanas. Náuseas e vômitos são mais comuns em crianças menores ou em adultos, sendo frequentemente acompanhados de aumento dos níveis de aminotranferases. O acometimento da mucosa gastrintestinal leva a quadros de diarreia, especialmente em crianças desnutridas, com perdas proteicas importantes.

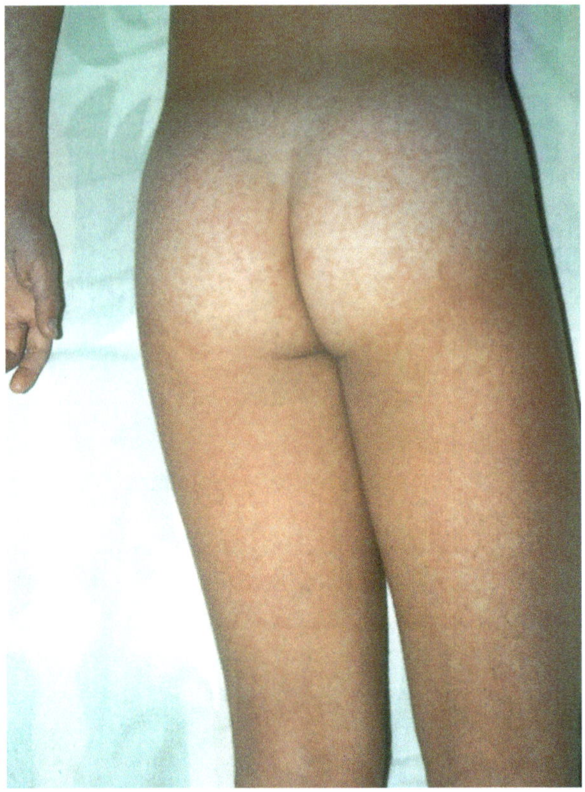

**Figura 53.3 –** Sarampo – exantema maculopapular confluente.
*Fonte:* Farhat CK, Carvalho LHFR, Succi RCM[26].

Laringite, traqueíte e bronquite são comuns devido à reação inflamatória causada pela ação do vírus na mucosa do trato respiratório. É frequente o aparecimento de pneumonia do tipo intersticial causada pelo próprio vírus do sarampo. Em crianças abaixo de 6 meses, o acometimento pulmonar pode ser indistinguível de uma bronquiolite.

Indivíduos previamente vacinados que entram em contato com o vírus selvagem podem apresentar o chamado *sarampo atípico.* Nessa forma clínica, o paciente apresenta no período prodrômico febre alta, cefaleia, dor abdominal e mialgia, sendo raro o aparecimento das manchas de Koplik. Em pacientes esplenectomizados, tem sido relatada essa forma de sarampo, com prolongamento da febre alta por cerca de 20 dias.

Outra forma clínica descrita é o *sarampo modificado,* que ocorre em pacientes que receberam imunoglobulina entre o 5º e o 8º dia de incubação, e em lactentes que ainda apresentam anticorpos maternos (imunidade passiva). Caracteriza-se por um período maior de incubação (14 a 20 dias), mas a duração da doença é mais curta.

## Complicações

O sarampo pode levar a complicações em todas as faixas etárias, porém crianças menores de 5 anos e adultos com mais de 20 anos são mais propensos.

A persistência ou recorrência da febre e o surgimento de leucocitose são sugestivos de complicações bacterianas, mais comumente otite média e pneumonia, causadas por *Staphylococcus* spp., *Streptococcus pneumoniae* e *Haemophilus influenzae*. As complicações pulmonares são responsáveis por mais de 80% das mortes atribuídas ao sarampo.

A mucosa oral com enantema pode apresentar infecção secundária que leva à estomatite, complicação muito dolorosa e que impõe grande dificuldade à alimentação. Analgésicos e anestésicos locais antes das refeições podem ser úteis no controle do quadro.

Uma complicação rara (1 a cada 1.000 crianças infectadas por sarampo), mas grave, é a **encefalomielite desmielinizante**, que pode aparecer de 1 a 14 dias após o início do exantema. Apresenta-se com recorrência da febre, cefaleia, vômitos, rigidez de nuca e convulsões. O óbito ocorre em cerca de 10% dos casos.

A **panencefalopatia esclerosante sub-aguda (PESS)**, também um complicação rara, porém fatal, é um quadro degenerativo do sistema nervoso central (SNC) que se manifesta em média 4 a 10 anos após a infecção primária, como resultado da persistência da infecção por vírus defectivo sem capacidade de se replicar. A patogênese da doença ainda está sob investigação. A PESS é causada por vírus do sarampo hipermutados combinados com uma resposta celular inadequada[3].

Clinicamente, há deterioração progressiva e insidiosa do SNC, com alterações comportamentais e cognitivas, evoluindo com incoordenação motora, convulsões, abalos mioclônicos e deterioração mental, culminando com quadro de rigidez, decorticação e morte cerca de 6 a 9 meses após o início da doença neurológica. Ocorre com uma frequência de 4 a 11 casos por 100 mil casos de sarampo, com taxas mais altas em crianças infectadas antes dos 2 anos de idade[4].

Em indivíduos imunocomprometidos, o vírus do sarampo pode causar **encefalite com presença de corpúsculos de inclusão** (MIBE, do inglês, *Measles Inclusion Body Encephalitis*), que geralmente ocorre dentro de 1 ano após a infecção ou vacinação[5], com evolução subaguda de disfunção neurológica em semanas a meses.

Apesar de estudos sugerirem acometimento cardíaco (**miocardite e pericardite**) com relativa frequência, as manifestações clínicas são pouco comuns e de baixa gravidade, com raras exceções[6].

## ETIOPATOGENIA

O vírus do sarampo pertence ao gênero *Morbillivirus*, da família Paramixoviridae, tem aspecto pleomórfico e tamanho entre 100 e 300 nm. Possui nucleocápsideo helicoidal e genoma composto de RNA de fita simples, com polaridade negativa e 16.000 nucleosídeos, sendo recoberto por envelope lipoprotéico. O genoma decodifica 8 proteínas, inclusive a hemaglutinina (H) e a de fusão (F), que são proteínas de superfície importantes para entrada na célula. A imunidade duradoura que ocorre após a infecção é atribuída a anticorpos neutralizantes contra a proteína H. Outras proteínas decodificadas são a M, que estabiliza e organiza a membrana citoplasmática para a montagem e brotamento dos vírions; a N (nucleoproteina), que fica no interior da partícula viral e é responsável pela proteção do RNA viral; e as proteínas P (fosfoproteína) e L (proteína grande) que, quando associadas, participam do processo de transcrição do RNA viral em RNAm, o que possibilita a síntese protéica[7].

Foi isolado pela primeira vez em 1954, em culturas de células humanas. Apenas um tipo antigênico é descrito, apesar de haver diferentes genótipos do vírus. A OMS reconhece atualmente 8 clados (A, B1-3, C1-3, D1-11, E, F, G1-3 e H1-2) de 24 genótipos, com base nas sequências de nucleotídeos dos genes H e N do vírus do sarampo e considera 6 destes genótipos (B3, D4, D8, D9, G3 e H1) como ativos[8].

O vírus penetra no organismo pelo trato respiratório superior. A infecção inicia-se pela interação entre a proteína H e as células dendríticas que expressam SLAM (do inglês, *signaling lymphocytic activation molecule*) ou nectina-4, linfócitos e macrófagos no pulmão ou no trato respiratório[8-10]. Após a entrada, replica-se em um período de 2 a 4 dias, sendo transportado por macrófagos alveolares e células dendríticas subendoteliais aos linfonodos regionais (viremia primária), com posterior disseminação do vírus para múltiplos sítios (viremia secundária).

O tecido linfoide é um sítio primário de replicação do vírus do sarampo, onde CD150 é o receptor para infecção de células B e T. Ocorre depleção de linfócitos durante a fase aguda da infecção, mas o início da resposta imune adaptativa leva à extensa proliferação linfocitária, produção de células T, de anticorpos-específicos para o vírus do sarampo, erupção cutânea e eliminação de vírus infecciosos.

A persistência do RNA viral no tecido linfoide é acompanhada por proliferação contínua do centro germinativo, produção de células secretoras de anticorpos, populações de células T com funções distintas e maturação da avidez de anticorpos para estabelecer imunidade ao longo da vida. No entanto, ao mesmo tempo, ocorre aumento da suscetibilidade a outras infecções, devido à redução da diversidade de anticorpos preexistentes e do número de células B naive e de memória[11].

## EPIDEMIOLOGIA

O sarampo é uma das doenças mais contagiosas entre seres humanos, com número básico de reprodução (R0) maior que 10, tendo grandes variações a depender do contexto, mas, em geral, sendo descrito como entre 12 e 18. Isso significa que, em uma população de suscetíveis, um caso primário pode gerar 12 a 18 casos secundários.

É uma doença de distribuição universal, com características sazonais em locais endêmicos e de ocorrência periódica antes da introdução da vacina. A sazonalidade pode ser vista pelo aumento da incidência no final do inverno e início da primavera em países de clima temperado, e no outono e inverno em países de clima tropical.

Em locais onde a circulação do vírus é contínua, a incidência é maior em faixas etárias mais jovens, influenciada pelas condições sociais, tamanho do grupo familiar e densidade demográfica[2].

A desnutrição está diretamente associada à maior gravidade do sarampo, com maior letalidade em crianças abaixo de 2 anos e em adultos.

### O controle do sarampo no mundo

Todos os países membros da Organização Pan-americana de Saúde (OPAS), com exceção dos Estados Unidos e Canadá, adotaram até 1994 a política de campanhas de vacinação em massa, na tentativa de suprir as falhas da vacinação de rotina. Nessa ocasião, a OPAS estabeleceu como meta "a eliminação do sarampo no hemisfério oeste até o ano 2000".

Três componentes constituíram, basicamente, a estratégia estabelecida pela OPAS:

- Vacinação em massa (*catch-up*) para crianças entre 9 meses e 14 anos, a despeito da história de doença ou de vacinação, para interromper rapidamente a circulação do vírus.
- Intensificação da vacinação de rotina (*keep-up*), para retardar o acúmulo de suscetíveis.
- Campanhas de vacinação complementares a cada 3 a 5 anos (*follow-up*), para crianças de 1 a 4 anos, com o objetivo de reduzir o número de suscetíveis remanescentes[12]. Essa estratégia interrompeu a transmissão do vírus do sarampo na maior parte das Américas, mas, a partir de 1997, surtos e epidemias de sarampo ocorreram em vários países da América do Sul[13].

De 2000 a 2018, a vacinação contra o sarampo evitou cerca de 23,2 milhões de mortes, o que ratifica o papel fundamental dessa vacina para a saúde pública. Contudo, o número de casos de sarampo em 2018 aumentou 167% globalmente em comparação com 2016, e a mortalidade global estimada por sarampo aumentou desde 2017[14].

## TESTES DIAGNÓSTICOS

O sarampo era uma doença facilmente reconhecida clinicamente na era pré-vacinal. Com a introdução de vacinas, observou-se que indivíduos vacinados que perderam a imunidade poderiam apresentar um quadro clínico menos característico do que o descrito anteriormente. Assim, a investigação laboratorial exerce, atualmente, um papel de extrema importância nas estratégias de controle e eliminação do sarampo[15]. O diagnóstico laboratorial pode ser feito por meio do isolamento viral em amostras clínicas, como urina, sangue ou secreções de nasofaringe, durante o período febril da doença, ou por testes sorológicos[16].

Ante um caso suspeito, os testes para a detecção de anticorpos da classe IgM são os mais indicados, pela facilidade da coleta de apenas uma amostra. Deve ser colhido entre quatro e onze dias após o início do exantema, quando ocorre praticamente 100% de positividade[17]. O declínio da positividade para IgM é mais acelerado em indivíduos previamente vacinados[18] (Figura 53.4).

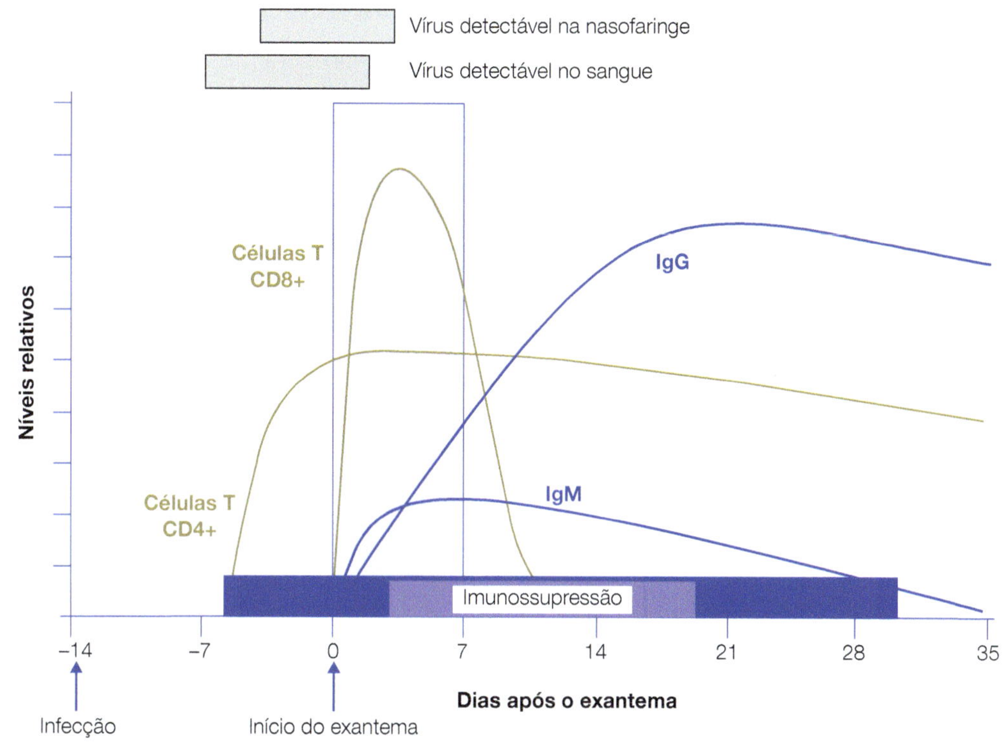


**Figura 53.4** – Evolução dos marcadores laboratoriais de acordo com os dias após a infecção pelo vírus do sarampo.

*Fonte:* WHO. Manual for the laboratory diagnosis of measles and rubella virus infection, second edition. 2007. Disponível em: www.who.int/vaccines-documents.

O diagnóstico também pode ser feito pela soroconversão (aumento de pelo menos 4 vezes no título de anticorpos IgG ou anticorpos totais) em amostras pareadas de fase aguda (coletadas até 4 dias após o início do exantema) e fase de convalescência (2 a 4 semanas após o exantema). Para avaliar a soroconversão, além do ELISA, podem ser utilizados testes de inibição da hemaglutinação, neutralização, fixação de complemento e imunofluorescência indireta. O isolamento viral não é de grande aplicação para o diagnóstico de caso suspeito, pois é procedimento demorado e de baixa sensibilidade, mas é útil para determinar a distribuição dos diferentes genótipos do vírus, identificar os padrões de transmissão, avaliar fontes de importação e a extensão da circulação do vírus[19]. Para o sistema de vigilância, recomenda-se que ao menos uma amostra seja isolada de uma cadeia de transmissão, para caracterização genotípica do vírus[20].

Técnicas moleculares como o RT-PCR têm sido usadas com sucesso para a detecção direta do RNA viral do sarampo, com o emprego de materiais biológicos, como aspirado de nasofaringe, células mononucleares de sangue periférico e plasma, urina e líquido cefalorraquidiano (LCR).

Todos os casos suspeitos de sarampo devem ser notificados imediatamente, pois não há necessidade de se aguardarem os resultados dos testes laboratoriais (Figura 53.5).

## TRATAMENTO

Não há terapia antiviral específica para o sarampo, sendo recomendados apenas tratamento de suporte com sintomáticos, oferta hídrica adequada e repouso. A limpeza ocular frequente com soro fisiológico é indicada e, no caso de conjuntivite purulenta, antibiótico tópico por 5 a 7 dias.

Atualmente, a OMS recomenda vitamina A para todas as crianças com sarampo, independentemente do país de residência[21]. O uso de vitamina A em crianças com a forma grave da doença em países em desenvolvimento foi associado a menores taxas de morbimortalidade[22]. Sua função é preservar a integridade de células epiteliais e participar da modulação imunitária, e deve ser administrada via oral uma vez

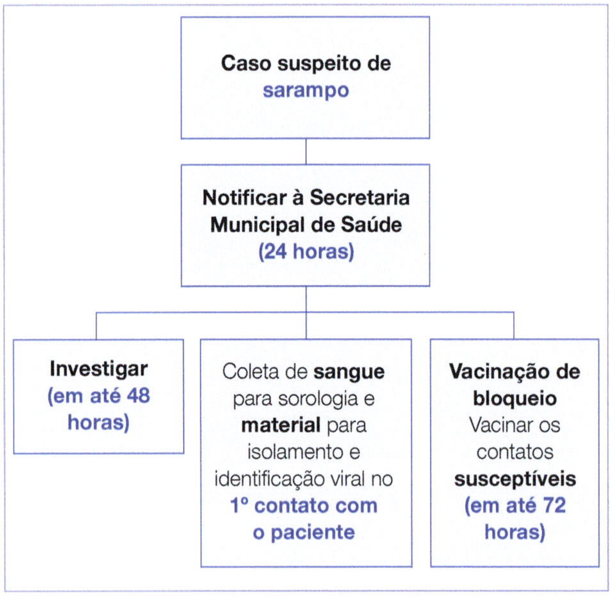


**Figura 53.5** – Medidas recomendadas diante de um caso suspeito de sarampo (OPAS).
*Fonte:* SBP. Nota informativa. Atualização sobre sarampo. Disponível em htpp://www.spsp.org.br/2018/07/16/spsp-nota-informativa-julho-de-2018-atualização-sobre-sarampo/.

ao dia por 2 dias – imediatamente ao diagnóstico e no dia seguinte –, conforme doses a seguir:

- 200.000 UI (60 mg de atividade equivalente de retinol [RAE]) para crianças a partir dos 12 meses.
- 100.000 UI (30 mg de RAE) para lactentes de 6 a 11 meses.
- 50.000 UI (15 mg de RAE) para lactentes menores de 6 meses.
- Uma dose adicional de vitamina A deve ser dada de acordo com a idade, 2 a 6 semanas após, para crianças com sinais clínicos e sintomas de deficiência de vitamina A.

A antibioticoterapia profilática não é recomendada porque seu uso durante a fase aguda não reduz a taxa de complicações bacterianas (10% a 15%). Quando elas ocorrem, o tratamento é direcionado conforme provável patógeno envolvido, de acordo com sítio acometido e faixa etária do paciente.

O uso de corticoterapia nas encefalites tem valor discutido. Apesar de ser utilizado nos casos de síndrome de hipertensão intracraniana, pois nos casos complicados com panencefalite esclerosante subaguda, os pacientes que receberam tratamento com corticoides apresentaram evolução mais rápida dessa complicação, em poucos meses[3].

## PROGNÓSTICO

O sarampo geralmente é mais grave em desnutridos, gestantes, recém-nascidos e pacientes imunocomprometidos, particularmente aqueles com leucemias, linfomas, Aids ou em receptores de transplantes[23]. Em indivíduos com Aids, o vírus do sarampo pode causar uma pneumonia intersticial caracterizada pela presença de células gigantes e corpúsculos de inclusão intracelular, frequentemente fatal.

Em gestantes, pode causar abortos espontâneos e parto prematuro, embora não sejam conhecidos casos de malformações congênitas associadas à infecção pelo sarampo. Os casos não complicados de sarampo são raramente fatais. Os óbitos são quase sempre decorrentes de pneumonia, que acomete especialmente adultos e crianças abaixo de 1 ano de idade.

## MEDIDAS DE CONTROLE

### Vacinação

No Brasil, a vacinação contra o sarampo foi incluída no Programa Nacional de Imunizações em 1973, e tornou-se compulsória em 1977. Em São Paulo, o Centro de Vigilância Epidemiológica da Secretaria do Estado da Saúde (CVE) estabeleceu campanha de vacinação em massa, não seletiva, em crianças menores de quinze anos, e manutenção de altos níveis de cobertura vacinal, com vacinação de rotina aos nove meses e revacinação aos dezoito meses. Além, disso, a notificação compulsória, antes restrita aos casos hospitalizados, estendeu-se a todos os casos.

Em maio de 1992, ocorreu a primeira Campanha Nacional de Vacinação contra o Sarampo no Brasil, como marco da implantação do Plano Nacional de Eliminação do Sarampo que resultou em importante redução na incidência no país.

A vacinação contra o sarampo passou a ser indicada rotineiramente aos 12 meses de idade a partir de 2004, associada às vacinas contra a caxumba e rubéola (SCR ou tríplice viral), com reforço aos 4 a 5 anos.

Por ser de vírus vivo, a vacina contra o sarampo está contraindicada em gestantes, em casos de imunodeficiências, leucemia e outras neoplasias, tuberculose ativa e uso de drogas imunossupressoras como corticoides. Crianças infectadas pelo HIV com comprometimento grave clínico ou imunológico (de acordo com a classificação do Centro de Controle de Doenças – CDC, 1994) não devem receber vacina contra o sarampo.

Nenhum país está isento do sarampo, áreas com baixa imunização propiciam a circulação do vírus, o que aumenta a probabilidade de surtos e coloca todas as crianças não vacinadas em risco. A vacinação e a vigilância epidemiológica das doenças evitáveis por vacinação são serviços de saúde essenciais e não devem ser interrompidos[24].

## Imunoglobulina

A imunização passiva com imunoglobulina sérica é efetiva na prevenção ou atenuação do sarampo, estando recomendada se a vacinação for contraindicada para pessoa suscetível exposta à infecção há menos de seis dias. Nessas condições, deve ser dada para crianças menores de 6 meses; gestantes sem evidência de imunidade prévia ao sarampo (uma dose válida de vacina SCR, a partir de 1 ano de idade); indivíduos imunocomprometidos sem evidência de imunidade prévia ao sarampo e aqueles imunodeprimidos graves, independentemente de história prévia de vacinação ou doença. A identificação de comunicantes com indicação para receber imunoglobulina humana deve ser realizada durante o atendimento ao caso suspeito e/ou na ação de bloqueio do caso suspeito de sarampo[25].

## REFERÊNCIAS BIBLIOGRÁFICAS


1. World Health Organization. Measles outbreaks strategic response plan: 2021-2023: (who.int). Acesso em: 4 jun. 2023.
2. Katz M. Clinical spectrum of measles. Curr Top Microbiol Immunolol. 1995;191:1-12.
3. Papetti L, Amodeo ME, Sabatini L, Baggieri M, Capuano A, Graziola F, Marchi A, Bucci P, D'Ugo E, Kojouri M, Gioacchini S, Marras CE, Nucci CG, Ursitti F, Sforza G, Ferilli MAN, Monte G, Moavero R, Vigevano F, Valeriani M, Magurano F. Subacute sclerosing panencephalitis in children: the archetype of non-vaccination. Viruses. 2022 Mar 31;14(4):733.
4. Lebon P, Gelot A, Zhang SY, Casanova JL, Hauw JJ. Measles subacute sclerosing panencephalitis (SSPE): A still present and still mysterious fatal disease. History, Diagnosis and Assumptions]. Med Sci. (Paris) 2022 Jun-Jul;38(6-7):553-561.
5. Freeman AF, Jacobsohn DA, Shulman ST et al. A new complication of stem cell transplantation: Measles inclusion body encephalitis. Pediatrics. 2004;114(5):e657-e660.
6. Carvalho ES, Longo, JC, Consentino S, Carvalho LH, Succi RC, Farhat CK. Sarampo e comprometimento cardíaco. J Pediatr. 1984;56:380-3.
7. Bellini WJ, Rota JS, Rota PA. Measles virus. J Infect Dis. 1994; 170(Suppl 1):S15-S23.
8. Fukuhara H, Mwaba MH, Maenaka K. Structural characteristics of measles virus entry. Curr Opin Virol. 2020 Apr; 41:52-58.doi:10.1016/j.coviro.2020.04.002.Epub2020May12. PMID: 32413678.
9. Tatsuo H, Ono N, Tanaka K, Yanagi Y: SLAM (CDw150) is a cellular receptor for measles virus. Nature. 2000, 406:893-897.
10. Navaratnarajah CK, Generous AR, Yousaf I, Cattaneo R. Receptor-mediated cell entry of paramyxoviruses: Mechanisms, and consequences for tropism and pathogenesis. J Biol Chem. 2020 Feb 28;295(9):2771-2786.
11. Griffin DE. Measles immunity and immunosuppression. Curr Opin Virol. 2021 Feb;46:9-14.
12. Hersh BS, Tambini G, Nogueira AC, Carrasco PDE, Quadros CA. Review of regional measles surveillance data in the Americas, 1996-1999. Lancet. 2000;355(9219):1943-48.
13. Centers for Disease Control and Prevention. Advances in global measles control and elimination: Summary of the 1997 International meeting. MMWR. 1998;47(RR-11):1-23.
14. Patel MK, Dumolard L, Nedelec Y, Sodha SV, Steulet C, Gacic-Dobo M, Kretsinger K, McFarland J, Rota PA, Goodson JL. Progress Toward Regional Measles Elimination - Worldwide, 2000-2018. MMWR Morb Mortal Wkly Rep. 2019 Dec 6; 68(48):1105-1111.
15. Souza VAUF. A erradicação do sarampo e o papel do laboratório. Medicina. Ribeirão Preto 1999;32:40-8.
16. Hübschen JM, Gouandjika-Vasilache I, Dina J. Measles. Lancet. 2022 Feb 12;399(10325):678-690.
17. Lievens AW et al. Specific immunoglobulin M enzyme-linked immunosorbent assay for confirming the diagnosis of measles. J Infec Dis. 1997;175:195-99.
18. Helfand RF, Heath JL, Andersen LJ et al. Diagnosis of measles with an IgM capture EIA: the optimal timing of specimen collection after rash onset. J Infect Dis. 1997;175(1):195-99.
19. Oshitani H, Suzuki H, Mpabalwani M, Mizuta K, Kasolo FC, Luo NP, Numazaki Y. Laboratory diagnosis of acute measles infections in hospitalized children in Zambia. Trop Med Int Health. 1997 Jul;2(7):612-6.
20. Centers for Disease Control and Prevention. Measles eradication: recommendations from a meeting cosponsored by the World Health Organization, the Pan American Health Organization, and CDC. MMWR Recomm Rep. 1997;46 (RR-11):1-20.
21. Sarampo - OPAS/OMS. Organização Pan-Americana da Saúde (paho.org). Acesso em: 9 jun. 2023.
22. D'Souza RM, D'Souza R. Vitamin A for the treatment of children with measles-a systematic review. J Trop Pediatr. 2002 Dec;48(6):323-7.
23. Machado CM, Gonçalves FB, Pannuti CS et al. Measles in bone marrow transplant recipients during na outbreak in São Paulo, Brazil. Blood. 2002;99(1):83-7.
24. Organização Pan-Americana da Saúde / Organização Mundial da Saúde. Atualização Epidemiológica: Sarampo. 8 de fevereiro de 2023, Washington, D.C.: OPS/OMS; 2023.
25. Programa Municipal de Imunizações - DVE/COVISA. Medidas de controle de sarampo, 2019.
26. Farhat, CK, Carvalho, LHFR, Succi, RCM (coord.). Infectologia pediátrica. 3. ed. Rio de Janeiro: Atheneu; 2006.

Parte 3.3

# Parasitárias

54

# Doença de Chagas

*Regina Coeli Ferreira Ramos*

Doença de Chagas (DC), ou tripanossomíase americana ou esquizotripanose, é uma antropozoonose, considerada uma das enfermidades negligenciadas pela Organização Mundial da Saúde (OMS). As doenças negligenciadas são um grupo de doenças tropicais endêmicas, especialmente entre as populações pobres da África, Ásia e América Latina[1,2].

## ETIOPATOGENIA

O agente etiológico é o ***Trypanossoma cruzi***, um parasita transmitido principalmente para humanos pelo contato com fezes ou urina de insetos triatomíneos (vetores), conhecidos como barbeiros, chupão, procotó ou bicudo, a depender da área geográfica. Os vetores são insetos da subfamília *Triatominae*, e tanto os machos quanto as fêmeas são hematófagos em todas as fases de seu desenvolvimento[1-5].

## EPIDEMIOLOGIA

Estima-se que entre 6 e 7 milhões de pessoas estão infectadas em todo o mundo, a maioria delas na América Latina (endêmica em 21 países das Américas), e 75 milhões de pessoas no mundo estão em risco de contrair a doença. Nas Américas, 30 mil novos casos de Chagas e 10 mil mortes são relatados a cada ano. Na América Latina, estima-se que cerca de 1,1 milhão de mulheres em idade fértil são infectadas pelo parasita *T. cruzi*. No Brasil, a prevalência da infecção por *T. cruzi* em gestantes também tem aumentado (5% a 40%), a depender da área geográfica, porém a transmissão congênita tem oscilado entre 0,3% e 33%, com crescente preocupação epidemiológica. Entretanto, devido ao aumento da mobilidade da população, a doença é cada vez mais detectada em outros países e continentes. Estima-se que, no Brasil, cerca de 1,8 a 2,4 milhões de indivíduos devam estar na fase crônica da doença, sendo 1/3 deles na forma cardíaca e digestiva. A via de transmissão vetorial ainda é a mais importante, contudo, os surtos por transmissão oral (ingestão acidental de alimentos *in natura* contaminados) estão mais evidentes. Em 2019, ocorreu um surto de doença de Chagas aguda em Pernambuco, que acometeu 77 indivíduos (8 crianças e 69 adultos) sendo este, considerado um dos maiores surtos por transmissão oral no estado e possivelmente no Brasil. Conforme o protocolo adotado pela Secretaria de Saúde do estado de Pernambuco (SES-PE), foram tratados e acompanhados todos os casos sintomáticos; os assintomáticos que apresentaram exames diagnósticos positivos e os assintomáticos com alterações de eletro e ecocardiográficas[1,2,5-10].

### Definições de caso

#### ▪ Caso suspeito de doença de Chagas agudo

Paciente com quadro febril prolongado (acima de 7 dias) e que apresente esplenomegalia ou acometimento cardíaco agudo, residente ou visitante de área onde haja ocorrência de triatomíneos, que tenha recebido transfusão de hemoderivados ou transplante de órgãos, ou que tenha ingerido alimento suspeito de contaminação.

#### ▪ Caso confirmado de doença de Chagas agudo

Paciente que apresente *T. cruzi* circulante no sangue periférico, identificado por meio de exame parasitológico direto, com ou sem presença de sinais e sintomas; ou paciente com sorologia positiva para anticorpos IgM anti-*T. cruzi* na presença de evidências clínicas e epidemiológicas indicativas de DCA[1,2].

## MANIFESTAÇÕES CLÍNICAS

Apresenta curso clínico bifásico, composto por uma fase aguda (clinicamente aparente ou não) e uma fase crônica, que pode se manifestar nas formas indeterminada, cardíaca, digestiva ou cardiodigestiva[1,2,11,12].

### Fase aguda da doença de Chagas (DCA)

Geralmente autolimitada, com elevada parasitemia de 4 a 8 semanas antes de evoluir para a fase crônica (mais frequente em áreas endêmicas, e permanece assintomática em 90%). Caracteriza-se pelo surgimento de dilatação cardíaca, derrame pericárdico e miocardite com necrose miocitolítica, edema, vasculite e infiltrado inflamatório. O período de incubação ocorre conforme a via de contaminação.

Na transmissão vetorial, a apresentação clínica é polimórfica, desde a descrição clássica do sinal de Romanã (50%) ou Chagoma (25%), além de febre contínua, remitente ou intermitente (em geral, não ultrapassando 39 °C, sendo mais elevada em crianças), mal-estar, cefaleia, astenia, hiporexia, linfadenomegalia e hepatomegalia. Na segunda semana de evolução, pode surgir edema generalizado ou localizado (rosto e membros inferiores) com consistência elástica, mais frequente em crianças de baixa idade.

### Fase crônica da doença de Chagas

Caracteriza-se por surgimento tardio, evolução lenta e presença de baixa parasitemia, sem necessariamente apresentar sintomas. É dividida em três formas:

- **Forma digestiva:** caracterizada pela destruição das células neurais na submucosa digestiva, o que leva à perda progressiva da motilidade e com dilatação, de modo a evidenciar as síndromes de megacólon e megaesôfago que surgem com sintomas de disfagia, regurgitações e constipação grave.
- **Forma mista:** caracterizada pelo surgimento simultâneo das formas cardíacas e digestivas.
- **Forma cardíaca crônica:** tem como principais achados uma miocardite fibrosante progressiva e crônica, miocardiopatia dilatada e insuficiência cardíaca congestiva, além de taquiarritmias ventriculares, fatores estes que podem alterar o prognóstico na DC. Essa forma divide-se em duas fases:
  - **fase crônica indeterminada:** apresenta sorologia positiva sem qualquer manifestação clínica e eletrocardiograma (ECG) normal. Pode perdurar por toda a vida ou se agravar tardiamente e;
  - **fase crônica determinada:** surge 10 a 30 anos após a infecção inicial[1,2,11-13].

### Doença de Chagas congênita

Atualmente, é um dos maiores desafios para diagnóstico precoce no Brasil e na América Latina. Não se sabe qual o principal mecanismo que leva à transmissão vertical da DC, porém, existem alguns fatores associados:

- **Fatores maternos:** reativação da infecção associada imunossupressão, idade, alterações placentárias, abortos e infecções fetais prévias.
- **Fatores do concepto:** baixo peso, prematuridade, alta parasitemia materna, imunossupressão, período da infecção na gestação.

Há uma maior transmissibilidade em gestantes coinfectadas (HIV/*T. cruzi*), superior a 50%. A maioria das gestantes e dos recém-nascidos são assintomáticos, porém, eles podem apresentar febre, hepatoesplenomegalia, meningoencefalite, miocardite, edema e anemia quando sintomáticos. Um terço pode progredir para a fase crônica determinada ao atingir a idade adulta. O diagnóstico é com base no achado do parasita no sangue circulante do recém-nascido (exame a fresco, gota espessa ou exames indiretos, como hemocultura e xenodiagnóstico). A transferência de Ig(G) por via transplacentária se inicia em torno da 17ª semana de gestação e, por volta da 33ª semana, os níveis de Ig(G) da mãe e do feto são equivalentes. Quando o Ig(G) não desaparece na criança, após 6 a 9 meses de idade, é confirmada a transmissão por via transplacentária. Confirmado o diagnóstico, na gestante, recomenda-se que após o parto e após o término da lactação seja iniciado o tratamento com tripanocidas (Benznidazol ou Nifurtimox), visto haver toxicidade para o feto, e antes de uma possível nova gravidez. Não têm sido reportados casos de transmissão pelo leite materno, porém, o parasita na DC pode ser excretado no leite humano, entretanto, é observado que a infecção aguda no lactente parece ter evolução benigna e a descrição de sequelas é rara. Assim, a amamentação deverá ser contraindicada apenas na fase aguda da doença, ou quando houver lesão mamilar com sangramento[1,14-17].

### Doença de Chagas e transplantados de órgãos

O maior risco é em receptores de transplante de coração, o que contraindica o transplante devido à afinidade do parasita pelo músculo cardíaco[1,18].

### Coinfecção do *T. cruzi* e vírus da imunodeficiência humana (HIV)

Nos indivíduos coinfectados pode ocorrer reativação da DC, principalmente com comprometimento do sistema nervoso central. O diagnóstico é com base na positividade dos testes diretos (visualização do parasito no sangue periférico, LCR ou em outros líquidos corporais). A negatividade dos testes parasitológicos não exclui a possibilidade de reativação da DC. A reação da transcriptase reversa seguida pela reação em cadeia da polimerase (RT-PCR) poderá ser realizada em casos de exames diretos negativos[1,2,19,20].

### Outras formas de transmissão

Consideradas, atualmente, epidemiologicamente importantes: acidente laboratorial (contato por lesão de ou mucosas) com material contaminado e por transmissão sexual (em modelos animais)[1,21,22].

## DIAGNÓSTICO (QUADRO 54.1)

### Fase aguda

O diagnóstico laboratorial é com base nos testes parasitológicos diretos: **pesquisa a fresco de tripanossomatídeos** (primeira escolha por fácil execução); **gota espessa ou esfregaço** (menor sensibilidade que outros métodos diretos), realizado prioritariamente na região da Amazônia devido à utilização para diagnóstico da malária (casos de elevada parasitemia). Caso esses testes sejam negativos, devem ser usados **métodos de concentração** (microhematócrito ou *Strout*) que apresentam 80% a 90% de positividade. São indicados quando sintomas há mais de 30 dias.

### Fase crônica

O diagnóstico é com base nos métodos parasitológicos indiretos (xenodiagnóstico ou hemocultura), que apresentam baixa sensibilidade (20% a 50%), e devem ser realizados dois testes de princípios metodológicos diferentes com intervalo mínimo de 21 dias [teste sorológico imunoenzimático (ELISA), imunofluorescência indireta (IFI) ou hemaglutinação indireta (HAI)], ou a variação de pelo menos dois títulos sorológicos, pelo método de IFI[1,2].

**Quadro 54.1** – Diagnóstico da doença de Chagas nas fases aguda e crônica.

| Métodos | Observação |
|---|---|
| **Fase aguda** | |
| Após iniciar o esquema terapêutico, **o paciente deve realizar o teste sorológico anualmente**. Sendo considerado **curado** quando houver **negativação do teste por 5 anos seguidos** | |
| **Exames parasitológicos diretos** | ▪ Detecta o parasita circulando no sangue periférico. Pesquisa a fresco, métodos de concentração, lâmina corada com gota espessa ou esfregaço |
| **Sorologia IgG** | ▪ Para confirmação, devem ser realizadas duas coletas com intervalo de 15 dias |
| **Sorologia IgM** | ▪ Pode ser falso-negativo. Ter história clínica e epidemiológica sugestiva de DC |
| **Fase crônica** | |
| ▪ Nesta fase, a parasitemia é pouco detectável. Os métodos parasitológicos possuem baixa sensibilidade. O diagnóstico é essencialmente sorológico | |
| **Para avaliação inicial, é recomendado para os pacientes com DC crônica** | |
| **Eletrocardiograma (ECG)** | ▪ Realizar 1 vez por ano |
| **Ecocardiograma** | ▪ Caso o ECG seja alterado |
| **Enema opaco** | ▪ Suspeita de megacólon chagásico, observar distúrbios de motilidade característicos da doença |
| **Esofagograma** | ▪ Evidencia paredes tortuosas, dilatadas e dificuldade de progressão do contraste (distúrbios de motilidade) |

*Fonte:* Dias JCP et al., 2016[1]; Ministério da Saúde, 2022[2].

## Outros exames complementares

### ▪ Hemograma

Leucopenia ou leucocitose discreta, com desvio à esquerda, associada à linfocitose, à anemia hipocrômica e à velocidade de eritrossedimentação aumentada. Em casos graves, podem ocorrer plaquetopenia e leucopenia moderadas. **Aminotransferases** e **bilirrubinas** podem estar alteradas, com ou sem icterícia. **Tempo de protrombina** prolongado sugere dano hepático.

### ▪ Radiografia de tórax

Cardiomegalia na dependência do grau da cardiopatia chagásica crônica. Na doença de Chagas aguda, a cardiomegalia pode ser decorrente da miocardite ou do derrame pericárdico.

### ▪ Eletrocardiografia

Na normal (forma indeterminada) e na crônica, pode apresentar distúrbios do ritmo cardíaco e/ou distúrbios de condução, além de alterações da repolarização ventricular (50% dos pacientes).

### ▪ Ecodopplercardiografia

Presença de derrame pericárdico nos casos de doença de Chagas aguda, e disfunção miocárdica na DC crônica.

### ▪ Endoscopia digestiva alta

Caso os sintomas sejam refratários ao tratamento específico, ou na vigência de sintomas específicos, como hematêmese, melena, vômitos persistentes, disfagia ou anemia.

### ▪ Exame do líquido cefalorraquidiano

Quando sinais ou sintomas de meningoencefalite (límpido, pleocitose e glicose e proteínas normais)[1,2].

## TRATAMENTO

As duas drogas de escolha para o tratamento da DC têm atividade nas formas tripomastigotas e amastigotas do *T. cruzi*, e tem como objetivo diminuição da transmissão, cura e prevenção das lesões orgânicas ou sua evolução. Tem eficácia na maioria dos casos agudos (> 60%), congênitos (> 95%) e em 50% a 60%, nos casos crônicos. Apresentam menos efeitos adversos nas crianças quando comparados aos dos adultos. A duração da terapia é geralmente de 60 dias. O fármaco de escolha é o **Benznidazol** e o segundo, **Nifurtimox** (Quadro 54.2). Ambos são absorvidos pelo trato gastrintestinal e a eliminação é predominantemente renal. Os principais efeitos adversos são anorexia, perda de peso, náuseas, vômitos, desconforto abdominal e toxicidade do sistema nervoso central (irritabilidade, insônia, desorientação e, menos frequentes, tremores, parestesias, polineuropatia e neuropatia periférica), e desaparecem com a descontinuação do tratamento. A internação hospitalar é indicada em casos de: maior comprometimento geral, cardiopatia (moderada a grave), quadros hemorrágicos e meningoencefalite.

**Quadro 54.2 –** Tratamento da doença de Chagas (dose/drogas/tempo tratamento).

| Droga[1,2] | Dose | Observações |
|---|---|---|
| **Benzonidazol** | **Via oral** | Hemograma, enzimas hepáticas, bilirrubina, creatinina sérica antes do tratamento, e a cada 2 a 3 semanas durante o tratamento<br>Duração: 60 dias |
| ▪ **Adulto**<br>▪ **Criança**<br>▪ **Lactentes** | ▪ 5 mg/Kg/dia<br>▪ 5 a 10 mg/Kg/dia<br>▪ 10 mg/Kg/dia<br>Apresentação: comprimidos 100 mg | |
| **Nifurtimox** | **Via oral** | Age contra as formas sanguíneas e parcialmente contra as formas teciduais<br>Apresentação: comprimidos 120 mg<br>Duração: 90 dias |
| ▪ **≤ 10 anos**<br>▪ **11 a 16 anos**<br>▪ **≥ 17 anos** | ▪ 15 a 20 mg/Kg/dia (3 a 4 doses)<br>▪ 12,5 a 15 mg/Kg/dia (3 a 4 doses)<br>▪ 8 a 10 mg/Kg/dia (3 a 4 doses) | |

[1] Caso os exames parasitológicos sejam negativos, deve-se realizar nova coleta até confirmação do caso, ou até o desaparecimento dos sintomas da fase aguda. Além disso, a sorologia deve ser feita sempre que o exame parasitológico for negativo, mas a suspeita clínica persistir.

[2] A **confirmação do diagnóstico** nessa fase se dá quando há **positividade em dois testes sorológicos de princípios distintos e com diferentes preparações antigênicas**. Sendo os exames que podem ser utilizados a hemaglutinação indireta (HAI), a imunofluorescência indireta (IFI) e o teste sorológico imunoenzimático (ELISA).

*Fonte:* Dias JCP et al., 2016[1]; Ministério da Saúde, 2022[2].

Novas drogas estão sendo testadas, a exemplo o posaconazol e o ravuconazol, com atividade *in vitro* contra o *T. cruzi*, porém sem eficácia no tratamento clínico, necessitando de mais pesquisas[1,2]. Não existem critérios clínicos que possibilitem definir com exatidão a cura dos pacientes com DC. Conforme o critério sorológico, a cura é a negativação sorológica. Em casos agudos, recomenda-se realizar exames sorológicos convencionais (IgG) anualmente, por 5 anos, e deve-se encerrar a pesquisa quando dois exames sucessivos forem não reagentes. Não se recomenda como rotina a realização de sorologia para monitoramento de cura em pessoas na fase crônica da DC[23].

## PREVENÇÃO

A prevenção da DC está intimamente relacionada à forma de transmissão. Cuidados com conservação das casas, aplicação sistemática de inseticidas e utilização de telas em portas e janelas são algumas das medidas preventivas que devem ser adotadas, principalmente em ambientes rurais. Ainda não há vacina contra a doença de Chagas sendo a melhor forma de prevenção o combate ao inseto transmissor, como a instituição de práticas de manejo sustentável do ambiente, de higiene, e medidas corretivas em locais com infestação e melhoria nas condições de moradia, além da adoção de medidas de proteção individual, como o uso de repelentes. Com relação à transmissão oral, o risco é decorrente de práticas de higiene inadequadas na preparação e na conservação doméstica, artesanal ou, eventualmente, comercial[1,2].

## REFERÊNCIAS BIBLIOGRÁFICAS


1. Dias JCP et al. II Consenso Brasileiro em Doença de Chagas, 2015. Epidemiol. Serv. Saúde. Brasília, 2016;25(núm. esp.): 7-86.
2. Brasil. Ministério da Saúde. Secretaria de Vigilância em Saúde. Guia de Vigilância em Saúde. Departamento de Articulação Estratégica de Vigilância em Saúde. 5. ed. rev. Brasília: Ministério da Saúde; 2022. 1.126 p.il. Disponível em: https://bvsms.saude.gov.br/bvs/publicacoes/guia_vigilancia_saude_5ed_rev_atual.pdf ISBN 978-65-5993-102-6.
3. World Health Organization. Research priorities for Chagas disease, human African trypanosomiasis and leishmaniasis. WHO: technical report of the TDR Disease Reference Group on Chagas Disease, Human African Trypanosomiasis and Leishmaniasis. Geneva: World Health Organization; 2012. (WHO Technical Report Series, 975).
4. Neglected tropical diseases. Disponível em: https://www.who.int/health-topics/neglected-tropical-diseases. Acesso em: 6 jun. 2023.
5. Meis J, Silva-Castro RS. Manual para diagnóstico em doença de Chagas para microscopistas de base no estado do Pará. Rio de Janeiro, 2017. 110p.:il. CDD 616.9363.
6. Argolo AM, Félix M, Pacheco R, Costa J. Doença de Chagas e seu principais vetores no Brasil. Rio de Janeiro: Editora Imperial, 2008. 68 p. cap. 6, p. 36-40. Disponível em: http://chagas."o-cruz.br/wp-content/uploads/2017/08/09-Doen%C3%A7a-de-Chagas-e-seus-principais-vetores-no-Brasil.pdf. Acesso em: jun. 2023.
7. Brasil. Ministério da Saúde. Secretaria de Vigilância em Saúde. Guia de Vigilância em Saúde. Coordenação-Geral de Desenvolvimento da Epidemiologia em Serviços. Brasília: Ministério da Saúde, 2017. v. 3.
8. Prata A. Clinical and epidemiological aspects of Chagas disease. Lancet Infect Dis. 2001;1(2):92-100. https://doi.org/10.1016/S1473-3099(01)00065-2 PMID: 11871482.
9. Aspectos gerais da epidemiologia da Doença de Chagas, com especial atenção ao Brasil. Epidemiologia Serv. Saúde. Brasília, 2017;25(núm.esp.):7-86. Disponível em: http://www.scielo.br/pdf/ress/v25nspe/2237-9622-ress-25-esp-00007.
10. Disponível em: https://www.paho.org/pt/noticias/13-4-2023-menos-10-das-pessoas-com-chagas-recebem-um-diagnostico. Acesso em: 6 jun. 2023.
11. Marin-Neto JA, Rassi Jr A, Oliveira GMM et al. Diretriz da SBC sobre diagnóstico e tratamento de pacientes com cardiomiopatia da Doença de Chagas – 2023. Arq Bras Cardiol. 2023;120(6):e20230269.
12. Lima RS, Teixeira AB, Lima VLS. Doença de Chagas: uma atualização bibliográfica. Chagas disease: a bibliographic update. Revista Brasileira de Análises Clínicas. 2019. doi: 10.21877/2448-3877.201900727. ISSN (online): 2448-3877.
13. Diretriz da Sociedade Brasileira de Cardiologia sobre Diagnóstico e Tratamento de Pacientes com Cardiomiopatia da Doença de Chagas. Disponível em: https://doi.org/10.1590/SciELOPreprints.4820.
14. Ribeiro PIR; Rodrigues AM; Nunes MPC. Necessidade de triagem de doença de Chagas no pré-natal de Brasileiras, controle da infecção congênita e o tratamento precoce do neonato infectado. Braz J Hea Rev. Curitiba jul./aug. 2019;2(4):3533-3540. ISSN 2595-6825. DOI:10.34119/bjhrv2n4-116.
15. Wagner N et al. Screening and Management of children at risk for chagas disease in nonendemic areas. The pediatric infectious disease journal. ESPID Reports and Reviews. March 2016;35:(3). doi: 10.1097/INF.0000000000001033.
16. Basile Luca, Ciruela Pilar, Requena-Méndez Ana, Vidal Ma José, Dopico Eva, Martín-Nalda Andrea, Sulleiro Elena, Gascon Joaquim, Jané Mireia, the Working Group of Congenital Chagas disease in Catalonia. Epidemiology of congenital Chagas disease 6 years after implementation of a public health surveillance system, Catalonia, 2010 to 2015. Euro Surveill. 2019;24(26):pii=1900011. https://doi.org/10.2807/1560-7917.ES.2019.24.26.19-00011.
17. Sociedade Brasileira de Pediatria. Doenças materna infecciosas e amamentação. Guia Prático de Atualização. Agosto/2017(N2).
18. Bacal F, Souza-Neto JD, Fiorelli AI, Mejia J, Marcondes-Braga FG, Mangini S et al. II Diretriz Brasileira de Transplante Cardíaco. Arq Bras Cardiol. 2009;94(1 supl.1):e16-e73.
19. Oliveira LR, Assis LLT, Calil MCFR, Moraes-Souza H. Reativação da doença de Chagas com envolvimento do sistema nervoso central durante tratamento de linfoma não

Hodgkin. Rev. Bras. Hematol. Hemoter. 2010;32(3):269-272. doi: 10.1590/S1516-84842010005000080.

20. Almeida EA, Ramos Júnior AN, Correia D, Shikanai- Yasuda MA. Co-infection Trypanosoma cruzi/HIV: systematic review (1980-2010). Rev Soc Bras Med Trop. 2011 Nov-Dec;44(6):762-70.
21. Araujo PF et al. Sexual transmission of American trypanosomiasis in humans: a new potential pandemic route for Chagas parasites. Mem Inst Oswaldo Cruz. 2017 Jun;112(6):437-446.
22. Rios A et al. Can sexual transmission support the enzootic cycle of Trypanosoma cruzi? Mem Inst Oswaldo Cruz. 2018 Jan;113(1):3-8. doi: 10.1590/0074-02760170025.
23. Muñoz J, Gómez i Prat J, Gállego M, Gimeno F, Treviño B, López- Chejade P et al. Clinical profile of Trypanosoma cruzi infection in a non-endemic setting: immigration and Chagas disease in Barcelona (Spain). Acta Trop. 2009;111(1):51-5. https://doi. org/10.1016/j.actatropica.2009.02.005 PMID: 19426663.

# Esquistossomose Mansoni

# 55

*Robério Dias Leite*
*Christiane Araujo Chaves Leite*

## MANIFESTAÇÕES CLÍNICAS

As características clínicas da Esquistossomose Mansoni dependem do estágio de desenvolvimento do agente etiológico - o *Schistosoma mansoni* -, do local da infecção no organismo humano, da intensidade da infecção e da suscetibilidade, vulnerabilidade e imunidade do hospedeiro. Pode ser classificada conforme a fase temporal evolutiva (inicial e tardia), bem como em diferentes formas clínicas[1,2].

### Fase clínica inicial

#### ▪ Esquistossomose aguda assintomática

A maioria dos indivíduos infectados pode permanecer assintomática. Nessa situação, o diagnóstico pode ser feito a partir das alterações dos exames laboratoriais de rotina, como eosinofilia em hemograma e presença de ovos viáveis de *S. mansoni* nas fezes.

#### ▪ Dermatite cercariana

A penetração das cercárias através da pele pode desencadear reações de hipersensibilidade, o que provoca reação maculopapular pruriginosa, chamada dermatite cercariana (Figura 55.1), semelhante a picadas de mosquitos[1,3].

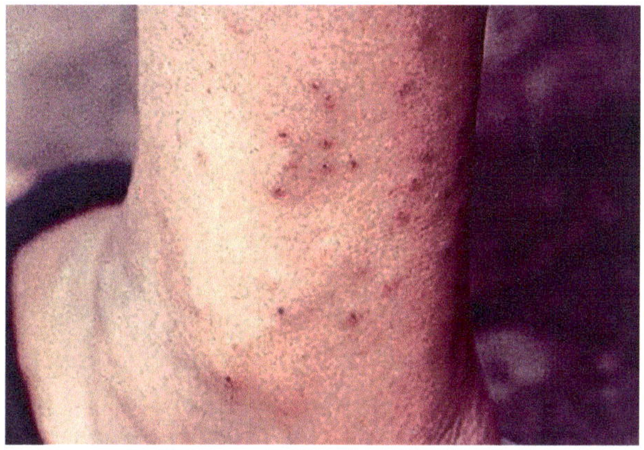

**Figura 55.1 –** Dermatite cercariana.
*Fonte:* Lambertucci, JR, 2006[3].

#### ▪ Esquistossomose aguda ou febre de Katayama

Após a penetração das cercárias e a maturação dos esquistossômulos, a infecção pode evoluir para um estágio agudo sintomático, também conhecido como febre de Katayama. Geralmente, ocorre em indivíduos expostos ao *Schistosoma mansoni* pela primeira vez, entre duas semanas a três meses após a infecção, sendo menos comum em habitantes das áreas endêmicas. Linfadenopatia, febre, cefaleia, anorexia, dor abdominal, hepatoesplenomegalia, eosinofilia e infiltrados pulmonares transitórios são frequentes[1,2].

### Fase clínica tardia

Nessa fase, a doença atinge um estágio de infecção ativa instalada, com vermes adultos maduros e produção de ovos já bem estabelecida. Os principais sintomas e lesões relacionadas a órgãos específicos são causados por respostas inflamatórias contra o ovo do parasita e o subsequente desenvolvimento de fibrose[1]. Apresentam-se nas seguintes formas crônicas: hepatointestinal, hepática, hepatoesplênica compensada e descompensada, vasculopulmonar, pseudoneoplásica, neuroesquistossomose e em outras localizações (ovários, testículos, pele, retina, tireoide, coração)[2].

## FORMA HEPATOINTESTINAL

Metade dos indivíduos apresenta episódios ocasionais de diarreia com muco e estrias sanguíneas, de curta duração, intercalados com períodos de obstipação. Alguns pacientes referem dores abdominais, náuseas, astenia, hiporexia e emagrecimento. O fígado pode estar ou não pouco aumentado, com consistência flácida e superfície lisa. Eosinofilia é frequente[4].

## FORMA HEPATOESPLÊNICA

Esta forma não é sinônimo de hepatoesplenomegalia, sendo mais importante a consistência do fígado do que o seu tamanho. O baço aumentado e endurecido está associado à hipertensão portal. O fígado apresenta-se endurecido, muitas vezes nodular, e quase sempre com lobo esquerdo proeminente. Os pacientes podem permanecer assintomáticos por períodos variáveis e, subitamente, apresentarem hematêmeses e melenas, às vezes volumosas, que podem ocasionar choque e óbito. Quando se instala em idade de 5 a 12 anos, podem ocorrer baixa estatura e infantilismo. Apesar da ausência de sinais de circulação colateral abdominal, os exames de imagem já evidenciam a presença de abundante circulação colateral profunda. Estigmas clínicos de insuficiência hepática não costumam acontecer nessa fase, exceto quando a doença descompensa. Trombose das veias porta e/ou esplênica podem agravar a hipertensão portal[4].

## FORMA VASCULOPULMONAR

Também chamada de esquistossomose pulmonar ou cardiopulmonar, é uma decorrência da forma hepatoesplênica, com abertura das colaterais venosas e passagem de ovos para a veia cava superior e embolização pulmonar, onde se formam granulomas e/ou fístulas arteriovenosas. O paciente pode desenvolver hipertrofia do ventrículo direito, baqueteamento digital, cianose, bronquiectasias e hemoptises, e o pulmão pode apresentar aspecto micronodular na radiografia[4].

## FORMA PSEUDONEOPLÁSICA

Pouco frequente, também conhecida como forma tumoral, por simular neoplasia maligna, ao determinar sintomatologia de obstrução ou de compressão, seja pelo aspecto granulomatoso, seja pela consistência dura das lesões, situadas com maior frequência no intestino ou no peritônio[4].

## NEUROESQUISTOSSOMOSE

Corresponde ao comprometimento do sistema nervoso pelos esquistossomose, produzindo ou não sintomatologia, sendo considerada uma causa frequente de mielite não traumática em áreas endêmicas do Brasil, e ocorre em qualquer faixa etária. Destacam-se o envolvimento encefálico e a mielorradiculopatia[4].

## NEFROPATIA ESQUISTOSSOMÓTICA

A apresentação clínica mais frequente da nefropatia é a síndrome nefrótica. Habitualmente, a proteinúria antecede as manifestações clínicas, bem como a hematúria e a cilindrúria. Estima-se que entre 12% e 15% dos pacientes com a forma hepatoesplênica apresente glomerulopatia[4].

## ENTEROBACTERIOSE SEPTICÊMICA PROLONGADA

A associação de esquistossomose mansônica com enterobactérias, sobretudo salmonelas, produz um quadro clínico de esplenomegalia, hepatomegalia, febre de longa duração, diarreia, emagrecimento, dores abdominais e palidez, com muita semelhança ao Calazar e à febre tifoide. A evolução é crônica, geralmente acompanhada de eosinofilia[4].

## ETIOPATOGENIA

A esquistossomose mansônica é causada por parasitas trematódeos do gênero *Schistosoma*. Os vermes adultos machos e fêmeas vivem dentro das veias de seu hospedeiro humano, onde se acasalam e produzem ovos fertilizados. Os ovos são eliminados no ambiente pelas fezes, ou são retidos nos tecidos do hospedeiro, onde induzem inflamação e depois morrem. Ao atingirem a água doce, os ovos eclodem, liberando miracídios ciliados de vida livre que, então, infectam caramujos hospedeiros do gênero *Biomphalaria*. No caramujo, o parasita sofre replicação assexuada por meio dos estágios de esporocisto de mãe e filha, eventualmente com liberação de dezenas de milhares de cercárias na água, que são a forma infecciosa para os seres humanos. Depois da penetração das cercárias através da pele, as larvas em maturação (esquistossomos) precisam de cerca de 5 a 7 semanas para se tornarem adultas e produzirem ovos[5].

Todas as evidências sugerem que ovos, e não vermes adultos, induzem a morbidade observada na esquistossomose. Muitos ovos não são excretados e ficam permanentemente alojados no intestino ou no fígado, onde induzem uma resposta imune granulomatosa do hospedeiro. Esses granulomas contêm enzimas proteolíticas de ovos para prevenir a necrose tecidual, mas o processo de formação de granuloma induz a inflamação crônica que leva às manifestações da doença[5].

Indivíduos com esquistossomose intestinal que não conseguem regular bem a resposta imune a antígenos de ovos e de parasitas podem desenvolver uma fibrose extensa e subsequente doença hepatoesplênica com fibrose periportal (fibrose de Symmers), na qual a função hepatocelular é preservada. Como complicações da hipertensão portal, ascite e hematêmese grave pela ruptura de varizes esofágicas podem levar o paciente rapidamente à morte. Embora costume demorar 5 a 15 anos para se desenvolver, a fibrose periportal pode ocorrer em crianças a partir de seis anos, o que mostra a necessidade de triagem e tratamento de crianças já na idade pré-escolar. Nas crianças, anemia, desnutrição e desenvolvimento infantil prejudicado resultam do impacto negativo da inflamação contínua no crescimento normal, no metabolismo do ferro, na aptidão física e na função cognitiva[5].

A deposição ectópica dos ovos de *Schistosoma mansoni* pode levar a morbidades inesperadas, o que pode afetar praticamente qualquer tecido ou órgão, mais comumente o sistema nervoso central, com sintomas de compressão espinhal, mais comum na fase aguda da doença, ou encefalopatia[5].

A imunidade protetora contra a esquistossomose parece ser caracterizada por uma mudança dinâmica no equilíbrio entre as respostas imunes efetoras e regulatórias em nível humoral e celular, com respostas efetoras superando as respostas regulatórias à medida que a infecção progride[5,6]. Estudos de resistência à reinfecção em seres humanos sugerem que a morte do *Schistossoma* leva à liberação de imunógenos que estimulam respostas protetoras, corroborados por evidências de que o tratamento repetido e o retratamento de reinfecções podem levar a intervalos mais longos antes da reinfecção[5,6].

## EPIDEMIOLOGIA

A esquistossomose mansônica continua sendo um grave problema global de saúde pública, com prevalência entre crianças em idade escolar, e chega a 89,9% em alguns locais nos países africanos. A falta de acesso à água e ao saneamento e as atividades que envolvem contato com fontes de água infectadas colocam crianças, adolescentes e adultos em risco[1]. No Brasil, estimavam-se 1,5 milhões de indivíduos infectados no ano de 2017, com a ocorrência em 19 Unidades Federativas, com transmissão endêmica em Alagoas, Bahia, Pernambuco, Rio Grande do Norte, Paraíba, Sergipe, Espírito Santo e Minas Gerais. No Pará, Maranhão, Piauí, Ceará, Rio de Janeiro, São Paulo, Santa Catarina, Paraná, Rio Grande do Sul, Goiás e no Distrito Federal, a transmissão é focal. No período de 2009 a 2019, o percentual médio de positividade para *S. mansoni* nas áreas endêmicas foi de 4,29%[7].

## TESTES DIAGNÓSTICOS

### Exames laboratoriais

O diagnóstico da esquistossomose mansônica é confirmado pela detecção de ovos nas fezes. O método Kato-Katz (KK) é recomendado para inquéritos de rotina nas áreas endêmicas e investigações epidemiológicas. Esse método possibilita a visualização e a contagem dos ovos por grama de fezes, o que permite avaliar a intensidade da infecção e pode servir como controle de cura. O método de sedimentação espontânea (método de Lutz ou método Hoffman, Pons e Janer) constitui uma alternativa para detecção de ovos[2,8].

Em áreas não endêmicas e/ou de baixa prevalência, diante de achados clínicos que sugerem a esquistossomose, com busca negativa de ovos nas fezes, tem-se a alternativa da realização de sorologia para detecção de anticorpos IgM na reação de imunofluorescência indireta ou de anticorpos IgG por teste sorológico imunoenzimático (ELISA) com antígeno de superfície de ovos[2,8].

Preconiza-se, também, a realização de amostragem adicional seriada de fezes com pesquisa de ovos, nos casos inicialmente negativos pelo KK, que foram positivos pela sorologia. O Ministério da Saúde propõe uma rotina de investigação diagnóstica nos casos suspeitos (Algoritmo 55.1 – Diagnóstico)[2,8].

A biópsia retal ou hepática, apesar de não indicada na rotina para detecção de ovos, pode ser útil em casos suspeitos e na presença de exame parasitológico de fezes negativo[2,8].

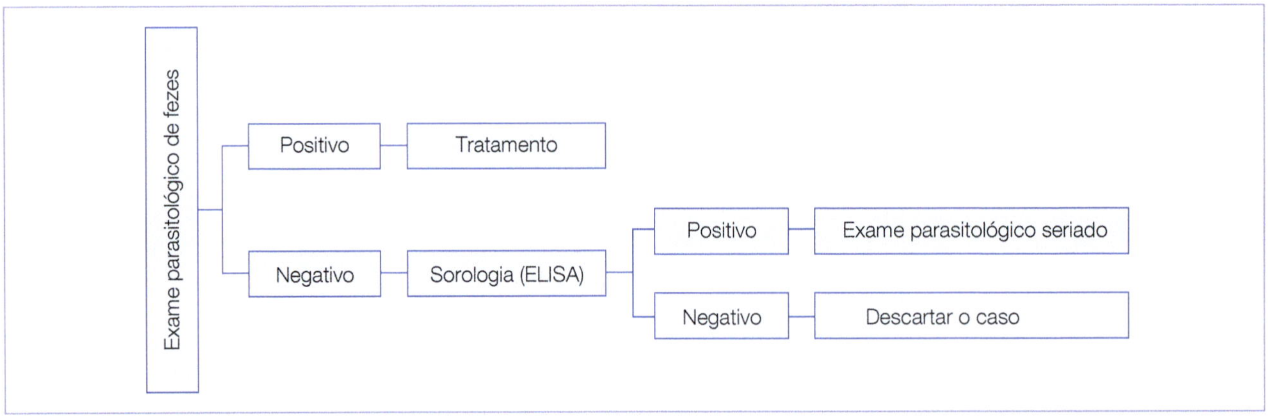


**Algoritmo 55.1** – Diagnóstico: fluxo recomendado para o diagnóstico da esquistossomose mansônica.
*Fonte:* Brasil, Ministério da Saúde, 2021[2].

## Exames de imagem

A ultrassonografia é útil no diagnóstico da forma hepatoesplênica e da fibrose de Symmers. A radiografia de tórax é importante para diagnosticar a hipertensão arterial pulmonar consequente da arterite pulmonar esquistossomótica. A endoscopia digestiva alta se impõe no diagnóstico e no tratamento das varizes gastroesofágicas resultantes da hipertensão portal. A ressonância magnética é indicada no diagnóstico da mielorradiculopatia esquistossomótica[2,8].

## TRATAMENTO

O tratamento da esquistossomose mansônica sem lesões avançadas consiste na utilização de medicamento específico para a cura da infecção, o praziquantel, para todas as formas clínicas e faixas etárias. O tratamento é realizado por via oral, em dose única supervisionada, de 50 mg/kg de peso para adultos (máximo de 7 comprimidos de 600 mg) e de 60 mg/kg de peso para crianças maiores de 2 anos, com peso superior a 10kg, e até 15 anos, com peso maior que 30 kg (máximo de 6 comprimidos de 600 mg). Para avaliação da cura parasitológica, recomenda-se a realização de três exames de fezes sequenciais no quarto mês após o tratamento. O Quadro 55.1 resume e detalha o tratamento. Está em desenvolvimento uma formulação pediátrica do praziquantel, pois ao ser diluído o sabor é muito amargo[2,8]. De maneira geral, recomenda-se não adotar o praziquantel nas seguintes situações, exceto em caso de forma grave da doença ou a critério médico: gestação, amamentação, crianças menores de 2 anos, insuficiência hepática grave (fase descompensada da forma hepatoesplênica), insuficiência renal ou outras situações graves de descompensação clínica[2].

**Quadro 55.1** – Recomendações do Ministério da Saúde para o tratamento da esquistossomose mansoni com praziquantel[a].

| ≥ 15 anos<br>Dose: 50 mg/kg | | > 2 anos e < 15 anos, > 10 kg[b]<br>Dose: 60 mg/kg | |
|---|---|---|---|
| **Peso (kg)** | **Comprimidos (dosagem)** | **Peso (kg)** | **Comprimidos (dosagem)** |
| 27 a 32 | 2,5 | 13 a 16 | 1,5 |
| 33 a 38 | 3,0 | 17 a 20 | 2,0 |
| 39 a 44 | 3,5 | 21 a 25 | 2,5 |
| 45 a 50 | 4,0 | 26 a 30 | 3,0 |
| 51 a 56 | 4,5 | 31 a 35 | 3,5 |
| 57 a 62 | 5,0 | 36 a 40 | 4,0 |
| 63 a 68 | 5,5 | 41 a 45 | 4,5 |
| 69 a 74 | 6,0 | 46 a 50 | 5,0 |
| 75 a 80 | 6,5 | 51 a 55 | 5,5 |
| > 80 | 7,0 | 56 a 60 | 6,0 |

[a] Nos pacientes com forma hepatoesplênica ou com outras doenças graves associadas, o tratamento deverá ser realizado sob supervisão médica. [b] Em < 2 anos de idade e/ou < 10 kg de peso corporal, a avaliação médica deve ser criteriosa, considerando riscos e benefícios.
*Fonte:* Brasil, Ministério da Saúde, 2017[8].

## MEDIDAS DE CONTROLE E PREVENÇÃO

### Gerais

Em comunidades endêmicas com prevalência de infecção por *Schistossoma mansoni* igual ou superior a 10%, a Organização Mundial de Saúde (OMS) recomenda quimioterapia preventiva anual com dose única de praziquantel, para atingir cobertura de tratamento maior ou igual 75% em todas as faixas etárias a partir dos 2 anos de idade, inclusive adultos, gestantes após o primeiro trimestre e lactantes, para controlar a morbidade e o avanço da esquistossomose como estratégia para alcançar a eliminação da doença como um problema de saúde pública[9].

O Ministério da Saúde propõe a identificação dos portadores por meio de inquéritos coproscópicos bianuais e tratar esses indivíduos, a fim de reduzir a carga parasitária e impedir o aparecimento de formas graves. Além disso, indica o tratamento de acordo com a prevalência encontrada na localidade[2]: menor que 15%: tratar somente os casos positivos; entre 15% e 25%: tratar os casos positivos e os conviventes; superior a 25%: tratar toda a localidade.

A OMS recomenda intervenções ambientais (engenharia hídrica e controle focal de caramujos com moluscicidas) e intervenções de mudança comportamental (educação em saúde e de mobilização comunitária) como medidas essenciais para ajudar a reduzir a transmissão de *Schistosoma mansoni* em áreas endêmicas[2,9].

## Vacinas

Embora atualmente não haja vacina disponível para uso humano contra a esquistossomose, evidências de estudos de campo em humanos e em modelos animais experimentais de esquistossomose apoiam a viabilidade do desenvolvimento de uma vacina eficaz para proteção em longo prazo. Dos diversos antígenos candidatos que foram caracterizados e testados nas últimas três décadas, apenas três, com uso de antígenos recombinantes, estão atualmente em diferentes fases de ensaios clínicos em humanos[10].

## REFERÊNCIAS BIBLIOGRÁFICAS


1. McManus DP, Dunne DW, Sacko M, Utzinger J, Vennervald BJ, Zhou XN. Schistosomiasis. Nat Rev Dis Primers. 2018;4(1):13. doi: 10.1038/s41572-018-0013-8. PMID: 30093684.
2. Brasil. Ministério da Saúde. Secretaria de Vigilância em Saúde. Departamento de Articulação Estratégica de Vigilância em Saúde. Guia de Vigilância em Saúde. 5. ed. Brasília: Ministério da Saúde, 2021. 1.126 p. Acesso em: https://bvsms.saude.gov.br/bvs/publicacoes/guia_vigilancia_saude_5ed.pdf ISBN 978-65-5993-102-6.
3. Brasil. Ministério da Saúde. Secretaria de Vigilância em Saúde. Departamento de Vigilância Epidemiológica. Vigilância da Esquistossomose Mansoni: diretrizes técnicas. Departamento de Vigilância das Doenças Transmissíveis. 4. ed. – Brasília: Ministério da Saúde, 2014. 144 p. Disponível em: https://bvsms.saude.gov.br/bvs/publicacoes/vigilancia_esquistossome_mansoni_diretrizes_tecnicas.pdf.
4. Prata AR, Coura JR. Fases e formas clínicas da Esquistossomose mansoni. In: Carvalho OS, Coelho PMZ, Lenzi HL, orgs. Schistosoma mansoni e esquistossomose: uma visão multidisciplinar. Rio de Janeiro: Editora Fiocruz, 2008. p. 739-787. ISBN 978-85-7541-370-8. Disponível em: http://books.scielo.org. https://books.scielo.org/id/37vvw/pdf/carvalho-9788575413708-27.pdf.
5. Colley DG, Bustinduy AL, Secor WE, King CH. Human schistosomiasis. Lancet. 2014;383(9936):2253-64. doi: 10.1016/S0140-6736(13)61949-2. Epub 2014 Apr 1. PMID: 24698483; PMCID: PMC4672382.
6. Osakunor DNM, Woolhouse MEJ, Mutapi F. Paediatric schistosomiasis: What we know and what we need to know. PLoS Negl Trop Dis. 2018 Feb 8;12(2):e0006144. doi: 10.1371/journal.pntd.0006144. PMID: 29420537; PMCID: PMC5805162.
7. Brasil. Ministério da Saúde. Secretaria de Vigilância em Saúde. Boletim Epidemiológico. Número Especial. Mar. 2021. Doenças tropicais negligenciadas. ISSN 9352-7864. Disponível em: https://www.gov.br/saude/pt-br/centrais-de-conteudo/publicacoes/boletins/epidemiologicos/especiais/2021/boletim_especial_doencas_negligenciadas.pdf.
8. Brasil. Ministério da Saúde. Secretaria de Vigilância em Saúde. Departamento de Vigilância de Doenças Transmissíveis. Coordenação Geral de Hanseníase e Doenças em Eliminação. Nota Informativa n. 11, de 2017/CGHDE/DEVIT/SVS/MS. Orientações sobre o diagnóstico e tratamento da esquistossomose mansoni nas unidades de saúde.
9. WHO guideline on control and elimination of human schistosomiasis. Geneva: World Health Organization; 2022. Licence: CC BY-NC-SA 3.0 IGO. Disponível em: https://www.who.int/publications/i/item/9789240041608.
10. Molehin AJ. Schistosomiasis vaccine development: update on human clinical trials. J Biomed Sci. 2020;27(1):28. doi: 10.1186/s12929-020-0621-y.

# Filariose Bancroftiana

56

*Maria Cynthia Braga*
*Ana Maria Aguiar-Santos*

## MANIFESTAÇÕES CLÍNICAS

A filariose bancroftiana apresenta amplo espectro de manifestações clínicas, sendo mais frequentes as secundárias ao acometimento dos vasos linfáticos. A diversidade de formas clínicas parece estar associada ao estágio evolutivo da doença e à resposta imunológica do indivíduo aos antígenos filariais. O diagnóstico e tratamento precoces são essenciais na prevenção das formas crônicas e irreversíveis da doença[1,2]. O período de latência dura, em média, sete meses e corresponde ao intervalo entre a invasão das larvas infectantes, por meio da picada do mosquito, e a detecção da microfilária (MF), embrião do parasita, no sangue. O período de incubação vai da invasão da larva infectante até o surgimento das manifestações clínicas. As manifestações clínicas da filariose surgem em cerca de 30% a 40% dos infectados[2]. Nas crianças, como o dano linfático ocasionado pelos parasitas adultos se desenvolve lentamente, a infecção filarial é usualmente assintomática nos primeiros cinco anos de vida.

### Formas clínicas

#### ▪ Portador de verme adulto amicrofilarêmico

Pessoa infectada, porém, sem microfilaremia detectável ou qualquer manifestação clínica de filariose. Forma clínica usualmente identificada por exames ultrassonográficos que identificam vermes adultos vivos, dilatação e tortuosidade dos vasos linfáticos[3].

#### ▪ Microfilarêmico assintomático

É a fonte principal de infecção para o vetor. Caracteriza-se pela presença de microfilaremia, detectada pelos métodos parasitológicos, e ausência de doença aparente. Apesar de serem assintomáticos, muitos já apresentam alterações de vasos linfáticos visualizadas por meio de métodos de imagem[4,5].

#### ▪ Doença filarial aguda

Manifestação clínica pouco observada na população pediátrica, uma vez que ocorre com maior frequência em adolescentes e adultos jovens. Consideram-se dois tipos de episódios de doença filarial aguda.

##### *Linfangite filarial aguda (adenolinfangite)*

Caracteriza-se por ataques recorrentes de enfartamento ganglionar e inflamação dos vasos linfáticos, que se manifestam como adenites, linfadenites e linfangites. Sinais flogísticos estão presentes. Os principais sintomas são a dor e a sensibilidade dos linfonodos, com ou sem progressão retrógrada para o vaso linfático correspondente. Podem existir reações sistêmicas como febre, cefaleia e astenia. Os gânglios envolvidos são habitualmente inguinais, axilares, epitrocleanos e, mais raramente, cervicais e submandibulares. Os linfáticos dos órgãos genitais masculinos são os mais frequentemente envolvidos, causando funiculite, epididimite ou a combinação dos dois. Inquérito de morbidade no Recife em 967 crianças e adolescentes de 5 a 14 anos identificou dois casos de linfadenite, na faixa etária de 8 a 13 anos, e quatro casos de orquiepididimite, um deles em menor de 10 anos[6].

##### *Dermatolinfangite aguda ou linfangite reticular*

Manifestação rara em crianças e adolescentes. Caracteriza-se pelo desenvolvimento de uma inflamação cutânea ou subcutânea, acompanhada por linfangite ascendente e linfadenite regional. Eventualmente, vesículas, úlceras e hiperpigmentação da pele podem ser observadas. Pode ser acompanhada por sinais sistêmicos, como febre alta e calafrios[2].

## ▪ Doença filarial crônica

Rara na população infanto-juvenil devido ao longo período de incubação da doença.

### *Hidrocele*

Manifestação crônica ocasionalmente identificada na população infanto-juvenil, sobretudo em adolescentes. Em geral, apresenta-se como um edema escrotal progressivo, sem sinais flogísticos e geralmente indolor, e pode ou não ser precedido por orquites de repetição. O diagnóstico diferencial deve ser feito com hidrocele congênita e pós-traumática.

### *Linfedema e elefantíase*

Forma clínica mais conhecida. No início, apresenta-se como um edema mole, que regride espontaneamente com a elevação temporária do membro afetado, e evolui para um edema duro e irreversível com ou sem espessamento da pele. Os membros inferiores e superiores são os mais acometidos, seguidos pelo escroto, vulva e mamas.

## ▪ Outras manifestações

### *Quilúria*

Trata-se da eliminação intermitente de linfa pelo trato urinário, o que torna a urina de coloração leitosa. Mais raramente ocorre hematúria associada à quilúria.

### *Eosinofilia pulmonar tropical (EPT)*

Forma clínica muito rara, principalmente em crianças. Caracteriza-se por acessos asmatiformes com tosse paroxística, predominantemente noturna, anorexia e emagrecimento. Observam-se níveis elevados de eosinofilia (> 3.000 eosinófilos/mm$^3$), imunoglobulina E e anticorpos específicos. É a única forma clínica de filariose que apresenta hipereosinofilia[7]. As radiografias de tórax podem apresentar infiltrado pulmonar difuso. A melhora clínica é evidente com a terapia antifilarial.

### *Adenopatia filarial*

Manifestação mais frequente na população infanto-juvenil. Caracteriza-se por quadros de linfadenopatia isolada, de evolução prolongada, com pouco ou nenhum sinal de inflamação. Os gânglios comumente acometidos são inguinais, axilares e epitrocleanos, embora casos de linfadenopatia cervical e submandibular já tenham sido descritos (Figura 56.1). Vermes adultos vivos podem ser visualizados pela ultrassonografia dos linfonodos[8]. Importante o diagnóstico diferencial com linfadenomegalias secundárias a outras causas, como tuberculose, e neoplasias, como leucemias e linfomas.

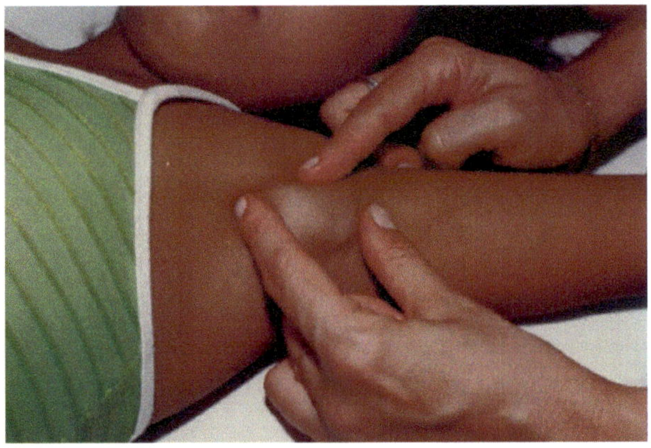

**Figura 56.1 –** Adenopatia filarial confirmada por ultrassonografia.
*Fonte:* Serviço de Referência Nacional em Filarioses – Fiocruz PE.

### *Granuloma filarial e outras manifestações*

São descritas tumorações indolores nas mamas, testículos ou tecidos subcutâneos, e condensações pulmonares em formato de moeda, podendo refletir reações granulomatosas em torno dos parasitos adultos ou em desenvolvimento. Têm-se descrito mais raramente, em áreas endêmicas, casos de artrites (especialmente monoarticular) que acometem principalmente articulações do joelho; tenosinovites, dermatoses, endomiocardiofibrose; tromboflebites e paralisias de nervos raciais, entre outras[9].

## ETIOPATOGENIA

A filariose linfática é uma infecção parasitária causada por três espécies de nematódeos (helmintos) da superfamília *Filarioidea*: *Wuchereria bancrofti*, que é responsável por 90% dos casos no mundo e único agente causador da doença no Brasil, a *Brugya malayi* e a *Brugya timori*[1]. O *Culex quinquefasciatus* é o principal vetor da doença no mundo e o único transmissor da infecção no Brasil. A *W. bancrofti* tem o homem como hospedeiro exclusivo e definitivo, e o mosquito como intermediário[10]. O ciclo de transmissão se inicia quando a fêmea infectada deposita as larvas infectantes (L3) na pele do humano, durante o repasto sanguíneo, que migram por meio de movimentos ativos para a corrente circulatória e vasos linfáticos, e se dirigem aos linfáticos aferentes ou sinusoides corticais dos linfonodos. No período de 6 a 12 meses, as larvas amadurecem e se transformam em vermes adultos machos e fêmeas, e permanecem nos linfáticos e linfonodos até sua morte. O verme adulto tem uma longevidade de 6 a 8 anos[1]. O parasita macho mede 4 cm de comprimento por 0,1 mm de largura; já a fêmea pode atingir até 10 cm de comprimento e 0,4 mm de largura. Após o acasalamento, as fêmeas fecundadas passam a liberar diariamente milhares de microfilárias (MF), que se dirigem à corrente circulatória, principalmente para a circulação pulmonar e, periodicamente, dispersam-se na circulação sistêmica. As MF (200 a 250 μm de comprimento) têm vida média de 6 meses e possuem como característica a periodicidade circadiana de circulação na corrente sanguínea que, em geral, coincide com o horário de hematofagia do vetor (Figura 56.2). No mosquito, ao serem sugadas durante o repasto sanguíneo, as MF perdem a bainha, dirigem-se aos músculos torácicos do artrópode, onde sofrem duas mudas e evoluem para a larva infectantes (L3), e, em seguida, migram para o ferrão (probóscide) do mosquito e são depositadas na pele do hospedeiro durante o repasto, iniciando novo ciclo (Figura 56.3). A patogênese da filariose linfática ainda não é inteiramente conhecida. O dano dos vasos linfáticos é atribuído principalmente à presença do verme adulto e à liberação dos compostos secretados ou excretados por eles. Ambos atuam nas células do endotélio vascular, o que leva à dilatação patológica dos vasos linfáticos. Estudos sugerem que antígenos filariais modulam a resposta imune do hospedeiro, de modo a favorecer uma resposta anti-inflamatória, do tipo Th2, que garante a sobrevida do parasita no organismo humano. Outros fatores, como a carga parasitária e as infecções bacterianas repetidas, parecem estar envolvidos na patogênese da morbidade filarial[1,11]. A quilocele e o linfedema de escroto são consequentes à ruptura do vaso linfático e ao extravasamento da linfa para o saco escrotal (túnica vaginal do testículo). Quanto à quilúria, deve-se à ruptura dos vasos linfáticos retroperitoneais dilatados e drenagem da linfa, para o interior do sistema urinário[2,11]. A EPT é secundária à intensa reação inflamatória gerada por um estado de hiper-reatividade do hospedeiro ao parasito. As MF liberadas na corrente sanguínea reagem rapidamente com os anticorpos antifilariais do paciente hipersensibilizado, o que ocasiona a destruição das MF[11].

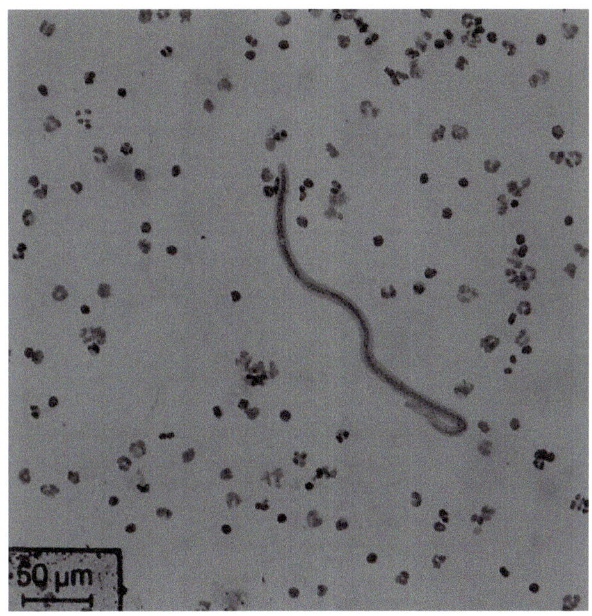


**Figura 56.2** – Microfilária corada pela hematoxilina em gota espessa.
*Fonte:* Serviço de Referência Nacional em Filarioses – Fiocruz PE.

## EPIDEMIOLOGIA

Apesar de ser considerada uma doença negligenciada potencialmente erradicável, a filariose linfática ainda constitui sério problema de saúde pública no mundo devido à elevada carga de morbidade e de incapacidades, que levam à estigmatização dos afetados, além de gerar significante impacto econômico. Segundo estimativas da OMS, existem atualmente cerca de 900 milhões de pessoas em risco de contrair a doença em 44 países, a maioria com baixos níveis de desenvolvimento[12]. Nas Américas, a doença é endêmica no Brasil, no Haiti, na Guiana e na República Dominicana, onde se estima existirem 13,4 milhões de pessoas residindo em áreas de transmissão, das quais 90% no Haiti[13]. No Brasil, embora a maioria dos focos da

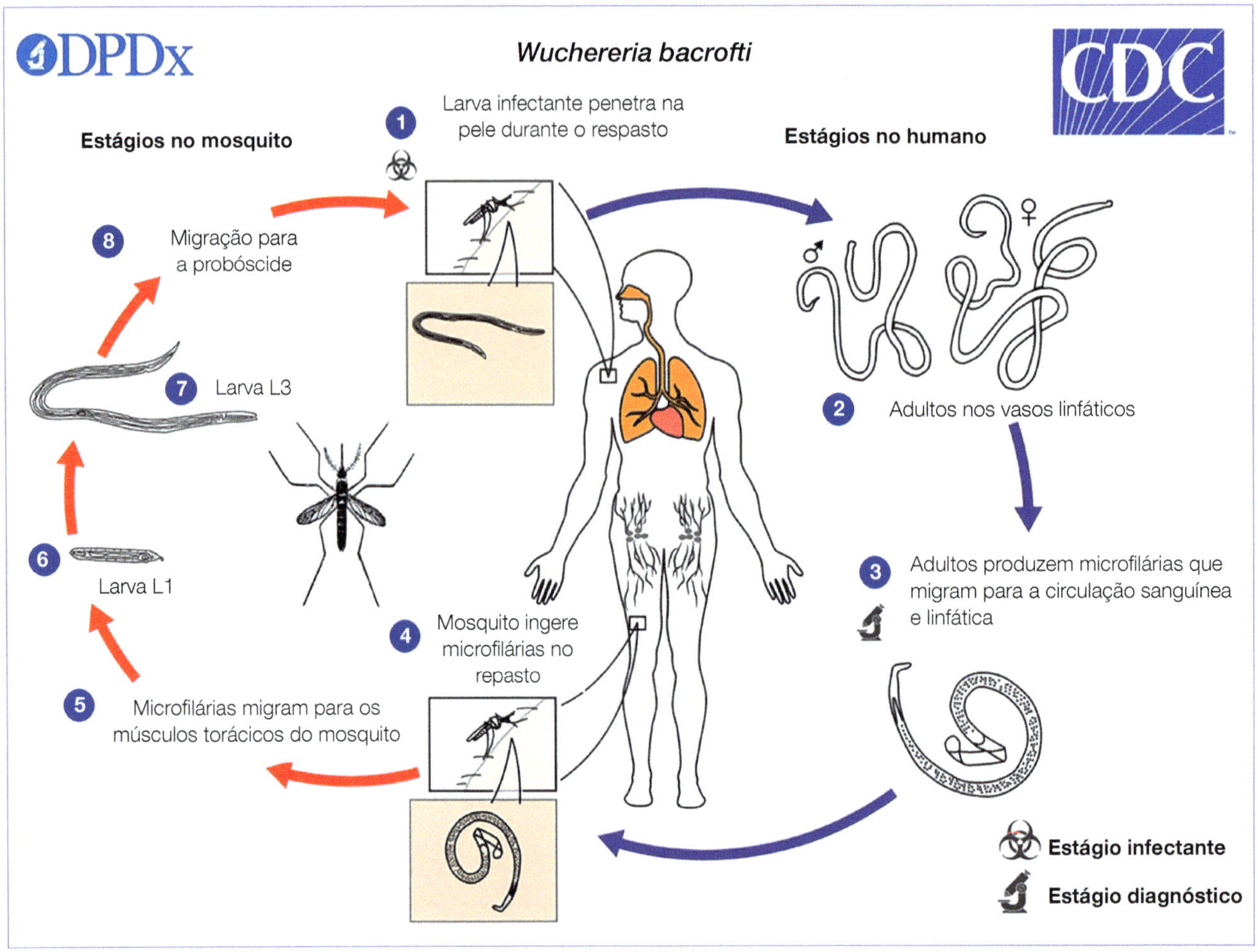


**Figura 56.3** – Ciclo biológico da *Wuchereria bancrofti*.
*Fonte:* Center for Disease Control, DPDx – Laboratory Identification of Parasites of Public Health Concern – USA. Acessado em: https://www.cdc.gov/dpdx/lymphaticfilariasis/index.html.

filariose bancroftiana sejam considerados extintos ou sob controle, a Região Metropolitana de Recife (Pernambuco) ainda é considerada área de transmissão ativa[13]. Atualmente, o país está próximo de atingir a meta estabelecida pela OMS, de eliminação da filariose linfática como um problema de saúde pública[13]. Em 2000, diante dos progressos nas intervenções de controle e no diagnóstico da doença, a OMS lançou o Programa Global de Eliminação da Filariose Linfática (PEGLF), que visa interromper a transmissão, no âmbito global, por meio da administração em massa com drogas antifilariais, o controle/manejo integrado de vetores e a assistência aos portadores das formas crônicas. Desde o início do PEGFL, houve redução de 74% dos infectados e a doença foi eliminada como um problema de saúde pública em 17 países. Apesar do sucesso do PEGLF, estima-se que, até 2021, existiam cerca de 40 milhões de pessoas com manifestações crônicas irreversíveis da doença no mundo[12]. Assim, a meta inicial do PGELF, de eliminar a filariose linfática até 2020, foi adiada para 2030[14]. A transmissão do vetor ao homem parece ser um processo bastante ineficiente, pois estima-se serem necessárias cerca de 15 mil picadas infectantes para que ocorra a infecção. A transmissão transplacentária, apesar de descrita em animais de laboratório, ainda é controversa no homem. No entanto, estudos imunológicos em sangue do cordão umbilical de recém-nascidos de mães microfilarêmicas sugeriram a exposição a antígenos filariais na vida intrauterina[1,8]. Em áreas endêmicas não submetidas ao tratamento em massa, o perfil da prevalência de MF e de antigenemia filarial usualmente se caracteriza pela baixa prevalência na primeira década de vida, seguida por constante elevação e atingindo um platô nas segundas e terceiras décadas de vida, e posterior queda da prevalência de infectados[15]. A prevalência de infecção filarial é habitualmente semelhante entre os sexos até os 15 anos de idade[16,17].

# DIAGNÓSTICO

## Métodos de detecção do parasita filarial

É a prova definitiva e comprobatória da infecção filarial.

Pesquisa de microfilárias: deve ser realizada respeitando-se a periodicidade de circulação das MF na circulação periférica que, no Brasil, ocorre no horário entre 23 horas e 1 hora, o que dificulta sobremaneira a realização do teste, particularmente nas crianças[18].

- **Gota espessa (GE):** baseia-se na pesquisa microscópica da MF em amostra de sangue capilar, geralmente por punção da polpa digital. Tem como vantagens o baixo custo e a elevada especificidade, além da simplicidade de execução. Antes do advento dos testes imunológicos, a confirmação diagnóstica da infecção foi o teste mais usado. A principal limitação é a baixa sensibilidade, principalmente em áreas com baixa endemicidade e em populações com baixos níveis de parasitemia, como nas crianças.
- **Técnica de concentração de Knott:** tem como princípio a hemoconcentração, que visa aumentar a sensibilidade diagnóstica e permitir a quantificação das MF em amostras de sangue, sendo recomendada como método para a definição da cura parasitológica.
- **Filtração em membrana de policarbonato:** método de hemoconcentração em sangue venoso (15 mL). Tem maior sensibilidade que a técnica de concentração de Knott e a GE, o que permite a identificação de infecções com baixa parasitemia[19]. Apresenta como desvantagens o alto custo e a execução laboriosa.
- **Detecção do DNA filarial:** técnica utilizada para a detecção do DNA do parasito em diversos fluidos biológicos e em tecido. Apresenta alta sensibilidade e especificidade em relação aos métodos parasitológicos, mas é de custo elevado. Tem utilização restrita a pesquisas científicas.
- **Ultrassonografia:** embora seja uma técnica de imagem, a ultrassonografia pode ser considerada um exame parasitológico, pois permite a detecção do sinal denominado "dança das filárias", que consiste na visualização de movimentos ativos ininterruptos realizados pelos VA vivos no sistema linfático[3]. O exame pode ser realizado em qualquer horário. Quando presentes, os VA são identificados nos linfáticos superficiais de membros superiores e em mamas femininas[20,21]. Exame de linfáticos superficiais dos membros, região escrotal (meninos) e mamas (meninas) de 68 crianças com infecção filarial residentes na Região Metropolitana do Recife constatou a presença de VA vivos em 11 (14,1%) delas. Nas meninas, vermes adultos foram visualizados nos linfáticos da área crural e linfonodo axilar. Nos meninos, os VA foram detectados na área escrotal e cordão inguinal[20].

## Métodos imunológicos

### ▪ Pesquisa de anticorpos

A principal limitação é a reação cruzada dos antígenos filariais com os antígenos de outros parasitos. A fosforilcolina, um determinante antigênico comum a vários outros agentes infecciosos (bactérias, helmintos, vírus, protozoários) pode levar a resultados falsos-positivos. Uma dessas técnicas, a imunofluorescência para microfilárias, tem pouco valor diagnóstico, pois possui baixa especificidade.

### ▪ Pesquisa de antígenos circulantes

Método preferencial no diagnóstico da infecção filarial na população infantil devido à elevada sensibilidade e especificidade em relação aos métodos parasitológicos[8]. Dois anticorpos monoclonais (AcMo), o Og4C3 e AD12, dirigidos ao reconhecimento de antígenos filariais (produtos excretórios e secretórios da *W. bancrofti*) presentes no soro, na urina ou em outros fluidos corporais, foram produzidos comercialmente, representando um grande avanço no diagnóstico laboratorial da filariose bancroftiana. Uma das principais vantagens consiste no horário de coleta de amostras, que pode ocorrer em qualquer horário, pois os níveis de antigenemia não variam ao longo do dia. Estudo demonstrou a alta sensibilidade do método em infecções com densidade microfilarêmica ≥ a 1 MF/mL de sangue e nas formas amicrofilarêmicas[22]. Apresenta como limitação a persistência de antigenemia após a eliminação do parasita, e não pode ser utilizado como critério de cura.

1. **Teste de imunocromatografia rápida em cartão (*BinaxNOW Filariasis ICT and the Alere Filariasis Test Strip*):** teste qualitativo que utiliza o AcMo AD12, que reconhece antígenos do

VA da *W. bancrofti*. O teste contém uma etiqueta branca impregnada com o anticorpo monoclonal que, em contato com o sangue infectado, exibe uma coloração na fita dentro de 10 minutos. Teste ideal em inquéritos populacionais, pela rapidez, desempenho e facilidade de execução, uma vez que dispensa infraestrutura de laboratório e pode ser realizado em amostras de soro, plasma, líquido hidrocélico ou sangue total.

2. **Og4C3-ELISA:** teste sorológico imunoenzimático (ELISA) que utiliza AcMo da classe das imunoglobulinas IgM (Og4C3), específico para a detecção de antígenos de uma filária bovina, a *Onchocerca gibsoni*, que não apresenta reação cruzada com outros parasitas filariais. Permite a quantificação da antigenemia filarial. Apresenta elevada sensibilidade e especificidade, inclusive na população infanto-juvenil[19,22].

## Métodos de imagem

### ▪ Ultrassonografia

Esse recurso diagnóstico também tem sido utilizado na avaliação da ação farmacológica das drogas filaricidas no VA.

### ▪ Linfocintigrafia

Utilizada principalmente para fins de pesquisa científica. Permite avaliar a função do sistema linfático de pacientes em risco, pois muitos pacientes já podem apresentar dano linfático imperceptível ao exame clínico, segundo demonstrado em alguns estudos[4,5].

## Outros exames

### ▪ Biópsia ganglionar

Em alguns casos de adenopatia pode haver indicação de biópsia ganglionar, porém, deve ser utilizada como último recurso devido ao risco de dano irreversível do sistema linfático, e deve-se optar preferencialmente pela ultrassonografia. Pode evidenciar a presença de vermes adultos degenerados ou mesmo intactos nos linfonodos.

### ▪ Contagem de eosinófilos

Realizada nos casos suspeitos de EPT. Em áreas com baixa endemicidade, diante de casos de respiratórios asmatiformes associados à eosinofilia, recomenda-se inicialmente a investigação de parasitoses intestinais que apresentem ciclo pulmonar, devido à elevada frequência de coendemicidade com essas parasitoses.

### ▪ Proteinúria de 24 horas

A confirmação da presença e quantificação de proteínas na urina, no período de 24 horas, é indicada para a investigação de quadros de quilúria, manifestação muito rara em crianças.

# TRATAMENTO

Deve-se considerar dois tipos de abordagem terapêutica, o tratamento individual e o tratamento comunitário, sendo este último indicado para a interrupção da transmissão e eliminação da doença nas áreas endêmicas.

## Tratamento antifilarial (terapêutica antiparasitária)

### ▪ Dietilcarbamazina (DEC)

Derivado da piperazina. Permanece como a droga de escolha no tratamento da filariose bancrofiana há mais de 40 anos. É administrada por via oral e rapidamente absorvida, e atinge concentração máxima no sangue três horas após a ingestão. Apresenta baixa toxicidade, porém, é contraindicada em gestantes, lactentes, portadores de cardiopatias, hepatopatias e nefropatias graves. Tem ação microfilaricida e macrofilaricida contra as microfilárias e verme adulto, respectivamente. Apesar da ação macrofilaricida comprovada, a DEC não parece reverter o dano linfático preexistente[23]. A dose da DEC para tratamentos individuais é de 6 mg/kg/ dia, durante 12 dias, divididos em três tomadas, preferencialmente no horário das refeições. Crianças apresentam melhor resposta ao tratamento antiparasitário quando comparadas aos adultos[24]. Nos casos de EPT, recomenda-se o esquema de tratamento com DEC, na dose de 6 mg/kg/dia durante 21 a 28 dias. As reações adversas da DEC são decorrentes dos efeitos antiparasitários ou da toxicidade química da droga. Reações secundárias à morte dos parasitas são mais frequentes e, usualmente, são mais complexas e graves, sendo decorrentes da liberação de produtos antigênicos ou tóxicos após a morte das microfilárias e vermes adultos. As manifestações sistêmicas são cefaleia, calafrios, sudorese, dores no corpo, artralgia, tonturas, anorexia, mal-estar, náuseas, urticária, vômitos e, ocasionalmente, asma brônquica. As reações locais, mais frequentes que as sistêmicas, são associadas à inflamação local ocasionada pela morte de larvas e vermes adultos, podendo ocorrer adenolinfangite, linfangite ou abscessos linfáticos, acompanhados ou não por sintomas sistêmicos. Os efeitos adversos decorrentes da toxicidade química geralmente surgem logo após a ingestão da DEC, persistem por poucas horas e se caracterizam por queixas de astenia, tontura, letargia, sonolência, anorexia, náuseas e vômitos[25].

### ▪ Albendazol

Derivado benzimidazólico que, em elevadas doses e por tempo prolongado, parece ter efeito microfilaricida e macrofilaricida. É recomendado no tratamento em massa para a eliminação da filariose, em associação à DEC. Em altas doses, tem-se observado elevada frequência e intensidade de reações adversas localizadas, o que torna o seu uso isolado desaconselhável. Não é recomendado para crianças com idade inferior a 2 anos, assim como para gestantes e lactantes[26]. Estudo de revisão sistemática que comparou a eficácia da administração do albendazol, isolada ou em associação a outras drogas antifilariais, concluiu não haver evidências da eficácia do albendazol no tratamento da filariose linfática[27].

### ▪ Ivermectina

Lactona macrocíclica semissintética, com potente ação microfilaricida, porém sem efeito macrofilaricida[23].

### ▪ Doxicliclina

A descoberta do papel de bactérias endossibiontes intracelulares, como a *Wolbachia* spp., na viabilidade das formas adultas da *Wuchereria bancrofti* tem resultado no desenvolvimento de novas abordagens no tratamento da FL com o uso de antibióticos. Estudos evidenciaram notável ação macrofilaricida e redução significativamente dos níveis de microfilaremia, porém se torna necessária melhor definição do esquema terapêutico, confirmação da eficácia e a interação dessa droga com outras drogas, como a DEC[28,29].

## Manejo da doença filarial crônica (morbidade filarial)

O manejo clínico do linfedema, em seus diversos níveis de gravidade, inclusive a elefantíase, o estágio mais avançado da doença, consiste na prevenção e tratamento das infecções secundárias, por meio de medidas de higiene e uso de antibióticos tópicos e cremes antifúngicos, além de cuidados com a pele da região afetada e exercícios, de modo a interromper a progressão do linfedema. O tratamento fisioterápico também tem sido indicado.

## Tratamento de massa

Constitui um dos pilares do PEGLF. O tratamento em massa com drogas antifilariais visa interromper a transmissão e a carga de doença nas áreas endêmicas. A população infantil é a mais beneficiada do programa, pois constitui uma parcela da população que não estará sob risco de desenvolvimento futuro das formas irreversíveis da doença. O esquema de tratamento recomendado pela OMS para as áreas de transmissão da *W. bancrofti* sem cocirculação como outros parasitas filariais (*Onchocerca volvulus* e/ou Loa Loa), situação encontrada no Brasil, é a administração combinada de doses anuais de DEC (6 mg/kg/dose) associada ao Albendazol (400 mg), por 4 a 6 anos. No Brasil, o Programa Nacional de Eliminação da Filariose, coordenado pelo Ministério da Saúde, adotou o esquema de tratamento em massa com DEC nas doses recomendadas pela OMS, sem associação com outras drogas, em áreas com prevalência de MF > 1%.

## Medidas de controle e prevenção

Tratamento em massa e medidas de controle integrado do vetor e monitoramento da transmissão após a intervenção para eliminação.

O controle do vetor, as melhorias nas condições de habitação, o saneamento e a coleta de lixo adequados têm comprovada eficácia no controle da filariose linfática e de outras doenças veiculadas por mosquito, como as arboviroses. Focos endêmicos de filariose no Japão, na Coréia, na Tailândia e nos Estados Unidos foram extintos com a melhoria do nível socioeconômico da população e o desenvolvimento de programas de controle. Medidas de proteção individual, como o uso de cortinado, são úteis na prevenção da filariose e devem ser recomendadas para crianças residentes em áreas endêmicas.

## REFERÊNCIAS BIBLIOGRÁFICAS

1. Lourens GB, Ferrell DK. Lymphatic filariasis. Nurs Clin North Am. 2019;54(2):181-92.
2. Nutman TB. Insights into the pathogenesis of disease in human lymphatic filariasis. Lymphat Res Biol. 2013;11(3):144-8.

3. Dietrich CF, Chaubal N, Hoerauf A, Kling K, Piontek MS, Steffgen L et al. Review of dancing parasites in lymphatic filariasis. Ultrasound Int Open. 2019;5(2):E65-E74.
4. Freedman DO, de Almeida Filho PJ, Besh S, Maia e Silva MC, Braga C, Maciel A. Lymphoscintigraphic analysis of lymphatic abnormalities in symptomatic and asymptomatic human filariasis. J Infect Dis. 1994;170(4):927-33.
5. Freedman DO, Almeido Filho PJ, Besh S, Maia e Silva MC, Braga C, Maciel A et al. Abnormal lymphatic function in presymptomatic bancroftian filariasis. J Infect Dis. 1995;171(4):997-1001.
6. Braga C, de Albuquerque MF, Schindler H, Rezende A, Maciel A, Silva MC et al. Epidemiological pattern of lymphatic filariasis in children living in endemic areas. J Pediatr. 1997;73(2):95-100.
7. Jha SK, Karna B, Mahajan K. Tropical pulmonary eosinophilia. Treasure Island (FL): StatPearls Publishing; 2023. Disponível em: https://www.ncbi.nlm.nih.gov/books/NBK557524/ Acesso em: 12 jul. 2023.
8. Shenoy RK, Bockarie MJ. Lymphatic filariasis in children: clinical features, infection burdens and future prospects for elimination. Parasitology. 2011;138(12):1559-68.
9. Kumaraswami V. The clinical manifestations of lymphatic filariasis. In: Nutman TB (ed.). Lymphatic filariasis. London: Imperial College Press; 2000. p. 103-200.
10. Fontes G, Leite AB, de Lima AR, Freitas H, Ehrenberg JP, da Rocha EM. Lymphatic filariasis in Brazil: epidemiological situation and outlook for elimination. Parasit Vectors. 2012;5:272.
11. Dreyer G, Noroes J, Figueredo-Silva J, Piessens WF. Pathogenesis of lymphatic disease in bancroftian filariasis: a clinical perspective. Parasitol Today. 2000;16(12):544-8.
12. World Health Organization. Lymphatic Filariasis – Key Facts. World Health Organization 2023. Disponível em: https://www.who.int/news-room/fact-sheets/detail/lymphatic-filariasis. Acesso em: 12 jul. 2023.
13. Fontes G, Rocha EMM, Scholte RGC, Nicholls RS. Progress towards elimination of lymphatic filariasis in the Americas region. Int Health. 2021;13(Suppl 1):S33-S8.
14. Local Burden of Disease 2019 Neglected Tropical Diseases Collaborators. The global distribution of lymphatic filariasis, 2000-18: a geospatial analysis. Lancet Glob Health. 2020;8(9):e1186-e94.
15. Lammie PJ, Hightower AW, Eberhard ML. Age-specific prevalence of antigenemia in a Wuchereria bancrofti-exposed population. Am J Trop Med Hyg. 1994;51(3):348-55.
16. Brabin L. Sex differentials in susceptibility to lymphatic filariasis and implications for maternal child immunity. Epidemiol Infect. 1990;105(2):335-53.
17. Braga C, Dourado I, Ximenes R, Miranda J, Alexander N. Bancroftian filariasis in an endemic area of Brazil: differences between genders during puberty. Rev Soc Bras Med Trop. 2005;38(3):224-8.
18. Brasil. Ministério da Saúde. Secretaria de Vigilância Epidemiológica. Guia de Vigilância Epidemiológica e Eliminação da Filariose Linfática. Brasília, 2009. 80 p.
19. Oliveira P, Braga C, Alexander N, Brandão E, Silva A, Wanderley L et al. Evaluation of diagnostic tests for Wuchereria bancrofti infection in Brazilian schoolchildren. Rev Soc Bras Med Trop. 2014;47(3):359-66.
20. Dreyer G, Noroes J, Addiss D, Santos A, Medeiros Z, Figueredo-Silva J. Bancroftian filariasis in a paediatric population: an ultrasonographic study. Trans R Soc Trop Med Hyg. 1999;93(6):633-6.
21. Dreyer G, Brandao AC, Amaral F, Medeiros Z, Addiss D. Detection by ultrasound of living adult Wuchereria bancrofti in the female breast. Mem Inst Oswaldo Cruz. 1996; 91(1):95-6.
22. Rocha A, Braga C, Belem M, Carrera A, Aguiar-Santos A, Oliveira P et al. Comparison of tests for the detection of circulating filarial antigen (Og4C3-ELISA and AD12-ICT) and ultrasound in diagnosis of lymphatic filariasis in individuals with microfilariae. Mem Inst Oswaldo Cruz. 2009; 104(4):621-5.
23. Addiss DG, Dreyer G. Treatment of lymphatic filariasis. In: Nutman TB (ed.). Lymphatic filariasis. London: Imperial College Press; 2000. p. 151-200.
24. Gyapong JO, Kumaraswami V, Biswas G, Ottesen EA. Treatment strategies underpinning the global programme to eliminate lymphatic filariasis. Expert Opin Pharmacother. 2005;6(2):179-200.
25. Hawking F. Diethylcarbamazine and new compounds for the treatment of filariasis. Adv Pharmacol Chemother. 1979;16: 129-94.
26. Horton J. Albendazole: a review of anthelmintic efficacy and safety in humans. Parasitology. 2000;121 Suppl:S113-32.
27. Macfarlane CL, Budhathoki SS, Johnson S, Richardson M, Garner P. Albendazole alone or in combination with microfilaricidal drugs for lymphatic filariasis. Cochrane Database Syst Rev. 2019;1(1):CD003753.
28. Stolk WA, Vlas SJ, Habbema JD. Anti-Wolbachia treatment for lymphatic filariasis. Lancet. 2005;365(9477):2067-8.
29. Mand S, Debrah AY, Klarmann U, Batsa L, Marfo-Debrekyei Y, Kwarteng A et al. Doxycycline improves filarial lymphedema independent of active filarial infection: a randomized controlled trial. Clin Infect Dis. 2012;55(5):621-30.

# Leishmaniose Tegumentar Americana

# 57

*Marília M. Ogawa*

## INTRODUÇÃO

A leishmaniose tegumentar americana tem grande relevância para saúde pública do mundo, por ser uma das cinco doenças infectoparasitárias endêmicas de maior repercussão mundial[1]. É causada por um protozoário, *Leishmania* spp., que é transmitido pela fêmea do mosquito flebotomíneo, popularmente conhecido como mosquito palha, birigui ou tatuquira. No Brasil, há sete espécies de leishmania envolvidas nessa doença, sendo que as mais comuns são: *Leishmania (Leishmania) amazonensis*, *Leishmania* (*Viannia*) *guyanensis* e *Leishmania* (*Viannia*) *braziliensis*.

## EPIDEMIOLOGIA

A leishmaniose tegumentar tem distribuição mundial e, no Brasil, já foi descrita em todas as Unidades Federais. Globalmente, são estimados, por ano, 700 mil a 1 milhão de casos novos de leishmaniose, que incluem as formas visceral, cutânea e mucocutânea, sendo que a forma cutânea é a apresentação mais frequente, ocorrendo em 95% dos casos nas Américas, na bacia do Mediterrâneo, no Oriente Médio e na Ásia Central. Acima de 90% dos casos de leishmaniose mucocutânea ocorrem no Brasil, no Peru, na Etiópia e na Bolívia[2]. Anualmente, 1,5 milhão de casos novos de leishmaniose cutânea são registrados no mundo[3]. No Brasil, são notificados 30 mil casos novos anuais, com incidência estimada de 14,7 casos por 100 mil habitantes[4]. Já os casos de leishmaniose mucocutânea notificados no Brasil ocorreram de 3% a 6%[4]. Tradicionalmente, a leishmaniose tegumentar acometia mais homens devido as suas atividades ocupacionais, como pesca, caça, mineração e atividades agrícolas. Atualmente, com o avanço de centros urbanos em encostas e matas secundárias ou residuais, o ciclo de transmissão da doença tornou-se peridomiciliar e domiciliar, consequentemente, a população infantil tornou-se mais vulnerável ao risco de infecção ao agente da leishmaniose[5,6]. Em regiões próximas de Manaus e da província de Salta na Argentina, a incidência anual da leishmaniose cutânea em crianças foi de 6% a 12%[7,8]. No período de 2004 a 2010, Blanco VM e colaboradores estudaram 380 crianças com leishmaniose tegumentar na Colômbia e observaram que 54% apresentaram lesão única, menor que 3 cm de diâmetro, 45% das crianças eram menores de 5 anos de idade e apresentavam lesões principalmente na cabeça e o pescoço[9]. No trabalho mais recente realizado em Corte de Pedra, na Bahia, foram avaliados 571 pacientes, sendo que 212 deles tinham idade inferior a 18 anos. Os autores observaram que o curso da doença foi inferior quando comparados com a doença em adultos, as lesões predominaram na porção cefálica e as lesões eram menores na faixa etária menor de 12 anos de idade[10].

## QUADRO CLÍNICO

### Forma cutânea localizada (Figura 57.1 e Figura 57.2)

Apresentação clínica mais frequente, caracterizada pela presença de lesão ulcerada de bordas sobrelevadas em moldura, que se inicia a partir de uma lesão papular, frequentemente localizada em áreas não cobertas, especialmente em membros inferiores.

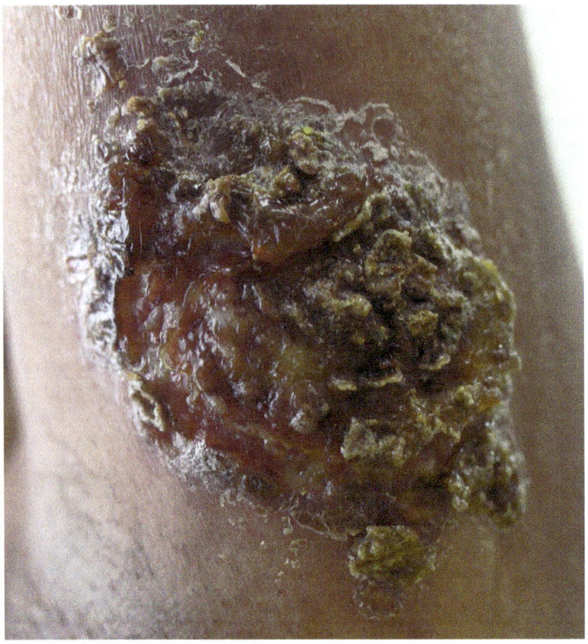

**Figura 57.1** – Lesão ulcerovegetante com secreção seropurulenta de 4 cm de diâmetro na face anterior da perna direita.

*Fonte:* Acervo do Departamento de Dermatologia da EPM/ Unifesp.

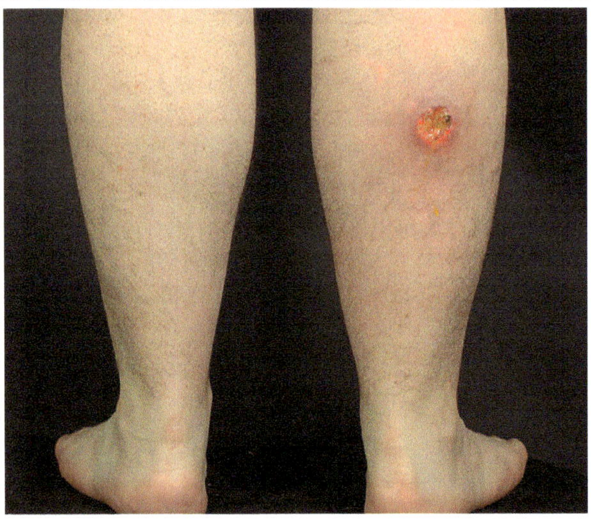

**Figura 57.2** – Lesão ulcerada de 2 cm de diâmetro, de bordas emolduradas de fundo limpo na panturrilha direita.

*Fonte:* Acervo do Departamento de Dermatologia da EPM/ Unifesp.

### Forma cutânea disseminada

Esta forma está relacionada com a *L. braziliensis*; podem ocorrer múltiplas lesões tipo acneiformes e lesões ulceradas, assim como placas verrucosas e lesões vegetantes. Esse tipo de apresentação é mais frequente em adultos e pode ocorrer associação com doenças sistêmicas, como diabetes, doenças autoimunes, como esclerose múltipla e *miastenia gravis*, e doenças infecciosas, como doença de Chagas[11,12].

### Forma cutânea anérgica difusa

Apresentação rara da leishmaniose, caracterizada por infiltração da pele, múltiplos nódulos e placas não ulceradas que acometem a pele de forma extensa, lembrando a hanseníase virchowiana. Em casos avançados, pode ocorrer o comprometimento de mucosas e do tecido ósseo. No Brasil, é causada pela *L.* (*L.*) *amazonensis* e está mais restrita no estado do Pará, na Amazônia Brasileira e no estado do Amapá[13].

### Forma mucosa

Forma mais destrutiva da leishmaniose, geralmente o acometimento da mucosa é secundária a uma lesão cutânea que ocorreu meses ou anos após a cura dessa lesão primária, ou, em alguns casos, a lesão da mucosa ocorre por contiguidade da lesão cutânea. Acomete qualquer área do sistema respiratório, como mucosa nasal, bucal, faríngeo e laríngeo, sendo frequente a destruição do septo nasal devido ao tropismo da leishmania pela cartilagem. O agente mais comumente envolvido é a *L.* (*V.*) *braziliensis*, mas têm sido descritas outras espécies do subgênero *Viannia*, como *L. panamensis*, *L guyanensis* e *L. peruviana*[14].

## DIAGNÓSTICO

O diagnóstico baseia-se no encontro do parasita, seja no material colhido por esfregaço da lesão ou por biópsia da pele.

- **Cultura em meio de NovyNicolle-McNeal:** leva 4 semanas, mas, atualmente, têm sido utilizadas células da linhagem *Drosophila melanogaster Schneider* suplementadas com soro fetal bovino, que reduz o tempo para 2 a 7 dias na lesão primária da leishmaniose cutânea do Mundo Novo[15].
- **Sorologia:** testes sorológicos são de alta sensibilidade e especificidade, como o teste de aglutinação, teste de ELISA, com sensibilidade de 80% a 85% e especificidade de 95% a 100%. Indivíduos de zonas endêmicas podem apresentar sorologia positiva e pode ocorrer reação cruzada ao *Trypanosoma cruzi*.

- **Exame histopatológico:** presença de granuloma linfo-histio-plasmocitário com páreas de células epitelióides e a presença de plasmócitos são muito sugestivo de leishmaniose. As leishmanias podem ser encontradas nas lesões mais recentes.
- **Técnica de amplificação do DNA, PCR (reação em cadeia da polimerase):** alta sensibilidade e capacidade de identificar a espécie do parasita.
- **Reação intradérmica de Montenegro:** consiste na injeção intradérmica de promastigotas e a leitura é feita após 48 a 72 horas. Reação é considerada positiva se presença de pápula maior que 5 mm de diâmetro. Sensibilidade e especificidade próxima a 100%. A reação é negativa nos primeiros dois meses da doença, em imunodeprimidos e na leishmaniose tegumentar difusa e visceral.

## TRATAMENTO

### Antimoniais

Atualmente, o mais empregado é a N-metil-glucamina, que é apresentado em ampolas de 5 mL, contendo 1,5 g do sal (425 mg de Sb pentavalente). Administrado na dose de 15 mg de Sb/kg/dia nas formas cutâneas e de 20 mg de Sb/kg/dia nas formas mucosas. As vias de administração podem ser intramuscular profunda ou intravenosa. O controle laboratorial deve ser realizado prévio ao tratamento e após o uso dela, pois é um medicamento, nefrotóxico, hepatotóxico e cardiotóxico.

A resposta ao antimonial depende de alguns fatores de risco, como duração da doença, tamanho das lesões, apresentações atípicas, número de lesões e idade do paciente[10,16-17]. Na revisão sistemática de Uribe-Restrepo A. e colaboradores, observou-se que, independentemente do tratamento para leishmaniose tegumentar, as crianças apresentam uma resposta inferior quando comparadas com os adultos[18]. Carvel S. e colaboradores ressaltam a importância de estarmos cientes que o tempo de cura da leishmaniose tegumentar é mais longo em crianças e que existe a possibilidade de falha no tratamento nesta faixa etária[19]. Além desses fatores, observou-se que a resposta ao antimonial depende também das diferenças genotípicas da leishmania, por exemplo, a porcentagem de cura por infecções causadas pela *L. braziliensis* no sul do Brasil atinge a 85% quando comparado com a taxa de cura de, no máximo, 55% em regiões endêmicas do Nordeste[20].

### Pentamidina

É uma alternativa terapêutica. A dose pediátrica é de 2 a 3 mg/kg/dia, via intravenosa ou intramuscular.

### Anfotericina B

Indicada nas formas graves e resistentes à terapia antimonial. Não deve ser utilizada em pacientes idosos, nefropatas, cardiopatas e na gravidez. Em associação com a pentoxoifilina, mostrou-se eficaz para o tratamento da leishmaniose da mucosa refratária aos tratamentos convencionais[21,22].

### Miltefosina

Inibe a síntese de fosfolipídeos e esteróis da bicamada fosfolipídica do parasita, sua efetividade é semelhante ao antimonial de meglumina. É considerado medicamento oral de primeira escolha para tratamento da leishmaniose tegumentar, na dose de 2,5 mg/kg/dia, limite de até 150 mg/dia, divididos em 2 a 3 doses tomadas após as refeições por 28 dias, sendo que deve ser reavaliado laboratorialmente em 14 dias. Os efeitos colaterais mais comuns são: náusea, vômito, epigastralgia e diarreia, e é contraindicado na gravidez[23].

## REFERÊNCIAS BIBLIOGRÁFICAS


1. Pan American Health Organization. Leishmaniasis. Epidemiological report of the Americas. Washington: PAHO; 2019 Mar. (Leishmaniasis report).
2. World Health Organization. Status of Endemicity of CL Worldwide 2016. Disponível em: https://www.who.int/leishmaniasis/burden/Status of endemicity of CL worldwide. Acesso em: 8 jan. 2022.
3. Hawash YA, Ismail KA, Abdel-Wahab MM, Khalif AM. Diagnosis, treatment and clinical features of cutaneous leishmaniasis in Saudi Arabia. Korean J Parasitol.2018;56(3):229-236.
4. Brazil.MinistryofHealth.2017.ManualofSurveillanceofAmericanCutaneousLeishmaniasis. Disponível em: http://bvsms.saude. gov.br/bvs/publicacoes/manual_vigilancia_leishmaniose_tegumentar.pdf. Acesso em: 2 jun. 2019.
5. Weigle K, Saravia NG. Natural history, clinical evolution, and the host-parasite interaction in New World cutaneous leishmaniasis. Clin Dermatol. 1996;14:433-450.
6. Jirmanus L, Glesby MJ, Guimarães LH, Lago E, Rosa ME, Machado PR, Carvalho EM. Epidemiological and clinical changes in American tegumentary leishmaniasis in an area of Leishmania (Viannia) braziliensis transmission over a 20-year period. Am J Trop Med Hyg. 2012;86:426-433.

7. Ampuero J, Urdaneta M, Macedo V. Risk factors for cutaneous leishmaniasis transmision in children aged 0 to 5 years in an endemic area of Leishmania (Viannia) braziliensis. Cad Saude Publica. 2005;21:161-170.
8. Garcıa BMF, Gonzalez PG, Ramos F, Mora MC, Hashiguchi Y, Parodi C et al. Clinical and epidemiological features of leishmaniasis in Northwestern Argentina through a retrospective analysis of recent cases. Acta Trop. 2016;154:125-132.
9. Blanco VM, Cossio A, Martinez JD, Saravia NG. Clinical and epidemiologic profile of cutaneous leishmaniasis in Colombian children: considerations for local treatment. Am J Trop Med Hyg. 2013;89:359-364.
10. Suprien C, Rocha PN, Teixeira M, Carvalho LP, Guimarães LH, Bonvoisin T et al. Clinical presentation and response to therapy in children with cutaneous leishmaniasis. Am J Trop Med Hyg. 2020;102(4):777-781.
11. Paniz MAE, Duffey GB, Horton LE, Tirado M, Jaimes OR, Perez-Alvarez A et al. Intermediate/borderline disseminated cutaneous leishmaniasis. Int J Dermatol. 2013;52:446-455.
12. Paniz-Mondolfi AE, Perez-Alvarez AM, Reyes-Jaimes O, Socorro G, Zerpa O, Slova D et al. Concurrent Chagas' disease and borderline disseminated cutaneous leishmaniasis: the role of amiodarone as an antitrypanosomatidae drug. Ther Clin Risk Manag. 2008;4:659-663.
13. Silveira FT. Leishmaniose cutânea difusa na Amazônia, Brasil: aspectos clínicos e epidemiológicos. Gazeta Med Bahia. 2009;79(Supl 3):25-29.
14. Achtman JC, Ellis DA, Saylors B, Boh EE. Cutaneous leishmaniasis caused by Leishmania (Viannia) panamensis in 2 travelers. JAAD Case Rep. 2016;2:95-97.
15. Magill AJ. Leishmaniasis. In: Strickland GT, Magill AJ, Laughlin LW, eds. Hunter's tropical medicine and emerging infectious diseases. 8th ed. Philadelphia, PA: W.B. Saunders Company, 2000. S665-S687.
16. Arevalo J, Ramirez L, Adaui V, Zimic M, Tulliano G, Miranda-Verástegui C et al. Influence of Leishmania (Viannia) species on the response to antimonial treatment in patients with American tegumentary leishmaniasis. J Infect Dis. 2007;195:1846-1851.
17. Llanos-Cuentas A,Tulliano G, Araujo-Castillo R, Miranda-Verastegui C, Santamaria-Castrellon G, Ramirez L et al. Clinical and parasite species risk factors for pentavalent antimonial treatment failure in cutaneous leishmaniasis in Peru. Clin Infect Dis. 2008;46:223-231.
18. Uribe-Restrepo A, Cossio A, Desai MM, D´Avalos D, Castro MDM. Interventions to treat cutaneous leishmaniasis in children: a systematic review. PLoS Negl Trop Dis. 2018;12:e0006986.
19. Carvel S, Rocha PN, Teixeira M, Carvalho LP, Guimarães LH, Toby B et al. Clinical presentation and response to therapy in children with cutaneous leishmaniasis. Am J Trop Med Hyg. 2020;102(4):777-781.
20. Ferreira E, Vasconcellos EC, Pimental MIF, Schubach AO, Oliveira RVC, Azeredo-Coutinho RB, Silva FC et al. Intralesional meglumine antimoniate for treatment of cutaneous leishmaniasis patients with contraindication to systemic therapy from Rio de Janeiro (2000 to 2006). Am J Trop Med Hyg. 2012;87:257-260.
21. Saheki MN, Lyra MR, Bedoya-Pacheco SJ, Antônio LF, Pimentel MIF, Salgueiro MM et al. Low versus high dose of antimony for American cutaneous leishmaniasis: a randomized controlled blind non-inferiority trial in Rio de Janeiro, Brazil. PLoS One. 2017;12:e0178592.
22. Lessa HA, Machado P, Lima F, Cruz AA, Bacellar O, Guerreiro J et al. Successful treatment of refractory mucosal leishmaniasis with pentoxifylline plus antimony. Am J Trop Med Hyg. 2001;65:87-89.
23. Paniz-Mandolfi A, Talhari C, Bustos MFG, Rosales T, Vilamil-Gomez W, Marque M et al. American cutanous leishmaniasis in infancy and childhood. Int J Dermatol. 2017; 56(12):1328-1341.

# Leishmaniose Visceral (Calazar)

# 58

*Kleber Giovanni Luz*

## MANIFESTAÇÕES CLÍNICAS

A leishmaniose visceral tem manifestações clínicas próprias, sendo seu quadro clínico de fácil reconhecimento. Após a infecção pelo parasita, o curso clínico da infecção é variável. Essa variabilidade depende de vários fatores que influenciam o risco de desenvolver a doença plenamente manifestada. A maioria das pessoas que se infecta permanece assintomática, em virtude de o sistema imune controlar o parasita. A relação entre infectados e os sintomáticos pode variar a depender de vários fatores, como estado nutricional, virulência do parasita, entre outros fatores[1].

Em áreas endêmicas, é possível encontrar pessoas com infecção subclínica quando são feitos inquéritos epidemiológicos, os testes cutâneos (teste de Montenegro), que detectam que possivelmente a imunidade celular controlou a replicação do parasita. Atualmente, no Brasil, não está mais disponível o teste de Montenegro para a realização do teste cutâneo por falta do antígeno[1].

Pessoas que desenvolveram uma resposta celular adequada podem reativar a doença clinicamente manifestada, caso venham a apresentar uma imunodeficiência no futuro, como uma queda da imunidade produzida pelo HIV[2].

De uma forma clássica, a evolução clínica da leishmaniose visceral é dividida em períodos. O primeiro período é o **de incubação**, o segundo é o **período inicial**, o terceiro é o **período de estado** e o quarto, o **final**. É muito importante a diferenciação de cada período, pois cada um tem características clínicas próprias[3].

O **período de incubação** pode variar de 2 a 6 meses; esse período é mais evidente em pacientes que visitaram áreas de transmissão da leishmaniose visceral. Nas pessoas moradoras de zona endêmica, é muito difícil estabelecer o período de incubação[3].

No **período inicial,** os sintomas e sinais clínicos são mais discretos. Todavia, a febre já está presente por, pelo menos, duas semanas. A febre geralmente tem uma característica irregular, ou seja, sem um padrão definido, e pode ser moderada ou até mesmo alta. O aumento do volume abdominal é discreto, mas já seria possível detectar uma hepatoesplenomegalia discreta. Nesse período, é muito importante o exame físico detalhado, a fim de que se detectem as visceromegalias. De forma semelhante, a palidez cutâneo mucosa é leve e manifestações respiratórias evidenciadas pela tosse podem ser detectadas[3].

Passado um período de quatro semanas e não sendo diagnosticada, terá início o **período de estado.** Nesse período, as manifestações clínicas são plenamente manifestadas: hepatoesplenomegalia de fácil detecção, palidez cutâneo mucosa, febre diária. No calazar que ocorre no novo mundo, não se observam importantes adenomegalias, ao contrário do calazar indiano, no qual facilmente se detectam adenomegalias[3].

Após esse período, o quadro clínico tende a se agravar com persistência da febre, perda de peso e os clássicos sinais de crescimento dos cílios, mudança na coloração dos cabelos, surgimento do sinal da bandeira, edema de membros inferiores, que pode evoluir para edema generalizado, entre outras manifestações clínicas[1].

Se não tratado, o paciente entrará na **fase final** da doença, que se caracteriza pela presença de sangramentos, como epistaxe, ou até mesmo a hemorragia digestiva. Além dos fenômenos hemorrágicos, poderão surgir infecções bacterianas associadas. Esses dois fenômenos, as hemorragias e as infecções, em geral, são a causa final da morte. Via de regra, a morte poderá ocorrer ao final de um período de 6 meses[4].

Em alguns casos, a velocidade de progressão da doença ocorre de uma forma muito rápida e, nesse sentido, não se deve retardar o diagnóstico da enfermidade[4].

Alguns aspectos clínicos, embora menos frequentes, devem ser ressaltados. A dor abdominal é um evento frequente, mas a dor em loja esplênica é rara. Essa dor pode estar relacionada a um aumento rápido do baço, com pressão sobre a cápsula esplênica[5,6].

A função renal pode ser afetada, seja pela percepção de uma proteinúria, hematúria, ou ainda leucocitúria, como também pode ocorrer redução da função renal. Essa redução da função renal pode ocorrer tanto em adultos como em crianças[6].

Embora rara, uma coagulação intravascular disseminada pode se desenvolver na fase final da doença. Da mesma forma, o comprometimento hepático poderá ocorrer em virtude do intenso parasitismo, ou ainda por uma infecção viral ou bacteriana associada[6].

Quando em associação com o vírus da imunodeficiência adquirida, as manifestações clínicas do calazar podem ser menos clássicas. Um quadro de febre prolongada com o encontro de parasitas no trato digestivo pode ser mais frequente. Além disso, com frequência pode haver recaída do quadro clínico e, possivelmente, o paciente necessitará de tratamento combinado ou profilático após o tratamento inicial. A coinfecção HIV-leishmânia está associada a um aumento no risco de morte[7].

As manifestações que podem modificar a cor da pele, caracterizando a febre negra (febre dum dum), não é um fenômeno presente no calazar do novo mundo. Ela está restrita ao calazar indiano, assim com a leishmaniose dérmica pós-calazar[7].

A ocorrência do calazar durante o período gestacional pode ser responsável por casos de abortamento, mas também por casos de infecção congênita.

## ETIOPATOGENIA

A patogenia e fisiopatologia da leishmaniose visceral deve ser sempre compreendida sob a ótica de uma complexa relação entre o parasita e o sistema imune do hospedeiro. De um lado, o parasita busca escapar da resposta imune e, por outro, o sistema imune busca controlar a multiplicação do parasita[7].

Quando o sistema imune logra controlar a multiplicação da leishmania, haverá o desaparecimento do patógeno com o controle da infecção e o não desenvolvimento da doença plenamente manifestada. Por outro lado, diante da incapacidade de controlar a leishmania, haverá o desenvolvimento das manifestações clínicas e a morte será invariavelmente o evento final, desde que o diagnóstico e o tratamento não sejam estabelecidos.

Os marcadores que apontam para o controle da multiplicação do parasita são aqueles relacionados a uma resposta imune do tipo TH1, que se caracteriza pela produção de gama interferon, fator de necrose tumoral – Alfa e interleucina (IL)-2[7].

Quando o parasita consegue escapar da resposta imune, haverá um grande infiltrado nos órgãos do sistema retículo endotelial e, nesse sentido, haverá uma grande quantidade de parasitas no baço, no fígado, nos linfonodos e na medula óssea.

Nestes pacientes, a resposta imune se caracteriza por um perfil do tipo TH2, que se caracteriza por uma anergia da resposta imune celular. Haverá a produção de IL-4, IL-5, IL-10 e IL-13; também haverá aumento do fator de crescimento Beta (TGF-Beta) e o controle parasitário será ineficaz[7].

Os sinais e sintomas que caracterizam a doença possuem mecanismos de patogenia e fisiopatologia específicos. A palidez cutâneo mucosa se deve principalmente à supressão medular, visto que o parasitismo na medula óssea é intenso, mas também por hemólise. O crescimento do baço pode gerar o sequestro esplênico, ou seja, os elementos figurados do sangue periférico ficam retidos no interior do baço[7].

Possivelmente, a ativação da imunidade humoral será a responsável pelo quadro de hipergamaglobulinemia, que marca os casos plenamente manifestos, e a hipoalbuminemia será produzida pela anorexia e o importante parasitismo que ocorre em nível de todo o trato digestivo. Esta dificuldade nutricional pode produzir baixo nível de oligoelementos, como a hipovitaminose A[8], assim como levar a caquexia grave. Nesses casos, a presença de edema generalizado é uma regra.

Acredita-se que a leucopenia vista com frequência nos casos de calazar se deva a um fenômeno de marginalização dos leucócitos e a plaquetopenia, que pode contribuir para os fenômenos hemorrágicos, não tem um mecanismo de patogenia bem caracterizada.

Também não está bem esclarecido o fenômeno da síndrome hemofagocítica, que pode ocorrer em alguns casos[5].

O mecanismo do dano renal, que produz uma nefrite intersticial, pode estar relacionado à deposição de imunocomplexos, ou pela atividade da imunidade celular que geraria uma atividade inflamatória.

A imunossupressão que ocorre, principalmente na fase final da doença, pode levar a quadros de infecção bacteriana, principalmente infecções cutâneas e respiratórias. O trato digestivo também pode ser sede de infecções bacterianas, e todas essas infecções podem ser responsáveis pelo óbito do paciente.

## EPIDEMIOLOGIA

A epidemiologia do calazar varia a depender da região onde ocorra. No calazar indiano, o homem é a fonte de infecção para o vetor; já no calazar do novo mundo, o cão tem um papel fundamental como fonte de infecção para o vetor.

O parasita é uma Leishmania, que pertence à família Trypanosomatidae, gênero *Leishmania*, subgênero *Leishmania*, com um complexo de espécie *L. donovani*; a *L chagasi* e a *L infantum* são a mesma espécie no novo mundo.

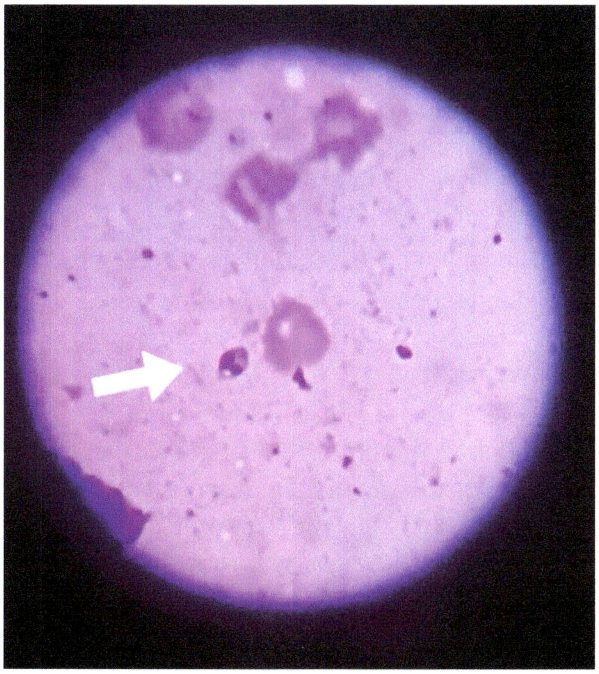

**Figura 58.1 –** Forma amastigota da leishmania.
*Fonte:* Acervo da autoria.

Os principais reservatórios são os canídeos, sendo o cão doméstico (*Canis lúpus familiares*) o principal. A raposa também é um reservatório importante[2].

O vetor são pequenos dípteros, pertencente à família Psychodidae e a subfamília Phlebotominae, com grande importância epidemiológica. A espécie relacionada à transmissão pertence ao gênero *Lutzomya*. Apresentam tamanho de cerca de 5 mm, têm voo curto, silencioso e em pequenos saltos, sua atividade é mais crepuscular e noturna. São conhecidos como mosquito-palha ou birigui, além de outras denominações populares. Na verdade, trata-se de uma mosca hematófaga e não um mosquito[2].

O calazar tem a sua ocorrência em vários continentes: Europa, Américas, África e Ásia registram casos de calazar. A partir do ano de 2011, o número de casos tem diminuído, passando de 64.233 em 2011 para 12.739 casos em 2020. Cerca de 80% do número de casos ocorre no Brasil, na Etiópia, na Eritreia, na Índia, no Kênia e no Sudão. Nas Américas, registram-se casos autóctones desde os Estados Unidos até o norte da Argentina[10].

No Brasil, a doença está presente principalmente na Região Nordeste, assim como no norte de Minas Gerais. Todavia, nos últimos anos, tem se registrado a ocorrência em estados do Sudeste, como São Paulo, e até mesmo no Rio Grande do Sul. De uma forma geral, poderíamos afirmar que a doença pode ocorrer em todos os estados da federação.

De uma forma resumida, o vetor faz o repasto sanguíneo no animal fonte, o cão parasitado, e se infecta com o parasita que está em um ambiente intracelular. As células ingeridas se rompem no interior do vetor e liberam as formas amastigotas. As amastigotas se transformam em promastigotas no intestino do vetor, e elas têm a capacidade de sofrer divisão binária, o que aumenta a carga parasitária. Em seguida, as promastigotas migram para a prosbócida do vetor que, ao fazer um novo repasto sanguíneo, inocula as promastigotas metacíclicas. As promastigotas penetram nas células do sistema monocítico fagocitário, em especial os macrófagos, e se estabelece a infecção que ativará a resposta imune protetora ou facilitadora da infecção[2].

## TESTES DIAGNÓSTICOS

Diante da suspeita de um caso de leishmaniose visceral, o diagnóstico oportuno é de fundamental importância, pois quanto antes o tratamento específico for introduzido, melhor será o prognóstico do paciente. Dessa forma, reduz-se a morbidade e a mortalidade pela doença[2].

O laboratório inespecífico se caracteriza pela presença de uma pancitopenia, a anemia costuma ser normocrômica e normocítica, exceto se houver deficiência de ferro, embora em casos menos frequentes possa haver bicitopenia. A hipoalbuminemia acompanhada de hipergamaglobulinemia caracteriza o quadro laboratorial. As enzimas hepáticas habitualmente apresentam algum tipo de elevação discreta[11].

As imagens são de pouca valia no diagnóstico do calazar, uma vez que as visceromegalias são de fácil acesso ao exame clínico. A ultrassonografia abdominal revelará uma importante esplenomegalia, especialmente nos casos com manifestações clínicas prolongadas.

É importante lembrar que o diagnóstico de calazar tem sempre um componente epidemiológico, um componente clínico e o componente laboratorial. Em um quadro de febre prolongada, acompanhada de hepatoesplenomegalia, com presença de palidez cutaneomucosa, deve ser sempre considerada a possibilidade de ser um caso de calazar[13].

Neste caso, o paciente deverá ser sempre submetido a testes diagnósticos específicos, que são a pesquisa do parasita em aspirado de medula óssea. A pesquisa deverá ser feita por observação direta por um médico especializado, assim como preferencialmente esse material deverá também ser encaminhado para ser cultivado em meio específico para leishmania. O Novy-McNeal-Nicolle é o meio adequado, todavia outros meios podem ser utilizados para o crescimento das leishmanias; esse crescimento, em geral, vai ser detectado em um período de até duas semanas, em raros casos o crescimento poderá ser em um período maior de tempo[13].

Os testes imunocromatográficos, que estão disponíveis no Brasil, são uma importante ferramenta de confirmação laboratorial dos casos. Ele é de fácil execução e pode estar disponível até mesmo na atenção básica de saúde, o que certamente acelerará o diagnóstico de certeza. Esse teste busca pesquisar a presença de anticorpos anti-rK39[13].

Os testes de imunofluorescência e o ELISA possuem alta precisão diagnóstica. Embora em menores de 1 ano, pessoas coinfectadas pelo HIV ou idosos podem ter testes sorológicos não reatores[13].

A realização de análise e de tecido para pesquisa da leishmania estaria reservada principalmente para casos em associação com o HIV.

A sensibilidade do aspirado de medula óssea para detecção das leishmania varia de 53% a 86%. Na opinião do autor, não se recomenda o aspirado esplênico pelo risco de complicações, já que o Anti-rK39 está disponível no Brasil[13].

O uso de técnicas de reação em cadeia da polimerase, ainda que disponíveis, é restrito a centros de pesquisa[13].

## TRATAMENTO

O tratamento do calazar deverá ser instituído o mais rapidamente possível, visto que o seu retardo poderá gerar graves consequências ao paciente. O retardo poderá elevar as taxas de letalidade pela enfermidade.

Caso haja infecção bacteriana concorrente, esta deverá ser tratada de acordo com os guias locais de antibioticoterapia. Em geral, os agentes capsulados são os principais causadores dessas infecções.

Os objetivos do tratamento específico são: a cura do paciente, a diminuição da recidiva e evitar o surgimento de cepas resistentes.

O tratamento deverá ser realizado em ambiente hospitalar, a fim de que se possa monitorar a infusão das drogas, os efeitos adversos e seu completo tratamento.

O tratamento recomendado é com o uso da anfotericina lipossomal, na dose diária de 3mg/kg de peso, por 7 dias, em uma dose total de 20 mg/kg. Caso haja aumento dos níveis séricos da creatinina, recomenda-se o aumento do intervalo entre as doses[12].

Segundo a Organização Pan-Americana de Saúde, essa recomendação é forte, mas com baixa evidência de certeza[13].

O uso dos antimoniais pentavalentes na dose de 20 mg/kg/dia por vinte dias, ou o desoxicolato de anfotericina na dose de 1 mg/kg/dia por 14 dias, até uma dose total de 800 mg para crianças, é uma recomendação condicional com baixa certeza de evidência[13].

### Não se recomenda o uso da miltefosina

Caso haja coinfecçao com o HIV, a dose diária da anfoterina lipossomal deve ser mantida, mas a dose total pode ser de até 40 mg/kg. Recomenda-se uma profilaxia com lipossomal na dose de 3,0 g/kg a cada 2 a 3 semanas.

No Brasil, há relatos de casos de uso combinado de anfotericina lipossomal com antimonial e pentamidina para casos em imunodeprimidos, ou casos recidivantes em adultos e crianças[9].

O uso de outras formulações lipídicas pode ser feito ante a indisponibilidade de uso da lipossomal. Há casos prioritários para uso dessas formulações como insuficiência renal ou hepática, insuficiência cardíaca, intervalo QT corrigido superior a 450 ms, uso concomitante de outras drogas que aumentem o intervalo QT, fracasso terapêutico com uso de antimoniais, gravidez ou lactância[13].

Deve-se, durante o tratamento, observar o surgimento de infecções bacterianas associadas, que deverão ser tratadas adequadamente, de modo a fornecer o suporte nutricional adequado, pois, muitas vezes, os pacientes com calazar apresentam carências nutricionais[14].

## Isolamento do paciente hospitalizado

O paciente com calazar não necessita de isolamento, pois não há relatos de transmissão inter-humana da enfermidade. Às vezes, em virtude da neutropenia, o paciente poderá ser isolado para reduzir o risco de outras infecções associadas à hospitalização. Por princípio, não deve ser considerado um neutropênico febril e o uso de fatores estimuladores de colônia não deve ser recomendado.

## Medidas de controle[13]

- Gerais: as medidas de controle da doença são muito importantes. Infelizmente, não há vacinas eficazes ou anticorpos monoclonais que ajudem na prevenção da doença. O sistema de saúde local deve estabelecer um robusto sistema de vigilância, a fim de que os casos sejam prontamente diagnosticados e tratados. Uma investigação quanto à presença do vetor dever ser realizada por meio da utilização de armadilhas para sua captura. Uma vez encontrado o controle com o uso de inseticidas intradomiciliares e no ambiente peridomiciliar, esse controle deverá ser programado[13].
- As ações de vigilância determinarão se uma área é de risco ou não. Caso seja considerada uma zona de risco, pela presença do vetor, amostras de cães deverão ser coletadas e enviadas ao laboratório.
- Caso haja risco, o uso de mosquiteiros impregnados com inseticida deverá ser estimulado, bem como discutir o uso de repelentes.
- O controle da leishmaniose visceral canina é assunto de grande discussão, como o uso de coleiras impregnadas com deltametrina, ou até mesmo a eutanásia dos cães clinicamente doentes ou soropositivos; esse assunto ultrapassa os limites deste livro[13].

## REFERÊNCIAS BIBLIOGRÁFICAS


1. Bhattacharya SK, Sur D, Karbwang J. Childhood visceral leishmaniasis. Indian J Med Res. 2006;123(3):353-6. PMID: 16778316.
2. Brasil. Ministério da Saúde. Secretaria de Vigilância em Saúde. Departamento de Vigilância Epidemiológica. Manual de vigilância e controle da leishmaniose visceral. Brasília, 2014. 120 p. ISBN 978-85-334-0742-8.
3. Singh OP, Hasker E, Sacks D, Boelaert M, Sundar S. Asymptomatic Leishmania infection: a new challenge for Leishmania control. Clin Infect Dis. 2014;58(10):1424-9.
4. Joudeh AI, Elsiddig Awadelkarim HA, Gul MI, Elayana MS, Soliman DS, Amer A, Alsamawi M. Visceral leishmaniasis complicated by hemophagocytic lymphohistiocytosis: A case report from a nonendemic area. Clin Case Rep. 2023;11(5):e7309.
5. Libório AB, Rocha NA, Oliveira MJ, Franco LF, Aguiar GB, Pimentel RS, Abreu KL, Silva GB Jr, Daher EF. Acute kidney injury in children with visceral leishmaniasis. Pediatr Infect Dis J. 2012;31(5):451-4.
6. Jeronimo SMB, de Queiroz Sousa A, Pearson RD. Leishmaniasis. In: Tropical infectious diseases: principles, pathogens and practice. Guerrant RL, Walker DH, Weller PF (ed.). 3. ed. Philadelphia, Saunders Elsevier, 2011. p. 696.
7. Luz KG, Tuon FF, Duarte MI, Maia GM, Matos P, Ramos AM, Nicodemo AC. Cytokine expression in the duodenal mucosa of patients with visceral leishmaniasis. Rev Soc Bras Med Trop. 2010; 43(4):393-5.
8. Vechi HT, Sousa ASV, Cunha MAD, Shaw JJ, Luz KG. Case report: combination therapy with Liposomal Amphotericin B, N-Methyl Meglumine Antimoniate, and Pentamidine Isethionate for Disseminated Visceral Leishmaniasis in a Splenectomized Adult Patient. Am J Trop Med Hyg. 2020;102(2):268-273.
9. World Health Organization. Global Health Observatory data repositor. Number of cases of visceral leishmaniosis reported by country. Disponível em: https://apps.who.int/gho/data/node.main.NTDLEISHVNUM?lang=en. Acesso em: 19 ago. 2023.
10. Kager PA, Rees PH. Haematological investigations in visceral leishmaniasis. Trop Geogr Med. 1986;38(4):371-9.

11. Sundar S, Mehta H, Suresh AV, Singh SP, Rai M, Murray HW. Amphotericin B treatment for Indian visceral leishmaniasis: conventional versus lipid formulations. Clin Infect Dis. 2004;38(3):377-83.
12. Organização Pan-Americana da Saúde. Diretrizes para o tratamento das leishmanioses na Região das Américas. Segunda edição. Washington, D.C.: OPAS; 2022. Disponível em https://doi. org/10.37774/9789275725030.
13. Organización Panamericana de la Salud. Manual de procedimientos para la vigilancia y el control de las leishmaniasis en la Región de las Américas. Washington, D.C: OPS; 2023. Disponível em: https://doi.org/10.37774/9789275327340.
14. Luz KG, Succi RC, Torres E. Nível sérico da vitamina A em crianças portadoras de leishmaniose visceral [Vitamin A serum level in children with visceral leishmaniasis]. Rev Soc Bras Med Trop. 2001;34(4):381-4.

# Malária

# 59

*Ruth Moreira Leite*

## DEFINIÇÃO

Doença infecciosa febril, não contagiosa, potencialmente fatal, provocada por um protozoário do gênero *Plasmodium* e transmitida, mais frequentemente, por insetos vetores do gênero *Anopheles*[1].

## HISTÓRICO

Existem ainda discussões sobre a origem da malária. O nome da doença vem do italiano "mal aire", porque se acreditava que a origem da doença fosse o ar das regiões pantanosas. No final do século XIX e início do século XX é que foram identificados o plasmódio e o mosquito vetor (anofelino). É mais provável que a doença tenha se originado na África, onde plasmódios de chimpanzés passaram a infectar também seres humanos. Isso deve ter ocorrido, mais provavelmente, entre 5.000 e 2 milhões de anos atrás. A partir da África, espalhou-se para a Ásia e Europa. O plasmódio e o mosquito vetor não existiam nas Américas originalmente; calcula-se que tenham chegado às Américas com os colonizadores, ou com os navios negreiros que traziam escravizados da África[2].

## ETIOLOGIA

Parasitas do gênero *Plasmodium*. Existem seis espécies consideradas patogênicas para o homem: *P. vivax* (o mais comum no Brasil), *P. falciparum* (que causa doença mais grave), *P. malariae* (o que causa a doença mais branda), *P. ovale* (nunca encontrado em infecções autóctones no Brasil). Descritos mais recentemente, temos plasmódios próprios de primatas não humanos e que podem infectar o homem: *P. knowlesi* (no sudeste Asiático) e o *P. simium* (no Brasil).

## TRANSMISSÃO

Os mosquitos do gênero *Anopheles* mais importantes na transmissão da malária no Brasil são da espécie *A. darlingi*, na região Amazônica. É capaz de transmitir o *P. vivax*, o *P. falciparum* e o *P. malariae*, mas o que existe no Brasil não tem a capacidade de transmitir o *P. ovale*. Os criadouros costumam ficar perto de grandes coleções hídricas, têm preferência por picar ao entardecer e ao amanhecer, frequentemente dentro de casa. É muito antropofílico. A transmissão residual em regiões de Mata Atlântica litorânea é feita pelo *A. (Kert zia) cruzii*. Esse anofelino tem como criadouros naturais a água que se acumula nas folhas das bromélias, e sua distribuição acompanha a dessa planta. Não tem capacidade para transmitir o *P. falciparum*, apenas o *vivax* e o *malariae*. A malária pode ser transmitida também, excepcionalmente, por transfusão de hemoderivados, compartilhamento de seringas e agulhas, da mãe para o feto, e ainda em acidente laboratorial.

## EPIDEMIOLOGIA

Ocorre nas regiões tropicais e subtropicais do planeta (Figura 59.1).

Países e territórios com casos autóctones em 2000 e seu *status* em 2016.
Países om zero casos autóctones ao menos nos últimos 3 anos consecutivos são elegíveis para a certificação de estado livre de malária da OMS. Todos os países da Região Europeia da OMS relataram zero casos indígenas em 2016. O Quirguistão e o Sri Lanka foram certificados sem malária neste ano.

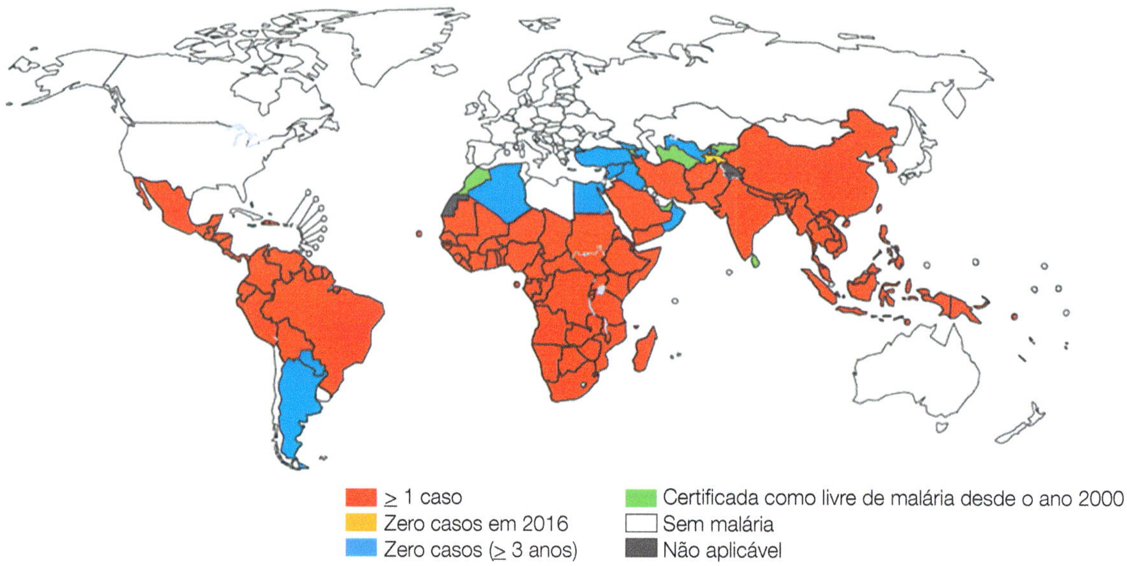


**Figura 59.1** – Ocorrência de casos de malária nas regiões tropicais e subtropicais do planeta.
*Fonte:* Traduzida e adaptada de Base de dados da OMS.

O *site* do CDC de Atlanta (www.cdc.gov) mostra a relação atualizada de todos os países onde ocorre a doença, com a espécie predominante e dados sobre resistência a antimaláricos.

No Brasil, a malária é endêmica na Região Amazônica. Porém, existe transmissão residual em região de Mata Atlântica do litoral, inclusive nos estados de São Paulo e Rio de Janeiro. Como o número de casos na região extra-amazônica é muito pequeno e a doença é, em geral, branda, é comum que não se faça essa hipótese diagnóstica inicialmente, o que leva muitas vezes a uma pesquisa prolongada de febre de origem indeterminada. Nessa região, a maioria dos casos (mais de 90%) é importada de outros estados ou países onde a malária é endêmica. Nos casos importados, também costuma ocorrer atraso no diagnóstico e no tratamento, o que pode resultar em agravamento dos casos e até óbito. É importante determinar a procedência do paciente para verificar a hipótese diagnóstica de malária e até do plasmódio mais provável (Figura 59.2).

## QUADRO CLÍNICO[3]

O período de incubação varia de 7 a 35 dias, a depender da espécie de plasmódio.

Os sintomas começam durante o estágio eritrocítico do ciclo de vida do parasita, quando as hemácias infectadas se rompem e liberam os merozoítas.

Os sinais e sintomas típicos da malária são: febre intermitente (paroxismos de febre alta com calafrios, tremores e sudorese profusa) intercalada com períodos sem febre, em que o paciente se sente bem. No início do quadro, a febre pode parecer contínua ou de periodicidade irregular. Depois de alguns dias, em geral, passa a surgir a cada 3 dias (*P. vivax* e *P. falciparum*) ou 4 dias (*P. malariae*).

Os principais grupos de risco para malária grave são: crianças abaixo de 5 anos de idade, gestantes, viajantes para áreas malarígenas sem exposição prévia à doença, imunocomprometidos (inclusive indivíduos asplênicos), parasitemia elevada e idosos.

A malária grave é definida pela parasitemia elevada (em geral, *P. falciparum*) e uma ou mais das manifestações apresentadas no Quadro 59.1.

## DIAGNÓSTICO[4]

O padrão-ouro para diagnóstico de malária ainda é o exame microscópico feito em gota espessa, embora hoje em dia se utilizem cada vez mais os testes de diagnóstico rápido (TDR) e a reação em cadeia de polimerase (PCR) (Figura 59.3).

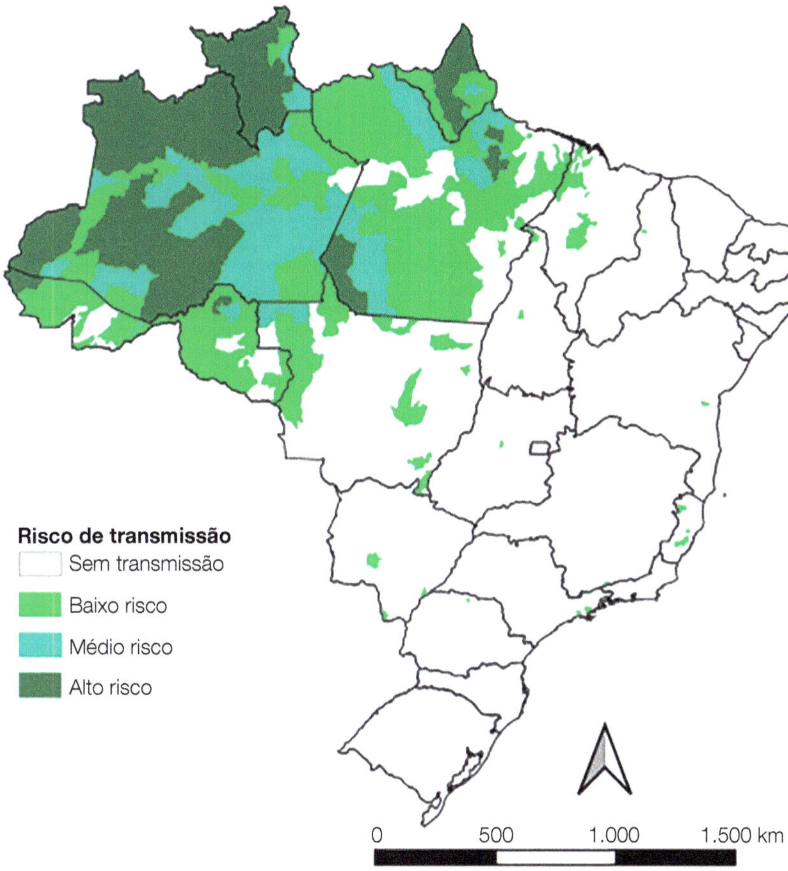


**Figura 59.2** – Mapa do Brasil destacando as áreas de risco para malária, de acordo com os diferentes níveis de incidência parasitária anual – IPA, em 2018.
*Fonte:* Sinan e Sivep-Malária (SVS/MS).

**Quadro 59.1** – Manifestações clínicas e laboratoriais de malária grave e complicada[3].

| Manifestações clínicas |
|---|
| ▪ Dor abdominal intensa (ruptura de baço, mais frequente em *P. vivax*)<br>▪ Mucosas amareladas, icterícia<br>▪ Mucosas muito hipocoradas (fora do ataque paroxístico febril)<br>▪ Oligúria, volume urinário abaixo de 400 mL em 24 horas<br>▪ Vômitos persistentes que impeçam medicação oral<br>▪ Qualquer tipo de sangramento<br>▪ Dispneia (fora do ataque paroxístico febril)<br>▪ Cianose de extremidades<br>▪ Taquicardia fora do ataque paroxístico febril<br>▪ Convulsão ou desorientação<br>▪ Prostração<br>▪ Comorbidades descompensadas |
| **Manifestações laboratoriais** |
| ▪ Anemia grave<br>▪ Hipoglicemia<br>▪ Acidose metabólica<br>▪ Insuficiência renal<br>▪ Hiperlactatemia<br>▪ Hiperparasitemia (> 250.000/mm$^3$ para *P. falciparum*) |

*Fonte:* Ministério da Saúde, 2022[3].

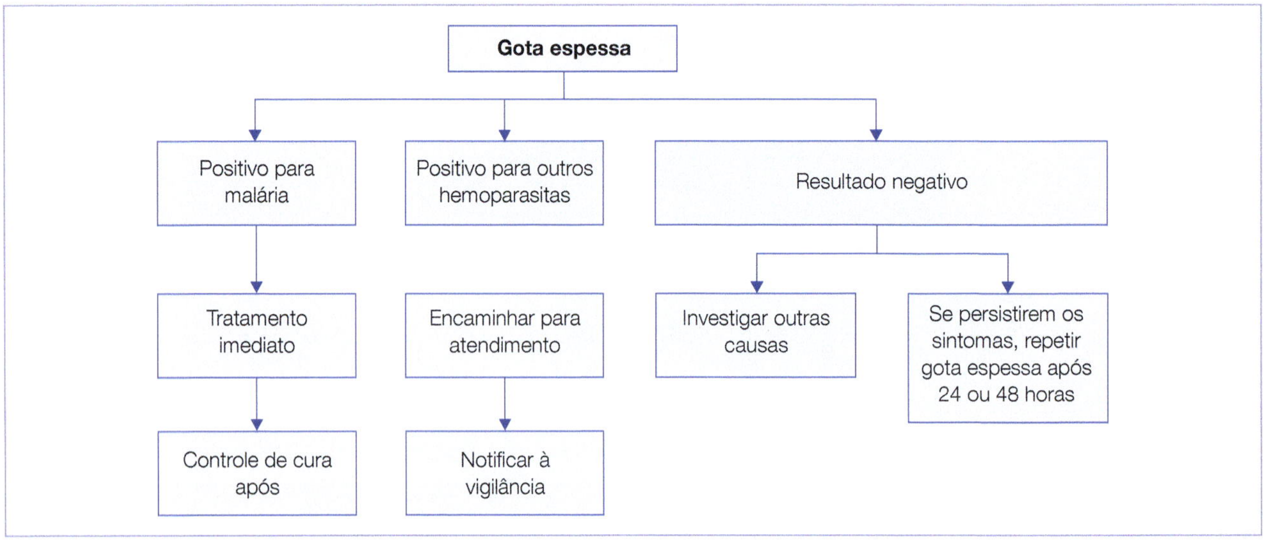


**Figura 59.3 –** Algoritmo de decisão após realização de gota espessa.
*Fonte:* Adaptada de Ministério da Saúde, 2009[4].

Embora o exame microscópico da gota espessa seja relativamente barato, com execução fácil e rápida, nas áreas onde não se tem mais transmissão autóctone da doença, ou onde o número de casos é muito reduzido, é bastante complicado manter técnicos experientes para realização do exame, que depende muito da dedicação e do treinamento contínuo. Além disso, quando a parasitemia é muito baixa, como em pessoas contaminadas assintomáticas, é necessário o exame de muitos campos ao microscópio para conseguir achar um parasita, o que consome muito tempo. Mesmo assim, por identificar a espécie do plasmódio e permitir a contagem de parasitas no sangue, continua sendo exame obrigatório para diagnóstico. Mesmo com um teste rápido positivo, está indicado fazer uma lâmina para o exame microscópico.

A PCR pode ser utilizada, mas ainda é um exame com um custo mais elevado e não disponível de forma mais generalizada.

## TRATAMENTO[5]

O tratamento da malária é feito com medicamentos que são fornecidos pelo Ministério da Saúde e distribuídos para as secretarias estaduais de saúde. Não existe nenhuma possibilidade de conseguir essa medicação em farmácias comerciais no Brasil. Na região amazônica, onde o número de casos ainda é considerável, a medicação fica distribuída em unidades básicas de saúde e hospitais de referência. Na região extra-amazônica, sendo o número de casos muito pequeno, não há possibilidade de distribuição muito ampla. Normalmente, o medicamento fica nas capitais dos estados ou em serviços de referência, em geral hospitais, onde também existem técnicos capacitados para fazer os exames diagnósticos e farmácias com funcionamento contínuo. As unidades de atendimento para diagnóstico e tratamento da malária no Brasil podem ser consultadas na página do Ministério da Saúde: www.gov.br/saude/pt-br/assuntos/saude-de-a-a-z/m/malaria/centros-para-diagnostico-e-tratamento.

Pode haver alguma variação nos medicamentos utilizados para tratamento em virtude da possibilidade de aquisição pelo Ministério da Saúde. Nas referências, é sempre possível saber qual é a medicação que está sendo utilizada naquele momento.

Em linhas gerais, o tratamento da malária pode ser programado da seguinte forma:

1. **Tratamento de malária grave e complicada (não depende do plasmódio identificado):**
   - Atualmente, só temos artesunato como medicação intravenosa para casos graves. O tratamento é iniciado com artesunato IV (2 doses no primeiro dia e 1 dose no segundo dia). A partir de então, introduzir medicação oral assim que possível. Outras opções de medicação parenteral para malária (quinino e arteméter) não estão mais disponíveis.
2. **Tratamento de malária não grave:**

   A medicação a ser utilizada vai depender da espécie de plasmódio identificada.
   - ***P. vivax*:** cloroquina durante 3 dias. Se não houver contraindicação (gravidez, idade,

deficiência de G6PD), usar primaquina durante 7 dias ou 14 dias, preferencialmente de acordo com o peso, para evitar recaídas.

- ***P. malariae*:** cloroquina durante 3 dias (não há formas de hipnozoítas, não é necessário usar a primaquina ou a tafenoquina).
- ***P. falciparum*:** tratamento combinado com derivado de artemisinina (ACT) disponível (artesunato + mefloquina **ou** arteméter + lumefantrina). Nas regiões endêmicas, administra-se sempre primaquina no primeiro dia, para eliminar os gametócitos. Em áreas não endêmicas, sem risco de contaminação de anofelinos, há quem prefira deixar a primaquina para depois, quando o paciente estiver melhor.
- **Mista:** tratar como *falciparum*.

## PREVENÇÃO E PROFILAXIA

A prevenção tem como objetivo reduzir a possibilidade da picada pelo mosquito infectado. Para isso, são usados cortinados e mosquiteiros, de preferência impregnados com inseticidas, telas em portas e janelas, ar-condicionado quando possível, evitar frequentar locais próximos aos criadouros desde o cair da tarde até o amanhecer, proteger o mais possível o corpo, com calças e camisas de mangas compridas, usar repelentes.

Vacinas e medicamentos destinados à prevenção estão em estudo, mas ainda não são de uso generalizado.

Para pessoas que viajam para áreas endêmicas, o ideal é que consultem uma clínica ou um ambulatório para viajantes para que seja feita uma avaliação individual sobre o risco. A indicação de medicamentos para profilaxia de malária vai depender do destino, da duração da viagem, do plasmódio prevalente no destino e da possibilidade de acesso rápido a diagnóstico e tratamento.

## CONTROLE[3]

A principal medida de controle da malária se baseia em diagnóstico e tratamento precoces, de modo a reduzir o tempo em que o doente permanece como fonte de infecção, já que a diminuição da produção de gametócitos rapidamente pode interromper a cadeia de transmissão. O objetivo final do controle é a interrupção da transmissão da malária. Para isso, busca-se garantir o acesso universal à prevenção, ao diagnóstico e ao tratamento da malária, acelerar os esforços para a eliminação e transformar a vigilância da malária em uma intervenção essencial. Espera-se que o controle ocorra primeiramente em relação ao *P. falciparum*, o que será muito importante, porque é o que provoca casos mais graves e óbitos e, além disso, o que vem desenvolvendo resistência aos medicamentos disponíveis para tratamento. No caso da malária residual da Mata Atlântica, a eliminação é pouco provável, por ser uma zoonose, ou seja, a transmissão é mantida entre primatas não humanos.

## REFERÊNCIAS BIBLIOGRÁFICAS


1. Brasil. Ministério da Saúde. Secretaria de Vigilância em Saúde. Departamento de Imunização e Doenças Transmissíveis. Brasília-DF, 2021. Guia de tratamento da malária no Brasil. 2. ed. atualizada. Disponível em: af_guia_tratamento_malaria_29out21_isbn_grafica.indd 1 29/10/21 14:20 2021. Ministério da Saúde. Disponível em: https://www.gov.br/saude/pt-br/assuntos/saude-de-a-a-z/m/malaria.
2. Cox, FEG. History of the discovery of the malaria parasites and their vectors. Cox Parasites & Vectors. 2010;3:5. Disponível em: http://www.parasitesandvectors.com/content/3/1/5.
3. Brasil. Ministério da Saúde. Secretaria de Vigilância em Saúde. Departamento de Articulação Estratégica de Vigilância em Saúde. Guia de Vigilância em Saúde. 5. ed. Brasília: Ministério da Saúde, 2022. p. 839-872. Modo de acesso: Disponível em: https://bvsms.saude.gov.br/bvs/publicacoes/guia_vigilancia_saude_5ed_rev_atual.
4. Brasil. Ministério da Saúde. Secretaria de Vigilância em Saúde. Manual de Diagnóstico Laboratorial da Malária Série A. Normas e Manuais Técnicos Brasília-DF. 2009. 2. ed. 2009. Disponível em: https://bvsms.saude.gov.br/bvs/publicacoes/manual_diagnostico_laboratorial_malaria_2ed.pdf.
5. Brasil. Ministério da Saúde. Secretaria de Vigilância em Saúde. Departamento de Imunização e Doenças Transmissíveis. Brasília-DF, 2021. Guia de tratamento da malária no Brasil. 2. ed. A coleção institucional do Ministério da Saúde pode ser acessada, na íntegra, na Biblioteca Virtual em Saúde do Ministério da Saúde: www.bvsms.saude.gov.br.

# Parasitoses Intestinais

60

*Rosana Fiorini Puccini*
*Fabíola Isabel Suano de Souza*
*Maria Wany Louzada Strufaldi*

As parasitoses intestinais constituem importante problema de saúde pública por sua abrangência e repercussão, bem como pela comprovada gravidade e mortalidade em indivíduos imunocomprometidos. Está bem estabelecida, também, a associação entre altas prevalências das parasitoses e condições sociais e ambientais desfavoráveis, estas relacionadas, principalmente, ao acesso à água tratada, ao esgotamento sanitário e aos cuidados com os alimentos[1-3]. Entre as parasitoses intestinais, as geo-helmintíases, ou helmintíases, transmitidas pelo solo (HTS) e as doenças de veiculação hídrica – giardíase e criptosporidiose –, foram classificadas como doenças tropicais negligenciadas (DTN), as quais afetam mais de um bilhão de pessoas no mundo[1-5].

No Brasil, observaram-se avanços no controle e redução de sua ocorrência, entretanto, mantém-se diversidade geográfica, social, econômica e cultural, com prevalências de 11,5% a 82,4%[3]. Índices elevados de infecções associam-se ao saneamento básico precário e ao baixo Índice de Desenvolvimento Humano (IDH), critérios que definem prioridades no desenvolvimento de ações que visam ao seu controle e sua redução[6]. Inquéritos para geo-helmintíases, no período de 2015 a 2019, revelaram um percentual médio de positividade de 10,5%, presentes em todas as unidades federadas, sendo mais frequentes em zonas rurais e na periferia dos centros urbanos, bem como nas regiões norte e nordeste do país[2,6].

Neste capítulo, serão abordados a etiopatogenia, a epidemiologia, o modo de transmissão, o quadro clínico, o diagnóstico laboratorial e o tratamento das principais parasitoses intestinais.

## CLASSIFICAÇÃO DOS PRINCIPAIS PARASITAS INTESTINAIS

1. **Protozoários:** *Giardia duodenalis, Entamoeba histolytica, Balantidium coli, Cyclospora cayetanensis, Cystoisospora belli* (antigamente *Isospora belli*), *Cryptosporidium* spp., *Dientamoeba fragilis, Blastocystis hominis.*
2. **Helmintos:**
   - 2.1. **Nematelmintos:** *Ascaris lumbricoides, Enterobius vermicularis, Strongyloides stercoralis, Ancylostoma duodenale e Necator americanus, Trichuris trichiura.*
   - 2.2. **Platelmintos:** *Taenia solium e Taenia saginata, Hymenolepsis nana e diminuta, Diphylobothrium latum.*

## PROTOZOÁRIOS

### Giardíase

#### ▪ Etipatogenia

A *Giardia duodenalis* (sinonímia: *Giardia lamblia, Giardia intestinalis, Lamblia intestinalis)* é um protozoário flagelado binucleado encontrado em todo o mundo, que infecta ampla variedade de mamíferos, inclusive humanos[7]. Apresenta-se sob duas formas:

1. **Trofozoítica:** localizada com maior frequência no duodeno e em porções altas do jejuno, possui na sua face ventral grande disco suctorial ou ventosa, com o qual se fixa à superfície da mucosa intestinal, sendo encontrada em fezes líquidas.

2. **Cística:** oval ou elipsoide, eliminada de forma intermitente, permanece viável no meio exterior por dois meses ou mais; junto com o *Cryptosporidium*, é o protozoário mais resistente à desinfecção da água[8].

Como ação patogênica do parasito, são descritos: alteração da arquitetura das vilosidades e microvilosidades, com consequente desarranjo funcional na produção de enzimas, sobrecrescimento bacteriano no intestino delgado, deficiências de zinco e vitamina A, que podem favorecer as infecções pela *Giardia*[7,9]. A má absorção é descrita, e a parasitose pode ser causa ou consequência da doença, sendo discutida a possibilidade de a adesão dos parasitos constituir barreira mecânica. Nas biópsias intestinais, observa-se infiltrado inflamatório de polimorfonucleares e linfócitos na submucosa proporcional à intensidade da infecção; há indícios de produção de toxinas pelas giárdias[7,9]. Ocorre declínio de sua incidência no decorrer da idade, o que sugere a indução de resposta imunitária protetora, pois envolve a imunidade humoral e celular, sobretudo IgA secretora[10].

### ▪ Epidemiologia e modo de transmissão

Parasitose de distribuição universal, cosmopolita, considerada a mais prevalente do mundo. Encontrada em todas as classes sociais, com predomínio em crianças pré-escolares e escolares[9]. Os cistos configuram-se como a forma infectante para o homem e animais, sendo transmitidos por meio de água e de alimentos contaminados, contato interpessoal (creches e outras instituições) e via sexual (sexo anal/oral), a qual não é plenamente aceita por todos os autores. Os cistos ingeridos liberam as formas trofozoíticas, as quais se multiplicam, fixam-se à mucosa e, sob influência de fatores pouco estabelecidos, sofrem encistamento e são eliminadas pelas fezes.

O leite materno exerce efeito protetor, devido à presença de imunoglobulina A (Ig A) e de ácidos graxos livres[11]; a parasitose é mais frequente em doentes com síndrome da imunodeficiência adquirida, déficit seletivo de IgA, fibrose cística e imunodeficiências humorais. A prevalência da infecção varia de 2% a 5% nos países desenvolvidos, e de 20% a 30% nos países em desenvolvimento. Pode ocorrer pico sazonal no verão, relacionado à maior frequência a piscinas comunitárias, devendo ainda ser considerada quando há convívio com animais de estimação[7].

### ▪ Quadro clínico

O período de incubação para a giardíase clínica é de 7 a 13 dias, e cistos aparecem nas fezes após 3 a 4 semanas. A sintomatologia é bastante variável e a maioria das pessoas acometidas apresenta-se assintomática. A giardíase sintomática é mais frequente na primeira infecção, sendo o segundo ano de vida mais vulnerável para formas graves da doença. Manifesta-se com episódio de diarreia aguda, pouca alteração do estado geral, e evolui para a cura espontânea em poucos dias. Pode evoluir para forma crônica, com sintomas dispépticos gerais, como náuseas, distensão abdominal, dor abdominal difusa ou epigástrica ou pode se manifestar como uma síndrome de má absorção, com desnutrição, má absorção secundária de lactose, enteropatia perdedora de proteínas, deficiência de ferro, zinco, vitamina B12, ácido fólico e vitaminas A e E. O diagnóstico clínico é presuntivo, e deve ser investigado em crianças com os sintomas referidos.

## Amebíase

### ▪ Etiopatogenia

A família *Endamoebidae* compreende amebas parasitas do aparelho digestivo ou dos tecidos de vertebrados e formas coprozoicas de vida livre. Formam cistos uninucleados ou plurinucleados, sendo que três gêneros têm importância para o homem: 1) *Entamoeba*, com as espécies *Entamoeba histolytica, Entamoeba dispar, Entamoeba moshkovskii, Entamoeba hartmanni, Entamoeba coli* e *Entamoeba polecki* (este é parasita do porco e, eventualmente, do homem); 2) *Iodamoeba*, com a espécie *Iodamoeba bütschilii*; e, 3) *Endolimax*, com a espécie *Endolimax nana*. As espécies *E. díspar* e *E. moshkovskii* são indistinguíveis morfologicamente da *E. histolytica*, razão pela qual se considera como um complexo *E. histolytica*/*E. dispar*/*E. moshkovskii*. A *E. histolytica* é a espécie patogênica que tem capacidade de invadir tecidos e causar doença. A *E. díspar*, patógeno de baixa virulência e não invasivo, é responsável por 90% das amebíases no mundo. As infecções por *E. dispar* e cerca de 90% das infecções por *E. histolytica* são assintomáticas, sendo a *E. histolytica* predomina na Região Norte do Brasil e a *E. díspar*, na Região Nordeste.

A *E. histolytica* apresenta duas fases no seu ciclo evolutivo: uma trofozoítica, cujo *habitat* é o intestino grosso ou as últimas porções do íleo, onde se multiplica por divisão binária; outra cística, em que o trofozoíto se imobiliza, envolve-se por uma membrana cística protetora e vive às custas de substâncias de reserva acumuladas durante a fase anterior. Estes são eliminados com as fezes para o meio externo e resistem até 1 mês, contaminando alimentos e água. Ingeridos, passam pelo estômago e pela parte superior do intestino sem sofrer modificações; na região íleo-cecal, a parede cística, sob a ação dos sucos digestivos ali existentes, torna-se permeável e a ameba quadrinucleada se ativa e emerge do cisto, agora como trofozoíto ativo. As amebas acumulam grandes reservas de polissacarídios e têm grande necessidade de ferro, o qual é utilizado pelo protozoário nos mecanismos respiratórios. Há resistência dos pacientes ao parasitismo, entretanto, não demonstrada correlação significativa entre as reações imunológicas e de proteção.

## ▪ Epidemiologia e modo de transmissão

A *E. histolytica* tem distribuição universal, afeta cerca de 10% da população mundial, com 50 mil a 100 mil mortes anuais[12]. Estudos anteriores à caracterização do complexo *E. histolytica/dispar/moshkovskii* podem ter superestimado a prevalência da *E. histolytica* e, ainda que se apresente majoritariamente com quadros assintomáticos, é a principal causa de diarreia grave no mundo[13]. Houve redução de internações e mortalidade no Brasil, porém, a amebíase está presente em todas as unidades federativas do país, sendo mais frequente no adulto e na infância após os 2 anos de idade[14,15].

A transmissão ocorre pela ingestão de água ou de alimentos crus contaminados com cistos de *E. histolytica*, ou pelo contato direto pessoa a pessoa, apresentando risco aumentado de doença em trabalhadores de desobstrução e reparação de esgotos, bem como manipuladores de alimentos adubados.

## ▪ Quadro clínico

O quadro clínico é variável e o período de incubação pode ter duração de semanas a meses, ou anos. As formas sintomáticas podem ser intestinais ou extraintestinais.

### *Intestinal*

a) **Colite não disentérica:** forma clínica mais frequente, caracteriza-se por surtos reiterados de diarreia, alternados por períodos de normalidade ou constipação, cólicas abdominais, meteorismo, anorexia, náuseas, vômitos, tenesmo e astenia.

b) **Colite amebiana disentérica:** menos frequente, caracteriza-se por dores abdominais intensas, evacuações frequentes líquidas e/ou mucossanguinolentas, puxos, tenesmos, prostração, anorexia e febre.

c) **Colite necrosante**: associa-se a debilidades imunológicas. Atinge camadas profundas da parede do cólon, com a ocorrência de úlceras, isquemia, hemorragia, megacólon tóxico, colite fulminante, perfuração e elevada mortalidade.

d) **Ameboma:** caracteriza-se pela formação de granuloma na mucosa no ceco, cólon ascendente ou anorretal, com edema e estreitamento do lúmen, alternância entre diarreia e constipação intestinal.

### *Extraintestinal*

a) **Hepática:** a necrose amebiana do fígado constitui a forma mais comum e grave de acometimento hepático pela *E. histolytica*, caracterizando-se de hepatomegalia dolorosa, febre elevada, anorexia, astenia, dor e aumento do volume abdominal no hipocôndrio direito. Pode ocorrer infecção bacteriana secundária, ruptura para a cavidade abdominal, resultando em elevada mortalidade.

b) **Formas raras:** pulmonar, cerebral, cutânea, genital, esplênica e pericárdica.

Com relação ao diagnóstico clínico, nenhum sintoma ou sinal é patognomônico da amebíase. A infecção amebiana pode coexistir com outras colonopatias, e a ausência de resposta ao tratamento deve levar à investigação de outras causas.

# Balantidíase

## ▪ Etiopatogenia

O *Balantidium coli* é o maior protozoário intestinal do homem. O trofozoíto mede cerca de 60 a 100 m por 50 a 60 m, de forma oval, com seu corpo recoberto por cílios. O cisto é raramente encontrado nas fezes humanas, porém, frequentemente nas dos suínos, principal fonte de infecção[16]. No homem, o protozoário pode viver no intestino grosso sem causar danos; eventualmente, desenvolve capacidade invasora por produção de hialuronidase e torna-se patogênico, produzindo um quadro de colite semelhante ao da amebíase.

### Epidemiologia e modo de transmissão

A doença tem distribuição universal e acomete principalmente indivíduos que lidam com suínos, devido a maior probabilidade de ingerir os cistos em água ou em alimentos contaminados.

### Quadro clínico

A maioria dos casos é assintomática e, quando sintomáticos, apresentam-se frequentemente de forma crônica, com episódios de diarreia intercalados por constipação. A forma aguda é a mais grave e surge com dor abdominal, fezes mucossanguinolentas, e pode evoluir para óbito. O diagnóstico clínico é presuntivo, e deve-se suspeitar em indivíduos que lidam com suínos.

## Cistoisosporíase e ciclosporíase

### Etiopatogenia

Causadas por coccídeos – *Cystoisospora cayetanensis* e *Cyclospora belli* (antigamente *Isospora belli)* –, adquiridos pela ingestão de oocistos procedentes de contaminação da água e dos alimentos[17]. O ciclo de vida desses protozoários completa-se num único hospedeiro (monoxênico) e envolve seis estágios de desenvolvimento. No intestino delgado, invadem os enterócitos e multiplicam-se, causando danos na estrutura das células absortivas e na arquitetura das vilosidades intestinais, além de processo inflamatório.

### Epidemiologia e modo de transmissão

De distribuição cosmopolita, os coccídeos encontram-se como importantes causas de morbidade e mortalidade. São considerados emergentes e oportunistas, atingindo crianças e indivíduos imunocomprometidos. No Brasil, estima-se que a prevalência seja inferior a 1%; já em pacientes com imunodeficiência adquirida, descrevem-se prevalências de 4,4% a 18% de cistoisosporíase[18].

### Quadro clínico

Na maioria dos casos, o parasitismo pelos coccídeos é assintomático. Quando presentes, os sintomas mais frequentes são diarreia aguda de caráter autolimitado, febre, anorexia, náuseas e vômitos, com cura espontânea após cerca de quarenta dias. Em portadores de imunodeficiência, o quadro é mais grave, uma vez que pode levar a adenite mesentérica, invasão do baço, fígado e colecistite.

## Criptosporidiose

### Etiopatogenia

A classificação taxonômica do *Cryptosporidium parvum* tem sido modificada a partir da análise filogenética do gene codificador do RNA ribossômico 18S, sendo reconhecidas cerca de 20 espécies que causam infecção em humanos, com as mais comuns o *C. parvum*, *C.hominis* e o *C. meleagridis*. A Criptosporiodose é adquirida pela ingestão de oocistos eliminados com as fezes do homem ou animais infectados. O oocisto maduro contém quatro esporozoítas, os quais liberados no estômago ou nos intestinos se fixam no epitélio, o que resulta em atrofia vilositária, aprofundamento das criptas e infiltrado maciço de plasmócitos, linfócitos e leucócitos polimorfonucleares na lâmina própria, e pode atingir a mucosa do intestino grosso. Os oocistos dispõem de parede espessa, associados a infecção externa ou de parede delgada, estes associados à autoinfecção[18,19].

### Epidemiologia e modo de transmissão

Encontrada em todos os continentes, a criptosporidiose apresenta diferentes taxas de prevalência relacionadas ao desenvolvimento socioeconômico de cada país ou região[20]. A presença de sintomas gastrintestinais, infecção por HIV e os métodos empregados para sua detecção também influenciam suas taxas de prevalência[17,20]. *Cryptosporidium* spp. é amplamente reconhecido como patógeno de animais de produção, domésticos e de vida livre. Sua transmissão ocorre por meio de contato direto (via fecal-oral) ou indiretamente por água e alimentos contaminados (via digestiva) ou poeira (via respiratória). Os oocistos são muito resistentes à desinfecção.

### Quadro clínico

O período de incubação dura de 4 a 14 dias e o início é abrupto. A heterogeneidade da sintomatologia relaciona-se ao estado imunológico, à idade do hospedeiro e à dose infectiva. Em pessoas imunocompetentes, a infecção provoca uma enterocolite aguda e autolimitada e essa primoinfecção assegura proteção contra novas manifestações da doença; em imunodeprimidos cursa com síndrome de má absorção e comprometimento de vias biliares e respiratórias. Em lactentes e pré-escolares, pode evoluir para diarreia persistente e desnutrição[17,21].

## Dientamebíase

### ▪ Etiopatogenia

Causada pela *Dientamoeba fragilis*, este parasita intestinal foi considerado não patogênico por vários anos, entretanto, seu papel na doença gastrintestinal é fortemente apoiado por estudos que relatam a melhora clínica dos pacientes após intervenção terapêutica e erradicação da infecção e pesquisas com modelos animais. A *D. fragilis* habita criptas da mucosa intestinal do ceco até o reto.

### ▪ Epidemiologia e modo de transmissão

Apresenta distribuição cosmopolita, mais frequente em países desenvolvidos. Inquéritos revelam taxas diversas, a depender da técnica diagnóstica empregada e população examinada. No Brasil, trabalhos realizados em serviços hospitalares encontraram frequências entre 15% e 17,7%, sem relação com o estado imunológico[22]. O ciclo de vida e a transmissão de *Dientamoeba fragilis* ainda são pouco compreendidos. Está comprovada a existência de formas pré-císticas e císticas, e permanece ainda a possibilidade de transmissão por ovos de *Enterobius vermicularis* [23].

### ▪ Quadro clínico

Apresenta-se frequentemente com sintomatologia de curso crônico caracterizado por períodos de diarreia, flatulência e dor abdominal, intercalados com constipação. No quadro agudo, os pacientes apresentam diarreia, dor abdominal, náuseas, vômitos, perda de peso, febre e irritabilidade.

# OUTRAS PROTOZOOSES

A microsporidiose é causada por protozoários intracelulares da ordem *Microsporida*, tendo adquirido importância patogênica sobretudo em pacientes com Aids, nos quais se apresenta com quadros graves. As fontes de infecção e os modos de transmissão são incertos, assim como a sua fisiopatologia. A blastomicose é causada pelo *Blastocystis hominis,* e permanecem controvérsias quanto a sua taxonomia e patogenicidade, pois deve ser considerada em situações de alta carga parasitária e ausência de outros patógenos na vigência de sintomas gastrintestinais e quadros graves de pacientes imunodeprimidos. Protozoário intestinal anaeróbico transmitido por meio de alimentos ou água contaminados.

# NEMATELMINTOS

## Ascaridíase

### ▪ Etiopatogenia

Causada pelo *Ascaris lumbricoides,* maior dos nematelmintos, sendo que fêmeas e machos podem medir 40 cm e 30 cm, respectivamente. A ação patogênica relaciona-se a seus estágios como larva ou verme adulto. As larvas, ao atravessarem a barreira pulmonar, determinam lesões alveolares e irritação da árvore brônquica, com repercussões que vão depender da intensidade da infestação e da sensibilidade do hospedeiro. Durante sua migração, podem, por meio da circulação sistêmica, atingir os mais diversos órgãos, o que determina uma sintomatologia polimorfa. Quanto aos vermes adultos, ficam alojados no jejuno e íleo e a patogenia deve-se a: 1) ação mecânica na luz intestinal, que pode levar à oclusão ou semioclusão; 2) ação traumática e espoliadora devido a sua fixação não permanente na mucosa intestinal; 3) ação inflamatória causada pela sua movimentação no interior da luz intestinal e sua fixação intermitente; e, 4) ações tóxicas e alergizantes, sendo descritas como do tipo anafilático e histamínico.

### ▪ Epidemiologia e modo de transmissão

Helminto mais prevalente no mundo, sua transmissão ocorre pela ingestão do ovo com larva madura, por contaminação das mãos, da água, dos alimentos ou por geofagia. Os ovos eclodem no intestino delgado, suas larvas são liberadas e no ceco atravessam a mucosa; por via linfática ou venosa passam pelo fígado, atingem o átrio direito, artérias pulmonares e se alojam nos alvéolos. Passam por evoluções larvárias, ascendem pelas vias aéreas até a faringe, são deglutidas e alojam-se no lúmen do intestino delgado novamente. O ciclo ocorre em 30 a 60 dias até o verme se tornar adulto e a fêmea iniciar a positura de ovos.

### ▪ Quadro clínico

Na maioria das vezes a infestação é assintomática. Pode haver sintomas durante a passagem das larvas pelo pulmão representada por uma pneumonite larvária que cursa com febre, tosse, dispneia e eosinofilia periférica (Síndrome de Löeffler) que dura de 1 a 2 semanas. Os vermes adultos, no intestino delgado, a não ser quando numerosos, causam pouca ou nenhuma sintomatologia, sendo referidos cólicas intestinais periumbilicais ou epigástricas, protusão abdominal com ou sem diarreia, meteorismo, vômitos e eliminação de vermes pela boca, ânus e vias aéreas superiores. Na infestação maciça, pode ocorrer síndrome de má-absorção, suboclusão ou obstrução intestinal por enovelamento dos vermes (cólica, distensão abdominal, anorexia, vômitos), complicação mais frequente em crianças de 1 a 5 anos de idade. Na radiografia simples de abdome, identifica-se a massa de parasitas como imagens tubulares na luz da alça, denominada de imagens em "miolo de pão". Outras complicações descritas são o volvo intestinal e migração, o que causa apendicite, pancreatite hemorrágica, colestase ou colangite, abscesso hepático e asfixia.

O diagnóstico clínico é presuntivo, de modo a tornar evidente quando há eliminação do verme adulto pelo ânus, boca ou vias respiratórias, e deve ser aventado também nos casos de abdome agudo obstrutivo.

## Ancilostomíase

### Etipatogenia

Causada pelo *Necator americanus* e *Ancylostoma duodenale*. No Brasil, as duas espécies são encontradas. A ação patogênica divide-se em três etapas distintas: 1) fase invasiva; 2) fase de migração larvária pulmonar; e, 3) fixação dos vermes adultos na mucosa intestinal.

A larva, na fase de penetração cutânea, atinge os capilares, o que provoca reação tóxica. Nos capilares do pulmão, forçam a passagem para os alvéolos e causam lesões microscópicas com pequenas hemorragias ou coleções sanguíneas. No intestino delgado, os ancilóstomos se fixam no epitélio intestinal com a cápsula bucal e sugam a porção distal da vilosidade, determinando erosão e ulceração, o que permite a retirada do oxigênio de que necessitam. Na patogenia da anemia ancilostomótica, os mecanismos envolvidos dependem da intensidade e da duração da infestação. Inicialmente, a perda hemorrágica é provocada pela sucção da mucosa pelos vermes, os quais não retêm qualquer componente do sangue sugado, além do oxigênio. Assim, há reaproveitamento de cerca de 40% do ferro espoliado e aumento da absorção do ferro ingerido, como resposta a esta perda. Com o tempo, o ferro alimentar e os depósitos de ferro não são suficientes, de modo a desenvolver-se anemia por carência de ferro. O ponto de fixação do verme na mucosa, uma vez abandonado, continua a sangrar devido à inoculação de substâncias tóxicas com propriedades anticoagulantes; com a evolução do processo, a cicatrização desses pontos reduz as pregas da mucosa duodenal e ocorre prejuízo na absorção do ferro.

### Epidemiologia e modo de transmissão

As fêmeas produzem de 20 a 30 mil ovos por dia que, eliminados com as fezes e em condições externas favoráveis, liberam, após 1 ou 2 dias, as larvas rabditiformes; no solo, transformam-se em larvas filariformes infectantes, que penetram na pele do homem e atingem a circulação. As larvas filariformes são mobilizadas até os capilares pulmonares, penetram nos alvéolos, migram pela árvore brônquica até a traqueia, sendo novamente ingeridas. No intestino delgado, atingem o estado adulto, onde se fixam por lâminas (*N. americanus*) e dentes (*A. duodenale*) da cápsula bucal. Cada verme adulto ocasiona perda diária de 0,05 a 0,3 mL de sangue ao dia. O ciclo entre a infecção e a eliminação dos ovos nas fezes varia de 35 a 60 dias.

### Quadro clínico

Em geral a infestação é assintomática. Na dependência da intensidade da infestação e das condições do hospedeiro, são descritos sintomas relacionados à dermatite larvária (prurido, eritema, edema, erupção papulovesicular), pneumonite, parasitismo intestinal (dor epigástrica, náuseas, vômitos, flatulência e diarreia na fase aguda) e anemia (hipocrômica e microcítica).

## Trichiuríase ou tricocefalíase

### Etipatogenia

Também chamada tricocefalose ou tricurose, é uma infecção causada pelo *Trichuris trichiura*, também chamado *Tricocephalus trichiurus*, que se localiza no intestino grosso do homem. A extremidade anterior do parasita penetra na mucosa do intestino grosso, de modo a fixar-se firmemente. Os tricocéfalos exercem ação tóxico-alérgica caracterizada por eosinofilia, presença de cristais de Charcot-Leyden nas fezes e crises de urticária, que desaparecem com a eliminação dos vermes. As lesões do intestino variam desde simples erosões até ulcerações múltiplas e de diferentes graus. A profundidade e a extensão dessas lesões vão determinar a quantidade de sangue eliminado, isolado ou com as fezes, e podem ocorrer até enterorragias maciças. O prolapso retal, frequente nessa parasitose, ocorre devido a três fatores: 1) relaxamento esfincteriano e hipotonia muscular devidos à diarreia; 2) tensão retal em consequência do tenesmo; 3) pressão descendente sobre a mucosa, estimulada por vermes fixados à parede intestinal, durante as ondas peristálticas. A patogenicidade do tricocéfalo depende da intensidade da infestação, do estado geral, estado nutricional e da idade da criança.

### ▪ Epidemiologia e modo de transmissão

Patógeno de distribuição cosmopolita, principalmente nas regiões quentes e úmidas, sendo maior a prevalência em crianças em idade escolar. O homem parece ser o único hospedeiro deste nematódeo. Os ovos eliminados com as fezes alcançam o estágio larvário infectante após cerca de 10 dias; uma vez ingeridos, abrem-se no duodeno, permanecem até a maturidade após aproximadamente 1 mês; migram para o intestino grosso, onde se fixam no ceco e no cólon ascendente, preferencialmente.

### ▪ Quadro clínico

Crianças podem ser assintomáticas ou apresentar leve desconforto abdominal e dor na fossa ilíaca direita; nas infestações maciças, podem apresentar quadros diarreicos e disentéricos, enterorragia e prolapso retal. As principais complicações relatadas são: casos fatais com anemia grave, colecistite subaguda, apendicite aguda perfurada e retocolite ulcerativa grave. O diagnóstico clínico é possível naqueles doentes que apresentam prolapso retal e presença de helmintos aderidos à mucosa retal, pois a sintomatologia é inespecífica.

## Estrongiloidíase

### ▪ Etiopatogenia

Causada pelo *Strongyloides stercoralis,* helminto responsável por mais de 50 milhões de infecções no mundo, pode levar a quadros graves em indivíduos imunocomprometidos. Os vermes adultos no intestino delgado exercem ação traumática e lítica, de modo a provocar destruição do epitélio glandular. As larvas, ao penetrarem na mucosa, atingem outros planos da parede intestinal, o que determina uma série de reações. Estas, quando íntegras, causam discreta ou nenhuma reação inflamatória; no tecido conjuntivo levam à formação de infiltrado mononuclear, com ou sem eosinófilos. A larva fragmentada estimula a formação granulomatosa, com presença de células gigantes na luz e parede dos vasos linfáticos. A invasão larvária dos linfáticos da parede intestinal representa o principal evento das formas graves desta parasitose, o que causa edema e fibrose parietais, apagamento do relevo mucoso, cuja repercussão dinâmica fundamental é a hipotonia do intestino delgado. São ainda referidas lesões extraintestinais em consequência da presença de larvas íntegras ou fragmentadas em gânglios mesentéricos, fígado, vesícula biliar, miocárdio, pulmões, cérebro e líquido cefalorraquidiano.

### ▪ Epidemiologia e modo de transmissão

A estrongiloidíase acomete populações rurais e urbanas com precárias condições de saneamento, com maior prevalência entre os 5 e 20 anos. O homem é o mais importante hospedeiro desta helmintíase. O ciclo evolutivo envolve uma fase no intestino delgado do hospedeiro e uma fase estercoral com machos e fêmeas exercendo reprodução em vida livre, no solo. Na primoinfecção, as larvas provenientes no solo penetram através da pele e migram para o ciclo pulmonar. Na autoinfecção, os ovos das fêmeas eclodem e as larvas evoluem em etapas até a forma infectante e, antes de serem excretadas nas fezes, penetram na mucosa do íleo, colón ou pele da região perianal. Entre a infecção e a oviposição transcorrem cerca 20 dias.

### ▪ Quadro clínico

A infestação pode ser assintomática, oligossintomática e evoluir com sintomas graves. São descritos: dermatite, pneumonite, parasitismo intestinal (anorexia, vômitos, distensão e dor abdominal, muitas vezes no epigástrio), síndrome de má absorção (diarreia crônica secretora, esteatorreia e desnutrição). Nos indivíduos imunodeprimidos a infecção pode ocorrer de forma maciça, com migração das larvas para fígado, pulmões, glândulas e intestino, o que pode levar à translocação bacteriana e sepse, que cursa com elevada mortalidade.

## Enterobíase

### ▪ Etiopatogenia

O *Enterobius vermicularis,* ou *Oxyuris vermicularis,* é um nematódeo filiforme que se localiza na mucosa do ceco, apêndice e região anal, de modo a determinar o processo inflamatório com ulcerações e pequenas hemorragias. A presença e a movimentação das fêmeas para o ânus e adjacências provocam prurido, com consequente traumatismo local e, muitas vezes, infecção secundária.

### Epidemiologia e modo de transmissão

Parasitose cosmopolita, atinge principalmente crianças, sobretudo institucionalizadas, com transmissão facilitada em habitações com grande número de pessoas.

Após a cópula, os machos são eliminados com as fezes e morrem, e as fêmeas fecundadas desprendem-se do ceco e migram para a região perianal, principalmente à noite, onde se rompem e eliminam os ovos; estes, já embrionados, tornam-se infectantes e, ao serem ingeridos, sofrem transformações ao longo do intestino delgado, chegam ao ceco na forma adulta, onde permanecem, copulam e se reinicia o ciclo entre 25 e 28 dias. Nas mulheres, as fêmeas podem ser encontradas na vagina, útero e bexiga. Admite-se que a transmissão do *Enterobius vermicularis* possa ocorrer de quatro formas: direta (ânus-boca, muito comum nas crianças); indireta ou secundária (poeira ou alimentos contaminados); retroinfecção (migração das larvas da região anal para o intestino grosso) e autoinfecção interna (ovos eclodiriam ainda no reto e as larvas migrariam até o ceco), sendo esse modo de transmissão considerado excepcional e discutível. Ressalta-se que os ovos são resistentes ao ressecamento e podem sobreviver no meio externo por vários dias.

### Quadro clínico

Devido à sua localização no ceco, o parasita pode provocar sintomas caracterizados por dor no quadrante inferior direito do abdome, náuseas, flatulência e diarreia. A migração perianal da fêmea leva à irritação local e até prurido grave, que constitui o mais importante sintoma. Quando a migração atinge o aparelho genital feminino, pode provocar excitação, corrimento vaginal, salpingite e ooforite. Crianças e adultos podem não apresentar sintomatologia evidente.

# PLATELMINTOS

## Teníases

### Etiopatogenia

Denomina-se teníase a infecção parasitária do intestino humano por cestoides do gênero *Taenia*, espécies *Taenia solium* e *Taenia saginata*. As tênias são achatadas dorsoventralmente e o corpo parasitário é formado pelo escólex (cabeça), colo, corpo e segmento terminal longo, constituído por proglotes que, unidas, podem atingir vários até dez metros de comprimento; as proglotes maduras individualizam-se como hermafroditas, e possuem um conjunto completo de órgãos reprodutores. Habitam o intestino delgado (duodeno e jejuno), fixando-se à parede por meio de ganchos e ventosas existentes no escólex e alimentam-se por osmose. As proglotes grávidas da *Taenia solium* são expulsas durante ou após as evacuações, e as da *Taenia saginata* saem ativamente, em geral isoladas.

Na parede intestinal esses parasitas causam pequena lesão, o que resulta em infiltrado inflamatório, rico em eosinófilos. Em geral, cada hospedeiro é portador de um único verme, admitindo-se que o primeiro verme desenvolva imunidade frente às novas tênias da mesma espécie, a qual cessa após sua expulsão do hospedeiro.

### Epidemiologia e modo de transmissão

Apresenta distribuição universal, sendo o homem o hospedeiro definitivo; os hospedeiros intermediários são o porco para *Taenia solium* e o gado bovino para *Taenia saginata*. No Brasil, raramente é encontrada em crianças, sendo mais frequente nas regiões Centro-Oeste, Sul e Sudeste, onde há maior consumo de carne crua ou malcozidas.

O ciclo evolutivo exige a presença do hospedeiro intermediário específico. Os ovos eliminados pela ruptura das proglotes no meio externo são bastante resistentes, e podem viver durante 1 ano; ingeridos pelo hospedeiro intermediário, passam sem alterações pelo estômago e, ao atingirem o intestino delgado, rompem-se e liberam o embrião que penetra na mucosa intestinal, atinge a circulação, fixa-se aos músculos estriados, onde se transforma em larva e recebe a denominação *Cysticercus bovis (Taenia saginata)* e *Cysticercus cellulosae (Taenia solium)*. Os cisticercos são destruídos pelo calor a 80 °C e em meios químicos, como salmoura. A carne com cisticercos ingerida pelo homem libera o parasita que se fixa no intestino delgado e, após cerca de 90 dias, inicia-se a eliminação de proglotes.

### Quadro clínico

Os pacientes são muitas vezes assintomáticos e o diagnóstico é feito pelo relato de eliminação de proglotes. Sintomas gerais podem ser atribuídos à teníase, como fadiga, cefaleia, tontura, dor abdominal, vômitos, constipação, diarreia, inapetência ou fome intensa, urticária, mais frequentemente na teníase por *Taenia saginata*. O diagnóstico clínico é pouco específico, a não ser quando ocorre eliminação de anéis grávidos com as fezes. A cisticercose humana ocorre quando o homem é contaminado pelos ovos viáveis de *Taenia solium*, por meio de autoinfestação ou heteroinfestação, e a sintomatologia relaciona-se à localização do cisticerco.

## Himenolepíase

### Etiopatogenia

*Hymenolepis nana* é um pequeno cestoide, cujo ciclo biológico pode completar-se no homem e localiza-se na porção terminal do íleo, o que resulta em processo inflamatório na mucosa. A infestação por *Hymenolepis diminuta* é rara e ocorre pela ingestão de artrópodos (pulgas, besouros, baratas), que são os hospedeiros intermediários e possuem as larvas cisticercoides no seu interior.

### Epidemiologia e modo de transmissão

Parasita habitual do homem tem distribuição cosmopolita, encontrado com maior frequência nas crianças e em adolescentes. No Brasil, inquéritos coprológicos evidenciaram incidência maior nos estados do Sul. A transmissão ocorre, na maioria das vezes, por via direta com a ingestão de ovos embrionados que contaminam alimentos e utensílios, ou por via indireta, com ingestão acidental de pequenos insetos como pulgas e certos artrópodes da farinha, que contêm no seu interior as formas larvárias; nesse caso, o homem atua como hospedeiro definitivo. Os ovos alcançam o intestino delgado, eclodem e liberam embriões que penetram nas vilosidades; desenvolvem-se como larvas cisticercoides e alojam-se nos linfáticos das vilosidades intestinais. Ao romper a vilosidade, o parasita migra para o íleo, seu escólex fixa-se na parede intestinal e atinge a maturidade em oito a dez dias.

### Quadro clínico

A maioria dos pacientes é assintomática e os sintomas clínicos, relacionados à carga parasitária, incluem inapetência, dores abdominais, com algum predomínio na fossa ilíaca direita, e diarreia. Em crianças com grande contaminação e imunocomprometidas, pode ocorrer hiperinfestação. O diagnóstico clínico é difícil devido à sintomatologia escassa e inespecífica.

## Difilobotríase

### Etiopatogenia

A difilobotríase, causada por cestódeos do gênero *Diphyllobothrium*, é uma infecção intestinal zoonótica que pode ser adquirida pelo consumo de peixe cru que contenha a larva infectante. Os parasitas, que podem chegar a 10 metros de comprimento, infestam o intestino delgado e são consumidores de vitamina B12.

### Epidemiologia e modo de transmissão

O hábito de ingerir peixe defumado ou cru (sushi, sashimi, ceviche) favorece a transmissão. Sua disseminação se dá pela contaminação de rios, lagos, mar e, consequentemente, dos peixes. O crescimento da produção e do consumo de pescado no Brasil ampliou a importância da difilobotríase em nosso meio.

### Quadro clínico

Pode ser assintomática, causar sintomas gastrintestinais e anemia por deficiência de vitamina B12. A anemia magaloblástica e os hábitos alimentares podem contribuir para que a hipótese dessa parasitose seja aventada.

## DIAGNÓSTICO LABORATORIAL E TRATAMENTO DAS PARASITOSES INTESTINAIS

As parasitoses intestinais são diagnosticadas pelos exames das amostras fecais para identificação de ovos, larvas, vermes adultos ou seus segmentos. O exame macroscópico das fezes pode sugerir a presença de parasitose e do agente etiológico. Devido à eliminação intermitente de ovos e/ou larvas e a variação de carga de infestação, pelo menos três amostras de fezes coletadas em um período de 10 dias são necessárias para o diagnóstico. O diagnóstico de algumas parasitoses pode ser realizado ou inferido por outros exames, como hemograma, sorologia e testes moleculares. No Quadro 60.1, encontra-se a relação de exames laboratoriais e o tratamento para as principais parasitoses intestinais.

**Quadro 60.1 –** Parasita, diagnóstico laboratorial e tratamento.

| Parasita | Diagnóstico laboratorial | Tratamento |
|---|---|---|
| **Helmintos** | | |
| ***Ascaris lumbricoides*** | ▪ Microscopia direta<br>▪ Parasitológico de fezes<br>▪ Hemograma: eosinofilia (< 20%) na fase larvária | ▪ Albendazol (dose única)<br>▪ Mebendazol (3 dias)<br>▪ Ivermectina (dose única)<br>▪ Pamoato de pirantel (3 dias)<br>▪ Nitazoxanida (3 dias) |
| ***Trichuris trichiura*** | ▪ Parasitológico de fezes<br>▪ Proctoscopia/colonoscopia | ▪ Albendazol (3 a 7 dias)<br>▪ Mebendazol (3 a 7 dias) |
| ***Ancylostoma duodenale* e *Necator americanus*** | ▪ Parasitológico de fezes (métodos de flutuação)<br>▪ Cultura de larvas<br>▪ Endoscopia digestiva alta<br>▪ Biópsia de duodeno | ▪ Albendazol (dose única)<br>▪ Mebendazol (3 dias)<br>▪ Pamoato de pirantel (3 dias)<br>▪ Nitazoxanida (a) (3 dias) |
| ***Strongyloides stercoralis*** | ▪ Parasitológico de fezes<br>▪ Cultura de larvas (Método Baermann-Moraes)<br>▪ Aspirado duodenal<br>▪ Bióspia duodenal | ▪ Ivermectina (2 dias); se hiperinfecção: 7 a 14 dias<br>▪ Albendazol (10 a 14 dias)<br>▪ Tiabendazol (3 dias)<br>▪ Nitazoxanida (a) (3 dias) |
| ***Taenia solium* e *Taenia saginata*** | ▪ Microscopia (identificação de ovos nas fezes) | ▪ Praziquantel (dose única)<br>▪ (alternativa para cisticercose) |
| ***Hymenolepsis nana* e *diminuta*** | ▪ Microscopia direta das fezes | ▪ Praziquantel (dose única, pode ser repetido a cada 20 dias) |
| ***Enterobius vermicularis* ou *Oxyurus vermicularis*** | ▪ Microscopia direta das fezes<br>▪ Método Graham (fita adesiva)<br>▪ Cultura de fezes<br>▪ ELISA<br>▪ PCR | ▪ Albendazol (dose única e repetir 2 semanas)<br>▪ Mebendazol (dose única e repetir 2 semanas)<br>▪ Pamoato de pirantel (3 dias)<br>▪ Nitazoxanida1 (3 dias) |
| ***Diphyllobothrium latum*** | ▪ Parasitológico de fezes | ▪ Praziquantel |
| **Protozoários** | | |
| ***Giardia duodenalis*** | ▪ Microscopia direta das fezes<br>▪ ELISA<br>▪ PCR | ▪ Metronidazol (a) (5 a 7 dias)<br>▪ Albendazol (5 dias)<br>▪ Tinidazol (dose única)<br>▪ Secnidazol (dose única)<br>▪ Nitazoxanida (a) (3 dias) |
| ***Entamoeba histolytica*** | ▪ Microscopia direta das fezes<br>▪ PCR<br>▪ Métodos enzimáticos<br>▪ Anticorpos monoclonais | |
| **Forma assintomática** | | ▪ Etofamida<br>▪ Teclosan (3 a 5 dias) |
| **Forma sintomática** | | ▪ Metronidazol (a) (10 dias)<br>▪ Tinidazol (dose única)<br>▪ Secnidazol (dose única) |
| **Forma sintomática após tratamento com nitrimidazólicos** | | ▪ Etofamida<br>▪ Teclosan (3 a 5 dias) |
| ***Cystoisospora belli* e *Cystoisospora cayetanensis*** | ▪ Biópsia intestinal<br>▪ Técnicas de Kinyoun | ▪ Sulfametoxazol-trimetoprim<br>▪ Nitazoxanida (b) (7 a 10 dias) |

(*Continua*)

**Quadro 60.1 –** Parasita, diagnóstico laboratorial e tratamento. (*Continuação*)

| Parasita | Diagnóstico laboratorial | Tratamento |
|---|---|---|
| **Protozoários** | | |
| ***Balantidium coli*** | ▪ Parasitológico de fezes<br>▪ Biópsia das lesões | ▪ Tetraciclina (> 8 anos de idade) (10 dias)<br>▪ Metronidazol (a) (5 dias)<br>▪ Nitazoxanida (b) (3 dias |
| ***Cryptosporidium parvum*** | ▪ Microscopia direta<br>▪ ELISA<br>▪ PCR | ▪ Nitazoxanida (b) (3 dias) |
| ***Dientamoeba fragilis***[23] | ▪ Parasitológico de fezes<br>▪ PCR | ▪ Secnidazol (dose única)<br>▪ Ornidazol (dose única)<br>▪ Metronidazol (b) |

**Helmintos doses das medicações:** Albendazol – 400 mg/dia (> 2 anos) e 200 mg/dia (< 2 anos). Mebendazol – 100 mg/dia. Tiabendazol – 25 mg/kg/dia (máx. 500 mg). Ivermectina – 200 mcg/kg/dia. Pamoato de Pirantel – 11 mg/kg/dia (máx. 1 g/dia). Nitazoxanida (a) – 7,5 mg/kg/dose, 2 vezes ao dia por 3 dias (máx. 500 mg/dia). Praziquantel 5 a 10 mg/kg/dia. Niclosamida: 50 mg/kg/dia. **Protozoários doses:** Metronidazol (a): 15 mg/kg/dia, 3 vezes ao dia por 5 a 7 dias. Albendazol: 400 mg/dia por 5 dias. Tinidazol: ≥ 3 anos 50 mg/kg, dose única. Secnidazol: 30 mg/kg, dose única. Nitazoxanida (a): ≥ 1 ano 7,5 mg/kg/dose, 2 vezes ao dia por 3 dias. Nitazoxanida (b): 1 a 3 anos: 100 mg, 2 vezes ao dia; 4 a 11 anos: 200 mg, 2 vezes ao dia; ≥ 12 anos: 500 mg, 2 vezes ao dia ou 7,5 mg/kg 2 vezes ao dia por 3 dias. Etofamida: 500 mg, 2 vezes ao dia por 3 dias. Teclozan: 100 mg, 3 vezes ao dia por 5 dias. Sulfametoxazol-Trimetoprim (TMP): 8 a 10 mg/kg/dia; TMP: 2 vezes ao dia por 7 a 10 dias. Tetraciclina: ≥ 8 anos, 40 mg/kg/dia, 4 vezes ao dia por 10 dias. Ornidazol 30 mg/kg/dia. Metronidazol (b): 30 a 40 mg/kg/dia, 3 vezes ao dia por 3 a 10 dias.

*Fonte:* Adaptado de Guia Prático de Atualização, Departamentos de Gastroenterologia e Infectologia Sociedade Brasileira de Pediatria, 2020.

## MEDIDAS DE PREVENÇÃO E CONTROLE DAS PARASITOSES INTESTINAIS

A prevalência de parasitoses intestinais pode ser reduzida quando se conta com água potável, habitação, instalações sanitárias adequadas e acesso à educação. Assim, as ações e medidas que podem contribuir para redução da ocorrência das parasitoses intestinais e suas repercussões incluem saneamento, educação em saúde e quimioprofilaxia. Destaca-se que, em nosso país, o saneamento básico é direito assegurado pela Constituição Brasileira e conta-se com o Novo Marco Legal do Saneamento (Lei Federal n. 14.026/2020)[24].

Com relação à quimioprofilaxia, considera-se que o tratamento das geo-helmintíases em crianças no ambiente escolar é forma efetiva de controle[25]. Para intervenção, são consideradas as localidades com prevalência elevada das infecções e precárias condições de saneamento básico. O tratamento periódico consiste na aplicação da dose supervisionada de um comprimido de Albendazol 400 mg/dia, dose única, a cada criança, no ambiente escolar, com periodicidade de acordo com o risco: 1) Alto risco: > 50% de prevalência – tratamento duas vezes ao ano; 2) Médio risco: > 20% e < que 50% de prevalência – tratamento uma vez ao ano; e, 3) Baixo risco: < 20% de prevalência – tratamento somente dos casos positivos.

A implementação de medidas eficazes com alta cobertura contribui para alcançar as metas de eliminação como problema de saúde pública, eliminação da transmissão ou sua erradicação, com vistas a contribuir para o atendimento dos Objetivos do Desenvolvimento Sustentável (ODS)[2] até 2030.

## REFERÊNCIAS BIBLIOGRÁFICAS


1. Brasil. Ministério da Saúde. Secretaria de Vigilância em Saúde Departamento de Vigilância das Doenças Transmissíveis. Guia Prático para controle das geo-helmintíases, 2018. Disponível em: https://bvsms.saude.gov.br/bvs/publicacoes/guia_pratico_controle_geohelmintíases.pdf. Acesso em: 23 fev. 2023.
2. Brasil. Ministério da Saúde. Secretaria de Vigilância em Saúde. Doenças Tropicais Negligenciadas. Boletim Epidemiológico. Março, 2021. Disponível em: https://www.gov.br/saude/pt-br/assuntos/saude-de-a-a-z/t/tracoma/publicacoes/boletim-epidemiologico-doencas-tropicais-negligenciadas. Acesso em: 23 fev. 2023.
3. Celestino AO, Vieira SCF, Lima PAS, Rodrigues LMCL, Lopes IR, França CM et al. Prevalence of intestinal parasitic infections in Brazil: a systematic review. Rev Soc Bras Med Trop. 2021;54:e0033-2021.
4. Organização Mundial da Saúde (OMS). Novo roteiro para doenças tropicais negligenciadas 2021-2030. Disponível em: https://sbmt.org.br/oms-lanca-novo-roteiro-2021-2030-para-as-doencas-tropicais-negligenciadas/. Acesso em: 23 abril 2023.
5. Savioli L, Smith H, Thompson A. Giardia and cryptosporidium join the 'neglected diseases initiative'. Trends Parasitol. 2006;22(5):203-8. doi: 10.1016/j.pt.2006.02.015. Epub 2006 Mar 20. PMID: 16545611.

6. Brasil. Ministério da Saúde. Secretaria de Vigilância em Saúde. Departamento de Vigilância das doenças transmissíveis. Coordenação Geral de Hanseníase e doenças em eliminação. Informe Técnico da Campanha Nacional de Hanseníase, Verminoses, Tracoma e Esquistossomose. Brasília, 2016.
7. Krumrie S, Capewell P, McDonald M, Dunbar D, Panarese R, Katzer F et al. Molecular characterisation of Giardia duodenalis from human and companion animal sources in the United Kingdom using an improved triosephosphate isomerase molecular marker. Curr Res Parasitol Vector Borne Dis. 2022 Nov 26;2:100105. doi: 10.1016/j.crpvbd.2022.100105. PMID: 36504596; PMCID: PMC9731890.
8. Kumar T, Abd Majid MA, Onichandran S, Jaturas N, Andiappan H, Salibay CC et al. Presence of Cryptosporidium parvum and Giardia lamblia in water samples from Southeast Asia: towards an integrated water detection system. Infect Dis Poverty. 2016 Jan 13;5:3. doi: 10.1186/s40249-016-0095-z. PMID: 26763230; PMCID: PMC4712598.
9. Rogawski ET, Bartelt LA, Platts-Mills JA, Seidman JC, Samie A, Havt A, Babji S et al. Determinants and Impact of Giardia Infection in the First 2 Years of Life in the MAL-ED Birth Cohort. J Pediatric Infect Dis Soc. 2017;6(2):153-160. doi: 10.1093/jpids/piw082. PMID: 28204556; PMCID: PMC5907871.
10. Langford TD, Housley MP, Boes M, Chen J, Kagnoff MF, Gillin FD et al. Central importance of immunoglobulin A in host defense against Giardia spp. Infect Immun. 2002;70:11-8.
11. Santana LA, Vitorino RA, Antonio VE, Moreira TR, Gomes AP. Atualidades sobre giardíase. JBM. 2014;102(1):7-10.
12. Soares NM, Azevedo HC, Pacheco FTF, Souza JN, Del-Rei RP, Teixeira MCA et al. A Cross-Sectional Study of Entamoeba histolytica/ dispar/ moshkovskii Complex in Salvador, Bahia, Brazil. BioMed Research International, 2019. ID 7523670. https://doi.org/10.1155/2019/7523670.
13. Shirley DT, Farr L, Watanabe K, Moonah S. A review of the global burden, new diagnostics, and current therapeutics for amebiasis. Open Forum Infect Dis. 2018 Jul 5;5(7):ofy161. doi: 10.1093/ofid/ofy161. PMID: 30046644; PMCID: PMC6055529.
14. Cardoso AM, Carneiro ALS, Gomes BCV, Leão CB, Pierre IA, Ribeiro IK et al. Perfil da amebíase e sua relação com os indicadores de saneamento básico no Brasil: contexto de emergência entre 2010 e 2021. Research, Society and Development, 2022;11(7):e50511730435.
15. Souza CS, Bandeira LLB, Mariano AKNO, Nunes MPSF, Souza-Neto JD. Amebíase no contexto da emergência: análise do perfil de internações e morbimortalidade nos Estados brasileiros em 5 anos. Rev Soc Bras Clin Med. 2019;17(2):66-70.
16. Barbosa AS, Bastos OMP, Uchoa CMA, Dib LV, Amendoeira MRR. Avaliação da frequência de Balantidium coli em suínos, tratadores de suínos e primatas não humanos no estado do Rio de Janeiro. Rev Patol Trop. 2016;45:285-293.
17. Santos RP, Faria AR. Atualização em coccidioses intestinais: uma abordagem crítica. RBAC. 2019;51(4):290-5.
18. Assis DC, Resende DV, Cabrine-Santos M, Correia D, Oliveira-Silva MB. Prevalence and genetic characterization of Cryptosporidium spp. and Cystoisospora belli in HIV-infected patients. Rev Inst Med Trop. São Paulo 2013;55(3). DOI: 10.1590/S0036-46652013000300002.
19. Dong S, Yang Y, Wang Y, Yang D, Yang Y, Shi Y et al. Prevalence of Cryptosporidium Infection in the global population: a systematic review and meta-analysis. Acta Parasitol. 2020 Dec;65(4):882-889. doi: 10.2478/s11686-020-00230-1. Epub 2020 Jun 8. PMID: 32514837.
20. Peralta RH, Velásquez JN, Cunha FDS, Pantano ML, Sodré FC, Silva SD et al. Genetic diversity of Cryptosporidium identified in clinical samples from cities in Brazil and Argentina. Mem Inst Oswaldo Cruz. 2016 Jan;111(1):30-6. doi: 10.1590/0074-02760150303. PMID: 26814641; PMCID: PMC4727433.
21. Mmbaga BT, Houpt ER. Cryptosporidium and Giardia infections in children: a review. Pediatr Clin North Am. 2017 Aug;64(4):837-850. doi: 10.1016/j.pcl.2017.03.014. PMID: 28734513.
22. Oliveira-Arbex AP, David EB, Cacciò SM, Fonseca CRB, Martin JG, Kurosawa CS, Tosini F, Souza-Neto JÁ, Guimarães S. Prevalência e caracterização genética de Dientamoeba fragilis em crianças assintomáticas que frequentam creches. Rev Inst Med Trop. São Paulo 2021;63:e39. DOI: 10.1590/S1678-9946202163039.
23. Calderaro A, Buttrini M, Montecchini S, Rossi S, Farina B, Arcangeletti MC, De Conto F, Chezzi C. Prevalence of intestinal parasitoses in a non-endemic setting during a 10-year period (2011-2020): a focus on dientamoeba fragilis. Microorganisms. 2022 Feb 12;10(2):426. doi: 10.3390/microorganisms10020426. PMID: 35208880; PMCID: PMC8878377.
24. Brasil. Presidência da República. Secretaria-Geral. Subchefia para Assuntos Jurídicos. Lei n. 14.026, de 15 de julho de 2020. Atualiza o marco legal do saneamento básico, 2020. Disponível em: https://www.planalto.gov.br/ccivil_03/_Ato2019-2022/2020/Lei/L14026.htm#art6. Acesso em: 3 maio 2023.
25. World Health Organization (WHO). Preventive Chemotherapy to control soil-transmitted helminth infections in at-risk population groups, 2017. 87 p.

# 61

# Toxocaríase

*Marcos Montani Caseiro*
*Luiz Henrique Gagliani*

## CONCEITO E ETIOLOGIA

Toxocaríase ou *larva migrans* visceral (LMV) é uma síndrome clínica caracterizada nos casos típicos por eosinofilia, febre e hepatomegalia. Esse conceito foi criado por Beaver e colaboradores[1], em 1952, para descrever uma síndrome clínica observada em crianças que apresentavam, além dos sintomas anteriores, manifestações pulmonares e parasitismo por larvas de ascarídeo do gênero *Toxocara*, revelado por biópsia hepática. Em analogia ao conceito de *larva migrans* cutânea, já conhecido há longo tempo, criou-se então o de LMV, como decorrência da migração errática de larvas de nematódeos através de tecidos e órgãos internos em hospedeiros não habituais, nos quais essas larvas não evoluíam e, consequentemente, não completavam seu ciclo evolutivo, conseguindo, entretanto, permanecer vivas por períodos prolongados. A esse estado biológico, Beaver e colaboradores[1]. atribuíram a denominação de paratenose, classificando como hospedeiros paratênicos aqueles em que tal fenômeno se verificava. Assim, o conceito de LMV se aplica aos casos de migração e persistência de larvas por tempo prolongado nos tecidos de seres humanos, comportando-se o homem como hospedeiro paratênico, excluindo-se os casos de migrações larvares de helmintos que completam no homem seu ciclo evolutivo[2]. Diversos helmintos podem ser incriminados na etiologia da LMV (p. ex., *Gnathostoma spinigerum, Ancylostoma caninum*), mas são os ascarídeos dos gêneros *Toxocara (Toxocara canis* e *T. cati*), parasitos de cães e gatos respectivamente e *Toxascaris* os mais comumente envolvidos. Dentre estes, *Toxocara canis* é, sem dúvida, a espécie que com maior frequência tem sido identificada em casos humanos submetidos à biópsia hepática ou de outros órgãos. Assim, de forma não totalmente correta, passou-se a utilizar o termo toxocaríase humana como sinônimo de LMV na literatura médica. Na década de 1950 foram descritos casos de larvas de nematódeos em olhos que haviam sido enucleados por suspeita de retinoblastoma, sendo observado em biópsias larvas de *Toxocara*, e mais recentemente casos de neurotoxocaríase[2].

## BIOLOGIA DO *TOXOCARA CANIS*

O gênero *Toxocara* pertence à ordem Ascaridida, superfamília Ascaridoidea e família Toxocaridae[3], com 24 gêneros descritos até o momento. O genoma de *T. canis*, com 317 milhões de pares de bases, compreende quase 18.600 genes; entre eles, encontram-se 870 sequências que codificam proteínas de excreção e secreção, incluindo proteases, moléculas de adesão celular e lectinas, potencialmente envolvidas na interação com os hospedeiros[4]. *Toxocara canis* e *Toxocara cati* são parasitos intestinais comuns de cães e gatos. A importância de *T. canis* na etiologia da LMV humana deve-se, entre outros fatores, à alta prevalência de parasitismo de cães jovens, à resistência de seus ovos, mesmo quando expostos a ambientes hostis, e às peculiaridades do seu ciclo biológico, como o padrão de migração larvária e a sua persistência em tecidos. O macho adulto de *T. canis* mede entre 4 e 6 cm de comprimento e a fêmea chega a 6 a 10 cm; *Toxocara canis* e *Toxocara cati* podem ser diferenciados pelas asas cefálicas na extremidade anterior do verme adulto, estreitas em *T. canis* e largas em *T. cati*. As larvas L3 (larvas filarioides) que são as estruturas responsáveis pela migração nos tecidos têm diâmetro entre

0,015 e 0,021 mm, com comprimento aproximado de 0,4 mm. Os ovos têm 85 µm de diâmetro e, como em outros ascarídeos, são eliminados pelos hospedeiros habituais e tornam-se infectantes dentro de algumas semanas, período em que as larvas, em seu interior, sofrem duas mudas. Portanto, o ovo com larvas L3 é a forma infectante, que é liberada pós-ingestão acidental por um hospedeiro. O cão e outros canídeos são os hospedeiros definitivos do *T. canis* e infectam-se por diferentes mecanismos:

- Ingestão de ovos infectantes.
- Ingestão de larvas em tecidos de hospedeiros paratênicos, como roedores e aves.
- Migração transplacentária ou transmamária de larvas.

Durante o terço final da gestação, larvas em latência nos tecidos de cadelas gestantes podem ativar-se, provavelmente por alterações hormonais, alcançando o fígado dos fetos através da placenta. Os filhotes nascem com as larvas nos pulmões, migram para o intestino e, a partir da 2ª semana de vida, os parasitos adultos estão aptos a produzir ovos. SIM - são 452 dias pelo aleitamento materno decorre da ingestão do colostro ou de leite até o 452º dia da lactação, com pico máximo de eliminação de larvas na 2ª semana após o parto. Nesse caso, a existência de ovos nas fezes dos filhotes é observada 2 semanas após a ingestão da larva pelo leite. Pode ocorrer, ainda, ingestão de larvas de último estágio ou vermes adultos imaturos presentes em vômito ou fezes dos filhotes infectados, no momento da higienização, demonstrando a complexidade do ciclo de transmissão deste parasita[5].

O ser humano se infecta pela ingestão de ovos embrionados de *T. canis*, com larvas L3 presentes em seu interior que são liberadas, penetram pela mucosa intestinal e caem na corrente sanguínea; são transportadas para diferentes órgãos, como fígado, rins, pulmões, coração, medula óssea, músculos estriados, olhos e cérebro. O homem e outros hospedeiros são hospedeiros paratênicos ou de transporte, que albergam larvas encistadas durante meses ou anos. Nesses hospedeiros, *T. canis* não se desenvolve até alcançar a forma adulta e, portanto, não produz ovos. As larvas tendem a eliminar seus antígenos de superfície durante a migração, evitando assim a adesão de eosinófilos à sua superfície, com o desencadeamento de respostas efetoras dependentes de anticorpos. Outro importante mecanismo de evasão imune decorre da capacidade imunomoduladora do parasito, mediada por seus antígenos de excreção e secreção, que polarizam a resposta do hospedeiro para um padrão Th2, reduzindo a inflamação local e sistémica[6].

## EPIDEMIOLOGIA

O principal mecanismo de transmissão da LMV para seres humanos é a ingestão de ovos de *T. canis* com a larva de terceiro estádio em seu interior. Assim, a ocorrência de casos humanos de LMV depende, fundamentalmente, da presença e concentração de ovos de *T. canis* contaminando o solo, fato que, obviamente, é mais frequente onde é maior a quantidade de cães. Numerosos trabalhos relataram o encontro de ovos de *T. canis* no solo de locais públicos, inclusive no Brasil, evidenciando condições favoráveis à transmissão de LMV para seres humanos. A ingestão de carnes e/ou vísceras cruas ou malcozidas de animais hospedeiros paratênicos de *T. canis*, como aves, coelhos ou bovinos, embora menos importante do ponto de vista epidemiológico, tem sido também incriminada como possível forma de transmissão de LMV para seres humanos. São considerados fatores de risco para a ocorrência dessa infecção o contato com o solo contaminado pelas fezes de cães, bem como a geofagia e a onicofagia. O contato com cães não aumenta necessariamente o risco de ocorrência de LMV, uma vez que os ovos de *T. canis* necessitam permanecer de 2 a 5 semanas no solo para se tornarem infectantes. Todavia, a frequência de anticorpos anti-*Toxocara* mostra-se mais elevada no soro de indivíduos que possuem cães em seu domicílio. Inquéritos soroepidemiológicos efetuados em diversos países mostraram que a infecção de seres humanos por larvas de *Toxocara* é evento frequente e de caráter global. Em cinco municípios do Estado de São Paulo estudados por Chieffi e colaboradores[7] foram encontrados anticorpos anti-*Toxocara* em 3,7% de 2.025 indivíduos examinados, com nítida predominância entre crianças e adolescentes e nas regiões de maior densidade demográfica, padrão semelhante ao verificado em outros inquéritos. Rocha e colaboradores[8], em análise de 2.056 amostras colhidas entre escolares de 4 a 15 anos, demonstraram uma prevalência de 14,8% das crianças com sorologia positiva e absolutamente assintomáticas. Uma ampla revisão sobre a epidemiologia e distribuição da toxocaríase no mundo pode ser consulta em Guangxu e colaboradores[2].

## PATOGENIA

A patogenia da LMV em seres humanos decorre da presença de larvas de terceiro estádio de *T. canis* em diversos tecidos, originando reações do tipo imunoalérgico. Alguns autores acreditam que a migração errática e prolongada das larvas por diversos territórios do organismo humano seria responsável pelas alterações características da LMV. Outros imputam à morte das larvas a principal causa das alterações. De Brito e colaboradores[9], utilizando técnica imuno-histoquímica, revelaram a presença de antígenos de *T. canis* em biópsias de pacientes que apresentavam granulomas eosinofílicos hepáticos, com ou sem a presença de larvas do nematódeono fragmento examinado.

Nos pacientes que apresentam a forma sintomática da LMV, esta pode se manifestar como a forma clássica visceral ou apenas através do acometimento ocular, conhecido pela denominação de *larva migrans* ocular (LMO). Raramente as duas formas, visceral e ocular, coexistem no mesmo paciente. Autores norte-americanos e europeus descreveram apresentações atípicas de LMV conhecidas como toxocaríase oculta (*covert toxocariasis*). A manifestação ou não de alterações clínicas na LMV depende da quantidade de larvas que infectam o paciente, bem como de sua resposta aos produtos eliminados pelas larvas durante a fase migratória e, talvez, após sua morte. Geralmente, infecções determinadas por número pequeno de larvas - as mais frequentes - tendem a ser assintomáticas. É preciso lembrar, entretanto, que infecção por pequena quantidade de larvas de *T. canis* pode, às vezes, manifestar-se como a forma ocular (LMO).

## ASPECTOS CLÍNICOS

A maioria dos indivíduos infectados por larvas de *T. canis* desenvolve quadros assintomáticos, às vezes acompanhados por hipereosinofilia. As formas sintomáticas podem ser divididas em:

### Forma clássica

A forma clássica (LMV) corresponde ao quadro descrito classicamente por Beaver e colaboradores[1], sendo caracterizado por febre, hepatomegalia e sintomas respiratórios. Mais raramente surgem edemas, adenomegalia e sintomas neurológicos. A faixa etária mais comumente acometida é constituída por crianças, com idade variável entre 1 e 5 anos. Os sinais e sintomas mais frequentemente observados, no Brasil, na análise de 104 casos[10] foram: hepatomegalia (32,7%), hepatomegalia mais ausculta de broncoespasmo (21,2%), broncoespasmo (19,3%); deve-se observar, todavia, que 15% a 20% dos casos têm sido descritos em adultos. A migração das larvas desencadeia uma resposta inflamatória que determina enorme eosinofilia e incremento da produção de citocinas e anticorpos específicos. Uma revisão recente descreveu os sintomas mais comuns, particularmente em crianças: tosse não produtiva, sibilos, mialgia e/ou manifestações cutâneas (prurido, exantema, eczemas, paniculite e vasculites)[11].

### Forma ocular

Na forma ocular (LMO), o acometimento é geralmente unilateral. A LMO pode assumir aspectos clínicos variáveis. Os mais frequentes correspondem à endoftalmite caracterizada por olho vermelho e inflamado, uveíte crônica e unilateral, vítreo turvo acometendo mais comumente crianças entre 2 e 9 anos de idade ou na adolescência; granuloma localizado geralmente presente na mácula e na região peripapilar, caracterizado por lesão solitária, branca e elevada geralmente do diâmetro do disco, com mínima reação inflamatória, mais comumente entre 6 e 14 anos; e o granuloma periférico com lesão periférica com trave vítrea densa, que pode estar ligada ao disco óptico, podendo acometer crianças e adultos[12]. A gravidade do quadro depende da intensidade e abrangência das lesões, mas é comum a diminuição da acuidade visual e, mais raramente, a perda da visão no olho acometido. Na maioria das vezes, pacientes com LMO não apresentam sinais ou sintomas de infecção sistêmica, e a faixa etária acometida é mais avançada do que aquela que habitualmente apresenta LMV.

## DIAGNÓSTICO LABORATORIAL

Por não completar seu ciclo no ser humano, os parasitos pertencentes ao gênero *Toxocara* não eliminam ovos nas fezes desse hospedeiro. O achado de larvas em biópsias ou necrópsias torna possível o diagnóstico de certeza, mas é raramente factível; as técnicas imuno-histoquímicas de detecção de antígenos do parasito em granuloma podem auxiliar no diagnóstico[9]. Exames radiológicos, como ultrassonografia, tomografia computadorizada (TC) e ressonância nuclear magnética (RNM), podem auxiliar na localização de lesões granulomatosas em diferentes órgãos. No diagnóstico da toxocaríase ocular, pode-se utilizar a angiografia com fluoresceína e a ultrassonografia ou TC ocular. A detecção de anticorpos específicos no soro, nos fluidos oculares e no líquido cefalorraquidiano (LCR) possibilita o diagnóstico da maioria das infecções. O teste imunodiagnóstico de escolha para a detecção de anticorpos IgG é teste sorológico imunoenzimático (ELISA, do inglês *Enzyme Linked ImmunonoSorbent Assay*), com o uso de antígenos de excreção e secreção obtidos de larvas L3 de *T. canis*, com 78% de sensibilidade e 92% de especificidade no diagnóstico da toxocaríase visceral. Existem ensaios de *immunoblotting* comercialmente disponíveis para o diagnóstico da toxocaríase, com utilidade potencial no diagnóstico inicial e no acompanhamento de pacientes após o tratamento. Antígenos recombinantes, espécie-específicos, foram descritos para a detecção de anticorpos IgG e IgE por ELISA. Os resultados preliminares são promissores, com sensibilidade e especificidade próximas a 100%, porém esses antígenos ainda não estão disponíveis na rotina diagnóstica. Os anticorpos IgG anti-*Toxocara* persistem por longos períodos[13]. Larvas viáveis permanecem nos tecidos e liberam antígenos por vários anos. Não se dispõem de métodos para confirmar a morte do parasito após a quimioterapia, o que impõe uma séria limitação aos ensaios clínicos. As reinfecções podem contribuir para a manutenção de níveis elevados de anticorpos IgG. Para distinguir infecções recentes de exposições prévias, os testes de avidez de anticorpos IgG podem ser úteis[14]. Antígenos do parasito podem ser detectados na corrente sanguínea mediante o uso de anticorpos monoclonais em ensaios do tipo ELISA "sanduíche". Esses métodos podem ser úteis para quantificar a carga parasitária, especialmente nas infecções recentes, e verificar a eficácia do tratamento anti-helmíntico, mas não estão disponíveis para implementação em rotina diagnóstica. A reação em cadeia da polimerase (PCR) possibilita a identificação das diferentes espécies de nematódeos teciduais; vários genes do *T. canis* foram caracterizados como alvo diagnóstico. Como os títulos de anticorpos séricos na toxocaríase ocular são inferiores àqueles encontrados na forma visceral[15], o diagnóstico pode ser feito por pesquisa de anticorpos no humor aquoso. A produção intraocular de anticorpos pode ser avaliada com a medida simultânea de anticorpos em amostras de soro e humor aquoso (quando esse tipo de amostras está disponível), possibilitando o cálculo do coeficiente de Goldmann-Witmer. Calcula-se esse coeficiente do seguinte modo: (concentração de anticorpos específicos de classe IgG no humor aquoso/concentração de anticorpos específicos de classe IgG no soro)/(concentração de IgG total no humor aquoso/concentração de IgG total no soro). A produção intraocular de anticorpos específicos é definida por um coeficiente de Goldmann-Witmer superior a 3[15].

## TRATAMENTO

Um primeiro ponto que merece destaque é a dúvida acerca da necessidade de tratamento de pacientes assintomáticos que apresentam níveis elevados de anticorpos anti-*Toxocara* e, às vezes, taxas alteradas de eosinófilos sanguíneos. Esta questão se justifica, pois alguns pesquisadores acreditam que casos de LMO possam ser secundários à reinfecção, superinfecção ou reativação de infecção prévia, mesmo que assintomática, transformando esses pacientes em grupo de risco para o acometimento ocular. Com relação aos pacientes sintomáticos, não há qualquer dúvida acerca da necessidade de tratamento. Diversos anti-helmínticos, geralmente derivados benzimidazólicos, têm sido utilizados no tratamento da LMV em seres humanos[16]. O albendazol é a droga de escolha para o tratamento de todas as formas de LMV; sendo a dose recomendada de 400 mg de 12 em 12 horas por 5 dias (albendazol não é recomendado para crianças menores de 1 ano de idade), que pode ser associado ou não ao uso de prednisona – de 20 a 60 mg/dia por 5 dias. Observar que nas formas oculares se recomenda o uso de corticoides por pelo menos 4 semanas. Se não ocorrer desaparecimento total das manifestações clínicas com uma série dessas drogas, recomenda-se repetir o mesmo esquema após 10 a 15 dias de interrupção. Pode se utilizar o mebendazol como droga de segunda escolha na dose de 200 mg de 12 em 12 horas por 21 dias, ainda que o resultado seja claramente inferior ao uso de albendazol. Outras drogas que já foram utilizadas, como ivermectina, tiabendazol, dietilcarbamazina, não tem nenhuma sustentação na literatura atual.

## PREVENÇÃO

A prevenção da ocorrência de LMV depende basicamente do controle da infecção canina por *T. canis* e da contaminação do solo por ovos desse ascarídeo. Visando esses objetivos, a Organização Mundial da Saúde (OMS) recomenda[16]:

### Tratamento dos cães infectados por *T. canis*

O tratamento do parasitismo intestinal de cães por *T. canis* pode ser realizado, de forma bastante eficaz, com o uso de anti-helmínticos, albendazol ou fembendazol, entre outros derivados imidazólicos; são muito eficientes quando utilizados contra exemplares adultos do ascarídeo. Não apresentam, contudo, os mesmos resultados no caso de larvas encistadas nos tecidos, não prevenindo a transmissão de *T. canis* das cadelas prenhes para suas ninhadas.

## Redução da contaminação ambiental com fezes de cães

Diversos países adotaram legislação que responsabiliza os proprietários de cães pela limpeza e retirada de dejetos eliminados pelos animais em locais públicos. Ao mesmo tempo, nesses países tomam-se providências para o controle de cães vadios e há educação sanitária acerca dos mecanismos de transmissão de *T. canis*. Alguns veterinários recomendam o tratamento diário de cadelas prenhes com fembendazol a partir do 40º dia de gestação até o 16º dia após o nascimento da ninhada. Tal esquema, relativamente eficiente no controle da transmissão intrauterina e transmamária, revelou-se pouco utilizável na prática, por ser muito dispendioso e de difícil realização.

## REFERÊNCIAS BIBLIOGRÁFICAS


1. Beaver PC, Snyder CH, Carrera GM, Dent JH, Lafferty JW. Chronic eosinophilia due to visceral larva migrans; report of three cases. Pediatrics. 1952;9(1):7-19.
2. Ma G, Holland CV, Wang T et al. Human toxocariasis. Lancet Infect Dis. 2018;18(1):e14-e24.
3. Nadler SA. Phylogeny of some ascaridoid nematodes, inferred from comparison of 18S and 28S rRNA sequences. Mol Biol Evol. 1992;9(5): 932-44.
4. Gasser RB, Korhonen PK, Zhu XQ, Young ND. Harnessing the Toxocara Genome to Underpin Toxocariasis Research and New Interventions. Adv Parasitol. 2016;91:87-110.
5. Glickman LT, Schantz PM. Epidemiology and pathogenesis of zoonotic toxocariasis. Epidemiol Rev. 1981;3:230-50.
6. Resende NM, Gazzinelli-Guimaraes PH, Barbosa FS et al. New insights into the immunopathology of early Toxocara canis infection in mice. Parasit Vectors. 2015;8:354.
7. Chieffi PP, Ueda M, Camargo ED, et al. [Domiciliary and occupational contact with dogs as risk factors of human infection by Toxocara larvae]. Rev Inst Med Trop. São Paulo 1988;30(5):379-82.
8. Rocha S, Pinto RM, Floriano AP, et al. Environmental analyses of the parasitic profile found in the sandy soil from the Santos municipality beaches, SP, Brazil. Rev Inst Med Trop. São Paulo 2011;53(5):277-81.
9. Brito TCPP, Peres BA. Immunohistochemical detection of toxocaral antigens in human liver biopsies. International Journal of Surgical Pathology. 1994;2(2):117-23.
10. Souza FAGM. Parametros clínicos e laboratoriais na evolução de 104 crianças portadoras de Síndrome de Larva Migrans Visceral por Toxocara canis. São Paulo-Brasil: Unifesp – Escola Paulista de Medicina; 1992.
11. Despommier D. Toxocariasis: clinical aspects, epidemiology, medical ecology, and molecular aspects. Clin Microbiol Rev. 2003;16(2):265-72.
12. Pivetti-Pezzi P. Ocular toxocariasis. Int J Med Sci. 2009; 6(3):129-30.
13. Cypess RH, Karol MH, Zidian JL, Glickman LT, Gitlin D. Larva-specific antibodies in patients with visceral larva migrans. J Infect Dis. 1977;135(4):633-40.
14. Kaneva E, Rainova I, Harizanov R, Kaftandjiev I. Study of IgG avidity and the level of specific IgA antibodies and their significance in the diagnosis of human toxocarosis. Exp Parasitol. 2022;236-237:108236.
15. Krasny J, Sach J. Forms of Ocular Larval Toxocariasis in Childhood. A Review. Cesk Slov Oftalmol. 2022;2(Ahead of Print):1001-9.
16. Magnaval JF, Bouhsira E, Fillaux J. Therapy and Prevention for Human Toxocariasis. Microorganisms. 2022;10(2).

# 62

# Toxoplasmose

*Maria Angela Wanderley Rocha*
*Roberto José Alves Casado*
*Regina Coeli Ferreira Ramos*

A toxoplasmose é uma zoonose de distribuição universal, causada pelo *Toxoplasma gondii* descrito pela primeira vez em 1908 na França, por Nicolle & Manceaux. Em 1909, Splendore, no Brasil, encontrou o parasito num coelho de laboratório. Só em 1939, Wolf, Cowen & Paige comprovaram a toxoplasmose humana, encontrando o parasito intracelular em recém-nascido (RN) com meningoencefalite congênita que apresentava quadro clínico de convulsões, hidrocefalia, calcificações cerebrais e coriorretinite[1].

Com a possibilidade de uma gestante transmitir por via transplacentária a infecção para seu concepto, originando comprometimento ocular e formas clínicas graves, assim como a associação com doenças imunodepressoras, em particular a Aids, torna a toxoplasmose uma infecção de relevante importância.

## ETIOPATOGENIA

O *Toxoplasma gondii* é um parasito intracelular obrigatório e possui três estágios infecciosos: taquizoítos, bradizoítos e esporocistos. Os taquizoítos e bradizoítos se constituem no ciclo extraintestinal do parasito e são encontrados nos hospedeiros intermediários, como o homem, mamíferos em geral, aves e até alguns répteis. Já os esporozoítos, ciclo enterointestinal, ocorrem exclusivamente no epitélio intestinal do gato e de outros felinos que são os hospedeiros definitivos[2-4].

- **Taquizoítos (forma proliferativa):** são responsáveis pela fase aguda da doença, com rápida disseminação dos parasitas que se localizam no interior das células do epitélio intestinal dos hospedeiros intermediários, onde se multiplicam, determinando o rompimento das células com liberação de novas formas taquizoíticas que infectam outras células, repetindo esse processo até que a imunidade se estabeleça. É nesse estágio infeccioso que ocorre a parasitemia, fenômeno essencial para transmissão congênita, manifestações clínicas, disseminação aos vários tecidos e anticorpogênese.
- **Bradizoítos (forma cística):** após a fase de parasitemia, que dura em torno de 10 dias, sob a pressão do sistema imunológico, os parasitos se transformam em forma cística contendo os bradizoítos que permanecem em latência, principalmente no cérebro e no tecido muscular estriado por toda a vida do hospedeiro. Pode ocorrer rompimento desses cistos com liberação do parasito, caso o indivíduo apresente imunodepressão importante[2,4].
- **Esporozoítos (forma oocística):** essa fase ocorre nas células epiteliais do intestino do gato e de outros felinos. Os esporozoítos, que estão dentro de oocistos, são eliminados por membros da família dos felinos e disseminam amplamente o parasito no meio ambiente[4].

Estudos de genotipagem na Europa, América do Norte e América do Sul permitiram a identificação de três principais linhagens clonais de *T. gondii* (tipos 1, 2 e 3)[5]. Cepas atípicas que não se enquadram nessas três linhagens clonais têm sido frequentemente relatadas em várias partes do mundo. Nas Américas do Norte e do Sul, cepas atípicas e mais virulentas têm sido implicadas em manifestações clínicas mais agressivas em indivíduos imunocompetentes[6,7]. Têm sido sugerido que as diferenças nas cepas de *Toxoplasma gondii* podem explicar, pelo menos parcialmente, as diferenças observadas no espectro clínico da toxoplasmose congênita (TC) em diferentes partes do mundo e particularmente na Europa, América do Norte e América do Sul[6,7].

## VIAS DE TRANSMISSÃO/FATORES DE RISCO

Os seres humanos são hospedeiros acidentais e na toxoplasmose adquirida (TA) se infectam principalmente por via oral nas várias situações:

- **Contato com solo contaminado com *T. gondii* de fezes de gato:** levar a mão à boca e aos olhos após tocar em superfícies e objetos contaminados com fezes de gato, comer frutas e verduras contaminadas e não lavadas.
- **Contato com carne contaminada:** comer carnes malcozidas de animais infectados, tocar a boca após manusear carnes cruas de animais infectados.
- **Outros:** beber leite cru não pasteurizado, receber transplante de órgão infectado ou transfusão de sangue (raro).

Na TA, o risco de infecção na população está relacionado aos hábitos alimentares, hábitos higiênicos e contato com gatos e climas quentes. Embora os felinos sejam os hospedeiros definitivos, a convivência com gatos por si só não está correlacionada com a prevalência de infecção humana na maioria dos estudos. Uma pesquisa com 76 mulheres que deram à luz a bebês com TC indicou que 61% dessas mulheres não tiveram exposição à areia de gato ou à carne crua, 52% não tiveram doença febril aguda semelhante à toxoplasmose durante a gravidez e 52% não tiveram nenhuma das duas situações[2,4,8,9].

Na TC existem três maneiras pelas quais pode ocorrer transmissão para o feto[4]:

- Uma mãe previamente soronegativa e imunocompetente que adquiriu infecção primária aguda durante a gravidez ou dentro de 3 meses antes da concepção.
- Na reativação da toxoplasmose em uma gestante previamente imune ao *T. gondii* com imunodepressão importante durante a gravidez.
- Após a reinfecção de uma gestante previamente imune com uma nova cepa mais virulenta.

Na infecção congênita, o risco aumentado de transmissão vertical (mãe/feto) está relacionado às seguintes situações: infecção aguda por *T. gondii* durante a gravidez, situação de imunodepressão, alta virulência da cepa, alta carga parasitária e falta de tratamento pré-parto[2-4].

A incidência e a gravidade da infecção fetal estão diretamente relacionadas com o período da gestação em que a infecção ocorreu[2,10]:

- **Primeiro trimestre:** 6% a 14% dos RN apresentam formas clínicas graves, podendo evoluir para o óbito fetal ou neonatal, ou nos que sobrevivem ao período neonatal, para sequelas importantes.
- **Segundo trimestre:** 29% a 40% dos RN apresentarão, ao nascimento, manifestações subclínicas.
- **Terceiro trimestre:** 59% a 72% dos RN apresentarão manifestações subclínicas e, mais raramente, um quadro grave de parasitemia.

Portanto, a incidência da infecção fetal é maior quando essa é adquirida no terceiro trimestre, e a gravidade é maior quando a infecção materna é adquirida no primeiro trimestre, apesar do menor risco de transmissão.

## EPIDEMIOLOGIA

A doença afeta 1/3 da população mundial e apresenta uma distribuição de contaminação heterogênea entre os países e regiões do mundo, em decorrência das diversas condições geográficas, comportamentais e socioeconômicas[10,11].

Em um estudo realizado no Brasil, a soroprevalência para toxoplasmose em gestantes variou de 31,1% em Caxias do Sul a 91,6% em Mato Grosso do Sul. Em uma pesquisa realizada em Aracajú observou-se que 68,5% das gestantes eram soropositivas para toxoplasmose[12]. Estima-se que nasça 1 a 10 crianças infectadas pelo *T. gondii* para cada 10 mil nascidos vivos em todo o mundo[4,10].

## QUADRO CLÍNICO

### Forma congênita

As manifestações clínicas são variadas, desde totalmente assintomático ao nascimento (75% a 80%) até acometimento neurológico e ocular grave. Dessa forma, apenas a triagem neonatal e o acompanhamento da criança exposta irão identificar os assintomáticos ao nascimento[2].

Os RN a termo geralmente apresentam forma mais branda da doença, com sintomas como hepatoesplenomegalia e linfadenopatia. RN prematuros apresentam sintomas graves, anormalidades neurológicas (calcificações cerebrais) ou oftalmológicas (cicatrizes retinianas). Embora descrito como tríade clássica, a coriorretinite, hidrocefalia e calcificações cerebrais apresentam-se em poucos RN infectados.

Os sinais e sintomas na doença grave incluem:

- Manifestações neurológicas como micro ou macrocefalia, convulsões, nistagmo, hidrocefalia, calcificações cerebrais e meningoencefalite.
- Manifestações oftalmológicas como coriorretinite, microftalmia, retinocoroidite, estrabismo.
- Hepatoesplenomegalia, linfadenopatia generalizada, icterícia.
- Trombocitopenia, anemia, petéquias.
- Erupção maculopapular.

Os lactentes com infecção leve ou subclínica podem apresentar sequelas tardias, tais como:

- Coriorretinite recorrente podendo resultar em perda de visão.
- Atraso neuropsicomotor, transtornos de aprendizagem, deficiência intelectual.
- Perda auditiva.
- Anormalidades endócrinas.

A TC faz parte das infecções do grupo ZTORCHS (zika, toxoplasmose, rubéola, citomegalovírus, herpes simples e sífilis); portanto, o seu diagnóstico diferencial mais importante é com as doenças que pertencem a esse grupo.

### Forma adquirida

Na TA, a maioria dos indivíduos imunocompetentes com infecção aguda é assintomática. Nos pacientes que apresentam sintomatologia, as manifestações clínicas podem ser inespecíficas, sendo as mais frequentes: linfadenopatias (principalmente cadeias cervicais e occipitais) e astenia, sem febre. A linfadenopatia pode ocasionalmente vir acompanhada de febre, mal-estar, cefaleia, astenia, mialgia, exantema maculopapular e hepatoesplenomegalia. A retinocoroidite raramente ocorre no curso da infecção aguda e costuma ser unilateral. Quadros de maior gravidade com meningoencefalite, encefalite com e sem abscessos cerebrais, miocardite e pneumonite também podem ocorrer, estando frequentemente associados com imunodepressão[2,3].

No diagnóstico diferencial da TA devemos considerar: mononucleose infecciosa, fase aguda da infecção por HIV, tuberculose ganglionar, doença de Hodgkin e linfomas, citomegalovirose, rubéola, listeriose, hepatite e enteroviroses.

## DIAGNÓSTICO

### Forma congênita

O diagnóstico é por vezes desafiador, requer uma avaliação minuciosa tanto da gestante (pré-natal) como do RN. Vale ressaltar a importância do índice de avidez materna de anticorpos (IgG): quando alta até a 16ª semana de gestação, indica que a infecção ocorreu há mais de 12 a 16 semanas, ou seja, antes da concepção[13,14]. Técnicas de PCR para detecção de *T. gondii* têm valor preditivo positivo de 100%, porém só podem ser realizadas após a 18ª semana de gestação e seu resultado negativo não exclui o diagnóstico. Sinais e sintomas da toxoplasmose na gestante são leves e inespecíficos, devendo sempre considerar a sorologia materna, cujo padrão-ouro é a soroconversão[13,15]. Algumas particularidades do comportamento sorológico devem ser consideradas na análise da gestante/RN[4,16]:

- O comportamento IgM pode permanecer positivo (baixa titulação) até 2 anos após a infecção, podendo não indicar infecção aguda.
- Apenas 50% a 60% dos RN com TC têm IgM+.
- Ausência de IgM no RN se a genitora adquiriu toxoplasmose no final da gestação ou se adequadamente tratada desde o início de gestação.
- Teste de avidez baixo positivo pode persistir por meses após a infecção materna, dificultando a interpretação nesses níveis.
- Títulos de IgG do RN podem ser maiores do que da genitora (pareado), mesmo na ausência da doença, pelo possível clareamento mais rápido da IgG materna comparado ao RN.

Na análise sorológica do RN, a presença de IgM e IgA são os melhores marcadores, uma vez que não ultrapassam a barreira placentária, porém sua ausência não exclui infecção. Anticorpos IgG atravessam a barreira e não são marcadores de infecção, em uma análise inicial, pois refletem o *pool* de IgG materna e fetal (se infectado). Como a IgG materna diminui e desaparece dentro de 6 a 12 meses no RN, sua persistência ou aumento nos primeiros meses indicam infecção neonatal[4] (Figura 62.1).

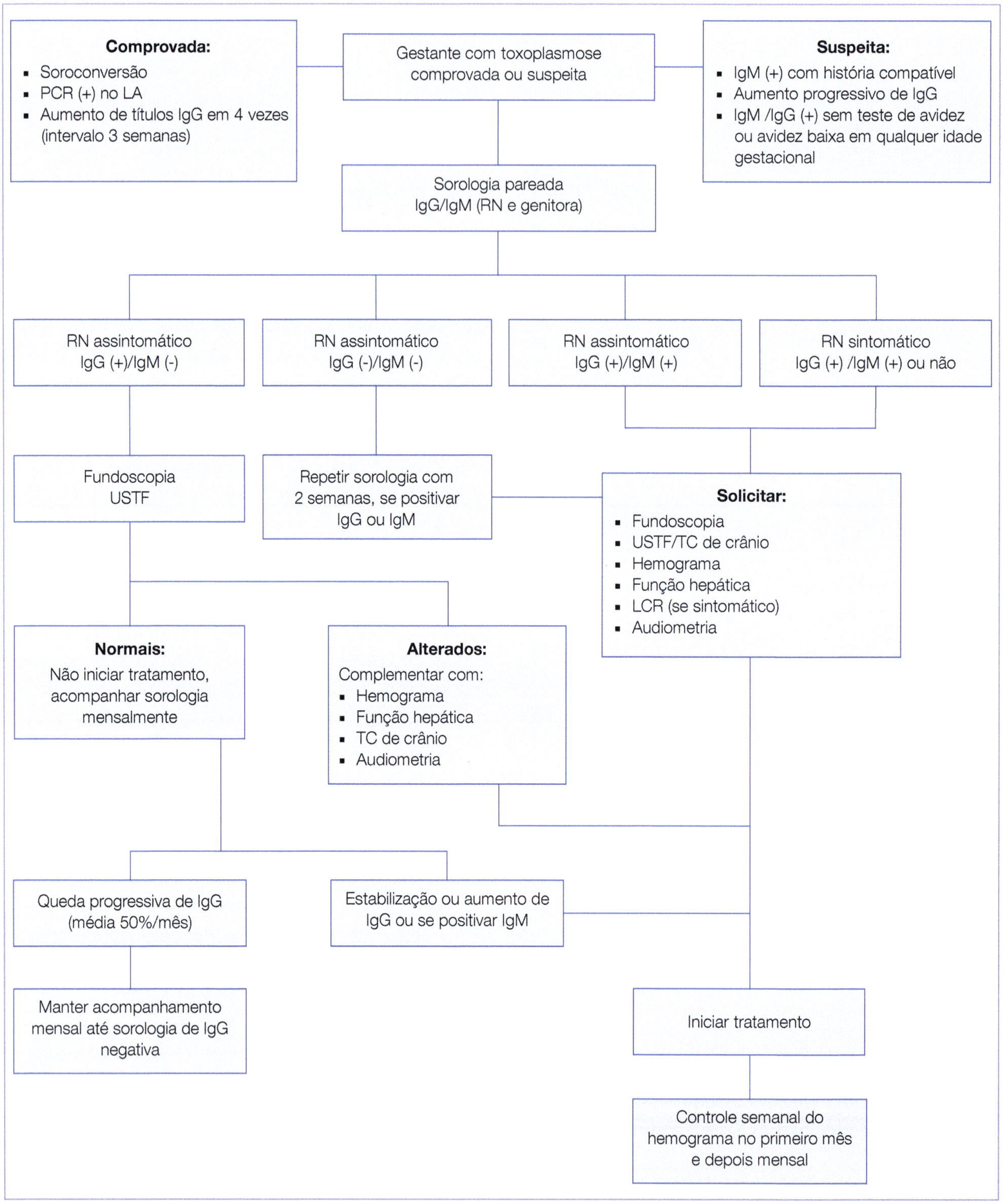


**Figura 62.1** – Fluxograma para acompanhamento do RN na toxoplasmose congênita.

LCR: líquido cefalorraquidiano; TC: tomografia computadorizada; USTF: ultrassonografia transfontanela.

*Fonte:* Adaptada de Brasil. Ministério da Saúde[17].

## Forma adquirida

A pesquisa de anticorpos específicos por intermédio de testes sorológicos constitui o método habitualmente utilizado para confirmação diagnóstica. No diagnóstico da TA podem ser utilizados[2,3]:

- Ensaio imunoabsorvente de aglutinação (**ISAGA, do inglês *Immunosorbent Agglutination Assay***): considerado o exame padrão-ouro.
- **Anticorpos IgM (teste sorológico imunoenzimático – ELISA, do inglês *Enzyme Linked ImmunonoSorbent Assay*)**: os anticorpos IgM específicos podem ser detectados 1 a 2 semanas após a infecção, atingindo concentrações máximas em 1 mês e geralmente se tornam indetectáveis dentro de 6 a 9 meses, mas também podem persistir por anos (baixa titulação) sem significado clínico aparente.
- **Anticorpos IgG (Imunofluorescência indireta – IFI ou ELISA):** os anticorpos IgG específicos atingem um pico de concentração 3 a 5 meses após a infecção e permanecem positivos indefinidamente. O teste da avidez de IgG pode ajudar no diagnóstico de infecção recente, particularmente em gestantes. Na fase aguda da doença os anticorpos da classe IgG apresentam baixa avidez, aumentando assim que se afasta da infecção aguda.
- **Reação em cadeia da polimerase (PCR):** pode ser realizada com qualquer tecido, geralmente no sangue e líquido cefalorraquidiano (LCR), dependendo do cenário clínico. Técnicas de PCR para detecção de *T. gondii* têm valor preditivo positivo de 100%, embora essa reação não faça distinção entre taquizoítos da infecção aguda ou da reativação e bradizoítos da infecção aguda ou da forma latente crônica.
- **Outros exames:** hemograma, perfil hepático, perfil renal, LCR, bioimagens (raio X, ultrassonografia, tomografia computadorizada, ressonância magnética), audiometria, oftalmoscopia e outros, solicitados de acordo com a clínica apresentada pelo paciente.

# TRATAMENTO

## Forma congênita

Dados observacionais descrevem que a TC tem boa evolução e resulta em desenvolvimento neurológico normal quando o tratamento é iniciado o mais precocemente possível, tanto na gestante quanto no RN. Consequentemente, atrasar a terapia e/ou negligenciar a infecção subclínica aumenta o risco de incapacidade grave[4].

As drogas utilizadas, pirimetamina e a sulfadiazina, atuam sinergicamente (são 8 vezes mais potente do que utilizadas isoladamente) contra *T. gondii*. A pirimetamina inibe a diidrofolato redutase, a qual é importante na síntese do ácido fólico, levando à depressão reversível e geralmente gradual da medula óssea, sendo a neutropenia (reversível) sua ação tóxica mais importante. Ambas as drogas reduzem o crescimento dos taquizoítos e impedem sua transformação em novos cistos, que são insensíveis a esse tratamento. A pirimetamina é absorvida completamente no trato gastrintestinal. A vida média plasmática no RN é de cerca de 60 horas, e no LCR atinge uma concentração de cerca de 10% a 20% dos níveis séricos. A sulfadiazina tem vida média plasmática de 12 a 19 horas e sua concentração no LCR atinge 50% da concentração plasmática. O ácido folínico sempre deve ser utilizado para evitar o efeito da neutropenia[4,14].

O tratamento tem duração de 1 ano e consiste no esquema tríplice contínuo (ETC) por 2 a 6 meses (se estende até 6 meses em caso de acometimento do sistema nervoso central – SNC – ou coriorretinite), seguido do esquema tríplice descontínuo (ETD), em que se reduz a dose semanal de pirimetamina para 3 vezes/semana, até completar 1 ano de tratamento[2,3].

- **Sulfadiazina:** 100 mg/kg/dia em 2 tomadas diárias por 1 ano.
- **Pirimetamina:** 2 mg/kg/dia, dividido em 2 vezes nos 2 primeiros dias, seguido de 1 mg/kg/dia 1 vez ao dia no ETC e 3 vezes por semana no ETD.
- **Ácido folínico:** 30 mg/semana (10 mg – segunda, quarta e sexta-feira).
- **Neutropenia:** < 1.000 neutrófilos/mm³, aumentar a dose para 20 mg/dia, controle hematológico após 2 semanas e não suspender o tratamento. Se < 500 neutrófilos/mm³, suspender o tratamento por 2 semanas com controle hematológico após esse período. Iniciar tratamento se neutropenia satisfatória com ácido folínico na dose de 20 mg/dia.
- **Prednisona ou prednisolona:** 1 mg/kg/dia em 2 tomadas se retinocoroidite em atividade ou hiperproteinorraquia ≥ 1.000 mg. Sempre associada com sulfadiazina, pirimetamina e ácido

folínico. Realizar retirada gradual após estabilização do processo inflamatório.

Quanto ao seguimento oftalmológico, recomenda-se acompanhamento periódico, a cada 3 meses no primeiro ano de vida, a cada 6 meses até 2 anos de idade e após anual, sem limite de idade[18].

## Forma adquirida

A maioria dos casos de infecção aguda na TA pós-natal, em imunocompetentes, apresenta curso clínico benigno e autolimitado, não requerendo terapia específica, a menos que a infecção ocorra durante a gravidez; com envolvimento ocular; imunodeprimidos; quando os sintomas são graves ou persistentes e nas reativações. O tratamento de infecções agudas em pacientes imunodeprimidos (principalmente HIV) é sempre recomendado. Alta taxa de recidiva ocorre em pacientes HIV sem terapia antirretroviral (TARV) e terapia de manutenção[2,3].

O tratamento preferencial para crianças e adolescentes consiste no esquema tríplice com duração de 4 a 6 semanas. Terapia mais prolongada pode ser necessária dependendo da gravidade do quadro.

- **Pirimetamina (VO):** dose de ataque de 1 mg/kg a cada 12 horas (máximo 100 mg/dia) por 2 dias, seguido de 1 mg/kg 1 vez por dia (máximo de 50 mg/dia se < 60 kg ou 75 mg se ≥ 60 kg).
- **Sulfadiazina (VO):** 100 a 200 mg/kg/dia de 6 em 6 horas (máximo 4 a 6 g/dia para doença grave).
- **Ácido folínico (VO):** 10 a 20 mg/dose 1 vez por dia (até 50 mg/dia) durante o tratamento com pirimetamina e até 1 semana após.
- **Prednisona (VO):** dose 0,5 mg/kg/dia, sempre associada ao tratamento específico, nos casos com comprometimento ocular. Realizar retirada gradual após estabilização do processo inflamatório.

Esquema alternativo preferencial: sulfametoxazol/trimetoprim (SMX/TMP)(VO-IV) pode ser usado quando a terapia com pirimetamina/sulfadiazina não estiver disponível, dose de 10 a 15 mg/kg/dia do componente TMP, a cada 8 a 12 horas.

Vários outros esquemas alternativos são propostos, entre eles: pirimetamina + ácido folínico + clindamicina, indicado para casos de intolerância ou alergia à sulfadiazina e pirimetamina + ácido folínico + atovaquone.

# PREVENÇÃO

Fundamenta-se em principais três ações[14,15,19].

- Triagem sorológica de rotina durante a gestação, cuja finalidade é a identificação da gestante com infecção aguda, visto que a grande parte é assintomática ou tem sintomas inespecíficos de difícil identificação apenas pelo quadro clínico.
- Tratamento correto e de imediato da gestante, após diagnóstico confirmado ou suspeito, com espiramicina até a 16ª semana de gestação sendo substituído após esse período pelo esquema tríplice (sulfadiazina, pirimetamina e ácido folínico) até o final da gestação.
- Orientações quanto às medidas higienodietéticas à gestante, independente do resultado da sorologia: Não comer carne crua ou malpassada; preferir consumo de carne congelada; beber somente água filtrada ou fervida; usar luvas para manipular alimentos e carnes cruas; lavar bem as frutas, verduras e legumes (evitar comer verduras cruas); evitar contato com gatos e com tudo que possa estar contaminado com suas fezes; usar luvas e máscara se manusear terra (inclusive para varrer pátio com terra).

# REFERÊNCIAS BIBLIOGRÁFICAS

1. Farhat CK. Toxoplasmose. In: Farhat. CK, Carvalho ES, Carvalho LHFR, Succi RCM. Infctologia pediátrica. 2. ed. Rio de Janeiro: Atheneu; 1993. p. 475-486.
2. American Academy of Pediatrics. Toxoplasmosis. In: Red Book. Report of Committee on Infectious disease 32 st edition; 2021-24.
3. Montoya JG, Boothroyd, Kovacs AJ. Toxoplasmose gondii. In: Mandell, Douglas and Bennett's. Infectious disease essentials. Philadelphia: Elsevier; 2017.
4. Maldonado YA, Read JS. Diagnosis. Treatment, and prevention of congenital toxoplasmosis in the United States. Pediatrics Commitee on Infectious Diseases. Pediatrics. 2017; 139(2):1-46.
5. Khan A, Dubey JP, Su C, Ajioka JW, Rosenthal BM, Sibley L. Genetic analyses of atypical Toxoplasma gondii strains reveal a fourth clonal lineage in North America. Int J Parasitol. 2011;41(6):645-655.
6. Dardé ML, Villena I, Pinon J, Beguinot I. Severe toxoplasmosis caused by a Toxoplasma gondii strain with a new isoenzyme type acquired in French Guyana. J Clin Microbiol. 1998; 36(1): 324.

7. Ferreira AM, Vitor RW, Gazzinelli RT, Melo MN. Genetic analysis of natural recombinant Brazilian Toxoplasma gondii strains by multilocus PCR-RFLP. Infect Genet Evol. 2006;6(1):22-31.
8. Boyer K, Hill D, Mui E et al; Toxoplasmosis Study Group. Unrecognized ingestion of Toxoplasma gondii oocysts leads to congenital toxoplasmosis and causes epidemics in North America. Clin Infect Dis. 2011;53(11):1081-1089.
9. Peyron F, L'Ollivier C, Mandelbrot L, Wallon M, Piarroux R, Kieffer F, Hadjadj E, Paris L, Garcia-Meric P. Maternal and congenital toxoplasmosis: diagnosis and treatment recommendations of a french multidisciplinary working group. Pathogens. 2019 Feb 18;8(1):24.
10. Galit Holzmann-Pazgal. Congenital toxoplasmosis in cloherty and starks. Manual of neonatal care. 8th ed. Philadelphia: Wolters Kluwer; 2017. p. 720-727.
11. Cummings PL, Kuo T, Javanbakht M, Sorvillo F. Trends, productivity losses, and associated medical conditions among toxoplasmosis deaths in the United States, 2000-2010. Am J Trop Med Hyg. 2014;91(5):959-964.
12. Inagaki ADM. Analise espacial de prevalência de toxoplasmose em gestantes em Aracaju. Rev Bras Ginecol Obstet. 2014;36:12.
13. Brasil. MS. Manual de gestação alto risco. Brasília: 250-64, 2022. Disponível em: https://bvsms.saude.gov.br/bvs/publicacoes/manual_gestacao_alto_risco.pdf.
14. Bollani L, Auriti C, Achille C, Garofoli F, De Rose DU, Meroni V, Salvatori G andTzialla C. Congenital Toxoplasmosis: the state of the art. front. Pediatr. 2022;10:894573. doi: 10.3389/fped.2022.894573.
15. Montoya JG, Remington JS. Management of Toxoplasma gondii infection during pregnancy. Clin Infect Dis. 2008;47(4):554-66.
16. Asso A, Bamford A, Grewal K et al. Arch Dis Child Educ Pract Ed. 2020;105:262-269.
17. Brasil. Ministério da Saúde. Nota Técnica n. 14/2020-COSMU/CGCIVI/DAPES/SAPS/MS. Dsiponível em: https://www.gov.br/saude/pt-br/coronavirus/notas-tecnicas/2020/index2.pdf/view.
18. Peyron F, L'Ollivier C, Mandelbrot L, Wallon M, Piarroux R, Kieffer F, Hadjadj E, Paris L, Garcia-Meric P. Maternal and congenital Toxoplasmosis: diagnosis and treatment recommendations of a french multidisciplinary working group. Pathogens. 2019 Feb 18;8(1):24.
19. Andrade JQ. Toxoplasmose: protocolos durante o pré-natal. In: Federação Brasileira das Associações de Ginecologia e Obstetrícia. Guia prático: infecções no ciclo grávido-puerperal: v. 2. São Paulo: Febrasgo; 2016. p. 14-9. Disponível em: https://www.febrasgo.org.br/media/k2/attachments/02.INFECCOyES_NO_CICLO_GRAVIDO_PUERPERAL.pdf.

Parte 3.4

# Fúngicas

# Micoses

63

## 63.1 Micoses endêmicas: paracoccidioidomicose, histoplasmose, criptococose

*Adriana Maria Paixão de Sousa da Silva*
*Fabianne Altruda de Moraes Costa Carlesse*

### INTRODUÇÃO

As infecções fúngicas endêmicas na pediatria destacam-se por suas diversas apresentações clínicas, desafios diagnósticos e resultados variados. Elas impõem um fardo substancial à saúde pediátrica em todo o mundo, especialmente em regiões com alta prevalência de HIV e recursos de saúde limitados.

Novos estudos epidemiológicos de várias regiões forneceram *insights* sobre a epidemiologia e distribuição espacial dos fungos endêmicos em populações pediátricas, destacando a diversidade na distribuição geográfica e ressaltando a importância de compreender padrões epidemiológicos locais para estratégias eficazes de controle e prevenção das doenças[1-5].

Os desafios diagnósticos na pediátrica são ainda mais complicados pelas limitações dos métodos laboratoriais convencionais e pela necessidade de testes rápidos. Esforços para melhorar algoritmos de diagnóstico visam aprimorar a detecção precoce e o início oportuno da terapia, especialmente em regiões com recursos limitados[6].

Recentes diretrizes globais enfatizam a importância do diagnóstico precoce e estratégias de manejo eficazes na melhoria dos resultados para pacientes pediátricos com infecções por fungos endêmicos. Essas diretrizes destacam a necessidade de abordagens personalizadas para diagnóstico e tratamento, considerando as características imunológicas e de desenvolvimento únicas das crianças[7-10].

Neste capítulo abordaremos a criptococose, histoplasmose e paracoccidioidomicose na pediatria.

### CRIPTOCOCOSE

#### Etiologia e epidemiologia

A criptococose é causada predominantemente pelo *Cryptococcus neoformans* e ocasionalmente pelo *Cryptococcus gattii*. São leveduras encapsuladas encontradas no ambiente, sendo que a primeira espécie tem distribuição mundial e está relacionada às fezes de pombos, sendo mais frequente em pacientes com HIV/Aids; e por outro lado, *C. gattii* é principalmente distribuída em árvores como *Eucalyptus camaldulensis* em regiões tropicais e subtropicais[7].

A inalação de esporos fúngicos é a principal via de infecção, levando à colonização pulmonar e subsequente disseminação para o sistema nervoso central (SNC) em casos graves. Indivíduos imunocomprometidos, incluindo aqueles com HIV/Aids, neoplasias ou recebendo terapia imunossupressora, estão em maior risco de desenvolver criptococose[7].

A epidemiologia da criptococose em populações pediátricas varia geograficamente e é influenciada por fatores como clima, condições ambientais e suscetibilidade do hospedeiro. Estudos realizados em diferentes regiões têm fornecido *insights* valiosos sobre as características epidemiológicas da criptococose em crianças[11-13].

Estudos de soroprevalência têm sugerido que até 70% das crianças sejam expostas ao *Cryptococcus* spp., sendo que um estudo na Colômbia mostrou a presença de anticorpos específicos contra proteínas criptocócicas em crianças tão jovens quanto 1 ano de idade[11-13].

Entretanto, embora a antigenemia criptocócica em crianças possa ser comparável à de adultos, a prevalência relatada de doença criptocócica em crianças é muito menor do que em adultos[4,14-16]. A prevalência estimada de *Cryptococcus* spp. em crianças com Aids é de cerca de 1%, enquanto em adultos é de aproximadamente 6% a 8%[17].

O prognóstico e a mortalidade da criptococose na pediatria variam dependendo de vários fatores, incluindo a gravidade da doença, a presença de condições subjacentes, a resposta ao tratamento e a disponibilidade de cuidados médicos adequados. Estudos apontam para uma taxa de mortalidade geral de 23%, com maior mortalidade em crianças com HIV (32%) em comparação a crianças imunocompetentes (16%) e crianças com imunossupressão não relacionada ao HIV (25%)[18].

## Manifestações clínicas

- **Meningite criptocócica:** é uma das apresentações mais comuns e graves. Manifestações clínicas típicas incluem febre, cefaleia, rigidez de nuca e alterações no estado mental. Exames radiológicos podem revelar hipodensidades cerebrais, aumento do realce meníngeo, calcificações, massas cerebrais e hemorragia cerebral[3,4].
- **Comprometimento pulmonar**: estudos sugerem que a criptococose pulmonar pode ser subdiagnosticada e muitas vezes subclínica em crianças. Manifestações clínicas podem incluir tosse, dispneia e achados radiológicos, como infiltrados pulmonares, derrame pleural ou nódulos[4].
- **Infecção disseminada:** crianças com infecção disseminada podem apresentar sintomas como hepatomegalia, esplenomegalia, lesões cutâneas e comprometimento do SNC[3].
- **Portadores assintomáticos:** alguns estudos identificaram crianças soropositivas para o HIV, como portadoras assintomáticas de antígeno criptocócico. Embora essas crianças não apresentem sintomas evidentes da doença, o acompanhamento é importante para prevenir a progressão para formas sintomáticas da infecção[19].

## Diagnóstico

Destacam-se as seguintes abordagens e recomendações para o diagnóstico da criptococose em pediatria:

- **Avaliação clínica**: é fundamental identificar sinais e sintomas sugestivos de criptococose em crianças. Além disso, é importante considerar o histórico médico do paciente, incluindo condições subjacentes que possam predispor à infecção por *Cryptococcus* spp.[7].
- **Exames laboratoriais**:
  - **Cultura de líquido cefalorraquidiano (LCR):** é considerada o padrão-ouro para o diagnóstico de meningite criptocócica. A identificação do *Cryptococcus* spp. no LCR confirma o diagnóstico[6-8]. A avaliação global do LCR é inespecífica, podendo ocorrer aumento da pressão de abertura, pleocitose, aumento das proteínas e redução da glicose. Entretanto, LCR sem alterações também é observado[3].
  - **Teste de antígeno (teste de látex ou teste imunocromatográfico):** é altamente sensível e específico e pode ser realizado no soro, LCR ou outros líquidos biológicos. A detecção de antígeno criptocócico é útil para o diagnóstico precoce e o acompanhamento da resposta ao tratamento[6-8].
- **Exames de imagem:** a tomografia computadorizada (TC) ou ressonância nuclear magnética (RNM) do cérebro pode ser realizada para avaliar complicações neurológicas associadas à criptococose, como hidrocefalia ou lesões intracranianas[7,8].
- **Avaliação do estado imunológico:** é importante para identificar fatores de risco subjacentes que possam predispor à infecção por *Cryptococcus* spp., como imunodeficiência primária ou secundária, uso de medicamentos imunossupressores ou doenças crônicas[7].

Todos os pacientes com suspeita ou confirmação de criptococose necessitam de avaliação clínica para envolvimento do SNC, pulmonar e de outros locais do corpo. As investigações para doença disseminada devem incluir[7]:

- Punção lombar com medição da pressão de abertura do LCR, glicose, proteína, contagem de células, microscopia e cultura, e quantificação do antígeno criptocócico no LCR[6-8].
- Quantificação do antígeno criptocócico no sangue e culturas de sangue, escarro (ou outros espécimes respiratórios) ou outros locais afetados[7,8].
- Imagem cerebral (preferencialmente RNM) e imagem torácica (preferencialmente TC)[7].

## Tratamento

Existe uma clara necessidade de estudos específicos em pediatria sobre a criptococose. As recomendações são extrapoladas a partir de estudos em populações adultas. A dosagem de agentes antifúngicos requer atenção especial para o paciente pediátrico.

Para o tratamento de doença no SNC ou disseminada:

- **Indução:** anfotericina B desoxicolato, 1 mg/kg/dia ou anfotericina B lipossomal, 3 a 5 mg/kg/dia, associada à flucitosina (100 a 150 mg/kg diariamente em 4 doses divididas) por 2 semanas[7,8].
- **Consolidação:** fluconazol, 12 mg/kg (máximo de 800 mg) diariamente por 8 semanas[7,8].
- **Manutenção:** fluconazol, 6 mg/kg diariamente (máximo de 800 mg) por 6 a 12 meses. **Deve** ser fornecido para pessoas imunocomprometidas e **pode** ser fornecido para pessoas imunocompetentes[7,8].

Para o tratamento de doenças pulmonares isoladas graves, deve-se tratar da mesma forma que a doença do SNC[7,8]. E para o tratamento de doença pulmonar isolada leve, realizar fluconazol 12 mg/kg diariamente (máximo de 800 mg) por 6 a 12 meses[7,8].

Durante o tratamento é essencial monitorar de perto a resposta clínica, laboratorial e de imagem do paciente. Isso inclui avaliação regular dos sinais e sintomas da doença, repetição de exames de imagem, como TC ou RNM, bem como exames laboratoriais para monitorar os níveis de antígeno criptocócico no sangue ou LCR[6].

Alguns pacientes pediátricos podem desenvolver complicações durante o curso da criptococose, como hidrocefalia ou aumento da pressão intracraniana. O manejo dessas complicações pode exigir intervenções adicionais, como derivação ventricular externa para controlar a pressão intracraniana ou tratamento cirúrgico para drenagem de abscessos[3].

# HISTOPLASMOSE

## Etiologia e epidemiologia

O agente etiológico da histoplasmose é o fungo dimórfico *Histoplasma capsulatum*, que tem uma distribuição geográfica ampla e é endêmico em várias partes do mundo, com duas variedades patogênicas para humanos, identificadas como *H. capsulatum var. capsulatum* e *H. capsulatum var. duboisii*. No entanto, uma nova rearrumação taxonômica proposta por Sepúlveda e colaboradores mostrou que o *H. capsulatum* é composto por pelo menos quatro espécies crípticas geneticamente distintas e virulentas[20].

A infecção humana ocorre pela inalação de microconídios e fragmentos de hifas, presentes no solo contaminado por fezes de pássaros ou morcegos, especialmente em áreas com condições favoráveis, como solos ricos em nitrogênio e matéria orgânica em decomposição, que se convertem em formas de levedura nos alvéolos[1]. Além disso, a transmissão oral também pode ocorrer, causando infecção nos intestinos, e a transmissão transplacentária, congênita e perinatal também já foi relatada[20].

De acordo com estudos recentes, a histoplasmose é responsável por cerca de 60 mil casos anuais nos Estados Unidos, com uma taxa de hospitalização de aproximadamente 1,8 por 100 mil pessoas, sendo responsável por cerca de 500 hospitalizações e 5 mortes a cada ano nos Estados Unidos[21]. Além disso, estudos epidemiológicos em diferentes regiões do mundo, como América Latina, África, Ásia e Europa, mostram uma alta prevalência de soropositividade para *Histoplasma* spp. em populações específicas[22]. Por exemplo, em áreas endêmicas do Vale do Rio Ohio, estudos sorológicos mostraram que até 80% da população pode ter evidências de infecção prévia por *Histoplasma* spp.[23].

A histoplasmose em crianças foi relatada globalmente com alta endemicidade na América do Norte e do Sul. Dados revelam um total de 1.461 casos documentados globalmente, datando de 1945 a 2021. O número de casos foi maior na América do Norte (n = 1.231), com 76,7% (944/1.231) ocorrendo nos Estados Unidos. Poucos casos (n = 4) na Europa e principalmente em imigrantes de regiões endêmicas. O número de casos documentados em outras regiões foram, respectivamente, América do Sul (n = 135), África (n = 65) e Ásia (n = 26). E, ao contrário do que se imaginava, em estudos recentes, a infecção por HIV/Aids não se mostrou como o principal fator de risco para o desenvolvimento da histoplasmose em crianças[1].

Embora a histoplasmose em crianças geralmente tenha um prognóstico favorável, especialmente quando diagnosticada e tratada adequadamente, pode variar significativamente com base em vários fatores, incluindo a gravidade da infecção e a presença de comorbidades subjacentes[1,24].

Em um estudo recente, dos 83 casos pediátricos revisados, 59,0% (49/83) dos pacientes precisaram de internação hospitalar devido à gravidade da doença, e a disseminação da infecção foi observada em 36,1% (30/83) dos casos. A taxa de mortalidade global foi de 13,3% (11/83)[24].

## Manifestações clínicas

As manifestações clínicas da histoplasmose em crianças podem variar significativamente. Pode ser assintomática (geralmente em crianças que vivem em áreas endêmicas), manifestar-se como histoplasmose pulmonar aguda ou histoplasmose disseminada. As características clínicas da histoplasmose são inespecíficas e podem mimetizar diversas condições, como malignidades ou tuberculose[24,25].

Infecções isoladas em um único órgão são raramente relatadas. A histoplasmose pulmonar aguda tende a ser autolimitada e se apresenta com febre, dor de cabeça, mal-estar, dor no peito e tosse[24,25].

Os sinais e sintomas apresentados da histoplasmose disseminada incluem febre, mal-estar, anorexia e perda de peso, hepatoesplenomegalia, linfadenopatia, ulceração da mucosa e lesões na pele[24,25].

Crianças menores e pacientes pediátricos imunocomprometidos têm um risco maior de desenvolver doenças mais graves, podendo evoluir para choque, dificuldade respiratória, insuficiência hepática e renal, obnubilação e coagulopatia[24].

## Diagnóstico

O diagnóstico da histoplasmose envolve uma abordagem integrada que inclui avaliação clínica, exames laboratoriais e de imagem para confirmar a presença da infecção.

### Exames laboratoriais

- **Cultura:** a cultura de amostras clínicas, como escarro, lavado broncoalveolar, sangue, urina ou tecidos, é considerada o padrão-ouro para o diagnóstico. O *Histoplasma* spp. cresce lentamente em meios de cultura específicos, como ágar-sangue ou Sabouraud, e pode levar várias semanas para produzir resultados positivos[26-28].
- **Microscopia direta:** a identificação de *Histoplasma* spp. em amostras clínicas coradas com corantes específicos, como Giemsa ou tinta de Parker, pode fornecer resultados mais rápidos do que a cultura, mas a sensibilidade desses métodos pode ser variável[26-28] (Figura 63.1.1).
- **Reação em cadeia da polimerase (PCR):** a PCR pode ser utilizada em amostras clínicas, com maior sensibilidade e especificidade, especialmente em casos de histoplasmose disseminada ou em pacientes imunocomprometidos[27].
- **Testes sorológicos (como teste sorológico imunoenzimático – ELISA, do inglês *Enzyme Linked ImmunonoSorbent Assay* e imunodifusão em gel de ágar):** são usados para detectar anticorpos específicos contra *Histoplasma* spp. no soro do paciente. Embora úteis como ferramentas de triagem, esses testes podem produzir resultados falso-negativos em estágios iniciais da infecção e falso-positivos devido à reatividade cruzada com outras micoses[26,27].

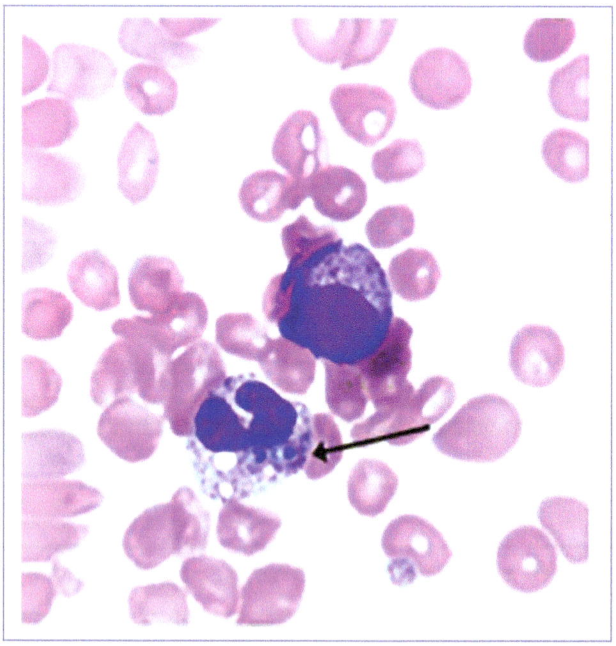

**Figura 63.1.1** – Esfregaço de sangue corado com coloração de Wright de um paciente com histoplasmose disseminada, mostrando um neutrófilo contendo duas estruturas típicas de *H. capsulatum* (seta).
*Fonte:* Linder e Kauffman[25].

### Exames de imagem

- **Radiografia de tórax:** é frequentemente realizada em pacientes com suspeita de histoplasmose pulmonar. Os achados radiográficos podem incluir infiltrados pulmonares nodulares ou difusos, consolidação e linfadenopatia mediastinal[26,28].
- **TC de tórax:** oferece maior resolução e detalhes anatômicos em comparação com a radiografia de tórax, podendo revelar achados mais sutis, como pequenos nódulos, cavidades, derrame pleural e adenopatia mediastinal[26].
- **Ultrassonografia abdominal:** pode ser útil na avaliação de hepatoesplenomegalia, um achado comum na histoplasmose disseminada[26].

## Tratamento

O tratamento da histoplasmose na pediatria envolve uma abordagem multidisciplinar e individualizada, visando controlar a infecção, aliviar os sintomas e prevenir complicações.

O itraconazol (5 a 10 mg/kg/dia, de 12 em 12 horas) é frequentemente considerado o agente de escolha para o tratamento de formas leves a moderadas da doença em pacientes pediátricos. A posologia e a duração do tratamento podem variar com a gravidade da doença e a resposta individual do paciente, sendo indicado um tempo mínimo de 6 meses de tratamento[9,10,24,26].

Para formas graves ou disseminadas de histoplasmose e em pacientes pediátricos imunocomprometidos, a anfotericina B lipossomal (3 mg/kg/dia, 1 vez ao dia) é geralmente recomendada como terapia inicial devido à sua maior eficácia[9]. Outras formulações da anfotericina podem ser utilizadas se a lipossomal não estiver disponível. Após a terapia de indução de 2 a 4 semanas com anfotericina, o itraconazol geralmente é mantido até pelo menos 1 ano[9,10,24,26].

### Monitoramento clínico e laboratorial

Durante o tratamento é essencial realizar monitoramento clínico regular para avaliar sua resposta. É recomendada dosagem sérica do itraconazol quando disponível e os níveis de antígenos devem ser monitorados durante a terapia e por 12 meses após o término, para acompanhar possíveis recaídas. Antigenúria persistente em baixo nível pode não ser motivo para prolongar o tratamento em pacientes que completaram a terapia adequada e não apresentam evidências de infecção ativa[9,10].

Além disso, exames laboratoriais, como hemograma completo e função hepática, podem ser indicados para monitorar a toxicidade dos antifúngicos[9,24,26].

# PARACOCCIDIOIDOMICOSE

## Etiologia e epidemiologia

A paracoccidioidomicose é uma micose endêmica que afeta principalmente países da América Latina, incluindo o Brasil, e tem sido cada vez mais reconhecida como uma preocupação na pediatria. A epidemiologia da paracoccidioidomicose em crianças é influenciada por diversos fatores, incluindo condições climáticas, mudanças ambientais e antropogênicas[29].

A prevalência desta infecção varia consideravelmente entre diferentes regiões. Testes cutâneos têm mostrado que até 50% a 75% dos indivíduos dentro de regiões endêmicas foram infectados; entretanto, apenas 1% a 2% vão desenvolver doença pelo fungo. As formas clínicas agudas ou subagudas representam 10% dos casos clínicos e são prevalentes em crianças e adolescentes (< 16 anos), afetando ambos os sexos igualmente[2,9].

Esta doença fúngica é causada pelos fungos dimórficos *Paracoccidioides brasiliensis* e *Paracoccidioides lutzii*. *P. brasiliensis* é endêmico em grandes partes da América do Sul, com maior prevalência no Sudeste, Sul e Centro-oeste do Brasil, Venezuela e Colômbia, seguidos pelo Norte da Argentina, Leste do Paraguai e Vale do Rio Cuenca no Equador. O Sul do México e a América Central têm taxas mais baixas, mas também são endêmicos. *P. lutzii* foi identificado recentemente como uma nova espécie por estudos de sequenciamento de múltiplos *loci* e é conhecido por ser endêmico no Centro, Meio-Oeste e Norte do Brasil, Equador e Venezuela[22].

A principal forma de aquisição da paracoccidioidomicose na pediatria está associada principalmente à inalação de esporos do fungo durante atividades ao ar livre, como brincar em áreas contaminadas ou trabalhar na agricultura. Por inalação, os esporos atingem os pulmões e posteriormente alcançam qualquer estrutura sistêmica através do sistema linfático ou sanguíneo, afetando especialmente a pele, mucosas, tecido linfático e glândulas adrenais. A inoculação traumática, na qual o fungo se instala na mucosa da pele, também pode ocorrer. Fatores como a imaturidade do sistema imunológico em crianças e a exposição prolongada a ambientes rurais podem aumentar o risco de infecção[30].

Mais de 80% dos casos de paracoccidioidomicose em todo o mundo são do Brasil, sendo a oitava principal causa de morte por doenças infecciosas crônicas e parasitárias no país, com a mais alta taxa de mortalidade entre as micoses sistêmicas, com uma média anual de mortalidade de 1,45/milhão de habitantes de 1980 a 1995[31]. A albumina sérica tem-se mostrado um preditor de sobrevivência, com estudos mostrando alta sobrevivência em pacientes com um valor basal de albumina sérica ≥ 2,18 g/dL. Sequelas em pacientes pediátricos são infrequentes e estão principalmente relacionadas à má absorção devido à fibrose dos linfonodos mesentéricos[32].

## Manifestações clínicas

A paracoccidioidomicose pode evoluir para um dos 2 padrões: a forma aguda/subaguda, que pode aparecer tão cedo quanto 45 dias após uma exposição; ou a forma crônica, que representa a reativação da infecção primária e é mais comum nos adultos[33,34].

A paracoccidioidomicose aguda/subaguda (também conhecida como paracoccidioidomicose juvenil) é quase sempre observada em crianças e adolescentes (Figura 63.1.2). A disseminação da infecção para o sistema reticuloendotelial resulta em linfadenopatia, hepatoesplenomegalia e/ou disfunção da medula óssea (p. ex., anemia aplástica). Sinais constitucionais, como febre e perda de peso, também são observados. Características menos comuns incluem envolvimento ósseo e mucocutâneo. Ao contrário da forma crônica, o envolvimento pulmonar é muito incomum na forma aguda/subaguda[32,35].

O envolvimento superficial dos gânglios linfáticos é mais comum nas regiões cervical, axilar e inguinal, e fístulas de drenagem podem se desenvolver. Os gânglios linfáticos abdominais aumentados frequentemente causam dor abdominal difusa e ocasionalmente compressão de várias estruturas, como o trato biliar (icterícia) e intestinos (obstrução parcial, má absorção)[32,35].

Quanto à gravidade, pode ser classificada em leve, moderada e grave. Os casos graves são definidos pelo encontro de três ou mais dos seguintes critérios:

- Perda ponderal maior que 10% do peso habitual.
- Intenso comprometimento pulmonar.
- Acometimento de outros órgãos, como glândulas adrenais, SNC e ossos.
- Presença de linfonodos acometidos em múltiplas cadeias, superficiais ou profundas, do tipo tumoral (> 2,0 cm de diâmetro, sem supuração) ou do tipo supurativo.
- Títulos de anticorpos elevados[37].

A apresentação clínica pode variar de acordo com a idade da criança, o estado imunológico e a gravidade da infecção.

## Diagnóstico

O diagnóstico da paracoccidioidomicose em crianças é um desafio que requer uma combinação de métodos laboratoriais e de imagem para uma avaliação precisa.

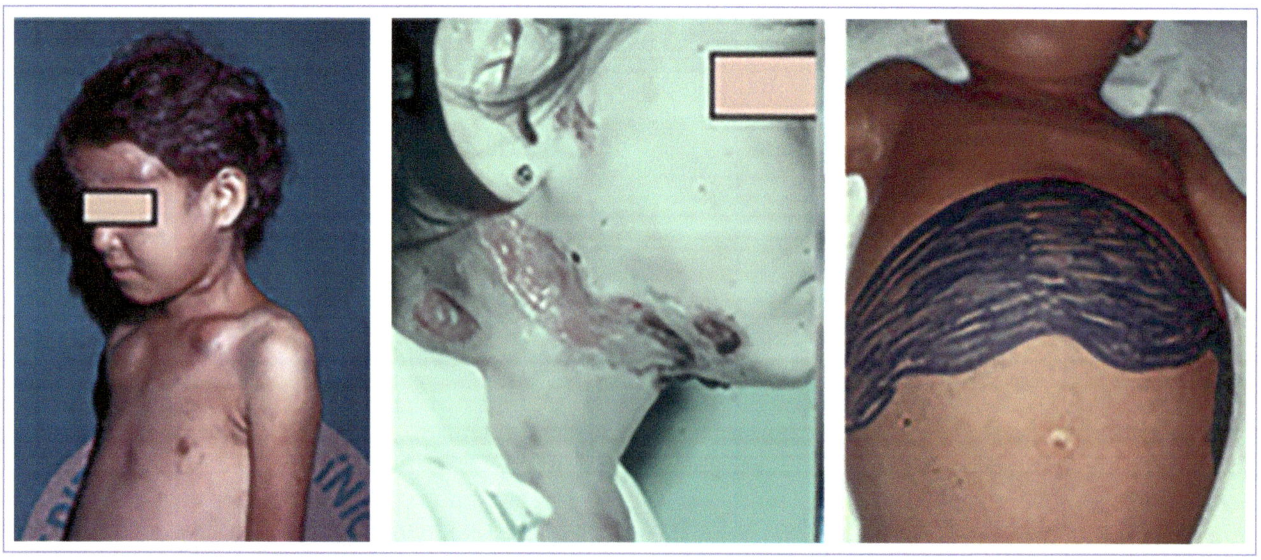

**Figura 63.1.2 –** Forma aguda da paracoccidioidomicose em crianças.
*Fonte:* Shikanai-Yasuda et al.[36].

- **Exames inespecíficos**: a criança com paracoccidioidomicose pode apresentar anemia, hipergamaglobulinemia, eosinofilia, hipoalbuminemia, hiperbilirrubinemia e elevação das transaminases[36].
- **Exames específicos**:
  - O padrão-ouro para o diagnóstico é o encontro de elementos fúngicos sugestivos de *Paracoccidioides* spp. em exame de espécime clínico (p. ex., raspado de lesão, aspirado de linfonodos) e/ou fragmento de biópsia de órgãos supostamente acometidos. Células de levedura arredondadas e com paredes espessas (tipicamente com 15 a 30 μm de diâmetro, e até 60 μm em alguns casos), com múltiplos brotos (semelhantes a uma roda de navio, a uma roda de piloto ou a orelhas do Mickey Mouse), são características observadas[9,36] (Figura 63.1.3).
  - As provas sorológicas específicas, preferencialmente por imunodifusão quantitativa, têm importância não apenas no auxílio diagnóstico, mas também na avaliação da resposta do hospedeiro ao tratamento específico. Os títulos de anticorpos no soro geralmente são elevados (≥ 1:32) em pacientes com paracoccidioidomicose aguda[9,36].

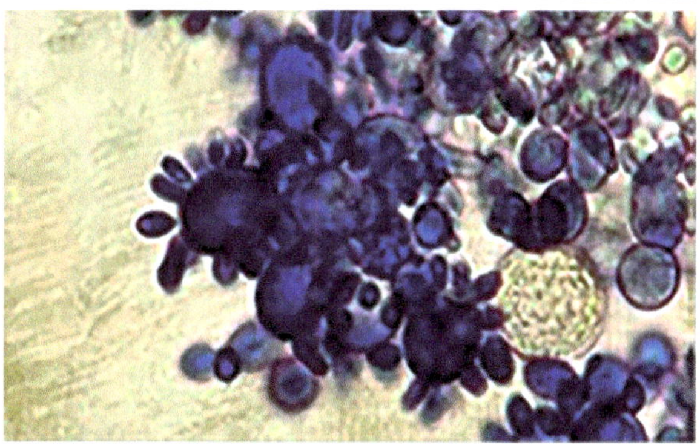

**Figura 63.1.3** – Coloração com lactofenol mostrando células de levedura com múltiplos brotos.
*Fonte:* Shikanai-Yasuda et al.[36].

- **Exames de imagem**: importante realizar exame de imagem das áreas afetadas para determinar a extensão do envolvimento dos linfonodos (incluindo a presença de manifestações compressivas). Todos os pacientes devem ser avaliados por ultrassonografia ou TC abdominal. A TC de tórax geralmente é realizada apenas se os sinais e sintomas sugerirem envolvimento pulmonar ou lesão mediastinal (p. ex., compressão da veia cava superior). Cintilografia com gálio-67 pode ser útil na revelação de lesões ósseas[9,36].

## Tratamento

Para formas graves e disseminadas, é indicada uma fase de indução com anfotericina B em formulações de desoxicolato (1 mg/kg/dia, 1 vez ao dia) ou lipídicas (3 a 5 mg/kg/dia, 1 vez ao dia) como primeira linha. A duração do tratamento visa à estabilidade clínica do paciente e dura, em média, 2 a 4 semanas[9,36].

Para a fase de consolidação e tratamento das formas leves e moderadas, itraconazol (5 a 10 mg/kg/dia, de 12 em 12 horas) e sulfametoxazol/trimetoprim (SMX/TMP) (8 a 10 mg/kg/dia de trimetoprim, de 12 em 12 horas) são as drogas de escolha[9,36]. Estudos têm mostrado uma eficácia maior e com menor tempo de evolução para cura do itraconazol em comparação ao SMX/TMP[38,39]; entretanto, o SMX/TMP devido à sua boa tolerabilidade e apresentação na forma de solução oral, o que facilita a administração e adequação da dose, é bem aceito na pediatria.

O tratamento sempre envolve esquemas de longo prazo, com 9 a 12 meses para o itraconazol e 18 a 24 meses para SMX/TMP. A duração da terapia deve ter como base critérios de cura, com base em parâmetros clínicos, micológicos, radiológicos e imunológicos[9,36].

Os critérios clínicos para cura incluem a ausência ou regressão de sinais e sintomas da doença, como a cicatrização de lesões cutâneas, a involução da adenomegalia e a estabilização do peso corporal. Inicialmente, após 2 semanas de tratamento, há melhora subjetiva das lesões orais, e em 1 mês ocorre a cicatrização dessas lesões. As lesões cutâneas também regridem em 1 mês, e a adenomegalia entre 2 e 3 meses[36].

Como critérios imunológicos, espera-se que, com o tratamento, haja negativação do título de anticorpos ou sua estabilização em valores baixos (1:2). Avaliações sorológicas devem ser realizadas a cada 6 meses, quando disponíveis. A positividade ou aumento no título do teste é um preditor de recidiva clínica[36].

Exames clínicos periódicos, com controle de peso e verificação do surgimento de lesões orais ou linfadenopatia, devem ser realizados por um período de até 1 ano após o paciente atender aos critérios de cura[36].

## CONCLUSÃO

As características clínicas e prognóstico das infecções por fungos endêmicos na pediatria variam amplamente, influenciados por fatores como idade, estado imunológico e comorbidades. As abordagens multidisciplinares para o manejo e cuidados de suporte têm-se mostrado ferramentas valiosas para melhoria dos resultados desses casos.

Portanto, os fungos endêmicos na pediatria representam um desafio clínico significativo. Esforços adicionais de pesquisa, guiados por colaborações internacionais e diretrizes com base em evidências, são essenciais para aprimorar o entendimento dessas doenças e melhorar os resultados para pacientes pediátricos em todo o mundo (Quadro 63.1.1).

**Quadro 63.1.1** – Principais fungos endêmicos na pediatria.

| | Criptococose | Histoplasmose | Paracoccidioidomicose |
|---|---|---|---|
| **Agente etiológico** | ▪ *Cryptococcus neoformans* e *Cryptococcus gattii* | ▪ *Histoplasma capsulatum* | ▪ *Paracoccidioides brasiliensis* e *Paracoccidioides lutzii* |
| **Manifestações clínicas** | ▪ Assintomáticos: maioria<br>▪ Pulmonar: tosse, dispneia<br>▪ Meningite: febre, cefaleia, rigidez de nuca e alterações no estado mental<br>▪ Disseminada: hepatomegalia, esplenomegalia, lesões cutâneas | ▪ Assintomáticos: maioria<br>▪ Pulmonar aguda: febre, dor de cabeça, mal-estar, dor no peito e tosse. Geralmente autolimitada<br>▪ Disseminada: febre, mal-estar, anorexia, perda de peso, hepatoesplenomegalia, linfadenopatia, ulceração da mucosa e lesões na pele | ▪ Assintomáticos: maioria<br>▪ Pulmonar: incomum<br>▪ Aguda/subaguda: linfadenopatia, hepatoesplenomegalia, febre, perda de peso, envolvimento ósseo e mucocutâneo |
| **Diagnóstico** | ▪ Cultura de LCR, antígeno, exames de imagem | ▪ Cultura de amostras clínicas, microscopia direta, testes moleculares, sorologias, exames de imagem | ▪ Encontro de elementos fúngicos, sorologias específicas, exames de imagem |
| **Tratamento** | ▪ Indução: anfotericina<br>▪ Consolidação e manutenção: fluconazol | ▪ Formas leves e moderadas: itraconazol<br>▪ Formas graves: indução com anfotericina e itraconazol após | ▪ Formas graves ou disseminadas: indução com anfotericina e itraconazol ou SMX/TMP após<br>▪ Formas leves e moderadas: itraconazol ou SMX/TMP |
| **Seguimento** | ▪ Tratamento por 6 a 12 meses. Avaliação regular dos sinais e sintomas, repetição de exames de imagem e monitoramento dos níveis de antígeno criptocócico | ▪ Formas leves e moderadas: tratamento por no mínimo 6 meses<br>▪ Formas graves: tratamento por no mínimo 12 meses<br>▪ Dosagem do antígeno durante o tratamento e até 12 meses após o término | ▪ Itraconazol: 9 a 12 meses<br>▪ SMX/TMP: 18 a 24 meses<br>▪ Critérios de cura com base em parâmetros clínicos, micológicos, radiológicos e imunológicos. Sorologia a cada 6 meses. Acompanhamento até 1 ano após critérios de cura |

*Fonte:* Adaptado de Thompson GR et al.[9]; Shikanai-Yasuda MA et al.[36] e Borges SR et al.[38].

## REFERÊNCIAS BIBLIOGRÁFICAS

1. Ekeng BE, Edem K, Amamilo I, Panos Z, Denning D, Oladele RO. Histoplasmosis in Children; HIV/AIDS Not a Major Driver. J Fungi. (Basel) 2021;7(7):530.
2. Giusiano G, Aguirre C, Vratnica C, Rojas F et al. Emergence of acute/subacute infant-juvenile paracoccidioidomycosis in Northeast Argentina: Effect of climatic and anthropogenic changes? Med Mycol.2019;57(1):30-37.
3. Guo LY, Liu LL, Liu Y, Chen TM, Li SY, Yang YH, Liu G. Characteristics and outcomes of cryptococcal meningitis in HIV seronegative children in Beijing, China, 2002-2013. BMC Infect Dis. 2016;16(1):635.
4. Lizarazo J, Escandón P, Agudelo CI, Castañeda E. Cryptococcosis in Colombian children and literature review. Mem Inst Oswaldo Cruz. 2014;109(6):797-804.
5. Pinheiro MC, Gonçalves NV, Brito MTFM de, Quaresma JAS. Epidemiological and space analysis of cryptococcosis

in children in the mesoregions of the state of Pará, Eastern Amazon, from 2000 to 2017. Research, Society and Development. 2022;11(10):e194111032566.

6. Rajasingham R, Wake RM, Beyene T, Katende A, Letang E, Boulware DR. Cryptococcal Meningitis diagnostics and screening in the era of point-of-care laboratory testing. J Clin Microbiol. 2019;57(1):e01238-18.
7. Chang CC, Harrison TS, Bicanic TA, Chayakulkeeree M et al. Global guideline for the diagnosis and management of cryptococcosis: an initiative of the ECMM and ISHAM in cooperation with the ASM. Lancet Infect Dis. 2024;23:(731-4):S1473-3099.
8. Perfect JR, Dismukes WE, Dromer F, Goldman DL et al. Clinical practice guidelines for the management of cryptococcal disease: 2010 Update by the Infectious Diseases Society of America. Clin Infect Dis. 2010;50(3):291-322.
9. Thompson GR, Le T, Chindamporn A, Kauffman CA, Alastruey-Izquierdo A, Ampel NM et al. 3rd Global guideline for the diagnosis and management of the endemic mycoses: an initiative of the European Confederation of Medical Mycology in cooperation with the International Society for Human and Animal Mycology. Lancet Infect Dis. 2021;21(12):e364-e374.
10. Wheat LJ, Freifeld AG, Kleiman MB, Baddley JW et al. Clinical practice guidelines for the management of patients with histoplasmosis: 2007 update by the Infectious Diseases Society of America. Clin Infect Dis. 2007;45(7):807-25.
11. Becerra-Álvarez P, Escandón P, Lizarazo J, Quirós-Gómez Ó, Firacative C. Cryptococcus neoformans – and Cryptococcus gattii-specific IgG, IgA and IgM differ among children and adults with and without cryptococcosis from Colombia. Med Mycol. 2022;60(9):myac067.
12. Davis J, Zheng WY, Glatman-Freedman A, Ng JA, Pagcatipunan MR, Lessin H, Casadevall A, Goldman DL. Serologic evidence for regional differences in pediatric cryptococcal infection. Pediatr Infect Dis J. 2007;26(6):549-51.
13. Goldman DL, Khine H, Abadi J, Lindenberg DJ, Pirofski La, Niang R, Casadevall A. Serologic evidence for Cryptococcus neoformans infection in early childhood. Pediatrics. 2001;107(5):E66.
14. Mullan PC, Steenhoff AP, Draper H, Wedin T, Bafana M, Anabwani G, Jibril H, Tshepo M, Schutze GE. Etiology of meningitis among patients admitted to a tertiary referral hospital in Botswana. Pediatr Infect Dis J. 2011;30(7):620-2.
15. Nunes JO, Tsujisaki RAS, Nunes MO, Lima GME, Paniago AMM, Pontes ERJC, Chang MR. Cryptococcal meningitis epidemiology: 17 years of experience in a State of the Brazilian Pantanal. Rev Soc Bras Med Trop. 2018;51(4):485-492.
16. Speed BR, Kaldor J. Rarity of cryptococcal infection in children. Pediatr Infect Dis J. 1997;16(5):536-7.
17. Abadi J, Nachman S, Kressel AB, Pirofski L. Cryptococcosis in children with AIDS. Clin Infect Dis. 1999;28(2):309-13.
18. Gifford A, Jayawardena N, Carlesse F, Lizarazo J, McMullan B, Groll AH, Warris A. Pediatric Cryptococcosis. Pediatr Infect Dis J. 2024;43(4):307-312.
19. Kalla GCM, Mboumnyemb JF, Assob JCN, Ehouzou Mandeng MN et al. Cryptococcal antigen carriage among HIV infected children aged 6 months to 15 years at Laquintinie Hospital in Douala. PLoS One, 2021;16(7):e0253781.
20. Sepúlveda VE, Márquez R, Turissini DA, Goldman WE, Matute DR. Genome sequences reveal cryptic speciation in the human pathogen Histoplasma capsulatum. mBio, 2017;8:e01339-17.
21. Antinori S. Histoplasma capsulatum: more widespread than previously thought. Am J Trop Med Hyg. 2014;90(6):982-983.
22. Ashraf N, Kubat RC, Poplin V, Adenis AA, Denning DW et al. Re-drawing the Maps for Endemic Mycoses. Mycopathologia, 2020;185(5):843-865.
23. Manos NE, Ferebee SH, Kerschbaum WF. Geographic variation in the prevalence of histoplasmin sensitivity. Dis Chest. 1956;29(6):649-68.
24. MacInnes R, Warris A. Paediatric histoplasmosis 2000-2019: A Review of 83 Cases. J Fungi. (Basel), 2021;7(6):448.
25. Linder KA, Kauffman CA. Histoplasmosis: epidemiology, diagnosis, and clinical manifestations. Curr Fungal Infect Rep. 2019;13:120-128.
26. Azar MM, Loyd JL, Relich RF, Wheat LJ, Hage CA. Current concepts in the epidemiology, diagnosis, and management of histoplasmosis syndromes. Semin Respir Crit Care Med. 2020;41(1):13-30.
27. Linder KA, Kauffman CA. Current and new perspectives in the diagnosis of blastomycosis and histoplasmosis. J Fungi. (Basel) 2020;7(1):12.
28. PAHO/WHO. Guidelines for diagnosing and managing disseminated histoplasmosis among people living with HIV. Disponível em: https://iris.paho.org/bitstream/handle/10665.2/52304/9789275122495_eng.pdf?sequence=1&isAllowed=y. Acesso em: 20 mar. 2024.
29. Martinez R. New Trends in Paracoccidioidomycosis epidemiology. J Fungi. (Basel) 2017;3(1):1.
30. Carlesse F, Silva AMPS, Santolaya ME. Important mycoses in children in South America. Curr Fungal Infect Rep. 2016;10:10-23.
31. Coutinho ZF, Silva D, Lazera M, Petri V, Oliveira RM, Sabroza PC et al. Paracoccidioidomycosis mortality in Brazil. Cad Saúde Públicas. 2002;18:1441-54.
32. Romaneli MTDN, Tardelli NR, Tresoldi AT et al. Acute--subacute paracoccidioidomycosis: a paediatric cohort of 141 patients, exploring clinical characteristics, laboratorial analysis and developing a non-survival predictor. Mycoses. 2019;62:999.
33. Buccheri R, Khoury Z, Barata LC, Benard G. Incubation period and early natural history events of the acute form of Paracoccidioidomycosis: lessons from patients with a single paracoccidioides spp. Exposure. Mycopathologia. 2016;181:435.
34. Travassos LR, Taborda CP, Colombo AL. Treatment options for paracoccidioidomycosis and new strategies investigated. Expert Rev Anti Infect Ther. 2008;6:251.
35. Pereira RM, Bucaretchi F, Barison Ede M et al. Paracoccidioidomycosis in children: clinical presentation, follow-up and outcome. Rev Inst Med Trop. Sao Paulo 2004;46:127.
36. Shikanai-Yasuda MA, Mendes RP, Colombo AL, Queiroz--Telles F, Kono ASG et al. Brazilian guidelines for the clinical management of paracoccidioidomycosis. Rev Soc Bras Med Trop. 2017;50(5):715-740.
37. Franco M, Montenegro MR, Mendes RP, Marques SA, Dillon NL, Mota NG. Paracoccidioidomycosis: a recently proposed classification of its clinical forms. Rev Soc Bras Med Trop. 1987;20(2):129-32.
38. Borges SR, Silva GM, Chambela MC et al. Itraconazole vs. trimethoprim-sulfamethoxazole: a comparative cohort study of 200 patients with paracoccidioidomycosis. Med Mycol. 2014;52:303-10.
39. Cavalcante RS, Sylvestre TF, Levorato AD, de Carvalho LR, Mendes RP. Comparison between itraconazole and cotrimoxazole in the treatment of paracoccidiodomycosis. PLoS Negl Trop Dis. 2014;8:e2793.
40. Buitrago MJ, Martín-Gómez MT. Timely diagnosis of histoplasmosis in non-endemic countries: a laboratory challenge. Front Microbiol. 2020;11:467.

# 63.2 Micoses oportunistas: candidíase, aspergilose e fusariose

*Andréa de Araújo Soares Mansinho*
*Fabianne Altruda de Moraes Costa Carlesse*

## INTRODUÇÃO

Os fungos são microrganismos eucarióticos, podendo ser classificados em diferentes divisões taxonômicas, incluindo categorias morfológicas, como leveduras e fungos filamentosos. A *Candida* spp. é a espécie de fungo mais prevalente, sendo a maior representante do grupo das leveduras. Entre os fungos filamentosos, encontramos o *Aspergillus* spp. e o *Fusarium* spp., ambos com cada vez maior expressividade na estatística brasileira de infecções[1,2].

O desenvolvimento da infecção fúngica e a resposta ao seu tratamento depende intrinsecamente da imunidade do hospedeiro. Em pacientes pediátricos imunossuprimidos, a incidência de doença fúngica invasiva (DFI) varia de 6% a 33% e depende da doença de base, intensidade do tratamento quimioterápico e da presença de comorbidades. A letalidade pode chegar a 90%, por exemplo, em pacientes submetidos a transplante de células-tronco hematopoiéticas (TCTH) e com doença de sistema nervoso central (SNC)[3]. Apesar do número crescente de infecções fúngicas, ainda há diversos desafios a serem vencidos quanto ao diagnóstico preciso e precoce e ao tratamento, em especial na população pediátrica.

Este capítulo tem por objetivo descrever as principais micoses oportunistas, sua epidemiologia, ferramentas diagnósticas e tratamento.

## MICOSES OPORTUNISTAS

### *Candida* spp.

A infecção da corrente sanguínea (ICS) por *Candida* spp. é sem dúvida a principal DFI em crianças hospitalizadas e uma das causas mais comuns de infecção relacionada à assistência à saúde no mundo[4].

Alguns grupos dentro da população pediátrica são apontados como de maior risco de desenvolver candidemia invasiva, como neonatos, menores de 1 ano de idade, crianças em unidade de terapia intensiva (UTI), portadoras de neoplasias e/ou submetidas a TCTH. Aproximadamente 10% a 15% das crianças em UTI apresentam ICS por *Candida* spp. Na Europa, a *Candida* spp. é o terceiro patógeno mais frequente, com frequência de 15% das ICS[3].

Dentre as mais de 200 espécies de *Candida* descritas, apenas 15 causam doença na população pediátrica, sendo a *Candida albicans* a mais frequente, seguida pela *C. parapsilosis, C. tropicalis, C. glabrata* e *C. krusei*. Nas últimas décadas vem se observando um crescente aumento das espécies não *albicans* como agentes de candidíase invasiva[5,6].

Modelos clínicos de risco têm sido desenvolvidos para diagnosticar precocemente a candidemia na população adulta, mas ainda há poucos desenvolvidos e validados para a população pediátrica. Em 2010, Zaoutis e colaboradores identificaram alguns fatores de risco de desenvolvimento de candidemia em pacientes de UTI, tais como: presença de cateter venoso central (CVC), uso recente de antimicrobianos, nutrição parenteral e neoplasias[7].

Outros fatores de risco apontados são o rompimento da barreira gastrintestinal, em que espécies de *Candida* colonizam pelo menos 70% dos pacientes. Cirurgias do trato gastrintestinal e enterocolite necrosante do neonato podem, por exemplo, predispor ao desenvolvimento da candidíase invasiva. Também destacam-se, na população neonatal, a prematuridade extrema, o baixo peso ao nascer, a nutrição parenteral, o uso de CVC, a permanência em UTI e o uso de ventilação mecânica (VM). Já na população pediátrica, a hospitalização prévia e a terapia imunossupressora são alguns dos fatores de risco evidenciados, assim como o uso de antiácidos e de antibióticos de amplo espectro – em especial as cefalosporinas de terceira geração e os carbapenêmicos[8].

Apesar de importantes, os fatores de risco são fracos preditores da infecção fúngica. Assim, o estabelecimento do diagnóstico precoce para a pronta instituição terapêutica é o que modifica o prognóstico dessas crianças, que muitas vezes podem ter um quadro clínico pouco específico(8).

#### ▪ Síndromes clínicas

A candidíase invasiva engloba três contextos clínicos distintos: candidemia sem focos profundos, candidemia associada a focos profundos e o acometimento de focos profundos sem candidemia. Estes três contextos têm distribuição equivalente na epidemiologia, mas divergem na capacidade diagnóstica de cada uma destas síndromes clínicas.

Nos recém-nascidos prematuros, a candidíase pode se apresentar de forma variada: candidemia sistêmica, infecção do trato urinário ou envolvimento de qualquer outra estrutura do organismo humano. Particularmente exclusiva dos recém-nascidos prematuros, a meningoencefalite por *Candida* spp., presente em 15% a 20% dos casos de candidemia, ocorre comumente por invasão do SNC, através da via hematogênica, sendo responsável por elevada morbimortalidade, com consequências futuras no neurodesenvolvimento do paciente[8-10].

A candidíase disseminada crônica (CDC) consiste no acometimento do fígado, baço e outros órgãos profundos e ocorre nos pacientes imunossuprimidos em recuperação da neutropenia. Quando acomete apenas o fígado e o baço é chamada de hepatoesplênica. A ultrassonografia é útil no diagnóstico e no acompanhamento da CDC. A imagem típica descrita no fígado é a lesão em olho de búfalo ou a lesão em alvo que consiste em uma imagem hipoecogênica circundada por uma imagem hiperecogênica[11].

O acometimento pulmonar por *Candida* é raro e geralmente secundário à disseminação hematogênica, podendo se apresentar como pequenos nódulos observados na tomografia de tórax[11].

Também consequente da disseminação hematogênica, a candidíase ocular é pouco frequente na população pediátrica, embora seja extremamente grave, pois pode resultar em perda visual. Fierro e colaboradores realizaram um estudo retrospectivo de 10 anos e identificaram, entre 254 pacientes com candidemia, 8 pacientes (3,2%) com diagnóstico de doença ocular, resultando em descolamento de retina em 2 pacientes e rompimento do globo ocular em 1 paciente. As lesões oculares em pacientes com candidemia incluem a coriorretinite e a endoftalmite, e caracterizam-se pela presença de lesões infiltrativas focais profundas na coroide ou retina, sendo mais frequentes em lactentes e neonatos comparativamente às demais faixas etárias pediátricas[12]. De acordo com as diretrizes da Infectious Diseases Society of America (IDSA), um exame oftalmológico deve ser realizado em todos os pacientes com candidemia para avaliá-los quanto ao envolvimento ocular concomitante à infecção fúngica sistêmica, o que irá determinar, dependendo da extensão da lesão, o tempo de tratamento, a necessidade ou não de abordagem cirúrgica e de antifúngico intraocular[9].

O exame oftalmológico deve ser realizado idealmente na 1ª semana de diagnóstico da candidemia nos pacientes não neutropênicos e, nos neutropênicos, apenas quando estes tiverem recuperação neutrofílica, já que a neutropenia pode não evidenciar a lesão oftalmológica no início do quadro[9].

A endocardite por *Candida* é uma das manifestações mais graves da candidíase sistêmica. As manifestações clínicas incluem sinais e sintomas de envolvimento cardíaco, como dispneia, edema, sinais sugestivos de insuficiência cardíaca congestiva, dor torácica, sopros novos ao exame físico, fenômenos embólicos, frequentemente envolvendo grandes vasos que irrigam o cérebro, extremidades e trato gastrintestinal, bem como sintomas sistêmicos de febre, sudorese noturna, mal-estar e perda de peso. A embolização arterial é mais comum nas endocardites fúngicas do que nas bacterianas, em decorrência do tamanho das vegetações que comumente são maiores nas endocardites de etiologia fúngicas. Os sinais clássicos de endocardite, como nódulos de Osler, manchas de Roth e lesões de Janeway, são pouco observados[13].

## Diagnóstico

O diagnóstico de candidemia na população pediátrica é desafiador, uma vez que os sintomas são na maioria das vezes inespecíficos e muitas vezes ausentes, principalmente em neonatos e pacientes onco-hematológicos. Em vista disso, muitas vezes faz-se necessária a instituição de terapia empírica precoce na tentativa de melhorar o prognóstico(14), uma vez que a mortalidade global dos pacientes com candidemia gira em torno de 15% e a mortalidade atribuída à infecção é de 10%[14].

A cultura do sangue ou de outros sítios estéreis é considerada o padrão-ouro para o diagnóstico de candidíase invasiva. Todavia, testes laboratoriais como pesquisas de antígenos, anticorpos, detecção de beta-D-glucana ou reação em cadeia da polimerase (PCR) têm sido cada vez mais incorporados à prática clínica hospitalar como ferramentas adjuntas para o diagnóstico preciso e mais precoce[8,15].

A sensibilidade das hemoculturas é, em média, de 50%. O tempo de detecção da hemocultura é longo, podendo variar de 1 a 7 dias, com média de positividade de 2 a 3 dias.

Culturas de outros sítios têm sensibilidade menor, em torno de 50%, com tempo de detecção lento. Além disso, são necessários procedimentos cirúrgicos para a coleta de material, os quais muitas vezes não podem ser realizados em decorrência das condições clínicas dos pacientes.

Em paralelo à realização de testes diagnósticos específicos, diante de uma suspeita de candidíase invasiva ou candidemia com ou sem focos profundos, faz-se sempre necessária a realização de exames complementares em busca de outros focos possíveis de infecção pela *Candida*, tais como fundo de olho, ecocardiograma, ultrassonografia de abdome total. Todo prematuro com evidência clínica ou microbiológica de candidíase invasiva deve ser tratado como portador de doença disseminada, com investigação laboratorial completa, o que, em pacientes prematuros, inclui imprescindivelmente a avaliação do acometimento de SNC por meio de uma coleta de líquido cefalorraquidiano (LCR)[9,15].

## Tratamento

O tratamento das candidemias compreende a instituição adequada e precoce do antifúngico, sendo importante realizar o controle da fonte de infecção, que consiste em eliminar o foco suspeito com drenagem de coleção infectada (p. ex., líquido peritoneal, líquido pleural e material de abscesso), além de remoção de material supostamente infectado, como próteses, válvulas, CVC e outros dispositivos possivelmente infectados.

A seleção da droga antifúngica para tratamento inicial tem que levar em consideração vários fatores, entre eles[16]:

- Exposição prévia a antifúngicos.
- Intolerância aos antifúngicos.
- Gravidade da doença.
- Presença de comorbidades.
- Acometimento de sítios profundos, como cérebro, coração e outros órgãos.
- Conhecimento da epidemiologia local de espécies principais de *Candida* e do perfil de sensibilidade.

Para se estabelecer uma abordagem terapêutica eficaz, são considerados quatro grupos de pacientes:

- Neutropênicos ou imunossuprimidos.
- Não neutropênicos ou imunocompetentes.
- Pacientes de unidade de terapia intensiva (UTI).
- Recém-nascidos.

Diretrizes de diversas sociedades estão disponíveis para orientar o tratamento dessas infecções.

De acordo com a European Society of Clinical and Microbiological Infectious Diseases (ESCMID), a droga de escolha para tratamento de candidemia invasiva consiste nas equinocandinas, sendo a anfotericina B lipossomal uma alternativa que tem o mesmo grau de evidência. Os triazólicos podem ser uma opção terapêutica nas instituições onde a incidência de *Candida* spp. resistente é baixa. O voriconazol é a droga recomendada por ter maior espectro de ação, cobrindo *C. glabrata* e *C. krusei*. A diferença da recomendação da IDSA é a utilização de anidulafungina em Pediatria, com o mesmo nível de evidência[8].

O fluconazol só é recomendado em pacientes não neutropênicos, que não estão criticamente doentes e não tiveram exposição prévia aos azóis. O descalonamento da anfotericina B para o fluconazol é recomendado em pacientes clinicamente estáveis após 5 a 7 dias de terapia com anfotericina B, com espécies sensíveis ao fluconazol. Equinocandinas e anfotericina B lipossomal são sugeridas para uso em pacientes neutropênicos[16,17].

O nível de recomendação do ECIL (European Conference on Infections in Leukemia) para as equinocandinas (AII) e anfotericina B lipossomal (AII) se deve ao menor número de estudos em pacientes neutropenicos com infecção de órgão profundo. Tratamento com fluconazol não é recomendado para *C. krusei* e *C. glabrata*, pois essas espécies são resistentes

As equinocandinas compreendem: caspofungina, micafungina e anidulafungina e elas agem inibindo a síntese da glucana sintetase resultando na inibição da síntese da glucana presente na parede celular do fungo. Demonstram atividade fungicida para as espécies de *Candida albicans* e não *albicans* incluindo as espécies de *Candida glabrata* e *C. krusei* que são intrinsecamente resistentes ao fluconazol e a especie de *C. lusitanae* que é resistente a anfotericina. Essas drogas também são efetivas contra leveduras que produzem biofilme[18,19].

## *Fusarium* spp.

O *Fusarium* spp. é um fungo filamentoso encontrado amplamente no solo, em plantas, materiais em decomposição, água e outros substratos orgânicos. Sua ampla distribuição pode ser atribuída à habilidade de crescer em diferentes substratos e a seus eficientes mecanismos de dispersão.

Existem mais de 50 espécies de *Fusarium* identificadas, mas poucas causam infecções em humanos. *Fusarium solani* é a mais comum (aproximadamente 50% dos casos), seguido por *Fusarium oxysporum* (20%), *Fusarium verticilioidis* (10%) e *Fusarium moniliforme* (10%). Em crianças, duas espécies são as mais frequentemente encontradas: *Fusarium solani complex* e *Fusarium oxysporum*[20].

A sua aquisição ocorre pela via respiratória, mas também por inoculação através da pele após traumas, por contaminação de cateteres vasculares em ambientes hospitalares, por disseminação secundária a partir de foco inicial de onicomicose ou paroníquia[20,21].

Trata-se de uma infecção rara, embora emergente, cujo entrave é o diagnóstico assertivo e precoce, o qual levaria ao rápido tratamento direcionado, com consequente redução da alta mortalidade atribuída à doença. No Brasil, a fusariose invasiva é a segunda causa de infecção por fungo filamentoso em pacientes com doenças onco-hematológicas, com impacto significativo na mortalidade desta população[22]. A mortalidade em geral é maior que 50%, podendo variar de 50% a 80%, muitas vezes em decorrência do estado grave de imunossupressão destes pacientes que, na grande maioria dos casos, estão neutropênicos por um período prolongado[23].

Pacientes com neutropenia prolongada e grave ou com deficiência de células T são os mais suscetíveis à doença. Os granulócitos e os macrófagos, frequentemente escassos nos pacientes onco-hematológicos, são ferramentas essenciais na contenção da disseminação fúngica. Eles atuam impedindo o crescimento das hifas, sendo que os macrófagos inibem também a germinação dos conídios.

A apresentação clínica da infecção por *Fusarium* varia de acordo com a imunidade do hospedeiro, podendo causar simples casos de onicomicose em pacientes imunocompetentes a infecções sistêmicas graves naqueles com algum grau de imunossupressão. O quadro clínico depende também da via de entrada e de disseminação do fungo[24,25].

Em geral, as infecções fúngicas em pacientes imunossuprimidos costumam se apresentar com um quadro clínico inespecífico e com escassez de sintomas. O mais comum é o paciente neutropênico e com febre que persiste a despeito do uso de antibiótico de amplo espectro, não havendo nenhum foco definido. Evolutivamente, uma parcela significativa dos pacientes – pelo menos 50% deles – desenvolve nódulos eritematosos e dolorosos, mais frequentes em extremidades, com ou sem necrose central, os quais muitas vezes podem ser a maior evidência de infecção fúngica por *Fusarium* (Figura 63.2.1)[25].

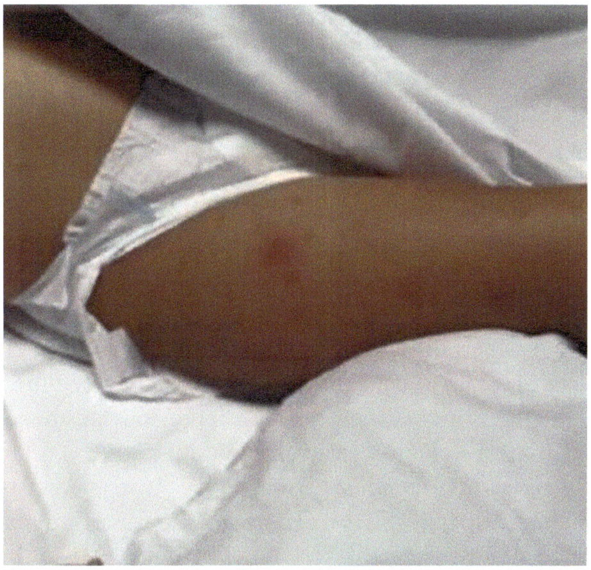

**Figura 63.2.1** – Lesões de pele em paciente com fusariose.
*Fonte:* Espriella et al.[26].

Alguns pacientes podem se queixar de dor abdominal e 70% dos casos manifestam lesões pulmonares, já que as vias aéreas são a via de inoculação principal deste fungo, apesar de poucos sintomas respiratórios relatados pelo paciente[20].

Pulmão, sangue e pele são, portanto, os sítios mais comumente relatados de acometimento por esta infecção fúngica. Pode ocorrer, por fim, invasão fúngica da rede venosa, desencadeando inclusive trombose venosa e necrose da pele dos pacientes, sendo uma importante evidência de disseminação e gravidade da doença. A doença disseminada pode ocorrer em 50% a 60% dos casos nos pacientes imunossuprimidos[27,28].

Os achados histopatológicos preliminares comumente encontrados na infecção por *Fusarium* são hifas hialinas ramificadas, as quais também são sugestivas de outros fungos filamentosos oportunistas, como o *Aspergillus*. Estudos mostram que a morfologia nem sempre é suficiente para determinar com precisão a espécie. A identificação de um isolado de *Fusarium* com base em seu fenótipo pode ser errônea em aproximadamente

50% dos casos. A execução de métodos moleculares, portanto, tem sido vista atualmente como a melhor opção para identificação da espécie.

Diante da possibilidade de infecção pelo *Fusarium*, é importante realizar tomografia computadorizada (TC) de tórax e de seios da face, assim como investigação de focos profundos de infecção, com realização de fundo de olho e ecocardiograma. O crescimento do *Fusarium* em hemocultura ocorre em 60% dos casos[29].

Trata-se de uma doença de prognóstico muito ruim e cuja terapia ainda é discutida. Com base na literatura, a droga recomendada é o voriconazol (30), sendo a terapia combinada de anfotericina B lipossomal associada a voriconazol frequentemente utilizada em casos pediátricos[27,28,31].

## *Aspergillus* spp.

A aspergilose pulmonar invasiva (API) constitui uma infecção grave com elevadas taxas de morbimortalidade, principalmente em pacientes portadores de neoplasias hematológicas e/ou submetidos a TCTH. *A. fumigatus*, *A. flavus*, *A. terreus* e *A. niger* constituem as espécies mais frequentemente causadoras de infecções invasivas.

O *Aspergillus fumigatus* e *A. flavus* são mais comuns na população pediátrica e neonatal. Nos pacientes portadores de doença granulomatosa crônica (DGC), o agente mais comum continua sendo o *A. fumigatus*, com o *A. nidulans* ocupando o segundo lugar nestes pacientes. Outras espécies, como *A. niger* e *A. terreus*, também estão presentes nas infecções fúngicas da população pediátrica, com distribuição que varia conforme a região estudada[32].

Dentre os fatores de risco para o desenvolvimento de infecção por *Aspergillus*, destaca-se a deficiência qualitativa ou quantitativa de neutrófilos (valor absoluto de neutrófilos < 500 mm$^3$ e/ou que esteja mantido por 10 dias ou mais), pacientes submetidos a TCTH - em especial os TCTH alogênicos - ou, no contexto do transplante de órgãos sólidos (TOS), pacientes que desenvolveram doença do enxerto contra o hospedeiro (DECH), principalmente decorrente do uso crônico de glicocorticoide que esta condição impõe, portadores de imunodeficiências - em especial DGC - ou crianças submetidas à quimioterapia ou à terapia imunossupressora. No contexto de paciente em tratamento onco-hematológico, destacam-se os portadores de leucemia mieloide aguda (LMA), leucemia linfoide aguda (LLA) recidivada ou aqueles com mielodisplasia ou anemia aplásica[33].

O espectro de doenças é variável e está muito relacionado com o grau de imunossupressão e a carga fúngica da doença.

A forma pulmonar é a apresentação clínica mais comum da infecção por *Aspergillus*, já que se trata de um fungo filamentoso presente no ambiente, comumente inalado pela via respiratória. Pode haver disseminação para o SNC em 15% dos casos, com exceção da população neonatal, que costuma ter acometimento deste sistema de forma mais frequente[34]. Comumente, os pacientes com aspergilose invasiva estão neutropênicos e, portanto, não apresentam sinais e sintomas característicos, em geral manifestam febre prolongada e sintomas respiratórios discretos, como tosse pouco proeminente[33].

Achados radiográficos clássicos da aspergilose pulmonar são mais encontrados na população adulta do que na pediátrica, sendo eles sinal do halo, sinal de ar crescente, nódulos e cavitações pulmonares (Figuras 63.2.2 e 63.2.3). A avaliação do tórax e dos seios face se faz imprescindível nos pacientes com suspeita de aspergilose invasiva, em virtude do meio de aquisição do *Aspergillus*. Idealmente recomenda-se a realização de TC de tórax e ressonância magnética (RM) de seios da face nos pacientes imunossuprimidos neutropênicos. Nos pacientes imunossuprimidos não neutropênicos, como os portadores de DGC, por exemplo, a radiografia de tórax pode ser sensível para identificar lesões sugestivas de infecção fúngica pulmonar, embora a TC de tórax seja um exame mais elucidativo e por conseguinte mais indicada, mediante sua disponibilidade no serviço. Concomitante à avaliação pulmonar, outros sítios podem ser investigados, como SNC, cavidade abdominal ou câmaras cardíacas, dependendo da história clínica e do exame físico do paciente[35].

O diagnóstico da infecção por *Aspergillus* é desafiador. Os métodos diagnósticos confirmatórios são através da cultura ou métodos de biologia molecular executados a partir de amostra do sítio acometido, sendo necessário o acesso por meios invasivos. Trata-se de abordagem com riscos, em especial nos pacientes críticos, com instabilidade hemodinâmica e alterações hematológicas importantes, tornando os procedimentos cirúrgicos para biópsia pouco seguros e, portanto, raramente executados. Sempre que possível, tanto a microscopia quanto a cultura devem ser tentadas em amostras apropriadas dos pacientes de alto risco para aspergilose invasiva.

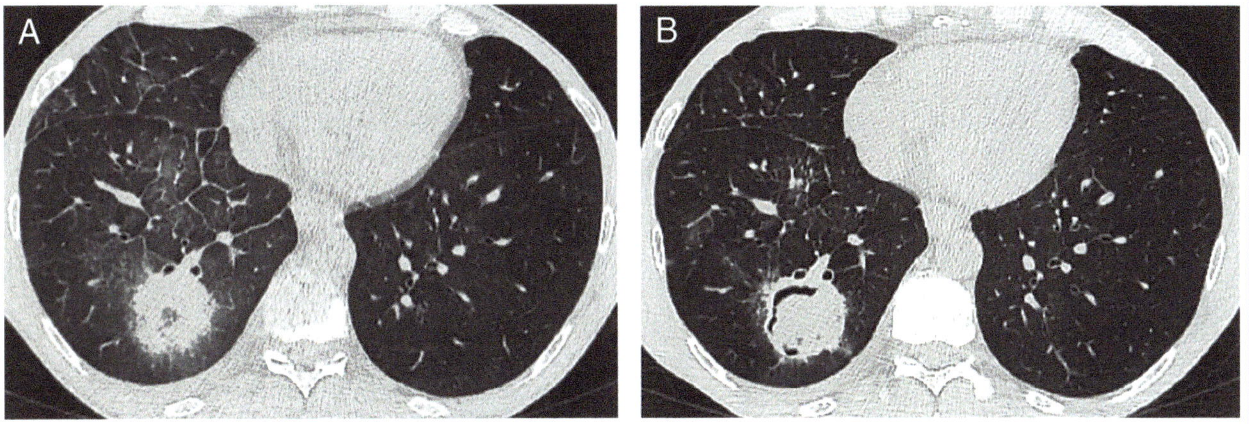


**Figura 63.2.2** – *Aspergillus* spp. **A.** Presença de nódulo com cavitação. **B.** Presença do sinal do ar crescente.
*Fonte:* Alexander et al.[36].

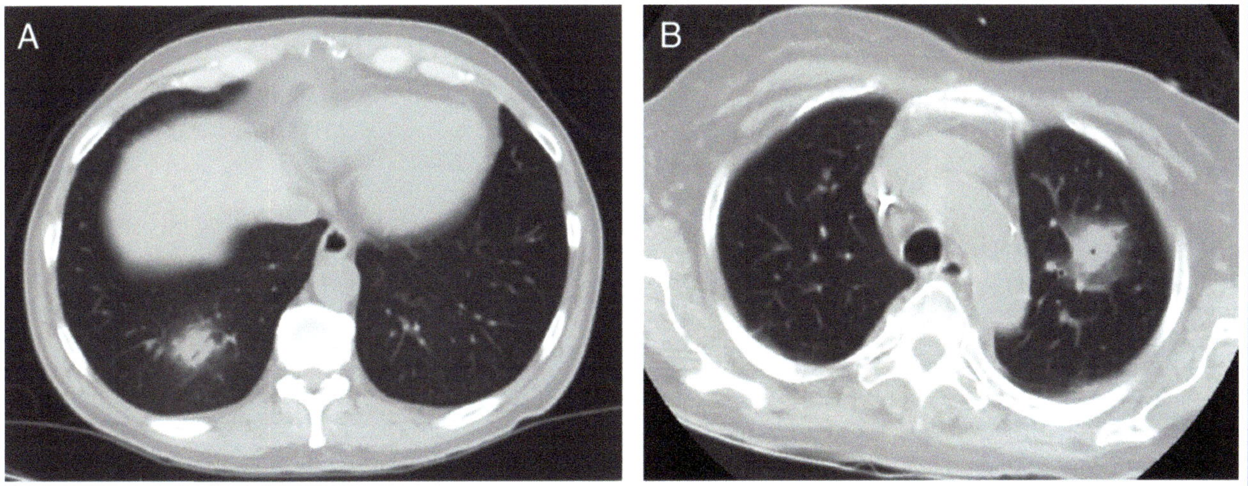


**Figura 63.2.3** – *Aspergillus* spp. **A.** e **B.** Presença de nódulo com sinal do halo.
*Fonte:* Alexander et al.[36].

A galactomanana (GM) ganharia, deste modo, importante destaque neste contexto. Embora incluída nos critérios da European Organisation for Research and Treatment of Cancer (EORTC) de 2020 como método acessório para o diagnóstico de DFI provável, é um teste com alta taxa de resultados falso-positivos e com valores de corte ainda imprecisos. Logo, é importante realizar uma interpretação cuidadosa dos valores de GM devido às suas limitações. São valorizados dois testes positivos de GM sérica acima de 0,5 mg/dL ou um teste positivo ≥ a 0,7 mg/dL. É importante lembrar que se trata de um teste com alto valor preditivo negativo, sendo recomendável a sua realização em pacientes neutropênicos e com fatores de risco para aspergilose invasiva. Em contrapartida, a dosagem de GM no lavado broncoalveolar e no LCR tem maior especificidade, podendo ser incluída como evidência micológica da infecção fúngica invasiva, conforme os critérios da EORTC/Mycoses Study Group Education and Research Consortium (MSGERC) 2020[37].

A terapêutica inicial recomendada para os casos de API provável ou provada é o voriconazol, com monitoramento de nível sérico. Opções secundárias incluem preparações lipídicas de anfotericina B[35,38].

## REFERÊNCIAS BIBLIOGRÁFICAS

1. Nucci M, Anaissie E. Fusarium infections in immunocompromised patients. Clin Microbiol Rev. 2007;20(4):695-704.
2. Castagnola E, Cesaro S, Giacchino M, Livadiotti S, Tucci F, Zanazzo G et al. Fungal infections in children with cancer. Pediatric Infectious Disease Journal. 2006 Jul;25(7):634-9.
3. Pana ZD, Roilides E, Warris A, Groll AH, Zaoutis T. Epidemiology of invasive fungal disease in children. J Pediatric Infect Dis Soc. 2017;6(1):S3-11.

4. Piqueras A, Ganapathi L, Carpenter JF, Rubio T, Sandora TJ, Flett KB et al. Trends in pediatric candidemia: epidemiology, anti-fungal susceptibility, and patient characteristics in a children's hospital. Journal of Fungi. 2021 Feb 1;7(2):1-12.
5. King J, Pana ZD, Lehrnbecher T, Steinbach WJ, Warris A. Recognition and clinical presentation of invasive fungal disease in neonates and children. Journal of the Pediatric Infectious Diseases Society. 2017;6:S12-21.
6. Pana ZD, Roilides E, Warris A, Groll AH, Zaoutis T. Epidemiology of invasive fungal disease in children. Journal of the Pediatric Infectious Diseases Society. 2017;6:S3-11.
7. Zaoutis TE, Prasad PA, Localio AR, Coffin SE, Bell LM, Walsh TJ et al. Risk factors and predictors for candidemia in pediatric intensive care unit patients: Implications for prevention. Clinical Infectious Diseases. 2010 Sep 1;51(5).
8. Hope WW, Castagnola E, Groll AH, Roilides E, Akova M, Arendrup MC, et al. ESCMID guideline for the diagnosis and management of Candida diseases 2012: Prevention and management of invasive infections in neonates and children caused by Candida spp. Clinical Microbiology and Infection. 2012;18(SUPPL.7):38-52.
9. Pappas PG, Kauffman CA, Andes DR, Clancy CJ, Marr KA, Ostrosky-Zeichner L et al. Clinical Practice Guideline for the Management of Candidiasis: 2016 Update by the Infectious Diseases Society of America. Clinical Infectious Diseases. Oxford University Press; 2015;62:e1-50.
10. Mesini A, Bandettini R, Caviglia I, Fioredda F, Amoroso L, Faraci M et al. Candida infections in paediatrics: Results from a prospective single-centre study in a tertiary care children's hospital. Mycoses. 2017 Feb 1;60(2):118-23.
11. Carlesse F, Daudt LE, Seber A, Dutra ÁP, Melo AS de A, Simões B et al. A consensus document for the clinical management of invasive fungal diseases in pediatric patients with hematologic cancer and/or undergoing hematopoietic stem cell transplantation in Brazilian medical centers. Brazilian Journal of Infectious Diseases. 2019;23(6):395-409. Disponível em: https://doi.org/10.1016/j.bjid.2019.09.005.
12. Fierro JL, Prasad PA, Fisher BT, Gerber JS, Coffin SE, Walsh TJ et al. Ocular manifestations of candidemia in children. Pediatric Infectious Disease Journal. 2013 Jan;32(1):84-6.
13. Ganesan V, Ponnusamy SS, Sundaramurthy R. Fungal endocarditis in paediatrics: a review of 192 cases (1971–2016). Cardiol Young. 2017 Oct 27;27(8):1481-7.
14. Zaoutis TE, Benjamin DK, Steinbach WJ. Antifungal treatment in pediatric patients. Drug Resistance Updates. 2005; 8(4):235-45.
15. Groll AH, Pana D, Lanternier F, Mesini A, Ammann RA, Averbuch D et al. 8th European Conference on Infections in Leukaemia: 2020 guidelines for the diagnosis, prevention, and treatment of invasive fungal diseases in paediatric patients with cancer or post-haematopoietic cell transplantation. Lancet Oncol. 2021;22(6):e254-69. Disponível em: http://dx.doi.org/10.1016/S1470-2045(20)30723-3.
16. Vasileiou E, Apsemidou A, Vyzantiadis TA, Tragiannidis A. Invasive candidiasis and candidemia in pediatric and neonatal patients: A review of current guidelines. Curr Med Mycol. 2018;4(3):28-33.
17. Ferreras-Antolín L, Sharland M, Warris A. Management of Invasive Fungal Disease in Neonates and Children. Pediatric Infectious Disease Journal. 2019 Jun 1;38(6 S):S2-6.
18. Mroczyńska M, Brillowska-Dąbrowska A. Review on current status of echinocandins use. Antibiotics. 2020;9(5).
19. Kim R, Khachikian D, Reboli AC. A comparative evaluation of properties and clinical efficacy of the echinocandins. Expert Opin Pharmacother. 2007;8(10):1479-92.
20. Nucci M, Anaissie E. Invasive fusariosis. Clin Microbiol Rev. 2023;36(4):1-28.
21. Nucci M, Varon AG, Garnica M, Akiti T, Barreiros G, Trope BM et al. Increased incidence of invasive fusariosis with cutaneous portal of entry, Brazil. Emerg Infect Dis. 2013;19(10):1567-72.
22. Nucci M, Garnica M, Gloria AB, Lehugeur DS, Dias VCH, Palma LC et al. Invasive fungal diseases in haematopoietic cell transplant recipients and in patients with acute myeloid leukaemia or myelodysplasia in Brazil. Clinical Microbiology and Infection. 2013;19(8):745-51.
23. Nucci M, Marr KA, Vehreschild MJGT, de Souza CA, Velasco E, Cappellano P et al. Improvement in the outcome of invasive fusariosis in the last decade. Clinical Microbiology and Infection. 2014;20(6):580-5.
24. Campo M, Lewis RE, Kontoyiannis DP. Invasive fusariosis in patients with hematologic malignancies at a cancer center: 1998-2009. Journal of Infection. 2010;60(5):331-7. Disponível em: http://dx.doi.org/10.1016/j.jinf.2010.01.010.
25. Nucci M, Barreiros G, Akiti T, Anaissie E, Nouér SA. Invasive fusariosis in patients with hematologic diseases. Journal of Fungi. 2021;7(10):1-17.
26. De la Espriella A, Restrepo A, Trujillo M, Arango K. Disseminated fusariosis in children: report of two cases in girls with leukemia. Curr Med Mycol. 2022;8(1):39-43.
27. Benish M, Elitzur S, Arad-Cohen N, Barg AA, Ben-Harosh M, Bielorai B et al. Invasive Fusariosis in Pediatric Hematology/Oncology and Stem Cell Transplant Patients: A Report from the Israeli Society of Pediatric Hematology-Oncology. Journal of Fungi. 2022;8(4):1-13.
28. Rossato L, Carlesse F, Nobrega De Almeida J, Kontoyiannis DP, Colombo AL. How different is invasive fusariosis in pediatric patients than in adults? A systematic review. v. 34: Current Opinion in Infectious Diseases. Lippincott Williams and Wilkins; 2021. p. 619-26.
29. Carlesse F, Paixão de Sousa da Silva AM, Sztajnbok J, Litivinov N, Peron K, Otsuka M et al. Landscape of invasive fusariosis in pediatric cancer patients: results of a multicenter observational study from Latin America. Open Forum Infect Dis. 2024 Jun 3;11(6).
30. Hoenigl M, Salmanton-García J, Walsh TJ, Nucci M, Neoh CF, Jenks JD et al. Global guideline for the diagnosis and management of rare mould infections: an initiative of the European Confederation of Medical Mycology in cooperation with the International Society for Human and Animal Mycology and the American Society for Microbiolo. Lancet Infect Dis. 2021;21(8):e246-57.
31. Litvinov N, da Silva MTN, van der Heijden IM, Graça MG, Marques de Oliveira L, Fu L et al. An outbreak of invasive fusariosis in a children's cancer hospital. Clinical Microbiology and Infection. 2015;21(3):268.e1-268.e7. Disponível em: http://dx.doi.org/10.1016/j.cmi.2014.09.004.
32. Arastehfar A, Carvalho A, Houbraken J, Lombardi L, Garcia-Rubio R, Jenks JD et al. Aspergillus fumigatus and aspergillosis: From basics to clinics. v. 100, Studies in Mycology. CBS-KNAW Fungal Biodiversity Centre; 2021.

33. Lehrnbecher T, Schöning S, Poyer F, Georg J, Becker A, Gordon K et al. Incidence and outcome of invasive fungal diseases in children with hematological malignancies and/or allogeneic hematopoietic stem cell transplantation: Results of a prospective multicenter study. Front Microbiol. Mar. 2019;10.
34. Lauten M, Attarbaschi A, Cario G, Döring M, Moser O, Mücke U et al. Invasive mold disease of the central nervous system in children and adolescents with cancer or undergoing hematopoietic stem cell transplantation: Analysis of 29 contemporary patients. Pediatr Blood Cancer. 2019; 66(8):5-10.
35. Warris A, Lehrnbecher T, Roilides E, Castagnola E, Brüggemann RJM, Groll AH. ESCMID-ECMM guideline: diagnosis and management of invasive aspergillosis in neonates and children. v. 25, Clinical Microbiology and Infection. Elsevier B.V.; 2019. p. 1096-113.
36. Alexander BD, Lamoth F, Heussel CP, Prokop CS, Desai SR, Morrissey CO et al. Guidance on Imaging for Invasive Pulmonary Aspergillosis and Mucormycosis: From the Imaging Working Group for the Revision and Update of the Consensus Definitions of Fungal Disease from the EORTC/MSGERC. Clinical Infectious Diseases. 2021;72(Suppl 2):S79-88.
37. Peter Donnelly J, Chen SC, Kauffman CA, Steinbach WJ, Baddley JW, Verweij PE et al. Revision and update of the consensus definitions of invasive fungal disease from the european organization for research and treatment of cancer and the mycoses study group education and research consortium. Clinical Infectious Diseases. 2020;71(6):1367-76.
38. Patterson TF, Thompson GR, Denning DW, Fishman JA, Hadley S, Herbrecht R, et al. Practice guidelines for the diagnosis and management of aspergillosis: 2016 update by the infectious diseases society of America. Clinical Infectious Diseases. 2016;63(4):e1-60.

Parte 3.5

# Agentes Diversos ou Não Identificados

# Ectoparasitoses e Dermatoviroses

# 64

*Samira Yarak*
*Jane Tomimori*

## ECTOPARASITOSES

Ectoparasitas infestam a pele de humanos e outros animais, com alta prevalência em grupos e ambientes vulneráveis e considerável morbidade[1]. A escabiose está presente em toda população humana, enquanto a miíase, tungíase e *larva migrans* cutânea ocorrem principalmente nos ecossistemas tropicais e subtropicais. É evidente a deficiência de métodos da ciência para controlar esses microrganismos de modo confiável, além de ser assustadora a resistência do *Pediculus humanus capitis* (pediculose) e *Sarcoptes scabiei* (escabiose) aos compostos químicos[1,2].

### Escabiose

#### ▪ Conceito

A escabiose é uma infestação da pele intensamente pruriginosa causada pelo ácaro *Sarcoptes scabiei var hominis*, que é um ectoparasita ubíquo. Acomete todas as idades, sem predileção para raça e classe social, porém é mais prevalente em crianças. Indivíduos imunossuprimidos apresentam maior risco de desenvolver a forma crostosa, que é maldiagnosticada em razão das lesões serem clinicamente atípicas[1-4].

#### ▪ Etiologia

É causada pelo ácaro *Sarcoptes scabiei hominis*, que é exclusivamente parasita humano. O *Sarcoptes scabiei* de origem animal pode infestar os humanos, ocasionando sintomas transitórios e localizados de dermatite[1,4].

#### ▪ Patogenia

A transmissão ocorre por contato direto pele a pele (raramente por fômites)[2,3]. Os ácaros, dependendo das condições ambientais, podem sobreviver 36 horas ou mais[3,4]. A fêmea adulta penetra no estrato córneo para construir o túnel sob a pele e, enquanto vive (1 a 2 meses), deposita 2 a 3 ovos por dia que eclodem em 3 a 4 dias[1-4].

#### ▪ Quadro clínico

O prurido é intenso e progressivo e piora à noite com sintomas semelhantes nos contatos próximos. Na criança, há presença de túneis, pápulas eritematosas, nódulos inflamatórios e escoriações secundárias nas dobras de cotovelos, punhos, axilas, genital, espaços interdigitais de mãos e pés, nádegas, mamilos e periumbilical. Nos lactentes, há envolvimento facial e cervical, erupção eczematosa disseminada no corpo e pápulas, vesículas e pústulas palmoplantares. A forma crostosa é rara nas crianças, com prurido mínimo ou ausente, descamação e crostas que cobrem grandes áreas da pele, podendo acometer o couro cabeludo e as unhas (distrofia ungueal)[1,3-6].

#### ▪ Diagnóstico

A escabiose requer diagnóstico clínico e tratamento precoces para prevenir a transmissão e reduzir as complicações para a criança e seus contatos[1-4]. Raspados de pele suspensos em óleo mineral ou hidróxido de potássio a 20% identificam o parasita[1,3,6].

## Tratamento

Inclui a erradicação do ácaro por agente farmacológico escabicida, prevenção da propagação e vigilância (tratar o indivíduo e os contatos) e terapêutica das complicações, como a infecção bacteriana e o prurido pós-escabiose que pode persistir por 4 a 6 semanas e deve ser tratado com anti-histamínicos e umectantes. Fômites devem ser lavados com água quente/secadora quente ou passar a ferro ou deixar saco plástico fechado por pelo menos 72 horas, porque os ácaros não sobrevivem mais de 2 a 3 dias no ambiente[4]. Nas crianças e bebês, devemos aplicar em todas as áreas do corpo e em toda a cabeça (poupar áreas periorbital e perioral) e pescoço[1-7]:

- **Permetrina a 5%**: é considerada o tópico mais eficaz para a escabiose. Duas aplicações com intervalo de 7 dias, permanecendo na pele por 8 a 12 horas. Indicada para pessoas maiores ou igual a 2 meses de idade[4].
- **Pasta de enxofre**: o enxofre a 5% a 10% em uma base de pomada (petrolatum) é seguro para bebês e crianças menores de 2 meses de idade. Deve permanecer na pele por 24 horas e depois lavado e reaplicado por 3 dias com banho entre as aplicações, e repetir 7 dias após[1,4].
- **Benzoato de benzila**: deve permanecer 24 horas e aplicado por 3 dias consecutivos, e repetir 7 dias após. Recomendamos diluir para 12,5% para crianças e 6,25% para lactentes, por ser irritante[4].

A opção oral inclui a ivermectina (comprimidos de 6 mg). É ideal nos casos refratários à terapia tópica e não deve ser utilizada em criança menores de 5 anos. A ivermectina tópica demonstrou ser segura e não é utilizada rotineiramente devido ao custo e falta de evidência[8]. A forma crostosa exige terapia oral (ivermectina em 3, 5 ou 7 doses padrão) e tópica (permetrina a 5%) concomitantes e associada a queratolíticos[1-8].

# Pediculose

## Conceito

Pediculose é a infestação dos seres humanos por 3 tipos diferentes de ectoparasitas que podem estar presentes no couro cabeludo, corpo e região pubiana[1,9].

## Etiologia

*Pediculus humanus capitis, Pediculus humanus corporis* e *Phthirus pubis*, que requerem seres humanos como hospedeiro por contato direto (hematófagos)[1,9].

## Patogenia

O *Pediculus humanus corporis* habita a pele do corpo e as fêmeas põem ovos (lêndeas) nas costuras das roupas[1,9,10]. O *Pediculus humanus capitis* habita o couro cabeludo e acomete hospedeiros de todas as classes socioeconômicas[1,9,10]. O *Phthirus pubis* infesta por contato direto e íntimo, principalmente na região púbica e; nas crianças, os cílios são comumente envolvidos (possibilidade de abuso sexual)[1,9,10].

## Quadro clínico

Presença do parasita e pápulas eritematosas/urticas em cada local da picada com prurido, que ocasiona escoriações e infecções bacterianas secundárias[1,9,10].

## Diagnóstico

O diagnóstico é clínico e com base na identificação de ao menos um piolho vivo (roupa, cabelos)[1,9,10].

## Tratamento

A depilação é a terapêutica que diminui a probabilidade de recorrência. Os fômites utilizados nos 3 dias anteriores devem ser lavados e secos em temperaturas acima de 50 °C. A permetrina a 1% tópica é a terapia indicada[1,9]. A presença de piolhos 24 horas após o tratamento indica a busca por nova classe de medicamentos (resistência)[1,9-11]. A vaselina é útil para o tratamento de infestação nos cílios. A ivermectina oral é eficaz para piolhos refratários, mas não é aprovado pela Food and Drug Administration (FDA)[1,9,10].

# Tungíase

## Conceito

A tungíase é uma infestação endêmica de regiões tropicais (pobres) decorrente da penetração cutânea da *Tunga* sp. na epiderme dos pés de humanos e de outros mamíferos[1].

## Etiologia

O ectoparasita é a menor pulga de vida livre e apresenta 10 a 15 espécies. Entretanto, as que infestam os humanos são *T. penetrans, T. trimamillata* e *T. mamillata*[1,9].

## Patogenia

O contato no solo contaminado permite que a fêmea adulta penetre na pele do hospedeiro, deixando pequena abertura para extrusão de ovos que atingem o solo seco e arenoso[1,9].

## Quadro clínico

A maioria das lesões está restrita aos pés, principalmente periungueais. Inicia-se como mácula eritematosa e posteriormente pápula e nódulo com ponto central negro e superfície hiperqueratótica[12].

## Diagnóstico

É clínico. Diferencial com verrugas plantares, corpos estranhos e miíase.

## Tratamento

Não há nenhum medicamento oral ou tópico com eficácia. Recomenda-se extração mecânica completa do parasita sob condição estéril ou a remoção cirúrgica. A prevenção pode ser realizada por meio de medidas domésticas (pulverização de pisos e solos, inspeção e tratamento de animais) e o uso de sapatos[9].

# Miíase

## Conceito

É a infestação de animal vivo por larvas de moscas, em regiões temperadas, subtropicais e tropicais, sendo os seres humanos hospedeiros ocasionais para vários tipos de moscas, que também podem infestar outros animais ou se desenvolver em matéria orgânica em decomposição[1,13].

## Etiopatogenia

A infestação do hospedeiro humano depende da forma de contato, método da infestação e preferência de tecidos de diversos tipos de moscas da ordem Diptera. As larvas podem se alimentar de tecido vivo saudável ou necrótico (miíase primária - *Dermatobia hominis, Cochliomya hominivorax* e *Chrysomya bezziana*) ou tecido doente ou em decomposição (secundária - facultativa *Phaenicia* sp., *Musca* sp., *Lucilia* sp. e *Fannia* sp. ou secundária - acidental por ingestão de ovo e/ou larvas em alimentos contaminados, ocasionando distúrbios intestinais - *Piophila casei*)[1,13].

## Quadro clínico

Miíase furuncular (forma mais comum) - as larvas penetram na pele do hospedeiro e há formação de nódulo eritematoso com pertuito no seu ápice, que a larva utiliza para respirar (Figura 64.1). O movimento da larva causa desde desconforto a sofrimento físico e emocional. A miíase de ferida ou traumática podem infestar orifícios naturais (nasofaringe e olhos), além das feridas[1,13].

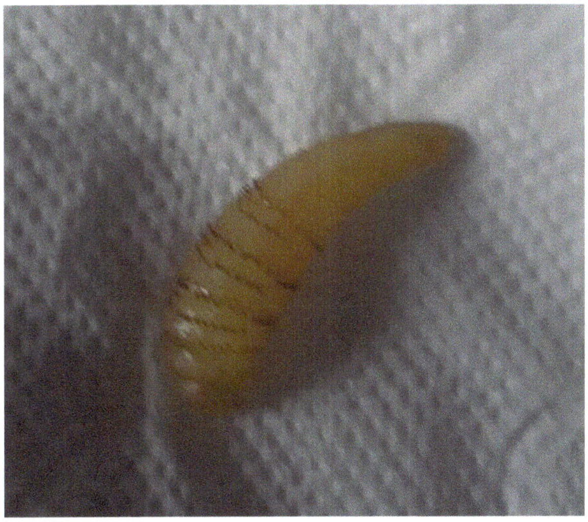

**Figura 64.1 –** Agente etiológico da miíase furuncular.
*Fonte:* Acervo da autoria.

## Diagnóstico

É clínico e podem ser visualizadas pela ultrassonografia[14].

## Tratamento

O reconhecimento precoce e o cuidado com a remoção de larvas infestantes permanecerão como o padrão-ouro para tratamento até que um método de tratamento mais adequado seja amplamente aceito[1,13].

# *Larva migrans* cutânea

## Conceito

É uma infestação endêmica de regiões tropicais e subtropicais causada por larvas de ancilostomídeos de animais (caninos e felinos) que penetram e ficam andando na parte superior da pele, por não serem capazes de atravessar a epiderme e atingir a vascularização[1,15].

### ▪ Etiologia

*Ancylostoma caninum, Ancylostoma braziliensis* e *Uncinaria stenocephala*[1,15].

### ▪ Patogenia

O contato com solo arenoso (praias, rios, áreas de lazer) contaminado por fezes de animais infectados, domésticos (cães e felinos) ou selvagens, com ancilostomídeos[1,15].

### ▪ Quadro clínico

Inicia com pápula eritematosa no local da penetração e dentro de alguns dias surge sulco linear estreito serpiginoso com intenso prurido. Pode ocorrer várias lesões lineares. Nas crianças manifestam-se nas mãos e nádegas, podendo ocorrer infecção secundária[1,15].

### ▪ Diagnóstico

É clínico. Diferencial com fitofotodermatite, dermatites e escabiose[1,15].

### ▪ Tratamento

O tratamento é eficaz com ivermectina oral (dose única de 200 mg/kg) ou albendazol oral (3 doses diárias de 400 mg). Pomada de tiabendazol (10% a 15%), aplicada ao rastrear 3 vezes ao dia por 7 dias, é eficaz. Tratamento de infecção bacteriana secundária e administração de profilaxia antitetânica podem ser necessários[1,15].

## DERMATOVIROSES

Apresentaremos duas dermatoviroses de interesse pediátrico: infecção pelo papilomavírus humano (HPV) e molusco contagioso.

## Infecção por papilomavírus humano

### ▪ Conceito

Trata-se de uma infecção viral. Nas crianças, as formas mais comuns desta infecção são as verrugas: vulgares, planas, plantares e periungueais. O condiloma acuminado é mais raro nesta população, esta condição pode resultar da transmissão da mãe para a criança (transmissão vertical), por contato de familiares ou cuidadores, autoinoculação e fômites (transmissão horizontal). Entretanto, pode ser importante indício nas crianças vítimas de abuso sexual[16,17].

Do ponto de vista epidemiológico não existe preferência pelo sexo, comum em escolares, não há predileção pelo fototipo de pele ou condição socioeconômica[18-20].

### ▪ Etiopatogenia

O HPV é o agente etiológico. É um vírus DNA de cadeia dupla com cerca de 200 tipos bem descritos, que afeta inicialmente as células da camada basal da epiderme, levando à proliferação celular. Alguns deles são oncogênicos, principalmente o HPV16 e 18, responsáveis por grande parte do câncer do colo uterino e da orofaringe. A porta de entrada pode ser por microtraumas na pele e autoinoculação. É comum entre familiares[18-20].

### ▪ Quadro clínico

As verrugas virais são caracterizadas por lesões sólidas, com superfície irregular e queratósica. O Quadro 64.1 mostra os principais tipos de HPV e suas manifestações clínicas[19,20].

Estas manifestações podem ser classificadas nas seguintes formas clínicas[21]:

- **Verruga vulgar:** pápula ou placa verrucosa exofítica de coloração amarelada, única ou múltiplas, tamanhos variados, indolor, geralmente localizada em extremidades e áreas de exposição ou atrito. Notam-se pontos acastanhados na lesão, que correspondem a vasos trombosados e indicam atividade da doença (Figura 64.2).
- **Verruga palmar e plantar:** lesão queratósica endofítica, amarelada, endurada, localizada na região palmoplantar. A lesão é dolorosa à palpação e à deambulação. Pode ser confundida com calosidade.
- **Verruga plana:** pápula queratósica de superfície irregular, rósea ou da cor da pele, assintomática, geralmente múltiplas e localizadas nas extremidades. Nota-se que algumas lesões se dispõem linearmente (fenômeno de Köbner, autoinoculação em locais escoriados).

**Quadro 64.1** – Formas clínicas de infecção pelo papilomavírus humano e os tipos mais frequentes.

| Forma clínica | Descrição dermatológica | Localização | Tipos de HPV |
|---|---|---|---|
| **Verruga vulgar** | ▪ Lesão verrucosa, exofítica | ▪ Extremidades<br>▪ Local de trauma | 1, 2, 4, 27, 57 |
| **Verruga palmar e plantar** | ▪ Lesão endofítica, dolorosa | ▪ Região palmar<br>▪ Região plantar | 1, 2, 4, 27, 57, 60, 63, 65 |
| **Verruga plana** | ▪ Pápula queratósica<br>▪ Fenômeno de Köbner | ▪ Membros superiores<br>▪ Face | 3, 10, 28, 29 |
| **Condiloma acuminado** | ▪ Pápula queratósica<br>▪ Lesão verrucosa, exofítica | ▪ Região genital<br>▪ Região perianal | 6, 11,16, 18, 31 |
| **Doença de Heck** | ▪ Pápula esbranquiçada | ▪ Mucosa oral | 13, 32 |
| **Epidermodisplasia verruciforme** | ▪ Pápulas achatadas, múltiplas<br>▪ Pitiríase versicolor-símile | ▪ Disseminada | 5, 8 |

*Fonte:* Adaptado de De Koning et al.[19]; Kirnbauer e Lenz[20].

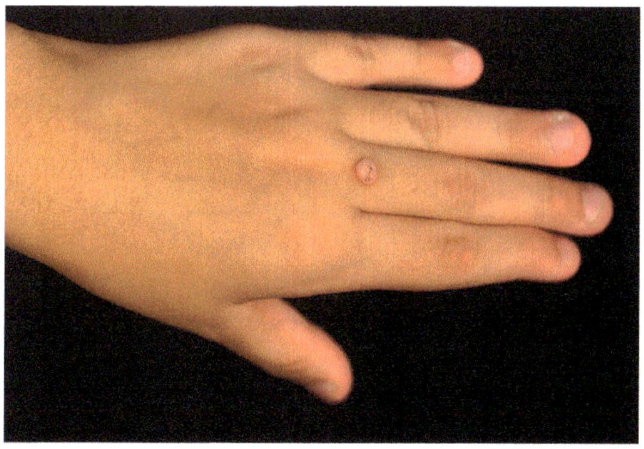

**Figura 64.2** – Verruga vulgar: pápula queratósica de coloração rósea e superfície irregular na face dorsal da mão esquerda. Notam-se pontos acastanhados que correspondem a capilares sanguíneos trombosados. A criança apresenta verrugas periungueais.
*Fonte:* Acervo da autoria.

- **Condiloma acuminado:** pode se apresentar como pápulas queratósicas ou lesão francamente verrucosa, na região genital e anal.
- **Doença de Heck ou hiperplasia epitelial focal:** é uma forma particular e incomum de infecção pelo HPV e foi descrita em população indígena (esquimós e população nativa norte-americana). Trata-se de pápulas esbranquiçadas localizadas na mucosa oral. Geralmente são múltiplas.
- **Epidermodisplasia verruciforme:** existe a forma genética autossômica recessiva que se manifesta precocemente, culminando no aparecimento de câncer cutâneo. A forma adquirida é descrita em indivíduos sob imunossupressão iatrogênica, por exemplo, receptor de transplante de órgão sólido (TOS). São pápulas achatadas disseminadas, que se confundem com máculas; de coloração rósea, hipocrômica ou da cor da pele (aspecto pitiríase versicolor-símile), localizadas em áreas fotoexpostas[22].
- **Transformação maligna:** o HPV altera a proteína p53, considerada "guardiã do genoma", levando à mutação dos queratinócitos. Isto favorece o aparecimento de carcinoma espinocelular, porém é muito raro na criança. Os casos descritos são em crianças imunodeficientes[16].

## Diagnóstico

O diagnóstico é clínico, mas pode ser confirmado com exame histopatológico, no qual se evidenciam a presença de hiperplasia de queratinócitos, com hiperqueratose. Notam-se queratinócitos vacuolizados (células coilocitóticas). A hibridização *in situ* e o sequenciamento do vírus não são utilizados na rotina diagnóstica. O diagnóstico diferencial na criança: pápulas de Gottron da dermatomiosite, líquen nítido, molusco contagioso, nevo de Spitz[16].

## Tratamento

A cauterização química é a mais indicada nas crianças, pode ser feita com ácido tricloroacético e ácido nítrico fumegante (nas verrugas plantares), com aplicações semanais em ambulatório. A utilização domiciliar de uma fórmula com ácidos salicílico e lático em colódio elástico também pode ser prescrita, para uso diário ou em dias alternados, de acordo com a espessura da pele e da lesão. O imiquimode creme 50 mg/g é indicado no tratamento do condiloma acuminado (crianças acima de 12 anos), aplicando-se nas lesões 2 vezes ao dia. A aplicação de nitrogênio líquido é um procedimento doloroso e pode necessitar de sedação, assim como a eletrocauterização da lesão sob anestesia local[20]. Recomenda-se a vacina tetravalente (HPV 6, 11, 16 e 18) ou a nonavalente (HPV 6, 11, 16, 18, 31, 33, 45, 52, 58), que pode ser indicada para imunocomprometidos, pois trata-se de vírus mortos. Deve-se aplicar 2 doses com intervalo de 6 meses entre as doses. A vacina é indicada para meninas dos 9 aos 14 anos e para meninos dos 11 aos 14 anos. Para adolescentes com idade igual ou maior que 15 anos, recomenda-se 3 doses. A vacinação previne o câncer de colo e orofaringe, assim como outras infecções pelo HPV[17].

## Molusco contagioso

### ▪ Conceito

Trata-se de uma infecção por poxvírus, um vírus DNA. Existem 4 tipos descritos, sendo o tipo 1 mais comum na população infantil. Incide em crianças entre a lactância e pré-puberdade, com pico entre 1 e 4 anos, sem predileção pelo sexo.

### ▪ Etiopatogenia

A sua transmissão pode ser por contato direto com indivíduo infectado, autoinoculação ou fômites. As lesões regridem espontaneamente após cerca de 1 a 2 anos[23].

### ▪ Quadro clínico

Pápulas assintomáticas, róseas ou da cor da pele, com umbilicação central, de consistência endurecida (Figura 64.3). Pode acompanhar eritema na base ou eczematização das lesões com prurido. A localização preferencial são as regiões de pregas, flancos e periocular. As lesões genitais podem indicar abuso sexual. Em indivíduos atópicos as lesões podem ser disseminadas[24].

### ▪ Diagnóstico

É clínico, porém se houver dúvida o material obtido da curetagem da lesão pode ser encaminhado para exame histopatológico, que mostra a presença de corpos de Henderson-Patterson (corpo molusco), que indicam inclusão viral no queratinócito. Nota-se também hiperqueratose no local que corresponde à umbilicação central. Diagnóstico diferencial em crianças: tricoepitelioma, xantogranuloma infantil, nevos, microcisto de *milio*.

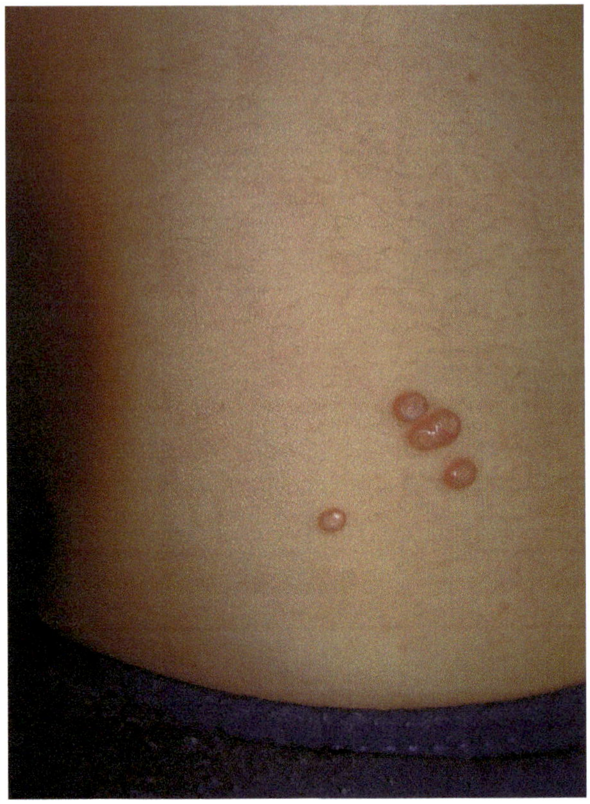

**Figura 64.3 –** Molusco contagioso: pápulas brilhantes, enduradas, de coloração rósea, com umbilicação central no flanco direito.
*Fonte:* Acervo da autoria.

### ▪ Tratamento

Estão indicados procedimentos ambulatoriais como curetagem das lesões com anestesia tópica em creme (prilocaína) ou aplicação de ácido tricloroacético. Pode-se prescrever aplicação domiciliar de formulação com ácidos salicílico e lático em colódio elástico ou aplicação domiciliar com hidróxido de potássio a 5%, ambos com proteção da periferia da lesão com vaselina sólida, 3 vezes por semana. A crioterapia ambulatorial com nitrogênio líquido pode ser aplicada com cotonete[25,26].

## REFERÊNCIAS BIBLIOGRÁFICAS


1. Pollack RJ, Engelman D, Steer AC, Norton AS. Ectoparasites. International Encyclopedia o Public Health (second Edition) 2017:417-428. Disponível em: https://www.sciencedirect.com/science/article/pii/B9780128036785001235. Acesso em: 22 dez. 2022.
2. Centers for Disease Control and Prevention. Parasites – Scabies. Disponível em: https://www.cdc.gov/parasites/about.html. Acesso em: 22 dez. 2022.

3. Thomas C, Coates SJ, Engelman D, Chosidow O, Chang AY. Ectoparasites: Scabies. J Am Acad Dermatol. 2020; 82(3):533-48.
4. Centers for Disease Control and Prevention. Parasites – Scabies. Disponível em: https://www.cdc.gov/parasites/scabies/index.html. Acesso em: 22 dez. 2022.
5. Galadari I, Sheriff MO. Cell typing of the scabetic lesion and its clinical correlation. Eur Ann Allergy Clin Immunol. 2006;38(2):55-8.
6. Thompson R, Westbury S, Slape D. Paediatrics: how to manage scabies. Drugs Context. 2021;26(10):12-3.
7. Engelman D, Yoshizumi J, Hay RJ, Osti M, Micali G, Norton S et al. The 2020 International Alliance for the Control of Scabies Consensus Criteria for the Diagnosis of Scabies. Br J Dermatol. 2020;183(5):808-820.
8. Currie BJ, McCarthy JS. Permethrin and ivermectin for scabies. N Engl J Med. 2010;25:362(8):717-25.
9. Coates SJ, Thomas C, Chosidow O, Engelman D, Chang AY. Ectoparasites: pediculosis and tungiasis. J Am Acad Dermatol. 2020;82(3):551-569.
10. Fu YT, Yao C, Deng YP, Elsheikha HM, Shao R, Zhu XQ, Liu GH. Human pediculosis, a global public health problem. Infect Dis Poverty. 2022;26;11(1):58.
11. Yoon KS, Gao JR, Lee SH, Clark JM, Brown L, Taplin D. Permethrin resistant human head lice, Pediculus capitis, and their treatment. Arch Dermatol. 2003;139:994-1000.
12. Eisele M, Heukelbach J, Van Marck E, Mehlhorn H, Meckes O, Franck S, Feldmeier H. Investigations on the biology, epidemiology pathology and control of Tunga penetrans in Brazil: I. Natural history of tungiasis in man. Parasitol Res. 2003;90(2):87-99.
13. Francesconi F, Lupi O. Myiasis. Clin Microbiol Rev. 2014; 25:79-105.
14. Quintanilla-Cedillo MR, Leon-Urena H, Contreras-Ruiz J, Arenas R. The value of Doppler ultrasound in diagnosis in 25 cases of furunculoid myiasis. Int J Dermatol. 2005;44:34-37.
15. Heukelbach J, Wilcke T, Meier A, Saboia Moura RC, Feldmeier H. A longitudinal study on cutaneous larva migrans in an impoverished Brazilian township. Travel Med Infect Dis. 2003;1(4):213-8.
16. Ardekani A, Taherifard E, Mollalo A, Hemadi E, Roshanshad A, Fereidooni R et al. Human papilomavírus infection during pregnancy and childhood: a comprehensive review. Microorganisms. 2022;10(10):1932.
17. Petca A, Borislavschi A, Zvanca ME, Petca R-C, Sandru F, Dumitrascu MC. Non-sexual HPV transmission and role of vaccionation for a better future (review). Exp Ther Med. 2020;20(6):186.
18. Kilkenny M, Merlin K, Young R, Marks R. The prevalence of common skin conditions in Australian school students: 1. Common, plane and plantar viral warts. Br J Dermatol. 1998;138(5):840-5.
19. De Koning MNC, Quint KD, Bruggink SC, Gussekloo J, Bouwes-Bavinck JN, Feltkamp MCW et al. High prevalence of cutaneous warts in elementary school children and the ubiquitous presence of wart-associated human papillomavirus on clinically normal skin. Br J Dermatol. 2015; 172(1):196-201.
20. Kirnbauer R, Lenz P. Human papillomaviruses. In: Bolognia JL, Jorizzo JL, Schaffer JV. Dermatology. 3rd ed. Philadelphia: Elsevier; 2012. p. 1303-1320.
21. Vlahovic TC, Khan MT. The human papillomavirus and its role in plantar warts: a comprehensive review of diagnosis and management. Clin Podiatr Med Surg. 2016;33(3):337-53.
22. De Jong SJ, Imahorn E, Itin P, Uitto J, Orth G, Jouanguy E et al. Epidermodysplasia verruciformis: inborn erros of immunity to human beta-papillomaviruses. Front Microbiol. 2018;9:1222.
23. Silverberg NB. Pediatric molluscum: an update. Cutis. 2019;104(5):301-5.
24. Ren Z, Silverberg JI. Association of atopic dermatites with bacterial, fungal, viral, and sexually transmitted skin infections. Dermatitis. 2020;31(2):157-64.
25. Van der Wouden JC, Van der Sande R, Kruithof EJ, Sollie A, Van Suijlekom-Smit LW, Koning S. Interventions for cutaneous molluscum contagiosum. Cochrane Database Syst Rev. 2017;5(5):CD004767.
26. Phan S, Wyant C, Huynh C, Joaquin C, Hassan O. Efficacy of topical treatments for molluscum contagiosum in randomized controlled trials. Clin Dermatol. 2021;39(6):1005-13.

# 65 Doença de Kawasaki

*Flavia Jacqueline Almeida*

## INTRODUÇÃO

Descrita pela primeira vez no Japão há 50 anos, a doença de Kawasaki (DK) é uma vasculite aguda autolimitada de etiologia desconhecida, que acomete predominantemente crianças menores de 5 anos de idade e pode levar a lesões das artérias coronárias, como dilatação, aneurismas e estenoses. É uma das causas mais comuns de doença cardíaca adquirida em crianças, em países desenvolvidos[1].

## EPIDEMIOLOGIA

A epidemiologia da DK varia muito de acordo com a localização geográfica e sazonalidade. As taxas de incidência mais altas estão em crianças de ascendência japonesa. Dados publicados recentemente da pesquisa nacional japonesa de KD relatou um aumento da taxa ao longo do tempo, de 218/100.000 em 2008, para 243 e 330 em 2011 e 2015, respectivamente[2].

Nos Estados Unidos, a incidência permanece relativamente estável, com 4.000 a 5.500 novos casos por ano[3].

Taxas mais altas são observadas em crianças < 5 anos, com predominância do sexo masculino (21/100.000 *versus* 15/100.000 em mulheres). A DK ocorre predominantemente em crianças de 6 a 24 meses, com 50% < de 2 anos e 80% < de 5 anos. A doença é rara em crianças com mais de 8 anos e em adultos[3].

## PATOGÊNESE

### Genética

Apesar de pouco compreendida, a maior incidência em crianças de origem oriental de ascendência asiática e das ilhas do Pacífico, mesmo com a transmigração, apoia o provável papel que a genética desempenha na patogênese da DK[3].

Outros achados adicionais suportam um componente genético: risco de concordância em gêmeos idênticos de 13%, aumento da incidência em crianças cujos pais têm uma história de DK, e maior ocorrência em irmãos de pacientes que tiveram DK[3].

Vários polimorfismos de nucleotídeo único (SNPs) em diferentes genes e regiões gênicas têm sido associados à doença: caspase 3 (CASP3), inositol 1,4,5-trifosfato quinase-C (ITPKC), CD40, FCGR2a e quinase linfoide de células B (BLK). Curiosamente, muitos desses SNPs foram identificados em outras doenças inflamatórias, como artrite reumatoide, colite ulcerativa, lúpus eritematoso sistêmico e esclerose sistêmica. Esses achados podem indicar uma via comum na resposta imune inflamatória[3].

### Teoria infecciosa/sazonalidade

A principal teoria para a patogênese da DK é que um agente infeccioso leva à ativação do sistema imunológico em uma criança geneticamente suscetível. Vários dados epidemiológicos suportam essa teoria, como a aparente sazonalidade da DK. Há um pico consistente no número de casos notificados no mês de janeiro, com outro gradual aumento na primavera-verão (março-junho) do hemisfério norte, o que coincide com a sazonalidade de infecções virais. Alguns surtos temporais foram relatados no Japão, no Canadá, nos Estados Unidos e na Finlândia, o que apoia a teoria do gatilho infeccioso[3].

Outros estudos sugerem que ventos troposféricos que surgem de certas regiões podem transportar toxinas ambientais ou um agente infeccioso, de modo a desencadear o desenvolvimento da DK[3].

### Desregulação imune

Na DK, existe a teoria de que um estímulo desconhecido desencadeia uma cascata inflamatória com ativação do sistema imunológico inato e adaptativo[3].

A ativação do sistema imunológico inato leva à formação de inflamassomas, principalmente do NLRP3, de modo a ativar uma cascata de sinalização, com liberação de várias citocinas pró-inflamatórias: Interleucina-1 (IL-1), IL-6, IL-8, IL-18, Fator de necrose tumoral-alfa (TNF-alfa), Interferon-gama (IFN-gama). Vários estudos mostram que essas citocinas podem ter ação inflamatória direta sobre as células endoteliais da artéria coronária[3].

Na ativação da resposta imune adaptativa, ocorre aumento do número de células T pró-inflamatórias e regulatórias[3].

Observa-se ainda aumento no número de células plasmáticas produtoras de IgA em tecidos e nas paredes das artérias coronárias, bem como autoanticorpos dirigidos contra o miocárdio, endotélio e matriz extracelular[3].

## MANIFESTAÇÕES CLÍNICAS E DIAGNÓSTICO

O diagnóstico da DK é feito com critérios clínicos e exclusão de outras entidades clínicas semelhantes. As manifestações clínicas individuais podem não estar todas presentes simultaneamente. Uma história clínica minuciosa é fundamental para pesquisar uma ou mais características clínicas que estavam presentes e resolvidas antes da apresentação. Várias outras manifestações clínicas também podem estar presentes que não estão incluídas nos critérios diagnósticos[1].

O Quadro 65.1 descreve as características clínicas que constituem a definição de caso, bem como outros achados clínicos e laboratoriais.

**Quadro 65.1 –** Critérios diagnósticos, características clínicas e laboratoriais da doença de Kawasaki.

| A DK clássica é diagnosticada na presença de febre por, pelo menos, 5 dias (o dia do início da febre é considerado o primeiro dia de febre) juntamente com pelo menos 4 dos 5 critérios a seguir | |
|---|---|
| **Critério** | **Característica clínica** |
| **Alterações de mucosa (Figura 65.1)** | ▪ Eritema e rachaduras nos lábios<br>▪ "Língua em morango" e papilas fungiformes proeminentes e/ou eritema da mucosa oral e faríngea |
| **Conjuntivite (Figura 65.2)** | ▪ Hiperemia conjuntival bilateral **não** exsudativa |
| **Exantema polimorfo (Figura 65.3)** | ▪ Exantema maculopapular difuso ou tipo eritema multiforme<br>▪ Menos comumente, erupções urticariformes ou micropustulosas finas |
| **Alteração de extremidades (Figura 65.4)** | ▪ Fase aguda: eritema e edema das mãos e pés<br>▪ Fase subaguda: descamação periungueal |
| **Linfadenopatia (Figura 65.5)** | ▪ Cervical aguda, não supurativa, ≥ 1,5 cm de diâmetro, tipicamente unilateral |
| **Outros achados clínicos** | |
| **Cardiovascular (Figura 65.8)** | ▪ Miocardite, pericardite, regurgitação valvular, choque<br>▪ Anomalias da artéria coronária, aneurismas de artérias não coronárias de médio calibre<br>▪ Gangrena periférica<br>▪ Alargamento da raiz aórtica |
| **Respiratório** | ▪ Infiltrados peribrônquicos e intersticiais em raio X<br>▪ Nódulos pulmonares |
| **Musculoesquelético** | ▪ Artrite, artralgia (pleocitose do líquido sinovial) |
| **Gastrintestinal** | ▪ Diarreia, vômito, dor abdominal<br>▪ Hepatite, icterícia, hidropsia da vesícula biliar<br>▪ Pancreatite |
| **Sistema nervoso** | ▪ Irritabilidade extrema<br>▪ Meningite asséptica (pleocitose do líquido cefalorraquidiano)<br>▪ Paralisia do nervo facial<br>▪ Perda de audição neurosensorial |

*(Continua)*

**Quadro 65.1** – Critérios diagnósticos, características clínicas e laboratoriais da doença de Kawasaki. (*Continuação*)

| Critério | Característica clínica |
|---|---|
| **Outros achados clínicos** | |
| **Geniturinário** | ▪ Uretrite/meatite, hidrocele |
| **Outros** | ▪ Flegmão retrofaríngeo<br>▪ Uveíte anterior<br>▪ Eritema e endurecimento no local de inoculação de BCG (Figura 65.6) |
| **Achados laboratoriais suplementares** | |
| **Anemia para a idade** | ▪ Normocítica normocrômica |
| **Leucocitose** | ▪ Leucócitos > 15.000 $mm^3$, predomínio neutrofílico |
| **Trombocitose** | ▪ Após 7 dias do início do quadro, com pico na terceira semana (média de 700.000 $mm^3$) e normalização em 4 a 6 semanas |
| **Aumento de provas de atividade inflamatória** | ▪ Proteína C reativa (PCR) e velocidade de hemossedimentação (VHS) |
| **Hipoalbuminemia** | ▪ < 3,0 mg/dL |
| **Elevação de transaminases e gama GT** | ▪ Leve a moderada, ocorre em 40% a 60% dos pacientes |
| **Piúria estéril** | ▪ Sedimento urinário > 10 leucócitos/campo, em 80% dos pacientes |
| **Pleocitose liquórica** | ▪ Em 30% dos pacientes submetidos à punção lombar |

*Fonte:* Circulation. 2017 Apr 25;135(17):e927-e999.

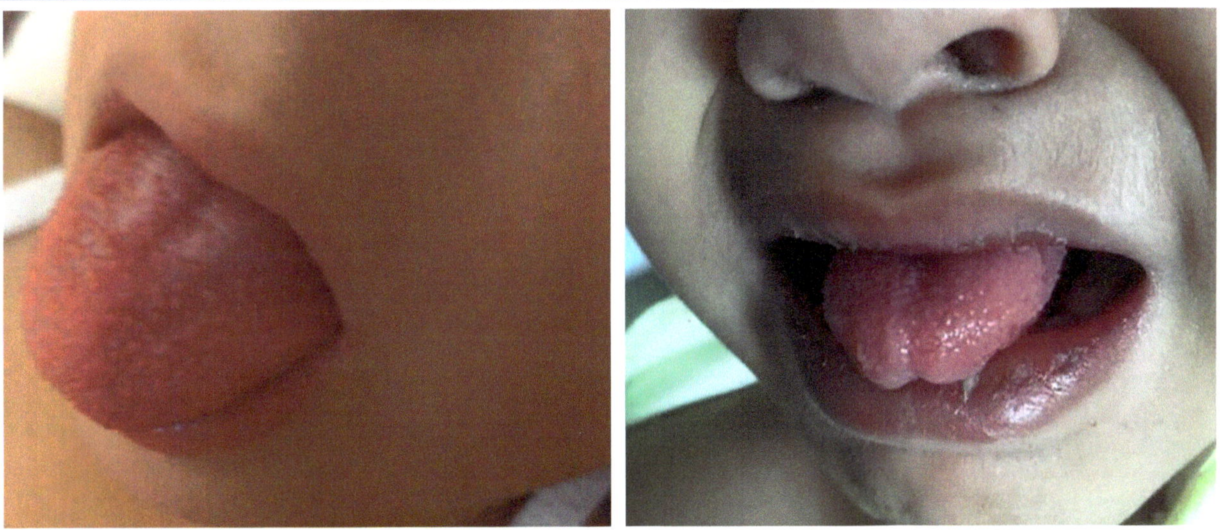

**Figura 65.1** – Alterações de mucosa. As imagens mostram a "língua em morango". A segunda imagem mostra também eritema e rachaduras nos lábios.
*Fonte:* Acervo da autoria.

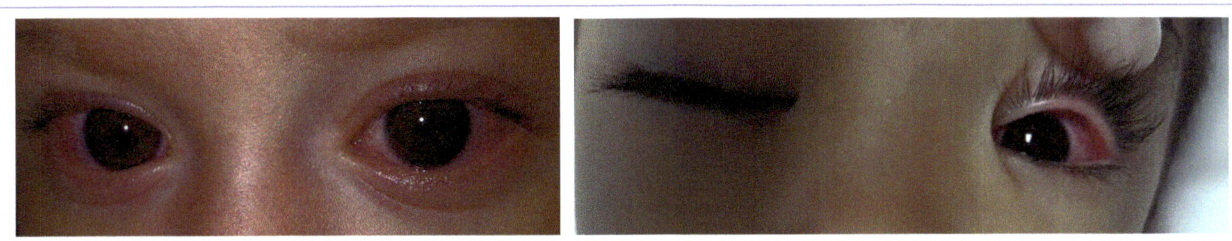

**Figura 65.2** – Conjuntivite. Hiperemia conjuntival bilateral **não** exsudativa.
*Fonte:* Acervo da autoria.

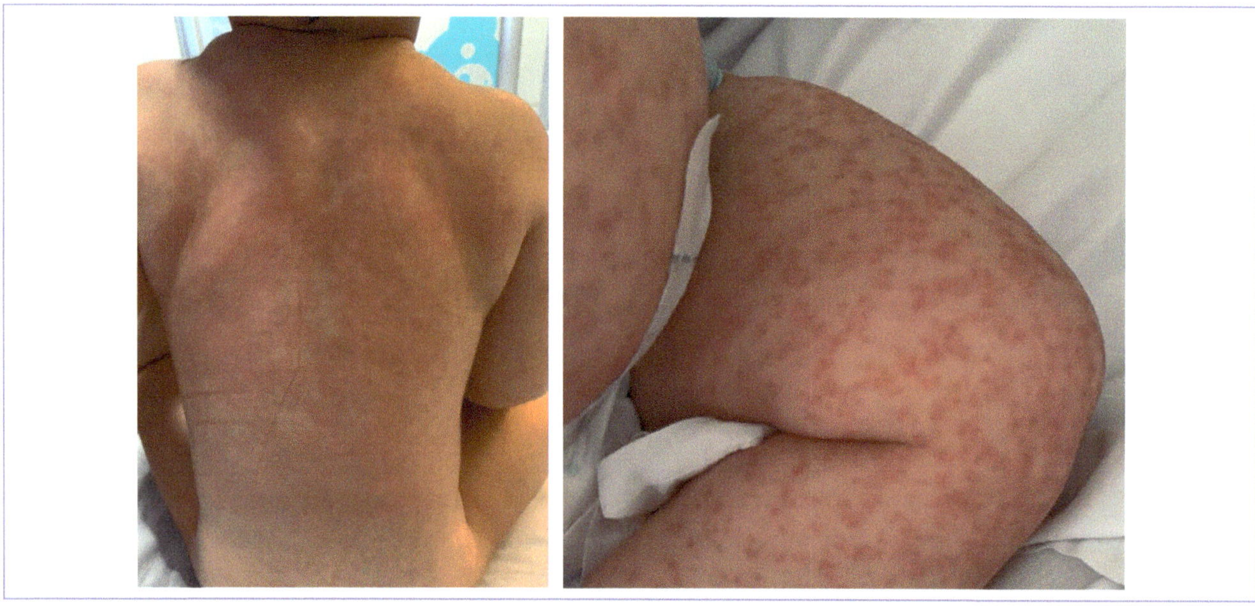

**Figura 65.3 –** Exantema polimorfo.
*Fonte:* Acervo da autoria.

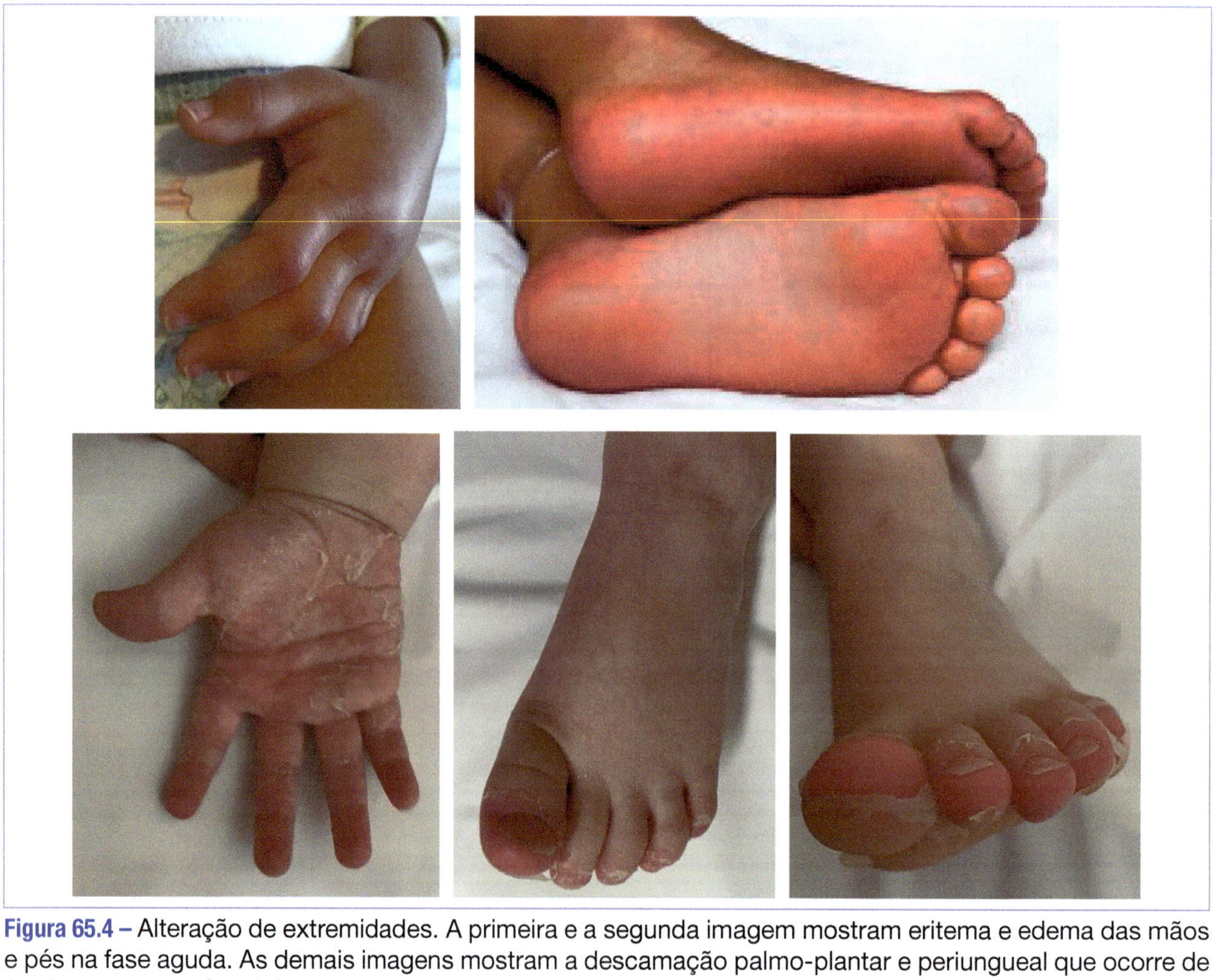

**Figura 65.4 –** Alteração de extremidades. A primeira e a segunda imagem mostram eritema e edema das mãos e pés na fase aguda. As demais imagens mostram a descamação palmo-plantar e periungueal que ocorre de 2 a 3 semanas após o início da febre.
*Fonte:* Acervo da autoria.

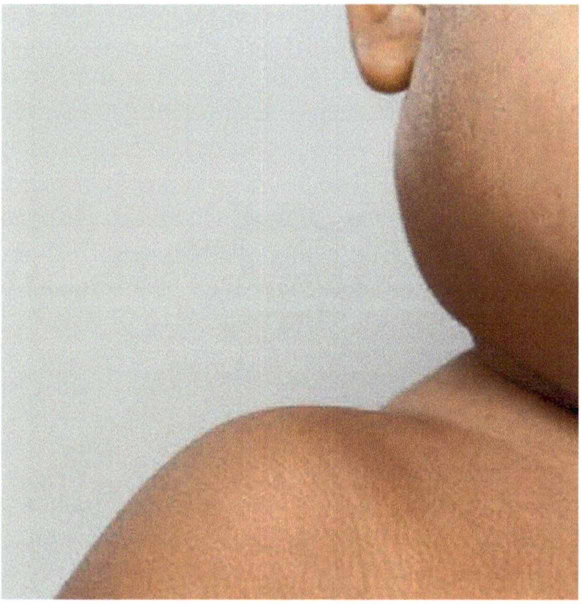

**Figura 65.5** – Linfadenopatia cervical aguda, não supurativa, ≥ 1,5 cm de diâmetro, tipicamente unilateral.
*Fonte:* Circulation. 2017 Apr 25;135(17):e927-e999.

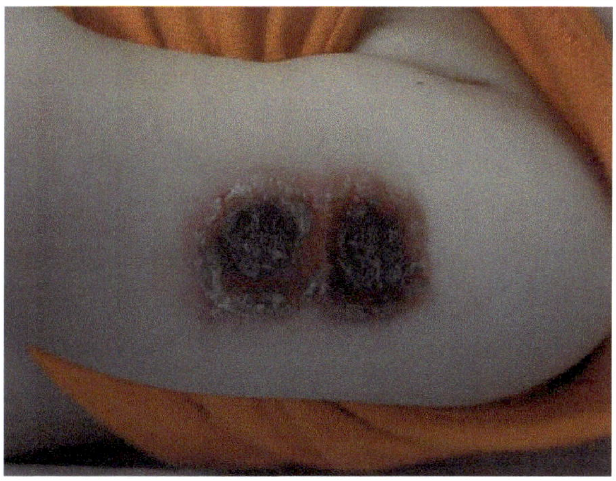

**Figura 65.6** – Eritema e endurecimento no local de inoculação de BCG. Paciente recebeu BCG por multipuntura no Japão.
*Fonte:* Acervo da autoria.

## Principais achados clínicos

### Febre

A febre é tipicamente alta (> 39 a 40 °C) e remitente. Na ausência de terapia apropriada, a febre continua por 1 a 3 semanas. A resolução espontânea de febre após 7 dias não deve ser considerada como evidência que o diagnóstico de DK foi excluído. A febre geralmente resolve dentro de 36 horas após a infusão da IVIG ter sido concluída. Caso contrário, considera-se que o paciente tem resistência à IVIG[1].

### Alterações orais (Figura 65.1)

As alterações dos lábios e da cavidade oral incluem:

- eritema, ressecamento, fissuras, descamação, rachaduras e sangramento dos lábios;
- "língua de morango", com eritema e papilas fungiformes proeminentes;
- eritema difuso da mucosa orofaríngea[1].

### Conjuntivite (Figura 65.2)

Hiperemia conjuntival bulbar bilateral não exsudativa, geralmente começa logo após o início da febre. Uveíte anterior pode observada durante a primeira semana de febre. Hemorragia subconjuntival e ceratite puntiforme são ocasionalmente observadas[1].

### Exantema (Figura 65.3)

O exantema geralmente aparece dentro de 5 dias após início da febre. Mais comumente, é maculopapular difuso. Eritrodermia e eritema escarlatiniforme também são comuns. Menos comumente, observam-se erupções urticariformes ou micropustulosas finas. Geralmente, é extenso, e envolve principalmente tronco e extremidades; a acentuação na virilha com descamação precoce é uma característica[1].

### Alterações de extremidades (Figura 65.4)

Eritema de palmas das mãos e plantas dos pés e edema que pode ser doloroso ocorrem frequentemente na fase aguda. A descamação dos dedos das mãos e dos pés geralmente começa na região periungueal dentro de 2 a 3 semanas após o início da febre, e pode se estender para envolver as palmas das mãos e plantas dos pés[1].

Após 1 a 2 meses do início da febre, podem ser observados sulcos transversais nas unhas (linhas de Beau)[1] (Figura 65.7).

### Linfadenopatia cervical (Figura 65.5)

A linfadenopatia cervical é a menos comum das principais características clínicas. Geralmente, é unilateral, ≥ 1,5 cm de diâmetro e confinada à região cervical anterior[1].

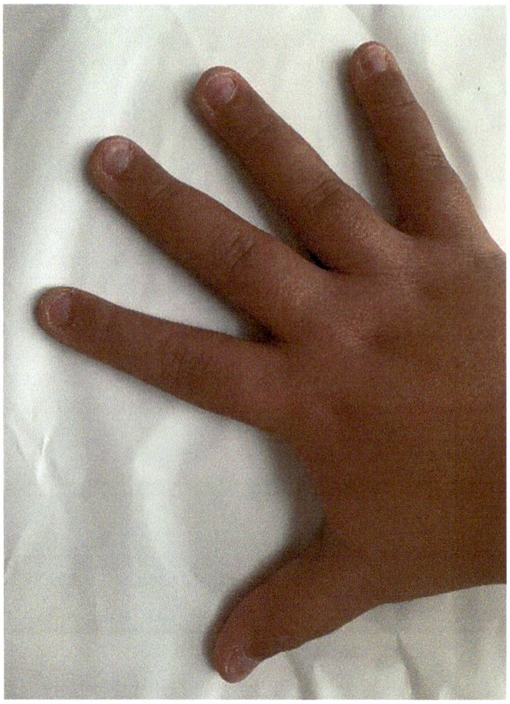

**Figura 65.7** – Sulcos transversais nas unhas (linhas de Beau).
*Fonte:* Acervo da autoria.

## ▪ Achados cardiovasculares (Figura 65.8)

As manifestações e complicações cardiovasculares representam os principais contribuintes para a morbimortalidade da DK, tanto durante a doença aguda como em longo prazo[1].

O ecocardiograma é a principal modalidade de imagem para avaliação cardíaca, por ser não invasivo e ter uma alta sensibilidade e especificidade para a detecção de anormalidades da artéria coronária. Deve ser realizado o mais breve possível quando o diagnóstico é suspeito, mas não deve atrasar o início do tratamento. Essa imagem inicial na primeira semana de doença é tipicamente normal e não exclui o diagnóstico de DK. Além do padrão anatômico e imagens fisiológicas de janelas paraesternal, apical, subcostal, supraesternal, o ecocardiograma bidimensional deve avaliar minuciosamente todas as artérias coronárias[1].

## ▪ Classificação das anormalidades da artéria coronária

A última diretriz da Associação Americana Cardiológica (AHA), de 2017, propõe uma classificação baseada apenas em escores Z[1]:

1. Sem envolvimento: sempre < 2.
2. Somente dilatação: 2 a < 2,5.
3. Pequeno aneurisma: ≥ 2,5 a < 5.
4. Aneurisma médio: ≥ 5 a < 10 e medida absoluta < 8 mm.
5. Aneurisma grande ou gigante: ≥ 10 ou medida absoluta ≥ 8 mm.

# DOENÇA DE KAWASAKI INCOMPLETA

Embora a presença de febre por ≥ 4 dias com 4 de 5 achados clínicos principais estabeleçam o diagnóstico de DK completa, esses critérios não identificam todas as crianças com a doença, que deve ser considerada no diagnóstico diferencial de febre prolongada inexplicada associada a qualquer uma das principais características clínicas da doença[1].

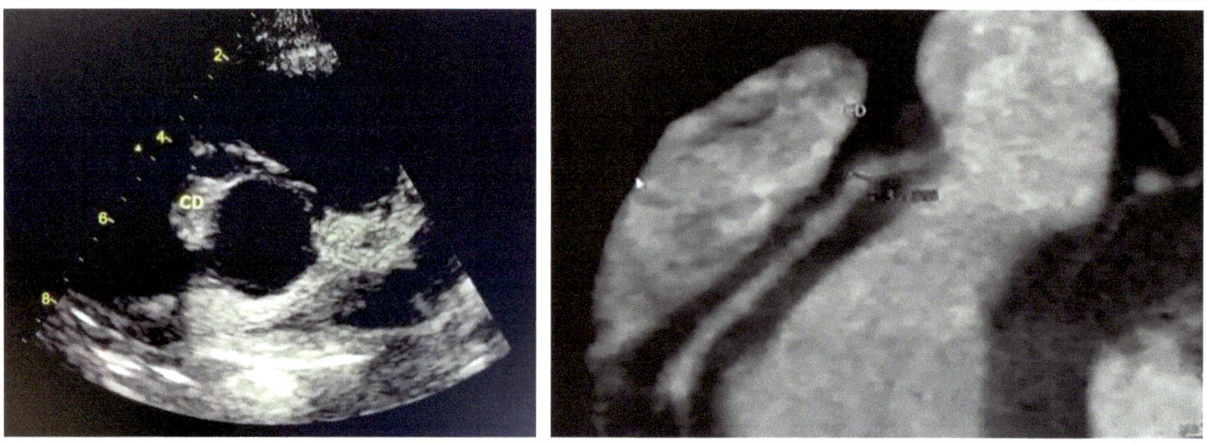


**Figura 65.8** – Ecocardiograma e angiotomografia mostrando dilatação da artéria coronária direita.
*Fonte:* Acervo da autoria.

A DK incompleta ocorre mais comumente em lactentes, que apresentam maior risco de desenvolver anormalidades das artérias coronárias e que podem ter febre prolongada como único achado clínico ou apresentar sinais e sintomas sutis e fugazes, além de febre[1].

Pacientes com DK incompleta, particularmente aqueles com menos de 6 meses de idade e aqueles sem alterações de conjuntiva ou mucosa, podem ter atrasos significativos no diagnóstico[1].

O diagnóstico de DK incompleta deve ser considerado em qualquer lactente ou criança com febre inexplicável prolongada, menos de 4 dos achados clínicos principais e exames laboratoriais ou achados ecocardiográficos (Figura 65.9)[1].

## DIAGNÓSTICO DIFERENCIAL

Outras doenças infecciosas e não infecciosas compartilham características clínicas semelhantes à DK e devem ser consideradas no diagnóstico diferencial[1]:

- Sarampo.
- Outras infecções virais (adenovírus, enterovírus).
- Doenças mediadas por toxina estafilocócica e estreptocócica (escarlatina e síndrome do choque tóxico).
- Reações de hipersensibilidade a medicamentos, inclusive síndrome de Stevens Johnson.
- Artrite idiopática juvenil de início sistêmico.
- Febre maculosa ou outras infecções por riquétsias.
- Leptospirose.
- Síndrome inflamatória multissistêmica (SIM-P) associada à Covid-19.

A SIM-P é uma condição inflamatória que pode se apresentar com sinais e sintomas semelhantes à DK, descrita pela primeira vez em abril de 2020 no Reino Unido, associada à Covid-19, e depois em todo o mundo. A doença parece ser uma manifestação tardia da Covid-19, imunomediada[4].

Diversas séries de casos de SIM-P mostraram algumas diferenças em relação à DK: normalmente, acomete crianças maiores de 5 anos, parece haver uma maior incidência em crianças de ascendência afro-caribenha, há uma grande prevalência de sintomas gastrintestinais, os marcadores inflamatórios são mais elevados, há maior acometimento cardíaco e de choque, a letalidade é maior[4].

Atualmente, como grande parte das crianças já foi se infectou pelo SARS-Cov-2 e/ou foi vacina, o diagnóstico diferencial é difícil, principalmente em crianças pequenas.

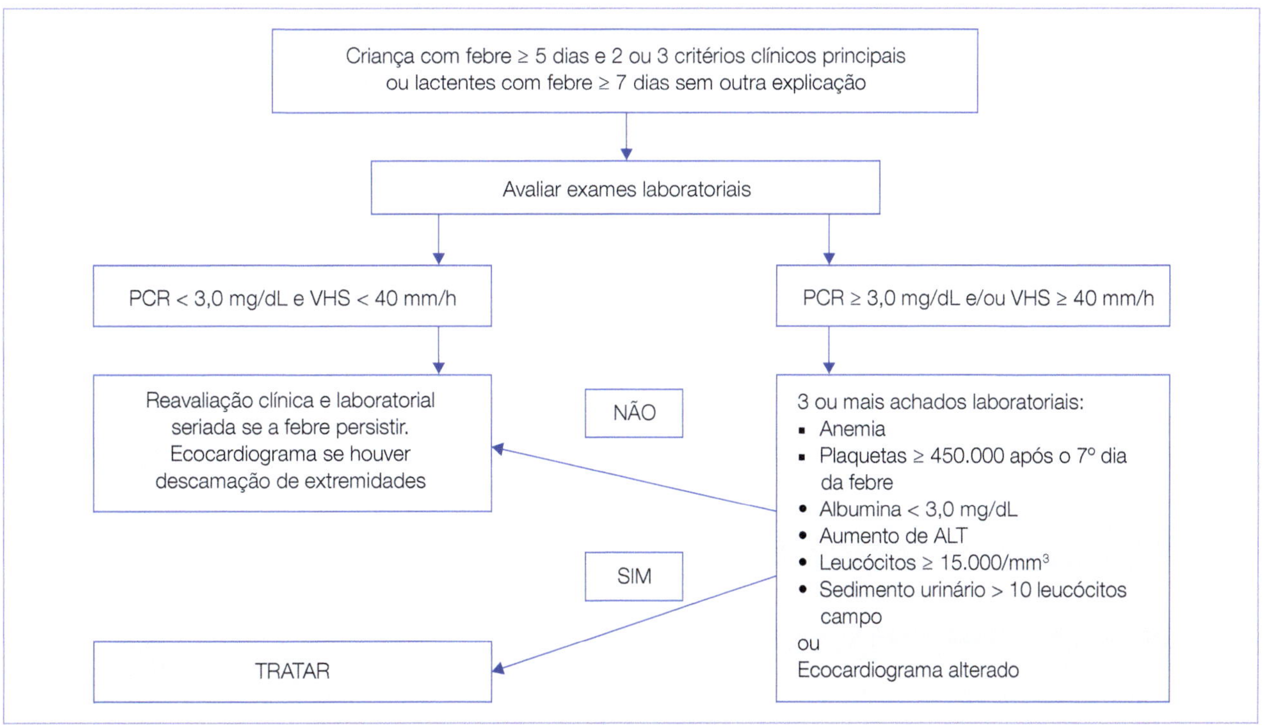


**Figura 65.9** – Avaliação do paciente com doença de Kawasaki incompleta.
*Fonte:* Circulation. 2017 Apr 25;135(17):e927-e999.

## TRATAMENTO

O objetivo do tratamento na fase aguda é reduzir a inflamação e os danos arteriais para prevenir a trombose naqueles com anormalidades da artéria coronária[1].

Todos os pacientes que preenchem os critérios diagnósticos para DK completa ou incompleta devem ser tratados o mais breve possível[1].

A IGIV deve ser instituída o mais cedo possível dentro dos primeiros 10 dias do início da febre[1].

Pacientes com um diagnóstico tardio de DK (ou seja, após o 10º dia de febre) ainda podem ser candidatos ao tratamento. IGIV também deve ser administrada a crianças que se apresentem após o 10º dia da doença, se houver inflamação sistêmica em curso, com elevação de VHS ou PCR (PCR > 3,0 mg/dL) ou aneurismas da artéria coronária. Aqueles em quem a febre se resolveu e os valores laboratoriais estão normalizados, com ecocardiogramas normais, não requerem tratamento com IGIV[1].

### Imunoglobulina intravenosa

A eficácia da IGIV administrada na fase aguda da DK está bem estabelecida para reduzir a prevalência de anormalidades das coronárias. Utiliza-se IGIV 2 g/kg como dose única, administrada em 10 a 12 horas[1].

Efeitos adversos da IGIV: anemia hemolítica de Coombs positiva e meningite asséptica, que se resolve rapidamente sem sequelas neurológicas[1].

Após o uso da IGIV, na dose de 2 g/kg, a vacina sarampo, caxumba, rubéola e a varicela devem ser adiadas por 11 meses[1].

Mesmo quando tratadas com IGIV nos primeiros 10 dias de doença, 20% das crianças vão desenvolver dilatação transitória da artéria coronária, 5%, aneurismas da coronária, e 1%, aneurismas gigantes[1].

Metanálise recente da Cochrane avaliou a eficácia e a segurança da IGIV no tratamento e na prevenção das anormalidades cardíacas na DK. As evidências disponíveis mostraram que alta dose de IGIV provavelmente está associada a um risco reduzido de formação de aneurismas de coronárias, menor duração da febre e redução da necessidade de tratamento adicional, em comparação com AAS ou doses menores de IGIV. Não houve diferença significativa na utilização do **ácido acetilsalicílico (AAS)**.

O AAS tem sido usado no tratamento da DK há muitos anos. E, embora tenha importante atividade anti-inflamatória (em altas doses) e antiplaquetária (em baixas doses), não parece diminuir a frequência de desenvolvimento de anormalidades coronárias[1].

Durante a fase aguda da doença, utiliza-se o AAS na dose de 50 a 100 mg/kg/dia, de 6 em 6 horas. Metanálise mostrou que doses médias ou altas em conjunto com IGIV têm uma incidência semelhante de anormalidades coronárias em 30 e 60 dias a partir do início da doença. Assim, recomendamos a dose de 50 mg/kg/dia[6].

Quanto à duração, também não há um consenso, mas recomenda-se que o paciente esteja afebril há pelo menos 72 horas para redução da dose, ou pelo menos 7 dias do início do quadro[1].

Após esse período, recomenda-se a dose de 3 a 5 mg/kg/dia, 1 vez ao dia, até que o paciente não tenha nenhuma evidência de alterações coronárias em 6 a 8 semanas após o início da doença. Em pacientes com aneurismas, AAS em baixa dose é continuado, às vezes em combinação com anticoagulantes ou outros agentes antiplaquetários[1].

### Corticoides

Embora os corticoides sejam o tratamento de escolha em outras formas de vasculite, estudos do uso na DK têm resultados variáveis[7-11].

Metanálise recente da Cochrane avaliou o impacto do uso de corticoides na incidência de anormalidades da artéria coronária na DK como tratamento de primeira linha ou de segunda linha. Evidências de qualidade moderada mostram que o uso de corticoides na fase aguda da DK pode estar associado a menor ocorrência de anormalidades das artérias coronárias, diminuição de marcadores inflamatórios e menor tempo de internação. Não houve eventos adversos graves ou mortes relatadas com ou sem uso de corticoides. Evidências de baixa qualidade mostram que o uso de corticoides pode reduzir a duração dos sintomas clínicos (febre e exantema)[12].

Ressalta-se que muitos destes estudos foram feitos com crianças japonesas, com a utilização do sistema de pontuação japonês, e não se sabe qual a aplicabilidade para outras populações[13].

Em conclusão, a última diretriz da Associação Americana Cardiológica (AHA), de 2017, recomenda[1]:

1. Pulso de metilprednisolona em dose única não deve não ser administrado com IGIV como rotina no tratamento primário da DK (Recomendação Classe III; Nível de Evidência B).

2. A administração de um curso mais longo de corticoides, com redução gradual ao longo de 2 a 3 semanas, juntamente com IGIV, pode ser considerada para o tratamento de pacientes de alto risco com DK.

## Manejo da resistência à imunoglobulina intravenosa

Aproximadamente 30% dos pacientes que recebem IGIV e AAS têm febre nas primeiras 36 horas após o término da IGIV, o que não significa falha terapêutica. No entanto, 10% a 20% dos casos tratados apresentam febre recrudescente ou persistente além de 36 horas após o término da IGIV e são denominados resistentes à IGIV. Nessas situações, a primeira medida é reavaliar o diagnóstico de DK[1].

Não há dados robustos de ensaios clínicos para orientar a escolha de agentes terapêuticos para a criança com resistência à IGIV, mais frequentemente utiliza-se uma segunda dose de IGIV e/ou corticoides[1]. O Quadro 65.2 resume diferentes possibilidades de abordagens terapêuticas.

**Quadro 65.2** – Opções terapêuticas para o manejo da resistência à IGIV.

| Terapêutica | Dose |
|---|---|
| **IGIV** | ▪ 2 g/kg, dose única |
| **Metilprednisolona** | ▪ 20 a 30 mg/kg/dia, via intravenosa por 3 dias, com ou sem curso subsequente e diminuição gradual da prednisona oral |
| **Infliximabe** | ▪ 5 mg/kg, dose única |
| **Ciclosporina** | ▪ IV: 3 mg/kg/dia, de 12 em 12 horas<br>▪ VO: 4 a 8 mg/kg/dia, de 12 em 12 horas |
| **Anakinra** | ▪ SC: 2 a 6 mg/kg |
| **Ciclofosfamida** | ▪ IV: 2 mg/kg |
| **Plasmaférese** | – |

*Fonte:* Circulation. 2017 Apr 25;135(17):e927-e999.

Se a doença ainda for considerada a mais provável, muitos especialistas recomendam o retratamento com IGIV, 2 g/kg, e manutenção do AAS em altas doses[1].

Os corticoides também têm sido usados para tratar pacientes que não responderam à terapia inicial para KD. Várias pequenas séries de casos e estudos observacionais que compararam IGIV com esteroides têm resultados semelhantes[14-21].

As doses são variadas nos diversos estudos, mas, habitualmente, recomenda-se metilprednisolona 20 a 30 mg/kg/dia, via intravenosa por 3 dias, com ou sem curso subsequente, e diminuição gradual da prednisona oral[1].

A administração de infliximabe (5 mg/kg) também pode ser considerada como uma alternativa para o manejo da resistência à IGIV[1].

Pacientes altamente inflamados que não respondem a segunda infusão de IVIG, esteroides ou infliximabe requerem terapia adicional para controlar a inflamação, como ciclosporina, anticorpos monoclonais (anakinra), ciclofosfamida ou plamaférese[1]. Nesses casos, é fundamental o acompanhamento com especialista.

## Prognóstico e seguimento do paciente com doença de Kawasaki

O prognóstico para crianças diagnosticadas com DK é, principalmente, com base na extensão e gravidade do envolvimento da artéria coronária.

A letalidade nos Estados Unidos e no Japão é inferior a 0,2%, e a principal causa da morte é o infarto do miocárdio resultante de oclusão arterial[3].

Para crianças sem nenhum envolvimento das coronárias, recomenda-se realizar ecocardiograma durante a fase aguda e após 6 a 8 semanas, e suspender o AAS com o exame normal[1].

Quando houver acometimento das coronárias, recomenda-se seguimento com cardiopediatra regularmente.

## REFERÊNCIAS BIBLIOGRÁFICAS

1. McCrindle BW, Rowley AH, Newburger JW, Burns JC, Bolger AF, Gewitz M, Baker AL, Jackson MA, Takahashi M, Shah PB, Kobayashi T, Wu MH, Saji TT, Pahl E. American Heart Association Rheumatic Fever, Endocarditis, and Kawasaki Disease Committee of the Council on Cardiovascular Disease in the Young; Council on Cardiovascular and Stroke Nursing; Council on Cardiovascular Surgery and Anesthesia; and Council on Epidemiology and Prevention. Diagnosis, Treatment, and Long-Term Management of Kawasaki Disease: A Scientific Statement for Health Professionals from the American Heart Association. Circulation. 2017 Apr 25;135(17):e927-e999.
2. Makino N, Nakamura Y, Yashiro M, Kosami K et al. The Nationwide epidemiologic survey of Kawasaki disease in Japan, 2015-2016. Pediatr Int. 2019;61(4):397-403.
3. Rife E, Gedalia A. Kawasaki disease: an Update. Curr Rheumatol Rep. 2020 Sep 13;22(10):75. doi: 10.1007/s11926-020-00941-4.

4. Tong T, Yao X, Lin Z, Tao Y, Xu J, Xu X, Fang Z, Geng Z, Fu S, Wang W, Xie C, Zhang Y, Wang Y, Gong F. Similarities and differences between MIS-C and KD: a systematic review and meta-analysis. Pediatr Rheumatol J. 2022 Dec 5;20(1):112.
5. Broderick C, Kobayashi S, Suto M, Ito S, Kobayashi T. Intravenous immunoglobulin for the treatment of Kawasaki disease. Cochrane Database Syst Rev. 2023 Jan 25;1(1):CD014884.
6. Baumer JH, Love SJ, Gupta A, Haines LC, Maconochie I, Dua JS. Salicylate for the treatment of Kawasaki disease in children. Cochrane Database Syst Rev. 2006 Oct 18;2006(4):CD004175.
7. Newburger JW, Sleeper LA, McCrindle BW, Minich LL, Gersony W, Vetter VL, Atz AM, Li JS, Takahashi M, Baker AL, Colan SD, Mitchell PD, Klein GL, Sundel RP. Pediatric Heart Network Investigators. Randomized trial of pulsed corticosteroid therapy for primary treatment of Kawasaki disease. N Engl J Med. 2007;356:663-675.
8. Kijima Y, Kamiya T, Suzuki A, Hirose O, Manabe H. A trial procedure to prevent aneurysm formation of the coronary arteries by steroid pulse therapy in Kawasaki disease. Jpn Circ J. 1982;46:1239-1242.
9. Shinohara M, Sone K, Tomomasa T, Morikawa A. Corticosteroids in the treatment of the acute phase of Kawasaki disease. J Pediatr. 1999;135:465-469.
10. Inoue Y, Okada Y, Shinohara M, Kobayashi T, Kobayashi T, Tomomasa T, Takeuchi K, Morikawa A. A multicenter prospective randomized trial of corticosteroids in primary therapy for Kawasaki disease: clinical course and coronary artery outcome. J Pediatr. 2006;149:336-341.
11. Okada K, Hara J, Maki I, Miki K, Matsuzaki K, Matsuoka T, Yamamoto T, Nishigaki T, Kurotobi S, Sano T; Osaka Kawasaki Disease Study Group. Pulse methylprednisolone with gammaglobulin as an initial treatment for acute Kawasaki disease. Eur J Pediatr. 2009;168:181-185.
12. Green J, Wardle AJ, Tulloh RM. Corticosteroids for the treatment of Kawasaki disease in children. Cochrane Database Syst Rev. 2022 May 27;5(5):CD011188. doi: 10.1002/14651858.CD011188.pub3.
13. Kuniyoshi Y, Tsujimoto Y, Banno M, Taito S, Ariie T, Takahashi N, Tokutake H, Takada T. Prediction models for intravenous immunoglobulin resistance in Kawasaki disease: a meta-analysis. Pediatrics. 2023 May 1;151(5):e2022059175.
14. Kobayashi T, Kobayashi T, Morikawa A, Ikeda K, Seki M, Shimoyama S, Ishii Y, Suzuki T, Nakajima K, Sakamoto N, Arakawa H. Efficacy of intravenous immunoglobulin combined with prednisolone following resistance to initial intravenous immunoglobulin treatment of acute Kawasaki disease. J Pediatr. 2013;163:521-526.
15. Wright DA, Newburger JW, Baker A, Sundel RP. Treatment of immune globulin-resistant Kawasaki disease with pulsed doses of corticosteroids. J Pediatr. 1996;128:146-149.
16. Dale RC, Saleem MA, Daw S, Dillon MJ. Treatment of severe complicated Kawasaki disease with oral prednisolone and aspirin. J Pediatr. 2000;137:723-726.
17. Lang BA, Yeung RS, Oen KG, Malleson PN, Huber AM, Riley M, Ebbeson R, Ramsey SE, Laxer RM, Silverman ED, McCrindle BW, Ratnapalan S, Feldman BM. Corticosteroid treatment of refractory Kawasaki disease. J Rheumatol. 2006;33:803-809.
18. Miura M, Tamame T, Naganuma T, Chinen S, Matsuoka M, Ohki H. Steroid pulse therapy for Kawasaki disease unresponsive to additional immunoglobulin therapy. Paediatr Child Health. 2011;16:479-484.
19. Furukawa T, Kishiro M, Akimoto K, Nagata S, Shimizu T, Yamashiro Y. Effects of steroid pulse therapy on immunoglobulinresistant Kawasaki disease. Arch Dis Child. 2008;93:142-146.
20. Ogata S, Bando Y, Kimura S, Ando H, Nakahata Y, Ogihara Y, Kaneko T, Minoura K, Kaida M, Yokota Y, Furukawa S, Ishii M. The strategy of immune globulin resistant Kawasaki disease: a comparative study of additional immune globulin and steroid pulse therapy. J Cardiol. 2009;53:15-19.
21. Teraguchi M, Ogino H, Yoshimura K, Taniuchi S, Kino M, Okazaki H, Kaneko K. Steroid pulse therapy for children with intravenous immunoglobulin therapy-resistant Kawasaki disease: a prospective study. Pediatr Cardiol. 2013;34:959-963.

# Infecções por Clamídias

66

*Sonia Maria de Faria*

## MANIFESTAÇÕES CLÍNICAS

As manifestações clínicas das infecções por clamídias variam de acordo com a espécie da bactéria. A família *Chlamydiaceae* compreende um grupo de bactérias Gram-negativas patogênicas aos seres humanos e a alguns animais. *Chlamydia trachomatis* e *Chlamydia pneumoniae* são as principais espécies que infectam o homem, sendo responsáveis por diversas enfermidades. Determinadas espécies patogênicas aos animais, como o patógeno aviário *Chlamydia psittaci*, podem ser transmitidas ao homem e causar doença[1].

## *CHLAMYDIA TRACHOMATIS*

São identificados 15 diferentes sorotipos de *C. trachomatis*. A classificação da bactéria inclui três biovariantes (biovars), subtipadas em sorovariantes (sorovars). A biovar tracoma (sorovars A-C) é a principal causa de cegueira não congênita, em países em desenvolvimento, enquanto a biovar do trato genital (sorovars D-K), além de causar enfermidades do trato geniturinário, sexualmente transmitidas, também é causa de doença em recém-nascidos, que adquirem a infecção via vertical a partir da infecção materna. A biovar linfogranuloma venéreo (sorovars L1-L3) causa infecção urogenital ou anorretal invasiva[1-3].

### Infecção do trato geniturinário

A maioria das pessoas infectadas via sexual por *C. trachomatis* é assintomática. No entanto, a bactéria é uma causa importante de várias síndromes clínicas em mulheres, como cervicite, uretrite e doença inflamatória pélvica. Em homens, é causa de uretrite, epididimite e prostatite[4]. Manifestações comuns a ambos os sexos incluem artrite reativa[5], proctite e infecção retal, sendo essas mais comuns em homens que fazem sexo com homens[6]. Quando acomete gestantes, aumenta o risco de rutura prematura de membranas, parto prematuro e recém-nascidos de baixo peso[7].

### Conjuntivite neonatal

Conjuntivite é a manifestação mais frequente de infecção por *C. trachomatis* no recém-nascido. O período de incubação varia de 5 a 14 dias após o parto, diferentemente da conjuntivite gonocócica, que costuma ocorrer de 2 a 5 dias pós-parto. Caracteriza-se, inicialmente, por hiperemia conjuntival associada à secreção aquosa unilateral, que tende a evoluir para secreção purulenta, edema palpebral, formação de pseudomembranas e acometimento ocular bilateral. A "pseudomembrana" consiste em tecido de granulação que se adere à superfície inflamada da conjuntiva. A conjuntiva pode se tornar friável e dar origem à secreção sanguinolenta.

### Pneumonia do recém-nascido e lactente

Pneumonia devido a *C. trachomatis* se manifesta, em geral, entre 4 e 12 semanas de vida. Tosse e congestão nasal são os sintomas mais frequentes. A tosse costuma ocorrer em salvas, e pode estar associada à taquipneia. À ausculta pulmonar, identifica-se frequentemente estertores inspiratórios crepitantes e raramente sibilos. Episódios de apneia podem ocorrer, especialmente em bebês prematuros. Febre não é comum e, quando ocorre, não costuma ser elevada. A história de conjuntivite está presente em aproximadamente 50% dos casos de pneumonia.

Nos exames laboratoriais destaca-se a eosinofilia periférica (> 300 eosinófilos/mm$^3$), em geral com contagem total de leucócitos normal. Além da eosinofilia, tende a ocorrer hipergamaglobulinemia, com elevação de IgG e IgM séricas.

Os achados radiológicos não são específicos e caracterizam-se por hiperinsuflação pulmonar e infiltrado alveolar e/ou intersticial difuso e simétrico, com rebaixamento da cúpula diafragmática, do fígado e do baço (Figura 66.1).

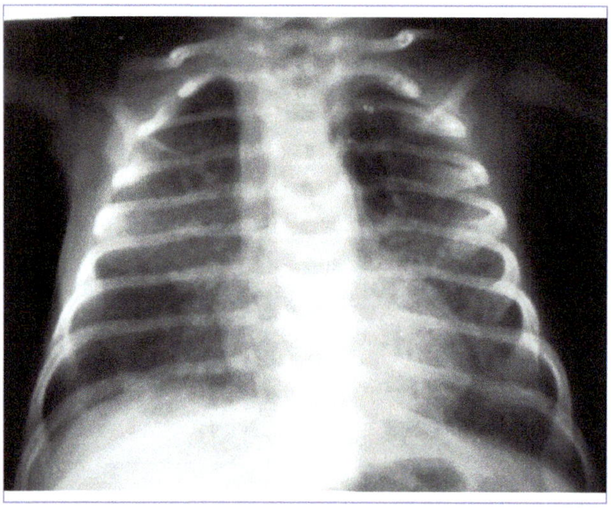

**Figura 66.1** – Radiografia do tórax de lactente com pneumonia por *C. trachomatis*.
*Fonte:* American Academy of Pediatrics, 2021[3], Brasil, Ministério da Saúde, 2022[4].

A maior parte dos casos de pneumonia tem boa evolução clínica; entretanto, em aproximadamente 25% destes, é necessário a hospitalização e, ocasionalmente, suporte ventilatório. A evolução pode ser prolongada com persistência da tosse e taquipneia por semanas[3,8-10].

### Tracoma

O tracoma inicia-se sob a forma de uma conjuntivite folicular, com hipertrofia papilar e infiltrado inflamatório difuso que se estende pelo epitélio conjuntival, especialmente na conjuntiva tarsal superior. A sintomatologia associada ao tracoma inflamatório inclui lacrimejamento, sensação de corpo estranho, fotofobia e prurido.

Após vários episódios de reinfecções, grande quantidade de folículos são transformados em cicatrizes, que podem levar à formação de entrópio (pálpebra com a margem virada para dentro do olho) e triquíase (cílio em posição defeituosa nas bordas da pálpebra, tocando o globo ocular). Essas alterações podem provocar ulcerações corneanas e determinar graus variados de diminuição da acuidade visual e cegueira[11].

### Linfogranuloma venéreo (LGV)

O LGV é uma infecção linfática invasiva com uma lesão ulcerativa inicial na genitália acompanhada de linfadenopatia inguinal e/ou femural supurativa, que tipicamente é unilateral. A evolução da doença ocorre em três fases: inoculação (pápula, pústula ou ulceração genital que desaparece sem deixar sequela); disseminação linfática regional; e sequelas (elefantíase genital, fístulas retais, vaginais e vesicais)[4].

## *CHLAMYDIA PNEUMONIAE*

A infecção por *Chlamydia pneumoniae* pode ser assintomática ou se manifestar por pneumonia, bronquite aguda e, menos comumente, faringite, laringite, otite média e sinusite. Os sintomas de pneumonia são similares àqueles observados nas pneumonias adquiridas na comunidade (PAC), inclusive febre, tosse e taquipneia. Em alguns pacientes, dor de garganta precede o início da tosse, que pode ser prolongada e persistir por 2 a 6 semanas ou mais. A associação com início ou exacerbação aguda dos sintomas respiratórios em pacientes com asma e fibrose cística tem sido relatada.

O exame físico de pacientes infectados por *Chlamydia pneumoniae* pode revelar faringite não exsudativa, estertores pulmonares e broncoespasmo. Os achados radiológicos são inespecíficos e no hemograma, a contagem de leucócitos é normal ou levemente aumentada[5,12].

## *CHLAMYDIA PSITTACI*

A psitacose é uma infecção aguda do trato respiratório com sintomas e sinais sistêmicos que geralmente incluem febre, tosse não produtiva, dispneia, cefaleia, mialgia, calafrios e mal-estar. Pneumonia intersticial extensa pode ocorrer. Raramente, a infecção por *Chlamydia psittaci* afeta sistemas e órgãos diferentes do trato respiratório[5].

## ETIOPATOGENIA

*Chlamydia* sp. são bactérias que têm um ciclo de crescimento complexo e bifásico, com uma forma extracelular livre, estável, infectante e metabolicamente inativa, chamada corpo elementar, e outra forma intracelular, reprodutiva e metabolicamente ativa, denominada corpo reticular. Os corpos elementares ligam-se às células do hospedeiro e são levados para o seu interior por endocitose, de modo a originar, em seguida, os corpos reticulares. Nesse processo, tem importância a principal proteína externa da bactéria, conhecida como MOMP (*major outer membrane protein*), que parece reduzir a força eletrostática entre a célula hospedeira e os corpos elementares. O conjunto de corpos elementares e reticulares originados na célula e envolvidos por uma vesícula fagocítica é denominado corpo ou corpúsculo de inclusão, que é constituído de microcolônias de bactérias intracelulares. A principal característica biológica das bactérias pertencentes ao gênero *Chlamidia* é o parasitismo intracelular obrigatório da célula do hospedeiro[2].

## EPIDEMIOLOLOGIA

### *Chlamydia trachomatis*

A prevalência de infecções genitais por *Chlamydia trachomatis* varia com a população estudada. Nos Estados Unidos, é a infecção sexualmente transmissível (IST) mais comum, com maior incidência entre adolescentes e adultos jovens[13]. Estimativas sobre a prevalência de *C. trachomatis* em países da América Latina em 2016 indicaram uma taxa estimada de gestantes infectadas no Brasil de 9,8% a 16,7%, e em mulheres não gestantes de 5,5% a 13%[14].

A transmissão da infecção por *C. trachomatis* via vertical ocorre em aproximadamente 50% das crianças nascidas por parto vaginal (pode atingir taxas de até 60% a 70%) e em algumas (poucas) crianças nascidas por cesárea. Não são todas as crianças que se infectam por via vertical que vão apresentar sintomas de doença. O risco de conjuntivite neonatal varia de 20% a 50% e o risco de pneumonia, de 5% a 30%[3,8].

O tracoma ocorre em áreas de maior concentração de pobreza, deficientes condições de saneamento básico e acesso à água, e acomete principalmente crianças de 1 a 9 anos de idade. Dados recentes brasileiros mostram tendência de eliminação do tracoma como problema de saúde pública no Brasil[15].

O linfogranuloma venéreo (LVG) é uma IST endêmica em regiões tropicais e subtropicais, como determinadas áreas da África, da Ásia e do Caribe. Embora ocorra menos frequentemente em países desenvolvidos, têm sido registrados casos nesses países, principalmente em homens que fazem sexo com homens (HSH)[3].

### *Chlamydia pneumoniae*

A pneumonia por *Chlamydia pneumoniae* ocorre em todo o mundo, sendo o pico da primoinfecção entre 5 e 15 anos de idade, com a tendência de ocorrer mais precocemente em países tropicais e menos desenvolvidos. Nos Estados Unidos, aproximadamente 50% dos adultos têm anticorpos séricos específicos para *C pneumoniae* aos 20 anos de idade, o que indica infecção prévia. A infecção recorrente é comum, especialmente em adultos[3]. Surtos de infecção têm sido relatados em grupos de crianças e adultos (p. ex.: escolas, recrutas militares, asilos)[16-18].

### *Chlamydia psittaci*

As aves são o principal reservatório de *C. psittaci*. Uma variedade de aves, inclusive aves psitacídeas (p. ex., piriquitos, papagaios, araras), aves de capoeira (p. ex., galinhas, patos, perus, faisões) e pombos, têm sido consideradas como fontes de doenças humanas. A infecção humana geralmente é adquirida por contato direto ou inalação de excrementos aerossolizados, ou secreções respiratórias dos olhos ou dos bicos de aves. Uma vez seco, o organismo permanece viável por meses, particularmente à temperatura ambiente. A psitacose é de distribuição mundial e tende a ocorrer esporadicamente em qualquer estação[3].

## TESTES DIAGNÓSTICOS

Os testes de ampliação de ácidos nucleicos (NAATs), por meio da técnica de reação em cadeia de polimerase (PCR), são atualmente o método de escolha para o diagnóstico de infecções por *C. trachomatis*. Nas infecções do trato geniturinário em mulheres, o material a ser examinado deve ser preferencialmente coletado por *swab* vaginal, que pode ser obtido pela própria paciente (*self-collected*). Amostras cervicais também devem ser coletadas de mulheres que apresentam sintomas de cervicite. No sexo masculino, a urina (1º jato) é o material de escolha e, nos casos de infecção retal, recomenda-se *swab* retal. Os testes de ampliação de ácidos nucleicos também constituem o método de eleição para o diagnóstico de LGV, sendo necessário, para o diagnóstico definitivo, teste de genotipagem para diferenciar a biovar de *C. trachomatis* tipo LGV das demais[3,4,19,20].

No diagnóstico da conjuntivite neonatal por *C. trachomatis*, é indicado o teste de imunofluorescência direta, que utiliza anticorpos monoclonais marcados com fluoresceína para identificar, em esfregaço obtido de conjuntiva, corpos elementares. A coleta de espécime conjuntival deve ser feita evertendo-se a pálpebra, com a utilização de *swab* específico, e deve conter células conjuntivais, não apenas secreção ocular. Os testes de ampliação de ácidos nucleicos ainda não são padronizados para a detecção de clamídia a partir de amostras de *swab* conjuntival, mas há perspectivas futuras para o seu uso. A visualização de inclusões intracitoplasmáticas em esfregaços conjuntivais corados pelo Giemsa pode auxiliar no diagnóstico[3,8,10,19].

O diagnóstico definitivo de pneumonia por *C. trachomatis* é feito por meio do isolamento da bactéria em cultura de tecido. O material para exame deve ser coletado da nasofaringe posterior. Testes sorológicos por imunofluorescência com detecção de IgM específica para *C. trachomatis* com títulos ≥ 1:32 também confirmam o diagnóstico[3,8].

A investigação diagnóstica específica para *C. pneumoniae* é, em geral, restrita a pacientes hospitalizados. Os testes de amplificação de ácidos nucleicos (NAATs) também são o método preferido para o diagnóstico. Vários tipos de espécimes do trato respiratório podem ser examinados, inclusive *swab* de nasofaringe ou orofaringe, aspirado traqueal e lavado broncoalveolar. Os testes sorológicos não são considerados úteis para o diagnóstico de infecção aguda[3,12].

Com relação à *Chlamydia psittaci*, o diagnóstico costuma ser realizado pelo método de microimunofluorescência (MIF), com a utilização, preferencialmente, de amostras pareadas[3].

## TRATAMENTO

Esquemas terapêuticos preferenciais e alternativos de acordo com a espécie de clamídia, enfermidade e faixa etária são apresentados no Quadro 66.1.

## ISOLAMENTO DO PACIENTE HOSPITALIZADO

Os pacientes internados em hospital com infecção por clamídia, inclusive crianças com conjuntivite e/ou pneumonia, não requerem medidas de isolamento. Precauções-padrão são recomendadas[3].

## MEDIDAS DE CONTROLE

De acordo com o Centro de Controle e Prevenção de Doenças (CDC) dos Estados Unidos, todas as mulheres sexualmente ativas com idade < 25 anos devem ser testadas, pelo menos, anualmente, para infecção por clamídia, mesmo que nenhum sintoma esteja presente ou a contracepção de barreira seja relatada[20]. As diretrizes brasileiras recomendam o rastreio em jovens apenas em determinados grupos populacionais e de acordo com suas práticas sexuais[4].

**Quadro 66.1 –** Tratamento das infecções por clamídia.

| Clamídia (espécie) | Enfermidades | Antibiótico preferencial (dose, via de uso e duração) | Esquema alternativo |
|---|---|---|---|
| ***Trachomatis*** | ▪ Conjuntivite neonatal e pneumonia<br>▪ IST** (adolescentes e adultos)<br>▪ IST gestantes<br>▪ Linfogranuloma venéreo<br>▪ Tracoma agudo | ▪ Azitromicina 20 mg/kg/dia, VO*, 1 vez ao dia, por 3 dias<br>▪ Azitromicina 1 g, VO, dose única<br>▪ Azitromicina 1 g, VO, dose única<br>▪ Doxiciclina 100 mg, VO, 2 vezes ao dia, por 21 dias<br>▪ Azitromicina 20 mg/kg, VO, dose única (máximo: 1 g) | ▪ Eritromicina 50 mg/kg/dia, VO, em 4 doses, por 14 dias<br>▪ Doxiciclina 100 mg, VO, 2 vezes ao dia, por 7 dias<br>▪ Amoxicilina 1,5 g/dia, VO em 3 doses, por 7 dias |
| ***Pneumoniae*** | ▪ Pneumonia | ▪ Azitromicina 10 mg/kg/dia, VO, 1º dia (máximo: 500 mg)<br>▪ Azitromicina 5 mg/kg/dia, VO, 2º ao 5º dia (máximo: 250 mg) | ▪ Doxiciclina<br>▪ Levofloxacina e Moxifloxacina (adolescentes e adultos) |
| ***Psittaci*** | ▪ Psitacose | ▪ Doxiciclina 100 mg, VO, 2 vezes ao dia (manter por 10 a 14 dias após cessar febre) | ▪ Eritromicina<br>▪ Azitromicina |

* VO: via oral; ** IST: infecção sexualmente transmissível.

*Fonte:* American Academy of Pediatrics. Chlamydial Infections. In: Kimberlin DW, Barnett ED, Lynfield R, Sawyer MH, eds. Red Book: 2021. p. 256-266[3]. Protocolo Clínico e Diretrizes Terapêuticas para Atenção Integral às Pessoas com Infecções Sexualmente Transmissíveis – IST. Brasília: Ministério da Saúde, 2022. 211 p.:il.[4].

A identificação e o tratamento de mulheres com infecção do trato genital por *C. trachomatis* durante a gravidez podem prevenir a aquisição da doença periparto no recém-nascido. O CDC recomenda o rastreamento de rotina de mulheres grávidas < 25 anos de idade e das > 25 anos de idade com risco aumentado de infecção por clamídia na primeira consulta pré-natal, e aconselha o reteste de todas as gestantes que permanecem em risco aumentado durante o terceiro trimestre[20]. No Brasil, a recomendação de rastreio inclui as gestantes < 30 anos na primeira consulta de pré-natal[4].

Todas as pessoas com contato sexual nos 60 dias anteriores ao diagnóstico, ou início dos sintomas de pacientes com infecção por *C. trachomatis* (sintomática ou assintomática), devem ser avaliadas e tratadas[20].

As opções terapêuticas atuais são eficazes no tratamento da infecção sintomática por *C. trachomatis*, mas não induzem imunidade. Como tal, há uma clara necessidade de uma vacina protetora e, estudos nessa direção têm sido desenvolvidos, embora ainda não se disponha de vacinas contra clamídias licenciadas para utilização clínica[21,22].

## MEDIDAS DE PREVENÇÃO

### Prevenção de IST

A percepção dos riscos de adquirir uma IST varia de pessoa para pessoa, e sofre mudanças ao longo da vida. A prevenção dessas infecções impulsiona a continuidade de projetos pessoais, como relacionamentos, filhos e vida sexual saudável. Para que a prevenção ocorra com maior eficácia, deve-se usufruir de todos os avanços científicos existentes para a prática segura de sexo.

Dados brasileiros demonstram o início precoce da vida sexual de adolescentes, com escasso uso de preservativos. Cada vez mais, a temática da sexualidade deve estar presente nas ações de informação, comunicação e educação em saúde para adolescentes, de preferência antes que aconteça a primeira relação sexual, e deve ser abordada de forma gradual e na perspectiva do cuidado integral[4].

## REFERÊNCIAS BIBLIOGRÁFICAS


1. Bachmann NL, Polkinghorne A, Timms P. Chlamydia genomics: providing novel insights into chlamydial biology. Trends Microbiol. 2014;22:464-472.
2. Elwell C, Mirrashidi K, Engel J. Chlamydia cell biology and pathogenesis. Nat Rev Microbiol. 2016;14(6):385-400.
3. American Academy of Pediatrics. Chlamydial Infections. In: Kimberlin DW, Barnett ED, Lynfield R, Sawyer MH (ed.). Red Book: 2021 Report of the Committee on Infectious Diseases. Itasca, IL:American Academy of Pediatrics. 2021. p. 256-66.
4. Brasil. Ministério da Saúde. Secretaria de Vigilância em Saúde. Departamento de Doenças de Condições Crônicas e Infecções Sexualmente Transmissíveis. Protocolo Clínico e Diretrizes Terapêuticas para Atenção Integral às Pessoas com Infecções Sexualmente Transmissíveis – IST. Brasília: Ministério da Saúde, 2022. 211p. Disponível em: www.pcdt-2022_isbn(10).pdf. Acesso em: 23 abr. 2023.
5. Denison HJ, Curtis EM, Clynes MA, et al. The incidence of sexually acquired reactive arthritis: a systematic literature review. Clin Rheumatol. 2016;35:2639-48.
6. Patton ME, Kidd S, Llata E et al. Extragenital gonorrhea and chlamydia testing and infection among men who have sex with men–STD Surveillance Network, United States, 2010-2012. Clin Infect Dis. 2014;58:1564-70.
7. He W, Jin Y, Zhu H et al. Effect of Chlamydia trachomatis on adverse pregnancy outcomes: a meta-analysis. Arch Gynecol Obstet. 2020;302:553-567.
8. Darville T. Infecções por clamídia. In: Wilson CB, Nizet BV, Maldonado YA, Remington JS, Klein O (ed.). Remington and Klein's infectious diseases of the fetus and newborn infant. Tradução: Cristiana Osório, Maisa Ritomy. 8th ed. Rio de Janeiro: Elsevier; 2017: p. 491-497.
9. Hammerschlag MR, Kohlhoff SA. Chlamydia infections. In: Feigin RD, Cherry J, Demmler-Harrisopn GJ, Kaplan SL, Steinbach WJ, Hotez PJ (ed.). Textbook of pediatric infectious diseases. 8th ed. Philadelphia: WB Saunders; 2018. p. 1952.
10. Faria SM. Infecções por clamídias. In: Farhat CJK, Carvalho LHFR, Succi RCM (ed.). Infectologia pediátrica. Rio de Janeiro: Atheneu; 2007. p. 993-1002.
11. Brasil. Ministério da Saúde. Secretaria de Vigilância em Saúde. Departamento de Articulação Estratégica de Vigilância em Saúde. Tracoma. Guia de Vigilância em Saúde. 5. ed. Brasília: Ministério da Saúde, 2022. p. 897-906. Disponível em: https://bvsms.saude.gov.br/bvs/publicacoes/guia_vigilancia_saude_5ed_rev_atual.pdf. Acesso em: 23 abr. 2023.
12. Bradley JS, Byington CL, Shah SS et al. The management of community acquired pneumonia in infants and children older than 3 months of age: Clinical practice guidelines by the Pediatric Infectious Diseases Society and the Infectious Diseases Society of America. Clin Infect Dis. 2011;53(7):e25-e76.
13. Centers for Disease Control and Prevention. Sexually Transmitted Disease Surveillance 2021. Disponível em: https://www.cdc.gov/std/statistics/2021/default.htm. Acesso em: 17 abr. 2023.
14. Miranda AE, Silveira MF, Pinto VM, Alves GC, Carvalho NS. Protocolo brasileiro para infecções sexualmente transmissíveis 2020: infecções que causam cervicite. Epidemiol Serv Saúde. 2021;30(1). Disponível em: http://dx.doi.org/10.1590/s1679-4974202100008.esp1. Acesso em: 17 abr. 2023.

15. Brasil. Ministério da Saúde. Tracoma. Disponível em: https://www.gov.br/saude/pt-br/assuntos/saude-de-a-a-z/t/tracoma. Acesso em: 23 abr. 2023.
16. Schmidt SM, Muller CE, Mahner B, Wiersbitzky SK. Prevalence, rate of persistence and respiratory tract symptoms of Chlamydia pneumoniae infection in 1211 kindergarten and school age children. Pediatr Infect Dis J. 2002;21:758-62.
17. Fajardo KA, Zorich SC, Voss JD, Thervil JW. Pneumonia outbreak caused by Chlamydophila pneumoniae among US Air Force Academy Cadets, Colorado, USA. Emerg Infect Dis. 2015; 21(6): 1049-5.
18. Nakashima K, Tanaka T, Kramer MH et al. Outbreak of Chlamydia pneumoniae infection in a Japanese nursing home, 1999-2000. Infect Control Hosp Epidemiol. 2006;27:1171-7.
19. Centers for Disease Control and Prevention. Recommendations for the laboratory-based detection of Chlamydia trachomatis and Neisseria gonorrhoeae – 2014. MMWR 2014;63(No RR02):1-19.
20. Workowski Ka, Bachmann LH, Chan PA et al. Sexually transmitted infections treatment guidelines, 2021. MMWR Recomm Rep. 2021;70(No RR-4):1-187. doi: http://dx.doi.org/10.15585/mmwr.rr7004a1.
21. Murray SM, McKay PF. Chlamydia trachomatis: cell biology, immunology and vaccination. Vaccine. 2021;39(22): 2965-2975.
22. Maza LM, Darville TL, Pal S. Chlamydia trachomatis vaccines for genital infections: where are we and how far is there to go? Expert Rev Vaccines. 2021;20(4):421-435.

# Infecções por Micoplasma

# 67

*Beatriz Barbisan*
*Sonia Mayumi Chiba*

## INTRODUÇÃO

Em 1944, Eaton e colaboradores isolaram o microrganismo de um paciente que tinha pneumonia atípica e que ficou, então, conhecido como o agente de Eaton. A pneumonia atípica era assim denominada quando a infecção pulmonar não era compatível com o quadro clínico habitual e não apresentava diplococos Gram-positivos na secreção. O agente de Eaton foi, posteriormente, identificado como sendo uma bactéria do gênero *Mycoplasma*[1]. Atualmente, o *Mycoplasma pneumoniae* (Mp) é um dos principais agentes etiológicos da pneumonia adquirida na comunidade (PAC) em pediatria.

## EPIDEMIOLOGIA

A infecção por Mp ocorre endemicamente no mundo todo e durante todo o ano, sendo mais comum no verão e outono[2]. Surtos epidêmicos podem ser observados a cada 3 a 7 anos acometendo grupos restritos como família, escola, instituições e bases militares[2]. Aparentemente, esses ciclos epidêmicos ocorrem devido à imunidade de rebanho e a novos subtipos da bactéria[3]. As crianças podem constituir reservatório assintomático causando surtos em famílias. As apresentações leves como traqueobronquite são muito mais comuns do que a pneumonia. Ainda assim, o Mp é responsável por 10% a 40% das PAC em pediatria[4], acometendo principalmente crianças entre 5 e 15 anos. As crianças mais velhas tendem a apresentar quadros mais graves[3]. O Mp é transmitido por gotículas respiratórias aos contatos mais próximos e o período de incubação é de 1 a 3 semanas[2,3]. A imunidade à infecção geralmente é de curta duração, como evidenciado pela ocorrência de reinfecções. A eliminação da bactéria persiste por período variável após a resolução da doença clínica, podendo se estender por várias semanas[3].

## FISIOPATOLOGIA

### Microrganismos

São os menores procariontes de vida livre conhecidos. Como são deficientes em genes para produção de nutrientes, aminoácidos e ácidos graxos dependem de um hospedeiro ao qual parasitam. Não possuem parede celular. Seis das 16 espécies de *Mycoplasma* podem causar doenças. A espécie mais importante e predominante é o Mp[4,5].

### Patogênese

A patogênese da infecção pelo Mp é complexa e inclui diversos mecanismos. Inicialmente, a bactéria adere fortemente à membrana das células ciliadas do epitélio respiratório por meio de uma organela. Várias proteínas (adesinas) na superfície da organela se ligam a receptores da célula do hospedeiro promovendo a adesão. Dessa forma, conseguem alterar o metabolismo da célula e drenar nutrientes. Os microrganismos liberam substâncias citotóxicas como a toxina da síndrome do desconforto respiratório adquirido na comunidade (CARDS, do inglês *community-acquired respiratory distress syndrome toxin*), peróxido de hidrogênio, radicais superóxidos e outros fatores indutores de inflamação para o interior da célula[1,3-5].

O Mp pode, também, invadir as células do hospedeiro e assim se proteger do sistema imune e dos antibióticos, sobrevivendo por longo período e causando infecção crônica. Os mecanismos de sobrevivência intracelular ainda não são totalmente conhecidos[3-5].

Outra forma de burlar o sistema imunológico do hospedeiro é a capacidade de mudar e rearranjar os próprios antígenos de superfície, prejudicando a imunidade protetora e permitindo infecções de repetição[3-5].

Outros distúrbios são causados na imunidade inata e adaptativa, como alterações na apresentação de antígeno e na maturação das células B com redução relativa na produção de anticorpos[4,5].

Nas infecções extrapulmonares, os danos decorrem da invasão direta dos tecidos pela bactéria, do dano inflamatório e, também, de mecanismos imunológicos. Os antígenos do Mp podem mimetizar componentes das células do hospedeiro ou alterar a estrutura dos antígenos da membrana de células do hospedeiro, estimulando a autoimunidade. Pode haver deposição de imunocomplexos, principalmente nos rins, e IgE autorreativas podem promover reações alérgicas[2,4,5].

Por fim, vasculite e oclusão vascular trombótica podem acontecer devido à inflamação da parede vascular[4,5].

## QUADRO CLÍNICO

Até 20% das infecções por Mp são assintomáticas, o que pode ser devido à reinfecção[3]. As manifestações clínicas podem se restringir às vias aéreas superiores com faringite, rouquidão, otalgia e coriza, principalmente em menores de 5 anos[1].

A pneumonia é a manifestação clínica mais importante. Também chamada de *walking pneumonia*, pela natureza benigna da enfermidade; em geral, é autolimitada e não requer internação[2]. Alguns casos, entretanto, evoluem de forma grave e refratária ao tratamento. Os sintomas iniciais, inespecíficos, vão surgindo gradualmente: febre, mal-estar, faringite, cefaleia e dor de ouvido[6]. Coriza é rara. Em 3 a 4 dias surge tosse seca, que pode se tornar produtiva, e evoluir com paroxismos. A tosse é o sintoma mais frequente e significativo, estando presente em 90% a 100% dos casos, pode durar de semanas a meses[2,6]. A ausculta pode revelar roncos e estertores grosseiros, se a doença se limitar à traqueobronquite, e estertores crepitantes e diminuição do murmúrio vesicular, se houver pneumonia. O diagnóstico da pneumonia se dá, em geral, entre o 6° e 10° dia da doença. Sibilos podem ocorrer eventualmente. Dispneia e tiragem estão ausentes na maioria dos casos[6]. Dor abdominal, artralgia e exantema são comuns. A duração da doença em pacientes não tratados é variável, mas a maioria dos casos se resolve em 2 a 4 semanas. A dissociação clínica radiológica é frequente, ou seja, a imagem sugere doença mais grave do que a observada no quadro clínico[1]. O Quadro 67.1 resume as principais características clínicas da pneumonia por Mp.

**Quadro 67.1** – Características clínicas da pneumonia por *Mycoplasma pneumoniae*.

- Idade: 5 a 15 anos
- Epidêmica em pequenos grupos
- Evolução prolongada
- Febre intermitente
- Pouca prostração
- Tosse seca paroxística
- Dispneia e tiragem ausentes
- Sibilos
- Cefaleia, faringite, artralgia, dor abdominal, exantema e outras manifestações extrapulmonares

*Fonte:* Desenvolvido pela autoria do capítulo.

A pneumonia grave ou fulminante evolui com tosse, febre alta, hipóxia e insuficiência respiratória aguda. São fatores de risco para doença mais grave: asplenia funcional, imunodeficiência, síndrome de Down e doença falciforme.

A coinfecção por outros patógenos é descrita em até 28% dos casos de PAC por Mp em crianças. O impacto da coinfecção na gravidade da doença ainda é desconhecido.

### Asma e *Mycoplasma pneumoniae*

A infecção por Mp mostrou uma associação com a asma, podendo preceder seu aparecimento, exacerbar ou desempenhar um papel na cronicidade da asma em crianças e adultos. Evidências sugerem que a persistência do Mp pode ser mais longa em indivíduos asmáticos e parece estar associada a sibilos recorrentes e contribuir para a gravidade da asma crônica[6].

### Manifestações extrapulmonares

As manifestações extrapulmonares são relativamente incomuns, sendo as mais importantes aquelas de natureza neurológica, dermatológica, cardíaca, reumatológica e hematológica. Notavelmente, a doença respiratória está ausente em muitos pacientes com doença extrapulmonar por Mp[4].

A doença neurológica é a mais frequente, compreendendo um amplo espectro de distúrbios desde meningoencefalite, encefalite, polirradiculopatia (incluindo a síndrome de Guillain-Barré) e meningite asséptica. O quadro da encefalite é semelhante ao da encefalite viral, mas pode, eventualmente, ter evolução grave e cursar com sequelas a longo prazo. Quando de início tardio, o resultado da reação em cadeia da polimerase (PCR) pode ser negativo. A síndrome de Guillain-Barré pode estar associada à formação de anticorpos contra um antígeno da mielina, como recentemente demonstrado[2].

As manifestações cutâneas ocorrem em até 25% de todas as infecções por Mp e incluem erupções eritematosas (maculares ou maculopapulares), vesiculares, bolhosas, petequiais, urticariformes e mucosites (Figura 67.1). O eritema multiforme maior (síndrome de Stevens-Johnson) é a erupção cutânea mais grave[2].

As manifestações hematológicas da infecção por Mp incluem a anemia hemolítica, anemia aplástica, coagulação intravascular disseminada (CIVD), hipercoagulopatia e púrpura trombocitopênica trombótica. Anemia hemolítica clinicamente significativa é rara, embora reticulocitose e Coombs positivo sejam achados frequentes. Havendo anemia, esta surge repentinamente na 2ª ou 3ª semana da doença apresentando título de aglutinina fria muito alto (> 1:512). Geralmente o processo é autolimitado e dura poucas semanas. Pacientes com doenças hematológicas, como anemia falciforme, têm maior risco[6].

Doença miocárdica, doença pericárdica, rabdomiólise, artralgias e artrite (séptica e reativa) foram atribuídas ao Mp. Além disso, há relatos de hepatite, glomerulonefrite e pancreatite. O Quadro 67.2 apresenta as principais manifestações do Mp nos diversos sistemas.

## DIAGNÓSTICO

Não existe um método diagnóstico único que confirme uma infecção ativa por Mp na pneumonia.

### Radiologia

As manifestações radiológicas são inespecíficas e variáveis. Pode ocorrer tanto infiltrado intersticial peribrônquico bilateral como consolidações do espaço aéreo uni ou bilateral, atelectasias, adenopatia hilar e, até mesmo, derrame pleural (10% a 20% dos casos)[2,6]. As anormalidades radiológicas são mais pronunciadas nos lobos inferiores[1] (Figura 67.2).

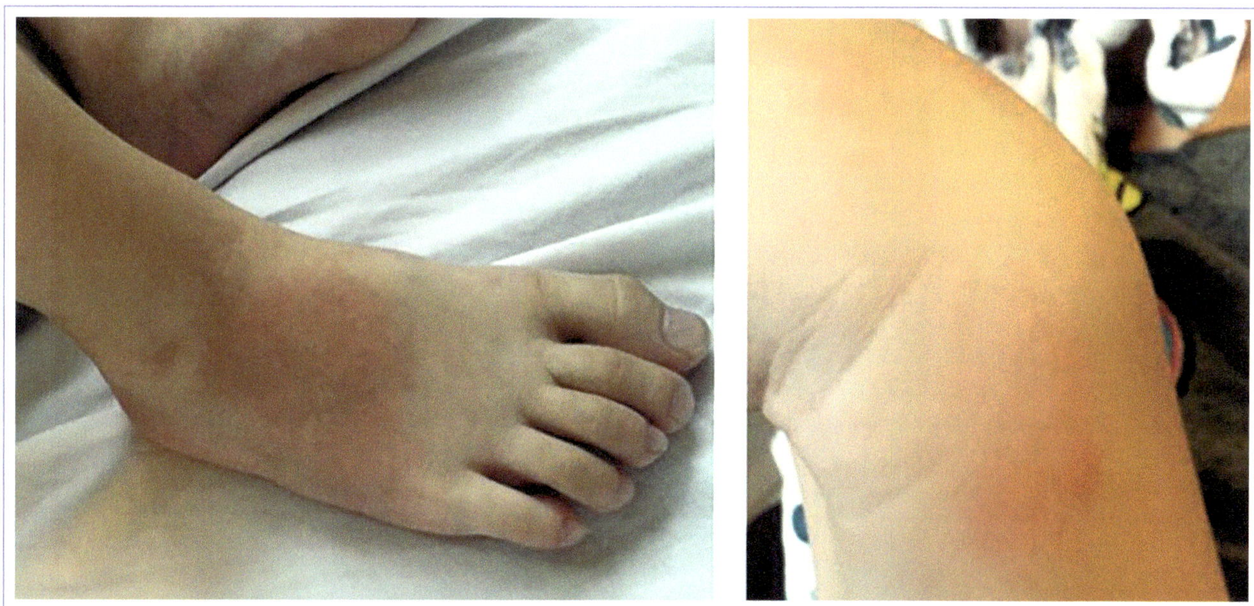

**Figura 67.1 –** Lesões dermatológicas: exantema urticariforme.
*Fonte:* Acervo da autoria.

**Quadro 67.2 –** Manifestações pulmonares e extrapulmonares da infecção por *Mycoplasma pneumoniae*.

| Sistema envolvido | Manifestação clínica |
|---|---|
| **Respiratório** | ▪ Exacerbação de asma/doença pulmonar obstrutiva crônica (DPOC)<br>▪ Traqueobronquite<br>▪ Pneumonia: infiltrados lobares e multilobares<br>▪ Hemorragia alveolar difusa |
| **Gastrintestinal** | ▪ Náusea, vômito, dor abdominal, anorexia<br>▪ Diarreia, aumento de transaminases |
| **Cardiovascular** | ▪ Miocardite, pericardite<br>▪ Arritmia cardíaca<br>▪ Eventos trombóticos |
| **Neurológico** | ▪ Meningite, encefalite, neurite óptica<br>▪ Síndrome de Guillain-Barré |
| **Renal** | ▪ Necrose tubular aguda, glomerulonefrite, nefrite intersticial |
| **Musculoesquelético/ pele** | ▪ Eritema nodoso, vasculite leucocitoclástica cutânea<br>▪ Eritema multiforme, síndrome de Stevens-Johnson<br>▪ Mucosite<br>▪ Miopatia, artrite e rabdomiólise |
| **Trombótico** | ▪ Embolia pulmonar<br>▪ Artéria esplênica e trombose do átrio esquerdo e ventrículo direito<br>▪ Trombose aórtica/trombose da artéria renal |
| **Outros** | ▪ Vasculite, citopenias, anemia hemolítica autoimune induzida por aglutinina fria, doença falciforme, síndrome semelhante à púrpura trombocitopênica idiopática, doença de Kawasaki |

*Fonte:* Bajantri et al.[7].

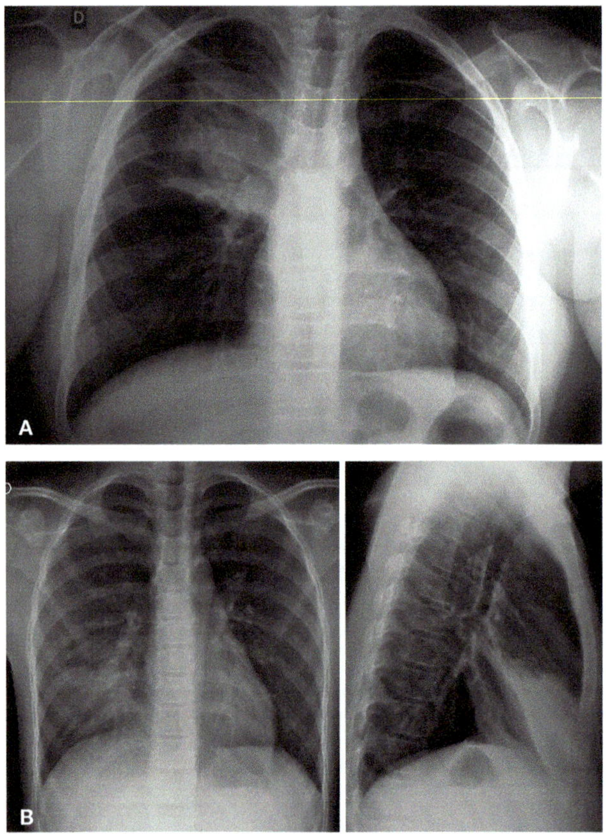

**Figura 67.2 –** Radiologia. **A.** Criança de 12 anos apresentando infiltrado heterogêneo em lobo superior direito. **B.** Criança de 9 anos apresentando consolidação alveolar do lobo médio.
*Fonte:* Acervo da autoria.

## Exames laboratoriais

Exames laboratoriais gerais são inespecíficos. A leucocitose pode ser observada em até 25% dos casos e o aumento da VHS em 33%[2].

### ▪ Crioaglutininas

São autoanticorpos contra as hemácias; podem desencadear anemia hemolítica[6]. As crioaglutininas são encontradas em 50% dos casos da 2ª a 8ª semana da doença. É um exame pouco específico, sendo positivo também em infecções virais e em distúrbios não infecciosos[1].

### ▪ Cultura

A cultura para Mp não é realizada de rotina devido ao crescimento lento da bactéria. O custo é alto e a sensibilidade é baixa[2,3,8].

### ▪ Testes rápidos de triagem

A identificação de antígenos do Mp nas secreções tem sensibilidade em torno de 70% e especificidade próxima a 100%. Já a identificação da IgM específica em gota de sangue tem sensibilidade de 62% e especificidade de 100%. A IgM pode ser negativa na 1ª semana e persistir por mais tempo do que a doença, semelhante ao que ocorre com a sorologia[8].

### ▪ Sorologia

A quantificação dos anticorpos é um recurso importante para o diagnóstico. A IgM específica pode ser identificada 1 semana após o início da infecção com pico em 3 a 6 semanas, permanecendo positiva por meses. Uma medida isolada resulta em sensibilidade em torno de 60% que aumenta com amostras pareadas (88%)[3]. A soroconversão de negativa para positiva ou um aumento no título de anticorpos (aumento de 2 vezes na IgM ou 4 vezes na IgG) entre a fase aguda e a de convalescença fornece diagnóstico definitivo[2,6,8]. Na prática clínica, entretanto, os exames pareados são pouco úteis.

### ▪ Amplificação do ácido nucleico por reação em cadeia da polimerase

São testes rápidos, sensíveis e específicos realizados, geralmente, com material de nasofaringe. Mais precoces do que a sorologia, têm sensibilidade de 80% a 100% e a especificidade de 97%. Tanto o DNA como o RNA do Mp podem ser detectados. O resultado permanece positivo por uma média de 7 semanas, não sendo alterado pelo uso de antibióticos[6]. O resultado positivo da PCR nem sempre significa doença concomitante, pois o paciente pode ser portador assintomático ou ter uma eliminação prolongada da bactéria[2,8].

### ▪ Abordagem diagnóstica

Na prática clínica, podemos dizer que pacientes com quadro clínico sugestivo e um dos seguintes resultados podem ser considerados infectados por Mp[8]:

- Soroconversão (conversão de IgM de negativa para positiva).
- Aumento da IgM (2×) ou da IgG (4×) num intervalo de 2 semanas.
- PCR positiva.

## TRATAMENTO

O Mp é resistente aos antibióticos inibidores da síntese de parede celular, como os beta-lactâmicos devido à ausência de parede celular. Os antibióticos efetivos incluem os macrolídios, tetraciclinas e fluoroquinolonas[2].

Os macrolídios constituem o tratamento mais efetivo. A eliminação dos patógenos que segue o tratamento com a azitromicina é maior do que com outros antibióticos. Além disso, os macrolídios reúnem ação anti-inflamatória e antimicrobiana. Por outro lado, a resistência aos macrolídios é muito frequente em algumas regiões do mundo, podendo chegar a 90% em países da Ásia e em torno de 10% nos Estados Unidos e Europa[2-4,8].

A azitromicina é utilizada na dose de 10 mg/kg/dia no primeiro dia (máximo de 500 mg) seguida de 5 mg/kg/dia nos dias 2 a 5 (máximo 250 mg)[6].

O levofloxacino é utilizado na dose de 10 mg/kg/dose 1 vez ao dia (dose máxima de 500 mg) por 10 dias[6].

Para as complicações extrapulmonares, o tratamento pode incluir, além de antibióticos, anticoagulantes e imunomoduladores[9].

O tratamento antimicrobiano não garante a eliminação do patógeno, mas encurta o tempo da doença[6].

A Figura 67.3 mostra um algoritmo de diagnóstico e tratamento.

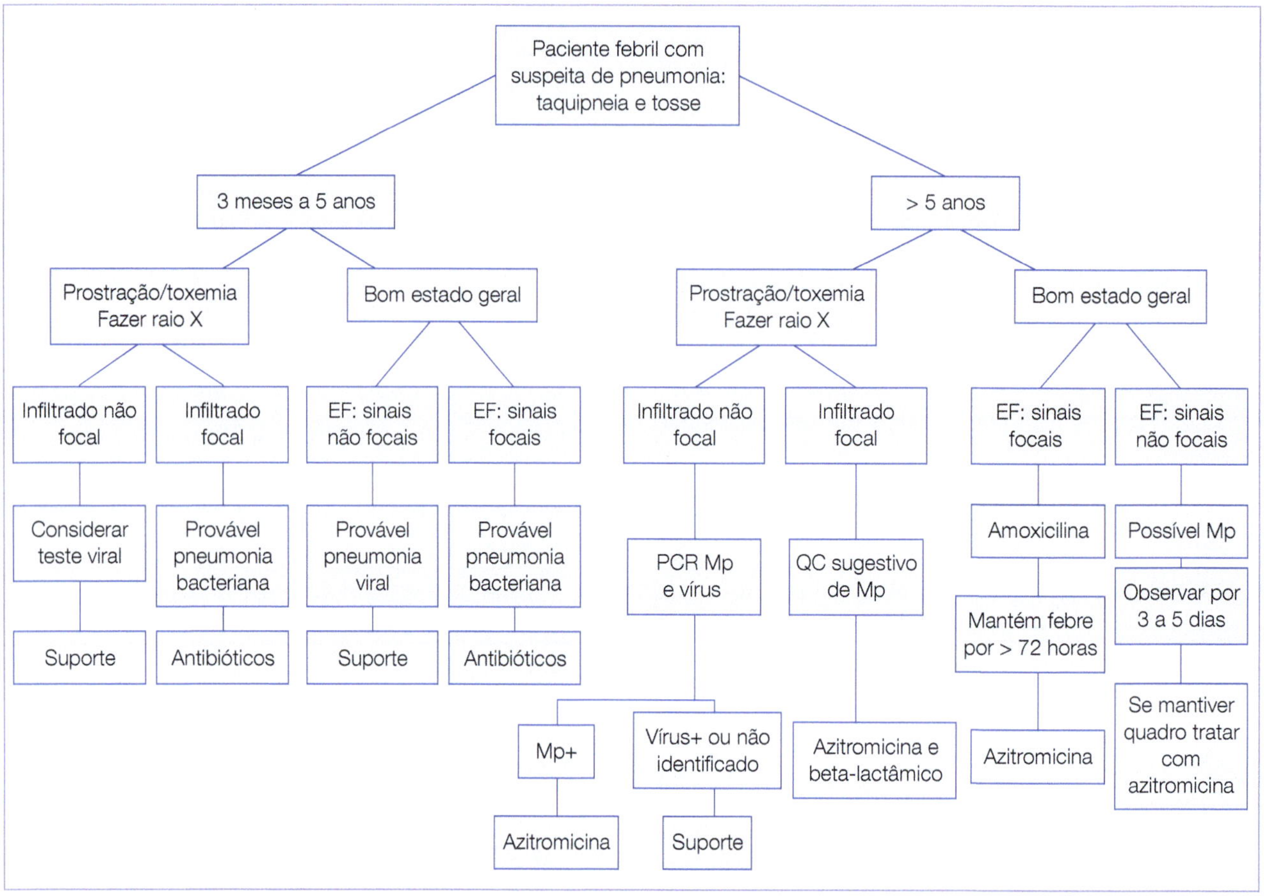


**Figura 67.3 –** Algoritmo decisório de diagnóstico e tratamento.
EF: exame físico; Mp: *Mycoplasma pneumoniae*; QC: quadro clínico.
*Fonte:* Adaptada de Krafft e Christy[6].

## CONCLUSÃO

Como causa frequente de PAC em maiores de 5 anos, os pediatras devem estar cientes do quadro clínico e dos recursos laboratoriais para o diagnóstico e tratamento da pneumonia por Mp, atentando também para as possíveis manifestações extrapulmonares.

## REFERÊNCIAS BIBLIOGRÁFICAS


1. Kumar S. Mycoplasma pneumoniae: a significant but underrated pathogen in paediatric community-acquired lower respiratory tract infections. Indian J Med Res. 2018 Jan;147(1):23-31.
2. Meyer Sauteur PM, Unger WWJ, van Rossum AMC, Berger C. The art and science of diagnosing mycoplasma pneumoniae infection. Pediatr Infect Dis J. 2018 Nov;37(11):1192-1195.
3. Atkinson TP, Waites KB. Mycoplasma pneumoniae Infections in Childhood. Pediatr Infect Dis J. 2014 Jan;33(1):92-4.
4. Chaudhry R, Ghosh A, Chandolia A. Pathogenesis of mycoplasma pneumoniae: an update. Indian J Med Microbiol. 2016 Jan-Mar;34(1):7-16.
5. Hu J, Ye Y, Chen X, Xiong L, Xie W, Liu P. Insight into the pathogenic mechanism of mycoplasma pneumoniae. Curr Microbiol. 2022 Dec 2;80(1):14.
6. Krafft C, Christy C. Mycoplasma pneumonia in children and adolescents. Pediatr Rev. 2020 Jan;41(1):12-19.
7. Bajantri B, Venkatram S, Diaz-Fuentes G. Mycoplasma pneumoniae: a potentially severe infection. J Clin Med Res. 2018;10(7):535-544.
8. Tsai TA, Tsai CK, Kuo KC, Yu HR. Rational stepwise approach for Mycoplasma pneumoniae pneumonia in children. J Microbiol Immunol Infect. 2021 Aug;54(4):557-565.
9. Narita M. Classification of Extrapulmonary Manifestations Due to Mycoplasma pneumoniae Infection on the Basis of Possible Pathogenesis. Front Microbiol. 2016 Jan 28;7:23.

# Infecções por Riquétsias – Febre Maculosa

68

*Marcos Tadeu Nolasco da Silva*

## INTRODUÇÃO

A febre maculosa (FM) é uma riquetsiose endêmica, principalmente em áreas do Sudeste do Brasil. Algumas de suas formas resultam em elevada mortalidade, notavelmente pela baixa percepção da importância do diagnóstico e tratamento precoces, na sociedade e entre profissionais de saúde. No Brasil, entre 2007 e 2022, foram notificados 2.482 casos confirmados de FM, com letalidade geral de 33,04%. Especificamente na região Sudeste, em que predomina como agente etiológico a *Rickettsia rickettsii*, foram notificados 1.734 casos, com letalidade de 46,8%[1]. As medidas diagnósticas e terapêuticas, relativamente simples, são frequentemente retardadas pela inespecificidade da apresentação clínica inicial.

Os agentes etiológicos da FM no Brasil são as bactérias *Rickettsia rickettsii* e *Rickettsia parkeri*. Entre elas, a *R. rickettsii* é a causadora da quase totalidade dos casos letais. As riquétsias apresentam grande relevância na saúde humana e de animais não humanos. São patógenos de distribuição global, causadores de muitas doenças endêmicas, emergentes e reemergentes. Não há transmissão inter-humana destes patógenos, sendo todas as riquetsioses veiculadas por artrópodes (vetores). Nas últimas décadas, sua importância clínica e epidemiológica aumentou devido a significativas mudanças ambientais, envolvendo as modificações antropogênicas nos biomas terrestres, fatores abióticos, como o clima, e a dinâmica populacional de artrópodes vetores, animais reservatórios e do hospedeiro humano[2].

De uma forma geral, está sendo observada uma expansão da área ocupada pelos vetores das riquétsias, principalmente carrapatos, originariamente mais abundantes em áreas de clima tropical ou subtropical, para zonas previamente de clima temperado. Tal expansão está claramente associada às mudanças climáticas. Consequentemente, a incidência de várias riquetsioses humanas está aumentando, bem como a descoberta de novas espécies de riquétsias patogênicas[3].

Neste capítulo nos dedicaremos à compreensão dos mecanismos mais importantes da infecção por riquétsias, sua interação com as células do hospedeiro, seus mecanismos patogênicos e suas características epidemiológicas, clínicas, diagnósticas, terapêuticas e profiláticas, com destaque para as FM endêmicas no Brasil.

Devido à complexa interação ecológica entre patógenos, vetores, animais reservatórios e o hospedeiro humano, a abordagem das infecções por riquétsias encaixa-se no conceito de *One Health*, ou Saúde Única, proposto em documentos da Organização Mundial da Saúde (OMS) para uma melhor compreensão e enfrentamento de um grande grupo de doenças humanas. O sucesso desta iniciativa demandará a ação cooperativa multidisciplinar, incluindo profissionais das áreas de saúde humana, saúde animal, entomologia, microbiologia e ecologia[4].

## HISTÓRIA

Durante a colonização e desmatamento do estado norte-americano de Montana, no final do século XIX, foram relatados os primeiros casos em humanos de uma doença febril exantemática, de alta letalidade, originados no vale do rio Bitterroot. A doença foi denominada FM de Idaho, em 1899, por Edward Maxey, e desencadeou esforços das autoridades de saúde pública para elucidação de sua patogênese, prevenção e tratamento, devido ao impacto econômico potencial de uma doença fatal em uma área de expansão da colonização norte-americana. Com a expansão geográfica dos casos, a nova doença passou a ser conhecida como FM das montanhas rochosas (FMMR). Howard Ricketts, em 1907, identificou a transmissão por carrapatos em estudos com cobaias, caracterizando o *Dermacentor andersoni* como o vetor da doença. Em 1909, relatou a visualização de estruturas sugestivas de microrganismos muito pequenos no sangue de cobaias parasitadas e nos ovos de fêmeas de carrapatos infectadas, porém não houve plena aceitação do achado pela comunidade científica da época. Lamentavelmente, com o término do financiamento para suas pesquisas, Ricketts interrompeu seu trabalho com a FMMR e deslocou-se para o México, para a pesquisa em tifo exantemático. Sua pesquisa foi bruscamente sustada quando faleceu por tifo, em maio de 1910. Simeon Wolbach, em 1916, relatou a identificação do patógeno no interior de células de vasos sanguíneos de animais infectados, denominando-o inicialmente *Dermacentroxenus rickettsii*, sendo posteriormente definido como *Rickettsiia rickettsii*. Durante o século XX, intensificou-se a identificação da FMMR em todo o território dos Estados Unidos, sendo que atualmente a maioria dos casos se concentra no Sudeste do país, portanto não mais associada geograficamente às Montanhas Rochosas[5].

No Brasil, uma doença com as mesmas características da FMMR foi identificada a partir de 1929, nos estados de São Paulo e Minas Gerais, e teve seu agente etiológico identificado, a mesma *Rickettsiia rickettsii*. Em 1937, recebeu a denominação de FM brasileira (FMB). A partir da década de 1980 observou-se um notável aumento da incidência nos estados do Sudeste do Brasil, notadamente em São Paulo[2].

## ETIOPATOGENIA E RESPOSTA IMUNE

As riquétsias são bactérias caracterizadas como cocobacilos Gram-negativos, pleomórficos, de pequenas dimensões (0,3 a 2 μ), evolutivamente antigas. A compreensão das riquetsioses significativas para a saúde humana é facilitada com a classificação em grupos, com base em aspectos de filogênese, propriedades antigênicas e apresentação clínica (Quadro 68.1).[6] Nos últimos anos, os progressos das técnicas experimentais, dos métodos genéticos e de bioinformática têm permitido uma grande expansão na identificação e maior conhecimento de espécies patogênicas de riquétsias e de sua interação com vetores.

As riquétsias são transmitidas ao hospedeiro humano por meio de artrópodes vetores, principalmente carrapatos, piolhos e pulgas. As infecções são zoonoses, em que a espécie *Homo sapiens* é geralmente hospedeira acidental, tipicamente não contribuindo para a transmissão do patógeno, caracterizando, desta forma, a terminalidade do ciclo do parasito[7].

Um importante mecanismo evolucionário de virulência das riquétsias é a simplificação do genoma, com a eliminação de diversos genes envolvidos em processos metabólicos. Esta evolução caminhou para o parasitismo intracelular obrigatório. As principais vantagens são a dedicação à sobrevida e replicação, e a adaptação a condições ambientais. Os principais nutrientes são colhidos das células do hospedeiro, com destaque para a captação de trifosfato de adenosina (ATP). Devido à característica de vida intracelular, as riquétsias não podem ser propagadas em meios de cultura rotineiros, sendo necessário o uso de linhagens celulares ou saco vitelino de aves. A maior parte das riquétsias não tem motilidade intrínseca, utilizando-se do esqueleto de actina das células infectadas para sua transmissão intercelular[7].

**Quadro 68.1** – Grupos de riquetsioses humanas.

| Grupo | Espécies representativas | Doenças | Vetores |
|---|---|---|---|
| **Febre maculosa** | ▪ *R. rickettsii*<br>▪ *R. connori*<br>▪ *R. parkeri* | ▪ FM das montanhas rochosas, FM brasileira<br>▪ FM do Mediterrâneo<br>▪ FM da Mata Atlântica | ▪ Carrapatos |
| **Tifo** | ▪ *R. tiphy*<br>▪ *R. prowazekii* | ▪ Tifo murino<br>▪ Tifo exantemático | ▪ Pulgas<br>▪ Piolhos |
| **Transicional** | ▪ *R. felis*<br>▪ *R. australis*<br>▪ *R. acari* | ▪ FM da pulga<br>▪ Tifo do carrapato de Queensland<br>▪ *Rickettsiialpox* | ▪ Pulgas<br>▪ Carrapatos<br>▪ Ácaros |
| **Ancestral** | ▪ *R. belli*<br>▪ *R. canadensis* | ▪ Não patogênicas | ▪ Carrapatos |

FM: febre maculosa.
*Fonte:* Adaptado de Salje[6].

Os mecanismos de parasitismo intracelular e persistência nos hospedeiros artrópodes são pouco conhecidos. No entanto, do ponto de vista evolutivo, é coerente que as riquétsias sejam capazes de penetrar e se manter por longo tempo nas células dos vetores. Desta forma, tais mecanismos permitem que, no âmbito do vetor, ocorram a transmissão transovariana (da fêmea adulta para a progênie), transestadial (entre diferentes estágios do desenvolvimento do vetor – larva, ninfa, adulto) e horizontal (por meio da sucção de sangue do hospedeiro apresentando bacteremia)[7].

O hospedeiro humano é infectado pelas riquétsias por inoculação pela picada do artrópode na pele, mais comumente ao alimentar-se de sangue dos vasos da derme. O aumento da temperatura pela proximidade do hospedeiro e o aporte de substâncias presentes no sangue promovem reativação da atividade do patógeno, principalmente daqueles localizados na glândula salivar do carrapato, com aumento da capacidade infectante[7].

A principal célula-alvo da infecção por riquétsias é a célula endotelial dos vasos sanguíneos. A ligação à célula hospedeira dá-se por meio de proteínas de membrana externa (rOMP, do inglês *rickettsiial outer membrane proteins*) a receptores da membrana celular. As principais proteínas, conservadas em todo o gênero *Rickettsiia*, são conhecidas como rOMPa e rOMPb. O principal mecanismo de adesão conhecido, embora certamente não o único, é a ligação de rOMPb ao receptor Ku70 na membrana de células endoteliais, monócitos e macrófagos. Com este contato, são iniciadas cascatas de sinalização para rearranjo do citoesqueleto e internalização da bactéria. Os patógenos são internalizados e, com o uso de fatores membranolíticos, escapam aos fagossomos, vindo a residir no citosol, replicar-se e fazer uso dos nutrientes do hospedeiro. Em seguida, ocorre a disseminação para células contíguas, com reinício do ciclo infeccioso. Esta disseminação pode ocorrer inicialmente por contiguidade, sem lesão celular. No entanto, com o aumento da proliferação do patógeno, ocorrem ruptura do endotélio e infiltração perivascular de linfócitos T e macrófagos. Sequencialmente, ocorre disseminação hematogênica, com a infecção preferencial das células endoteliais[7].

A lesão endotelial progressiva ocasiona o exantema característico, podendo evoluir para vasculite disseminada com microtromboses e aumento da permeabilidade vascular, incluindo leitos capilares de órgãos como pulmões, rins e sistema nervoso central (SNC). O extravasamento de plasma para o espaço extracelular ocasiona hipovolemia relativa e secreção de hormônio antidiurético. Tais fenômenos combinados são a provável causa da hiponatremia, presente em cerca de 50% dos pacientes infectados.Também podem ocorrer ativação do sistema de coagulação e eventos tromboembólicos. A disfunção de múltiplos órgãos, característica dos casos mais graves e fatais, decorre de insuficiência circulatória devido às alterações microcirculatórias de vasculite generalizada[7].

As riquétsias são reconhecidas pelo sistema imune inato por meio dos receptores *toll-like-2* (TLR2, do inglês *toll-like receptors 2*), induzindo uma intensa reação de fase aguda, com produção de citocinas e quimiocinas pró-inflamatórias, principalmente a interleucina-6, interleucina-8 e proteína quimioatrativa de monócitos 1 (MCP-1, do inglês *monocyte chemoattractant protein 1*), pela ativação do fator nuclear de transcrição kappa-beta (NFKb). A internalização do patógeno também ocasiona a ativação do inflamassomo, estresse mitocondrial e morte celular por apoptose e piroptose. Também são desencadeados mecanismos de lise pela produção de óxido nítrico e espécies reativas de oxigênio. Adicionalmente, ocorre a produção de uma resposta de interferons do tipo I semelhante à observada em infecções virais. No entanto, a capacidade do patógeno de escapar do interior do vacúolo fagocítico, graças à ação de fosfolipases produzidas pela bactéria, proporciona a evasão da resposta imunológica[8].

A imunidade adaptativa é fundamental para a proteção do hospedeiro. O papel mais importante na proteção é desempenhado pela imunidade celular. Os linfócitos T citotóxicos (CD8+) exercem sua atividade de forma significativa pela morte direta das células infectadas, com o mecanismo da liberação de grânulos de perforinas e granzimas. Adicionalmente, a produção de interferon-gama e fator de necrose tumoral alfa (TNF-$\alpha$) por linfócitos T auxiliares, (CD4+), caracterizando uma resposta do tipo *T-helper 1*, atua pela ativação de produtos antimicrobianos nos macrófagos. Além disso, a produção de quimiocinas, de interleucina-17 e de interleucina-22 é capaz de recrutar neutrófilos para o sítio da infecção, e também amplificar a capacidade lítica destas células. Como acontece em outras doenças infecciosas, o equilíbrio desta resposta é fundamental, podendo ela ser lesiva ao hospedeiro, se malmodulada[8].

O papel dos anticorpos na infecção primária é menos significativo, considerando-se que anticorpos de alta afinidade são produzidos bastante tardiamente, após 2 semanas. Com o auxílio de linfócitos T CD4+, são produzidos anticorpos cuja ação opsonizante facilita a fagocitose e também a capacidade de fixação do complemento, podendo mediar lise bacteriana direta. Algum grau de proteção cruzada entre os diferentes grupos é demonstrada em estudos experimentais. Após 14 dias, ocorre significativa produção de anticorpos contra OmpA e OmpB, fornecendo proteção duradoura em relação à reinfecção.[8]

## ECOEPIDEMIOLOGIA – VETORES E HOSPEDEIROS

O Quadro 68.1 permite resssaltar a importância dos carrapatos como vetores das riquetsioses. Os carrapatos, artrópodes hematófagos da classe *Arachnida* e da ordem *Ixodida*, dos quais são conhecidas cerca de 800 espécies, são encontrados em todos os continentes e albergam mais patógenos zoonóticos do que todos os demais vetores. São também importantes vetores de doenças em medicina veterinária.

É importante destacar que os carrapatos vivem a maior parte de suas vidas em forma livre. Desta forma, fatores abióticos, como as variações climáticas, incidência de luz solar e umidade, podem desempenhar grande importância em sua dinâmica populacional e comportamento[9].

Os patógenos veiculados por carrapatos necessariamente circulam em ciclos enzoóticos, com alternância entre o carrapato e hospedeiros animais, principalmente roedores. Neste contexto, os humanos são hospedeiros acidentais, não sendo mantenedores do ciclo natural[10].

A família *Ixodidae* alberga os carrapatos com maior importância médica, com distribuição cosmopolita, e *habitat* em diversos biomas, incluindo áreas rurais, suburbanas e urbanas. Caracteristicamente, os carrapatos da família *Ixodidae* tendem a permanecer no hospedeiro parasitado por períodos prolongados, variando entre 3 e 12 dias. Desta forma, o contato prolongado com os hospedeiros facilita a transmissão de patógenos[10].

Os carrapatos da família *Ixodidae* de maior importância médica no Brasil pertencem ao gênero *Amblyomma*. As espécies *A. sculptum* (conhecido popularmente como "carrapato estrela"), *A. aureolatum* e *A. ovale* são reconhecidas como vetores de riquétsias patogênicas, as duas primeiras da *R. rickettsii* e a última da *R. parkeri* cepa Mata Atlântica[2].

Todos os carrapatos deste gênero apresentam a necessidade de parasitismo, em hospedeiros diferentes, para suas transições biológicas. A fêmea adulta necessita do repasto sanguíneo para a oviposição. Em seguida, cada estágio de desenvolvimento exige um repasto sanguíneo. Os ovos passam por incubação no ambiente e dão origem às larvas, que necessitam de novo repasto sanguíneo em hospedeiro. Após a alimentação, as larvas retornam ao solo e transformam-se em ninfas. Após determinado período, as ninfas fixam-se a novo hospedeiro e fazem novo repasto sanguíneo, são novamente liberadas e transformam-se em adultos no solo, diferenciando-se em machos e fêmeas. Os carrapatos adultos fixam-se a novos hospedeiros, onde ocorre a cópula. Fêmeas ingurgitadas desprendem-se e voltam ao solo para oviposição, refazendo o ciclo. Este parasitismo em três hospedeiros diferentes é um mecanismo evolucionariamente propício à disseminação da riquétsia[2].

Outras características favoráveis à transmissão de patógenos são os períodos prolongados de duração do repasto sanguíneo, proporcionando grandes volumes de ingesta (2 a 12 horas), e a concentração do repasto sanguíneo pela injeção no hospedeiro de substâncias presentes na saliva, com efeito anticoagulante e de evasão imune[2].

A infecção em humanos ocorre principalmente quando estes circulam nas áreas endêmicas e têm contato direto com os carrapatos. Larvas, ninfas e adultos apresentam o comportamento característico conhecido como "espreita", em que permanecem na vegetação, na extremidade de ramos ou folhas, presos pelas pernas posteriores e com as pernas anteriores livres, a uma altura de 15 a 50 cm do solo. O hospedeiro humano tem contato quando sua pele ou roupa tocam a vegetação. Outro comportamento, este mais associado a ninfas e adultos, é o chamado "ataque", em que as larvas e ninfas se movimentam em direção a um hospedeiro deitado ou sentado na relva[2].

Devido à frequência da infecção por riquétsias e à possibilidade de tal infecção estar presente em todas as fases da vida do artrópode, o carrapato é considerado, além de vetor, reservatório natural deste patógeno.

Para o estabelecimento da FM em humanos, é muito importante a presença no ambiente de hospedeiros amplificadores. Definem-se como hospedeiros amplificadores os animais, nos quais alterações temporárias na dinâmica populacional determinam um crescimento populacional súbito, podendo, em consequência, aumentar a ocorrência do agente infeccioso. O animal que atua como hospedeiro amplificador deve ser abundante na área endêmica, ser o principal hospedeiro para o carrapato vetor nesta área, ser suscetível à infecção por *Rickettsiia*, ao ser infectado apresentar uma bacteremia suficiente para infectar os carrapatos hematófagos, e ser uma espécie prolífica, para que haja uma introdução contínua de animais não imunes na população hospedeira. No Brasil, considera-se a capivara como hospedeiro amplificador do *A. sculptum* e, possivelmente, o cão doméstico e pássaros silvestres como os hospedeiros amplificadores do *A. aureolatum*. A infecção dos animais hospedeiros amplificadores por riquétsias causadoras de FM é geralmente de baixa patogenicidade e baixa letalidade. Os animais infectados adquirem imunidade. É documentada a transmissão transplacentária de anticorpos protetores em capivaras[11,12].

Devido à grande diversidade e complexidade na interação entre agentes etiológicos, vetores e hospedeiros, o espectro clínico das infecções por riquétsias é variável, compreendendo desde infecções com ausência de letalidade até letalidades muito elevadas, como é característico da FMB. Adicionalmente, FM associadas a riquétsias são encontradas nas Américas desde o Canadá até a Argentina, Ásia, região do Mediterrâneo, África e Austrália[13].

## FEBRES MACULOSAS NO BRASIL – NOMENCLATURA

Atualmente são distintas três formas da FM no Brasil, com espectro variável de características epidemiológicas, clínicas e laboratoriais. Duas formas, causadas por *R. rickettsii*, apresentam quadro clínico semelhante e alta letalidade, sendo as riquetsioses de mais alta letalidade globalmente (Rosenfield-anticoncepção - 2019):

1. FMB predominante no interior (FMBI) de São Paulo, principalmente na bacia do Rio Piracicaba, e também nos estados de Minas Gerais e do Espírito Santo. Tem como vetor *A. sculptum*, e agente etiológico *R. rickettsii*.
2. FMB da região metropolitana (FMBRM) de São Paulo. Tem como vetor *A. aureolatum*, e agente etiológico *R. rickettsii*.
3. FM da Mata Atlântica (FMMA), predominante na região Sul e em áreas litorâneas do Sudeste. tem como vetor *A. ovale*, e agente etiológico *R. parkeri* cepa Mata Atlântica.

As áreas endêmicas associadas aos vetores podem ser consultadas em aplicativo *Google Maps* a partir de *QR Code* publicado pela Secretaria de Vigilância Epidemiológica do Estado de São Paulo, e exemplificadas na Figura 68.1[14].

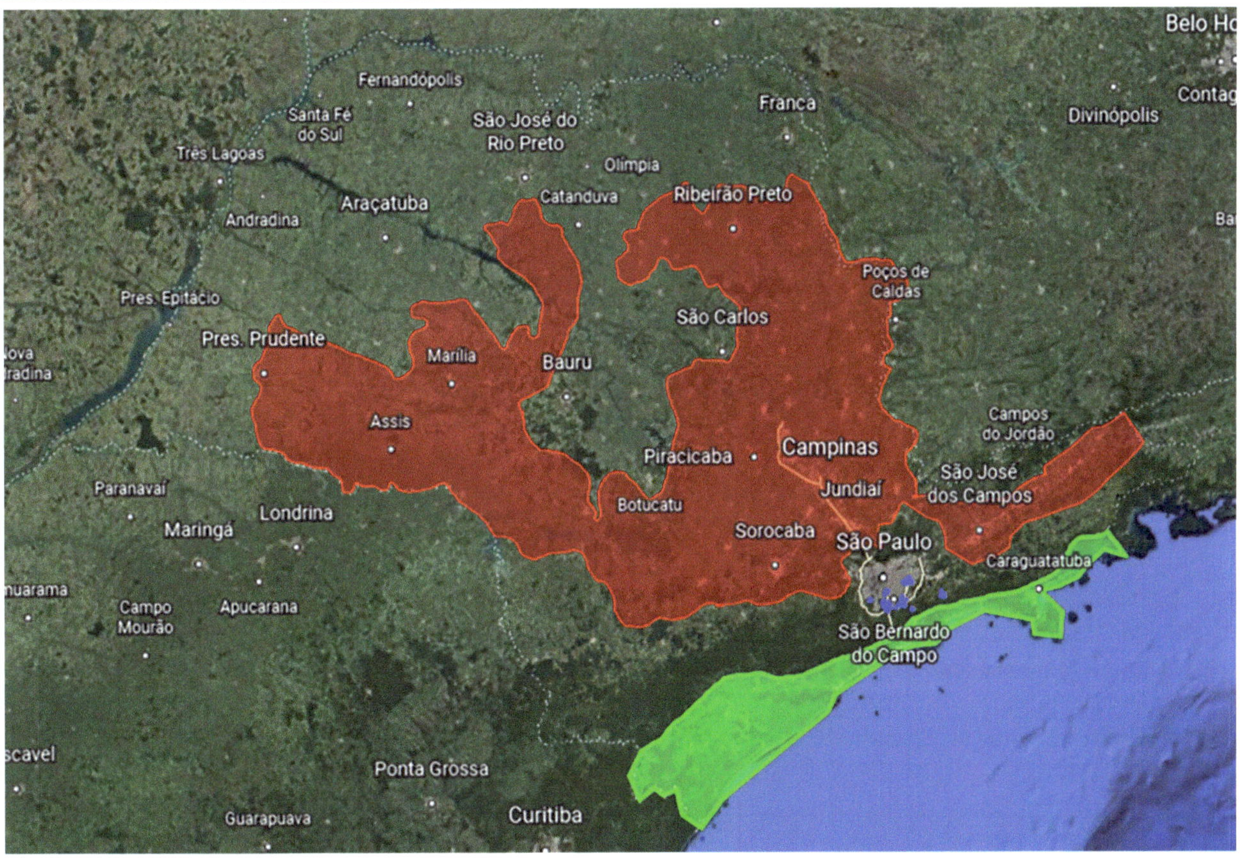


**Figura 68.1** – Distribuição das áreas de risco de febre maculosa no estado de São Paulo (vermelho, FMBI, vetor *A. sculptum*; azul, FMBRM, vetor *A. aureolatum*; verde, FMMA, vetor *A. ovale*).
*Fonte:* Adaptada de Pinter et al.[14].

Devido às diferenças ecoepidemiológicas e clínicas entre a FMBI e FMBRM com a FMMA, as duas primeiras serão descritas de forma mais detalhada.

## FEBRE MACULOSA BRASILEIRA DO INTERIOR DE SÃO PAULO E DA REGIÃO METROPOLITANA DE SÃO PAULO[2]

A FMBI e a FMBRM apresentam semelhanças com a FMMR em relação aos quadros clínico e laboratorial, compartilhando o mesmo agente etiológico (*R. rickettsii*). Apresentam alta letalidade em nosso meio (em torno de 50%). Ainda não está claro se a maior letalidade está associada a diferenças intrínsecas na virulência do agente etiológico, geneticamente mediadas, diferenças na capacidade de resposta do hospedeiro humano ou fatores demográficos e sociais, como o aumento da exposição do hospedeiro humano aos fatores de risco e a limitada capacitação diagnóstica e terapêutica dos serviços de saúde.

### Epidemiologia

As principais diferenças entre a FMBI e a FMBRM estão ligadas aos vetores e às características ambientais, que se refletem na sazonalidade e na população acometida. Conhecimentos básicos sobre os aspectos ambientais e comportamentais ligados à interação entre mamíferos e carrapatos, e destes com as riquétsias, são necessários para a compreensão da epidemiologia destas condições.

A FMBI tem como principal vetor o *A. sculptum*. Este carrapato tem como principais hospedeiros animais de médio e grande porte de contato frequente atual com o *H. sapiens*, como cavalos e capivaras (*Hydrochoerus hydrocharis*). A capivara é o maior roedor da biosfera, sendo essencialmente herbívora, habitando áreas de margens de rios e lagos. O compartilhamento de *habitats* entre humanos e capivaras tornou-se mais intenso a partir da década de 1980, em função de modificações ambientais antropogênicas, notadamente a redução dos *habitats* naturais da capivara e a expansão do cultivo de cana-de-açúcar, que forneceu alimentação abundante e rica em calorias, causando explosão populacional, aumento do peso médio e da fertilidade destes roedores. Este crescimento populacional foi facilitado pela grande redução da população de predadores naturais (grandes felinos, jacarés e serpentes). Em locais de habitação de capivaras, encontram-se altas taxas de parasitismo por *A. sculptum*, nos três estágios de maturação (larva, ninfa e adulto), em amostras destes mamíferos. Adicionalmente, encontra-se abundância do carrapato livre na vegetação. O comportamento hematófago é observado principalmente nas ninfas. O *A. sculptum* apresenta um ciclo de aproximadamente 1 ano, no qual as larvas predominam no outono, ninfas no inverno e primavera e adultos no verão. Como as larvas e ninfas são as formas mais agressivas, a maior incidência de casos de FMBI se dá entre março e outubro. Para a transmissão da *R. rickettsii* pelo *A. sculptum* é necessária a fixação do parasita e a sucção de sangue por um período mínimo de 6 horas.

Estudos epidemiológicos demonstram que a ocorrência de *A. sculptum* no ambiente, o parasitismo em capivaras e a infecção destes animais por *R. rickettsii* ocorre mesmo em áreas não endêmicas para a FMBI. Nestes locais, principalmente em áreas de cerrado ou silvestres melhor preservadas, o ciclo natural inclui vetores infectados, carnívoros e herbívoros. As regiões endêmicas são caracterizadas pela presença de maiores populações de capivaras, maior ocorrência de *A. sculptum* e maior taxa de infecção destes por *R. rickettsii*. Desta forma, o desequilíbrio populacional de hospedeiros e vetores, resultante das modificações antrópicas ambientais, é provavelmente a explicação para a reemergência da FMBI. Além disso, o aumento da popularidade das atividades laborais ou de lazer próximo à natureza, como pescarias e caminhadas em trilhas, resulta em maior exposição de *H. sapiens*. Neste cenário, a maior parte dos casos de FMBI é composta por adultos do sexo masculino.

A FMBRM tem como vetor o *A. aureolatum*. Este carrapato tem como principais hospedeiros animais os cachorros-do-mato (*Cerdocyon thous*) e pássaros, dependendo do estágio evolutivo. Cães domésticos (*Canis familiaris*) e peridomiciliares passaram a ser reconhecidos recentemente como hospedeiros amplificadores. O cenário ecoepidemiológico é influenciado pela presença de domicílios humanos em áreas de proximidade com fragmentos degradados de Mata Atlântica de altitude, principalmente em municípios da Grande São Paulo, sendo que os cães transitam entre estes ambientes e os domicílios. O carrapato *A. aureolatum* é transportado pelos cães para a proximidade ou o interior dos domicílios, onde estes interagem com os habitantes. Desta forma, são acometidas crianças e mulheres de forma tão significativa como homens adultos. O comportamento hematófago é observado nos carrapatos adultos e a transmissão ocorre em todas as épocas do ano. Para a transmissão da

*R. rickettsii* pelo *A. aureolatum*, a fixação do parasita pode ocorrer por um tempo curto (10 minutos), o que pode dificultar a informação do contato com o carrapato em casos suspeitos.

## Quadro clínico

Embora a FMBI e a FMBRM apresentem diferenças entre seus ciclos ecológicos e epidemiológicos, seu agente etiológico é o mesmo (*R. rickettsii*), e ambas apresentam patogênese, quadro clínico e letalidade semelhantes. O fenômeno central na patogênese é a vasculite, resultante do tropismo da riquétsia pelas células endoteliais. Os mecanismos fisiopatológicos destas doenças são descritos na Figura 68.2.

A transmissão da *R. rickettsii* ocorre a partir do parasitismo pelo carrapato infectado, seja o *A. sculptum* no caso da FMBI ou *A. aureolatum* na FMBRM. O período de parasitismo necessário para a inoculação efetiva da riquétsia é de cerca de 6 a 10 horas para o *A. sculptum*, sendo significativamente mais curto para o *A. aureolatum*. Após a inoculação, ocorre um período de incubação de 2 a 14 dias (média de 7 dias). O hospedeiro também pode ser infectado caso o carrapato seja destruído ao ser retirado, devido à presença de riquétsias na hemolinfa dos vetores.

Para todas as riquetsioses causadoras de FM foram documentadas, mais raramente, transmissões por picada de agulha, transfusionais e por acidentes em laboratórios.

Os microrganismos disseminam-se a partir da pele por via hematogênica e linfática, invadindo as células endoteliais e estabelecendo o parasitismo intracelular. Por mecanismos anteriormente descritos, multiplicam-se e difundem-se pelos espaços intercelulares, com progressiva disseminação para os vasos de vários órgãos (pele, musculoesquelético, pulmões, SNC, coração, rins, fígado, trato gastrintestinal). Ocorre uma disfunção microcirculatória, decorrente da lesão celular direta e da resposta inflamatória, com aumento da permeabilidade vascular, hipovolemia, hipoalbuminemia, edema, lesões teciduais difusas e evolução para choque circulatório. Adicionalmente, é ativado o sistema de coagulação com a gênese de fenômenos hemorrágicos e tromboembólicos.

## Manifestações clínicas

A gravidade de apresentação da FMB é variável, principalmente se considerarmos que a FMB causada pela *R. parkeri* cepa Mata Atlântica é notificada sem distinção daquela causada pela *R. rickettsii*. O espectro

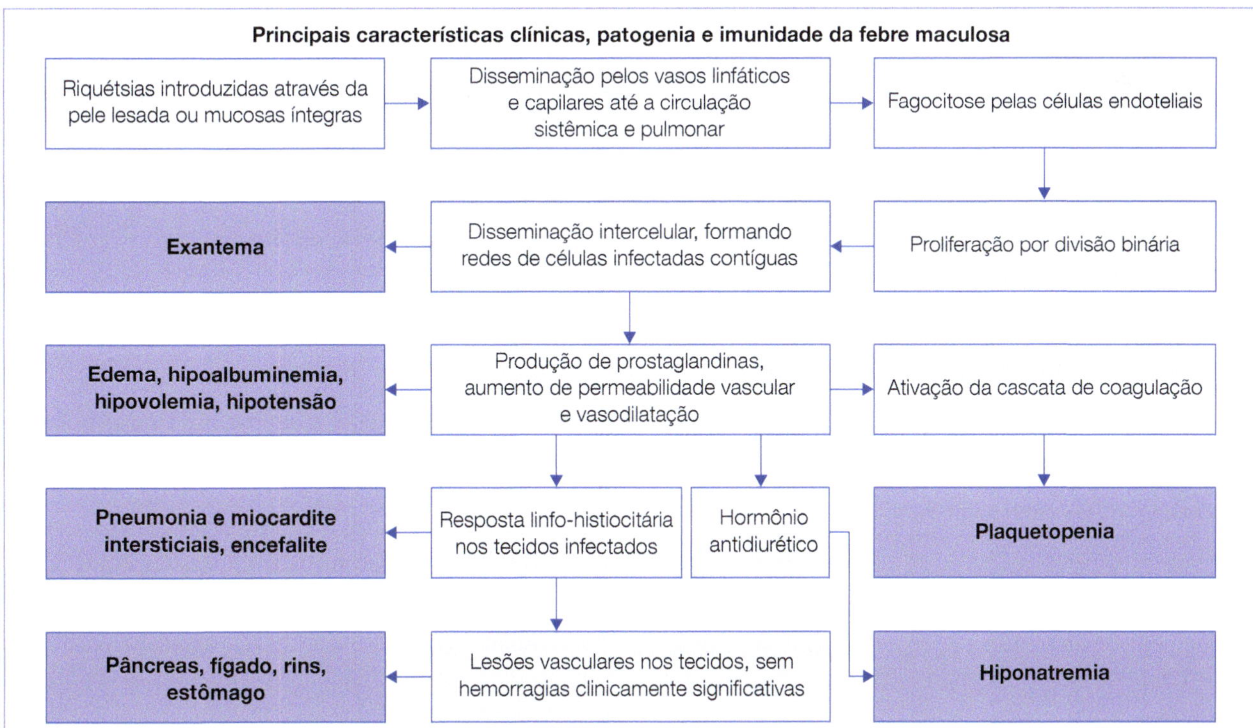


**Figura 68.2** – Fisiopatologia da febre maculosa brasileira.
*Fonte:* Adaptada de Pinter et al.[15].

clínico apresenta desde casos leves até episódios letais. Casos assintomáticos, oligossintomáticos e com resolução espontânea apresentam maior probabilidade de serem casos de FMMA. Adicionalmente, pacientes do sexo masculino, crianças, idosos, portadores de imunodeficiências e portadores de deficiência de glicose-6-fosfato-desidrogenase (G6PD) apresentam risco de maior gravidade. Outro fator associado à maior gravidade, observado em condições experimentais, é o tamanho do inóculo microbiano.

A FMBI e a FMBRM apresentam quadro semelhante e de gravidade maior devido ao potencial patogênico da *R. rickettsii*. Após um período de incubação de 2 a 14 dias (média de 7 dias), há o surgimento de febre alta e cefaleia, astenia, mialgias, prostração, náuseas, vômitos e ocasionalmente diarreia (mais comum em crianças). Em crianças menores, a cefaleia pode não ser relatada, mas podem-se notar irritabilidade e choro inconsolável. Neste momento inicial, a história de contato com carrapatos é relatada por cerca de 70% dos pacientes. A exposição pode não ser percebida pelo fato da picada do carrapato não ser muito desconfortável, por uma permanência rápida no hospedeiro, no caso do *A. aureolatum*, ou pela localização em áreas menos visíveis, como couro cabeludo, axilas, genitais, períneo e região inguinal.

O exantema, manifestação característica da doença, aparece comumente entre o 3º e o 5º dia de evolução dos sintomas. Trata-se da manifestação cutânea dos focos de vasculite endotelial. Inicialmente é do tipo maculopapular, não pruriginoso, com diâmetro de 1 a 5 mm. Observa-se inicialmente nas extremidades (punhos, tornozelos, palma das mãos e planta dos pés), passando evolutivamente a ter progressão centrípeta, acometendo braços, pernas, tronco e face. Nos casos de evolução mais grave, há o desenvolvimento de petéquias e equimoses.

A chamada tríade clássica da FM, composta por febre, cefaleia e exantema, ocorre em cerca de 80% dos pacientes.

Na evolução do quadro, cerca de 25% dos pacientes podem apresentar linfadenopatia, hepatomegalia ou esplenomegalia.

Diretamente ligado à vasculite, aspecto central da patogênese, está o reconhecimento de que quadros moderados e graves preenchem os critérios de síndrome séptica, devendo ser reconhecidos e tratados neste contexto, com frequente indicação de terapia intensiva.

Nos casos mais graves pode haver icterícia, edema pulmonar e miocardiopatia aguda. Adicionalmente, nesse contexto de gravidade, além da cefaleia, outros sintomas de acometimento do SNC podem estar presentes, como meningismo, convulsões, paralisias de nervos cranianos, depressão do nível de consciência e perda auditiva.

A letalidade é causada pela vasculite disseminada e insuficiência microcirculatória, evoluindo com disfunção e insuficiência aguda de múltiplos órgãos. No estado de São Paulo, nas últimas 2 décadas, a taxa de letalidade geral tem se mantido em torno de 50%. Esta taxa é muito mais elevada do que a observada na FMMR nos Estados Unidos, em torno de 2%.

## Alterações laboratoriais

O hemograma costuma ser normal nos estágios iniciais da doença, evoluindo com plaquetopenia em casos mais graves. Cerca de 25% dos pacientes apresentam leucocitose. Alteração das provas de coagulação sanguínea também ocorre com frequência proporcional à gravidade. A alteração eletrolítica mais comum é a hiponatremia, com frequência de cerca de 50%. Elevação de transaminases ocorre em cerca de 50% dos pacientes. Icterícia não é comum. Hipoalbuminemia ocorre em consequência do extravasamento de plasma pelo aumento da permeabilidade vascular. Casos graves evoluem com insuficiência renal e elevação de escórias nitrogenadas devido principalmente às alterações microcirculatórias. Nestes casos também ocorrem hipoxemia e acidose metabólica.

Alterações do líquido cefalorraquidiano (LCR) são observadas em cerca de 25% dos casos, com moderada pleiocitose com predomínio linfomonocitário e discreta elevação da concentração proteica. Hipoglicorraquia é rara.

De uma forma geral, as alterações clínicas e laboratoriais associadas à gravidade estão situadas no espectro da síndrome séptica.

As principais alterações em exames de imagem são infiltrados pulmonares, podendo corresponder à pneumonia intersticial e a edema pulmonar por vasculite e a aumento da área cardíaca na ocorrência de miocardiopatia. Avaliação do SNC por meio de tomografia computadorizada (TC) ou ressonância magnética (RM) poderá demonstrar edema cerebral, áreas de infarto por vasculite e acentuação das meninges.

Eletroencefalograma (EEG) , quando realizado, poderá demonstrar distúrbio cortical difuso secundário à vasculite cerebral.

A Figura 68.3 apresenta um resumo gráfico da evolução clínica da FMBI e da FMBRM[16].

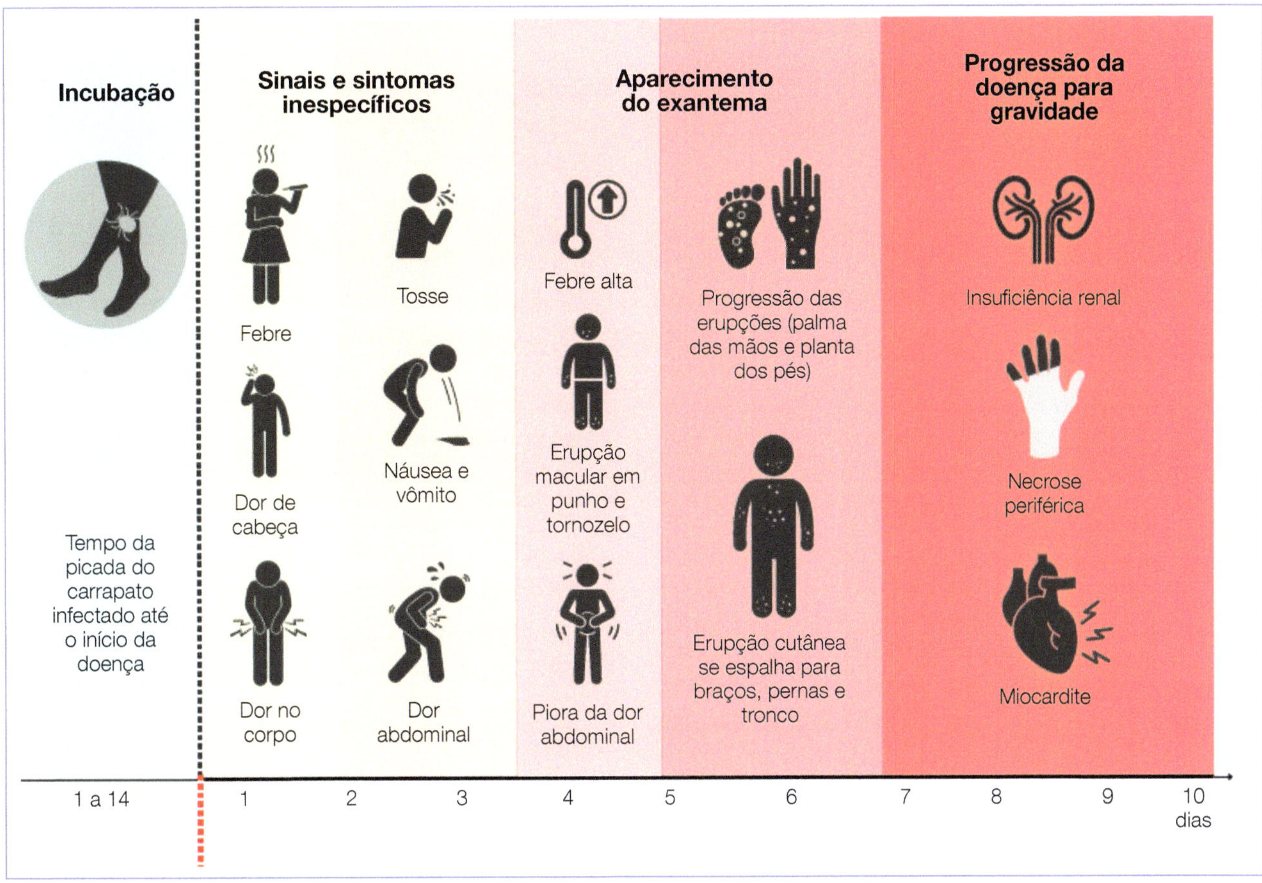


**Figura 68.3** – Evolução clínica das febres maculosas brasileiras por *R. rickettsii.*
*Fonte:* Adaptada de Brasil. Ministério da Saúde[16].

## Diagnóstico clínico[2]

O diagnóstico clínico da infecção por *R. rickettsii* apresenta dificuldades ao profissional devido à inespecificidade das manifestações iniciais, principalmente nos 3 primeiros dias da doença. Além disso, o diagnóstico laboratorial costuma fornecer informações tardiamente. Todas estas situações pressionam o profissional, que deve elaborar sua hipótese oportunamente e iniciar o tratamento precoce, de preferência até o 4º dia de manifestações clínicas, devido à alta letalidade da doença. Como fator complicador em pediatria, a antibioticoterapia de escolha, com doxiciclina, não é superposta à de outras doenças infecciosas mais comuns, e é pouco familiar à rotina pediátrica devido à preocupação com alteração no esmalte dentário abaixo dos 8 anos de idade, associada ao grupo das tetraciclinas.

Desta forma, recomendamos que o diagnóstico clínico siga critérios combinados ao diagnóstico epidemiológico, com as seguintes definições de casos suspeitos:

- Indivíduo que apresente febre de início súbito, cefaleia, mialgia e que tenha relatado história de picada de carrapatos e/ou contato com animais domésticos e/ou silvestres e/ou ter frequentado área sabidamente de transmissão de FM, nos últimos 15 dias.
- Indivíduo que apresente febre de início súbito, cefaleia e mialgia, seguidas de aparecimento de exantema maculopapular, entre o 2º e o 5º dias de evolução, e/ou manifestações hemorrágicas.

É muito importante destacar que a presença de exantema foi relatada apenas em 35% dos casos confirmados notificados no Sistema de Informação de Agravos de Notificação (SINAN) entre 2007 e 2021, e a história de contato com carrapato em 61%. Desta forma, muitos pacientes não apresentarão indícios clínicos ou epidemiológicos robustos. A história de ter frequentado áreas de transmissão de FM adquire grande importância.

## FEBRE MACULOSA BRASILEIRA POR *RICKETTSIA PARKERI* CEPA MATA ATLÂNTICA[2]

### Epidemiologia

A FMMA tem como principal vetor o *A. ovale*. Este carrapato tem como principais reservatórios animais os cachorros-do-mato (*Cerdocyon thous*) e cães domésticos (*Canis familiaris*) peridomiciliares, podendo também estar envolvidos pássaros. É encontrado principalmente em áreas de Mata Atlântica relativamente preservada, no litoral e interior, principalmente nas regiões Sul e Sudeste. A exposição ocorre principalmente a hospedeiros humanos em atividade de lazer ou trabalho em áreas preservadas de Mata Atlântica, mais reconhecidamente no litoral de São Paulo e com maior incidência no Estado de Santa Catarina. Também pode ocorrer no ambiente doméstico pelo contato com cães que podem ter frequentado áreas de mata. O agente etiológico foi recentemente definido como a *R. parkeri*, cepa Mata Atlântica. O curso clínico é diferente e bem mais brando do que na FMBI e FMBRM, sendo que não foram relatados casos letais de FMMA.

### Quadro clínico

O principal destaque para a FMMA é a menor gravidade do quadro clínico, não tendo sido relatados óbitos no Brasil. Caracteriza-se por ser uma doença febril aguda e autolimitada. Após um período de incubação de 4 a 11 dias, tem início a febre e mal-estar geral, cefaleia, mialgia e artralgia. Há também o surgimento da característica escara de inoculação (conhecida como *tache noire*). Trata-se de lesão ulcerada, com centro crostoso e necrótico, com diâmetro de 0,5 a 2 cm, indolor. Adicionalmente, podem ocorrer linfadenopatia regional ipsilateral à escara, exantema macular, maculopapular ou maculovesicular, predominando em tronco e membros.

Os principais dados epidemiológicos que podem sugerir o diagnóstico são: visita à mata entre 1 e 2 semanas antes do início da doença, contato com animais infestados por carrapatos (principalmente cães) neste período, e o recordatório de picada de carrapato no local da escara de inoculação entre 4 e 11 dias antes do início da doença.

### Diagnóstico diferencial

O quadro mais semelhante (febre, lesão necrótica e linfadenopatia regional) é a tularemia ulceroglandular. No entanto, esta doença não é descrita em humanos no Brasil. Outras lesões semelhantes, em casos sem febre, são ectima, lesão por picada de aranhas do gênero *Loxosceles* e picadas de outras espécies de carrapatos.

No Quadro 68.2 são comparadas as principais características epidemiológicas das FM causadas por *R. rickettsii* e *R. parkeri* no Brasil[2,15].

A frequência de manifestações clínicas e laboratoriais na FM causada por *R. rickettsii* e sua distinção daquela causada por *R. parkeri* está resumida na Tabela 68.1[2,5].

**Quadro 68.2 –** Comparação entre FMB, FMBRM e FMMA.

| Característica | FMB | FMBRM | FMMA |
|---|---|---|---|
| **Agente etiológico** | *Rickettsiia rickettsii* | *Rickettsiia rickettsii* | *Rickettsiia parkeri* |
| **Taxa de letalidade (Estado de São Paulo, 2007 a 2023)** | 58,5% | 62,8% | 0 |
| **Proporção de casos < 20 anos (Estado de São Paulo, 2007 a 2023)** | 20,0% | 48,3% | 10,2% |
| **Vetor** | *Amblyomma sculptum* | *Amblyomma aureolatum* | *Amblyomma ovale* |
| **Taxa de infecção do carrapato em condições naturais** | Muito baixa (≤ 1%) | Baixa (1% a 10%) | 10% |
| **Capacidade de infecção e transmissão transovariana e transestadial da riquétsia** | Baixa (< 50%) | Alta (100%) | Alta (100%) |
| **Ocorrência de infestação no homem (hospedeiro acidental)** | Muito comum (larvas, ninfas e adultos) | Rara (só por carrapatos adultos) | Rara (só por carrapatos adultos) |
| **Tempo de fixação do vetor para efetiva transmissão** | Mínimo de 6 horas | 10 minutos | Desconhecido |

(Continua)

**Quadro 68.2** – Comparação entre FMB, FMBRM e FMMA. (*Continuação*)

| Característica | FMB | FMBRM | FMMA |
|---|---|---|---|
| **Hospedeiros do vetor** | Cavalos, antas e capivaras (para todos os estágios de desenvolvimento do carrapato) | Passeriformes que frequentam o solo (para larvas e ninfas) Cães domiciliares e canídeos silvestres (para os adultos) | Passeriformes; *Euryoryzomys russatus* (rato-do-mato); cão doméstico |
| **Animal amplificador** | Capivara; gambá | Cão doméstico | *Euryoryzomys russatus* (rato-do-mato) |
| **Necessidade de animal amplificador para manutenção da riquétsia na população de carrapatos** | A curto prazo | A médio e longo prazo | A médio e longo prazo |
| **Áreas de transmissão** | Cerrado e áreas degradadas (áreas de pastos sujos, proximidades de canaviais, matas ciliares, lagoas e remansos, com presença de equinos e capivaras) | Mata Atlântica de altitudes degradas, com alta umidade e temperaturas amenas, com residências adjacentes aos seus limites e circulação de cães e gatos domésticos | Mata Atlântica preservada em altitudes < 600 m |
| **Zona de transmissão** | Rural com tendência de urbanização | Urbana e periurbana, com contato domiciliar ou peridomiciliar entre humanos e cães | Silvestre e periurbana |
| **Sazonalidade** | Maior incidência de abril a outubro | Ocorrência de casos em todo o ano, com menor incidência de fevereiro a maio | Ocorrência de casos em todo o ano |

FMB: febre maculosa brasileira; FMBRM: febre maculosa brasileira da região metropolitana; FMMA: febre maculosa da Mata Atlântica.
*Fonte:* Adaptado de Brasil. Ministério da Saúde[2] e Pinter et al.[15].

**Tabela 68.1** – Comparação entre as manifestações clínicas das febres maculosas por *R. rickettsii* e *R. parkeri*.

| Manifestação | ***Rickettsiia rickettsii*** **Frequência (%)** | ***Rickettsiia parkeri*** **Frequência (%)** |
|---|---|---|
| **Febre** | 99 a 100 | 94 |
| **Cefaleia** | 79 a 91 | 56 |
| **Escara de inoculação** | < 1 | 91 |
| **Exantema maculopapular** | 88 a 90 | 72 |
| **Mialgia** | 72 a 83 | 56 |
| **Tosse** | 33 | ND |
| **Náuseas e vômitos** | 56 a 60 | ND |
| **Dor abdominal** | 35 a 52 | ND |
| **Exantema petequial** | 45 a 49 | 5 |
| **Conjuntivite** | 30 | ND |
| **Linfadenopatia** | 27 | 22 |
| **Depressão do nível de consciência** | 21 a 26 | ND |
| **Diarreia** | 19 a 20 | ND |
| **Edema** | 18 a 20 | ND |
| **Ataxia** | 5 a 18 | ND |
| **Irritação meníngea** | 18 | ND |

(*Continua*)

**Tabela 68.1** – Comparação entre as manifestações clínicas das febres maculosas por *R. rickettsii* e *R. parkeri*. (*Continuação*)

| Manifestação | *Rickettsiia rickettsii* Frequência (%) | *Rickettsiia parkeri* Frequência (%) |
|---|---|---|
| **Esplenomegalia** | 14 a 16 | ND |
| **Hepatomegalia** | 12 a 15 | ND |
| **Icterícia** | 8 a 9 | ND |
| **Pneumonia** | 12 a 17 | ND |
| **Convulsões** | 8 | ND |
| **Hipotensão e choque** | 7 a 17 | ND |
| **Hipoacusia** | 7 | ND |
| **Arritmias cardíacas** | 7 a 16 | ND |
| **Miocardite** | 5 a 26 | ND |
| **Aumento de enzimas hepáticas** | 36 a 62 | ND |
| **Plaquetopenia** | 35 a 52 | ND |
| **Anemia** | 5 a 24 | ND |
| **Hiponatremia** | 19 a 56 | ND |
| **Elevação de escórias nitrogenadas** | 12 a 14 | ND |

ND: Dados não disponíveis ou com frequência muito baixa.
*Fonte:* Adaptada de Brasil. Ministério da Saúde[2] e Blanton e Walker[5].

## FEBRES MACULOSAS BRASILEIRAS – PROGNÓSTICO

Pacientes tratados precocemente têm potencial de plena recuperação. Atualmente, as letalidades da FMBI e da FMBRM são semelhantes, ambas por volta de 50%. Este dado contrasta fortemente com a letalidade atualmente descrita para a FMMR nos Estados Unidos, abaixo de 1% na população geral, e por volta de 2% na faixa etária pediátrica. As principais explicações para este contraste podem ser o diagnóstico e tratamento tardios, e o desconhecimento dos profissionais de serviços de urgência em relação à necessidade de questionar epidemiologicamente pacientes que apresentam um quadro inicial inespecífico. Estudos longitudinais já demonstraram que a mortalidade é maior quando o tratamento é iniciado a partir do 5º dia de apresentação da doença. Especificamente em relação à pediatria, existe reticência pelos profissionais no uso da doxiciclina, devido ao conhecido efeito adverso sobre a coloração do esmalte dentário pelo grupo das tetraciclinas. No entanto, já está comprovada a segurança deste medicamento em crianças.

As principais sequelas, principalmente em casos graves, são neurológicas, incluindo disfunções sensoriais, motoras e cognitivas. Em uma pequena porcentagem de casos, principalmente em pacientes que evoluíram para choque séptico, podem ocorrer necroses de extremidades levando a amputações.

Indivíduos que se recuperam da infecção desenvolvem imunidade duradoura.

### Diagnóstico diferencial

Nos primeiros 3 a 5 dias de sintomas, devido à apresentação inespecífica, a FMB tem como principais diagnósticos diferenciais doenças infecciosas endêmicas, como dengue, leptospirose, hepatites virais, doenças virais ou bacterianas inespecíficas. Com o surgimento de exantema, os principais diagnósticos diferenciais em nosso meio são dengue, infecção por vírus zika, rubéola, sarampo, enteroviroses. Nos casos mais graves, pode ser necessária a diferenciação com leptospirose, doença meningocócica, febre amarela e dengue hemorrágica. Devido à ampla gama de possibilidades diagnósticas, é importante destacar a relevância das informações epidemiológicas citadas anteriormente.

### Diagnóstico laboratorial[2]

A sorologia é o principal recurso para o diagnóstico laboratorial das FM no Brasil, independentemente da etiologia. Destaque-se o fato que o diagnóstico confirmatório é tardio devido à necessidade de analisar títulos pareados (fase aguda e convalescente) de anticorpos IgG produzidos contra antígenos da riquétsia, avaliados por meio da reação de imunofluorescência indireta (RIFI). A disponibilidade deste exame raramente é imediata, sendo que as amostras de material biológico em geral são analisadas em laboratórios de referência. Desta forma, ressaltamos que as decisões terapêuticas nos casos suspeitos não devem aguardar a confirmação laboratorial.

A RIFI é considerada como *padrão-ouro* para diagnóstico sorológico das riquetsioses. Com relação aos títulos de anticorpos, a sensibilidade da RIFI é de 95%. Os anticorpos IgM e IgG aparecem tipicamente de 7 a 10 dias após o início da doença. A amostra de convalescente deve ser colhida 14 dias após. Neste cenário, os títulos de IgG têm maior acurácia devido à baixa especificidade da IgM. Um aumento de título de 4 vezes ou mais nos títulos de IgG entre a amostra aguda e a convalescente confirmam o diagnóstico. É importante destacar que a RIFI não diferencia a espécie causadora do processo (em nosso cenário epidemiológico, principalmente *R. rickettsii* ou *R. parkeri*). O Quadro 68.3 orienta a análise dos resultados de títulos de anticorpos.

A reação de Weil-Felix, utilizada até há alguns anos, apresenta baixas sensibilidade e especificidade, e não é mais recomendada.

## Métodos diretos

- Biópsia de lesões de pele com pesquisa direta de *R. rickettsii* por imunofluorescência direta. Técnica de imuno-histoquímica com reagentes para antígenos específicos de *Rickettsiia* sp.
- Reação em cadeia da polimerase (PCR) de material obtido de sangue, lesões de pele ou vísceras. Permite a identificação da espécie.
- Cultura de material de coágulo sanguíneo ou lesões de pele e/ou vísceras, ou, mais raramente do carrapato macerado encontrado no paciente, e transportada em meio BHI. O cultivo se dá em cultura de células (principalmente da linhagem *Vero*), associada ou não à técnica de *shell vial*. O resultado pode fornecer confirmação mais precoce que a sorologia; no entanto, sua sensibilidade é muito variável, principalmente se tiver ocorrido uso prévio de antibióticos. Trata-se de procedimento complexo, realizado em poucos laboratórios de referência.

## Tratamento

### Febre maculosa brasileira do interior e da região metropolitana de São Paulo[2]

A suspeita diagnóstica precoce é fundamental para o sucesso do tratamento antimicrobiano, que deve ser iniciado antes do 5º dia após o início dos sintomas, para reduzir gravidade, complicações e prevenir a mortalidade. Adicionalmente, dependendo da gravidade da apresentação, podem ser necessárias medidas de suporte semi-intensivo ou intensivo.

**Quadro 68.3** – Guia para interpretação de dados sorológicos no diagnóstico de infecção por riquétsias do grupo febre maculosa (GFM).

| 1ª amostra (início dos sintomas) | 2ª amostra (14 a 21 dias após a 1ª) | Interpretação |
|---|---|---|
| < 64 | < 64 | Descartada infecção por riquétsia do GFM |
| | 64 | Continuar investigação laboratorial, coletando 3ª amostra 14 dias após a 2ª |
| | > 64 | Confirmada infecção por riquétsia do GFM |
| 64 | 64 ou 128 | Continuar investigação laboratorial, coletando 3ª amostra 14 dias após a 2ª |
| | > 128 | Confirmada infecção por riquétsia do GFM |
| 128 | 128 ou 256 | Continuar investigação laboratorial, coletando 3ª amostra 14 dias após a 2ª |
| | > 256 | Confirmada infecção por riquétsia do GFM |
| 256 | 256 ou 512 | Continuar investigação laboratorial, coletando 3ª amostra 14 dias após a 2ª |
| | > 512 | Confirmada infecção por riquétsia do GFM |

*Fonte:* Adaptado de Brasil. Ministério da Saúde[2].

A doxiciclina é o antimicrobiano de escolha para o tratamento de todos os casos suspeitos de FMB, independentemente da faixa etária e da gravidade. Documentos de agências de vigilância e regulação atestam que seu uso é seguro, inclusive em crianças menores de 8 anos, não tendo sido observada a descoloração do esmalte dentário, evento adverso comumente relatado com o grupo das tetraciclinas[17]. O tratamento deve ser iniciado imediatamente, no momento da suspeita clínica, não devendo ser aguardada a confirmação laboratorial. Não são necessárias a presença de exantema ou a história de contato com carrapatos, sendo mais importante a história de presença em área com risco de exposição.

O cloranfenicol também apresenta eficácia no tratamento de riquetsioses, incluindo a FMB, sendo no entanto considerado inferior à doxiciclina. No Brasil, o cloranfenicol tem indicação no tratamento de gestantes com suspeita de FMB, devido à falta de informações definitivas sobre a segurança da doxiciclina para feto e gestante. Também pode ser utilizado em situações em que não haja possibilidade ou disponibilidade da doxiciclina.

Pacientes hemodinamicamente estáveis, com exame neurológico normal, sem plaquetopenia, poderão ser tratados ambulatorialmente com antimicrobianos orais. Espera-se a resolução da febre até 48 horas após o início do tratamento.

Nos casos mais graves, com sinais de alerta como vômitos, petéquias ou outras manifestações hemorrágicas, alteração de função hepática ou renal, alterações hemodinâmicas ou de nível de consciência, o tratamento deverá ser realizado em nível hospitalar, com disponibilidade de recursos de terapia intensiva. Poderá ser necessária a instalação de suporte hemodinâmico com fluidos e drogas vasoativas, ventilação mecânica (VM), terapias de substituição renal e de hemoderivados.

Pacientes assintomáticos com história de exposição e/ou picada de carrapatos, mesmo que tenham ocorrido em áreas de transmissão da doença, não devem receber antimicrobianos.

O Quadro 68.4 resume a terapia antimicrobiana para a FMB[2].

## Febre maculosa da Mata Atlântica[2]

Pacientes com hipótese clínica e epidemiológica de FMMA devem ser tratados com doxiciclina por via oral, devido à baixa gravidade. Espera-se a resolução da febre em 24 a 72 horas após o início do tratamento, cuja duração é de 7 dias ou até 3 dias após o término da febre. Nos casos em que a doxiciclina esteja indisponível, pode ser utilizada a claritromicina, na dose de 15 mg/kg de 12 em 12 horas (máximo de 500 mg, de 12 em 12 horas). No entanto, a indicação da claritromicina é realizada por extrapolação de dados de outras riquetsioses, devido à escassa experiência com as infecções por *R. parkeri.* Nenhum antimicrobiano do grupo dos macrolídios é indicado para o tratamento de infecções por *R. rickettsii.*

**Quadro 68.4** – Resumo da antibioticoterapia das febres maculosas no Brasil.

| **Crianças ou adolescentes ≤ 45 kg** | |
|---|---|
| **Doxiciclina** | • 2,2 mg/kg, de 12 em 12 horas, por via oral ou endovenosa, a depender da gravidade do caso, devendo ser mantido por 3 dias após o termino da febre. A duração média é de 5 a 10 dias. Sempre que possível, seu uso deve ser priorizado. Os comprimidos de 100 mg de doxiciclina são facilmente dispersíveis em água, permitindo administração da dose correta |
| **Cloranfenicol** | • 50 a 100 mg/kg/dia, de 6 em 6 horas, até a recuperação da consciência e melhora do quadro clínico geral, nunca ultrapassando 2 g/dia, por via oral ou endovenosa, dependendo das condições do paciente |
| **Adolescentes > 45 kg ou adultos** | |
| **Doxiciclina** | • 100 mg, de 12 em 12 horas, por via oral ou endovenosa, a depender da gravidade do caso, devendo ser mantida por 3 dias após o término da febre. A duração média é de 5 a 10 dias. Sempre que possível, a doxiciclina deve ser priorizada |
| **Cloranfenicol** | • 500 mg, de 6 em 6 horas, por via oral, devendo ser mantido por 3 dias após o término da febre. Em casos graves, recomenda-se 1 g, por via endovensa, a cada 6 horas, até a recuperação da consciência e melhora clínica, mantendo-se o medicamento por mais de 7 dias, por via oral, na dose de 500 mg, de 6 em 6 horas |

*Fonte:* Adaptado de Brasil. Ministério da Saúde[2].

## Prevenção[2]

### Medidas comportamentais abrangendo humanos e animais domésticos

Sempre que possível deve ser evitada a frequência a áreas de risco (áreas de bordas de matas, *campings*, margens de rios e lagos) durante os períodos de atividade dos estágios de larvas e ninfas dos carrapatos (março a outubro, nas principais áreas endêmicas brasileiras). Quando não for possível evitar, devem ser utilizadas roupas de proteção, cobrindo os membros e fechadas em punhos e tornozelos. As barras de calças podem ser cobertas com meias longas ou fitas adesivas, que podem ser utilizadas também nos punhos das camisas. Podem ser aplicados com segurança, a partir dos 6 meses de idade, repelentes à base de N-dietilo-3,metilo benzamida (DEET) ou icaridina sobre a pele e sobre as roupas.

Após a exposição, deve-se inspecionar sistematicamente a superfície cutânea (crianças devem ser auxiliadas por adultos) com atenção especial ao couro cabeludo, orelhas, axilas, umbigo, regiões inguinal e poplítea, períneo e genitais. Detectando-se carrapatos fixados à pele, devem ser retirados cuidadosamente com o auxílio de uma pinça, evitando que se fragmentem. Deve-se lavar e aplicar antissépticos sobre as áreas que sofreram as picadas.

Animais de estimação, principalmente cães, também devem ser inspecionados. Principalmente nas áreas endêmicas da FMBRM, deve-se evitar a circulação não controlada de cães nas regiões peridomiciliares e franjas de matas. Devem ser consultados médicos-veterinários para a aplicação de medidas preventivas de longo prazo para os cães e para o ambiente em que vivem.

As roupas expostas devem ser fervidas ou lavadas com água quente.

### Medidas ambientais

#### *Ambiente físico e vegetação*

Em geral, medidas de cuidado em ambientes urbanos e periurbanos, como o controle da vegetação em terrenos baldios, barreiras físicas entre áreas de passeio e áreas de vegetação e matas ciliares, e manutenção das áreas públicas livres de animais silvestres reduzem a oportunidade de contato entre humanos e carrapatos. O uso de acaricidas em áreas extensas apresenta baixa eficácia e pode ser lesivo a outras espécies animais.

#### *Controle dos hospedeiros multiplicadores*

No caso da FMBI, o controle das capivaras é foco de intensas pesquisas. Em primeiro lugar, deve-se considerar que o aumento da população de capivaras, sua maior fertilidade e sua maior proximidade com locais frequentados por pessoas é resultado de modificações ambientais antropogênicas. Vários estudos têm sido realizados visando ao controle populacional, por meio da esterilização cirúrgica ou com uso de contraceptivos hormonais e imunomoduladores. Porém, ainda não houve translação de resultados para a prática. Para a FMBRM e a FMMA, a melhor forma de controle recomendada é o cuidado na tutoria dos cães domésticos, impedindo que vaguem desassistidos em áreas peridomiciliares de mata e mantendo-os livres de infestação por carrapatos.

## Vacinação riquétsias

Devido à sua importância na saúde humana e os escassos resultados da pesquisa até o momento, a vacinação contra as riquétsias é considerada um desafio negligenciado de saúde pública. Uma das dificuldades no desenvolvimento é a falta de conhecimento de determinantes antigênicos que possam resultar em imunógenos potentes, principalmente para o estímulo da imunidade celular. Algumas vacinas obtidas de lisados de células inteiras ou de microrganismos atenuados foram desenvolvidas e utilizadas na primeira metade do século XX, porém apresentavam baixa eficácia e tiveram seu uso descontinuado. Nos últimos anos, estudos promissores com antígenos recombinantes de superfície, principalmente as proteínas OmpA e OmpB, têm sido relatados em animais experimentais. Porém, ainda está distante a disponibilidade de uma vacina reconhecidamente efetiva e segura.[7]

## Vigilância epidemiológica – notificação

Todos os casos suspeitos ou confirmados de FMB deverão ser compulsoriamente notificados no SINAN para que seja realizada a pesquisa de potenciais surtos. A notificação compulsória foi instituída em 2001.

## REFERÊNCIAS BIBLIOGRÁFICAS

1. Brasil. Ministério da Saúde. Secretaria de Vigilância em Saúde. Departamento de Vigilância Epidemiológica. Sistema de Informação de Agravos de Notificação – Sinan. citado 02 Jan 2023. Disponível em: http://tabnet.datasus.gov.br/cgi/deftohtm.exe?sinannet/cnv/febremaculosabr.def.

2. Brasil. Ministério da Saúde. Secretaria de Vigilância em Saúde. Departamento de Imunizações e Doenças Transmissíveis. Febre maculosa: aspectos epidemiológicos, clínicos e ambientais Brasília: Ministério da Saúde, 2022a [citado 02 Jan 2023]. Disponível em: https://www.gov.br/saude/pt-br/centrais-de-conteudo/publicacoes/svsa/febre-maculosa/febre-maculosa-aspactos-epidemiologicos-clinicos-e-ambientais.pdf/view.
3. Alkishe A, Peterson AT. Climate change influences on the geographic distributional potential of the spotted fever vectors Amblyomma maculatum and Dermacentor andersoni. Peer J. 2022 May 3;10:e13279. doi: 10.7717/peerj.13279.
4. One Health High-Level Expert Panel (OHHLEP); Adisasmito WB, Almuhairi S, Behravesh CB, Bilivogui P, Bukachi SA, Casas N, Cediel Becerra N, Charron DF, Chaudhary A, Ciacci Zanella JR, Cunningham AA, Dar O, Debnath N, Dungu B, Farag E, Gao GF, Hayman DTS, Khaitsa M, Koopmans MPG, Machalaba C, Mackenzie JS, Markotter W, Mettenleiter TC, Morand S, Smolenskiy V, Zhou L. One health: a new definition for a sustainable and healthy future. PLoS Pathog. 2022 Jun 23;18(6):e1010537. doi: 10.1371/journal.ppat.1010537.
5. Blanton LS, Walker DH. Rickettsia rickettsii and Other Spotted Fever Group Rickettsiae (Rocky Mountain Spotted Fever and Other Spotted Fevers). In: Bennett JE, Dolin R, Blaser MJ (ed.). Mandell, Douglas, and Bennett's. Principles and practice of infectious diseases. Philadelphia: Elsevier; 2020. p. 2349-2357.
6. Salje J. Cells within cells: Rickettsiales and the obligate intracellular bacterial lifestyle. Nat Rev Microbiol. 2021 Jun;19(6):375-390. doi: 10.1038/s41579-020-00507-2.
7. Helminiak L, Mishra S, Kim HK. Pathogenicity and virulence of Rickettsia. Virulence. 2022 Dec;13(1):1752-1771. doi: 10.1080/21505594.2022.2132047.
8. Osterloh A. Vaccine design and vaccination strategies against Rickettsiae. Vaccines. (Basel) 2021 Aug 12;9(8):896. doi: 10.3390/vaccines9080896.
9. Gilbert L. The impacts of climate change on ticks and tick-borne disease risk. Annu Rev Entomol. 2021 Jan 7;66:373-388. doi: 10.1146/annurev-ento-052720-094533.
10. Rochlin I, Toledo A. Emerging tick-borne pathogens of public health importance: a mini-review. J Med Microbiol. 2020 Jun;69(6):781-791. doi: 10.1099/jmm.0.001206.
11. Costa FB, Gerardi M, Binder LC, Benatti HR, Serpa MCA, Lopes B, Luz HR, Ferraz KMPMB, Labruna MB. Rickettsia rickettsii (Rickettsiales: Rickettsiaceae) Infecting Amblyomma sculptum (Acari: Ixodidae) Ticks and Capybaras in a Brazilian Spotted Fever-Endemic Area of Brazil. J Med Entomol. 2020 Jan 9;57(1):308-311. doi: 10.1093/jme/tjz141.
12. Binder LC, Ramírez-Hernández A, Serpa MCA, Moraes-Filho J, Pinter A, Scinachi CA, Labruna MB. Domestic dogs as amplifying hosts of Rickettsia rickettsii for Amblyomma aureolatum ticks. Ticks Tick Borne Dis. 2021 Nov;12(6):101824. doi: 10.1016/j.ttbdis.2021.101824. Epub 2021 Sep 4. PMID: 34520994.
13. de la Fuente J, Estrada-Peña A, Rafael M, Almazán C, Bermúdez S, Abdelbaset AE, Kasaija PD, Kabi F, Akande FA, Ajagbe DO, Bamgbose T, Ghosh S, Palavesam A, Hamid PH, Oskam CL, Egan SL, Duarte-Barbosa A, Hekimoğlu O, Szabó MPJ, Labruna MB, Dahal A. Perception of Ticks and Tick-Borne Diseases Worldwide. Pathogens. 2023 Oct 19;12(10):1258. doi: 10.3390/pathogens12101258.
14. Pinter A, Sabbo C, Leite R, Spinola R, Angerami R. Informe Técnico sobre Febre Maculosa Brasileira. Bol Epidemiol Paul. 2021;18(213):54-78.
15. Pinter A, Costa CS, Holcman MM, Camara M, Leite RM. Informe técnico – A Febre Maculosa Brasileira na Região Metropolitana de São Paulo. Bol Epidemiol Paul. 2016; 13(151):3-47.
16. Brasil. Ministério da Saúde. Secretaria de Vigilância em Saúde. Boletim Epidemiológico 23. 2022;53(23):11-22.
17. Biggs HM, Behravesh CB, Bradley KK, Dahlgren FS, Drexler NA, Dumler JS, Folk SM, Kato CY, Lash RR, Levin ML, Massung RF, Nadelman RB, Nicholson WL, Paddock CD, Pritt BS, Traeger MS. Diagnosis and management of tickborne rickettsial diseases: Rocky Mountain Spotted Fever and Other Spotted Fever Group Rickettsioses, Ehrlichioses, and Anaplasmosis – United States. MMWR Recomm Rep. 2016 May 13;65(2):1-44. doi: 10.15585/mmwr.rr6502a1.

# Índice Remissivo

**Obs:** números em *itálico* indicam figuras; números em **negrito** indicam quadros e tabelas.

## D

## E

## F



## G



## H

## I

## N



## O



## P

## T

## U



## V